David S.Warner 作序

Cottrell and Patel

神经外科麻醉学

NEUROANESTHESIA

第6版

主 编

James E. Cottrell Piyush Patel

主 译

韩如泉 周建新

人民卫生出版社

图书在版编目（CIP）数据

Cottrell and Patel 神经外科麻醉学 /（美）詹姆斯 · E. 科特雷尔（James E. Cottrell）主编；韩如泉，周建新主译 .—北京：人民卫生出版社，2018

ISBN 978-7-117-26327-6

Ⅰ. ①C… Ⅱ. ①詹…②韩…③周… Ⅲ. ①神经外科手术 – 麻醉学 Ⅳ. ①R651

中国版本图书馆 CIP 数据核字（2018）第 059900 号

Cottrell and Patel 神经外科麻醉学

主　　译：韩如泉　周建新
出版发行：人民卫生出版社（中继线 010-59780011）
地　　址：北京市朝阳区潘家园南里 19 号
邮　　编：100021
E - mail：pmph @ pmph.com
购书热线：010-59787592　010-59787584　010-65264830
印　　刷：北京顶佳世纪印刷有限公司
经　　销：新华书店
开　　本：889 × 1194　1/16　　**印张：**33
字　　数：976 千字
版　　次：2018 年 4 月第 1 版　2018 年 4 月第 1 版第 1 次印刷
标准书号：ISBN 978-7-117-26327-6/R · 26328
定　　价：198.00 元
打击盗版举报电话：010-59787491　E-mail：WQ @ pmph.com
（凡属印装质量问题请与本社市场营销中心联系退换）

David S.Warner 作序

Cottrell and Patel

神经外科麻醉学

NEUROANESTHESIA

第 6 版

主　编　James E. Cottrell　Piyush Patel

主　译　韩如泉　周建新

译　者（以汉语拼音排序）

安立新　崔倩宇　崔伟华　董　佳　范仪方　方靖涵　韩如泉　何　璇
何　颖　贾　柏　贾怡童　贾子普　菅敏钰　金海龙　金　旭　李　姝
李　艳　梁　发　梁　辉　林　楠　刘　彬　刘海洋　刘晓媛　陆　瑜
罗　芳　梅弘勋　彭宇明　邱东宇　任　浩　任　艺　孙秀梅　王德祥
王　洁　王　琦　王　朔　王云珍　王姗姗　吴　蓓　吴侑煊　谢思宁
邢　菲　杨　柳　于　芸　岳红丽　张海静　张凯颖　张　炜　张　园
赵春美　曾　敏　周建新　周　扬

秘　书　林　楠　贾子普

人民卫生出版社

ELSEVIER
Elsevier (Singapore) Pte Ltd.
3 Killiney Road
#08-01 Winsland House I
Singapore 239519
Tel: (65) 6349-0200
Fax: (65) 6733-1817

Cottrell and Patel's Neuroanesthesia, 6th edition

ISBN-13: 978-0-323-35944-3

This translation of Cottrell and Patel's Neuroanesthesia, 6th edition by James E. Cottrell and Piyush Patel was undertaken by People's Medical Publishing House and is published by arrangement with Elsevier (Singapore) Pte Ltd.
Cottrell and Patel's Neuroanesthesia, 6th edition by James E. Cottrell and Piyush Patel 由人民卫生出版社进行翻译,并根据人民卫生出版社与爱思唯尔(新加坡)私人有限公司的协议约定出版。

《Cottrell and Patel 神经外科麻醉学》(韩如泉 周建新 主译)
ISBN: 978-7-117-26327-6

原著作者

主编在此向所有参加以前版本和第 6 版编写的作者致以诚挚的感谢！

A.E. Abramowicz, MD
Associate Professor of Clinical Anesthesiology
Anesthesiology Department
New York Medical College
Valhalla, New York

A.A. Artru, MD
Professor of Anesthesiology and Pain Medicine
University of Washington School of Medicine;
Chief of Anesthesia, Associate Medical Director, and Chief of Staff
University of Washington Medical Center
Seattle, Washington

F. Asgarzadie, MD, FAANS
Acting Chair of Neurosurgery
Chief of Spine Surgery
Associate Professor of Neurosurgery
Loma Linda University Medical Center
Loma Linda, California

A.A. Bendo, MD
Distinguished Service Professor and Executive Vice Chair
Department of Anesthesiology
SUNY Downstate Medical Center
Brooklyn, New York

N.J. Bruder, MD
Professeur
Service d'Anesthésie-Réanimation
CHU Timone – Aix Marseille Université
Marseille, France

J. Chui, MBChB, FANZCA, FHKCA, PgDip (Biostat and Epi)
Consultant Anesthesiologist
Department of Anesthesia and Perioperative Medicine
London Health Sciences Centre
Western University
London, Ontario, Canada

D.J. Cole, MD
Professor of Clinical Anesthesiology
Ronald Reagan UCLA Medical Center
Los Angeles, California

J.E. Cottrell, MD, FRCA
Dean for Clinical Practice
Distinguished Service Professor
Chair, Department of Anesthesiology
SUNY Downstate Medical Center
Brooklyn, New York

G. Crosby, MD
Associate Professor of Anesthesia
Harvard Medical School
Brigham and Women's Hospital
Boston, Massachusetts

D.J. Culley, MD
Associate Professor of Anesthesia
Harvard Medical School
Brigham and Women's Hospital
Boston, Massachusetts

M. Czosnyka, PhD
Professor of Brain Physics
Division of Neurosurgery
University of Cambridge Department of Clinical Neurosciences
Addenbrooke's Hospital
Cambridge, United Kingdom

S.C. Daly, MD
Assistant Professor of Anesthesiology
University of California San Diego
San Diego, California

T.R. Deer, MD
President and CEO
The Center for Pain Relief
Clinical Professor of Anesthesiology
West Virginia University
Charleston, West Virginia

S.T. DeKosky, MD, FACP, FANA, FAAN
Aerts-Cosper Professor of Alzheimer's Research
Deputy Director, McKnight Brain Institute
Associate Director, 1Florida ADRC
Professor of Neurology and Aging and Geriatrics Research
University of Florida College of Medicine
Gainesville, Florida

K.B. Domino, MD, MPH
Professor of Anesthesiology and Pain Medicine
University of Washington School of Medicine
Seattle, Washington

C.F. Dowd, MD
Professor
Clinical Radiology and Biomedical Imaging
Neurosurgery, Neurology, and Anesthesia and Perioperative Care
University of California San Francisco School of Medicine
San Francisco, California

J.C. Drummond, MD, FRCPC
Professor of Anesthesiology
University of California San Diego,
Staff Anesthesiologist
VA Medical Center
San Diego, California

J.M. Ehrenfeld, MD, MPH
Associate Professor of Anesthesiology, Surgery, Biomedical Informatics and Health Policy
Associate Director
Vanderbilt Anesthesiology and Perioperative Informatics Research Division
Vanderbilt University School of Medicine
Nashville, Tennessee

J.A. Ellis, MD
Chief Resident
Department of Neurological Surgery
Columbia University Medical Center
New York, New York

L. Emory, MD
Director of Neuroanesthesiology
Ochsner Health System
New Orleans, Louisiana

M.B. Friese, MD, PhD
Instructor of Anesthesia
Harvard Medical School
Brigham and Women's Hospital
Boston, Massachusetts

D.R. Gambling, MB, BS, FRCPC
Clinical Professor of Anesthesiology (Voluntary)
University of California San Diego;
Head, Department of Anesthesiology
Sharp Mary Birch Hospital for Women and Newborns
San Diego, California

A.W. Gelb, MD
Distinguished Professor
Department of Anesthesia and Perioperative Care
University of California San Francisco
San Francisco, California

T.L. Griffiths, MD, BM
Staff Anesthesiologist
Department of Cardiothoracic and General Anesthesiology
Southern California Permanente Medical Group
Pasadena, California

J. Hensley, MD
Assistant Professor
Department of Anesthesiology
West Virginia University
Morgantown, West Virginia

I.A. Herrick, MD, MPA, FRCPC
Associate Professor
Anesthesia and Clinical Pharmacology
Department of Anesthesia and Perioperative Medicine
Western University/London Hospitals
London, Ontario, Canada

R.T. Higashida, MD
Chief, Neuro Interventional Radiology
Clinical Professor of Radiology, Neurological Surgery, Neurology, and Anesthesiology

University of California, San Francisco Medical Center
San Francisco, California

J.Y. Hou, MD

TBI/Polytrauma Fellow
Physical Medicine and Rehabilitation Service
Richmond, Virginia;
Research Assistant Professor
Department of Anesthesiology
SUNY Downstate Medical Center
Brooklyn, New York

P.J. St. Jacques, MD

Associate Professor
Quality and Patient Safety Director
Department of Anesthesiology
Vanderbilt University Medical Center
Nashville, Tennessee

L.C. Jameson, MD

Associate Professor, Vice Chair, Anesthesiology
University of Colorado, School of Medicine
Aurora, Colorado

D.J. Janik, MD

Associate Professor, Anesthesiology
University of Colorado School of Medicine;
Co-Director Intraoperative Neuromonitoring
University of Colorado Hospital
Aurora, Colorado

S. Joshi, MD

Assistant Professor of Anesthesiology
Columbia University Medical Center
New York, New York

I.S. Kass, PhD

Professor
Anesthesiology and Physiology and Pharmacology Departments
SUNY Downstate Medical Center
Brooklyn, New York

M.A. Kirkman, MBBS, PGCert, MRCS, MEd, DIC, AFHEA, MSc

Honorary Fellow in Neurocritical Care
National Hospital for Neurology and Neurosurgery
University College London Hospitals
London, United Kingdom

W.A. Kofke, MD, MBA, FCCM, FNCS

Professor, Director Neuroscience in Anesthesiology and Critical Care Program
Co-Director Neurocritical Care, Department of Neurosurgery
Co-Director Perioperative Medicine and Pain Clinical Research Unit
University of Pennsylvania
Philadelphia, Pennsylvania

A. Koht, MD

Professor of Anesthesiology, Neurological Surgery and Neurology
Chief, Neurosurgical Anesthesia
Director, Fellowship Program, Neurosurgical Anesthesia
Northwestern University, Feinberg School of Medicine
Chicago, Illinois

R. Kutteruf, MD

Associate
Physicians Anesthesia Service
Seattle, Washington

A.M. Lam, MD, FRCPC, FNCS

Medical Director of Neuroanesthesia and Neurocritical Care
Swedish Neuroscience Institute, Swedish Medical Center;
Clinical Professor
Department of Anesthesiology and Pain Medicine
University of Washington
Seattle, Washington

M.T. Lawton, MD

Professor in Residence of Neurological Surgery
Tong Po Kan Endowed Chair
Chief, Cerebrovascular Surgery
Director, Cerebrovascular Disorders Program
Co-Director, Skull Base and Cerebrovascular Laboratory
Chief, Vascular Neurosurgery
University of California
San Francisco, California

C.Z. Lee, MD, PhD

Professor
Associate Director, Division of Neuroanesthesia
Department of Anesthesia and Perioperative Care
University of California
San Francisco, California

B. Lei, MD, PhD

Clinical Assistant Professor
Department of Anesthesiology
SUNY Downstate Medical Center
Brooklyn, New York

P.H. Manninen, MD, FRCPC

Associate Professor
University of Toronto
Department of Anesthesia and Pain Medicine
Toronto Western Hospital
Toronto, Canada

M. Matsumoto, MD, PhD

Professor and Chair
Department of Anesthesiology
Yamaguchi University Graduate School of Medicine
Ube, Yamaguchi, Japan

B. Matta, MB, BA, FRCA, FFICM

Consultant in Anesthesia and Neuro-Critical Care
Divisional Director, Cambridge University Hospitals
Divisional Director, MSK, Digestive Diseases, Major Trauma and Perioperative Care
Cambridge, United Kingdom

M.L. McManus, MD, MPH

Associate Professor, Anaesthesia (Pediatrics)
Harvard Medical School;
Senior Associate, Anesthesiology and Critical Care Medicine
Boston Children's Hospital
Boston, Massachusetts

A. Minokadeh, MD

Clinical Professor
Division Chief and Vice Chair, Anesthesiology Critical Care Medicine
UCSD School of Medicine
San Diego, California

J.D. Moreno, PhD

David and Lyn Silfen University Professor
Medical Ethics and Health Policy
History and Sociology of Science and Philosophy (by courtesy)
University of Pennsylvania
Philadelphia, Pennsylvania;
Senior Fellow
Center for American Progress
Washington, District of Columbia

E. Ornstein, MD, PhD

Associate Professor
Department of Anesthesiology
Columbia University Medical Center
New York, New York

P. Patel, MD

Professor of Anesthesiology
University of California San Diego;
Staff Anesthesiologist
VA Medical Center
San Diego, California

R.D. Phan, MD

Anesthesiology Physician
U.S. Anesthesia Partners
Dallas, Texas

R.P. Pong, MD

Anesthesiology Faculty
Virginia Mason Medical Center
Seattle, Washington

J.E. Pope, MD, DABPM, FIPP

President, Summit Pain Alliance
Board of Directors, Membership Committee Chair, Advocacy Fellowship Program Co-Chair
Scientific Program Chair, North American Neuromodulation Society
Neuromodulation Special Interest Group Co-Chair, American Society of Regional Anesthesia
Secretary, California Society of Interventional Pain Physicians
Santa Rosa, California

P. Ravussin, MD

Professor, Anesthesiology
Hôpital de Sion
Sion, Switzerland

T. Rizvi, MBBS, MD, DM

Clinical Instructor
Diagnostic Neuroradiology Division
University of Virginia Health System
Charlottesville, Virginia

I. Rozet, MD, DEAA

Associate Professor
Anesthesiology and Pain Medicine
University of Washington
VA Puget Sound Health Care System
Seattle, Washington

R. Rusa, MD

Anesthesiology
KPNW – Kaiser Sunnyside Medical Center
Clackamas, Portland, Oregon

T. Sakabe, MD, PhD

Director General
Yamaguchi Industrial Injury Hospital
Japan Organization of Occupational Health and Safety
Sanyo-Onoda, Yamaguchi, Japan;
Professor Emeritus
Yamaguchi University Graduate School of Medicine
Ube, Yamaguchi, Japan

R.A. Schlichter, MD

Associate Professor
Clinical Anesthesiology and Critical Care
Chief of Neuroanesthesia
Perelman School of Medicine at the University of Pennsylvania
Philadelphia, Pennsylvania

P. Schoettker, MD, PD, MER

Chief of Neuro, ENT and Trauma Anesthesia
Service d'Anesthésiologie
Lausanne, Switzerland

A. Schubert, MD, MBA

Chair
Department of Anesthesiology
Ochsner Health System
New Orleans, Louisiana;
Professor of Anesthesiology
Ochsner Clinical School
University of Queensland
Queensland, Australia;
Vice President of Medical Affairs
Ochsner Medical Center
New Orleans, Louisiana

T.B. Sloan, MD, MBA, PhD

Professor Emeritus
Department of Anesthesiology
University of Colorado School of Medicine
Aurora, Colorado

M. Smith, MBBS, FRCA, FFICM

Consultant and Honorary Professor, Neurocritical Care
University College London Hospitals
UCLH/UCL National Institute for Health Research Biomedical Research Centre
London, United Kingdom

D.S. Smith, MD, PhD

Associate Professor
Anesthesiology and Critical Care
Perelman School of Medicine
University of Pennsylvania
Philadelphia, Pennsylvania

S.G. Soriano III, MD

Professor, Anaesthesia
Harvard Medical School;
Endowed Chair in Pediatric Neuroanesthesia
Anesthesiology, Perioperative and Pain Medicine
Boston Children's Hospital
Boston, Massachusetts

G.R. Stier, MD, FACP, MBA

Associate Professor
Anesthesiology, Internal Medicine, Critical Care
Medical Director, Neuro-Critical Care Unit
Loma Linda University Medical Center
Loma Linda, California

P.O. Talke, MD

Professor
Department of Anesthesia and Perioperative Care
University of California
San Francisco, California

H.S. U, MD

Professor
Division of Neurosurgery
UCSD School of Medicine
La Jolla, California

K. Vagnerova, MD

Assistant Professor of Anesthesiology and Perioperative Medicine
Oregon Health and Science University
Portland, Oregon

L. Venkatraghavan, MBBS, MD, DNB, FRCA, FRCPC

Assistant Professor
University of Toronto;
Director of Neuroanesthesia
Department of Anesthesia and Pain Medicine
Toronto Western Hospital
Toronto, Ontario

M. Wintermark, MD, MAS, MBA

Professor and Chief of Neuroradiology
Department of Radiology
Stanford University
Stanford, California

D.J. Wlody, MD

Professor of Clinical Anesthesiology
Vice Chair for Education
SUNY Downstate Medical Center
Brooklyn, New York

S.H. Worah, MD

Program Director, Anesthesiology Critical Care Medicine
Clinical Assistant Professor
SUNY Downstate Medical Center
Brooklyn, New York

G.T. Yocum, MD

Assistant Professor
Department of Anesthesiology
Columbia University Medical Center
New York, New York

译 者 前 言

《Cottrell 神经外科麻醉学》是 20 世纪 90 年代以来神经外科麻醉领域中非常重要的权威著作。自首次出版以来,不断再版,每个版本都有很大的更新和改进,反映了该领域的最新进展。每版参编者都是从事神经外科麻醉及其相关领域临床及研究工作多年的著名专家。2012 年,我们组织翻译并出版《Cottrell and Young 神经外科麻醉学》(第 5 版)中文版,第一次将这一神经外科麻醉领域的权威著作介绍给国内麻醉同道。5 年来,得到各位同道,尤其是神经外科麻醉专业人员的积极反馈和批评指正,也让我们更加坚定翻译并出版其第 6 版。

《Cottrell and Patel 神经外科麻醉学》(第 6 版)原著邀请著名的神经外科麻醉专家加州大学圣地亚哥分校 Piyush Patel 作为共同主编,新版著作在上一版的基础上对原有章节进一步修订和更新,并补充增加了本领域的最新知识,内容包括神经重症治疗相关问题、脑死亡和终末期治疗的诊断和管理、神经解剖学、多模态脑监测、脑氧饱和度监测、脑微透析技术、麻醉深度监测、立体定向手术、脑深部刺激术等手术的麻醉管理,以及基因治疗内容。全书风格新颖、内容详实、重点突出,临床实用性强。作为神经外科麻醉的重要参考书,非常适合麻醉学、神经外科学及相关专业医师使用。

来自首都医科大学附属北京天坛医院麻醉科和重症医学科的医师在完成繁重临床、教学、科研工作的同时进行了细致认真的翻译工作。在翻译过程中,为保证相关内容的准确无误,书中涉及的跨学科内容邀请了首都医科大学附属北京天坛医院电生理学专家乔慧教授、神经放射学专家高培毅教授、超声影像学专家何文教授和首都医科大学宣武医院神经病学专家卫华教授审校把关。在此对所有参与本书第 5 版、第 6 版翻译、审校及出版的人员深表感谢。

虽然我们尽可能在本书的翻译过程中做到精益求精,但由于水平所限,错误在所难免,望广大读者批评指正。

韩如泉　周建新

2018 年 3 月

追忆 William L.Young,MD (1954—2013)

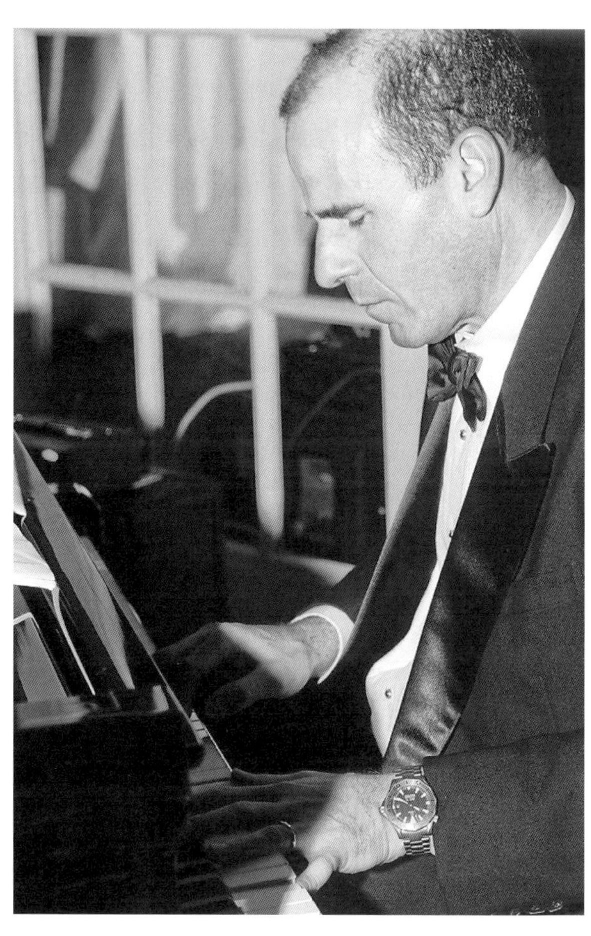

William (Bill) Young 是该著作上一版的共同主编,同 Bill 一起工作的感受是,他总能在你发现困难之前就已把问题解决。

Bill 是一个卓越的临床科学家,做出了许多开创性的贡献。其中一个最重要的贡献是让我们对动静脉畸形的发病机制和治疗的认识产生了根本性改变。Bill 提出一些特定的敏感基因会导致后天动静脉畸形(AVMs)的发生,血管生长因子是导致血管异常生长的重要因素。Bill 首先开展了 I 期临床试验,对一些传统方法无能为力的 AVMs 高危患者使用贝伐单抗治疗,获得了临床前数据来支持上述观点。这在当时是 20 年以来第一次使用药物干预 AVMs。随之,基于 AVMs 的基因敏感性理论,开始对高危患者进行基因筛查,并通过生物标记物检测进行危险分层。Bill 同时组织和开展国际协作,确定和评估与 AVM 发生发展相关的基因位点以及 AVM 破裂的危险因素。这些成就十分引人瞩目。在难治性 AVMs 的治疗领域,Bill 是一位为数不多的将实验室成果成功转化和应用于临床的临床科学家。

我第一次见到 Bill 时,他在 NYU 刚刚开始住院医师生涯,我可以感受到他充沛的精力和对知识无限的渴求。David S. Warner 和 William Lanier 撰写 Bill 纪念性文章发表在 2014 年 1 月第 26 卷的 *Journal of Neurosurgical Anesthesiology* 上,总结概述了他医学生涯中所做出的诸多贡献。也许,Bill 的杰出贡献和精神将志同道合者紧紧相连,无论他们来自哪个领域,音乐、科学、旅行,或是单纯为了友谊走在一起。

怀念 Bill!

James E Cottrell,MD,FRCA

Piyush Patel,MD

(林楠 译)

原著致谢

我们衷心感谢麻醉系的各个部门，在金融危机时期依然坚守，为我们提供物质和精神支持，使我们得以顺利编写和整理《Cottrell and Patel 神经外科麻醉学》。此外，我们特别感谢 David S. Warner 医生为本书撰写新序文；感谢 Theon Doobay 的编辑工作；感谢 Tania Baron 所做的大量协调工作；感谢 Elsevier 出版社的工作人员 Helen Leng 和 William R. Schmitt。尤其感谢本书各章节的作者作为该领域的专家在撰写过程中所作出的努力和贡献。同时感谢家人的大力支持和理解。

James E Cottrell，MD，FRCA

Piyush Patel，MD

原著序言

我认为教科书并不是用于临床医学和学术交流的最好媒介，因为教科书的撰写未经同行评阅，内容通常只适用于初学者，并且出版往往滞后。因此，教科书的权威性很容易被质疑。而《Cottrell and Patel 神经外科麻醉学》却并非如此，此著作可作为教科书的范本，为各个水平和层次的人提供学习资料和临床指导。

神经外科专科培训一直致力于将科学的证据融入到临床工作和教学中。科学不同于艺术。艺术用于展现个人对真实世界或想象中事物的情感和感受，由旁观者来判别是非，而这种判定的正确性不能被检验；相反，科学是将物质的特性整合，并反映真实的时间和空间，适用于所有个体。然而，科学和艺术又有共通之处，那就是"美"。美或显而易见，或使你在了解到背后的故事和历史后才能理解它的真正含义。在对《Cottrell and Patel 神经外科麻醉学》进行校样后，我发现此著作是个很美的作品。

作为一名神经外科麻醉的饱学之士，我一直以批判的眼光对此书进行审视，发现此书很显然是一部杰作。读者可以从高质量的图片和理论解析中学习到基础知识，体会到复杂的科学之艺术，并得到启发和暗示。这本著作的全面细致和对神经外科麻醉的指导意义，是其他类似资料无法比拟的。它可以让初学者快速捕捉掌握核心概念，也可以让经验丰富的医师和科学家补充和扩展他们的知识，理解在管理患者中该怎样做和为什么这样做。这是一本适合于所有人的必读书籍。

我们的亚专科有属于自己的"根据地"。如 James Cottrell 参与建立的 Society of Neurosciences in Anesthesiology and Critical Care（SNACC） 和 *Journal of Neurosurgical Anesthesiology*，其中汇聚了顶级的科学家和临床医师，该著作的作者们正是这群精英，并且由两位业界长期以来最权威的医师主编。

第 5 版神经外科麻醉主编之一 William L. Young 为书籍的编写做出了巨大贡献。Young 是一位重量级的科学家，读者将在新版《Cottrell and Patel 神经外科麻醉学》中感受到 Young 所建立的循证医学基调。Young 的离开给我们留下了难以填补的空白。我本人对 Bill 知之甚深，我确信，如果他知道 Piyush Patel 接手了这部权威性著作，并延续保持了以往一贯的科学性和专业性，Bill 一定会十分高兴和欣慰，无疑 Patel 取得了成功。祝贺此著作中的所有作者为大家提供了这样一个可造福于广大患者的知识宝库。

David S. Warner，MD
荣誉教授
杜克大学医学院
达拉谟，北卡罗来纳

（林楠 译）

原著前言

新版《Cottrell and Patel 神经外科麻醉学》融入了第 5 版的改进建议，其编写经过了严格的审校并涵盖了最新知识，Piyush Patel 是新版著作的共同主编，此外还包含了 23 位新作者，5 个新的章节，其中 8 个章节由新作者编著，15 个章节包含一个或多个新作者。

新增加的内容包括神经重症治疗相关问题、脑死亡和终末期治疗的诊断和管理、神经解剖学、多模态监测、脑氧饱和度、脑氧监测、微透析技术、麻醉深度监测、立体定向手术、脑深部刺激术、脑活检和基因治疗。在这个飞速发展的领域，我们需要持续更新，别无他选。

如同电影爱丽丝漫游仙境中红桃王后所说："在这个国度中，你必须不停地奔跑，才能使你保持在原地。"对我们来讲，"这个国度"就是神经外科麻醉，而"原地"就是学问的艺术性。

医学的发展是一个滴漏式的过程。医学知识从基础医学流向实验室、然后到临床研究，随后又体现在科学期刊和临床教科书中，最后流向临床医生。前四个过程连接越紧密，临床医生获益越大。我们努力集结各个环节的人员共同编著本书，其中包括基础医学科学家、实验室研究人员、临床研究人员、杂志的作者和编辑及临床医生。

该著作一贯强调将基础科学的知识和原理应用到临床，这一点在新版本（第 6 版）中得到了更清晰的体现。我们希望读者可以从这本书中获益，使患者因此而得到更好的医疗服务。

James E. Cottrell，MD，FRCA

Piyush Patel，MD

目 录

脑代谢、脑损伤病理生理学及脑保护药物和技术

1

I.S. Kass • J.E. Cottrell • A.E. Abramowicz • J.Y. Hou • B. Lei

脑代谢包括能量的产生和利用；合成代谢是合成细胞内生物大分子和能量消耗的过程，而分解代谢是分解细胞内生物大分子和能量产生的过程。葡萄糖代谢降解为三磷酸腺苷（adenosine triphosphate，ATP），为大脑提供主要的能量来源。另外，结构蛋白、酶蛋白、脂质及碳水化合物的降解也可以为大脑提供能量；这些分解代谢过程对于替换脑内受损和无功能的分子是必要的。通过合成代谢，这些分子参与再合成过程，更新细胞内物质、维持细胞的正常功能。由于神经元需要大量能量，因此维持离子的稳态对于细胞功能很重要。脑损伤的病理生理目前尚未完全明确，但最终表现为合成代谢失败，因此不能维持正常的细胞功能。这一章主要探讨脑损伤的机制。神经元损伤的原因是多方面的，单一通路不能解释损伤的发生机制。脑缺血、癫痫及创伤性脑损伤中，有些病理生理机制是共同的，也有很多不同的机制。这一章将重点阐述神经元损伤的常见触发因素，比如离子梯度的改变，并探讨它们如何造成长期的损伤，也将讨论一些减轻长期脑损伤的药物和临床技术。

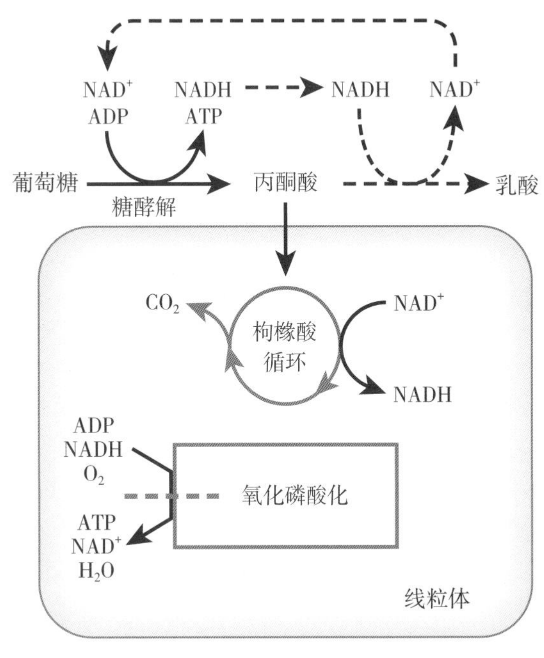

图 1-1 脑的能量代谢。实线表示代谢通路，虚线表示无氧糖酵解。横跨氧化磷酸化反应中的虚线表示这一反应在脑缺血时被阻断。ADP，腺苷二磷酸；ATP，腺苷三磷酸；NAD，烟酰胺腺嘌呤二核苷酸；NADH，还原型烟酰胺腺嘌呤二核苷酸

脑代谢

脑内产生能量的主要物质是葡萄糖。由于葡萄糖不能自由通过血-脑屏障，因此需要载体携带葡萄糖穿过血-脑屏障。载体不耗能，只将葡萄糖从高浓度向低浓度顺浓度梯度转运。正常情况下，由于血糖的调节作用，脑内葡萄糖充足，但如果血糖水平下降就无法满足脑的能量代谢需求。因此，正常的血糖水平对于维持大脑的正常活动很关键。在胰岛素休克或其他引起血糖水平下降的情况下，脑内葡萄糖不足，引起能量供应不足，最终导致意识丧失。当葡萄糖和氧充足的情况下，葡萄糖经过糖酵解途径（图 1-1）代谢生成丙酮酸。这一生化过程将二磷酸腺苷（adenosine diphosphate，ADP）和无机磷酸生成 ATP，同时将 NAD（nicotinamide adenine dinucleotide，NAD^+）转化成 NADH（nicotinamide adenine dinucleotide phosphate，NADH）。然后丙酮酸进入三羧酸循环，将 NAD^+ 转化成 NADH，从而产生能量。有氧条件下，线粒体将 NADH 转化为 NAD^+，同时 ADP 和无机磷酸合成 ATP，这个过程叫做氧化磷酸化，每转化一个 NADH，产生 3 个 ATP，每个葡萄糖分子代谢最多产生 38 个 ATP[1]，由于这一过程产生的大部分能量用于提供其他物质代谢的需要，比如氨基酸的合成，以及其他合成通路的消耗，所以正常情况下，每个葡萄糖分子产生 30~35 个 ATP。

这一过程需要氧的参与，因此在乏氧情况下，线粒体不能将 NADH 转化为 NAD^+，也不能产生 ATP。葡萄糖的代谢需要 NAD^+ 作为辅因子，当 NAD^+ 缺乏时，这一代谢过程将被阻断。在乏氧情况下，有氧糖酵解过程转变为“无氧糖酵解”

途径。这个过程中,丙酮酸转变为乳酸,同时生成 NAD^+。这个过程会同时产生氢离子,当细胞内 pH 下降时,神经元损伤将被加重。无氧糖酵解过程除了会降低细胞内 pH 外,每个葡萄糖分子代谢仅生成 2 个 ATP,这并不能满足脑的代谢能量需求。但是在缺血情况下,葡萄糖供应中断,甚至无氧糖酵解也被阻断。

当神经元缺乏氧供时,维持脑内 ATP 水平的机制包括:①利用储存的磷酸肌酸(一种可以储存能量的高能磷酸盐)维持 ATP 水平;②无氧糖酵解途径产生少量 ATP;③迅速停止自发电生理活动。

消耗能量的细胞内过程

在大脑中,跨膜离子泵耗能最多。神经元中的钠、钾、钙离子逆电化学浓度梯度转运至细胞外。本章中提到的钠、钾、钙是指它们的离子形式(Na^+,K^+,Ca^{2+}),这是它们在活细胞中唯一的存在形式。神经元的静息电位主要为钾离子的电化学平衡电位,大多数神经元的静息电位为 -94mV。由于钠离子和钙离子的通透性,静息状态下神经元的电位是 -60 至 -70mV。细胞膜的电位不等于某一种离子的平衡电位;离子存在顺电化学梯度的渗透,如果这种离子浓度的改变不能被能量依赖的离子泵所纠正,细胞膜的电位将降为 0mV,细胞就会因为去极化而死亡。离子泵主要有两种:①依赖 ATP 供能的离子泵;②利用钠的浓度梯度产生能量共转运的离子或分子。后一种泵所需能量来源于 Na/K ATP 酶产生的 ATP,这一能量用于转运钠离子,维持钠的能量梯度,如 Na/Ca 和 Na/H 转运都属于这一种。Na/K ATP 酶属于前一种类型的泵,它是神经元能量的主要来源,Ca ATP 酶也属于这种类型。前一种利用 ATP 供能的离子泵更为重要,因为它们产生的电化学梯度可以更直接用于离子泵的交换,因此更为必要。事实上,在脑缺血的情况下,离子泵因缺乏足够的能量无法进行转运,这是导致神经元去极化和细胞死亡的主要原因。神经元电活动通过 Na、K、Ca 离子通道的开放,钠、钾和钙离子的流量显著增加,离子泵出率增加,从而维持正常细胞的离子浓度。由于离子泵用 ATP 作为能量来源,兴奋的神经元所需要的 ATP 多于静息的神经元。正常情况下,约 60% 的能量消耗用于维持兴奋性,其余用于维持细胞的完整性。麻醉药物会降低神经元的兴奋性,因此在麻醉状态下,功能活动的 ATP 消耗减少,但用于维持脑细胞完整性的能量消耗不会改变。如果产生的能量不能满足大脑的需要,首先发生的是神经元不能兴奋,然后造成大脑的不可逆损伤。

神经元需要能量来维持内部结构及功能。每个细胞膜、细胞器和细胞质都由碳水化合物、脂质和蛋白质组成,这些物质需要能量来合成。离子通道、酶和细胞结构的成分都是非常重要的蛋白质分子,蛋白质分子在细胞内不断生成、变构、降解。如果 ATP 供应不足,蛋白质的合成将会受阻,神经元就会死亡。在正常的功能性神经元中,碳水化合物和脂质也会不断合成、降解,它们的代谢也需要能量。大部分细胞内的合成都发生在细胞体,把这些物质从轴突输送到神经末梢需要消耗能量,因此,即使是在缺乏电生理活动的情况下,也需要能量维持神经元的完整性。

神经解剖

大脑在结构和功能上具有区域差异;本节将概述大脑的不同区域的功能。当大脑功能区内的供血动脉栓塞,将很有可能发生卒中。神经解剖及神经生理的具体细节内容将在 Clinical Neuroanatomy(RS Snell 编著)、Neurophysiology 和 Neuroral Science(Kandel 等编著)这三本书中详细讲解[2,3]。

大脑皮层分为四个主要的区域:额叶、顶叶、枕叶和颞叶(图 1-2)。身体一侧的躯体感觉将通过同侧的感觉通路传输到对侧的大脑皮层上的躯体感觉区。运动通路起源于大脑一侧的运动皮层区,在脊髓的髓质进行交叉,沿着横向的皮质脊髓束下行,经位于脊髓灰质的腹侧运动神经元的突触,最终将运动冲动传输至对侧躯体。位于前额区域的额叶部分决定人的性格、方向定位、注意力及判断能力,对于实现目标时的智力活动很重要。额叶的中央前回是初级运动皮层区域,负责传输运动冲动至脊髓并控制躯体完成运动。运动前区位于喙,接收来自大脑其他运动区域——如基底神经节、小脑和红核的运动冲动。因此,运动联络区和运动皮层负责整合运动冲动,并发出冲动使躯体进行有目的的运动。毗邻中央前回、中央沟对面是顶叶的中央后回,这是初级躯体感觉皮

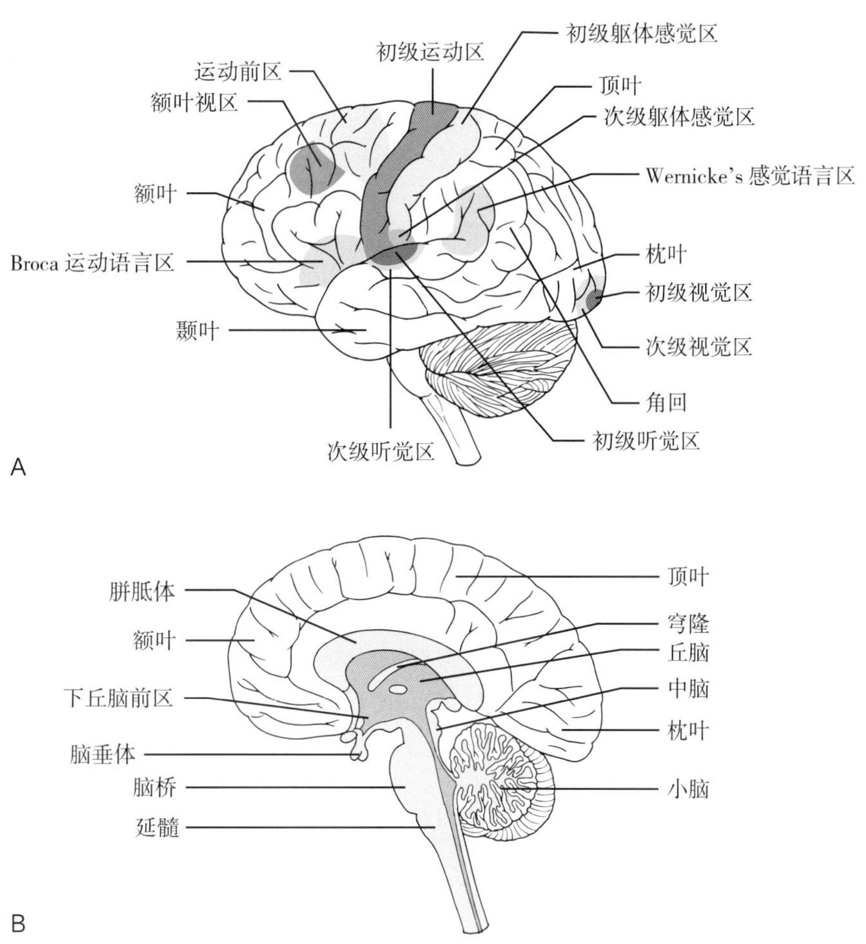

图 1-2 脑的神经解剖。A. 左大脑皮层外侧视图。B. 右大脑皮层内侧视图。(引自 Snell RS. Clinical Neuroanatomy. 9th ed. Philadelphia: F.A. Davis; 2009.)

质,负责接收精细触觉信息。中央后回的后面是躯体感觉联络区,负责解读触觉。所有大脑初级感觉区均有感觉联合区,负责进一步分析、解读这些传入信号。颞叶位于额叶和顶叶的下面,初级听觉区及听觉联络区位于颞叶内。通常认为,与从事语言文字等功能有关的大脑半球称为优势半球,而负责语言相关功能的区域称为Wernicke区。Wernicke 区很重要,损伤会造成失语症;通常来说,Wernicke 区包括优势半球内颞上回和角回的后部。角回是重要的顶叶和相邻颞叶间的多重沟通区域。多重沟通区域负责分析单一感官联络区传入的复杂刺激信号,提供复杂的分析结果并确定应对反应。Wernicke 区是大脑内最精细的区域,因此在神经外科手术中应尽量避免损伤该区域。该区域由大脑中动脉供血,若大脑中动脉闭塞,将发生缺血性卒中,这将对 Wernicke 区造成严重损伤。Wernicke 区损伤将丧失语言沟通、话语理解及书写能力。Wernicke 区直接激活额叶的运动性语言区——Broca 区。非优势半球的顶叶损伤会造成视觉空间缺失,并丧失对于外界环境一半的感知力。

丘脑位于大脑中部,是重要的信息接替站,负责接受信息并投射至大脑皮层。下丘脑位于丘脑下方,对于体内多种调节功能至关重要,例如饥饿、口渴、体温调节,下丘脑负责使边缘系统产生的情绪与自主反应行为相结合。边缘系统包括边缘叶、海马、杏仁核,与奖惩感觉、情绪行为、学习和记忆相关。海马和颞叶对于长时程记忆的形成至关重要;杏仁核与情感相关的记忆形成有关。基底神经节也位于皮层内侧,运动起源于此,是重要的运动功能结构。帕金森病是由于损伤了黑质,黑质是合成多巴胺的主要核团,主要症状表现为静止性震颤和动作迟缓。通常认为,痴呆是基底神经节病变引起的非运动性疾病,但根本上认为,痴呆也是一种运动性疾病,会对行为产生深远影响。

小脑位于脑干上方，对于快速学习行为动作及躯体姿势控制发挥了重要作用；它接受运动皮层的指令，并接受比较肌肉实际实施与运动指令的本体感觉的反馈。重要的是要知道外侧小脑不交叉，指挥同侧躯体，如右侧小脑控制右侧躯体，同时由左侧运动皮层控制。因此，来自小脑皮层的信号将跨越中线传输至对侧大脑皮层。

脑干包括中脑、脑桥和延髓，与脊髓相延续。第Ⅲ至Ⅶ对脑神经起源于脑干和（或）脑干核。上行和下行的神经通路穿过此，神经元的突触也包含于此；这个区域还包含负责维护警觉性和意识的网状结构和网状激活系统。脑干负责维持血压、心率、呼吸、吞咽和其他身体功能。脑干损伤会导致昏迷或者迅速死亡。

脊髓连接大脑与躯体，包含传入感觉通路和传出运动通路。前外侧脊髓丘脑束负责传输粗感觉和痛、温觉；脊髓丘脑束穿行于脊髓的灰质内，突触的胞体也位于灰质内；突触后神经元的轴突从脊髓发出后穿过中线交叉上行至位于对侧脑干和丘脑的前外侧束。脊髓后索传入同侧躯体的精细触觉和本体感受，在髓核第一次换元后穿过中线交叉上行，最终到达丘脑，并将感觉信息传递至中央后回的躯体感觉皮质。脊髓后索的轴突也有分支进入脊髓。脊髓神经通路可以调节传输至大脑的信息，也可以调节局部反应，例如减轻疼痛和控制肌张力。

病理生理学

缺血

当脑的血供不足时，神经元就会发生缺血性损伤。脑是对缺血损伤最敏感的器官。缺血所造成的损伤区域与相应动脉供血区域是一致的，动脉阻塞决定了相应区域大脑功能因局部缺血而改变或缺失，这与前一节中描述的功能解剖学部分内容相对应。缺血区域的神经元由于缺少能量而损伤，本节将描述细胞因缺血而导致的这种损害。

缺氧、缺血造成损伤的中心环节是阻断了氧化磷酸化，从而导致能量产生下降。这会导致每个分子葡萄糖产生的 ATP 下降 95%，ATP 产生下降又导致能量依赖稳态机制的丧失。另外，在缺血的情况下，作为清除代谢产物，葡萄糖的供应受到干扰，ATP 依赖的离子泵的活动下降，细胞内钠、钙的水平增加，而细胞内钾的水平下降（图 1-3）[4]。这些离子的改变导致神经元去极化并释放兴奋性氨基酸，如谷氨酸[5]。另外，神经元释放谷氨酸是由于细胞内钠钾离子梯度失衡，谷氨酸转运泵被逆转，从而将谷氨酸转运到细胞外[6]。高浓度的谷氨酸激活 AMPA（α-amino-3-hydroxyl-5-methyl-4-isoxazole-propionate）和 NMDA（*N*-methyl-d-aspartate）受体，增加钠离子和钾离子传导，使神经元进一步去极化[7]。NMDA 受体激活后使钙离子内流，也激活了其他的损伤通路。谷氨酸通过第二信使系统，激活代谢型受体，增加细胞内钙离子的释放，激活其他的生化过程[8]。由于谷氨酸过量造成的损伤称为兴奋毒性，这种毒性是由于谷氨酸受体激活，并伴随一系列离子和生化的改变[5]。

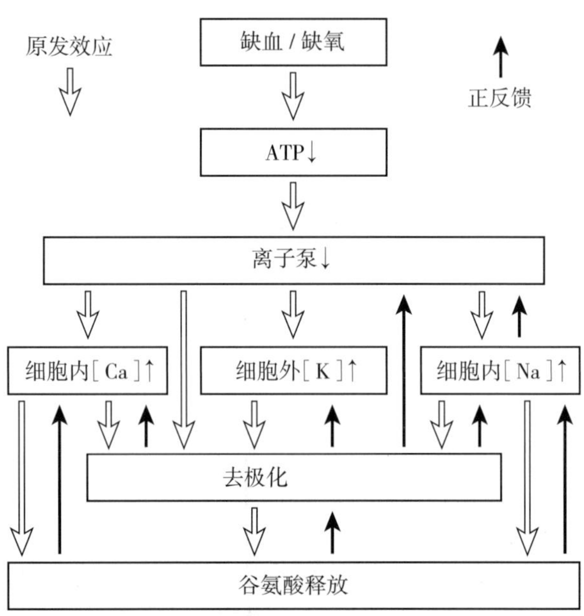

图 1-3　脑缺氧脑缺血时细胞内外离子浓度变化。这些改变是导致神经元死亡的主要触发因素。正反馈是一个不稳定并迅速恶化的过程。ATP，三磷酸腺苷；↑，增加；↓，降低

除了膜通道内流增加以外，钙离子从细胞内泵出减少，细胞器内（线粒体和内质网）释放增加，细胞质的钙离子增加（图 1-4）[9]。

细胞质钙离子水平增高可以触发一系列反应，导致缺血性损伤，包括蛋白酶和磷脂酶的活性增加。磷脂酶可以增加自由脂肪酸的水平，如花生四烯酸和自由基。线粒体不完全氧化时也会产生自由基[9]。过氧亚硝基是一种重要的损伤性自由基，它是由一氧化氮和另一种自由基形成的[9]。

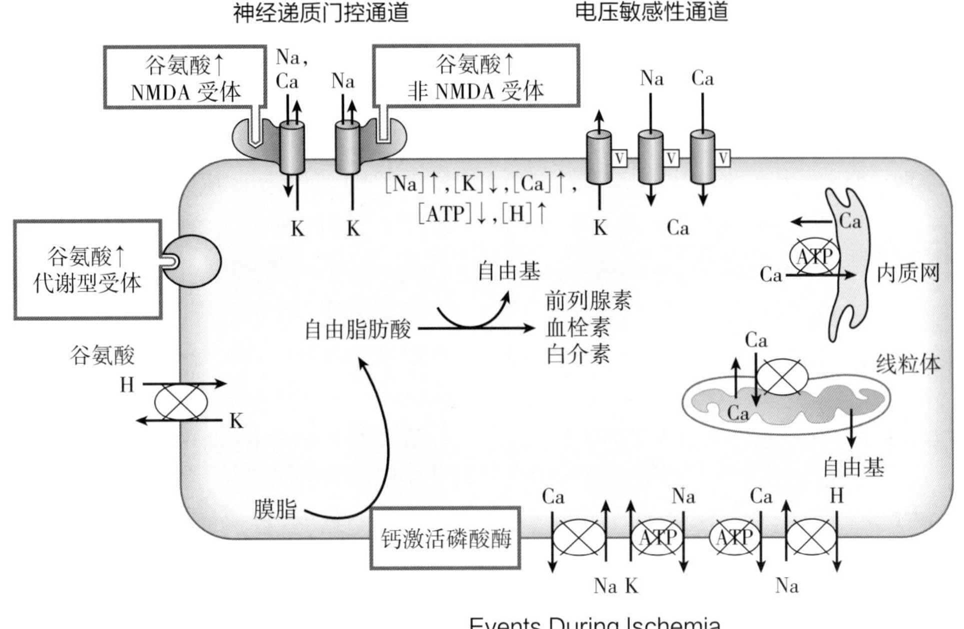

图 1-4　缺血对神经元内离子和代谢的影响。为便于表述，图的顶部和底部分别是离子通道，和离子泵的示意图；它们在细胞中的实际位置可以在膜表面的任何部位。圆环表示能量启动泵；圆环中间的 × 表示在缺血时泵被阻断或者活性降低。V 表示电压依赖性通道。ATP 代表腺苷三磷酸；NMDA，N-methyl-D-Aspartate，门冬氨酸

自由基可以破坏蛋白和脂肪，而自由脂肪酸可以干扰细胞膜的功能。缺血时，乳酸和氢离子堆积，细胞内 pH 下降，导致自由基的进一步形成[10]。所有这些过程，外加蛋白和脂质合成能力减低，均导致细胞不可逆的缺血性损伤（框 1-1）。

框 1-1　脑代谢和细胞死亡：触发因素、影响因素和功能改变

触发因素
- ATP ↑
- 细胞外钾离子↑
- 细胞内钠离子↑
- 细胞内钙离子↑
- 自由基水平↑
- 去极化↑
- 谷氨酸水平↑

产生结果
- 蛋白酶活性↑
- 自由基作用↑
- DNA 损伤↑
- 磷脂酶活性↑
- 线粒体因子↑（细胞色素 C → caspase 激活）

重要的功能改变
- 线粒体损伤↑
- 凋亡的激活↑
- 抗凋亡因子↓
- 蛋白损伤↑
- 蛋白合成↓
- 细胞骨架损伤↑

终末期
- 凋亡↑（程序性细胞死亡）
- 坏死↑（细胞完整性破坏）

↑，增加；↓，降低；→，导致

引自 Lipton P. Ischemic cell death in brain neutrons. Physilol Rev 1999；79：1431-1568.

另外，磷脂酶激活导致花生四烯酸产生过多，花生四烯酸再氧化时，可以产生类花生酸类物质（eicosanoids），包括血栓素、前列腺素和白三烯。这些物质可以引起血管强烈收缩，使脑缺血后期的血流进一步降低，血脑屏障发生改变，再灌注后自由基生成增加[11,12]。

除了这些直接触发因素以外，在缺血后几小时或几天内就已经发生了长期的损伤（框 1-2）。部分迟发性损伤是坏死性的，细胞的溶解会导致小胶质细胞激活[13]。淋巴细胞、多形核细胞和巨噬细胞侵犯神经系统，引起其他的损伤[14,15]。组胺受体的激活一般与免疫系统的激活相关，参与这个过程的是组胺 H_1 受体。在中枢神经系统中，

组胺 H_2 受体是主要被激活的受体，H_2 受体激活会降低免疫反应，促进缺血损伤的恢复[16,17]。阻断免疫反应过程可以减轻损伤[16]。很明显，缺血后也会出现程序性细胞死亡[18]；这与神经元发育过程中的凋亡类似，可以发生在缺血性损伤后几天。

框 1-2　缺血的后果
血管改变
血管痉挛
红细胞变形
低灌注
血小板集聚
内皮损伤
白细胞 - 内皮黏附
血 - 脑屏障破坏
神经元改变
ATP 下降
钠离子内流
钾离子外流
细胞内酸中毒
细胞内高钙
钙激活性蛋白酶
Caspase 激活
磷脂酶激活
花生四烯酸形成和降解
自由基产生
兴奋性氨基酸释放
离子和氨基酸载体破坏
细胞肥大
细胞凋亡
细胞坏死

坏死与凋亡

导致神经元死亡的主要原因有两种，一种是坏死，是由于严重的创伤使线粒体功能丧失造成，特点是细胞完整性遭到破坏，小胶质和免疫系统被激活[13]，免疫反应和炎症反应激活中性粒细胞和巨噬细胞，产生自由基，损伤邻近的神经元。这个过程使得损伤时间延长，损伤面积扩大，继而使神经元损伤继续扩大[13]。第二种原因是凋亡，细胞死亡但没有崩解，小胶质和免疫系统不参与该过程，因此不引起相邻神经元损伤。这个过程通常是迟发性的，可以导致早期即刻基因（IEGs），如 c-Fos 和 c-Jun 激活。这些基因可以影响基因表达，形成凋亡或抗凋亡蛋白，从而决定细胞存活或死亡[18,19]。有一种导致细胞死亡的含半胱氨酸的蛋白水解酶——*caspase*，这些酶以酶原的形式存在，参与蛋白裂解过程，产生激活酶，降解细胞内重要的蛋白（图 1-5）[20,21]。细胞凋亡存在内源性和外源性激活途径，图 1-5 显示了细胞色素 C 从线粒体释放的内源性激活途径。另外，神经元细胞凋亡可能是由死亡因子 Fas 配体或者肿瘤坏死因子激活了细胞膜上的死亡受体，继而直接激活 caspases 所导致。最后一种细胞凋亡途径是集合了内源性及外源性途径的[22]。阻断 *caspase* 就可以阻断凋亡[23]。由于这些酶在缺血之前表现为酶原，不需要合成新的蛋白诱导调亡[22]。但是促凋亡蛋白需要在一定条件下合成，合成后可能导致神经元细胞迟发性死亡。另外一个被诱导的蛋白系列可以阻断调亡，促进缺血后神经元存活，如神经元调亡抑制蛋白、热休克蛋白和 Bcl-2 家族蛋白[22,24]。因此，缺血神经元的是否发生凋亡取决于凋亡抑制和激活过程的平衡（图 1-6）[24,25]。特定营养因子的合成可以促进神经元存活并抑制凋亡（图 1-5）。激活并释放某些细胞因子，如肿瘤坏死因子（tumor necrosis factor，TNF）和 IL-1β 可以加重损伤[26,27]。

所以，坏死和凋亡是相对的，前者是严重缺血导致的，可以引起邻近组织损伤（图 1-7）。凋亡是可调节的，所以一旦凋亡通路被启动，细胞还有机会被营养物质解救（见图 1-6）。

全脑和局灶脑缺血

脑缺血可以分为全脑缺血和局部缺血，如心脏骤停引起全脑缺血，而局灶性脑卒中属于局部脑缺血。尽管两种缺血导致神经元损伤的机制可能相似，但它们之间也有显著差异。局部脑缺血区将大脑分为三个区域，第一个区域称为梗死灶，没有血流供应，这跟全脑缺血反应是一样的；第二个区域称为缺血半暗带，这个区域接受侧支循环供血，属于部分脑缺血；第三个区域为正常灌注区。如果损伤持续时间较长，缺血半暗带内的神经元就会死亡，梗死灶继之扩大。而当侧支循环增加，或者阻断的血管重新开放，再灌注及时建立时，半暗带内更多的神经元就会存活。对于全脑缺血来说，循环再建立的时机非常关键，只有非常短的缺血时间（如几分钟）才可能使神经元存活。全脑缺血时，损伤后的神经存活率主要取决于不同神经元和脑区对缺血的敏感性不同。比如海马区，特别是 CA1 区锥体细胞对缺血性损伤非

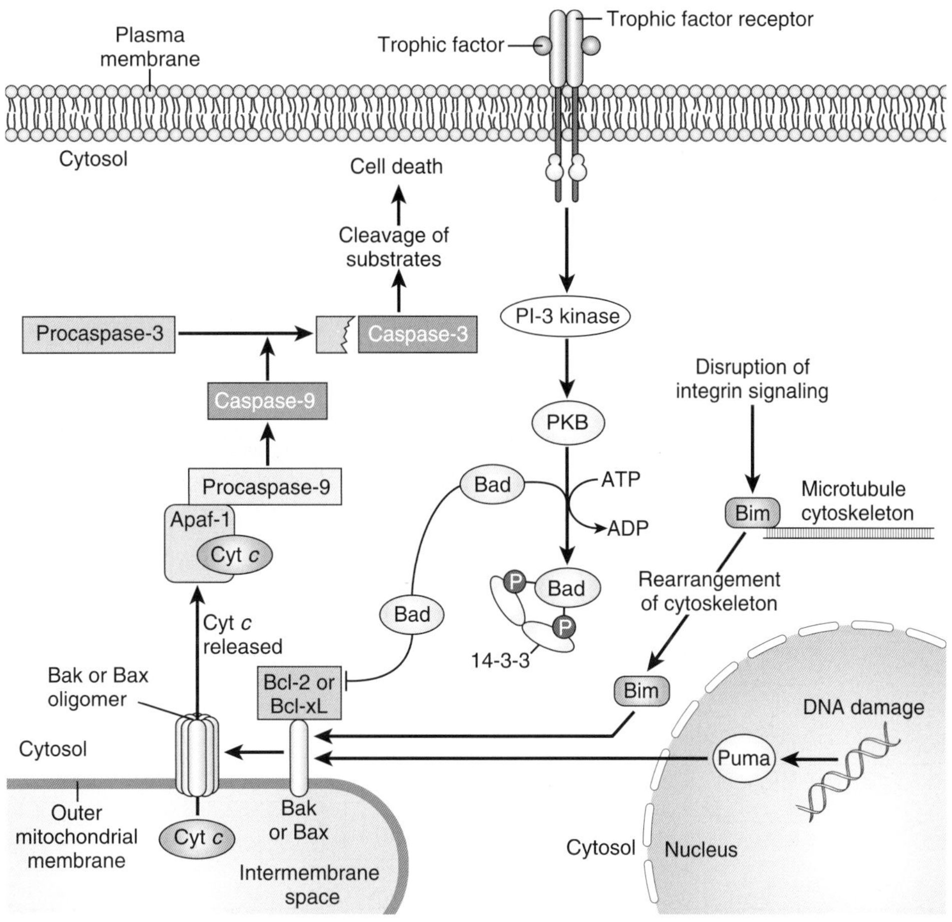

Fig. 1.5* Trophic factors and apoptosis. ADP, adenosine diphosphate; ATP, adenosine triphosphate; Cyt c, cytochrome c; PI, phosphoinositide; PKB, protein kinase B (also called Akt); other abbreviations (Akt, Apaf, Bad, Bax, Bcl, 14-3-3) are names of proteins. When the intrinsic apoptotic pathway is activated: (1) Bad protein inhibits Bcl-2, Bcl-xl proteins; (2) these proteins can no longer inhibit Bax or Bak and, therefore, Bax and Bak form a channel that allows (3) cytochrome c release from the mitochondria to the cytosol and the activation of Apaf 1 which, finally, (4) activates caspase 9 and apoptosis. When apoptosis is inhibited (1) trophic factor binds to a receptor and activates protein kinases; (2) this leads to the phophorylation of Bad and its inactivation; (3) Bad can no longer inhibit Bcl-2 and Bcl-xl and these 2 proteins can now inhibit Bax and Bak, blocking channel formation, cytochrome c release and apoptosis. *(From Lodish H, Berk A, Kaiser, et al [Eds]: Molecular Cell Biology, 7th ed. New York, WH Freeman and Co, 2012: page1012, information from D. Ren et al 2010, Science 330:1390.)*

常敏感；因此全脑缺血和缺氧后，常见学习能力和记忆功能丧失[28,29]。其他脑区对于缺血也非常敏感，如尾核、壳核、小脑和大脑皮层[30,31]。

基因对神经元损伤的影响

基因在是否发生缺血性卒中起了非常重要的作用。环境（如饮食和应激）和基因决定了发生卒中的风险。冰岛的一个研究表明，基因位点ALOX5AP（编码5-脂氧化酶（lipoxygenase）-激活蛋白）和PDE4D（编码磷酸二脂酶4D）的基因多态性能够增加卒中的易感性[32,33]。另外，载脂蛋白B（apoliprotein B）和载脂蛋白E（apoliprotein E）也增加卒中的易感性[34,35]。这些基因可以作用于神经元，但是更可能作用于血管，增加卒中和心血管病的风险。如果已知患者存在基因易感性，则可依据患者具体情况选择治疗方案以改善预后。

已知基因可以影响心血管疾病发病风险，特别是有高脂血症的患者，使用他汀类药物控制血脂不仅有益于降低心血管疾病发病风险，而且可以降低脑血管疾病和卒中的发病风险。

* 根据授权要求，文中保留原文。图1-5 营养因子和凋亡。ADP，腺苷二磷酸；ATP，腺苷三磷酸；Cyt c，细胞色素c；PI，磷酸肌醇；PKB蛋白激酶B（也作Akt）；其他缩写（Akt，Apaf，Bad，Bax，Bcl，14-3-3）均为蛋白质名称。当内源性凋亡通路激活时：①Bad蛋白抑制Bcl-2、Bcl-xl蛋白；②这些蛋白不再抑制Bax或Bak，因此，Bax和Bak形成通道；③允许细胞色素c从线粒体释放至细胞质，激活Apaf 1；④最终激活Caspase 9，造成细胞凋亡。当凋亡被抑制时：①营养因子和受体结合，激活蛋白激酶；②导致Bad磷酸化并失活；③Bad不再抑制Bcl-2和Bcl-xl，这两种蛋白现在可以抑制Bax和Bak，阻断通道形成，细胞色素c释放并导致凋亡。

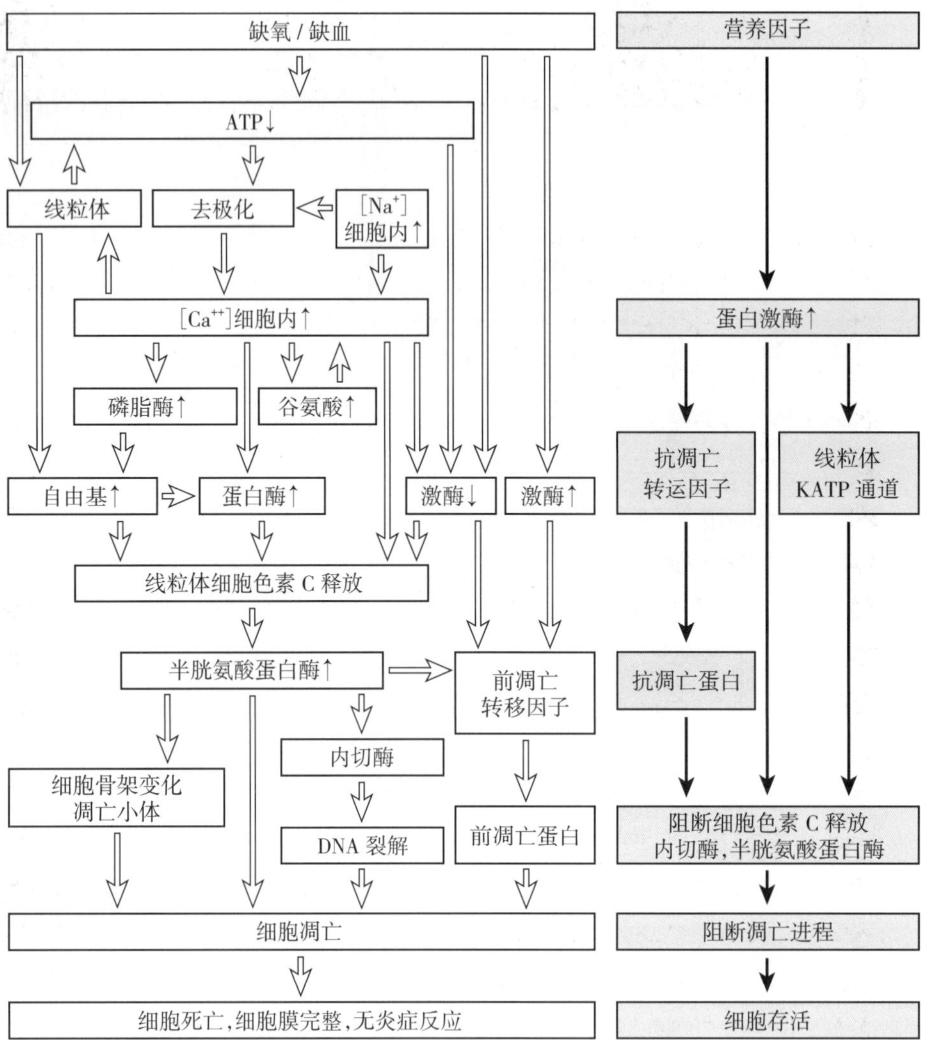

图 1-6 缺氧缺血后的凋亡。缺氧缺血后诱发凋亡的一系列生化反应。癫痫发作和创伤后损伤可以诱发相似的反应,导致细胞去极化,ATP 减少,钠离子内流,细胞内钙离子水平增加。在凋亡过程中没有细胞膜的破坏,不触发炎症反应。凋亡一系列生化反应可以被调节,也可以被一些营养因子所逆转。KATP,ATP 敏感性钾离子通道;↑,增加;↓,降低;空心箭头表示损伤通路,实心箭头表示保护通路

脑缺血的治疗策略

再灌注策略

缺血性卒中的治疗目标是迅速恢复灌注,尽可能救治缺血半暗带的脑组织。再灌注治疗包括静脉溶栓治疗、动脉溶栓治疗和血管内机械性取栓术。关于急性缺血性卒中的早期治疗指南最近一次更新在 2013 年;此章中将简短总结指南中的重要内容[36]。在本节中,任何偏离指南的建议都会特别指出。最有益于改善血栓性卒中预后的治疗方案是卒中发生后迅速恢复自发性脑灌注。到目前为止,尽管最近的证据表明,对于大血管闭塞,血管内机械性取栓术优于单纯的药物干预,美国食品药品管理局(FDA)批准的方法是使用重组组织型纤溶酶原激活剂(rtPA);但可以预见的是,rtPA 可以加重出血性卒中[36,42,43]。因此卒中发生后的迅速诊断、分类和治疗对于良好的预后至关重要[44]。溶栓剂不能用于高出血风险的患者,如头部外伤、近期手术史以及因使用华法林、凝血酶直接抑制剂、Xa 因子直接抑制剂而凝血功能下降的患者。使用华法林的患者,如果 INR 低于 1.4 则可以给予 rtPA 治疗;然而,新型药物有一个问题——无法评估使用者的凝血功能,针对该方面的指南尚在审查中[36]。

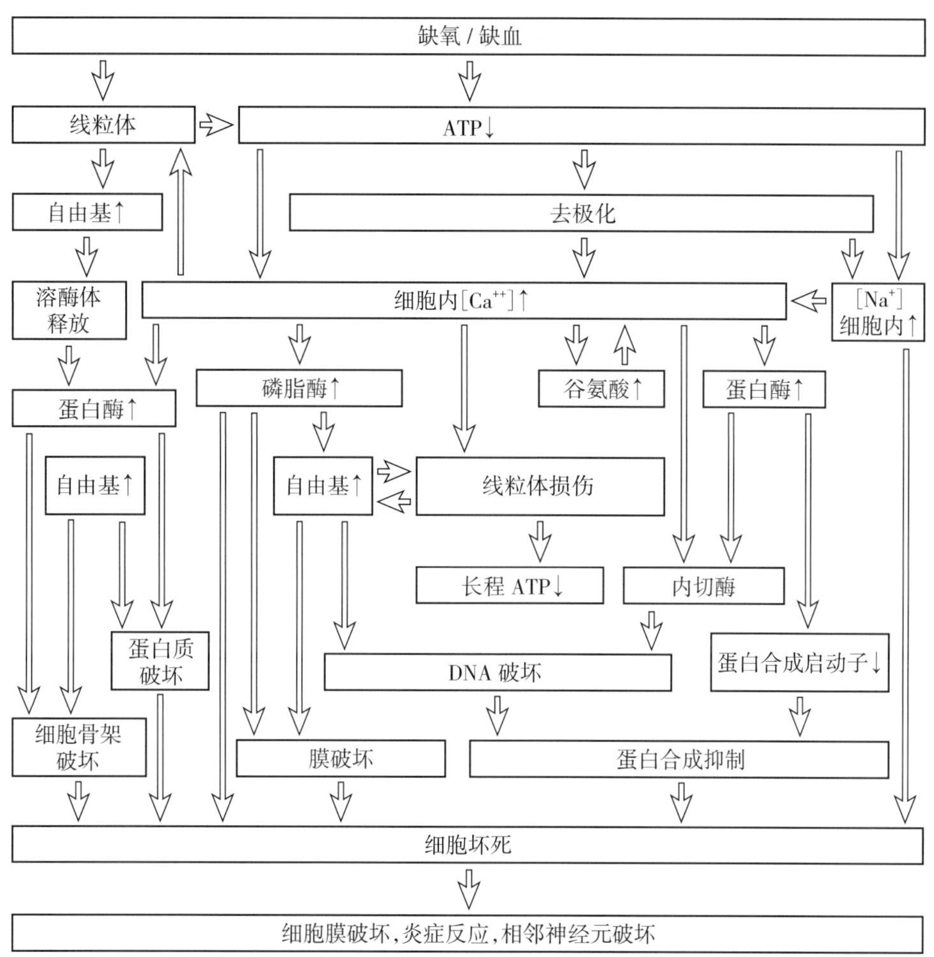

图 1-7 缺氧缺血后的坏死：缺氧缺血后诱发坏死的一系列生化反应。癫痫发作和创伤后损伤可以诱发相似的反应；导致细胞去极化，ATP 减少，钠离子内流，细胞内钙离子水平增加。这些改变比凋亡严重，导致细胞破坏，激活炎症。这种损伤是不可逆的，周围完好的神经元可能产生继发性损害。↑，增加；↓，降低；白色箭头表示损伤通路

rtPA 的主要不良反应是颅内出血，甚至是致死性的。为了排除出血性脑卒中，患者入院后应尽快进行非增强 CT 扫描，因为，rtPA 必须在闭塞性卒中发生后 3hr 内用药有效。AHA/ASA 指南中给出的建议是，对于 80 岁以下、未服用口服抗凝药、无卒中和糖尿病病史的患者，rtPA 的治疗窗可以延长至卒中发生后 3-4.5 小时，此建议不同于 FDA 给出的关于 rtPA 的使用指南[36]。但很显然，越早应用 rtPA，患者预后越好。

探索另外的治疗方案来诊断尚未发展到不可逆神经损伤的患者是目前的关键。这些研究使用先进的成像系统识别高危组织（缺血半暗带），如果再灌注可以建立仍然可以挽救半暗带的脑细胞。弥散加权磁共振影像技术（diffusion-weighted magnetic resonance imaging，DWI）能够鉴别出缺血核心区的水分子已转移至细胞内，弥散性降低。没有转变成梗死灶的脑组织有可能从不可逆的损伤中恢复过来。灌注加权磁共振影像技术适用于那些灌注减低，如果缺乏再灌注，最终将进展为不可逆损伤的区域。缺血半暗带体积与梗死灶体积的比例差异叫半暗带不匹配。迅速恢复脑组织的灌注至关重要，但通常 MRI 影像报告延迟，因此，近期的研究更倾向于应用多排 CT 成像诊断是否存在大血管的闭塞以及闭塞血管的位置，并评估是否有半暗带不匹配。由于 rtPA 疗效不显著，而血管内机械性取栓术对于体积较大的血栓更有效，因此应首先考虑施行血管内机械性取栓术；再灌注的时间增加等于增加脑组织损伤。血管内再灌注治疗有益于挽救灌注减少但尚未发展到不可逆的脑损害的脑区[45]。

Merci 取栓装置（Concentric Medical，Inc.，Mountain View，CA）、Penumbra 取栓系统（Penumbra，

Inc.,Alameda,CA)、Solitaire 取栓装置(Covidien,Irvine,CA)和 Trevo 取栓装置(Stryker Neurovascular,Freemont,CA)是被美国 FDA 批准的血管内机械性取栓设备。Merci 是一个螺旋形的装置,尽管颅内出血的发生率高达 7.8%,但与传统静脉应用 rtPA 相比,应用该装置仍可以取得更好的临床预后[46]。近期研究表明,Solitaire 和 Trevo 更优于 Merci[47,48]。所有适用静脉 rtPA 的患者应尽快治疗,尽管应首先考虑施行动脉内机械性取栓术。近期的研究发现,动脉内机械性取栓治疗有益于卒中患者[37-41,49,49a];经验治疗、卒中后治疗的及时性和新设备的应用为缺血性卒中的治疗提供了新契机,这也将成为卒中治疗的新准则。

2015 年 AHA/ASA 更新的指南总结到"某些血管内治疗为急性缺血性卒中患者带来益处。应保证患者系统全面的护理[50]"。接受血管内机械性取栓术的患者应该确保近端的大脑前循环的畅通,并保证没有大的梗死灶[40]。然而迄今为止,对于卒中患者的神经影像学类型和诊断标准仍未取得共识,迅速判断是否发生卒中至关重要,因为延误诊断将导致更多脑区发生梗死。目前认为,在发现卒中症状后的 6h 内是机械性取栓的治疗窗。目前应用最为广泛的有效治疗方法仍是卒中发生后 3 小时内静脉内应用 rtPA,对于某些特定患者来说,治疗窗可延长至 4.5 小时[36,51]。但是由于 rtPA 安全治疗的时间窗过短、禁忌证过多以及患者出现症状后无法及时就医,这个治疗方案仍未被充分应用。对于快速识别卒中这个问题可以通过社区教育解决,应用 FAST 原则识别(脸、胳膊、演讲等方面的改变,迅速拨打 911(在中国为 120 或 999),并紧急转运至有卒中治疗中心的医院。指南更应根据最新的建议及时更新卒中的早期管理和治疗等方面内容[36]。

低温

深低温曾经长期应用于新生儿心脏手术,在心脏停跳后,可以保护脑组织不致发生不可逆的脑损伤。深低温也用于修补巨大动脉瘤。但 27℃以下的深低温可以引起很多并发症,因此它的应用受到了限制(框 1-3)。深低温可以降低脑代谢,在没有脑灌注的情况下,使脑细胞存活的时间更长(框 1-4)。实验表明,中度低温也有脑保护作用,并发症比深低温要少见,但也会产生心肌抑制[52-54]。许多在体和离体动物研究支持,用中度低温的方法保护缺血性脑损伤。事实上,中度低温在临床中很常用,尽管主要的临床试验还没有明确证实中度低温有改善脑缺血作用[55]。2002 年发表的一个欧洲的研究表明,浅低温(32~34℃),能够改善院内心脏骤停后神经系统的预后,6 个月的生存率增加[56]。然而,最近的大型研究发现,与维持 36℃以下的体温相比,轻度低温对于脑保护没有益处;避免高热似乎更重要,这也可以用于解释之前的研究结果[57,58]。相信对于心脏停跳患者的低温治疗策略将很快被替换为避免高热。然而,卒中后的低温治疗目前仍不是 I 类推荐;34~35℃的低温治疗的并发症较少,慢复温也可以减少毒性反应[36]。轻度低温治疗不会改善颅内动脉瘤患者的手术预后,Cochrane 的综述中指出,急性卒中时的低温治疗既无益处也无损害[55,59]。

框 1-3 深低温的并发症

心血管并发症
- 心肌抑制
- 心律失常,包括室颤
- 低血压
- 组织灌注不足
- 缺血

凝血功能
- 血小板减少
- 纤维蛋白原溶解
- 血小板功能异常
- 出血增加

代谢
- 麻醉药代谢减慢
- 肌松药作用时间延长
- 蛋白分解增加

寒战

氧耗增加
- CO_2 产生增加
- 心输出量增加
- 动脉氧饱和度降低
- 血流动力学不稳定

框 1-4 低温可能的保护机制

降低脑代谢

使低氧 / 缺血去极化延迟

保持离子稳态

兴奋性神经递质减少

预防或降低由于生化改变引起的损伤

如果低温治疗对于某些类型的卒中患者有益处，那么低温的程度和持续时间，以及复温的程度等等都需要重新制定。

很显然，仅仅轻度的高热也会增加神经损伤、恶化缺血患者的临床预后，因此，应谨慎对待，避免高热[57,58]。

葡萄糖

葡萄糖是大脑神经元的主要能量来源。一些离体研究曾经报道高血糖可以改善脑缺血，但活体和临床研究却发现高血糖明显加重脑损伤，原因由于高血糖增加细胞内酸中毒[10,61]。高血糖加重脑损伤的机制还不明确。临床建议维持正常血糖水平，当血糖水平高于 180mg/dl 时应给予治疗，使其降至正常范围[62]。由于低血糖也会恶化预后，所以避免低血糖同样重要。严格控制血糖并不能改善卒中患者的预后，近期很多研究发现，血糖水平 81~108mg/dl 的患者死亡率高于 140~180mg/dl 的患者[63,64]。由于过度使用胰岛素控制血糖水平，导致低血糖发作，这或许可以解释严格控制血糖导致预后恶化。推荐控制血糖水平低于 180mg/dl，但过于严格控制血糖是不利的；强烈建议当血糖水平低于 60mg/dl 时应给予升糖治疗。

药物

动物实验证实，许多药物可以改善动物卒中模型的预后，但是在临床上这些药物却无法改善预后，这也是目前的争议点。虽然许多药物被认为可以减轻缺血后永久性的神经元损伤，但是很少被临床研究所证实[36,65]。药物脑保护的理论基础是选择阻断特异性脑损伤通路的药物，由于多个通路可同时导致永久性损害，阻断一个通路可能并不能有效减轻损害(图 1-7)。例如，一个药物可以阻断电压敏感性钙通道，但是胞浆内钙离子可通过 NMDA 受体离子通道流入或从细胞器释放而增加。因此有效的治疗需要同时应用多种药物阻断损伤的多种通路。

必须注意在动物实验中，卒中后应用药物或者联合用药治疗并不能达到保护脑组织和提高神经恢复的目的[36,65]；但是，动物实验证实一些药物可能有效[36,65,66]。一个主要问题是在卒中的治疗方案中，动物实验和在体实验结果存在差异的原因是，大多数动物研究中，在缺血性损害发生前或发生过程中都可以应用保护性药物，而临床中卒中的治疗总是延迟。在高危手术开始前，在缺血性损伤发生前可以预防性应用抗缺血药物和其他治疗措施；如果术前用药有效，那么在损伤发生后应用药物治疗可能不能起到保护作用。只有少部分接受高危手术的患者会发生缺血性损伤，因此预防缺血的药物必须是高安全性的或者是术中必需的(如麻醉药物)；因为药物的治疗作用只对发生缺血的患者有效，而它的毒性作用则会发生在所有患者身上。在接下来的章节中，我们将讨论其他的保护性策略。

钠离子阻断药

在缺血缺氧时，阻滞钠离子内流可以有效改善预后[67,68]。在缺血缺氧时，神经元中大量钠离子和钙离子内流、钾离子外流，导致去极化[69,70]。缺血缺氧时，阻滞钠离子内流可以减弱神经元去极化程度，减缓 ATP 下降[71]。在正常情况下，给予特定浓度的利多卡因不会阻滞钠离子通道，但在缺血 / 缺氧情况下，利多卡因可以减少缺氧性钠离子的内流，减弱神经元去极化效应，有利于改善预后[71,72]。在局部缺血时，利多卡因可以减少梗死面积，改善神经功能；这可能或者部分原因是阻断了缺血半暗带内的细胞凋亡[73]。如果在局部脑缺血发生后的 45 分钟后给予利多卡因，梗死灶和半暗带内有的神经元也会因此存活，但是梗死的面积却不会显著减少[74]。这也说明了缺血发生后及时治疗对于良好预后的重要性。抗心律失常剂量的利多卡因可以提高大鼠全脑短暂缺血后海马 CA1 区椎体细胞的存活率和认知功能[75]。两个小型临床研究结果发现，利多卡因可以改善心脏手术后患者的认知功能。近期另外一个临床研究却未发现心脏手术患者应用利多卡因可以改善预后，但是亚组分析结果表明，在非糖尿病患者中，利多卡因可以改善患者的预后[76-78]。目前正在进行一项有关利多卡因对非糖尿病心脏手术患者影响的研究。最近一项研究结果显示，利多卡因并不会改善幕上肿瘤患者的预后，尽管非治疗组患者术后 6 个月的缺血性损伤发生率也非常低[79]。但是，人口统计学信息相似的非神经外科手术患者的转归也相似[80]。未来关于利多卡因的研究应着重关注非治疗组老年患者和 / 或合并并发症的患者发生认知障碍的高风险性。

钙阻断剂

电压依赖性钙通道阻断剂，如尼莫地平，可以改善蛛网膜下腔出血患者的预后，而类似的药物尼卡地平却无此作用；尼莫地平可以用来治疗或预防血管痉挛[36,81]。一项大宗观察尼莫地平治疗卒中患者有效性的研究由于尼莫地平治疗组死亡率较高而提前终止[82]。不建议应用尼莫地平治疗脑缺血患者。因为脑缺血和缺氧，钙离子通道已经被抑制；离体研究表明尼莫地平对神经元没有保护作用[83,84]。镁离子可以阻断许多引起钙离子和其他离子内流的电压敏感性和递质激活通道(包括诱导兴奋毒性的 NMDA 激活离子通道)；最近有研究证实镁离子治疗局部脑缺血有效；但在临床研究中，并没有证实静脉应用镁离子对卒中患者有效[85]。有研究表明，镁对治疗腔隙性脑梗塞有效，但这一研究结果还需要大量临床试验证实[86]。也有观察镁对早产儿的脑保护方面的研究，发现镁治疗没有明显改善脑缺血作用[87]。如果想要把镁推荐为临床脑保护用药还需要大量的临床研究。镁很难通过血脑屏障，因此限制了其在中枢神经系统的应用[88]。一项不推荐使用镁进行治疗的临床试验和许多其他研究都是在缺血发生后才使用药物治疗；而在大多数动物研究中，药物的应用是在局部缺血发生之前或之后的很短时间，这在临床上并不适用。在撰写本文阶段，一项在救护车中服用镁的研究刚刚完成；虽然它表明卒中后快速给予镁可行，但没有显示益处[89]。动物实验发现，在缺血发生期间及之后阻断次级钙激活通路是可行的[90]。

自由基清除剂

脑缺血后，自由基导致细胞损伤和神经元损伤。自由基可引起细胞凋亡和坏死。利用自由基清除剂，如 NXY-059、维生素 E 和 N-tert-alpha-phenyl-butyl nitrone (PBN) 可以改善动物的脑缺血；但是却没有证据表明这些自由基清除剂可以改善临床预后[36,91-93]。抗炎药物，如甲泼尼龙，并不会改善皮层损伤或缺血患者的预后[36]。类固醇激素能够抑制免疫功能、增加感染几率，事实上加重了某些自由基引起的损伤。已证实一氧化氮会增加神经元的损伤，芦贝鲁唑(Lubeluzole)是一氧化氮形成的拮抗剂，这种药物在动物实验中有很好的脑保护作用[94]，但是还没有发现对脑缺血患者有效[36,95]。

减少兴奋毒性的药物

兴奋性氨基酸加重脑缺血、脑创伤和癫痫的脑损伤。尽管活体和离体研究中，阻断 NMDA 和 AMPA 谷氨酸受体能够改善预后，但临床试验的结果令人失望[36,65,95]。可能由于这些物质本身就有毒性，造成神经元损伤。事实上，由于预后不好，这方面的很多临床研究都被提前终止[36,96]。

增强神经抑制性活动可以从另一方面阻断兴奋性活动，这也可以用于减少兴奋毒性。氯美噻唑和地西泮都是 GABA 受体兴奋剂，但应用这两种药物并不能改善卒中患者的预后[97,98]。

抗凋亡药物

一些特异性阻断 caspase 凋亡和调节凋亡通路的药物，可能会改善缺血、创伤和癫痫后的脑损伤[20,66,99]。尽管在体动物实验结果令人兴奋，但还不能证明这些药物在临床中有效。用某些吸入性麻醉药预处理，来诱导神经元合成抗凋亡蛋白，如 Bcl-2 和 Bcl-xl 是一项较为有用的技术。

细胞因子和营养因子

细胞因子，如 TNF-α，IL-1β 可以激活免疫系统，增加损伤；动物实验表明，这些细胞因子的抗体可以减轻脑缺血性损伤[65]。但 TNF-α 也有它的用处，一定条件下辅助神经元存活，所以阻断 TNF，其结果是多方面的。

神经元有营养因子受体，如神经生长因子，神经营养因子(neurotrophins)和脑源性生长因子，即使在没有任何损伤的情况下，这些因子也是神经元存活所必需的。这些因子激活某些蛋白上的磷酸氨基酸受体，从而抑制凋亡[22,25]。如果这些生长因子不存在的话，受体就不能被激活，蛋白就不能被磷酸化，神经元就会进入凋亡[22,26]。脑缺血后，神经元发生退行性变，神经生长因子丢失，加重神经元损伤。

促红细胞生成素是一种血细胞营养因子，也存在于中枢神经系统中。动物实验表明，促红细胞生成素通过激活抗凋亡通路中的营养因子，保护神经元免于凋亡[100]。尽管此方面的研究仍在进行中，但目前仍没有令人信服的证据证实促红细胞生成素有任何临床效益[36,101,102]。

麻醉药

多项研究证实麻醉药对缺血后脑损伤的改善作用。目前的结论是麻醉药降低神经元的活动和代谢率，降低能量的需求，增加能量供应，减轻缺血性脑损伤（表 1-1）。然而，不同的麻醉药有不同的作用，包括影响细胞内信号通路、离子传导和神经递质，也会对全身及脑部的血流动力学有影响；这些作用机制可以解释它们对于神经损伤的不同影响（表 1-2）。比较全身麻醉与清醒镇静用于急性卒中血管内治疗的研究表明，全身麻醉患者的结局更差[103-105]。目前机制尚不完全明确，但可以肯定的是，在动物实验中和在体实验中均得出了麻醉药物可以改善缺血患者预后的结论。

表 1-1　麻醉药对脑血流（CBF）和脑氧代谢率（$CMRO_2$）的影响

麻醉药	脑血流	脑氧代谢率	脑血管直接扩张作用
氟烷	↑↑↑	↓	是
氨氟烷	↑↑	↓	是
异氟烷	↑	↓↓	是
地氟烷	↑	↓↓	是
七氟烷	↑	↓↓	是
N_2O	↑	↑	—
N_2O+ 吸入性麻醉药	↑↑	↑	—
N_2O+ 静脉麻醉药	0	0	—
硫喷妥钠	↓↓↓	↓↓↓	否
依托咪酯	↓↓	↓↓	否
丙泊酚	↓↓	↓↓	否
咪达唑仑	↓	↓	否
右美托咪定	↓	0	否
氯胺酮	↑↑	↑	否
芬太尼	↓/0	↓/0	否

↑，增加；↓，下降（箭头的数量表示相对影响强度）；0，没有影响；—，不确定

全麻患者血压降低导致预后不良，这可能不依赖于麻醉药物的直接作用[104]。所有关于急性卒中血管内治疗的麻醉方式研究都是回顾性的，而且需要注意的是，接受全身麻醉的患者通常卒中较为严重且术前神经功能较差。最近荷兰完成了一项纳入了 369 名卒中患者的研究，患者接受全身麻醉或者非全身麻醉（严格按照每个医院的麻醉方案进行），结果显示，非全身麻醉组患者预后更好，而且两组患者的卒中严重程度无显著差异。因为非全身麻醉组的患者治疗开始得更早，所以这个结论并不可靠[49,49a]。尽管在缺血发生前给予麻醉药物可以减轻损伤，但对于卒中患者，麻醉药物的应用也并不会有益处，因为麻醉药物会减少需要保护组织的血流量，减少药物输送。

巴比妥类

巴比妥类是唯一在临床上证实有脑保护作用的麻醉药，但这类药物有很高的特异性[106,107]，但其保护性机制尚不明确，可能是多方面的。硫喷妥钠可以阻断 Na、K、Ca 离子内流，清除自由基，阻断癫痫，改善局部血流，降低颅内压[106,107]。也许是该药具有多种阻断损伤通路的作用，所以具有缺血性损害的保护功能。值得注意的是，在心脏外科手术中，给予昏迷剂量的巴比妥类药物才具有临床改善作用[107]。离体研究也表明，只有大

表 1-2　麻醉药对缺氧后功能恢复的影响及缺氧时生化改变的影响

药物	生理保护反应	迟发性低氧去极化	减少胞浆 Na^+ 浓度	提高 ATP	减少胞浆 Ca^{2+} 浓度
硫喷妥钠（600μM）	是	是	是	是	是
咪达唑仑（100μM）	是	—	—	是	是
丙泊酚（20μg/ml）	否	否	是	是	是
依托咪酯（3μg/ml）	否	—	否	否	—
利多卡因（10μM）	是	是	是	是	否
利多卡因（100μM）	是	是	是	是	是
氧化亚氮（50%）	否	—	否	否	否
异氟烷（2%）	否	否	是	是	否
七氟烷（4%）	是	是	是	是	是
地氟烷（6%）	是	是	是	是	是

—，不确定，没有相关实验研究；Na^+ in，胞浆钠离子；Ca^{2+} in，胞浆钙离子

剂量的巴比妥类药物才有效[108]。

依托咪酯

依托咪酯与硫喷妥钠一样，引起脑电爆发性抑制剂量的依托咪酯会降低脑代谢率，但它不具有硫喷妥钠的其他作用。在正常情况下，依托咪酯没有改善脑缺血缺氧性损伤的作用[55,106,109]。并不是像硫喷妥钠一样可以减少脑代谢率的药物就能够提供相同的脑保护作用。动物实验发现依托咪酯可以抑制 NO 合酶(NOS)，减少脑组织的灌注，与吸入性麻醉药相比，依托咪酯会使局部脑缺血的预后更差[110]。这些研究结果表明，在可预料的脑缺血中，不推荐使用依托咪酯。

丙泊酚

丙泊酚是一种应用广泛的静脉麻醉药。动物研究发现丙泊酚可以减少脑损伤，但它的有效性可能并不如硫喷妥钠[111-114]。丙泊酚与戊巴比妥有相似的保护作用，在动物实验中，与清醒麻醉相比，丙泊酚对于脑保护更有效[115,116]。与其他药物一样，丙泊酚的临床有效性尚未证实。

右美托咪定

右美托咪定是具有镇静、镇痛和抗焦虑作用的 α2a 肾上腺素能受体激动剂。它通过抑制去甲肾上腺素从突触前神经末梢释放而降低交感神经活性。右美托咪定可以导致低血压，这对于脑缺血的患者是十分不利的。但是，动物实验发现，右美托咪定可以减轻脑和脊髓的缺血性损伤，说明其具有直接保护性作用[117,118]。但是目前仍没有相关的临床研究证实其有效性。

氙气

氙气是一种惰性气体，在极高浓度时具有麻醉作用，它尚未被应用于临床麻醉中，但是在成年动物实验中发现其具有保护性作用[119]。亚麻醉剂量的氙气可以减轻新生儿窒息导致的脑损伤，并能减轻麻醉导致的新生小鼠记忆力减退[120]。氙气尚未被应用于临床。

氧化亚氮

动物研究发现，与其他麻醉药相比，氧化亚氮不利于脑缺血、缺氧后的功能恢复，在脑灌注不足的情况下，应尽可能避免使用氧化亚氮[121,122]。

苯二氮䓬类

麻醉中应用最广的苯二氮䓬类药物是咪达唑仑，目前咪达唑仑对于脑代谢和缺血性损伤的作用已经明确了。苯二氮䓬类药物通过增强神经递质 γ-氨基酸(gamma-aminobutyric acid，GABA)和 $GABA_A$ 受体的结合，增强神经系统神经元的抑制性，降低脑代谢率。高剂量的咪达唑仑表现出降低脑代谢和脑血流量的作用，这种作用可以被苯二氮䓬类的拮抗剂氟马西尼所逆转[123,124]。在动物实验中，咪达唑仑促进缺血缺氧性神经元的恢复，但还没有研究显示其可以改善临床预后[124-127]。为了拮抗苯二氮䓬类药物的作用，要慎重使用氟马西尼，因为该药可以增加脑代谢率、脑血流和颅内压[123]。

吸入性麻醉药

吸入性麻醉药异氟烷脑保护作用一直存在争议。与芬太尼 - 氧化亚氮麻醉相比，异氟烷不加重脑损伤，且预后较好[55,106,128,129]。七氟烷和地氟烷对脑代谢和脑血流的影响与异氟烷相似，同时也有神经保护作用(见框 1-1)[130]。有研究表明，异氟烷增加细胞内钙离子的水平，对细胞培养中的神经元具有毒性作用；而七氟烷却没有这种作用[131]。研究发现，七氟烷改善脑切片神经元的恢复，延迟并减轻脑缺血缺氧细胞的去极化，降低神经元内升高的钙离子和钠离子水平。最小有效肺泡浓度(minimal alveolar concentrations，MAC)相同时，七氟烷比异氟烷更具有脑保护作用[132]。与芬太尼 - 氧化亚氮麻醉相比，七氟烷改善脑缺血的作用更持久[133]。活体脑缺血后的研究表明，脑切片显示地氟烷也有脑保护作用[134-138]。

预处理

心脏和脑组织的缺血预处理，是指预先短暂的缺血，之后恢复供血，使组织耐受更长时间的缺血期。但是缺血预处理也可以导致潜在的损伤[139]。在缺血之前给予麻醉药，可产生预处理的作用，这些药物比缺血预处理产生的损伤小。很多研究表明，异氟烷预处理可以改善脑缺血，但是大多数的研究只局限在雄性动物。之后一项研究表明，在雄性小鼠，缺血前一天给予异氟烷预处理，小鼠的功能改善较好，而雌性小鼠没有这种效果[140]。所以，缺血性脑损伤的脑保护作用可能存在性别差异。这一观点还需要进一步证实。

麻醉预处理和缺血预处理有两个时间段：延迟预处理，是指在缺血刺激后一天开始预处理，并持续几天；而即刻预处理是指在缺血刺激前数分钟到一小时给予预处理[141]。离体和在体的研究表明，在缺血短时间内给予七氟烷预处理有效[29]。在离体实验中，在缺氧之前和之间给予七氟烷，其保护作用机制和保护的程度是一样的，说明七氟烷在损伤发生之前就已经改变了生化通路[29]。使用七氟烷预处理 60 分钟，之后在大鼠短暂性全脑缺血之前 90min 给予 4% 或 2% 七氟烷，缺血 6 周后海马 CA1 区锥体细胞存活的数量增加（图 1-8）[29]。

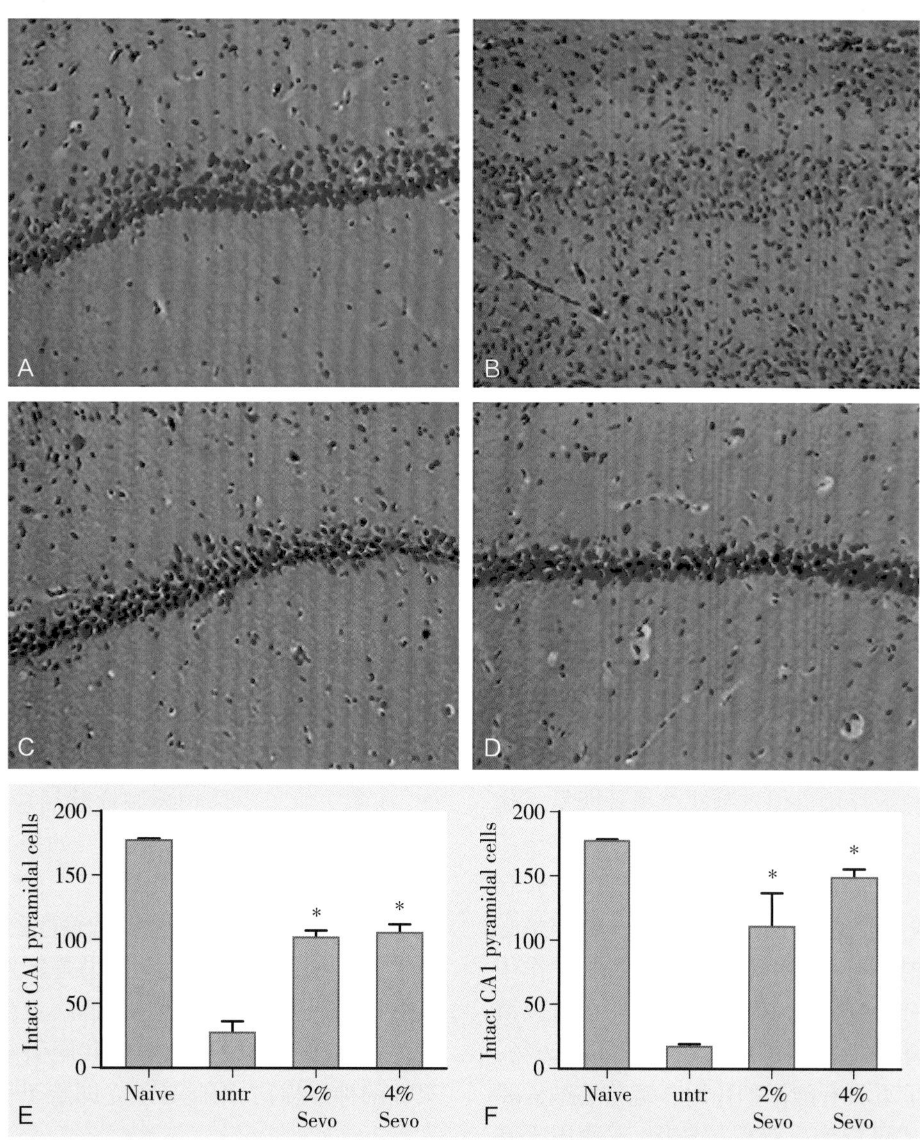

图 1-8　全脑缺血后海马 CA1 区锥体神经元。A~D. 代表全脑缺血后 6 周，海马 CA1 区细胞 HE 染色切片（16μm），放大倍数 ×250。A. 非缺血组大鼠组织。B. 全脑缺血 10 分钟，缺血前没有预处理的组织。C. 在缺血前，用 2% 七氟醚预处理一个 hr 的大鼠组织。D. 在缺血前，用 4% 七氟醚预处理 1 个小时的大鼠组织。E 和 F. 资料为在光镜下（放大倍数为 250 倍），相同的大鼠大脑半球冠状切面，在 475μm 长的海马 CA1 区计数完整的神经元，采用双盲法。数值为每个大鼠两个大脑半球的平均值，用数值 /mm（平均值 ± 标准差）表示。在缺血后 1 周（E）和 6 周（F）后，七氟醚处理组海马神经元的存活率明显高于单纯缺血组（$P<0.01$）。引自 Wang J，Lei B，Popp S，Cottrell JE，KassIS.Sevoflurane immediate preconditioning alters hypoxic membrane potential changes in rat hippocampal slices and improves recovery of CA1 pyramidal cells after hypoxia and global cerebral ischemia. Neuroscience 2007；145：1097-1107

使用麻醉药进行预处理的治疗策略在被广泛应用之前必须经临床证实。在给有脑缺血风险的患者选择麻醉药时，选择那些在动物实验中有效的药物可能更谨慎。

儿童用麻醉药物

动物研究结果表明，新生动物使用麻醉药会导致认知功能和行为异常[142-144]。在小鼠新生儿期给予七氟烷，小鼠的交往互动减少，这种行为功能改变确认由麻醉引起[143,144]。一些观察性临床研究结果表明，麻醉暴露后儿童行为改变可能是无法避免的。

有一些迹象表明，麻醉对于幼儿可能有有害的影响，尽管难以将麻醉剂的直接作用与手术因素分开[145]。什么类型的麻醉药物以及多大剂量可以引起儿童认知功能损害，这是一个开放性问题。理论上，择期手术的优点必须与推迟手术可能带来的损害相权衡[145]。

治疗

总之，麻醉药对神经元代谢、离子内流和膜电位有不同的作用。麻醉药有多种作用机制，这使科研工作复杂化，但增强了药物临床保护作用。在动物实验中，低温、利多卡因、硫喷妥钠和七氟烷对脑缺血有保护作用。

临床上，低温和利多卡因更有效，但还不能下结论说这两种治疗可以促进脑缺血患者恢复。硫喷妥钠需要给予引起巴比妥昏迷的高剂量才会产生脑保护作用，而临床剂量的七氟烷是否具有脑保护作用，还需要进一步研究。手术中麻醉是必需的，最好选择在动物实验中证实有脑保护作用的药物，即使这些药物还未被临床证实，也可以慎重地用于临床。七氟烷可能是一种较好的药物，因为临床剂量下具有脑保护作用。硫喷妥钠需要很大的剂量才可以产生脑保护作用，不适用于麻醉用药，这种剂量会造成苏醒延迟，但对于危重患者，也就是说不存在唤醒问题时，硫喷妥钠可能是有效的。改善脑灌注抑制脑缺血是防止卒中后神经元损伤的最有效的机制；溶栓和预防血栓形成是有效的治疗方案[36,44]。

癫痫引起的脑损伤

癫痫样活动（癫痫状态）是大量神经元突发、过度、同步的放电[146]。癫痫样放电除了来源于已有的癫痫灶，还可能由于离子或电解质失衡、脑代谢性疾病、感染、脑肿瘤、脑创伤和体温升高引起。由于许多神经元过度放电，脑电图表现为棘波、尖波改变。当癫痫发作时，钠离子和钙离子进入细胞内，而钾离子流出细胞，所以，细胞离子泵需要更多的能量（ATP）。细胞外高浓度的钾离子是神经元不断去极化的原因。癫痫导致神经元永久性损伤的机制可能和缺血相似。癫痫发作导致谷氨酸释放增加，激活 NMDA 受体，加重兴奋毒性，从而加重脑损伤[146]。谷氨酸受体的激活使细胞兴奋性的增加，癫痫样放电时间延长[147]。细胞内钙离子增加，很可能也会加重脑损伤。有研究表明，至少一部分永久性神经损伤是凋亡样的。很显然，癫痫异常放电需要能量，所以，脑代谢率和脑血流都会明显增加。这种情况下，脑血流灌注不足，因而必须避免过多的脑活动。抗癫痫药物可以增强神经元抑制作用或者降低大脑的兴奋性[148]。癫痫发作可能伴有乳酸酸中毒、动脉氧合降低、二氧化碳蓄积，因此，维持通气、氧合和血压对于癫痫患者非常重要[149]。长时间、反复的癫痫发作可以引起严重的脑损伤。

癫痫的治疗

癫痫持续状态必须立即治疗。苯二氮䓬类药物，如咪达唑仑和劳拉西泮可以迅速中止癫痫发作，在苯二氮䓬类药物控制症状后应立即持续静脉输注抗癫痫药，如苯妥英钠。如果无效，可给予巴比妥类药物（如苯巴比妥）[149]，之后应遵循癫痫专科医生建议给予静脉持续输注药物。这是目前治疗癫痫的一贯做法。如果是新发癫痫，识别其病因至关重要，如高热、电解质紊乱、感染或肿瘤。这些改变与缺血和癫痫共同引起快速的、毁灭性的神经损伤，因此必须立即给予积极治疗。

创伤性脑损伤

脑外伤是 1~44 岁人群的主要死亡原因，超过一半的死亡是由于脑外伤。美国每年有大约 170 万的创伤性脑外伤（traumatic brain injury，TBI）患者，有 140 万急诊病例，导致 52 000 例死亡[150]。

可以常规应用格拉斯哥昏迷评分（GCS）来评估 TBI；GCS 评分 13~15 分为轻度损伤，9~12 分为重度损伤，低于 8 分为重度损伤[151]。外伤相关的脑损伤,其病理生理改变可以分为两类:原发性脑损伤和继发性脑损伤。近期关于TBI的研究进展在于脑损伤的两个阶段[151,152]。原发性脑损伤是在外伤发生时即直接损伤脑实质,阻断脑供血。原发性损伤是由于脑挫伤、弥漫性轴索损伤(diffuse axonal injury,DAI)、脑疝或者血管破裂导致血肿或缺血引起的直接神经元损伤。这种损伤是不可逆的,因此,药物治疗的意义不大;但是,大部分发生TBI的患者属于继发性的损伤,在创伤发生后数小时或数天发生生化、细胞和分子的级联改变[152]。继发性脑损伤的机制包括兴奋毒性、炎症反应、血管痉挛所致继发性缺血、局部微血管阻塞和血管损伤,导致能量供应不足,发生凋亡[152]。同时还会引起继发性脑水肿,增高颅内压,进一步加重脑损伤。这种损伤与卒中时和卒中后的缺血有很多相似之处。创伤后钙离子内流也可以触发损伤[152]。适当的监测和治疗可以减少继发性损伤。继发性脑损伤的诊断、预防和治疗是神经重症领域对于严重TBI患者的首要关注点。治疗措施包括降低颅内压(低于20cmH_2O可以接受),维持脑灌注压(cerebral perfusion pressure,CPP)(CPP=MAP—ICP,MAP=平均动脉压,ICP=颅内压),积极治疗高热,清除血肿,手术减压,还可能需要用药治疗继发性损伤[152,153,154]。在损伤末期,通常会在组织学检查时发现脑缺血[153,154]。防止脑创伤后的继发性缺血非常重要,可能是由于在再灌注期间释放血管收缩物质而导致继发性缺血。脑创伤后通常会继发细胞毒性和血管源性脑水肿,导致颅内压显著升高,即使血压正常的情况下也可导致颅内灌注减少。颅内出血导致颅内血容量增加,颅内压升高,从而导致颅内灌注压降低。颅内积血可通过直接促进由血红蛋白中的铁催化自由基形成而引起损伤[151,152]。低血压与预后不良显著相关,因此,对于脑创伤患者而言,维持血压在正常范围内对于防止继发性脑缺血、改善预后是一项重要干预措施[155]。维持适当的脑灌注压比仅仅控制颅内压更为重要;脑灌注压应控制在60mmHg,以保证最适脑血流量。大剂量的类固醇激素治疗创伤性脑损伤不仅无效,甚至会增加死亡率;脑创伤基金会(Brain Trauma Foundation)指南禁用类固醇激素[154]。短时间(1周)预防性应用抗癫痫药物(苯妥英)可能对于预防早期癫痫有效;但这对于长期预防癫痫并没有作用,也并不会改善预后[153,154]。

总结

大脑的诸多病理生理过程,离子失衡(特别是细胞内钙离子水平增高)和能量耗竭可能是脑损伤的触发因素,导致一系列神经元病理生理、生物和生化改变,最终导致细胞凋亡或坏死。因此,神经元死亡可能存在不同的病理生理机制。

在诊断明确的脑栓塞发生4.5h内,建议溶栓治疗,但溶栓治疗可以引起出血性卒中,因此应慎重诊断。如果存在脑内大动脉的栓塞,动脉内机械性取栓治疗比单独应用静脉输注rtPA血管再通更有效。大剂量的巴比妥类药物可以改善脑缺血预后,其他动物实验证实可能有效的药物,如钠通道阻断剂、自由基清除剂和抗凋亡的药物,尚未证实其有明显的临床效果。有关NMDA和钙离子拮抗剂的临床研究很令人失望。预防创伤后脑低灌注和脑缺血对于减轻继发性损害很重要。抗癫痫药物应在癫痫控制后立即应用。总之,很多治疗方法都有可能减轻永久性脑损伤。

(邱东宇　王珊珊　崔伟华 译,周建新 校)

参考文献

1. Lodish H, Berk A, Kaiser CA, et al. Cellular energetics. In: *Molecular Cell Biology*. 6th ed. New York: W. H. Freeman and Co; 2008:479–527.
2. Snell RS. *Clinical Neuroanatomy*. 9th ed. Philadelphia: F. A. Davis; 2009.
3. Kandel ER, Hudspeth AJ. The brain and behavior. In: Kandel ER, Schwartz JH, Jessell TM, Siegelbaum SA, Hudspeth AJ, eds. *Principles of Neural Science*. 5th ed. New York: McGraw Hill Medical; 2013:5–20.
4. Hansen AJ. Effect of anoxia on ion distribution in the brain. *Physiol Rev*. 1985;65:101–148.
5. Choi DW. Excitotoxic cell death. *J Neurobiol*. 1992;23:1261–1276.
6. Lipton P. Ischemic cell death in brain neurons. *Physiolo Rev*. 1999;79:1431–1568.
7. MacDermott AB, Dale N. Receptors, ion channels and synaptic potentials underlying the integrative actions of excitatory amino acids. *Trends Neurosci*. 1987;10:280–284.
8. Maiese K, Swiriduk M, TenBroeke M. Cellular mechanisms of protection by metabotropic glutamate receptors during anoxia and nitric acid toxicity. *J Neurochem*. 1996;66:2419–2428.
9. Kristian T, Siesjo BK. Calcium in ischemic cell death. *Stroke*. 1998;29:705–718.
10. Siesjo BK, Katsura K, Kristian T. Acidosis-related damage. *Adv Neurol*. 1996;71:209–236.
11. Betz AL. Alterations in cerebral endothelial cell function in ischemia. *Adv Neurol*. 1996;71:301–314.
12. Chopp M, Zhang R-L, Jiang N. The role of adhesion molecules in reducing cerebral ischemic cell damage. *Adv Neurol*. 1996;71:315–328.
13. Minghetti L, Levi G. Microglia as effector cells in brain damage and repair: Focus on prostanoids and nitric oxide. *Prog Neurobiol*. 1998;54:99–125.
14. Koroshetz WJ, Moskowitz MA. Emerging treatments for stroke in humans. *Trends Pharmacol Sci*. 1996;17:227–233.
15. Wang Q, Tang XN, Yenari MA. The inflammatory response in stroke. *J Neuroimmunol*. 2007;184:53–68.
16. Adachi N. Cerebral ischemia and brain histamine. *Brain Res Brain Res Rev*. 2005;50:275–286.
17. Hiraga N, Adachi N, Liu K, et al. Suppression of inflammatory cell recruitment by histamine receptor stimulation in ischemic rat brains. *Eur J Pharmacol*. 2007;557:236–244.

18. MacManus JP, Linnik MD. Gene expression induced by cerebral ischemia: An apoptotic perspective. *J Cereb Blood Flow Metab.* 1997;17:815–832.
19. Herdegen T, Claret FX, Kallunki T, et al. Lasting *N*-terminal phosphorylation of c-Jun and activation of c-Jun *N*-terminal kinases after neuronal injury. *J Neurosci.* 1998;18:5124–5135.
20. Namura S, Zhu J, Fink K, et al. Activation and cleavage of caspase-3 in apoptosis induced by experimental cerebral ischemia. *J Neurosci.* 1998;18:3659–3668.
21. Chen J, Nagayama T, Jin K, et al. Induction of caspase 3 like protease may mediate delayed neuronal death in the hippocampus after transient cerebral ischemia. *J Neurosci.* 1998;18:4914–4928.
22. Lodish H, Berk A, Kaiser CA, et al. Stem cells, cell asymmetry and cell death. In: *Molecular Cell Biology*. 7th ed.New York: W. H. Freeman and Co; 2012:977–1018.
23. Cheng Y, Deshmukh M, D'Costa A, et al. Caspase inhibitor affords neuroprotection with delayed administration in a rat model of neonatal hypoxic-ischemic brain injury. *J Clin Invest.* 1998;101:1992–1999.
24. Abe H, Nowak Jr TS. The stress response and its role in cellular defense mechanisms after ischemia. *Adv Neurol.* 1996;71:451–468.
25. Wieloch T, Hu B-R, Boris-Moller A, et al. Intracellular signal transduction in the postischemic brain: Implications for neurotransmission and neuronal survival. *Adv Neurol.* 1996;71:371–388.
26. Nikolics K, Hefti F, Thomas R, Gluckman PD. Trophic factors and their role in the post ischemic brain. *Adv Neurol.* 1996;71:389–404.
27. Lavine SD, Hofman FM, Zlokovic BV. Circulating antibody against tumor necrosis factor-alpha protects rat brain from reperfusion injury. *J Cereb Blood Flow Metab.* 1998;18:52–58.
28. Zola-Morgan S, Squire LR, Amaral DG. Human amnesia and the medial temporal region: Enduring memory impairment following a bilateral lesion limited to field CA1 of the hippocampus. *J Neurosci.* 1986;6:2950–2967.
29. Wang J, Lei B, Popp S, et al. Sevoflurane immediate preconditioning alters hypoxic membrane potential changes in rat hippocampal slices and improves recovery of CA1 pyramidal cells after hypoxia and global cerebral ischemia. *Neuroscience.* 2007;145:1097–1107.
30. Konaka K, Miyashita K, Naritomi H. Changes in diffusion-weighted magnetic resonance imaging findings in the acute and subacute phases of anoxic encephalopathy. *J Stroke Cerebrovasc Dis.* 2007;16:82–83.
31. Payabvash S, Souza LCS, Wang Y, et al. The need for location specific computed tomography perfusion thresholds in acute stroke patients. *Stroke.* 2011;42:1255–1260.
32. Gretarsdottir S, Thorleifsson G, Reynisdottir ST, et al. The gene encoding phosphodiesterase 4D confers risk of ischemic stroke. *Nat Genet.* 2003;35:131–138.
33. Helgadottir A, Manolescu A, Thorleifsson G, et al. The gene encoding 5-lipoxygenase activating protein confers risk of myocardial infarction and stroke. *Nat Genet.* 2004;36:233–239.
34. Mustafna OE, Novikova LB, Nasibullin TR, et al. An analysis of association between the apolipoprotein B gene EcoR1 polymorphism and ischemic stroke [Russian]. *Zh Nevrol Psikhiatr Im S S Korsakova.* 2006;(suppl 17):66–70.
35. Saidi S, Slamia LB, Ammou SB, et al. Association of apolipoprotein E gene polymorphism with ischemic stroke involving large-vessel disease and its relation to serum lipid levels. *J Stroke Cerebrovasc Dis.* 2007;16:160–166.
36. Jauch EC, Saver JL, Adams HP, et al. Guidelines for the early management of patients with acute ischemic stroke: A guideline for healthcare professionals from the American Heart Association / American Stroke Association. *Stroke.* 2013;44:870–947.
37. Berkhemer OA, Fransen PSS, Beumer LA, et al, for the MR CLEAN Investigators. A randomized trial of intra-arterial treatment for acute ischemic stroke. *N Engl J Med.* 2015;372:11–20.
38. Goyal M, Demchuk AM, Menon M, et al, for the ESCAPE Trial Investigators. Randomized assessment of rapid stroke endovascular treatment of ischemic stroke. *N Engl J Med.* 2015;372:1019–1030.
39. Saver JL, Goyal M, Bonafe A, et al, for SWIFT PRIME Investigators. Stent-retriever thrombectomy after intravenous t-PA vs. t-PA alone in stroke. *N Engl J Med.* 2015;372:2285–2295.
40. Jovin TG, Chamorrow A, Cobo E, et al, for the REVASCAT Trial Investigators. Thrombectomy within 8 hours after symptom onset in ischemic stroke. *N Engl J Med.* 2015;372:2296–2306.
41. Campbell BCV, et al, for the EXTEND-IA Investigators. Endovascular therapy for ischemic stroke with perfusion-imaging selection. *N Engl J Med.* 2015;372:1009–1018.
42. The National Institute of Neurological Disorders and Stroke rt-PA Stroke Study Group. Tissue plasminogen activator for acute ischemic stroke. *N Engl J Med.* 1995;333:1581–1587.
43. The NINDS t-PA Stroke Study Group. Intracerebral hemorrhage after intravenous T-PA therapy for stroke. *Stroke.* 1997;28:2109–2118.
44. Charchaflieh J. Management of acute ischemic stroke. *Prog Anesthesiol.* 1998;12:195–212.
45. Suwanwela N, Koroshetz WJ. Acute ischemic stroke: overview of recent therapeutic developments. *Annu Rev Med.* 2007;58:89–106.
46. Smith WS, Sung G, Starkman S, et al. Safety and efficacy of mechanical embolectomy in acute ischemic stroke: Results of the MERCI trial. *Stroke.* 2005;36:1432–1438.
47. Saver JL, Jahan R, Levy EI, et al. Solitaire flow restoration device versus the Merci Retriever in patients with acute ischaemic stroke (SWIFT): A randomized, parallel group, non-inferiority trial. *Lancet.* 2012;380:1241–1249.
48. Nogueira RG, Lutsep HL, Gupta R, et al. Trevo versus Merci retrievers for thrombectomy revascularization of large vessel occlusions in acute ischemic stroke (TREVO 2): A randomized trial. *Lancet.* 2012;380:1231–1240.
49. Penumbra pivotal stroke trial investigators. The penumbra pivotal stroke trial: safety and effectiveness of a new generation of mechanical devices for clot removal in intracranial large vessel occlusive disease. *Stroke.* 2009;40:2761–2768.
49a. Van Den Berg LA, Koelman DL, Berkhemer OA, et al, for the MR CLEAN pretrial study group. Type of anesthesia and differences in clinical outcome after intra-arterial treatment for ischemic Stroke. *Stroke.* 2015;46:1257–1262.
50. Powers WJ, Derdeyn CP, Biller J, et al, on behalf of the American Heart Association Stroke Council. 2015 AHA/ASA focused updated of the 2013 guidelines for the early management of patients with acute ischemic stroke regarding endovascular treatment. *Stroke.* 2015;46:3020–3035.
51. Hacke W, Kaste M, Bluhmki E. Thrombolysis with alteplase 3 to 4.5 hours after acute ischemic stroke. *N Engl J Med.* 2008;359:1317–1329.
52. Busto R, Dietrich WD, Globus MY-T, et al. Small differences in intraischemic brain temperature critically determine the extent of is chemic neuronal injury. *J Cereb Blood Flow Metab.* 1987;7:729–738.
53. Ridenour TR, Warner DS, Todd MM, McAllister AC. Mild hypothermia reduces infarct size resulting from temporary but not permanent focal ischemia in rats. *Stroke.* 1992;23:733–738.
54. Frank SM, Beattie C, Christopherson R, et al. Unintentional hypothermia is associated with postoperative myocardial ischemia: The Perioperative Ischemia Randomized Anesthesia Trial Study Group. *Anesthesiology.* 1993;78:468–476.
55. Todd MM. *Anesthesia for Intracranial Vascular Surgery. 1997 ASA Annual Refresher Course Lectures.* Park Ridge, IL: American Society of Anesthesiologists; 1997:151-1–151-7.
56. Hypothermia after Cardiac Arrest Study Group. Mild therapeutic hypothermia to improve the neurologic outcome after cardiac arrest. *N Engl J Med.* 2002;346:549–556.
57. Mark DG, Vinson DR, Hung Y-Y, et al. Lack of improved outcomes with increased use of targeted temperature management following out of hospital cardiac arrest: A multicentre retrospective cohort study. *Resuscitation.* 2014;85:1549–1556.
58. Nielsen N, Wetterslev J, Cronberg T, et al. Targeted temperature management at 33 °C versus 36 °C after cardiac arrest. *N Engl J Med.* 2013;369:2197–2206.
59. Den Hertog HM, van der Worp HB, Tseng MC, et al. Cooling therapy for acute stroke. *Cochrane Database Syst Rev.* 2009;1. CD001247.
60. Kammersgaard LP, Jorgensen HS, Rungby JA, et al. Admission body temperature predicts long-term mortality after acute stroke: The Copenhagen Stroke Study. *Stroke.* 2002;33:1759–1762.
61. Myers RE, Yamaguchi M. Effects of serum glucose concentration on brain response to circulatory arrest. *J Neuropathol Exp Neurol.* 1976;35:301.
62. Gentile NT, Seftchick MW, Huynh T, et al. Decreased mortality by normalizing blood glucose after acute ischemic stroke. *Acad Emerg Med.* 2006;13:174–180.
63. Gray CS, Hildreth AJ, Sandercock PA, et al, for the GIST Trialists Collaboration. Glucose-potassium-insulin infusions in the management of post-stroke hyperglcaemia: The UK glucose insulin stroke trial (GIST-UK). *Lancet Neurol.* 2007;6:397–406.
64. NICE-SUGAR study Investigators. Intensive versus conventional glucose control in critically ill patients. *N Engl J Med.* 2009;360:1283–1297.
65. Green AR. Pharmacological approaches to acute ischaemic stroke: Reperfusion certainly, neuroprotection possibly. *Br J Pharmacol.* 2008;153(suppl 1):S325–S338.
66. Mehta SL, Manhas N, Raghubir R. Molecular targets in cerebral ischemia for developing novel therapeutics. *Brain Res Rev.* 2007;54:34–66.
67. Boening JA, Kass IS, Cottrell JE, Chambers G. The effect of blocking sodium influx on anoxia damage in the rat hippocampal slice. *Neuroscience.* 1989;33:263–268.
68. Cao H, Kass IS, Cottrell JE, Bergold PJ. Pre- or postinsult administration of lidocaine or thiopental attenuates cell death in rat hippocampal slice cultures caused by oxygen-glucose deprivation. *Anesth Analg.* 2005;101:1163–1169.
69. Kass IS, Lipton P. Mechanisms involved in irreversible anoxic damage to the in vitro rat hippocampal slice. *J Physiol.* 1982;332:459–472.
70. Tanaka E, Yamamoto S, Kudo Y, et al. Mechanisms underlying the rapid depolarization produced by deprivation of oxygen and glucose in rat hippocampal CA1 neurons in vitro. *J Neurophysiol.* 1997;78:891–902.
71. Raley-Susman KM, Kass IS, Cottrell JE, et al. Sodium influx blockade and hypoxic damage to CA1 pyramidal neurons in rat hippocampal slices. *J Neurophysiol.* 2001;86:2715–2726.
72. Fried E, Amorim P, Chambers G, et al. The importance of sodium for

anoxic transmission damage in rat hippocampal slices: Mechanisms of protection by lidocaine. *J Physiol.* 1995;489:557–565.
73. Lei B, Popp S, Capuano-Waters C, et al. Lidocaine attenuates apoptosis in the ischemic penumbra and reduces infarct size after transient focal cerebral ischemia in rats. *Neuroscience.* 2004;125:691–701.
74. Lei B, Popp S, Capuano-Waters C, et al. Effects of delayed administration of low-dose lidocaine on transient focal cerebral ischemia in rats. *Anesthesiology.* 2002;97:1534–1540.
75 Popp SS, Kelemen E, Fenton A, et al. Effects of low-dose lidocaine administration on transient global cerebral ischemia in rats. Presented at *American Society of Anesthesiologists Annual Meeting, San Francisco*, Oct 13–17, 2007.
76. Mitchell SJ, Pellett O, Gorman DF. Cerebral protection by lidocaine during cardiac operations. *Ann Thorac Surg.* 1999;67:1117–1124.
77. Wang D, Wu X, Li J, et al. The effect of lidocaine on early postoperative cognitive dysfunction after coronary artery bypass surgery. *Anesth Analg.* 2002;95:1134–1141.
78. Mathew JP, Mackensen GB, Phillips-Bute B, et al. Randomized double-blinded, placebo controlled study of neuroprotection with lidocaine in cardiac surgery. *Stroke.* 2009;40:880–887.
79. Peng Y, Zhang W, Zhou X, et al. Lidocaine did not reduce neuropsychological-cognitive decline in patients 6 months after supratentorial tumor surgery: A randomized, controlled trial. *J Neurosurg Anesthesiol.* 2016;28: 6–13.
80. Chan MT, Cheng BC, Lee TM, et al. BIS guided anesthesia decreases postoperative delirium and cognitive decline. *J Neurosurg Anesthesiol.* 2013;25:33–42.
81. Mayberg MR, Batjer HH, Dacey R, et al. Guidelines for the management of aneurysmal subarachnoid hemorrhage. *Circulation.* 1994;90:2592–2605.
82. Legault SW, Furberg CD, Wagenknecht LE, et al. Nimodipine neuro-protection in cardiac valve replacement: Report of an early terminated trial. *Stroke.* 1996;27:593–598.
83. Kass IS, Abramowicz AE, Cottrell JE, et al. Anoxia reduces depolarization induced calcium uptake in the rat hippocampal slice. *Brain Res.* 1994;633:262–266.
84. Kass IS, Cottrell JE, Chambers G. Magnesium and cobalt, not nimodipine protect neurons against anoxic damage in the rat hippocampal slice. *Anesthesiology.* 1988;69:710–715.
85. Muir KW, Lees KR, Ford I, Davis S. Magnesium for acute stroke (Intravenous Magnesium Efficacy in Stroke trial): Randomised controlled trial. *Lancet.* 2004;363:439–445.
86. Aslanyan S, Weir CJ, Muir KW, Lees KR. Magnesium for treatment of acute lacunar stroke syndromes: Further analysis of the IMAGES trial. *Stroke.* 2007;38:1269–1273.
87. Marret S, Marpeau L, Zupan-Simunek V, et al. Magnesium sulphate given before very-preterm birth to protect infant brain: The randomised controlled PREMAG trial*. *BJOG.* 2007;114:310–318.
88. Mercieri M, De Blasi RA, Palmisani S, et al. Changes in cerebrospinal fluid magnesium levels in patients undergoing spinal anaesthesia for hip arthroplasty: Does intravenous infusion of magnesium sulphate make any difference? A prospective randomized, controlled study. *Br J Anaesth.* 2012;109:208–215.
89. Saver JL, Starkman S, Eckstein M, et al. Prehospital use of magnesium sulphate as neuroprotection in acute stroke. *N Engl J Med.* 2015;372:528–536.
90. Saatman KE, Murai H, Bartus RT, et al. Calpain inhibitor AK295 attenuates motor and cognitive deficits following experimental brain injury in the rat. *Proc Natl Acad Sci U S A.* 1996;93:3428–3433.
91. van der Worp HB, Bar PR, Kappelle LL, Wildt DJ. Dietary vitamin E levels affect outcome of permanent focal cerebral ischemia in rats. *Stroke.* 1998;29:1002–1005.
92. Cao X, Phillis JW. alpha-Phenyl-tert-butyl-nitrone reduces cortical infarct and edema in rats subjected to focal ischemia. *Brain Res.* 1994;644:267–272.
93. Kuroda S, Tsuchidate R, Smith ML, et al. Neuroprotective effects of a novel nitrone, NXY-059, after transient focal cerebral ischemia in the rat. *J Cereb Blood Flow Metab.* 1999;19:778–787.
94. De Ryck M. Protection of neurological function in stroke models and neuroprotective properties of lubeluzole. *Cerebrovasc Dis.* 1997;7(suppl 2):18–30.
95. Lyden P, Wahlgren NG. Mechanisms of action of neuroprotectants in stroke. *J Stroke Cerebrovasc Dis.* 2000;9:9–14.
96. Onal MZ, Fisher M. Acute ischemic stroke therapy: A clinical overview. *Eur Neurol.* 1997;38:141–154.
97. Lyden P, Shuaib A, Ng K, et al. Clomethiazole acute stroke study in ischemic stroke (CLASS-I): Final results. *Stroke.* 2002;33:122–128.
98. Lodder J, van Raak L, Hilton A, et al. Diazepam to improve acute stroke outcome: Results of the early GABA-ergic activation study in stroke trial, a randomized double blinded placebo controlled trial. *Cerebrovasc Dis.* 2006;21:120–127.
99. Barinaga M. Stroke-damaged neurons may commit cellular suicide. *Science.* 1998;218:1302–1303.
100. Wang Y, Zhang ZG, Rhodes K, et al. Post-ischemic treatment with erythropoietin or carbamylated erythropoietin reduces infarction and improves neurological outcome in a rat model of focal cerebral ischemia. *Br J Pharmacol.* 2007;151:1377–1384.
101. Ehrenreich H, Hasselblatt M, Dembowski C, et al. Erythropoietin therapy for acute stroke is both safe and beneficial. *Mol Med.* 2002;8:495–505.
102. Ehrenreich H, Weissenborn K, Prange H, et al. Recombinant human erythropoietin in the treatment of acute ischemic stroke. *Stroke.* 2009;40:e647–e656.
103. Abou-Chebl A, Lin R, Hussain MS, et al. Conscious sedation versus general anesthesia during endovascular therapy for acute anterior circulation stroke. *Stroke.* 2010;41:1175–1179.
104. Davis MJ, Menon BK, Baghirzada LB, et al. Anesthetic management and outcome in patients during endovascular therapy for acute stroke. *Anesthesiology.* 2012;116:396–405.
105. Li F, Deshaies EM, Singla A, et al. Impact of anesthesia on mortality during endovascular clot removal for acute ischemic stroke. *J Neurosurg Anesthesiol.* 2014;26:286–290.
106. Patel PM, Drummond JC, Lemkuil BP. Cerebral physiology and the effects of anesthetic drugs. In: Miller RD, ed. *Miller's Anesthesia.* 8th ed. Philadelphia: Elsevier Saunders; 2015:387–422.
107. Nussmeier NA, Arlund C, Slogoff S. Neuropsychiatric complications after cardiopulmonary bypass: Cerebral protection by a barbiturate. *Anesthesiology.* 1986;64:165–170.
108. Kass IS, Abramowicz AE, Cottrell JE, Chambers G. The barbiturate thiopental reduces ATP levels during anoxia but improves electrophysiological recovery and ionic homeostasis in the rat hippocampal slice. *Neuroscience.* 1992;49:537–543.
109. Amadeu ME, Abramowicz AE, et al. Etomidate does not alter recovery after anoxia of evoked population spikes recorded from the CA1 region of rat hippocampal slices. *Anesthesiology.* 1998;88:1274–1280.
110. Drummond JC, McKay LD, Cole DJ, et al. The role of nitric oxide synthase inhibition in the adverse effects of etomidate in the setting of focal cerebral ischemia in rats. *Anesth Analg.* 2005;100:841–846.
111. Amorim P, Chambers G, Cottrell JE, Kass IS. Propofol reduces neuronal transmission damage and attenuates the changes in Ca, K and Na during hyperthermic anoxia in the rat hippocampal slice. *Anesthesiology.* 1995;83:1254–1265.
112. Zhu H, Cottrell JE, Kass IS. The effect of thiopental and propofol on NMDA- and AMPA-mediated glutamate excitotoxicity. *Anesthesiology.* 1997;87:944–951.
113. Engelhard K, Werner C, Eberspacher E, et al. Influence of propofol on neuronal damage and apoptotic factors after incomplete cerebral ischemia and reperfusion in rats: A long-term observation. *Anesthesiology.* 2004;101:912–917.
114. Kobayashi M, Takeda Y, Taninishi H, et al. Quantitative evaluation of the neuroprotective effects of thiopental sodium, propofol, and halothane on brain ischemia in the gerbil: Effects of the anesthetics on ischemic depolarization and extracellular glutamate concentration. *J Neurosurg Anesthesiol.* 2007;19:171–178.
115. Gelb AW, Bayona NA, Wilson JX, et al. Propofol anesthesia compared to awake reduces infarct size in rats. *Anesthesiology.* 2002;96:1183–1190.
116. Pittman JE, Sheng H, Pearlstein R, et al. Comparison of the effects of propofol and pentobarbital on neurologic outcome and cerebral infarct size after temporary focal ischemia in the rat. *Anesthesiology.* 1997;87:1139–1144.
117. Jeon Y-T, Hwang J-W, Lim Y-J, et al. Postischemic sevoflurane offers no additional neuroprotective benefit to preischemic dexmedetomidine. *J Neurosurg Anesthesiol.* 2013;25:184–190.
118. Bell MT, Puskas F, Bennett DT, et al. Dexmedetomidine an α-2a adrenergic agonist, promotes ischemic tolerance in a murine model of spinal cord ischemia-reperfusion. *J Thorac Cardiovasc Surg.* 2014;147:500–506.
119. Ma D, Yang H, Lynch J, et al. Xenon attenuates cardiopulmonary bypass induced neurologic and neurocognitive dysfunction in the rat. *Anesthesiology.* 2003;98:690–698.
120. Luo Y, Ma D, Leong E, et al. Xenon and sevoflurane protect against brain injury in a neonatal asphyxia model. *Anesthesiology.* 2008;109:782–789.
121. Amorim P, Chambers G, Cottrell J, Kass IS. Nitrous oxide impairs electrophysiologic recovery after severe hypoxia in rat hippocampal slices. *Anesthesiology.* 1997;87:642–651.
122. Sugaya T, Kitani Y. Nitrous oxide attenuates the protective effect of isoflurane on microtubule-associated protein2 degradation during forebrain ischemia in the rat. *Brain Res Bull.* 1997;44:307–309.
123. Fleischer JE, Milde JH, Moyer TP, Michenfelder JD. Cerebral effects of high-dose midazolam and subsequent reversal with Ro 15-1788 in dogs. *Anesthesiology.* 1988;68:234–242.
124. Baughman VL, Hoffman WE, Miletich DJ, Albrecht RF. Cerebral metabolic depression and brain protection produced by midazolam and etomidate in the rat. *J Neurosurg Anesthesiol.* 1989;1:22–28.
125. Abramowicz AE, Kass IS, Chambers G, Cottrell JE. Midazolam improves electrophysiologic recovery after anoxia and reduces the changes in ATP levels and calcium influx during anoxia in the rat hippocampal slice. *Anesthesiology.* 1991;74:1121–1128.
126. Ito H, Watanabe Y, Isshiki A, Uchino H. Neuroprotective properties of propofol and midazolam, but not pentobarbital, on neuronal damage induced by forebrain ischemia, based on the GABAA receptors. *Acta Anaesth Scand.* 1999;43:153–162.
127. Lei B, Popp S, Cottrell JE, Kass IS. Effects of midazolam on brain injury after transient focal cerebral ischemia in rats. *J Neurosurg Anesthesiol.* 2009;21:131–139.

128. Kass IS, Amorim P, Chambers G, et al. The effect of isoflurane on biochemical changes during and electrophysiological recovery after anoxia in rat hippocampal slices. *J Neurosurg Anesthesiol*. 1997;9:280–286.
129. Patel PM, Drummond JC, Cole DJ, et al. Isoflurane and pentobarbital reduce the frequency of transient ischemic depolarizations during focal ischemia in rats. *Anesth Analg*. 1998;86:773–780.
130. Pasternak JJ, Lanier WL. Neuroanesthesiology review—2006. *J Neurosurg Anesthesiol*. 2007;19:70–92.
131. Wang QJ, Li KZ, Yao SL, et al. Different effects of isoflurane and sevoflurane on cytotoxicity. *Chin Med J (Engl)*. 2008;121:341–346.
132. Wang J, Meng F, Cottrell J, Kass I. The differential effects of volatile anesthetics on electrophysiological and biochemical changes during and recovery after hypoxia in rat hippocampal slice CA1 pyramidal cells. *Neuroscience*. 2006;140:957–967.
133. Pape M, Engelhard K, Eberspacher E, et al. The long-term effect of sevoflurane on neuronal cell damage and expression of apoptotic factors after cerebral ischemia and reperfusion in rats. *Anesth Analg*. 2006;103:173–179.
134. Dimaculangan D, Bendo AA, Sims R, et al. Desflurane improves the recovery of evoked postsynaptic population spike from CA1 pyramidal cells after hypoxia in rat hippocampal slices. *J Neurosurg Anesthesiol*. 2006;18:78–82.
135. Haelewyn B, Yvon A, Hanouz JL, et al. Desflurane affords greater protection than halothane against focal cerebral ischemia in the rat. *Br J Anaesth*. 2003;91:390–396.
136. Tsai SK, Lin SM, Hung WC, et al. The effect of desflurane on ameliorating cerebral infarction in rats subjected to focal cerebral ischemia-reperfusion injury. *Life Sci*. 2004;74:2541–2549.
137. Wise-Faberowski L, Raizada MK, Sumners C. Desflurane and sevoflurane attenuate oxygen and glucose deprivation-induced neuronal cell death. *J Neurosurg Anesthesiol*. 2003;15:193–199.
138. Wang J, Cottrell JE, Kass IS. Effects of desflurane and propofol on electrophysiological parameters during and recovery after hypoxia in rat hippocampal slice CA1 pyramidal cells. *Neuroscience*. 2009;160:140–148.
139. Sommer C. Ischemic preconditioning: postischemic structural changes in the brain. *J Neuropathol Exp Neurol*. 2008;67:85–92.
140. Kitano H, Young JM, Cheng J, et al. Gender-specific response to isoflurane preconditioning in focal cerebral ischemia. *J Cereb Blood Flow Metab*. 2007;27:1377–1386.
141. Clarkson AN. Anesthetic-mediated protection/preconditioning during cerebral ischemia. *Life Sci*. 2007;80:1157–1175.
142. Jevtovic-Todorovic V, Absalom AR, Blomgren K, et al. Anaesthetic neurotoxicity and neuroplasticity: An expert group report and statement based on the BJA Salzburg Seminar. *Br J Anaesth*. 2013;111:143–151.
143. Satomoto M, Satoh Y, Terui K, et al. Neonatal sevoflurane induces abnormal social behaviors and deficits in fear conditioning in mice. *Anesthesiology*. 2009;110:628–637.
144. Lin D, Liu J, Cottrell JE, Kass IS. Toward a mechanism underlying the effects of neonatal sevoflurane on neuropsychiatric like behavioral changes. *J Neurosurg Anesthesiol*. 2014;26:489.
145. Olsen EA, Brambrink AM. Anesthesia for the young child undergoing ambulatory procedures: Current concerns regarding harm to the developing brain. *Curr Opin Anaesthesiol*. 2013;26:677–684.
146. Meldrum B. Epileptic seizures. In: Siegel GJ, Agranoff BW, Albers RW, Molinoff PB, eds. *Basic Neurochemistry*. New York: Raven Press; 1994:885–898.
147. Bianchi R, Wong RKS, Merlin LR. Glutamate receptors in epilepsy, group I mGluR mediated epileptogenesis. In: Noebels JL, Avoli M, Rogawski MA, Olsen RW, Delgado-Escueta AV, eds. *Jasper's Basic Mechanisms of the Epilepsies*. 4th ed. New York: Oxford University Press; 2012.
148. Brophy GM, Bell R, Claassen J, et al. Neurocritical Care Society Status Epilepticus Guideline Writing Committee. Guidelines for the evaluation and management of status epilepticus. *Neurocrit Care*. 2012;17:3–23.
149. Lowenstein DH, Alldredge BK. Status epilepticus. *N Engl J Med*. 1998;338:970–976.
150. Coronado VG, Xu L, Basavaraju SV, et al, Center for Disease Control and Prevention. Surveillance for traumatic brain injury related deaths-United States 1997–2007. *MMWR Surveill Summ*. 2011;60:1–32.
151. Kolias AG, Guilfoyle MR, Helmy A, et al. Traumatic brain injury in adults. *Pract Neurol*. 2013;13:228–235.
152. Rosenfeld JV, Maas AI, Bragge P, et al. Early management of severe traumatic brain injury. *Lancet*. 2012;380:1088–1098.
153. Helmy A, Vizcaychipi M, Gupta AK. Traumatic brain injury: Intensive care management. *Br J Anaesth*. 2007;99:32–42.
154. Brain Trauma Foundation, American Association of Neurological Surgeons, Congress of Neurological Surgeons, et al. Guidelines for the management of severe traumatic brain injury. www.braintrauma.org. *J Neurotrauma*. 2007;24(suppl 1):S1–S106.
155. Pietropaoli JA, Rogers FB, Shackford SR, et al. The deleterious effects of intraoperative hypotension on outcome in patients with severe head injuries. *J Trauma*. 1992;33:403–407.

脑与脊髓的血流 2

J. A. Ellis • G. T. Yocum • E. Ornstein • S. Joshi

脑循环的相关研究增进了我们对于中枢神经系统(central nervous system,CNS)功能和病理生理的理解[1]。本章将阐述中枢神经系统循环功能的特点和相关评估工具和方法。本章首先将讨论健康状态下的脑血流(cerebral blood flow,CBF)调控以及疾病状态下的调节失衡,然后讨论 CBF 监测的方法学,随后阐述脊髓的血流调节,最后介绍 CBF 管理和监测的临床应用。

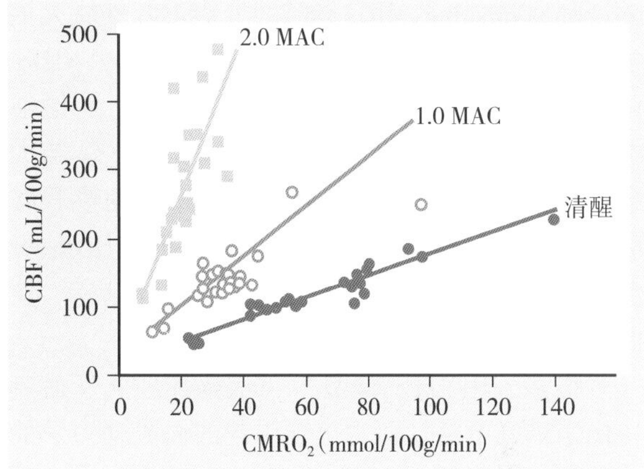

图 2-1 在异氟烷麻醉中通过放射自显影显示大鼠不同脑区的脑血流(CBF)与脑氧代谢率($CMRO_2$)之间的关系。对应图上自上而下,三组分别是:清醒,1.0MAC,2.0MAC。结果显示,吸入麻醉药不会使血流—代谢失耦连,而是以不同的斜率各自“重置”。(引自 Maekawa T,Tommasino C,Shapiro HM,et al:Local cerebralblood flow and glucose utilization during isoflurane anesthesia in therat. Anesthesiology 1986;65:144-151. Figure courtesy Dr. DavidS. Warner,University of Iowa.)

脑循环生理学

局部脑血流需求

中枢神经系统缺乏葡萄糖储备,难以维持数分钟的无氧代谢,因此需要稳定脑血流以提供组织代谢所需的能量。中枢神经系统复杂且结构多样,包括多项功能亚单位。约一半脑容量由神经元占据,其余为神经胶质细胞和血管。神经胶质细胞除了对神经元有机械支持作用,还具有重要的调节功能(如神经递质处理和神经纤维代谢环境的维持),调节功能机制尚未明确。

不同脑组织的代谢率差别很大,如脑灰质和白质的脑氧代谢率(cerebral metabolic rate for oxygen,$CMRO_2$)和 CBF 大约相差 4 倍。生理情况下,包括镇静和全麻状态下,血流与代谢存在耦联关系,这种耦联关系通常是稳定的(图 2-1 和图 2-2)[2-4]。静脉麻醉药如丙泊酚,对血流 - 代谢耦联机制的保护作用优于吸入麻醉药[5]。血流 - 代谢耦联关系在以下几种情况下有明显的体现,如麻醉药诱导的脑电图(electroencephalogram,EEG)爆发性抑制,以及正常体温下[6,7]以及轻中度低温心肺转流术[8]中的经颅多普勒超声(transcracial Doppler ultrasonography,TCO)。

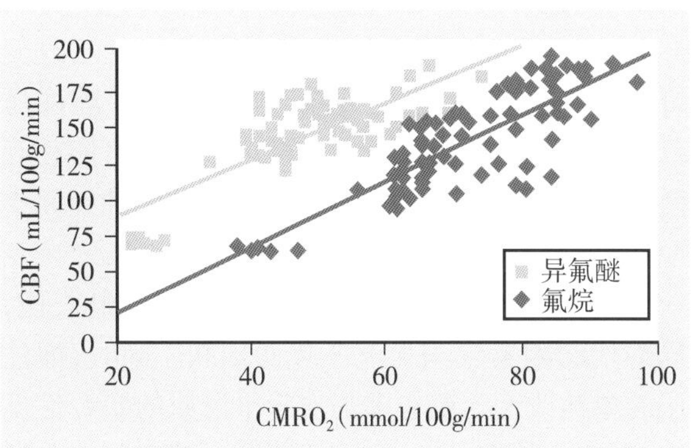

图 2-2 在氟烷和异氟烷麻醉中通过放射自显影大鼠不同脑区,显示不同脑区的脑血流(CBF)与脑氧代谢率($CMRO_2$)之间的关系。$CMRO_2$ 值相同时,异氟烷麻醉的 CBF 高于氟烷麻醉。(引自 Hansen TD,Warner DS,Todd MM,et al:The role of cerebralmetabolism in determining the local cerebral blood flow effects of volatileanesthetics: Evidence for persistent flow-metabolism coupling. J CerebBlood Flow Metab 1989;9:323-328.)

脑血流的调节

中枢神经系统具有快速精准的调节系统,通过局部 CBF 和能量物质运输的增加,代谢需求的增加可以很快得到满足，多种影像学方法也证实，这种调节过程相当快[9,10]。手部运动时，血流增多，影像学表现为对侧皮层区“密度增大”，CBF 监测技术可以记录不同运动和认知功能的改变[11-13]。视觉刺激可以使大脑后动脉血流速度迅速增快。正电子发射计算机断层扫描（positron emission tomography，PET）、磁共振成像（magnetic resonance imaging，MRI）和时间分辨近红外线光谱学（time-resolved near-infrared spectroscopy，NIRS）可以显示由语言和视觉过程等复杂现象，所激活的不同皮层间的相互作用和暂时关系[14-16]。与大多数特殊的血管床一样，这种血流—代谢耦联在应激或极端生理状态时非常重要，如低血压、缺氧和低体温状态[8]。这些状态下，调控机制启动，使血流保持在生理水平的稳态。

很多人用“自动调节”一词，描述独立于血流—代谢耦联的灌注压力改变引起的血流动力学的改变，这种描述不容易帮助我们理解维持 CBF 的确切机制[17]。“自动调节”一词可以代表血流和代谢的总体匹配，而非一种调节机制。例如组织缺氧引起的脑血管扩张是一种自动调节现象，可能是一种氧敏感现象，进行血管阻力的调节[18]。“自动调节”一词得到更准确的理解后，可能会出现更恰当的术语。中枢神经系统内环境一般通过“自动调节”保持在稳态，破坏中枢神经系统稳态的现象称为“失调节”。“自动调节”与“失调节”的区别不仅是构词，更多的是代表血流—代谢耦联，以及血管的主动舒缩。脑血管床的调节分两部分，“远端”血管对组织代谢需求的突然改变可以迅速做出反应，“近端”血管在正常灌注压范围内确保充足的供血。这两个系统很可能相互联系，部分通过非肾上腺素能、非胆碱能神经元支配远端穿支小动脉进行关联[19,20]。

100 多年前 Roy 和 Sherrington[21]提出假说，局部代谢因素参与血流—代谢耦联。同时，灌注压的单纯改变无疑也参与血管平滑肌的肌源性反应（Bayliss 效应）[22]。这种肌源性反应实际上包括两个独立的机制，一个是对平均动脉压改变的反应，另一个是对脉压改变的反应[23]。有证据显示，不仅仅是压力改变，血流也可能影响血管阻力[24]。调节 CBF 的代谢介质有很多，如 H^+、K^+、腺苷、糖酵解的中间产物和磷脂代谢物[17,22]。神经元和星形胶质细胞可能都参与血流—代谢耦联[25,26]。内皮衍生因子[27]，如一氧化氮（nitricoxide，NO），使内皮细胞具有“换能器”的作用，控制血管平滑肌的张力[28]。内皮细胞和平滑肌细胞之间的相互作用很复杂，内皮和血管平滑肌细胞的相互作用通常是以细胞内的 Ca^{2+} 作为最终的共同通路。然而，脑的血流调控并非单一的机制发挥作用[20,29]。

利用 PET 可以独立评估 CBF 和氧的利用度，感觉受到刺激后，脑的活动性增强，导致耗氧量的轻度增加，$CMRO_2$ 增加 5% 以内，但脑血流明显增加（30%~50%）。$CMRO_2$ 的改变导致脑糖代谢率的改变，CBF 与 $CMRO_2$ 的增加不成比例，意味着 CBF 与脑糖代谢率的增加不成比例，这就使脑无氧代谢的可能性增加[30]。

自从上述现象报道以来，近十年对于脑的无氧代谢一直有争议，争论的证据有很多。支持无氧代谢方面证据表明，光觉刺激过程中脑可以暂时生成乳酸[31]。另一方面，皮层兴奋过程中，组织脱氧血红蛋白浓度早期快速升高，这提示的是氧的利用增加[32]。神经元兴奋、糖的利用以及血流耦联之间的短暂关系仍有争议。现在认为，神经元兴奋促使发生迅速的糖酵解，满足谷氨酸释放所需的能量。但是，谷氨酸的清除需要大量的能量，过量的糖酵解会导致乳酸的净流出[33]。在生理情况下，乳酸可以逐渐氧化，并且产生额外的能量。

自从 1664 年，Willis 首次提出脑循环概念后，脑血管的神经支配已被广泛认可。但是，这种神经支配的确切功能仍不清楚。目前认为，自主神经对于调节反应并非必需，但可以通过几种重要的途径对调节反应进行修饰[34]。“局部代谢”或“负反馈”理论的主要缺点在于还没有充分证实血管活动代谢物的积累和血流增加之间的必然联系。许多情况下，CBF 和 $CMRO_2$ 同时增加，但 CBF 的增加超出了脑糖代谢率的幅度，例如癫痫发作。有很多证据显示，神经元与神经胶质细胞在 CBF 的调节中起到的作用，可能超出我们早先的认识，尽管相关的研究还在继续，但也许可以解释 CBF 和 $CMRO_2$ 变化幅度不相匹配的现象[26]。

脑血管舒缩的细胞机制

脑血管对于脑代谢、灌注压和周围内环境（如 $PaCO_2$）改变时所表现出的显著性特征改变，是由许多细胞机制介导的，包括 NO、前列腺素（PGE_2、PGI_2 和 $PGF_{2\alpha}$）、血管活性肽、钾通道以及内皮素等[20,29,35]。

一氧化氮

NO 自身不能直接参与压力自动调节[36]，但NO 是调节血管张力的因子[37]和神经递质[38,39]。关于 NO 的研究主要集中在 NO 作为信号分子，发挥多种生物学作用[38]。至今还没有证据显示在脊椎动物 NO 具有生物学功能，但目前至少存在以下主要作用：①对白细胞有抗菌和抗肿瘤效应；②作为神经递质；③作为血管张力的调控介质，发挥“内皮衍生松弛因子”的作用[20]。

NO 由一氧化氮合成酶（nitric oxide synthase，NOS）经 L- 精氨酸合成，NOS 至少有三个异构体：内皮型（endothelial，eNOS）、神经元型（neuronal，nNOS）和诱导型（inducible，iNOS）[40]。其中，eNOS 和 nNOS 存在于正常脑组织中，而诱导型 iNOS 由内毒素和细胞因子诱导合成。内源性 NOS 阻滞剂，如非对称二甲基 -L- 精氨酸（asymmetric dimethyl-L-arginine，ADMA）在蛋白质分解过程中产生，在脑中达到足够的浓度，可以抑制 N0S 活性[35]。N0 的作用是通过对其进行阻滞而进行研究的，精氨酸类似物可以非选择性或选择性的阻滞 NO 的合成，如 NG- 硝基 - 精氨酸甲基酯（NG-nitro-L-arginine methyl ester，L-NAMA）、7- 硝基吲哚以及氨基胍。NO 可能影响血管张力[41]，包括脑动脉[42]对乙酰胆碱内皮 - 依赖性反应，非肾上腺素能、非胆碱能神经[43]兴奋引起的血管源性扩张。总的来说，不同种类的动物研究表明，局部、全身或者动脉内使用 NO 底物可以增加 CBF[44,45]。人体实验中，将 NO 底物硝普盐进行动脉内注射到血管造影正常的颅内动静脉畸形患者体内，并未发现 CBF 增加[46-48]。给健康的灵长类动物内注射硝普盐也不能使 CBF 增加[49,50]。相反，一项对健康志愿者的研究发现，全身和动脉内使用非选择性 eNOS 阻滞剂 NG- 甲基 -L- 精氨酸（NG-monomethyl-L-arginine，L-NMMA）可以降低 CBF[47,51]，这项研究提示 NO 可能参与基本的脑血管张力的调节。NO 合成后进入血管内肌细胞，激活鸟苷酸环化酶，形成环磷酸鸟苷（cyclic guanosine monophosphate，cGMP）。cGMP 激活蛋白激酶，可以导致肌浆球蛋白轻链的磷酸化，使血管松弛[38]。NO 也可能通过降钙素基因相关肽（calcitonin gene-related peptide，CGRP）和 ATP- 敏感性钾通道（ATP-sensitive potassium，KATP）发挥作用[52]，还可能通过抑制内皮细胞中血管收缩剂如血栓素 A_2 的形成发挥作用。在病理状态下，如血管痉挛和缺氧，Rho 激酶、丝氨酸苏氨酸激酶作为维持血管收缩的有效机制，部分通过 NO 通路发挥作用[53]。阻滞 Rho 激酶可以增加 CBF[54]。对于大脑中动脉阻塞的实验模型，Rho 激酶抑制剂可以改善神经系统功能预后[55,56]。Rho 激酶抑制剂增加 eNOS 合成，Rho 激酶似乎具有负性调节 eNOS 活性作用[57]。NO 最终使钙参与血管松弛作用。NO 是按需合成，而不是同典型的神经递质一样贮存在囊泡中。

灌注压或 CO_2 改变引起的反应性的血管扩张中，NO 作用已很明确。例如，对灵长类动物应用 NOS 非特异性阻滞剂不影响压力自动调节，但破坏对 CO_2 的反应性[36]。人类非特异性阻滞 NOS 可以引起 CBF 下降，不影响对高碳酸血症的反应性[51]。对于啮齿类动物，非特异性 NOS 阻滞剂损伤基底动脉对低血压的自动调节[58]。7- 硝基吲哚选择性神经元 NOS 阻滞剂对基础血流量无影响，因此 7- 硝基吲哚可以防止神经元兴奋引起的血流增加[59]。大脑中动脉闭塞的犬，7- 硝基吲哚可以降低侧支循环血流[60]。

有研究报道，NO 在 CO_2 引起的反应性血管扩张中发挥作用[61-63]。在其他实验中，NO 在低碳酸血症诱发的血管收缩中的作用未被证实[64]。Ladecola 和 Zhang[65]指出，在 CO_2 引起的脑血管扩张过程中，NO 可能起着“强制”或“允许”的作用。“强制”作用是指 NO 通过该机制直接介导血管扩张作用。例如，局部应用谷氨酸激动剂引起的血管扩张作用，可以被 NOS 显著抑制。因此，在谷氨酸介导的血管扩张作用中，NO 似乎起着“强制”的作用。“允许”作用是指 NO 促进血管松弛，但几乎完全抑制 NOS 时，只能部分减弱扩血管反应。因此 NO 的作用只能称为“许可”，其他机制也在高碳酸血症引起的血管扩张中发挥作用。NO 在成人高碳酸引起的血管扩张中起的作用大于新生儿[52]。CO_2 诱导产生 NO 的作用部位可能不在内皮细胞，而是在血管周围结构，如星形细胞[61]。

缺氧导致的血管扩张，NO 的参与似乎不具有生理学重要性[62,66,67]。关于麻醉药对 CBF 的影响，NO 与氟烷[68]和异氟烷[69]引起的脑血管扩张效应有相互作用。通过麻醉深度[70]和脑缺血状态[67,71]间的相互作用，NO 作为神经递质的作用被证实对于神经系统疾病患者的治疗具有重要意义，特别是对于SAH后脑血管痉挛[29]。由于内皮细胞前列腺素，如血栓素A_2和前列腺素$F_{2\alpha}$的非对立作用[72]，NO合成抑制剂可以引起血管收缩。一些疾病状态下的血管异常能够明显提示脑损伤，如糖尿病，也可能与NO介导的机制有关[62]。

血管活性肽

脑循环中，血管周围神经含有血管舒张肽，包括CGRP、P物质和神经激肽A[73-76]。CGRP引起的血管扩张不同于P物质和神经激肽A，与内皮无关。CGRP通过增加细胞内环磷酸腺苷（cyclic adenosine monophosphate，cAMP）浓度发挥作用，介导由低血压、皮层广泛抑制和脑缺血引起的脑血管扩张。NO引起的血管扩张部分由CGRP介导[75,76]。对于低氧或高碳酸血症导致的血管扩张，CGRP可能不起介导作用[77]。P物质和神经激肽A的生理作用还不明确。P物质可能在疾病状态下，如脑和脑膜感染以及脑水肿中，介导血管扩张作用[35]。

钾通道

在脑血管的几种钾通道中[78]，有两种在调节血管张力中尤其重要：KATP通道和钙激活钾通道（calcium-activated potassium，KCa）。另一种钾通道是PH敏感延迟钾通道，在高碳酸血症时发挥重要作用。钾通道开放，触发血管平滑肌细胞内钾离子外流，细胞膜去极化，电压-依赖性钙通道关闭，进入细胞内的钙离子减少，最终使肌肉松弛[79]。细胞内pH降低，引起KATP通道开放，细胞内ATP浓度升高以及磺脲类药物可以抑制KATP通道开放[80]。KATP通道激活可以部分性介导乙酰胆碱、CGRP或去甲肾上腺素引起的血管扩张[79]。在低血压、高碳酸血症、酸中毒和低氧血症中，KATP通道可能在血管扩张中发挥作用[81-83]。KCa通道介导的血管扩张，部分是由于星形胶质细胞衍生的一氧化碳弥散进入平滑肌细胞。在脑循环中被发现的几种KCa通道中，大的传导性KCa（Large-conductance KCa，BKCa）通道是最重要的[81]。这些通道可以被四乙铵、北非蝎毒素和伊比利亚毒素选择性阻滞[84]。BKCa通道阻滞可以导致脑部大动脉收缩，表明BKCa通道可能参与脑血管张力的调控[85]。BKCa通道可以被环磷酸鸟苷、环磷酸腺苷和NO激活，并参与低氧血症诱发的脑动脉的扩张[78,83,86,87]。

前列腺素

前列腺素中，PGE_2和PGI_2是血管扩张剂，而血栓素A_2和$PGF_{2\alpha}$是血管收缩剂。前列腺素H_2由膜磷脂合成，涉及两个关键酶：磷脂酶和环氧化酶。前列腺素H_2在之后的酶催化过程中转变为其他前列腺素。环氧化酶可被阿司匹林、萘普生和消炎痛所阻滞[88-90]，在人体，只有消炎痛可以破坏高碳酸血症性引起的脑血管扩张[90,91]。

前列腺素很可能在调控新生儿CBF中所起的作用比调控成人CBF更重要[92]。盐酸喹吖因阻滞磷脂酶，能够消除新生动物对高碳酸血症和低氧血症的脑血管反射[93]。内皮损伤和消炎痛也可以消除高碳酸血症引起的血管扩张，使脑脊液（cerebrospinal fluid，CSF）中PGI_2浓度升高[94-96]。但是，消炎痛造成脑血管对CO_2反应的损伤可以通过很低浓度的PGE_2得到修复[97]。这说明，前列腺素可能不是高碳酸血症性血管扩张的直接介导因子，而小量前列腺素对于高碳酸血症引起的CO_2反应是必备的，因此前列腺素发挥一种所谓的许可作用[94]。

内皮素

内皮素是一种血管活性肽，由脑和血管内皮细胞合成，内皮素有三种异构体。脑组织合成内皮素-1（endothelin-1，ET-1）和内皮素-3（endothelin-3，ET-3），但不合成内皮素-2（endothelin-2，ET-2），血管内皮细胞合成ET-1。内皮素有两种受体，内皮素A（endothelin A，ETA）和内皮素B（endothelin B，ETB）[98]。ETA受体激活引起血管收缩，ETB受体激活可以引起血管舒张或收缩。血管舒张被认为是内皮细胞的内皮素受体所介导，而血管收缩很可能由平滑肌细胞的内皮素受体介导[35]。ETA受体很可能对ET-1、ET-2比对ET-3更加敏感。ETB受体对所有的内皮素敏感性相同[98,99]。内皮素可能是通过细胞外钙离子的内流发挥作用，可能由蛋白激酶介导[100]。内皮素使血管平滑肌维持收缩性，表明内皮素不参与脑血管阻力（cerebrovascular resistance，CVR）的快速调节[101]。局部使用内皮素受体拮抗剂不会改变CVR[102]。内皮素已应用于SAH后的脑血管痉挛[103,104]。SAH动物模型中，ETA和ETB受体拮抗剂阻止血管痉挛的发展[105]。内皮素引起的血管痉挛可以被钙通道阻滞剂非特异性逆转，动脉内应用尼卡地平的反应比维拉帕米可能更强[106,107]。临床实验结果显示，静脉内输注ETA受体拮抗剂克拉生坦（clazosentan），可以降低SAH后血管痉挛的发生率，还可以减轻脑血管痉挛的程度[107]。对血管造影以及血管痉挛时应用ETA受体拮抗剂的研究有了一定进展，但最近的临床分析显示，ETA受体拮抗剂的应用对血管痉挛相关性脑梗死以及新发脑梗死，并没有改善作用，或能够降低死亡率。此外，应用ETA受体拮抗剂进行治疗可能会提高肺部并发症、低血压以及贫血的发生率。因此，此类药物没有得到过多应用[108]。

解剖学

供应脑部的主要动脉包括前循环和后循环，前者由两侧颈动脉和其分支组成，后者由两侧椎动脉组成，汇入基底动脉。侧支循环在缺血时是CBF代偿的重要通路，主要是Willis环，该通路呈六边形，位于蛛网膜下腔，环绕垂体腺（图2-3）。许多患者的Willis环不完全。侧支循环的主要通路是Willisian通路，包括前交通动脉（anterior communicating artery，ACA）和后交通动脉（posterior communicating artery，PCA）和连接颈外动脉的眼动脉。在正常人，这些交通动脉没有净向血流，而是往返的血流运动，防止血栓形成和闭锁，维持正常血流状态。当存在压力差时，这些血管内血流才会定向流动。大脑半球侧支循环的第二条干路是桥跨主要动脉区，包括ACA-PCA、ACA-大脑中动脉（middle cerebral artery，MCA），以及MCA-PCA。这部分的软脑膜动脉之间的表层联系血管，这些联系动脉被冠以不同的名称，如“软脑膜-软脑膜吻合动脉”或“侧支”，也被称为“软脑脊膜通路”[109]，这些通路可以保护血管区域之间的“边缘带”或“分水岭区”，描述这个区域的术语并不统一[110]。生理学上，“同等压力边界”可能是较为准确的术语[111]，也就是说在正常条件下，任一侧远端交界区的压力相同，因此软脑膜血流不会经过侧支通路进入邻近区域。这些交界区的解剖部位存在很大差别，如果血管结构改变，如进行多发动静脉畸形（arteriovenous malformation，AVM）栓塞治疗后，这些解剖部位在治疗过程中可能发生改变。

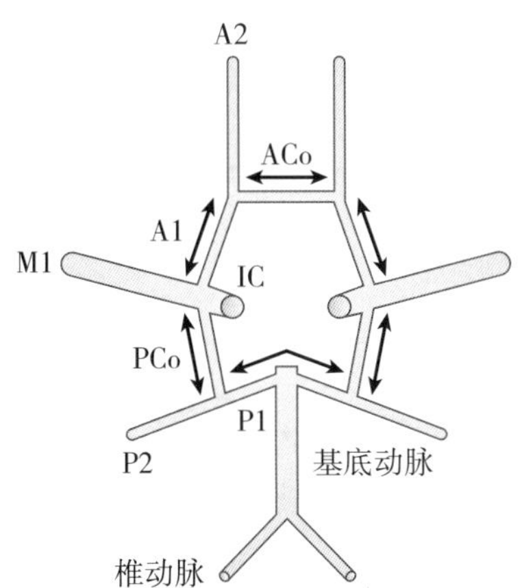

图2-3 Willis环侧支通路。箭头表示侧支血流的主要通路。未标记颅外循环（如眼动脉的逆行血流）的通路。A1，近端大脑前动脉；A2，远端大脑前动脉；ACo，前交通动脉；IC，颈内动脉；M1，大脑中动脉；P1，近端大脑后动脉；P2，远端大脑后动脉；Pco，后交通动脉。（引自Young W：Clinical Neuroscience Lectures. Munster，Cathenart，1999.）

在慢性缺血时，侧支通路作用最重要，随时间延长，血流可以逐渐增加。在急性期，通常有必要升高血压，使血流能够有效的通过侧支循环调节。缺乏充足的侧支通路，尤其是Willis环的解剖变异时，提高血压通常不能满足需要。只有18%~20%的人拥有发育完全、对称、完整的Willis环。PCA、近端大脑前动脉或ACA发育不全的类型比较常见[112]。侧支血管管径的大小可能影响急性血管闭塞的病程。电脑模型显示，在颈内动脉闭塞时，ACA直径即使发生很小的变化，甚至是在正常范围内（0.6~1.4mm）的改变，都可以对侧支血流产生显著影响[113]。临床研究显示，若MR血管造影测量PCA直径 <1mm，分水岭梗死的危险性就会增加[114]。颈外动脉和颈内动脉之间有交通支，最常见的是血流从颈外动脉，通过面部分支，到达眼动脉，此过程血流逆行到达Willis环。在颈动脉和椎基底动脉系统之间可能还有其他通路[109]。很少情况下，脑膜侧支血管通路可能并入颅内循环（如AVMs和烟雾病）。

总之，拥有完善的微循环，才能够募集旁路血流进入脑动脉内膜灌注区域。正常情况下，这些通道处于休眠或未充分利用状态，只有在病理性的应激情况下才发挥重要作用。通常，Willis环和软脑膜交通支在急性循环中断时进行代偿，之前提到的其他通路很可能在慢性脑供血不足时进行代偿。

CRV的调控主要发生在小动脉和微动脉（肌肉或阻力血管），而不是血管造影可见的大的弹性或传导型血管。但是，小静脉、毛细血管[115]及大的传导型动脉在调节血管活动中的作用还存有争议[116,117]。动脉分支远端的自动调节功能可能在连续不断地变化[117,118]。人体脑静脉引流系统比动脉系统复杂且变化多样。典型的薄壁和无瓣膜的颅内血管最终汇入厚壁的静脉窦，静脉窦有骨性连接，较为坚硬。大的静脉窦汇合后，大脑半球丰富的静脉引流系统的血液混合，在血管造影静脉相后期可以发现，以单侧静脉引流显像为主。这个特点可能有利于选择颈静脉置管。

血流动力学因素

压力调节

从概念上讲，模仿脑循环简便的方法就是将其设想成一个硬式管道的平行系统，该系统遵循 Ohm 法则（公式 2-1）：

$$F=\frac{P_i-P_o}{R} \qquad \text{（公式 2-1）}$$

F 表示血流，P_i 表示流入压力，P_o 表示流出压力，R 表示阻力。

P_i–P_o 通常指脑灌注压（cerebral perfusion pressure，CPP），由 MAP 减去流出压力计算而来。大脑静脉系统具有可压缩性，可以称为“Starling 阻力血管”。因此，无论是颅内压还是静脉压，P_o 都较高。由于体循环和脑血管之间存在较小梯度压差[119]，因此，实际的 CPP 往往被过高估计，这一点对于颅内 AVMs 患者尤其重要[120]。上述公式中，将压力和阻抗定义为自变量，血流作为因变量（如压力或阻抗受疾病或治疗所影响，则血流随之变化），这种理解方式很重要。例如，药物通过改变 CPP、CVP，对 CBF 产生影响（机制是通过直接扩张血管，代谢抑制剂的间接影响）。

循环阻力可以根据 Hagen-Poiseuille 关系（公式 2-2）进行计算：

$$R=\frac{8l\mu}{r^4}=\frac{P_i-P_o}{F} \qquad \text{（公式 2-2）}$$

l 指导管长度，μ 是血液黏度，r 是血管半径，其他符号的定义见前面的描述。与 Ohm 法则相同，该公式应用于完整的血管系统时，有些假设可能不能得到解决，原因是该公式适用于牛顿液体以非湍流形式通过坚硬的导管的情况，而血循环是容量振动型，有潜在湍流性质。全身血压下降可以引起 CPP 下降，ICP 或颈静脉压升高也可以导致 CPP 下降。有研究报道，脑血管床对于 CPP 的两种变化的反应形式相同，是 MAP 下降或颅内压、颈静脉压升高的结果[121]。但其他研究者报道，由于 ICP 升高引起 CPP 改变对血管内径的影响，可能与 MAP 下降引起的血管内径的改变机制是完全不同的[122]。

以前的研究，对于解释血管直径与血管调控的关系几乎不存在什么问题。血液黏滞度和血管长度以线性方式影响阻力，但影响阻力的最重要的因素是管道半径（4 次方）。

在正常人，CPP 在 50~150mmHg 之间时，CBF 是恒定的（图 2-4）。当脑血管对压力变化的反应能力耗竭时，CPP 的改变引起 CBF 被动改变。在极限状态下，阻力可能不固定。血管塌陷和被动的血管扩张，可以增强 CPP 改变，引起脑血流的减少或增加：此时阻力与压力不呈线性关系。图 2-4 提出的观念很重要，但统计学分析显示，即使是普通人群或 CPP 为 50mmHg 的人群或非高血压患者，脑血流调节都不能确保其脑循环维持特定的在“自动调节平台”内。这种调节反应的个体差异很大[123]。理想情况下，在脑自动调节低限时，血管出现最大限度的扩张。但是，有证据显示，即使低于自动调节范围的最低限，也可能出现由

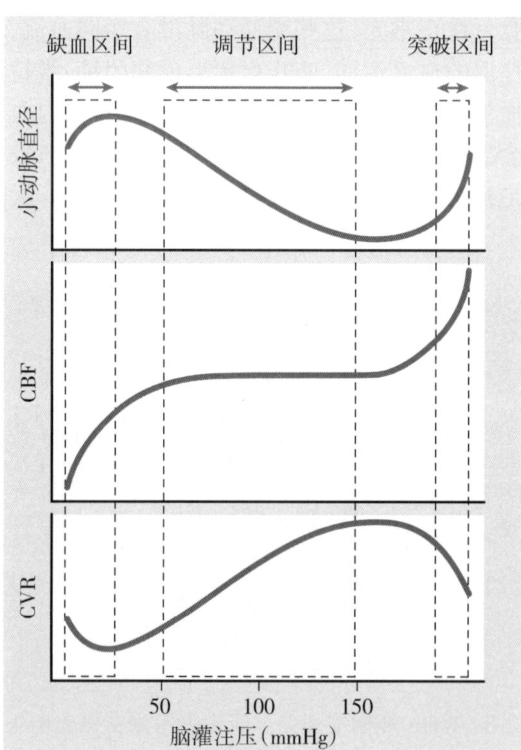

图 2-4　根据脑血流（cerebral blood flow，CBF）、脑血管阻力（cerebrovascular resistance，CVR）和动脉直径绘制的理想压力自动调节曲线。进一步的解释见正文。（引 Young W：Clinical Neuroscience Lectures. Munster，Cathenart，1999.）

药物引起的血管扩张[124,125]。理想的脑自动调节曲线，尤其是自动调节的最低限，已被一些学者质疑[126]。

脑自动调节曲线最简单的形式就是用 CBF 表示 CPP 的功能，通常用 3 条直线表示。两条斜线与水平线的交点代表脑自动调节的下限和上限，水平段表示在自动调节范围内，压力与血流无依赖性关系，而斜线代表自动调节范围外，压力对血流是依赖性关系。从数学角度讲，自动调节曲线有以下四个主要参数：压力自动调节下限，压力自动调节上限，低于自动调节下限的斜率，高于自动调节上限的斜率。Gao 等[127]观察到，自动调节曲线不能准确地预测主要的自动调节参数(图 2-5~ 图 2-8)。根据动脉 / 小动脉的直径将动脉阻力血管床分为四部分，计算机预测的实验结果最成功，表明脑动脉阻力血管床存在多部位的自动调节[127-129]。

时间常数与自动调节有关。图 2-9A 描述了单一管腔(或异常调节血管床)对于压力变化的反应。由于阻力不变(假设无湍流)，血流随压力的改变而改变。图 2-9B 描述的是典型的正常血管床的反应。随着压力的改变，血流迅速下降，但当

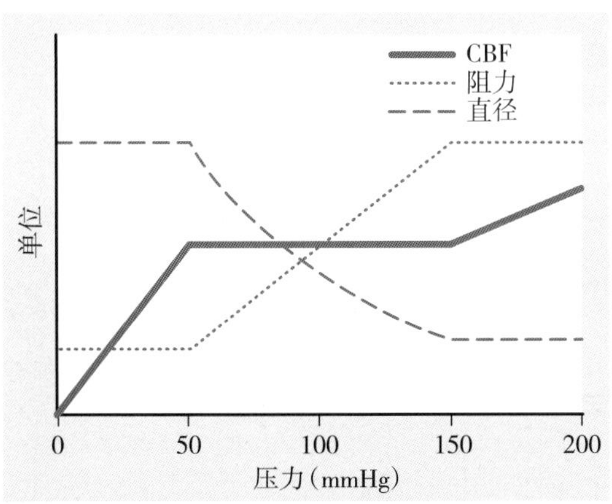

图 2-5 固定最大血管反应性的自动调节。包括 CBF、脑血管阻力和小动脉直径。在自动调节下限(lower limit of autoregulation，LLA) 和 上 限(upper lower limit of autoregulation，ULA)之间，CBF 通过血管直径的改变进行自动调节。压力降低时血管扩张，当压力低于 LLA 时，血管扩张至最大程度。压力升高时血管收缩，压力超过 ULA 时血管直径最小。需注意两条斜线不平行(与图 2-6 相比)。(引自 Gao E，Young WL，Pile-Spellman J，et al：Mathematical considerations for modeling cerebral blood flow autoregulation to systemic arterial pressure. Am J Physiol 1998；274：H-1023-H1031.)

血管床主动自动调节而且阻力降低时，血流逐渐增加并恢复至基线。当压力恢复正常水平时，有一段短暂充血期，阻力重新设定[130]。

静脉生理学

由于直接观察的难度较大，脑静脉系统对自动调节的影响尚不清楚。静脉系统的平滑肌细胞数量和神经支配不如动脉系统广泛，许多研究者

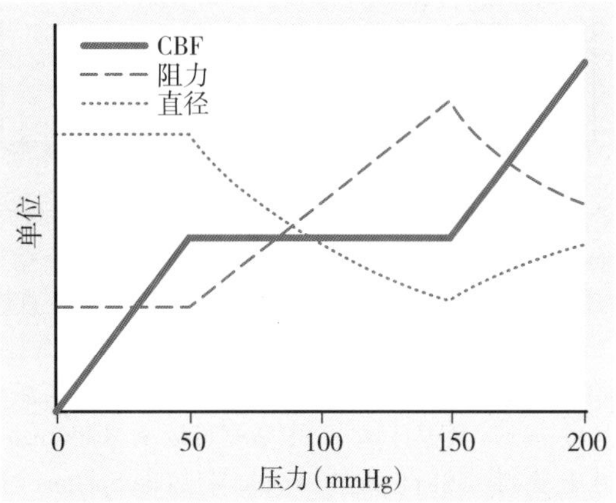

图 2-6 可变化最大血管反应性的自动调节。当压力低于 ULA 时，和固定型相同。但当压力超过 ULA 时，CBF 升高的速度与压力低于 LLA 时的相同。说明压力超过 ULA 时，小动脉扩张。注意两条斜线是相互平行的(与图 2-5 比较)。(引自 Gao E，Young WL，Pile-Spellman J，et al：Mathematical considerations for modeling cerebral blood flow autoregulation to systemic arterial pressure. Am J Physiol 1998；274：H1023-H1031.)

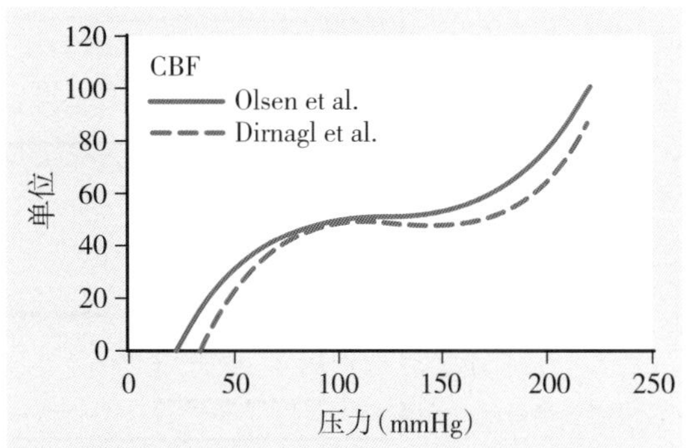

图 2-7 CBF 自动调节曲线第 3 种类型。源于 Dirnagl 和 Pulsinelli(虚线)以及 Olsen 等人(实线)的研究绘制的 CBF 曲线图。压力低于 30 或 20mmHg 预示血流停止的观点与实验观察到的结果相矛盾。(引自 Gao E，Young WL，Pile-Spellman J，et al：Mathematical considerations for modeling cerebral blood flow autoregulation to systemic arterial pressure. Am J Physiol 1998；274：H1023-H1031.)

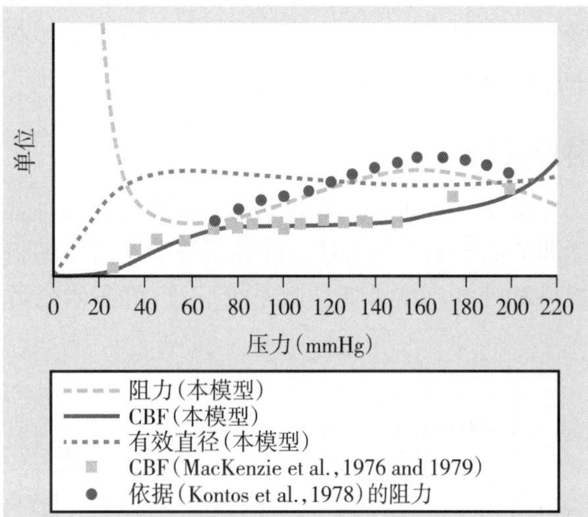

图 2-8 在房室模型中,脑血管阻力、血流和自动调节装置(autoregulation device,ARD)的有效直径的回归结果。压力低于 LLA 时,40mmHg 的压力可使三种小血管(直径 =50、150 及 200μm)扩张,70mmHg 的压力使较大的血管(直径 =300μm)持续扩张,直至最大。脑血管阻力(实点)可以由 Kontos 等数据计算。CBF 数据可以从 MacKenzie 等报道中获得。(引自 Gao E,Young WL,Pile-Spellman J,et al:Mathematical considerations for modeling cerebral blood flow autoregulation to systemic arterial pressure. Am J Physiol 1998;274:H1023-H1031.)

认为静脉系统是动脉血流调节的被动接受者。动物无症状皮层静脉闭塞可以损伤对全身性低血压的局部自动调节反应[131]。另外,静脉系统承载大多数的脑血容量(cerebral blood volume,CBV),因此血管直径的轻微改变可以对颅内血管容量产生重大影响。有证据显示,神经元性因素对静脉系统的调控多于心脏或代谢性因素的影响[128]。

搏动性灌注

相关理论认为,灌注压的改变引起的心源性反应有快反应和慢反应两种。这种分类方式对于心脏手术患者尤其有意义[132]。心肺转流术中,血压的搏动性改变传递到脑血管,可能通过与血管张力的内皮衍生因子的相互作用从而影响 CBF[133]。这些影响因素的重要性尚未完全确定,但搏动性丧失可以恶化脑缺血性事件的预后[119]。已经受损血管床的搏动性灌注的突然恢复,可能是解释一定时期脑充血的机制[134]。

心输出量

有理论认为,心输出量是 SAH 后增加 CBF 和改善预后的重要原因。但是,术中增加心输出量改善脑灌注能的证据很少。对于已经面临容量

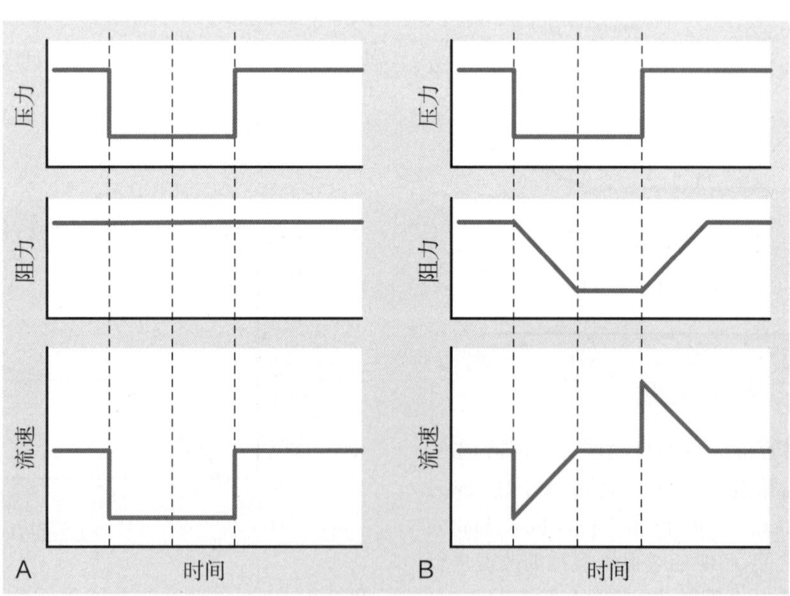

图 2-9 血流、阻力和压力随时间变化的关系。垂直线代表时间“分钟”。A. 在坚硬的管道(或血管完全麻痹的循环通路)中,由于阻力保持不变,压力的降低使血流瞬时下降。B. 在自动调节的管道中,压力的降低首先引起血流的瞬时下降。但是当阻力降低时,血流向基线方向升高。随着压力逐渐向所控制的水平恢复时,发生充血反应,随后,随着阻力向所控制的水平下降时,血流降低。(引自 Young W:Clinical Neuroscience Lectures. Munster,Cathenart,1999.)

不足的患者(如循环血容量下降),可间接通过改善血流,或直接升高全身血压防止血压下降,这两种方法都可以增加容量负荷改善灌注压[135]。在心输出量变化和 CBF 改变之间关系的研究中,大多数都是评估正常血压或控制性高血压过程中,药物对心输出量增加的影响。但有些研究者认为,在谨慎的药物控制性低血压过程中,心输出量的下降可能反映了 CBF 的下降,即使血压保持在自动调节域值下限以上[136]。心输出量的改变对 CBF 的影响很可能是对中心静脉压和大的脑血管的张力(如交感紧张)的间接影响。

血液流变学因素

临床上,红细胞压积(hematocrit,Hct)是影响血液黏度的主要因素[137],如公式 2-2 所示,血液黏度是血管阻力的主要决定因素。Muizelaar 等[138]曾提出血液黏度直接参与血流动力学的自主调节。一定的状态下,血液黏度可能是调控 CVR 的决定性因素。Hct 和 CBF 之间是反向关系,但一直存有争议的问题是,这种关系单纯是血流变学问题还是向组织供氧能力改变的问题[139]。

Todd 等[140]证实了正常兔的大脑半球在 Hct=12 ± 1% 时,CBF 显著增加,从 30 ± 14ml/(100g·min)(基础 Hct=42 ± 2%,均数 ± 标准差)升高到 100 ± 20ml/(100g·min)。局灶性低温脑损伤后,局部 CBF 增加程度显著降低,说明血液稀释引起 CBF 的增加是血管主动扩张的过程,而不是对血液黏度改变的被动反应。在另一项动物实验中,当血液被超纯化聚合牛血红蛋白替代时,其血液黏度不依赖于剪切率,血液黏度增加 4 倍不会明显影响 CBF。该研究提示血黏度本身可能不会显著影响 CBF[141]。

Hagen-Poiseuille 模型不能准确描述微循环水平的血流状态[142,143]。当 RBCs 靠近血管壁流动时,形成剪切力,剪切力增加了阻力。(剪切速率是指血流运动时从管壁到血管中心的速度变化。)血管中央的 RBC 速度较快,外周的较慢。小血管中,细胞的运动比血浆快(Fahraeus 效应),因此降低了微循环的血细胞压积,从而引起血黏度下降(Fahraeus-Lindqvist 效应)[144]。微循环血细胞压积较低的另一个因素是,当血管逐渐变小时,随着血流速度的变慢,红细胞盘状边缘的相对尺寸变大。

人类大脑血细胞压积大约是体循环的 75%,但受 $PaCO_2$ 影响[145],可能还受其他血管活性因素影响。高碳酸血症降低脑的血细胞压积,其他血管扩张剂也可能使血细胞压积降低。

代谢和化学性调节

CO_2

CO_2 是 CVR 的强效调节剂。由于代谢增强会产生 CO_2,向周围释放脑血管扩张剂,因此 CO_2 一度被认为是血流和代谢的耦合器。CO_2 穿过血 - 脑屏障(blood-brain barrier,BBB)快速扩散,调节细胞外液 pH 并影响小动脉的血管阻力[146]。BBB 完整时,体循环代谢引起 PH 值的改变不会产生同样的作用,但是缺血性乳酸中毒时,H^+ 的代谢产物释放入 CSF 或细胞外液,就会产生影响。CO_2 引起的血管扩张机制在成人和新生儿可能不同(图 2-10)。有证据显示,NO 和环磷酸鸟苷通路对于成人可能更加重要,而前列腺素类和环磷酸腺苷对新生儿更重要[52]。通过 HCO_3^- 的主动交换,CSF 对 CO_2 弥散引起 PH 值的改变最终会自身缓冲。CO_2 引起的脑血管收缩在 6~10h 后开始减弱[147],但这个时间存在个体差异。在慢性低碳酸血症或高碳酸血症时,这一点也十分重要,因为 $PaCO_2$ 的突然正常可导致相对的低灌注或高灌注。

压力正常时,$PaCO_2$ 在 20~80mmHg 之间时,CBF 与 $PaCO_2$ 几乎呈线性关系($PaCO_2$ 每变化 1mmHg,CBF 改变 2%~4%),当 $PaCO_2$ 接近极限时,线性关系终止。每单位 CO_2 的变化引起 CBF 的改变差异很大,取决于使用的方法以及测量血流的位置[148-150]。

总之,$PaCO_2$ 从 40mmHg 升至 80mmHg 增加了一倍,CBF 也增加一倍,$PaCO_2$ 从 40mmHg 降至 20mmHg 减低了一倍,CBF 也减低一倍。这种高度可重复性的脑血管 CO_2 的反应性,经常作为确认和比较不同 CBF 测量方法的工具[148]。

严重高碳酸血症,血管最大程度扩张;严重低碳酸血症,血管最大程度收缩,以上两种情况,CO_2 的反应性受到限制,这与血压的自动调节类似。但是低碳酸血症可能对细胞代谢产生不利的影响,使氧离曲线左移[150]。严重的低碳酸血症(大约 10mmHg)可以引起无氧糖代谢产生乳酸[151,152]。临床经验明确证实,过度通气可以造成精神损伤,但还不清楚这种损伤代表什么,

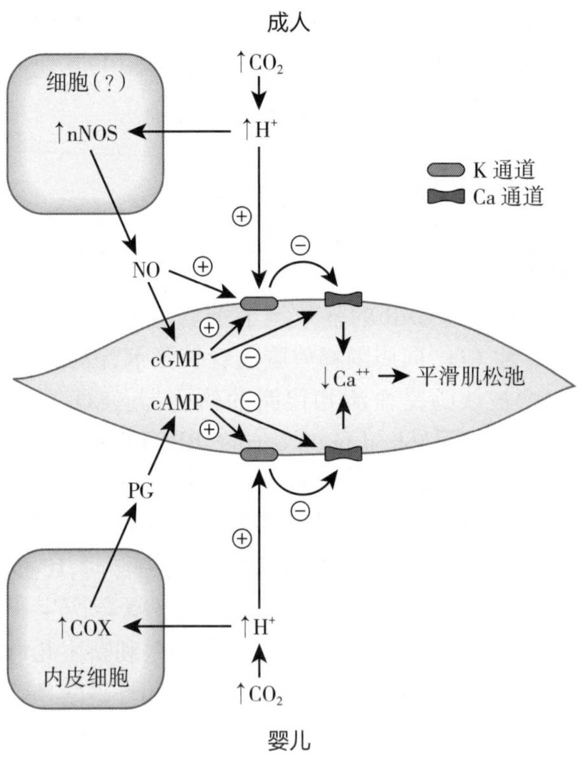

图 2-10 高碳酸血症性血管扩张的确切机制在成人和新生儿可能不同。该图说明的是导致高碳酸血症性血管扩张的一种机制。在成人,高碳酸血症降低细胞外液 PH 值,激活神经细胞的一氧化氮合成酶单体(neuronal isoform of nitric oxide synthase,nNOS),使 NO 和环磷酸鸟苷(cyclic guanosine monophosphate,cGMP)生成增加。随后,NO 或 cGMP 激活钾通道导致血管平滑肌细胞(vascular smooth muscle,VSM)细胞膜超极化。细胞外酸中毒可能直接激活钾通道。VSM 细胞膜超极化抑制电压门控钙通道,使细胞内钙浓度降低。cGMP 也可以直接抑制钙通道,降低细胞内钙浓度。细胞内钙浓度降低导致血管扩张。在新生儿,高碳酸血症所致的细胞外酸中毒通过激活内皮细胞的环氧化酶(endothelial cyclooxygenase,COX)使前列腺素(prostaglandin,PG)合成增多。前列腺素在高碳酸血症性血管扩张中起着"许可作用"(见正文)。前列腺素浓度增加激活腺苷环化酶,导致 VSM 细胞内环磷酸腺苷(cyclic adenosine monophosphate,cAMP)浓度增加。VSM 内的 cAMP 浓度增加激活钾通道抑制钙通道,引起细胞内钙离子(Ca^{2+})浓度降低,血管松弛。与成人一样,细胞外酸中毒也可以直接激活钾通道使 VSM 超级化。CO_2,二氧化碳;H^+,氢离子。(引自 Brian JE Jr:Carbon dioxide and the cerebral circulation. Anesthesiology 1998;88:1365-1386.)

是否表示组织氧合损伤,或组织碱中毒和细胞间离子转换的损伤。临床上,一般不会出现这种严重的低碳酸血症,一般应尽量避免 $PaCO_2$ 降到 25mmHg 以下。神经外科手术常规使用的低碳酸血症应该进行重新评估[153,154]。

动脉血压决定小动脉的张力,调控 $PaCO_2$ 对 CBF 的影响。中度低血压使脑循环对 $PaCO_2$ 变化的反应能力减弱,严重的低血压损害调节反应(图 2-11)[155]。相反,$PaCO_2$ 使压力的自动调节发生改变,从高碳酸血症到低碳酸血症,"自动调节平台"的范围较广(图 2-12)[156]。

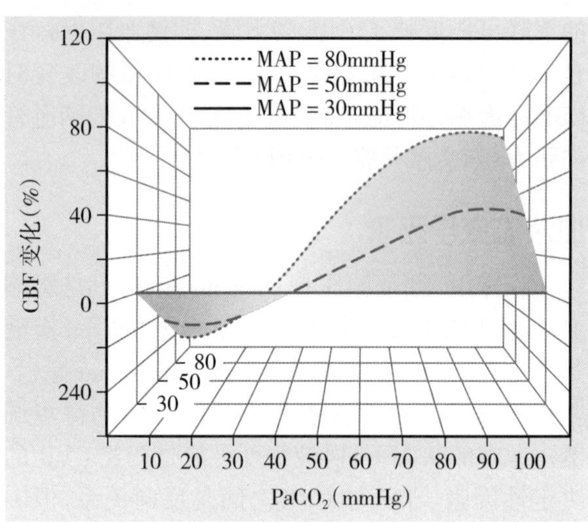

图 2-11 $PaCO_2$ 引起的血压对 CBF 的影响。犬正常血压(MAP80mmHg,上图)、中度低血压(50mmHg,中图)、严重低血压(30mmHg,下图)时,$PaCO_2$ 变化对皮层脑血流的影响。(引自 Harper AM:The inter-relationship between PCO_2 and blood pressure in the regulation of blood flow through the cerebral cortex. Acta Neurol Scand Suppl 1965;41:94-103. Modified from McCulloch J. In Knezevic S,Maximilian VA, Mubrin Z,et al (eds):Handbook of Regional Cerebral Blood Flow. Hillsdale,Lawrence Erlbaum Associates,1988,p 1, using data from Harper AM:Autoregulation of cerebral blood flow:Influence of the arterial blood pressure on the blood flow through the cerebral cortex. J Neurol Neurosurg Psychiatry 1966;29:398-403.)

由于体内前列腺素水平的影响,人体对 CO_2 的反应性可能存在性别差异。例如,应用吲哚美辛治疗可以引起前列腺素合成抑制,可使绝经前期的女性对 CO_2 反应性比男性更低[157]。$PaCO_2$ 反应性也存在部位的差异[158],这种差异可能是由于不同部位的代谢需求不同,但确切机制尚不明确。健康女性吸入 5%CO_2 后 MCA 流速比男性明显升高,这说明健康人对 CO_2 的反应性存在性别依赖性[159]。CO_2 反应性的降低是痉挛或狭窄血管远端局部 CPP 降低的表现,另外,也反映了许多疾病状态下,包括头部外伤[160]、SAH[161-163]和缺血性脑血管疾病的代谢或结构受到损害[163]。对

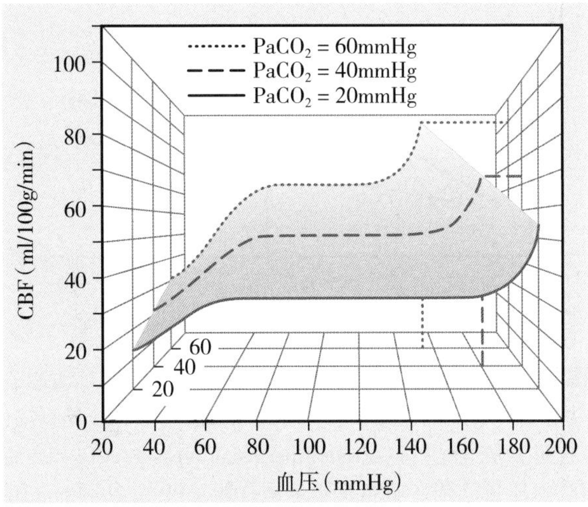

图 2-12 $PaCO_2$ 对脑血流压力自动调节的影响。(引自 Paulson OB, Strandgaard S, Edvinsson L: Cerebral autoregulation. Cerebrovasc Brain Metab Rev 1990; 2: 161-192.)

于昏迷患者,CO_2 反应性损害提示预后不良[164]。

氧气

生理范围内,PaO_2 不会影响 CBF。低氧血症是小动脉扩张的强效激动剂,是组织缺氧和乳酸酸中毒共同作用的结果,尽管确切机制尚不清楚[165]。低氧血症所致的血管扩张很可能与腺苷和 KATP 通道有关[166]。PaO_2 大约 50mmHg 时,CBF 开始增加,PaO_2 为 30mmHg 时,CBF 大约是原来的两倍。CO_2 反应性受损也很可能影响 O_2 的反应性。CBF 对 PaO_2 和血氧含量改变的反应性见图 2-13。高氧血症使 CBF 降低,增加 1 个大气压能使 CBF 轻度降低 10%~15%。人体内高压氧使 CBF 降低,但单纯高大气压很可能不会影响 CBF[167]。

温度

与其他器官一样,脑代谢随着温度的降低而降低。体温每降低 1℃,$CMRO_2$ 大约降低 7%,这种关系也可以用代谢温度系数 Q10 表示,Q10 指温度为 T 与 T-10 时,$CMRO_2$ 的比率。体温在 27℃~37℃ 范围内,大脑 Q10 值在 2.0~3.0 之间[168]。在 27℃ 以下时,Q10 升高接近 4.5。该结果是根据温度对神经电生理的影响得出的,神经元主要功能抑制发生在 17℃~27℃ 之间。在 27℃~37℃时,较低的 Q10 值仅反映生化反应代谢率(基础 $CMRO_2$)的降低;17℃~27℃时,较高的 Q10 值是神经元功能进一步降低的结果[151,168]。适度的低温并不会引起神经元功能严重抑制,对神经元的保护作用优于等电位的巴比妥类药物,这证实了生化机制对于基础 $CMRO_2$ 起到作用十分重要[169]。

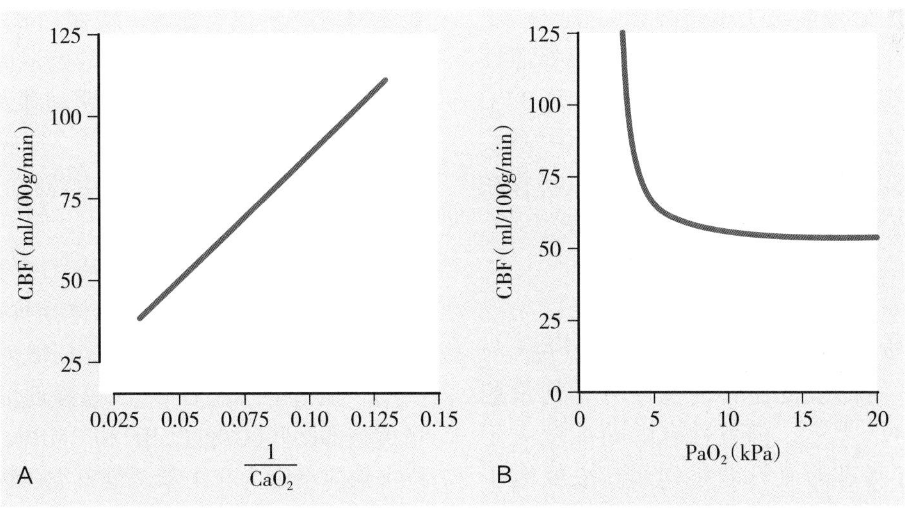

图 2-13 氧含量(oxygen content, CaO_2)和 PaO_2 对 CBF 的影响。A. CBF 与 CaO_2 成反比。B. 在 A 图基础上根据氧离曲线重新绘制,得到更为通俗的 CBF 与 PaO_2 关系的曲线,该曲线掩盖了 CBF 对 CaO_2 的依赖性关系。5kPa 大约为 40mm Hg。(引自 Lesser PJA, Jones JG. In Scurr C, Feldman S, Soni N [eds]: Scientific Foundations of Anaesthesia: The Basis of Intensive Care, 2nd ed. St. Louis, Mosby, 1990, p 205; from original data reported by Brown MM, Wade JPH, Marshall J: Fundamental importance of arterial oxygen content in the regulation of cerebral blood flow in man. Brain 1985; 108: 81-93.)

已知CBF的调节与脑代谢密切耦联,因此低温引起的$CMRO_2$的降低反映了CBF水平的降低。但是这个反应存在区域性差异,大脑和小脑皮层中CBF的改变最明显,丘脑次之,下丘脑和脑干不明显[170]。

术中低温是心肺转流术中最常遇到的问题,这种情况下CBF与鼻咽温度有关,有研究显示,体温低至26℃时,CBF下降最大幅度可达55%,相对应的$CMRO_2$降低56%[171]。$CMRO_2$随着温度的进一步降低持续下降,直到EEG出现静息电位。狗达静息电位,所需温度为18℃。深度低温(18~20℃)心肺转流术中CBF的维持与体温不成比例[172],取决于动脉血压,而不是转流泵的流速[173,174]。但是在复温过程中,CBF保持在低于转流术前的数值水平,很可能是因为低温诱发脑血管的改变。冷灌注可以改善复温中的脑灌注[175]。

EEG电活动停止时,低温和麻醉药物的影响可能有协同作用。低温时使用硫喷妥钠,能增强低温诱导的EEG电活动的抑制性,引起$CMRO_2$进一步降低,这与CBF的进一步下降相平行。尽管异氟烷对$CMRO_2$的影响与此相似,但不会引起CBF的进一步降低[176]。

心肺转流术中适度低温,均保留脑血流自动调节能力与CO_2反应性[171]。但有些研究者认为,如果血液中CO_2含量持续升高时,自动调节就可能受损。在处理酸碱平衡过程中,为维持"正常的"$PaCO_2$以及患者的实际体温,给予外源性CO_2,可以出现以上情况[177]。通过重新计算37℃时的$PaCO_2$,在"alpha-stat"酸碱失调治疗中发现,患者达到明显的高碳酸血症状态,这可以解释在某些心肺转流术研究中报道的CBF升高值[178,179]。

药理学

麻醉药物(如异氟烷、地氟烷和七氟烷),与血压和CO_2一样,改变血管活性反应有剂量相关性(图2-14)[180,181]。挥发性麻醉药浓度大于1.5MAC时有明显的血管舒张作用。浓度大于1.5MAC时,挥发性麻醉药可以抑制CO_2反应性,或使脑血流-压力调节作用减弱。术中应用麻醉性镇痛药如芬太尼或瑞芬太尼,可完全保留CO_2反应性[182],丙泊酚静脉麻醉也保留CO_2反应性。丙泊酚和瑞芬太尼静脉麻醉,保留CO_2反应性和压力自动调节作用优于挥发性麻醉药。由于存在血流-代谢耦联,逐步增加丙泊酚的麻醉深度,

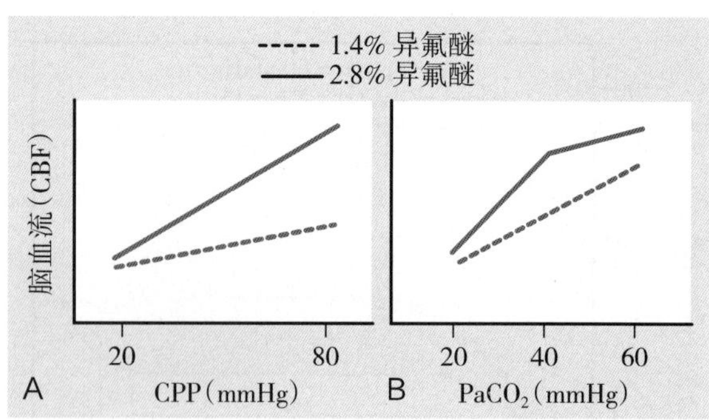

图2-14 异氟烷麻醉的狗,血管扩张剂对血压自动调节功能和CO_2反应性的影响。对比1MAC和2MAC异氟烷:A.随着脑灌注压(cerebral perfusion pressure,CPP)的变化,血压自动调节功能并非总是有效,CPP在20~40mmHg时,脑血流(cerebral blood flow,CBF)的增加比CPP在40~60mmHg更为显著。B. 1 MAC的异氟烷,三种不同水平的$PaCO_2$,CBF都增加;2 MAC的异氟烷,CBF仅在$PaCO_2$ 20~40mmHg时增加。2 MAC异氟烷,$PaCO_2$为40mmHg时,血管可能有了最大限度的扩张,因此,$PaCO_2$升高至60mmHg,对于全身血管阻力几乎没有作用。(引自McPherson RW, Brian JE, Traystman RJ: Cerebrovascular responsiveness to carbon dioxide in dogs with 1.4% and 2.8% isoflurane. Anesthesiology 1989;70:843-850.)

可导致CBF下降。相反,挥发性麻醉药浓度超过1.5MAC时,CBF增加,提示血流和代谢失耦联。尽管静脉麻醉药如丙泊酚,保留血流-代谢耦联的作用似乎优于挥发性麻醉药[183],但应用氧化亚氮将进一步损害血流-代谢耦联[184]。在颈内动脉注射足够剂量的静脉麻醉药造成脑电的爆发性抑制,脑血流并不减少,表明动脉内注射麻醉药物,血流和代谢是不耦联的[185],造成这种耦联关系消失的原因可能是因为注射药物的生物力学的效应,或者对血管的直接作用。

氯胺酮是一种N-甲基-D-门冬氨酸(N-methyl-D-aspartate,NMDA)受体拮抗剂,在辅助静脉麻醉中增加使用氯胺酮,对CBF的影响是很复杂的。在清醒志愿者中,浅镇静剂量的氯胺酮会增加脑部某些区域的CBF和$CMRO_2$。全麻患者,以上效应会因为合用苯二氮草类药物或控制通气而减弱[186]。氯胺酮对猪的CO_2自动调节没有影响[187]。右美托咪定是一种静脉内α2受体拮抗剂,可以使CBF减少[188,189],但动物实验证实其不会减少$CMRO_2$[190]。对于狗的实验提示,以上作用部分源于对脉管系统的直接作用,而不是低血压或者低$CMRO_2$的作用结果[190]。

血管活性药物可能会影响自动调节作用的各

个方面，有证据表明，当 CPP 降低时，硝普钠会损害脑循环对 CBF 的自动调节能力[191]，但 CPP 升高时不会受损。与自动调节机制受损无关[192]，在动物实验中，与对照组相比，挥发性麻醉药随时间延长，CBF 有逐渐减少的趋势[193-195]，这与脑脊液 pH 值影响无关。不仅 CBF 绝对水平下降，CO_2 反应性也发生了改变[195,196]。这种时间依赖性 CBF 减少与心肺转流术有关[195]。

这种血流减少(或者回到"正常")的原因目前尚未完全阐明。有证据表明，在其他设计较好的对照实验中，CBF 并未减少，因此 CBF 随时间的影响可能是方法学误差导致的[197,198]。在一定温度条件下，心肺转流术初期，颅骨闭合时 CBF 下降很可能反映了颅内温度的平衡结果。但是，随着颅骨开放和直接监测皮层温度，在心肺转流术降温和复温过程中并未出现时间差现象[199]。

神经源性调节

自主神经系统

脑循环和体循环最显著的差别是体液的相对缺乏和自主神经对正常脑血管张力的影响。体循环的调节在很大程度上受交感神经活动调控，但脑循环似乎不受自主神经的调节。因此，自主神经不是调节反应所必需的，但它们可能通过一些重要的途径改变这些反应。

脑血管的支配很广泛[200,201]，包括颅内和颅外起源的 5- 羟色胺、肾上腺素能和胆碱能系统。这种错综复杂的关系以及支配系统广泛性的重要生理意义尚不完全清楚。在解释实验研究结果时的一个复杂因素是 CBF 对于交感神经刺激的反应存在明显的物种差异[202]。因此，对于猴，失去交感神经支配，对 CBF 没有影响，但急性交感神经刺激，可以使正常血压和高血压猴子的 CBF 降低。猫和狗却相反，交感神经刺激对正常血压的 CBF 没有影响，但是主动脉结扎诱发急性高血压的猫，电刺激颈部交感神经节则使 CBF 的增加变得缓慢，减少血 - 脑屏障的破坏[201]。

正常情况下，对于人体的脑血管是否存在交感神经张力的作用还存有争议。有的研究支持脑血管缺乏基础张力作用的观点，因为有研究表明酚妥拉明引起的 α- 肾上腺素能受体阻滞作用不影响 CBF[203]。相反，Hernandez 等[204]的研究证实，猴子单侧颈上神经节切除后导致该侧 CBF 增加 34%，而对自动调节没有影响。

另一方面，生理状态改变的情况下，众所周知交感张力的增加对 CBF 的影响。例如，D'Alecy[205]发现强烈刺激狗的星状神经节，狗的 CBF 减少大于 60%。因此，急性交感神经刺激可以使自动调节曲线右移。已经证实，在重症高血压发作时，可以观察到交感神经张力反射性增加减弱 CBF 的短暂性增加[206]。在血压正常的兔处于高碳酸血症时，交感神经刺激也可使脑充血有所减轻[207]。双侧交感神经刺激引起的脑血管效应更为显著[208]，尽管酸中毒抑制了去甲肾上腺素的释放[209,210]，也可见到这种效应。

交感神经刺激可收缩大血管和软脑膜血管，因此增加了小动脉的近端外周血管阻力。这种情况下 CBF 的增加是由于 $CMRO_2$ 增加的结果(如癫痫)，即使刺激双侧交感神经对脑血流也没影响，这时代谢因素是决定 CBF 的主要因素，而交感神经的作用微乎其微[211]。

在自动调节范围的下限时，交感神经兴奋能够改变动脉血压降低引起的对 CBF 自动调节的反应(图 2-15)。血压相同情况下，失血性低血压时的 CBF 比药物控制性降压引起的 CBF 低[212]。因此，在实验组狒狒，紧急交感神经切除术或 α 肾上腺素受体阻滞剂，可以防止低血压导致的脑部大血管的交感系统引起的反射性收缩，脑血流量仍可维持不变，由于 MAP 在 35% 时自动调节即保留，因此 CBF 仍维持较好，但未治疗的对照组 MAP 需控制在 65%。这种现象解释了为什么患者对于麻醉时控制性降压比失血性休克导致的低血压更易耐受。尽管未进行过相关研究，但是严重疼痛导致的交感刺激也可以使自动调节曲线右移。

副交感神经纤维包绕 Willis 环和皮层软脑膜

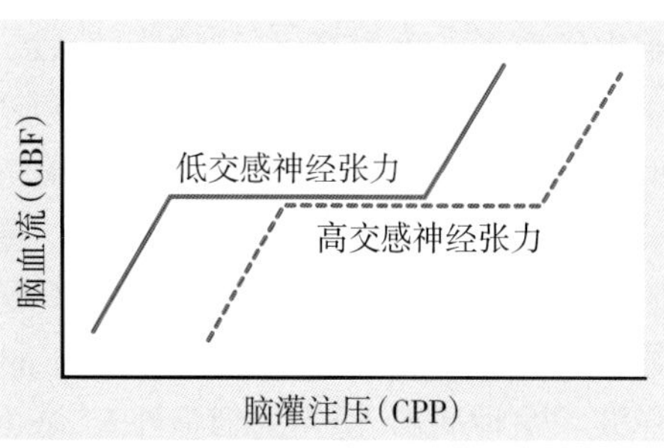

图 2-15　自主神经对自动调节的影响。较高的交感张力，增加小动脉血管床近端阻力，使自动调节曲线的上限和下限末端均右移

血管，这些纤维含有广泛的扩血管递质，包括P物质、神经激肽A和CGRP，它们的作用机制曾在前面讨论过。副交感神经纤维受到刺激，缺血时产生血管扩张作用。因此，在大鼠大脑中动脉分支闭塞的缺血模型中，切断副交感神经可以导致脑梗死的面积增加[213]。但是，这些副交感神经纤维受到刺激引起的缺血后脑充血程度的加重使任何保护性作用都相形见绌[214]。颈动脉夹闭去除后，刺激副交感神经纤维也可以减轻脑充血。副交感神经血管收缩反应可能是由神经肽Y介导的[215-217]。由于物种的差异，这些结果不适用于人类。总之，尽管颅内血管的神经支配广泛，但这些支配途径的目的目前仍存有争议。

局部神经胶质对脑血流的调节

对于局部神经胶质对脑血流的调节的认识是在不断进展的。对于神经元和神经胶质作用有了新的认识，特别是对于星形胶质细胞，认为其可直接通过正反馈调节机制影响局部血流。这种认识不强调传统认知的局部代谢物引起局部血管舒张的负反馈调节机制[26]。谷氨酸能兴奋性神经元传导过程中，神经元NMDA受体激活，导致nNOS兴奋以及神经元释放NO。在小脑，NO可以直接作用，使脑部血管扩张[218]。在脑皮层，神经元产生的NO可以通过抑制周围星形胶质细胞中20-羟基-二十碳四烯酸(20-hydroxy-eicosatetraenoic acid，20-HETE)的生成，舒张局部血管，20-HETE是一种血管收缩因子[219]。

星形胶质细胞位于神经元与血管平滑肌细胞之间，伸出终足包绕血管，是神经血管交流的媒介，一些实验提出的相关机制与星形胶质细胞功能相关[26]。神经传导兴奋时释放的谷氨酸盐可以激活星形胶质细胞代谢型谷氨酸受体(metabotrophicglutaminate receptors，mGlutRs)，导致细胞内钙离子浓度提高，活化磷脂酶A2。膜磷脂产生花生四烯酸增加，花生四烯酸代谢产物增加，如前列腺素增加(例如PGE_2)、二十碳三烯酸(epoxyeicosatrienoic acids，EETs)增加[220]。星形胶质细胞钙浓度提升，激活星形胶质细胞终足上大的传导型Ca^{2+}激动K^+(BK)通道，导致K^+向周围血管释放。这种局部、适当的细胞外K^+浓度的增加意味着血管平滑肌细胞极化以及通过电压控制Ca^{2+}通道的Ca^{2+}内流被抑制[26,221]。

星形胶质细胞钙离子浓度提高，以及花生四烯酸增加，都会导致血管收缩。以上机制与血管平滑肌细胞内花生四烯酸与20-HETE的相互转化有关[220]。星形胶质细胞最终介导舒张和收缩相应取决于血管紧张度与局部O_2浓度[222,26]。

自动调节功能衰竭

在很多疾病中，脑血管自动调节功能都可能受到破坏。影响中枢神经系统的很多疾病，通过各种途径影响脑循环的自我调节能力，如急性缺血、占位病变、外伤、炎症、早产、新生儿窒息和糖尿病。尽管原因各种各样，在极端状态时，脑血管调节功能失调的最终共同通路就是血管运动性麻痹。

自动调节失败的原因是什么？简单地说就是导致了组织酸中毒或局部“毒性代谢产物”聚积，但它不能解释所有的情况。局部损害导致损伤远隔部位自动调节功能丧失很难被解释[223,224]。此外，Paulson等[22]用“分离性血管麻痹”来形容对血压变化引起的自动调节能力丧失而CO_2反应性保留的现象[156]。肿瘤或梗死灶对侧，或AVM切除后高灌注区可以观察到这种反应[225]。两种显著的血管运动性刺激之间的分离现象强调了压力调节比CO_2反应性更为脆弱、更易丧失，或者很可能还有其他代谢对调节机制有影响。CO_2反应性全部丧失可能是临终前的表现。有一种现象称“失联络”，即损伤区的远隔部位发生低灌注和低代谢[226,227]。

“假性自动调节”是脑外伤中出现的另一个现象[223]。麻痹的血管床，CBF的压力被动增加可以导致多数损伤区出现局部压力梯度。体循环压力升高，但局部脑水肿仍可以保持CBF的恒定。

自动调节失败(图2-16)分为两种：“右侧”(高灌注)和“左侧”(低灌注)调节失败。尽管下面的章节用同种观点讨论调节失败的后果，但对于缺血和循环“灌注压突破”，不同脑区的敏感性不同。例如，海马区对缺血十分敏感。以前，该特点被认为是组织基础代谢状态的一个简单的功能，也就是说，代谢率越高，组织对缺血越敏感。但这种敏感性无疑还涉及其他机制[228]。

低灌注和缺血

低灌注导致脑缺血。CBF减少对神经元造成的基础代谢的后果与任何形式的血流减少是相同

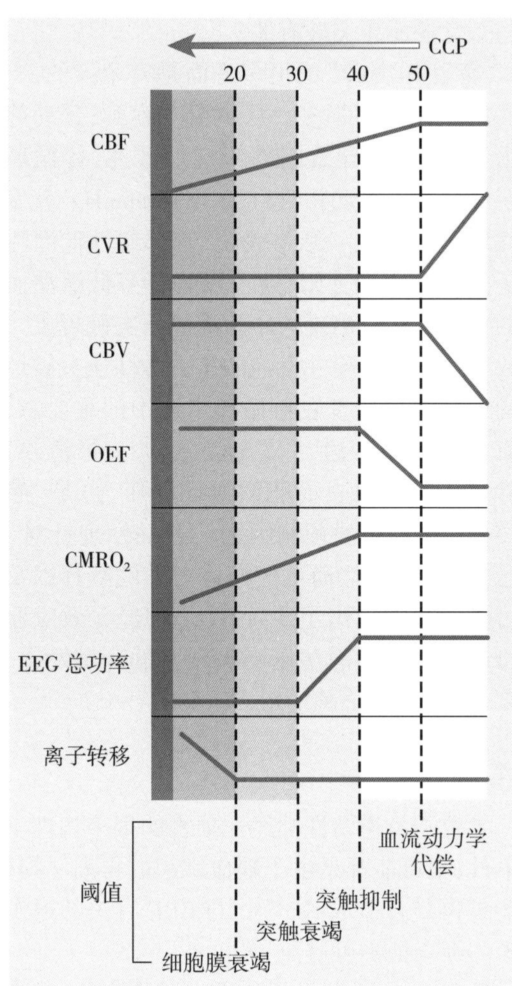

图 2-16　自动调节失败。该图是图 2-4 的左边部分扩展而来，表明的是不同生理功能的理想改变（某些病理生理状态重叠表示）。CPP 是近似值，各种协方差的很多变化可以重叠。为了显示清楚，在此对其公式化。图的左侧显示的是 CBF、CVR、CBV、氧摄取率（oxygen extraction fraction，OEF）、$CMRO_2$、皮层 EEG 信号总能量（total power of the cortical EEG signal，EEG TP）以及离子转移（如，水和 Na^+ 进入细胞内，K^+ 流出细胞）。各种 CBF 阈值用虚线标记在图的底端。阈值间的功能状态也在图底标记。该图中，EEG 能量的丧失仍然高于细胞膜功能的衰竭低限值。临床上，任何导致 EEG 缺血性改变的情况都应看成不可逆性损害的表现，需要及时治疗。（引自 Young W：Clinical Neuroscience Lectures. Munster，Cathenart，1999.）

的。但完全性脑缺血与不完全性脑缺血的鉴别，可能在于代谢的结果不同，重要的是，区域性或局灶性脑缺血的 CBF 可能伴有侧支循环供血。

图 2-16 是图 2-4 中自动调节曲线左侧扩展而来的理想状态。随着 CPP 降低并向自动调节曲线的下限（约 50mmHg）靠近，小动脉阻力血管扩张，CBV 增加。但是在自动调节的下限，血管扩张能力很有限，血循环不能进一步减少阻力来维持血流，随着 CPP 进一步降低，CBF 开始下降。氧摄取的增加首先弥补了 CBF 的下降。当氧摄取量最大时，$CMRO_2$ 开始减低，因此，突触传递开始受到损害，最终完全受损，EEG 表现为等电位。这时有足够的能量维持神经元存活，但神经元不能“工作”。脑血流继续下降就会导致“膜衰竭”（Na^+、Ca^{2+} 和水进入细胞内，K^+ 流出细胞；如细胞毒性水肿）。这种 CBF 的减低达到致命范围，如果不加以纠正就会导致脑梗死。

脑梗死的发展取决于血流量减低至缺血水平的程度和持续时间（图 2-17）。神经元组织能够接受保持组织正常功能但不造成永久性损伤的血流水平。如果血流恢复到一定程度，功能也将恢复。如图 2-17 所示，存在两种状态，透明带，指组织恢复功能，与缺血时间无关；半暗带，是指只有当血流在一定时间内恢复，组织才能存活。半暗带一词，由 Branston 等[229]引入的。他们最初用这个术语表示无功能但有能力恢复功能的组织。为了鉴别不需干预也能存活以及如不干预就不能存活的

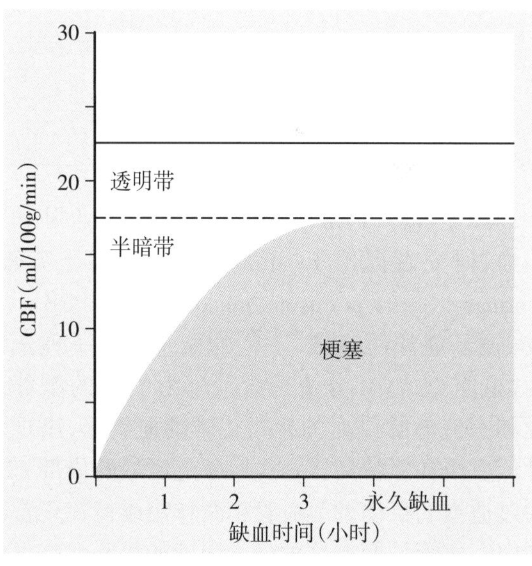

图 2-17　血流减低对神经元功能影响的程度和时间。组织接受的血流大约在 18~23ml/100g/min 之间时，功能上无活性，但只要灌注增加，组织的功能就会恢复（透明带）。对于血流灌注较低的组织，梗死的发展与时间有关，如果在发生梗死之前组织恢复充足的灌注，组织的功能就会恢复（缺血半暗带）。（引自 Young W：Clinical Neuroscience Lectures. Munster，Cathenart，1999；modified from data in Jones TH，Morawetz RB，Crowell RM，et al：Thresholds of focal cerebral ischemia in awake monkeys. J Neurosurg 1981；54：773-782.）

这两种组织，Drummond 等[230]将前者称为缺血性透明带。

任何临床事件导致 EEG 出现缺血性改变时，都应视为具有不可逆性损害的风险，需要及时治疗，这些临床事件很可能反映了血流量减低到半暗带的范围（见图 2-16）。例如，颈动脉内膜剥脱术的患者，在阻断颈动脉后 EEG 出现脑缺血的改变，随着分流器的放置，EEG 变为正常，患者苏醒无后遗症。

高灌注和循环灌注压突破

如果 CPP 超过了自动调节的上限，血流最初是增加的，小动脉阻力血管扩张。在某一时间，小动脉血管床随压力增加而扩张，阻力随之下降。临床上，可以观察到脑血管充血导致的脑水肿、血 - 脑屏障开放导致的血管源性水肿以及脑血管破裂导致的脑出血[22,225,231]。脑水肿的不同类型和主要的液体分布变化见表 2-1。

表 2-1　脑水肿的类型

水肿类型	主要的液体分布变化
细胞毒性	液体由细胞外转移至细胞内
血管源性	液体由血管内转移至血管外
腔隙间	脑脊液转移至细胞外
脑充血	血管内容量增加

为了解释 AVM 切除术后发生的脑水肿和脑出血，研究者提出了“正常灌注压灌注压突破”（normal pressure perfusion breakthrough，NPPB）[232]或“循环灌注压突破”[233]的概念。这一理论认为，低阻型 AVM 分流系统使邻近病灶的滋养动脉和引流静脉供血的相对正常的血管床，出现动脉低血压和静脉高压。这些邻近区域的局部 CBF 通过适当的自动调节血管扩张作用维持在正常范围内。血管长期在这种最大限度的扩张状态可以导致血管运动性麻痹；如果灌注压增加，阻力血管可能再也不能进行自动调节。当动静脉瘘阻断后，邻近脑区的血循环压力就“正常化”了。然而，在新的血压正常的血管床出现血管运动性麻痹，阻止了 CVR 在必要时适度增加维持恒定的脑血流，导致脑充血。这种高灌注和灌注压的急剧增加可以引起脑水肿和脑出血，其确切的机制尚不清楚。颈动脉内膜剥脱术[231]后以及结扎颈内动静脉瘘[234]后出现的脑水肿和脑出血，其发生很可能与正常灌注压突破有关。

“灌注压突破”的很多方面是有争议的，支持这一观点的证据不多。从大鼠观察到，颈动静脉瘘形成 12w 后，导致脑部慢性低灌注，体循环压力明显低于正常动物时（130 vs.180mmHg）就发生灌注压突破。这一结果表明，脑部慢性低灌注降低了自动调节的上限，这可以解释当低灌注血管床的 CPP 恢复时出现的压力灌注压突破现象[235]。导致术后发生危险并发症的压力灌注压突破综合征的确切机制以及在血循环生理中的重要意义，还有待进一步探讨[236]。Young 等[237]报道，AVM 切除术后，脑充血（而非供血动脉压力）是“灌注压突破”并发症的预测因素。这一发现针对“灌注压突破”并发症简单的液体力学的解释以及其他可能的原因提出了质疑[238]。神经元效应器机制可能参与压力灌注压突破现象的病理发生，已越来越引起人们的关注[19,64]。

再灌注损伤

导致不可逆转性神经元损害的很多病理生理性事件，很可能都是由于缺血组织的再灌注损伤，可能是再氧合造成的[239]。与 CBF 有关的迟发性低灌注综合征不可避免[240]。

低灌注在神经元损伤中的重要性尚并不明确。缺血后 CBF 与代谢率减低很有可能是耦合的[241]，但大脑的某些区域 CBF 与代谢率可能不匹配[240]。脑缺血后，中性粒细胞黏附于血管内皮细胞可能也防止组织灌注的再恢复。细胞间黏附分子缺乏的小鼠短暂性脑缺血后发生卒中的几率相对减少[242]。选择性诱导型一氧化氮合成酶抑制剂氨基胍，以及多胺 N- 甲基 -D- 天冬氨酸（N-methyl-D-aspartate，NMDA）受体拮抗剂艾芬地尔，也可以减轻再灌注损伤[243,244]。

脑血流自动调节功能破坏时的血流动力学

脑血管功能的储备

如果出现脑血管狭窄，相应脑区的血流压力就减少。这些脑区通常由大动脉供血，如大脑前动脉、大脑中动脉或大脑后动脉，或者可能局限于较小的动脉分布区。狭窄的远端，灌注压减低，因此即使血压正常，狭窄远端的动脉血管床的压力相对较低，在自动调节曲线附近或压力 - 被动区之上发挥作用(见图 2-4 和图 2-16)。供应组织的静息血管床可能正常,但如果出现灌注压下降,血管就不能进一步扩张了。因此,这些脑区的"脑血管储备功能"已处于耗尽的状态[245],也就是说血管进一步扩张和维持脑血流的能力在一适当的水平。应用血管扩张剂可以评估脑血管储备功能。临床上,乙酰唑胺和二氧化碳都可用于评估脑血管储备功能[246]。

结构正常的组织(如常规 MRI 或 CT 扫描显示)如果对这些药物的扩血管反应减弱,可以推断灌注压是降低的。已有提出应用这种方法进行测试,例如,确定哪些患者可能受益于颅内外血管重建技术,或评估急性动脉闭塞的影响。但这种方法在临床应用中仍处于起步阶段。PET[247]和单光子发射计算机断层扫描(single-photon emission computed tomography,SPECT)[248]通过及时测定 CBF 与 CBV 的比值,为脑血管储备功能指数评估提供比较敏感的测量方法。

脑血管疾病患者的CBF低于正常人。事实上,脑血管疾病危险因素的患者 CBF 和 CO_2 的反应性均减低[249]。CBF 和 CO_2 的反应性的减低不是一定要在血管造影证实存在血管闭塞。这种血流减少和血管运动受损的机制仍有待阐明。

镰状细胞病卒中病理的新理论结合了本章和前几章提及的血流动力学调控的概念。Pavlakis 等[248]和 Prohovnik 等[250]提出,镰状细胞病患者梗死的病理机制是大的近端血管闭塞造成远端灌注压下降;主要供血血管的远端(如大脑中动脉)出现低血压。但该病患者小动脉扩张能力已经耗竭,无法代偿贫血造成的氧供减少,结果出现分水岭梗死。

脑盗血

大脑"盗血"是与脑储备功能有关的概念,"盗血"涵义很广,但在生理学上是有误导性的术语[251]。它是指非缺血区的血管扩张,供应缺血区的血流减少,例如,高碳酸血症可导致"盗血"现象[252]。只有当两个血管床之间存在压力梯度时,该脑区的血流就会被另一个脑区"窃取"。大脑 AVM 患者也会发生脑盗血现象,大量血流流经病灶,导致局部神经系统症状进行性加重。然而,大样本的 AVM 患者,已证实病变的供血动脉和非供血动脉之间不存在压力梯度,对于这些患者,盗血是否引起神经系统症状已被提出质疑[253]。

如果缺血区血管最大限度地扩张,给予 CO_2 可以使邻近正常脑区的血管扩张,可能通过降低局部脑血流的压力,导致净血流量减少,供应病灶区。相反,正常脑区的血管收缩可能会使血液重新分配至缺血区域,这种现象称为反盗血或罗宾汉(Robin Hood)效应。应用其他脑血管扩张剂也可以出现这种现象,如挥发性麻醉剂,全身血管扩张剂,如肼屈嗪、硝普钠和硝酸甘油,但进行这种干预的重要性,临床尚缺乏资料。

血管长度和黏滞度

血管扩张能力达到极限后,血流既是压力依赖性的,又高度取决于血管的长度和血液的黏滞度(主要由红细胞压积确定)[137]。因此,随着远端血管最大限度地扩张,压力最低的脑区是离动脉流入最远的区域,因此,这些脑区的阻力最高而血流最低。这个概念在临床上很重要,因为离动脉输入最远的脑区是分水岭区(如 MCA 和 ACA 动脉供血的交界区),血压降低时,这些区域最可能出现缺血。

动脉瘤性 SAH,降低血黏度也可以预防或治疗脑血管痉挛[254]。尽管大血管(如血管造影显示)可以出现痉挛(收缩的血管压力明显降低),但远端阻力血管床可能最大限度地扩张[255]。因此公式 2-2 中,改变血管口径不影响血管阻力。由于血管长度是固定的,只有血液黏度有可能影响 CVR,前提是携氧能力没有受到影响[137]。然而在临床上,血液稀释对容量负荷改善预后的影响依然有待研究。

血红蛋白浓度过高产生高黏滞血症的状态。虽然红细胞增多症时 CBF 减少,是血栓栓塞性卒中的危险因素,但在临床实践中尚缺乏实施放血疗法的统一指南。当然,血细胞压积值超过 60% 的患者仅在紧急情况下可以实施麻醉。

脑侧支循环衰竭

脑循环正常的患者在颈动脉闭塞之后,同侧半球的血流压力下降,同时小动脉的阻力血管床扩张。这样,从 Wills 环或其他渠道的侧支循环血流进行代偿,恢复灌注。但是,如果这些渠道不存在或相关阻力血管已经最大限度扩张时,代偿机制就无法起作用,脑缺血状态就会随之而来。

加强灌注治疗

控制性高血压

机制

维持高灌注和适当的血黏度与氧供,可以减低血供减少区域发生的细胞死亡。如 Young 和 Cole 所综述的[134],大量实验证据表明这种方法改善脑灌注、诱发反应、组织病理学和神经系统功能的预后。通过增加体循环灌注压,可以减轻狭窄血管和向缺血区供血的侧支循环压力的下降(图 2-18)[256]。CBF 的轻度增加,可能使半暗带(梗死区)转变为透明带,还可能恢复到正常功能的灌注水平。然而,控制性高血压的风险包括加重缺血性(血管源性)水肿,还可以使缺血性梗死转变为出血性梗死。如果短时夹闭颅内动脉或颈动脉时,提升血压是用来增加 CPP[252,257],上述的顾虑就不太重要了。然而,药物控制性高血压和心动过速都会增加心肌缺血的风险,这时最好选择 α-肾上腺素能激动剂[258]。

应用

控制性高血压在急性栓塞性卒中中的应用与麻醉实施有关[134]。在颈动脉内膜剥脱术中提升血压的应用已讨论了一段时间,许多作者建议在颈动脉短暂夹闭期间应适当提升血压[252,259,260]。通过升高体循环的压力,使 CPP[259,260](颈动脉夹闭后在远端残端测得的)和 CBF[252]都升高。苯肾上腺素仅轻度升高静脉窦压力,因此在控制性高血压过程中,药物不太可能影响 CPP[260]。尽管认为颈动脉内膜剥脱术中远端残端压力与 CBF 的变化无关[261],但该技术是评估 CPP 是否充足的简单、低风险和经济有效的方法[262]。这种方法也可以出现假阴性结果(如残端压力正常而 CBF 不充足),但如果血管造影显示颅内血管正常,这时残端压力显著减低(如 20mmHg)就说明可能存在问题。

神经外科血管手术中,应用暂时夹闭血管的方法确保颅内动脉瘤的安全是一重要的进展[263]。暂时阻断技术需要对颅内动脉瘤手术中传统的麻醉管理方法进行某些改良[257,264]。在临时阻断颅内主要动脉的过程中,不仅必须避免全身性低血压,而且必要时应提升血压[134,256,265]。

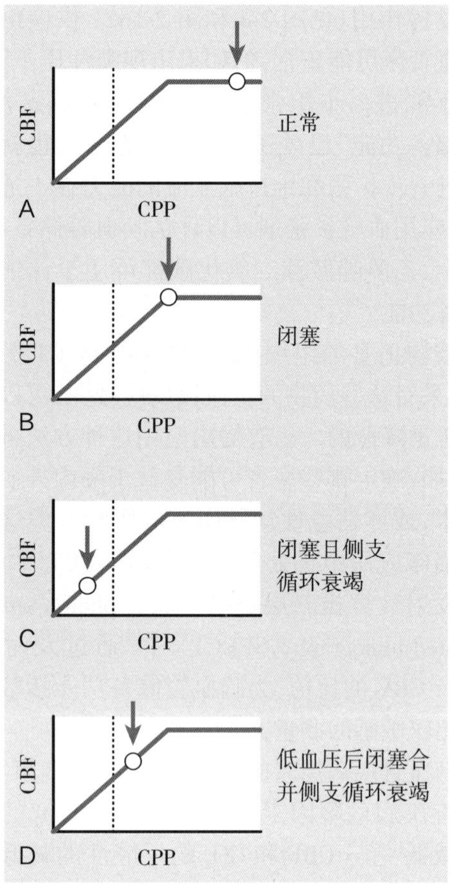

图 2-18 控制性高血压模型。A. 正常。箭头表示自动调节曲线上操作点,本例中,血管床在整个自动调节范围的中间位置,自动调节的下限在曲线的膝部。垂直的虚线代表缺血血流的阈值。B. 夹闭血流。如果该血管供血区的主要血流通道被阻断,则阻力血管床的输入端压力下降。自动调节功能就会通过扩张血管床调整输入端压力的下降。大的血流夹闭后,输入端压力下降多少取决于侧支血管通路的数量和管径。图中的例子表明,侧支循环灌注压(collateral perfusion pressure,CPP)足以使操作点位于缺血阈值之上,尽管操作点位于脑血流随压力改变的范围内(如该血管床最大限度地扩张)。C. 血流夹闭而侧支循环未建立。假设侧支循环闭锁或狭窄(侧支循环阻力增加),于是随着大血管血流的夹闭,输入端血流压力明显低于夹闭远端的压力。由于血流压力下降使阻力血管床进一步扩张代偿的能力耗竭,所以脑血流(cerebral blood flow,CBF)减少,于是出现了操作点低于缺血阈值。这种情况需要治疗。D. CPP 的自动调节。这时体循环平均动脉压增加。血流压力经侧支循环传递,尽管缺血血管床的压力不能完全恢复正常,但足可以提高输入端压力,使 CBF 升高正好在缺血阈值之上(尽管仍然在曲线上脑血流随压力改变的范围内)。缺血性事件发生后,这种曲线在缺血阈值之上小范围的移动在决定最终梗死的程度和功能预后上很关键。(引自 Young W:Clinical Neuroscience Lectures. Munster,Cathenart,1999.)

控制性高血压已应用于动脉瘤性SAH的麻醉管理中[266-268]，同时联合高血容量血液稀释法，因此提高灌注压这一方法的相对作用还没有完好的定义[269]。

反向盗血

反向盗血可以将CBF重新分布至缺血区，已有明确的研究证实了其临床相关性[270]。患者的反应是变化多端的，实际工作中应针对患者的个体化反应进行治疗。但目前很实际的问题是缺乏床边监测技术评估局部脑灌注。

低碳酸血症

缺血时低碳酸血症对CBF能产生有利的影响已不是一个新的概念[271-273]，但并非所有的研究者都已经证实低碳酸血症有利于血流的再分配。而很多早期的研究并不支持低碳酸血症的有益作用[274]。早期动物模型多为长期缺血模型[275]。此外，人类研究对于低碳酸血症改善预后的趋势缺乏足够的统计学证据[276,277]。正如颈动脉内膜剥脱术中应用控制性高血压，低碳酸血症时侧支循环的灌注压似乎可以得到改善[260,278,279]。因此，控制性高血压治疗时可以考虑辅助适度的低碳酸血症。

药物干预

血管活性药物可以收缩正常的血管，可能有利于CBF重新分配至缺血区，血管扩张剂可能起着类似于高碳酸血症的作用。但是，还没有证据表明这一作用能够改善预后。

巴比妥类药物改善局灶性缺血的机制之一，是将正常部位的CBF再分配至缺血区[229,280]。即使这样，巴比妥类药物的临床作用仍然是一个有争议的话题，除了心肺转流术，其他情况均缺乏对预后的研究[141]。然而，大多数专家同意在急性短暂性局部脑缺血术中可以应用巴比妥类药物。盗血或反向盗血对临床麻醉管理有何影响是有待讨论的问题。目前，除了丙泊酚和依托咪酯（尚未确切证明有脑保护作用），其他药物对反向盗血都不具有保护作用[281]。

脑血管痉挛时需要增加CBF。不论是近端血管还是远端血管痉挛，最初均可通过提高血压、高血容量及血液稀释疗法进行治疗。血管内介入治疗通常用于药物治疗无效的痉挛。最近的证据表明，近端和远端脑动脉痉挛，可能需要不同的干预措施[282]。近端血管痉挛最好采用支架治疗，患者可以持续受益，而远端血管痉挛最好采用动脉血管扩张剂治疗，如动脉内罂粟碱治疗[283,284]，由于出现短暂的神经系统并发症，钙通道阻滞剂如维拉帕米和尼卡地平，可以作为罂粟碱的替代品[284-287]。由于动脉血管扩张剂治疗有增加ICP的风险，脑血管痉挛时治疗脑血容量不足时建议监测ICP[288]。

动脉内给药

目前，血管内手术的进展已允许动脉内给予高度靶向的药物治疗很多脑部疾病[284,285,289,290]。但是，让有效的药物分布于脑区的关键，是调整药物的剂量和浓度，如果可能的话，应使脑血流短暂减少[291-294]。虽然电脑模拟和实验证据表明，局部血流量的增加将会升高局部动脉内药物浓度，但控制脑血流对于增加药物在脑组织中沉积的作用还未达成临床共识[293,295-299]。在治疗脑肿瘤时，动脉内药物剂量，往往随区域性脑血流量的增加而增加，进而增加到最大剂量，安全地分配到脑部[298]。在其他医疗中心，动脉内化疗时，通过增加心输出量和CBF，提高局部的药物浓度[300]。理解药物动力学的基本挑战之一是无法确定在短时间内通过脑循环的组织中的药物浓度[301]，但现代光学技术采用对组织无创且快速测量药物浓度的方法攻克了这一局限[302-304]。动脉内给药的另一个问题是血-脑屏障破坏[305]。动脉内常应用甘露醇破坏血-脑屏障[306]。CBF的减低似乎可以增加动脉内甘露醇的剂量反应[307]。因此，监测CBF对于明确动脉内药物动力学和改善药物的血流分布起着关键作用。动脉内给药可能适用于神经系统药物和干细胞的分布。

脑血流监测

CBF监测方法的选择取决于很多因素，如是否有相关设备和专家、监测成本、监测对象（人或动物）、期望的解剖学分辨率等。所选用的监测方法很重要，它决定了正常值和异常值的范围，解剖的特异性或分辨率，以及如何解释数据。选择的方法其检查结果可重复性极其重要。一些比较重要的检测方法，如Kety-Schmidt（动静脉差值）方法、动静脉氧含量的差异方法、氢清除法、自放射显影技术、放射性氙、微球技术以及氙增强CT扫描等，见表2-2及图2-19至图2-23。对于CBF方

表 2-2 脑血流监测方法的比较

方法	人或动物	相对花费[†]	解剖	时间	可重复?	有创性	示踪剂(s)	放射性?	相对血流值[‡] [ml/(100g·min)]
半球									
Kety-Schmidt	人	+	半球	15 分钟	是	颈静脉穿刺	N_2 ^{133}Xe ^{83}Kr	无 有 有	50
$AVDo_2$	人	+	半球	<1 分钟	是	颈静脉穿刺	不用(NA)	无	相对变化
二维清除									
颈动脉内 ^{133}Xe	人	+	3~4cm 的皮层[§]	灰质 <1 分钟 白质 3~11 分钟	是	颈动脉穿刺或经股动脉插管	^{133}Xe	有	灰质 80 白质 20 最初斜率指数 50(大脑半球平均流量)
静脉内 ^{133}Xe	人	+	3~4cm 的皮层	3~11 分钟	是	静脉	^{133}Xe	是	同颈动脉内 ^{133}Xe
吸入 ^{133}Xe	人	+	3~4cm 的皮层	3~11 分钟	是	无	^{133}Xe	是	同颈动脉内 ^{133}Xe
热清除	人	+	<1~2cm 皮层	<1 分钟	是	暴露皮层	热	无	相对变化
水清除	动物	+	<5mm 的皮层	<1 分钟	是	暴露皮层电极植入	H_2	无	150~220
冷氙	人	+++	<1cm,三维	数分钟	有限	无	sXe	有[¶]	
灌注 CT	人	++	2~3cm 断层	数分钟	有限	静脉	碘对比	有[¶]	
PET	人	++++++	<1cm,三维	每层数分钟	有限	静脉	半衰期短,较轻的正电子发射,见正文	有	灰质 50~70 白质 20
SPECT	人	+++	<1cm,三维	每层数分钟	有限	静脉	(1)半衰期长,较重的 γ 放射物或(2)^{127}Xe 或 ^{133}Xe;见正文	有	对于 γ 放射物是相对改变的;对于 Xe 定量变化

续表

方法	人或动物	相对花费†	解剖	时间	可重复?	有创性	示踪剂(s)	放射性?	相对血流值‡ [ml/(100g·min)]
灌注加权磁共振扫描,使用造影剂 Gd-DTPA	人¶	+++	<1cm,三维	数分钟	有限	静脉	Gd-DTPA	磁场¶¶	
灌注加权磁共振扫描,Spin-标记	人	++++	<1cm,三维	数分钟	有限	无	无	磁场¶¶	
自显影技术	动物	++	<5mm,三维	<1 分钟	否	处死	^{3}H, ^{14}C, ^{18}F	有	灰质 90~150 白质 20~30
其他方法									
微球	动物	+++	<1cm	<1 分钟	是	处死	^{153}Gd, ^{57}Co, ^{141}Ce, ^{51}Cr, ^{113}Sn, ^{103}Rd, ^{46}Sc, ^{85}Sr, ^{95}Nb	有	灰质 50~70 白质 20
多普勒方法									
激光多普勒血流图	人	+	<5mm	<1 分钟	是	暴露皮层	不用	轻度	相对变化
经颅多普勒超声	人	+	大脑半球	<1 分钟	是	无	不用	超声	40~80cm/s
混合方法									
矢状窦血流	动物	+	大脑半球	<1 分钟	是	矢状窦插管	不用	无	50

† 未将实验设备投资和个体费用支出分开

‡ 不同方法间对比的大致正常值;详细内容请参照正文中的文献

§ 取决于探测仪的大小和 collimator 角度

¶¶ 示踪剂无放射性,仅来自扫描本身的辐射

¶ 对于组织灌注没有临床认可的示踪剂,目前核磁示踪剂可以短时间快速成像

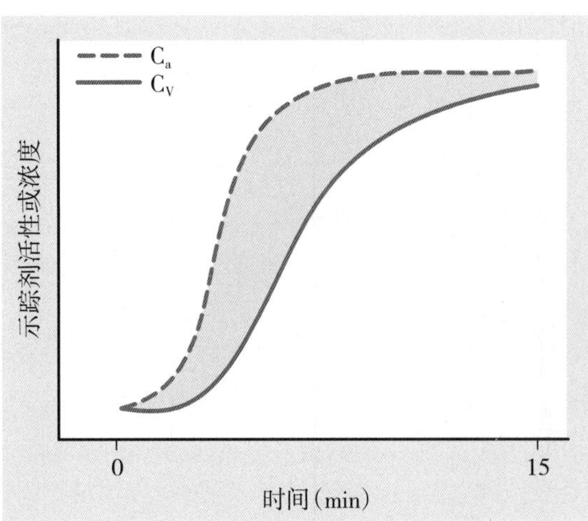

图 2-19 Kety-Schmidt 测量脑血流(CBF)技术示意图。给予自由扩散的示踪剂,直至(理论上)动脉(arterial,Ca)和静脉(venous,Cv)之间的浓度达到平衡。两条曲线之间面积与 CBF 成正比

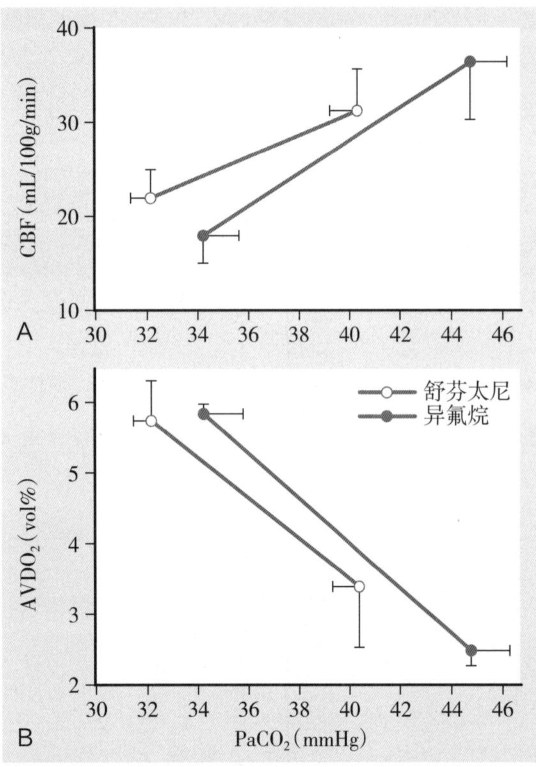

图 2-20 A 和 B. 同时监测 CBF 和动静脉氧含量差值($AVDO_2$)。对比舒芬太尼(开放的圆圈)和异氟烷(闭合的圆圈)麻醉时测量的 CBF 和 $AVDO_2$ 值。A 和 B 图的横坐标表示 $PaCO_2$,$PaCO_2$ 浓度与 CBF 的增加、$AVDO_2$ 的减少呈明显相关性(分别为 $P<0.0001$ 和 $P<0.001$)。CBF 和 $AVDO_2$ 的产物反映了脑氧代谢的消耗,保持恒定($P=0.364$)。两种麻醉药之间的作用无明显差异。(引自 Young WL, Prohovnik I, Correll JW, et al: A comparison of the cerebral hemodynamic effects of sufentanil and isoflurane in humans undergoing carotid endarterectomy. Anesthesiology 1989;71:863-869.)

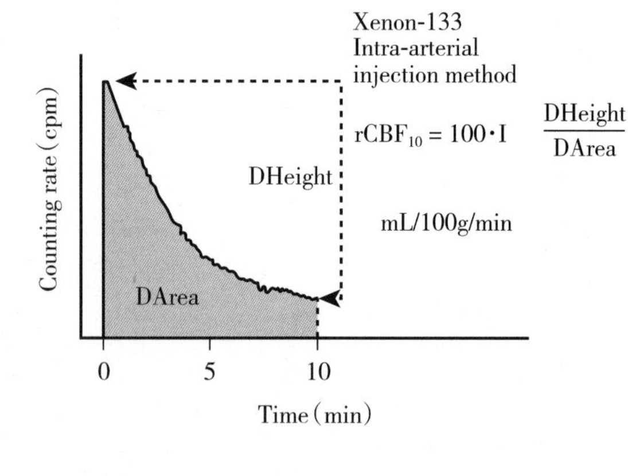

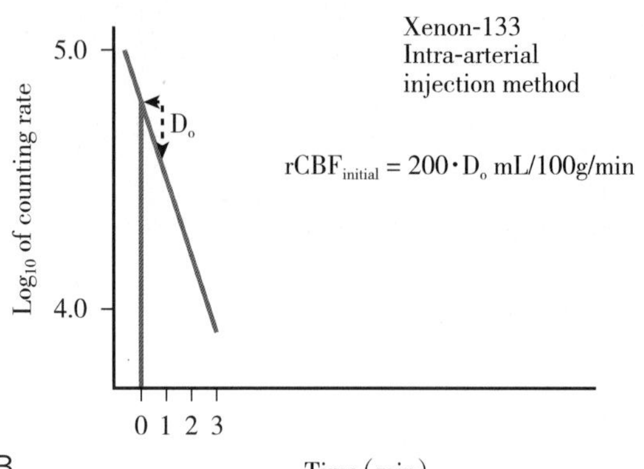

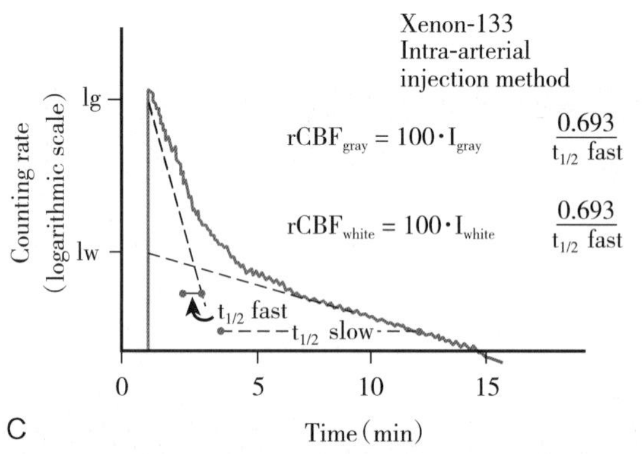

图 2-21 颈动脉放射性 ^{133}Xe 技术测定 CBF。A. 平均脑血流表示为高度与时间 10 分钟的曲线下面积。B. 灰质血流起始斜率来源于半对数曲线上第 1 分钟的清除率。常数 200 代表 λ 产物(假定为 0.87)乘 100 和以 10 为底数的自然对数。C. 间隔分析,其曲线分为快清除(灰质)和慢清除(白质)部分,从半对数曲线的半衰期计算。cpm,每分钟的计数;D_0,决定因素;rCBF,局部脑血流(引自 Obrist WD, Wilkinson WE: Regional cerebral blood flow measurement in humans by xenon-133 clearance. Cerebrovasc Brain Metab Rev 1990;2:283-327.)

法的综述,包括历史回顾,参见 Bell[1]。

正电子发射断层显像

目前的正电子发射断层显像(positron emission

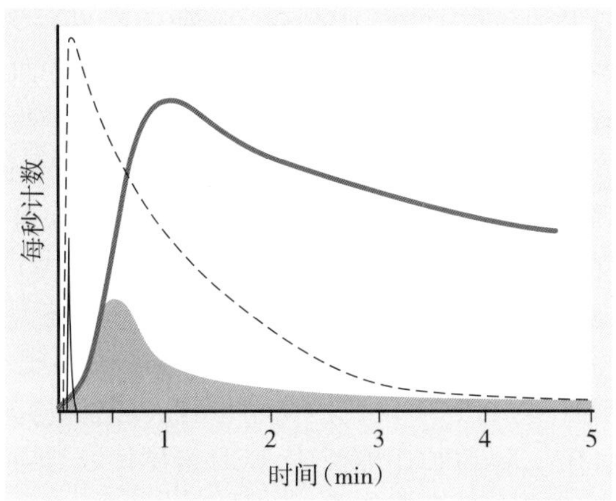

图 2-22　颈动脉和静脉注射 ^{133}Xe 后,在头皮记录到的理想的输入功能和洗脱曲线。虚线是颈动脉内头端的曲线,用输入功能(阴影部分)表示,表明瞬间脑部的情况。实线是静脉内头端的曲线,伴随输入功能(从持续的呼气末样本呼出的 ^{133}Xe 记录所得),这种情况也适用于颅外。注意输入功能(下面的阴影部分)是延迟的。这导致静脉注射后头端曲线缓慢上升并延迟。计算脑血流取决于通过延迟输入功能头端曲线的反卷积。(引自 Young WL, Prohovnik I, Schroeder TT, et al: Intraoperative 133Xe cerebral blood flow measurements by intravenous versus intracarotid methods. Anesthesiology 1990; 73: 637-643.)

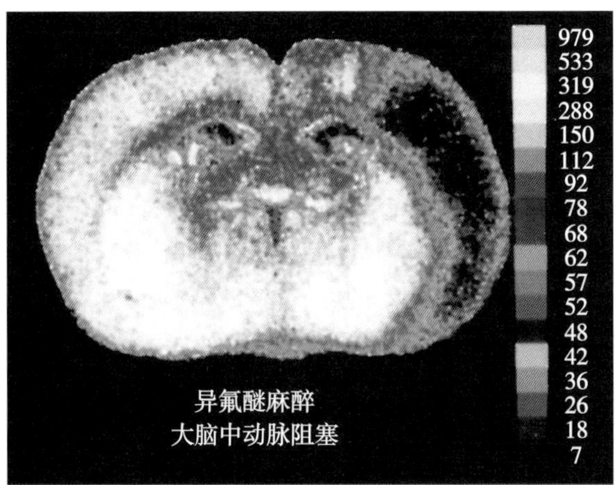

图 2-23　脑自放射线影技术。此脑的冠状截面来自于异氟烷麻醉后的大脑中动脉阻塞(MCAO)模型,图右侧的标尺反映脑的血流速度,皮层梗死区脑血流消失。(Dr. David S. Warner, University of Iowa, 提供)

tomography, PET)技术可以对氧气与葡萄糖的利用、CBV、CBF、pH、大量突触前和突触后受体和递质,以及蛋白质的合成等进行准确的成像[247,308]。例如,用 ^{15}O 标记的水分子($H_2^{15}O$)可以评估蛛网膜下腔出血后 CBF 的严重下降的程度[309,310],用 ^{11}C 标记氟马西尼可以证实缺血性脑损伤后不可逆性的细胞损伤[311]。该技术与其他技术相比最大的缺点在于成本高且操作复杂。麻醉医师很少应用该技术[312-315]。

不稳定的放射性同位素通过产生正电子衰减,正电子与电子质量相等,但极性相反。正电子在组织穿过几毫米后,与负电子碰撞后产生两个 γ 光量子,恰好向两个反方向发射。通过用电子同步探测器在头部的每一侧记录这些光量子同步到达的情况,就可以对示踪剂的活动进行三维图像的重建。这种方法的优点是可以控制组织辐射,因为随机误差可以引起同步性丧失。

PET 的分辨率很高(≤1cm),但由于目前仪器的限制,示踪剂活动性的放射性点源不能很好地分开。影像重建使部分体积进行平均,即放射性多少会有些模糊,每个感兴趣区域的放射性都会被邻近区域部分污染。脑成像中鉴别点源的能力是指需要半峰全宽(full-width, half-maximum, FWHM),这表明分开两个点源需要仪器去鉴别。

目前使用的同位素能够与器官分子自然地螯合在一起(如 ^{11}C、^{13}N 和 ^{15}O),或者可以用于与器官分子作生物标记的同位素,如 ^{18}F。除了 ^{18}F,发射出的正电子寿命都很短,需要回旋加速器瞬时产生。短半衰期的同位素可以用于反复研究,并能够使患者在避免过多的辐射暴露下应用较大的剂量。

已有报道应用多种示踪剂和多种技术测定 CBF。最早的方法是吸入被 ^{15}O 标记的 CO_2。^{15}O 标记的二氧化碳(半衰期为 123 秒)被 RBCs 中的碳酸酐酶快速转化为 $H_2^{15}O$。10 分钟后,进入脑内的示踪剂达到平衡状态,静脉流出减慢,放射性活性延迟。从外周血评估动脉的输入功能,用以前提到的组织放射自显影技术模型可以计算 CBF。该方法的不同之处在于应用静脉输注法,这就避免建立人工气道。已有提出单次注射的几种替代方法,替代的示踪剂包括 ^{18}F 标记的安替比林与 ^{15}O 标记的丁醇,也有用 30 白蛋白微球[316]。很多方法学已超过了本章讨论的范围,但作为示踪剂的分配系数和 $H_2^{15}O$ 血流的限制是目前 PET CBF 研究的缺点。

单光子发射计算机断层扫描

单光子发射计算机断层扫描(single-photon emission computed tomography, SPECT)是用 γ 闪烁技术(像二维的 ^{133}Xe 方法),通过某些旋转或移

动相机的技术将图像进行三维重建(图 2-24)[317]。SPECT 对仪器的要求不高,只要是能从一个角度以上观察器官的照相机,并能利用电脑获得图像重建,就都能看作是 SPECT 仪器。很多核医学部门都有符合要求的旋转 γ 射线照相机,已经逐渐开发专门用于颅内腔隙结构精确地进行成像的技术。SPECT 比 PET 技术的分辨率略低,但能提供解剖结构。尽管该技术需要昂贵的硬件和软件,但仍比 PET 要便宜得多。新型 SPECT 仪器的半峰全宽(7~9mm)设定使它已和 PET 扫描仪相媲美。辐射问题与部分容量效应是随着数据分析产生的问题。

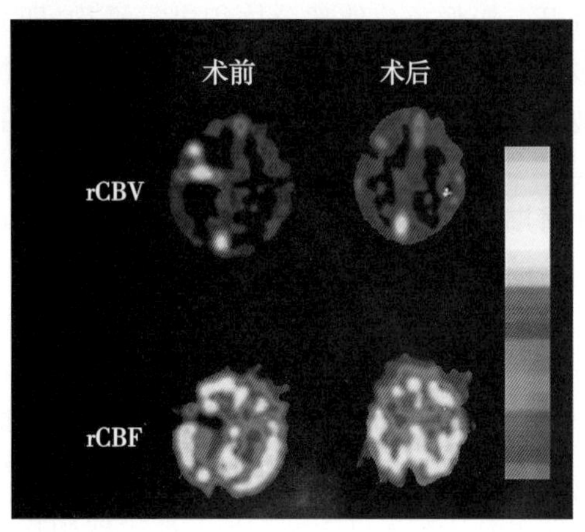

图 2-24 单光子发射计算机断层成像(SPECT)图像。双标记法同时对局部脑血流(rCBF)(SPEC Tamine;^{131}I-iodoamphetamine)与脑血容量(rCBV)[锝 Tc99m- 标记的红细胞(RBCs)]成像。数据表是相对性的,浅色阴影部分表示增加的血流量或血容量。血流和容量成像目前不能进行定量(与 PET 技术相反)。该患者颞叶有动静脉畸形(AVM),这些是手术前和手术后的图片。除了磁共振成像上的 AVM 的病灶处血流减低,其余 CBF 是正常的。由于没有毛细血管,CBF 示踪剂对瘘管不能成像。在 rCBV 的图像中,中线靠后可以看到一个点状的高信号是矢状窦。颞叶大的增强处是 AVM 病灶,小的是大的引流静脉。(哥伦比亚大学 IsakProhovnik,PhD,and W.L. Young,MD 提供)

对于灌注成像,目前唯一可靠的示踪剂是同位素氙。虽然 ^{133}Xe 也能应用,但分辨率低,而 ^{127}Xe 由于能量较高,可能更适合,但 ^{127}Xe 半衰期很长,给药和 CBF 的计算与 ^{133}Xe 二维的方法大致相同。

还可以使用能被组织吸收、与血流成比例的亲脂性示踪剂,在组织中被捕获。目前,这些示踪剂包括 SPECT 胺(N- 异丙基 -$^{123}{}_{\text{I-p}}$- 碘化安非他明)与 Ceretec(^{99m}Tc-HMPAO,一种丙烯胺)[318]。SPECT 的示踪剂通常都是重金属元素,半衰期很长(数小时),通过单光量子 γ 射线衰减,这点与 PET 示踪剂中通过正电子发射、半衰期短(数分钟)的低原子能数的器官元素不同。在亚急性缺血性卒中患者进行重复 SPECT 研究,^{99m}Tc-HMPAO 的高度固定化,这可能会导致对 CBF 估计过高[319]。锝 -99m-L,L- 乙基半胱氨酸二聚体(ECD)已被推荐作为 SPECT 研究的化学微粒。已有研究表明,在 ^{133}Xe SPECT 方法中,ECD 密度计数与局部 CBF 的测定具有相关性[320]。

SPECT 正被越来越广泛地应用于脑血管疾病的诊断与治疗,可以对脑栓塞的血流动力学的影响进行早期评估,也可与 CO_2 或乙酰唑胺一起评估脑血流储备功能[321,322]。该技术被用于颈内动脉必须破坏的手术术前评估侧支循环的代偿能力,如颅底肿瘤切除术中。

SPECT 技术除了评估 CBF,还可用标记的血浆或红细胞评估 CBV[145]。可以用 ^{18}F 成像为研究受体系统和大脑葡萄糖代谢提供了可能。一些单光子放射受体配体正用于 SPECT 技术(如多巴胺、胆碱、毒蕈碱和某些苯二氮䓬和阿片类受体)。^{18}F 比大多数正电子发射物的半衰期长,在没有实时回旋加速器的医学中心该方法很受欢迎。

磁共振成像

MRI 对于血管解剖的研究越来越重要,MR 血管造影术(MR angiography,MRA)开始取代标准 X 线造影技术。现在已经发展到通过 MRI 用两种技术测定血液流速。第一种方法是在磁场中应用顺磁性示踪剂,可以直接观察脑灌注[323]。毛细血管转运时间可以通过血管内示踪剂进行评估,如钆双胺标记的制剂,对 CBF 和 CBV 可以提供间接指标[227,324]。注入钆双胺注射液后用 MRI 测得的 CBF 值与 $H_2{}^{15}O$PET 成像相似。然而,MRI 检测可能更适合小血管(30~40μm),因此它更适合于检查小血管的血流量变化,如肿瘤中的小血管[325]。更重要的是,随着自由扩散顺磁性药物的发展,药物的洗入和洗出的方法与目前放射性同位素的方法相似[326]。

第二种方法称为旋转标记法,应用放射频率强效标记动脉血中的水分子。基本概念就是水可以自由扩散,将其磁性特点带到脑组织中。通过使用螺旋造影剂与不使用螺旋造影剂的灌注成像对比,可以测定血流量。其他条件相同,磁性特点的转运速率是血流的函数。螺旋标记物可以持续或脉冲式的。在持续螺旋标记物中,放射频率脉冲持续性作用于供血动脉,在成像平面的以下评估磁性转化。持续螺旋标记必须纠正从磁场平面到成像平面以及组织磁性转化特性过程中的衰减[327]。另外一种方法称为脉冲式螺旋标记法,使用的是与成像平面接近的短脉冲放射频率,因此在造影剂转化中延迟很小。很多技术应用脉冲式螺旋标记法测定脑血流,如 Calamente 等[328-330]综述中讨论的方法。

MRI 的分辨率及与脑血流有关的结构信息,在数年内仍是“金标准”[326]。MRI 还可以对大脑的其他生理功能进行成像,如血红蛋白饱和度、细胞内能量储备、钠及 pH[326,330-332]。MRI 的无创特点使它可以对生理及解剖学参数进行纵向的观察,对脑的疾病提供有价值的信息[333]。

热稀释法

众所周知,热稀释法是一种测量心输出量的方法。尽管单次热稀释技术可用于大脑,但由于温度作用于生理功能(如 CO_2 反应性)[334],也会产生误差。然而,大脑皮层的热传导与 CBF 呈比例改变,所以测量皮层的热梯度(弥散)可以定量测量 CBF[334]。探针直接放在皮层表面但避开脑表面大静脉或直接收缩脑区。这种方法有几种变量。在一个系统中,在探头顶端大金电极上装有温度感应器及一个加热装置,在小金电极上装有中性热敏电阻温度感应器。当加热装置通电之后,大电极温度上升,而小电极温度依然维持在脑的温度。两个电极之间的温度差与脑组织的热传导呈反比。

如果相对应的皮层没有血流通过,那么热梯度将会是最大的。随着 CBF 的增加,温度差(用毫伏记录)与 CBF 呈比例地下降,公式表示为:

$$1CoCBF=\phi\left(\frac{1}{\Delta V}-\frac{1}{\Delta V_0}\right) \quad (公式 2-3)$$

1CoCBF 是局部皮层 CBF;ϕ 是比例因子,是常数;ΔV_0 是脑血流为零时的最大的温度差;ΔV 是实际的温度差。

很多外科手术,包括动脉瘤及动静脉畸形手术已应用 CBF 的热扩散技术描述自动调节功能紊乱。热扩散技术最大的优点是可以对皮层灌注进行持续定量评估[335,336],时间分辨率为 1~2 秒[337]。但目前还不具有常规应用的能力。如果在整个血管供血区(如大脑中动脉)发生 CBF 的改变,则探针区域局部血流的改变应该反映该区域 CBF 的改变。

体外热量的干扰,比如手术室灯光、电凝止血干扰、术野冲洗等都可以影响 CBF 的测量,另外,探针还会频繁从皮层表面脱落。因此,任何探测到的 CBF 的改变都必须考虑到术野的影响。发热患者应用这种探针会受到限制,要避免局部的热损伤[338]。

推导 CBF 值有几个前提。首先,不同患者组织之间的热传导假设是相同的,热传导取决于正常皮层组织的化学组成,且在很多物种之间(包括人类)似乎是恒定的。确切的校对值取决于公式 2-3 中的 ΔV_0,它代表无脑血流。虽然这个公式已被动物实验所验证,但还不能用于临床。因此,最好把 CBF 看作反映的是灌注的相对变化而非绝对值。因为这种方法不需要复杂的设备、不需要电离辐射,从理论上很容易使用,在神经外科手术中的应用还需要进一步发展[336]。

多普勒技术

经颅多普勒超声

Aaslid 等[339,340]在 1982 开始应用 TCD 技术。多普勒技术广泛用于临床,所有的设备应用的方法相似,采用 2MHz 探头和特定骨窗,针对特定深度将超声波集中目标组织。使用二维超声不能得到血管的实际图像。将探头放置在头颅的低密度骨区,使发射的超声波集中在所测量的血管。多普勒探测到血管中移动的血流后改变超声光束,其与血流速度成正比。该技术可以持续监测血管的收缩压、舒张压以及平均血流速度。有证据表明,血管下游阻力与血管收缩速度和舒张速度之间的差异成正比。阻力指数有好几种;目前,较常用的是“搏动指数”(pulsatility index,PI),定义为[341]:

$$PI=\frac{\text{Systolic velocity}-\text{Diastolic velocity}}{\text{Mean velocity}}$$

(公式 2-4)

尽管 PI 和 CVR 之间可能有一定联系,但实验研究结果并非一致。在高碳酸血症中,PI 与 CVR 的变化有关,但是在出血导致的低血压、三甲硫芬导致的低血压或 ICP 增高时,PI 与 CVR 无相关性[342]。

Willis 环中的大血管及其主要分支的血流速度是可以测量的。超声束获得的信号记录血流的方向和速度。另外，信号光谱分析和颅外多普勒超声一样，可以评估管腔狭窄的严重程度。为了探测颈内动脉远端、大脑前、大脑中及大脑后动脉，应将探头放于耳前 1~5cm 的颞骨弓上，此处即颞骨窗。探查基底动脉时将探头置于枕骨大孔下第一颈椎上的位置。在手术中可以将探头用带子直接固定在颞骨窗处。在开颅手术中，可以用黏合剂将小的探头直接贴于皮肤。

TCD 不能测定 CBF，它测定的是大血管中血流的速度和方向（图 2-25）。总流量[F（ml/min），并非 f [ml/（100g·min）]，是血管直径（diameter，d）和流速（velocity，v）的乘积，如公式：

$$F=dv \quad \text{（公式 2-5）}$$

该技术也有不少缺点[343]。TCD 只能从血管的峰值流速间接评估血流，因此，把 TCD 对血管的检查等同于检查“脑血流速度”是不合理的，因为这就意味着测量的是大脑半球的 CBF。如果测定的是 MCA，应该表述为“MCA 血流速度”。

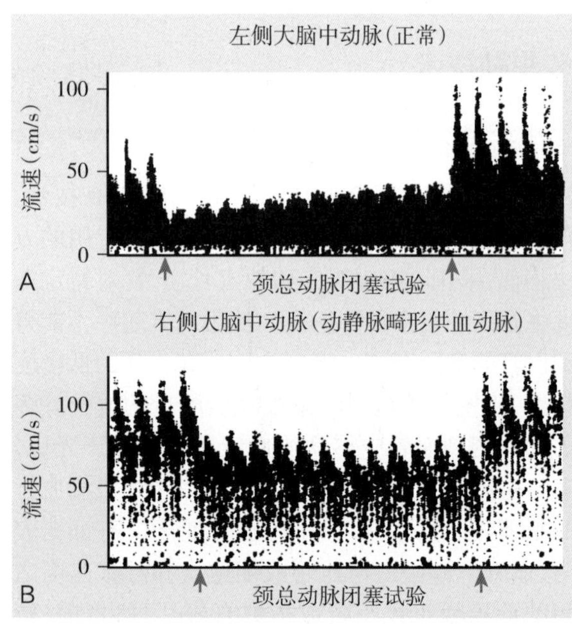

图 2-25　动静脉畸形（AVM）患者经颅多普勒研究。A. 压迫左侧正常的颈动脉导致同侧大脑中动脉（MCA）的血流速度下降。在压迫过程中，血流逐渐从侧支循环代偿。停止压迫时，有一短暂的充血现象。B. 右侧 MCA 也供应大的 AVM。AVM 血管团低阻力的瘘道导致 MCA 主干的血流速度增高。收缩期与舒张期速度的比值不同，舒张期速度明显高于收缩期速度表明搏动减少。与同侧正常的相比，患侧侧支循环血流的自动调节功能没有明显改变，血流速度再灌注没有增加。（引自 Aaslid R：Transcranial Doppler Sonography. New York，Springer-Verlag，1986.）

尽管组织灌注在同类患者中相对固定，但患者之间 TCD 检测的血流速度差异很大，因为患者之间大脑的血管不同，血管的管径不同，大脑半球的血流量也就不同。TCD 重复测量时，被检测的血管管径保持不变，检查才具有可重复性，大多数患者测量都是可信的[344,345]。然而，有证据表明血管活性药物，如 L- 单甲基精氨酸（$_L$-NMMA）可能导致 MCA 收缩，这样在测量该动脉血流速度时，CBF 下降将不明显[346]。血管痉挛时，血管管径可以出现动力学改变，这种情况下 TCD 对血流的监测受到限制[347]。传统多普勒测量方法的原理是通过硬管道的层流，多普勒的最大移动方向与轴向血流速度成正比。在临床上，这些假设可能都无效。克服非层流问题的方法之一是测量所谓的强度 - 加权平均血流速度。这种方法不同于传统的多普勒测量方法，因为它考虑了整个频谱而不仅仅是多普勒移动的频率。强度 - 加权速度指数产生非层流的血流速度，也可以用来估计血管的直径[345,348,349]。

TCD 的另一个问题是超声波的精确角度自然变异所造成系统误差。这种误差与超声波发出角度成正比，正常患者该角度小于 20 度时，可忽略不计。不过，在某些颅内解剖畸形的神经外科患者，这个误差非常显著[350]。另外，TCD 检查时寻找血管有一定难度。有经验者发生率为 5%~10%，但实际发生率取决于患者[351]。

TCD 最大的优点就是经济、无创、无放射性，对脑循环可以进行连续监测。TCD 为神经科医师对颅内动脉狭窄和异常侧支循环的诊断可以提供有价值的信息[278,352]。TCD 很可能在麻醉和重症监护中作为重要的监测手段。TCD 还可以在血流的实时无创监测中研究血管功能[353]及血压[354]的自动调节现象。MCA 血流速度（MCA flow velocity，MCAFV）的自发性波动可以通过频谱分析进行检测和定量分析，而且是研究脑循环自然调节和动态调节的主要工具。例如，MCAFV，很像动脉血压（arterial blood pressure，ABP），可以衍射出三个特殊的频谱范围：高频、低频和极低频率。MCAFV 的高频和低频成分与 ABP 一致，表明 MCAFV 与 ABP 在这些频谱范围内是相似的[355]。TCD 也可以提供静脉循环的信息[13]。

一些作者提出在颈动脉内膜剥脱术中，TCD

与EEG相比在缺血阈值中的诊断价值[356]。还有作者比较了颈动脉手术中TCD、近红外线光谱(near infrared spectroscopy,NIRS)、残端压力以及体感诱发电位的作用,TCD测量血流速度、NIRS变化的百分比以及残端压力值在检测缺血的准确性上是类似的[357]。但21%的患者不适合TCD监测。因此,TCD技术在脑血管中的应用有一定限制,其提供的信息也是相对的。脑血流与生理学指标如CO_2结合起来,提供的血流信息最有重复性价值[358]。TCD流速的CO_2的相对反应性与CBF技术大致相似[359,360]。TCD以后的发展,除了监测大脑半球的灌注,还包括无创性监测ICP[361],在心肺转流术中监测血流灌注是否充足[362],还可探查颅内动脉的空气栓塞[363]。通常挥发性麻醉药如七氟烷、地氟烷、异氟烷和氧化亚氮通过降低脑血管阻力增加血流速度。静脉麻醉药如丙泊酚和硫喷妥钠,可以降低血流速度,但氯胺酮没有该作用。另一方面,阿片类药对血流速度的影响是有差异的,瑞芬太尼不改变血流速度,芬太尼增加血流速度,舒芬太尼降低血流速度[364]。

其他超声方法

神经外科手术中,用20MHz探头可以直接探查暴露的表面血管[364,365]。这种方法可以用于神经血管手术中,包括血管重建术、动脉瘤夹闭术和动静脉畸形切除术。

血管内超声多普勒主要用于监测心脏,用0.018英寸、可弯曲易操纵的导丝,整合上12MHz压电式换能器,已用于神经放射手术。这种设备可用于连续监测颅内血管的血流速度[366-368]。

实验证明,在多普勒超声探查中注射"微球"白蛋白后,该技术比现有的技术更敏感,可以定量测量血管内运送时间。此外,它可以通过追踪示踪剂,有可能模拟出暴露的大脑的"自动放射显影图"[369]。

脑血流的光学检测方法

最近10年最重要的进展莫过于光学检测技术,光学检测技术的快速发展为我们呈现出了解CBF调节新视角[370-375]。例如在尚未应用于临床的实验中,三维光学成像对于脉管系统的分辨率可以达到毫米级别[376-379]。这种方法可以监测血管内的血流速度,对样本流速的短暂取样可以达到毫秒级别的精度。激光二极管、压缩可调谐激光器以及高强度分散发光二极管使探测局部组织荧光性和吸收参数成为可能。神经科学光学革新的主要驱动力是Dover等[378]近期罗列的几项技术,包括以下几种:

1. 在细胞级别对皮层代谢和血管反应性的空间成像。

2. 在毫秒级别时间窗对受到刺激后的代谢改变以及血流反应的监测。

3. 对内生性光学物质信号的监测,如光吸收性(如血红蛋白和脱氧血红蛋白)和荧光性(如NADH)。

4. 利用新型光学传感器对细胞进程进行检测(如电压、钙敏感染色以及量子点);

5. 对神经活动、血流或者代谢的光学操作。

6. 对皮层区域穿透小动脉进行深入探究以了解神经血管耦连机制,而不局限于要求有完整的皮层组织结构。

今后,与脑组织代谢同步的对CBF的光学图像监测将会对深入理解CBF调节机制有巨大的贡献[380,381]。可以将光学检测CBF方法分为两种,一种是尚未应用于临床的技术,另一种是即将或已经在临床上应用的技术。

临床前研究的光学检测技术

活体显微镜

活体显微镜可以对组织进行较大范围的检测,包括解剖学特征和生理学特征[382]。具有频闪照明的高速活体显微镜可以对血管的几何结构、剪切力以及轴向红细胞流速进行检测[383]。通过注射光学标记红细胞、微球颗粒或量子粒,不久后活体显微镜技术可以得到进一步提升,并能检测血流变化[384]。但是这种技术需要对皮层的暴露以及颅骨的植入窗。在脑部微循环中,由于血管直径不同,血液流速是有差异的[383]。通过红细胞对血管直径和微球体流速的在提评估可以用于确定局部血流。对尸检组织样本在不同时间点注射橙色微球体,通过对不同颜色微球体的分布成像,可以绘制局部血流的变化。

激光多普勒血流监测

激光多普勒可以透过暴露的脑皮层或者较薄的颅骨对CBF进行监测。该技术可以探查激光多普勒改变,反映红细胞的运动情况[385]。激光发射至大脑半球的体积很小的,探头下皮层组织很可能直径只有几个立方毫米。所监测的CBF的深度大约为100~400μm[386]。这项技术价格低廉且无放射性,可以连续监测。此外,还可以调节时间分辨率至很短的时间,如检测脉氧压力对局部脑血流的影响等[387]。由于这种技术无创,因此无需额外准备,在开颅过程中就可以应用。这种技术也适用于动物研究[388-390],改进了探头设计,如直径很小的植入性光纤维探头,可能在人体应用的范围更广[391-393]。尽管目前的设备据称能校对到监测绝对的血流量[ml/100(g·min)],但相对的变化可能是最有意义的。

激光多普勒灌注成像

透过透镜操纵激光照射,对更大区域进行扫描帮助克服的激光多普勒应用的限制[385]。透镜后分散的光线被相机捕捉并分析,但这个过程具有延迟性,现代技术克服延迟的方法是得到图像的同时进行分析。术中激光多普勒扫描已经用于描绘缺血损伤部位和CO_2反应性[393]。然而,大脑表面对生理或病理原因显示的异质性反应限制了激光多普勒扫描的应用[394]。寻找更好的计算方法纠正激光多普勒成像的空间变异性,例如采用聚合分析,可以提高该技术的精确性[395]。

斑点激光多普勒测速绘图

斑点绘图技术应用连续光线照射一块区域,其分布被电荷耦联装置绘制[396,397]。此种技术不要求透过暴露的脑皮层或者较薄的颅骨。斑点的出现是由于连续光线的随机干扰,颗粒在区域中的运动导致了反射光信号强度不同。对于反射光信号的快速的空间的分析可以反映颗粒运动的速度。对散点积分(大概1~10秒的数据)可以用来进行空间、瞬时的分析。斑点流速测量方法被用作功能脑部成像,在皮层扩散抑制或卒中实验模型中对脑血流进行监测[398]。

红外热成像

脑部温度在不同区域有差异,在两方面有重要意义。第一,脑部温度是脑代谢的标志[399]。皮层兴奋时,脑部温度快速升高,血流终端时温度降低。例如,视觉刺激不仅会引起CBF的增加,还会引起脑部温度的升高,大约为0.03~0.04℃。第二,脑部温度的增高与钙通道阻滞无关,以防止脑血流速的升高。在缺血和灌注模型,对脑部进行刺激实验,测量脑血流和脑部温度,显示脑部温度变化与激光多普勒血流监测的直接相关性。因此,温度成像可以作为监测脑灌注方法的替代[400]。

光声成像和功能脑成像

光声成像(photo-acoustic tomography,PAT)利用特定波长的脉冲激光,使目标组织由于热弹性效应产生振动。高敏感性超声探测仪或探测仪排列解剖结构重建成像都利用这种技术[401]。激光波长不同,成像最大可达深度为5cm。小动物实验应用此技术不必行头骨或头皮切除。可协调激光器可用于脑功能成像[402]。血管成像应用与脱氧血红蛋白和氧和血红蛋白等吸光度的570nm波长[403],560~580nm波长用于探测氧和血红蛋白含量。这种技术可以得到组织的解剖结构和功能成像,以及对感觉刺激造成的血流变化[404]。光学示踪剂,例如靛青(indocyanine green,ICG)可用做细节化的血管成像[405,406]。颅骨对光线和超声信号的分散干扰限制了PAT在大型动物的应用。但是PAT在灵长类的应用是成功的[407]。小一些的动物,如鼠,光声成像可以得到毛细血管级别的图像。PAT主要的优点是可以随时间变化在完整的颅骨结构下进行动态监测。但是,由于硬件原因或数据监测会导致数秒的延迟。另外的缺点是在动物实验,需要将头部进行水浴,这限制了此项技术的实施。更好的图像整合技术将能应用到更大的生物,甚至是人类[408,409]。

双光子显微镜

双光子显微镜可用于对荧光组织的三维成像。但是由于其分辨率,对CBF监测的应用受到限制。为了解决这个问题,研究者使用荧光异硫氰酸盐标记的右旋糖酐,这样可以对皮层毛细血管进行成像,并且每15~20毫秒测量一次未标记红细胞的运输速度,以得到血管的扩张性和血流速度。应用这种技术发现,受到刺激时,皮层血流速度不同,但红细胞的速度和流量的增加是有限制的,刺激触发的血管阻力下降也是有限制的。小动脉对短暂刺激有反应,而小静脉只有在长时间刺激情况下才扩张[410,411]。

光学相干成像

光学相干成像(optical coherence tomography,

OCT）可以通过分析组织分散光线产生的干扰模式，呈现组织结构和血流情况[412]。此项技术最早被发明用以对视网膜的检测，最近用于对脑血管和血流的监测[375,413]。光源一般是大功率 LED 或脉冲激光，通常在近红外线光谱（near infrared spectroscopy，NIRS）范围内，超出可视范围。广播分离器将光线传播到参考镜面，剩余的光线照射到组织上。光线的波长影响可探测的深度和图像分辨率。长波长有更好的穿透能力，但分辨率较低，长波长的商业用 OCT 可以达到 12mm 的深度[414,415]。

很多商用的系统应用频率或时间领域进行 OCT 成像，但研究者也有自己的监测系统。Srinivasan 等近期描述了一种光谱 OCT 用以监测脑血管床的血流[416]。OCT 成像可得到 3~4μm 的分辨率，需要皮层暴露或者颅骨窗开放[414,417]。最近的双光子显微镜帮助 OCT 的技术进步，提升了脑血管显影成像的分辨率。通过这些技术可以得到对运氧组织的毛细血管等级的图像。

临床光学检测技术

颈静脉氧饱和度

人体的 CBF 监测可以采样颈静脉血液，通过 Kety-Schmidt 方法、热稀释法、超声或光学检测分析 NO 清除率[418-420]。最长用的光学检测方法是脑静脉氧饱和度。该方法应用于神经血管手术、头部创伤与 ICU[421-424]。颈静脉氧饱和度方法通过光缆应用两到三种波长的光采样颈静脉球的血液。对于双波长传感器（例如 Edslab Sat Ⅱ），血红蛋白需要校正以得到准确的静脉血氧饱和度。对于三波长传感器（例如 Opticath Oximeterix），血红蛋白不需要进行输入校正[425]。颈静脉血氧饱和度检测 CBF 的一种可选方法是监测热量传递或染色标记物的传递，或两者都有[420]。

颈静脉氧饱和度方法的临床应用还有一些局限性，最主要的原因是：颈静脉球部含有同侧大脑半球大约三分之二的血流量，含有对侧大脑半球大约三分之一的血流量，因此这种测量混有对侧半球的血液，可能不准确。另外，颈静脉球内血液流动，两个半球的血液可能不会完全混合。第三，对血液吸引采样的比例会影响颅内外血液的混合。第四，颈静脉球射血可能是不对称的。在不同患者，颈静脉流出的血流，占优势的可能是左或右边，这种占优势血流的判断，在 ICU 中可以通过监测 ICP 对按压颈静脉球的反应来实现。按压颈静脉球后，使 ICP 升高较多的一侧是占优势的一侧。最后，颈静脉氧饱和度方法需要精确地放置管路。对侧颈椎 X 线上显示颈静脉球的位置在颅骨根部，第一颈椎下缘。面静脉汇入颈静脉的位置在颈静脉球的尾部。因此错误放置导管可能导致监测的血流是颈静脉内外的血流，导致监测错误。生理解剖差异可能限制颈静脉氧饱和度方法的临床应用[425]。

近红外线光谱

物理基础

近红外线光谱（near infrared spectroscopy，NIRS）对氧和血红蛋白和脱氧血红蛋白的浓缩进行定量分析，间接评估 CBF。对光线透过组织的主要阻碍是普遍存在的高浓度血红蛋白。Jobsis 强调血红蛋白吸收的可见光和红外光的波长最小范围是 700~1300nm，这个波长范围的光线可以透过很多重要的组织结构[426]。NIRS 最理想的测量波长范围是 650~950nm。650nm 以下的波长被血红蛋白吸收过多，超过 950nm 则被水吸收过多。即时理想波长范围不大，光线仍然可以被黑色素、细胞色素、胶原蛋白、胆红素以及脂质吸收[427]。NIRS 测量血红蛋白氧饱和度容易被细胞色素的氧化还原反应干扰。

NIRS 技术的核心是组织对光的吸收，1729 年 Pierre Bouguer 观察到光线通过玻璃后，强度会以恒定的比例减弱[428]。光线在介质中的衰减可以用与路径长度、吸收系数以及分散系数相关的函数表示。因此浓度测量时，单独测量以上参数是必要的。应用 Beer-Lambert 定律对色素浓度的定量测定是比较困难的，光穿过介质衰减的函数与浓度、路径长度以及吸收分数（吸收系数和分散系数）有关。由于解剖和光学结构的复杂性，为了克服 Beer 定律应用的难点，出现了更复杂的描述光子运动的方法，运用了分散公式、辐射转化公式以及 Monte Carlo 仿真技术[429-433]。这种光线转换模型可以被应用于数字或物理模型[434,435]。这种数学或物理模型有时会应用人的 MRI 或 CT 图像帮助理解光学现象。新型的 NIRS 仪器应用的技术与这种模型相关，并应用复杂的光传输方式。

NIRS的应用技术

连续光波光谱学

典型的连续光波脑光电血氧仪应用双波长。850nm波长的光波，血红蛋白和脱氧血红蛋白的吸收性相同，另一种光波波长690~760nm，其吸收光谱范围更大。另外配有两套光波传递探测仪，近端探测仪通常距离光源1~3cm，监测光源反向散射头皮和颅骨，另一台探测仪距离光源4cm，探测脑表面反射的光波。两个探测仪之间的信号差异可以测量出脑皮质外层的氧饱和度。这里的信号来源的血流包括动脉(25%)，毛细血管(5%)和静脉(70%)，因此很大程度上取决于静脉血氧饱和度。这种通过双波长监测两种生光团(氧和血红蛋白和脱氧血红蛋白)的方法已经被扩展应用到其他物质的检测，例如水、细胞色素氧化酶以及脂质。一些NIRS仪器可以涵盖5种波长。外源性的生色团也可以被探测，如ICG，ICG的清除率可以用来判断脑血流。连续光波光谱的光电探测器可以包括光电管、光电倍增管、电子崩图像探测仪以及充电耦合装置。大多数装置在设计、密集性、重量和可携带性方面都比较简单。通常由一对探测仪监测双侧皮层。可穿戴多波段装置可以服务于流动患者，通过无线数据交流上传至电脑分析。由于探测仪组合的简便性和低成本，绘制大脑功能的探测仪可多达2049个。

时域成像

应用短脉冲激光和时间分割探测可以监测独立光子的运动。应用这种方法，光子在鼠脑中的路径长度是头颅直径的5.3±0.3倍。光子在光源和探测仪之间有不同的路径，应用其平均路径长度。如果要更精确的探测某条路径，时域成像可以用来探测脑组织中的血红蛋白浓度。这种方法可以探测更深部的皮质[436]。这种方法应用于临床领域以检测脑功能、评估CBF、脑组织氧合以及自动调节[437-440]。

频域光谱学

与连续波长能监测稳定光子流量不同，频域光谱应用光线强度的正弦曲线调制来创造传入光波，分析后散射光子的频率和幅度。有了这种正弦光波，吸收系数、分散系数、路径长度都可以得到。这样就可以得到血红蛋白和脱氧血红蛋白的绝对浓度。不同频率的多源探测仪结合在一起可以检测皮层兴奋时的脑氧合变化[427,428,441-443]。

以上两种方法在NIRS的联合应用可以得到更精确的检测结果，可以得到组织氧合指数(tissue oxygenation index，TOI)，TOI是总血红蛋白的氧合分数。

近红外光谱监测的优缺点

NIRS的主要优点是安全，可在次秒级时间域内再次检测组织氧饱和度，并且方便使用。INRS可监测到50%的大脑皮层，但颞叶皮层、大脑深部区域及后颅窝是其检测盲区。

在优化设备功能、监测多通道、进行趋势分析而不需绝对值的观察研究中，应用CW-NIRS是足够的，并且已经在这些方面进行了大量的应用[374,444]。与之相反的是，由于其他的监测方式，设备检测和优化过程需简化以及需要绝对的数值来指导干预治疗，NIRS在临床的应用则备具争议[445]。在NIRS检测中，对于局部低灌注区域，一些其他临床参数也可以影响该区域检测到的氧饱和度，包括平均动脉压、心输出量、动脉血PH值、高/低碳酸血症、部位、骨骼的厚度、激发氧、血红蛋白浓度及其他发色团如结合胆红素等。不同组织的基线NIRS氧饱和度值不同，目前对于不同区域的脑组织氧饱和度的正常值没有一致的定论。局部氧饱和度值大于80%或小于50%或两侧差异≥10%常被认为是异常的。NIRS方法检测的组织氧饱和度的临床意义有限，除非是在颞叶区域。与绝对测量一样，大部分临床疗效的评估需要观察组织氧饱和度值的趋势。尽管如此，NIRS方法检测到的结果，如硬膜下血肿，可以得到直接的治疗性干预。

围术期应用近红外光谱技术

许多医疗机构在进行特定手术操作时常规应用NIRS技术，如进行心肺分流术及颈动脉内膜切除术时。但该项技术应用于其他方面时则遭到质疑[446]。目前尚无充分证据证明应用NIRS技术的有效或无效性[446-449]。目前广泛应用的双通道NIRS监测技术仅可采集较小范围大脑皮层的数据。由于传统双侧额叶NIRS技术的采样限制，应用该方法必定会丢失部分局灶性神经功能缺损的数据。目前，各手术室正尝试应用多通道NIRS监测装置以解决上述问题，然而多通道NIRS装置的使用较为复杂。NIRS作为机体组织氧饱和度的总体监测装置，其数值主要由静脉血液的氧饱和度决定。因此,影响静脉血氧饱和度的因素同样会影响 NIRS 的监测,如血红蛋白浓度,或体位改变引起的静脉血容量变化。

支持应用 NIRS 技术的专家们认为该技术具有以下其他神经功能缺损监测设备所不具备的优点:使用简便;可评价脑的代谢功能,而传统的脑血流评价方法如经颅多普勒超声则不能提供相关信息。NIRS 可为约 21% 的心脏手术不良事件提供早期预警。并且已有研究表明,对于相同患者群体,应用 NIRS 技术的患者其神经系统并发症发生率及 ICU 住院时长均减少。而不支持应用 NIRS 技术的专家则认为:目前缺乏明确的证据,证明该技术可影响临床结局;尚不明确需要开始进行干预的监测阈值;应用 NIRS 监测成本较高。但目前一致认为在 CBF 出现显著变化时应进行 NIRS 监测。我们应该认识到 NIRS 技术仅可作为一种趋势监测装置,其效用可能被夸大,尤其是当联合应用另一种可补充证明 NIRS 数据的监测装置时。例如,当 rSO_2 产生微小变化时,需应用第二种监测方法判断 NIRS 结果的正确性,并指导治疗干预措施的使用。但当 rSO_2 变化明显时,则不需交叉验证。作为一种描述性研究工具,NIRS 技术可记录数据的相对改变,目前广泛应用于神经、心理及精神疾病的脑血流动力学监测并起到重要作用。即使应用多通道 NIRS 装置,仍有较为充足的时间将装置的功能最优化,装置应答时间较短且易于使用,因此 NIRS 的使用颇具吸引力。除此之外,与功能 MRI 及 PET 相比,NIRS 监测安全性更高。

颈动脉内膜切除术

颈动脉内膜切除术应用 NIRS 有几种原因:①检测钳夹时血流的减少;②优化血流动力学,钳夹时血流减少,评估分流的放置的必要性;③动脉钳夹后释放的高灌注反应性。

很多相关调查显示出 NIRS 在颈动脉手术中应用的重要性,尤其是在清醒患者颈动脉内膜切除术的应用。99 例清醒患者颈动脉内膜切除术中,20% 有脑氧饱和度的下降,发现缺血临床并发症的敏感度为 80%,特异度为 82%[450]。另一个研究是 50 例镇静或区域阻滞的颈动脉内膜切除术,10% 的患者有临床表现和 EEG 的恶化,与没有这些恶化的患者相比,两者在钳夹时血流的减少为 17% 与 8%。全麻患者的调差显示,颈动脉内膜切除术中血流下降的合适阈值最多为 20%。更大幅度的下降,比如 rSO_2 下降 30% 会增加特异度至 98%,但会减低敏感度至 30%。颈动脉内膜切除术 rSO_2 下降大于 12% 提示需要治疗性介入。然而一项调查显示,323 例手术患者中有 24 例 rSO_2 下降明显,但没有 EEG 或者 SSEP 的改变。因此,没有分流放置的必要性,也没有神经并发症的发生。总之,NIRS 测量似乎有高特异性和低敏感性。颈动脉内膜切除术中应用 NIRS 就没有分流的放置的必要性。

颈动脉内膜切除术一个重要的并发症是高灌注综合征,会发生在动脉粥样斑块移除后。临床症状是头痛和神经症状,可能导致颅内大出血。当 NIRS 应用于监测再灌注,区域氧饱和度增加 5%,有 50% 的阳性预测值和 100% 的阴性预测值。

心肺分流术

在许多研究机构 NIRS 被常规用于所有行心肺分流术(cardiopulmonary bypass,CPB)的患者,而在另一些机构 NIRS 仅限用于脑血流灌注改变非常明显且无其他监测方式的患者,包括采用深低温停循环技术、孤立性脑灌注和儿童心脏治疗的患者。在 CPB 过程中行 NIRS 的指征包括可能的脑血流低灌注或由于栓塞或血管损伤引起的缺血性事件。有研究建议常规 NIRS 监测会降低术后神经系统并发症的发生率。若在分流术过程中根据 NIRS 的监测结果采取相应正确的措施可降低围术期脑卒中的发生率 50%。然而有人提出争议在 CPB 术中常规行脑部血氧滴定法对指导干预并无绝对的价值。但对于需要孤立性脑血流灌注的手术如主动脉弓部的手术,NIRS 超乎想象的好用。血氧饱和度下降 20% 超过 10 分钟时需要干预,提示提高组织灌注的必要。

近红外线光谱在危重症的应用

新生儿神经系统损伤的监测

新生儿颅骨厚度和尺寸的减少极易用 NIR 光谱检测。在新生儿 ICU 新生儿期长期严重的脑缺氧促进了 NIRS 技术的应用,目前已发展了一些 NIRS 的应用,包括:

1. 脑缺氧的检测。正如成人,新生儿 rSO_2 存在很大的范围值,而在出生后前三天 rSO_2 值会升高。新生儿的正常组织氧指数为 62±10%。TOI 降至 50% 时被认为是明显降低,可能由于系统性低氧饱和度、低血压、心排出量下降或贫血等原因造成。导致 rSO_2 局部因素包括通气过度和低碳酸血症。

2. 脑血流量的评估。应用 NIRS 监测时可使用两种方法进行脑血流量的评估，两种方法均依据 Fick 原则。第一种方法增加 FiO_2，第二种方法应用 ICG 清除率进行评估[451-455]。在第一种增加氧浓度的方法中，随着 FiO_2 增加，动脉氧饱和度也急剧增加。rSO_2 的变化结果可用于推断脑血流量的改变。但该方法存在某些问题，如增加 FiO_2 并不一定能够提升动脉氧饱和度，如对于患有肺部疾病的患者。FiO_2 增加对于 CBF 的影响可能是混杂的。并且，由于增加 FiO_2 可能存在患氧浓度相关性视网膜病的潜在风险，该方法也受到伦理质疑。在重症新生儿患者中，增加氧浓度的评估方法被证明与 ^{133} 氙脑血流量评估方法相悖[456]。另一种方法应用 ICG 进行评估，其浓度可经 NIRS 监测。氧浓度增加方法及 ICG 清除率评估法均已被证实可用于脑血流量的监测[453]。

综合及评论

通常在医学文献中，尤其关于 CBF 技术，经常存在争议的问题是不同的方法之间似乎相互竞争。然而，不同的方法检测相同或相关生物现象的不同方面，不同的技术需要完整地阐述清楚一个过程。辅助检查方法见图 2-24 至图 2-26。

脊髓血流

众多关于 CBF 调节的文献中，描述脊髓血流（spinal cord blood flow，SCBF）因素的文章很有限。适于监测 CBF 的技术对研究 SCBF 的作用并不大。其中的问题包括：①脊髓静脉系统较小且复杂，缺乏合适的采血部位；②置管困难，神经根动脉易痉挛；③分离脊髓组织困难，外部闪烁探测器计数率低[457]。经常讨论的问题就是脊髓血管是否是脑血管的缩影[458]。

解剖学

与脑循环类似，脊髓周围旁系血流也很多，脊髓灌注来源为：脊髓前动脉（anterior spinal artery，ASA）、一对脊髓后动脉（posterior pinal artery，PSA）以及周围动脉丛。ASA 供应前 2/3 脊髓的血流，从颈动脉颈区上升，在前脊柱凹陷下降，接收分支动脉的供应，在颈区逐渐变细。ASA 在每个脊柱节段接受网状动脉。在胸 10 节段，一条并行大动脉供应 ASA，这条动脉是 Adamkiewicz 动脉，对脊髓灌注很重要。在腰骶部，ASA 由其他几个动脉供应。PSA 从颈动脉、后下小脑或者颈 2 水平的后网状动脉起源，在后神经根处下降。软膜动脉丛从 ASA 和 PSA 升高，并包绕脊髓，供应细动脉，使其供应脊髓外部的部分。每个脊柱节段有网状动脉，共 31 对，它们并不渗入脊髓，它们向硬脑膜、神经根以及脊髓神经节供血。Adamkiewicz 动脉是末端脊髓的主要供血者。

临床意义

丰富的旁系血环一方面可以防止缺血，另一方面使脊髓本身关注下降，原因是外科手术全身血管舒张，脊髓血液分流。在 Adamkiewicz 动脉以下阻断动脉可导致瘫痪，但在其上方阻断则可以忍受。阻断 Adamkiewicz 动脉对脊髓风险很大，尤其是胸段。高位脊髓损伤（胸 6）通过改变脑自主节律反应和神经血管耦连，经常影响 CBF[459]。

监测技术

首次监测 SCBF 是通过放射自动显影技术，因为这种方法为了得到血流值需要处死动物，所以对同一动物重复测量是不可能的，因此这种技术几乎不能检测给药后引起的变化。用这种方法测得的 SCBF 值，白质为 10~20ml/（100g·min），灰质为 41~63ml/（100g·min）[460]。Smith 等[457]使用 ^{133}Xe 清除变异率技术研究山羊的 SCBF。该研究将同位素直接注入脊髓，通过外部闪烁探测器测量组织的洗脱情况。用这种技术，对 $PaCO_2$ 的反应性表示为，高碳酸血症时 SCBF 增高，低碳酸血症时 SCBF 降低。

该技术也可系统地研究狗的 $PaCO_2$、血压的变化对 SCBF 的影响[461-463]。麻醉过程中，在各脊髓节段注入同位素，白质血流值相对固定，其范围在 10~30ml/（100g·min）。氟烷麻醉时，$PaCO_2$ 从 43mmHg 升高至 80mmHg 时，SCBF 增加 57%。与 CBF 相似，除非 PaO_2 下降至 60mmHg（该数值时 SCBF 升高）以下，SCBF 通常不随氧的张力下降而改变。出血性低血压时 SCBF 的反应性也得到了研究。含氧量、二氧化碳分压正常的狗，MAP 维持在 60mmHg，SCBF 可以很好地维持，低于此值时，血流量随着血压的下降而下降。在缺氧时，自动调节机制容易受损。某些情况下，自动调节的下限会移至 110mmHg。高碳酸血症时，$PaCO_2$ 升至 80mmHg 时，自动调节系统也会明显受损，

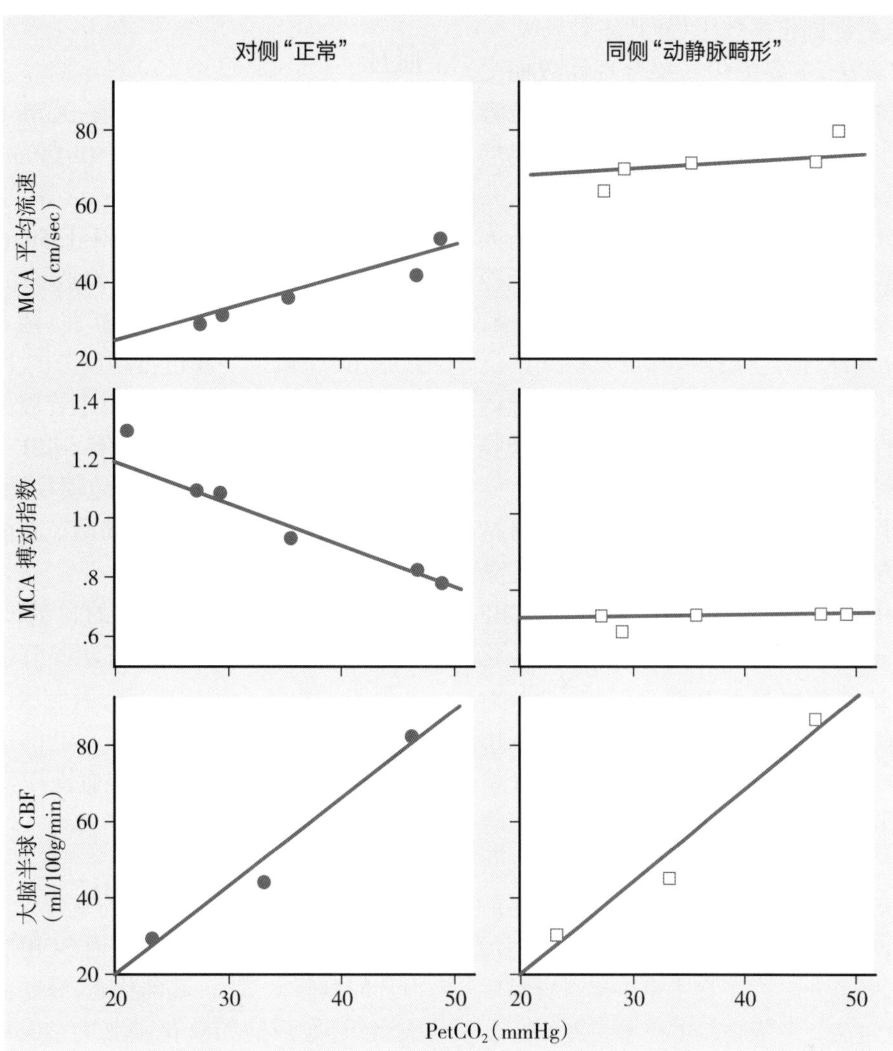

图 2-26 大脑中动脉(MCA)供血的动静脉畸形(AVM)患者，术中用氙 133 (^{133}Xe) 监测 CBF 和经颅多普勒超声(TCD)研究。在畸形血管团 5~6cm 处及对侧大脑半球相同部位监测 CBF。通过颞骨窗测量 MCA 近端的 TCD 的平均速度。这些数据表明了这两种影像技术提供信息的不同特点。正如 ^{133}Xe CBF 的研究中，双侧大脑半球 $PaCO_2$ 的反应性均保留。^{133}Xe 洗脱值是测量皮质的组织灌注，两侧大脑半球是相同的。对侧大脑半球，TCD 对 $PaCO_2$ 升高的反应性相似，表现为平均速度增加及脉搏指数下降，反映了阻力血管随呼气末 CO_2 压力 (end-tidal CO_2 pressure，$PetCO_2$) 的增加而舒张。同侧半球 TCD 监测反映的情况不同。由于平行的正常阻力血管床存在较大分流，其作用掩盖正常邻近的血循环。平行阻力法则即正常血管阻力(Rnormal)随着 $PaCO_2$ 升高而降低，如公式：

$$\frac{1}{R_{total}}=\frac{1}{R_{AVM}}+\frac{1}{R_{normal}}$$

Rtotal 代表总的阻力，RAVM 代表 AVM 分流血管阻力。然而，AVM 分流血管的阻力(RAVM)极低，完全掩盖了邻近血流的阻力变化。尽管基础平均血流速度高、搏动低，由于 Rtotal 变化很小，这些参数随着 $PaCO_2$ 的增高基本保持不变。(引自 Young W：Clinical Neuroscience Lectures. Munster，Cathenart，1999.)

SCBF 呈血压依赖。然而，这一系列的研究并未涉及到血压上升后的变化，所以，SCBF 自动调节机制的上限并未确定。

因为种种原因，椎管内注射氙的方法受到指责。我们经常很难确定注射氙的解剖位置，或者描述出灰质和白质的不同作用。髓内注射可能会导致脊髓损伤，并影响血流的测定，另外，这种方法只限于一次测定小范围脊髓的血流。

无创性放射性同位素技术(静脉注射或吸入)测量SCBF的方法,主要由于需要合理计数而受到限制,这种方法只能通过应用大剂量的同位素才可确保使用。即使应用大剂量的同位素,仍然很难使靶组织和周围组织分开。

20世纪70年代初期,为了解决这些问题,人们试图将探测器放在脊髓附近。这些措施包括冷氩示踪剂,以及探测氢气清除率的微型白金电极,用于吸出混合气体,但这些技术都没有得到广泛认可[450]。为了改进技术,人们还试图通过动脉内注射的方法增加氢的分布,并监测它,还采用硬膜外放置导管测量氢的清除率[464]。

现在几乎没有一致认可的非侵入性测量SCBF的最好方法,不同的技术产生不同的灌注参数。CT检查中造影剂碘海醇的清除率如下:SCBF 8.9ml/(100g·min),血容量约1.2ml/100g,对比转化时间1.9秒。这些数值与MRI检查中的不同,但CT测量方法在不同的观察者中是一致的,并采用不同的数据分析方法[465]。在啮齿类动物,MRI检查中已经采用动脉自旋标记技术测量SCBF。脊髓灰质血流值[330±90ml/(100g·min)]与大脑灰质血流值(295±22ml/min)相似[466]。经MRI前后对比图像分析得出,人类脊髓血容量大约为每100mL组织4.3±0.7ml[467]。在手术中暴露脊髓后可以直接测量血流。多普勒超声技术在夹闭主动脉术中可以监测远端动脉血流[468]。在动物试验或临床中,SCBF的变化可以用激光多普勒超声技术监测[469-471]。虽然该方法是有创性的,但它提供的数据是连续性的。在脊髓侧凸手术中的应用激光多普勒监测血流表明,阻断单侧脊髓节段动脉,通常耐受良好,但是双侧都阻断则会显著降低血流。

脑血流和脊髓血流的比较

Sato等[158]在氯胺酮-氧化亚氮麻醉中使用氢清除法记录猫中枢神经系统不同部位的血流。血碳酸和血压正常时,SCBF为46ml/(100g·min)显著低于脑血流量[86ml/(100g·min)]。脊髓灰质的血流量大约是脊髓白质的5倍。

脊髓不同节段的血流不同,这一点与脑非常相似。脊髓颈段和腰段的平均血流量比胸段的血流大约高40%,这种差异可能与胸段脊髓的灰质较少有关。SCBF的代谢与局部水平脊髓的电生理活动有关。因此,刺激一侧的坐骨神经和股神经,使同侧的腰骶部脊髓灰质的血流量增加50%[472]。

血压

已经证实很多物种存在SCBF的自动调节。大鼠SCBF的调节范围为50~140mmHg,不受丙泊酚麻醉的影响[473]。Kobrine等[474]发现,给猴应用氢清除剂,MAP在50~135mmHg之间时,SCBF不发生改变,这是代偿收缩的结果。MAP低于50mmHg时,血管显著扩张,随着血压下降导致SCBF下降。当超过自动调节的上限135mmHg时,血管阻力降低,很可能由于管腔内压力增高导致血管扩张。这一过程伴有SCBF的显著增高。Hickey等[458]研究证实,在硫喷妥钠麻醉过程中,大鼠脊髓的很多区域的自动调节功能可以大致反映大脑的自动调节功能。

比较猫的大脑和脊髓的自动调节功能,Sato等发现[158]这两个部位的自动调节功能的上限和下限非常相似,同时也发现,当血压低于自动调节的下限值后,仍可以获得诱发电位,这意味着,在局部血流下降时,脊髓对缺血性损伤没有脑组织敏感。

二氧化碳和氧气的张力

如前所述,高碳酸血症时SCBF增加,低碳酸血症时则降低[461]。基础状态,脊髓血流水平低于脑组织,导致的二氧化碳张力(20~80mmHg之间时)每变化一个单位,CBF绝对值的改变显著大于SCBF的相应改变,但两种组织血流量变化的百分比相同[158]。一氧化氮在脊髓CO_2反应性中起着重要作用。NG-硝基-L-精氨酸对NOS的抑制正常情况下降低SCBF;然而脊髓损伤后,可能导致局部血流增加[469]。通过调节动脉CO_2张力来调控SCBF似乎对脊髓损伤的预后无有利影响。因此有人提出,大脑中复杂的盗血和反盗血现象可能也存在于脊髓中[475]。

温度

研究证实,SCBF随着体温的下降而下降[476]。有建议在脊髓损伤4小时之内进行局部脊髓低温治疗,可以防止脊髓进一步损伤[477]。然而,无论是实验中还是临床中,脊髓低温治疗的作用仍未证实,部分原因是由于同时伴有血流的减少[478-482]。

神经调控

有关SCBF的自动调控的数据比较有限。尽管脊髓血管神经支配丰富，但刺激狗的化学感受器和压力感受器均不影响SCBF[483]。

麻醉药

麻醉剂对SCBF的影响与对CBF的影响非常相似。给狗注入可以诱导脑电爆发抑制电位剂量的硫喷妥钠可以使SCBF减少50%，这促使研究人员猜测：巴比妥诱导昏迷有脊髓保护作用[482]。采用戊巴比妥-氧化亚氮对绵羊麻醉可以使SCBF下降，暴露时间越长（超过3小时），下降程度越明显[484]。在实验性心包压塞术中，与氯胺酮麻醉相比，异氟烷可以使SCBF维持得更好。在评估麻醉药对SCBF的影响时，必须注意对血流动力学的影响[485]。低剂量的咪达唑仑可以维持SCBF，高剂量的咪达唑仑则因降低灌注压而使SCBF下降[486]。

对SCBF的研究虽然不如CBF研究得完善，但监测SCBF在很多方面与CBF相似。脊髓灰质和白质的血流比为5：1，与中枢神经系统相似。自动调节机制可以使CBF和SCBF维持相对稳定，不受血压波动的影响。rCBF和SCBF不同部位的差异与局部代谢活动的差异有关。二氧化碳张力是影响CBF和SCBF的最重要的因素。

脊髓压迫对脊髓血流的影响

随着对脊髓检测仪器的诞生，脊髓灌注压造成的影响在动物实验和生化模型上都得到验证。应用带有激光多普勒流速仪的探头，Hamamoto等人得到暴露脊髓的直接压力。应用5gm的力量按压时，脊髓血流下降到基线水平的40%，应用10gm的力量按压时，脊髓血流下降到基线水平的13%。研究发现20分钟的缺血是可逆的，不影响动物的功能。但40分钟的缺血与损伤和功能丧失有关[486]。从临床角度来看，在脊髓手术时监测脊髓功能，缺血不会立即出现，压力去除后亦可以逆转。

总结

监测CBF可以阐述很多疾病的发病机制，为蛛网膜下腔出血、动静脉畸形、头外伤以及血栓栓塞性卒中的治疗和监测提供了方法。监测CBF也可用来辅助诊断脑死亡。当然，这些方法目前在临床监护中还处于起步阶段[487]。在麻醉或危重患者的监护中，临床医师必须了解患者的脑循环状态，对影像学结果作出合理评估，必要时做血管造影或SPECT。然而，随着床旁监护手段的发展，医师可以更好地对已存在脑损伤或即将发生脑损伤的患者进行监护。

麻醉中阻碍这种监护手段发展的一个重要偏见，就是对中枢神经系统监测一定能预测疾病的预后存在不合理的期望。随着合理、廉价的床旁脑灌注评估手段的发展，医师对于患者的治疗，尤其像血压和通气等不再面临一系列的问题。

致谢

作者在此向William L. Young，MD，James P. Livingston教授（旧金山加州大学麻醉科）致敬。Bill是前三版本章主编，当时尚未清晰的内容在此得到阐述。Bill的观点会被铭记，同时他对脑血流生理学的贡献将激励之后的临床医师和学者们。

感谢Mei Wang（哥伦比亚大学医学院麻醉科）为本书手稿准备工作所做的贡献。

（何璇 译，周建新 校）

参考文献

1. Bell BA. A history of the study of the cerebral circulation and the measurement of cerebral blood flow (Review article). *Neurosurgery.* 1984;14(2):238–246.
2. Veselis R, Reinsel R, Feshchenko V, et al. Midazolam Sedation Decreases rCBF in Brain Regions Important in Memory; a PET Study (abstract). In: 43rd Annual Meeting, Boston, MA, May 16–19; Association of University Anesthesiologists; 1996:P33.
3. Alkire MT. Quantitative EEG, correlations with brain glucose metabolic rate during anesthesia in volunteers. *Anesthesiology.* 1998;89(2):323–333.
4. Sturzenegger M, Newell DW, Aaslid R. Visually evoked blood flow response assessed by simultaneous two-channel transcranial Doppler using flow velocity averaging. *Stroke.* 1996;27(12):2256–2261.
5. Oshima T, Karasawa F, Satoh T. Effects of propofol on cerebral blood flow and the metabolic rate of oxygen in humans. *Acta Anaesthesiol Scand.* 2002;46(7):831–835.
6. Lam AM, Matta BF, Mayberg TS, Strebel S. Change in cerebral blood flow velocity with onset of EEG silence during inhalation anesthesia in humans: Evidence of flow-metabolism coupling? *J Cereb Blood Flow Metab.* 1995;15(4):714–717.
7. Doyle PW, Matta BF. Burst suppression or isoelectric encephalogram for cerebral protection: Evidence from metabolic suppression studies. *Br J Anaesth.* 1999;83(4):580–584.
8. Arrica M, Bissonnette B. Therapeutic hypothermia. *Semin Cardiothorac Vasc Anesth.* 2007;11(1):6–15.
9. Feng CM, Liu HL, Fox PT, Gao JH. Dynamic changes in the cerebral metabolic rate of O2 and oxygen extraction ratio in event-related functional MRI. *Neuroimage.* 2003;18(2):257–262.
10. Mackert BM, Leistner S, Sander T, et al. Dynamics of cortical neurovascular coupling analyzed by simultaneous DC-magnetoencephalography and time-resolved near-infrared spectroscopy. *Neuroimage.* 2008;39(3):979–986.
11. Olesen J. Contralateral focal increase of cerebal blood flow in man during arm work. *Brain.* 1971;94:635–646.
12. Lassen NA, Ingvar DH, Skinhoj E. Brain function and blood flow: Changes in the amount of blood flowing in areas of the human cerebral cortex, reflecting changes in the activity of those areas, are graphically revealed with the aid of a radioactive isotope. *Sci Am.* 1978;239:62–71.

13. Aaslid R, Newell DW, Stooss R, Sorteberg W, Lindegaard K-F. Assessment of cerebral autoregulation dynamics from simultaneous arterial and venous transcranial Doppler recordings in humans. *Stroke*. 1991;22(9):1148–1154.
14. Hammeke TA, Yetkin FZ, Mueller WM, et al. Functional magnetic resonance imaging of somatosensory stimulation. *Neurosurgery*. 1994;35(4):677–681.
15. Petersen SE, Fox PT, Snyder AZ, Raichle ME. Activation of extrastriate and frontal cortical areas by visual words and word-like stimuli. *Science*. 1990;249(Aug 31):1041–1044.
16. Martin C, Martindale J, Berwick J, Mayhew J. Investigating neural-hemodynamic coupling and the hemodynamic response function in the awake rat. *Neuroimage*. 2006;32(1):33–48.
17. Lou HC, Edvinsson L, MacKenzie ET. The concept of coupling blood flow to brain function: Revision required? *Ann Neurol*. 1987;22(3): 289–297.
18. Wei EP, Kontos HA. Increased venous pressure causes myogenic constriction of cerebral arterioles during local hyperoxia. *Circ Res*. 1984;55(2):249–252.
19. Faraci FM, Heistad DD. Regulation of large cerebral arteries and cerebral microvascular pressure (Review). *Circ Res*. 1990;66(1):8–17.
20. Iadecola C. The role of nitric oxide in cerebrovascular regulation and stroke. In: Mathie RT, Griffith TM, eds. *The Haemodynamic Effects of Nitric Oxide*. London: Imperial College Press; 1999:207–253.
21. Roy CS, Sherrington CS. On the regulation of the blood-supply of the brain. *J Physiol*. 1890;11:85–108.
22. Paulson OB, Strandgaard S, Edvinsson L. Cerebral autoregulation. *Cerebrovasc Brain Metab Rev*. 1990;2(2):161–192.
23. Symon L. Physiological studies of blood flow in the middle cerebral artorial territory. *Stroke*. 1974;IX:5–8.
24. Garcia-Roldan J-L, Bevan JA. Flow-induced constrictions and dilation of cerebral resistance arteries. *Circ Res*. 1990;66(5):1445–1448.
25. Koehler RC, Gebremedhin D, Harder DR. Role of astrocytes in cerebrovascular regulation. *J Appl Physiol*. 2006;100(1):307–317.
26. Attwell D, Buchan AM, Charpak S, Lauritzen M, Macvicar BA, Newman EA. Glial and neuronal control of brain blood flow. *Nature*. 2010;468(7321):232–243.
27. Harder DR, Kauser K, Lombard JH, Roman RJ, Rubanyi GM. Pressure-induced activation of renal and cerebral arteries depends upon an intact endothelium. In: Rubanyi GM, Vanhoutte PM, eds. *Endothelium-Derived Contracting Factors* (1st International Symposium on Endothelium-derived vasoactive factors, Philadelphia, PA, May 1-3, 1989. Sponsors: Physiol Soc Philadelphia / Schering / Berlex Lab / Cedar Knolls). Basel: S Karger AG; 1990:8–13.
28. Faraci FM. Endothelium-derived vasoactive factors and regulation of the cerebral circulation. *Neurosurgery*. 1993;33(4):648–659.
29. Dietrich HH, Dacey Jr. RG. Molecular keys to the problems of cerebral vasospasm. *Neurosurgery*. 2000;46(3):517–530.
30. Fox PT, Raichle ME, Mintun MA, Dence C. Nonoxidative glucose consumption during focal physiologic neural activity. *Science*. 1988;241(July):462–464.
31. Prichard J, Rothman D, Novotny E, et al. Lactate rise detected by ^{1}H NMR in human visual cortex during physiologic stimulation. *Proc Natl Acad Sci U S A*. 1991;88(13):5829–5831.
32. Malonek D, Grinvald A. Interactions between electrical activity and cortical microcirculation revealed by imaging spectroscopy: Implications for functional brain mapping. *Science*. 1996;272(5261):551–554.
33. Shulman RG, Hyder F, Rothman DL. Lactate efflux and the neuroenergetic basis of brain function. *NMR Biomed*. 2001;14(7-8):389–396.
34. Hamel E. Perivascular nerves and the regulation of cerebrovascular tone. *J Appl Physiol*. 2006;100(3):1059–1064.
35. Brian Jr JE, Faraci FM, Heistad DD. Recent insights into the regulation of cerebral circulation. *Clin Exp Pharmacol Physiol*. 1996;23(6-7):449–457.
36. Thompson BG, Pluta RM, Girton ME, Oldfield EH. Nitric oxide mediation of chemoregulation but not autoregulation of cerebral blood flow in primates. *J Neurosurg*. 1996;84(1):71–78.
37. Long CJ, Berkowitz BA. What is the relationship between the endothelium derived relaxant factor and nitric oxide? *Life Sci*. 1989;45:1–14.
38. Bredt DS, Snyder SH. Nitric oxide, a novel neuronal messenger (Review). *Neuron*. 1992;8(Jan):3–11.
39. Johns RA. EDRF/Nitric oxide: The endogenous nitrovasodilator and a new cellular messenger (Editorial). *Anesthesiology*. 1991;75(6):927–931.
40. Pelligrino DA. Saying NO, to cerebral ischemia (Editorial). *J Neurosurg Anesthesiol*. 1993;5(4):221–231.
41. Tanaka K, Gotoh F, Gomi S, et al. Inhibition of nitric oxide synthesis induces a significant reduction in local cerebral blood flow in the rat. *Neurosci Lett*. 1991;127:129–132.
42. Faraci FM, Heistad DD. Regulation of cerebral blood vessels by humoral and endothelium-dependent mechanisms. Update on humoral regulation of vascular tone. *Hypertension*. 1991;17(6 Pt 2):917–922.
43. Gonzalez C, Estrada C. Nitric oxide mediates the neurogenic vasodilation of bovine cerebral arteries. *J Cereb Blood Flow Metab*. 1991;11(3):366–370.
44. Fernandez N, Garcia JL, Garcia-Villalon AL, Monge L, Gomez B, Dieguez G. Cerebral blood flow and cerebrovascular reactivity after inhibition of nitric oxide synthesis in conscious goats. *Br J Pharmacol*. 1993;110(1):428–434.
45. Auer L. The action of sodium nitroprusside on the pial vessels. *Acta Neurochir (Wien)*. 1978;43(3–4):297–306.
46. Joshi S, Young WL, Pile-Spellman J, et al. Intra-arterial nitrovasodilators do not increase cerebral blood flow in angiographically normal territories of arteriovenous malformation patients. *Stroke*. 1997;28(6):1115–1122.
47. Joshi S, Young WL, Duong DH, et al. Intracarotid infusion of the nitric oxide synthase inhibitor, L-NMMA, modestly decreases cerebral blood flow in human subjects. *Anesthesiology*. 2000;93(3):699–707.
48. Joshi S, Young WL, Duong H, et al. Intracarotid nitroprusside does not augment cerebral blood flow in human subjects. *Anesthesiology*. 2002;96(1):60–66.
49. Joshi S, Duong H, Mangla S, et al. In nonhuman primates intracarotid adenosine, but not sodium nitroprusside, increases cerebral blood flow. *Anesth Analg*. 2002;94(2):393–399.
50. Joshi S, Hartl R, Sun LS, et al. Despite in vitro increase in cyclic guanosine monophosphate concentrations, intracarotid nitroprusside fails to augment cerebral blood flow of healthy baboons. *Anesthesiology*. 2003;98(2):412–419.
51. White RP, Deane C, Vallance P, Markus HS. Nitric oxide synthase inhibition in humans reduces cerebral blood flow but not the hyperemic response to hypercapnia. *Stroke*. 1998;29(2):467–472.
52. Brian Jr. JE. Carbon dioxide and the cerebral circulation (Review). *Anesthesiology*. 1998;88(5):1365–1386.
53. Janjua N, Mayer SA. Cerebral vasospasm after subarachnoid hemorrhage. *Curr Opin Crit Care*. 2003;9(2):113–119.
54. Shin HK, Salomone S, Potts EM, et al. Rho-kinase inhibition acutely augments blood flow in focal cerebral ischemia via endothelial mechanisms. *J Cereb Blood Flow Metab*. 2007;27(5):998–1009.
55. Riley RH, Lincoln CA. Intra-arterial injection of propofol. *Anaesth Intensive Care*. 1990;18(2):269–270.
56. Yamashita K, Kotani Y, Nakajima Y, et al. Fasudil, a Rho kinase (ROCK) inhibitor, protects against ischemic neuronal damage in vitro and in vivo by acting directly on neurons. *Brain Res*. 2007;1154:215–224.
57. Jin HG, Yamashita H, Nagano Y, et al. Hypoxia-induced upregulation of endothelial small G protein RhoA and Rho-kinase/ROCK2 inhibits eNOS expression. *Neurosci Lett*. 2006;408(1):62–67.
58. Toyoda K, Fujii K, Ibayashi S, Nagao T, Kitazono T, Fujishima M. Role of nitric oxide in regulation of brain stem circulation during hypotension. *J Cereb Blood Flow Metab*. 1997;17(10):1089–1096.
59. Stefanovic B, Schwindt W, Hoehn M, Silva AC. Functional uncoupling of hemodynamic from neuronal response by inhibition of neuronal nitric oxide synthase. *J Cereb Blood Flow Metab*. 2007;27(4):741–754.
60. Robertson SC, Loftus CM. Effect of N-methyl-D-aspartate and inhibition of neuronal nitric oxide on collateral cerebral blood flow after middle cerebral artery occlusion. *Neurosurgery*. 1998;42(1):117–123. discussion 123–124.
61. Iadecola C. Does nitric oxide mediate the increases in cerebral blood flow elicited by hypercapnia? *Proc Natl Acad Sci U S A*. 1992;89(May):3913–3916.
62. Pelligrino DA, Miletich DJ, Albrecht RF. Diminished muscarinic receptor-mediated cerebral blood flow response in streptozotocin-treated rats. *Am J Physiol*. 1992;262:E447–E454.
63. Iadecola C, Yang G, Xu S. 7-Nitroindazole attenuates vasodilation from cerebellar parallel fiber stimulation but not acetylcholine. *Am J Physiol*. 1996;270(4 Pt 2):R914–R919[4 Pt 2].
64. Faraci FM. Role of endothelium-derived relaxing factor in cerebral circulation: Large arteries vs. microcirculation. *Am J Physiol*. 1991;261:H1038–H1042.
65. Iadecola C, Zhang F. Permissive and obligatory roles of NO in cerebrovascular responses to hypercapnia and acetylcholine. *Am J Physiol*. 1996;271(4 Pt 2):R990–R1001.
66. Kozniewska E, Oseka M, Stys T. Effects of endothelium-derived nitric oxide on cerebral circulation during normoxia and hypoxia in the rat. *J Cereb Blood Flow Metab*. 1992;12(2):311–317.
67. Iadecola C. Bright and dark sides of nitric oxide in ischemic brain injury. *Trends Neurosci*. 1997;20(3):132–139.
68. Koenig HM, Pelligrino DA, Albrecht RF. Halothane vasodilation and nitric oxide in rat pial vessels (abstract). *J Neurosurg Anesthesiol*. 1992;4(4):301.
69. Moore L, Kirsch J, Helfaer M, McPherson R, Traystman R. Isoflurane induced cerebral hyperemia: Role of prostanoids and nitric oxide in pigs (abstract). *J Neurosurg Anesthesiol*. 1992;4(4):304.
70. Johns RA, Moscicki JC, DiFazio CA. Nitric oxide synthase inhibitor dose-dependently and reversibly reduces the threshold for halothane anesthesia. *Anesthesiology*. 1992;77(4):779–784.
71. Siesjo BK. Pathophysiology and treatment of focal cerebral ischemia. Part I: Pathophysiology (Review). *J Neurosurg*. 1992;77(2):169–184.
72. Roman RJ, Renic M, Dunn KM, Takeuchi K, Hacein-Bey L. Evidence that 20-HETE contributes to the development of acute and delayed cerebral vasospasm. *Neurol Res*. 2006;28(7):738–749.

73. McCulloch J, Uddman R, Kingman TA, Edvinsson L. Calcitonin gene-related peptide: Functional role in cerebrovascular regulation. *Proc Natl Acad Sci U S A*. 1986;83(Aug):5731–5735.
74. Edvinsson L, Hamel E. Perivascular nerves in brain vessels, chapter 3. In: Edvinsson L, Krause DN, eds. *Cerebral Blood Flow and Metabolism*. 2nd ed. Philadelphia: Lippincott Williams & Wilkins; 2002:43–67.
75. Hong KW, Pyo KM, Lee WS, Yu SS, Rhim HY. Pharmacological evidence that calcitonin gene-related peptide is implicated in cerebral autoregulation. *Am J Physiol*. 1994;266:H11–H16.
76. Wei EP, Moskowitz MA, Boccalini P, Kontos HA. Calcitonin gene-related peptide mediates nitroglycerin and sodium nitroprusside-induced vasodilation in feline cerebral arterioles. *Circ Res*. 1992;70(6):1313–1319.
77. Moskowitz MA. Trigeminovascular system (editorial; comment). *Cephalalgia*. 1992;12(3):127.
78. Nishimura M, Takahashi H, Nanbu A, Sakamoto M, Nakanishi T, Yoshimura M. Cerebral ATP-sensitive potassium channels during acute reduction of carotid blood flow. *Hypertension*. 1995;25(5):1069–1074.
79. Kitazono T, Faraci FM, Taguchi H, Heistad DD. Role of potassium channels in cerebral blood vessels. *Stroke*. 1995;26(9):1713–1723.
80. Faraci FM, Brian Jr. JE. Nitric oxide and the cerebral circulation. *Stroke*. 1994;25(3):692–703.
81. Nelson MT, Quayle JM. Physiological roles and properties of potassium channels in arterial smooth muscle (Review). *Am J Physiol*. 1995;268(4 Pt 1):C799–C822.
82. Faraci FM, Sobey CG. Role of potassium channels in regulation of cerebral vascular tone. *J Cereb Blood Flow Metab*. 1998;18(10):1047–1063.
83. Taguchi H, Heistad DD, Kitazono T, Faraci FM. ATP-sensitive K+ channels mediate dilatation of cerebral arterioles during hypoxia. *Circ Res*. 1994;74(5):1005–1008.
84. Nelson M, Bonsor G, Lamb JT. Cost implications of different policies for the treatment of arteriovenous malformations of the brain. *Neuroradiology*. 1991;33(suppl):203–205.
85. Brayden JE, Nelson MT. Regulation of arterial tone by activation of calcium-dependent potassium channels. *Science*. 1992;256(5056):532–535.
86. Robertson BE, Schubert R, Hescheler J, Nelson MT. cGMP-dependent protein kinase activates Ca-activated K channels in cerebral artery smooth muscle cells. *Am J Physiol*. 1993;265(1 Pt 1):C299–C303.
87. Paterno R, Faraci FM, Heistad DD. Role of Ca^{2+}-dependent K^+ channels in cerebral vasodilatation induced by increases in cyclic GMP and cyclic AMP in the rat (with Editorial Comment by Joseph E Brayden). *Stroke*. 1996;27(9):1603–1608.
88. Eriksson S, Hagenfeldt L, Law D, Patrono C, Pinca E, Wennmalm A. Effect of prostaglandin synthesis inhibitors on basal and carbon dioxide stimulated cerebral blood flow in man. *Acta Physiol Scand*. 1983;117(2):203–211.
89. Onoue H, Katusic ZS. Role of potassium channels in relaxations of canine middle cerebral arteries induced by nitric oxide donors. *Stroke*. 1997;28(6):1264–1270; discussion 1270–1271.
90. Wang Q, Paulson OB, Lassen NA. Indomethacin abolishes cerebral blood flow increase in response to acetazolamide-induced extracellular acidosis: A mechanism for its effect on hypercapnia? *J Cereb Blood Flow Metab*. 1993;13(4):724–727.
91. Markus HS, Vallance P, Brown MM. Differential effect of three cyclooxygenase inhibitors on human cerebral blood flow velocity and carbon dioxide reactivity. *Stroke*. 1994;25(9):1760–1764.
92. Brian Jr JE, Heistad DD, Faraci FM. Effect of carbon monoxide on rabbit cerebral arteries. *Stroke*. 1994;25(3):639–643; discussion 643–644.
93. Wagerle LC, Mishra OP. Mechanism of CO2 response in cerebral arteries of the newborn pig: Role of phospholipase, cyclooxygenase, and lipoxygenase pathways. *Circ Res*. 1988;62(5):1019–1026.
94. Leffler CW, Mirro R, Pharris LJ, Shibata M. Permissive role of prostacyclin in cerebral vasodilation to hypercapnia in newborn pigs. *Am J Physiol*. 1994;267(1 Pt 2):H285–H291.
95. Leffler CW, Busija DW. Prostanoids in cortical subarachnoid cerebrospinal fluid and pial arterial diameter in newborn pigs. *Circ Res*. 1985;57(5):689–694.
96. Leffler CW, Mirro R, Shanklin DR, Armstead WM, Shibata M. Light/dye microvascular injury selectively eliminates hypercapnia-induced pial arteriolar dilation in newborn pigs. *Am J Physiol*. 1994;266(2 Pt 2):H623–H630.
97. Wagerle LC, DeGiulio PA. Indomethacin-sensitive CO_2 reactivity of cerebral arterioles is restored by vasodilator prostaglandin. *Am J Physiol*. 1994;266(4 Pt 2):H1332–H1338.
98. Sakurai T, Yanagisawa M, Takuwa Y, et al. Cloning of a cDNA encoding a non-isopeptide-selective subtype of the endothelin receptor [see comments]. *Nature*. 1990;348(6303):732–735.
99. Arai H, Hori S, Aramori I, Ohkubo H, Nakanishi S. Cloning and expression of a cDNA encoding an endothelin receptor. *Nature*. 1990;348(6303):730–732.
100. Murray MA, Faraci FM, Heistad DD. Effect of protein kinase C inhibitors on endothelin- and vasopressin- induced constriction of the rat basilar artery. *Am J Physiol*. 1992;263(6 Pt 2):H1643–H1649.
101. Durieu-Trautmann O, Federici C, Creminon C, et al. Nitric oxide and endothelin secretion by brain microvessel endothelial cells: Regulation by cyclic nucleotides. *J Cell Physiol*. 1993;155(1):104–111.
102. Kitazono T, Heistad DD, Faraci FM. Enhanced responses of the basilar artery to activation of endothelin-B receptors in stroke-prone spontaneously hypertensive rats. *Hypertension*. 1995;25(4 Pt 1):490–494.
103. Foley PL, Caner HH, Kassell NF, Lee KS. Reversal of subarachnoid hemorrhage-induced vasoconstriction with an endothelin receptor antagonist. *Neurosurgery*. 1994;34(1):108–112. discussion 112–113.
104. Zuccarello M. Endothelin: the "prime suspect" in cerebral vasospasm. *Acta Neurochir - Suppl*. 2001;77:61–65.
105. Zuccarello M, Boccaletti R, Romano A, Rapoport RM. Endothelin B receptor antagonists attenuate subarachnoid hemorrhage-induced cerebral vasospasm. *Stroke*. 1998;29(9):1924–1929.
106. Lavine SD, Wang M, Etu JJ, Meyers PM, Joshi S. Augmentation of cerebral blood flow and reversal of endothelin-1-induced vasospasm: A comparison of intracarotid nicardipine and verapamil. *Neurosurgery*. 2007;60(4):742–748; discussion 748–749.
107. Vajkoczy P, Meyer B, Weidauer S, et al. Clazosentan (AXV-034343), a selective endothelin A receptor antagonist, in the prevention of cerebral vasospasm following severe aneurysmal subarachnoid hemorrhage: Results of a randomized, double-blind, placebo-controlled, multicenter phase IIa study. *J Neurosurg*. 2005;103(1):9–17.
108. Vergouwen MD, Algra A, Rinkel GJ. Endothelin receptor antagonists for aneurysmal subarachnoid hemorrhage: A systematic review and meta-analysis update. *Stroke; a journal of cerebral circulation*. 2012;43(10):2671–2676.
109. Day AL. Arterial distributions and variants. In: Wood JH, ed. *Cerebral Blood Flow: Physiologic and Clinical Aspects*. New York: McGraw-Hill Book Company; 1987:19–36.
110. Bladin CF, Alexandrov AV, Norris JW. Carotid endarterectomy and the measurement of stenosis (Letter to the editor). *Stroke*. 1994;25(3):709–712.
111. Van der Zwan A, Hillen B, Tulleken CAF, Dujovny M, Dragovic L. Variability of the territories of the major cerebral arteries. *J Neurosurg*. 1992;77(6):927–940.
112. Riggs HE, Rupp C. Variations in form of circle of Willis. *Arch Neurol*. 1963;8(January):24–30.
113. Cassot F, Vergeur V, Bossuet P, Hillen B, Zagzoule M, Marc-Vergnes JP. Effects of anterior communicating artery diameter on cerebral hemodynamics in internal carotid artery disease: A model study. *Circulation*. 1995;92(10):3122–3131.
114. Schomer DF, Marks MP, Steinberg GK, et al. The anatomy of the posterior communicating artery as a risk factor for ischemic cerebral infarction. *New Engl J Med*. 1994;330(22):1565–1570.
115. Nakai K, Imai H, Kamei I, et al. Microangioarchitecture of rat parietal cortex with special reference to vascular "sphincters": Scanning electron microscopic and dark field microscopic study. *Stroke*. 1981;12(5):653–659.
116. Heistad DD, Marcus ML, Abboud FM. Role of large arteries in regulation of cerebral blood flow in dogs. *J Clin Invest*. 1978;62(4):761–768.
117. Kontos HA, Wei EP, Navari RM, Levasseur JE, Rosenblum WI, Patterson Jr JL. Responses of cerebral arteries and arterioles to acute hypotension and hypertension. *Am J Physiol*. 1978;234(4):H371–H383.
118. Shapiro HM, Stromberg DD, Lee DR, Wiederhielm CA. Dynamic pressures in the pial arterial microcirculation. *Am J Physiol*. 1971;221(1):279–283.
119. Fein JM, Lipow K, Marmarou A. Cortical artery pressure in normotensive and hypertensive aneurysm patients. *J Neurosurg*. 1983;59:51–56.
120. Kader A, Young WL. The effects of intracranial arteriovenous malformations on cerebral hemodynamics. *Neurosurg Clin N Am*. 1996;7(4):767–781.
121. Wagner EM, Traystman RJ. Hydrostatic determinants fo cerebral perfusion. *Crit Care Med*. 1986;14(5):484–490.
122. Auer LM, Ishiyama N, Pucher R. Cerebrovascular response to intracranial hypertension. *Acta Neurochir (Wien)*. 1987;84:124–128.
123. Strandgaard S. The lower and upper limit for autoregulation of cerebral blood flow (abstract). *Stroke*. 1973;4(May-June):323.
124. Joshi S, Young WL, Pile-Spellman J, et al. Manipulation of cerebrovascular resistance during internal carotid artery occlusion by intraarterial verapamil. *Anesth Analg*. 1997;85(4):753–759.
125. Joshi S, Hashimoto T, Ostapkovich N, et al. Effect of intracarotid papaverine on human cerebral blood flow and vascular resistance during acute hemispheric arterial hypotension. *J Neurosurg Anesthesiol*. 2001;13(2):146–151.
126. Drummond JC. The lower limit of autoregulation: Time to revise our thinking? (letter). *Anesthesiology*. 1997;86(6):1431–1433.
127. Gao E, Young WL, Pile-Spellman J, Ornstein E, Ma Q. Mathematical considerations for modeling cerebral blood flow autoregulation to systemic arterial pressure. *Am J Physiol*. 1998;274(3 Pt 2):H1023–H1031 [March].
128. Capra NF, Kapp JP. Anatomic and physiologic aspects of venous system. In: Wood JH, ed. *Cerebral Blood Flow: Physiologic and Clinical Aspects*. New York: McGraw-Hill Book Company; 1987:37–58.
129. Gao E, Young WL, Hademenos GJ, et al. Theoretical modeling of arteriovenous malformation rupture risk: A feasibility and validation study. *Med Eng Phys*. 1998;20(7):489–501.
130. Florence G, Seylaz J. Rapid autoregulation of cerebral blood flow:

A laser-Doppler flowmetry study. *J Cereb Blood Flow Metab.* 1992;12(4):674–680.
131. Nakase H, Nagata K, Otsuka H, Sakaki T, Kempski O. Local cerebral blood flow autoregulation following "asymptomatic" cerebral venous occlusion in the rat. *J Neurosurg.* 1998;89(1):118–124.
132. Hickey PR, Buckley MJ, Philbin DM. Pulsatile and nonpulsatile cardiopulmonary bypass: Review of a counterproductive controversy. *Ann Thorac Surg.* 1983;36(6):720–737.
133. Murkin JM, Martzke JS, Buchan AM, Bentley C, Wong CJ. A randomized study of the influence of perfusion technique and pH management strategy in 316 patients undergoing coronary artery bypass surgery. I. Mortality and cardiovascular morbidity. *J Thorac Cardiovasc Surg.* 1995;110(2):340–348.
134. Young WL, Cole DJ. Deliberate hypertension: Rationale and application for augmenting cerebral blood flow. *Probl Anesth.* 1993;7(1):140–153.
135. Solomon RA, Post KD, McMurtry III JG. Depression of circulating blood volume in patients after subarachnoid hemorrhage: Implications for the management of symptomatic vasospasm. *Neurosurgery.* 1984;15(3):354–361.
136. Ornstein E, Young WL, Prohovnik I, Ostapkovich N, Stein BM. Effect of cardiac output on CBF during deliberate hypotension (abstract). *Anesthesiology.* 1990;73:A169.
137. Gaehtgens P, Marx P. Hemorheological aspects of the pathophysiology of cerebral ischemia (Review). *J Cereb Blood Flow Metab.* 1987;7(3):259–265.
138. Muizelaar JP, Wei EP, Kontos HA, Becker DP. Cerebral blood flow is regulated by changes in blood pressure and in blood viscosity alike. *Stroke.* 1986;17(1):44–48.
139. Todd MM, Weeks JB, Warner DS. Cerebral blood flow, blood volume, and brain tissue hematocrit during isovolemic hemodilution with hetastarch in rats. *Am J Physiol.* 1992;263(1 (Pt 2)):H75–H82.
140. Todd MM, Wu B, Warner DS. The hemispheric cerebrovascular response to hemodilution is attenuated by a focal cryogenic brain injury. *J Neurotrauma.* 1994;11(2):149–160.
141. Todd MM, Hindman BJ, Warner DS. Barbiturate protection and cardiac surgery: A different result (Editorial). *Anesthesiology.* 1991;74(3):402–405.
142. Chien S, Usami S, Skalak R. Blood flow in small tubes. In: Renkin EM, Michel CC, Geiger SR, eds. *Handbook of Physiology: A Critical Comprehensive Presentation, Section 2: The Cardiovascular System (Volume 4: Microcirculation, Part 1).* Bethesda, MD: American Physiological Society; 1984:217–249.
143. Zweifach BW, Lipowsky HH. Pressure-flow relations in blood and lymph microcirculation. In: Renkin EM, Michel CC, Geiger SR, eds. *Handbook of Physiology: A Critical Comprehensive Presentation, Section 2: The Cardiovascular System (Volume 4: Microcirculation, Part 1).* Bethesda, MD: American Physiological Society; 1984:251–307.
144. Hudetz AG. Blood flow in the cerebral capillary network: A review emphasizing observations with intravital microscopy. *Microcirculation.* 1997;4(2):233–252.
145. Sakai F, Nakazawa K, Tazaki Y, et al. Regional cerebral blood volume and hematocrit measured in normal human volunteers by single-photon emission computed tomography. *J Cereb Blood Flow Metab.* 1985;5(2):207–213.
146. Koehler RC, Traystman RJ. Bicarbonate ion modulation of cerebral blood flow during hypoxia and hypercapnia. *Am J Physiol.* 1982;243: H33–H40.
147. Raichle ME, Posner JB, Plum F. Cerebral blood flow during and after hyperventilation. *Arch Neurol.* 1970;23(Nov):394–403.
148. Anderson RE, Sundt Jr. TM, Yaksh TL. Regional cerebral blood flow and focal cortical perfusion: A comparative study of ^{133}Xe, ^{85}Kr, and umbelliferone as diffusible indicators. *J Cereb Blood Flow Metab.* 1987;7:207–213.
149. Kety SS, Schmidt CF. The effects of altered arterial tensions of carbon dioxide and oxygen on cerebral blood flow and cerebral oxygen consumption of normal young men. *J Clin Invest.* 1948;27:484–492.
150. Siesjo BK. *Brain Energy Metabolism.* New York: John Wiley & Sons; 1978: 607.
151. Alexander SC, Smith TC, Strobel G, Stephen GW, Wollman H. Cerebral carbohydrate metabolism of a man during respiratory and metabolic alkalosis. *J Appl Physiol.* 1968;24:66–72.
152. Wollman H, Smith TC, Stephen GW, Colton III ET, Gleaton HE, Alexander SC. Effects of extremes of respiratory and metabolic alkalosis on cerebral blood flow in man. *J Appl Physiol.* 1968;24(1):60–65.
153. Muizelaar JP, Marmarou A, Ward JD, et al. Adverse effects of prolonged hyperventilation in patients with severe head injury: A randomized clinical trial. *J Neurosurg.* 1991;75(5):731–739.
154. Young WL, Ravussin PA. Y a-t-il encore une place pour l'hypocapnie profonde de routine en chirurgie intracrânienne? [Is there still a place for routine deep hypocapnia for intracranial surgery?]. *Ann Fr Anesth Reanim.* 1995;14:70–76.
155. Harper AM. Autoregulation of cerebral blood flow: Influence of the arterial blood pressure on the blood flow through the cerebral coretex. *J Neurol Neurosurg Psychiat.* 1966;29:398–403.
156. Paulson OB, Olesen J, Christensen MS. Restoration of autoregulation of cerebral blood flow by hypocapnia. *Neurology.* 1972;22(March):286–293.
157. Kastrup A, Happe V, Hartmann C, Schabet M. Gender-related effects of indomethacin on cerebrovascular CO2 reactivity. *J Neurol Sci.* 1999;162(2):127–132.
158. Sato M, Pawlik G, Heiss W-D. Comparative studies of regional CNS blood flow autoregulation and responses to CO_2 in the cat: Effects of altering arterial blood pressure and $PaCO_2$ on rCBF of cerebrum, cerebellum, and spinal cord. *Stroke.* 1984;15(1):91–97.
159. Kastrup A, Thomas C, Hartmann C, Schabet M. Sex dependency of cerebrovascular CO2 reactivity in normal subjects. *Stroke.* 1997;28(12):2353–2356.
160. Enevoldsen EM, Jensen FT. Autoregulation and CO_2 responses of cerebral blood flow in patients with acute severe head injury. *J Neurosurg.* 1978;48(May):689–703.
161. Ishii R. Regional cerebral blood flow in patients with ruptured intracranial aneurysms. *J Neurosurg.* 1979;50:587–594.
162. Shinoda J, Kimura T, Funakoshi T, Araki Y, Imao Y. Acetazolamide reactivity on cerebral blood flow in patients with subarachnoid haemorrhage. *Acta Neurochir (Wien).* 1991;109:102–108.
163. Bullock R, Mendelow AD, Bone I, Patterson J, Macleod WN, Allardice G. Cerebral blood flow and CO_2 responsiveness as an indicator of collateral reserve capacity in patients with carotid arterial disease. *Br J Surg.* 1985;72(May):348–351.
164. Berre J, Moraine J-J, Melot C. Cerebral CO2 vasoreactivity evaluation with and without changes in intrathoracic pressure in comatose patients. *J Neurosurg Anesthesiol.* 1998;10(2):70–79.
165. Brown MM, Wade JPH, Marshall J. Fundamental importance of arterial oxygen content in the regulation of cerebral blood flow in man. *Brain.* 1985;108(Pt 1):81–93.
166. Wilderman MJ, Armstead WM. Role of neuronal NO synthase in relationship between NO and opioids in hypoxia-induced pial artery dilation. *Am J Physiol.* 1997;273(4 Pt 2):H1807–H1815.
167. Omae T, Ibayashi S, Kusuda K, Nakamura H, Yagi H, Fujishima M. Effects of high atmospheric pressure and oxygen on middle cerebral blood flow velocity in humans measured by transcranial Doppler. *Stroke.* 1998;29(1):94–97.
168. Steen PA, Newberg L, Milde JH, Michenfelder JD. Hypothermia and barbiturates: Individual and combined effects on canine cerebral oxygen consumption. *Anesthesiology.* 1983;58(June):527–532.
169. Klementavicius R, Nemoto EM, Yonas H. The Q_{10} ratio for basal cerebral metabolic rate for oxygen in rats. *J Neurosurg.* 1996;85(3):482–487.
170. Hoffman WE, Albrecht RF, Miletich DJ. Regional cerebral blood flow changes during hypothermia. *Cryobiology.* 1982;19:640–645.
171. Govier AV, Reves JG, McKay RD, et al. Factors and their influence on regional cerebral blood flow during nonpulsatile cardiopulmonary bypass. *Ann Thorac Surg.* 1984;38(6):592–600.
172. Schwartz AE, Michler RE, Young WL. Cerebral blood flow during low-flow hypothermic cardiopulmonary bypass in baboons (abstract). *Anesth Analg.* 1992;74(2S):S267.
173. Schwartz AE, Kaplon RJ, Young WL, Sistino JJ, Kwiatkowski P, Michler RE. Cerebral blood flow during low-flow hypothermic cardiopulmonary bypass in baboons. *Anesthesiology.* 1994;81(4):959–964.
174. Schwartz AE, Minanov O, Stone JG, et al. Phenylephrine increases cerebral blood flow during low-flow hypothermic cardiopulmonary bypass in baboons. *Anesthesiology.* 1996;85(2):380–384.
175. Jonassen AE, Quaegebeur JM, Young WL. Cerebral blood flow velocity in pediatric patients is reduced after cardiopulmonary bypass with profound hypothermia. *J Thorac Cardiovasc Surg.* 1995;110(4 Part I): 934–943.
176. Woodcock TE, Murkin JM, Farrar JK, Tweed WA, Guiraudon GM, McKenzie FN. Pharmacologic EEG suppression during cardiopulmonary bypass: Cerebral hemodynamic and metabolic effects of thiopental or isoflurane during hypothermia and normothermia. *Anesthesiology.* 1987;67:218–224.
177. Hindman BJ, Funatsu N, Harrington J, et al. Differences in cerebral blood flow between alpha-stat and pH-stat management are eliminated during period of decreased systemic flow and pressure: A study during cardiopulmonary bypass in rabbits. *Anesthesiology.* 1991;74(6):1096–1102.
178. Henriksen L, Hjelms E, Lindeburgh T. Brain hyperperfusion during cardiac operations. Cerebral blood flow measured in man by intra-arterial injection of xenon 133: Evidence suggestive of intraoperative microembolism. *J Thorac Cardiovasc Surg.* 1983;86(2):202–208.
179. Stephan H, Sonntag H, Lange H, Rieke H. Cerebral effects of anaesthesia and hypothermia. *Anaesthesia.* 1989;44:310–316.
180. Hoffman WE, Edelman G, Kochs E, Werner C, Segil L, Albrech RF. Cerebral autoregulation in awake versus isoflurane-anesthetized rats. *Anesth Analg.* 1991;73(6):753–757.
181. McPherson RW, Brian JE, Traystman RJ. Cerebrovascular responsiveness to carbon dioxide in dogs with 1.4% and 2.8% isoflurane. *Anesthesiology.* 1989;70:843–850.
182. Ostapkovich ND, Baker KZ, Fogarty-Mack P, Sisti MB, Young WL. Cerebral blood flow and CO_2 reactivity is similar during remifentanil/N_2O and fentanyl N_2O anesthesia. *Anesthesiology.* 1998;89(2):358–363.
183. Koenig HM, Pelligrino DA, Albrecht RF. Halothane vasodilation and

nitric oxide in rat pial vessels. *J Neurosurg Anesth*. 1993;5(4):264–271.
184. Kaisti KK, Langsjo JW, Aalto S, et al. Effects of sevoflurane, propofol, and adjunct nitrous oxide on regional cerebral blood flow, oxygen consumption, and blood volume in humans. *Anesthesiology*. 2003;99(3):603–613.
185. Wang M, Joshi S, Emerson RG. Comparison of intracarotid and intravenous propofol for electrocerebral silence in rabbits. *Anesthesiology*. 2003;99(4):904–910.
186. Himmelseher S, Durieux ME. Revising a dogma: ketamine for patients with neurological injury? *Anesth Analg*. 2005;10(2):524–534. table of contents.
187. Schmidt A, Ryding E, Akeson J. Racemic ketamine does not abolish cerebrovascular autoregulation in the pig. *Acta Anaesthesiol Scand*. 2003;47(5):569–575.
188. Prielipp RC, Wall MH, Tobin JR, et al. Dexmedetomidine-induced sedation in volunteers decreases regional and global cerebral blood flow. *Anesth Analg*. 2002;95(4):1052–1059. table of contents.
189. Zornow MH, Maze M, Dyck JB, Shafer SL. Dexmedetomidine decreases cerebral blood flow velocity in humans. *J Cereb Blood Flow Metab*. 1993;13(2):350–353.
190. Zornow MH, Fleischer JE, Scheller MS, Nakakimura K, Drummond JC. Dexmedetomidine, an alpha 2-adrenergic agonist, decreases cerebral blood flow in the isoflurane-anesthetized dog. *Anesth Analg*. 1990;70(6):624–630.
191. Stange K, Lagerkranser M, Sollevi A. Nitroprusside-induced hypotension and cerebrovascular autoregulation in the anesthetized pig. *Anesth Analg*. 1991;73(6):745–752.
192. Albrecht RF, Miletich DJ, Madala LR. Normalization of cerebral blood flow during prolonged halothane anesthesia. *Anesthesiology*. 1983;58:26–31.
193. Brian Jr JE, Traystman RJ, McPherson RW. Changes in cerebral blood flow over time during isoflurane anesthesia in dogs. *J Neurosurg Anesthesiol*. 1990;2(2):122–130.
194. Turner DM, Kassell NF, Sasaki T, Comair YG, Boarini DJ, Beck DO. Time-dependent changes in cerebral and cardiovascular parameters in isoflurane-nitrous oxide-anesthetized dogs. *Neurosurgery*. 1984;14(2):135–141.
195. Rogers AT, Stump DA, Gravlee GP, et al. Response of cerebral blood flow to phenylephrine infusion during hypothermic cardiopulmonary bypass: Influence of $PaCO_2$ management. *Anesthesiology*. 1988;69(4):547–551.
196. McPherson RW, Traystman RJ. Effect of time on cerebrovascular responsivity to $PaCO_2$ during isoflurane anesthesia. *Anesthesiology*. 1989;71(3A):A105.
197. Bissonnette B, Leon JE. Cerebrovascular stability during isoflurane anaesthesia in children. *Can J Anaesthesia*. 1992;39(2):128–134.
198. Roald OK, Forsman M, Steen PA. The effects of prolonged isoflurane anaesthesia on cerebral blood flow and metabolism in the dog. *Acta Anaesthesiol Scand*. 1989;33:210–213.
199. Stone JG, Young WL, Smith CR, Solomon RA, Ostapkovich N, Wang A. Do temperatures recorded at standard monitoring sites reflect actual brain temperature during deep hypothermia? (abstract). *Anesthesiology*. 1991;75(3A):A483.
200. Edvinsson L, Owman C, Siesjo B. Physiological role of cerebrovascular sympathetic nerves in the autoregulation of cerebral blood flow. *Brain Res*. 1976;117:519–523.
201. Beausang-Linder M, Bill A. Cerebral circulation in acute arterial hypertension—Protective effects of sympathetic nervous activity. *Acta Physiol Scand*. 1981;111:193–199.
202. Heistad DD, Marcus ML, Abboud FM. Role of large arteries in regulation of cerebral blood flow in dogs. *J Clin Invest*. 1978;62(Oct):761–768.
203. Skinhoj E. The sympathetic nervous system and the regulation of cerebral blood flow. *Euro Neurol*. 1971/72;6:190–192.
204. Hernandez MJ, Raichle ME, Stone HL. The role of the sympathetic nervous system in cerebral blood flow autoregulation. *Europ Neurol*. 1971/72;6:175–179.
205. D'Alecy LG. Relation between sympathetic cerebral vasoconstriction and CSF pressure. *Europ Neurol*. 1971/72;6:180–184.
206. Heistad DD. Summary of symposium on cerebral blood flow: Effect of nerves and neurotransmitters—Cardiovascular Center, University of Iowa, Iowa City, Iowa, June 16-18, 1981. *J Cereb Blood Flow Metab*. 1981;1:447–450.
207. Beausang-Linder M. Effects of sympathetic stimulation on cerebral and ocular blood flow. *Acta Physiol Scand*. 1982;114:217–224.
208. Busija DW, Heistad DD. Effects of activation of sympathetic nerves on cerebral blood flow during hypercapnea in cats and rabbits. *J Physiol*. 1974;347:195.
209. Puig M, Kirpekar SM. Inhibitory effect of low pH on norepinephrine release. *J Pharmacol Exp Ther*. 1967;176:134–138.
210. Verhaeghe RH, Lorenz RR, McGrath MA, Shepherd JT, Vanhoutte PM. Metabolic modulation of neurotransmitter release - adenosine, adenine nucleotides, potassium, hyperosmolarity, and hydrogen ion. *Fed Proc*. 1978;37:208–211.
211. Faraci FM, Mayhan WG, Werber AH, Heistad DD. Cerebral circulation: Effects of sympathetic nerves and protective mechanisms during hypertension. *Circ Res*. 1987;61(suppl II):II-102–II-106.
212. Fitch W, Ferguson GG, Sengupta D, Garibi J, Harper AM. Autoregulation of cerebral blood flow during controlled hypotension in baboons. *J Neurol Neurosurg Psychiatry*. 1976;39:1014–1022.
213. Kano M, Moskowitz MA, Yokota M. Parasympathetic denervation of rat pial vessels significantly increases infarction volume following middle cerebral artery occlusion. *J Cereb Blood Flow Metab*. 1991;11(4):628–637.
214. Moskowitz MA, Sakas DE, Wei EP, et al. Postocclusive cerebral hyperemia is markedly attenuated by chronic trigeminal ganglionectomy. *Am J Physiol*. 1989;257:H1736–H1739.
215. Branston NM, Umemura A, Koshy A. Contribution of cerebrovascular parasympathetic and sensory innervation to the short-term control of blood flow in rat cerebral cortex. *J Cereb Blood Flow Metab*. 1995;15(3):525–531.
216. Lassen NA. Cerebral blood flow and oxygen consumption in man. *Physiol Rev*. 1959;39(April):183–238.
217. Olesen J. Quantitative evaluation of normal and pathologic cerebral blood flow regulation to perfusion pressure. *Arch Neurol*. 1973;28 (March):143–149.
218. Yang G, Zhang Y, Ross ME, Iadecola C. Attenuation of activity-induced increases in cerebellar blood flow in mice lacking neuronal nitric oxide synthase. *Am J Physiol Heart Circ Physiol*. 2003;285(1):H298–H304.
219. Lindauer U, Megow D, Matsuda H, Dirnagl U. Nitric oxide: A modulator, but not a mediator, of neurovascular coupling in rat somatosensory cortex. *Am J Physiol*. 1999;277(2 Pt 2):H799–H811.
220. Metea MR, Newman EA. Glial cells dilate and constrict blood vessels: A mechanism of neurovascular coupling. *J Neurosci*. 2006;26(11):2862–2870.
221. Ou JW, Kumar Y, Alioua A, Sailer C, Stefani E, Toro L. Ca2+- and thromboxane-dependent distribution of MaxiK channels in cultured astrocytes: From microtubules to the plasma membrane. *Glia*. 2009;57(12):1280–1295.
222. Blanco VM, Stern JE, Filosa JA. Tone-dependent vascular responses to astrocyte-derived signals. *Am J Physiol Heart Circ Physiol*. 2008;294(6):H2855–H2863.
223. Cold G, Christensen M, Schmidt K. Effect of two levels of induced hypocapnia on cerebral autoregulation in the acute phase of head injury coma. *Acta Anaesthesiol Scand*. 1981;25:397–401.
224. Shiokawa O, Sadoshima S, Kusuda K, Nishimura Y, Ibayashi S, Fujishima M. Cerebral and cerebellar blood flow autoregulations in acutely induced cerebral ischemia in spontaneously hypertensive rats—Transtentorial remote effect. *Stroke*. 1986;17(6):1309–1313.
225. Young WL, Prohovnik I, Ornstein E, et al. The effect of arteriovenous malformation resection on cerebrovascular reactivity to carbon dioxide. *Neurosurgery*. 1990;27(2):257–267.
226. Andrews RJ. Transhemispheric diaschisis: A review and comment. *Stroke*. 1991;22(7):943–949.
227. Edelman RR, Mattle HP, Atkinson DJ, et al. Cerebral blood flow: Assessment with dynamic contrast-enhanced T2*-weighted MR imaging at 1.5-T[1]. *Radiology*. 1990;176(1):211–220.
228. Choi DW. Cerebral hypoxia: Some new approaches and unanswered questions. *J Neurosci*. 1990;10(8):2493–2501.
229. Branston NM, Hope DT, Symon L. Barbiturates in focal ischemia of primate cortex: Effects on blood flow distribution, evoked potential and extracellular potassium. *Stroke*. 1979;10(6):647–653.
230. Drummond JC, Oh Y-S, Cole DJ, Shapiro HM. Phenylephrine-induced hypertension reduces ischemia following middle cerebral artery occlusion in rats. *Stroke*. 1989;20(11):1538–1544.
231. Schroeder T, Sillesen H, Engell HC. Hemodynamic effect of carotid endarterectomy. *Stroke*. 1987;18:204–209.
232. Spetzler RF, Wilson CB, Weinstein P, Mehdorn M, Townsend J, Telles D. Normal perfusion pressure breakthrough theory. *Clin Neurosurg*. 1978;25:651–672.
233. Nornes H, Knutzen HB, Wikeby P. Cerebral arterial blood flow and aneurysm surgery: Part 2. Induced hypotension and autoregulation capacity. *J Neurosurg*. 1977;47:819–827.
234. Halbach V, Higashida RT, Hieshima G, Norman D. Normal perfusion pressure breakthrough occurring during treatment of carotid and vertebral fistulas. *Am J Neuroradiol*. 1987;8:751–756.
235. Irikura K, Morii S, Miyasaka Y, Yamada M, Tokiwa K, Yada K. Impaired autoregulation in an experimental model of chronic cerebral hypoperfusion in rats. *Stroke*. 1996;27(8):1399–1404.
236. Young WL, Kader A, Prohovnik I, et al. Pressure autoregulation is intact after arteriovenous malformation resection. *Neurosurgery*. 1993;32(4):491–497.
237. Young WL, Kader A, Ornstein E, et al. Cerebral hyperemia after arteriovenous malformation resection is related to "breakthrough" complications but not to feeding artery pressure. *Neurosurgery*. 1996;38(6):1085–1093. discussion 1093–1095.
238. Joshi S, Young WL. Arteriovenous malformation. In: Atlee JL, ed. *Complications in Anesthesia*. Philadelphia: WB Saunders Co; 1999:744–747.
239. Halsey Jr JH, Conger KA, Garcia JH, Sarvary E. The contribution of reoxygenation to ischemic brain damage. *J Cereb Blood Flow Metab*. 1991;11(6):994–1000.
240. Pulsinelli WA, Levy DE, Duffy TE. Regional cerebral blood flow and glucose metabolism following transient forebrain ischemia. *Ann Neurol*.

1982;11(5):499–509.

241. Michenfelder JD, Milde JH, Katusic ZS. Postischemic canine cerebral blood flow is coupled to cerebral metabolic rate. *J Cereb Blood Flow Metab.* 1991;11(4):611–616.
242. Connolly Jr E, Winfree CJ, Springer TA, et al. Cerebral protection in homozygous null ICAM-1 mice after middle cerebral artery occlusion. Role of neutrophil adhesion in the pathogenesis of stroke. *J Clin Investig.* 1996;97(1):209–216.
243. Cockroft KM, Meistrell 3rd. M, Zimmerman GA, et al. Cerebroprotective effects of aminoguanidine in a rodent model of stroke. *Stroke.* 1996;27(8):1393–1398.
244. Dogan A, Rao AM, Baskaya MK, et al. Effects of ifenprodil, a polyamine site NMDA receptor antagonist, on reperfusion injury after transient focal cerebral ischemia. *J Neurosurg.* 1997;87(6):921–926.
245. Prohovnik I, Knudsen E, Risberg J. Accuracy of models and algorithms for determination of fast-compartment flow by noninvasive 133Xe clearance. In: Magistretti PL, ed. *Functional Radionuclide Imaging of the Brain.* New York: Raven Press; 1983:87–115.
246. Kazumata K, Tanaka N, Ishikawa T, Kuroda S, Houkin K, Mitsumori K. Dissociation of vasoreactivity to acetazolamiode and hypercapnia. Comparative study in patients with chronic occlusive major cerebral artery disease. *Stroke.* 1996;27(11):2052–2058.
247. Powers WJ, Raichle ME. Positron emission tomography and its application to the study of cerebrovascular disease in man (Progress Review). *Stroke.* 1985;16(3):361–376.
248. Pavlakis S, Bello J, Prohovnik I, et al. Brain infarction in sickle cell anemia: Magnetic resonance imaging correlates. *Ann Neurol.* 1988;23:125–130.
249. Yamamoto M, Meyer JS, Sakai F, Yamaguchi F. Aging and cerebral vasodilator responses to hypercarbia: Responses in normal aging and in persons with risk factors for stroke. *Arch Neurol.* 1980;37(Aug):489–496.
250. Prohovnik I, Knudsen E, Risberg J. Theoretical evaluation and simulation test of the Initial Slope Index for noninvasive rCBF. In: Hartmann A, Hoyer S, eds. *Cerebral Blood Flow and Metabolism Measurement.* Berlin: Springer Verlag; 1985:56–60.
251. Wade JPH, Hachinski VC. Cerebral steal: Robbery or maldistribution?. In: Wood JH, ed. *Cerebral Blood Flow: Physiologic and Clinical Aspects.* New York: McGraw-Hill Book Company; 1987:467–480.
252. Boysen G, Engell HC, Henriksen H. The effect of induced hypertension on internal carotid artery pressure and regional cerebral blood flow during temporary carotid clamping for endarterectomy. *Neurology.* 1972;22(11):1133–1144.
253. Mast H, Mohr JP, Osipov A, et al. "Steal" is an unestablished mechanism for the clinical presentation of cerebral arteriovenous malformations. *Stroke.* 1995;26(7):1215–1220.
254. Solomon RA, Fink ME, Lennihan L. Prophylactic volume expansion therapy for the prevention of delayed cerebral ischemia after early aneurysm surgery. *Arch Neurol.* 1988;45(March):325–332.
255. Grubb RL, Raichle ME, Eichling JO, Gado MH. Effects of subarachnoid hemorrhage on cerebral blood volume, blood flow, and oxygen utilization in humans. *J Neurosurg.* 1977;46(April):446–453.
256. Duong H, Hacein-Bey L, Vang MC, Pile-Spellman J, Joshi S, Young WL. Management of cerebral arterial occlusion during endovascular treatment of cerebrovascular disease. *Probl Anesth: Controversies in Neuroanesthesia.* 1997;9(1):99–111.
257. Young WL, Solomon RA, Pedley TA, et al. Direct cortical EEG monitoring during temporary vascular occlusion for cerebral aneurysm surgery. *Anesthesiology.* 1989;71:794–799.
258. Miller JA, Dacey Jr RG, Diringer MN. Safety of hypertensive hypervolemic therapy with phenylephrine in the treatment of delayed ischemic deficits after subarachnoid hemorrhage. *Stroke.* 1995;26(12):2260–2266.
259. Ehrenfeld WK, Hamilton FN, Larson Jr CP, Hickey RF, Severinghaus JW. Effect of CO_2 and systemic hypertension on downstream cerebral arterial pressure during carotid endarterectomy. *Surgery.* 1970;67(1):87–96.
260. Fourcade HE, Larson Jr CP, Ehrenfield WK, Hickey RF, Newton TH. The effects of CO_2 and systemic hypertension on cerebral perfusion pressure during carotid endarterectomy. *Anesthesiology.* 1970;33(4):383–390.
261. McKay RD, Sundt TM, Michenfelder JD, et al. Internal carotid artery stump pressure and cerebral blood flow during carotid endarterectomy: Modification by halothane, enflurane, and innovar. *Anesthesiology.* 1976;45(4):390–399.
262. Archie Jr JP. Technique and clinical results of carotid stump backpressure to determine selective shunting during carotid endarterectomy. *J Vasc Surg.* 1991;13(2):319–327.
263. Batjer HH, Frankfurt AI, Purdy PD, Smith SS, Samson DS. Use of etomidate, temporary arterial occlusion, and intraoperative angiography in surgical treatment of large and giant cerebral aneurysms. *J Neurosurg.* 1988;68(Feb):234–240.
264. Buckland MR, Batjer HH, Giesecke AH. Anesthesia for cerebral aneurysm surgery: Use of induced hypertension in patients with symptomatic vasospasm. *Anesthesiology.* 1988;69:116–119.
265. Drummond JC. Deliberate hypotension for intracranial aneurysm surgery: Changing practices (Letter to the editor). *Can J Anaesth.* 1991;38(7):935–936.
266. Kassell NF, Peerless SJ, Durward QJ, Beck DW, Drake CG, Adams HP. Treatment of ischemic deficits from vasospasm with intravascular volume expansion and induced arterial hypertension. *Neurosurgery.* 1982;11(3):337–343.
267. Awad IA, Carter LP, Spetzler RF, Medina M, Williams Fred WJ. Clinical vasospasm after subarachnoid hemorrhage: Response to hypervolemic hemodilution and arterial hypertension. *Stroke.* 1987;18(2):365–372.
268. Muizelaar JP, Becker D. Induced hypertension for the treatment of cerebral ischemia after subarachnoid hemorrhage. *Surg Neurol.* 1986;25:317–325.
269. Joshi S, Ornstein E, Young WL. Points of View: Augmenting cerebral perfusion pressure: When is enough too much? (editorial). *J Neurosurg Anesthesiol.* 1996;8(3):249–253.
270. Warner DS, Hansen TD, Vust L, Todd MM. Distribution of cerebral blood flow during deep isoflurane vs. pentobarbital anesthesia in rats with middle cerebral artery occlusion. *J Neurosurg Anesthesiol.* 1989;1(3):219–226.
271. Soloway M, Moriarty G, Fraser JG, White RJ. Effect of delayed hyperventilation on experimental cerebral infarction. *Neurology.* 1971;21:479–485.
272. Soloway M, Nadel W, Albin MS, White RJ. The effect of hyperventilation on subsequent cerebral infarction. *Anesthesiology.* 1968;29:975–980.
273. Drummond JC, Ruta TS, Cole DJ, Zornow MH, Shapiro HM. The effect of hypocapnia on cerebral blood flow distribution during middle cerebral artery occlusion in the rat. *J Neurosurg Anesthesiol.* 1989;1(2): 163–164.
274. Artru AA, Merriman HG. Hypocapnia added to hypertension to reverse EEG changes during carotid endarterectomy (Case report). *Anesthesiology.* 1989;70:1016–1018.
275. Michenfelder JD, Sundt Jr TM. The effect of $PaCO_2$ on the metabolism of ischemic brain in squirrel monkeys. *Anesthesiology.* 1973;38(5):445–453.
276. Baker WH, Rodman JA, Barnes RW, Hoyt JL. An evaluation of hypocarbia and hypercarbia during carotid endarterectomy. *Stroke.* 1976;7(5):451–454.
277. Christensen MS, Brodersen P, Olesen J, Paulson OB. Cerebral apoplexy (stroke) treated with or without prolonged artificial hyperventilation: 2. Cerebrospinal fluid acid-base balance and intracranial pressure. *Stroke.* 1973;4:620–631.
278. Mohr JP, Petty GW, Sacco RL. Recent advances in cerebrovascular disease. *Curr Neurol.* 1989;9:77–108.
279. Pistolese GR, Faraglia V, Agnoli A, et al. Cerebral hemispheric "counter-steal" phenomenon during hyperventilation in cerebrovascular diseases. *Stroke.* 1972;3(July-Aug):456–461.
280. Ochiai C, Asano T, Takakura K, Fukuda T, Horizoe H, Morimoto Y. Mechanisms of cerebral protection by pentobarbital and Nizofenone correlated with the course of local cerebral blood flow changes. *Stroke.* 1982;13(6):788–795.
281. Young WL, Prohovnik I, Correll JW, Ornstein E, Matteo RS, Ostapkovich N. Cerebral blood flow and metabolism in patients undergoing anesthesia for carotid endarterectomy: A comparison of isoflurane, halothane, and fentanyl. *Anesth Analg.* 1989;68:712–717.
282. Oskouian Jr RJ, Martin NA, Lee JH, et al. Multimodal quantitation of the effects of endovascular therapy for vasospasm on cerebral blood flow, transcranial doppler ultrasonographic velocities, and cerebral artery diameters. *Neurosurgery.* 2002;51(1):30–41; discussion 41–43.
283. Kassell NF, Helm G, Simmons N, Phillips CD, Cail WS. Treatment of cerebral vasospasm with intra-arterial papaverine. *J Neurosurg.* 1992;77(6):848–852.
284. Joshi S, Emala CW, Pile-Spellman J. Intra-arterial drug delivery: A concise review. *J Neurosurg Anesthesiol.* 2007;19(2):111–119.
285. Joshi S, Meyers PM, Ornstein E. Intracarotid delivery of drugs: The potential and the pitfalls. *Anesthesiology.* 2008;109(3):543–564.
286. Feng L, Fitzsimmons BF, Young WL, et al. Intraarterially administered verapamil as adjunct therapy for cerebral vasospasm: Safety and 2-year experience. *AJNR: Am J Neuroradiol.* 2002;23(8):1284–1290.
287. Badjatia N, Topcuoglu MA, Pryor JC, et al. Preliminary experience with intra-arterial nicardipine as a treatment for cerebral vasospasm. *AJNR: Am J Neuroradiol.* 2004;25(5):819–826.
288. Cross III DT, Moran CJ, Angtuaco EE, Milburn JM, Diringer MN, Dacey Jr RG. Intracranial pressure monitoring during intraarterial papaverine infusion for cerebral vasospasm. *Am J Neuroradiol.* 1998;19(7):1319–1323.
289. Joshi S, Ornstein E, Bruce JN. Targeting the brain: Rationalizing the novel methods of drug delivery to the central nervous system. *Neurocrit Care.* 2007;6(3):200–212.
290. Joshi SEJ, Emala CW. Revisiting intra-arterial drug delivery for treating brain diseases or is it "déjà- vu, all over again"? *J Neuroanaesthesiol Crit Care.* 2014;1(2):108–115.
291. Joshi S, Wang M, Etu JJ, Nishanian EV, Pile-Spellman J. Cerebral blood flow affects dose requirements of intracarotid propofol for electrocerebral silence. *Anesthesiology.* 2006;104(2):290–298.
292. Joshi S, Wang M, Etu JJ, Pile-Spellman J. Bolus configuration affects dose requirements of intracarotid propofol for electroencephalographic silence. *Anesth Analg.* 2006;102(6):1816–1822.

293. Joshi S, Wang M, Etu JJ, et al. Transient cerebral hypoperfusion enhances intraarterial carmustine deposition into brain tissue. *J Neurooncol.* 2008;86(2):123–132.
294. Joshi S, Wang M, Etu JJ, Pile-Spellman J. Reducing cerebral blood flow increases the duration of electroencephalographic silence by intracarotid thiopental. *Anesthesia & Analgesia.* 2005;101(3):851–858.
295. Dedrick RL. Arterial drug infusion: pharmacokinetic problems and pitfalls. *J Natl Cancer Inst.* 1988;80(2):84–89.
296. Dedrick RL. Interspecies scaling of regional drug delivery. *J Pharm Sci.* 1986;75(11):1047–1052.
297. Cloughesy TF, Gobin YP, Black KL, et al. Intra-arterial carboplatin chemotherapy for brain tumors: A dose escalation study based on cerebral blood flow. *J Neurooncol.* 1997;35(2):121–131.
298. Gobin YP, Cloughesy TF, Chow KL, et al. Intraarterial chemotherapy for brain tumors by using a spatial dose fractionation algorithm and pulsatile delivery. *Radiology.* 2001;218(3):724–732.
299. Joshi SS-MR, Wang M, Chaudhuri D, Straubinger N, Straubinger R, Bigio IJ. The effectiveness of transient cerebral hypoperfusion assisted intra-arterial delivery of cationic liposomes. *J Neurosurg Anesthesiol.* 2013;25(4):488–489.
300. Elkassabany NM, Bhatia J, Deogaonkar A, et al. Perioperative complications of blood brain barrier disruption under general anesthesia: A retrospective review. *J Neurosurg Anesthesiol.* 2008;20(1):45–48.
301. Jones DR, Hall SD, Jackson EK, Branch RA, Wilkinson GR. Brain uptake of benzodiazepines: Effects of lipophilicity and plasma protein binding. *J Pharmacol Exp Ther.* 1988;245(3):816–822.
302. Mourant JR, Johnson TM, Los G, Bigio IJ. Non-invasive measurement of chemotherapy drug concentrations in tissue: Preliminary demonstrations of in vivo measurements. *Phys Med Biol.* 1999;44(5):1397–1417.
303. Kanick SC, Eiseman JL, Joseph E, Guo J, Parker RS. Noninvasive and nondestructive optical spectroscopic measurement of motexafin gadolinium in mouse tissues: Comparison to high-performance liquid chromatography. *J Photochem Photobiol B.* 2007;88(2-3):90–104.
304. Reif R, Wang M, Joshi S, A'Amar O, Bigio IJ. Optical method for real-time monitoring of drug concentrations facilitates the development of novel methods for drug delivery to brain tissue. *J Biomed Opt.* 2007;12(3):034036.
305. Neuwelt E, Abbott NJ, Abrey L, et al. Strategies to advance translational research into brain barriers. *Lancet Neurol.* 2008;7(1):84–96.
306. Bellavance MA, Blanchette M, Fortin D. Recent advances in blood-brain barrier disruption as a CNS delivery strategy. *AAPS J.* 2008;10(1):166–177.
307. Wang M, Etu J, Joshi S. Enhanced disruption of the blood brain barrier by intracarotid mannitol injection during transient cerebral hypoperfusion in rabbits. *J Neurosurg Anesthesiol.* 2007;19(4):249–256.
308. Frost JJ, Wagner Jr HN. *Quantitative Imaging: Neuroreceptors, Neurotransmitters, and Enzymes.* New York: Raven Press; 1990.
309. Enblad P, Valtysson J, Andersson J, et al. Simultaneous intracerebral microdialysis and positron emission tomography in the detection of ischemia in patients with subarachnoid hemorrhage. *J Cereb Blood Flow Metab.* 1996;16(4):637–644.
310. Ingvar M, Eriksson L, Greitz T, et al. Methodological aspects of brain activation studies: Cerebral blood flow determined with [^{15}O] butanol and positron emission tomography. *J Cereb Blood Flow Metab.* 1994;14(4):628–638.
311. Heiss W-D, Graf R, Fujita T, et al. Early detection of irreversibly damaged ischemic tissue by flumazenil positron emission tomography in cats. *Stroke.* 1997;28(10):2045–2052.
312. Alkire MT, Haier RJ, Shah NK, Anderson CT. Positron emission tomography study of regional cerebral metabolism in humans during isoflurane anesthesia. *Anesthesiology.* 1997;86(3):549–557.
313. Archer DP, Labrecque P, Tyler JL, et al. Measurement of cerebral blood flow and volume with positron emission tomography during isoflurane administration in the hypocapnic baboon. *Anesthesiology.* 1990;72:1031–1037.
314. Firestone LL, Gyulai F, Mintun M, Adler LJ, Urso K, Winter PM. Human brain activity response to fentanyl imaged by positron emission tomography. *Anesth Analg.* 1996;82(6):1247–1251.
315. Alkire MT, Haier RJ, Barker SJ, Shah NK, Wu JC, Kao J. Cerebral metabolism during propofol anesthesia in humans studied with positron emission tomography [see comment in Anesthesiology 1995 Oct;83(4):888-889]. *Anesthesiology.* 1995;82(2):393–403; discussion 27A.
316. Brooks DJ, Frackowiak RSJ, Lammertsma AA. A comparison between regional cerebral blood flow measurements obtained in human subjects using ^{11}C-methylalbumin microspheres, the $C^{15}O_2$ steady-state method, and positron emission tomography. *Acta Neurol Scand.* 1986;73:415–422.
317. Van Heertum RL, Tikofsky RS. *Advances in Cerebral SPECT Imaging: An Atlas and Guideline for Practitioners.* Philadelphia: Lea & Febiger; 1989. p. 62.
318. Lassen NA, Blasberg RG. Technetium-99 m—d, l-HM-PAO. The development of a new class of 99mTc-labeled tracers: An overview. *J Cereb Blood Flow Metab.* 1988;8:S1–S3.
319. Sperling B, Lassen NA. Hyperfixation of HMPAO in subacute ischemic stroke leading to spuriously high estimates of cerebral blood flow by SPECT. *Stroke.* 1993;24(2):193–194.
320. Devous Sr. MD, Payne JK, Lowe JL, Leroy RF. Comparison of technetium-99 m-ECD to xenon-133 SPECT in normal controls and in patients with mild to moderate regional cerebral blood flow abnormalities. *J Nucl Med.* 1993;34(5):754–761.
321. Yudd AP, Van Heertum RL, Masdeu JC. Interventions and functional brain imaging. *Semin Nucl Med.* 1991;21(2):153–158.
322. Hirano T, Minematsu K, Hasegawa Y, Tanaka Y, Hayashida K, Yamaguchi T. Acetazolamide reactivity on ^{123}I-IMP single photon emission computed tomography in patients with major cerebral artery occlusive disease: Correlation with positron emission tomography parameters. *J Cereb Blood Flow Metab.* 1994;14(5):763–770.
323. Roussel SA, van Bruggen N, King MD, Gadian DG. Identification of collaterally perfused areas following focal cerebral ischemia in the rat by comparison of gradient echo and diffusion-weighted MRI. *J Cereb Blood Flow Metab.* 1995;15(4):578–586.
324. Belliveau JW, Cohen MS, Weisskoff RM, Buchbinder BR, Rosen BR. Functional studies of the human brain using high-speed magnetic resonance imaging. *J Neuroimaging.* 1991;1(1):36–41.
325. Branch CA, Helpern JA, Ewing JR, Welch KMA. ^{19}F NMR imaging of cerebral blood flow. *Magn Reson Med.* 1991;20(1):151–157.
326. Larson KB, Perman WH, Perlmutter JS, Gado MH, Ollinger JM, Zierler K. Tracer-kinetic analysis for measuring regional cerebral blood flow by dynamic nuclear magnetic resonance imaging. *J Theor Biol.* 1994;170(1):1–14.
327. Calamante F, Gadian DG, Connelly A. Quantification of perfusion using bolus tracking magnetic resonance imaging in stroke: Assumptions, limitations, and potential implications for clinical use. *Stroke.* 2002;33(4):1146–1151.
328. Calamante F, Thomas DL, Pell GS, Wiersma J, Turner R. Measuring cerebral blood flow using magnetic resonance imaging techniques [In Process Citation]. *J Cereb Blood Flow Metab.* 1999;19(7):701–735.
329. Thomas DL, Lythgoe MF, Calamante F, Gadian DG, Ordidge RJ. Simultaneous noninvasive measurement of CBF and CBV using double-echo FAIR (DEFAIR). *Magn Reson Med.* 2001;45(5):853–863.
330. Posse S, Olthoff U, Weckesser M, Jancke L, Muller-Gartner H-W, Dager SR. Regional dynamic signal changes during controlled hyperventilation assessed with blood oxygen level-dependent functional MR imging. *Am J Neuroradiol.* 1997;18(October):1763–1770.
331. Litt L, Gonzalez-Mendez R, Severinghaus JW, et al. Cerebral intracellular changes during supercarbia: An in vivo ^{31}P nuclear magnetic resonance study in rats. *J Cereb Blood Flow Metab.* 1985;5(4):537–544.
332. Ra JB, Hilal SK, Oh CH, Mun IK. In vivo magnetic resonance imaging of sodium in the human body. *Magn Reson Med.* 1988;7(1):11–22.
333. Calamante F, Vonken EJ, van Osch MJ. Contrast agent concentration measurements affecting quantification of bolus-tracking perfusion MRI. *Magn Reson Med.* 2007;58(3):544–553.
334. Hoehner PJ, Dean JM, Rogers MC, Traystman RJ. Comparison of thermal clearance measurement of regional cerebral blood flow with radiolabelled microspheres. *Stroke.* 1987;18:606–611.
335. Mazzeo AT, Bullock R. Effect of bacterial meningitis complicating severe head trauma upon brain microdialysis and cerebral perfusion. *Neurocrit Care.* 2005;2(3):282–287.
336. Vajkoczy P, Roth H, Horn P, et al. Continuous monitoring of regional cerebral blood flow: experimental and clinical validation of a novel thermal diffusion microprobe. *J Neurosurg.* 2000;93(2):265–274.
337. Joshi S, Hartl R, Wang M, et al. The acute cerebrovascular effects of intracarotid adenosine in nonhuman primates. *Anesthesia & Analgesia.* 2003;97(1):231–237.
338. Jaeger M, Soehle M, Schuhmann MU, Winkler D, Meixensberger J. Correlation of continuously monitored regional cerebral blood flow and brain tissue oxygen. *Acta Neurochir (Wien).* 2005;147(1):51–56; discussion 56.
339 Aaslid R, Markwalder T-M, Nornes H. Noninvasive transcranial Doppler ultrasound recording of flow velocity in basal cerebral arteries. *J Neurosurg.* 1982;57(Dec):769–774.
340. Aaslid R. *Transcranial Doppler Sonography.* New York: Springer-Verlag; 1986:177.
341. Gosling RG, King DH. Arterial assessment by Doppler-shift ultrasound. *Proc Roy Soc Med.* 1974;67:447–449.
342. Czosnyka M, Richards HK, Whitehouse HE, Pickard JD. Relationship between transcranial Doppler-determined pulsatility index and cerebrovascular resistance: An experimental study. *J Neurosurg.* 1996;84(1):79–84.
343. Kontos HA. Validity of cerebral arterial blood flow calculations from velocity measurements (Editorial). *Stroke.* 1989;20(1):1–3.
344. Huber P, Handa J. Effect of contrast material, hypercapnia, hyperventilation, hypertonic glucose and papaverine on the diameter of the cerebral arteries: Angiographic determination in man. *Invest Radiol.* 1967;2(Jan-Feb):17–32.
345. Poulin MJ, Robbins PA. Indexes of flow and cross-sectional area of the middle cerebral artery using Doppler ultrasound during hypoxia and hypercapnia in humans. *Stroke.* 1996;27(12):2244–2250.
346. White RP, Deane C, Vallance P, Markus HS. Nitric oxide synthase inhibition in humans reduces cerebral blood flow but not the hyperemic response to hypercapnia. *Stroke.* 1998;29(2):467–472.
347. Laumer R, Steinmeier R, Gonner F, Vogtmann T, Priem R, Fahlbusch R.

Cerebral hemodynamics in subarachnoid hemorrhage evaluated by transcranial Doppler sonography: Part 1. Reliability of flow velocities in clinical management. *Neurosurgery*. 1993;33(1):1–9.
348. Romner B, Bellner J, Kongstad P, Sjoholm H. Elevated transcranial Doppler flow velocities after severe head injury: Cerebral vasospasm or hyperemia? *J Neurosurg*. 1996;85(1):90–97.
349. Giller CA, Hatab MR, Giller AM. Estimation of vessel flow and diameter during cerebral vasospasm using transcranial Doppler indices [with Comments by Newell DW, Aaslid R; and Macdonald RL, Smith RR, Awad IA]. *Neurosurgery*. 1998;42(5):1076–1082.
350. Finn JP, Quinn MW, Hall-Craggs MA, Kendall BE. Impact of vessel distortion on transcranial Doppler velocity measurements: Correlation with magnetic resonance imaging. *J Neurosurg*. 1990;73(Oct):572–575.
351. Halsey JH. Effect of emitted power on waveform intensity in transcranial Doppler. *Stroke*. 1990;21(11 (Nov)):1573–1578.
352. Lindegaard K-F, Grolimund P, Aaslid R, Nornes H. Evaluation of cerebral AVM's using transcranial Doppler ultrasound. *J Neurosurg*. 1986;65(Sept):335–344.
353. Aaslid R. Visually evoked dynamic blood flow response of the human cerebral circulation. *Stroke*. 1987;18(4):771–775.
354. Aaslid R, Lindegaard K-F, Sorteberg W, Nornes H. Cerebral autoregulation dynamics in humans. *Stroke*. 1989;20(1):45–52.
355. Kuo TB-J, Chern C-M, Sheng W-Y, Wong W-J, Hu H-H. Frequency domain analysis of cerebral blood flow velocity and its correlation with arterial blood pressure. *J Cereb Blood Flow Metab*. 1998;18(3):311–318.
356. Halsey JH, McDowell HA, Gelmon S, Morawetz RB. Blood velocity in the middle cerebral artery and regional cerebral blood flow during carotid endarterectomy. *Stroke*. 1989;20:53–58.
357. Moritz S, Kasprzak P, Arlt M, Taeger K, Metz C. Accuracy of cerebral monitoring in detecting cerebral ischemia during carotid endarterectomy: A comparison of transcranial Doppler sonography, near-infrared spectroscopy, stump pressure, and somatosensory evoked potentials. *Anesthesiology*. 2007;107(4):563–569.
358. Bishop CCR, Powell S, Rutt D, Browse NL. Transcranial Doppler measurement of middle cerebral artery blood flow velocity: A validation study. *Stroke*. 1986;17(5):913–915.
359. Markwalder T-M, Grolimund P, Seiler RW, Roth F, Aaslid R. Dependency of blood flow velocity in the middle cerebral artery on end-tidal carbon dioxide partial pressure—A transcranial ultrasound Doppler study. *J Cereb Blood Flow Metab*. 1984;4:368–372.
360. Pilato MA, Bissonnette B, Lerman J. Transcranial Doppler: Response of cerebral blood-flow velocity to carbon dioxide in anaesthetized children. *Can J Anaesth*. 1991;38(1):37–42.
361. Lam AM, Manninen PH, Ferguson GG, Nantau W. Monitoring electrophysiologic function during carotid endarterectomy: A comparison of somatosensory evoked potentials and conventional electroencephalogram. *Anesthesiology*. 1991;75(1):15–21.
362. Murkin JM, Lee DH. Transcranial Doppler verification of pulsatile cerebral blood flow during cardiopulmonary bypass (abstract). *Anesth Analg*. 1991;72:S194.
363. Bunegin L, Wahl D, Albin MS. Detection and volume estimation of embolic air in the middle cerebral artery using transcranial Doppler sonography. *Stroke*. 1994;25(3):593–600.
364. Gilsbach J, Hassler W. Intraoperative Doppler and real time sonography in neurosurgery. *Neurosurg Rev*. 1984;7:199–208.
365. Hassler W. Hemodynamic aspects of cerebral angiomas. *Acta Neurochir (Wien)*. 1986;(Suppl 37):136. Vienna: Springer-Verlag.
366. Chaloupka JC, Vinuela F, Malanum RP, et al. Technical feasibility and performance studies of a Doppler guide wire for potential neuroendovascular applications. *Am J Neuroradiol*. 1994;15(3 (March)):503–507.
367. Chaloupka JC, Vinuela F, Kimme-Smith C, Robert J, Duckwiler GR. Use of a Doppler guide wire for intravascular blood flow measurements: A validation study for potential neurologic endovascular applications. *AJNR Am J Neuroradiol*. 1994;15(3):509–517.
368. Henkes H, Nahser HC, Klotzsch C, Diener HC, Kuhne D. Endovascular Doppler sonography of intracranial blood vessels. Technical indications and potential applications. [German]. *Radiologe*. 1993;33(11):645–649.
369. Rampil IJ. Cerebral perfusion mapping with ultrasound contrast. *Anesthesiology*. 1991;75(3A):A1006.
370. Roche-Labarbe N, Fenoglio A, Radhakrishnan H, et al. Somatosensory evoked changes in cerebral oxygen consumption measured non-invasively in premature neonates. *Neuroimage*. 2014;85(Pt 1):279–286.
371. Sakadzic S, Mandeville ET, Gagnon L, et al. Large arteriolar component of oxygen delivery implies a safe margin of oxygen supply to cerebral tissue. *Nat Commun*. 2014;5:5734.
372. Selb J, Boas DA, Chan ST, Evans KC, Buckley EM, Carp SA. Sensitivity of near-infrared spectroscopy and diffuse correlation spectroscopy to brain hemodynamics: Simulations and experimental findings during hypercapnia. *Neurophotonics*. 2014;1(1).
373. Yao J, Wang LV. Breakthrough in photonics 2013: Photoacoustic tomography in biomedicine. *IEEE Photonics J*. 2014;6(2).
374. Ehlis AC, Schneider S, Dresler T, Fallgatter AJ. Application of functional near-infrared spectroscopy in psychiatry. *Neuroimage*. 2014;85(Pt 1): 478–488.
375. Srinivasan VJ, Atochin DN, Radhakrishnan H, et al. Optical coherence tomography for the quantitative study of cerebrovascular physiology. *J Cereb Blood Flow Metab*. 2011;31(6):1339–1345.
376. Srinivasan VJ, Radhakrishnan H, Lo EH, et al. OCT methods for capillary velocimetry. *Biomed Optic Express*. 2012;3(3):612–629.
377. Srinivasan VJ, Sakadzic S, Gorczynska I, et al. Depth-resolved microscopy of cortical hemodynamics with optical coherence tomography. *Opt Lett*. 2009;34(20):3086–3088.
378. Devor A, Sakadzic S, Srinivasan VJ, et al. Frontiers in optical imaging of cerebral blood flow and metabolism. *J Cereb Blood Flow Metab*. 2012;32(7):1259–1276.
379. Blinder P, Tsai PS, Kaufhold JP, Knutsen PM, Suhl H, Kleinfeld D. The cortical angiome: an interconnected vascular network with noncolumnar patterns of blood flow. *Nat Neurosci*. 2013;16(7):889–897.
380. Yaseen MA, Srinivasan VJ, Sakadzic S, et al. Microvascular oxygen tension and flow measurements in rodent cerebral cortex during baseline conditions and functional activation. *J Cereb Blood Flow Metab*. 2011;31(4):1051–1063.
381. Yuzawa I, Sakadzic S, Srinivasan VJ, et al. Cortical spreading depression impairs oxygen delivery and metabolism in mice. *J Cereb Blood Flow Metab*. 2012;32(2):376–386.
382. Jain RK, Munn LL, Fukumura D. Dissecting tumour pathophysiology using intravital microscopy. *Nat Rev Cancer*. 2002;2(4):266–276.
383. Rovainen CM, Woolsey TA, Blocher NC, Wang DB, Robinson OF. Blood flow in single surface arterioles and venules on the mouse somatosensory cortex measured with videomicroscopy, fluorescent dextrans, nonoccluding fluorescent beads, and computer-assisted image analysis. *J Cereb Blood Flow Metab*. 1993;13(3):359–371.
384. Cabrales P, Carvalho LJ. Intravital microscopy of the mouse brain microcirculation using a closed cranial window. *J Vis Exp*. 2010;45.
385. Humeau A, Steenbergen W, Nilsson H, Stromberg T. Laser Doppler perfusion monitoring and imaging: Novel approaches. *Med Biol Eng Comput*. 2007;45(5):421–435.
386. Fukuda O, Endo S, Kuwayama N, Harada J, Takaku A. The characteristics of laser-Doppler flowmetry for the measurement of regional cerebral blood flow. *Neurosurgery*. 1995;36(2):358–364.
387. Meyerson BA, Gunasekera L, Linderoth B, Gazelius B. Bedside monitoring of regional cortical blood flow in comatose patients using laser Doppler flowmetry. *Neurosurgery*. 1991;29(5):750–755.
388. Dirnagl U, Pulsinelli W. Autoregulation of cerebral blood flow in experimental focal brain ischemia. *J Cereb Blood Flow Metab*. 1990;10:327–336.
389. Kramer MS, Vinall PE, Katolik LI, Simeone FA. Comparison of cerebral blood flow measured by laser-Doppler flowmetry and hydrogen clearance in cats after cerebral insult and hypervolemic hemodilution. *Neurosurgery*. 1996;38(2):355–361.
390. Fabricius Mt, Lauritzen M. Laser-Doppler evaluation of rat brain microcirculation: Comparison with the [^{14}C]-iodoantipyrine method suggests discordance during cerebral blood flow increases. *J Cereb Blood Flow Metab*. 1996;16(1):156–161.
391. Steinmeier R, Fahlbusch R, Powers AD, Dotterl A, Buchfelder M. Pituitary microcirculation: Physiological aspects and clinical implications. A laser-Doppler flow study during transsphenoidal adenomectomy. *Neurosurgery*. 1991;29(1):47–54.
392. Johnson WD, Bolognese P, Miller JI, Heger IM, Liker MA, Milhorat TH. Continuous postoperative ICBF monitoring in aneurysmal SAH patients using a combined ICP-laser Doppler fiberoptic probe. *J Neurosurg Anesthesiol*. 1996;8(3):199–207.
393. Nakase H, Kaido T, Okuno S, Hoshida T, Sakaki T. Novel intraoperative cerebral blood flow monitoring by laser-Doppler scanner. *Neurol Med Chir (Tokyo)*. 2002;42(1):1–4.
394. Steinmeier R, Bondar I, Bauhuf C, Fahlbusch R. Laser Doppler flowmetry mapping of cerebrocortical microflow: Characteristics and limitations. *Neuroimage*. 2002;15(1):107–119.
395. Friedrich DH, Baethmann A, Plesnila N. Cluster analysis: A useful tool for the analysis of cerebral laser-Doppler scanning data. *J Neurosci Methods*. 2005;146(1):91–97.
396. Kazmi SM, Balial S, Dunn AK. Optimization of camera exposure durations for multi-exposure speckle imaging of the microcirculation. *Biomed Opt Express*. 2014;5(7):2157–2171.
397. Richards LM, Kazmi SM, Davis JL, Olin KE, Dunn AK. Low-cost laser speckle contrast imaging of blood flow using a webcam. *Biomed Opt Express*. 2013;4(10):2269–2283.
398. Boas DA, Dunn AK. Laser speckle contrast imaging in biomedical optics. *J Biomed Opt*. 2010;15(1):011109.
399. Kastek M, Piatkowski T, Polakowski H, et al. Thermal camera used for the assessment of metabolism and functions of the rat brain. In: Colbert F, Hsieh S-J, eds. *Proc. of SPIE*. 2013; 910507 1-9.
400. Suzuki T, Ooi Y, Seki J. Infrared thermal imaging of rat somatosensory cortex with whisker stimulation. *J Appl Physiol*. 2012;112(7):1215–1222.
401. Zhang Y, Hong H, Cai W. Photoacoustic imaging. *Cold Spring Harb Protoc*. 2011;2011(9).
402. Burton NC, Patel M, Morscher S, et al. Multispectral opto-acoustic tomography (MSOT) of the brain and glioblastoma characterization.

Neuroimage. 2013;65:522–528.
403. Hu S, Maslov K, Tsytsarev V, Wang LV. Functional transcranial brain imaging by optical-resolution photoacoustic microscopy. *J Biomed Opt*. 2009;14(4):040503.
404. Liao LD, Li ML, Lai HY, et al. Imaging brain hemodynamic changes during rat forepaw electrical stimulation using functional photoacoustic microscopy. *Neuroimage*. 2010;52(2):562–570.
405. Shan L. Indocyanine green-enhanced, cyclic Arg-Gly-Asp-conjugated, PEGylated single-walled carbon nanotubes. *Molecular Imaging and Contrast Agent Database (MICAD)*; 2004. Bethesda (MD).
406. Wang L, Xie X, Oh JT, et al. Combined photoacoustic and molecular fluorescence imaging in vivo. *Conf Proc IEEE Eng Med Biol Soc*. 2005;1:190–192.
407. Jo J, Zhang H, Cheney PD, Yang X. Photoacoustic detection of functional responses in the motor cortex of awake behaving monkey during forelimb movement. *J Biomed Opt*. 2012;17(11):110503.
408. Zhang Y, Wang Y, Zhang C. Efficient discrete cosine transform model-based algorithm for photoacoustic image reconstruction. *J Biomed Opt*. 2013;18(6):066008.
409. Nie L, Cai X, Maslov K, Garcia-Uribe A, Anastasio MA, Wang LV. Photoacoustic tomography through a whole adult human skull with a photon recycler. *J Biomed Opt*. 2012;17(11):110506.
410. Driscoll JD, Shih AY, Drew PJ, Cauwenberghs G, Kleinfeld D. Two-photon imaging of blood flow in the rat cortex. *Cold Spring Harb Protoc*. 2013;2013(8):759–767.
411. Drew PJ, Shih AY, Kleinfeld D. Fluctuating and sensory-induced vasodynamics in rodent cortex extend arteriole capacity. *Proc Natl Acad Sci U S A*. 2011;108(20):8473–8478.
412. Osiac E, Balseanu TA, Catalin B, et al. Optical coherence tomography as a promising imaging tool for brain investigations. *Rom J Morphol Embryol*. 2014;55(2 Suppl):507–512.
413. Zysk AM, Nguyen FT, Oldenburg AL, Marks DL, Boppart SA. Optical coherence tomography: A review of clinical development from bench to bedside. *J Biomed Opt*. 2007;12(5):051403.
414. Wang RK, An L. Doppler optical micro-angiography for volumetric imaging of vascular perfusion in vivo. *Opt Express*. 2009;17(11):8926–8940.
415. Wang RK, Jacques SL, Ma Z, Hurst S, Hanson SR, Gruber A. Three dimensional optical angiography. *Opt Express*. 2007;15(7):4083–4097.
416. Srinivasan VJ, Sakadzic S, Gorczynska I, et al. Quantitative cerebral blood flow with optical coherence tomography. *Opt Express*. 2010;18(3):2477–2494.
417. Yu L, Nguyen E, Liu G, Choi B, Chen Z. Spectral Doppler optical coherence tomography imaging of localized ischemic stroke in a mouse model. *J Biomed Opt*. 2010;15(6):066006.
418. Meyer JS, Ishikawa S, Lee TK, Thal A. Quantitative measurement of cerebral blood flow with electromagnetic flowmeters. Recording internal jugular venous flow of monkey and man. *Trans Am Neurol Assoc*. 1963;88:78–83.
419. Stuart AG, Sharples PM, Eyre JA, Aynsley-Green A, Heaviside DW. The Kety Schmidt technique revisited: Bedside measurement of cerebral blood flow and metabolism in children during and after cardiopulmonary bypass surgery. *J Cardiothorac Anesth*. 1989;3(5 Suppl 1):69.
420. Wietasch GJ, Mielck F, Scholz M, von Spiegel T, Stephan H, Hoeft A. Bedside assessment of cerebral blood flow by double-indicator dilution technique. *Anesthesiology*. 2000;92(2):367–375.
421. Kadoya T, Kurosaka S, Shiraishi M, Uehara H, Yamamoto T. Monitoring of jugular venous oxygen saturation during superficial temporal artery-middle cerebral artery anastomosis under intraaortic balloon pumping: A case report. *Masui*. 2014;63(8):890–893.
422. Gupta AK, Hutchinson PJ, Al-Rawi P, et al. Measuring brain tissue oxygenation compared with jugular venous oxygen saturation for monitoring cerebral oxygenation after traumatic brain injury. *Anesth Analg*. 1999;88(3):549–553.
423. Gopinath SP, Valadka AB, Uzura M, Robertson CS. Comparison of jugular venous oxygen saturation and brain tissue Po2 as monitors of cerebral ischemia after head injury [see comments]. *Crit Care Med*. 1999;27(11):2337–2345.
424. Hindman BJ. Jugular venous hemoglobin desaturation during rewarming on cardiopulmonary bypass: What does it mean, what does is matter? (editorial; comment). *Anesthesiology*. 1998;89(1):3–5.
425. Schell RM, Cole DJ. Cerebral monitoring: Jugular venous oximetry. *Anesth Analg*. 2000;90(3):559–566.
426. Jobsis FF. Noninvasive, infrared monitoring of cerebral and myocardial oxygen sufficiency and circulatory parameters. *Science*. 1977;198(4323):1264–1267.
427. Scholkmann F, Kleiser S, Metz AJ, et al. A review on continuous wave functional near-infrared spectroscopy and imaging instrumentation and methodology. *Neuroimage*. 2014;85(Pt 1):6–27.
428. Ferrari M, Quaresima V. A brief review on the history of human functional near-infrared spectroscopy (fNIRS) development and fields of application. *Neuroimage*. 2012;63(2):921–935.
429. Gantri M. Solution of radiative transfer equation with a continuous and stochastic varying refractive index by legendre transform method. *Comput Math Methods Med*. 2014;2014:814929.
430. Sassaroli A, Martelli F. Equivalence of four Monte Carlo methods for photon migration in turbid media. *J Opt Soc Am A Opt Image Sci Vis*. 2012;29(10):2110–2117.
431. Arridge SR, Cope M, Delpy DT. The theoretical basis for the determination of optical pathlengths in tissue: Temporal and frequency analysis. *Phys Med Biol*. 1992;37(7):1531–1560.
432. Arridge SR, Hebden JC. Optical imaging in medicine: II. Modelling and reconstruction. *Phys Med Biol*. 1997;42(5):841–853.
433. Arridge SR, Schweiger M, Hiraoka M, Delpy DT. A finite element approach for modeling photon transport in tissue. *Med Phys*. 1993;20(2 Pt 1): 299–309.
434. Selb J, Ogden TM, Dubb J, Fang Q, Boas DA. Comparison of a layered slab and an atlas head model for Monte Carlo fitting of time-domain near-infrared spectroscopy data of the adult head. *J Biomed Opt*. 2014;19(1):16010.
435. Hallacoglu B, Sassaroli A, Fantini S. Optical characterization of two-layered turbid media for non-invasive, absolute oximetry in cerebral and extracerebral tissue. *PLoS One*. 2013;8(5).e64095.
436. Jelzow A, Wabnitz H, Tachtsidis I, Kirilina E, Bruhl R, Macdonald R. Separation of superficial and cerebral hemodynamics using a single distance time-domain NIRS measurement. *Biomed Opt Express*. 2014;5(5):1465–1482.
437. Zweifel C, Dias C, Smielewski P, Czosnyka M. Continuous time-domain monitoring of cerebral autoregulation in neurocritical care. *Med Eng Phys*. 2014;36(5):638–645.
438. Torricelli A, Contini D, Pifferi A, et al. Time domain functional NIRS imaging for human brain mapping. *Neuroimage*. 2014;85(Pt 1):28–50.
439. Wabnitz H, Moeller M, Liebert A, Obrig H, Steinbrink J, Macdonald R. Time-resolved near-infrared spectroscopy and imaging of the adult human brain. *Adv Exp Med Biol*. 2010;662:143–148.
440. Re R, Muthalib M, Contini D, et al. Cerebral cortex activation mapping upon electrical muscle stimulation by 32-channel time-domain functional near-infrared spectroscopy. *Adv Exp Med Biol*. 2013;789:441–447.
441. Schweiger M, Arridge SR. The finite-element method for the propagation of light in scattering media: Frequency domain case. *Med Phys*. 1997;24(6):895–902.
442. Hillman EM. Optical brain imaging in vivo: techniques and applications from animal to man. *J Biomed Opt*. 2007;12(5):051402.
443. Calderon-Arnulphi M, Alaraj A, Amin-Hanjani S, et al. Detection of cerebral ischemia in neurovascular surgery using quantitative frequency-domain near-infrared spectroscopy. *J Neurosurg*. 2007;106(2):283–290.
444. Obrig H. NIRS in clinical neurology – a 'promising' tool? *Neuroimage*. 2014;85(Pt 1):535–546.
445. Nielsen HB. Systematic review of near-infrared spectroscopy determined cerebral oxygenation during non-cardiac surgery. *Front Physiol*. 2014;5:93.
446. Zacharias DG, Lilly K, Shaw CL, et al. Survey of the clinical assessment and utility of near-infrared cerebral oximetry in cardiac surgery. *J Cardiothorac Vasc Anesth*. 2014;28(2):308–316.
447. Ono M, Brady K, Easley RB, et al. Duration and magnitude of blood pressure below cerebral autoregulation threshold during cardiopulmonary bypass is associated with major morbidity and operative mortality. *J Thorac Cardiovasc Surg*. 2014;147(1):483–489.
448. Morel J, Bouchet JB, Vola M, et al. Tissue near infra red spectroscopy change is not correlated with patients' outcome in elective cardiac surgery. *Acta Anaesthesiol Scand*. 2014;58(7):835–842.
449. Menke J, Moller G. Cerebral near-infrared spectroscopy correlates to vital parameters during cardiopulmonary bypass surgery in children. *Pediatr Cardiol*. 2014;35(1):155–163.
450. Samra SK, Dy EA, Welch K, Dorje P, Zelenock GB, Stanley JC. Evaluation of a cerebral oximeter as a monitor of cerebral ischemia during carotid endarterectomy. *Anesthesiology*. 2000;93(4):964–970.
451. Schytz HW, Wienecke T, Jensen LT, Selb J, Boas DA, Ashina M. Changes in cerebral blood flow after acetazolamide: An experimental study comparing near-infrared spectroscopy and SPECT. *Eur J Neurol*. 2009;16(4):461–467.
452. Keller E, Nadler A, Alkadhi H, Kollias SS, Yonekawa Y, Niederer P. Noninvasive measurement of regional cerebral blood flow and regional cerebral blood volume by near-infrared spectroscopy and indocyanine green dye dilution. *Neuroimage*. 2003;20(2):828–839.
453. Patel J, Marks K, Roberts I, Azzopardi D, Edwards AD. Measurement of cerebral blood flow in newborn infants using near infrared spectroscopy with indocyanine green. *Pediatr Res*. 1998;43(1):34–39.
454. Liebert A, Wabnitz H, Steinbrink J, et al. Bed-side assessment of cerebral perfusion in stroke patients based on optical monitoring of a dye bolus by time-resolved diffuse reflectance. *Neuroimage*. 2005;24(2):426–435.
455. Skov L, Pryds O, Greisen G. Estimating cerebral blood flow in newborn infants: Comparison of near infrared spectroscopy and 133Xe clearance. *Pediatr Res*. 1991;30(6):570–573.
456. Bucher HU, Edwards AD, Lipp AE, Duc G. Comparison between near infrared spectroscopy and 133Xenon clearance for estimation of cerebral blood flow in critically ill preterm infants. *Pediatr Res*. 1993;33(1):56–60.
457. Smith A, Pernder J, Alexander S. Effects of PCO2 in spinal cord blood flow. *Am J Physiol*. 1969;216:1158–1163.
458. Hickey R, Albin MS, Bunegin L, Gelineau J. Autoregulation of spi-

nal cord blood flow: Is the cord a microcosm of the brain? *Stroke*. 1986;17(6):1183–1189.
459. Phillips AA, Ainslie PN, Krassioukov AV, Warburton DE. Regulation of cerebral blood flow after spinal cord injury. *J Neurotrauma*. 2013;30(18):1551–1563.
460. Sandler AN, Tator CH. Review of the measurement of normal spinal cord blood flow. *Brain Res*. 1976;118(2):181–198.
461. Griffiths IR. Spinal cord blood flow in dogs: 2. The effects of the blood gases. *J Neurol Neurosurg Psychiat*. 1973;36:42–49.
462. Griffiths IR. Spinal cord blood flow in dogs: 1. The "normal" flow. *J Neurol Neurosurg Psychiat*. 1973;36:34–41.
463. Griffiths IR. Spinal cord blood flow in dogs: The effect of blood pressure. *J Neurol Neurosurg Psychiat*. 1973;36:914–920.
464. Harakawa I, Yano T, Sakurai T, Nishikimi N, Nimura Y. Measurement of spinal cord blood flow by an inhalation method and intraarterial injection of hydrogen gas. *J Vasc Surg*. 1997;26(4):623–628.
465. Bisdas S, Rumboldt Z, Surlan K, Koh TS, Deveikis J, Spampinato MV. *Perfusion CT measurements in healthy cervical spinal cord: feasibility and repeatability of the study as well as interchangeability of the perfusion estimates using two commercially available software packages. Eur Radiol*. 2008;18(10):2321–2328.
466. Duhamel G, Callot V, Cozzone PJ, Kober F. Spinal cord blood flow measurement by arterial spin labeling. *Magn Reson Med*. 2008;59(4):846–854.
467. Lu H, Law M, Ge Y, et al. Quantitative measurement of spinal cord blood volume in humans using vascular-space-occupancy MRI. *NMR Biomed*. 2008;21(3):226–232.
468. Shibata K, Takamoto S, Kotsuka Y, et al. Doppler ultrasonographic identification of the critical segmental artery for spinal cord protection. *Eur J Cardiothorac Surg*. 2001;20(3):527–532.
469. Hitchon PW, Mouw LJ, Rogge TN, Torner JC, Miller AK. Response of spinal cord blood flow to the nitric oxide inhibitor nitroarginine. *Neurosurgery*. 1996;39(4):795–803.
470. Milhorat TH, Kotzen RM, Capocelli Jr AL, Bolognese P, Bendo AA, Cottrell JE. Intraoperative improvement of somatosensory evoked potentials and local spinal cord blood flow in patients with syringomyelia. *J Neurosurg Anesthesiol*. 1996;8(3):208–215.
471. Schneider SJ, Rosenthal AD, Greenberg BM, Danto J. A preliminary report on the use of laser-Doppler flowmetry during tethered spinal cord release. *Neurosurgery*. 1993;32(2):214–218.
472. Marcoux FW, Goodrich JE, Dominick MA. Ketamine prevents ischemic neuronal injury. *Brain Res*. 1988;452:329–335.
473. Werner C, Hoffman WE, Kochs E, Schulte am Esch J, Albrecht RF. The effects of propofol on cerebral and spinal cord blood flow in rats. *Anesth Analag*. 1993;76(5):971–975.
474. Kobrine A, Doyle T, Rizzoli H. Spinal cord blood flow as affected by changes in systemic arterial blood pressure. *J Neurosurg*. 1976;44:12–15.
475. Ford RWJ, Malm DN. Therapeutic trial of hypercarbia and hypocarbia in acute experimental spinal cord injury. *J Neurosurg*. 1984;61: 925–930.
476. Sakamoto T, Monafo WW. Regional blood flow in the brain and spinal cord of hypothermic rats. *Am J Physiol*. 1989;257:H785–H790.
477. Albin MS. Resuscitation of the spinal cord. *Crit Care Med*. 1978;6(4):270–276.
478. Westergren H, Farooque M, Olsson Y, Holtz A. Spinal cord blood flow changes following systemic hypothermia and spinal cord compression injury: An experimental study in the rat using Laser-Doppler flowmetry. *Spinal Cord*. 2001;39(2):74–84.
479. Halstead JC, Wurm M, Etz C, et al. Preservation of spinal cord function after extensive segmental artery sacrifice: Regional variations in perfusion. *Ann Thorac Surg*. 2007;84(3):789–794.
480. Bernhard M, Gries A, Kremer P, Bottiger BW. Spinal cord injury (SCI) – prehospital management. *Resuscitation*. 2005;66(2):127–139.
481. Hitchon P, Lobosky J, Yamada T, Torner J. Effect of laminectomy and anesthesia upon spinal cord blood flow. *J Neurosurg*. 1984;61:545–549.
482. Hitchon P, Kassell N, Hill T, Gerk M, Sokoll M. The response of spinal cord blood flow to high-dose barbiturates. *Spine (Phila Pa 1976)*. 1982;7:41–45.
483. Hempfing A, Dreimann M, Krebs S, Meier O, Notzli H, Metz-Stavenhagen P. Reduction of vertebral blood flow by segmental vessel occlusion: An intraoperative study using laser Doppler flowmetry. *Spine (Phila Pa 1976)*. 2005;30(23):2701–2705.
484. Crystal GJ, Metwally AA, Salem MR. Isoflurane preserves central nervous system blood flow during intraoperative cardiac tamponade in dogs. *Can J Anaesth*. 2004;51(10):1011–1017.
485. Nishiyama T. Spinal cord blood flow change by intravenous midazolam during isoflurane anesthesia. *Anesth Analg*. 2005;101(1):242–245. table of contents.
486. Hamamoto Y, Ogata T, Morino T, Hino M, Yamamoto H. Real-time direct measurement of spinal cord blood flow at the site of compression: Relationship between blood flow recovery and motor deficiency in spinal cord injury. *Spine (Phila Pa 1976)*. 2007;32(18):1955–1962.
487. Young WL. Neuroanesthesia: A look into the future. *Anesth Clinics North Am*. 1992;10(3):727–746.

脑脊液

3

A. A. Artru

本章的第一部分将阐述与脑脊液(cerebrospinal fluid,CSF)有关的知识,包括脑脊液间隙解剖、生理作用,以及麻醉药物对其影响。第二部分阐述脑脊液动力学与颅内压(Intracranial pressure,ICP)之间的关系,麻醉药物及药物导致的脑脊液动力学改变是否会增加或降低 ICP,以及改变脑脊液动力学的一些临床措施是否会影响神经的预后。

脑脊液间隙的解剖和脑脊液特性

脑脊液由脑脉络丛产生,在细胞外液间隙中连续循环。这些间隙的总容量在婴幼儿 50ml,在成人 140~150ml(表 3-1)。在成人,脑室容量约占脑脊液总量的 16%~17%。使用非侵入性的影像学方法测定各部位的脑脊液容量的研究正在进行[1]。细胞外液的间隙包绕着中枢神经系统神经元细胞和神经胶质细胞。成人大脑的细胞外液容量大约是 300~350ml。

表 3-1 人类脑脊液压力和容量

	范围*
脑脊液压力(mmHg):	
儿童	3.0~7.5
成人	4.5~13.5
脑脊液容量(ml):	
婴幼儿	40~60
较小的儿童	60~100
较大的儿童	80~120
成人	100~160

* 数值引自参考文献 122-127

脑内腔隙

侧脑室的脉络丛(choroid plexuses,CPs)从侧脑室下角延伸到脑室中央部分。侧脑室和第三脑室的脉络丛分别接受后脉络膜动脉和前脉络膜动脉的血液供应。颞角和第四脑室的脉络丛分别由小脑前下动脉和小脑后下动脉供应[2]。脉络丛的神经来源包括迷走神经、舌咽神经及交感神经的分支。

细胞外液间隙

与身体的其他器官不同,脑和脊髓的细胞外液间隙比较小(180Å)。因为毛细血管膜有高度的通透性,脑的毛细血管和细胞外液之间的交换受限。这种血 - 脑屏障(blood-brain barrier,BBB)包括两大要素:第一,大脑毛细血管内皮细胞由紧密连接(闭锁小带)相连接,限制了大于 20Å 的分子的细胞间移动;第二,星形胶质细胞足突环绕毛细血管。有证据表明细胞外液间隙与淋巴管相交通。

脑脊液的组成

脑脊液是一种无色透明的液体,但是与血浆相比,它所含的钠离子、氯离子、镁离子的浓度较高,葡萄糖、蛋白质、氨基酸、尿酸、钾离子、碳酸氢盐、钙离子、磷酸盐的浓度则较低(表 3-2)。脑脊液和血浆超滤液之间成分的差别表明,脑脊液的组成中存在着活跃的分泌活动。脑脊液和细胞外液之间的扩散是通过脑室和蛛网膜下腔间隙时进行的,这些脑脊液间隙之间物质浓度的差异根据采样部位不同而不同。神经内窥镜下脑脊液内成分的浓度有显著的改变[3]。

表 3-2 人类的脑脊液和血浆的组成

功能或组成	脑脊液平均值或浓度*	血浆平均值或浓度*
比重	1.007	1.025
渗透压(mOsm/kg H_2O)	289	289
pH	7.31	7.41
P_{CO_2}(mmHg)	50.5	41.1
钠离子(mEq/L)	141	140
钾离子(mEq/L)	2.9	4.6

续表

功能或组成	脑脊液平均值或浓度*	血浆平均值或浓度*
钙离子(mEq/L)	2.5	5.0
镁离子(mEq/L)	2.4	1.7
氯离子(mEq/L)	124	101
碳酸氢盐(mEq/L)	21	23
葡萄糖(mg/100mL)	61	92
蛋白质(mg/100mL):	28	7000
白蛋白	23	4430
球蛋白	5	2270
纤维蛋白原	0	300

* 数值引自参考文献 122-127.

脑脊液的生成

人类的脑脊液的生成速率($\dot{V}_f$)大约是 0.35~0.40ml/min,或者 500~600mL/d。成人每分钟大约有总脑脊液容量的 0.25% 被新生成的脑脊液更新。总的脑脊液更新时间是 5~7 小时,一天大约更新 4 次。约有 40%~70% 的脑脊液通过脉络丛,30%~60% 则通过室管膜和软脑膜进入脑脊液间隙。近年来一些研究发现血 - 脑屏障的双向液体交换量远大于脉络丛脑脊液生成量[4]。

脉络丛的脑脊液生成

与其他血管的血管内皮细胞不同,脉络丛的血管内皮细胞之间没有紧密连接[5],相反是有孔的内皮细胞。进入脉络丛毛细血管的血液,经过内皮细胞的过滤在脉络膜基质内生成了富蛋白质的液体,与机体内其他组织间隙的成分相类似[6]。基质液体成分通过了高度通透性的脉络丛上皮细胞,并与分泌和超滤的过程相结合[7]。基质液体进入脉络膜内皮细胞间隙是静水压和梯度流动的结果(图 3-1)。

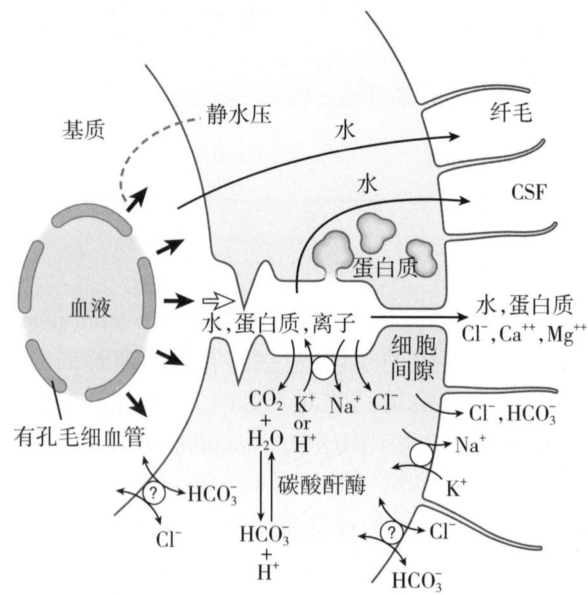

图 3-1 脉络丛的脑脊液(CSF)生成过程原理图。细胞膜上 ATP 依赖的钠离子"泵",将钠离子从近腔室的表面运送至横跨脉络丛细胞内,整个表面的分泌,进入宏观的脑脊液的间隙,钾离子和氢离子的交换中。水从基质移动到脑脊液,因为它遵循离子"泵"产生的浓度梯度。(引自 Cucchiara RF,Michenfelder JD[eds]:Clinical Neuroanesthesia. New York,Churchill Livingstone,1990.)。

脉络丛外的脑脊液的生成

60% 的脉络丛外产生的脑脊液都是大脑葡萄糖氧化的结果,40% 来自于大脑毛细血管的超滤过[8]。神经元细胞和神经胶质细胞中由葡萄糖氧化生成的水透过细胞膜生成细胞外液。在大部分的脑血管中,大分子和极性分子通过"血 - 脑脊液"界面的通道都被毛细血管上的紧密连接所限制,以及被内皮细胞内囊泡异裂。水、电解质、葡萄糖、氨基酸、尿素、脂溶性物质以及很多小的非电解质都能够自由的通过这些界面。[9]这其中的一些物质可能被覆盖毛细血管内皮细胞的星形胶质细胞运输层所吞噬,而其他物质则被扩散至脑细胞外液中。渗透压是水分子转运的重要动力之一[10]。与大多数的脑血管相比,毛细血管周围间隙很少有限制性的水通道以及电解质[11]。这种脑脊液间隙之间富葡萄糖乏蛋白质的"淋巴"扩散可以扩散至宏观的脑脊液间隙中(图 3-2)。

葡萄糖的转运

脉络丛内或混合样本内脑脊液的葡萄糖浓度大约是血中葡萄糖浓度的 60%。这个比例保持不变,除非血中葡萄糖的浓度上升至 15~20mM(270~360mg/dl)。血中的葡萄糖通过易化扩散进入脑脊液,这样葡萄糖通过血 - 脑屏障的速度比在其脂溶性的基础上预测的速度要快[12]。扩散遵循饱和非线性动力学的原则,其比值与血清葡萄糖浓度直接相关,与血清对脑脊液葡萄糖浓度梯度无关[13]。相反方向的葡萄糖转运,也就是从

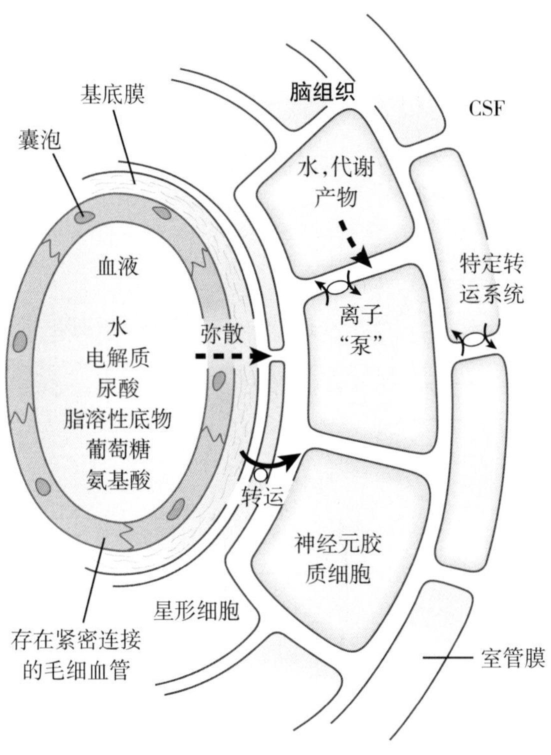

图 3-2 水和血浆的其他成分通过扩散或转运穿越血-脑屏障(毛细血管内皮细胞,基底膜星形胶质细胞足突)进入脑细胞外液(ECF)间隙。这种液体扩散发生在宏观的脑脊液(CSF)间隙和蛛网膜下腔之间。水和其他细胞代谢物从神经元和神经胶质细胞被排泄到细胞外液中

脑室到脑组织周围和血液的转运,是通过圭巴因敏感或非圭巴因敏感的流通和扩散进行的。

蛋白质的转运

蛋白质从脉络丛及脉络丛外的部位的血管进入脑脊液是受限的,所以脑脊液蛋白的浓度正常情况下是分别是血浆或血清浓度的 0.5% 或更少。血-脑"屏障"对白蛋白的渗透性随着年龄而增加,在男女之间并没有差异[14]。如果大脑细胞外液和宏观的脑脊液间隙之间结构上的屏障缺失的话,蛋白质就通过整体流动进入大脑的细胞外液,并从宏观的脑脊液间隙排出。在脑脊液中,一旦蛋白质通过宏观的途径与脑脊液一同被运输,就会从脑脊液间隙中被清除至硬脑膜静脉窦。这种流动的脑脊液的"汇效应"能够保持脑脊液和脑组织中的低蛋白浓度,远离血液平衡[8]。在正常的婴幼儿和成人,脑脊液的蛋白浓度在脑室内最低(约 26mg/100ml),在枕大池的浓度中等(约 32mg/100ml),在腰椎硬膜囊的浓度最高(约 42mg/100ml)[15]。在正常的情况下,约 60% 的蛋白质通过脉络丛进入脑脊液,40% 在脉络丛以外的区域进入脑脊液。

颅内压增加对脑脊液生成的影响

$\dot{V}_f$ 和颅内压增加之间的负性关系是很微弱的,$\dot{V}_f$ 和脑灌注压(CPP)之间的关系在一定程度上更强[16]。只要脑灌注压保持在 70mmHg 以上[17],颅内压增加 20mmHg 不会引起 $\dot{V}_f$ 的变化。当脑灌注压低于 70mmHg 时,无论是动脉低血压还是颅内压增加所致的动脉低血压,$\dot{V}_f$ 都会降低。这些 $\dot{V}_f$ 的结果与其他的报道一致,表明脑血流量(CBF)、侧脑室脉络丛血流量(CPBF)、第四脑室的 CPBF 都会导致脑灌注压的变化[16]。动脉低血压所致的脑灌注压降低至 70mmHg,伴随着颅内压的增加,会减少脑血流量和侧脑室脉络丛血流量。当颅内压的增加大于脑灌注压的下降,而不是单独由动脉低血压引起脑灌注压的下降时脑灌注压降低至 50mmHg 会引起侧脑室脉络丛血流量的进一步降低。

脑脊液的循环

脑脊液生成的静水压力是 15cmH_2O,使得脑脊液在其刚刚生成的地方流动。室管膜细胞纤毛上产生电流,推动脑脊液进入第四脑室和蛛网膜下腔的孔内。呼吸系统的变化、脑动脉血管的脉动和脉络丛引起的脑室的偏移,提供了脑脊液运动的额外的动力。平均脑脊液压力之间的压力差是 15cmH_2O,上矢状窦的压力是 9cmH_2O,两者使得脑脊液通过蛛网膜绒毛时产生了 6cmH_2O 的压力梯度。高速的血流通过固定直径的窦腔和蛛网膜绒毛进入窦壁的圆周上所产生的窦内的低压引起了"抽吸泵"效应,也许可以解释脑脊液如何在体位压力发生巨大变化时保持持续流动。

放射性同位素标记的研究表明,脑脊液在几分钟之内就可以从脑室流动到基底池,在 12 到 24 个小时内收集矢状窦的液体。这些经过标记的液体在 10~20 分钟内进入低位的颈段和高位的胸段,在 30~40 分钟内进入胸腰段,60~90 分钟内进入腰骶段,2~2.5 个小时内进入基底池[18]。约 20%~33% 的经标记的脑脊液在 12 小时内到达颅内。近期的一些研究认为脑脊液的运动是"混合和涡流式"以及"双向往复式"的[19,20]。脊髓中央

的中央管改变这些震荡流[21]。脑脊液的循环包括通过蛛网膜绒毛进入上矢状窦以及位于背根神经的脊髓硬脑膜窦进行的重吸收(图 3-3)。

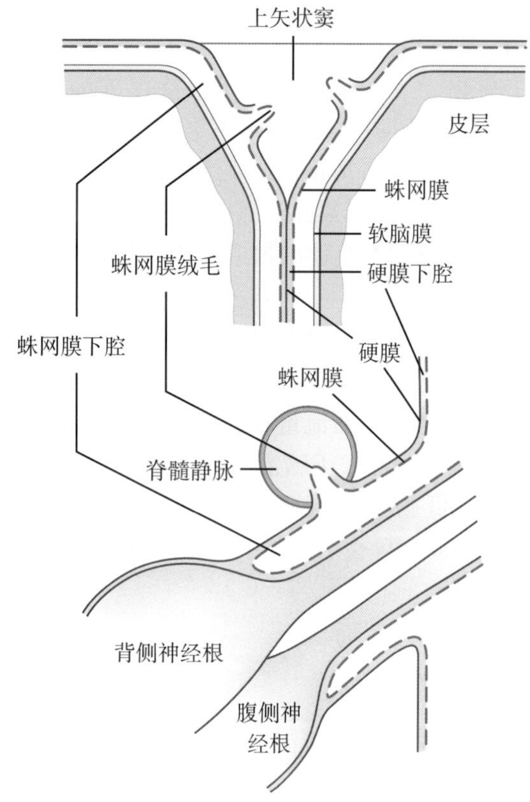

图 3-3　通过蛛网膜绒毛进入上矢状窦以及位于背根神经的脊髓硬脑膜窦进行的重吸收。(引自 Cucchiara RF, Michenfelder JD [eds]: Clinical Neuroanesthesia. New York, Churchill Livingstone, 1990.)

脑脊液的重吸收

脑脊液从蛛网膜下腔的间隙通过微观的蛛网膜绒毛和宏观的蛛网膜粒进入到静脉血液中。颅内的蛛网膜绒毛存在于邻近的硬脑膜上矢状窦和静脉壁内,脊髓的蛛网膜绒毛存在于与硬脑膜接壤的背神经根位置。在通常情况下,85%~90% 的脑脊液在颅内重吸收,10%~15% 在脊髓重吸收。最新的研究加入了脑脊液通过淋巴管路排出以及接触脑脊液的间隙表面的重吸收作用[9,22,23]。蛛网膜绒毛或粒是由蛛网膜细胞从蛛网膜下腔突入到并穿过邻近的静脉窦壁而生成的[24](图 3-4)。在通常情况下,蛛网膜细胞通过紧密连接生成了内皮细胞,覆盖了绒毛细胞。在成年人,这种内皮的覆盖可能是多层次的。

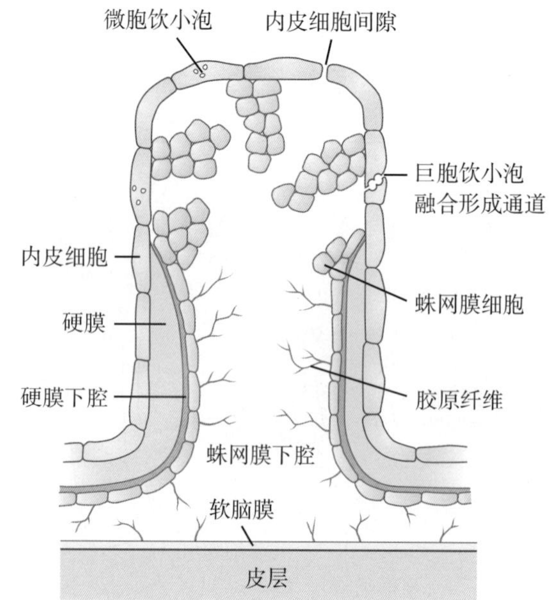

图 3-4　蛛网膜绒毛显微解剖的示意图。(引自 Cucchiara RF, Michenfelder JD, editors: Clinical Neuroanesthesia. New York, Churchill Livingstone, 1990.)

正常的颅内压

内皮细胞覆盖的绒毛作为血 - 脑屏障限制了脑脊液的通过率以及进入静脉血的溶质。脑脊液通过蛛网膜下腔间隙和蛛网膜绒毛以及内皮细胞的速率由以下的因素决定:①通过绒毛的静水压力梯度(即脑脊液压力—静脉窦压力);②蛛网膜绒毛脑脊液流出的压力敏感抵抗。由于内皮细胞的高渗透性,通过绒毛的渗透压的改变在决定脑脊液通过蛛网膜绒毛的运动方面并不起决定性的作用。脑脊液可能通过内皮细胞之间来离开绒毛。脑脊液可能通过吞饮小泡和跨细胞的囊泡从一个内皮细胞的表面转移到另一个内皮细胞的表面[25]。这些囊泡从脑脊液到血液运输大分子示踪剂以及液体。尽管吞饮作用在静息脑脊液压力时是脑脊液转运的基本方式,但这两种方法都有助于抵抗脑脊液的外流。

颅内压的增高

脑脊液重吸收的速率($\dot{V}_a$)随着跨绒毛的压力差(脑脊液压力—静脉窦压力)的增加而增加。当脑脊液压力上升至大于 30cmH_2O 时,阻止脑脊液重吸收(R_a)仍然接近"正常"。此后,随着脑脊液压力的进一步上升,R_a 随之减少[26-29]。据报道,当脑脊液压力从 9cmH_2O 升至 30cmH_2O 时,可以观察到内皮细胞囊泡的体积和数量的增加[30]。当脑脊液压力大于 30cmH_2O 时，会出现越来越多的跨细胞通道，以维持稳态的压力和减少 R_a。

脑组织间液的清除

正常颅内压

在通常情况下，在大脑毛细血管和脑实质之间很少有整体流动[31]。脑细胞外液内的分子主要通过扩散来移动。这些分子离开脑细胞外液的速率与分子的大小、组织浓度梯度以及分子通过血 - 脑屏障和重新进入血管系统的能力有关。

脑水肿

血管源性脑水肿是由于血管的损害所导致的。血管源性的水肿可以通过部分水肿液进入脑室内的脑脊液中而减轻。一个有利于促进液体离开细胞外液的因素是水肿的脑组织与脑脊液之间的压力差。另一个因素是脑脊液的“汇聚”行为[32]。据报道，当颅内压下降时，水肿液的清除会增加，可能是由于水肿的脑组织与脑脊液之间的压力差的增加所致的[33]。脑细胞外液蛋白质的清除发生在神经胶质细胞内，这一步骤被认为在血管源性脑水肿的治疗方面有重要的作用[34]。

脑脊液的功能

脑脊液的功能是多样的和复杂的，其中包括脑的保护、支持和化学调节。低比重的脑脊液(1.007)相比于脑的比重(1.040)将 1400g 的大脑的有效质量减至 47g。与脑细胞外液相连续，脑脊液提供了稳定的物质供应，主要是葡萄糖，即使这些物质的血浆浓度在不断变化。脑脊液还维持了神经传递，清除代谢产物、不利的药品、有害的物质等所需的化学环境。

营养

对大脑来说，特定的营养和其他的物质在毛细血管 - 胶质间存在积极地转运。简单糖、某些维生素、花生酸类、单糖、碱性和中性氨基酸(脑组织不会出现一种酸性氨基酸运输系统)以及一元羧酸都被血液和细胞外液之间特定的泵机制(均衡的载体)所转运[35-37]。而且，脑脊液可以调解某些维生素的吸收，如抗坏血酸。

化学环境的调控

脑脊液和神经组织细胞外液之间的交换随时会发生，因为人类的脑脊液与任何脑组织之间扩散的最大距离为 15mm，脑和脊髓的间质与宏观的脑脊液间隙是持续交通的。脑脊液的酸碱特性会影响呼吸、脑血流量、脑血流量的自动调节以及大脑的代谢率[38]。脑脊液的钙离子、钾离子和镁离子的水平会影响心率、血压、血管收缩和其他自主反射，呼吸、肌肉张力和情感状态。钙离子、钾离子、镁离子和碳酸氢根离子被“原发泵”主动转运，而氢离子和氯离子则通过“继发泵”主动转运。在一定范围内，脑脊液中较大的分子通过血脑屏障调节，几乎可以完全将毒性或潜在毒性的大的、极性和脂质难溶性的药物、体液剂及代谢产物排除在外。

排泄

细胞外液中代谢产物和物质的蓄积可以阻止他们进入脑脊液、脑血管或淋巴管。尽管进入脑脊液有两种途径，净扩散和细胞外液的整体流动，不同分子量的大部分物质都通过整体流动进行转运[39]。

颅内的转运

由于脑脊液循环到了大脑已知的区域，参与了神经内分泌活动，因此它已经成为了一种颅内的神经递质。神经激素的释放是由下丘脑合成的，通过室管膜的特定细胞神经元之间轴突的联系释放至脑细胞外液和脑脊液。这些因子由脑脊液携带至正中隆起，它们在那里刺激神经元受体的树突。阿片类药物的效果，如镇痛和呼吸抑制，可能由脑脊液接触的第三脑室内的细胞成分所介导，因为内侧丘脑或脑导水管周围灰质的电刺激增加了脑室内 β- 内啡肽的水平[40-42]。

麻醉药物的效果及其对脑脊液的生成和重吸收的影响

测定脑脊液生成速率和脑脊液重吸收抵抗的方法

实验动物

在动物中，目前使用的用于确定 $\dot{V}_f$、R_a 和其他脑脊液动力学的方法是脑室池灌注、灌注测压、容量注射或撤除。Heisey 及其同事[43]和 Pappenheimer 及其同事[44]在 20 世纪 60 年代初第一次描述了脑室池灌注。这个方法需要将导管放置在一侧或双侧的侧脑室和枕大池。被标记的模拟的脑脊液被注入脑室,从枕大池采集被标记的模拟的脑脊液和原本的脑脊液的混合标本。这种混合脑脊液的一部分在枕大池的导管内收集,样本的体积是固定的。测定混合标本中标记物的浓度,并且记录获取样本的时间。根据以下公式计算 $\dot{V}_f$:

$$\dot{V}_f=\dot{V}_i\left(\frac{C_i-C_o}{C_o}\right) \qquad \text{(公式 3-1)}$$

$\dot{V}_i$ 代表模拟脑脊液的流率,C_i 代表模拟脑脊液中标记物的浓度,C_o 代表混合溶液中标记物的浓度。根据以下两个公式计算 $\dot{V}_a$:

第一个是:
$$\dot{V}_a=\frac{\dot{V}_iC_i-\dot{V}_oC_o}{C_o} \qquad \text{(公式 3-2)}$$

$\dot{V}_o$ 代表脑脊液从枕大池的导管内流出的速率。

第二个是:
$$\dot{V}_a=\dot{V}_i+\dot{V}_f-\dot{V}_o \qquad \text{(公式 3-3)}$$

R_a 是 $\dot{V}_a$ 与脑脊液压力的比值,为了计算 R_a,$\dot{V}_a$ 必须确定几个脑脊液的压力。如果 $\dot{V}_a$ 与脑脊液压力的比值是线性的,单一的 R_a 值就可以充分描述该数据。如果该比值不是线性的,必须计算多个 R_a 值。对任何的脑脊液压力来说,R_a 值必须是 $\dot{V}_a$ 与脑脊液压力的比值。

灌注测压,与目前所使用的方法类似,由 Maffeo 及同事[45]和 Mann 及同事[28]在 20 世纪 70 年代提出。在这项技术中,灌注测压的工具会插入脊髓内或蛛网膜下腔间隙内。模拟的脑脊液被输入蛛网膜下腔间隙,在输注的同时测量脑脊液压力。每个稳态脑脊液压力(P_S)与 $\dot{V}_i$ 配对相关。接下来,每对 $\dot{V}_i$ 和 P_S 值都在半对数图表中被标注。然后将一条斜线通过合适的 3~6 个数据点。为了测定 $\dot{V}_f$,这条斜线被外推至原始数据(向左)。静息脑脊液压力(P_o)下的 $\dot{V}_i$ 即该值对应于与 P_o 垂直的交叉线,然后外推至半对数图表,就认为是 $\dot{V}_f$。R_a 也由观测值所确定,有两种特征依赖性的参数:M(运输能力)和 P_R(最大的阻力压力)。这些特征依赖性的参数根据以下公式进行计算:

$$\dot{V}_i=\frac{1}{M}\ eP_S/P_R \qquad \text{(公式 3-4)}$$

这个公式同时需要 3 到 6 对 $\dot{V}_i$ 和 P_S 值来计算 $\dot{V}_f$,产生一对 M 和 P_R 值。R_a 则根据以下公式进行计算:

$$R_a=MP_e-P_S/P_R \qquad \text{(公式 3-5)}$$

此外,脑脊液分隔的顺应性(C)可以根据以下公式计算:

$$C=\frac{\dot{V}}{\Delta P/\Delta t} \qquad \text{(公式 3-6)}$$

P 代表脑脊液压力,t 代表时间,ΔP/Δt 是模拟脑脊液输入过程中脑脊液压力的线性关系。

容量注射或撤除是 Marmarou 及同事[46]和 Miller[47]在 20 世纪 70 年代中期提出的。需要插入脑室或脊髓蛛网膜下腔导管用于输注或撤除脑脊液,并且测量随着输注和停止的脑脊液的压力。P_o 是一定的,然后一定体积(ΔV)的脑脊液被注射入导管内(或从导管内抽出),同时记录一定时间内脑脊液的压力。$\dot{V}_f$ 和 R_a 从开始时就是确定的,通过以下的公式计算压力容积指数(PVI)来获得:

$$PVI=\Delta V/[\log P_p/P_o] \qquad \text{(公式 3-7)}$$

P_P 是脑脊液压力的峰值(容量注射后增加,撤除后减少)

R_a 通过以下公式计算:

$$R_a=\frac{t\cdot P_o}{PVI\cdot\log_{10}\left(\frac{P_2(P_P-P_o)}{P_P(P_2-P_o)}\right)} \qquad \text{(公式 3-8)}$$

P_2 是 P_P 和脑脊液压力降至 P_o 之间某时间测量的脑脊液压力,t 是从注射或撤除到 P_2 的时间。

$\dot{V}_f$ 通过以下公式计算:

$$P_o=P_V-(R_a\cdot\dot{V}_f) \qquad \text{(公式 3-9)}$$

也可以被改写为:

$$\dot{V}_f=\frac{P_V-P_o}{R_a} \qquad \text{(公式 3-10)}$$

P_V 是矢状窦的静脉血压

C 通过以下公式计算:

$$C=\frac{0.4343\cdot PVI}{P_o} \qquad \text{(公式 3-11)}$$

人类

脑室池灌注、灌注测压、容量注射或撤除也被用于测定患者的 $\dot{V}_f$、R_a 和 C[28]。在脑室池灌注的方法中,流出导管放置在腰椎蛛网膜下腔间隙,脑室和脊髓的脑脊液压力被密切监测以保证脑脊液压力不增加,防止灌注受阻引起潜在的风险。在灌注测压的方法中，灌注的数量减少，灌注的速率是 1.5~15 倍的 $\dot{V}_f$，也就是 0.01~0.1mL/ 秒。灌注限制在 20~60 秒，脑脊液压力在 60~70cmH_2O 时停止，如果脑脊液压力迅速升高而没有观察到快速增长的趋势趋于稳定也要停止。在人类计算 $\dot{V}_f$、R_a 和 C 的步骤和公式同实验动物是相同的。

由于模拟脑脊液延长输注的潜在危险性，脑室池灌注和灌注测压与容量注射或撤除相比在患者身上应用较少。容量注射或撤除的明显优势是，当我们关注颅内压时，脑脊液的撤除是治疗性的，同时也可以用于计算 $\dot{V}_f$、R_a，和 C。感染的风险很低，因为整个系统是完全封闭的。对于重复实验，脑脊液可交替撤除，然后再输注，根据脑脊液的净变化量测定患者颅内压的反应。脑脊液动力学的计算只需要单一的脑脊液的变化量及持续数分钟的压力。相反，在脑室池灌注的方法中，可能需要输注超过 1 个小时的模拟脑脊液来平衡示踪剂，而灌注测压也需要多次输液。近期一些研究者认为一些特定情况下进行诊断性或者治疗性灌注的风险比是合理的[48,49]。

麻醉药和其他药物对 CSF 生成率、重吸收阻力以及不同分子转运至 CSF 和中枢神经系统的影响

麻醉药

麻醉药影响 CSF 动力学的许多方面（表 3-3）。早期对大鼠和狗应用安氟醚的研究表明，1MAC 可增加 $\dot{V}_f$ 达 50%~80%[50,51]，数小时后 $\dot{V}_f$ 降至正常。安氟醚还可增加 R_a，但继续应用，R_a 不会恢复正常[51,52]。安氟醚同氮气（60%~70%）或氧化亚氮合用时可出现这些变化。随后的研究表明安氟醚对 $\dot{V}_f$ 和 R_a 的影响具有剂量依赖性。高浓度安氟醚（呼末浓度为 2.6%-3.5%）增加 $\dot{V}_f$（达到 40%），而低浓度（0.9%~1.8%）则不会出现这种变化[53]。与之相反，低浓度可增加 R_a，高浓度则不会产生这种变化。据报道，氟烷（1MAC）可降低 $\dot{V}_f$[54]并增加 R_a[55]。另外，氟烷可增加葡萄糖转运至脑[56]，白蛋白和免疫球蛋白 IgG[57,58]、钠、氯和水[59,60]转运入 CSF。据报道，氧化亚氮（66%）对 R_a 和 $\dot{V}_f$ 无影响[50,54]，但可减小脑内葡萄糖的变化[61]。

早期对异氟醚的研究发现，1MAC 可降低 R_a，

表 3-3　吸入麻醉药对脑脊液动力学的影响

吸入麻醉药	$\dot{V}_f$	R_a	对颅内压的影响
地氟醚	0，+，a	0	0，+，a
安氟醚：			
低浓度	0	+	+
高浓度	+	0	+
氟烷	−	+	+
异氟醚：			
低浓度	0	0，+，b	0，+，b
高浓度	0	−	−
氧化亚氮	0	0	0
七氟醚	−	+	?

注：R_a，脑脊液吸收阻力；$\dot{V}_f$，脑脊液生成率；+，增加；0，无变化；−，减少；a，仅在低碳酸血症伴颅内压增高时产生作用，且在这种情况下，呋塞米（而不是甘露醇、地塞米松或芬太尼）可降低 $\dot{V}_f$；b，依赖药物剂量的作用；?，不确定

对 $\dot{V}_f$ 无影响[52,62]。随后研究发现异氟醚对 R_a 的作用呈剂量依赖性。异氟醚浓度（呼末）为 0.6% 时 R_a 正常，1.1% 时 R_a 增加，浓度为 1.7% 和 2.2% 时 R_a 降低[53]。异氟醚呼出浓度为 2% 时，BBB 对小亲水分子的转换系数降低[63]。异氟醚麻醉时 CSF 中谷氨酸的浓度较异丙酚麻醉时的浓度高[64]。据报道，七氟醚（1MAC）可降低 $\dot{V}_f$ 达 40%，与 50% 氧化亚氮麻醉比较可增大 R_a[65]。地氟醚对 $\dot{V}_f$ 的作用与 CSF 的压力和 $PaCO_2$ 相关。正常动脉血二氧化碳分压和正常的 CSF 压力，正常动脉血二氧化碳分压和增高的 CSF 压力，低碳酸血症和正常 CSF 压力，在这三种情况下，0.5MAC 和 1MAC 地氟醚对 $\dot{V}_f$ 和 R_a 均无影响[66]。但是低碳酸血症和 CSF 压力增高时，0.5MAC 和 1MAC 的地氟醚均可增加 R_a。地氟醚麻醉时出现低碳酸血症及 CSF 压力增高，可应用呋塞米（2mg/kg），而不用地塞米松（0.2mg/kg）、甘露醇（2mg/kg）及芬太尼［48μg/kg 随后为 0.6μg/（kg·min）］，因为这三种药物可降低 $\dot{V}_f$，但这些药均不会明显改变 R_a[67]。

氯胺酮［40mg/(kg·h)］增加 Ra 但不改变 $\dot{V}_f$（表 3-4）[51]。另外，氯胺酮（150mg/kg）减少小分子亲水物质透过 BBB[68]。小剂量依托咪酯［0.86mg/kg，随后为 0.86 或 1.72mg/（kg·h）］不改变 R_a 和 $\dot{V}_f$，但大剂量［2.58 或 3.44mg/（kg·h）］会降低 R_a 和 $\dot{V}_f$[69]。小剂量硫喷妥钠［6mg/kg，随后为 6 或

12mg/(kg·h)]可增加或不改变 R_a，对 $\dot{V}_f$ 无影响，但大剂量[18 或 24mg/(kg·h)]会降低 R_a 和 $\dot{V}_f$[69]。硫喷妥钠(100μg/ml 而不是 25 或 50μg/ml)可增加脑微血管内皮细胞对 α-氨基异丁酸而非蔗糖和偶氮蓝的通透性，而美索比妥(10~50μg/ml)不具有此作用[70]。异丙酚[6mg/kg，随后为 12、24 和 48mg/(kg·h)]和戊巴比妥(40mg/kg)对 R_a 和 $\dot{V}_f$ 无影响[51,71]。另外，戊巴比妥减少葡萄糖[72]、氨基酸[73]和小亲水分子[68]转运入脑。

表 3-4 镇静催眠药及其拮抗剂对脑脊液动力学的影响

镇静催眠药	$\dot{V}_f$	R_a	对颅内压的影响
依托咪酯：			
小剂量	0	0	0
大剂量	-	0,-,a	-
咪唑安定 *：			
小剂量	0	+,0,a	+,0,a
大剂量	-	0,+,a	-,?,a
戊巴比妥	0	0	0
异丙酚	0	0	0
硫喷妥钠：			
小剂量	0	+,0,a	+,0,a
大剂量	-	0,-,a	-
拮抗剂			
氟马西尼：			
小剂量	0	0	0
大剂量	0	-	-

注：R_a，脑脊液吸收阻力；$\dot{V}_f$，脑脊液生成率；+，增加；0，无变化；-，减少；a，依赖药物剂量的作用；?，不确定。

* 氟马西尼部分拮抗咪唑安定时对脑脊液动力学的影响类似于应用小剂量的咪唑安定，完全拮抗对脑脊液动力学的影响类似于未应用咪唑安定时(对照组)

镇静催眠药中，咪唑安定的作用变化最大。小剂量咪唑安定[1.6mg/kg，随后为 0.5mg/(kg·h)]可增加 R_a，不改变 $\dot{V}_f$；中等剂量(1~1.5mg/kg/h)对其均无影响；大剂量[2mg/(kg·h)]可增加 R_a，降低 $\dot{V}_f$[69]。对给与咪唑安定[1.6mg/kg，随后为 1.25mg/(kg·h)]及未给与咪唑安定的狗进行研究后发现，应用苯二氮䓬类拮抗药氟马西尼后不会改变 $\dot{V}_f$[74]。小剂量氟马西尼(0.0025mg/kg)对 R_a 无影响，但大剂量(0.16mg/kg)可降低 R_a。给与咪唑安定的狗，应用小剂量的氟马西尼便可增加 R_a(可能是由于逆转部分咪唑安定对 CSF 动力学的影响与应用小剂量咪唑安定的效果是类似的)，但应用大剂量的氟马西尼，R_a 可降至正常(据此可判断狗是否给与咪唑安定)。

早期对芬太尼的研究发现，剂量为 60μg/kg，随后为 0.2μg/(kg·min)可降低 R_a[55]，不改变 $\dot{V}_f$[54]。最近一些研究表明芬太尼对 $\dot{V}_f$ 和 R_a 的影响呈剂量依赖性(表 3-5)。大剂量芬太尼可降低 $\dot{V}_f$，但小剂量无此作用[75]。在两个小剂量时 R_a 降低，大剂量时 R_a 正常，剂量最大时可使 R_a 增加。芬太尼(25~100μg/ml)不影响脑微血管内皮细胞对 α-氨基异丁酸、蔗糖和偶氮蓝的通透性[70]。各剂量的舒芬太尼对 $\dot{V}_f$ 无影响[75]。但两个小剂量可降低 R_a，一个大剂量可增加 R_a，最大剂量时对 R_a 无影响。另外，舒芬太尼[0.5μg/kg，随后为 0.1μg/(kg·h)]与硫喷妥钠[2~5mg/kg，随后为 1~4mg/(kg·h)]联用不会增加白蛋白或 IgG 进入 CSF[58]。各剂量阿芬太尼均不会改变 $\dot{V}_f$[75]。两个小剂量时 R_a 降低，两大剂量时为正常。利多卡因[0.5mg/kg，随后为 1μg/(kg·min)；1.5mg/kg 随后为 3μg/(kg·min)；4.5mg/kg 随后为 9μg/(kg·min)]降低 $\dot{V}_f$ 呈剂量 / 时间依赖性，对 R_a 无影响[76]。与利多卡因剂量相同的可卡因对 $\dot{V}_f$ 和 R_a 无影响[76]。

表 3-5 类罂粟碱及其他麻醉药对脑脊液动力学的影响

	$\dot{V}_f$	R_a	对颅内压的影响
类罂粟碱			
阿芬他尼：			
小剂量	0	-	-
大剂量	0	0	0
芬太尼：			
小剂量	0	-	-
大剂量	-	0,+	-,?
舒芬太尼：			
小剂量	0	-	-
大剂量	0	+,0	+,0
其他麻醉剂			
可卡因	0	0	0
氯胺酮	0	+	+
利多卡因	0,-,a	0	0,-,a

注：R_a，脑脊液吸收阻力；$\dot{V}_f$，脑脊液生成率；+，增加；0，无变化；-，减少；a，依赖药物剂量的作用；?，不确定

吸入性麻醉药与静脉麻醉药对 CSF 动力学的影响机制尚未明了。安氟醚增加 $\dot{V}_f$ 可能是由于安氟醚诱导 CP 代谢增加[77]。氟烷使 $\dot{V}_f$ 减少可能是由于氟烷诱导产生血管加压素受体[78]。

麻醉药和镇痛药以不同的速度由血液进入 CSF。当全凭静脉麻醉经静脉输注异丙酚时，CSF 中异丙酚的游离浓度大约为 CSF 中总浓度的 30%，是游离血浆浓度的 60%[79-82]。静脉输注酮洛芬、消炎痛和酮咯酸时进入 CSF 受限[83-85]。而静脉输注对乙酰氨基酚和布洛芬可以较容易渗入 CSF[86,87]。CSF 中的浓度常超过游离血浆浓度。应用对乙酰胺氨基酚后 1 小时可在 CSF 中达到峰浓度，并足以产生解热镇痛效应。布洛芬在 CSF 中的达峰时间为 30~40 分钟。

利尿药

虽然利尿药的作用机制不同，但大多数均会减少 $\dot{V}_f$。乙酰唑胺可使 $\dot{V}_f$ 减少 50%。乙酰唑胺抑制碳酸酐酶，这种酶可催化细胞内二氧化碳的水合，减少氢离子，有利于上皮细胞白蛋白边缘中钠的交换。乙酰唑胺也可通过碳酸氢盐介导的离子转运的直接作用而减少 $\dot{V}_f$。另外一个观点认为，乙酰唑胺可收缩 CP 微血管，减少 CPBF。另一种碳酸酐酶抑制剂醋甲唑胺，也可使 $\dot{V}_f$ 减少 50%。碳酸酐酶抑制剂与通过其他机制起效的药物联用时，作用加强。例如，乙酰唑胺与毒毛花苷合用可减少 $\dot{V}_f$ 达 95%。

依他尼酸可减少 $\dot{V}_f$，可能由于在白蛋白边缘中钠离子与钾离子或氢离子的交换受抑。螺内酯和阿米洛利可减少 $\dot{V}_f$，可能由于在白蛋白交换处减少了钠离子进入细胞内。呋塞米减少 $\dot{V}_f$，是因为 CP 排出减少，且 ECF 由脑组织进入肉眼可见的 CSF 池减少[88-90]。

类固醇

据报道，许多类固醇均可改变 R_a 和 $\dot{V}_f$。肺炎球菌脑膜炎所致 R_a 增高，应用甲泼尼龙可以降低 R_a 至一定值，此值介于对照组和未处理组动物 R_a 值之间[91]。据推测，甲泼尼龙可改善皮质上蛛网膜下腔或蛛网膜绒毛的 CSF 流动。若由于假性脑瘤所致 R_a 增高，应用强的松可使 R_a 降至预处理和正常值之间[92]。CSF 重吸收可能增加，可能由于受损的蛛网膜上皮细胞转运机制得到改善，或由于代谢诱发的绒毛结构变化得以修复。可的松可减少 $\dot{V}_f$。放射标记的氢化可的松进入 CP 后的快速摄取表明，可的松是通过 CP 发挥作用的，而不是在脉络膜外。地塞米松减少 $\dot{V}_f$ 达 50%，可能是由于抑制钠 - 钾三磷酸腺苷酶，从而降低 CP 上皮细胞中钠 - 钾泵的活性。

其他药物

据报道，许多药物均可改变 $\dot{V}_f$ 和 R_a。茶碱可增加 $\dot{V}_f$，可能由于磷酸二酯酶增高 CP 中环磷腺苷、钠 - 钾泵的作用受抑[93]。霍乱毒素也可增加 $\dot{V}_f$[94]。抗利尿激素降低 $\dot{V}_f$，可能由于收缩 CP 的血管所致。其他观点认为生理量的抗利尿激素对 CP 血管的作用不足以解释明显的 $\dot{V}_f$ 降低[93,94]。抗利尿激素还可减少 R_a[94]。高张盐水（3%）可降低 $\dot{V}_f$，可能是由于减小水由血浆至 CP 间质或经由脑组织至 CSF 的渗透梯度[95]。高张盐水仅在某些剂量时增加 R_a。二硝基苯酚可降低 $\dot{V}_f$，可能由于去氧化磷酸化作用减少，从而降低分泌和转运过程中的耗能，例如膜泵。心房利钠肽通过刺激环化鸟嘌呤一磷酸的产生而降低 $\dot{V}_f$[94]。地高辛和毒毛花苷通过抑制 CP 上皮细胞中钠钾泵的三磷酸腺苷酶而降低 $\dot{V}_f$。

与以上药物不同，琥珀胆碱（持续输注）和维库溴铵（持续输注）对 $\dot{V}_f$ 和 R_a 无影响[96]。前列腺素 E1 用于控制性降压时对 $\dot{V}_f$ 无影响[97]。

CSF 生成与重吸收受阻的神经调节

结构方面

交感神经围绕 CP 的小动脉和小静脉生成网状结构，神经末梢位于 CP 内皮和下面有孔的毛细血管间[98]。这些交感神经大多数发自上颈部交感干，但一些在第四脑室中的 CP 源于低位神经节[99]。侧脑室的神经分布为单侧，但位于中线脑室的神经分布为双侧。

副交感神经也围绕 CP 的小动脉和小静脉生成网状结构，神经末梢位于 CP 内皮和相邻的毛细血管间[100]。第三脑室的 CP 由副交感神经供给，但第四脑室几乎无副交感神经支配。交感与副交感神经末梢分布在脉络膜上皮细胞基底层、细胞间和邻近脉络膜小动脉的平滑肌细胞中。

CP 中还发现有多肽能神经，但少于交感和副交感神经[101]。交感和副交感神经网状结构中，多肽能神经位于 CP 小血管和 CP 上皮细胞间[102]。

多肽能神经包括血管活性肠肽、P 物质，均可扩张脑血管。

功能方面

有研究表明，交感刺激离体 CP 前动脉可看出交感神经系统对调节 CPBF 有一定作用[103]。α-肾上腺素能神经受体具有收缩作用，β-肾上腺素能受体有扩张作用。肾上腺素能系统对 CP 上皮细胞也有功能性反应。手术切除颈上神经节的交感神经切除术或应用利血平后，CP 组织匀浆中碳酸酐酶活性增加 125%~150%。另有研究发现，去除交感神经可改变离体 CP 上皮细胞转运有机酸及其他主要成分[104]。

另外，交感系统可改变 $\dot{V}_f$。刺激颈交感神经可降低 32% $\dot{V}_f$[99,105,106]，切断双侧高位颈交感干可增加 33% $\dot{V}_f$。低去甲肾上腺素浓度通过 β-肾上腺素能介导的对分泌上皮的作用而使 $\dot{V}_f$ 降低，但浓度高时 $\dot{V}_f$ 的降低表示 α-肾上腺素能受体介导 CP 血管收缩。β-肾上腺素能受体引起的 $\dot{V}_f$ 降低是因为经由 β_1-肾上腺素能受体对 CP 上皮细胞的直接抑制作用。

副交感神经系统也可改变 $\dot{V}_f$。应用胆碱酯酶抑制剂新斯的明，脑室灌注氯化氨甲酰胆碱或乙酰胆碱可降低 $\dot{V}_f$ 达 25%~55%[107]。胆碱能受体可能为毒蕈碱型，因为氯化氨甲酰胆碱可被阿托品拮抗却不能被六烃己胺拮抗。胆碱能促效剂或拮抗剂的作用机制未明。有学者认为作用于 CP 上皮细胞，而不是 CP 血管，因为氯化氨甲酰胆碱对离体前脉络膜动脉无血管舒缩作用。

CSF 生成和重吸收阻力的代谢调节

代谢或生理状态的改变可影响 $\dot{V}_f$ 和 $\dot{V}_a$。低体温可能通过减少分泌活性、转运过程或通过减少 CBF 而降低 $\dot{V}_f$[2]。41℃和 31℃之间，体温每降低 1℃，$\dot{V}_f$ 降低 11%。一项研究认为，若动脉血二氧化碳分压正常则高碳酸血症可增高 $\dot{V}_f$ 至正常值，而若为正常二氧化碳分压则 $\dot{V}_f$ 不会有变化[108]。CPBF 增高可能会引起高碳酸血症而使 $\dot{V}_f$ 正常。与之相反，低碳酸血症迅速降低 $\dot{V}_f$，因为 CPBF 或 CP 上皮细胞白蛋白表面氢钠离子交换减少。低碳酸血症后数小时，$\dot{V}_f$ 升至正常水平[109,110]。严重的高碳酸血症或低碳酸血症不会显著改变 $\dot{V}_f$[108,109]。代谢性酸中毒不会改变 $\dot{V}_f$，但代谢性碱中毒会降低 $\dot{V}_f$，可能为 pH 的作用而与离子或底物无关。

Wald 等人[111]发现脑室 CSF 渗透性减少或血浆渗透性增加均会降低 $\dot{V}_f$；同样，脑室 CSF 渗透性增加或血浆渗透性减少均会升高 $\dot{V}_f$。由血浆渗透性改变所致的 $\dot{V}_f$ 升高或降低是脑室中 CSF 渗透性改变的四倍。CP 中 $\dot{V}_f$ 的改变可能由变化的脑室内 CSF 引起，而染色体外的改变由变化的血浆渗透性引起。

CSF 动力学和颅内压

CSF 生成和重吸收平衡

ICP 在一定范围内，其增高或降低不会影响 $\dot{V}_f$。无论 ICP 为 2cmH_2O 还是 22cmH_2O，$\dot{V}_f$ 仍为“正常”(图 3-5)。但当 ICP 急剧增高使 CPP 降至 70mmHg 以下时，$\dot{V}_f$ 降低。相反，$\dot{V}_a$ 对 ICP 的反应很敏感。若 ICP 降至 7cmH_2O 以下，就会出现重吸收[112]。若 ICP 升至 17cmH_2O 以上，$\dot{V}_a$ 会直接随 ICP 的升高而增大。ICP 升高至 30cmH_2O 时，$\dot{V}_a$ 与 ICP 呈直线相关。平衡压出现在 $\dot{V}_f$/ICP 和 $\dot{V}_a$/ICP 图线的相交处。ICP 在这一点时，$\dot{V}_f$ 和 $\dot{V}_a$ 相等，CSF 容积没有净变化。

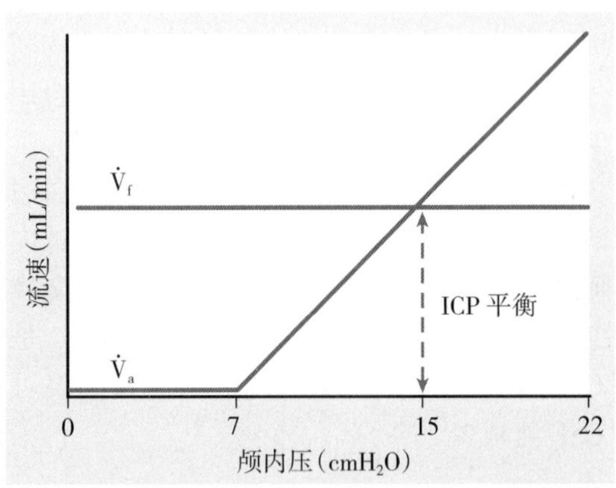

图 3-5 脑脊液的生成($\dot{V}_f$)和重吸收速度($\dot{V}_a$)与颅内压(ICP)的关系示意图 脉络丛压力(CPP)在 70mmHg 以上时，$\dot{V}_f$ 不受 ICP 影响。ICP< 7cmH_2O 时，$\dot{V}_a$ 非常少。ICP 在 7-25 或 30cmH_2O 之间时，Ra 相对较恒定，并且 $\dot{V}_a$ 与 ICP 呈线性相关。当 $\dot{V}_f$ 与 $\dot{V}_a$ 相等时，ICP 维持在一定值。(引自 Cucchiara RF，Michenfelder JD [eds]: Clinical Neuroanesthesia. New York，Churchill Livingstone，1990.)

麻醉药和其他药物所引起的颅内压改变

改变 $\dot{V}_f$ 和 $\dot{V}_a$ 的措施也会改变 ICP。比如说，

茶碱可增高 $\dot{V}_f$[93]。假如 $\dot{V}_a$ 不变，给予茶碱后 $\dot{V}_f$/ICP 和 $\dot{V}_a$/ICP 图线相交处的 ICP 水平高于“正常”（图 3-6A）。茶碱可以增高 $\dot{V}_f$，CSF 每分钟的生成量会超过每分钟的重吸收量。因此，CSF 总量增加，ICP 增高。随着 CSF 量的增多，ICP 增高，并且随着 ICP 的增高为 CSF 提供重吸收的动力。$\dot{V}_a$ 随着 ICP 的增高而增加直至 $\dot{V}_a$ 与 $\dot{V}_f$ 相等。当生成与重吸收的量相等时会达到新的平衡，并且 CSF 量无净变化或 ICP 无更进一步的变化。这些变化的净效应是通过增加 $\dot{V}_f$ 实现的，若其他 CSF 动力学不变，茶碱可以引起 ICP 的增加。

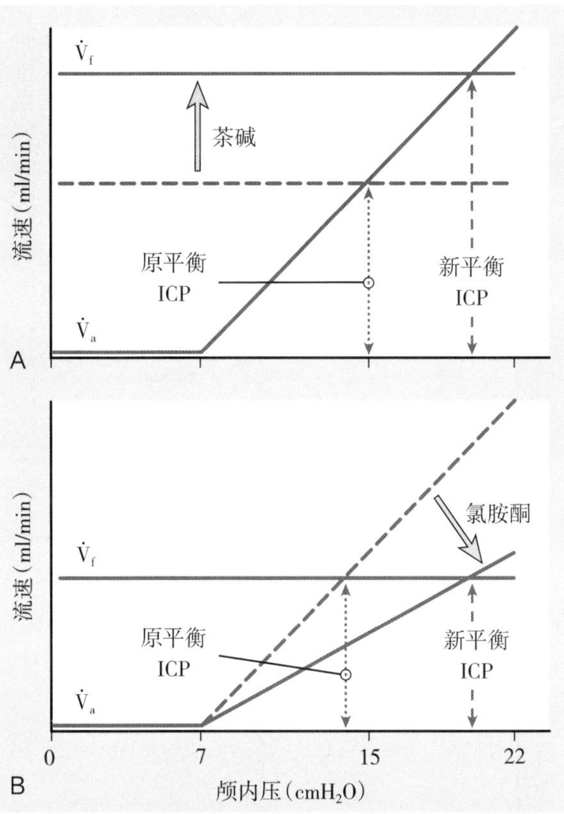

图 3-6 A. 胆茶碱增加脑脊液生成率（$\dot{V}_f$）（使图的斜率增加）。B. 氯胺酮增加了脑脊液重吸收阻力（Ra）（使 $\dot{V}_f$ 变平坦）。两种药物同时应用，在颅内压增高时，$\dot{V}_f$ 等于脑脊液吸收率（$\dot{V}_a$）

氯胺酮可增加 R_a[51]。R_a 增高产生 $\dot{V}_a$/ICP 回归线的平台期。若 $\dot{V}_f$ 无变化，应用氯胺酮后 $\dot{V}_f$/ICP 和 $\dot{V}_a$/ICP 的交点处 ICP 的水平高于正常（图 3-6B）。氯胺酮降低 $\dot{V}_a$，因为正常 ICP 不会提供足够的动力使 CSF 重吸收，增高 R_a。CSF 每分生成量超过每分重吸收量，使 ICP 增高。ICP 随 CSF 量的增加而增高，并且 ICP 增加使 CSF 重吸收的驱动力增加。$\dot{V}_a$ 随 ICP 的增加而升高直至 $\dot{V}_a$ 与 $\dot{V}_f$ 相等。达到新平衡后，CSF 生成和重吸收量相等，无 CSF 净变化或 ICP 更进一步的变化。这些变化的净效应是通过增加 R_a 实现的，若 CSF 动力学无改变则氯胺酮引起 ICP 升高。

安氟醚改变 ICP 因为它增加 $\dot{V}_f$ 和 R_a（图 3-7A）[50,52,53]。氟烷对 $\dot{V}_f$ 和 R_a 有相同的作用[54,55]。然而，与安氟醚不同，这些作用是相互拮抗而不是相互促进的（图 3-7B）[113]。芬太尼是降低 ICP 的代表性药物。芬太尼减少 R_a，$\dot{V}_a$/ICP 回归线变成了“陡峭状”（图 3-8）[75]。因此，作为 CSF 重吸收动力的“正常”ICP 已超过“正常”$\dot{V}_a$ 的需要。$\dot{V}_a$ 与 $\dot{V}_f$ 相比较，更易引起 CSF 减少和 ICP 的降低。ICP 逐渐减少，使 CSF 重吸收动力降低。$\dot{V}_a$ 逐渐降低，直至低至 $\dot{V}_f$ 水平。当 CSF 生成与重吸收达到新平衡时，ICP 不再降低。

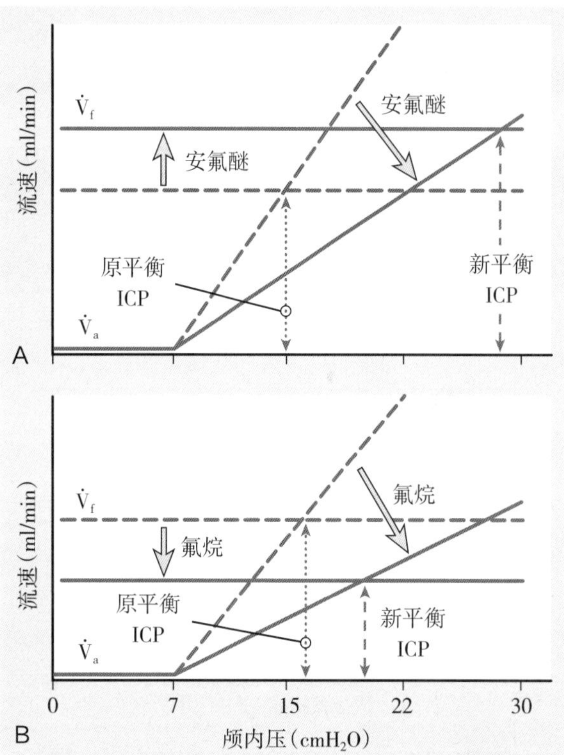

图 3-7 A. 安氟醚在中等浓度时既可以提高脑脊液生成率（$\dot{V}_f$）（增加图线斜率），也可以增加脑脊液的重吸收阻力（Ra）（$\dot{V}_f$ 变平）。B. 氟烷可降低 $\dot{V}_f$（$\dot{V}_f$ 变低平），增加 Ra。两种药物同时应用，在颅内压增高时，$\dot{V}_f$ 等于 $\dot{V}_a$。（引自 Cucchiara RF，Michenfelder JD [eds]：Clinical Neuroanesthesia. New York，Churchill Livingstone，1990.）

呋塞米也可降低 ICP。呋塞米可减少 $\dot{V}_f$，“降低”$\dot{V}_f$/ICP 回归线（图 3-9A）。因此，“正常”ICP 时，$\dot{V}_a$ 超过 $\dot{V}_f$，使得 CSF 减少，ICP 降低。ICP 持续降

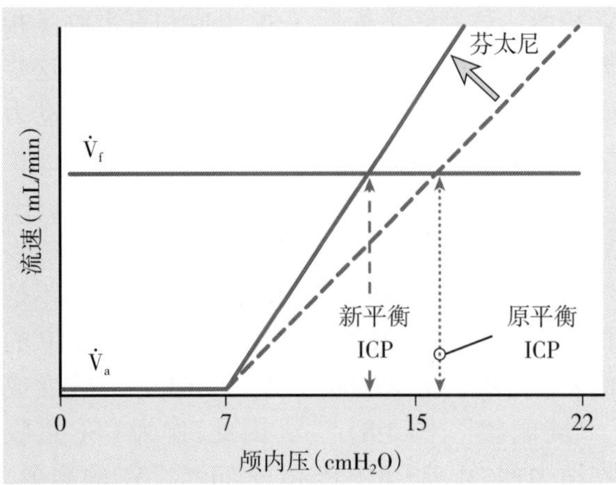

图 3-8　小剂量芬太尼可降低脑脊液重吸收阻力（Ra）（使图线变得陡峭）。在颅内压降低时，$\dot{V}_f$ 等于 $\dot{V}_a$

低，CSF 重吸收的驱动力就会减小。降低 ICP，需减少足够的以 $\dot{V}_a$ 与降低的 $\dot{V}_f$ 相适应。ICP 降至最低时，CSF 生成与重吸收达到平衡。大剂量依托咪酯通过对 $\dot{V}_f$ 和 R_a 的联合作用降低 ICP（图 3-9B）[69]。

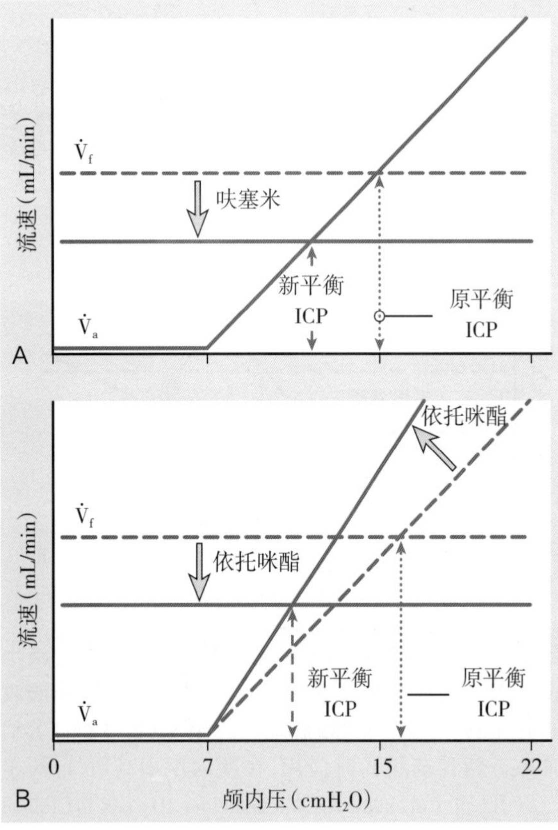

图 3-9　A. 呋塞米减少脑脊液生成率（$\dot{V}_f$）（使图线 $\dot{V}_f$ 变低平）。B. 大剂量依托咪酯降低 ICP 和脑脊液重吸收阻力（Ra）（使图线 $\dot{V}_a$ 变陡峭）。两种药物合用，在 ICP 降低时，$\dot{V}_f$ 等于 $\dot{V}_a$。（引自 Cucchiara RF，Michenfelder JD［eds］：Clinical Neuroanesthesia. New York，Churchill Livingstone，1990.）

CSF 量的变化代偿颅内容积的改变

脑血流、脑组织、气体或其他内容物增加时，颅内 CSF 通过流入脊髓蛛网膜下腔和重吸收而减少。相反，脑血流、脑组织、气体或其他内容物减少时，CSF 通过向头侧分流和暂时降低 $\dot{V}_a$ 而增加。可通过之前提到的 $\dot{V}_f$/ICP 和 $\dot{V}_a$/ICP 的关系图反映 CSF 和 ICP 的增高或降低。例如，硬膜下血肿增加颅内容物容积，进而 ICP 增高，由图 3-10A 中可以看出：增高的 ICP（A）为 CSF 重吸收提供动力，因此 $\dot{V}_a$ 增加（B）超过 $\dot{V}_f$（无变化）。随后，CSF 每分重吸收量超过每分生成量。随着 CSF 的逐渐减少，颅内容积减小，引起 ICP 从已增高的水

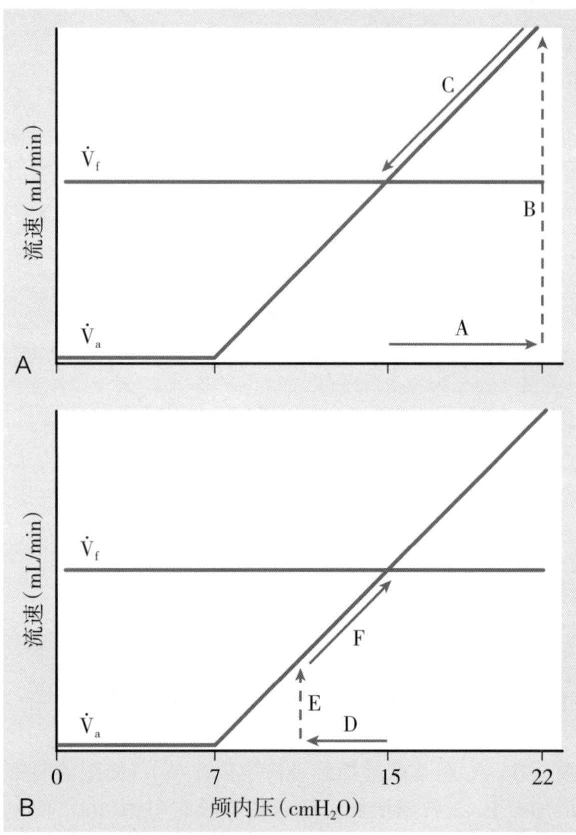

图 3-10　脑脊液生成率（$\dot{V}_f$）和 ICP 的关系图，脑脊液重吸收率（$\dot{V}_a$）和 ICP 的关系图，说明了如何通过脑脊液量的变化来调节颅内容积变化而使 ICP 波动最小。A. 颅内容积增大时 ICP 增高。（A）ICP 较高时，$\dot{V}_a$ 超过 $\dot{V}_f$，（B）CSF 量减少，随着 CSF 的降低，ICP 相应地下降，（C）直到 $\dot{V}_f$ 等于 $\dot{V}_a$。若 $\dot{V}_f$ 和脑脊液重吸收阻力（R_a）没有改变，ICP 回复"正常"。B. 颅内容积减小时 ICP 降低（D）。ICP 降低时，$\dot{V}_a$（E）小于 $\dot{V}_f$，CSF 量增加。随着 CSF 量增加，ICP 增高（F）直至 $\dot{V}_f$ 等于 $\dot{V}_a$。若 $\dot{V}_f$ 和 R_a 没有改变，ICP 回复至"正常"。（引自 Cucchiara RF，Michenfelder JD［eds］：Clinical Neuroanesthesia. New York，Churchill Livingstone，1990.）

平往下降(C)ICP 接近"正常"时,$\dot{V}_a$ 降至"正常",$\dot{V}_a$ 和 $\dot{V}_f$ 也逐渐接近。ICP 回复至血肿出现前水平时,$\dot{V}_f$ 和 $\dot{V}_a$ 又一次达到平衡,且 CSF 和 ICP 不再改变。此时,ICP 和颅内容量与硬膜下血肿出现前水平接近,但脑血流量(CBV)(其中部分为血肿)增加,CSF 减少。

相反,手术去除部分脑组织可减少颅内容积,从而降低 ICP,如图 3-10B 所示:降低的 ICP(D)为 CSF 重吸收提供的动力很小,所以 $\dot{V}_a$(E)较 $\dot{V}_f$(无变化)少。随后的几分钟,CSF 重吸收量少于生成量。随着 CSF 的增多,颅内容积增加,使 ICP 从已降低的水平上增加(F)。增高的 ICP 可刺激 $\dot{V}_a$。ICP 至术前水平时,$\dot{V}_f$ 和 $\dot{V}_a$ 又一次达到平衡,CSF 和 ICP 不再改变。此时,ICP 和颅内容积与脑组织去除前水平相似,但脑组织容量减少和 CSF 量增加。

CSF 动力学改变引起颅内压变化

颅内压升高的反应

通过动物模型和临床研究证实了 $\dot{V}_f$ 和 Ra 如何影响 CSF 和 ICP。

颅内肿物

颅内肿物的迅速增大引起 ICP 的增加,从而 CBV、CSF 和脑组织容量代偿性降低。对三组狗[114]进行研究,描绘了这些变化图以及 $\dot{V}_f$ 和 R_a 的影响。通过研究看出,低碳酸血症最初可降低 CBV,4 小时后,CBV 和 CSF 再次增多(组 1)。组 2 中,颅内球囊膨胀引起 ICP 增高致使 CBV 下降,R_a 增加,可持续 4 小时。组 3 中,球囊膨胀可减少 CBV,低碳酸血症可致 CBV 的进一步降低,在这 4 小时中,CBV 和 CSF 再次增加。三组中脑组织成分相同。

麻醉药的作用

麻醉药可能影响 ICP 最初的增加和随后 CBV、CSF 及脑组织的代偿性减少,并影响颅内肿物引起的脑组织容量。对五组狗应用吸入麻醉药或静脉麻醉药,实验狗有颅内肿物,可通过低碳酸血症降低 ICP,以观察这些变化以及 $\dot{V}_f$ 和 Ra 的作用[59]。安氟醚和氟烷诱导麻醉时,$\dot{V}_f$、Ra 或两者均升高,由于 CSF 的减少不足以抵抗 CBV 的再次增加致使 ICP 逐渐增高。异氟醚、芬太尼或硫喷妥钠诱导麻醉时,$\dot{V}_f$ 和 Ra 正常,由于 CBV 再次增加不显著(芬太尼)或由于 CSF 的减少与 CBV 再次增多的量相似(异氟醚、硫喷妥钠)致使 ICP 无显著增高。

颅内压增高的原因

临床上,许多患者伴有 ICP 增高。实验室和临床研究表明,$\dot{V}_f$ 或 Ra 改变可使 ICP 增高。

急性蛛网膜下腔出血

急性蛛网膜下腔出血常引起 ICP 增高。通过动物实验,鞘内注射①肝素化全血、②血浆、③血浆渗透液、④血清(游离纤维蛋白原)和⑤生理盐水,研究血液成分对 $\dot{V}_f$ 和 $\dot{V}_a$ 的作用以及 $\dot{V}_f$ 和 $\dot{V}_a$ 对 ICP 的作用[27,28,115,116]。$\dot{V}_a$ 值由注血压力决定。全血和血浆增高 ICP,并使 R_a 分别增大 3 倍和 10 倍。电子显微镜观察发现蛛网膜绒毛上内皮通道和绒毛内纤维素沉着减少。

蛛网膜下腔出血后的慢性变化

蛛网膜下腔出血后常出现脑积水。对动物和人蛛网膜下腔出血后多个时间段进行研究,通过扫描电镜发现 CSF 通路和蛛网膜绒毛有由出血所致的广泛纤维化[117]。研究者认为,蛛网膜下腔出血后以及其他引起软脑膜瘢痕化的疾病可使 CSF 流出通道产生功能性狭窄或阻塞而引起 CSF 流出慢性受阻。由此,R_a 在蛛网膜下腔和蛛网膜绒毛中均增加。

细菌性脑膜炎

细菌性脑膜炎常伴有 ICP 增高。通过在动物鞘内注射①肺炎链球菌或②大肠杆菌,研究脑膜炎对 $\dot{V}_f$ 和 $\dot{V}_a$ 的作用以及 $\dot{V}_f$ 和 $\dot{V}_a$ 对 ICP 的影响[91]。在注射前、注射后 16~24 小时及治疗后记录 $\dot{V}_f$ 和 $\dot{V}_a$。两组 ICP 均增加。肺炎链球菌组 R_a 增大 25 倍,大肠杆菌组增大 36 倍,虽然抗生素治疗可清除 CSF 中的细菌并降低死亡率,但治疗后 2 周 R_a 仍增高。甲强龙治疗组降低 R_a 的水平介于对照组和感染组之间。

假性脑瘤

假性脑瘤时 ICP 增高,是因为:①Ra 增高;②$\dot{V}_f$ 增加;③水由脑毛细血管向脑组织中转移增多;④CBF 和 CBV 增加;或⑤神经胶质或神经元细胞水肿[92]。最近,多数观点认为 CSF 动力学的变化引起 ICP 增高[118]。有一项研究检测对照组和假性脑瘤组患者的 $\dot{V}_f$ 和 R_a,以发现 CSF 动力学的作用[119]。假性脑瘤组患者的 ICP 是 $33cmH_2O$,而对照组为 $14cmH_2O$。假性脑瘤患者的最大 R_a 是对照组的 10 倍,静息 ICP 时 R_a 是对照组的 6 倍。假性脑瘤患者的 $\dot{V}_f$ 较对照组降低 39%。这些结果与以往的结果类似,认为假性脑瘤患者 CSF 重吸收受损是导致 ICP 增高的主要机制[120]。强的松治疗组 R_a 的值介于对照组和未处理组之间。

脑创伤

脑创伤常常导致 ICP 增高。在一项研究中,应用 PVI 检测脑创伤患者的 $\dot{V}_f$、R_a 以及 $\dot{V}_f$ 和 R_a 增高 ICP 的作用[121]。结果表明,R_a 增加,但 75% 患者的 $\dot{V}_f$ 在正常水平。据统计,大约 20% 患者的 ICP 增加源于 $\dot{V}_f$ 和 R_a。

结论

CSF 对脑起到了关键的作用。其被覆大脑表面,为大脑输送营养素和其他物质,调节离子和其他化学物质的浓度,对无用的物质提供清除途径,并输送神经内分泌物质和神经递质。$\dot{V}_f$ 的改变引起 ICP 的变化,$\dot{V}_f$ 增大(或减少)引起 CSF 的增加(或降低)。Ra 的改变不仅仅引起 ICP 改变,也决定了 CSF 的压力 - 缓冲能力,R_a 增加时,CSF 对颅内容物增加反应性减少的能力下降,反之亦然。对 ICP 增高的动物进行研究表明,麻醉药引起的 $\dot{V}_f$ 和 R_a 的变化可明显改变降颅压药物的疗效。对 ICP 增高患者进行研究后发现,$\dot{V}_f$ 和 R_a 可能是改变药物降颅压疗效的显著因素(但不是主要因素)。

(周扬　菅敏钰　陆瑜 译,韩如泉 校)

参考文献

1. Sullivan J.T., Grouper S., Walker M.T., et al. Lumbosacral cerebrospinal fluid volume in humans using three-dimensional magnetic resonance imaging. *Anesth Analg*. 2006;103:1306–1310.
2. Milhorat T.H.. *Pediatric Neurosurgery*. Philadelphia: FA Davis; 1978:91–135. Plum F, McDowell FH, eds. Contemporary Neurology series; vol 16.
3. Salvador L., Valero R., Carrero E., et al. Cerebrospinal fluid composition modifications after neuroendoscopic procedures. *Minim Invasive Neurosurg*. 2007;50:51–55.
4. Brinker T., Stopa E., Morrison J., et al. A new look at cerebrospinal fluid circulation. *Fluids Barriers CNS*. 2014;11:10–15.
5. Mortazavi M.M., Griessenauer C.J., Adeeb N., et al. The choroid plexus: A comprehensive review of its history, anatomy, function, histology, embryology, and surgical considerations. *Childs Nerv Syst*. 2014;30:205–2014.
6. Damkier H.H., Brown P.D., Praetorius J.. Cerebrospinal fluid secretion by the choroid plexus. *Physiol Rev*. 2013;93:1847–1892.
7. Christensen H.L., Nguyen A.T., Pedersen F.D., et al. Na(+) dependent acid-base transporters in the choroid plexus; insights from slc4 and slc9 gene deletion studies. *Front Physiol*. 2013;4:304.313.
8. Rapoport S.I.. *The Blood-Brain Barrier in Physiology and Medicine*. New York: Raven Press; 1976:43–86.
9. Chikly B., Quaghebeur J.. Reassessing cerebrospinal fluid (CSF) hydrodynamics: A literature review presenting a novel hypothesis for CSF physiology. *J Bodyw Mov Ther*. 2013;17:344–354.
10. Buishas J., Gould I.G., Linninger A.A.. A computational model of cerebrospinal fluid production and reabsorption driven by Starling forces. *Croat Med J*. 2014;55:481–497.
11. Igarashi H., Tsuujita M., Kwee I.L., et al. Water influx into cerebrospinal fluid is primarily controlled by aquaporin-4, not by aquaporin-1: 170 JJVCPE MRI study in knockout mice. *Neuroreport*. 2014;25:39–43.
12. Hochwald G.M., Gandhi M., Goldman S.. Transport of glucose from blood to cerebrospinal fluid in the cat. *Neuroscience*. 1983;10:1035–1040.
13. Hochwald G.M., Magee J., Ferguson V.. Cerebrospinal fluid glucose: Turnover and metabolism. *J Neurochem*. 1985;44:1832–1837.
14. Pakulski C., Drobnik L., Millo B.. Age and sex as factors modifying the function of the blood-cerebrospinal fluid barrier. *Med Sci Monit*. 2000;6:314–318.
15. Weisner B., Bernhardt W.. Protein fractions of lumbar, cisternal and ventricular cerebrospinal fluid. *J Neurol Sci*. 1978;37:205–214.
16. Pollay M., Stevens F.A., Roberts P.A.. Alteration in choroid-plexus blood flow and cerebrospinal fluid formation by increased ventricular pressure. In: Wood JH, ed. *Neurobiology of Cerebrospinal Fluid*; vol 2. New York: Plenum Press; 1983:687–695.
17. Weiss M.H., Wertman N.. Modulation of CSF production by alterations in cerebral perfusion pressure. *Arch Neurol*. 1978;35:527–529.
18. DiChiro G., Hammock M.K., Bleyer W.A.. Spinal descent of cerebrospinal fluid in man. *Neurology*. 1976;26:1–8.
19. Matsumae M., Hirayama A., Atsumi H., et al. Velocity and pressure gradients of cerebrospinal fluid assessed with magnetic resonance imaging. *J Neurosurg*. 2014;120:218–227.
20. Oreskovic D., Klarica M.. A new look at cerebrospinal fluid movement. *Fluids Barriers CNS*. 2014;11:16–24.
21. Drosdal I.N., Mardal K.A., Stovenrud K., et al. Effect of the central canal in the spinal cord on fluid movement within the cord. *J Neuroradiol*. 2013;26:585–590.
22. Laman J.D., Weller R.O.. Drainage of cells and soluble atigen from the CNS to regional lymph nodes. *J Neuroimmune Pharmacol*. 2013;8:840–856.
23. Chen L., Elias G., Yostos M.P., et al. Pathways of cerebrospinal fluid outflow: A deeper understanding of resorption. *Neuroradiology*. 2015;57:139–147.
24. Upton M.L., Weller R.O.. The morphology of cerebrospinal fluid drainage pathways in human arachnoid granulations. *J Neurosurg*. 1985;63:867–875.
25. Simionescu N., Simionescu M., Palade G.E.. Structural basis of permeability in sequential segments of the microvasculature of the diaphragm. II: Pathways followed by microperoxidase across the endothelium. *Micro-vasc Res*. 1978;15:17–36.
26. Johnson R.N., Maffeo C.J., Butler A.B., et al. Intracranial hypertension in experimental animals and man: Quantitative approach to system dynamics of circulatory cerebrospinal fluid. In: New York: Plenum Press; 1983:687–695. Wood JH, ed. *Neurobiology of Cerebrospinal Fluid*; vol 2 New York: Plenum Press; 1983:697–706.
27. Johnson R.N., Maffeo C.J., Mann J.D., et al. Intracranial pressure regulation: A comparative model of cerebrospinal fluid systems. *TIT J Life Sci*. 1978;8:79–92.
28. Mann J.D., Butler A.B., Rosenthal J.E., et al. Regulation of intracranial pressure in rat, dog, and man. *Ann Neurol*. 1978;3:156–165.
29. Mann J.D., Butler A.B., Johnson R.N., et al. Clearance of macromolecular and particulate substances from the cerebrospinal fluid system of the rat. *J Neurosurg*. 1979;50:343–348.
30. Butler A.B., Mann J.D., Maffeo C.J., et al. Mechanisms of cerebrospinal fluid absorption in normal and pathologically altered arachnoid villi. In: Wood JH, ed. *Neurobiology of Cerebrospinal Fluid*; vol 2. New York: Plenum Press; 1983:707–726.
31. Fenstermacher J.D., Patlak C.S.. The movement of water and solutes in the brain of mammals. In: Pappius H.M., Feindel W., eds. *Dynamics of Brain Edema*. New York: Springer-Verlag; 1976:87.
32. Reulen H.J., Graham R., Spatz M., et al. Role of pressure gradients and bulk flow in dynamics of vasogenic brain edema. *J Neurosurg*. 1977;46:24–35.
33. Reulen H.J., Prioleau G.R., Tsuyumu M., et al. Clearance of edema fluid into cerebrospinal fluid: Mechanisms for resolution of vasogenic brain edema. In: Wood JH, ed. *Neurobiology of Cerebrospinal Fluid*; vol 2. New York: Plenum Press; 1983:777–787.
34. Klatzo I., Chui E., Fujiwara K., et al. Resolution of vasogenic brain edema (VBE). *Adv Neurol*. 1980;28:359–373.

35. Bito L.Z.. Absorptive transport of prostaglandins and other eicosanoids across the blood-brain barrier system and its physiological significance. In: Suckling A.J., Rumsby M.G., Bradbury M.W.B., eds. *The Blood-Brain Barrier in Health and Disease*. Chichester, UK: Ellis Horwood Ltd; 1986:109–121.
36. Pratt O.E., Greenwood J.. Movement of vitamins across the blood-brain barrier. In: Suckling A.J., Rumsby M.G., Bradbury M.W.B., eds. *The Blood-Brain Barrier in Health and Disease*. Chichester, UK: Ellis Harwood Ltd; 1986:87–97.
37. Rosenberg G.A.. Glucose, amino acids, and lipids. In: Rosenberg G.A., ed. *Brain Fluids and Metabolism*. New York: Oxford University Press; 1990:119–144.
38. Leusen I.R., Weyne J.J., Demeester G.M.. Regulation of acid-base equilibrium of cerebrospinal fluid. In: Wood JH, ed. *Neurobiology of Cerebrospinal Fluid*; vol 2. New York: Plenum Press; 1983:25–42.
39. Cserr H.F., Cooper D.M., Milhort T.J.. Flow of cerebral interstitial fluid as indicated by the removal of extracellular markers from rat caudate nucleus. *Exp Eye Res*. 1977;25(Suppl):461–473.
40. Akil H., Richardson D.E., Borchas J.D., et al. Appearance of betaendorphin-like immunoreactivity in human ventricular cerebrospinal fluid upon analgesic electrical stimulation. *Proc Natl Acad Sci U S A*. 1978;75:5170–5172.
41. Hosobuchi Y., Rossier J., Bloom F.E., et al. Stimulation of human periaqueductal gray for pain relief increases immunoreactive beta-endorphin in ventricular fluid. *Science*. 1979;203:279–281.
42. Jeffcoate W.J., Rees L.H., McLoughlin L., et al. β-Endorphin in human cerebrospinal fluid. *Lancet*. 1978;2(8081):119–121.
43. Heisey S.R., Held D., Pappenheimer J.R.. Bulk flow and diffusion in the cerebrospinal fluid system of the goat. *Am J Physiol*. 1962;203:775–781.
44. Pappenheimer J.R., Heisey S.R., Jordan E.F., et al. Perfusion of the cerebral ventricular system in unanesthetized goats. *Am J Physiol*. 1962;203:763–774.
45. Maffeo C.J., Mann J.D., Butler A.B., et al. Constant flow perfusion of the cerebrospinal fluid system of rat, dog, and man: a mathematical model. In: Saha S., ed. *Proceedings of the Fourth New England Bioengineering Conference*. New York: Pergamon Press; 1976:447.
46. Marmarou A., Shapiro K., Shulman K.. Isolating factors leading to sustained elevations of the ICP. In: Beks J.W.F., Bosch D.A., Brock M., eds. *Intracranial Pressure III*. New York: Springer-Verlag; 1976:33–35.
47. Miller J.D.. Intracranial pressure-volume relationships in pathological conditions. *J Neurosurg Sci*. 1976;20:203–209.
48. Swallow D.M., Fellner N., Varsos G.V., et al. Repeatability of cerebrospinal fluid constant rate infusion study. *Acta Neurol Scand*. 2014;130:131–138.
49. Gwak H.S., Joo J., Shin S.H., et al. Ventriculolumbar perfusion chemotherapy with methotrexate for treating leptomeningeal carcinomatosis: A Phase II Study. *Oncologist*. 2014;19:1044–1045.
50. Artru A.A., Nugent M., Michenfielder J.D.. Enflurane causes a prolonged and reversible increase in the rate of CSF production in the dog. *Anesthesiology*. 1982;57:255–260.
51. Mann J.D., Mann E.S., Cookson S.L.. Differential effect of pentobarbital, ketamine hydrochloride, and enflurane anesthesia on CSF formation rate and outflow resistance in the rat. In: Miller J.D., Becker D.P., Hochwald G., et al., eds. *Intracranial Pressure IV*. New York: Springer-Verlag; 1980:466–471.
52. Artru A.A.. Effects of enflurane and isoflurane on resistance to reabsorption of cerebrospinal fluid in dogs. *Anesthesiology*. 1984;61:529–533.
53. Artru A.A.. Concentration-related changes in the rate of CSF formation and resistance to reabsorption of CSF during enflurane and isoflurane anesthesia in dogs receiving nitrous oxide. *J Neurosurg Anesthesiol*. 1989;1:256–262.
54. Artru A.A.. Effects of halothane and fentanyl on the rate of CSF production in dogs. *Anesth Analg*. 1983;62:581–585.
55. Artru A.A.. Effects of halothane and fentanyl anesthesia on resistance to reabsorption of CSF. *J Neurosurg*. 1984;60:252–256.
56. Nemoto E.M., Stezoski S.W., MacMurdo D.. Glucose transport across the rat blood-brain barrier during anesthesia. *Anesthesiology*. 1978;49:170–176.
57. Hannan Jr C.J., Kettler T.M., Artru A.A., et al. Blood-brain barrier permeability during hypocapnia in halothane-anesthetized monkeys. *Ann N Y Acad Sci*. 1988;528:172–174.
58. Pashayan A.G., Mickle J.P., Vetter T.R., et al. Blood-CSF barrier function during general anesthesia in children undergoing ventriculoperitoneal shunt placement (abstract). *Anesthesiol Rev*. 1988;15:30–31.
59. Artru A.A.. Reduction of cerebrospinal fluid pressure by hypocapnia: Changes in cerebral blood volume, cerebrospinal fluid volume and brain tissue water and electrolytes. II: Effects of anesthetics. *J Cereb Blood Flow Metab*. 1988;8:750–756.
60. Schettini A., Furniss W.W.. Brain water and electrolyte distribution during the inhalation of halothane. *Br J Anaesth*. 1979;51:1117–1124.
61. Alexander S.C., Helmer P.H., Ramirez O., et al. Effects of general anesthesia on canine blood-brain barrier glucose transport. In: Harper M., Jennett B., Miller O., et al., eds. *Blood Flow and Metabolism in the Brain*. Edinburgh: Churchill Livingstone; 1975:9-37–9-41.
62. Artru A.A.. Isoflurane does not increase the rate of CSF production in the dog. *Anesthesiology*. 1984;60:193–197.
63. Chi O.Z., Anwar M., Sinha A.K., et al. Effects of isoflurane anesthesia on the blood-brain barrier transport. *Anesthesiology*. 1990;73:A682.
64. Stover J.F., Kempski O.S.. Anesthesia increases circulating glutamate in neurosurgical patients. *Acta Neurochir (Wien)*. 2005;147:847–853.
65. Sugioka S.. Effects of sevoflurane on intracranial pressure and formation and absorption of cerebrospinal fluid in cats. *Masui (Jap J Anesth)*. 1992;41:1434–1442.
66. Artru A.A.. Rate of cerebrospinal fluid formation, resistance to reabsorption of cerebrospinal fluid, brain tissue water content, and electroencephalogram during desflurane anesthesia in dogs. *J Neurosurg Anesthesiol*. 1993;5:178–186.
67. Artru A.A., Powers K.M.. Furosemide decreases cerebrospinal fluid formation during desflurane anesthesia in rabbits. *J Neurosurg Anesthesiol*. 1997;9:166–174.
68. Saija A., Princi P., Pasquale R., et al. Modifications of the permeability of the blood-brain barrier and local cerebral metabolism in pentobarbital- and ketamine-anaesthetized rats. *Neuropharmacology*. 1989;28:997–1002.
69. Artru A.A.. Dose-related changes in rate of cerebrospinal fluid formation and resistance to reabsorption of cerebrospinal fluid following administration of thiopental, midazolam, and etomidate in dogs. *Anesthesiology*. 1988;69:541–546.
70. Fischer S., Renz D., Schaper W., et al. In vivo effects of fentanyl, methohexital, and thiopental on brain endothelial permeability. *Anesthesiology*. 1995;82:451–458.
71. Artru A.A.. Propofol combined with halothane or with fentanyl/halothane does not alter the rate of CSF formation or resistance to reabsorption of CSF in rabbits. *J Neurosurg Anesthesiol*. 1993;5:250–257.
72. Gjedde A., Rasmussen M.. Pentobarbital anesthesia reduces blood-brain glucose transfer in the rat. *J Neurochem*. 1980;35:1382–1387.
73. Sage J.I., Duffy T.E.. Pentobarbital anesthesia: Influence on amino acid transport across the blood-brain barrier. *J Neurochem*. 1979;33:963–965.
74. Artru A.A.. The rate of CSF formation, resistance to reabsorption of CSF, and aperiodic analysis of the EEG following administration of fumazenil to dogs. *Anesthesiology*. 1990;72:111–117.
75. Artru A.A.. Dose-related changes in the rate of CSF formation and resistance to reabsorption of CSF during administration of fentanyl, sufentanil, or alfentanil in dogs. *J Neurosurg Anesthesiol*. 1991;3:283–290.
76. Artru A.A., Bernards C.M., Mautz D.S., et al. Intravenous lidocaine decreases but cocaine does not alter the rate of cerebrospinal fluid formation in anesthetized rabbits. *J Neurosurg Anesthesiol*. 1997;9:31–43.
77. Meyer R.R., Shapiro H.M.. Paradoxical effect of enflurane on choroid plexus metabolism: Clinical implications. *Abstracts of the Am Soc Anesthsiol*. 1978;489–490. The 1978 ASA Annual Meeting was held in Chicago, Oct. 21—25 at the Conrad Hilton & Chicago Marriott.
78. Maktabi M.A., El Bokl F.F., Todd M.M.. Effect of halothane anesthesia on production of cerebrospinal fluid: Possible role of vasopressin V1 receptors (abstract). *J Cereb Blood Flow Metab*. 1991;11:S268.
79. Dawidowicz A.L., Kalitynski R., Fijalkowska A.. Free and bound propofol concentrations in human cerebrospinal fluid. *Br J Clin Pharmacol*. 2003;56:545–550.
80. Dawidowicz A.L., Kalitynski R., Fijalkowska A.. Relationships between total and unbound propofol in plasma and CSF during continuous drug infusion. *Clin Neuropharmacol*. 2004;27:129–132.
81. Luo W., Li Y.H., Yang J.J., et al. Cerebrospinal fluid and plasma propofol concentration during total intravenous anaesthesia of patients undergoing elective intracranial tumor removal. *J Zhejiang Univ Sci B*. 2005;6:865–868.
82. Dawidowicz A.L., Kalitynski R., Mardarowicz M.. The changes of propofol concentration in human cerebrospinal fluid after drug infusion. *Clin Neuropharmacol*. 2006;29:3–5.
83. Mannila A., Hokki H., Heikkinen M., et al. Cerebrospinal fluid distribution of ketoprofen after intravenous administration in young children. *Clin Pharmacokinet*. 2006;45:737–743.
84. Mannila A., Kumpulainen E., Lehtonen M., et al. Plasma and cerebrospi-nal fluid concentrations of indomethacin in children after intravenous administration. *J Clin Pharmacol*. 2007;47:94–100.
85. Kumpulainen E., Kokki H., Laisalmi M., et al. How readily does ketorolac penetrate cerebrospinal fluid in children? *J Clin Pharmacol*. 2008;48:495–501.
86. Kumpulainen E., Kokki H., Halonen T., et al. Paracetamol (acetaminophen) penetrates readily into the cerebrospinal fluid of children after intravenous administration. *Pediatrics*. 2007;119:766–771.
87. Kokki H., Kumpulainen E., Lehtonen M., et al. Cerebrospinal fluid distribution of ibuprofen after intravenous administration in children. *Pediatrics*. 2007;120:e1002–e1008.
88. Rosenberg G.A., Kyner W.T.. Effect of mannitol-induced hyperosmolarity on transport between brain interstitial fluid and cerebrospinal fluid. In: Wood JH, ed. *Neurobiology of Cerebrospinal Fluid*; vol 2. New York: Plenum Press; 1983:765–775.
89. Rosenberg G.A., Kyner W.T., Estrada E.. Bulk flow of brain interstitial fluid under normal and hyperosmolar conditions. *Am J Physiol*. 1980;238:F42–F49.
90. Sahar A., Tsipstein E.. Effects of mannitol and furosemide on the rate of formation of cerebrospinal fluid. *Exp Neurol*. 1978;60:584–591.

91. Dacey R.G.J., Scheld W.M., Winn H.R.. Bacterial meningitis: Selected aspects of cerebrospinal fluid pathophysiology. In: Wood JH, ed. *Neurobiology of Cerebrospinal Fluid*; vol 2. New York: Plenum Press; 1983:727–738.
92. Mann J.D., Johnson R.N., Butler A.B., et al. Cerebrospinal fluid circulatory dynamics in pseudotumor cerebri and response to steroid therapy. In: Wood JH, ed. *Neurobiology of Cerebrospinal Fluid*; vol 2. New York: Plenum Press; 1983:739–751.
93. Wright E.M.. Transport processes in the formation of cerebrospinal fluid. *Rev Physiol Biochem Pharmacol*. 1978;83:1–34.
94. Rosenberg G.A.. Physiology of cerebrospinal and interstitial fluids. In: Rosenberg G.A., ed. *Brain Fluids and Metabolism*. New York: Oxford University Press; 1990:36–57.
95. Foxworthy J.C.I., Artru A.A.. Cerebrospinal fluid dynamics and brain tissue composition following intravenous infusion of hypertonic saline in anesthetized rabbits. *J Neurosurg Anesthesiol*. 1990;2:256–265.
96. Artru A.A.. Muscle relaxation with succinylcholine or vecuronium does not alter the rate of CSF production or resistance to reabsorption of CSF in dogs. *Anesthesiology*. 1988;68:392–396.
97. Fujita N.. Prostaglandin E1-induced hypotension: Its effect on rate of cerebrospinal fluid formation in anesthetized cats. *J Osaka Dent Univ*. 1993;27:67–76.
98. Lindvall M.. Fluorescence histochemical study on regional differences in the sympathetic nerve supply of the choroid plexus from various laboratory animals. *Cell Tissue Res*. 1979;198:261–267.
99. Lindvall M., Edvinsson L., Owman C.. Sympathetic nervous control of cerebrospinal fluid production from the choroid plexus. *Science*. 1978;201:176–207.
100. Lindvall M., Edvinsson L., Owman C.. Histochemical study on regional differences in the cholinergic nerve supply of the choroid plexus from various laboratory animals. *Exp Neurol*. 1977;55:152–159.
101. Larsson L.I., Edvinsson L., Fohrenkrug J., et al. Immunohistochemical localization of a vasodilatory peptide (VIP) in cerebrovascular nerves. *Brain Res*. 1976;113:400–404.
102. Lindvall M., Alumets J., Edvinsson L., et al. Peptidergic (VIP) nerves in the mammalian choroid plexus. *Neurosci Lett*. 1978;9:77–82.
103. Edvinsson L., Lindvall M.. Autonomic vascular innervation and vasomo-tor reactivity in the choroid plexus. *Exp Neurol*. 1978;62:394–404.
104. Winbladh B., Edvinsson L., Lindvall M.. Effect of sympathectomy on active transport mechanisms in choroid plexus in vitro. *Acta Physiol Scand*. 1978;102:85A.
105. Haywood J.R., Vogh B.P.. Some measurements of autonomic nervous system influence on production of cerebrospinal fluid in the cat. *J Pharmacol Exp Ther*. 1979;208:341–346.
106. Lindvall M., Edvinsson L., Owman C.. Effect of sympathomimetic drugs and corresponding receptor antagonists on the rate of cerebrospinal fluid production. *Exp Neurol*. 1979;64:132–148.
107. Lindvall M., Edvinsson L., Owman C.. Reduced cerebrospinal fluid formation through cholinergic mechanisms. *Neurosci Lett*. 1978;10:311–316.
108. Heisey S.R., Adams T., Fisher M.J., et al. Effect of hypercapnia and cerebral perfusion pressure on cerebrospinal fluid production in the cat. *Am J Physiol*. 1983;244:R224–R227.
109. Artru A.A., Hornbein T.F.. Prolonged hypocapnia does not alter the rate of CSF production in dogs during halothane anesthesia or sedation with nitrous oxide. *Anesthesiology*. 1987;67:66–71.
110. Martins A.N., Doyle T.F., Newby N.. PCO2 and rate of formation of cerebrospinal fluid in the monkey. *Am J Physiol*. 1976;231:127–131.
111. Wald A., Hochwald G.M., Gandhi M.. Evidence for the movement of fluid, macromolecules and ions from the brain extracellular space to the CSF. *Brain Res*. 1978;151:283–290.
112. Brumback R.A.. Anatomic and physiologic aspects of the cerebrospinal fluid space. In: Herndon R.M., Brumback R.A., eds. *The Cerebrospinal Fluid*. Boston: Kluwer Academic; 1989:15–43.
113. Artru A.A.. Relationship between cerebral blood volume and CSF pressure during anesthesia with halothane or enflurane in dogs. *Anesthesiology*. 1983;58:533–539.
114. Artru A.A.. Reduction of cerebrospinal fluid pressure by hypocapnia: Changes in cerebral blood volume, cerebrospinal fluid volume, brain tissue water and electrolytes. *J Cereb Blood Flow Metab*. 1987;7:471–479.
115. Butler A.B., Maffeo C.J., Johnson R.N., et al. Impaired absorption of CSF during experimental subarachnoid hemorrhage: effects of blood components on vesicular transport in arachnoid villi. In: Shulman K., Marmarou A., Miller J.D., et al., eds. *Intracranial Pressure IV*. New York: Springer-Verlag; 1980:245–248.
116. Johnson R.N., Maffeo C.J., Dacey R.G., et al. Mechanism for intracranial hypertension during experimental subarachnoid hemorrhage: Acute malfunction of arachnoid villi by components of plasma. *Trans Am Neurol Assoc*. 1978;103:138–142.
117. Suzuki S., Ishii M., Iwabuchi T.. Posthaemorrhagic subarachnoid fibrosis in dogs: Scanning electron microscopic observation and dye perfusion study. *Acta Neurochir*. 1979;46:105–117.
118. Johnston I.. The definition of a reduced CSF absorption syndrome: A reappraisal of benign intracranial hypertension and related syndromes. *Med Hypotheses*. 1975;1:10–14.
119. Mann J.D., Johnson R.N., Butler A.B., et al. Impairment of cerebrospinal fluid circulatory dynamics in pseudotumor cerebri and response to steroid treatment (abstract). *Neurology*. 1979;29:550.
120. Johnston I., Paterson A.. Benign intracranial hypertension. II: CSF pressure and circulation. *Brain*. 1974;97:301–312.
121. Becker D.P.. *Isolation of factors leading to raised ICP in head-injured patients*, Atlanta. In: *53rd Annual Meeting of the American Association of Neurological Surgeons*; 1985. A preliminary report (abstract).
122. Diem K., Lentner C., eds. Cerebrospinal fluid. In: *Scientific Tables*. 7. Basel: JR Geigy; 1970:635–640.
123. Hochwald G.M.. Cerebrospinal fluid mechanisms. In: Cottrell J.R.E., Turndorf H., eds. *Anesthesia and Neurosurgery*. St Louis: Mosby; 1986:33–53.
124.. Wood J.H.. Physiology, pharmacology, and dynamics of cerebrospinal fluid. In: Wood JH, ed. *Neurobiology of Cerebrospinal Fluid*; vol 1. New York: Plenum Press; 1980:1–16.
125. Majumdar A., Jana A., Jana A., et al. Importance of normal values of CSF parameters in term versus preterm neonates. *J Clin Neunatol*. 2013;2:166–168.
126. Hegen H., Auer M., Deisenhammer F.. Serum glucose adjusted cut-off values for normal cerebrospinal fluid/serum glucose ratio: Implications for clinical practice. *Clin Chem Lab Med*. 2014;52:1335–1340.
127. Avery R.A.. Reference range of cerebrospinal fluid opening pressure in children: Historical overview and current data. *Neuropediatrics*. 2014;45:206–211.

麻醉药物及其他药物对脑血流、脑代谢及颅内压的影响

4

M.Matsumoto • T.Sakabe

引言

神经外科麻醉的主要目标是向脑(和脊髓)提供充足的组织灌注,以满足局部代谢需求,满足适当的手术要求(即"脑松弛")。若麻醉药物或麻醉方法使用不当,就会加剧现有的颅内病理状况,还可能产生新的损伤。某些麻醉药物或麻醉方法可能有助于保护大脑,使其能够承受代谢压力,甚至减轻由此引起的损伤。因此,了解麻醉药物及麻醉方法在正常条件下和病理条件下对脑循环、脑代谢和颅内压(intracranial pressure,ICP)的影响都是非常重要的。此外,在进行功能神经外科手术或微创手术时应特别注意,如唤醒手术、立体定向手术、癫痫灶识别及神经放射介入治疗等。在这些手术中,麻醉医师应考虑使用麻醉药物和辅助药物来控制患者入睡—清醒—入睡的状态或镇痛和镇静,并力争对脑或神经电生理监测结果干扰最小。在提供这种状态的同时,麻醉医师应保证呼吸道通畅并维护良好通气和循环稳定。

本章对神经外科麻醉相关的生理及药理因素进行了总结,阐述了麻醉药物及其他药物对脑血流(cerebral blood flow,CBF)、脑代谢及ICP的影响;文中数据主要采用的是人类数据,只有在无充足人类数据的情况下才会引用动物研究数据。此外,对这些问题与神经外科麻醉实践之间的临床相关性进行了讨论。

神经外科麻醉的相关生理及药理因素

功能变化相关的血流和代谢变化

在生理条件下,神经元活动发生变化时,脑血管直径会做出反应,在几秒钟内发生相应改变,这会对代谢需求即刻产生影响。尽管神经元活动和脑血管反应之间的耦合关系的细胞学机制还没有完全确定,但人们已经提出,神经元活动引起的能量(代谢)需求可增加血流。基础代谢信号可能是氧气或葡萄糖缺乏,或者生成二氧化碳[1]。许多研究证明,可生成一氧化氮(NO)或谷氨酸受体下游衍生物花生四烯酸的各种酶会明显减少充血而对神经元活动的相关能量使用影响不大[2,3]。通过这些资料,人们已经提出一种"前馈机制",在这种机制中,突触前神经末梢释放的谷氨酸可激活神经元和星形胶质细胞产生两种类型的细胞释放血管活性物质[1]。由于这种前馈机制不受能量需求的驱动,因此,由持续的神经元活动引发的小幅增加的血流大于所增加的神经三磷酸腺苷(ATP)消耗量[4]。血管活性物质包括NO、前列腺素E_2(PGE_2)、钾离子(K^+)、二十碳三烯酸(EET)及花生四烯酸。NO、PGE_2、K^+及EET可扩张血管。相反,星形胶质细胞释放的花生四烯酸会在血管平滑肌细胞内转换成20-羟基廿碳四烯酸(20-HETE),使血管收缩。星形胶质细胞活化会造成血管扩张还是收缩,这可能取决于现有的血管张力。

从传统意义上讲,血流是由小动脉平滑肌单独控制的。但最新研究表明:PGE_2或相关物质等某些血管扩张性物质可使外膜细胞松弛以此来调节毛细血管的直径[5]。一项动物研究表明,在小动脉对神经元活动做出反应之前,毛细血管会先发生扩张,且大多数的血流增加都归因于毛细血管扩张[5]。外膜细胞在脑血流控制方面的作用仍有待确定。

由于神经元的能量储备有限,因此,需要生成充足的ATP才能满足能量需求;能量需求会随着神经元活动的变化而发生很大变化。为了说明ATP是如何随需求而生的,人们提出了"星形胶质细胞-神经元乳酸穿梭假说",该假说指出,神经元释放的谷氨酸所造成的星形胶质细胞活化会刺激星形胶质细胞内葡萄糖的摄取;葡萄糖会发生糖酵解,导致乳酸释放,作为神经元的一种能量底物[6]。该假说是基于以下研究结果而提出的,即脑激活造成的葡萄糖消耗量增加远远大于耗氧

量的增加[7]。但也有报道称，葡萄糖使用量的增加与氧使用量的增加之间存在细小差异[8]。近期的大量研究表明，大多数为响应增加的神经元活动而产生的 ATP 都是通过氧化磷酸化作用生成的[9]。星形胶质细胞对于神经元的供养程度，似乎仍存在争议[10]。

麻醉药会导致中枢神经系统发生功能性变化，并会产生代谢变化。一般而言，静脉麻醉药会同时降低脑代谢率（CMR）及 CBF，而大多数的吸入性麻醉药会降低 CMR，同时增加 CBF。初看之下，静脉麻醉药保持了 CMR 与 CBF 之间的耦合，而吸入性麻醉药则无法保持两者之间的耦合。然而，在麻醉期间，个体的大脑结构内 CMR 与 CBF 之间却存在着很强的相关性。的确如此，进行异氟烷麻醉时，在脑电图（EEG）的爆发及抑制两个阶段，大脑中动脉（Vmca）的脑血流速度分别增加和减少[11,12]。此外，麻醉过程中的癫痫发作或伤害性刺激会造成 CBF 及 CMR 同时增加。由于麻醉药对 CBF 的净效应即为脑血管的直接效应和 CMR 变化引起的间接效应之间的均衡值，因此，使用麻醉药可能会维持 CMR 及 CBF 之间的耦合，但麻醉药对血管张力的直接效应又会改变两者之间的耦合。

脑灌注压及 CO_2 相关的血流变化

脑灌注压（CPP）及动脉血二氧化碳分压（$PaCO_2$）是影响 CBF 的重要变量。所谓自主调节是在广泛的 CPP 值范围内保持 CBF 常数的生理学因素。传统意义上来说，CPP 由平均动脉血压（MABP）与 ICP 或 CVP 中的较大值之差确定。对于颅内压增高的患者来说，有效下游压力是由 ICP 确定的，流量测量技术的进步已论证了心跳周期流量变化及表观零流压（apparent zero flow pressure）的概念，在表观零流压下，血流将停止。表观零流压是作为一种可更好评估 CPP 的临界关闭压预估值而提出的[13]。零流压是通过动脉血压 - 大脑中动脉血流速度之间关系的线性回归分析外推所得到的。由动脉血压回归线的轴截距来确定零流压。在脑血管张力增大的条件下，如出现低二氧化碳血症或药理学所致的血管收缩，ICP 则无法单独确定有效的下游压力。

CO_2 会造成脑血管阻力（CVR）及 CBF 的显著变化。在 20~80mmHg$PaCO_2$ 的变化范围内，$PaCO_2$ 每增加或减少 1mmHg，CBF 便会增加或减小 2%~4%。细胞外氢离子（H^+）浓度、NO、前列腺素、环核苷酸、细胞内钙及钾离子通道活动的变化一直被视为是脑血管对 CO_2 反应性的调节因素[14]。与成年人相比，儿童对 CO_2 变化的大脑反应较少。这种差异是否与儿童体内前列腺素及单磷酸鸟苷在调节血管张力方面的可能主导地位有关，仍然有待确定。

由于 CO_2 影响 CVR 及 CBF，因此，自主调节曲线会根据 CO_2 水平的变化而变化。存在高碳酸血症时，平台期上升并缩短，下限向右移动，上限向左移动；与此相反，在低碳酸血症患病期间，平台期下降，下限保持不变，上限如何移动尚不可知[15]。

病理条件下脑血流的变化及颅内压调节

神经外科患者的颅内病理状况类型可能各不相同，并可能患有全身性疾病，他们对麻醉药的反应与正常受试者的反应可能会有所不同。大部分脑部病变的主要病理后果为脑组织缺氧、酸中毒及水肿。发生脑血管神经麻痹，血流与新陈代谢之间的耦合受损。在这种情况下，自主调节及 CO_2 反应性也会受到干扰。因此，需要严格进行血压控制及呼吸道管理。

若发生局灶性脑缺血，高碳酸血症会造成正常区域的血管扩张，但受损区域的血管不会扩张，因此，血流会从脑缺血区域向正常区域分流（即“脑内盗血”或“逆 Robin Hood 效应”）。由于急性缺血性脑中风患者中有过脑内盗血记录，因此，这些患者应避免高碳酸血症[16]。相反，低碳酸血症可将血液从正常区域向脑缺血区域转移（即“逆脑内盗血”或“Robin Hood 效应”）。但在动物实验中，在局灶性脑缺血 1 小时后开始进行过度通气时，未发现任何有利影响[17]。由于缺乏能够证明存在有利影响的证据，因此，对于发生过中风的患者，无法推荐过度通气[18]。

尽管尚未确定每种麻醉药的影响，但动物实验数据表明，脑内盗血或逆脑内盗血也可能是由药物导致的。然而，麻醉药对脑血流再分配的影响是不可预测的，因为麻醉药会因其直接作用于血管的特性及 CMR 变化引起的间接影响，来调节大脑血管直径。

麻醉通过改变脑血容量（CBV）来改变 ICP。尽管 CBV 与 CBF 之间的相关性不会一直存在，但一般来说，CBV 的变化与 CBF 的变化似乎是成比例的，因此，CBF 增加会造成 CBV 增加，从而造

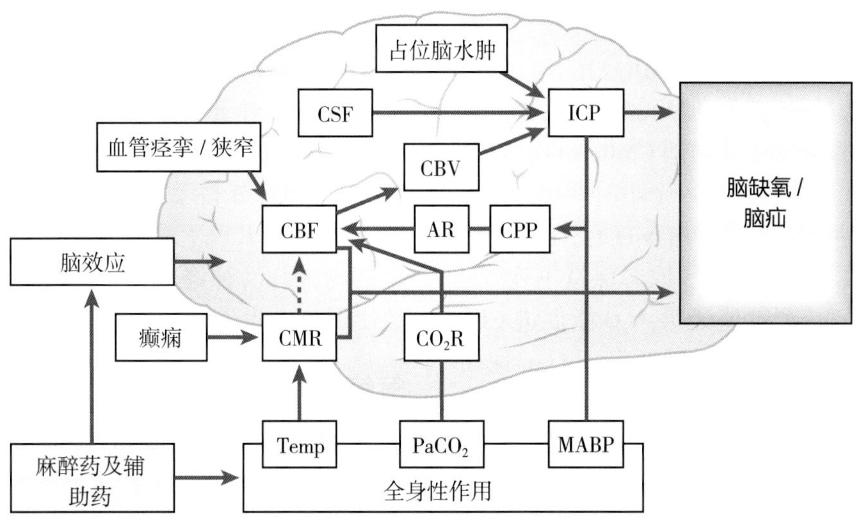

图 4-1 颅内生理和病理情况与麻醉药物及辅助药物使用的关系。必须考虑麻醉药物及辅助药物对大脑影响及全身影响的相互作用。要防止脑组织缺氧或局部缺血及脑疝，并获得更好的麻醉效果，关键点在于改善氧气（底物）供 / 需平衡，预防颅内压增高。AR，自主调节；CBF，脑血流；CBV，脑血容量；CMR，脑代谢率；CO_2R，CO_2 的脑血管反应性；ICP，颅内压；MABP，动脉血压；SOL，占位性病变；Temp，温度

成 ICP 升高。血压升高，尤其是在自主调节受损时，也会造成 CBV 增加。如患者体位及呼吸模式等机械作用（通过影响胸内压）也可能对 ICP 产生影响[19,20]。患者运动过程中的肌肉活动可能会造成中心静脉压（CVP）及 ICP 升高。麻醉药物也可能通过改变脑脊液（CSF）生成及再吸收率而对 ICP 产生影响（见第 3 章）。图 4-1 概述了颅内生理和病理情况与麻醉药物及辅助药物使用的关系。

特定麻醉药物及其他药物的效应

吸入性麻醉药

一般来讲，所有的吸入性麻醉药物均为脑血管扩张药，拥有增加 ICP 的功能。可能除笑气（N_2O）以外，吸入性麻醉药通常都会抑制代谢。尽管响应脑血管反应的神经元细胞活化耦合在高浓度的吸入性麻醉药下似乎依然可发挥作用，但直接血管扩张会通过减少 $CMRO_2$ 而超过间接血管收缩，造成 $CBF/CMRO_2$ 比偏高。表 4-1 中综述了吸入性麻醉药对 CBF、CMR 及 ICP 的影响。

笑气（N_2O）

人们普遍认为，N_2O 会增加 CBF、CMR 及 ICP；然而，在一些针对人类的研究中，并未观察到 CMR 的增加，其变化量明显不同[21]。这种变化的原因可能在于其检测浓度，以及与可改变其原有功效的其他药物一起使用。单独使用 N_2O 或与最少的背景麻醉药物一并使用时，CBF 及 ICP 会发生最为显著的增加。CBF 及 $CMRO_2$ 的增加似乎不仅仅与过度活跃的交感神经有关。N_2O 似乎不会产生直接的血管扩张效应[22]。

表 4-1 吸入性麻醉药对脑血流、脑代谢率及颅内压影响汇总

	脑血流	脑代谢率	颅内压
一氧化二氮	↑↑	↑或→	↑↑
氙气	↓（灰色）↑（白色）	↓	↑或→
异氟烷	↑或→	↓↓	→或↗或↑
七氟烷	↓或→或↗	↓或↓↓	→或↗或↑
地氟烷	↓或↑	↓↓	↑或→

通过正电子成像术（PET）及磁共振成像（MRI）已经发现，单独使用 N_2O 时，局部脑血流（rCBF）、局部 CBV（rCBV）及局部 CMR（rCMR）存在显著异质性。亚麻醉 N_2O 浓度为 20% 时，会增加前扣带皮层的 rCBF 及 rCMR，而在后扣带皮层、海马体、海马旁回及视觉皮层则产生相反的影响[23]。N_2O 浓度为 30% 时，会增加整体灰质区域的 CBF，而整体 $CMRO_2$ 中则未发现任何变化[24]。N_2O 浓度为 50% 时，尽管基底神经节中的 rCBF 增加量不

太明显，但整个灰质区域内的 rCBF 及 rCBV 均有增加[25]。葡萄糖整体代谢率（CMRg）在 N_2O 浓度为 50% 时未发生任何变化，但局部代谢发生了改变；基底神经节及丘脑中的局部 CMRg 有所增加，这一影响出现在 N_2O 停用后一个小时[26]。

当向挥发性麻醉药中添加 N_2O 时，CBF 会增加[27-29]，但 CMR 或者增加[29]，或者保持不变[27]。间接证据，即 Vmca 测量值证明，N_2O 能促进 CBF 增加[30,31]。在患有脑肿瘤的患者中，N_2O 的使用增加了 Vmca，但其增加因过度通气发生了完全性逆转[32,33]。

在对非神经外科手术患者实施丙泊酚麻醉术（即 EEG 等电位）时添加 70% 的 N_2O 会造成 Vmca 增加 20%，EEG 激活采用了更多的氧气和葡萄糖[34]。一项针对人类的 PET 研究显示，70% 的 N_2O 可抵消临床麻醉剂量的丙泊酚所产生的几乎所有减少的 rCBF 及部分 $rCMRO_2$（即脑电活动仍然存在）[29]。与此相反，动物研究中则显示，高剂量的硫戊巴比妥或戊巴比妥可完全消除 N_2O 所产生的 CBF 或 $CMRO_2$ 增加量。大鼠局部代谢研究表明 67% 的 N_2O 无法改变葡萄糖局部脑代谢率（$lCMR_g$），戊巴比妥形成 EEG 近等电位[35]。N_2O 所致的 CBF 或 CMR 增加的变化差异是否因物种、方法或麻醉药剂量范围的差异所致，这一点尚不明确。

N_2O 会造成 ICP 增加的事实已经得到反复验证。提前使用硫喷妥钠、地西泮或吗啡，或诱发低碳酸血症，可以减少 ICP 的增加。使用 N_2O 时，建议使用过度通气、脑血管收缩药物，或两者同时使用，尤其是对于颅内顺应性减退的患者。

依据动物实验所得数据，一些机构提出，N_2O 具有神经中毒的属性。有报道表明，未成熟脑组织内突触形成期间门冬氨酸（NMDA）受体阻塞可诱使神经变性。不仅是有 NMDA 受体阻断特性的麻醉药物（如 N_2O、氙气及氯胺酮）会发生这种效应，作为 γ- 氨基丁酸（GABA）受体调节剂的麻醉药物（如丙泊酚、咪达唑仑、巴比妥酸盐及异氟烷）也会发生这种效应[36]。然而，人们已经证实，NMDA 受体拮抗剂可预防缺血性脑损伤。N_2O 可能兼具神经保护[37]及神经毒性[38]的双重属性。作为动脉瘤手术术中应用低温试验（IHAST）中一部分的人类数据因果分析表明，脑动脉瘤夹闭术期间使用 N_2O 不会对长期的神经或神经心理学结果产生不利影响[39,40]。

N_2O 能够扩大潜在腔隙的气体体积，因此，对于存在颅内或血管内气室的患者要限制使用 N_2O。此外，对于暴露在 N_2O 环境下超过一个小时的患者，恶心呕吐的发生率似乎会增加[41]，因此，对于神经外科手术患者，也应限制 N_2O 的使用[42]。由于出现了瑞芬太尼等易于控制的镇痛类药物，因此，神经外科麻醉中已经减少了 N_2O 的使用。

氙气

PET 显示，氙气 1MAC 可使灰质的绝对 rCBF 减少 11%，白质的绝对 rCBF 增加 22%[43]，在小脑、丘脑及大脑皮质区绝对 rCBF 的减少比例更大，分别为 35%、23% 和 9%。相应脑区 CMRg 下降的情况表明，灰质内 rCBF 减少的原因可能是新陈代谢降低[44]。一项最新研究确定了 1MAC 氙气麻醉期间相同个体内 rCBF、rCMRg 的相应变化；该研究支持了这些研究结果[45]。氙气麻醉可诱使 rCMRg 均匀降低，而在 13 个脑区中，有 7 个脑区内出现 rCBF 减少。灰质内 rCMRg 和 rCBF 的平均下降比例分别为 32% 和 15%。造成一些脑区出现节制性过度灌注的迹象，包括中央前回、中央后回、岛叶及前后扣带区域[45]。尽管 CMR 的降低并不比采用挥发性麻醉药时的明显，而使用氙气的代谢模式与使用挥发性麻醉药的代谢模式相似，但不是使用 N_2O 时的代谢模式[26,46,47]。

在大鼠吸入 70% 稳态氙气时（即心血管状况稳定的情况下），CBF 及 CMRg 的平均值未发生改变，但在短时吸入 70% 的氙气时 CBF 增加 40%~50%[48]。对于猪来说，吸入 79% 的氙气所致的 rCBF 增加量比全静脉麻醉控制下 rCBF 增加量多出大约 40%[49]。然而，报道称，浓度为 30%~70% 的氙气对采用丙泊酚镇静剂的猪的 rCBF 及自主调节无任何影响[50]。需要注意的是，对于不同的物种，氙气的 MAC 也各不相同（人类为 71%，猴子为 98%，猪为 119%，兔子为 85%，大鼠为 161%），这种变化可解释为什么这些物种会得出不同的结果。

对于颅脑损伤患者来说，氙气对 ICP 的影响是可变的；使用 0.45MAC 氙气时，人们发现，ICP 会增加 7mmHg[51]或保持不变[52]。对于动物来说，无论是正常 ICP[53]或是 ICP 增加[54,56]，氙气（0.34~0.7MAC）均不会使 ICP 发生改变。目前，对于人类来说，氙气似乎成为一种温和的脑代谢抑制剂，其对 CBF 及 ICP 的影响是轻微的。据报道，在一个接受丙泊酚及瑞芬太尼复合麻醉的整体缺氧缺血新生小猪案例中，氙气的损伤后使用维持了自主调节[56]。

由于氙气为 NMDA 受体的一种拮抗剂，因此它可能具有神经保护的作用。的确如此，在体外[57]及体内脑缺血[58,59]及外伤性脑损伤[60]案例中，人们已经证实，受伤前吸入氙气具有神经保护的功效，这种功效甚至在新生大鼠[61]缺氧缺血损伤治疗后及成年鼠外伤性脑损伤后仍能观察到[60]。结合降低体温(35℃)[62]或 α_2- 肾上腺素激动剂右旋美托咪啶[63]，氙气在相同的案例中均展现出神经保护的功效。此外，还有报道称，经氙气(70%)预先处理可减少新生大鼠缺氧缺血造成的脑损伤[64]。最新的一项研究证明，在新生缺氧缺血大鼠案例中，氙气(50%)可提供长期的神经保护功能，若同时进行亚低温治疗(32℃)[65]，这种功能将会增强。在大鼠短暂性大脑中动脉栓塞案例中，人们也已证明，再灌注后，使用 30% 的氙气，结合亚低温治疗(36℃)，同样具有长期的神经保护作用[66]。然而，也有报道称，对于正在发育的啮齿动物大脑体外案例来说，与同样有效剂量的异氟烷和七氟烷一样，1MAC 的氙气也会造成神经细胞死亡[67]。

氙气的血 / 气分配系数较低，为 0.115，因此，氙气可为神经外科麻醉提供有利条件。即患者术后苏醒较快，可以在术后进行早期的神经功能检查。然而，当与其他麻醉药物结合使用时，这种麻醉药物的效果有待进一步确定。

氟烷

大多数研究表明，氟烷可诱发大脑血管舒张，增加 CBF，但条件是维持体循环血压。在等浓度的 MAC 情况下，使用氟烷造成的皮质 CBF 增加比采用异氟烷造成的皮质 CBF 增加似乎要大。在可用的挥发性麻醉药中，氟烷的整体血管舒张效力似乎是最为突出的。

氟烷的剂量相关脑代谢抑制功效已经得到了反复证明。在临床麻醉水平，整体 $CMRO_2$ 的下降从 10% 到 30% 不等。一项采用 PET 的研究表明，刚刚达到意识丧失点的氟烷麻醉与整体葡萄糖代谢减少 40% 有关[46]，减少的幅度与使用异氟烷时是类似的。

氟烷能增加 ICP，增加幅度与剂量有关，ICP 的增加与 CBF 的增加是类似的。在常用的挥发性麻醉药物中，氟烷所带来的 ICP 升高的功效似乎是最显著的。然而，在 0.5MAC 或更低的情况下，对 ICP 的影响是最小的。使用氟烷造成的 ICP 增加(通常发生在全身性低血压情况下)会导致 CPP 降低。这种反应可能会增加大脑局部缺血的风险。ICP 的增加可通过过度通气或使用巴比妥酸盐来减弱。但当初始 ICP 非常高或对 CO_2 反应性整体丧失时，便可能无法获得低碳酸血的有益效果。

总之，尽管当 $PaCO_2$ 降低、同时使用巴比妥酸盐(可能为丙泊酚)时，低浓度(即低于 1%)的氟烷可安全用于临床神经麻醉实践中，但使用异氟烷、地氟烷或七氟烷的安全程度可能会比使用氟烷要高一些。

异氟烷

一般来说，使用异氟烷所致的整体 CBF 增加量比使用氟烷所致的整体 CBF 增加量要小。然而，在一定的代谢率水平下，异氟烷拥有比氟烷更强的脑血管舒张功能。研究证明，在 0.5MAC 下，在丙泊酚诱发性等电位脑电图期间，氟烷、异氟烷及地氟烷会造成类似的人类 Vmca 增加；而在 1.5MAC 时，与氟烷相比，异氟烷及地氟烷会产生更大的血管舒张效应[68]。吸入性麻醉药物的净效应为 CMR 抑制造成的 CBF 减少量与直接脑血管舒张造成的 CBF 增加量相抵的所得值；由于异氟烷具有更强的脑代谢抑制功能，因此，使用异氟烷所致的 CBF 增加量可能会小于使用氟烷所致的 CBF 增加量。CBF 随氟烷和异氟烷浓度的增加而变化的假想图如图 4-2 所示。

人类 PET 研究报告称，异氟烷(0.2~1.0MAC)不会使整体 CBF 发生变化，但会造成相应 CBF 的(前扣带及岛叶区域等)局部增加和(小脑、丘脑及舌回等)局部减少[69]。此外，根据报告，异氟烷(0.5%)可降低整个大脑近 50% 的新陈代谢，这种减少在整个大脑内分布相当均匀[47]。

任何单一机制解释异氟烷的血管舒张特性，这是不太可能的。一些研究人员推测，异氟烷的血管舒张特性可能与 NO 有关。也有报告称，经激光多普勒血流仪测定，大约三分之一异氟烷作用下的皮质充血反应是由 NO、前列腺素及环氧二十碳烯酸引导的，剩余部分反应好像是由直接作用于平滑肌实现的[70]。一项采用闭合颅窗案例的研究表明，三磷酸腺苷(ATP)敏感型 K^+ 通道

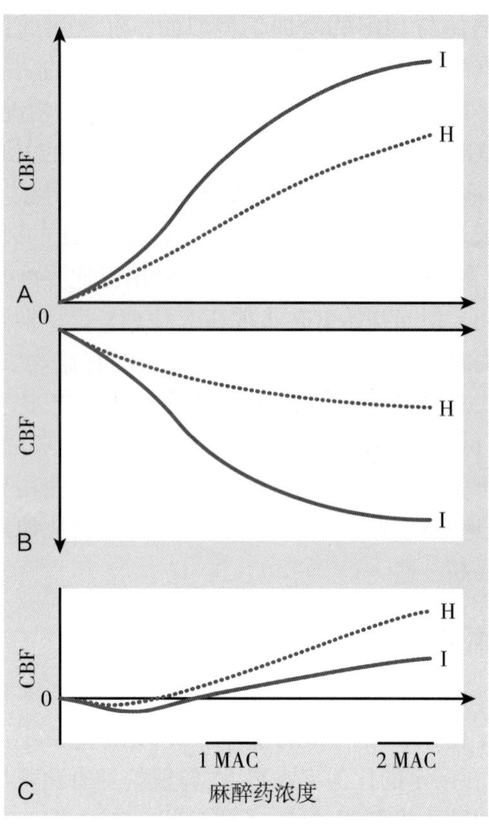

图 4-2 脑血流(CBF)随麻醉药浓度的升高而发生变化的情况。此图根据以下假设绘制,即假设 CBF 的变化显示出麻醉药直接效应及新陈代谢耦合效应的净结果。此外,此图的绘制还依据以下假定,即异氟烷(I)比氟烷(H)拥有更强的直接血管舒张效应及新陈代谢抑制效应。A. 麻醉药直接血管舒张效应造成的 CBF 变化情况;B. 麻醉药新陈代谢抑制效应造成的 CBF 变化情况(新陈代谢耦合变化);C. 直接效应及新陈代谢耦合效应共同造成的 CBF 净变化情况。对于正常受试者,氟烷所致的 CBF 增加量比异氟烷(C)所致的 CBF 增加量要大。相反,对于使用其他药物或因颅内病理状况使基线新陈代谢受到最大限度抑制的患者来说,可能不会出现新陈代谢耦合流量变化,而 CBF 的变化仅由麻醉药的直接血管舒张效应决定,但条件是直接血管舒张效应机制是未受损伤的。如果是这种情况,随着麻醉药浓度的增加(A),异氟烷会形成比氟烷更大的 CBF 增加量。MAC,最小肺泡浓度

封阻剂,即格列本脲,可减弱异氟烷(及七氟烷)诱发性脑血管舒张,这表明这些麻醉药物所致的血管舒张是可调节的,至少有一部分可通过 ATP 敏感型 K^+ 通道激活实现的[71]。

当体循环血压得以维持(在 0.45%)时,若使用异氟烷,灰质 rCBV 会增大[72],因此,ICP 也会增加。ICP 数据好像不一致,在一项研究中,腰区脑脊液压(CSFP)增大[73],而在另一项研究中,CSFP 却保持不变[74]。因根据报告,采用丙泊酚复合芬太尼进行麻醉的患者的 ICP 低于采用异氟烷复合芬太尼进行麻醉的患者,因此,在 ICP 不稳定的情况下,丙泊酚复合芬太尼可能是更好的选择[75]。在特护病房(即 ICU)环境中,两项研究表明,如果 ICP 基准值较低或只是适度升高时,异氟烷(0.5~0.8MAC)不会造成蛛网膜下出血、脑内出血或缺血性中风患者的临床相关 ICP 增加[76,77]。

由于异氟烷具有强大的脑代谢抑制效应,因此,人们预计异氟烷具有脑保护功能,这种功能是由各项机制共同实现,包括兴奋性神经传递抑制机制、$GABA_A$ 受体增强机制、细胞内钙离子反应调节机制及 TWIK(串联 P 区域内向性弱整流型钾离子通道)相关 K^+(TREK)-1 双孔钾通道激活机制[78]。事实上,许多动物实验表明,在临床相关浓度下,异氟烷具有神经保护特性。但异氟烷的保护特性仅适用于轻微损害[79]。此外,重要的是,需注意异氟烷具有预处理[80,81]及后处理[82]效应。报告称,对于正在发育的大脑,异氟烷具有神经毒性[83]。

在临床上,没有证据证明异氟烷对于中枢神经系统的缺血损伤具有独特的保护作用。其中包括了对颈动脉内膜剥脱术的患者改变麻醉管理的大型回顾性的研究[84]。对于致使局部缺血性 EEG 发生变化的决定性 CBF,采用氟烷麻醉的患者比采用异氟烷麻醉的患者的 CBF 要大一些。根据报告,在 rCBF 水平相当的情况下,采用异氟烷造成的 EEG 缺血性变化的发生率明显低于采用氟烷造成的 EEG 缺血性变化的发生率。

总之,异氟烷似乎可以轻微增加 CBF,显著降低脑代谢。基础性研究的累积证据明显表明,尽管还没有得到临床验证,但异氟烷确实具有脑保护功效。但对于许多外科手术来说,包括颈动脉内膜剥脱术,异氟烷也许是一种理想的麻醉药物。异氟烷造成的 ICP 增加(如有发生)是轻微的,并可通过过度通气进行预防。然而,当需要绝对避免 ICP 升高时,丙泊酚联合使用阿片类药物则更为可取。

七氟烷

采用 PET 进行的研究表明,采用七氟烷时,整体 CBF 减少[85]或保持不变[86]。在前一项研究中,采用七氟烷时,MAP 显著下降,而在后期的研究中,MAP 却保持不变,因此,当 MAP 保持不变时,采用七氟烷的整体 CBF 似乎也保持不变。尽

管整体 CBF 没有发生变化，但却观察到了 rCBF 的反应异质性；前扣带回中的相关 rCBF 增加，而小脑中的相关 rCBF 减少[86]。采用 1MAC 七氟烷时，还观测到了过度通气时脑血管反应的局部异质性，丘脑处观测到的值最大[87]。

采用经颅多普勒技术获得的研究结果表明，在做丙泊酚诱发性等电位脑电图时，采用 0.5MAC 或 1.5MAC 的七氟烷所产生的 Vmca 增加量要小于采用异氟烷所产生的 Vmca 增加量，这表明，七氟烷的血管舒张作用小于异氟烷的血管舒张作用[88]。Vmca 随着年龄的变化而变化。根据报告，对于成年人来说，随着七氟烷(0.5~1.5MAC)的使用，尽管 MAP 不变，而 Vmca 会减少[31,74]。在一项研究中，给年龄小于 2 岁的婴儿施用 3% 的七氟烷，大于 6 个月的婴儿的 MAP 下降到基准的 60% 之前，其 Vmca 是保持不变的[89]。但小于 6 个月的婴儿 MAP 下降到基准的 80% 时，其 Vmca 便开始减少了。

根据报告，1MAC 的七氟烷会造成人脑所有区域 rCMRg 下降，对舌回的抑制最为显著(71%)，随后为枕叶(68%)和丘脑(68%)[90]。CBF 等效值(即血流代谢关系的一项指数)显示略高于正常值，但与相同 MAC 的异氟烷值相差无几或略微低于该值[91]。综合考虑，各项研究表明，七氟烷能够降低 CMR，但对 CBF 的作用似乎小于异氟烷的作用。

无论添加或不添加 N_2O，七氟烷不会增加或略微增加动物及人类的 ICP。这些影响似乎与下面的事实是一致的，即尽管七氟烷可以减少 CBF，但其对 CBV 无任何影响[29]。如发生 ICP 增加，可通过过度通气进行调节[92]。当把七氟烷与异氟烷和地氟烷进行对比时，动物 ICP 增加量的顺序如下：地氟烷 > 异氟烷 > 七氟烷[93]。在接受经蝶垂体瘤切除手术(没有占位效应)的患者中[94]，采用七氟烷时 CSFP 增加，但平均增加值较小(增加 2mmHg)，与采用异氟烷和地氟烷的增加值相差无几[73]。在采用丙泊酚复合芬太尼、异氟烷复合芬太尼或七氟烷复合芬太尼进行麻醉的脑肿瘤(中线偏移小于 10mm)患者中，ICP 值的顺序为丙泊酚复合芬太尼麻醉 < 异氟烷复合芬太尼麻醉 = 七氟烷复合芬太尼麻醉。丙泊酚复合芬太尼麻醉的影响小于异氟烷复合芬太尼和七氟烷复合芬太尼麻醉的影响[75]。临床剂量七氟烷的 ICP 升高特性似乎较为温和，但对于需要严格控制 ICP 的患者来说，丙泊酚更为可取。

大鼠大脑中动脉闭塞(MCAO)案例的早期报告称，七氟烷的神经保护功效被认为是由于使用麻醉药而导致温度下降所致[95]。但许多其他研究表明，神经保护功效[96]及该麻醉药物的有利功效似乎与异氟烷的功效是相似的[97]。此外，大鼠也出现了七氟烷诱发性早期或晚期脑缺血耐受[98]。但根据报告，与异氟烷一样，对于正在发育的大脑，七氟烷也具有神经毒性作用[99]。

在临床环境中，没有明确的证据证明七氟烷具有神经保护作用。间接证据包括以下观察：人们发现决定性的 rCBF(即在该 rCBF 下才会发生缺血性 EEG 变化)与之前通过采用异氟烷麻醉的患者确定的 rCBF 相似[100]。目前，尽管还不确定，但七氟烷的神经保护作用(如有)似乎具有与异氟烷相似的神经保护作用。

地氟烷

当采用经改进的氩气 Kety-Schmidt 技术时，1MAC 的地氟烷可使 CBF 减少 22%，同时 $CMRO_2$ 减少一半，CMRg 减少 35%，脑血管对 CO_2 的反应性保持不变[101]。在做丙泊酚诱发性等电位 EEG 时，0.5MAC 的地氟烷会造成 Vmca 下降，与异氟烷会造成相近的 Vmca 下降。在 1.5MAC 的情况下，地氟烷造成的增加量也与异氟烷造成的增加量类似[68]。这一发现可能表明，当脑代谢受到最大限度的抑制时，使用的地氟烷可使 CBF 增加，增加量取决于使用的剂量。在接受地氟烷麻醉的患者出现低碳酸血症($PaCO_2$ 25mmHg)期间，浓度为 1MAC 时 CBF 低于同等 MAC 异氟烷麻醉时测得的 CBF 值，浓度为 1.5MAC 时，上述两值相似[102]。丙泊酚麻醉诱发后，接受 1.5MAC 地氟烷麻醉的患者的 Vmca、心率及 MAP 明显高于接受同等 MAC 的七氟烷麻醉所获得的各值。由于报告称 1.5MAC 的地氟烷会损害自主调节功能，Vmca 的增加看上去很可能是由使用地氟烷所致 MAP 升高造成的[103]。

根据报告，存在幕上大规模中线偏移病变的患者尽管预先应用了低碳酸血症，1MAC(7%)的地氟烷仍可造成 CSFP 增加[104]，但不能使无中线偏移患者的 ICP 升高[105]；无论在哪种情况下，1MAC 的异氟烷均不能改变 CSFP 或 ICP[104,105]。对于颅内压增高的动物，地氟烷造成的 ICP 增加量大于七氟烷造成的 ICP 增加量，小于异氟烷造成的增加量;而在低碳酸血情况下,这三种麻醉药对ICP的影响无明显差异[93]。

许多研究表明,在实验动物的体内[106-108]及体外[109]案例中,地氟烷具有神经保护作用,其保护程度似乎与异氟烷相似[106,107]。但也有报告称地氟烷对动物正在发育的大脑具有神经毒性[110]。在临床上,对开颅患者进行脑组织氧分压的测量,并静脉应用盐酸去氧肾上腺素注射液使血压保持不变,当地氟烷的浓度由3%升到9%时氧分压会上升[111]。

概括来说,相对于临床使用的其他挥发性吸入麻醉药,由于地氟烷具有较低的血/气分配系数(0.42),因此其可以提供快速诱导和快速苏醒的麻醉。有利于早期对于神经功能进行评价。大体上,地氟烷降低CMR,但是CBF可能增加或减少,这和使用剂量有关。地氟烷的神经保护作用和异氟烷相似。但由于地氟烷的ICP升高作用比异氟烷或七氟烷的略微偏强一些,因此,对于ICP不稳定的患者来说,应谨慎使用地氟烷。

静脉麻醉药

一般来说,静脉麻醉药有减少CBF、降低$CMRO_2$的作用。然而,这些麻醉药物肯定不是直接的收缩血管,因为巴比妥类药在离体实验中使脑血管发生了扩张。大多数静脉麻醉药造成的CBF减少似乎是由继发于脑功能性抑制的脑代谢降低造成的。在静脉麻醉药中,氯胺酮可能较为独特,因为该药可造成CBF及$CMRO_2$升高。表4-2概述了静脉麻醉药对CBF、CMR和ICP的影响。

表4-2 静脉麻醉药对脑血流、脑代谢率及颅内压的影响概览

	脑血流	脑代谢率	颅内压
巴比妥酸盐	↓↓	↓↓	↓↓
依托咪酯	↓↓	↓↓	↓↓
丙泊酚	↓↓	↓↓	↓↓
氯胺酮	↑↑	↑或→	↑或↑↑
苯二氮䓬类药物	↓	↓	↓或→
合成阿片类药物	→或↗↘	→或↓	→或↗
右旋美托咪啶	↓	→或↓	→

巴比妥酸盐

硫喷妥钠剂量依赖性地降低CBF和$CMRO_2$。其他的巴比妥酸盐,例如苯巴比妥和戊巴比妥,也具有相似的作用。当药物使EEG出现平直线时引起了CBF和$CMRO_2$的下降。在EEG出现等电位时,在增加巴比妥酸盐的剂量也不能使$CMRO_2$进一步的下降了。硫喷妥钠引起爆发性抑制的剂量可以使CBF和$CMRO_2$较患者清醒时下降大约40%(接近最大抑制率)。因此,巴比妥酸盐对脑功能的抑制可能是对CBF和$CMRO_2$抑制的双重作用结果。如果因为颅内病理情况造成CMR最大限度的抑制,硫喷妥钠可以使CBF增加,这可能是因为它的直接作用,但它需要血压维持在正常。

巴比妥酸盐可以使ICP降低,可能是通过降低CBF和CBV达到的。和使用挥发性麻醉药相比,巴比妥酸盐可以导致更低的CBV。这一作用可以用来治疗血压维持相对稳定的颅脑损伤患者的高颅内压,以及用于颅内顺应性降低患者的麻醉诱导。巴比妥酸盐可以减弱N_2O和氯胺酮引起的脑血管扩张。

在局灶性缺血案例中,巴比妥酸盐的神经保护作用已得到反复验证。在局灶性脑缺血(90分钟)大鼠案例中,使用剂量适中的戊巴比妥,脑梗死体积出现大幅度减小[112]。把剂量增加至足以对EEG形成爆发抑制的程度时,脑梗死体积不会进一步减小。另外,在局灶性脑缺血(180分钟)的大鼠案例中,硫喷妥钠达到爆发抑制剂量时会造成脑梗死体积减小,美索比妥或戊巴比妥则不能[113]。有人提出,EEG爆发抑制并不是神经保护作用的必要条件,且保护功效可能涉及除代谢性阻抑以外的其他机制[112]。对于人类来说,作为IHAST一部分的数据进行的因果分析无法表明,对于接受脑动脉瘤手术的患者来说,硫喷妥钠具有保护作用[114]。还有报告称,对于正在发育的大脑,戊巴比妥具有神经毒性[115]。

降低ICP的作用和可能的神经保护作用是巴比妥酸盐成为神经外科麻醉中的理想药物的原因,并且具有心血管稳定性。应该指出的是,然而,长时间使用巴比妥酸盐具有蓄积作用因为其代谢缓慢。因为相似的脑血流动力学作用和较短的时量相关半衰期,其他的静脉麻醉药尤其是丙泊酚可能会更为适合。

依托咪酯

依托咪酯不会产生心血管副作用,会造成

CBF 和 $CMRO_2$ 几乎平行的减少或下降。使用临床剂量的依托咪酯，能使 CBF、$CMRO_2$ 下降大约 30%~50%。采用依托咪酯进行麻醉期间，对 CO_2 的反应性保持不变。对于动物来说，依托咪酯和巴比妥酸盐一样，都能够逐步降低 $CMRO_2$，直到出现等电位 EEG。在依托咪酯输液开始阶段，CBF 迅速下降。在 $CMRO_2$ 下降到最大值之前，CBF 先达到最大下降量[116]。这一发现可能表明，依托咪酯可通过与巴比妥酸盐机制不同的机制(也许是直接作用)而造成血管收缩。人们还观察到，依托咪酯可造成 ICP、CBF 平行下降。

依托咪酯可在不减少 CPP 的情况下有效降低 ICP。对于存在严重头部损伤的患者来说，依托咪酯可在出现皮层电活动时降低 ICP，但当皮层电活动受到最大限度抑制时，依托咪酯便是无效的[117]。这一发现表明，ICP 的下降可能是 CBF (及 CBV) 下降而造成的；CBF (及 CBV) 的减少是由依托咪酯功能性(新陈代谢)镇静作用造成的。

尽管根据报告在大鼠前脑缺血案例中(即双侧颈动脉闭塞，伴有低血压)，依托咪酯具有轻微的神经保护功效[118]，但大多数研究无法证明其具有显著的保护作用。事实上，在不完全性脑缺血及大脑中动脉闭塞后，报告分别得出不良结果或脑梗死体积更大[119-121]。依托咪酯在大脑中动脉闭塞时出现损伤加重的原因在于其能够降低缺血脑组织内的 NO 水平[122]。另外，在行脑动脉瘤手术的患者中，依托咪酯导致脑脱氧合，这种效应在颞动脉被夹闭时显得更为突出[123]。

这种药物的不良反应包括肾上腺皮质抑制、无意识肌活动及癫痫发作。对于有癫痫病史的患者，需谨慎使用依托咪酯。

丙泊酚

丙泊酚能使整体 CBF 减少 50%~60%，减少量取决于剂量的多少[85,124]。多项 PET 研究已证明 rCBF 减少各不相同；在丘脑内侧、楔叶和楔前叶，以及后扣带回、眶窝及右角脑回，减少幅度较大，这与唤醒调节、关联功能的发挥及自动控制相关[125]。一项后续研究表明，采用毒扁豆碱来恢复意识与采用丙泊酚麻醉的患者丘脑和楔前叶内 rCBF 增加相关[126]。与巴比妥酸盐一样，使用丙泊酚可减少 CBF 的原因在于其代谢抑制作用。由于采用丙泊酚造成的 CBF 减少量大于采用七氟烷造成的 CBF 减少量，因此，人们可以认为，丙泊酚不适用于缺血性脑血管疾病。然而，报告称，与七氟烷相比，采用丙泊酚能够维持更佳的身体同侧颈内动脉压(进行颈动脉内膜剥脱手术时[127])和更佳的大脑额叶 rCBF (患有烟雾病进行血管成形术时[128])，这也许是因为丙泊酚可以避免脑盗血现象。

由于丙泊酚会造成不同区域出现不同的 CBF 减少量，因此，报告称丙泊酚不仅能抑制 CMR，而且能根据区域的不同，对 CMR 进行不同程度的抑制[129]。对皮质总代谢的抑制(58%)大于对大脑皮层下区域总代谢的抑制(48%)；在大脑皮层区域，rCMR 显著低于额骨、顶骨及枕叶区域的 rCMR[129]。一些研究表明，与异氟烷、一氧化二氮或七氟烷相比，使用丙泊酚时，颈静脉球静脉血红蛋白饱和度低于 50% 的发生率较高，这表明采用丙泊酚麻醉期间，脑氧平衡会遭到损害[130]。但一项对同一志愿者 rCBF 和 rCMRg 进行测量的研究表明，rCMRg 下降的程度通常会超过 rCBF 的减少量，导致一些脑区出现过度灌注的迹象[124]。

对于一些患有脑肿瘤(即中线偏移小于 10mm)的患者来说，采用丙泊酚进行麻醉比采用异氟烷或七氟烷时的 ICP 更低，而 CPP 更高[75]。但在大多数情况下，采用丙泊酚时，MABP 会降低。因此，当采用丙泊酚治疗颅内压增高时，和任何其他药物一样，应注意维持 MABP (CPP)。采用丙泊酚时，CO_2 反应性保持不变。因此，丙泊酚麻醉期间，过度通气可以降低 ICP。

关于丙泊酚的神经保护作用，有许多以动物为研究对象的研究[131,132]，但并非全部研究[133,134]都能证明丙泊酚可在爆发抑制剂量下产生有利的效应。可能的神经保护机制包括 CMR 下降、抗氧化活性、GABA 受体活化、谷氨酸介导兴奋性中毒衰减、线粒体肿胀预防、内分泌大麻系统交互作用、自噬激活衰减、水通道蛋白 4 表达下调及还原型烟酰胺腺嘌呤二核苷酸磷酸氧化酶抑制机制[135-137]。有趣的是，即使是在浅层丙泊酚麻醉(即非爆发抑制剂量)的情况下，以及在缺血性损伤发生后使用丙泊酚时，也可以观察到它所发挥的保护作用[138]。对于正在发育的大脑及发生外伤性脑损伤时，丙泊酚则具有神经毒性[139,140]。目前还没有明确的临床证据可证明患者急性脑损伤是否会造成神经系统预后改善或损伤。由于丙泊酚起效和消除较快，且能够对电生理监测(包括运动诱发电位)产生最小的干扰，因此，它对于各类神经外科手术来说似乎都是一种很好的麻醉药的选择。

有很多研究表明在儿童长时间应用丙泊酚可以引起系统性酸中毒和进行性心力衰竭，甚至死亡[141,142]。当需要延时注射丙泊酚时，即使是成年患者也需要特别谨慎。

综上所述，丙泊酚对脑血流动力学和脑代谢的影响和巴比妥酸盐类似。如果可以预防低血压的发生，该药物对于有颅内病变的患者还是有用的。

氯胺酮

氯胺酮(3mg/kg)可使整体CBF增加大约60%，但整体$CMRO_2$没有明显变化[143]。PET研究显示，亚麻醉剂量的氯胺酮可在不改变整体$rCMRO_2$的情况下增加rCBF和rCMRg[144,145]；rCBF的最大增加值出现在前扣带回、丘脑、硬膜和额皮质，而rCMRg的最大增加值出现在丘脑和额叶和顶叶皮层[144]。这些数据是通过使用氯胺酮商用配方[包含S(+)-和R(-)-氯胺酮对映体]获得的。作为一种镇痛剂和麻醉药物，S(+)-氯胺酮比两种对映体的外消旋混合物(即外消旋氯胺酮)或R(-)-氯胺酮更有效。采用S(+)-氯胺酮时，CBF及CMR的变化与较小定量差异基本相似；亚麻醉剂量可使整体CBF增加14%，但不改变整体$CMRO_2$，CBF的最大增加值出现在前扣带回。麻醉剂量的S(+)-氯胺酮可使整体CBF增加36%，且不会改变整体$CMRO_2$或CMRg[146]，CBF的最大增加值出现在脑岛，而$CMRO_2$仅在额皮质出现升高，CMRg仅在丘脑有所升高。氯胺酮造成的血管舒张部分原因归结于其代谢刺激功能，即一种直接扩张效应及胆碱能机制。对于动物来说，采用戊硫代巴比妥进行预处理可完全消除氯胺酮对CBF和$CMRO_2$的影响，采用地西泮进行预处理可减弱海马体内lCMRg的增加幅度。

氯胺酮可显著增加ICP。可通过低碳酸血症诱发或施用硫喷妥钠及苯二氮䓬消除或减弱ICP的增加。对外伤性脑损伤患者进行丙泊酚镇静期间，氯胺酮可降低ICP[147]。采用异氟烷(0.3%~0.4%)/N_2O 50%进行麻醉的幕上肿瘤患者，1mg/kg的氯胺酮无法明显升高ICP[148]。但是，报告称，在进行全身麻醉诱发时，在使用氯胺酮(1mg/kg)前一分钟给予咪达唑仑(0.15mg/kg)或地西泮(0.2mg/kg)的话，则无法消除氯胺酮诱发性ICP升高[149]。因此，在进行全身麻醉诱发时，氯胺酮可能不是第一选择，尤其是对于ICP升高或颅内顺应性下降的患者来说。

有些[150]而非全部[151]动物实验表明，氯胺酮在很多颅内病理性情况下具有神经保护作用，包括缺血和脑损伤，这些可能和拮抗NMDA受体有关。研究显示氯胺酮还具有强效抗炎的作用[152]。然而，动物实验中报道的具有改善预后作用的只在短暂的恢复期[153]。根据报告，对于正在发育的啮齿动物大脑来说，氯胺酮可诱发神经毒性[154]。多项临床研究将外伤性脑损伤后氯胺酮的镇静作用与芬太尼或舒芬太尼进行了对比，6个月后未发现其可对功能结果产生任何有利影响[155,156]。在临床上，氯胺酮是否具有确定的神经保护作用，仍有待证实。越来越多的证据表明，较低剂量的氯胺酮(0.5mg/kg)可(在数小时内)迅速改善抑郁症的主要症状，且其作用可持续7~10天[157]。这种效应好像与突触连接的数量和功能有关[158]。

苯二氮䓬类药物

地西泮与芬太尼和N_2O结合使用可使CBF和$CMRO_2$发生平行下降。对于颅脑外伤的患者，地西泮可使CBF和$CMRO_2$降低25%。与CBF较低会导致ICP降低的假设相反，地西泮(0.25mg/kg)不会使ICP发生变化[159]。

和地西泮一样，咪达唑仑可使CBF和$CMRO_2$发生平行下降。随着剂量的增加，其效用似乎进入稳定期，可能反映了苯二氮䓬类药物受体达到了饱和状态。咪达唑仑的功效可通过特定的苯二氮䓬拮抗剂氟马西尼完全消除。PET研究表明，咪达唑仑可使整体CBF减少12%，rCBF减少出现在与觉醒、注意力和记忆功能相关的区域，如岛叶、扣带回、前额皮质、丘脑、顶骨及颞顶区域[160]。即使是剂量极低(0.03mg/kg)，咪达唑仑也可以减少左前额叶、左侧扣带回及左后扣带回/楔前叶的rCBF增加量[161]。根据报告，咪达唑仑还可以保持CO_2响应力[162]，并改善动态大脑自主调节[163]。

咪达唑仑会造成ICP下降或保持不变。产生负面结果的原因可能归结于使用药物前的正常ICP。对于有严重头部损伤的患者，咪达唑仑与丙泊酚之间不存在显著差异[164]。还有报告显示，咪达唑仑比戊硫代巴比妥更能维持血流动力学稳定性。然而，由于处于临界状态的患者有可能会出现CPP减少的情况，因此，需要特别谨慎。

咪达唑仑可能具有防止缺氧或局部脑缺血的

保护功效；这种功效似乎与巴比妥酸盐的功效类似或略微低于巴比妥酸盐的功效。氯羟去甲地西泮、三唑仑及氟胺地西泮似乎拥有与地西泮及咪达唑仑类似的功效。报告称，对于正在发育的大脑，采用咪达唑仑、异氟烷及 N_2O 进行麻醉会造成大面积细胞凋亡[165]。

由于如今有了特定的受体拮抗剂，在进行神经外科麻醉期间，苯二氮䓬类药物衍生物作为一种诱导药物或辅助药物是非常有用的。然而，氟马西尼作为一种竞争性的苯二氮䓬受体拮抗剂，也能抵抗咪达唑仑对 CBF、$CMRO_2$ 及 ICP 的影响。因此，当逆转苯二氮䓬类药物对颅内顺应性受损患者的诱发镇静作用时，人们必须谨慎使用本药物。可能还需要考虑由于苯二氮䓬类药物抗惊厥作用而造成的氟马西尼诱发性癫痫[166]。

人工合成的阿片类药物

根据报告，合成阿片类药物的功效是可变的。变化的原因似乎在于背景麻醉药和阿片类药物剂量。当使用血管舒张药作为背景麻醉药时，阿片类药物则始终是一种大脑血管舒张剂。相反，当使用血管收缩剂作为背景麻醉药或无麻醉药时，阿片类药物或者无功效，或者甚至会使CBF增加。若不使用背景麻醉药时，大剂量的阿片类药物会使 CBF 减少[167,168]。当同时使用 N_2O 时，大多数的阿片类药物会使 $CMRO_2$ 下降。可变的 ICP 功效也取决于背景麻醉药，以及体循环血压自主调节状态。使用阿片类药物时，脑血管自主调节及 CO_2 反应性会保持不变。

芬太尼和舒芬太尼

芬太尼(5μg/kg) 与氟哌利多(0.25mg/kg) 结合使用不会对 CBF 及 $CMRO_2$ 产生明显影响。报告称，大剂量的舒芬太尼[10μg/kg+0.15μg/(kg·min)]可使心脏病患者的 CBF 和 $CMRO_2$ 分别下降 29% 和 22%[169]。当对未预介导患者使用芬太尼(16μg/kg)或舒芬太尼(1.7μg/kg)时，会观察到 Vmca 升高大约 25%[170]，对于预介导患者(premedicated patients)，使用芬太尼(25μg/kg)或舒芬太尼(3μg/kg)不会使 Vmca 发生变化，但使用舒芬太尼(6μg/kg)则会使其下降 27%~30%[167]。这种差异表明，CBF 的反应取决于背景状态及麻醉药物的剂量。舒芬太尼(1.5μg/kg)会使 ICP 升高的患者的 Vmca 下降，而这种下降的原因可解释为 CPP 较低[171]。针对清醒人群所做的一项 PET 研究表明，芬太尼(1.5μg/kg)能使 rCBF 发生异构变化；使前扣带回和侧运动皮质区域的 rCBF 增加，而使丘脑和后扣带两边的 rCBF 减少[172]。

对大鼠使用高剂量的芬太尼(200~400μg/kg)会诱发癫痫，增加大脑大部分结构的 CBF 并激活皮层下脑代谢。在癫痫发作期间，脑代谢是否会被破坏造成缺血脑损伤，这还有待确定。在大鼠体内观察到的使用芬太尼造成的癫痫发作，对于人类的临床意义还不明确。

早期的研究显示，单独使用芬太尼或与氟哌利多结合使用时，ICP 或者升高，或者略微下降。根据报告，占位性病变患者的 ICP 升高已被归因于高碳酸血症。Herrick 及其同事[173]报告称，对于使用异氟烷进行麻醉的过度通气的神经外科手术患者来说，芬太尼、舒芬太尼及阿芬太尼不会对脑牵开器压力产生任何影响。这表明开颅后，术中输注阿片类药物是安全的。在开颅术中，对于使用 N_2O 及异氟烷进行麻醉的患者来说，使用芬太尼或舒芬太尼可使大脑更加松弛，这说明，芬太尼及舒芬太尼都具有脑血管收缩作用[174]。

然而，一些报告显示，对于重型颅脑损伤的患者，芬太尼和舒芬太尼能使 ICP(或 CSFP) 升高[175-177]。Werner 及其同事[178]报告称，当 MABP 得到控制并保持不变时，芬太尼对脑损伤患者的 ICP 无明显影响，而同样剂量的舒芬太尼则会造成 ICP 瞬间升高及 MABP 下降。通过这些结果可知，ICP 的升高可能归因于自主调节反应、CPP 下降后脑血管阻力下降[178]。然而一项研究显示，对于自主调节保持不变的头部创伤患者和自主调节受损的头部创伤患者来说，芬太尼(1.5μg/kg)的 ICP 升高效应无任何差异[179]。因此，脑血管的自主调节不只是芬太尼使颅脑外伤患者 ICP 升高的唯一可能机制。尽管 ICP 增高可能只是当芬太尼和舒芬太尼单次推注时产生的一过性效应，对于 ICP 不稳定的患者应该引起重视。

阿芬太尼和瑞芬太尼

对于采用异氟烷和 N_2O 麻醉的患者来说，低剂量(25μg/kg) 和高剂量(50μg/kg) 的阿芬太尼均不会造成 Vmca 和 ICP 的变化，但前提条件是 MAP 保持不变[180]。低剂量的瑞芬太尼[0.1μg/(kg·min)]能使处于清醒状态的人的白质和灰质 rCBF 增加[181]。相反，大剂量的瑞芬太尼[2~4μg/

μg/(kg·min)]能使接受0.5~1mg/kg丙泊酚(以进行喉罩置入)输注患者的rCBF减少[168]。对于无背景麻醉的心脏病患者来说,适当剂量的瑞芬太尼[2μg/kgIV+1μg/(kg·min)]不会使Vmca发生改变,而大剂量的瑞芬太尼[5μg/kgIV+3μg/(kg·min)]则能使Vmca下降31%,而MAP不会有任何变化[182]。

实际上,阿芬太尼和瑞芬太尼对ICP的影响均极小[183]。如前所述,对于采用异氟烷麻醉过度通气的神经外科手术患者来说,阿芬太尼对脑牵开器压力无影响[173]。对于采用异氟烷和N_2O麻醉的脑积水患儿,阿芬太尼不会造成ICP升高[184]。然而Souter及其同事[185]报告称,在一个脑损伤实验案例中,快速输液阿芬太尼可造成ICP升高,伴有MABP下降,但CBF无变化。

在一项对健康志愿者的PET研究中观察到小剂量应用瑞芬太尼[0.05μg/(kg·min)]会引起rCBF相应的增加或减少,其改变和脑组织结构相关,和疼痛的处理相关的结构发生了脑血流量的增加[186]。应用中等剂量的瑞芬太尼[0.15μg/(kg·min)],在调控觉醒的脑组织结构处观察到了rCBF的改变[186]。在丘脑等许多结构处都发现了相应的rCBF增加,伴有疼痛的热刺激;相应rCBF的增加随着瑞芬太尼剂量[0.05~0.15μg/(kg·min)]的增加而受到抑制,而在额皮质和脑导水管周围灰质出现相应rCBF升高,且存在抗疼痛通道[187]。

总之,对于大多数阿片类药物,若使用临床应用剂量,会对CBF和$CMRO_2$产生极小或中度抑制。在动物出现阿片类药物诱发性癫痫期间,CBF会出现大幅度增加,皮层下脑代谢激活,不过在人体中并未发现这些变化。如果有充足的肺泡通气量维持$PaCO_2$(及PaO_2),使其保持在正常范围内并防止肌肉强直,则临床剂量的阿片类药物对ICP会产生极小的影响或可忽略不计。但是,若使用合成阿片类药物,则无法排除出现ICP升高的可能性。使用阿片类药物时,应缓慢给药,注意保持MABP处于建议的范围内[188]。对于包括微创外科手术在内的各种外科手术来说,瑞芬太尼和丙泊酚或右旋美托咪啶似乎是一种有效的组合方案。

肌松药

琥珀酰胆碱

许多研究表明,无论是否存在占位性颅内病变,琥珀酰胆碱均会造成动物及人类的ICP升高。琥珀酰胆碱造成的ICP升高会伴有肌颤、肌梭传入活动增加、EEG唤起和CBF增加[189]。颈部肌肉肌束震颤会造成颈静脉阻塞,这也可能是造成ICP升高的一个因素。ICP升高可通过非去极化肌松药预处理进行预防或消除[190],其结果与动物研究的结果形成鲜明对比;在上述动物研究中,采用泮库溴铵进行预处理,未能减弱琥珀酰胆碱诱发性传入肌肉活动和CBF增加[191]。

另一个关注点是蛛网膜下出血患者出现的琥珀酰胆碱诱发性血清K^+增加。这似乎与是否会出现运动功能障碍没有关系,并且在较早阶段(10天以内)可能并不显著。尽管如此,在临床神经外科麻醉实践中一直在减少对琥珀酰胆碱的使用,除非在紧急情况下才会使用,如对于需要进行快速序贯诱导的饱胃患者。在这种情况下,建议事先给予小剂量的非去极化肌松药或利多卡因。

非去极化肌松药

一些非去极化肌松药或其代谢物可通过释放具有药理活性的组胺来影响脑循环。临床剂量的阿曲库铵对CBF、$CMRO_2$或ICP好像没有显著影响。然而,高剂量的阿曲库铵却很有可能会释放组胺,虽然这种可能性远远小于右旋筒箭毒碱的可能性。由于脑血管舒张造成ICP升高及MAP下降,因此,组胺能减少CPP。据报道,阿曲库铵的代谢物N-甲基四氢罂粟碱可轻松穿越血-脑屏障,导致癫痫发作。但使用临床剂量的阿曲库铵后N-甲基四氢罂粟碱的血药浓度不应产生不良后果。对应用阿曲库铵、泮库溴铵和维库溴铵的猫进行研究这些药物致惊厥的阈值和利多卡因相比没有明显区别。

顺式阿曲库铵是一种中效肌松药,能产生并释放比阿曲库铵少的N-甲基四氢罂粟碱和组胺。事实上,顺式阿曲库铵对大脑的影响与阿曲库铵的影响类似或更弱[192]。

泮库溴铵、维库溴铵、罗库溴铵和哌库溴铵对CBF、$CMRO_2$或ICP的影响轻微。泮库溴铵使血压和心率上升,可能对某些患者不利,例如那些高血压患者,尤其是自主调节功能受损的患者。在这些患者中会发生ICP增高。维库溴铵不引起组胺的释放,也不引起血压或心率的改变。罗库溴铵,因为其和其他非去极化肌松药相比起效迅速并且其没有组胺释放的副作用,所以其较琥珀酰胆碱更适于应用于麻醉快速诱导过程中。

总之，如果使用琥珀酰胆碱，建议事先使用小剂量的非去极化肌松药或利多卡因，并维持适当的麻醉深度。关于非去极化肌松药的使用，在大多数临床情况下，如果呼吸得到很好的控制并避免了 $PaCO_2$ 增加，则 CBF 及 ICP 的变化是极小的。人们应该意识到麻醉后会出现残余神经肌肉阻滞，尤其是当肾脏功能被破坏时，因为这会导致高碳酸血症，伴随 ICP 升高。

其他药物

利多卡因

利多卡因是唯一一个具有中枢神经系统作用并且具有血药浓度依赖性；低浓度时产生镇静作用，但在高浓度时会引起惊厥。非惊厥剂量的利多卡因引起剂量相关性的 $CMRO_2$ 和 CBF 下降。在狗中大剂量的利多卡因使 $CMRO_2$ 下降最大达30%。当利多卡因引起惊厥时，$CMRO_2$ 和 CBF 都会升高。脑氧供看似是充足的。然而，并不能完全排除局部血流—代谢失衡。

有报道在诱导插管、气管内吸引或在开颅手术中上骨夹或切皮过程中静脉给予利多卡因 1.5mg/kg 可以避免血流动力学的波动和 ICP 的升高[193]。

一些对钠离子通道进行的研究表明其可能具有神经保护作用[194]。尽管并未证明利多卡因在严重前脑缺血的情况下具有保护作用[195]，但已经证明其在局灶性脑缺血情况下的保护作用[196]。给药方案与临床相关，其保护机制好像与线粒体功能保护[197]、谷氨酸释放抑制[198]及细胞死亡抑制[199]有关。一个小型的临床研究表明心脏手术期间临床相关剂量的利卡多因输注对患者术后长期（6 个月）神经心理状态有益[200]。但是，接下来的大规模随机性双盲研究却未能证明使用利多卡因能改善神经认知[201,202]。

α_2- 肾上腺素受体激动剂

根据报告，右旋美托咪啶（0.2~0.6μg/（kg•h）］能使整体 CBF 减少三分之一，大部分大脑皮层及皮层下区域 rCBF 减少[203]。右旋美托咪啶还会造成 Vmca 下降，下降量取决于使用剂量，在催眠剂量下，最大下降量约为 25%[204]。尽管有动物研究表明，右旋美托咪啶能减少 CBF，CMR 则没有相应减少[205]，但在针对人类的研究中却未发现 CBF/CMR 比率下降，事实上，右旋美托咪啶能减少健康志愿者的 CMR 等价物（CMRe，该值由 Vmca 乘以动脉及脑颈静脉氧含量之差计算得到），减少量取决于使用剂量[206]。通过动物研究预计的 CBF/CMR 比率下降并未观察到。此外，对于神经血管手术患者使用右旋美托咪啶［1μg/kg+0.5~0.7μg/（kg•h）］临床上也未出现显著的脑组织氧化减少[207]。

一项针对人类进行的 PET 研究表明，可乐定浓度与丘脑、额前骨、眼眶及顶叶联合皮层、后扣带回及楔前叶区域的 rCBF 之间存在显著的负线性相关关系，表明可乐定发挥镇静作用期间区域失活的模式与非快动眼（REM）睡眠早期生理阶段的模式非常接近[208]。报告称，对于人类来说，右旋美托咪啶可减弱动态脑血管自主调节[209]。对于健康自愿者，口服 5μg/kg 可乐定可使 Vmca 下降大约 20%，伴有轻微的 CO_2 反应性衰减[210]。服用右旋美托咪啶时，人类 CO_2 反应性会保持不变或可能受到损害[206,211]。

针对 α_2- 拮抗剂的脑血管效应机制进行了几项动物研究。可乐定是通过脑颅窗技术进行局部用药的，它可以使软膜动脉和静脉收缩，这种效应可以通过育亨宾（一种 α_2- 拮抗剂）预处理来阻断[212]。通过格列本脲（一种 ATP- 敏感型钾通道阻滞剂）预处理可加强软膜动脉血管收缩，这表明 α_2- 拮抗剂激活了 ATP- 敏感型钾通道[212]。一氧化氮合酶的抑制及 β- 肾上腺素能受体的阻塞均不能影响右旋美托咪啶所形成的脑血管收缩[213]。

对于经蝶垂体瘤手术术后 ICP 正常的患者，右旋美托咪啶（总剂量大约为 1μg/kg）对腰椎 CSF 压力没有任何影响，但造成了 MABP 及 CPP 下降[214]。同样，对于头部严重受伤的患者，单剂量的可乐定（2.5μg/kg，静脉注射）不会对 ICP 产生显著影响，但却造成 MABP 及 CPP 明显下降[215]。一些患者表现出 ICP 的瞬间升高（>10mmHg），伴有 MABP 下降，这可能是由于大脑自主调节血管扩张机制造成的[215]。

各种体内体外案例表明 α_2- 激动剂，尤其是右旋美托咪啶，具有神经保护作用[216]。值得注意的是，对于正在发育的啮齿动物大脑来说，右旋美托咪啶能够减弱异氟烷或氯胺酮引起的神经毒性[217,218]。目前还缺乏临床证据来证明右旋美托咪啶的神经保护作用。尽管如此，由于右旋美托咪啶镇静作用起效迅速且不会抑制呼吸，因此这种药物对于清醒开颅术来说可能是有益的。

麻醉药物的相互作用

麻醉药物对自主调节功能和 CO_2 反应性的改变非常重要的是因为这导致不满意的手术状态和预后不良。其他的重要方面包括麻醉药物和手术应激和时间(麻醉过程中)的相互关系。

麻醉期间的自主调节功能

自主调节的特点在于迅速的脑血管适应(即动态自主调节)阶段和稳定状态阶段(即静态自主调节)。一般来说,动态自主调节比静态自主调节更容易受到麻醉药物的影响;静脉麻醉药物能维持自主调节,而挥发性麻醉药物会损害自主调节。若采用丙泊酚,即使是采用高剂量,也能维持动态和静态自主调节。相反,若采用地氟烷,即使是浓度较低(0.5MAC),也会损害动态和静态自主调节。若采用异氟烷,浓度为 0.5MAC 时,动态自主调节会受到损害,静态自主调节不会;当浓度为 1.5MAC 时,动态和静态自主调节均会被消除[219]。受损的自主调节可能会延续,甚至在麻醉深度增加后仍然延续。此类发现表明,控制性降压后血压的迅速正常化可能会在很大程度上减少 CBF,因此,应避免血压的迅速正常化。1.5MAC 的七氟烷能维持动态和静态自主调节[220,221]。N_2O[222]和氙气[50,223]似乎可以维持静态自主调节。然而,一项针对人类的研究表明,N_2O[224]和右旋美托咪啶[209]都具有损害"动态"自主调节的潜在可能。

自主调节不但会受到麻醉药物自身的影响,还会受到 $PaCO_2$ 水平的影响。一般来说,与使用血管收缩麻醉药物(包括静脉麻醉药物)及低碳酸血症的情况相比,使用血管舒张麻醉药物或患者出现高碳酸血症时自主调节更容易受到破坏。

对于出现颅内占位性病变的患者来说,自主调节通常会受到损坏。当自主调节功能丧失或受到干扰,突然的血压改变会造成局部缺血或脑水肿。因此,这类患者应绝对避免高浓度的吸入麻醉及高碳酸血症。已经观察到这类患者手术切皮和麻醉拔管后,诱发与 MABP 升高相关 CBF 增加[225]。因此,对于存在颅内病理状况的患者,谨慎控制血压是至关重要的。

CO_2 的脑血管反应性

由于临床相关水平的低碳酸血症情况下 CBF 的减少会损害代谢[226],因此,了解麻醉药物对脑血管,对于 CO_2 的反应性的影响是很重要的。临床麻醉水平时,当使用吸入麻醉药和静脉麻醉药时,尽管反应程度会随着麻醉药和麻醉深度的不同而变化,但脑血管保持着对 $PaCO_2$ 变化的响应。对可造成爆发抑制的巴比妥酸盐浓度 CO_2 反应性保持不变。一般来说,CO_2 反应性在使用(如挥发性麻醉药等)血管扩张麻醉药时似乎比使用(如静脉麻醉药等)血管收缩麻醉药时更大。然而,若使用高浓度的挥发性麻醉药,脑血管反应性似乎会减弱。事实上,2.3% 的异氟烷会使 MAP 下降大约 60mmHg,并使 CO_2 反应性减弱,尽管在采用异氟烷控制性降压过程中对 CO_2 反应性的维持程度,比硝普钠控制性降压过程更佳[227]。对狗施用 2MAC 的异氟烷,低碳酸血可减少 CBF,但当 MAP 维持不变时,高碳酸血却不会增加 CBF[228]。高碳酸血不会增加 CBF 的原因可能是高浓度异氟烷最大限度地扩张了脉管系统。

在患有颅脑占位性病变的患者中已经证明脑对 CO_2 的反应性仍然存在。因此,对于存在 ICP 增高或颅内顺应性降低的患者推荐使用过度通气。然而,过度通气可能会引起缺血,无论是脑外伤患者还是患有缺血性脑血管疾病的患者,因此,应该避免长时间的过度通气[229]。在烟雾病中,低碳酸血症和高碳酸血症都会引起 CBF 的下降。局部脑对 CO_2 的反应性也有所不同。在同时患有糖尿病和周围血管疾病患者的麻醉期间这种反应可能会被削弱[230]。

许多神经外科手术都是在患者处于轻度到中度低体温时进行的,因为体温下降会对神经产生保护作用,尽管多个中心试验 IHAST 并未证明在颅内动脉瘤手术过程中,术中轻度体温过低(33℃)具有显著的保护作用[231]。中等度低温相应水平下,CO_2 反应性似乎也能够维持。

手术刺激

手术刺激对 CBF,$CMRO_2$ 和 ICP 的影响应该引起重视。在狗中应用 0.5% 和 1% 的氟烷麻醉下刺激坐骨神经已表明可以引起 CBF 和 $CMRO_2$ 的成比例升高,同时 EEG 出现去同步化。在 1.4% 氟烷麻醉下,刺激可以引起 CBF 的升高,但是不

引起 $CMRO_2$ 或 EEG 的改变，或是使动脉血压升高。在吗啡的麻醉下(0.5mg/kg 和 1.5mg/kg 复合或不复合 N_2O)，神经刺激使 CBF 和 $CMRO_2$ 几乎平行升高并伴随 EEG 的去同步化。在深度的硫喷妥钠麻醉下，刺激诱发的 CBF 和 $CMRO_2$ 增加被阻止但是在硫喷妥钠浅麻醉下该反应还是存在。因此，在硫喷妥钠麻醉中无论麻醉的深度，$CMRO_2$ 和 EEG 与刺激之间都存在着紧密的相互关系。这些结果表明具有脑血管扩张作用的麻醉药在高浓度下可以减弱刺激引起的这种血流和代谢之间的作用，而脑血管收缩药物对其影响不大。

有报道对大鼠进行 α-氯聚糖麻醉，通过放射自显影技术观察到局部刺激延髓网状结构会引起脑血管扩张[232]。对应用 0.5% 和 2% 的恩氟醚麻醉的大鼠进行单侧坐骨神经刺激都观察到脑局部(后肢投射区)和腰椎脊髓背角葡萄糖应用的增加。采用 4% 的恩氟醚进行麻醉，刺激仅会造成脊髓内的葡萄糖使用增加，大脑的葡萄糖不会增加[233]。这一结果表明恩氟醚抑制外周刺激时大脑躯体感觉皮层产生的代谢反应但是对脊髓没有抑制。如果电刺激和手术刺激类似，那么在手术中脊髓代谢会明显增高，即使在足够的麻醉深度下，高浓度的麻醉药抑制了脑皮质的反应性亦会出现。

在人群中应用 3.5% 的恩氟醚麻醉，手术刺激并不使全脑的 CBF 或 $CMRO_2$ 明显的增加，尽管 EEG 上有所改变[234]。然而，在该研究中，CBF 和 $CMRO_2$ 是采用 Kety-Schmidt 方法进行测量的，可能未检测到局部的 CBF 和 $CMRO_2$ 变化。另一项研究显示，在手术刺激下，采用 1MAC 及 2MAC 的异氟烷进行麻醉时，大脑 Vmca 增加。该增加量并非血压变化量的作用。数据表明，手术刺激使 CBF 增加，可能的原因在于脑功能活动的变化[235]。根据报告，手术刺激诱发的 CBF 变化取决于 $PaCO_2$ 的水平。对于采用 1.7% 七氟烷和 60% 的 N_2O 麻醉的患者，Vmca 的增加因低碳酸血症而减弱，因高碳酸血症而增强，即使是在 $PaCO_2$ 临床相关范围内[236]。

比较动物和人之间的这些研究数据，有一种必然的可能性是在浅麻醉下，手术刺激引起的 CBF 的增加和因高 ICP 引起的高代谢有关。建议考虑应用其他药物阻止伤害性刺激的传入。应用 1MAC 的异氟烷联合硬膜外麻醉下 Vmca 在手术过程中保持稳定，这一研究支持这一建议的实施[237]。

与麻醉时间的相互作用

挥发性麻醉药造成的 CBF 增加是否能在长期麻醉期间保持稳定，这是一个需要关注的问题。以动物为研究对象的研究得出的结果是不一致的，有些研究显示是逐渐减少的，而其他研究却无法显示随着时间的推移逐渐减少的迹象。相反，以人类为研究对象得出的数据则是一致的。数据表明，随着时间的推移，挥发性麻醉药造成的反应性充血保持稳定。对于存在颅内占位性病的患者，采用异氟烷或地氟烷进行麻醉期间，两个时间点测得的 CBF 未发现明显差异[102]。尽管仅在研究开始和结束时进行了两次测量，但结果表明，麻醉期间，随时间的推移，CBF 未发生变化。Kuroda 与其同事[91]发现，采用氟烷、异氟烷及七氟烷进行麻醉时，在超过 3 个小时的长期麻醉(1.5MAC)期间，升高的 CBF 等效物保持不变。但是，CBF 等效物仅在一定时间提供了 CBF/$CMRO_2$ 的整体比率。对这种结果存在两种可能的解释：在观察期内，CBF 保持稳定或 CBF 的变化与功能性变化一致。根据麻醉 3 小时期间相对不变的 EEG 模式进行判断，很可能是随着时间的推移，$CMRO_2$ 表现出一致的变化。因此，在长期麻醉期间，挥发麻醉药造成的 CBF 增加能保持不变，而未发生衰减。随后采用经颅多普勒超声技术进行的研究显示，在对人类进行时长 3 小时的 1.5MAC 挥发性麻醉药抑制期间，随时间的推移，Vmca 未发生衰减[12]。与此同时，暴露于异氟烷(1MAC)中的儿童也未发现 Vmca 衰减[237]。在采用长期的挥发性麻醉药进行麻醉期间，时间似乎很可能与 CBF 的逐步减少并无关系。

总结

麻醉药及麻醉技术会影响脑循环、脑代谢及 ICP。尽管一些麻醉药在有限的情况下具有神经毒性反应，但也有一些麻醉药可能具有潜在的神经保护作用。本章所讲的问题对于神经外科手术患者和脑部病变患者的麻醉管理来说至关重要。严重受损的大脑是无法恢复的。因此，麻醉管理的重点应集中在防止损害扩展，防止新的损伤并提供适当的手术条件。如果对颅内占位性病变患者或颅内顺应性下降患者应用强有力的血管扩张性麻醉药，则可能出现显著的 ICP 升高。因此，颅内占位性病变患者应避免诱发脑充血。通过过度通气或同时使用具有血管收缩作用的麻醉药(如巴比妥酸盐和丙泊酚)诱发血管收缩能降低并稳定 ICP。颈动脉内膜剥脱手术及心脏搭桥手术期间,可能会建议保持血碳酸正常,因为无法准确预测个体患者脑缺血区对 $PaCO_2$ 变化的 rCBF 反应性。病理状况及深度挥发性吸入麻醉可能会损害自主调节。

此外,无法轻易确定个体患者维持充足脑灌注所需的 CPP。因此,在缺血性脑血管病的手术治疗中,动脉血压应保持在不低于术前最低血压的水平。在这种情况下,巴比妥酸盐及丙泊酚的代谢抑制功能也可能是有益的。如果选用吸入式麻醉药,则建议选择异氟烷和七氟烷等药物。然而,当使用低剂量时,其他挥发性麻醉药物不会造成任何伤害。麻醉深度不足或癫痫发作造成的伤害性刺激会导致不良事件的发生,如代谢增加、CBV 加大、ICP 升高。人工合成的阿片类药物和追加局麻是被推荐使用的。对于神经功能手术的病例必须要引起重视,应该通过应用简单可控性强的麻醉药物和辅助药物进行麻醉使其达到快诱导和快苏醒的目的。

(张园　陆瑜 译,周建新 校)

参考文献

1. Attwell D, Buchan AM, Charpak S, et al. Glial and neuronal control of brain blood flow. *Nature.* 2010;468:232–243.
2. Offenhauser N, Thomsen K, Caesar K, et al. Activity-induced tissue oxygenation changes in rat cerebellar cortex: Interplay of postsynaptic activation and blood flow. *J Physiol.* 2005;565:279–294.
3. St Lawrence KS, Ye FQ, Lewis BK, et al. Measuring the effects of indomethacin on changes in cerebral oxidative metabolism and cerebral blood flow during sensorimotor activation. *Magn Reson Med.* 2003;50:99–106.
4. Lin AL, Fox PT, Hardies J, et al. Nonlinear coupling between cerebral blood flow, oxygen consumption, and ATP production in human visual cortex. *Proc Natl Acad Sci U S A.* 2010;107:8446–8451.
5. Hall CN, Reynell C, Gesslein B, et al. Capillary pericytes regulate cerebral blood flow in health and disease. *Nature.* 2014;508:55–60.
6. Pellerin L, Bouzier-Sore AK, Aubert A, et al. Activity-dependent regulation of energy metabolism by astrocytes: An update. *Glia.* 2007;55:1251–1262.
7. Fox PT, Raichle ME, Mintun MA, et al. Nonoxidative glucose consumption during focal physiologic neural activity. *Science.* 1988;241:462–464.
8. Madsen PL, Cruz NF, Sokoloff L, et al. Cerebral oxygen/glucose ratio is low during sensory stimulation and rises above normal during recovery: Excess glucose consumption during stimulation is not accounted for by lactate efflux from or accumulation in brain tissue. *J Cereb Blood Flow Metab.* 1999;19:393–400.
9. Hall CN, Klein-Flugge MC, Howarth C, et al. Oxidative phosphorylation, not glycolysis, powers presynaptic and postsynaptic mechanisms underlying brain information processing. *J Neurosci.* 2012;32:8940–8951.
10. Harris JJ, Jolivet R, Attwell D. Synaptic energy use and supply. *Neuron.* 2012;75:762–777.
11. Lam AM, Matta BF, Mayberg TS, et al. Change in cerebral blood flow velocity with onset of EEG silence during inhalation anesthesia in humans: Evidence of flow-metabolism coupling? *J Cereb Blood Flow Metab.* 1995;15:714–717.
12. Kuroda Y, Murakami M, Tsuruta J, et al. Blood flow velocity of middle cerebral artery during prolonged anesthesia with halothane, isoflurane, and sevoflurane in humans. *Anesthesiology.* 1997;87:527–532.
13. Weyland A, Buhre W, Grund S, et al. Cerebrovascular tone rather than intracranial pressure determines the effective downstream pressure of the cerebral circulation in the absence of intracranial hypertension. *J Neurosurg Anesthesiol.* 2000;12:210–216.
14. Brian Jr JE. Carbon dioxide and the cerebral circulation. *Anesthesiology.* 1998;88:1365–1386.
15. Meng L, Gelb AW. Regulation of cerebral autoregulation by carbon dioxide. *Anesthesiology.* 2015;122:196–205.
16. Alexandrov AV, Sharma VK, Lao AY, et al. Reversed Robin Hood syndrome in acute ischemic stroke patients. *Stroke.* 2007;38:3045–3048.
17. Soloway M, Moriarty G, Fraser JG, et al. Effect of delayed hyperventilation on experimental cerebral infarction. *Neurology.* 1971;21:479–485.
18. Bardutzky J, Schwab S. Antiedema therapy in ischemic stroke. *Stroke.* 2007;38:3084–3094.
19. Lanier WL, Iaizzo PA, Milde JH, et al. The cerebral and systemic effects of movement in response to a noxious stimulus in lightly anesthetized dogs. Possible modulation of cerebral function by muscle afferents. *Anesthesiology.* 1994;80:392–401.
20. Lanier WL, Albrecht 2nd. RF, Laizzo PA. Divergence of intracranial and central venous pressures in lightly anesthetized, tracheally intubated dogs that move in response to a noxious stimulus. *Anesthesiology.* 1996;84:605–613.
21. Pasternak JJ, Lanier WL. Is nitrous oxide use appropriate in neurosurgical and neurologically at-risk patients? *Curr Opin Anaesthesiol.* 2010;23:544–550.
22. Reinstrup P, Ryding E, Algotsson L, et al. Effects of nitrous oxide on human regional cerebral blood flow and isolated pial arteries. *Anesthesiology.* 1994;81:396–402.
23. Gyulai FE, Firestone LL, Mintun MA, et al. In vivo imaging of human limbic responses to nitrous oxide inhalation. *Anesth Analg.* 1996;83:291–298.
24. Dashdorj N, Corrie K, Napolitano A, et al. Effects of subanesthetic dose of nitrous oxide on cerebral blood flow and metabolism: A multimodal magnetic resonance imaging study in healthy volunteers. *Anesthesiology.* 2013;118:577–586.
25. Lorenz IH, Kolbitsch C, Hormann C, et al. The influence of nitrous oxide and remifentanil on cerebral hemodynamics in conscious human volunteers. *Neuroimage.* 2002;17:1056–1064.
26. Reinstrup P, Ryding E, Ohlsson T, et al. Regional cerebral metabolic rate (positron emission tomography) during inhalation of nitrous oxide 50% in humans. *Br J Anaesth.* 2008;100:66–71.
27. Algotsson L, Messeter K, Rosen I, et al. Effects of nitrous oxide on cerebral haemodynamics and metabolism during isoflurane anaesthesia in man. *Acta Anaesthesiol Scand.* 1992;36:46–52.
28. Hoffman WE, Charbel FT, Edelman G, et al. Nitrous oxide added to isoflurane increases brain artery blood flow and low frequency brain electrical activity. *J Neurosurg Anesthesiol.* 1995;7:82–88.
29. Kaisti KK, Langsjo JW, Aalto S, et al. Effects of sevoflurane, propofol, and adjunct nitrous oxide on regional cerebral blood flow, oxygen consumption, and blood volume in humans. *Anesthesiology.* 2003;99:603–613.
30. Strebel S, Kaufmann M, Anselmi L, et al. Nitrous oxide is a potent cerebrovasodilator in humans when added to isoflurane. A transcranial Doppler study. *Acta Anaesthesiol Scand.* 1995;39:653–658.
31. Cho S, Fujigaki T, Uchiyama Y, et al. Effects of sevoflurane with and without nitrous oxide on human cerebral circulation. Transcranial Doppler study. *Anesthesiology.* 1996;85:755–760.
32. Hormann C, Schmidauer C, Haring HP, et al. Hyperventilation reverses the nitrous oxide-induced increase in cerebral blood flow velocity in human volunteers. *Br J Anaesth.* 1995;74:616–618.
33. Hormann C, Schmidauer C, Kolbitsch C, et al. Effects of normo- and hypocapnic nitrous-oxide-inhalation on cerebral blood flow velocity in patients with brain tumors. *J Neurosurg Anesthesiol.* 1997;9:141–145.
34. Matta BF, Lam AM. Nitrous oxide increases cerebral blood flow velocity during pharmacologically induced EEG silence in humans. *J Neurosurg Anesthesiol.* 1995;7:89–93.
35. Sakabe T, Tsutsui T, Maekawa T, et al. Local cerebral glucose utilization during nitrous oxide and pentobarbital anesthesia in rats. *Anesthesiology.* 1985;63:262–266.
36. Culley DJ, Xie Z, Crosby G. General anesthetic-induced neurotoxicity: An emerging problem for the young and old? *Curr Opin Anaesthesiol.* 2007;20:408–413.
37. David HN, Leveille F, Chazalviel L, et al. Reduction of ischemic brain damage by nitrous oxide and xenon. *J Cereb Blood Flow Metab.* 2003;23:1168–1173.
38. Jevtovic-Todorovic V, Beals J, Benshoff N, et al. Prolonged exposure to inhalational anesthetic nitrous oxide kills neurons in adult rat brain. *Neuroscience.* 2003;122:609–616.
39. McGregor DG, Lanier WL, Pasternak JJ, et al. Effect of nitrous oxide on neurologic and neuropsychological function after intracranial aneurysm surgery. *Anesthesiology.* 2008;108:568–579.
40. Pasternak JJ, McGregor DG, Lanier WL, et al. Effect of nitrous oxide use

on long-term neurologic and neuropsychological outcome in patients who received temporary proximal artery occlusion during cerebral aneurysm clipping surgery. *Anesthesiology*. 2009;110:563–573.
41. Peyton PJ, Wu CY. Nitrous oxide-related postoperative nausea and vomiting depends on duration of exposure. *Anesthesiology*. 2014;120:1137–1145.
42. Myles PS, Leslie K, Chan MT, et al. Avoidance of nitrous oxide for patients undergoing major surgery: A randomized controlled trial. *Anesthesiology*. 2007;107:221–231.
43. Laitio RM, Kaisti KK, Laangsjo JW, et al. Effects of xenon anesthesia on cerebral blood flow in humans: A positron emission tomography study. *Anesthesiology*. 2007;106:1128–1133.
44. Rex S, Schaefer W, Meyer PH, et al. Positron emission tomography study of regional cerebral metabolism during general anesthesia with xenon in humans. *Anesthesiology*. 2006;105:936–943.
45. Laitio RM, Langsjo JW, Aalto S, et al. The effects of xenon anesthesia on the relationship between cerebral glucose metabolism and blood flow in healthy subjects: A positron emission tomography study. *Anesth Analg*. 2009;108:593–600.
46. Alkire MT, Pomfrett CJ, Haier RJ, et al. Functional brain imaging during anesthesia in humans: Effects of halothane on global and regional cerebral glucose metabolism. *Anesthesiology*. 1999;90:701–709.
47. Alkire MT, Haier RJ, Shah NK, et al. Positron emission tomography study of regional cerebral metabolism in humans during isoflurane anesthesia. *Anesthesiology*. 1997;86:549–557.
48. Frietsch T, Bogdanski R, Blobner M, et al. Effects of xenon on cerebral blood flow and cerebral glucose utilization in rats. *Anesthesiology*. 2001;94:290–297.
49. Schmidt M, Marx T, Kotzerke J, et al. Cerebral and regional organ perfusion in pigs during xenon anaesthesia. *Anaesthesia*. 2001;56:1154–1159.
50. Fink H, Blobner M, Bogdanski R, et al. Effects of xenon on cerebral blood flow and autoregulation: An experimental study in pigs. *Br J Anaesth*. 2000;84:221–225.
51. Plougmann J, Astrup J, Pedersen J, et al. Effect of stable xenon inhalation on intracranial pressure during measurement of cerebral blood flow in head injury. *J Neurosurg*. 1994;81:822–828.
52. Marion DW, Crosby K. The effect of stable xenon on ICP. *J Cereb Blood Flow Metab*. 1991;11:347–350.
53. Fukuda T, Nakayama H, Yanagi K, et al. The effects of 30% and 60% xenon inhalation on pial vessel diameter and intracranial pressure in rabbits. *Anesth Analg*. 2001;92:1245–1250.
54. Darby JM, Nemoto EM, Yonas H, et al. Stable xenon does not increase intracranial pressure in primates with freeze-injury-induced intracranial hypertension. *J Cereb Blood Flow Metab*. 1991;11:522–526.
55. Schmidt M, Marx T, Armbruster S, et al. Effect of xenon on elevated intracranial pressure as compared with nitrous oxide and total intravenous anesthesia in pigs. *Acta Anaesthesiol Scand*. 2005;49:494–501.
56. Chakkarapani E, Dingley J, Aquilina K, et al. Effects of xenon and hypothermia on cerebrovascular pressure reactivity in newborn global hypoxic-ischemic pig model. *J Cereb Blood Flow Metab*. 2013;33:1752–1760.
57. Wilhelm S, Ma D, Maze M, et al. Effects of xenon on in vitro and in vivo models of neuronal injury. *Anesthesiology*. 2002;96:1485–1491.
58. Homi HM, Yokoo N, Ma D, et al. The neuroprotective effect of xenon administration during transient middle cerebral artery occlusion in mice. *Anesthesiology*. 2003;99:876–881.
59. Schmidt M, Marx T, Gloggl E, et al. Xenon attenuates cerebral damage after ischemia in pigs. *Anesthesiology*. 2005;102:929–936.
60. Campos-Pires R, Armstrong SP, Sebastiani A, et al. Xenon improves neurologic outcome and reduces secondary injury following trauma in an in vivo model of traumatic brain injury. *Crit Care Med*. 2014.
61. Dingley J, Tooley J, Porter H, et al. Xenon provides short-term neuroprotection in neonatal rats when administered after hypoxia-ischemia. *Stroke*. 2006;37:501–506.
62. Ma D, Hossain M, Chow A, et al. Xenon and hypothermia combine to provide neuroprotection from neonatal asphyxia. *Ann Neurol*. 2005;58:182–193.
63. Rajakumaraswamy N, Ma D, Hossain M, et al. Neuroprotective interaction produced by xenon and dexmedetomidine on in vitro and in vivo neuronal injury models. *Neurosci Lett*. 2006;409:128–133.
64. Ma D, Hossain M, Pettet GK, et al. Xenon preconditioning reduces brain damage from neonatal asphyxia in rats. *J Cereb Blood Flow Metab*. 2006;26:199–208.
65. Hobbs C, Thoresen M, Tucker A, et al. Xenon and hypothermia combine additively, offering long-term functional and histopathologic neuroprotection after neonatal hypoxia/ischemia. *Stroke*. 2008;39:1307–1313.
66. Sheng SP, Lei B, James ML, et al. Xenon neuroprotection in experimental stroke: Interactions with hypothermia and intracerebral hemorrhage. *Anesthesiology*. 2012;117:1262–1275.
67. Brosnan H, Bickler PE. Xenon neurotoxicity in rat hippocampal slice cultures is similar to isoflurane and sevoflurane. *Anesthesiology*. 2013;119:335–344.
68. Matta BF, Mayberg TS, Lam AM. Direct cerebrovasodilatory effects of halothane, isoflurane, and desflurane during propofol-induced isoelectric electroencephalogram in humans. *Anesthesiology*. 1995;83:980–985.
69. Schlunzen L, Cold GE, Rasmussen M, et al. Effects of dose-dependent levels of isoflurane on cerebral blood flow in healthy subjects studied using positron emission tomography. *Acta Anaesthesiol Scand*. 2006;50:306–312.
70. Kehl F, Shen H, Moreno C, et al. Isoflurane-induced cerebral hyperemia is partially mediated by nitric oxide and epoxyeicosatrienoic acids in mice in vivo. *Anesthesiology*. 2002;97:1528–1533.
71. Iida H, Ohata H, Iida M, et al. Isoflurane and sevoflurane induce vasodilation of cerebral vessels via atp-sensitive k+ channel activation. *Anesthesiology*. 1998;89:954–960.
72. Lorenz IH, Kolbitsch C, Hormann C, et al. Influence of equianaesthetic concentrations of nitrous oxide and isoflurane on regional cerebral blood flow, regional cerebral blood volume, and regional mean transit time in human volunteers. *Br J Anaesth*. 2001;87:691–698.
73. Talke P, Caldwell J, Dodsont B, et al. Desflurane and isoflurane increase lumbar cerebrospinal fluid pressure in normocapnic patients undergoing transsphenoidal hypophysectomy. *Anesthesiology*. 1996;85:999–1004.
74. Artru AA, Lam AM, Johnson JO, et al. Intracranial pressure, middle cerebral artery flow velocity, and plasma inorganic fluoride concentrations in neurosurgical patients receiving sevoflurane or isoflurane. *Anesth Analg*. 1997;85:587–592.
75. Petersen KD, Landsfeldt U, Cold GE, et al. Intracranial pressure and cerebral hemodynamic in patients with cerebral tumors: A randomized prospective study of patients subjected to craniotomy in propofol-fentanyl, isoflurane-fentanyl, or sevoflurane-fentanyl anesthesia. *Anesthesiology*. 2003;98:329–336.
76. Bosel J, Purrucker JC, Nowak F, et al. Volatile isoflurane sedation in cerebrovascular intensive care patients using anaconda((r)): Effects on cerebral oxygenation, circulation, and pressure. *Intensive Care Med*. 2012;38:1955–1964.
77. Villa F, Iacca C, Molinari AF, et al. Inhalation versus endovenous sedation in subarachnoid hemorrhage patients: effects on regional cerebral blood flow. *Crit Care Med*. 2012;40:2797–2804.
78. Fukuda S, Warner DS. Cerebral protection. *Br J Anaesth*. 2007;99:10–17.
79. Sano T, Drummond JC, Patel PM, et al. A comparison of the cerebral protective effects of isoflurane and mild hypothermia in a model of incomplete forebrain ischemia in the rat. *Anesthesiology*. 1992;76:221–228.
80. Kapinya KJ, Lowl D, Futterer C, et al. Tolerance against ischemic neuronal injury can be induced by volatile anesthetics and is inducible NO synthase dependent. *Stroke*. 2002;33:1889–1898.
81. Xiong L, Zheng Y, Wu M, et al. Preconditioning with isoflurane produces dose-dependent neuroprotection via activation of adenosine triphosphate-regulated potassium channels after focal cerebral ischemia in rats. *Anesth Analg*. 2003;96:233–237.
82. Lee JJ, Li L, Jung HH, et al. Postconditioning with isoflurane reduced ischemia-induced brain injury in rats. *Anesthesiology*. 2008;108:1055–1062.
83. Liang G, Ward C, Peng J, et al. Isoflurane causes greater neurodegeneration than an equivalent exposure of sevoflurane in the developing brain of neonatal mice. *Anesthesiology*. 2010;112:1325–1334.
84. Messick Jr JM, Casement B, Sharbrough FW, et al. Correlation of regional cerebral blood flow (RCBF) with EEG changes during isoflurane anesthesia for carotid endarterectomy: Critical RCBF. *Anesthesiology*. 1987;66:344–349.
85. Kaisti KK, Metsahonkala L, Teras M, et al. Effects of surgical levels of propofol and sevoflurane anesthesia on cerebral blood flow in healthy subjects studied with positron emission tomography. *Anesthesiology*. 2002;96:1358–1370.
86. Schlunzen L, Vafaee MS, Cold GE, et al. Effects of subanaesthetic and anaesthetic doses of sevoflurane on regional cerebral blood flow in healthy volunteers. A positron emission tomographic study. *Acta Anaesthesiol Scand*. 2004;48:1268–1276.
87. Schlunzen L, Vafaee MS, Juul N, et al. Regional cerebral blood flow responses to hyperventilation during sevoflurane anaesthesia studied with pet. *Acta Anaesthesiol Scand*. 2010;54:610–615.
88. Matta BF, Heath KJ, Tipping K, et al. Direct cerebral vasodilatory effects of sevoflurane and isoflurane. *Anesthesiology*. 1999;91:677–680.
89. Rhondali O, Mahr A, Simonin-Lansiaux S, et al. Impact of sevoflurane anesthesia on cerebral blood flow in children younger than 2 years. *Paediatr Anaesth*. 2013;23:946–951.
90. Schlunzen L, Juul N, Hansen KV, et al. Regional cerebral glucose metabolism during sevoflurane anaesthesia in healthy subjects studied with positron emission tomography. *Acta Anaesthesiol Scand*. 2010;54:603–609.
91. Kuroda Y, Murakami M, Tsuruta J, et al. Preservation of the ration of cerebral blood flow/metabolic rate for oxygen during prolonged anesthesia with isoflurane, sevoflurane, and halothane in humans. *Anesthesiology*. 1996;84:555–561.
92. Takahashi H, Murata K, Ikeda K. Sevoflurane does not increase intracranial pressure in hyperventilated dogs. *Br J Anaesth*. 1993;71:551–555.
93. Holmstrom A, Akeson J. Desflurane increases intracranial pressure more and sevoflurane less than isoflurane in pigs subjected to intracranial hypertension. *J Neurosurg Anesthesiol*. 2004;16:136–143.
94. Talke P, Caldwell JE, Richardson CA. Sevoflurane increases lumbar cerebrospinal fluid pressure in normocapnic patients undergoing transsphenoidal hypophysectomy. *Anesthesiology*. 1999;91:127–130.

95. Warner DS, McFarlane C, Todd MM, et al. Sevoflurane and halothane reduce focal ischemic brain damage in the rat. *Anesthesiology.* 1993;79:985–992.
96. Werner C, Mollenberg O, Kochs E, et al. Sevoflurane improves neurological outcome after incomplete cerebral ischaemia in rats. *Br J Anaesth.* 1995;75:756–760.
97. Nakajima Y, Moriwaki G, Ikeda K, et al. The effects of sevoflurane on recovery of brain energy metabolism after cerebral ischemia in the rat: A comparison with isoflurane and halothane. *Anesth Analg.* 1997;85:593–599.
98. Payne RS, Akca O, Roewer N, et al. Sevoflurane-induced preconditioning protects against cerebral ischemic neuronal damage in rats. *Brain Res.* 2005;1034:147–152.
99. Satomoto M, Satoh Y, Terui K, et al. Neonatal exposure to sevoflurane induces abnormal social behaviors and deficits in fear conditioning in mice. *Anesthesiology.* 2009;110:628–637.
100. Grady RE, Weglinski MR, Sharbrough FW, et al. Correlation of regional cerebral blood flow with ischemic electroencephalographic changes during sevoflurane-nitrous oxide anesthesia for carotid endarterectomy. *Anesthesiology.* 1998;88:892–897.
101. Mielck F, Stephan H, Buhre W, et al. Effects of 1 MAC desflurane on cerebral metabolism, blood flow and carbon dioxide reactivity in humans. *Br J Anaesth.* 1998;81:155–160.
102. Ornstein E, Young WL, Fleischer LH, et al. Desflurane and isoflurane have similar effects on cerebral blood flow in patients with intracranial mass lesions. *Anesthesiology.* 1993;79:498–502.
103. Bedforth NM, Hardman JG, Nathanson MH. Cerebral hemodynamic response to the introduction of desflurane: A comparison with sevoflurane. *Anesth Analg.* 2000;91:152–155.
104. Muzzi DA, Losasso TJ, Dietz NM, et al. The effect of desflurane and isoflurane on cerebrospinal fluid pressure in humans with supratentorial mass lesions. *Anesthesiology.* 1992;76:720–724.
105. Fraga M, Rama-Maceiras P, Rodino S, et al. The effects of isoflurane and desflurane on intracranial pressure, cerebral perfusion pressure, and cerebral arteriovenous oxygen content difference in normocapnic patients with supratentorial brain tumors. *Anesthesiology.* 2003;98:1085–1090.
106. Engelhard K, Werner C, Reeker W, et al. Desflurane and isoflurane improve neurological outcome after incomplete cerebral ischaemia in rats. *Br J Anaesth.* 1999;83:415–421.
107. Haelewyn B, Yvon A, Hanouz JL, et al. Desflurane affords greater protection than halothane against focal cerebral ischaemia in the rat. *Br J Anaesth.* 2003;91:390–396.
108. Tsai SK, Lin SM, Hung WC, et al. The effect of desflurane on ameliorating cerebral infarction in rats subjected to focal cerebral ischemia-reperfusion injury. *Life Sci.* 2004;74:2541–2549.
109. Dimaculangan D, Bendo AA, Sims R, et al. Desflurane improves the recovery of the evoked postsynaptic population spike from CA1 pyramidal cells after hypoxia in rat hippocampal slices. *J Neurosurg Anesthesiol.* 2006;18:78–82.
110. Istaphanous GK, Howard J, Nan X, et al. Comparison of the neuroapoptotic properties of equipotent anesthetic concentrations of desflurane, isoflurane, or sevoflurane in neonatal mice. *Anesthesiology.* 2011;114:578–587.
111. Hoffman WE, Charbel FT, Edelman G. Desflurane increases brain tissue oxygenation and pH. *Acta Anaesthesiol Scand.* 1997;41:1162–1166.
112. Warner DS, Takaoka S, Wu B, et al. Electroencephalographic burst suppression is not required to elicit maximal neuroprotection from pentobarbital in a model of focal cerebral ischemia. *Anesthesiology.* 1996;84:1475–1484.
113. Cole DJ, Cross LM, Drummond JC, et al. Thiopentone and methohexital, but not pentobarbitone, reduce early focal cerebral ischemic injury in rats. *Can J Anaesth.* 2001;48:807–814.
114. Hindman BJ, Bayman EO, Pfisterer WK, et al. No association between intraoperative hypothermia or supplemental protective drug and neurologic outcomes in patients undergoing temporary clipping during cerebral aneurysm surgery: Findings from the intraoperative hypothermia for aneurysm surgery trial. *Anesthesiology.* 2010;112:86–101.
115. Bittigau P, Sifringer M, Genz K, et al. Antiepileptic drugs and apoptotic neurodegeneration in the developing brain. *Proc Natl Acad Sci U S A.* 2002;99:15089–15094.
116. Milde LN, Milde JH, Michenfelder JD. Cerebral functional, metabolic, and hemodynamic effects of etomidate in dogs. *Anesthesiology.* 1985;63:371–377.
117. Bingham RM, Procaccio F, Prior PF, et al. Cerebral electrical activity influences the effects of etomidate on cerebral perfusion pressure in traumatic coma. *Br J Anaesth.* 1985;57:843–848.
118. Sano T, Patel PM, Drummond JC, et al. A comparison of the cerebral protective effects of etomidate, thiopental, and isoflurane in a model of forebrain ischemia in the rat. *Anesth Analg.* 1993;76:990–997.
119. Drummond JC, Cole DJ, Patel PM, et al. Focal cerebral ischemia during anesthesia with etomidate, isoflurane, or thiopental: A comparison of the extent of cerebral injury. *Neurosurgery.* 1995;37:742–748.
120. Hoffman WE, Charbel FT, Edelman G, et al. Comparison of the effect of etomidate and desflurane on brain tissue gases and ph during prolonged middle cerebral artery occlusion. *Anesthesiology.* 1998;88:1188–1194.
121. Guo J, White JA, Batjer HH. Limited protective effects of etomidate during brainstem ischemia in dogs. *J Neurosurg.* 1995;82:278–283.
122. Drummond JC, McKay LD, Cole DJ, et al. The role of nitric oxide synthase inhibition in the adverse effects of etomidate in the setting of focal cerebral ischemia in rats. *Anesth Analg.* 2005;100:841–846.
123. Edelman GJ, Hoffman WE, Charbel FT. Cerebral hypoxia after etomidate administration and temporary cerebral artery occlusion. *Anesth Analg.* 1997;85:821–825.
124. Schlunzen L, Juul N, Hansen KV, et al. Regional cerebral blood flow and glucose metabolism during propofol anaesthesia in healthy subjects studied with positron emission tomography. *Acta Anaesthesiol Scand.* 2012;56:248–255.
125. Fiset P, Paus T, Daloze T, et al. Brain mechanisms of propofol-induced loss of consciousness in humans: A positron emission tomographic study. *J Neurosci.* 1999;19:5506–5513.
126. Xie G, Deschamps A, Backman SB, et al. Critical involvement of the thalamus and precuneus during restoration of consciousness with physostigmine in humans during propofol anaesthesia: A positron emission tomography study. *Br J Anaesth.* 2011;106:548–557.
127. McCulloch TJ, Thompson CL, Turner MJ. A randomized crossover comparison of the effects of propofol and sevoflurane on cerebral hemodynamics during carotid endarterectomy. *Anesthesiology.* 2007;106:56–64.
128. Kikuta K, Takagi Y, Nozaki K, et al. Effects of intravenous anesthesia with propofol on regional cortical blood flow and intracranial pressure in surgery for moyamoya disease. *Surg Neurol.* 2007;68:421–424.
129. Alkire MT, Haier RJ, Barker SJ, et al. Cerebral metabolism during propofol anesthesia in humans studied with positron emission tomography. *Anesthesiology.* 1995;82:393–403.
130. Jansen GF, van Praagh BH, Kedaria MB, et al. Jugular bulb oxygen saturation during propofol and isoflurane/nitrous oxide anesthesia in patients undergoing brain tumor surgery. *Anesth Analg.* 1999; 89:358–363.
131. Kochs E, Hoffman WE, Werner C, et al. The effects of propofol on brain electrical activity, neurologic outcome, and neuronal damage following incomplete ischemia in rats. *Anesthesiology.* 1992;76:245–252.
132. Cervantes M, Ruelas R, Chavez-Carrillo I, et al. Effects of propofol on alterations of multineuronal activity of limbic and mesencephalic structures and neurological deficit elicited by acute global cerebral ischemia. *Arch Med Res.* 1995;26:385–395.
133. Ridenour TR, Warner DS, Todd MM, et al. Comparative effects of propofol and halothane on outcome from temporary middle cerebral artery occlusion in the rat. *Anesthesiology.* 1992;76:807–812.
134. Pittman JE, Sheng H, Pearlstein R, et al. Comparison of the effects of propofol and pentobarbital on neurologic outcome and cerebral infarct size after temporary focal ischemia in the rat. *Anesthesiology.* 1997;87:1139–1144.
135. Adembri C, Venturi L, Pellegrini-Giampietro DE. Neuroprotective effects of propofol in acute cerebral injury. *CNS Drug Rev.* 2007;13:333–351.
136. Zhu SM, Xiong XX, Zheng YY, et al. Propofol inhibits aquaporin 4 expression through a protein kinase c-dependent pathway in an astrocyte model of cerebral ischemia/reoxygenation. *Anesth Analg.* 2009;109:1493–1499.
137. Cui D, Wang L, Qi A, et al. Propofol prevents autophagic cell death following oxygen and glucose deprivation in PC12 cells and cerebral ischemia-reperfusion injury in rats. *PLoS One.* 2012;7:e35324.
138. Bayona NA, Gelb AW, Jiang Z, et al. Propofol neuroprotection in cerebral ischemia and its effects on low-molecular-weight antioxidants and skilled motor tasks. *Anesthesiology.* 2004;100:1151–1159.
139. Cattano D, Young C, Straiko MM, et al. Subanesthetic doses of propofol induce neuroapoptosis in the infant mouse brain. *Anesth Analg.* 2008;106:1712–1714.
140. Thal SC, Timaru-Kast R, Wilde F, et al. Propofol impairs neurogenesis and neurologic recovery and increases mortality rate in adult rats after traumatic brain injury. *Crit Care Med.* 2014;42:129–141.
141. Parke TJ, Stevens JE, Rice AS, et al. Metabolic acidosis and fatal myocardial failure after propofol infusion in children: Five case reports. *BMJ.* 1992;305:613–616.
142. Strickland RA, Murray MJ. Fatal metabolic acidosis in a pediatric patient receiving an infusion of propofol in the intensive care unit: Is there a relationship? *Crit Care Med.* 1995;23:405–409.
143. Takeshita H, Okuda Y, Sari A. The effects of ketamine on cerebral circulation and metabolism in man. *Anesthesiology.* 1972;36:69–75.
144. Langsjo JW, Kaisti KK, Aalto S, et al. Effects of subanesthetic doses of ketamine on regional cerebral blood flow, oxygen consumption, and blood volume in humans. *Anesthesiology.* 2003;99:614–623.
145. Langsjo JW, Salmi E, Kaisti KK, et al. Effects of subanesthetic ketamine on regional cerebral glucose metabolism in humans. *Anesthesiology.* 2004;100:1065–1071.
146. Langsjo JW, Maksimow A, Salmi E, et al. S-ketamine anesthesia increases cerebral blood flow in excess of the metabolic needs in humans. *Anesthesiology.* 2005;103:258–268.
147. Albanese J, Arnaud S, Rey M, et al. Ketamine decreases intracranial pressure and electroencephalographic activity in traumatic brain injury patients during propofol sedation. *Anesthesiology.* 1997;87:1328–1334.

148. Mayberg TS, Lam AM, Matta BF, et al. Ketamine does not increase cerebral blood flow velocity or intracranial pressure during isoflurane/nitrous oxide anesthesia in patients undergoing craniotomy. *Anesth Analg.* 1995;81:84–89.
149. Belopavlovic M, Buchthal A. Modification of ketamine-induced intracranial hypertension in neurosurgical patients by pretreatment with midazolam. *Acta Anaesthesiol Scand.* 1982;26:458–462.
150. Shapira Y, Lam AM, Eng CC, et al. Therapeutic time window and dose response of the beneficial effects of ketamine in experimental head injury. *Stroke.* 1994;25:1637–1643.
151. Ridenour TR, Warner DS, Todd MM, et al. Effects of ketamine on outcome from temporary middle cerebral artery occlusion in the spontaneously hypertensive rat. *Brain Res.* 1991;565:116–122.
152. Ward JL, Harting MT, Cox Jr CS, et al. Effects of ketamine on endotoxin and traumatic brain injury induced cytokine production in the rat. *J Trauma.* 2011;70:1471–1479.
153. Himmelseher S, Durieux ME. Revising a dogma: Ketamine for patients with neurological injury? *Anesth Analg.* 2005;101:524–534.
154. Soriano SG, Liu Q, Li J, et al. Ketamine activates cell cycle signaling and apoptosis in the neonatal rat brain. *Anesthesiology.* 2010;112:1155–1163.
155. Kolenda H, Gremmelt A, Rading S, et al. Ketamine for analgosedative therapy in intensive care treatment of head-injured patients. *Acta Neurochir (Wien).* 1996;138:1193–1199.
156. Bourgoin A, Albanese J, Wereszczynski N, et al. Safety of sedation with ketamine in severe head injury patients: Comparison with sufentanil. *Crit Care Med.* 2003;31:711–717.
157. Berman RM, Cappiello A, Anand A, et al. Antidepressant effects of ketamine in depressed patients. *Biol Psychiatry.* 2000;47:351–354.
158. Duman RS, Aghajanian GK. Synaptic dysfunction in depression: Potential therapeutic targets. *Science.* 2012;338:68–72.
159. Tateishi A, Maekawa T, Takeshita H, et al. Diazepam and intracranial pressure. *Anesthesiology.* 1981;54:335–337.
160. Veselis RA, Reinsel RA, Beattie BJ, et al. Midazolam changes cerebral blood flow in discrete brain regions: An H2(15)O positron emission tomography study. *Anesthesiology.* 1997;87:1106–1117.
161. Liang P, Manelis A, Liu X, et al. Using arterial spin labeling perfusion mri to explore how midazolam produces anterograde amnesia. *Neurosci Lett.* 2012;522:113–117.
162. Forster A, Juge O, Morel D. Effects of midazolam on cerebral hemodynamics and cerebral vasomotor responsiveness to carbon dioxide. *J Cereb Blood Flow Metab.* 1983;3:246–249.
163. Ogawa Y, Iwasaki K, Aoki K, et al. The different effects of midazolam and propofol sedation on dynamic cerebral autoregulation. *Anesth Analg.* 2010;111:1279–1284.
164. Sandiumenge Camps A, Sanchez-Izquierdo Riera JA, Toral Vazquez D, et al. Midazolam and 2% propofol in long-term sedation of traumatized critically ill patients: Efficacy and safety comparison. *Crit Care Med.* 2000;28:3612–3619.
165. Jevtovic-Todorovic V, Hartman RE, Izumi Y, et al. Early exposure to common anesthetic agents causes widespread neurodegeneration in the developing rat brain and persistent learning deficits. *J Neurosci.* 2003;23:876–882.
166. Spivey WH. Flumazenil and seizures: Analysis of 43 cases. *Clin Ther.* 1992;14:292–305.
167. Hanel F, Werner C, von Knobelsdorff G, et al. The effects of fentanyl and sufentanil on cerebral hemodynamics. *J Neurosurg Anesthesiol.* 1997;9:223–227.
168. Klimscha W, Ullrich R, Nasel C, et al. High-dose remifentanil does not impair cerebrovascular carbon dioxide reactivity in healthy male volunteers. *Anesthesiology.* 2003;99:834–840.
169. Stephan H, Groger P, Weyland A, et al. The effect of sufentanil on cerebral blood flow, cerebral metabolism and the CO2 reactivity of the cerebral vessels in man. *Anaesthesist.* 1991;40:153–160.
170. Trindle MR, Dodson BA, Rampil IJ. Effects of fentanyl versus sufentanil in equianesthetic doses on middle cerebral artery blood flow velocity. *Anesthesiology.* 1993;78:454–460.
171. Weinstabl C, Mayer N, Spiss CK. Sufentanil decreases cerebral blood flow velocity in patients with elevated intracranial pressure. *Eur J Anaesthesiol.* 1992;9:481–484.
172. Firestone LL, Gyulai F, Mintun M, et al. Human brain activity response to fentanyl imaged by positron emission tomography. *Anesth Analg.* 1996;82:1247–1251.
173. Herrick IA, Gelb AW, Manninen PH, et al. Effects of fentanyl, sufentanil, and alfentanil on brain retractor pressure. *Anesth Analg.* 1991;72:359–363.
174. Bristow A, Shalev D, Rice B, et al. Low-dose synthetic narcotic infusions for cerebral relaxation during craniotomies. *Anesth Analg.* 1987;66:413–416.
175. Sperry RJ, Bailey PL, Reichman MV, et al. Fentanyl and sufentanil increase intracranial pressure in head trauma patients. *Anesthesiology.* 1992;77:416–420.
176. Albanese J, Durbec O, Viviand X, et al. Sufentanil increases intracranial pressure in patients with head trauma. *Anesthesiology.* 1993;79:493–497.
177. Hocker SE, Fogelson J, Rabinstein AA. Refractory intracranial hypertension due to fentanyl administration following closed head injury. *Front Neurol.* 2013;4:3.
178. Werner C, Kochs E, Bause H, et al. Effects of sufentanil on cerebral hemodynamics and intracranial pressure in patients with brain injury. *Anesthesiology.* 1995;83:721–726.
179. de Nadal M, Munar F, Poca MA, et al. Cerebral hemodynamic effects of morphine and fentanyl in patients with severe head injury: Absence of correlation to cerebral autoregulation. *Anesthesiology.* 2000;92:11–19.
180. Mayberg TS, Lam AM, Eng CC, et al. The effect of alfentanil on cerebral blood flow velocity and intracranial pressure during isoflurane-nitrous oxide anesthesia in humans. *Anesthesiology.* 1993;78:288–294.
181. Lorenz IH, Kolbitsch C, Schocke M, et al. Low-dose remifentanil increases regional cerebral blood flow and regional cerebral blood volume, but decreases regional mean transit time and regional cerebrovascular resistance in volunteers. *Br J Anaesth.* 2000;85:199–204.
182. Paris A, Scholz J, von Knobelsdorff G, et al. The effect of remifentanil on cerebral blood flow velocity. *Anesth Analg.* 1998;87:569–573.
183. Warner DS, Hindman BJ, Todd MM, et al. Intracranial pressure and hemodynamic effects of remifentanil versus alfentanil in patients undergoing supratentorial craniotomy. *Anesth Analg.* 1996;83:348–353.
184. Markovitz BP, Duhaime AC, Sutton L, et al. Effects of alfentanil on intracranial pressure in children undergoing ventriculoperitoneal shunt revision. *Anesthesiology.* 1992;76:71–76.
185. Souter MJ, Andrews PJ, Piper IR, et al. Effects of alfentanil on cerebral haemodynamics in an experimental model of traumatic brain injury. *Br J Anaesth.* 1997;79:97–102.
186. Wagner KJ, Willoch F, Kochs EF, et al. Dose-dependent regional cerebral blood flow changes during remifentanil infusion in humans: A positron emission tomography study. *Anesthesiology.* 2001;94:732–739.
187. Wagner KJ, Sprenger T, Kochs EF, et al. Imaging human cerebral pain modulation by dose-dependent opioid analgesia: A positron emission tomography activation study using remifentanil. *Anesthesiology.* 2007;106:548–556.
188. Lauer KK, Connolly LA, Schmeling WT. Opioid sedation does not alter intracranial pressure in head injured patients. *Can J Anaesth.* 1997;44:929–933.
189. Lanier WL, Iaizzo PA, Milde JH. Cerebral blood flow and afferent muscle activity following IV succinylcholine in dogs. *Anesthesiol Rev.* 1987;14:60–66.
190. Minton MD, Grosslight K, Stirt JA, et al. Increases in intracranial pressure from succinylcholine: Prevention by prior nondepolarizing blockade. *Anesthesiology.* 1986;65:165–169.
191. Lanier WL, Iaizzo PA, Milde JH. Cerebral function and muscle afferent activity following intravenous succinylcholine in dogs anesthetized with halothane: The effects of pretreatment with a defasciculating dose of pancuronium. *Anesthesiology.* 1989;71:87–95.
192. Schramm WM, Papousek A, Michalek-Sauberer A, et al. The cerebral and cardiovascular effects of cisatracurium and atracurium in neurosurgical patients. *Anesth Analg.* 1998;86:123–127.
193. Bedford RF, Persing JA, Pobereskin L, et al. Lidocaine or thiopental for rapid control of intracranial hypertension? *Anesth Analg.* 1980;59:435–437.
194. Bacher A, Zornow MH. Lamotrigine inhibits extracellular glutamate accumulation during transient global cerebral ischemia in rabbits. *Anesthesiology.* 1997;86:459–463.
195. Warner DS, Godersky JC, Smith ML. Failure of pre-ischemic lidocaine administration to ameliorate global ischemic brain damage in the rat. *Anesthesiology.* 1988;68:73–78.
196. Lei B, Cottrell JE, Kass IS. Neuroprotective effect of low-dose lidocaine in a rat model of transient focal cerebral ischemia. *Anesthesiology.* 2001;95:445–451.
197. Niiyama S, Tanaka E, Tsuji S, et al. Neuroprotective mechanisms of lidocaine against in vitro ischemic insult of the rat hippocampal CA1 pyramidal neurons. *Neurosci Res.* 2005;53:271–278.
198. Lin TY, Chung CY, Lu CW, et al. Local anesthetics inhibit glutamate release from rat cerebral cortex synaptosomes. *Synapse.* 2013;67:568–579.
199. Lei B, Popp S, Capuano-Waters C, et al. Lidocaine attenuates apoptosis in the ischemic penumbra and reduces infarct size after transient focal cerebral ischemia in rats. *Neuroscience.* 2004;125:691–701.
200. Mitchell SJ, Pellett O, Gorman DF. Cerebral protection by lidocaine during cardiac operations. *Ann Thorac Surg.* 1999;67:1117–1124.
201. Mitchell SJ, Merry AF, Frampton C, et al. Cerebral protection by lidocaine during cardiac operations: A follow-up study. *Ann Thorac Surg.* 2009;87:820–825.
202. Mathew JP, Mackensen GB, Phillips-Bute B, et al. Randomized, double-blinded, placebo controlled study of neuroprotection with lidocaine in cardiac surgery. *Stroke.* 2009;40:880–887.
203. Prielipp RC, Wall MH, Tobin JR, et al. Dexmedetomidine-induced sedation in volunteers decreases regional and global cerebral blood flow. *Anesth Analg.* 2002;95:1052–1059.
204. Zornow MH, Maze M, Dyck JB, et al. Dexmedetomidine decreases cerebral blood flow velocity in humans. *J Cereb Blood Flow Metab.* 1993;13:350–353.
205. Zornow MH, Fleischer JE, Scheller MS, et al. Dexmedetomidine, an alpha-2 adrenergic agonist, decreases cerebral blood flow in the isoflurane-anesthetized dog. *Anesth Analg.* 1990;70:624–630.
206. Drummond JC, Dao AV, Roth DM, et al. Effect of dexmedetomidine on

cerebral blood flow velocity, cerebral metabolic rate, and carbon dioxide response in normal humans. *Anesthesiology*. 2008;108:225–232.
207. Drummond JC, Sturaitis MK. Brain tissue oxygenation during dexmedetomidine administration in surgical patients with neurovascular injuries. *J Neurosurg Anesthesiol*. 2010;22:336–341.
208. Bonhomme V, Maquet P, Phillips C, et al. The effect of clonidine infusion on distribution of regional cerebral blood flow in volunteers. *Anesth Analg*. 2008;106:899–909.
209. Ogawa Y, Iwasaki K, Aoki K, et al. Dexmedetomidine weakens dynamic cerebral autoregulation as assessed by transfer function analysis and the thigh cuff method. *Anesthesiology*. 2008;109:642–650.
210. Lee HW, Caldwell JE, Dodson B, et al. The effect of clonidine on cerebral blood flow velocity, carbon dioxide cerebral vasoreactivity, and response to increased arterial pressure in human volunteers. *Anesthesiology*. 1997;87:553–558.
211. Kadoi Y, Saito S, Kawauchi C, et al. Comparative effects of propofol vs dexmedetomidine on cerebrovascular carbon dioxide reactivity in patients with septic shock. *Br J Anaesth*. 2008;100:224–229.
212. Ishiyama T, Dohi S, Iida H. The vascular effects of topical and intravenous alpha2-adrenoceptor agonist clonidine on canine pial microcirculation. *Anesth Analg*. 1998;86:766–772.
213. McPherson RW, Kirsch JR, Traystman RJ. Inhibition of nitric oxide synthase does not affect alpha 2-adrenergic-mediated cerebral vasoconstriction. *Anesth Analg*. 1994;78:67–72.
214. Talke P, Tong C, Lee HW, et al. Effect of dexmedetomidine on lumbar cerebrospinal fluid pressure in humans. *Anesth Analg*. 1997;85: 358–364.
215. ter Minassian A, Beydon L, Decq P, et al. Changes in cerebral hemodynamics after a single dose of clonidine in severely head-injured patients. *Anesth Analg*. 1997;84:127–132.
216. Ma D, Hossain M, Rajakumaraswamy N, et al. Dexmedetomidine produces its neuroprotective effect via the alpha 2a-adrenoceptor subtype. *Eur J Pharmacol*. 2004;502:87–97.
217. Sanders RD, Xu J, Shu Y, et al. Dexmedetomidine attenuates isoflurane-induced neurocognitive impairment in neonatal rats. *Anesthesiology*. 2009;110:1077–1085.
218. Duan X, Li Y, Zhou C, et al. Dexmedetomidine provides neuroprotection: Impact on ketamine-induced neuroapoptosis in the developing rat brain. *Acta Anaesthesiol Scand*. 2014;58:1121–1126.
219. Strebel S, Lam AM, Matta B, et al. Dynamic and static cerebral autoregulation during isoflurane, desflurane, and propofol anesthesia. *Anesthesiology*. 1995;83:66–76.
220. Gupta S, Heath K, Matta BF. Effect of incremental doses of sevoflurane on cerebral pressure autoregulation in humans. *Br J Anaesth*. 1997;79:469–472.
221. Summors AC, Gupta AK, Matta BF. Dynamic cerebral autoregulation during sevoflurane anesthesia: A comparison with isoflurane. *Anesth Analg*. 1999;88:341–345.
222. Jobes DR, Kennell E, Bitner R, et al. Effects of morphine-nitrous oxide anesthesia on cerebral autoregulation. *Anesthesiology*. 1975;42:30–34.
223. Schmidt M, Marx T, Papp-Jambor C, et al. Effect of xenon on cerebral autoregulation in pigs. *Anaesthesia*. 2002;57:960–966.
224. Girling KJ, Cavill G, Mahajan RP. The effects of nitrous oxide and oxygen on transient hyperemic response in human volunteers. *Anesth Analg*. 1999;89:175–180.
225. Engberg M, Oberg B, Christensen KS, et al. The cerebral arterio-venous oxygen content differences (AVDO2) during halothane and neurolept anaesthesia in patients subjected to craniotomy. *Acta Anaesthesiol Scand*. 1989;33:642–646.
226. Grune F, Kazmaier S, Sonntag H, et al. Moderate hyperventilation during intravenous anesthesia increases net cerebral lactate efflux. *Anesthesiology*. 2014;120:335–342.
227. Matta BF, Lam AM, Mayberg TS, et al. Cerebrovascular response to carbon dioxide during sodium nitroprusside- and isoflurane-induced hypotension. *Br J Anaesth*. 1995;74:296–300.
228. McPherson RW, Briar JE, Traystman RJ. Cerebrovascular responsiveness to carbon dioxide in dogs with 1.4% and 2.8% isoflurane. *Anesthesiology*. 1989;70:843–850.
229. Muizelaar JP, Marmarou A, Ward JD, et al. Adverse effects of prolonged hyperventilation in patients with severe head injury: A randomized clinical trial. *J Neurosurg*. 1991;75:731–739.
230. Kawata R, Nakakimura K, Matsumoto M, et al. Cerebrovascular CO2 reactivity during anesthesia in patients with diabetes mellitus and peripheral vascular disease. *Anesthesiology*. 1998;89:887–893.
231. Todd M, Hindman B, Clarke W, et al. Mild intraoperative hypothermia during surgery for intracranial aneurysm. *N Engl J Med*. 2005;352:135–145.
232. Iadecola C, Nakai M, Arbit E, et al. Global cerebral vasodilatation elicited by focal electrical stimulation within the dorsal medullary reticular formation in anesthetized rat. *J Cereb Blood Flow Metab*. 1983;3:270–279.
233. Nakakimura K, Sakabe T, Takeshita H. Modulation of cerebrospinal metabolic responses to peripheral stimulation by enflurane anesthesia in rats. *J Neurosurg Anesthesiol*. 1989;1:333–338.
234. Sakabe T, Maekawa T, Fujii S, et al. Cerebral circulation and metabolism during enflurane anesthesia in humans. *Anesthesiology*. 1983;59:532–536.
235. von Knobelsdorff G, Kusagaya H, Werner C, et al. The effects of surgical stimulation on intracranial hemodynamics. *J Neurosurg Anesthesiol*. 1996;8:9–14.
236. Kawata R, Matsumoto M, Haranishi Y, et al. Changes in cerebral blood flow velocity elicited by surgical stimulation are dependent on the $PaCO_2$ level. *Can J Anaesth*. 2001;48:1029–1033.
237. Bisonnette B, Leon JE. Cerebrovascular stability during isoflurane anaesthesia in children. *Can J Anaesth*. 1992;39:128–134.

麻醉和围术期管理相关的现代神经放射学 5

T. Rizvi, M. Wintermark

引言

成像技术为神经系统疾病的评估和治疗提供了重要的诊断、预后、病理生理学资料,已成为神经系统疾病患者不可或缺的检查。解剖学(结构)成像技术如CT和MRI可提供颅骨结构、脑实质、神经系统血供、脑脊液、脊柱、脊髓和脊神经的信息,从而有助于评估颅内出血、肿瘤、动脉瘤、血管畸形。功能性(生理性)成像技术如灌注CT(perfusion CT)、弥散-加权MRI(diffusion-weighted MRI,DWI)、弥散张量成像(diffusion tensor imaging,DTI)、灌注-加权MRI(PWI)和磁共振波谱分析(MR spectroscopy,MRS)提供了重要的分子、生理、生物学信息。本章概述了评估中枢神经系统损伤的重要成像方法。随后,我们将讨论有代表性神经系统疾病,阐述成像技术的发展对这些疾病的评估作用。

成像方法

结构成像方法

普通X线片

普通X线片可应用于较多神经系统疾病诊断,尤其是脑创伤患者。但是CT/MRI技术的出现降低了其临床实用性。虽然普通X线可准确发现颅骨和脊柱骨折,但敏感性不如CT,而且X平片不能准确评估颅内和脊柱内损伤[1-3]。除脑创伤外,普通X线成像还可应用于MRI前的金属异物排除[4]。

CT

由于CT应用广泛、扫描时间短,在初步评估颅内病变时是首选的成像技术。因扫描时间短,故对那些需快速诊断、紧急手术的脑出血、脑积水、情绪激动不稳定患者,可快速获取资料,利于早期外科干预,从而改善预后[5]。因而近十年来,急诊CT的应用快速增加[6]。另外,CT容积数据采集行三维重建提高评估颅内和脊髓结构的能力。CT主要缺点是电离射线照射[7]和不能评估后颅窝和中颅窝底损伤,如颞骨和斜坡易造成“射线硬化”伪影。另外,CT造影剂多为非离子碘剂,血-脑屏障破坏使病变更易显见。

MRI

MRI基于活性氢核在水中的松弛特性。逐步应用于复杂的中枢系统疾病。脉冲序列决定着将从组织获得何种信号。在T1WI(T1-weighted images)加权成像时,脂肪呈明亮信号,充满水的结构如脑脊液则呈黑色。在T2WI(T2-weighted images)加权成像时,脂肪为中间信号、呈灰色,而水和脑脊液则呈明亮信号。骨皮质由相对固定的质子组成,不产生信号。流动的血液不产生信号(即导致所谓的信号缺失)。一般来说,病灶通常含自由水量过多,因此在T1WI呈黑色,而在T2WI呈明亮信号。因此,T1WI适合于显示解剖结构,T2WI更易于显示病变。使用MRI顺磁性造影剂如喷替酸钆[gadolinium(Gd)-DTPA(diethylenetraminepenta-acetic acid)],使血管和颅内、椎管内病理损伤的显影更清晰,表现为T1信号显影增强区域[8]。因为后对比是T1加权。

脉冲序列包括多种类型,可选择性应用于神经系统病变。液体衰减反转恢复序列(fluid-attenuated inversion recovery,FLAIR)抑制脑脊液的高信号,使高T2信号病变显示更清楚。因此,病灶明亮的灰质异常(如挫伤)和白质异常(如弥漫性轴索损伤[9]或多发硬化[10])更易与邻近的“被调零”的脑脊液暗区相鉴别。FLAIR也提高了检测急性或亚急性蛛网膜下腔出血(subarachnoid hemorrhage,SAH)的敏感性,表现为脑沟和脑回内高信号[11]。梯度回波序列(gradient recalled echo,GRE)T2* 加权成像对检测颅内出血非常敏感[12]，但目前已证实磁敏感加权成像(susceptibility weighted imaging，SWI)在显示颅内出血及钙化方面敏感性优于GRE，具有较高的临床应用价值[13]。

普通人群中的生物医学植入物、材料和设施的数目逐渐增加，MRI安全规程和多方面前期筛选对行MRI检查的患者非常重要[14]。MRI禁忌证包括心脏起搏器、眼内金属碎片，植入的机械装置(如人工耳蜗、药物输注泵、用于深部脑刺激的神经刺激器)和铁磁性动脉瘤夹[15](而非铁磁性或弱铁磁性的夹子如钛合金、纯钛可行MRI检查，是安全的)。类似铁磁性的物质有引起不良反应的风险，如磁力诱发运动、器官损伤、电流、产热[15]。其次，铁磁性材料可产生伪像，从而降低了MRI成像质量。

传统血管造影术

传统的血管造影术需要经右股动脉置入一根软导管。可选穿刺部位包括左股动脉、腋动脉和肱动脉。轻度静脉镇静常有助于提高患者的舒适度、增强合作及减少焦虑。临床问题和疾病常决定了检查哪根血管，但通常进行四根脑血管造影(即双侧颈动脉和双侧椎动脉)。通过注射碘造影剂来完成脑血管显像，随后进行数字减影血管造影(digital subtraction angiography，DSA)，这可消除(或减少)骨质的影响[16]。在整个操作过程中都能获得连续荧光点成像，而标准的血管造影显像(如前后位、侧位、斜位)则可获得目标血管的成像。脑血管造影仅仅具有诊断价值，亦可指导颅内血管手术治疗如颅内动脉瘤、动静脉畸形、肿瘤切除[17]。

虽然认为脑血管造影是评估脑血管疾病的金标准，但传统的脑血管造影术是有创操作，有相应的风险。神经系统并发症发生率为0.3%~1.3%，其中0.07%~0.5%是永久的[18,19]。多数并发症轻微而短暂(如腹股沟血肿、股动脉损伤、轻微过敏)，但偶尔也发生更严重的并发症(如脑梗死、癫痫发作和死亡)。脊髓血管造影除了与脑血管造影相同的风险外，还有脊髓动脉栓塞继发的脊髓梗死的风险。因此，只有当其他显像方法证实有血管畸形或蛛网膜下腔出血的患者脑血管造影正常、强烈怀疑脊髓来源病变时才行脊髓血管造影。更新的无创方法如CT血管成像(CT angiography，CTA)和MR血管成像(MR angiography，MRA)提高了脑血管疾病的检出率，在一些医疗中心，CTA或MRA已代替基于导管的传统DSA，成为颅内血管疾病的初筛和诊断工具。

MR血管成像和CT血管成像

MRA安全无创，可通过多种技术、多角度观察获得颅内血管资料，常用的MRA技术有时间飞跃(time-of-flight，TOF)法、相位对比(phase-contrast，PC)法、对比增强(contrast-enhanced，CE)法。最简单、应用最广的方法是基于流入增强的时间飞跃法MRA。从本质上说，由于在成像中使用的一长串密集的激发脉冲的饱和效应，2D或3D薄层的静态组织显示为低信号。当血液流向成像空间时，与周围静态组织相比，不饱和血液显示的信号密度相对较高[20-21]。推荐3D-TOF MRA用于动脉评估，2D-TOF MRA用于静脉评估。但目前MRA对显示小血管和小病变仍受限，且依赖于血液流动和患者的合作[21]。为了使静脉和小动脉分支更好地显影，可用静脉造影剂增强，但具有增加费用、静脉叠影和软组织显影增强的缺点。

多排螺旋CT(multidetector row CT，MDCT)有助于快速、准确地检测脑血管系统。CTA采用静脉团注的方式注入对比剂，获得多层螺旋CT[22]。用现代化多层CT扫描，可获得从主动脉弓至Willis环整个区域的独立成像资料，且拥有出色的3D空间分辨率。多维重建成像、最大强度投影成像(maximum intensity projection images，MIP)、CTA原始图像的三维重组提供了与DSA相当、甚至优于DSA的血管图像(图5-1)。

脊髓血管造影术及CT脊髓造影术

传统的脊髓造影术指通过腰或C1~C2侧路穿刺将碘化的水溶性造影剂注射至脊髓蛛网膜下腔。当造影剂向头侧或尾侧移动时可获得多重投影的普通X线片来进行多水平评估。最新的造影剂和直径更小的腰穿针使脊髓造影术可在门诊进行。残留在蛛网膜下腔的造影剂被吸收后经肾脏排泄。脊髓造影后常在即刻或一段时间后行CT脊髓造影术。非离子造影剂极大地降低了脊髓造影术相关的副作用和并发症[23]。最常见的术后并发症是轻至重度头痛伴恶心和(或)呕吐。因为造影剂降低了癫痫发生的阈值，对有癫痫发作史的患者应仔细评估；对于已知服用降低癫痫发作阈值的药物(如三环类抗抑郁药)的患者，常

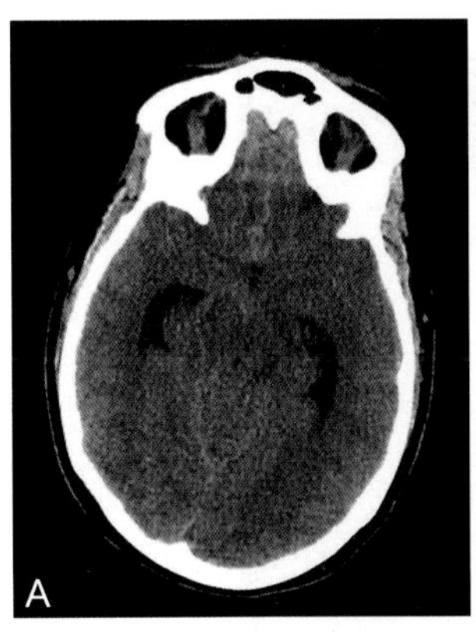

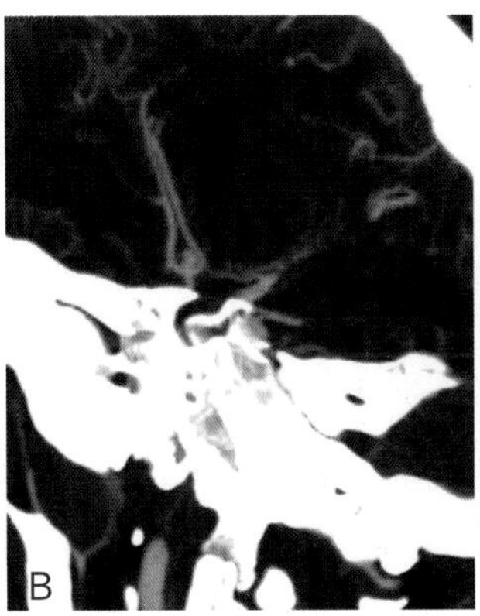

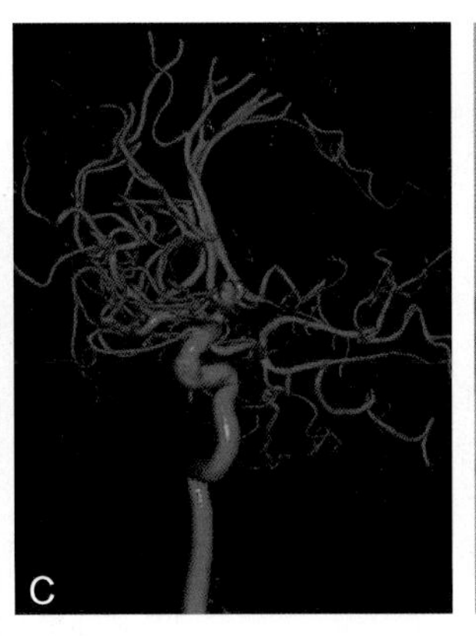

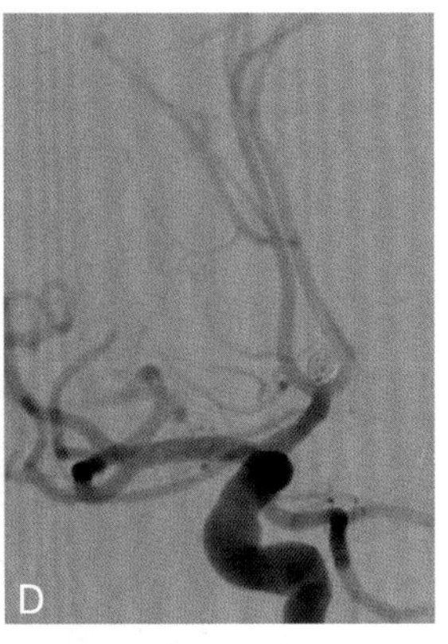

图5-1　26岁女性，突然发作剧烈头痛。A. 非增强脑CT扫描，显示弥散性蛛网膜下腔出血，大脑半球前间隙轻度脑积水。B. 重组CT血管造影示前交通动脉A1/A2交界处动脉瘤。C. 传统导管血管造影显示前交通动脉瘤破裂。D. 传统导管血管造影示弹簧圈栓塞后图像

规医嘱行脊髓造影前3天停止服药，以充分清除药物。

CT脊髓造影除具有常规CT的特点外，不透射线的造影剂能更好地显示脊髓和神经根。在对比栏中，病理损伤显示出异常的充盈缺损，易鉴别任何脊髓膨大和解剖移位（图5-2）。

目前MRI已取代脊髓造影术或CT脊髓造影、成为可选的脊髓病理学评估成像方法。MRI突出的优点在于可多维成像、使用非电离辐射、在不进行鞘内注射造影剂的情况下可获得与脊髓造影术类似的图像。但是在术后检查或由于受金属材料影响MR受限等情况下，脊髓造影术仍是外科医生的首选。

功能性成像方法

功能性（或生理性）成像提供了结构成像的补充信息，从而有助于更好地显示中枢神经系统病理学特征。脑功能成像或许能说明神经元损伤早期的病理生理过程，评估治疗效果，并可指导进一步治疗以逆转或预防神经元损伤。

灌注CT成像

在多室示踪动力模型的基础上，通过监测团式注射碘造影剂首次通过脑循环来完成动态灌注CT（perfusion CT，PCT）（图5-3）。因为增强CT中的变化[以亨斯菲尔德（Hounsfield，HU）为单位]与造影剂的浓度成比例，故基于以下中心容积定律，运用数学计算法则，对密度-时间曲线上的每个像素的变化用重叠法计算出灌注参数[24,25]。

1. 平均通过时间（mean transit time，MTT）指动脉流入和静脉流出的时间差。

2. 注射达峰时间（time to bolus peak，TTP）指

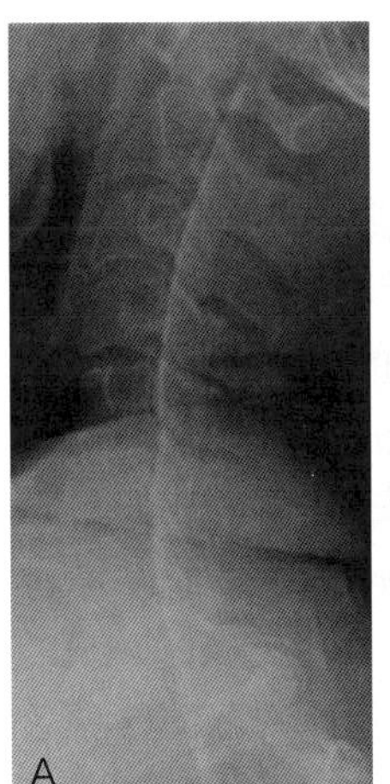

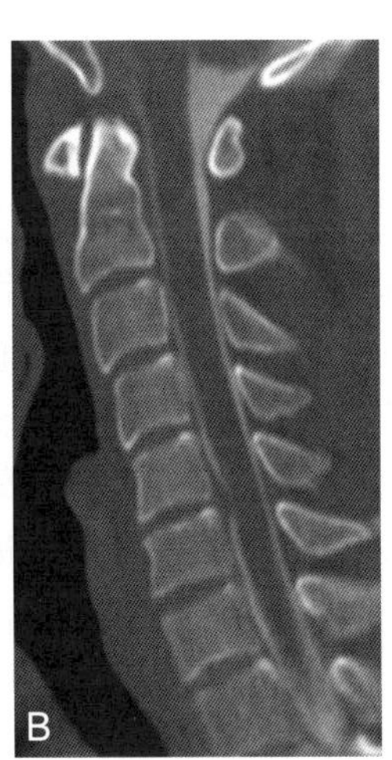

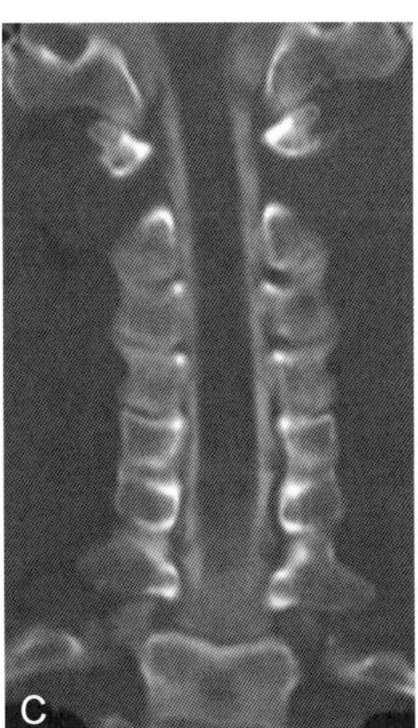

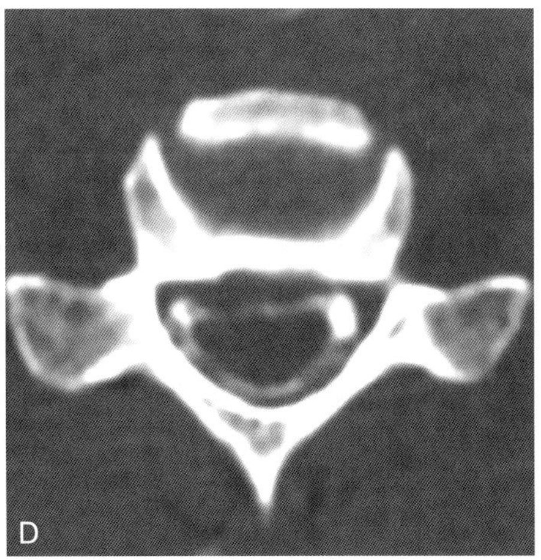

图5-2　38岁男性，普通脊髓造影显示C5~6椎间盘水平椎管、椎间孔狭窄（A）；CT脊髓造影矢状位（B）、冠状位（C）和轴位（D）

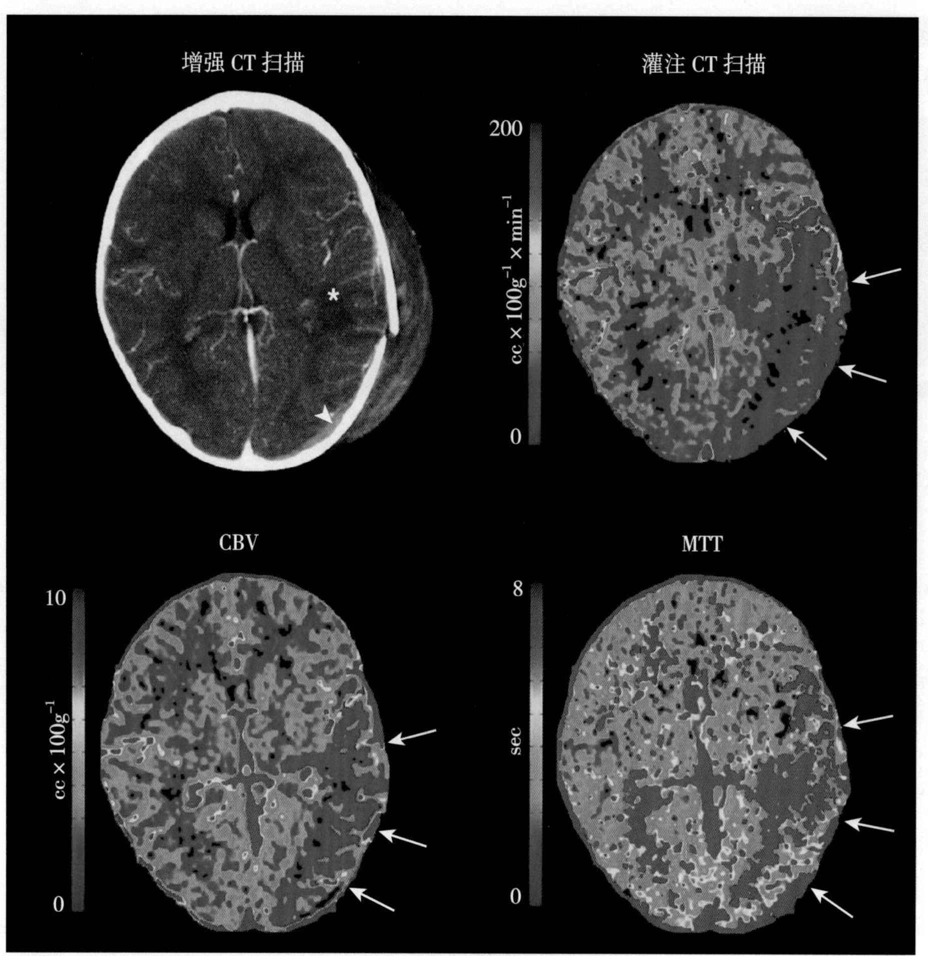

图 5-3 该患者从 6m 高处摔落，入院时格拉斯哥昏迷量表评分（Glasgow Coma Scale score）为 9 分。在急诊室行神经系统查体示右侧上下肢肌张力和深部腱反射呈不对称性。入院时增强 CT 扫描（左上图）显示左顶骨骨折移位及巨大头皮血肿，同时可见左顶枕硬膜外血肿（箭头处）和小面积挫伤（星号处）。灌注 CT 扫描显示脑灌注受损区域更广（白色箭头处），累及整个左颞叶和顶叶，后者显示 MTT 增加，CBF 和 CBV 降低。因此，入院时灌注 CT 比普通 CT 能提供更好的神经系统显像

从开始注射造影剂到目标区域造影剂浓度达到峰值的时间。

3. 脑血容量（cerebral blood volume，CBV）指每单位脑组织的血容量（灰质血容量的正常范围是 4~6ml/100g）。

4. 脑血流量（cerebral blood flow，CBF）指每单位脑组织每分钟的血流量[灰质 CBF 正常范围是 50~60ml/（100g·min）]。

CBF 与 CBV 间的关系公式：CBF= CBV/MTT

PCT 主要的优点是应用广泛、定量准确[26]。主要的局限性是无法全脑成像，因为每次注射只限于 2~3cm 脑组织断层。但 320 排多模式 CT 的应用，其可显示全脑脑血流的动态变化[27]。

弥散加权 MRI（DWI）和弥散张量成像（DTI）

DWI 基于测量水分子的随意运动（布朗运动）、检测组织内水分子移动（或弥散性）水平。从空间磁场梯度可得对水分子沿选择方向弥散的性能敏感的 MR 序列，获得所谓的 DWI。在不同的弥散敏感度水平获得弥散 - 加权成像的比值（称为 b 值），可定量测量平均弥散率，称为表观弥散系数（apparent diffusion coefficient，ADC）。ADC 测量水的弥散性，因此常反映出 DWI 信号的变化。在弥散增强的区域（如血管源性水肿），DWI 信号强度低，而 ADC 则升高。在弥散受限区域（如细胞毒性水肿），DWI 信号强度增加，而 ADC 信号降低。

该技术广泛用于急性缺血型卒中，在普通MRI显示出异常之前就可见ADC信号降低，DWI信号增加[28,29]。在病灶处，有一个从弥散受限(即急性卒中时细胞毒性水肿)到弥散不受限(即慢性阶段时的血管源性水肿和脑软化)的短暂的进展。DWI也可用于评估其他中枢神经系统疾病，如脑和脊柱脓肿、表皮样囊肿、创伤性脑损伤(traumatic brain injury，TBI)[30,31]及研究脑发育、成熟尤其是髓鞘形成的过程。

水的弥散特性也用于DTI成像技术中。从微观结构上看，灰质排列无方向性，而白质束的排列则方向性强。大脑中水分子弥散一般成各向同性，但水分子优先沿白质束弥散而非穿过白质(即白质呈各向异性)，弥散张量计算法则常用于模拟白质中的各向异性弥散。可作出部分各向异性(fractional anisotropy，FA)图，FA指数在0(代表无弥散方向性的均匀各向异性介质如水)和1(代表各向异性最大值)之间波动，并且可定向编码彩色图、进行3D纤维束成像来显示白质(图5-4)。

灌注加权MRI

DWI是检测不可逆梗死组织最有效的方法，而灌注加权MRI(perfusion-weighted magnetic resonance imaging，PWI)可用于鉴别可逆的缺血区域。PWI技术依赖于完成灌注造影的外源性方法[即应用MRI造影剂，通常是马根维显溶液(gadopentetatedimeglumine，Gd-DTPA，Magnevist)]或内源性方法(即使用内源性弥散示踪剂通过应用磁共振脉冲以标记流入的水质子来测量CBF)[32,33]。在静脉团式注射钆造影剂后，PWI最常用作造影剂示踪术，由于造影剂敏感性(T2*)的影响，造影剂穿过脑毛细血管时可引起短暂的信号缺失。通过与PCT相同的计算法则，可作出血流动力学时间-信号强度曲线及计算MTT、达峰时间、CBF和CBV灌注图(图5-5)[24,34]。

同样，在注射钆造影剂后，也可用T1加权成像来完成PWI，该技术的图像采集时间长，但可测量血-脑屏障的通透性。

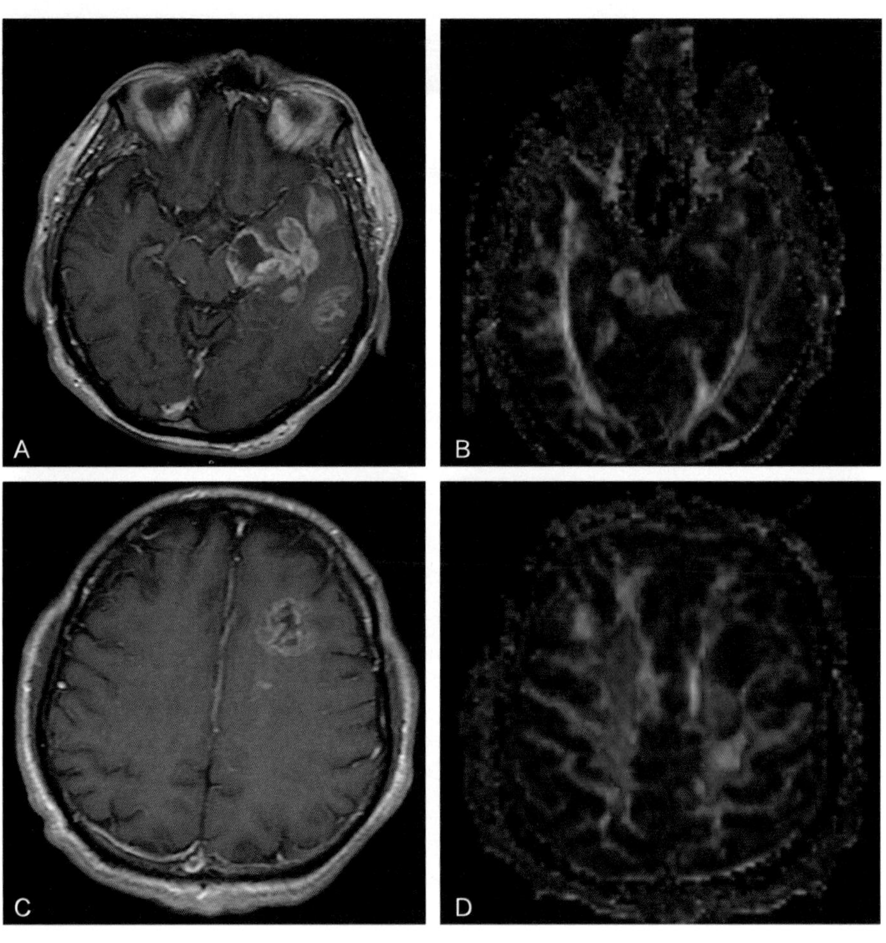

图5-4　66岁女性，已确诊为多形性胶质母细胞瘤，WHO分级Ⅳ级。累及左额叶、基底节、颞叶、左侧大脑脚。DTI显示左额放射冠以及左侧大脑脚区的皮质脊髓束移位

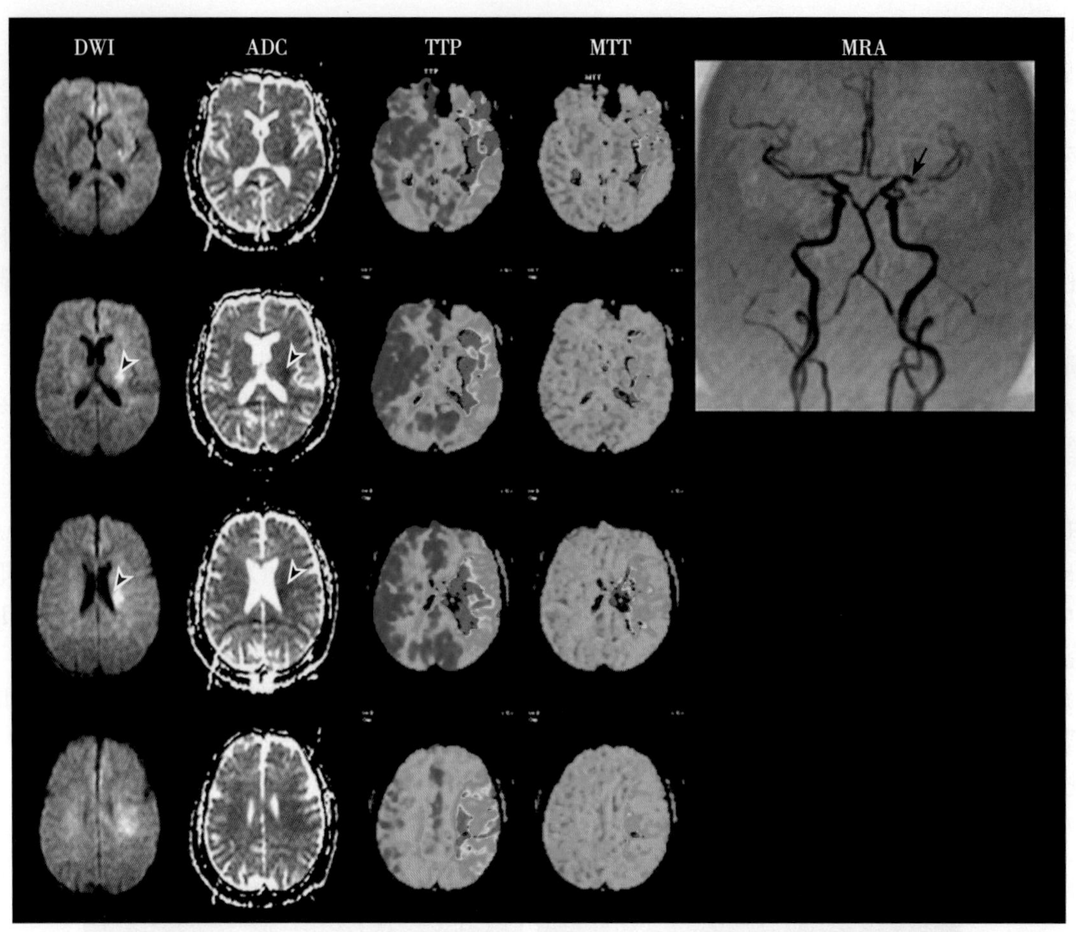

图 5-5 64 岁男性，入院时失语、伴右侧肢体运动功能障碍。入院 MRA 显示左侧大脑中动脉（middle cerebral artery，MCA）近端狭窄（箭头）。弥散 - 加权磁共振成像（DWI）和表观弥散系数（ADC）图显示 MCA 供血的深部区域（箭头）弥散受限，符合急性卒中表现。灌注 - 加权磁共振成像（PWI）的时间峰（TTP）和平均通过时间（MTT）显示脑血流动力学的波动较大。通常认为，DWI-PWI 不匹配是高危或边缘组织的标志。（Courtesy Dr. Salvador Pedraza，Girona，Spain.）

"动脉自旋标记"MRI 技术也可以评估脑灌注（图 5-6）。该方法没有使用外源性造影剂，而是用内源性弥散示踪剂来测量灌注参数，通过应用磁共振脉冲对流入水质子进行磁性标记。既往该技术多应用于项目研究，但随着计算机处理速度的提升，已逐渐应用于临床[35]。由于不使用造影剂，该技术尤其适用于肾功能不全的患者。

磁共振波谱分析（MRS）

MRS 可无创地评估活体脑代谢，MRS 的物理学基础是化学位移效应，指处于不同化学环境的原子核，其周围磁场强度会有轻微变化，从而表现出不同的共振频率。以某种物质作为参考基准，以它的共振频率作为频谱图横坐标的原点，不同基团原子核共振频率相对于原点的频率之差作为该基团的化学位移，且与浓度高低有关，以"每百万分之一（parts per million，ppm）"为单位表示。不同的化学环境导致了共振频率的细微差别，由此可鉴别各种生物学相关的代谢产物。这些代谢产物能反映神经的完整性、能量代谢、细胞膜增殖或降解等方面。在临床中，通常评估以下 5 种含氢核（^{1}H-MRS）的主要代谢产物（图 5-7）：[36,37]

1. 肌酸 / 磷酸肌酸（creatine/phosphocreatine，Cr/PCr），3.04ppm：肌酸和磷酸肌酸参与细胞能量代谢和三磷酸腺苷（ATP）生成。在正常脑组织中，肌酸和磷酸肌酸水平相对恒定，所以它们常被用作参考代谢物，其他代谢产物的浓度用其与肌酸峰值比来表示。

2. N- 乙酰天门冬氨酸（N-acetyl aspartate，NAA），2.02ppm：NAA 是一种细胞氨基酸，是神经

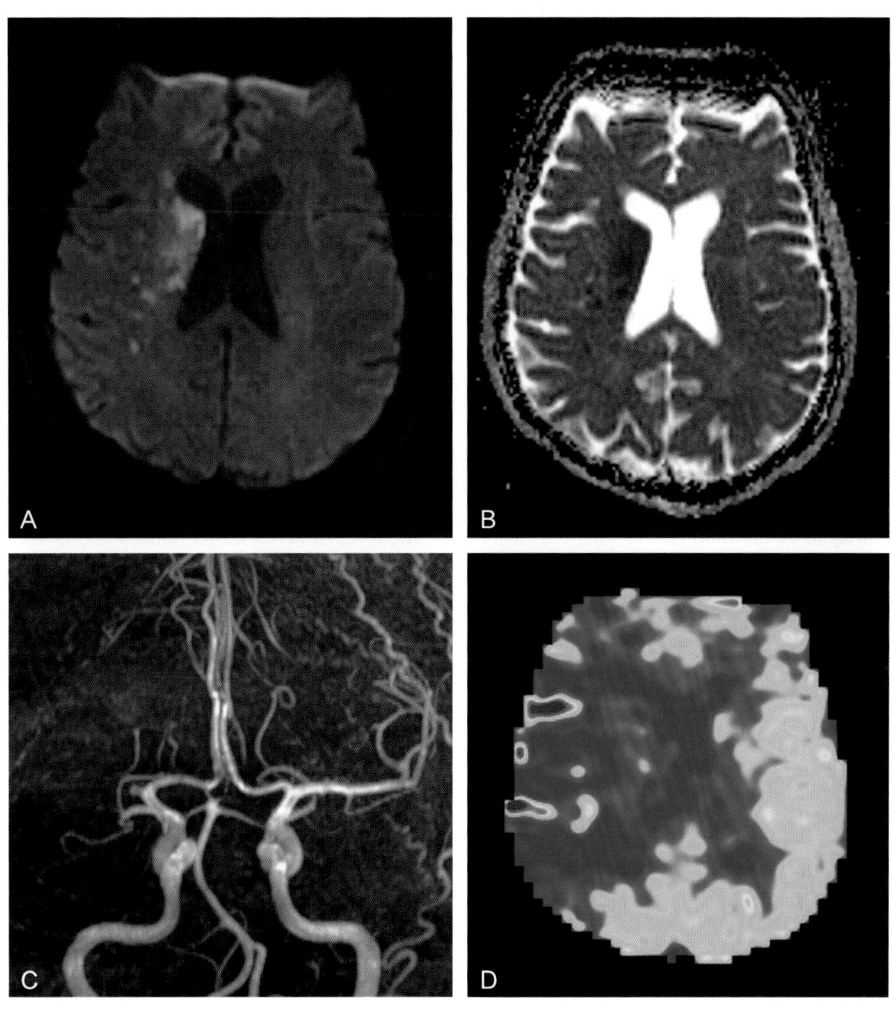

图 5-6　57 岁女性，临床表现为左旋前肌漂移和右注视偏好。诊断为右侧大脑中动脉梗死：A. DWI 示右基底节和室周白质受累；B. ADC 低信号；C. 时间飞跃（TOF）磁共振血管成像显示右侧大脑中动脉 M1 段阻断；D. 动脉自旋（ASL）图示右侧大脑中动脉分布区低灌注

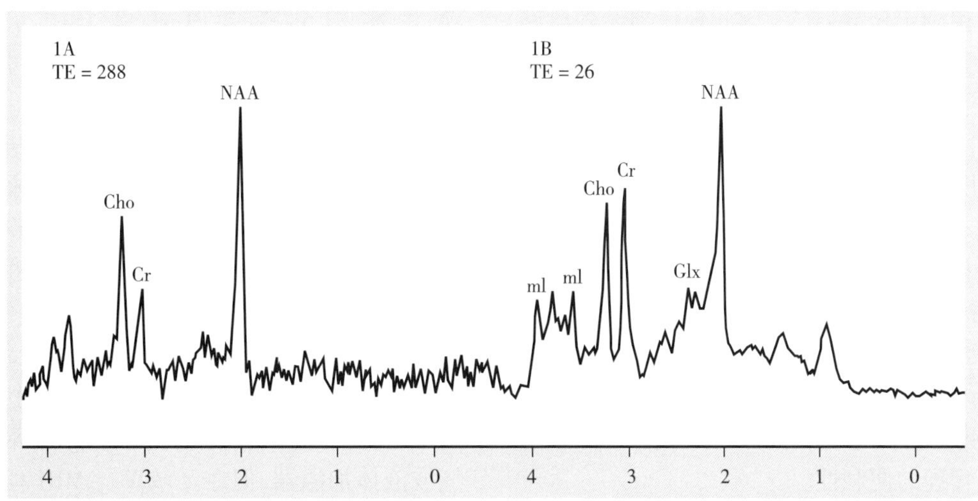

图 5-7　1A. 正常长回波（TE=288ms）单体素的白质波谱显示 NAA（2.02ppm）、肌酐（3.02ppm）和胆碱（3.22ppm）。没有乳酸或脂质在 0.9~1.3ppm 分布的依据。1B. 正常短回波（TE=26 毫秒）单体素的白质波谱显示 NAA（2.02ppm）、肌酐（3.02ppm）和胆碱（3.22ppm）。可见谷氨酸盐和谷氨酰胺的波谱表现为 2.2~2.5ppm 共振峰的复合。肌醇的主要共振峰出现在 3.56~4.06ppm

元标志物，可衡量神经元密度和完整性[38]。在神经元死亡或功能不全、神经代谢降低、轴突/树突缺失、髓鞘形成减少[38]等情况下，磁共振波谱示NAA水平明显降低。非神经源性颅内肿瘤以及导致神经功能障碍或缺失的脑损伤如脑梗死或脱髓鞘，以及NAA波消失或显著降低。另外，头部损伤也会导致NAA降低[39]。

3. 胆碱(choline，Cho)，3.24ppm：胆碱是胆碱化合物(甘油磷脂、磷酸胆碱和少量自由胆碱)的复合信号，反映全脑胆碱的总储量。胆碱是细胞膜磷脂代谢的组成部分，能反映细胞膜的更新。由于癌细胞快速分裂增殖，细胞膜更新加快，胆碱升高是颅内肿瘤的特征性表现。

4. 乳酸(lactate，Lac)，1.33ppm：正常脑组织中MRS几乎测不到乳酸，当能量代谢障碍时，乳酸产生增加。Lac增加表明能量代谢改变，与脑缺血相符。

5. 谷氨酸和谷氨酰胺(glutamate and glutamine，Glx)，复合峰在2.1~2.5ppm之间：谷氨酸是一种兴奋性神经递质，在线粒体代谢中起重要作用，γ-氨基丁酸(gamma-amino butyric acid，GABA)是谷氨酸的重要产物。谷氨酰胺在解毒和神经递质活性调节方面起重要作用。谷氨酸升高会导致兴奋性毒性细胞损伤，谷氨酰胺合成增加是血氨水平升高的结果。

术中MRI

术中磁共振成像逐渐应用于颅内和脊髓病变切除术中精确定位导航[40]，因此现代神经外科麻醉医生需要了解术中MRI工作原理、程序。研究发现，外科医生认为病变组织已做最大清除的患者中，其中65%~92%的病例在MRI指导下还可进一步切除[41]。

优先于术中MRI的发展，不同立体定向系统已经很好的应用于定位和术中精确切除病变。1994年布莱根妇女医院最先建立术中MRI[42]，目前此技术已在世界多个医疗中心应用。但是术中MRI会影响对患者的管理，例如MRI相容性器械[43]、监测设备的电磁干扰以及降低麻醉医生对患者术中管理的便利性。

目前术中MRI分为三种类型。最初为固定磁体和患者的开放系统[42]，但是此系统限制了外科和麻醉医生对患者的操作和管理，也限制术中某些器械和设备的应用[44]。固定磁体/可移动患者和可移动磁体/固定患者是另外两种常用系统。其中普遍使用的是移动磁体/固定患者类型[45](图5-8)，该类型可使用不相容器械，但是缺点是患者只有进入磁体空间内才可行图像采集，由此增加时间成本[46]同时还要保持无菌环境以及高成本。固定磁体/可移动患者MRI与可移动磁体/固定患者具有相似的优缺点，但另外其还具有其他成像形式的优点如正电子发射断层、双平面透视等[47]。

术前评估时，体内金属物质需要移除，例如脑血管夹、人工耳蜗、心脏起搏器、血管内导线、支架、子弹、大范围文身、永久性眼线等[48]。磁场中这些磁性物质可能发生移位或产热造成损伤[45]，支架或假牙也会产生伪影影响成像质量。美国放射学院(American College of Radiology，ACR)[49,50]推出了MRI安全域的概念，术中MRI每个设计阶段都需熟知此内容，已促使患者获得最佳护理。ACR将磁共振机房划分为四个区域(Ⅰ~Ⅳ)：区域Ⅰ指所有普通人可以自由进出；区域Ⅳ指相当于MRI扫描磁体间，只有磁共振扫描者不受限制进入。

5高斯线(Gauss line)指在此线内静态磁场高于5高斯(5G)，小于等于5G静态磁场暴露对周围人影响最低[45]。术中MRI提倡清晰标示5G线、使用MR安全设备。MRI安全项目指可安全应用于磁共振环境下；MRI危险项目，指在任何磁共振环境下都会产生安全风险；MRI特定条件项目指在满足一定条件下，可安全应用于磁共振成像的项目，例如1.5特斯拉(Tesla)磁场中，麻醉机可安全应用于100G内，然而高于1.5T时可产生安全风险[51]。

术中需要使用MRI相容性的麻醉机、输液泵、呼气末气体监测仪以及血压、体温、脉搏氧饱和度、心电图监测仪，以避免患者烧伤损伤以及被忽视的铁磁物产生投射效应。监测设备并不影响成像质量。MRI区域Ⅲ中，除颤仪、加温器、空气驱动暖风机、多普勒超声、外周神经刺激仪、核心体温探针可在术中未行MRI时使用。小儿尤其新生儿，自身体温调节功能不完善，术中常需使用空气或液体加温器，但在区域Ⅳ行MRI程序时必须中断使用[52]。患者行MRI时注意无菌单覆盖以保持体温。

近期研究发现，颅内病变切除术中，应用术中MRI者手术时间增加约1小时47分钟。肉眼下

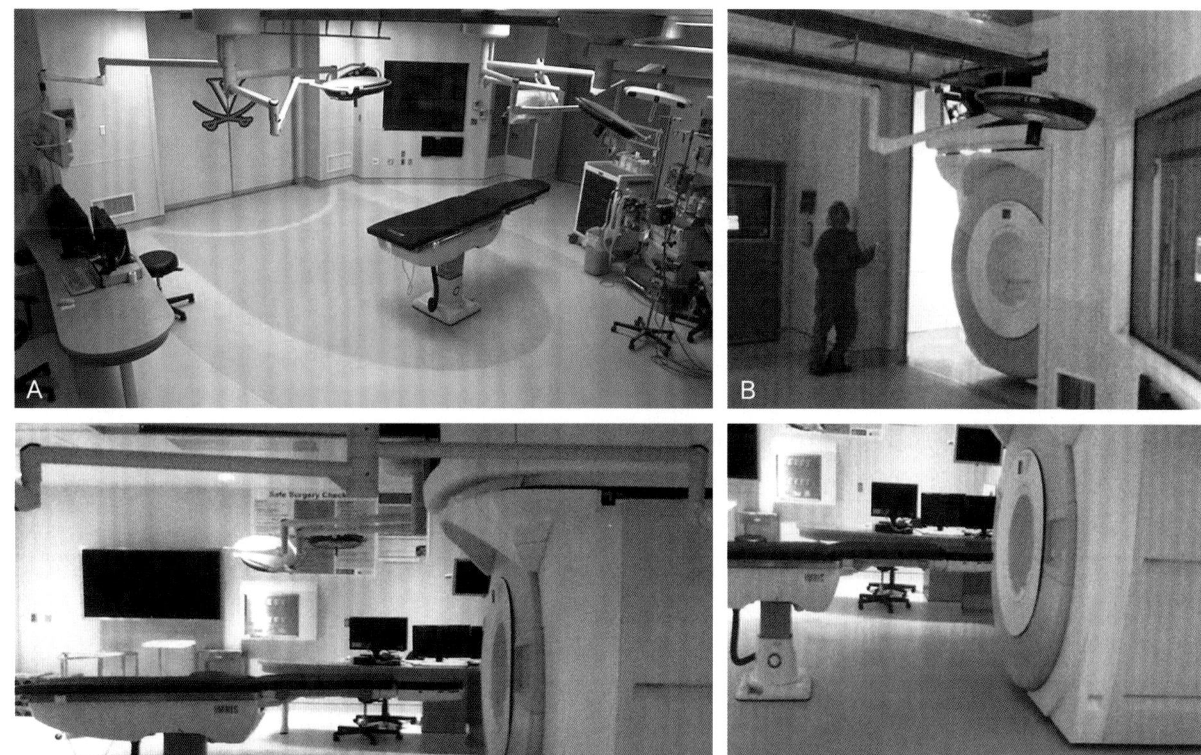

图 5-8 A. 术中 MRI 系统设备中患者手术操作台；B. 磁体孔进入从其置放区进入术间；C. 可移动磁体准备扫描患者；D. 扫描完成后回至置放区。黄色警示指 5 高斯线内仅可使用 MR 相容性设备

病变组织已最大切除者，其中 42% 患者在 MRI 指导下还可做进一步切除。与术中 MRI 组相比，非 MRI 组早期再次开颅（术后 2 周内）发生率增加 7.7%。作者认为，虽然术中 MRI 增加了成本和手术时间，但是其降低了早期再次手术率，从长远来看，合理应用术中 MRI 可降低医疗费用[53]。

颅内疾病

颅内疾病的成像方式

水肿

从定义来看，脑水肿或肿胀是由一个脑实质区域增大而另一个脑实质区域缩小所致。脑水肿通常是血管源性的、细胞毒性或间质性的[54]。

1. 血管源性水肿，主要与脑转移瘤、脓肿、外伤和出血相关，是血管内皮的物理崩解或内皮紧密连接功能性改变的结果；随后，通过总体流量机制，发生了液体转移，即跨壁压力梯度使液体从脑血管内渗出至细胞外液脑间隙中。血管源性水肿主要累及白质（最常见的是大脑半球的深部白质）。

2. 细胞毒性（细胞内）水肿的定义是损伤（通常是中毒、缺血、缺氧）造成细胞内液体潴留。损伤的机制是由于钠 - 钾、腺苷三磷酸酶依赖的泵衰竭导致能量衰竭。细胞毒性水肿累及灰质和白质（这与血管源性水肿不同）。低渗状态（如稀释性低钠血症、急性钠缺失、抗利尿激素分泌异常综合征）和渗透性平衡失调综合征（如血液透析、糖尿病酮症酸中毒）也可导致细胞毒性水肿。在细胞毒性水肿的早期阶段，液体从细胞外间隙转移至细胞内，而总的脑容积没有变化，最终细胞外隙与细胞内隙达到平衡。由于细胞毒性水肿常伴发于脑局部缺血或梗塞，所以其发病部位多分布于脑血管周围，并很少引起占位效应。

3. 间质性水肿由脑脊液移至脑室周围白质所致，常见于脑脊液循环和（或）吸收受阻时。

除定位和 DWI（细胞毒性水肿弥散降低而血管源性水肿则增加）以外，各种病理情况下水肿的成像表现基本相似。在 CT 上，水的增加显示为低密度的暗区。在 MRI 上，水的增加在 T1 加权像显示为低强度（黑色）区域，而在 T2 加权像则显示为高强度（白色）区域。造影剂增强技术有助于鉴别水肿区域并提示病因。由于造影剂在血-脑屏障破坏区域蓄积，故血管源性水肿区域显影增强，而细胞毒性水肿区域则通常不增强（或仅在后期增强）。

美国心脏病学会与美国脑卒中协会最近发布了关于大脑和小脑梗死伴脑水肿的管理指南[55]。指南提到：对于幕上缺血性卒中伴发脑水肿的患者若出现新发的意识功能障碍或原有意识功能障碍情况加重，眼睑下垂以及瞳孔改变，提示患者可能病情严重。患者出现的新的意识功能的改变（包括早期角膜反射消失、瞳孔缩小）可能是因为脑干受到挤压而引起。对于大脑半球（幕上）缺血性脑卒中患者伴发脑水肿，指南不推荐常规监测颅内压。但如果患者神经功能症状继续加重，应考虑到行骨板减压术 + 硬脑膜扩张术。但这种治疗方法是否对 60 岁以上的患者有效目前暂不明确。对于小脑梗死伴脑水肿的患者，患者病情如持续恶化，指南推荐行枕骨下的颅骨切除术 + 硬脑膜扩张术。小脑梗死出现梗阻性脑积水时推荐行脑室造口引流术，但应该同行进行骨瓣减压术，避免出现小脑向上移位。幕上缺血性卒中患者经治疗可以取得较好的预后，但是需要强调的是，严重的半球梗死患者，即使进行了去骨瓣减压术，也有三分之一的人会出现生活完全不能自理的预后。小脑梗死患者经过枕骨下去骨瓣减压术后，通常预后较好，即使出现梗阻性脑积水，经过积极的手术治疗，大多数人也都能获得较好的预后。

出血

颅内出血从来源分可分为外伤性或非外伤性的。若在脑实质外（硬膜外、硬膜下、蛛网膜下）可见血液，则很可能是外伤性的。蛛网膜下腔出血可能是外伤性的，也可能与浆果状（囊状）或梭状动脉瘤破裂相关。动脉夹层虽不一定与外伤相关，也可表现为蛛网膜下腔出血。脑实质出血为非外伤性的可能性更大，常继发于基础疾病如高血压、肿瘤或血管畸形。如果不考虑定位的话，急性出血在 CT 扫描上显示为高密度区。血液成分随时间而变化，密度逐渐降低，先变成与脑实质等密度，最终变为低密度。CT 扫描结果阴性不能完全排除出血。在严重贫血的患者则脑实质外或脑实质内的出血呈等密度，而只有出现占位效应时方可提示出血。

出血的 MRI 表现很复杂，因为血液分解产物的磁性多样。应考虑不同出血时期所对应的降解产物[56-58]。在脑实质出血后的前几个小时，含有氧合血红蛋白的完整红细胞聚积。氧合血红蛋白是反磁性的，在 T1 加权像呈轻度低强度信号至等强度信号，而在 T2 加权像则呈高强度信号，这主要是因为同时存在珠蛋白。其后的数小时至数天中，血红蛋白被还原。由于还原血红蛋白是顺磁性的，故 T2 信号值下降（出血变成低强度信号），而 T1 值基本不变。脑实质急性血肿在 T2 加权像呈黑色，而在 T1 加权像呈浅黑色至等强度信号。出血后 3~7 天之间，细胞内高铁血红蛋白开始聚积，起初在周边，而后逐渐向血凝块中心聚积。在此期间，T2 信号强度稳定而 T1 值开始增加，血凝块周边变为高强度信号。血肿在 T2 加权像呈暗区，而在 T1 加权像呈亮区。在 7 天至 2 或 3 个月之间，细胞内高铁血红蛋白从红细胞释放（细胞外高铁血红蛋白）。在这个时期，T1、T2 加权像中病灶的信号强度均增加（在 T1、T2 加权像均呈高强度信号）。在最后阶段（始于出血后前 2 周内，持续数年），高铁血红蛋白被吞噬降解为含铁血黄素。这一过程也从周边开始，逐渐向中心发展，有效地从血肿中移除了铁，将其沉积在外周。受损部位的信号强度再次降低，含铁血黄素在 T2 加权像呈暗色，起初在外周呈环状，最终代替了全部的出血。这一发展过程代表了信号强度变化的持续性，不是全或无现象。在急性 / 亚急性期，许多血肿造成了周围区域的水肿，不应将其误认为是另一个出血区。水肿在 T1 加权像呈暗色，而在 T2 加权像呈亮色，亮度随时间逐渐降低。

占位效应、移位和脑疝

增大的肿块（如肿瘤或脓肿）、出血或水肿可引起占位效应，导致脑疝，可直接压迫血管结构、导致缺血和梗死；也可直接侵犯脑神经和重要结构，最后导致死亡。因为出血总是在进展，大的挫伤常引起迟发性出血或水肿，因此常需反复连续成像，尤其当神经学状态改变时，因为占位效应的严重程度与意识水平相关[59]。

颅内占位效应的影像学特征包括脑沟消失、中线移位、基底池消失、梗阻性脑积水和脑疝。

脑疝分为大脑镰下疝、小脑幕切迹疝和小脑扁桃体疝三种类型。

大脑镰下疝，即大脑半球的肿块将扣带回或扣带上回压至镰下时发生的脑疝。在CT或MRI上容易识别，即大脑镰偏移、大脑半球结构扩张至中线另一侧。

小脑幕切迹疝，即小脑幕任何一侧的肿物导致穿过小脑幕切迹的脑疝（无论是上疝还是下疝）。小脑幕切迹下疝常由于幕上肿物压迫内侧的颞叶穿过小脑幕切迹所致。这可能是前面的（累及海马旁回）、后面的（累及海马回或舌回）或完全的。在CT或MRI上，海马旁回或海马回疝使同侧蛛网膜下池变宽，而对侧蛛网膜下池受压变窄，脑干向对侧旋转移位[60]。小脑幕切迹上疝则由幕下肿块向上压迫脑桥、小脑蚓部和邻近的大脑半球部分穿过切迹。在CT或MRI上，由于小脑蚓部向上凸穿过切迹，故蛛网膜下池对称地受压变窄。脑桥上部背向斜坡受压向前，而急性脑积水常由中脑导水管受压所致。若大脑后动脉在颞叶和大脑脚之间受压，也可能出现枕叶梗死（同侧或对侧）[61]。

小脑扁桃体疝的特征是小脑扁桃体向下移位穿过枕骨大孔至颈椎管中。这将导致延髓受压，引起重要的呼吸、循环中枢的功能障碍。由于具有矢状位成像功能，因此MRI是能证实小脑扁桃体疝的出现及其对脑干的继发影响最主要的方法。在CT上，在枕骨大孔水平以下可以看见小脑扁桃体[60,62]。如果在患者的影像学检查结果中观察到这些表象，应避免行腰椎穿刺术，因为这很可能会造成患者死亡，具体的原因我们已经在前面的内容解释过了（因为行腰椎穿刺术可能加重小脑疝对功能区的压迫）。

人们已努力将影像学上脑疝的定量测量（即结构移位程度）与临床结果关联起来。例如，在大脑镰下疝（中线偏移或扣带回疝）时，从透明隔自中线移位的程度可以评估患者的预后。但是，在小脑幕切迹下疝中，垂直下降的程度却不一定与神经病学体征相关。先前的研究已显示了中线偏移程度和意识水平间的关联[59]。

脑积水

脑积水分为梗阻性和交通性。

交通性脑积水（communicating hydrocephalus）由脉络丛肿瘤引起的脑脊液产生过多或蛛网膜绒毛脑脊液吸收受阻所致，而后者可能由蛛网膜下腔出血、脑膜炎或软脑膜癌病所致[63]。CT、MRI显示侧脑室、第三脑室、第四脑室对称性扩张，脑沟消失。由于压力升高，脑脊液可从脑室漏至脑组织中（间质性水肿）。

梗阻性脑积水（obstructive hydrocephalus）继发于侧脑室和第四脑室出口之间的脑脊液通路梗阻。CT和MRI表现与交通性脑积水相同，但也有例外，如梗阻性脑积水并非所有脑室都扩张。梗阻近端脑室扩张，而远端不然。例如，导水管梗阻时，第四脑室正常而第三脑室和侧脑室扩张。CT或MRI常可鉴别梗阻性脑积水的病因。评估梗阻性脑积水时，MRI是首选的方法，原因如下：

1. MRI能提供多维影像，这对于证实室间孔、导水管或第四脑室水平的梗阻是非常重要的[64]。

2. 易看到肿瘤，有时也可鉴别导水管网或导水管闭锁。

3. 检测脑脊液流动现象的更新的技术有助于进行梗阻分型[65]。

神经外科主要颅内病变综述

创伤性脑损伤

在美国，创伤性脑损伤（traumatic brain injury，TBI）是导致患者残疾和死亡的主要原因，接近30%的创伤死亡是因为颅脑损伤[66]。据统计，美国2010年因创伤性脑损伤（单独发生或与其他部位创伤复合发生）到急诊科治疗，或住院治疗，或已死亡的患者人口总数已高达250万人。其中因为创伤性脑损伤而死亡的人数已超过5万余人，在急诊科诊疗的患者人数超过220万人，住院治疗人数超过28万人。在过去的10年里（2001—2010），急诊科诊疗创伤性脑损伤患者人数较之前上涨70%，但住院治疗的人数较以往仅上涨11%，创伤性脑损伤的死亡率较以往下降7%[64]。

创伤性脑损伤通常简单地分为两种类型：①原发损伤（如大脑皮质挫伤、颅骨骨折、白质剪切伤），是初始机械性损伤的结果；②继发（延迟的）脑损伤（如水肿、缺氧、颅内高压、血管痉挛），是初始损伤的后遗症。该分类在临床上很重要，因为早期的医疗干预可能可以改善那些最终可导致脑抑制和永久性脑损伤的继发损伤所引起的伤害效应[67]。此外，脑外伤也可根据损伤部位（即脑内与脑外）、临床严重程度（极轻度、轻度、中度、重度）和损伤机制（穿透伤与钝伤 / 闭合伤）来分类。多数脑外伤是轻度的，约占脑外伤的 75%[66]。

脑外伤患者的影像学检查适应证

由于 CT 检查可行、廉价、便捷，并可准确检测可能需要外科干预的损伤（即出血、骨折），在最初评估急性脑外伤时是首选的成像方法[68]。CT 在检测急性出血、证实其占位效应、基底池消失、出现急性脑积水时具有明显优势。出色的骨分辨率有助于评估颅底、颅盖和面骨骨折。急性创伤时行头部 CT 的适应证包括：格拉斯哥昏迷量表评分小于 8 分或评分降低超过 3 分、头痛、呕吐、意识水平下降、意识丧失超过 5 分钟、局部神经学表现、癫痫发作、穿透性颅骨损伤、颅底骨折或凹陷性颅骨骨折的体征和锁骨以上外伤的体格检查依据[69,70]。

虽然 CT 非常有助于鉴别急性损伤如出血，但 CT 扫描很难评估一些颅内损伤（如弥散性轴索损伤、脑干和深部灰质损伤）。因此，在检测这些细微病变时 MRI 的敏感性比 CT 更高，也更适合于评估亚急性和慢性脑外伤。尤其对于 CT 表现不能解释其神经功能缺损的患者，MRI 评估更理想[71]。在鉴别轴索损伤、小面积挫伤及脑干、基底神经节、丘脑细微损伤时，MRI 优于 CT[72]。估计 CT "遗漏" 了 15%~30% 在 MRI 可见的异常[73]。目前利用新的核磁成像模式，例如弥散张量成像（DTI）、磁共振波谱成像（MRS），来评估 TBI 已广泛成为研究热点[74]。

创伤性脑外伤分型

原发创伤性脑损伤分为脑内损伤和脑外损伤。

脑外损伤包括颅骨骨折、硬膜外、硬膜下、蛛网膜下腔及脑室内出血。在评估颅骨骨折时，CT 是首选的方法，因为有助于鉴别相关的脑损伤（如脑内或脑外出血、脑脊液漏），而这些在普通 X 线片上并不明显[75,76]。颅底骨折可合并脑神经（如纵向和横向颞骨骨折可分别合并面神经轻瘫和感觉神经性耳聋）和血管（颅底附近血管）损伤（图 5-9）[77,79]。这些骨折的诊断需要薄层 CT 扫描和 3D 多维重建[80-82]。颅骨骨折可导致脑脊液漏。放射性核素脑池显像、增强 CT 脑池显像和高分辨率 CT 已用于术后脑脊液漏的检测[83,84]。

脑膜损伤可导致硬膜下、硬膜外或脑脊液间隙出血（蛛网膜下腔出血和脑室内出血）。

硬膜外血肿（epidural hematoma）（见图 5-3）相对不常见（1%~4% 头部外伤的患者），总体死亡率为 5%。硬膜外血肿指脑外血液在硬膜和颅骨内板间的潜在腔隙聚积，在由颅骨骨折引起的脑膜中动脉（90%）或硬脑膜静脉窦（10%）破裂的患

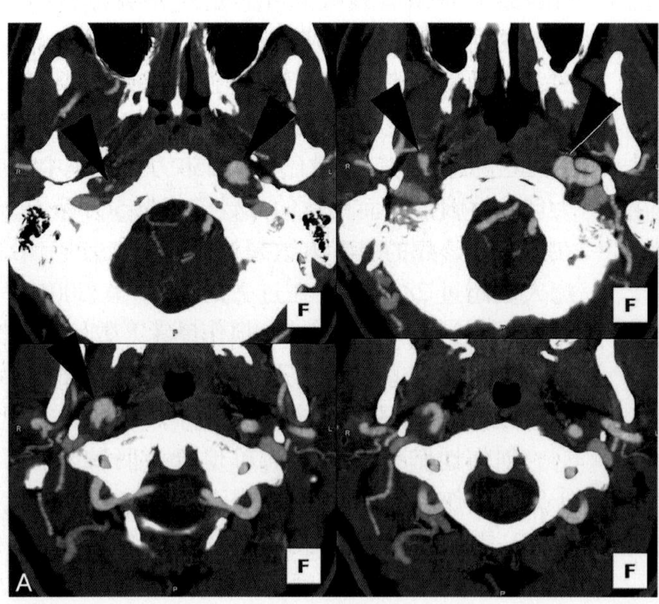

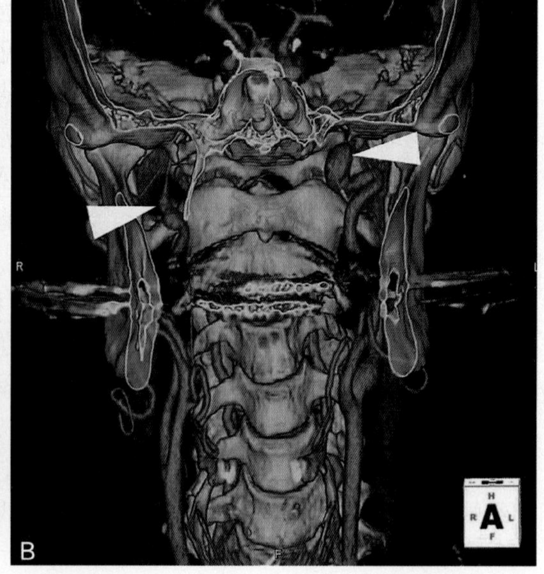

图 5-9 50 岁男性，在滑雪时多次摔倒。因有短暂缺血性卒中的症状，该患者行 CTA 检查。A 图为轴向 CT 薄层，B 图为 3D 重建显示在颅骨下双侧颈内动脉假性动脉瘤（伴右侧切开）。颈内动脉的该段尤其易受切力损伤，因为该段移动性大，而紧邻的是颈动脉管坚硬部分中的不移动的段

者中，有85%~95%继发硬膜外血肿[85]。硬膜外血肿的典型临床表现为在所谓的“清醒间期”后迅速出现神经功能恶化；这一“清醒间期”归因于没有潜在的脑损伤，随后硬膜外血肿扩大，导致进行性神经功能恶化。但是只有20%的患者出现典型的表现[86]。硬膜外血肿表现为透镜形或双面凸出高密度影，多数发生在颞顶区[76]。发生在额极、顶枕区、枕叶间、后颅窝则不常见。这些常是静脉来源的，发生在大的静脉窦破裂时（上矢状窦撕裂的矢状旁区；蝶顶窦或脑膜中静脉损伤的中颅窝；横窦或乙状窦破裂的后颅窝或枕区）。硬膜外血肿通常不会跨越中线和骨缝（矢状缝例外）。它们从幕上间隙向幕下间隙扩张，而硬膜下血肿（subdural hematoma，SDH）则受幕的限制。在高密度硬膜外血肿中若出现低密度区域（“漩涡征”）可能表示活动性出血区域[87]。

硬膜下血肿较常见（占头部外伤患者的10%~20%），死亡率高（50%~85%）[56]。典型的硬膜外血肿位于受伤处，而急性硬膜下血肿则是对侧损伤，发生机制通常是导致外伤性桥静脉破裂的减速机制。硬膜下血肿有特殊的表现。它们呈新月形，通常为半球形；它们能跨越骨缝，并沿幕和大脑镰扩展；它们通常不从幕上间隙扩展到幕下间隙。硬膜下血肿常见的部位包括大脑凸面、大脑镰和小脑幕。虽然硬膜下血肿常见的病因是外伤，但是在儿童也常有另一些原因，如快速脑室减压、自发性硬膜下血肿（常发生在服用抗凝药的患者，常为老年人或合并凝血障碍）[88,89]。

蛛网膜下腔出血定义为脑周围蛛网膜下腔（即在蛛网膜和软脑膜之间）出血，可以是外伤性的或自发性的（自发性或原发性蛛网膜下腔出血常由动脉瘤破裂所致）[90]。脚尖池和大脑外侧裂是蛛网膜下腔血液聚积的两个常见部位[91]。CT和MRI的FLAIR序列在检测蛛网膜下腔出血时同样敏感[92]。蛛网膜下腔血液对穿过蛛网膜下腔的动脉是有毒性的，导致血管痉挛。它也可在蛛网膜颗粒水平干扰正常的脑脊液吸收，从而导致交通性脑积水。

外伤性脑室内出血的发生方式有以下三种：脑实质出血向周边蔓延、沿脑室间隔走形的室管膜下静脉损伤、蛛网膜下腔出血经第四脑室孔反流。[93]这些方式可以是独立的，但也常合并浅表性挫伤和蛛网膜下腔出血。轻微脑室内出血可从侧脑室后角相关的液-液水平层面的表现来鉴别（所谓的红细胞压积效应），这是由于脑脊液中的纤溶激活物质可抑制血液凝固。在一些病例中，血液在脉络丛凝固，形成脑室铸型或瘤样血凝块。大量的脑室内血液可妨碍脑脊液流动，导致非交通性脑积水。

脑内损伤包括出血性和非出血性挫伤、脑实质血肿和弥漫性轴索损伤（diffuse axonal injuries，DAIs）。

脑皮质挫伤相对常见，在钝性创伤的患者中，发生率为40%[93]。它们是外周性损伤，累及脑回嵴，尤其是那些接触不规则颅骨突起的区域（如眶顶、蝶骨嵴和岩嵴）。术语“创伤”和“对侧伤”常用于描述大脑皮质挫伤，它是由脑实质在碰撞部位（创伤）或碰撞的对侧（对侧伤）撞击内板所致。在非增强CT上，若没有出血，则挫伤表现为低衰减灶；若有出血，则表现为高衰减灶。非出血性挫伤初期在CT上常不易发现，但随时间越来越明显，这是因为挫伤组织内水肿、病情进展而呈逐渐明显的低密度。而且，在早先的非出血性损伤内也可发生迟发性出血。因此，建议多次或连续行CT检查。如果CT是评估急性挫伤的最佳选择，那么评估亚急性或慢性大脑皮质挫伤时则MRI更好[56]。在CT呈非出血性表现者在MRI上常表现为有出血部分，从而印证了血液成分MRI信号的时间进展。挫伤在GRE成像中特别明显。随时间推移，挫伤缩小为胶质瘢痕。陈旧的挫伤表现为周围脑软化的楔形区域，楔形尖端指向中心，而宽的基底朝向颅骨的不规则表面。在慢性期，这种三角形状很像远端缺血性梗死。出血征象在MRI上能显示数年（而在CT上则是数周）。

弥散性轴索损伤（diffuse axonal injury，DAI），或剪切伤，通常继发于突然的加速力或减速力导致轻微轴索损伤，最先损伤深部白质或灰、白质交界处。病理学上，轻微轴索损伤的特征常累及皮层下白质、胼胝体（尤其是带状结构）和背外侧的脑干[94,95]。早期、准确鉴别轴索损伤程度是诊断学的主要挑战，因为这些损伤很少能在CT或常规MRI序列中可见。使用先进的MRI技术如GRE、DWI、DTI，检测这些剪切伤的能力已大大提高了[95]。出血性弥散性轴索损伤有时可通过CT或常规T1或T2加权像来诊断，但通常需要GRE序列[96]。非出血性弥散性轴索损伤常仅在DWI或DTI上可见[97,98]。

脑震荡是创伤性颅内损伤最常见的类型，但

患者发生脑震荡时，行常规CT或MRI检查，结果一般显示无异常，所以如何去诊断该疾病，一直以来都是讨论的话题。CT、MRI这些传统的检查手段对这种由创伤导致的弥散性轴索损伤往往不敏感，同时也不能很好的鉴别出轻度脑损伤。但新的核磁技术的发展，DTI和MRS出现使得通过影像学鉴别这些颅内损伤成为可能。随着我们对TBI的认知不断加深，我们发现即使是轻度损伤也仍可能导致神经认知功能障碍，影像学检查一定程度上就得承担起寻找损伤相关的病灶的责任。新的核磁技术如DTI和MRS，在颅脑损伤患者的诊断中就扮演着这样一个重要的角色[99]。尤其是对于那些轻度脑损伤患者，或经过一段时间的损伤累积，患者出现神经认知功能障碍，但常规MRI检查为提示有明显组织结构异常，此时DTI或MRS技术的运用就显得更为重要，对疾病的诊断不可或缺。

颅内肿瘤

神经影像学在诊断颅内肿瘤、决定治疗计划和监测治疗效果方面起着重要作用。颅内肿瘤的放射学表现包括一些多种肿瘤的共同特征：占位性损伤、导致占位效应、有时脑积水；异常的CT低密度或MRI T2信号，反映水肿和肿瘤侵犯；多数情况下信号异常增强；出血性并发症、囊性坏死或在有些病例中两者都有。鉴别诊断常仅限于患者年龄基础，决定损伤是单发的还是多发的，是脑内的还是脑外的。原发的脑神经胶质瘤是脑内的。脑外肿瘤包括脑膜瘤和神经鞘瘤。典型的转移瘤是多发的，可能是脑内的，也可能是脑外的。

在颅内肿瘤的成像中，CT常用来评估肿瘤并发症如出血和占位效应，包括脑水肿，而MRI用于肿瘤诊断和分类、治疗计划和治疗后随访。现代化的MRI技术如PWI、DWI、DTI、MRS和功能性MRI已在准确描述肿瘤边界、决定肿瘤分级、从残留或复发肿瘤来区分治疗效果、清晰鉴别肿瘤与皮质或白质束方面取得明显进展。DWI也可用于鉴别坏死性肿瘤（ADC值升高）和脓肿（ADC值降低）（图5-10）。

肿瘤边界的影像学特征

神经胶质瘤易侵犯邻近的脑实质，易沿白质束生长。已发现神经胶质瘤扩展到常规MRI描述的整体的肿瘤边界之外[100,101]。MRS能在表现正常但已被肿瘤浸润的脑实质内，检测出胆碱水平升高，NAA峰降低超过肿瘤边界[102,103]。与此相似的是，DTI可通过各向异性分数下降来发现肿瘤浸润[101,104-106]。但是，虽然在鉴别肿瘤边界方面，显示DTI和MRS均优于常规MRI，但关于比较DTI在非浸润性肿瘤（如脑膜瘤和转移瘤）和MRS在正常脑和轻度肿瘤浸润方面的进一步研究结果不一[107]。

以影像学为基础的颅内肿瘤分级

虽然组织学是确定肿瘤分级的金标准，但

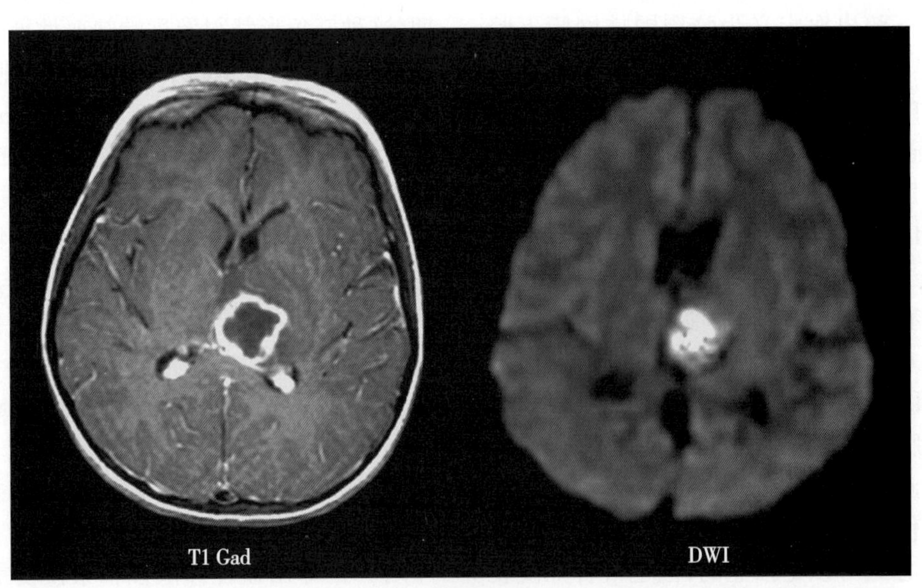

图5-10 左图：47岁男性钆增强的T1加权MRI显示左侧丘脑边缘增强的病变。右图：DWI显示在边缘增强的病变内弥散减低，这是脓肿的典型特征，可与肿瘤坏死鉴别

MRI 在高分化肿瘤的描述中，敏感性和特异性分别为 65% 和 95%[108]。异常的对比增强的出现和消失与肿瘤组织学不相关[109]。需要更新的 MRI 技术来无创伤地阐明肿瘤生物学——肿瘤细胞构成(DWI)、肿瘤代谢(MRS)和肿瘤血供(PWI)。

ADC 和各向异性分数的值与肿瘤细胞构成及神经胶质瘤的增殖指数呈负相关[105,110,111]。已发现分化程度较高的神经胶质瘤的 ADC 值明显低于分化程度较低者[112]。与此相似的是，胆碱峰、乳酸盐 / 脂质峰和胆碱 /NAA 比值与细胞密度、增殖标记物和肿瘤分级相关(图 5-11)[113-117]。最后，

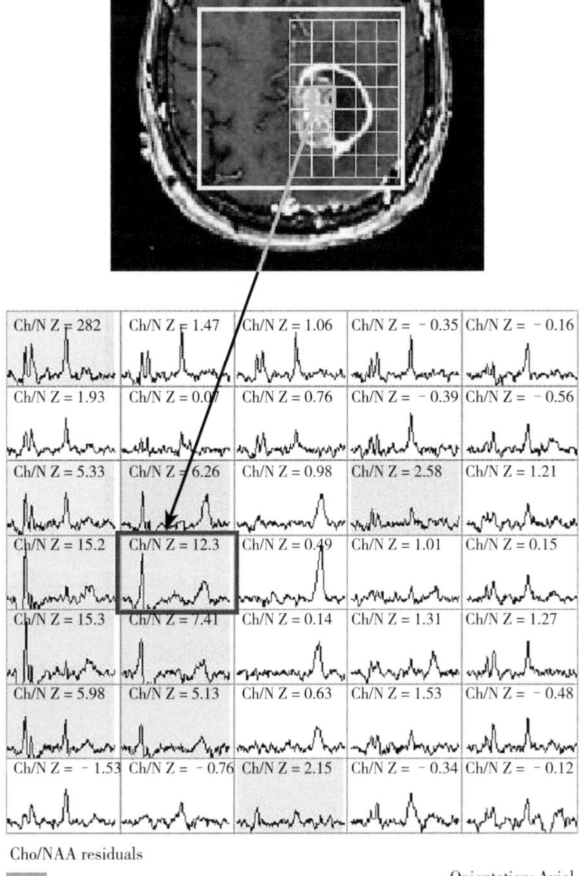

图 5-11 一位多形性恶性胶质瘤患者的长回波(TE = 288 毫秒)点分辨的三维磁共振波谱。在空洞病变边缘的诊断性成像中，可见与一异常增强区域相一致的强化体素。该区域胆碱异常升高(谱图中主峰)，而 NAA 明显缺失。此外，波谱图中的第二大峰(在体素的右侧远端)表示脂质在肿瘤坏死中的作用。三维成像有助于比较单独图像采集中的正常和异常组织。Z 值表示两个标准差以上的初始峰比率(NAA、肌酐、胆碱)大于预期的比率。Z 值异常的体素标记为暗灰色

因为血管化程度高和微血管增殖是恶性程度高的标志，所以一些灌注参数如脑血容量可用作神经胶质瘤分级的无创方法[118-120]。但是，该方法有缺点。例如，少突神经胶质瘤的脑血容量值高于星形细胞瘤[121]。因此，低分化的少突神经胶质瘤可能被错误地分级为高分化肿瘤(图 5-12)。

颅内肿瘤治疗效果的影像学

常规 MRI 只限于鉴别残留或复发肿瘤的治疗后效应。并且目前的 MRI 方法均基于结构成像，有赖于通过肿瘤大小的变化来判断治疗反应；但是肿瘤生理学的评估能早期评估治疗反应、并可能用作治疗成功的替代标志物。

已显示 ADC 变化与肿瘤体积和细胞构成的变化相一致[112]。ADC 变化通常明显早于常规 MRI 表现。

PWI 可区分为神经胶质瘤(血 - 脑屏障完整)和转移瘤(血 - 脑屏障异常通透)；复发肿瘤(脑血容量增加)和治疗性坏死(脑血容量降低)(图 5-13)[122]。PWI 已被用于研究抗血管生成或抗血管药物和放疗的治疗反应[123]。

MRS 已用于鉴别肿瘤复发(胆碱增加、NAA 水平降低)和治疗性坏死(胆碱水平降低、NAA 水平升高)[124]。已报道 MRS 可预测治疗反应。在一组接受根治性放疗(即 60Gy、30 分)的高分化神经胶质瘤患者中，乳酸盐 / 氨基酸比值是对放疗和总体存活率的最强的预测因素[125]。

语言中枢

DTI 和功能性 MRI 能“描绘”功能区域，这些功能区域的破坏导致局部神经功能缺失，并能鉴别皮层激活区域和白质束。该信息对于神经外科医生在决定何种手术入路可将肿瘤或动静脉畸形切除时将患者的损失减至最低很重要[126](图 5-14)。

颅内动脉瘤和其他颅内血管畸形

约 10% 呈现颅内高压的患者有血管畸形。蛛网膜下腔出血是发病率最高的颅内出血类型；血管畸形是 40 岁以下患者非创伤性蛛网膜下腔出血最常见的原因。脑血管畸形分为颅内动脉瘤、动静脉畸形和动静脉瘘、毛细血管扩张、发育性静脉异常及海绵状血管瘤(海绵状畸形)五种类型。海绵状血管瘤过去称“隐匿性脑血管畸形”。约

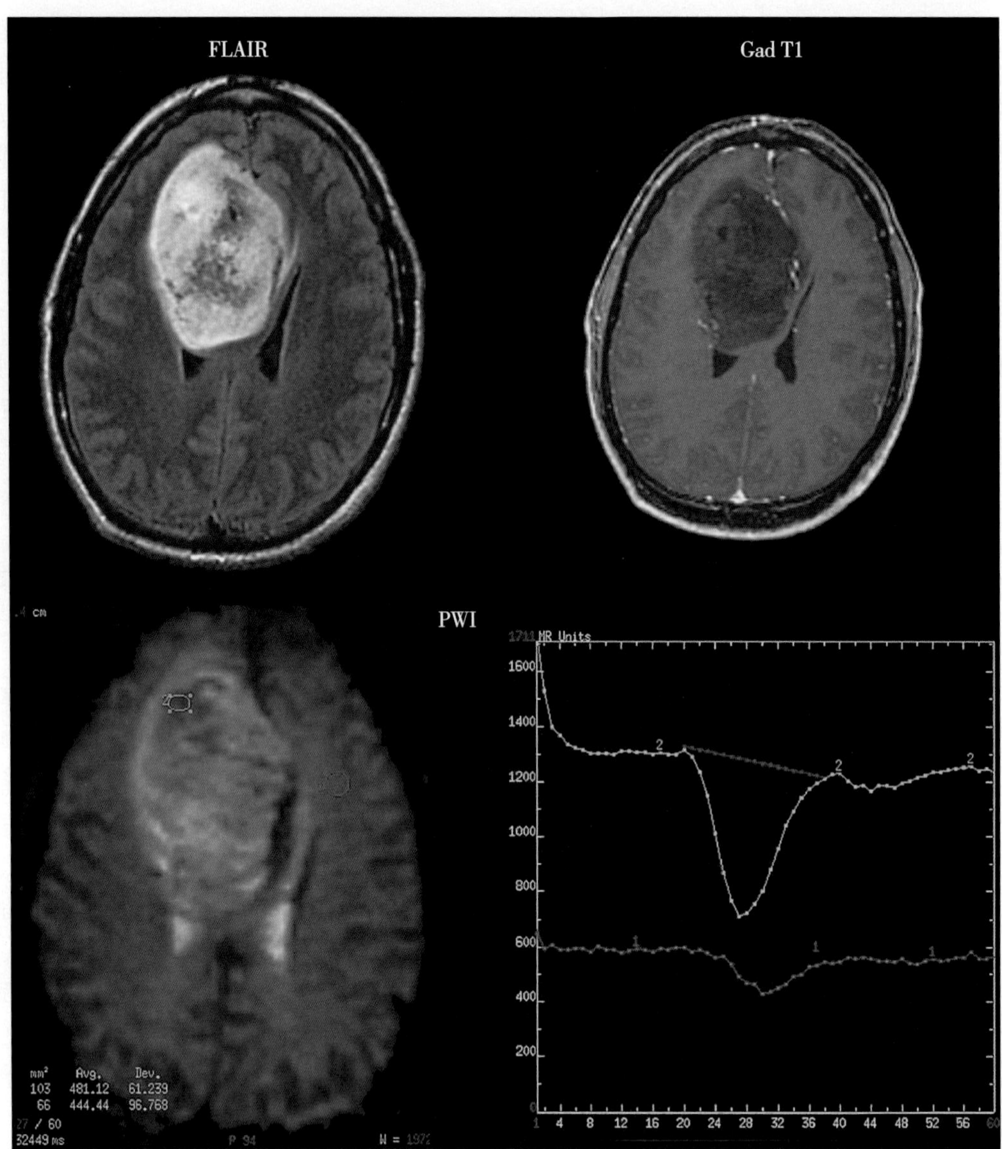

图 5-12　28 岁男性的 MRI 图像，既往有癫痫发作病史。常规 FLAIR 和在应用钆之后进行的 T1 加权成像（Gad T1）显示右侧额中部一不均匀但轮廓完整的肿块。PWI 显示了与正常对侧额部白质内的目标区域（紫色）相比，位于肿物内的目标区域（绿色）的曲线上面积增加。增加的这部分曲线上面积，脑血容量更高，在传统的成像序列上，损伤的表现分级低，考虑为少突神经胶质瘤，这是一种血供非常丰富的低分化肿瘤，组织学可以证实该诊断

10% 的海绵状血管瘤与遗传变异和多重损伤有关；单一损伤常是散发的，并发发育性静脉异常相关的几率更大。

颅内动脉瘤

颅内动脉瘤的 4 种类型是浆果状 / 囊状动脉瘤、梭形 / 粥样硬化性动脉瘤、感染性 / 霉菌性动脉瘤和动静脉畸形供血动脉的 pedicular 动脉瘤。浆果状（囊状）动脉瘤最常见，约占所有动脉瘤的 90%，是自发性蛛网膜下腔出血的主要原因。浆果状动脉瘤是先天的这一说法仅是个猜测；它可以在成人之后形成，尤其是那些多发动脉瘤的患者。病理学上，动脉中层变薄或消失，管腔扩张，通常在分叉处，几乎总是在大脑动脉环的近端。常见部位是后交通动脉从颈内动脉发出的起始部、前交通动脉和大脑中动脉分叉。破裂的可能性与动脉瘤大小非常相关，当动脉瘤直径大于 7mm 时破裂可能性极大。

非增强 CT 通常用作怀疑蛛网膜下腔出血患者的初筛工具。此外，蛛网膜下腔出血的图像可

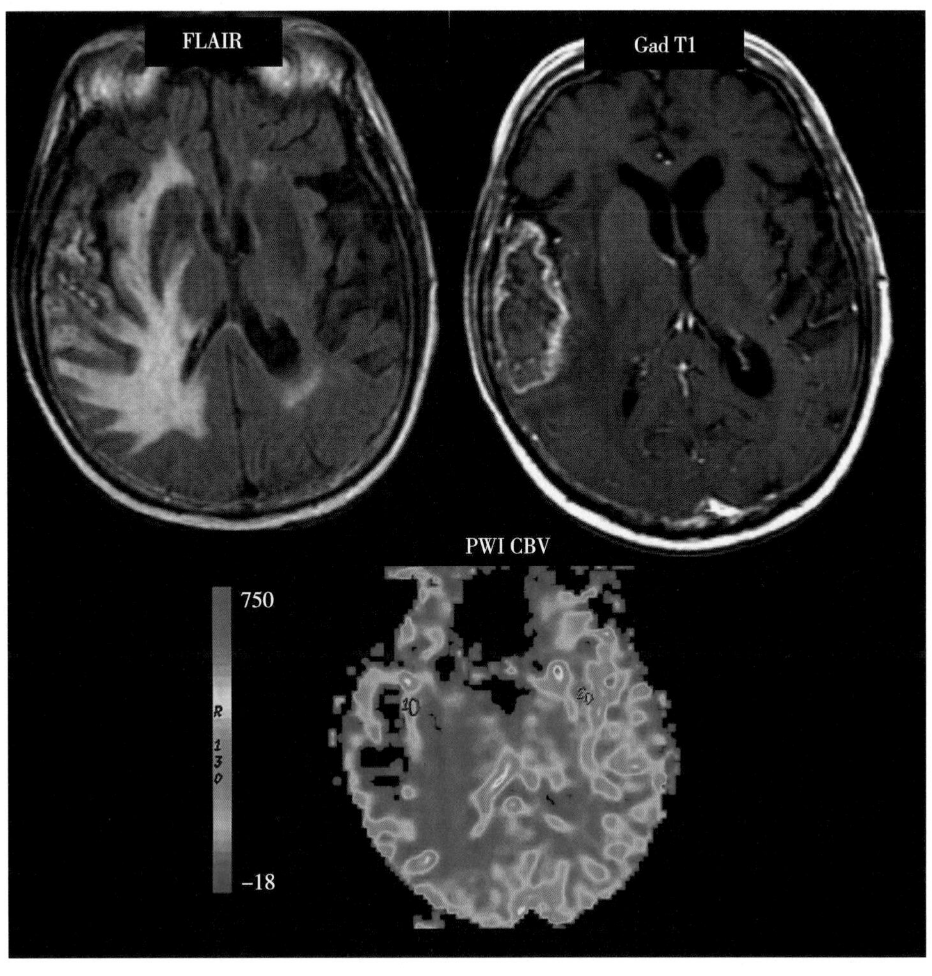

图 5-13 行外耳癌症放疗的 82 岁男性的 MRI 图像。钆增强的 T1 加权和 FLAIR 成像显示右侧颞叶有异常的增强病灶，但没有明显的占位效应。PWI 显示该病灶内脑血容量没有增加（即不红），证实了对放射性坏死的猜测

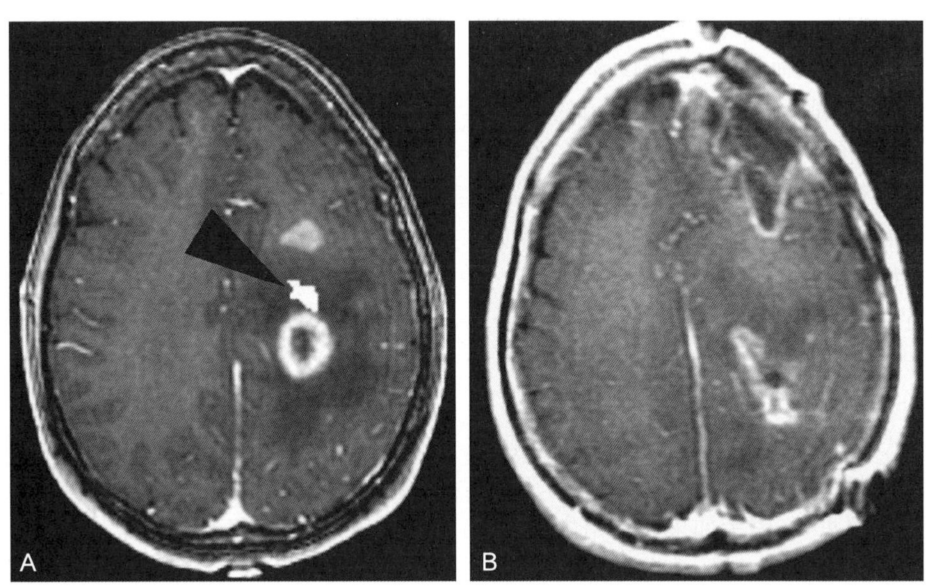

图 5-14 患左颞顶多形性恶性胶质瘤的 66 岁女性的头部 MRI 图像。A 为术前 DTI，显示了皮质脊髓束（箭头）位于异常增强的两个小瘤之间。神经外科医生获得该信息后考虑何时进行手术。为了尽量保留皮质脊髓束，他用 2 种入路进行空洞切除术，即前路和后路，如术后成像（B）所示

提供潜在动脉瘤可能部位的线索。在蛛网膜下腔出血开始的12小时内,CT的敏感性超过95%。超过12小时后,正常的CT结果不能排除急性蛛网膜下腔出血的诊断,需要行腰穿。

DSA被认为是检测颅内动脉瘤及动脉瘤并发症的金标准。DSA也是一种治疗方法,因为它可用弹簧圈栓塞破裂和未破裂的动脉瘤、对血管痉挛进行血管内治疗(血管成形术和/或动脉内给予维拉帕米)。

CTA和MRA已可用作传统血管造影术的有效替代方法。已表明CTA在动脉瘤检测方面敏感性为83%~96%,特异性为97%~100%(见图6-1)[127-130],虽然对小动脉瘤敏感性下降,直径小于3mm的动脉瘤敏感性为40%~91%[128,129,131]。与此相似的是,已显示MRA在检测颅内动脉瘤方面敏感性和特异性很高,但与CTA相似,对小动脉瘤(即直径小于3mm)敏感性下降[130,131]。已报道PCT和CTA是评估血管痉挛的准确的无创成像技术(图5-15)[132,133]。

动静脉畸形

动静脉畸形是以绕过中间毛细血管网在供血动脉和引流静脉之间有异常连接或分流的异常血管网为特征的血管畸形[134]。大脑皮层动静脉瘘由一个或数个动静脉分流组成,可能是动静脉畸形更常见的血管结构的极端病例,更常见的是由在动静脉畸形病灶内许多分流组成。

因此,动静脉分流流速快,很可能说明扩张、流量改变的输入和输出血管。常推测动静脉畸形是由第4周到第8周间胚胎发育不良所致的先天损伤。但这一观点的依据很少。并且有许多关于动静脉畸形生长或退化的报道。此外,有报道新发动静脉畸形形成的病例[135]。如其他综述所说,动静脉畸形有特殊的血流动力学效应。

DSA是评估脑动静脉畸形的影像学金标准,使用DSA可获得关于脑动静脉畸形血管构成的信息,包括病灶的血管组成、供血动脉类型和静脉引流的类型和方式。补充发现包括血流相关动脉瘤、病灶外及病灶内动脉瘤、静脉狭窄和静脉曲张。出血后成像的时机很重要,因为如果在初始出血后立刻进行成像,则病灶被血肿压迫可导致假阴性DSA结果[136]。CT和MRI诊断和治疗脑动静脉畸形时的作用很小。对怀疑急性颅内出血的患者,CT是一线成像技术。未破裂的动静脉畸形在非增强CT上可能看不见,或表现为微小高密度区。在应用造影剂后,则容易鉴别大的、弯曲的高密度结构,这代表着螺旋状血管。MRI用于动静脉畸形治疗中和治疗后的随访。在MRI上,动静脉畸形的特点包括动静脉畸形供血脑动脉扩张、一簇空洞信号代表病灶,引流静脉扩张。另外的发现包括神经胶质瘤和原先出血引起的脑软化,以及原先出血产生的含铁血黄素造成的低强度信号区域。

缺血性脑卒中

急性缺血性脑卒中定义为由脑血管分布区供血障碍而引起的突然出现的局部神经功能缺陷。快速、准确的评估对治疗很重要,因为在应用已知的有效治疗如静脉内溶栓药物之前必须排除急性脑内出血[137]。美国AHA/ASA最新发布了急性脑缺血性卒中患者的早期管理(卒中发作48小时内)指南[138]。指南提出:卒中患者抵达医院急诊科后,应在25分钟内完成非增强CT检查。因为神经影像学检查结果,包括梗死灶的面积大小、位置以及堵塞血管情况,都会影响到下一步紧急治疗方案或后面的长期治疗方案[138]。急性卒中患者的影像检查需要紧紧围绕4个P进行评估(即脑实质、血管、灌注和边缘)[139]。换句话说,须尽快确定诊断,排除颅内出血,获得颅内血管结构(即鉴别血管内血栓)和脑灌注(鉴别梗死组织和危险组织)的准确信息。危险组织或边缘组织定义为灌注明显下降,但神经元功能虽下降但尚存在的一个区域,这可能得益于及时再灌注,从而避免了不可逆损伤[140,141]。

CT和急性卒中

非增强脑CT已成为急性卒中的常规一线成像方法,因为它可发现卒中的"早期征象",并可准确排除卒中溶栓治疗的禁忌证——出血。[142,143]脑缺血的早期CT表现包括白质和灰质之间[皮层带和(或)基底神经节]对比度缺失、早期占位效应和出现高密度动脉[144-149]。但是,非增强CT对缺血性卒中的超急性期敏感性有限(55%~82%)[150,151]。非增强CT能够发现早期3小时内的细微实质损害[152,153]。也能可靠的鉴别出不可逆损伤的脑组织和边缘区域。

新出现的以CT为基础的技术有助于更广泛、多方面地评估急性卒中。非增强CT可排除出血,CTA鉴别颅内血栓,PCT评估缺血脑组织的功能状态,通过鉴别"危险"组织(所谓的边缘)和不可

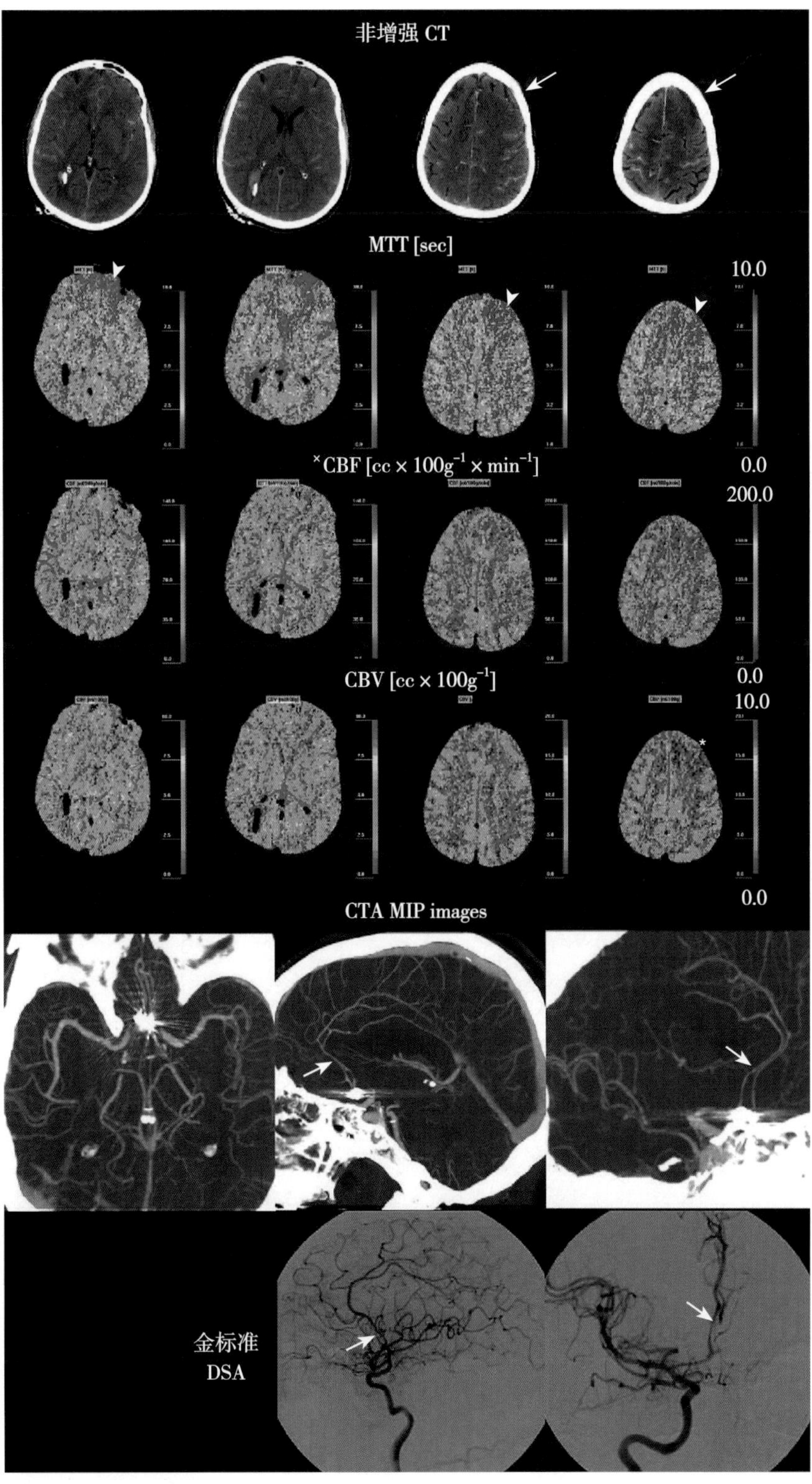

图 5-15　一位前交通动脉瘤破裂的患者在外院进行了弹簧圈栓塞术，第 8 天转至我院神经血管重症监护室（neurovascular intensive care unit，NICU）。第 1 行图：转入 NICU 之前的非增强脑 CT 示蛛网膜下腔出血的大量残留，在左额上回（白色箭头）的灰质 - 白质对比可疑消失。也可看见右室引流管的尖端。第 2 至第 4 行图，在 PCT 上，主要在 MTT 图上可见左侧大脑前动脉（anterior cerebral arteries，ACAs）（右侧也有，但程度较轻）的前、后分支和大脑中动脉（middle cerebral artery，MCA）的右后分支分布区域的脑灌注明显异常。在同一区域的脑血流量也轻度降低，而脑血容量则基本不变(仅在左额上回轻度降低)。第 5 行图，CTA 证实了对 ACA 的 A2 和 A3 段(箭头)中度血管痉挛的怀疑，这最终被 DSA(最下面的图）所证实。证实 MCA 右后分支没有异常。很明显，在 CTA 的 MIP 成像上弹簧圈造成的伪影（最大强度投射）妨碍了双侧 A1 段显影，干扰了评估。在 DSA 时对 ACA 供血区域进行血管内治疗（动脉内给予维拉帕米）

逆损伤的脑组织[150](图 5-16)。

CTA 用薄层多维成像来快速、详细地评估颅内和颅外血管结构[154,155]。CTA 在急性卒中方面的应用不仅可发现颅内血管的大血栓,评估颈动脉和颈部椎动脉[156-158],并能指导治疗。尤其已显示准确的定位(即近端的和周围的)、血管阻塞的程度对溶栓药物反应、测定侧支循环、随后血管再通的可能风险具有预测价值[159]。例如,颈动脉顶端、大脑中动脉近端分支阻塞或出现明显血栓的患者可能不适合用静脉内溶栓治疗,而更适合动脉内或机械性溶栓[160]。CTA 发现脑梗塞的敏感性与特异性分别为 92%~100% 和 82%~100%,其阳性预测率为 91%~100%[154,161]。

在过去的几年中,PCT 已成为急性缺血性卒中的第三种多维 CT 评估方法[162]。与 MRI 成像、氙增强 CT、正电子发射断层扫描、单光子发射 CT 相比,PCT 应用更广泛,可在进行非增强 CT 后即刻用任何标准螺旋 CT 扫描仪完成[163]。用配有专

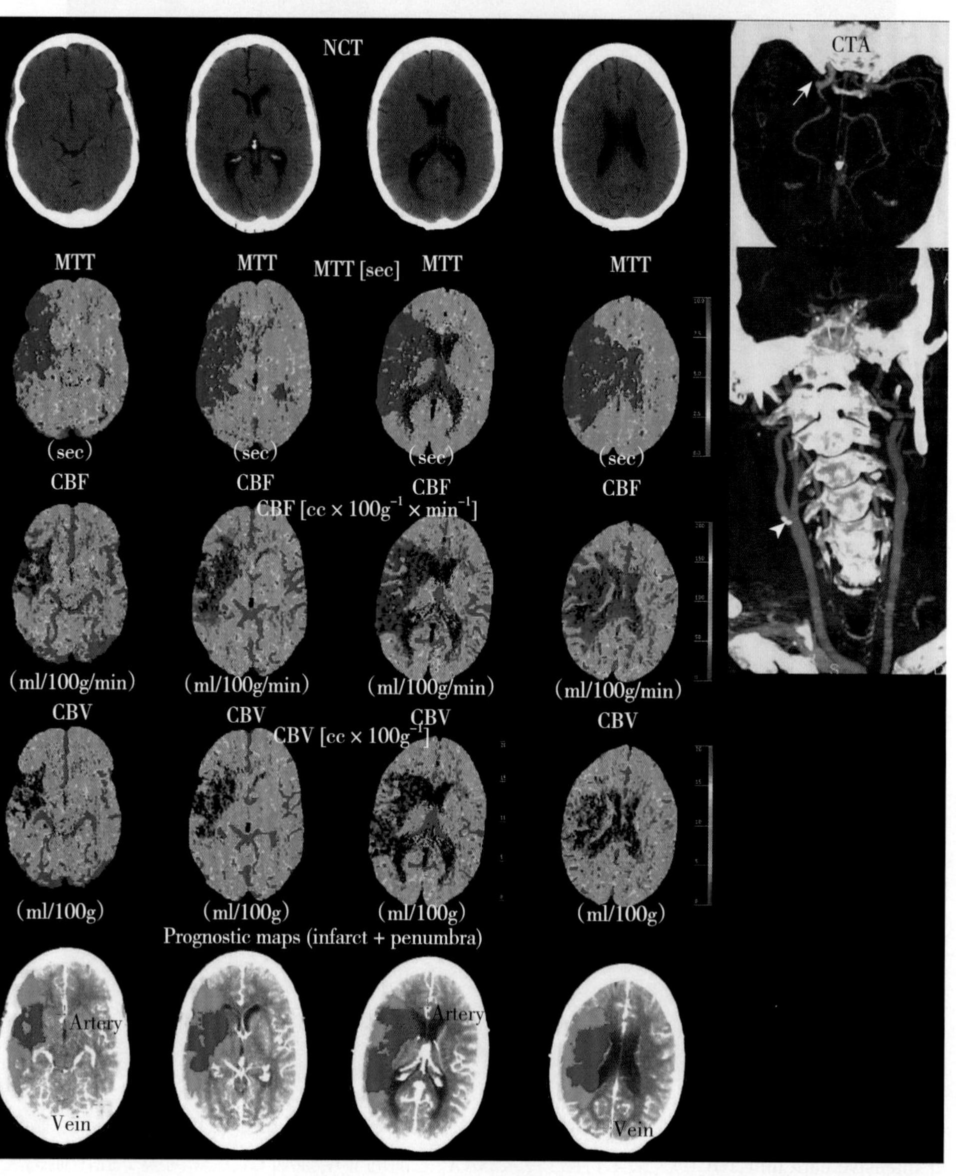

图 5-16 57 岁女性,患左偏侧综合征,在收入急诊室时行现代化 CT 检查:非增强 CT 扫描(最上边图),PCT 扫描(第 2 行至第 5 行图)和 CTA(右侧图)。非增强 CT 排除了脑出血。从 PCT 原始数据提取出三参数图,即 MTT(第 2 行)、脑血流量(第 3 行)和脑血容量(第 4 行)。应用脑血管自身调节的概念可作出预测性图(第 5 行),红色表示梗死、绿色表示边缘区域,后者是紧急再灌注治疗的靶区域。PCT 显示血流动力学紊乱,而 CTA 可鉴别出右侧 M1-M2 连接处阻塞是其病因。CTA 也可显示右颈动脉分叉处的钙化动脉粥样硬化斑块(箭头)

用后处理软件的工作站可短时间内得出PCT图像[163]。在检测卒中[150]和评估卒中程度方面[164]，PCT比非增强CT更准确。已发现在鉴别缺血和梗死时，MTT图像更敏感，脑血流量、脑血容量图像特异性更高[164,165]。PCT区分梗死中心和边缘区域是基于脑血管自身调节的概念。在边缘区域，保留了自身调节，MTT延长，但脑血容量保持不变，因为血管舒张、侧支循环参与自身调节过程。在梗死中心，自身调节丧失，MTT延长，脑血容量消失[166]。因此，适当地使用MTT和脑血容量阈值，可从PCT图像上鉴别梗死中心和边缘（见图5-16）[167]。

MRI和急性卒中

多维MRI包括DWI、PWI和MRA，提供了与之前所述以CT为基础的多维技术相似的结果。DWI显示梗死核心，DWI-PWI不匹配代表了边缘区域，MRA可通过全脑高分辨率结构成像（见图5-6）来评估血管状况[168,169]。

虽然在常规MRI上就可看见急性梗死，但DWI在检测超急性期缺血时更敏感。在急性缺血后不久即可出现DWI高强度信号和ADC低强度信号。这是由三磷酸腺苷泵衰竭、随后的离子内环境稳态丧失及水向相对受限的细胞内间隙转移（细胞毒性水肿）所致[24]。这些影像学表现在卒中出现后数分钟内即可鉴别出严重缺血的组织，而此时常规MRI和非增强CT结果可能是正常的。

PWI变化早于DWI病灶的进展，在没有再灌注时，在灌注异常区域内，灌注受限区域自发地进展。相反，自发的或治疗性的血管再通可防止这一过程的进展。通过整理DWI和PWI成像信息，我们可得出一个合成的所谓“弥散-灌注不匹配”[170]，理论上讲这代表了危险组织或边缘区域。由DWI-PWI不匹配定义的边缘区域与PCT描述的边缘区域相似。[171]在由大脑中动脉阻塞造成急性卒中的患者中，70%在6小时内可显像，出现DWI-PWI不匹配，PWI损伤（低灌注）比DWI中心大。[170]可观察到两种其他形式：①DWI损伤大小等于PWI损伤大小（即组织不可逆性梗死，没有出现边缘区域）；②DWI损伤大于PWI损伤或DWI损伤没有灌注缺损，该表现常说明缺血组织的早期再灌注（DWI损伤大小一直没有改变）[172]。

但是，有一些不匹配概念的方面仍需说明。最初的DWI损伤异常是可逆的，包括边缘区域及梗死组织[173,174]。此外，低灌注最具代表性的PWI参数还没有明确定义（如延长的MTT或TTP）。然而，DWI-PWI不匹配假设的重要性在于其可鉴别那些有需要治疗干预的或有依据组织可挽救的患者。最近有学者开展了几项关于磁共振灌注成像不匹配的研究。其中一项名为EPITHET研究（Echoplanar Imagine Thrombolytic Evaluation Trial），很好地回答了在急性脑卒中患者中，影像学出现有弥散-灌注不匹配现象的患者，（提示病灶存在危险组织或边缘区域），于发病3到6小时内给予静脉注射rtPA是否能够提高再灌注以及减少梗死区的扩大的问题。该研究表明静脉给予rtPA治疗并不能减少梗死区的扩大，但可以改善再灌注[175]。同样，在关于小剂量去氨普酶（纤溶酶原激活剂）在急性缺血性卒中（Desmoteplase In Acute Ischemic Stroke，DIAS）的应用的试验中[176,177]，对影像学检查提示灌注弥散不匹配的患者进行静脉内溶栓治疗（卒中后3~9小时的治疗时间窗内进行），并评估其疗效。该项研究也同样没有发现任何论证可以证明治疗能够改善临床，即使影像学上出现了有利的趋势[177]。当然，关于这方面内容我们还需要继续更多的新的研究。

（张海静　吴侑煊　陆瑜 译，韩如泉 校）

参考文献

1. Hofman PA, Nelemans P, Kemerink GJ, Wilmink JT. Value of radiological diagnosis of skull fracture in the management of mild head injury: Meta-analysis. *J Neurol Neurosurg Psychiatry*. 2000;68(4):416–422.
2. Lloyd DA, Carty H, Patterson M, Butcher CK, Roe D. Predictive value of skull radiography for intracranial injury in children with blunt head injury. *Lancet*. 1997;349(9055):821–824.
3. Masters SJ, McClean PM, Arcarese JS, et al. Skull X-ray examinations after head trauma. Recommendations by a multidisciplinary panel and validation study. *N Engl J Med*. 1987;316(2):84–91.
4. Murphy KJ, Brunberg JA. Orbital plain films as a prerequisite for MR imaging: Is a known history of injury a sufficient screening criterion? *AJR Am J Roentgenol*. 1996;167(4):1053–1055.
5. Seelig JM, Becker DP, Miller JD, Greenberg RP, Ward JD, Choi SC. Traumatic acute subdural hematoma: Major mortality reduction in comatose patients treated within four hours. *N Engl J Med*. 1981;304(25):1511–1518.
6. Lee J, Evans CS, Singh N, et al. Head computed tomography utilization and intracranial hemorrhage rates. *Emerg Radiol*. 2013;20(3):219–223.
7. Goske MJ, Applegate KE, Boylan J, et al. The Image Gently campaign: Working together to change practice. *AJR Am J Roentgenol*. 2008;190(2):273–274.
8. Bronen RA, Sze G. Magnetic resonance imaging contrast agents: Theory and application to the central nervous system. *J Neurosurg*. 1990;73(6):820–839.
9. Topal NB, Hakyemez B, Erdogan C, et al. MR imaging in the detection of diffuse axonal injury with mild traumatic brain injury. *Neurol Res*. 2008;30(9):974–978.
10. Yousry TA, Filippi M, Becker C, Horsfield MA, Voltz R. Comparison of MR pulse sequences in the detection of multiple sclerosis lesions. *AJNR Am J Neuroradiol*. 1997;18(5):959–963.
11. Verma RK, Kottke R, Andereggen L, et al. Detecting subarachnoid hemorrhage: Comparison of combined FLAIR/SWI versus CT. *Eur J Radiol*. 2013;82(9):1539–1545.
12. Yamada N, Imakita S, Nishimura T, Takamiya M, Naito H. Evaluation of the susceptibility effect on gradient echo phase images in vivo: A sequential study of intracerebral hematoma. *Magn Reson Imaging*. 1992;10(4):559–571.

13. Chen W, Zhu W, Kovanlikaya I, et al. Intracranial calcifications and hemorrhages: Characterization with quantitative susceptibility mapping. *Radiology*. 2014;270(2):496–505.
14. Sawyer-Glover AM, Shellock FG. Pre-MRI procedure screening: Recommendations and safety considerations for biomedical implants and devices. *J Magn Reson Imaging*. 2000;12(1):92–106.
15. Shellock FG, Crues JV. MR procedures: Biologic effects, safety, and patient care. *Radiology*. 2004;232(3):635–652.
16. Brant-Zawadzki M, Gould R, Norman D, Newton TH, Lane B. Digital subtraction cerebral angiography by intraarterial injection: Comparison with conventional angiography. *AJR Am J Roentgenol*. 1983;140(2):347–353.
17. Wang H, Fraser K, Wang D, Lanzino G. The evolution of endovascular therapy for neurosurgical disease. *Neurosurg Clin N Am*. 2005;16(2):223–229.
18. Cloft HJ, Joseph GJ, Dion JE. Risk of cerebral angiography in patients with subarachnoid hemorrhage, cerebral aneurysm, and arteriovenous malformation: A meta-analysis. *Stroke*. 1999;30(2):317–320.
19. Willinsky RA, Taylor SM, TerBrugge K, Farb RI, Tomlinson G, Montanera W. Neurologic complications of cerebral angiography: Prospective analysis of 2,899 procedures and review of the literature. *Radiology*. 2003;227(2):522–528.
20. Ozsarlak O, Van Goethem JW, Maes M, Parizel PM. MR angiography of the intracranial vessels: Technical aspects and clinical applications. *Neuroradiology*. 2004;46(12):955–972.
21. Wilms G, Bosmans H, Demaerel P, Marchal G. Magnetic resonance angiography of the intracranial vessels. *Eur J Radiol*. 2001;38(1):10–18.
22. Vieco PT. CT angiography of the intracranial circulation. *Neuroimaging Clin N Am*. 1998;8(3):577–592.
23. Katayama H, Heneine N, van Gessel R, Taroni P, Spinazzi A. Clinical experience with iomeprol in myelography and myelo-CT: Clinical pharmacology and double-blind comparisons with iopamidol, iohexol, and iotrolan. *Invest Radiol*. 2001;36(1):22–32.
24. Latchaw RE, Yonas H, Hunter GJ, et al, Council on Cardiovascular Radiology of the American Heart Association. Guidelines and recommendations for perfusion imaging in cerebral ischemia: A scientific statement for healthcare professionals by the writing group on perfusion imaging, from the Council on Cardiovascular Radiology of the American Heart Association. *Stroke*. 2003;34(4):1084–1104.
25. Leiva-Salinas C, Provenzale JM, Kudo K, Sasaki M, Wintermark M. The alphabet soup of perfusion CT and MR imaging: Terminology revisited and clarified in five questions. *Neuroradiology*. 2012;54(9):907–918.
26. Wintermark M, Thiran JP, Maeder P, Schnyder P, Meuli R. Simultaneous measurement of regional cerebral blood flow by perfusion CT and stable xenon CT: A validation study. *AJNR Am J Neuroradiol*. 2001;22(5):905–914.
27. Snyder KV, Mokin M, Bates VE. Neurologic applications of whole-brain volumetric multidetector computed tomography. *Neurol Clin*. 2014;32(1):237–251.
28. Schaefer PW, Grant PE, Gonzalez RG. Diffusion-weighted MR imaging of the brain. *Radiology*. 2000;217(2):331–345.
29. Schaefer PW, Copen WA, Lev MH, Gonzalez RG. Diffusion-weighted imaging in acute stroke. *Neuroimaging Clin N Am*. 2005;15(3):503–530, ix–x.
30. Moen KG, Skandsen T, Folvik M, et al. A longitudinal MRI study of traumatic axonal injury in patients with moderate and severe traumatic brain injury. *J Neurol Neurosurg Psychiatry*. 2012;83(12):1193–1200.
31. Huisman TA, Sorensen AG, Hergan K, Gonzalez RG, Schaefer PW. Diffusion-weighted imaging for the evaluation of diffuse axonal injury in closed head injury. *J Comput Assist Tomogr*. 2003;27(1):5–11.
32. Calamante F, Thomas DL, Pell GS, Wiersma J, Turner R. Measuring cerebral blood flow using magnetic resonance imaging techniques. *J Cereb Blood Flow Metab*. 1999;19(7):701–735.
33. Petrella JR, Provenzale JM. MR perfusion imaging of the brain: Techniques and applications. *AJR Am J Roentgenol*. 2000;175(1):207–219.
34. Østergaard L. Principles of cerebral perfusion imaging by bolus tracking. *J Magn Reson Imaging*. 2005;22(6):710–717.
35. Deibler AR, Pollock JM, Kraft RA, Tan H, Burdette JH, Maldjian JA. Arterial spin-labeling in routine clinical practice, part 1: Technique and artifacts. *AJNR Am J Neuroradiol*. 2008;29(7):1228–1234.
36. Castillo M, Kwock L, Mukherji SK. Clinical applications of proton MR spectroscopy. *AJNR Am J Neuroradiol*. 1996;17(1):1–15.
37. Maheshwari SR, Fatterpekar GM, Castillo M, Mukherji SK. Proton MR spectroscopy of the brain. *Semin Ultrasound CT MR*. 2000;21(6):434–451.
38. Birken DL, Oldendorf WH. N-acetyl-L-aspartic acid: A literature review of a compound prominent in 1H-NMR spectroscopic studies of brain. *Neurosci Biobehav Rev*. 1989 Spring;13(1):23–31.
39. Garnett MR, Blamire AM, Corkill RG, Cadoux-Hudson TA, Rajagopalan B, Styles P. Early proton magnetic resonance spectroscopy in normal-appearing brain correlates with outcome in patients following traumatic brain injury. *Brain*. 2000;123(Pt 10):2046–2054.
40. Manninen PH, Kucharczyk W. A new frontier: Magnetic resonance imaging-operating room. *J Neurosurg Anesthesiol*. 2000;12(2):141–148. Review. PubMed PMID: 10774611.
41. Bradley WG. Achieving gross total resection of brain tumors: Intraoperative MR imaging can make a big difference. *AJNR Am J Neuroradiol*. 2002;23(3):348–349.
42. Black PM, Moriarty T, Alexander 3rd. E, et al. Development and implementation of intraoperative magnetic resonance imaging and its neurosurgical applications. *Neurosurgery*. 1997;41(4):831–842; discussion 842–845.
43. Jolesz FA, Morrison PR, Koran SJ, et al. Compatible instrumentation for intraoperative MRI: Expanding resources. *J Magn Reson Imaging*. 1998;8(1):8–11.
44. Society of Anesthesiologists Task Force on Anesthetic Care for Magnetic Resonance Imaging. Practice advisory on anesthetic care for magnetic resonance imaging: A report by the Society of Anesthesiologists Task Force on Anesthetic Care for Magnetic Resonance Imaging. *Anesthesiology*. 2009;110(3):459–479.
45. Bergese SD, Puente EG. Anesthesia in the intraoperative MRI environment. *Neurosurg Clin N Am*. 2009;20(2):155–162.
46. Archer DP, McTaggart Cowan RA, Falkenstein RJ, Sutherland GR. Intraoperative mobile magnetic resonance imaging for craniotomy lengthens the procedure but does not increase morbidity. *Can J Anaesth*. 2002;49(4):420–426.
47. König RW, Heinen CP, Antoniadis G, et al. Image guided aneurysm surgery in a Brainsuite® intraoperative MRI Miyabi 1.5 T environment. *Acta Neurochir Suppl*. 2011;109:107–110.
48. Gooden CK. Anesthesia for magnetic resonance imaging. *Curr Opin Anaesthesiol*. 2004;17(4):339–342.
49. Kanal E, Borgstede JP, Barkovich AJ, et al, American College of Radiology. American College of Radiology White Paper on MR Safety. *AJR Am J Roentgenol*. 2002;178(6):1335–1347.
50. Kanal E, Borgstede JP, Barkovich AJ, et al, American College of Radiology. American College of Radiology White Paper on MR Safety: 2004 update and revisions. *AJR Am J Roentgenol*. 2004;182(5):1111–1114.
51. Shellock FG, Woods TO, Crues 3rd. JV. MR labeling information for implants and devices: Explanation of terminology. *Radiology*. 2009;253(1):26–30.
52. McClain CD, Rockoff MA, Soriano SG. Anesthetic concerns for pediatric patients in an intraoperative MRI suite. *Curr Opin Anaesthesiol*. 2011;24(5):480–486.
53. Shah MN, Leonard JR, Inder G, et al. Intraoperative magnetic resonance imaging to reduce the rate of early reoperation for lesion resection in pediatric neurosurgery. *J Neurosurg Pediatr*. 2012;9(3):259–264.
54. Marmarou A. A review of progress in understanding the pathophysiology and treatment of brain edema. *Neurosurg Focus*. 2007;22(5):E1.
55. Wijdicks EF, Sheth KN, Carter BS, et al, American Heart Association Stroke Council. Recommendations for the management of cerebral and cerebellar infarction with swelling: A statement for healthcare professionals from the American Heart Association/American Stroke Association. *Stroke*. 2014;45(4):1222–1238.
56. Bradley Jr. WG. MR appearance of hemorrhage in the brain. *Radiology*. 1993;189(1):15–26.
57. Gomori JM, Grossman RI. Mechanisms responsible for the MR appearance and evolution of intracranial hemorrhage. *Radiographics*. 1988;8(3):427–440.
58. Huisman TA. Intracranial hemorrhage: Ultrasound, CT and MRI findings. *Eur Radiol*. 2005;15(3):434–440.
59. Ropper AH. Lateral displacement of the brain and level of consciousness in patients with an acute hemispheral mass. *N Engl J Med*. 1986;314(15):953–958.
60. Johnson PL, Eckard DA, Chason DP, Brecheisen MA, Batnitzky S. Imaging of acquired cerebral herniations. *Neuroimaging Clin N Am*. 2002;12(2):217–228.
61. Wernick S, Wells RG. Sequelae of temporal lobe herniation: MR imaging. *J Comput Assist Tomogr*. 1989;13(2):323–325.
62. Hahn FJ, Gurney J. CT signs of central descending transtentorial herniation. *AJNR Am J Neuroradiol*. 1985;6(5):844–845.
63. Sze G. Diseases of the intracranial meninges: MR imaging features. *AJR Am J Roentgenol*. 1993;160(4):727–733.
64. Sherman JL, Citrin CM, Bowen BJ, Gangarosa RE. MR demonstration of altered cerebrospinal fluid flow by obstructive lesions. *AJNR Am J Neuroradiol*. 1986;7(4):571–579.
65. Levy LM. MR imaging of cerebrospinal fluid flow and spinal cord motion in neurologic disorders of the spine. *Magn Reson Imaging Clin N Am*. 1999;7(3):573–587.
66. Faul M, Xu L, Wald MM, Coronado VG. *Traumatic Brain Injury in the United States: Emergency Department Visits, Hospitalizations, and Deaths*. Atlanta (GA): Centers for Disease Control and Prevention, National Center for Injury Prevention and Control; 2010.
67. Werner C, Engelhard K. Pathophysiology of traumatic brain injury. *Br J Anaesth*. 2007;99(1):4–9.
68. Ahmadi J, Destian S. Head trauma. *Top Magn Reson Imaging*. 1989;2(1):17–24.
69. Haydel MJ, Preston CA, Mills TJ, Luber S, Blaudeau E, DeBlieux PM. Indications for computed tomography in patients with minor head injury. *N Engl J Med*. 2000;343(2):100–105.
70. Moran SG, McCarthy MC, Uddin DE, Poelstra RJ. Predictors of posi-

tive CT scans in the trauma patient with minor head injury. *Am Surg.* 1994;60(7):533–535; discussion 535–536.
71. Sinson G, Bagley LJ, Cecil KM, et al. Magnetization transfer imaging and proton MR spectroscopy in the evaluation of axonal injury: Correlation with clinical outcome after traumatic brain injury. *AJNR Am J Neuroradiol.* 2001;22(1):143–151.
72. Ogawa T, Sekino H, Uzura M, et al. Comparative study of magnetic resonance and CT scan imaging in cases of severe head injury. *Acta Neurochir Suppl (Wien).* 1992;55:8–10.
73. Mittl RL, Grossman RI, Hiehle JF, et al. Prevalence of MR evidence of diffuse axonal injury in patients with mild head injury and normal head CT findings. *AJNR Am J Neuroradiol.* 1994;15(8):1583–1589.
74. Xiong KL, Zhu YS, Zhang WG. Diffusion tensor imaging and magnetic resonance spectroscopy in traumatic brain injury: A review of recent literature. *Brain Imaging Behav.* 2014;8(4):487–496.
75. Thornbury JR, Campbell JA, Masters SJ, Fryback DG. Skull fracture and the low risk of intracranial sequelae in minor head trauma. *AJR Am J Roentgenol.* 1984;143(3):661–664.
76. Zee CS, Hovanessian A, Go JL, Kim PE. Imaging of sequelae of head trauma. *Neuroimaging Clin N Am.* 2002;12(2):325–338, ix.
77. Alvi A, Bereliani 4th A. Trauma to the temporal bone: Diagnosis and management of complications. *J Craniomaxillofac Trauma.* 1996 Fall;2(3):36–48.
78. Kruse JJ, Awasthi D. Skull-base trauma: Neurosurgical perspective. *J Craniomaxillofac Trauma.* 1998 Summer;4(2):8–14; discussion 7.
79. Collins JM, Krishnamoorthy AK, Kubal WS, Johnson MH, Poon CS. Multidetector CT of temporal bone fractures. *Semin Ultrasound CT MR.* 2012;33(5):418–431.
80. Alder ME, Deahl ST, Matteson SR. Clinical usefulness of two-dimensional reformatted and three-dimensionally rendered computerized tomographic images: Literature review and a survey of surgeons' opinions. *J Oral Maxillofac Surg.* 1995;53(4):375–386.
81. Fatterpekar GM, Doshi AH, Dugar M, Delman BN, Naidich TP, Som PM. Role of 3D CT in the evaluation of the temporal bone. *Radiographics.* 2006;26(suppl 1):S117–S132.
82. Schuknecht B, Graetz K. Radiologic assessment of maxillofacial, mandibular, and skull base trauma. *Eur Radiol.* 2005;15(3):560–568.
83. Lloyd MN, Kimber PM, Burrows EH. Post-traumatic cerebrospinal fluid rhinorrhoea: Modern high-definition computed tomography is all that is required for the effective demonstration of the site of leakage. *Clin Radiol.* 1994;49(2):100–103.
84. Stone JA, Castillo M, Neelon B, Mukherji SK. Evaluation of CSF leaks: High-resolution CT compared with contrast-enhanced CT and radionuclide cisternography. *AJNR Am J Neuroradiol.* 1999;20(4):706–712.
85. Zimmerman RA, Bilaniuk LT. Computed tomographic staging of traumatic epidural bleeding. *Radiology.* 1982;144(4):809–812.
86. Bricolo AP, Pasut LM. Extradural hematoma: Toward zero mortality. A prospective study. *Neurosurgery.* 1984;14(1):8–12.
87. Al-Nakshabandi NA. The swirl sign. *Radiology.* 2001;218(2):433.
88. Lee KS, Bae WK, Bae HG, Doh JW, Yun IG. The computed tomographic attenuation and the age of subdural hematomas. *J Korean Med Sci.* 1997;12(4):353–359.
89. Smith Jr WP, Batnitzky S, Rengachary SS. Acute isodense subdural hematomas: A problem in anemic patients. *AJR Am J Roentgenol.* 1981;136(3):543–546.
90. van Gijn J, Kerr RS, Rinkel GJ. Subarachnoid haemorrhage. *Lancet.* 2007;369(9558):306–318.
91. Yeakley JW, Patchall LL, Lee KF. Interpeduncular fossa sign: CT criterion of subarachnoid hemorrhage. *Radiology.* 1986;158(3):699–700.
92. Schellinger PD, Jansen O, Fiebach JB, Hacke W, Sartor K. A standardized MRI stroke protocol: Comparison with CT in hyperacute intracerebral hemorrhage. *Stroke.* 1999;30(4):765–768.
93. Young RJ, Destian S. Imaging of traumatic intracranial hemorrhage. *Neuroimaging Clin N Am.* 2002;12(2):189–204.
94. Adams JH, Doyle D, Ford I, Gennarelli TA, Graham DI, McLellan DR. Diffuse axonal injury in head injury: Definition, diagnosis and grading. *Histopathology.* 1989;15(1):49–59.
95. Hammoud DA, Wasserman BA. Diffuse axonal injuries: Pathophysiology and imaging. *Neuroimaging Clin N Am.* 2002;12(2):205–216.
96. Scheid R, Preul C, Gruber O, Wiggins C, von Cramon DY. Diffuse axonal injury associated with chronic traumatic brain injury: Evidence from T2*-weighted gradient-echo imaging at 3 T. *AJNR Am J Neuroradiol.* 2003;24(6):1049–1056.
97. Kinoshita T, Moritani T, Hiwatashi A, et al. Conspicuity of diffuse axonal injury lesions on diffusion-weighted MR imaging. *Eur J Radiol.* 2005;56(1):5–11.
98. Parizel PM, Ozsarlak, Van Goethem JW, et al. Imaging findings in diffuse axonal injury after closed head trauma. *Eur Radiol.* 1998;8(6):960–965.
99. Xiong KL, Zhu YS, Zhang WG. Diffusion tensor imaging and magnetic resonance spectroscopy in traumatic brain injury: A review of recent literature. *Brain Imaging Behav.* 2014 Jan 23.
100. Lunsford LD, Martinez AJ, Latchaw RE. Magnetic resonance imaging does not define tumor boundaries. *Acta Radiol Suppl.* 1986;369: 154–156.
101. Price SJ, Jena R, Burnet NG, et al. Improved delineation of glioma margins and regions of infiltration with the use of diffusion tensor imaging: An image-guided biopsy study. *AJNR Am J Neuroradiol.* 2006;27(9):1969–1974.
102. Croteau D, Scarpace L, Hearshen D, et al. Correlation between magnetic resonance spectroscopy imaging and image-guided biopsies: Semiquantitative and qualitative histopathological analyses of patients with untreated glioma. *Neurosurgery.* 2001;49(4):823–829.
103. McKnight TR, von dem Bussche MH, Vigneron DB, et al. Histopathological validation of a three-dimensional magnetic resonance spectroscopy index as a predictor of tumor presence. *J Neurosurg.* 2002;97(4):794–802.
104. Price SJ, Jena R, Burnet NG, Carpenter TA, Pickard JD, Gillard JH. Predicting patterns of glioma recurrence using diffusion tensor imaging. *Eur Radiol.* 2007;17(7):1675–1684.
105. Provenzale JM, McGraw P, Mhatre P, Guo AC, Delong D. Peritumoral brain regions in gliomas and meningiomas: Investigation with isotropic diffusion-weighted MR imaging and diffusion-tensor MR imaging. *Radiology.* 2004;232(2):451–460.
106. Tropine A, Vucurevic G, Delani P, et al. Contribution of diffusion tensor imaging to delineation of gliomas and glioblastomas. *J Magn Reson Imaging.* 2004;20(6):905–912.
107. van Westen D, Lätt J, Englund E, Brockstedt S, Larsson EM. Tumor extension in high-grade gliomas assessed with diffusion magnetic resonance imaging: Values and lesion-to-brain ratios of apparent diffusion coefficient and fractional anisotropy. *Acta Radiol.* 2006;47(3):311–319.
108. Julià-Sapé M, Acosta D, Majós C, et al. Comparison between neuroimaging classifications and histopathological diagnoses using an international multicenter brain tumor magnetic resonance imaging database. *J Neurosurg.* 2006;105(1):6–14.
109. Ginsberg LE, Fuller GN, Hashmi M, Leeds NE, Schomer DF. The significance of lack of MR contrast enhancement of supratentorial brain tumors in adults: Histopathological evaluation of a series. *Surg Neurol.* 1998;49(4):436–440.
110. Beppu T, Inoue T, Shibata Y, et al. Fractional anisotropy value by diffusion tensor magnetic resonance imaging as a predictor of cell density and proliferation activity of glioblastomas. *Surg Neurol.* 2005;63(1):56–61. discussion 61.
111. Stadlbauer A, Ganslandt O, Buslei R, et al. Gliomas: Histopathologic evaluation of changes in directionality and magnitude of water diffusion at diffusion-tensor MR imaging. *Radiology.* 2006;240(3):803–810.
112. Sugahara T, Korogi Y, Kochi M, et al. Usefulness of diffusion-weighted MRI with echo-planar technique in the evaluation of cellularity in gliomas. *J Magn Reson Imaging.* 1999;9(1):53–60.
113. Fountas KN, Kapsalaki EZ, Gotsis SD, et al. In vivo proton magnetic resonance spectroscopy of brain tumors. *Stereotact Funct Neurosurg.* 2000;74(2):83–94.
114. Law M. MR spectroscopy of brain tumors. *Top Magn Reson Imaging.* 2004;15(5):291–313.
115. Law M, Yang S, Wang H, et al. Glioma grading: Sensitivity, specificity, and predictive values of perfusion MR imaging and proton MR spectroscopic imaging compared with conventional MR imaging. *AJNR Am J Neuroradiol.* 2003;24(10):1989–1998.
116. McKnight TR, Lamborn KR, Love TD, et al. Correlation of magnetic resonance spectroscopic and growth characteristics within Grades II and III gliomas. *J Neurosurg.* 2007;106(4):660–666.
117. Nafe R, Herminghaus S, Raab P, et al. Preoperative proton-MR spectroscopy of gliomas--correlation with quantitative nuclear morphology in surgical specimen. *J Neurooncol.* 2003;63(3):233–245.
118. Hakyemez B, Erdogan C, Ercan I, Ergin N, Uysal S, Atahan S. High-grade and low-grade gliomas: Differentiation by using perfusion MR imaging. *Clin Radiol.* 2005;60(4):493–502.
119. Shin JH, Lee HK, Kwun BD, et al. Using relative cerebral blood flow and volume to evaluate the histopathologic grade of cerebral gliomas: Preliminary results. *AJR Am J Roentgenol.* 2002;179(3):783–789.
120. Sugahara T, Korogi Y, Kochi M, et al. Correlation of MR imaging-determined cerebral blood volume maps with histologic and angiographic determination of vascularity of gliomas. *AJR Am J Roentgenol.* 1998;171(6):1479–1486.
121. Lev MH, Ozsunar Y, Henson JW, et al. Glial tumor grading and outcome prediction using dynamic spin-echo MR susceptibility mapping compared with conventional contrast-enhanced MR: Confounding effect of elevated rCBV of oligodendrogliomas [corrected]. *AJNR Am J Neuroradiol.* 2004;25(2):214–221. Erratum in: *AJNR Am J Neuroradiol.* 2004;25(3):B1.
122. Sugahara T, Korogi Y, Tomiguchi S, et al. Posttherapeutic intraaxial brain tumor: The value of perfusion-sensitive contrast-enhanced MR imaging for differentiating tumor recurrence from nonneoplastic contrast-enhancing tissue. *AJNR Am J Neuroradiol.* 2000;21(5):901–909.
123. Barrett T, Brechbiel M, Bernardo M, Choyke PL. MRI of tumor angiogenesis. *J Magn Reson Imaging.* 2007;26(2):235–249.
124. Chernov MF, Hayashi M, Izawa M, et al. Multivoxel proton MRS for differentiation of radiation-induced necrosis and tumor recurrence after gamma knife radiosurgery for brain metastases. *Brain Tumor Pathol.* 2006;23(1):19–27.
125. Tomoi M, Kimura H, Yoshida M, et al. Alterations of lactate (+lipid) con-

centration in brain tumors with in vivo hydrogen magnetic resonance spectroscopy during radiotherapy. *Invest Radiol.* 1997;32(5):288–296.

126. Wilden JA, Voorhies J, Mosier KM, O'Neill DP, Cohen-Gadol AA. Strategies to maximize resection of complex, or high surgical risk, low-grade gliomas. *Neurosurg Focus.* 2013;34(2):E5.
127. Chappell ET, Moure FC, Good MC. Comparison of computed tomographic angiography with digital subtraction angiography in the diagnosis of cerebral aneurysms: A meta-analysis. *Neurosurgery.* 2003;52(3):624–631; discussion 630–631.
128. Dammert S, Krings T, Moller-Hartmann W, et al. Detection of intracranial aneurysms with multislice CT: Comparison with conventional angiography. *Neuroradiology.* 2004;46(6):427–434.
129. Tipper G, U-King-Im JM, Price SJ, et al. Detection and evaluation of intracranial aneurysms with 16-row multislice CT angiography. *Clin Radiol.* 2005;60(5):565–572.
130. White PM, Teasdale EM, Wardlaw JM, Easton V. Intracranial aneurysms: CT angiography and MR angiography for detection prospective blinded comparison in a large patient cohort. *Radiology.* 2001;219(3):739–749.
131. White PM, Wardlaw JM, Easton V. Can noninvasive imaging accurately depict intracranial aneurysms? A systematic review. *Radiology.* 2000;217(2):361–370.
132. Chaudhary SR, Ko N, Dillon WP, et al. Prospective evaluation of multidetector-row CT angiography for the diagnosis of vasospasm following subarachnoid hemorrhage: A comparison with digital subtraction angiography. *Cerebrovasc Dis.* 2008;25(1–2):144–150.
133. Wintermark M, Ko NU, Smith WS, Liu S, Higashida RT, Dillon WP. Vasospasm after subarachnoid hemorrhage: Utility of perfusion CT and CT angiography on diagnosis and management. *AJNR Am J Neuroradiol.* 2006;27(1):26–34.
134. Hofmeister C, Stapf C, Hartmann A, et al. Demographic, morphological, and clinical characteristics of 1289 patients with brain arteriovenous malformation. *Stroke.* 2000;31(6):1307–1310.
135. Du R, Hashimoto T, Tihan T, Young WL, Perry V, Lawton MT. Growth and regression of arteriovenous malformations in a patient with hereditary hemorrhagic telangiectasia. Case report. *J Neurosurg.* 2007;106(3):470–477.
136. Hino A, Fujimoto M, Yamaki T, Iwamoto Y, Katsumori T. Value of repeat angiography in patients with spontaneous subcortical hemorrhage. *Stroke.* 1998;29(12):2517–2521.
137. Tissue plasminogen activator for acute ischemic stroke. The National Institute of Neurological Disorders and Stroke rt-PA Stroke Study Group. *N Engl J Med.* 1995;333(24):1581–1587.
138. Jauch EC, Saver JL, Adams Jr HP, et al, American Heart Association Stroke Council, Council on Cardiovascular Nursing, Council on Peripheral Vascular Disease, Council on Clinical Cardiology. Guidelines for the early management of patients with acute ischemic stroke: A guideline for healthcare professionals from the American Heart Association/American Stroke Association. *Stroke.* 2013;44(3):870–947.
139. Rowley HA. The four Ps of acute stroke imaging: Parenchyma, pipes, perfusion, and penumbra. *AJNR Am J Neuroradiol.* 2001;22(4):599–601.
140. Astrup J, Siesjö BK, Symon L. Thresholds in cerebral ischemia - the ischemic penumbra. *Stroke.* 1981;12(6):723–725.
141. Heiss WD. Ischemic penumbra: Evidence from functional imaging in man. *J Cereb Blood Flow Metab.* 2000;20(9):1276–1293.
142. Moulin T, Cattin F, Crépin-Leblond T, et al. Early CT signs in acute middle cerebral artery infarction: Predictive value for subsequent infarct locations and outcome. *Neurology.* 1996;47(2):366–375.
143. von Kummer R, Bourquain H, Bastianello S, et al. Early prediction of irreversible brain damage after ischemic stroke at CT. *Radiology.* 2001;219(1):95–100.
144. Barber PA, Demchuk AM, Hudon ME, Pexman JH, Hill MD, Buchan AM. Hyperdense sylvian fissure MCA "dot" sign: A CT marker of acute ischemia. *Stroke.* 2001;32(1):84–88.
145. Leys D, Pruvo JP, Godefroy O, Rondepierre P, Leclerc X. Prevalence and significance of hyperdense middle cerebral artery in acute stroke. *Stroke.* 1992;23(3):317–324.
146. Tomsick T, Brott T, Barsan W, et al. Prognostic value of the hyperdense middle cerebral artery sign and stroke scale score before ultraearly thrombolytic therapy. *AJNR Am J Neuroradiol.* 1996;17(1):79–85.
147. Tomura N, Uemura K, Inugami A, Fujita H, Higano S, Shishido F. Early CT finding in cerebral infarction: Obscuration of the lentiform nucleus. *Radiology.* 1988;168(2):463–467.
148. Truwit CL, Barkovich AJ, Gean-Marton A, Hibri N, Norman D. Loss of the insular ribbon: Another early CT sign of acute middle cerebral artery infarction. *Radiology.* 1990;176(3):801–806.
149. von Kummer R, Meyding-Lamadé U, Forsting M, et al. Sensitivity and prognostic value of early CT in occlusion of the middle cerebral artery trunk. *AJNR Am J Neuroradiol.* 1994;15(1):9–15; discussion 16–18.
150. Kloska SP, Nabavi DG, Gaus C, et al. Acute stroke assessment with CT: Do we need multimodal evaluation? *Radiology.* 2004;233(1):79–86.
151. von Kummer R, Nolte PN, Schnittger H, Thron A, Ringelstein EB. Detectability of cerebral hemisphere ischaemic infarcts by CT within 6 h of stroke. *Neuroradiology.* 1996;38(1):31–33.
152. Demchuk AM, Hill MD, Barber PA, Silver B, Patel SC, Levine SRNINDS rtPA Stroke Study Group, NIH. Importance of early ischemic computed tomography changes using ASPECTS in NINDS rtPA Stroke Study. *Stroke.* 2005;36(10):2110–2115.
153. Dzialowski I, Hill MD, Coutts SB, et al. Extent of early ischemic changes on computed tomography (CT) before thrombolysis: Prognostic value of the Alberta Stroke Program Early CT Score in ECASS II. *Stroke.* 2006;37(4):973–978.
154. Lev MH, Farkas J, Rodriguez VR, et al. CT angiography in the rapid triage of patients with hyperacute stroke to intraarterial thrombolysis: Accuracy in the detection of large vessel thrombus. *J Comput Assist Tomogr.* 2001;25(4):520–528.
155. Prokop M. Multislice CT, angiography. *Eur J Radiol.* 2000;36(2):86–96.
156. Cumming MJ, Morrow IM. Carotid artery stenosis: A prospective comparison of CT angiography and conventional angiography. *AJR Am J Roentgenol.* 1994;163(3):517–523.
157. Katz DA, Marks MP, Napel SA, Bracci PM, Roberts SL. Circle of Willis: Evaluation with spiral CT angiography, MR angiography, and conventional angiography. *Radiology.* 1995;195(2):445–449.
158. Shrier DA, Tanaka H, Numaguchi Y, Konno S, Patel U, Shibata D. CT angiography in the evaluation of acute stroke. *AJNR Am J Neuroradiol.* 1997;18(6):1011–1020.
159. Tan JC, Dillon WP, Liu S, Adler F, Smith WS, Wintermark M. Systematic comparison of perfusion-CT and CT-angiography in acute stroke patients. *Ann Neurol.* 2007;61(6):533–543.
160. Zaidat OO, Suarez JI, Santillan C, et al. Response to intra-arterial and combined intravenous and intra-arterial thrombolytic therapy in patients with distal internal carotid artery occlusion. *Stroke.* 2002;33(7):1821–1826.
161. Skutta B, Fürst G, Eilers J, Ferbert A, Kuhn FP. Intracranial stenoocclusive disease: Double-detector helical CT angiography versus digital subtraction angiography. *AJNR Am J Neuroradiol.* 1999;20(5):791–799.
162. Miles KA. Brain perfusion: Computed tomography applications. *Neuroradiology.* 2004;46(suppl 2):s194–s200.
163. Wintermark M, Sesay M, Barbier E, et al. Comparative overview of brain perfusion imaging techniques. *J Neuroradiol.* 2005;32(5):294–314.
164. Wintermark M, Fischbein NJ, Smith WS, Ko NU, Quist M, Dillon WP. Accuracy of dynamic perfusion CT with deconvolution in detecting acute hemispheric stroke. *AJNR Am J Neuroradiol.* 2005;26(1):104–112.
165. Sparacia G, Iaia A, Assadi B, Lagalla R. Perfusion CT in acute stroke: Predictive value of perfusion parameters in assessing tissue viability versus infarction. *Radiol Med.* 2007;112(1):113–122.
166. Wintermark M, Reichhart M, Thiran JP, et al. Prognostic accuracy of cerebral blood flow measurement by perfusion computed tomography, at the time of emergency room admission, in acute stroke patients. *Ann Neurol.* 2002;51(4):417–432.
167. Wintermark M, Flanders AE, Velthuis B, et al. Perfusion-CT assessment of infarct core and penumbra: receiver operating characteristic curve analysis in 130 patients suspected of acute hemispheric stroke. *Stroke.* 2006;37(4):979–985.
168. Beauchamp Jr. NJ, Ulug AM, Passe TJ, van Zijl PC. MR diffusion imaging in stroke: Review and controversies. *Radiographics.* 1998;18(5):1269–1283. discussion 1283–1285.
169. Grandin CB, Duprez TP, Smith AM, et al. Which MR-derived perfusion parameters are the best predictors of infarct growth in hyperacute stroke? Comparative study between relative and quantitative measurements. *Radiology.* 2002;223(2):361–370.
170. Schlaug G, Benfield A, Baird AE, et al. The ischemic penumbra: Operationally defined by diffusion and perfusion MRI. *Neurology.* 1999;53(7):1528–1537.
171. Wintermark M, Reichhart M, Cuisenaire O, et al. Comparison of admission perfusion computed tomography and qualitative diffusion- and perfusion-weighted magnetic resonance imaging in acute stroke patients. *Stroke.* 2002;33(8):2025–2031.
172. Srinivasan A, Goyal M, Al Azri F, Lum C. State-of-the-art imaging of acute stroke. *Radiographics.* 2006;26(suppl 1):S75–S95.
173. Fiehler J, Foth M, Kucinski T, et al. Severe ADC decreases do not predict irreversible tissue damage in humans. *Stroke.* 2002;33(1):79–86.
174. Kidwell CS, Saver JL, Mattiello J, et al. Thrombolytic reversal of acute human cerebral ischemic injury shown by diffusion/perfusion magnetic resonance imaging. *Ann Neurol.* 2000;47(4):462–469.
175. Davis SM, Donnan GA, Parsons MW, et al, EPITHET investigators. Effects of alteplase beyond 3 h after stroke in the Echoplanar Imaging Thrombolytic Evaluation Trial (EPITHET): A placebo-controlled randomised trial. *Lancet Neurol.* 2008;7(4):299–309.
176. Hacke W, Albers G, Al-Rawi Y, et alDIAS Study Group. The Desmoteplase in Acute Ischemic Stroke Trial (DIAS): A phase II MRI-based 9-hour window acute stroke thrombolysis trial with intravenous desmoteplase. *Stroke.* 2005;36(1):66–73.
177. Hacke W, Furlan AJ, Al-Rawi Y, et al. Intravenous desmoteplase in patients with acute ischaemic stroke selected by MRI perfusion-diffusion weighted imaging or perfusion CT (DIAS-2): A prospective, randomised, double-blind, placebo-controlled study. *Lancet Neurol.* 2009;8(2):141–150.

诱发电位

6

T.B. Sloan • L.C. Jameson • D.J. Janik • A.Koht

诱发电位可用于神经外科手术中神经定位和功能评估，从而为手术提供有价值的信息并改善患者的预后，已经成为常用的监测手段。在麻醉或昏迷等意识状态下可以进行诱发电位监测，而且方法多种多样，最早的技术可追溯到20世纪70年代。

诱发电位基础知识

脑电图(electroencephalogram，EEG)记录的是大脑皮层的自发电活动，而诱发电位则是在刺激运动或感觉传导束后记录到的电信号，以时间为自变量，电压为因变量(图6-1)。在诱发电位的图形中，最先出现刺激伪迹，接下来是一系列的波峰和波谷。各种刺激引起的波峰形态不一，观察指标主要包括波幅(相邻波峰或波谷的差值)和潜伏期(刺激开始到波峰的时程)，波形的命名约定俗成[Ⅰ ~ Ⅴ波，P_a波，P_b波，或以极性(P，正极波；N，负极波)和潜伏期(毫秒)命名，如N_{20}]。

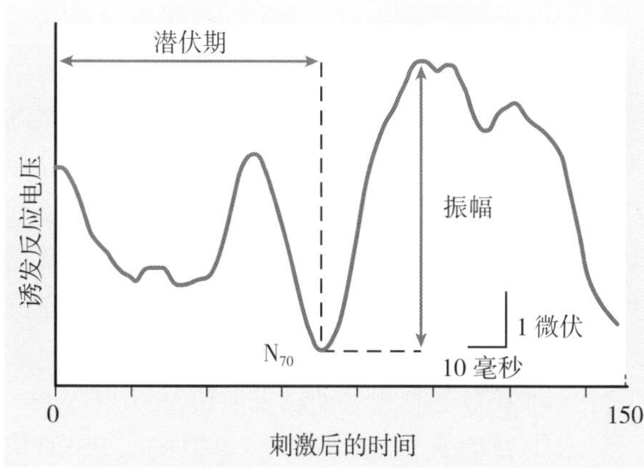

图6-1 视觉诱发电位，以刺激后的时间为自变量，电压为因变量。N_{70}为刺激后70毫秒时记录到的负极波

如果刺激后电反应大于背景噪声，那么给予一次诱发刺激即可(如肌肉的电位反应)。然而绝大多数感觉诱发电位的波幅仅为1~2μV，远远小于正常的电生理反应(如EEG10~1000μV)。由于背景噪声常常随机发生且均值为零，而诱发电位出现的时间点是固定的，因此可以在该时点计算多次反应的平均值。当电位十分微弱时，需要给予成百上千次刺激方可测得均值，从而导致监测时间延长。

定位和监测是诱发电位的两大功能。定位是指明确特定传导束的位置或通过刺激未知结构以确定其功能。监测是指术中重复刺激可能受累的传导束，通过波幅和潜伏期的变化判断其是否受损。技术因素，麻醉状态，生理改变，体位及手术等均可影响诱发电位。

通常诱发电位的波幅下降50%，或者潜伏期延长10%即视为异常，但较小的变化也可能提示损伤。例如血供减少(如突触缺血)会影响诱发电位。机体对缺血的耐受(出现不可逆损伤的时间)与血供和代谢直接相关，因此诱发电位的改变会提醒术者及时改善血供或增加缺血耐受力，从而降低损伤风险。诱发电位发生变化时，但缺血程度尚不足以引发不可逆的损伤，通过及时发现并解决可能原因有利于患者预后。

体感诱发电位

刺激外周神经时可以在感觉传导通路上记录到体感诱发电位(somatosensory evoked potential，SSEP)，这是应用最为广泛的感觉诱发电位[1,2]。外周神经多为较大的感觉运动混合神经(包括脊神经根)，如正中神经(C6~T1)、尺神经(C8~T1)和胫后神经(L4~S2)。刺激主要激活粗大的、传导快的Ⅰa类肌肉传出纤维和Ⅱ类皮神经纤维，当运动神经纤维被激活后会导致肌肉收缩。

目前认为，神经冲动沿本体感觉和触觉通路于同侧的脊髓背根神经上行，在薄束核和楔束核更换神经元后经颈髓 - 延髓临界处交叉到对侧并沿内侧丘束上行。在丘脑后外侧腹核换元后投射到刺激部位对侧的感觉皮层。监测上肢SSEP时，记录电极可置于肘窝、锁骨上窝(臂丛)、颈椎及皮

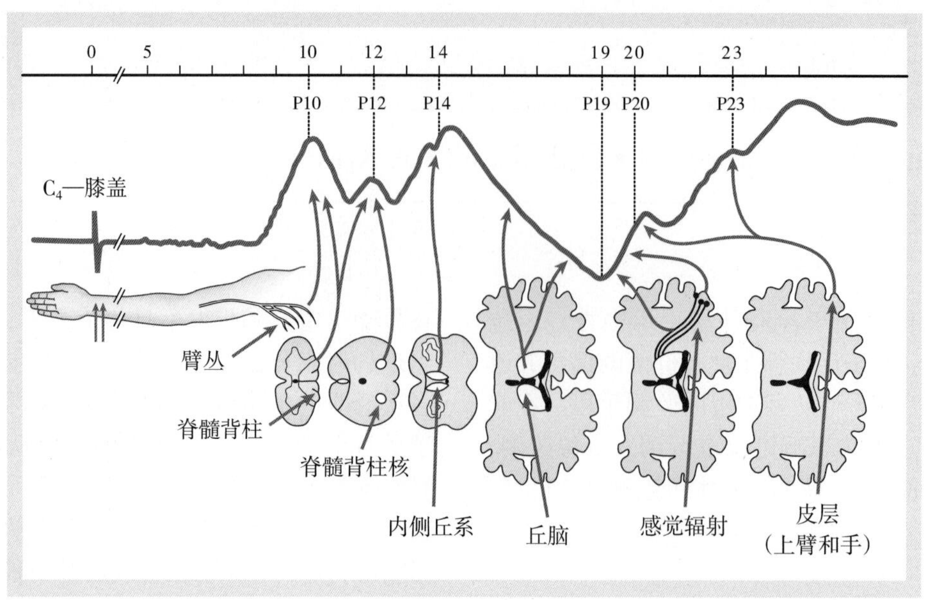

图 6-2 感觉皮层(国际通用 10~20 系统中 C4 电极)记录的体感诱发电位及其对应的解剖结构。"P"代表正相波,数字代表正中神经刺激后的时间点(毫秒)。(引自 Wiederholt WC, Meyer-Hardting E, Budnick B, et al: Stimulating and recording methods used in obtaining short-latency somatosensory evoked potentials [SEPs] in patients with central and peripheral neurologic disorders. Ann N Y AcadSci 1982; 388: 349.)

层(图 6-2),下肢则可置于腘窝、脊柱(如硬膜外)、颈椎或皮层。一般需要多点记录,从而确保刺激效率,并且找出受损神经的具体解剖位置。

最常见的皮层电位来自感觉区的初级体感觉皮层,主波可能源于丘脑皮质束向初级体感皮层的投射[1],随后记录到的电位来源于颈髓(皮层下反应),推测与脊髓或脑干的传导束有关[1]。

体感诱发电位的皮质定位功能

SSEP 可以在脊髓和体感皮层发挥定位功能。例如,在后正中入路脊髓取瘤术中,可将多个电极置于脊髓背部,然后分别刺激左右侧外周神经,两侧最大反应的中间位置即为脊髓中线。

SSEP 也可以定位大脑的皮层感觉区[1]。刺激正中神经时,当皮层上的双相电极显示 N_{20} 波位相反转(由正转负)时,提示电极已位于运动区与感觉区的分界处,即中央沟[3]。

体感诱发电位的皮质监测功能

皮层 SSEP 的波幅降低时,提示皮层组织缺血。皮层血流量在约 25ml/(min·100g) 时可有临床表现,约 20ml/(min·100g) 时 SSEP 出现异常,并且于 15~18ml/(min·100g)时完全消失。而脑干、脊柱及神经等皮层下区域对低灌注较不敏感。在颈动脉内膜剥脱术(carotid endarterectomy, CEA)等手术过程监测 SSEP 可以指导分流管的放置,也能预测患者的转归。在 CEA 中,SSEP 能探知皮层深部的缺血情况,而 EEG 则主要反映皮层表面区域,因此两者作用互补。

颅内血管手术也可以利用 SSEP 来评估侧支循环和收缩压,并评估机体对暂时夹闭血管的耐受能力。上肢 SSEP 来源于由大脑中动脉供血的大脑皮质,因此可在颈内动脉瘤和大脑中动脉瘤切除术中监测血供。而下肢 SSEP 可用于大脑前动脉的手术。然而,监测这些血管是否缺血常需要同时监测上下肢的 SSEP,这有赖于血管穿支(如供给内囊的豆纹动脉)及其对皮层下通路(如下行运动束需要监测运动诱发电位)的影响。

术中暂时夹闭动脉瘤时,如果皮层 SSEP 快速消失(夹闭后 1 分钟内),则预示着神经功能将出现不可逆的损伤。如果 SSEP 延迟消失并于动脉夹松开后迅速恢复,则预示侧支循环良好,神经功能受损的几率明显减小。Symon 的团队指出[4],如果正中神经 SSEP 的 N_{20} 很晚才消失(超过 4 分钟),那么完全可以将夹闭动脉瘤的时间再延长 10 分钟。另有报道证明,前交通动脉瘤手术中 SSEP

监测结果与患者的预后具有相关性[5]。

此外，SSEP还可用于监测因血管痉挛或多因素（如脑牵引、低血压、暂时夹闭动脉及过度通气等）引起的意外缺血。在链激酶溶栓术或神经介入手术（如血管栓塞术）中，SSEP同样行之有效。

体感诱发电位在脊柱外科中的应用

SSEP可应用于脑干和脊柱外科手术。在脊柱手术中，SSEP有助于明确机械或缺血损伤，从而降低手术风险，这或许是其最大的应用价值（图6-3）。据估计，SSEP可将脊柱手术的风险降低50%~80%[6]。

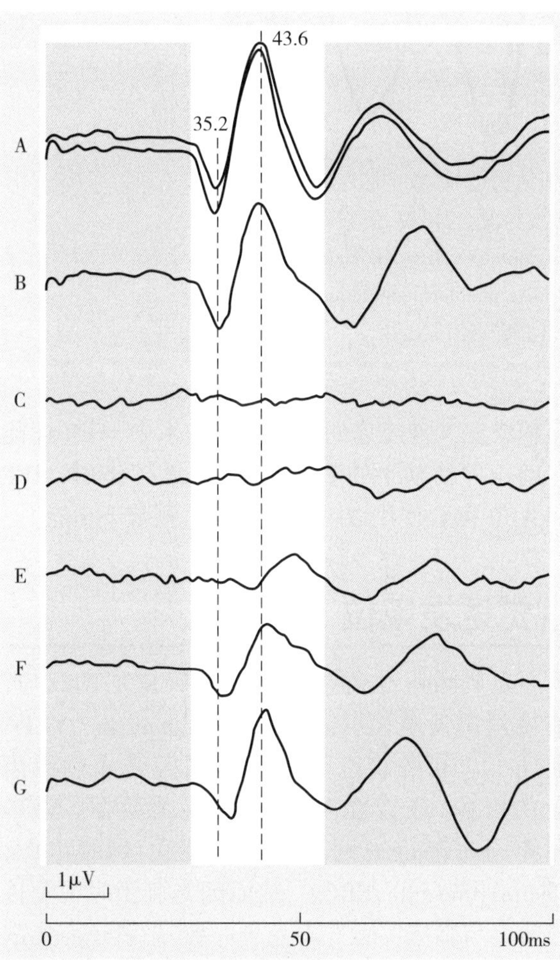

图6-3 术中体感诱发电位监测示例。(A)手术前日下午记录的正常基础值；(B)麻醉诱导时的电位；(C)椎板下穿越钢丝固定时电位消失；(D)术中唤醒后发现下肢运动障碍；(E)15分钟后重现微弱电位；(F)缝合切口后，诱发电位潜伏期稍微延长；(G)波形完全恢复正常。（引自Mostegl A，Bauer R，Eichenauer M：Intraoperative somatosensory potential monitoring：A clinical analysis of 127 surgical procedures. Spine 1988;13:396.）

动物实验证明，脊柱损伤将导致SSEP的潜伏期和波幅发生改变，而运动功能也同时丧失。因此脊柱手术中应当监测SSEP。鉴于目前的手术操作对脊髓有潜在的损伤，因此术中的实时监测手段（如SSEP）将有助于找出具体的损伤原因。另外，SSEP还能够发现病理生理异常（如低血压）或体位问题等。术中唤醒技术曾经一度流行，然而在术中应用SSEP后，术中唤醒技术逐渐被取代。目前只有在无法记录到运动诱发电位（motor evoked potentials，MEP），或在诱发电位持续恶化急需确认运动功能时，才继续使用唤醒技术。

临床研究亦发现，SSEP还能够预测神经功能的预后[7,8]。1995年，脊柱侧弯研究会和欧洲脊柱畸形协会报道，在51 263例脊柱畸形手术（包括脊柱侧弯、脊柱后凸、骨折和脊椎前移）中使用SSEP，整体损伤率仅为0.55%，远远低于未采用监测时的历史平均水平（0.7%~4%）[9]。诸多的研究共同促使脊柱侧弯研究会将SSEP监测立作为一项标准监测[10]。

基于以上结果，Nuwer又评估了实施SSEP所带来的经济收益。为了预防永久性神经损伤，大致有200名患者采用了SSEP监测，共需耗费120 000美元（1995年），远远低于损伤后所需提供的终身医疗服务花费。

然而，SSEP与神经损伤的相关性并不十分明确，由于SSEP和运动功能在脊髓中的传导通路不同，在SSEP未预警的情况下，运动功能仍有可能出现严重问题，其发生率为0.063%（1/1500）。因此，SSEP所能预测的与运动相关的神经损伤多为脊髓贯通伤。尽管如此，近来诸多循证医学研究仍然强调应该在脊柱手术中实施SSEP[7,8]。

在脊柱记录体感诱发电位

在硬膜外或脊柱骨性结构上植入电极也可以监测运动传导束的功能，但却无法明确区分左右侧及具体的神经束。由于这种技术可能更偏向于监测感觉束，因此已被MEP（详见下文）所取代[11]。

听觉诱发电位

声音刺激听觉传导通路后可引起脑干听觉反应（auditory brainstem response，ABR），属感觉诱发电位。ABR既指刺激后10毫秒内脑干的反应（图6-4），又指脑干听觉诱发反应（brainstem

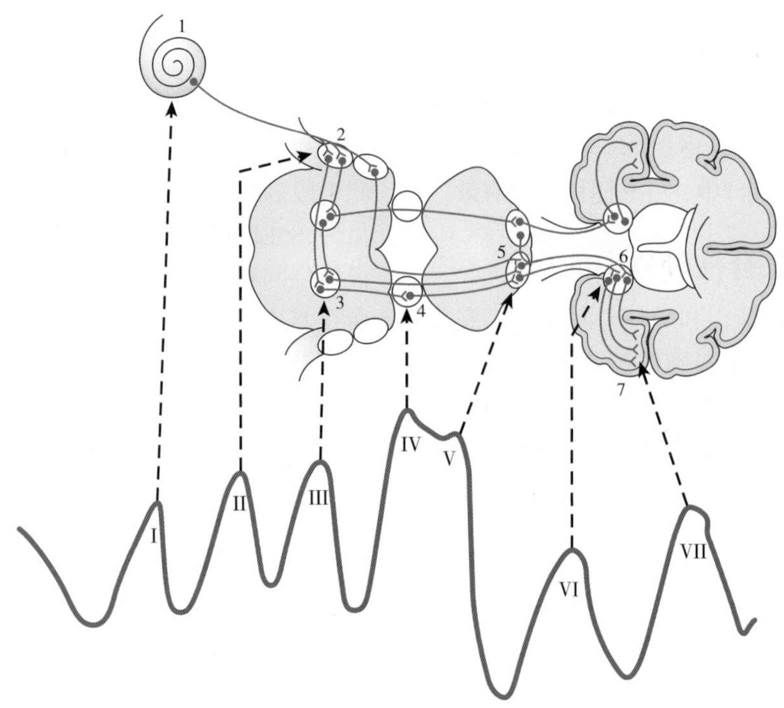

图 6-4 正常听觉诱发电位及其相应的脑干结构(罗马数字标注)。Ⅰ,螺旋器和听神经的颅外部分;Ⅱ,耳蜗核团;Ⅲ,上橄榄核复合体;Ⅳ,侧丘束;Ⅴ,下丘;Ⅵ,内侧膝状体;Ⅶ,听皮层投射。(引自 Aravabhumi S,Izzo KL,Bakst BL,et al:Brainstem auditory evoked potentials:Intraoperative monitoring technique in surgery of posterior fossa tumors. Arch Phys Med Rehabil 1987;68:142.)

auditory evoked response,BAER)或脑干听觉诱发电位(brainstem auditory evoked potential,BAEP)。声音刺激耳蜗产生的神经冲动依次沿第八对脑神经、脑干听觉核团和丘系通路传导,最终激活大脑听皮层。ABR 有 5 个波(Ⅰ~Ⅴ),重点观察Ⅰ、Ⅲ和Ⅴ波[12]。Ⅰ波可能来源于第八对脑神经(cranial nerve,CN)的颅外侧部分,Ⅲ波来源于耳蜗核团,而Ⅴ波来源于侧丘束和对侧脑桥的下丘[13]。

后颅窝的肿瘤常侵犯耳蜗神经,因此术中监测 ABR 可以保护患者的听力[12,14]。ABR 几乎不受麻醉影响,引起变化的因素包括外耳或中耳的传导障碍,耳蜗缺血,牵拉第八对脑神经,以及脑干听觉通路缺血或神经损伤。

后颅窝术中置入牵开器时常导致 ABR 变化,表现为Ⅴ波潜伏期延长,Ⅰ波和Ⅴ波间隔增大。如变化不明显,则稍后即可恢复,无需处理。若Ⅰ波完全消失,则提示血管因痉挛或堵塞导致耳蜗供血不足[15]或神经被切断。一般只要出现Ⅰ波和Ⅴ波,则听力不受影响;而若两者均消失,则术后保留听力的几率微乎其微。

在小脑占位或血管畸形切除术以及治疗面肌痉挛或三叉神经痛的微血管解压术中,ABR 还能有助于评估脑干的整体活性,通常与 SSEP,MEP 和 ABR 联合使用以更为全面地监测脑干功能。

视觉诱发电位

光刺激眼球能够引发双侧视皮层的反应,即视觉诱发电位(visual evoked potentials ,VEPs)(图 6-1)。麻醉状态下可以利用闪光来刺激闭合的眼睑,或者在巩膜中植入刺激器。VEPs 还能同时测定视网膜的电位变化(网膜电图;electroretinogram,ERG)。然而闪光刺激时视觉传导通路与临床实际并不完全一致,患者还需要戴上笨重的大眼镜,致使操作起来十分不便。另外,VEPs 对麻醉比较敏感,而且单眼刺激即可引起双侧皮层的反应,故难于局部定位,因此手术中的应用并不广泛。

肌电图监测基础

肌电图(electromyography,EMG)通过针电极

记录肌肉的电活动，在手术中通常是自发的电活动以及刺激运动神经或运动传导通路后诱发的电活动。肌电反应的波幅较大(0~1.5μV)，还可以转化为声音信号，无需反复刺激，故反馈速度快。术中持续记录自发电活动，只有在评估具体动作时才给予刺激。EMG 在后颅窝、颅底、脊柱、马尾、头颈部和外周神经的手术中应用十分广泛。

单神经 EMG 监测刺激单个轴突及其所支配的全部肌纤维所构成的运动单位。神经受到机械损伤或代谢异常时导致间断或持续爆发高频电位(图 6-5)，表现为 200 毫秒内出现单个或多个振幅在 30~200Hz 的动作电位，或者一长串的动作电位，持续 1~30 秒或更长时间[16]。较小的爆发提示多个运动单元相对同步放电。当动作电位的时程和幅度均增大时，需要引起警惕。操作靠近神经(如剥离、超吸或钻孔等)、神经牵拉、温度刺激(如冲洗、激光、钻孔或电凝等散发的热量)以及化学损伤或代谢异常等均能够激惹神经，时间一长就有可能导致一连串持续的同步动作电位，预示将出现神经损伤(神经受压、牵拉或缺血)。神经被切断后，将不会引起任何的放电活动[17]。

直接刺激神经组织能够对其进行定位或评价其功能。定向刺激(以判断神经功能的完整性)或 MEP(详见下文)所获得的电活动统称为复合肌肉动作电位(compound muscle action potentials, CMAPs)，需使用带有精细针头的双极或单极。单一或复合的低强度短时程的刺激(0.5~5mA，0.5~1 毫秒)将有助于定位脑神经或评估受损的外周神经。

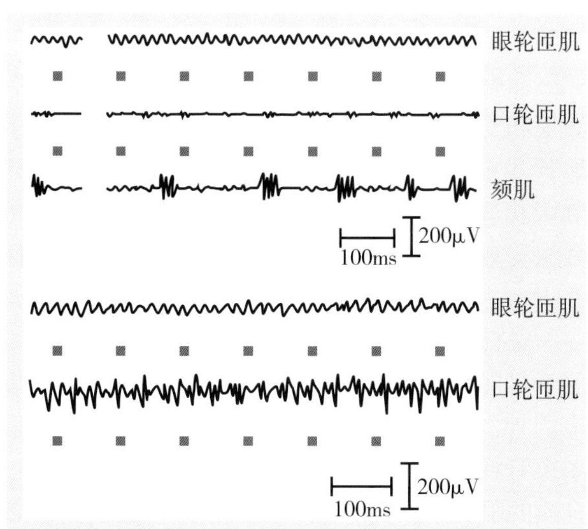

图 6-5　后颅窝手术中持续记录的肌肉电活动，源自眼轮匝肌、口轮匝肌和颏肌。上图，剥离三叉神经时，颏肌处记录了多个短小电位(神经放电)；下图，低温冲洗时眼轮匝肌和口轮匝肌处可见较长时间的神经放电。(引自 Cheek JC：Posterior fossa intraoperative monitoring. J ClinNeurophysiol 1993；10：412.)

EMG 还具有定位功能，有助于辨别脑干肿瘤周边或被其包被的脑神经(cranial nerve，CN)运动成分。EMG 还能够发现位于脑干背面的脑神经核团，从而协助术者切除脑干深处的病变。此外，在治疗儿童痉挛时使用 EMG 来定位神经分支，可以最大限度地提高治疗效果[18]。马尾手术中 EMG 监测可以明确脊髓中受累的各成分有无功能(重点保留控制肛门和尿道括约肌的神经根)，因而被广泛应用。

EMG 对绝大多数生理指标(体温、血压)和除神经肌肉松弛剂(neuromuscular blockade，NMB)以外的麻醉药物均不敏感。NMB 可使 CMAPs 的基础值下降 75% 甚至更低，当术中神经受损或功能障碍时显示的电位波幅较小，难以达到监测目的。因此，仅在必要时才可部分阻断神经肌肉的传导。

脑神经监测

脑神经体积小，纤维包被少，走形复杂，因此术中损伤风险大，有必要行 EMG 监测。手术创伤或缺血均可导致脑神经全瘫或半瘫，继而引发术后失能或畸形，伴发慢性疼痛的几率也较高。在切除颅底、脑干和脑桥小脑角的肿瘤时，脑神经最易受损。通过监测其所支配的肌肉即可监测神经功能(表 6-1)。

表 6-1　脑神经监测

脑神经		监测位置或方式 *
Ⅰ	嗅神经	无
Ⅱ	视神经	视觉诱发电位
Ⅲ	动眼神经	下直肌
Ⅳ	滑车神经	上斜肌
Ⅴ	三叉神经	咬肌和 / 或颞肌(可同时监测感觉功能)
Ⅵ	外展神经	外直肌
Ⅶ	面神经	眼轮匝肌和 / 或口轮匝肌
Ⅷ	听神经	听觉脑干反应
Ⅸ	舌咽神经	茎突咽肌(后方软腭)
Ⅹ	迷走神经	声带，环甲肌
Ⅺ	副神经	胸锁乳突肌和 / 或斜方肌
Ⅻ	舌下神经	颏舌肌(舌)

* 除非特别注明，监测项目均为肌电活动

面神经

面神经（CN Ⅶ）是最常监测的脑神经，涉及的肌肉有术野同侧的口轮匝肌和眼轮匝肌。面神经可包绕脑干肿瘤，因此可通过单次或持续监测在术野中加以识别，而且在操作触及神经时也可以提醒术者。在听神经瘤手术中，面神经监测能够有效地保留其结构的完整性。若术毕时无异常，则 60% 以上的患者在术后几个月后将至少恢复部分功能[15]。而 CMAPs 波幅的减低，放电时程的减少，则与短期以及长期的神经功能预后有一定的相关性[20,21]。

面神经监测能有效改善听神经瘤手术的疗效，因此美国 NIH 专家共识将其纳入常规监测之列[22]。面神经走形于脑桥小脑角，手术中同样需要监测 EMG。此外，腮腺瘤也有可能包被面神经的颅外分支，故此类的头面部手术也应当进行面神经 EMG 监测。

其他脑神经

颅底、海绵窦和后颅窝的手术中还可以监测其他的脑神经[12,15,17]。颅底和颈前入路的操作常监测迷走神经（CN Ⅹ），例如在清扫颈部淋巴结，切除甲状腺和甲状旁腺及颈前融合术中监测声带肌以评价喉返神经及喉上神经等分支的功能[12]。在甲状腺手术中，当肿瘤发生恶变、解剖结构异常，或术中探查出血点及二次手术等因素危及神经时，EMG 监测则更有价值[23]。

后颅窝手术中，EMG 的变化与术后神经功能密切相关。有研究指出，在小儿脑干肿瘤切除术中，三对脑神经（CN Ⅸ，Ⅹ，Ⅻ）EMG 发生异常时会有 73% 的患者出现术后神经功能缺陷。三对神经反复出现自发电活动时，提示神经功能缺陷。一对或多对神经出现异常时，术后多需气管切开或常常伴有误吸性肺炎[24]。

外周神经系统监测

EMG 的功能多种多样，如辨别外周神经，确定神经病灶，评估损伤部位功能的连续性，判断神经根是否撕脱，确定神经活检的部位以及明确臂丛内的损伤节段等。此外，EMG 还能防止手术误伤正常神经。神经失用或轴索损伤会影响功能的连续性，随着髓鞘的再生或轴突的生长，神经功能会恢复正常。神经功能的连续性完全丧失后，CMAP 消失，提示轴突与髓鞘及结缔组织完全脱离，此时需要移植等方法才可恢复功能。某些情况下还需要联合借助 EMG 和感觉反应来界定损伤部位[25]。

脊柱的节段手术（无论是否植入固定器），脊柱肿瘤切除术和分拨马尾神经等操作均易损伤神经根，需要选择相应的肌节进行 EMG 监测（表 6-2）。

表 6-2　神经根及最常监测的肌肉

脊神经根		肌肉
颈	C2~C4	斜方肌、胸锁乳突肌
	C5，C6	肱二头肌、三角肌
	C6，C7	桡侧腕屈肌
胸	C8~T1	拇短收肌、小指展肌
	T5~T6	上段腹直肌
	T7~T8	中段腹直肌
	T9~T11	下段直肌
	T12	底段腹直肌
腰	L2	长收肌
	L2~L4	股内肌
腰骶	L4~S1	胫骨前肌
	L5~S1	腓骨长肌
骶	S1~S2	腓肠肌
	S2~S4	肛门括约肌

在脊柱节段手术中，皮层 SSEP 涉及多个神经根和交感神经节段，而肌电图则可以更为敏感地觉察单个神经根的改变。术中也可以刺激皮节区获取感觉信号（皮节区诱发电位），但由于该方法受麻醉药物影响大，且耗时较长，因此并不常用。

脊柱手术常需在椎弓根植入螺钉等固定器，后者可能破坏脊柱中轴的骨性结构，进而激惹周边的神经根（发生率 15%~25%）。EMG 监测时刺激螺钉或螺孔可以判断固定器的位置是否合适。骨质的阻抗较大，当刺激阈值高时（如大于 10mA）提示螺钉位置良好；阈值低时（如 6~10mA）则可能骨质有缺口，应当再次检查；若阈值非常低（小于 6mA），则螺钉有可能接近甚至触及神经（应拆除并调整位置）[27]。此外，糖尿病或慢性压迫导致轴索损伤时，刺激的阈值更高，而骨密度差时阈值则降低[25,28]。大量研究证实，EMG 监测能够较为敏感地预防神经根的损伤[29,30]。

EMG 在马尾神经手术中也有一定的应用价值。松解神经或切除肿瘤时，可能会激惹支配腿部肌肉和肛门或尿道括约肌的神经根，或是损伤支配膀胱逼尿肌的副交感神经。EMG 的自发或诱发电位均有助于区分神经与非神经组织。刺激阈值是运动神经纤维的 100 倍[31]。EMG 还能预测患者的预后。在神经松解后刺激脊髓马尾端，如需较大的电位方可诱发出运动反应，则提示术后运动功能不良[32]。

马尾神经手术还可以采取多模式监测，包括监测肛门和尿道括约肌的 EMG，测定膀胱内压，获取胫神经 SSEP 和运动通路信号等。在监测尿道括约肌 EMG 时，可将记录电极置于尿管上，距离充盈的膀胱约 2cm[33]。肛门括约肌和尿道括约肌的支配神经均发自 S2~S4 节段，因此两者的监测效果相同。EMG 可以获得与前者同样的信息，因为两者的支配神经均发自 S2~S4 节段。副交感神经支配逼尿肌，持续刺激终丝所测得的膀胱内压力反映了该神经的功能[34]。

神经反射通路监测

监测马尾神经、脊神经根和脊髓时，还可以通过刺激外周神经来记录反射活动[26]。肌肉的反应包括三部分：刺激运动纤维获得的 CMAP(M)、脊髓感觉 - 运动反射导致的 Hoffmann 反射（H）和运动纤维传导波在脊髓中反射获得的 F 波。在评估感觉及运动传出纤维以及脊髓反射弧的功能时，还会偶尔用到 H 反射。

这些反射活动有助于评估脊髓的完整性。脊髓中的某些下行通路本身就能够激活前角的运动神经元，因此上行通路是主要监测目标。神经通路受损会影响反射活动，故脊休克时 H 反射更易受累。当被削弱 90% 时，患者术后将出现神经功能缺陷，两者具有相关性[35,36]。H 反射较 SSEP 更能够敏感地反映脊髓损伤，以刺激胫后神经测得的腓肠肌反射最为常用（S1 脊神经节）。

运动诱发电位

运动诱发电位（motor evoked potential，MEP）是对 SSEP 和 EMG 等常规术中神经电生理监测技术（intraoperative neurophysiologic monitoring，IOM）的最新补充，常用于可能损伤运动传导束的手术中。头皮电极发出经颅多脉冲刺激作用于运动皮层，继而引起 MEP[37~40]。刺激的数量、间隔、时程及强度或电流均会影响肌肉活动的幅度及复杂性[41~43]，后者诱发的 D 波（直接波）和数个 I 波（间接波）沿皮质脊髓束（cortical spinal tract，CST）下行传导，穿过脑干中线后于同侧脊髓前束至前角和神经肌肉接头，在约 4%~5% 的肌肉纤维中产生 CMAP（图 6-6）[43]。常规使用 3~7 个 100~600v 的高频脉冲，600 伏以上的刺激能够激活较深部位皮质的 CST。开颅手术中有时也会直接刺激皮层以获得 MEP。

标准的运动皮层刺激可在 10s 内获取一个明显的 CMAP。因此术中行 MEP 不会因肌肉活动而影响操作。MEP 诱导肌肉活动时最常意外伤及舌头，可以预先放置牙垫（通常在两侧的上下磨牙间放柔软的纱布卷）。

CMAP 可用来评估上级中枢神经组织的功能。肌肉的反应有助于鉴别位于 CST、灰质、外周神经或肌肉本身的损伤，而且还能区分损伤的左右侧。监测的肌肉常位于上肢（如拇短展肌和屈肌）、下肢（如拇短展肌和胫前肌）和某些特殊手术的特殊部位。典型的 CMAP 呈多相性，潜伏期恒定，并且波幅在 100~2000μV[43]（图 6-6）。某些情况下，硬膜外植入电极可以监测脊髓的 D 波。D 波无法区分左右但其波幅与皮质脊髓束中功能神经纤维的数目呈正相关，因此在 CMAP 消失（如神经病变）时可作为有效的补充。

SSEP 监测时波幅降低 50% 或潜伏期延长 10% 即可视为反应异常，与之相比，CAMP 的病理表现却不十分明显。一般建议当 CAMP 信号消失，波幅明显降低（通常 >70%），潜伏期延长，复合波发生改变或信号无法复原等情况时应格外警惕。另外，刺激的强度（>50V）或数目增多时，也提示 CAMP 异常。手术干预后 MEP 恢复正常，提示预后较好，否则有可能出现神经功能改变[44~47]。

原有疾病或麻醉状态均会影响 MEP 监测。MEP 消失的常见原因如成人血管疾病、灌注不足或脊髓病变等[48~52]。此外，年龄、脊髓损伤、糖尿病外周神经病变以及原发性肌营养不良等也会影响 MEP[53]。这类患者处于麻醉状态时，将难以获得较为满意的 MEP 监测效果。另外，患儿在 6 岁之前中枢神经系统发育不完善，对刺激的要求更高[54,55]，因此麻醉管理极为重要（详见下文）。

CST 对牵拉、压迫、血管损伤或直接创伤所导

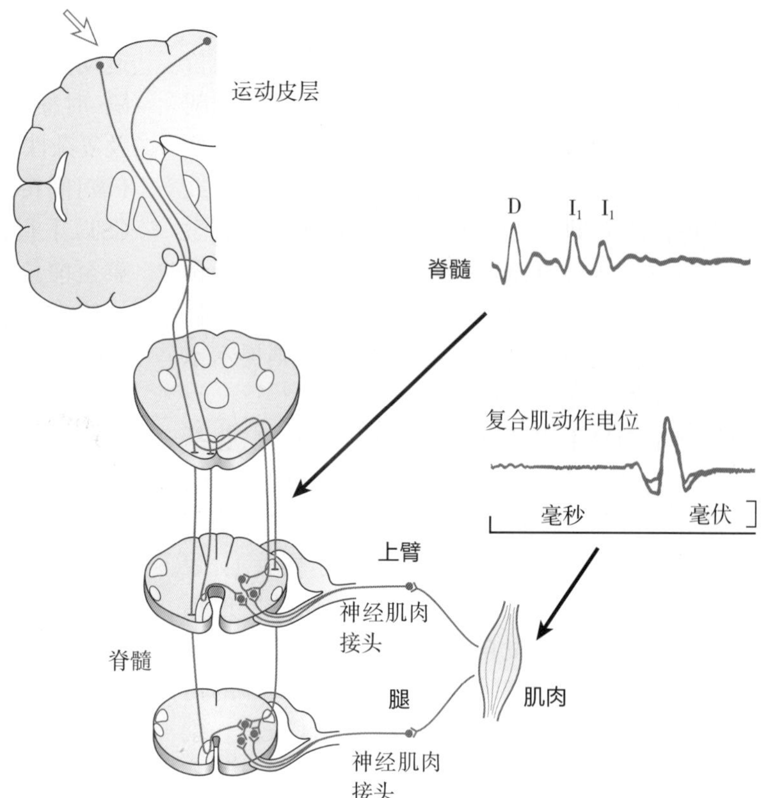

图 6-6 刺激运动皮层后产生运动诱发电位(箭头所示)。在脊柱的硬膜外可以依次记录到 D 波和多个 I 波。冲动在脊髓前角换元后经神经肌肉接头(neuromuscular junction,NMJ)到达肌肉,形成典型的复合肌动作电位(compound muscle action potential,CMAP)。(引自 Jameson LC,Sloan TB:Monitoring of the brain and spinal cord. AnesthesiolClin 2006;24:777.)

致的缺血较为敏感,因此 MEP 的监测结果与术后运动功能的转归密切相关,手术中应用较为广泛。运动通路的突触位于脊髓内,血管分布也比较单一,因此 MEP 较 SSEP 更为敏感。一过性缺血后 MEP 能迅速恢复正常,这与患者的长期预后有关[44-47]。

开颅后直接刺激皮层有助于定位运动区,并且确定功能组织和肿瘤或癫痫灶的分界,这也是目前在麻醉状态下区分运动皮层、脑干运动核和脊髓运动通路的唯一办法[56,57]。脑瘤手术可以借助皮层定位来最大范围地切瘤,同时又不增加远期损伤的风险。

然而,目前尚难以系统地评价该技术对切瘤手术预后的影响。有报道指出,胶质瘤切除术中联合应用 MEP 皮层定位和荧光素定位技术对患者的长、短期预后的效果最为明显[57]。所有儿童及成人的幕上肿瘤切除术中,切除范围较大时患者的长期预后较好[58]。目前唯一的一项大样本单中心研究(n=883)发现,清醒开颅术中在运动皮层附近监测 MEP 时,永久性运动功能障碍的发生率仅为 5.9%,远远低于不监测 MEP 的手术[59]。此外,还有报道证明,脑干手术中监测 MEP 可以明显降低术后运动失能的风险。

MEP 也可以提示术中皮层是否缺血,这与 SSEP 相类似。监测的关键是要调整合适的刺激参数以确保仅有运动通路受到激发。刺激强度要尽量小,从而避免影响内囊或脑干等绕行皮层的结构。此外,合理的参数设置和麻醉管理也会防止在监测时出现意外体动[60]。小于半个 MAC 的吸入麻醉药复合高剂量的短效镇痛药和丙泊酚可以最大程度上减少刺激时的体动风险[60]。

颅内手术如动脉瘤或动静脉畸形(arteriovenous malformations,AVM)中,血管栓塞或切除,以及短暂或永久夹闭动脉时,均导致灌注不足,引起 MEP 的改变。在 MEP 出现异常时及时采取措施会显著降低长期损伤的风险。两项大样本的研究指出,术中伴有可逆性 MEP 改变时(占患者总数的 13%~33%),术后不会出现永久性神经功能改变。而当 MEP 无法恢复正常时(约 20%),患者均将发生永久性神经功能障碍[61-64]。

缺血时 MEP 的变化比 SSEP 要早 15 分钟,而且程度较轻时变化亦不明显,因此其对缺血更为敏感。在动脉瘤夹闭时,SSEP 和 MEP 作用互补,当 MEP 诱发的体动可能引起严重后果时,就更需要同时监测 SSEP 了。MEP 变化时及时采取治疗措施将明显减低永久性损伤的风险。动脉瘤或 AVM 手术中 13%~33% 的患者出现可逆的 MEP 改变,神经功能的远期预后很好。相反当出现不可逆性 MEP 改变时(约占 20%),患者均出现了永久性神经功能障碍[61-64]。另外,在动脉瘤夹闭或功能测试时,MEP 较 SSEP 更能快捷便利地反馈效果。高剂量的丙泊酚能够一过性抑制下肢的 MEP,因此需要调整刺激参数以避免假阳性反应。

皮层缺血时,用于 MEP 监测的肌肉取决于血管的走行与供血区域。大脑中动脉(middle cerebral artery,MCA)缺血时累及对侧手的运动和感觉皮层,而大脑前动脉(anterior cerebral artery,ACA)则累及对侧下肢。分离前交通动脉瘤时(anterior communicating artery,ACOM)需要暂时夹闭两侧的 ACA,可能导致单侧或双侧的 SSEP 和 MEP 出现异常。分离基底动脉瘤时,除了 ABR 外,上肢或下肢的 MEP 也会发生改变。

位于颈动脉末端或临近眼动脉等较深部位的动脉瘤,体积较大者需要在颈内动脉行球囊扩张术以协助夹闭 MCA 和 ACA,故可能导致半球缺血,影响对侧上下肢的 SSEP 和 MEP。动脉瘤夹闭时也可能意外伤及供应皮质下 CST 的动脉穿通支,表现与皮层缺血相类似。

夹闭动脉瘤后如 MEP 发生改变,则需要重新调整夹子的位置。一过性夹闭后如 MEP 很快恶化,则提示预后较差,故此时应马上松夹开放血流,直至 MEP 恢复正常。巨大动脉瘤的重建手术中也应当监测 MEP。这类手术中,术者需要暂时夹闭动脉瘤两端以切开取栓,进而重建瘤底以维持完整的血管壁结构,因此全程无法松夹以恢复血流。此时如果 SSEP 或 MEP 出现变化,则提醒术者必须迅速完成手术,使其尽早恢复正常。重建动脉瘤可能导致血管腔狭窄或痉挛,这也会引起 MEP 或 SSEP 出现异常,而有效的麻醉管理(如合理用药以及控制血压等)将改善这一症状。

脑干手术常利用 MEP 来监测脑干和 CST 的活性。动脉瘤夹闭或栓塞时若堵塞了小的动脉穿通支,则会使 CST 因灌注不足而导致上下肢的运动和感觉反应异常。当操作可能伤及面神经、迷走 - 喉返神经或其他脑神经的运动纤维时,同样需要监测 MEP(即皮质延髓反应)[65]。

MEP 已经作为一项常规监测与 SSEP 及脑电图等联合应用于脊柱手术。脊髓中 MEP 和 SSEP 的传导通路分属不同的解剖结构及血管分布区,因此比单纯的 SSEP 监测效率高,从而更能有效改善患者的预后。此类多模式监测手段可以使我们能够及时发现在体位、手术操作、灌注及异物等方面出现的问题[66]。如及时处理后信号仍未恢复正常,则预示术后将出现永久性神经功能损伤[45,67]。因此,所有的脊柱正畸手术都应当开展 MEP 监测[7,8,38,44,46]。

一项历时 25 年多,纳入了 12 373 名患者的研究发现,一期手术中 MEP 发生异常的比例为 3.1%,二期手术则为 6.1%。采取及时有效的干预后,87% 的患者得以恢复,其余则出现永久性神经功能障碍[44]。另一项系统性回顾研究指出,MEP 和 SSEP 联合监测时,假阴性(即未能发现神经损伤)的比率仅为 0~0.79%,而单独监测 SSEP 时该数值则增加了三倍多,即 0.63%~2.7%[46]。因此,

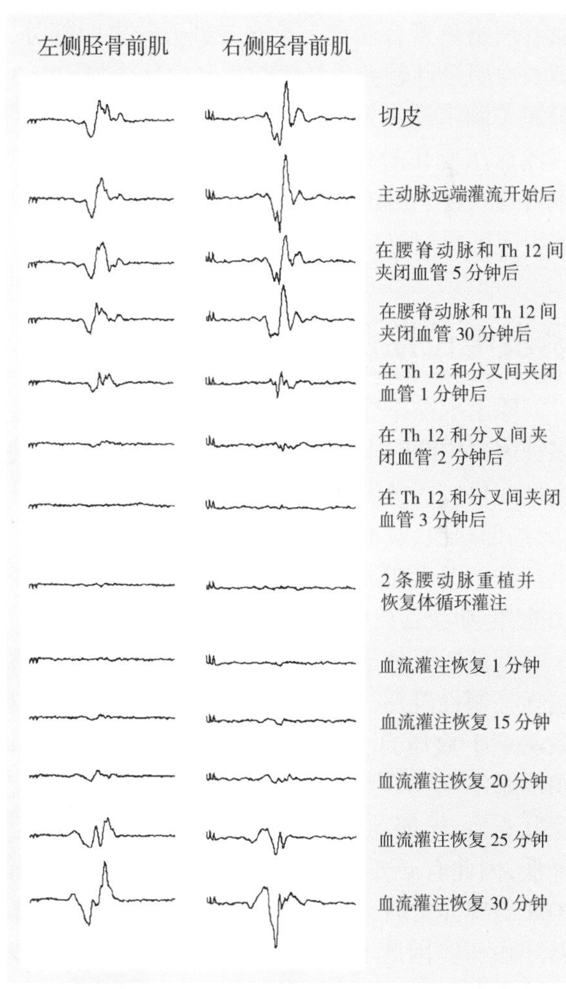

图 6-7 Ⅱ型胸腹动脉瘤手术中记录的肌肉诱发电位(muscle evoked potential,MEP)。在胸段结扎了 8 条肋间动脉后 MEP 无变化。在腹段的 T12 和分叉的血管之间放置动脉夹后,MEP 在 2 分钟内出现异常。将 2 条腰脊动脉(lumbar spinal arteries,LSA)回植到人工血管上,血流恢复 1 分钟后 MEP 逐渐回到正常状态。(引自 deHaan P,Kalkman CJ:Spinal cord monitoring:Somatosensory-and motor-evoked potentials.AnesthesiolClin N Am 2001;19:923.)

多模式监测能够有效发现潜在的脊髓损伤,这在经过常规处理后将得以解决。此外,美国神经病学会和临床神经生理协会在近期的一项回顾研究中也证实了 MEP 在脊柱手术中的应用价值[7,8]。

切除脊髓内的肿瘤时采用 MEP 监测将有助于判断操作是否已危及 CST 等运动束[68,69]。当 D 波振幅降至基础值的 50% 以下时,应及时提醒术者停止操作。

MEP 能敏感地反映脊髓的低灌注状态,因此对胸主动脉手术有重大意义[70]。SSEP 的运动通路由脊髓后动脉(posterior spinal artery,PSA)供血,特异性低。MEP 的运动通路则主要由脊髓前动脉(anterior spinal artery,ASA)供血,后者所在的血管网络负责脊髓前三分之二到五分之四部分,即缺血耐受性较差的脊髓灰质和前角细胞。ASA 起源于胸主动脉发出的根动脉,因此胸主动脉受压或血压变化时将迅速引起 MEP 的改变。此时术者及时给予纠正(如重新植入根动脉,增加血供或引流脑脊液等)(图 6-7)。

诱发电位监测的麻醉管理

除手术操作外,体位、生理指标改变及麻醉等多种因素均能够影响神经功能及其监测。术中的生理变化包括氧供不足(如相对低血压、颅内压升高、局部缺血、贫血、组织或全身低氧等)、低体温、电解质紊乱及低血糖等[71]。低温不会损伤神经功能,但却会延长电位潜伏期并降低波幅。

低血压管理非常重要,在一些麻醉方案中常包括控制性降压。越来越多的研究表明,手术应激状态下血压自主调节的低限并不能够满足组织的基本灌注[72]。另外,术中压迫或牵拉动脉,静脉充血,栓塞动脉或过度通气等均会导致血压降低,因此有必要适当升压以保证充分供血。当 IOM 出现异常时,最常用的处理手段就是升高体循环血压。因此 IOM 监测有助于我们更为合理有效地评估术中血压及组织灌注状态。

麻醉管理对监测效果至关重要,因此应当合理用药从而维持患者的平稳(如避免在关键的监测时段改变麻醉药浓度或单次给药等)[73,74]。

麻醉药物对 SSEP 和 MEP 主要有两方面的作用机制。首先,麻醉药可以减少突触传递继而显著改变皮层电位,但其对脑干和脊髓的影响较弱。其次,麻醉药作用于脑干,提高丘脑的感觉阈值[75]。受到麻醉药物影响的突触越多,诱发电位被抑制越明显。这也就解释了为什么吸入麻醉药能够大幅降低皮层电位,而且这一非线性变化与药物剂量和累及的突触数目相关。在诸多监测项目中,麻醉药对脑干 ABR 的影响最小[71]。

基于以上机制,作用于脊髓的麻醉药对 MEP 的抑制更为明显。在硬膜外腔记录到的 D 波不涉及突触传递,因此几乎不受麻醉药影响。而 I 波是经突触传导产生的,因此麻醉药的抑制作用明显。在单脉冲刺激时需要 D 波和 I 波来共同激发前角细胞产生 CMAP,如 I 波缺失,则 CMAP 亦随之消失[76]。目前多采用高频多脉冲刺激,可能是通过多重 D 波来激发 CMAP,从而部分克服麻醉药物的影响[77]。

吸入麻醉药对诱发电位监测的影响最大。吸入麻醉药作用于突触,所以药物的效应和效价与其对 EEG 的影响是一致的[71]。吸入麻醉药中异氟烷的效价强于氟烷或恩氟烷。在麻醉较平稳时,七氟烷和地氟烷效果与异氟烷相似。然而,由于两者的溶解性差,故当增加药物浓度时,麻醉效果明显增强[78]。

吸入麻醉药物主要通过影响皮层来干扰感觉功能的监测。当浓度大于 0.5~1 个最低肺泡有效浓度(minimal alveolar concentration,MAC)时可以显著抑制电位振幅[71,78]。吸入麻醉药对 ABR 和源自颈髓以上、硬膜外以及外周神经附近的 SSEP 影响较小。

吸入麻醉药能显著抑制 CMAP,但极少影响 D 波。CMAP 对低浓度的卤化麻醉药(如 0.2%~0.5% 异氟烷)最为敏感。如患者伴有神经系统疾病,那么 0.5MAC 的地氟烷或七氟烷就可以干扰 CMAP 的产生。若无神经病变,该浓度下行脊柱手术仍然迅速地监测到 CMAP。

单用氧化亚氮(nitrous oxide,N_2O)或与卤化吸入药或阿片类药物合用时,均会影响皮层感觉电位或 MEP CMAP,表现为振幅降低,潜伏期延长。N_2O 对源于皮层下、硬膜外和外周神经的电位反应影响较小,这与卤化吸入药类似。

静脉麻醉药对 MEP 的抑制作用不及吸入麻醉药,因此在合并神经病变时,应优先选择全凭静脉麻醉。阿片类药物对各种反应的抑制效应较弱,因此在记录皮层感觉反应或 MEP 时常使用阿片类药物来镇痛。

目前,在全凭静脉麻醉下监测 SSEP 和 MEP

时，丙泊酚是最常使用的镇静药。麻醉诱导时丙泊酚可以抑制皮层SSEP的波幅，注射结束后可恢复正常[71]。丙泊酚作用于大脑皮层，因此在硬膜外记录的电位不受影响。丙泊酚代谢较快，有利于迅速调整镇静效果，从而减少及其对诱发电位的影响，因此极适于静脉输注。尽管大剂量丙泊酚也可以抑制SSEP和MEP，但仍常常与阿片类药物合用。

氯胺酮对皮层下和外周反应的抑制效应较弱，但却能够增大皮层SSEP和MEP的CMAP的振幅[79]，因此较适用于儿童及对诱发电位反应较弱的患者。丙泊酚联合氯胺酮麻醉既减弱了丙泊酚对诱发电位的抑制效应，又放大了电位反应。因此无论是否使用氯胺酮，临床上都常常联合丙泊酚和阿片类药物用于神经监测时的麻醉镇静[78,80]。全凭静脉麻醉时，约90%以上的患者都会记录到MEP。监测失败的原因包括神经功能已经受损，或者发生了机器故障[81]。

右美托咪定与阿片类药物合用时对SSEP的影响较小。MEP监测时也可以选择右美托咪定，但有个案报道指出，大剂量右美托咪定或与其他药物合用时可能会干扰MEP结果[82]。针对右美托咪定的唯一一项前瞻性研究被迫中止，原因是与丙泊酚合用时对脊柱侧凸手术中的诱发电位具有协同抑制效应[83]。咪达唑仑对皮层感觉反应的抑制较弱，但大剂量时却可以长时间抑制MEP。此外，小剂量的咪达唑仑还有助于术中遗忘或减少氯胺酮引起的精神症状。注射依托咪酯能引起肌阵挛。与此同时，皮层感觉的振幅增大，提示皮层兴奋性增强。但皮层下及外周感觉反应不受影响[84,85]。在苯巴比妥中毒昏迷时，ABR和SSEP不受影响，因此可以用于监测此时的神经功能状况。

神经肌肉阻断剂(肌松剂)通常不会影响SSEP和ABR，但由于抑制了神经肌肉接头的功能，故会干扰MEP和EMG监测。尽管部分阻滞(neuromuscular blockage，NMB)(四个连串刺激只出现一次肌颤搐)时可以成功地监测到EMG，但该电位变化容易与手术操作失误或生理指标改变时的电位变化相混淆[16]。另外，不同的肌肉对肌松剂的敏感性不同，需要同时监测肌肉的阻滞程度。另外，部分阻滞还会减低肌肉运动单位的波幅，不利于发现轴突损伤。因此，在监测EMG和MEP时应尽量避免使用肌松剂。如需在麻醉诱导后立即记录MEP的基础值，则更应谨慎使用。当手术要求部分NMB时，则应考虑附加一个强直后MEP以加强监测效果，即在MEP监测前给予外周神经单次强直刺激(例如，测下肢拇外展肌的MEP时，在经颅刺激前6秒时给予胫后神经单次强直刺激，频率50Hz，历时5秒)[86]。

总结

在涉及中枢和外周神经疾病的外科手术中，EMG和感觉及运动诱发电位在神经定位和功能监测方面发挥着重要的作用。术中多模式监测可以最大限度地保全神经系统的功能(表6-3)。诱发电位能够降低死亡率，并且有效节省了医疗成本，因此已经成为某些手术的诊疗标准和常规，同时也是外科医生赖以改善患者预后的不可或缺的辅助工具。麻醉医生作为手术团队的一员，需要为监测的顺利开展保驾护航，而神经监测的结果对麻醉管理也有重要的指导意义。

表6-3 外科手术适用的监测技术及麻醉管理

手术类型	监测技术					麻醉管理	
	体感诱发电位	经颅运动诱发电位	肌电图		听觉诱发反应	吸入麻醉	全凭静脉麻醉
			自发	刺激			
脊柱骨性结构							
颈段	•	•	•	•			
胸段	•	•	•	•	•		
腰段固定器植入	•	•	•	•			
腰椎间盘	•	•	•				

续表

手术类型	监测技术					麻醉管理	
	体感诱发电位	经颅运动诱发电位	肌电图		听觉诱发反应	吸入麻醉	全凭静脉麻醉
			自发	刺激			
头颈部							
腮腺	•	•	•				
颈部根治性手术	•	•	•				
甲状腺	•	•	•				
耳蜗植入	•	•	•				
乳突	•	•	•				
神经外科							
脊柱							
血管病变	•	•	•				
肿瘤	•	•	•				
后颅窝							
听神经瘤	•	•	•	•			
脑桥小脑	•	±	•	•	±	•	
血管病变	•	•	•	±	•		
幕上							
大脑中动脉瘤	•	•					
运动皮层肿瘤	•	•	•				

• 适用于绝大多数手术；± 适用于某些手术(参照具体病变部位)。

引自 Jameson LC, Sloan TB, Jameson LC, et al: Monitoring of the brain and spinal cord. AnesthesiolClin 2006;24:777.

(张炜　刘海洋 译，韩如泉 校)

参考文献

1. Becker A, Rusy DA. Somatosensory evoked potentials. In: Koht A, Sloan TB, Toleikis JR, eds. *Monitoring the Nervous System for Anesthesiologists and Other Health Care Professionals*. New York, NY: Springer; 2012:3.
2. Toleikis JR. Intraoperative monitoring using somatosensory evoked potentials. A position statement by the American Society of Neurophysiological Monitoring. *Journal of Clinical Monitoring and Computing*. 2005;19:241.
3. Jameson LC, Sloan TB. Neurophysiologic monitoring in neurosurgery. *Anesthesiol Clin*. 2012;30:311.
4. Symon L, Momma F, Murota T. Assessment of reversible cerebral ischaemia in man: Intraoperative monitoring of the somatosensory evoked response. *Acta Neurochir Suppl (Wien)*. 1988;42:3.
5. Schramm J, Zentner J, Pechstein U. Intraoperative SEP monitoring in aneurysm surgery. *Neurol Res*. 1994;16:20.
6. Costa P, Bruno A, Bonzanino M, et al. Somatosensory- and motor-evoked potential monitoring during spine and spinal cord surgery. *Spinal Cord*. 2007;45:86.
7. Ney JP, van der Goes DN, Nuwer M, et al. Evidence-based guideline update: Intraoperative spinal monitoring with somatosensory and transcranial electrical motor evoked potentials: Report of the Therapeutics and Technology Assessment Subcommittee of the American Academy of Neurology and the American Clinical Neurophysiology Society. *Neurology*. 2012;79:292.
8. Nuwer MR, Emerson RG, Galloway G, et al. Evidence-based guideline update: Intraoperative spinal monitoring with somatosensory and transcranial electrical motor evoked potentials. *J Clin Neurophysiol*. 2012;29:101.
9. Nuwer MR, Dawson EG, Carlson LG, et al. Somatosensory evoked potential spinal cord monitoring reduces neurologic deficits after scoliosis surgery: Results of a large multicenter survey. *Electroencephalography & Clinical Neurophysiology*. 1995;96:6.
10. Scoliosis Research Society. *Position statement on somatosensory evoked potential monitoring of neurologic spinal cord function during surgery*. Illinois: Park Ridge; 1992.
11. Pereon Y, Bernard JM, Fayet G, et al. Usefulness of neurogenic motor evoked potentials for spinal cord monitoring: Findings in 112 consecutive patients undergoing surgery for spinal deformity. *Electroencephalography & Clinical Neurophysiology*. 1998;108:17.
12. Moller AR. Intraoperative Neurophysiologic Monitoring. 2nd ed. Totowa, NJ: Humana Press, Inc; 2006.
13. Möller AR. Neural generators for auditory brainstem evoked potentials. In: Burkard RF, Eggemont JJ, Manuel D, eds. *Auditory Evoked Potentials: Basic Principles and Clinical Applications*. Baltimore: Lippincott Williams & Wilkins; 2007:336.
14. Aravabhumi S, Izzo KL, Bakst BL, et al. Brainstem auditory evoked potentials: Intraoperative monitoring technique in surgery of posterior fossa tumors. *Archives of Physical Medicine & Rehabilitation*. 1987;68:142.
15. Yingling CD. Intraoperative monitoring of cranial nerves in skull base surgery. In: Jackler RK, Brackman DE, eds. *Neurotology*. Mosby: St. Louis, MO; 1994:967.
16. Harper CM, Harper CM. Intraoperative cranial nerve monitoring. *Muscle Nerve*. 2004;29:339.
17. Harper CM, Daube JR, Harper CM, et al. Facial nerve electromyography and other cranial nerve monitoring. [see comment]. *Journal of Clinical Neurophysiology*. 1998;15(206).
18. Abbott R. Sensory rhizotomy for the treatment of childhood spasticity. In: Deletis V, Shils JL, eds. *Neurophysiology in neurosurgery*. Boston, MA: Academic Press; 2002:219.

19. Symon L, Jellinek D. Monitoring of auditory function in acoustic neuroma surgery. In: Schramm J, Moller AR, eds. *Intraoperative Neurophysiological Monitoring*. Berlin: Springer-Verlag; 1991:173.
20. Prell J, Rampp S, Romstock J, et al. Train time as a quantitative electromyographic parameter for facial nerve function in patients undergoing surgery for vestibular schwannoma. *J Neurosurg*. 2007;106:826.
21. Romstock J, Strauss C, Fahlbusch R. Continuous electromyography monitoring of motor cranial nerves during cerebellopontine angle surgery. *J Neurosurg*. 2000;93:586.
22. Anonymous: National Institutes of Health (NIH). Consensus development conference (held December 11-13, 1991). Consensus Statement: 9, 1991.
23. Petro ML, Schweinfurth JM, Petro AB, et al. Transcricothyroid, intraoperative monitoring of the vagus nerve. *Arch Otolaryngol Head Neck Surg*. 2006;132:624.
24. Glasker S, Pechstein U, Vougioukas VI, et al. Monitoring motor function during resection of tumours in the lower brain stem and fourth ventricle. *Childs Nervous System*. 2006;22:1288.
25. Holland NR, Holland NR. Intraoperative electromyography. *J Clin Neurophysiol*. 2002;19:444.
26. Leppanen RE. Intraoperative monitoring of segmental spinal nerve root function with free-run and electrically-triggered electromyography and spinal cord function with reflexes and F-responses. A position statement by the American Society of Neurophysiological Monitoring. *J Clin Monit Comput*. 2005;19(437).
27. Toleikis JR. Neurophysiological monitoring during pedicle screw placement. In: Deletis V, Shils JL, eds. *Neurophysiology in Neurosurgery*. New York: Academic Press; 2002:231.
28. Holland NR, Holland NR. Intraoperative electromyography during thoracolumbar spinal surgery. *Spine*. 1998;23:1915.
29. Balzer JR, Rose RD, Welch WC, et al. Simultaneous somatosensory evoked potential and electromyographic recordings during lumbosacral decompression and instrumentation. *Neurosurgery*. 1998;42:1318.
30. Djurasovic M, Dimar 2nd. JR, Glassman SD, et al. A prospective analysis of intraoperative electromyographic monitoring of posterior cervical screw fixation. *J Spinal Disord Tech*. 2005;18(515) [see comment].
31. Quinones-Hinojosa A, Gadkary CA, Gulati M, et al. Neurophysiological monitoring for safe surgical tethered cord syndrome release in adults. *Surg Neurol*. 2004;62:127.
32. Husain AM, Shah D. Prognostic value of neurophysiologic intraoperative monitoring in tethered cord syndrome surgery. *J Clin Neurophysiol*. 2009;26:244.
33. Paradiso G, Lee GY, Sarjeant R, et al. Multi-modality neurophysiological monitoring during surgery for adult tethered cord syndrome. *J Clin Neurosci*. 2005;12:934.
34. Kothbauer KF, Novak K, Kothbauer KF, et al. Intraoperative monitoring for tethered cord surgery: An update. *Neurosurg*. 2004;16.
35. Leis AA, Zhou HH, Mehta M, et al. Behavior of the H-reflex in humans following mechanical perturbation or injury to rostral spinal cord. *Muscle Nerve*. 1996;19:1373.
36. Leppanen RE. Intraoperative applications of the H-reflex and F-response: A tutorial. *J Clin Monit Comput*. 2006;20:267.
37. Deletis V. Basic methodological principles of multimodal intraoperative monitoring during spine surgeries. *Eur Spine J*. 2007;16(S147):S147–S152.
38. Hsu B, Cree AK, Lagopoulos J, et al. Transcranial motor-evoked potentials combined with response recording through compound muscle action potential as the sole modality of spinal cord monitoring in spinal deformity surgery. *Spine (Phila Pa 1976)*. 2008;33(1100).
39. Macdonald DB, Skinner S, Shils J, et al. Intraoperative motor evoked potential monitoring - a position statement by the American Society of Neurophysiological Monitoring. *Clinical Neurophysiology*. 2013;124:2291.
40. Jameson L. Transcranial motor evoked potentials. In: Koht A, Sloan T, Toleikis JR, eds. *Monitoring the Nervous System for Anesthesiologists and other Health Professionals*. New York: Springer; 2012:27.
41. Deletis V, Isgum V, Amassian VE. Neurophysiological mechanisms underlying motor evoked potentials in anesthetized humans. Part 1. Recovery time of corticospinal tract direct waves elicited by pairs of transcranial electrical stimuli. *Clinical Neurophysiology*. 2001;112(438).
42. Deletis V, Rodi Z, Amassian VE. Neurophysiological mechanisms underlying motor evoked potentials in anesthetized humans. Part 2. Relationship between epidurally and muscle recorded MEPs in man. *Clinical Neurophysiology*. 2001;112(445).
43. Muramoto A, Imagama S, Ito Z, et al. The cutoff amplitude of transcranial motor-evoked potentials for predicting postoperative motor deficits in thoracic spine surgery. *Spine*. 2013;38(E21).
44. Karadeniz U, Erdemli O, Yamak B, et al. On-pump beating heart versus hypothermic arrested heart valve replacement surgery. *J Card Surg*. 2008;23:107.
45. Pastorelli F, Di Silvestre M, Plasmati R, et al. The prevention of neural complications in the surgical treatment of scoliosis: The role of the neurophysiological intraoperative monitoring. 20 Suppl. *Eur Spine J*. 2011;1(S105).
46. Malhotra NR, Shaffrey CI. Intraoperative electrophysiological monitoring in spine surgery. *Spine*. 2010;35:2167.
47. Kobayashi S, Matsuyama Y, Shinomiya K, et al. A new alarm point of transcranial electrical stimulation motor evoked potentials for intraoperative spinal cord monitoring: A prospective multicenter study from the Spinal Cord Monitoring Working Group of the Japanese Society for Spine Surgery and Related Research. *J Neurosurg Spine*. 2014;20:102.
48. Deiner S. Highlights of anesthetic considerations for intraoperative neuromonitoring. *Semin Cardiothorac Vasc Anes*. 2010;14:51.
49. Deiner SG, Kwatra SG, Lin HM, et al. Patient characteristics and anesthetic technique are additive but not synergistic predictors of successful motor evoked potential monitoring. *Anesth Analg*. 2010;111:421.
50. Szelenyi A, Langer D, Beck J, et al. Transcranial and direct cortical stimulation for motor evoked potential monitoring in intracerebral aneurysm surgery. *Neurophysiol Clini*. 2007;37:391.
51. Neuloh G, Schramm J, Neuloh G, et al. Monitoring of motor evoked potentials compared with somatosensory evoked potentials and microvascular Doppler ultrasonography in cerebral aneurysm surgery. *J Neurosurg*. 2004;100:389.
52. Szelenyi A, Langer D, Kothbauer K, et al. Monitoring of muscle motor evoked potentials during cerebral aneurysm surgery: Intraoperative changes and postoperative outcome. *J Neurosurg*. 2006;105:675.
53. Allen MD, Major B, Kimpinski K, et al. Skeletal muscle morphology and contractile function in relation to muscle denervation in diabetic neuropathy. *J Appl Physiol (1985)*. 2014;116(5):545–552.
54. Sala F, Manganotti P, Grossauer S, et al. Intraoperative neurophysiology of the motor system in children: A tailored approach. *Childs Nervous System*. 2010;26:473.
55. Drake J, Zeller R, Kulkarni AV, et al. Intraoperative neurophysiological monitoring during complex spinal deformity cases in pediatric patients: Methodology, utility, prognostication, and outcome. *Childs Nervous System*. 2010;26:523.
56. Singh R, Husain AM. Neurophysiologic intraoperative monitoring of the glossopharyngeal and vagus nerves. *J Clini Neurophysiol*. 2011;28:582.
57. Sanai N. Emerging operative strategies in neurosurgical oncology. *Curr Opin Neurol*. 2012;25:756.
58. Sanai N, BM. Glioma extent of resection and its impact on patient outcome. *Neurosurgery*. 2008;62(4):753–764.
59. Chacko AG, Thomas SG, Babu KS, et al. Awake craniotomy and electrophysiological mapping for eloquent area tumours. *Clin Neurol Neurosurg*. 2013;115:329.
60. Hemmer LB, Zeeni C, Bebawy JF, et al. The incidence of unacceptable movement with motor evoked potentials during craniotomy for aneurysm clipping. *World Neurosurg*. 2014;81:99.
61. Matthies C, Rasian F, Schweitzwer T, et al. Facial motor evoked potentials in cerebellopontine angle surgery: Technique, pitfalls and predictive value. *Clinical Neuroloty & Neurosurgery*. 2011;113(872).
62. Kazmierski J, Kowman M, Banach M, et al. Incidence and predictors of delirium after cardiac surgery: Results from the IPDACS Study. *J Psychosom Res*. 2010;69:179.
63. Irie T, Yoshitani K, Ohnishi Y, et al. The efficacy of motor-evoked potentials on cerebral aneurysm surgery and new-onset postoperative motor deficits. *J Neurosurg Anesthesiol*. 2010;22:247.
64. Legatt AD. BAEPs in surgery. In: Nuwer MR, ed. *Intraoperative Monitoring of Neural Function*. Handbook of Clinical Neurophysiology. Amsterdam: Netherlands; 2008:334.
65. Dong CC, Macdonald DB, Akagami R, et al. Intraoperative facial motor evoked potential monitoring with transcranial electrical stimulation during skull base surgery. *Clin Neurophysiol*. 2005;116:588.
66. Raynor BL, Bright JD, Lenke LG, et al. Significant change or loss of intraoperative monitoring data: A 25-year experience in 12,375 spinal surgeries. *Spine (Phila Pa 1976)*. 2013;38:E101.
67. Thuet ED, Winscher JC, Padberg AM, et al. Validity and reliability of intraoperative monitoring in pediatric spinal deformity surgery: A 23-year experience of 3436 surgical cases. *Spine (Phila Pa 1976)*. 2010;35:1880.
68. Sala F, Palandri G, Basso E, et al. Motor evoked potential monitoring improves outcome after surgery for intramedullary spinal cord tumors: A historical control study. *Neurosurgery*. 2006;58:1129.
69. Abadin SS, Kaplan EL, Angelos P. Malpractice litigation after thyroid surgery: The role of recurrent laryngeal nerve injuries, 1989-2009. *Surgery*. 2011;148:718.
70. Sloan TB, Jameson LC. Electrophysiologic monitoring during surgery to repair the thoraco-abdominal aorta. *J Clin Neurophysiol*. 2007;24:316.
71. Sloan TB. Evoked potentials. In: Albin MA, ed. *Textbook of Neuroanesthesia with Neurosurgical and Neuroscience Perspectives*. New York: McGraw-Hill; 1997:221.
72. Edmonds Jr. HL. Multi-modality neurophysiologic monitoring for cardiac surgery. *Heart Surg Forum*. 2002;5:225.
73. Sloan T. General anesthesia for monitoring. In: Koht A, Sloan T, Toleikis JR, eds. *Monitoring for the Anesthesiologist and Other Health Professionals*. New York: Springer; 2012:319.
74. Sloan TB, Jäntti V. Anesthetic effects on evoked potentials. In: Nuwer MR, ed. *Intraoperative Monitoring of Neural Function*. Handbook of Clinical Neurophysiology. Amsterdam, The Netherlands: Elsevier; 2008:94.

75. John ER, Prichep LS, John ER, et al. The anesthetic cascade: A theory of how anesthesia suppresses consciousness. [see comment], *Anesthesiology*. 2005;102(447).
76. Hicks RG, Woodforth IJ, Crawford MR, et al. Some effects of isoflurane on I waves of the motor evoked potential. *British J Anaesth*. 1992;69:130.
77. Taniguchi M, Cedzich C, Schramm J. Modification of cortical stimulation for motor evoked potentials under general anesthesia: Technical description. *Neurosurgery*. 1993;32:219.
78. Sloan TB. Anesthetic effects on electrophysiologic recordings. *J Clin Neurophysiol*. 1998;15:217.
79. Schubert A, Licina MG, Lineberry PJ. The effect of ketamine on human somatosensory evoked potentials and its modification by nitrous oxide. [erratum appears in Anesthesiology 1990 Jun;72(6):1104], *Anesthesiology*. 1990;72(33).
80. Kawaguchi M, Sakamoto T, Inoue S, et al. Low dose propofol as a supplement to ketamine-based anesthesia during intraoperative monitoring of motor-evoked potentials. *Spine*. 2000;25:974.
81. Legatt A. Current practice of motor evoked potential monitoring: Results of a survey. *J Clin Neurophysiol*. 2002;19:454.
82. Mahmoud M, Sadhasivam S, Sestokas AK, et al. Loss of transcranial electric motor evoked potentials during pediatric spine surgery with dexmedetomidine. *Anesthesiology*. 2007;106:393.
83. Mahmoud M, Sadhasivam S, Salisbury S, et al. Susceptibility of transcranial electric motor-evoked potentials to varying targeted blood levels of dexmedetomidine during spine surgery. *Anesthesiology*. 2010;112:1364.
84. Kochs E, Treede RD, Schulte am Esch J. [Increase in somatosensory evoked potentials during anesthesia induction with etomidate]. *Anaesthesist*. 1986;35:359.
85. Koht A, Schutz W, Schmidt G, et al. Effects of etomidate, midazolam, and thiopental on median nerve somatosensory evoked potentials and the additive effects of fentanyl and nitrous oxide. *Anesth Analg*. 1988;67:435.
86. Yamamoto Y, Kawaguchi M, Hayashi H, et al. The effects of the neuromuscular blockade levels on amplitudes of posttetanic motor-evoked potentials and movement in response to transcranial stimulation in patients receiving propofol and fentanyl anesthesia. *Anesth Analg*. 2008;106:930.

经颅多普勒超声在麻醉科及神经外科中的应用

7

B. Matta • M. Czosnyka

1982 年由 Aaslid 及其同事[1]引进的经颅多普勒(transcranial Doppler,TCD)超声技术,有时被称为“脑听诊器”,是无创监测脑循环最有效的方法之一。认识这项技术的局限性及脑血流动力学相关知识,TCD 可用于手术及重症监护期间神经功能受损(脑外伤、蛛网膜下腔出血和分级差的脑卒中等)的患者,防止患者处于脑缺血(行颈动脉内膜剥脱术、体外循环和肝移植术等)状态。本章主要讨论 TCD 监测的原理与局限性,并进一步介绍此项无创连续监测方法在脑血流量(cerebral blood flow,CBF)监测中的应用前景。

TCD 监测原理

经颅多普勒(TCD)超声运用多普勒原理,计算红细胞(FV)通过颅底大血管时的流速。这一原理在 1843 年由 Christian Doppler 首先提出,当发送器或接收器与波的传播介质存在相对运动时,声波发生频率变化。通过红细胞反映出的超声脉冲频率与血液流速成正比。传统上多普勒频移用 cm/s 表示,从而比较不同发射频率下的读数。TCD 最适合的应用频率为 2MHz[2]。

TCD 作为 CBF 的间接监测方法,血管直径恒定和超声角度不变为其两个主要因素。作为实际速率的一部分,由探头监测到的速率取决于红细胞超声角度的余弦值(测量速率 = 实际速率 × 入射角余弦值)。因此当角度为 0°时,所探测到的红细胞速率与实际速率是一致的(Cos 0° =1),而在 90°时,则测不到流速。大脑中动脉(middle cerebral artery,MCA)经颞窗超声检查的解剖限制只能在窄角下捕捉信号(<30°)。因此,所探测的速率非常接近实际速率(87%~100%)。此外,通过固定探头保持超声角度不变(血管直径在监测中保持不变—参照后面内容),所探测的速率变化能紧密反映实际速率变化。

另一个影响 TCD 监测的主要因素是受测血管直径。在血管特定部分,红细胞的通过量取决于其速率及血管直径。因此速率作为血液流动的真实反映,血管直径在监测期间必须保持无显著变化。另外,血二氧化碳分压($PaCO_2$)、血压、麻醉药以及血管活性药物都可能影响到血管直径。脑基底动脉作为传导性血管,血管阻力变化不能引起其扩张或收缩(较小阻力血管)。$PaCO_2$ 是脑血管阻力(CVR)最重要的决定因素之一,通过血管造影和脑外科手术中可直接观察到 $PaCO_2$ 的变化不影响基底动脉的直径[3]。此外,使用 TCD 进行的 CO_2 反应性研究已经证实,其测量值与传统的 CBF 监测值基本一致[4]。同样,血压的变化对近段基底动脉的影响可忽略不计[5]。血管活性药物对脑的传导性血管的作用不同。硝普钠与去氧肾上腺素对于近段 MCA 没有显著影响[6],但硝酸甘油对健康志愿者会产生明显的血管舒张作用[7]。

麻醉药对基底血管直径的影响仍存在争议。静脉药物对脑血管没有直接影响,一致认为此类药物对传导性血管直径也不产生影响[8]。吸入麻醉药的影响作用也不是特别清楚,大部分证据显示其对传导性血管的直径影响很小[9]。一般认为在麻醉稳定条件下,FV 变化可解释为皮层 CBF 的相应变化。

颅内病变的存在是可能影响 TCD 能否真实反映 CBF 变化的一个因素。颅内病变和脑血管痉挛,已确定为影响 FV 测量准确性的因素,且 FV 的变化代表了 CBF 的变化[10]。

TCD 监测方法

检查方法

三种检测颅内动脉血流速度的主要路径为:①通过颧骨上方薄弱的颞窗到达大脑前部、中部及后部的动脉;②经眼眶检测颈动脉虹吸部;③通过枕窗检测基底动脉与椎动脉。

一个完整的诊断检查通常包含以上三种方法,当得到信号时,探头可以很容易地固定在某个位置。术中监测通常采取颞窗路径。专业技术人员可以对超过 90% 的人群进行 MCA 近段(M1)超声检测[2]。MCA 承担约 60%~70% 的同侧颈动脉血流量,且可用于表示半球 CBF。由于超声成功通过颅骨传输取决于颅骨的厚度,所以不同的性别、种族、年龄,可导致高达 10%~30% 的失败率。经眼眶探测在理论上对眼睛会产生损害,因此具有局限性;另外,由于缺乏适当的方法固定探头的位置,所以经枕窗也不切实际。

经由颞窗,可以随时检查 MCA、大脑前动脉(anterior cerebral artery,ACA)以及大脑后动脉(posterior cerebral artery,PCA)。对于每一个患者,在整个研究期间应选择同样的声窗。在患者的颞区放置一个小的标记便可实现这一条件。TCD 检查一开始要根据 Aaslid 所描述的方法,区分颈动脉(internal cerebral artery,ICA)在颅内部分分叉形成的 MCA 与 ACA[2]。可探测到的分叉深度通常为 60~65mm。典型的多普勒颈动脉分叉频谱,包括基线上方和下方的图像,分别表示 MCA 和 ACA 朝向探头与背离探头的超声波方向。沿着 MCA 朝向颅骨的血流方向减浅超声探头探测深度,于 30mm 深度时,通常可探及 MCA 通向周围分支的分叉。MCA 主干的近段部分(M1 段)位于深约 45~55mm。对于儿童来说,此深度通常低于成人 10mm,但是其原理是相同的。此类获得 MCA 信号的方法,避免了误将 PCA 作为 MCA 的可能性。由于解剖因素,PCA 信号不能在低于 55mm 深度获得。

获得 MCA 信号后,增加探测深度,可看到颈动脉分叉图像。随着探头轻微的前移,深度进一步增加,从而获得 ACA 图像。ACA 的第一部分(A1 段)可从背离探头的血流方向识别出。ACA 确认后,降低探测深度,直到获得颈动脉分叉信号。接着探头向后轻微调整角度,直到获得 PCA 信号。因为 PCA 流速更慢且信号不能在超声深度小于 55mm 的情况下获得,可用于与 MCA 信号相区分。TCD 检查中更详细的说明可参考标准教科书[2]。图 7-1 显示了常见血管的各种常见信号。

流速检测

虽然大部分与 CBF 关联的生理学都是平均速度(FV_{mean}),其中考虑到血管中有形成分的不同

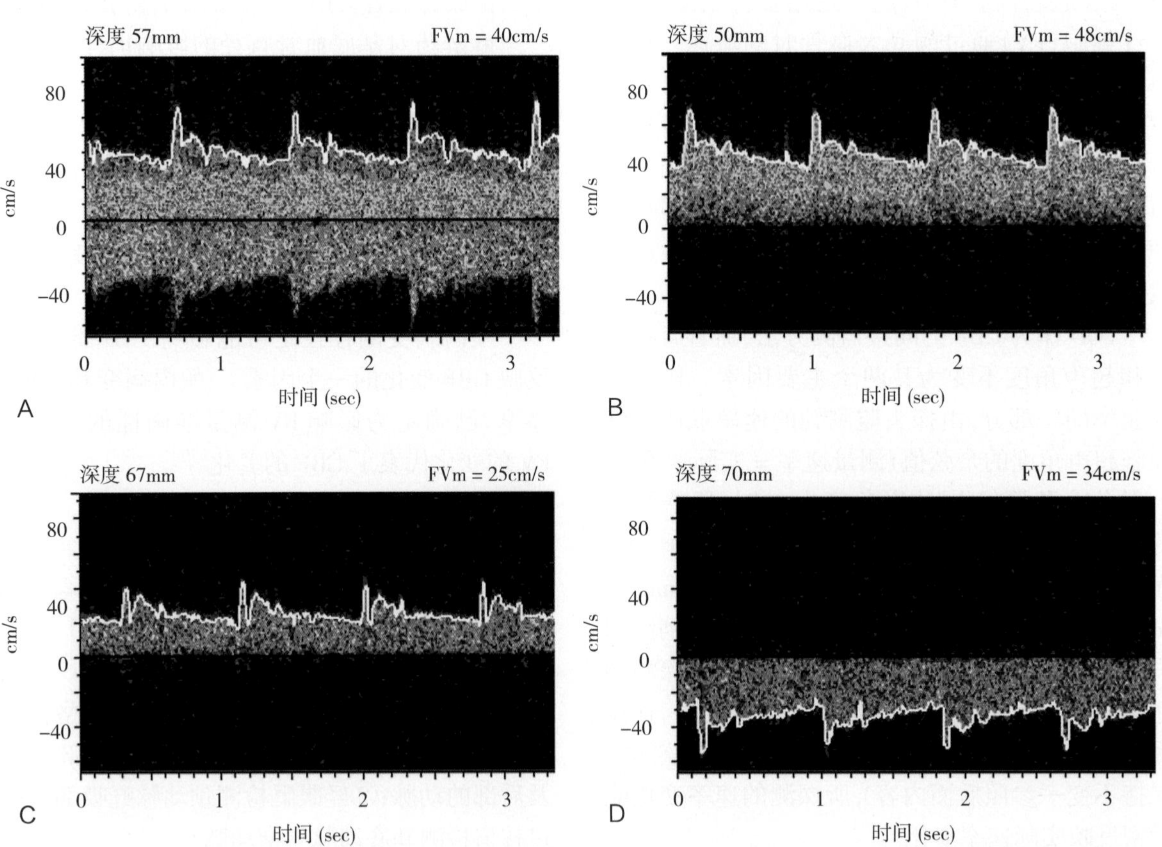

图 7-1　示意图描述了颈内动脉分叉在 5.5~6.5cm (A)、大脑中动脉(MCA)M1 段在 3~6cm (B)、大脑后动脉(P1)在 6~8cm (C),以及大脑前动脉(A1)在 6~8cm (D)时的血流速度(FV)。基线上方为血流朝向探头方向,基线下方为血流背离探头方向

流速，而且由于较高的信噪比，通常要使用最大流速（FV_{max}，如纲要中所描述的）。FV_{max} 和 FV_{mean} 之间也存在着良好的关联性，比如在基底动脉中通常是层流。平均血液流速与平均时间 FV 通常指 FV_{max} 平均速度。平均时间 FV_{max} 由光谱曲线下部的面积决定。

通过血管的血液量取决于其细胞流动速度以及血管直径。对于恒定的血流量，血管越窄，流速越高。CBF 是以每分钟通过 100 克脑组织的血流量［ml/(100g·min)］表示。在恒定条件下（脑部新陈代谢、动脉二氧化碳和动脉氧含量恒定），CBF 相对恒定。在清醒静息状态下，MCA 的 FV 变化范围为 35~90cm/s[2]。此变化范围取决于血管内径和声束角度的变化，可能导致特定人群 FV 和 CBF 绝对值相关性差。然而，FV 相对变化准确反映 CBF 的变化。

不同年龄层的平均 FV 有所不同。MCA 红细胞速率（FV_{MCA}）从出生时 24cm/s 开始增长，在 4~6 岁的时候到达峰值 100cm/s。此后，在接下去的 70 年，FV_{MCA} 稳步下降至约 40cm/s[1,11]。但是，据一些研究人员报告，部分减少是由于大脑半球 CBF 减少的结果[12]。总体而言，MCA 中血流流速随年龄的变化趋势，同半球 CBF 变化相似。

血液稀释下的平均 FV 较高。红细胞容积随着 CBF 的增加而呈线性减少，且可能导致在低红细胞容积区域的流速更高[13]。然而，由于流速增加可能会错误地解释为血管狭窄，所以对于存在低红细胞容积的潜在动脉狭窄患者可能存在诊断困难。与蛛网膜下腔相关的血管痉挛便是一个很好的例子。

女性的半球 CBF 高于男性，反映在平均 FV_{MCA} 值上，高出 3% ~5%[14]。尽管目前还没有针对此类差异的有力证据，不过绝经前期的妇女往往会产生低红细胞容积及轻微的高动脉二氧化碳张力，这点也许能解释血流速度的增长[15]。

频谱波形

搏动描述了多普勒光谱在每个心脏搏动周期从峰期收缩压到末期舒张压的最大变化（心脏线）的形态[2]。如果血液流动力保持不变，FV 波形取决于动脉血压（ABP）波形和脑血管床的弹性。因此，在没有血管狭窄或血管痉挛的情况下，ABP 搏动、脑灌注压（CPP）及动脉二氧化碳浓度恒定，搏动变化能反映出末梢 CVR、血管顺应性和心率的变化[16]。两个指数已被用于搏动数量的计算。搏动指数（PI），或者戈斯林指数，计算公式如下：

$$PI=\frac{(FV_{sys}-FV_{dias})}{FV_{mean}} \qquad （公式 7-1）$$

其中 FV_{dias} 是舒张血流速度，FV_{sys} 是指收缩期血流速度。阻力指数（RI），或 Pourcelot 指数，由以下方程计算：

$$RI=\frac{(FV_{sys}-FV_{dias})}{FV_{sys}} \qquad （公式 7-2）$$

在搏动频谱中，FV_{sys} 是已达到峰值，远大于最终 FV_{dias}。而 FV_{dias} 大于 50%FV_{sys} 时，出现了一个“阻尼”波形。PI 正常范围为 0.5~1，且没有明显的摇摆或脑动脉内差异。

一般来说，PI 与 RI 相互对应，反映全身或脑部血液动力的变化。然而，两者都不能提供这一变化原因的有效信息；例如，当血管因发生自动调节而扩张，PI 的增长可能由大脑血管收缩（内在性，如过度通气）或在低 CPP 状态下的血管舒张导致[17]。此外，PI 对于心率变化十分敏感，在比较 PI 时应维持心率相似。PI 的优势在于其是无限制的，不受超声角度的影响，因为该公式用于计算 PI 时已经在分子和分母中引入了入射角余弦。对于正常二氧化碳含量患者来说，PI 值高于 1.5，且伴随着平均动脉压（MAP）正常或增加，可能表明 ICP 升高。此外，PI 值若不对称，且左右半球相差大于 0.5，需要对临床型脑血流引起关注（单侧颈内动脉狭窄，急性硬膜下血肿，脑挫伤伴中线移位等）。PI 表面上看似简单，其取决于许多相关因素：如 ABP 搏动、心率、$PaCO_2$、CPP、血细胞容积、体温、CVR 以及近段脑血管顺应性、ICP 和脑脊髓腔顺应性。

脑血流量调节：试验和监测

所有 CBF 调节因素——CBF 和 CPP（自动调节），CBF 和 $PaCO_2$ 及 PaO_2（化学调节），CBF 和脑代谢（血流 - 代谢耦联）及自主调节（神经调节），都呈非线性关系。脑血管压力自动调节常使用 CBF 与 CPP 间的静态相关来描述，即 Lassen 曲线[18]。

所有的脑血管活性试验方法取决于在各种可控参数（诱发或自发）变化后的 CBF 流速变化，这些参数有 CPP、$PaCO_2$、PaO_2 或其他（屏气、Valsalva 手法等，使定量更加困难）。

然而，脑血管活性反应有着自身的惯性(6~12秒)。因此，CPP变化诱发的CBF变化慢于6秒，包含的信息是脑血管自动调节；若CPP变化诱发的CBF变化快于以上，描述了脑血管床的机械弹性，如脑血管阻力和顺应性。界限频率在0.05Hz左右，CPP和CBF的慢波表示脑血管自动调节，而快波表示脑血管系统的机械弹性[19]。

脑血管对于CO_2的反应性

脑血管对于CO_2的反应性描述了$PaCO_2$与CBF之间的关系。在轻度低碳酸血症到轻微高碳酸血症限度中，$PaCO_2$几乎在CBF与FV中成比例变化。深度低碳酸血症和高碳酸血症情况下，此类线性关系达到最佳。这种关系可通过对CBF相对于$PaCO_2$的变化产生的变化进行观察。如果我们认为颅底脑动脉直径不受$PaCO_2$变化影响，或即使影响了也可以忽略不计，那么TCD是十分适合此类检测的一种方法，因为多点测量及回归线方法较传统血流测量更精确[4]。$PaCO_2$变化后FV变化百分比显示出对基线值较小的依赖，因此临床上需要使用CO_2反应性的有效指标和更加合适的参数。

正常个体的$PaCO_2$每变化1mmHg，CBF(或FV)的变化接近2.5%~3%。因此TCD可在很多临床条件下使用，用于评估脑血管储备，比如用于颈动脉狭窄或脑部受伤的患者。麻醉药品与血管活性药品会影响脑血管对CO_2的反应性，这点也可以很容易用TCD检测到[4,9]。$PaCO_2$中相应的变化通常会引起ABP变化。在这种情况下CO_2反应值需做相应调整(图7-2)[20]。升高或降低CO_2张力能测试脑循环的血管扩张和血管收缩能力。

脑血管压力自身调节

脑自身调节是一个敏感的机制，病理状态及吸入麻醉等会使其受到损害，当CPP变化在50~170mmHg时，其可最大限度地减少对CBF的影响[21]。脑自身调节历来通过在低血压或高血压时期，对CBF进行重复的静态测量来评估。在TCD时代之前，除了笨重的设备或放射性物质，这

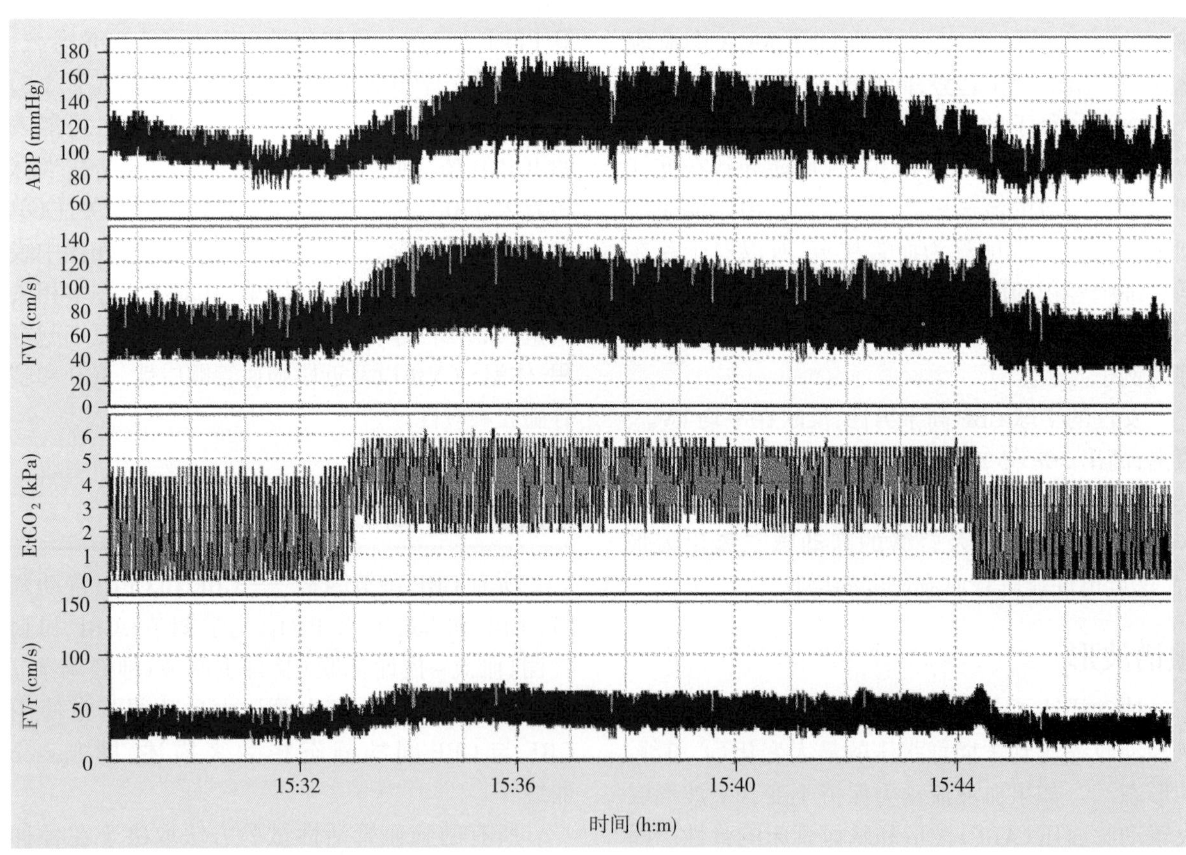

图7-2 右侧颈动脉狭窄(90%)患者的CO_2反应性测试。右侧反应性为27%/kPa，左侧反应性为14%/kPa。动脉压变化后，左侧为19%/kPa，右侧9%/kPa，说明右侧反应性严重枯竭。ABP，动脉血压；FVl，左侧大脑中动脉血液流速(MCA)；FVr，右侧MCA血液流动速度；$EtCO_2$，呼气末CO_2压力

些测量还是劳动密集型的工作,且其假定脑自身调节是一个统一和缓慢的过程。此外,升高血压或降低血压的药物可能影响脑血管自身特性。

脑自身调节是一个复杂的过程,包含不同的生理机制且作用效率不同。TCD研究已经估算出了快速反应自动调节的时间常数;在血压下降一定程度后,FV_{MCA}作为CBF的一个指标在头6~12秒,完全恢复到基准值[22]。TCD允许针对自身反应进行非侵害性的检测方法,并能针对大脑自身调节机制中快速与迟缓两种情况进行观察。其他技术,如激光多普勒血流仪和热能方法,都是侵入性方法。近红外光谱可能是在此项检测中针对TCD的唯一竞争对手[23],但其临床应用还需要进一步验证。

虽然对许多脑自身调节的评估方法进行了描述,但这里只说最常用的方法。测试动态和静态自动调节的例子见图7-3。

腿袖测试

动态自身调节的检测,通过以下方法:大腿紧缩,引起平均血压瞬时下降(MBP),检测FV的恢复。大的血压袖带绑一条或两条大腿周围,充气到超过收缩压50mmHg持续3分钟,会使MBP产生近20mmHg的下降。使用之前验证的计算方法[22,24],FV对于血压下降的反应通过一系列曲线来确定动态脑自身调节(dRoR)或自身调节指数(ARI)的比率。这些曲线表示大脑产生的自动调节,由电脑制作模型可以预测在连续血压记录下的自身调节反应,并将预测结果与测量结果进行比较。自动调节功能正常与受干扰时,ARI

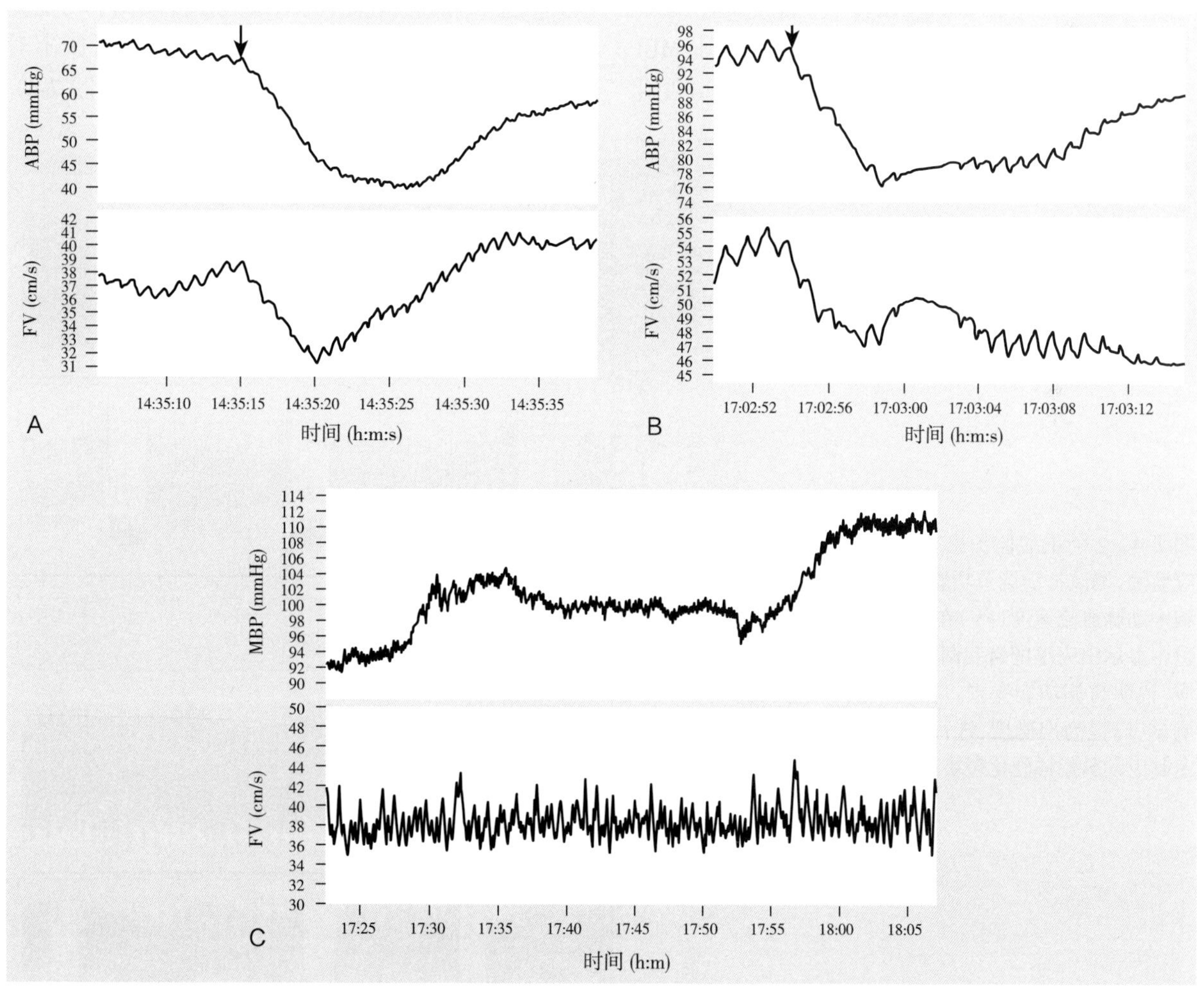

图7-3 A.血液流速(FV)在大腿紧缩[箭头指向紧缩后动脉血压下降的开始(ABP)]后的恢复十分"陡峭",比起ABP增加,患者体内具有更完整的动态自动调节能力。B.相比之下,在紧缩后FV仍然低迷,说明患者自身调节受损。C.异丙酚麻醉时的静态调节。顶部线条表示平均血压(MBP),用mmHg表示;底部线条表示大脑中动脉。目前没有FV的变化,MBP的增长是输注多巴胺的结果

的阈值大约为5。dRoR描述了FV回复率（百分比每秒）及MBP的下降。正常dRoR为20%/s（即过程约5秒内完成）[24]。

在MAP回复到基准线前，CO_2正常时，自动调节回正常FV的时间一般都在袖带紧缩后引起的低血压期间（10~20秒）[24]。前10秒自身调节数据的收集要避免腿部袖带紧缩后对血液中CO_2含量的影响。高碳酸血症通过脑血管舒张及增加CBF，降低血管自动调节能力，因此“正常”dRoR取决于CO_2分压[23]。图7-3A和7-3B举例显示了自动调节功能完整和不完整时腿袖测试的表现。

静态自动调节

在使用0.01%去氧肾上腺素注射液期间，通过诱发约20mmHg的MBP增长测试静态自动调节，同时记录FV。所记录的FV和MBP随后用于计算CVR（CVRe;CVRe=MBP/FV）。静态的自动调节率（SRoR）为所估计的CVRe变化相对于MBP变化百分比的比率。从理论上讲，若CVRe变化的百分比与MBP变化百分比相同，则FV无变化。1 SRoR意味着完善的自动调节，0 SRoR表示自动调节完全受损。当ICP缓慢升高时，CPP需被MBP取代。SRoR与MBP的测量取代CPP可能导致一种叫做“假自动调节”错误。当MBP产生一个非自动调节的大脑变化，并导致ICP发生1∶1的增长时，这一错误就发生了。这显然不产生任何脑血流量的变化，给人一种SRoR值等于1的假象。

瞬态充血反应测试

瞬态充血反应测试需要挤压常规颈动脉5~8秒，然后在放开后观察FV的变化[25]。当颈动脉被压迫时，由于灌注压力下降，末梢脑血管床膨胀。当停止挤压后，可观察到FV_{MCA}发生了增长，且一直持续到末梢脑动脉床扩张到原先直径为止。这个“短暂充血”的结果只在自动调节功能完好时产生。若自动调节受损，末端脑血管床不对挤压产生膨胀力，因此检测不到瞬时充血（图7-4）。

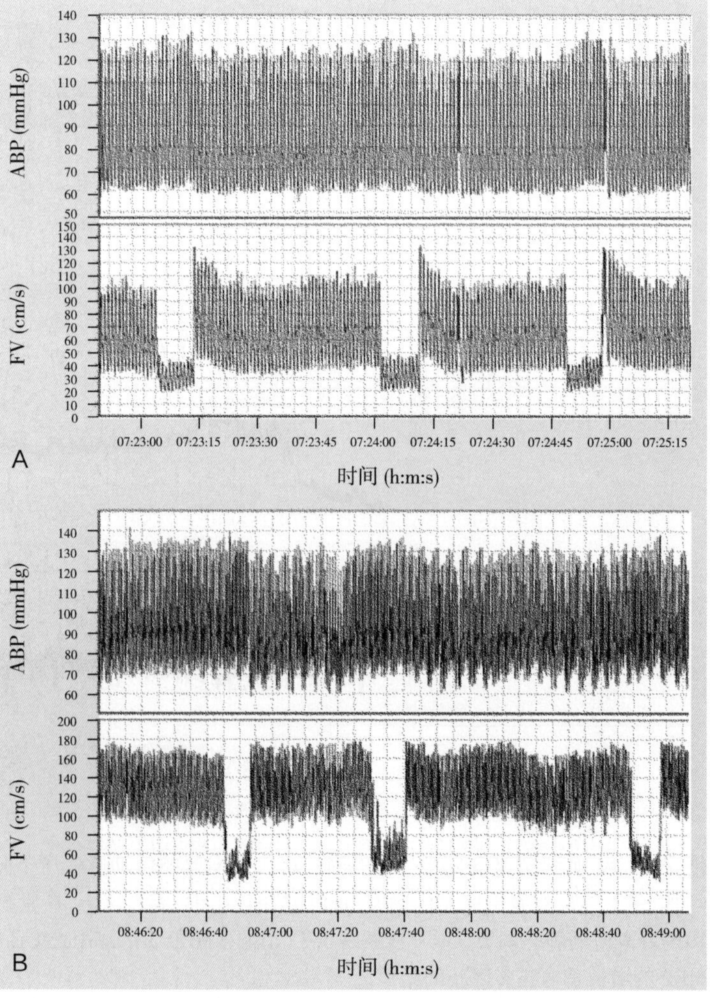

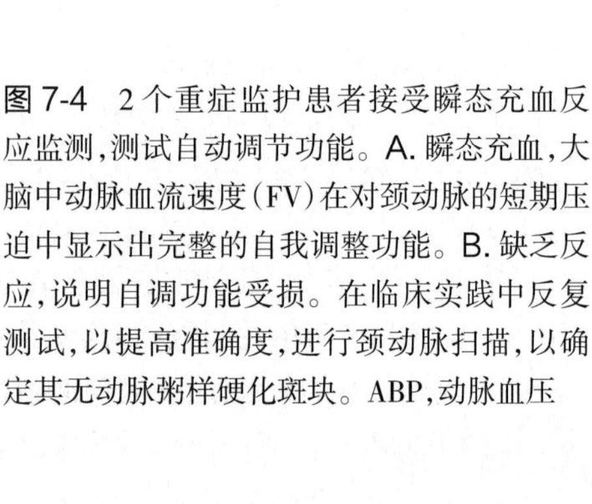
图7-4 2个重症监护患者接受瞬态充血反应监测，测试自动调节功能。A. 瞬态充血，大脑中动脉血流速度（FV）在对颈动脉的短期压迫中显示出完整的自我调整功能。B. 缺乏反应，说明自调功能受损。在临床实践中反复测试，以提高准确度，进行颈动脉扫描，以确定其无动脉粥样硬化斑块。ABP，动脉血压

瞬时充血反应测试重复性好，易于执行，且可用于评估神经功能受损患者的脑动脉自身调节功能，其结果在很大程度上由挤压技术决定[26]。此外，其不能用于颈动脉疾病患者，理论上存在的风险，包括斑块脱落等。然而测试结果表明，此类检测可用于受到脑部重创后[26]，颅脑损伤的评估或蛛网膜下腔出血的控制[27]。

脑血管自身调节连续性监测

呼吸机和动脉血压波间的变化

这是一个有益的非侵害性的方法，从 MCA 流速自然波动中看自身调节状态，包括在缓慢深呼吸中对叠加呼吸与 ABP 波相移角度的评估。1 个 0° 的相移角度显示无自身调节功能，而正相移角度（> 30° ）表明有完整的自动调节功能[28]。

自身调节指数的计算

对于脑动态自身调节的评估建立在 ABP 自发波动的基础上，通过拟合由 Tieck 和其同事[29]共同提出的 CBFV 在 ABP 中进一步变化的模型，获得更多的 ARI 值。研究人员曾用函数分析确定平均 ABP（输入）与平均 CBFV（输出）之间的动态关系。这种方法被 Panerai[30]进一步掌握和推广。快速傅立叶变换（FFT）算法也被应用于计算平均 ABP 与平均 CBFV 中每一拍变化的时间序列，并对自动和交叉谱进行了计算。逆傅立叶变换用于获取 CBFV 在时域中的脉动反应，将其与所 CBFV 针对假定的 ABP 阶跃变化而产生的反应评估相整合。Tiecks 同事提出的 10 个模型中[29]，相应的 ARI 值从 0（缺乏自我调整能力）到 9（最佳调节能力），都在 CBFV 阶跃反应的前 10 秒锁定，且最契合，根据最小平方误差选定，作为 ARI 在那部分数据中的代表值。对于患者来说，ARI 值是多段数据的平均数。

时间相关法

对连续的流速时段平均及 CPP 样本进行连续检测（通常采取 30 个 10 秒时间段的平均值），算出平均 CPP 与平均 FV 之间的相关系数。这一系数被称为平均指数（Mx 指数）[31]。系数为正表示 FV 与 CPP 正相关，也就是说，自动调节功能受损。0 或负的系数为不相关或负相关，表示自动调节完整。可能会在移动时间窗内重复计算，所以 Mx 指数可能形成新的变数，表示随着时间的推移脑自身调节发生变化。

该指数适用于监测自身调节对于大脑固有现象而发生的瞬时变化。各种分析显示，大脑受损后，每天的自身调节指数加权平均与临床结果相关；正 Mx 值（相互干扰的自动调节）与较差的预后有关[32]。该方法已用“黄金标准”进行交叉验证，包括静态自动调节、腿袖测试、ARI、时移分析和瞬态充血反应测试。连续监测自动调节功能是可能的（然而，长时间保持探头位置是一个技术挑战）。头部受伤之后，根据临床条件的变化，自动调节反应时间也会变化。“优化”的 CPP 是可能的 - 也就是，在 CBF 规定条件下选择一个 CPP 值是最好的（图 7-5）。在压力反应最佳化（ICP 与 ABP 变化指数）基础上的类似技术已经用于临床实践[33]。

无创性脑灌注压及颅内压评估

当 ICP 增加而 CPP 相应减少时，高脉动流速模式出现。在严重颅高压下，可以观察到心脏舒张逐渐丧失，血液流向心脏收缩端，最终得到一个振荡流模式。这表明颅内循环开始停止（若不扭转），血流最终终止[34]。

戈斯林指数（PI）与 CCP 减少量成反比[16,35]。CPP 与 PI 之间的反比关系已经成为评估 CPP 的无创性方法。通过将 ABP 脉搏波形的首要谐波成分联系到 SPI，Aaslid 和同事[36]证明了他们评估 CPP 的能力，用 95% 置信区间预测其约为 ± 25mmHg。也有报道称，现在已经使用平均动脉压和心脏舒张及平均血液流速获得了一种改良的 CPP 评估方法[37]；这种方法中 85% 以上的检测都产生了少于 10mmHg 的评估错误。此外，当这个方法用于连续监测时，研究组能够在“真正的”CPP 中检测到实时变化。双侧监测能够观察到两侧灌注变化的有效信息，相应地利于提前做出临床决策[38]。CPP 无创性评估的例子参照图 7-6。

无创性评估 CPP 有其明显的优势。在没有常规使用 ICP 监测或无进行 ICP 监测指征但其颅内的顺应性可能降低的情况下（即在震荡或轻微的头部损伤之后），以这个形式进行检测十分有效。TCD 用于脑部灌注无创性评估前景乐观。

一个旨在 ICP 无创性评估的更复杂的方法已由 Schmidt 及其同事引进并测试[39]。该方法基于 ABP 和 ICP 波形之间的假定变换。这些变换的系

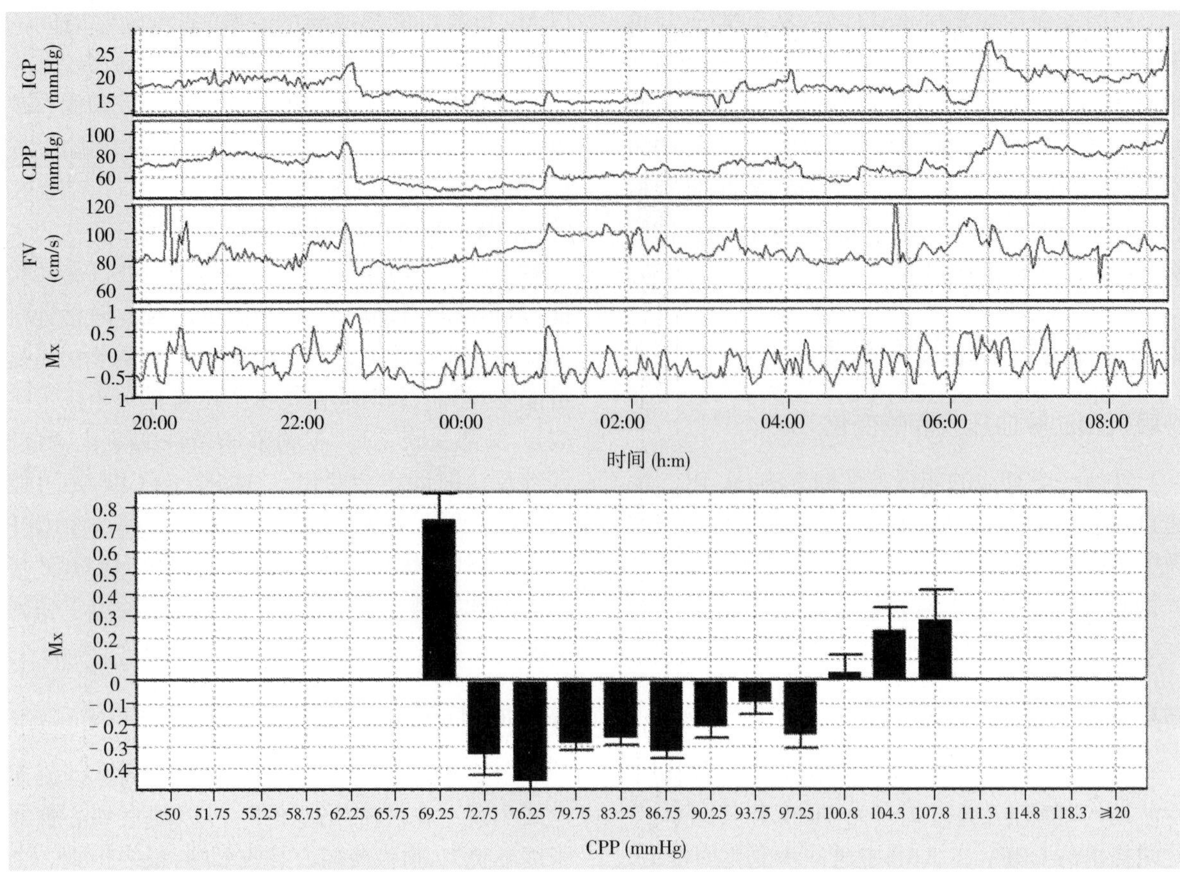

图 7-5　颅脑受伤后，使用平均指数（Mx）对脑自身调节进行连续监测。在这种情况下，除在 22:30 与 1:00 时短期发作以外，一般都维持着自动调节（Mx 值为负）。绘制了针对脑灌注压（CPP）0d Mx 平均值，其表明此期间的“最佳”CPP（CPP 的最小 Mx 值）约为 75mmHg。FV，血流速度；ICP，颅内压

数是从实际 ABP 与 ICP 记录数据中得到的。类似线性变换也已用血液流速与动脉压力之间的同一数据库建立。该模型假设动脉压、血液流速以及动脉压对于 ICP 变换，三者之间存在线性关系。计算出多元回归系数。最终，对于每一个前瞻性研究来说，ICP 由 ABP 之于 ICP 的转换计算而来，从 ABP 到血液流速的转换转变成使用先前计算的回归系数（见图 7-6）。

临界闭合压

临界闭合压（critical closing pressure，CrCP）最开始用一个数学模型进行描述，表示当 ABP 到达临界值时，小型血管会塌陷，从而定义为临界闭合压[40]。在脑血管循环中，这一值被假定为与颅内压（ICP）相等，且之于血管平滑肌的活性张力有特定比例，即：CCP=ICP+ 动脉壁张力。

为了预测 CrCP，动脉压应首先下降到自身调整的最低限度一下，与 CBF 平行检测一致。由 CBF 与动脉压之间的线性关系推算出流速到达 0 时的压力值。Aaslid 和同事[41]、Panerai 及同事[42]提出了一种使用 TCD 计算 CrCP 的方法。在此种方法中，沿着 X 轴描绘的单脉冲压力与沿 y 轴绘制的大脑中动脉血液流速之间的回归线截点可用于评估 CCP。另有替代方法，即使用流速脉冲的首次调和与动脉压力脉冲之间的比率进行评估。对 FV 和 ABP 波形关系的任意“几何”评估，有时候 CrCP 出现从生理上无法解释的负值[43]。这些方法从临床角度来说十分具有吸引力，因为其在目前“工作点”能建立一个连续的、无创性 CrCP 预测，而不需要降低动脉压力。CrCP 对于探测 ICP 及脑血管阻力的变化十分有用（但是，其准确性低于无创性 ICP，参见前一部分）。“舒张期闭合界限”是跟 CrCP 有关的有趣概念。这是舒张期 ABP 和 CrCP 之间的一个差值。理论上，如果这个值达到 0，舒张期 FV 消失，因为这个时期的血管萎陷[44]。

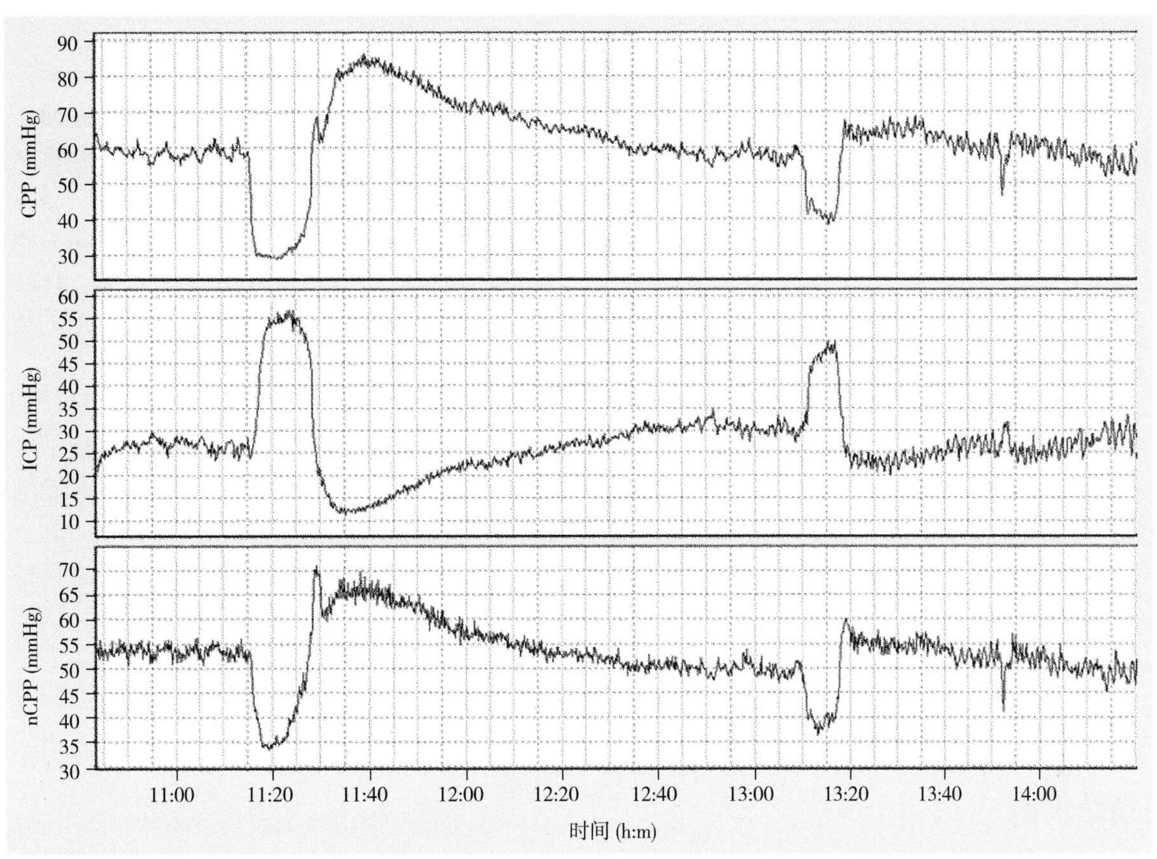

图 7-6 脑外伤患者，颅内高压（停滞波）下的大脑灌注压力（CPP）、颅内压力（ICP），无创性 CPP（nCPP）轨迹

多模式监测下的经颅多普勒超声监测

TCD 是多模式监测中的重要组成部分。但是，存在的问题是不能长期准确固定探头在 MCA 区域。因此，TCD 从来都不是长时间多模式监测的好方法。最长记录（8~12 小时）对于解释几周以上发生的变化仍然太短暂。可能实施的策略是每天监测 1~4 小时，获得间歇性信息来解释长时间的病理生理过程。

连同 ICP 检测、颈静脉血氧定量法（SjO_2）、近红外光谱分析、激光多普勒血流测定（LDF）及大脑微电极法，TCD 能够从神经受损患者中逐渐获得更多的重要信息。多模式数据可从床旁获取并监测。干预措施或大脑血液流动理学的病理过程所产生的影响可从几个角度来思考。主要因素为调控其处理数据收集的能力。高达 30% 的数据通常由于效能差而被丢弃。尽管如此，多个参数之间的动态和静态关系，像 ICP、ABP、脑组织氧合、TCD 和近红外光谱[45]，使我们能够进一步观察继发缺血性大脑损伤的“整个图像”。

基于经颅多普勒参数模型的“新一代”

除了脑自动调节功能，TCD 满足了临床很多应用的极大兴趣，来自 TCD 的“高频”信息仅最近才得到关注。这些是脑血管阻力，脑动脉床顺应性 / 阻力和脑血管时间常数。

阻力概念的有很好的特点：通过频率高于 0.05Hz 的 FV 区分 ABP 的频谱成分，理论上产生有效的脑血管阻力。一个问题是两个信号的能量均通过选择性频率传输：呼吸和脉搏加上它们较高的谐波。离开这些频率计算阻力模型是无意义的：零除以零可以是任何数。联合使用呼吸和心脏频率也是有问题的，因为这两部分在脑血管系统有着不同的输入点：呼吸影响静脉回流，心率更好地反映动脉流入。阻力有两个主要的生理学解释：脑血管阻力和顺应性。两者均可用 TCD 检测。很明显，两者均依赖频率；最可信的方法是在频率等于心率（ABP 和 FV 波谱的信噪比最高）。为了计算顺应性，FV 波谱应该转换为脑动脉血容量。转换使用的时间积分为目前 FV 值减去一个或几个心动周期的平均 FV[46]。由于脑动脉血容量具有搏动特点，通过动脉搏动幅度区分脑动脉血容量变化幅度，可以预估脑血管系统顺应性(Ca)[47]。另外，如果监测 ICP，血容量的波动幅度可以用 ICP 的搏动幅度区分，因此脑脊髓腔(Ci)顺应性可以计算出来。颈动脉狭窄及 ICP 高原波引起的严重颅内高压的志愿者，过度通气可使血管扩张，Ca 增加[48]。

脑血管顺应性和阻力描述困难的原因是两个参数都依赖于受超声血管的未知横截面；因此，患者之间无法比较。Ca 和 CVR 的产物以秒为标尺；它不依赖血管的直径，代表脑血管床的时间常数。它从理论上描述了动脉血如何快速到达假设的脑动脉和毛细血管的分界区。颈动脉狭窄和蛛网膜下腔出血后血管痉挛期间的患者，高二氧化碳血症可使时间常数缩短[47,49]。

经颅多普勒超声的临床应用

颈动脉疾病

脑卒中是颈动脉内膜剥脱术的主要手术指征与并发症。多数脑卒中属于栓塞性，灌注不足、过度灌注或两者皆有可能导致 40% 以上的围术期脑卒中[50]。因此，只有当围术期最佳脑灌注和最大程度避免栓塞并发症时才能实现 CEA 手术效果最优化[52]。在颈动脉夹闭过程中，TCD 对于监测大脑缺血状态来说是一项十分重要的技术，因为其连续、无创，且传感探头无需涉足手术区域。在颈动脉疾病患的术前评估与术后治疗中，其也是一项重要手段[50,51]。除了对脑血管储备提供术前评估，其还可以通过检查 CO_2 反应性确定是否需要转流，TCD 越来越多的应用于术前与术后栓塞现象的检测和脑自身调节的完整性的测试[53]。同时，压力自动调节也可以评估；通常血液供给差的区域都是受损部分[54]，其可以在手术或放置支架后逐渐改善[55]。

若 FV_{MCA} 为夹闭前 15% 或更少，则严重脑缺血；若 FV_{MCA} 为夹闭前 16%~40%，则中度脑缺血；若 FV_{MCA} 大于夹闭前 40%，则无脑缺血。随着 ICA 夹闭而带来的大脑缺血是十分严重的。这一标准与随后的缺血性脑电图变化密切相关，因此可作为分流指征。血管内放置转流管绕开 ICA，对于修复血液流速十分有效，但还是有其固有问题，即 ICA 远端栓塞斑块的潜在移动，血管壁剥离导致阻塞内膜，以及动脉内膜切除困难。一项非随机化研究涉及了 1400 个患者，Halsey[52] 表明为夹闭期 ICA 流速比预定值高出 40% 的患者放置转流装置，可导致更高的脑卒中风险(栓塞可能)。虽然在 FV_{MCA} 变化方面，没有必须进行转流，普遍接受的转流指征是 FV_{MCA} 降低后不足夹闭前基准的 40%。最好避免不必要的转流。TCD 也可以立刻检测出由于肌肉抽搐或血栓引起的转流障碍。

TCD 检测到栓子，表现为短暂且高强度鸣音，波形分析法有助于鉴别微粒栓塞[56]。栓子可能发生在某个步骤但是更普遍的是发生在颈动脉分离术中，ICA 夹闭期间及伤口缝合期[57]。

手术时栓子清晰可见[56]，手术医生会调整其手术技术，尽量减少栓子产生。随着术中 TCD 检测的推出，一些医学中心报告显示其脑卒中率有所降低[87,93]。这是由 TCD 监测带来的主要效果，但其他很多因素也在同一时期内产生了相应的变化。

在动脉内膜切除结束且颈动脉解除夹闭后，FV 通常会立刻上升到基准值以上(夹闭前)且在几分钟之后逐渐回到夹闭前的基础值。这种充血反应被认为是扩大的血管床经过自我调节反应使得灌注压增加。然而，约 10% 的患者可能由于大量充血，使 FV 持续几小时或几天内都处于基准值的 230%，从而导致脑水肿或脑出血风险增大[58]。图 7-7 显示颈动脉内膜切除术中的 FV 监测。

颅内血管疾病

蛛网膜下腔出血

脑血管痉挛是在蛛网膜下腔出血(SAH)患者发病及致死的主要原因。动脉瘤破裂后第一个星期内进行的血管造影，影像学证实高达 70% 的患者发生血管痉挛，临床上大血管痉挛发生率接近 20%[59]。其原因还不明了，但似乎与在蛛网膜下腔内的血液的量和分布有关。SAH 患者，新的局部神经学体征或意识水平的降低也许是脑血管痉挛的早期症状。这一发现通过 CT 与血管造影得到了证实。

血管直径恒定为 TCD 作为间接测定 CBF 主要假设之一。因此，尽管由于血管内径的变化，TCD 作为 CBF 检测在 SAH 患者中并不可靠，其还是一项在临床症状出现之前用于血管痉挛的无

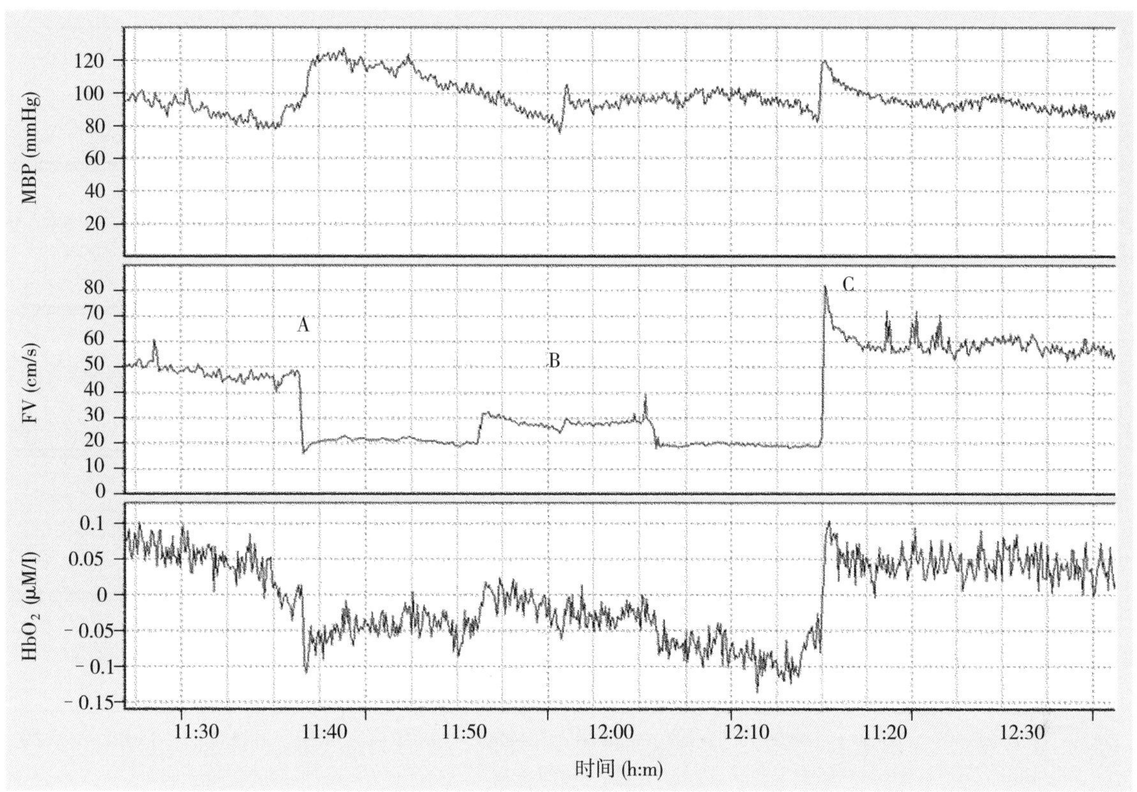

图 7-7 在颈动脉内膜切除术期间进行监测。在颈动脉阻断(A)时，血液流速(FV)快速下降，并伴随着大脑供氧持续下降(HbO_2 使用近红外光谱技术监测)。这些都与平均血压(MBP)中的任何变化无关。信号随着血管内分流的插入而恢复，在分流运动上看有短时间的下降(B)。充血发生在阻断结束的时候(C)

创性诊断方法。当血流量相同时血管直径减小，FV 增加。因此大脑血管痉挛通常被认为是 FV_{MCA} 超过 120cm/s 或 FV_{MCA} 与 ICA 的 FV_{ICA} 之间的比率超过 3[60]。镇静型患者中，对于大脑血管痉挛的诊断通过全身神经症状、CT、脑血管造影和 TCD 技术。脑血管造影法及 CT 只能间断实施，将 TCD 作为诊断和判断血管痉挛治疗程度与精度的唯一路径。通过有效的治疗，FV_{MCA} 与 FV_{ICA} 的比率应降低。不用说，用 TCD 排除脑血管痉挛，必须对基底动脉进行全面检查。不幸的是，要探测小型血管痉挛是不可能的。我们的策略是让所有 SAH 患者都能用 TCD 进行日常检查。最初的效果表明 TCD 诊断血管痉挛的范围高于临床表现的血管痉挛，因此疗法不是只在 TCD 发现的基础上的升级。动脉自身调节功能失调使得大脑血管痉挛及神经功能恶化[61,62]。在 SAH 后的急性期他汀类药物的应用能提高自身调节，并降低血管痉挛发生率[63]。瞬时充血反应实验是检测 SAH 患者的大脑自身调节功能特别有用的方法[62]。

除血管痉挛的检测和治疗之外，TCD 还成功应用于大脑动脉瘤或其他各种情况的患者的围术期监测。Eng 及其同事[64]报道了 TCD 监测用于动脉瘤破裂患者在硬脑膜切开前的优势。

动静脉畸形

动静脉畸形(AVM)是一种异常胚胎血管网的变异发展，血管分流到静脉一侧，其流率不成比例，形成 AVM。这些“供给”血管的特点是高血液流速、低搏动、低灌注压及低 CO_2 反应性[65]。只要可以监测到供给血管，AVMs 栓塞或切除术会使 FV、搏动和 CO_2 反应性恢复正常[66]。TCD 的潜在运用及 AVM 切除取决于切除的完整性及过度灌注综合征的诊断与治疗[67]。通过对双方供给血管及对侧非供给血管的同步监测，在术前的流速差异逐步消失。

颅脑闭合性损伤

虽然许多因素影响颅脑损伤后的结果，低氧血症、低血压及高 ICP 引起的脑血流灌注减少都是对较差预后的预测[68]。由于这些情况可能只会持续几分钟，需要可靠的检测和实时检查。越多使用多模式监测 - 同时监测 ICP、CPP、颈静脉

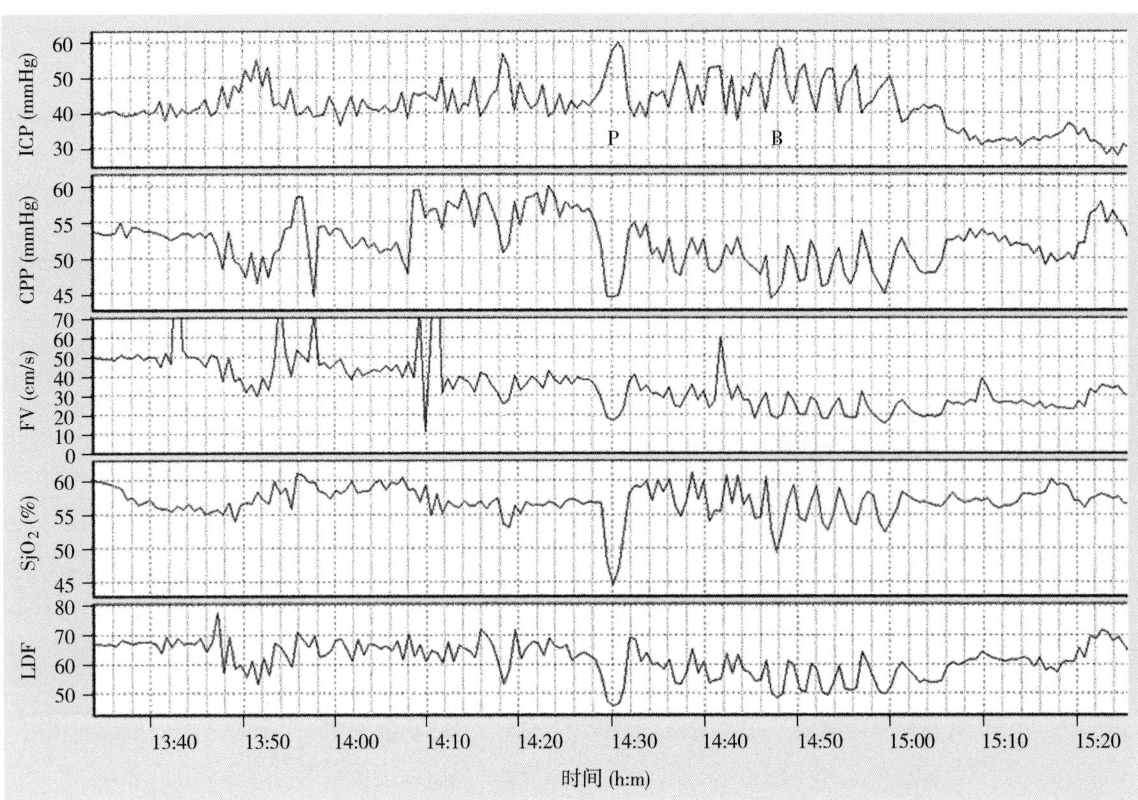

图 7-8 记录了一个颅脑外伤患者颅内高压接受重症监测后的变化。利用这种监测其可以更好的定义这种增长的原因。颅内压(ICP)增加[停滞波(P)]对于脑灌注压(CPP)的降低是次要的,和血液流速(FV)一样,颈静脉球氧饱和度值(SjO_2)和皮层血流(LDF,在任意单位下)也下降了,这是灌注不足的标志。重复的血管源性波(ICP)[B 波(B)]为大脑血流与 SjO2、FV 及 LDF 一样与的起伏状况引起的继发现象

球氧饱和度(SjO_2)及 TCD- 已经使得监测此类病理过程变成可能。另外,多种监测发现了变化,可提示临床尽早进行合适的干预。Kirkpatrick 及其同事[69]证实其可以鉴别 ICP 因低 CPP 而升高,且这些都是在 TCD 作为多模式监测的一部分时,由于充血造成的。图 7-8 中便是一个关于颅脑外伤患者的多模式检测的例子。

TCD 监测用于观察 FV 变化、频谱波形、临界闭合压和舒张期闭合界限(舒张期血压和临界闭合压的差值;当这个值为 0 时,TCD 可见到舒张期血流停止[44]),以检测脑血管储备。脑血管的自身调整通常在脑外伤后也一起受到损伤,引起二次缺血并可能导致不良后果[70,71]。瞬态充血反应测试[66],袖带紧缩相应的 MBP(两种动态测试)下降,血管加压素引起相应的 MBP(静态测试)升高,这些都被用来测试颅脑损伤后的自动调节。无创和最持续的评估方法与 FV_{MCA} 波形及 CPP 的自动起伏有关(Mx 指数)[72]。当自动调节存在时,可以观察到 CPP 变化期间 FV_{MCA} 极小的变化。相反,自动调节受损时,可以看到 FV_{MCA} 与 CPP 之间的线性正相关关系。此外,FV_{MCA} 的持续记录使得自动调节"门槛"或"短点"的检测变得简单,CPP 出现在自动调节降低的地方,因此可以在治疗中设定目标 CPP 值。

脑血管痉挛导致缺血及非挫伤相关的梗死,这依然是颅脑损伤后致病与致死的主要原因[73,74]。脑部受损后,出现新的神经功能症状或意识水平下降等情况,可能是血管痉挛的早期信号。TCD 可用于大脑血管痉挛的诊断和治疗,这同 SAH 患者一样使用同一标准。所增加的 FV 及高 SjO_2,且 FV_{MCA} 与 FV_{ICA} 的比率小于 2,则表示充血;高 FV 在低或常规 SjO_2 值前,且 FV_{MCA} 比 FV_{ICA} 的比率大于 3,则表示脑血管痉挛[75,76]。

虽然在脑外伤后不能仅仅根据 TCD 检测来做出临床决策,但所得资料可以提供进一步治疗与评价预后。可在重症监护病房对大脑自身调整和 CO_2 血管反应性进行重复测试。一个正常大脑脉管系统的损失引起了最坏的预测[72]。同样,在循环完全终止之前,振荡 FV 模式可被用于证实脑死亡[77]。舒张期流速低提示舒张期闭合阈值

较低，在重症监护病房已作为急性脑血流动力学衰竭的指征，需要快速的强化监测和治疗方案[78,79]。前面已经提到使用TCD对CPP进行无创性评估。

脑卒中

纤维蛋白溶解剂如溶栓酶及重组组织型纤溶酶原激活剂（rTPA）的发展使得需要针对急性缺血性脑卒中，了解更精确的病理生理学知识。TCD可用于识别脑动脉闭塞[80]及血管再通[81]，还能帮助测定大型缺血性损伤的出血风险[82]。急性脑卒中入院后6小时、24小时及48小时进行重复TCD检查可帮助患者避免进一步缺血发作，并识别血栓的来源[83]。单侧栓塞最常来自颈动脉，而双侧栓塞通常来自心脏。急性脑卒中后再灌注、再疏通及结果也可以用TCD进行评估[84]。处于脑卒中和不良状态的患者，可能伴有脑水肿，且ICP增加，使用TCD进行CPP及ICP无创性评估看来很有效。此外，TCD也可用于大脑自动调节的评估[85]，尽管这个领域需要密集的临床试验。

各种非神经外科的应用

由于其无创性，除外神经外科和神经重症领域，TCD也应用于其他高危患者，主要是原发的非中枢神经系统疾病引起的继发神经损伤。

心脏外科

心脏手术期间对微栓子的检测和脑灌注的评估是TCD在神经外科和神经重症领域以外最重要的应用。虽然心脏手术后脑卒中发病率估计为5%，有超过60%的患者报告说产生了轻微的认知功能障碍[86]。

在心脏搭桥手术[87]，虽然FV的变化总是准确地反映在CBF的变化，对在心脏搭桥期间和之后使用TCD检测栓塞、大脑自动调节和CO_2反应性[89]、比较不同技术下的血气管理[90]以及在手术期间检测过度灌注[91]，其益处毫无疑问。此外，随着微创心脏外科手术的增长，TCD一直被用来确保血管内主动脉内球囊位置的正确定位[92]。目前根据脑血管自动调节功能状态来优化动脉血压也引起了大家的兴趣[93]。

肝移植

门脉系统性脑病，为急性和慢性的肝脏疾病的主要并发症，有临床和亚临床表现[94]。CBF的变化涉及门体静脉脑病病因学，可能产生的脑部血管舒张，最后导致脑水肿及CPP下降。

TCD已成功应用于肝衰竭患者的大脑自我调整能力和CO_2反应性评估。急性肝功能衰竭通常伴随着大脑自身调节受损，且其可能通过过度通气来恢复，不过其对CO_2活性似乎影响较小[95]。TCD也可以为肝功能损伤患者的无创性CPP评估提供方法，与使用在脑外伤患者上的方法类似。肝功能衰竭患者不置入ICP测量设备的优点是不言而喻的，因为其往往会伴有凝血障碍。肝移植手术中，使用TCD监测，以无创性CPP监测进行持续评估CPP，以Mx指数评估自主调节，举例详见图7-9。

妊娠和子痫

异常妊娠的母体通常伴有脑循环障碍。TCD在两个研究中用于衡量正常妊娠的母亲体内及子痫前期母体的FV[96]。发现70%的异常妊娠母体的FV高出正常妊娠的母体。此外，毒血症的程度与FV的增量有关联，FV的明显增加通常为神经系统症状的先兆。在子痫前期的脑血管痉挛，其重要性仍然充满争议，此类FV的增长原因也需要进一步调查。在病理学方面，ICP、CPP及自身调节的储备的无创性评估仍然有待研究。

总结

TCD是大脑血流动力学监测中一种重要无创性监测手段，其好处已经在很多实例中展现了。这一大脑的“窗口”由于缺乏定位探头，所以也存在弊端。

采用TCD对CBF进行间接测量是十分有效的。其结果并不是绝对值而是CBF值的动力变化，包括脑血管反应性、脑血管自身调节、Wills环内及小血管变化、临界闭合压、闭合阈值和ICP的异常。

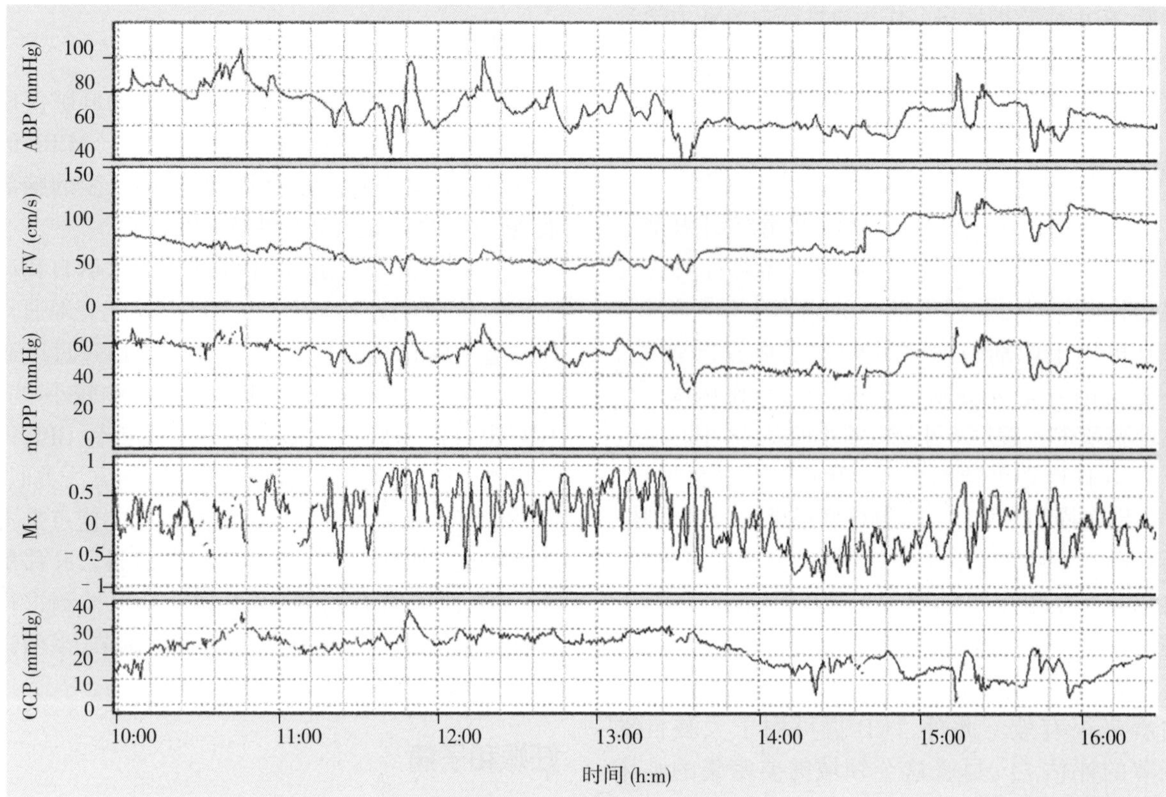

图7-9 为动脉血压(ABP)和经颅多普勒超声(TCD)技术在肝移植中进行监测的例子。注意:无肝期自动调节恶化[正平均指数(Mx)值],在再灌注(14:30之后)期间有所改善。再灌注期间,无创脑灌注压(nCPP)和血流速度(FV)值逐渐提高,临界闭合压(CCP)下降(这表明不是颅内压力下降就是血管舒张减少)

(王云珍 刘海洋 译,韩如泉 校)

参考文献

1. Aaslid R, Markwalder TM, Nornes H. Non-invasive transcranial Doppler ultrasound recording of flow velocity in basal cerebral arteries. *J Neurosurg*. 1982;57:769.
2. Aaslid R. Transcranial Doppler examination techniques. In: Aaslid R, ed. *Transcranial Doppler Sonography*. New York: Springer-Verlag; 1986:39.
3. Huber P, Handa J. Effect of contrast material, hypercapnia, hyperventilation, hypertonic glucose and papaverine on the diameter of the cerebral arteries: Angiographic determination in man. *Invest Radiol*. 1967;2:17.
4. Markwalder TM, Grolimund P, Seiler RW, et al. Dependency of blood flow velocity in the middle cerebral artery on end-tidal carbon dioxide partial pressure: A transcranial ultrasound Doppler study. *J Cereb Blood Flow Metab*. 1984;4:368.
5. Newell WD, Aaslid R, Lam AM, et al. Comparison of flow and velocity during dynamic autoregulation testing in humans. *Stroke*. 1994;25:793.
6. Matta BF, Lam AM, Mayberg TS, et al. The cerebrovascular response to carbon dioxide during sodium nitroprusside- and isoflurane-induced hypotension. *Br J Anaesth*. 1995;74:296.
7. Dahl A, Russell D, Nyberg-Hansen R, et al. Effect of nitroglycerin on cerebral circulation measured by transcranial Doppler and SPECT. *Stroke*. 1989;20:1733.
8. Schregel W, Schafermeyer H, Muller C, et al. The effect of halothane, alfentanil and propofol on blood flow velocity, blood vessel cross section and blood volume flow in the middle cerebral artery. *Anaesthesist*. 1992;41:21.
9. Matta BF, Lam AM. Isoflurane and desflurane do not dilate the middle cerebral artery appreciably. *Br J Anaesth*. 1995;74:486P.
10. Kontos HA. Validity of cerebral arterial blood calculations from velocity measurements. *Stroke*. 1989;20:1.
11. Grolimund P, Seiler RW. Age dependence of the flow velocity in the basal cerebral arteries: A transcranial Doppler ultrasound study. *Ultrasound Med Biol*. 1988;14:191.
12. Leenders KL, Perani D, Lammertsma AA, et al. Cerebral blood flow, blood volume and oxygen utilisation: Normal values and effect of age. *Brain*. 1990;113:27.
13. Brass L, Pavlakis S, DeVivo D, et al. Transcranial Doppler measurements of the middle cerebral artery: Effect of hematocrit. *Stroke*. 1988;19:1466.
14. Thomas DJ, Marshall J, Ross Russell RW, et al. Effects of hematocrit on cerebral blood flow in man. *Lancet*. 1987;2(8564):941.
15. Brouwers P, Vriens EM, Musbach M, et al. Transcranial pulsed Doppler measurements of blood velocity in the middle cerebral artery: Reference values at rest and during hyperventilation in healthy children and adolescents in relation to age and sex. *Ultrasound Med Biol*. 1990;16:1.
16. de Riva N, Budohoski KP, Smielewski P, et al. Transcranial Doppler pulsatility index: What it is and what it isn't. *Neurocrit Care*. 2012;17:58–66.
17. Czosnyka M, Smielewski P, Piechnik S, et al. Cerebral autoregulation following head injury. *J Neurosurg*. 2001;95:756.
18. Lassen NA. Cerebral blood flow and oxygen consumption in man. *Physiol Rev*. 1959;39:183.
19. Fraser 3rd. CD, Brady KM, Rhee CJ, et al. The frequency response of cerebral autoregulation. *J Appl Physiol*. 2013;115:52.
20. Dumville J, Panerai RB, Lennard NS, et al. Can cerebrovascular reactivity be assessed without measuring blood pressure in patients with carotid artery disease? *Stroke*. 1999;30:1293.
21. Paulson OB, Strandgaard S, Edvinsson L. Cerebral autoregulation. *Cerebrovasc Brain Metab Rev*. 1990;2:161.
22. Aaslid R, Lindegaard KF, Sorteberg W, et al. Cerebral autoregulation in humans. *Stroke*. 1989;20:45.
23. Reinhard M, Wehrle-Wieland E, Grabiak D, et al. Oscillatory cerebral hemodynamics—the macro- vs. microvascular level. *J Neurol Sci*. 2006;250:103.
24. Aaslid R, Newell DW, Stooss R, et al. Assessment of cerebral autoregulation dynamics from simultaneous arterial and venous transcranial Doppler recordings in humans. *Stroke*. 1991;22:1148.
25. Giller CA. A bedside test for cerebral autoregulation using transcranial Doppler ultrasound. *Acta Neurochir*. 1991;108:7.
26. Smielewski P, Czosnycka M, Kirkpatrick PJ, et al. Validation of the computerised transient hyperemic response test as a method of test-

ing autoregulation in severely head injured patients. *J Neurotrauma*. 1995;12:420.
27. Tseng MY, Czosnyka M, Richards H, et al. Effects of acute treatment with pravastatin on cerebral vasospasm, autoregulation, and delayed ischemic deficits after aneurysmal subarachnoid hemorrhage: A phase II randomized placebo-controlled trial. *Stroke*. 2005;36:1627.
28. Diehl RR, Linden D, Lucke D, Berlit P. Phase relationship between cerebral blood flow velocity and blood pressure: A clinical test of autoregulation. *Stroke*. 1995;26:1801.
29. Tiecks FP, Lam AM, Aaslid R, Newell DW. Comparison of static and dynamic cerebral autoregulation measurements. *Stroke*. 1995;26:1014.
30. Panerai RB, White RP, Markus HS, et al. Grading of cerebral dynamic autoregulation from spontaneous fluctuations in arterial blood pressure. *Stroke*. 1998;29:2341.
31. Czosnyka M, Smielewski P, Kirkpatrick P, et al. Monitoring of cerebral autoregulation in head-injured patients. *Stroke*. 1996;27:1829.
32. Czosnyka M, Smielewski P, Piechnik S, et al. Cerebral autoregulation following head injury. *J Neurosurg*. 2001;95:756.
33. Czosnyka M, Miller C. Monitoring of cerebral autoregulation. *Neurocrit Care*. 2014; [Epub ahead of print].
34. Hassler W, Steinmetz H, Pirschel J. Transcranial Doppler study of intracranial circulatory arrest. *J Neurosurg*. 1989;71:195.
35. Chan KH, Miller DJ, Dearden M, et al. The effect of changes in cerebral perfusion pressure upon middle cerebral artery blood flow velocity and jugular bulb venous oxygen saturation after severe brain trauma. *J Neurosurg*. 1992;77:55.
36. Aaslid R, Lundar T, Lindergaard KF, et al. Estimation of cerebral perfusion pressure from arterial blood pressure and transcranial Doppler recordings. In: Miller JD, Teasdale GM, Rowan JO, et al., eds. *Intracranial Pressure*; vol VI. Berlin: Springer-Verlag; 1986:226.
37. Czosnyka M, Matta BF, Smielewski P, et al. Cerebral perfusion pressure in head injured patients: A noninvasive assessment using transcranial Doppler ultrasonography. *J Neurosurg*. 1998;88:802.
38. Schmidt EA, Czosnyka M, Gooskens I, Piechnik, et al. Preliminary experience of the estimation of cerebral perfusion pressure using transcranial Doppler ultrasonography. *J Neurol Neurosurg Psychiatry*. 2001;70:198.
39. Schmidt B, Czosnyka M, Raabe A, et al. Adaptive noninvasive assessment of intracranial pressure and cerebral autoregulation. *Stroke*. 2003;34:84.
40. Dewey RC, Pieper HP, Hunt WE. Experimental cerebral hemodynamics: Vasomotor tone, critical closing pressure, and vascular bed resistance. *Neurosurgery*. 1974;41:597.
41. Aaslid R, Lash SR, Bardy GH, et al. Dynamic pressure—flow velocity relationships in the human cerebral circulation. *Stroke*. 2003;34:1645.
42. Panerai RB. The critical closing pressure of the cerebral circulation. *Med Eng Phys*. 2003;25:621.
43. Varsos GV, Richards H, Kasprowicz M, et al. Critical closing pressure determined with a model of cerebrovascular impedance. *J Cereb Blood Flow Metab*. 2013;33:235.
44. Varsos GV, Richards HK, Kasprowicz M, et al. Cessation of diastolic cerebral blood flow velocity: The role of critical closing pressure. *Neurocrit Care*. 2014;20:40.
45. Budohoski KP, Zweifel C, Kasprowicz M, et al. What comes first? The dynamics of cerebral oxygenation and blood flow in response to changes in arterial pressure and intracranial pressure after head injury. *Br J Anaesth*. 2012;108:89.
46. Czosnyka M, Richards HK, Reinhard M, et al. Cerebrovascular time constant: Dependence on cerebral perfusion pressure and end-tidal carbon dioxide concentration. *Neurol Res*. 2012;34:17.
47. Varsos GV, Kasprowicz M, Smielewski P, et al. Model-based indices describing cerebrovascular dynamics. *Neurocrit Care*. 2014;20:142.
48. Kim DJ, Kasprowicz M, Carrera E, et al. The monitoring of relative changes in compartmental compliances of brain. *Physiol Meas*. 2009;30:647.
49. Kasprowicz M, Czosnyka M, Soehle M, et al. Vasospasm shortens cerebral arterial time constant. *Neurocrit Care*. 2012;16:213.
50. Spencer MP. Transcranial Doppler monitoring and causes of stroke from carotid endarterectomy. *Stroke*. 1997;28:685.
51. Jansen C, Vriens EM, Eikelboom BC, et al. Carotid endarterectomy with transcranial Doppler and electroencephalographic monitoring: A prospective study in 130 operations. *Stroke*. 1993;24:665.
52. Halsey Jr JH. Risks and benefits of shunting in carotid endarterectomy: The International Transcranial Doppler Collaborators. *Stroke*. 1992;23:1583.
53. Jorgensen LG, Schroeder TV. Defective cerebrovascular autoregulation after carotid endarterectomy. *Eur J Vasc Surg*. 1993;7:370.
54. Gooskens I, Schmidt EA, Czosnyka M, et al. Pressure-autoregulation, CO2 reactivity and asymmetry of haemodynamic parameters in patients with carotid artery stenotic disease: A clinical appraisal. *Acta Neurochir (Wien)*. 2003;145:527.
55. Reinhard M, Roth M, Müller T, et al. Effect of carotid endarterectomy or stenting on impairment of dynamic cerebral autoregulation. *Stroke*. 2004;35:1381.
56. Marcus HS, Tegeler CH. Experimental aspects of high intensity transient signals in the detection of emboli. *J Clin Ultrasound*. 1995;23:81.
57. Gravilescu T, Babikian VL, Cantelmo NL, et al. Cerebral microembolism during carotid endarterectomy. *Am J Surg*. 1995;170:159.
58. Schroeder T, Sillesen H, Sorensen O, et al. Cerebral hyperperfusion syndrome following carotid endarterectomy. *J Neurosurg*. 1987;28:824.
59. Kassell NF, Torner JC, Jane JA, et al. The international co-operative study on the timing of aneurysm surgery. Part 1: Overall management results. *J Neurosurg*. 1990;73:18.
60. Lindegaard KF, Nornes H, Bakke SJ, et al. Cerebral vasospasm after sub-arachnoid hemorrhage investigated by means of transcranial Doppler ultrasound. *Acta Neurochirurg*. 1988;24:81.
61. Lam JM, Smielewski P, Czosnyka M, et al. Predicting delayed is chemic deficits after aneurysmal subarachnoid hemorrhage using a transient hyperemic response test of cerebral autoregulation. *Neurosurgery*. 2000;47:819.
62. Budohoski KP, Czosnyka M, Smielewski P, et al. Impairment of cerebral autoregulation predicts delayed cerebral ischemia after subarachnoid hemorrhage: A prospective observational study. *Stroke*. 2012;43:3230.
63. Kirkpatrick PJ, Turner CL, Smith C, et al. Simvastatin in aneurysmal subarachnoid haemorrhage (STASH): A multicentre randomised phase 3 trial. *Lancet Neurol*. 2014;13:666.
64. Eng CC, Lam AM, Byrd S, et al. The diagnosis and management of a perianesthetic cerebral aneurysmal rupture aided with transcranial Doppler ultrasonography. *Anesthesiology*. 1993;78:191.
65. Diehl RR, Henkes H, Nahser HC, et al. Blood flow velocity and vasomotor reactivity in patients with arteriovenous malformations: A transcranial Doppler study. *Stroke*. 1994;25:1574.
66. Petty GW, Massaro AR, Tatemichi TK, et al. Transcranial Doppler ultrasonographic changes after treatment for arteriovenous malformations. *Stroke*. 1990;21:260.
67. Matta BF, Lam AM, Winn HR. The intraoperative use of transcranial Doppler ultrasonography during resection of arteriovenous malformations. *Br J Anaesth*. 1995;75:242P.
68. Marmarou A, Anderson RL, Ward JD, et al. Impact of ICP instability and hypotension on outcome in patients with severe head trauma. *J Neurosurg*. 1991;75:S59.
69. Kirkpatrick PJ, Czosnyka M, Pickard JD. Multimodality monitoring in intensive care. *J Neurol Neurosurg Psychiatry*. 1996;60:131.
70. Panerai RB, Kerins V, Fan L, et al. Association between dynamic cerebral autoregulation and mortality in severe head injury. *Br J Neurosurg*. 2004;18:471.
71. Strebel S, Lam AM, Matta BF, et al. Impaired cerebral autoregulation after mild brain injury. *Surg Neurol*. 1997;47:128.
72. Liu X, Czosnyka M, Donnelly J, et al. Comparison of frequency and time domain methods of assessment of cerebral autoregulation in traumatic brain injury. *J Cereb Blood Flow Metab*. 2014; [Epub ahead of print].
73. Chan KH, Dearden NM, Miller JD. The significance of posttraumatic increase in cerebral blood flow velocity: A transcranial Doppler ultrasound study. *Neurosurgery*. 1992;30:697.
74. Martin NA, Patwardhan RV, Alexander MJ, et al. Characterisation of cerebral hemodynamic phases following severe head trauma: Hypoperfusion, hyperemia, and vasospasm. *J Neurosurg*. 1997;87:9.
75. Lee JH, Martin NA, Alsinda G, et al. Hemodynamically significant cerebral vasospasm and outcome after head injury. *J Neurosurg*. 1997;87:221.
76. Rommer B, Bellner J, Kongstad P, et al. Elevated transcranial Doppler flow velocities after severe head injury: Cerebral vasospasm or hyperemia? *J Neurosurg*. 1996;85:90.
77. Feri M, Ralli L, Felici M, et al. Transcranial Doppler and brain death diagnosis. *Crit Care Med*. 1994;22:1120.
78. Bouzat P, Francony G, Declety P, et al. Transcranial Doppler to screen on admission patients with mild to moderate traumatic brain injury. *Neurosurgery*. 2011;68:1603.
79. Bouzat P, Oddo M, Payen JF. Transcranial Doppler after traumatic brain injury: Is there a role? *Curr Opin Crit Care*. 2014;20:153.
80. Zanette EM, Fieschi C, Bozzao L, et al. Comparison of cerebral angiography and transcranial Doppler sonography in acute stroke. *Stroke*. 1989;20:899.
81. Toni D, Fiorelli M, Zanette EM, et al. Early spontaneous improvement and deterioration of ischemic stroke patients: A serial study with transcranial Doppler ultrasonography. *Stroke*. 1998;29:1144.
82. Alexandrov AV, Black SE, Ehrlich LE, et al. Prediction of hemorrhagic transformation occurring spontaneously and on anticoagulants in patients with acute ischemic stroke. *Stroke*. 1997;28:1198.
83. Sliwa U, Lingnau A, Stohlman WD, et al. Prevalence and time course of microembolic signals in patients with acute stroke: A prospective study. *Stroke*. 1997;28:358.
84. Yasaka M, O'Keefe GJ, Chambers BR, et al. Streptokinase in acute stroke: Effect on reperfusion and recanalization. Australian Streptokinase Trial Study Group. *Neurology*. 1998;50:626.
85. Reinhard M, Roth M, Guschlbauer B, et al. Dynamic cerebral autoregulation in acute ischemic stroke assessed from spontaneous blood pressure fluctuations. *Stroke*. 2005;36(8):1684–9. Epub 2005 Jul 14.
86. Murkin JM. Anesthesia, the brain, and cardiopulmonary bypass. *Ann Thorac Surg*. 1993;56:1461.
87. Grocott HP, Amory DW, Lowry E, et al. Transcranial Doppler blood flow velocity versus 133Xe clearance cerebral blood flow during mild hypothermic cardiopulmonary bypass. *J Clin Monit Comput*. 1998;14:35.

88. Van der Linden J, Casmir-Ahn H. When do cerebral emboli appear during open heart operations? A transcranial Doppler study. *Ann Thorac Surg*. 1991;51:237.
89. Lundar T, Lindegaard KF, Froysaker T, et al. Dissociation between cerebral autoregulation and carbon dioxide reactivity during non pulsatile cardiopulmonary bypass. *Ann Thorac Surg*. 1985;40:582.
90. Venn GE, Patel RL, Chambers DJ. Cardiopulmonary bypass: Perioperative cerebral blood flow and postoperative cognitive deficit. *Ann Thorac Surg*. 1995;59:1331.
91. Briliman J, Davis D, Clark RE, et al. Increased middle cerebral artery flow velocity during the initial phase of cardiopulmonary bypass may cause neurological dysfunction. *J Neuroimaging*. 1995;5:135.
92. Grocott HP, Smith MS, Glower DD, et al. Endovascular aortic balloon clamp malposition during minimally invasive cardiac surgery: Detection by transcranial Doppler monitoring. *Anesthesiology*. 1998;88:1396.
93. Joshi B, Brady K, Lee J, et al. Impaired autoregulation of cerebral blood flow during rewarming from hypothermic cardiopulmonary bypass and its potential association with stroke. *Anesth Analg*. 2010;110:321.
94. Gitlin N, Lewis DC, Hinckley L. The diagnosis and prevalence of sub-clinical hepatic encephalopathy in apparently healthy, ambulant, nonshunted patients with cirrhosis. *J Hepatol*. 1986;3:75.
95. Strauss G, Hansen BA, Knudsen GM, et al. Hyperventilation restores cerebral blood flow autoregulation in patients with acute liver failure. *J Hepatol*. 1998;28:199.
96. Demarin V, Rundek T, Hodek B. Maternal cerebral circulation in normal and abnormal pregnancies. *Acta Obstet Gynecol Scand*. 1997;76:619.

多模态神经功能监测 8

M.A. Kirkman • M.Smith

引言

监测全身和中枢神经系统生理状况对于神经系统疾病患者的围术期及危重管理至关重要. 临床神经学检查仍然是神经监测的基础。此外,可采用一些技术来监测全脑或局部脑血流动力学、氧合、代谢及电生理。急性脑损伤(acute brain injury,ABI)的病理生理机制复杂,涉及脑血流量(cerebral blood flow,CBF)的变化、氧及葡萄糖的输送和利用、电生理紊乱(见第一章)。因此,单一的监护无法完成全方位脑监测。多模态监测可同时获得多个参数,全面监测损伤大脑的(病理)生理以及对治疗的反应(图 8-1)。多模态监测使治疗由死板的生理目标向个体化的 ABI 管理方案转化。一些监测方法已经很成熟,而另一些则相对较新,其适应证仍有待评估;所有的监测方法都有优点和缺点(表 8-1)。神经监测的总体适应证见框 8-1。

本章将对脑监测技术在神经系统疾病患者围术期和危重症管理中的应用进行综述。脊柱手术期间的诱发电位监测将在本书其他章节讨论(第 6 章),本章不再赘述。

临床评估

基于神经监测可进行一系列神经功能状态的临床评估。格拉斯哥昏迷评分(Glasgow Coma Scale,GCS)使用便捷,采用标准化的方法来评估患者的整体神经功能状态,通过记录睁眼、对肢体及言语刺激的语言和运动反应来实现。从 40 年前首次提出至今,与识别、记录局部体征如瞳孔反应和四肢无力相结合,GCS 仍是非常重要的临床评估方法[1]。GCS 的主要局限性是对于气管插管的患者不能获得语言反应、不能直接评估脑干功能。于是学者们设计并验证了全面无反应性量表(full outline of unresponsiveness,FOUR)来克服这些问题,该评分能更全面地评估脑干功能。FOUR

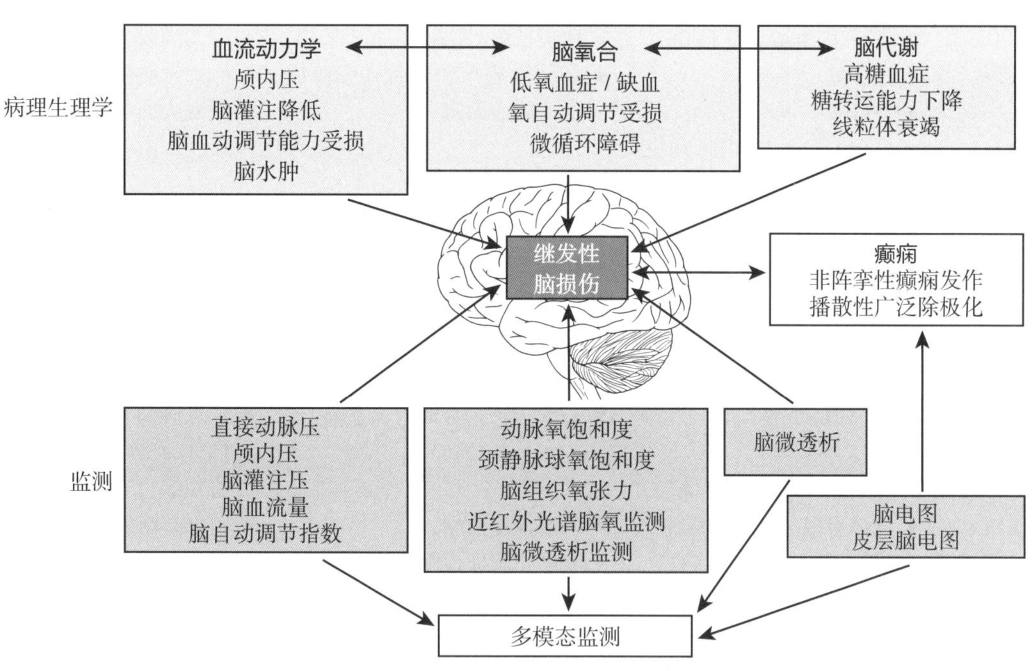

图 8-1 急性脑损伤的主要病理生理过程及神经监测在检测继发性脑损伤中的作用概览

表 8-1 床旁神经功能监测方法的优缺点

方法	监测参数	优点	缺点
颅内压力			
脑实质内微传感器	• ICP • CPP • 自动调节指数	• 容易置入 • 放置在脑实质内 / 硬膜下 • 手术并发症少 • 感染风险小	• 不能进行体内校准 • 测量局部压力 • 零点随时间漂移小
脑室内导管	• 同上	• 测量全脑 ICP • 治疗性 CSF 引流 • 体内校准	• 置入技术难度大 • 手术相关出血风险 • 导管相关脑室炎风险
脑血流			
经颅多普勒超声	• 血流速度 • 搏动指数 • 自动调节指数	• 无创 • 间歇或连续监测 • 瞬时分辨力好	• 测量相对 CBF • 依赖操作者 • 失败率 5-10%(无声窗)
热弥散流量计	• 局部 CBF	• 测量绝对 CBF(单位 mL/100g/min)	• 临床经验有限 • 需考虑准确性和可靠性 • 微创
脑氧合			
颈静脉球血氧饱和度	• 颈静脉球血氧饱和度 • 动静脉氧含量差	• 评估全脑 CBF 与代谢平衡	• 非定量评估脑灌注 • 对局部缺血不敏感 • 样本颅外干扰的风险
脑组织氧分压	• 脑组织氧分压 • 氧反应性	• 评估局部 CBF 与代谢平衡 • 连续监测 • 缺血阈值明确	• 微创 • 测量局部脑氧合 • “磨合期”限制了临床应用
近红外光谱(脑氧饱和度)	• 局部脑氧饱和度 • 自动调节指数	• 无创 • 实时 • 多点监测	• 不同脑氧饱和度仪之间缺乏标准化 • 脑外组织信号干扰 • 基于 $rScO_2$ 的缺血阈值无明确定义
脑微透析	• 葡萄糖 • 乳酸、丙酮酸盐及 LPR • 丙三醇 • 谷氨酸 • 多个生物标志物用于研究	• 评估脑糖代谢 • 检测低氧 / 缺血 • 评估细胞生物能量功能障碍的非缺血因素	• 局部测量 • 异常的阈值不明确 • 非连续监测 • 耗费人力
电生理			
脑电图	• 癫痫 • 诊断特异性 EEG 模式	• 无创 • 检测无抽搐性癫痫 • 与脑缺血、代谢性改变相关 • ABI 后预测	• 需要技术人员解读 • 易受麻醉 / 镇静药物影响
电皮层成像	• 皮层 EEG • 皮层 SDs	• 术中癫痫 • 目前识别 SDs 的唯一方法	• 自动化癫痫检测软件 • 高度有创 • 尚无证据表明 SDs 治疗能改善预后
处理后 EEG	• 使用有限电极混合成的皮层 EEG	• 麻醉深度监测 • 自动化癫痫检测软件 • 心跳骤停后预测	• 对 ICU 镇静滴定无明确适应证

ABI,急性脑损伤(acute brain injury);CBF,脑血流(cerebral blood flow);CPP,脑灌注压(cerebral perfusion pressure);EEG,脑电图(electroencephalography);ICP,颅内压(intracranial pressure);ICU,重症监护病房(intensive care unit);LPR,乳酸 / 丙酮酸比(lactate to pyruvate ratio);$rScO_2$,局部脑氧饱和度(regional cerebral oxygen saturation);SD,扩散性去极化(spreading depolarization)

框 8-1 神经监测适应证

- 监测健康但“高危”的大脑：
  - 颈动脉手术
  - 心脏手术
  - 沙滩椅体位手术
- 早期发现急性脑损伤后继发性不良事件：
  - 颅内高压
  - 脑灌注降低
  - 脑葡萄糖转运 / 利用受损
  - 大脑缺氧 / 缺血
  - 细胞能量衰竭
  - 非抽搐性癫痫
  - 皮质扩散性去极化
- 指导急性脑损伤后个体化、患者特异性治疗：
  - 优化 ICP 和 CPP
  - 优化脑组织 PO_2
  - 优化脑葡萄糖转运 / 利用
  - 监测蛛网膜下腔出血后脑血管痉挛
- 预测

评分测量眼部及肢体对指令和疼痛的反应、瞳孔反应和呼吸模式，可用来进一步区分 GCS 3 分的患者[2]。目前尚无证据表明 FOUR 评分比单独使用 GCS 具有更好的预后价值。

镇静患者或意识水平下降患者的临床评估较为有限，可采用一种或多种神经监测技术来识别继发性脑损伤、指导此类患者的治疗。

颅内压及脑灌注压

颅内压(Intracranial pressure，ICP)是指颅骨内即脑组织中的压力；亦即侧脑室中脑脊液(cerebrospinal fluid，CSF)的压力。除了测量绝对 ICP 之外，ICP 监测还可以计算脑灌注压(cerebral perfusion，CPP)、识别和分析病理 ICP 波形、脑血管压力反应性指数变异性。

颅内压

1951 年首次实现了 ICP 的临床测量，通过电子传感器测量脑室液压信号。随着技术的改进、不良反应减少以及微传感器技术的引进，临床上 ICP 监测得到越来越广泛的应用[3]。

技术因素

监测 ICP 的方法主要有两种：脑室内导管或脑实质微传感器装置。其他技术如蛛网膜下腔或硬膜外设备欠准确，目前很少使用。

脑室导管通过两种途径测量全脑 ICP(侧脑室 CSF 压力)：使用标准导管通过一个充满液体的系统连接到外部压力传感器，或使用整合了微应变计或光导纤维技术的导管。两种方法都可进行体内校准。通过脑室导管进行 ICP 监测技术可用于确诊脑积水或有脑积水趋势的患者，因为该技术可进行治疗性 CSF 引流[4]。脑室导管置入较难，并且有置管相关性出血和导管相关性脑室炎的风险。脑室炎的风险随着导管置入时间的延长而增加，若使用抗生素涂层或镀银导管，可降低脑室炎风险但不能完全避免。

脑实质微传感器 ICP 监测系统有两种类型。固态压电应变仪设备整合了压敏电阻器，可将压力产生的电阻变化转化为 ICP 值。光纤设备通过光纤电缆将光向导管尖端可移动的镜子传输。ICP 改变使镜子变形和反射光强度的差异转化为 ICP 值。两种类型的监测系统均容易置入，通常放置脑实质内约 2cm 处，可通过入颅设备或开颅手术置入，也可放置在硬膜下腔。虽然脑室导管在历史上被认为是 ICP 监测的金标准，脑实质内设备同样可以进行压力测量，并且更安全。尤其是血肿和感染的风险很低。微传感器系统被认为是可靠的，但是零点漂移会导致数天的测量误差，体内校准是不可能的。

已有报道描述了几种无创性 ICP 监测技术，比有创监测适用于更广泛的人群[5]。与有创监测相比，经颅多普勒(transcranial Doppler，TCD)超声推导的脉动性指数可不精确地评估 ICP，并且操作者个人和操作者之间的变异性均很大。可采用超声波或计算机断层扫描(computed tomography，CT)测量视神经鞘直径(optic nerve sheath diameter，ONSD)，并能够预测颅内高压。虽然没有有创方法的风险，目前的无创性 ICP 监测技术不能足够准确地测量 ICP，临床上尚未常规使用[6]。这些无创监测技术也无法连续监测颅内动力学。

适应证

尽管缺乏高质量的证据证明 ICP 导向治疗的益处，ICP 监测已成为创伤性颅脑损伤(traumatic brain injury，TBI)后的标准治疗。对于其他脑损伤类型、脑积水的患者(也可用于正常压力脑积水的长期监测)、以及因颅内占位行开颅手术的患者,ICP 监测也能提供有价值的信息。

脑创伤基金会(Brain Trauma Foundation, BTF)建议对于所有的可挽救患者,包括头部 CT 扫描异常,或者头部 CT 正常,但具有以下两项以上者[年龄 >40 岁、单侧或双侧运动姿态和(或)收缩压小于 90mmHg]采用 ICP 监测,以指导重型 TBI 后 ICP 及 CPP 导向治疗[7]。一项最近的专家共识提供了更详细和更新的指南[8]。该共识建议对于合并脑挫伤的昏迷 TBI 患者,若中断镇静检查神经功能状态是危险的,或者当临床检查不可靠时,可进行 ICP 监测。对于继发性去骨瓣减压的患者,也推荐 ICP 监测;对于急性幕上的颅内血肿清除术后可挽救的患者,若颅内高血压的风险增加,包括 GCS 运动得分≤5、瞳孔异常、持续或严重缺氧和(或)低血压、头颅 CT 显示 ICP 升高或术中脑肿胀,应考虑进行 ICP 监测。专家组建议,对于合并颅外损伤、需要多种外科手术和(或)长期镇痛和镇静的 TBI 患者,也应考虑 ICP 监测。

尽管适应证并不十分明确,也没有与 TBI 进行很好的对比研究,ICP 监测已逐渐被纳入到蛛网膜下腔出血(subarachnoid hemorrhage,SAH)[9]及脑内出血(intracerebral hemorrhage,ICH)[10]的危重症管理的流程中。

治疗阈值和证据

正常 ICP 随年龄和体位而改变;在健康、静息状态下仰卧位成年人,正常平均 ICP 为 5~10mmHg。普遍认为 TBI 后 ICP 高于 20~25mmHg 则需要治疗[7],但是也有研究报道过更高和更低的阈值[4]。颅内高压是有害的,高于定义的 ICP 阈值的时间以及 ICP 的绝对值是不良结局的重要决定因素。ICP 升高时,ICP 波形发生变化,波形分析可用于预测是否发生了颅内高压[11]。当颅内顺应性显著降低时,在颅内代偿机制到达极限之前,应给予更多及时的临床干预,该技术的临床转化仍有待研究。

一项 meta 分析纳入了 14 项研究,共 24 792 位重型 TBI 患者,发现 ICP 指导的颅内高压管理与无 ICP 监测的传统治疗相比,并未明显降低全因死亡率,但 2012 年后发表的研究显示行 ICP 监测的患者死亡率更低[12]。关于 TBI 后 ICP 导向治疗的唯一一项随机对照研究比较了两组共 324 位患者,一组采用 ICP 监测导向治疗,另一组则基于影像学和临床检查(未监测 ICP)进行治疗,结果发现两组间 3 个月或 6 个月的预后没有差异[13]。该研究中非 ICP 监测组根据经验按特定的方案进行治疗,该方案能否广泛应用尚不确定,因为当监测发现 ICP 升高时,其中一种干预措施(甘露醇)效果更佳。与此前研究相比[14],重症监护病房进行 ICP 监测的患者接受 ICP 导向治疗(过度通气、高张盐水 . 甘露醇及巴比妥类药物)的天数更少,但重症监护病房(intensive care unit,ICU)停留时间相似。这项在波利维亚和厄瓜多尔进行的研究,其结果能否用于具有更好的院前急救及康复服务的患者人群还需要进一步探讨。当解释这项研究时,需要注意的是,无论是通过 ICP 监测还是通过临床及影像学资料评估和诊断颅内高压,对于所有患者的治疗是十分重要的。因此强化了这一普遍的观点,即 ICP 的评估是重型 TBI 患者监测和管理不可分割的一部分。

多模态监测整合了 ICP、脑组织氧分压(brain tissue partial pressure oxygen,$PbtO_2$)和脑微透析(cerebral microdialysis,CMD),在预测脑低灌注方面比单独使用 ICP 监测更准确[15],因此 ICP 监测被认为是多模态监测策略的一部分,而不是独立的监测模式[16]。

脑灌注压(cerebral perfusion pressure,CPP)

CPP 和 ICP 监测意义相同,因为计算 CPP 时必须测量 ICP。

技术因素

CPP 为平均动脉压(mean arterial pressure,MAP)与 ICP 之差,并通过这种关系互相影响。为了准确计算 CPP,动脉压力传感器必须在室间孔(耳屏处)进行调零,若未能这样做,影响则很大。床头升高时,在心脏水平测量动脉血压(arterial blood pressure,ABP)会导致 CPP 计算结果偏高;例如测量得到 CPP 读数为 60mmHg,可能实际上“真实”的 CPP<45mmHg[16]。这样的测量差异在身高高的患者更为显著,随着床头抬高和动脉置管位置的不同而变化。

适应证

CPP 监测的主要适应证与 ICP 监测类似[16]。尽管 CPP 导向治疗主要用于 TBI 患者,但有新的证据也可用于其他类型的脑损伤患者[4]。如果有术后颅内高压的风险，比如具有占位效应的大型脑部肿瘤手术后，应进行术后 ICP 监测。

治疗阈值和证据

推荐的 CPP 阈值随着时间不断改变。目前的 BTF 指南建议将 TBI 后 CPP 维持在 50~70mmHg，有证据表明若 CPP 低于 50mmHg 或高于 70mmHg 将出现不良结局[7]。CPP 低时有脑缺血风险，但更高的 CPP 不一定预后更好，使用大量液体和正性肌力药 / 血管活性药维持 CPP 会带来急性肺损伤的风险[16]。不同于单一的 CPP 阈值，多模态监测可用于识别个体化的“最佳”值，其目的是在将脑低灌注、继发性脑损伤风险降至最低时，降低 CPP 过高的风险[4]。可以用自动调节指数计算最佳 CPP（optimal CPP，CPPopt），将在下一章节中讨论。

脑血管反应性

脑血管反应性是脑自动调节（cerebral autoregulation，CA）一个关键组成部分，会受到颅内病理情况以及一些麻醉和镇静药物影响甚至消失。这可能会导致局部 CBF 和代谢需求失衡，使大脑对继发缺血性损伤更敏感。因此，在围术期或 ICU 监测脑血管反应性十分重要。目前已建立了检测静态和动态 CA 的方法，但大多数是有创的，且只能间断检测，可能不适用于麻醉或危重患者。已有研究报道了数个连续监测脑血管反应性的监护仪。

技术因素

ABP 变化时 ICP 的反应取决于脑血管的压力反应性，反应性受损意味着压力自动调整受损。持续监测和分析 ABP 可计算出压力反应性指数（pressure reactivity index，PRx）变异度，可用作全脑 CA 的持续标志物。正常环境下，ABP 升高在 5-15 秒内即可导致脑血管收缩，从而引起脑血容量（cerebral blood volume，CBV）和 ICP 继发性下降。当脑血管反应性受损时，CBV 和 ICP 都随着 ABP 升高而升高，当 ABP 降低时，CBV 和 ICP 亦随着降低。PRx 通过计算得来，是指 4min 以上时间段内记录的 ICP 和 ABP 连续时间平均数据的动态相关系数[17]。当 ABP 与 ICP 呈负相关时，若 PRx 为负值则表明脑血管反应性正常，若为正值则表明脑血管循环无反应。脑损伤时，脑血管反应性随 CPP 而改变，在一个很窄的 CPP 变化范围内较为理想，存在个体差异，参考 CPP_{opt}。持续监测 PRx 可根据患者的个体病理生理需求来管理 CPP 水平，而不是设定一个通用的预定目标。

氧反应性指数（oxygen reactivity index，ORx）是指 $PbtO_2$ 和 CPP 之间的动态相关性。也可以通过 ABP 和 TCD 推导的平均和收缩血流速度，以及几种近红外光谱（near-infrared spectroscopy，NIRS）推导的参数对脑血管反应性进行无创评估。

适应证

采用 PRx 和 ORx 测定脑血管反应性已广泛用于 TBI 患者，近期也用于 SAH 和 ICH 患者。通过 NIRS 测定脑血管反应性已用于心脏手术期间脑保护。

处理阈值和证据

PRx 及 ORx 正值表明自动调整反应异常，与预后不良相关，PRx 导向的优化 CPP 策略可改善 TBI 患者转归[18]。PRx 测定全脑自动调节状态，而 ORx 则不然，由于 PbtO2 的局灶性特点，ORx 测定局部脑自动调节。因此，若 ORx 异常而 PRx 正常提示局部而非全脑自动调节失衡[19]。已有研究表明，由 NIRS 推导的自动调节指数计算出血压低于 CA 低限的持续时间和严重程度，是心脏手术后严重并发症的发病率和死亡率的独立相关因素[20]。

2014 年发表的一篇系统评价目的就是将脑血管反应性整合至多模态监测策略中[21]。监测脑血管反应性不仅对于优化 CPP 很重要，而且也对于解释以及靶向干预其他监测参数也格外重要，尤其是评估 CBF、氧输送和需求，以及细胞代谢的相互关系。

脑血流监测

正常生理条件下，脑压力自动调节使 CBF 在宽泛的 CPP 变化范围内保持恒定。然而，如上所述，急性脑损伤时，CA 通常受损，由于自动调节能力降低，CBF 越来越依赖于 CPP。Kety 和 Schmidt 在 1945 年首次描述了 CBF 的测量方法，采用的是一项整合了 Fick 原则的技术。这种方法形成了今天许多 CBF 测量技术的基础，仍然是验证新的测量方法的黄金标准。

现代神经影像学技术如正电子发射断层扫描和磁共振成像提供了多个区域详细的血流动力学（包括 CBF）和代谢信息。但这些技术只能及时提供特定时刻的即刻信息，且需要将（危重）患者转移到远程成像设备。目前有两种持续评估 CBF 的床旁方法。

经颅多普勒超声

TCD 最早在 1982 年提出，是一种实时评估脑血流动力学的无创技术。它测定 CBF 的相对变化，而不是实际的 CBF。TCD 广泛用于 SAH 后脑血管痉挛的诊断和治疗，以及监测颈动脉手术脑灌注是否足够。TCD 技术及其应用在第 7 章中详细描述，在此不再赘述。

热弥散流量计

热弥散流量计（thermal diffusion flowmetry，TDF）是一种连续监测局部 CBF 的有创方法。市售 TDF 导管由一个加热到高于组织温度几度的热敏电阻和近端温度探头组成。这两个反映热转化的温度差异，定量测定区域 CBF，单位为 mL/100g/min。TDF 已用于诊断和监测 SAH 后迟发性脑缺血，但在其他疾病的临床数据有限，需考虑其准确性和可靠性[6]。

脑氧合监测

虽然 ICP 和 CPP 是至关重要的常规监测参数，但不能评估脑灌注是否足够。若干研究证实，即便 ICP、CPP 在正常阈值之内，也可发生脑缺氧 / 缺血[22]。脑氧合监测评估脑氧输送和利用之间的平衡，因此，可监测脑灌注和氧输送是否足够。有几种方法可用于评估全脑和局部脑氧合。

颈静脉氧饱和度

颈静脉氧饱和度（jugular venous oxygen saturation，$SvjO_2$）监测是测量脑氧合的第一种床边方法，是理解 ABI 后脑氧合改变的基础。

技术因素

$SvjO_2$ 监测是通过从颈静脉球导管间歇采集血样，或通过软式导管持续采样。$SvjO_2$ 监测非定量估计脑灌注是否足够。评估 $SvjO_2$ 的变化是基于这样的理念，即当脑氧供不足以满足需求时，脑从血红蛋白提取更多的氧，导致血样中氧饱和度降低[23]。基于 $SvjO_2$ 推导的参数，如动脉 - 颈静脉氧浓度差在评估 CBF 方面的应用，也被广范研究。

$SjvO_2$ 是一种流量加权的测量，若从颈静脉球采集血样，则 $SjvO_2$ 反映全脑氧合，尽管在实践中往往是选择右侧。必须避免颅外循环样本的干扰，若导管尖端位于颈椎侧位 X 线片中第一颈椎下缘的上方，则干扰很小。过快地抽取血液样本（>2 ml/min），即便导管位置正确，也可能会导致颅外血液经面部静脉对结果产生影响。

适应证

$SvjO_2$ 监测已广泛用于术中监测，尤其是在心脏手术和开颅手术。$SvjO_2$ 监测在 ICU 中的主要作用是检测脑灌注受损、指导 ABI 后优化 CPP 和其他干预措施[23]。

治疗阈值和证据

$SvjO_2$ 正常范围为 55%~75%，解释 $SvjO_2$ 的变化相对简单。颈静脉氧饱和度降低可能表明继发于 CPP 降低或代谢率升高而氧供没有相应增加的相对脑低灌注，而 $SjvO_2$>85% 表明相对充血或动静脉分流。多次或持续出现颈静脉氧饱和度降低至 <50% 或 $SvjO_2$ 值 >85%，与预后不良相关。虽然假定 $SjvO_2$<50% 时发生脑缺血，但并不能确定 $SjvO_2$ 高于 50% 时不会发生脑缺血，因为可能会遗漏局部脑缺血。BTF 引用三级证据支持维持 TBI 后 $SvjO_2$>50%[7]，但并没有干预性临床试验证实 $SvjO_2$ 导向治疗能直接改善预后。$SvjO_2$ 已广泛应用了几十年，逐渐被新的氧合监测模式所取代。

脑组织氧分压

$PbtO_2$ 监测逐渐被整合到神经监测策略中，无论是否有 ICP 监测的适应证。

技术因素

市售 $PbtO_2$ 监测探针将 Clark 型电池与可逆的电化学电极结合起来。氧从脑组织弥散穿过半透膜，被金极谱阴极减少，该电极可产生与组织氧张力成比例的电流[24]。为测量最敏感区域的脑氧合，$PbtO_2$ 探针通常放置在血肿/挫伤周围脑组织，或动脉瘤性 SAH 患者合适的血管区。这种准确的放置技术上具有挑战性，有时难以实现。另一种方法倾向于常规放置在非优势侧正常额部皮层下白质，尽管已认识到 ABI 后即便在"未损伤"区域，脑氧合也可能存在异质性。正确的探针放置应通过头颅 CT 扫描来确认。需要约 1 小时的"磨合期"，因为在探针置入后早期 $PbtO_2$ 读数不可靠，限制了其在择期手术中的应用。置入探针后应进行"氧挑战"（FiO_2 升高至 1.0 约 20 分钟），此后每天确认探针功能和反应性。

$PbtO_2$ 是一个复杂和动态的变量，来源于影响脑氧输送和需求（氧代谢）的所有因素相互作用、局部动脉或静脉血管的相对比例和组织氧弥散梯度。因此，$PbtO_2$ 被认为是细胞功能的生物标志物而不仅仅监测缺氧/缺血。

适应证

尽管存在争议，仍建议将 $PbtO_2$ 监测用于重型 TBI 患者的管理[4,7]，作为 TCD 和放射性监测昏迷的 SAH 患者脑血管痉挛的一个补充[25]。$PbtO_2$ 监测也可用于确定昏迷 ICH 患者最佳脑氧合的目标[10]，以及选择可能受益于去骨瓣减压的顽固性颅内高压患者。在一些中心，$PbtO_2$ 监测也用于颅内动脉瘤和动静脉畸形术中。

处理阈值和证据

脑 $PbtO_2$ 的正常值为 20~35mmHg（2.66~4.66kPa），缺血阈值通常定义为 10~15mmHg（1.33~2.0kPa）[24]。BTF 建议当 $PbtO_2$<15mmHg（2kPa）时采取脑复苏措施[7]，但其他权威机构建议当 $PbtO_2$<20mmHg（2.66 kPa）时即给予干预，因为这个值代表脑氧合受损[4,26]。除了 $PbtO_2$ 值降低之外，缺氧的持续时间和随时间变化的趋势是 ABI 后预后不良的重要因素。

TBI 后，预后受脑组织缺氧影响，与 ICP、CPP 无关[22]。有观察性研究表明，TBI 后若在标准的 ICP/CPP 导向治疗基础上辅以 $PbtO_2$ 导向治疗，则可能获益[26]。对于其他类型脑损伤或颅内手术期间，$PbtO_2$ 导向的管理是否能使患者获益的证据有限，SAH 后 $PbtO_2$ 降低与转归的关系仍存在争议。

对于应如何治疗脑组织缺氧，目前尚无共识。尽管 $PbtO_2$ 受血压影响很大，但还受到一些其他因素影响，包括 PaO_2、$PaCO_2$ 及血红蛋白浓度[27]。哪种干预措施或干预措施的联合应用对于改善预后最为有效仍不清楚。事实上，脑组织缺氧对某种干预措施的反应性似乎是影响预后的因素，逆转缺氧与死亡率降低相关[26]。

近红外光谱

基于 NIRS 的脑氧饱和度监测局部脑氧饱和度（regional cerebral oxygen saturation，$rScO_2$），可连续评估脑氧输送和利用之间的平衡。这是一种无创监测方法，具有较高的时间和空间分辨率，能同时测量多个区域[28,29]。虽然自 1977 年首次描述以来，即希望使用 NIRS 来检测脑缺氧/缺血，但是该技术尚未广泛用于临床。

技术因素

NIRS 基于两个主要原则。因为生物组织对该波长范围内的光相对透明，一些生物分子，称为发色团，直接吸收近红外（near-infrared，NIR）光。NIRS 系统基于 NIR 光发射、及透过脑组织时不同的发色团（最常见的是氧合血红蛋白和脱氧血红蛋白）对其吸收不同。NIR 及其反射波谱不能穿过整个成人头部，光源和检测装置放置在头部同侧，间隔数厘米。该技术可检测脑皮质表浅部位。NIRS 测定所监测区域的动脉、静脉和毛细血管内的血液，因此推导出的氧饱和度代表了这三种成分的加权值。市售脑氧饱和度仪将固定的动脉：静脉（arterial：venous，a：v）比例，整合到其计算公式中，通常为 30：70 或 40：60。除了脑 a：v 比例之外，$rScO_2$ 也受其他生理因素影响，包括动脉氧饱和度，$PaCO_2$、血压、红细胞压积及 CBV。

许多市售脑氧饱和度仪整合了空间分辨波谱来推导梯度绝对血红蛋白浓度（例如，监测局部氧合血红蛋白与脱氧血红蛋白的相对比值），计算得出的 $rScO_2$ 以简单的百分比值形式呈现。不同市售仪器的内置计算公式不尽相同（并且通常不公开），导致不同厂家仪器之间的比较很困难。识别缺血的 $rScO_2$ 阈值未得到验证，因此目前脑氧饱和度仪仅用来检测变化趋势[29]。

临床上应用 NIRS 时，颅外组织对 NIRS 信号潜在的干扰是一个主要问题[28]。若选择合适的 $rScO_2$ 阈值，SRS 检测颅内变化的敏感性和准确性高，但一定程度上仍易受颅外干扰[30]。NIRS 技术的进步将增强信号的颅内特异性，并可测量其他发色团，如细胞色素 C 氧化酶（cytochrome *c* oxidase，CCO）。

CCO 是线粒体电子转运链上的最终电子接收器，负责 95% 以上氧代谢。其氧合状态反映能量供给与需求之间的平衡，与脑氧合的测定相关，对判断缺血阈值具有辅助作用[29]。NIRS 测得的 CCO 信号对脑内改变特异性高，可能是一种优于基于血红蛋白的 NIRS 参数的脑生物标志物。技术的进步包括使用超连续光谱光源、联合时域及宽频波谱，可能将单一的基于 NIRS 的设备用于监测绝对脑氧合、血流动力学及代谢状态，提供可视化床旁“成像”[31]。

适应证

基于 NIRS 的脑氧饱和度仪可用于监测脑氧合，在心脏手术尤其是儿童患者中指导脑保护策略[32]。颈动脉手术中，与其他监测方法相比，在检测脑缺血方面，NIRS 具有相似的准确性和重复性，在简便性及时域方面具有优势[33]。在全麻常规手术连续、无创监测脑功能状态的能力是 NIRS 的吸引力所在，但是早期检测脑缺氧及靶向干预可改善围术期转归的证据尚不足[34]在半坐位的麻醉患者，低血压相关的 $rScO_2$ 下降与术后认知功能障碍发生率高及血清脑损伤标志物并没有相关性[35]。因此“脑缺氧”的临床意义仍不清楚。

NIRS 在 ABI 患者 ICU 治疗中的作用尚不明确，目前没有 NIRS 导向治疗的结局相关研究。出现脑实质内血肿、脑水肿和 SAH 可能推翻一些假设，而 NIRS 计算方法则是基于这些假设。但技术上的进步可能能够克服这些困难[36]。

处理阈值和证据

通常认为 $rScO_2$ 的“正常”范围为 60%~75%，但不同患者自身及之间的变异度很大。尽管早期回顾性研究表明术中脑缺氧与心脏手术后围术期认知功能减退的风险增加相关，2013 年发表的一篇系统评价得出结论：目前仅有低水平证据表明术中 $rScO_2$ 降低与术后神经系统并发症相关[32]。目前的证据尚不足以证明预防或处理 $rScO_2$ 下降的干预措施能有效预防卒中或术后认知功能障碍。颈动脉手术中难以明确可广泛用于指导分流管放置和其他神经保护方法的 $rScO_2$ 阈值；研究报道 $rScO_2$ 比基础值降低 5%~25% 可能为缺血阈值[29]。

NIRS 监测的脑氧合下降与 TBI 后死亡率、颅内高压和 CPP 异常相关，也与 SAH 后脑血管痉挛相关，包括那些不能用 TCD 诊断的患者。虽然 $rScO_2$ 能无创评估 TBI 后脑氧合[36]，但目前没有证据表明 NIRS 导向的治疗策略有益。

脑微透析技术

CMD 是一项成熟的实验室研究方法，1995 年首次用于临床，可用来床旁分析脑组织生物化学。CMD 不仅监测物质的供给，也监测细胞代谢，因此 CMD 不仅能监测脑缺血，也可监测导致细胞能量功能障碍及代谢危象的非缺血因素[37]。

技术因素

微透析（microdialysis，MD）导管是一个小探头、由两根尖端带有半透 MD 膜的同心管组成。精密泵送液体灌注速度缓慢（通常是 0.3μl/min）输送至透析膜，脑细胞外液（extracellular fluid，ECF）和灌流液分子可通过半透膜双向弥散。浓度梯度驱动该弥散，持续的灌流液（不含 ECF 中的物质）沿透析膜内侧流动可维持浓度梯度。灌流液目前称为微透析液，因为含有从脑 ECF 弥散过来的物质，通过 MD 导管的内管返回，在每小时更换的小瓶进行收集。

每种采集的物质都是与糖代谢、缺氧 / 缺血、细胞能量衰竭相关的特定细胞过程的标志物。在临床实践中，葡萄糖、乳酸、丙酮酸、丙二醇和谷氨酸是最常测定的参数[38]。但是任何能透过半透膜的分子理论上讲都可采集，进行线下分析透析液用于研究，寻找多种生物标志物，包括大分子如细胞因子。

CMD 的一个主要优点是可以评估糖代谢[39]。ABI 后脑糖利用可能显著升高（脑高糖酵解），即便供给足够，也可能导致脑糖水平急剧下降。葡萄糖通过糖酵解途径代谢为丙酮酸，后者在正常的氧化条件下，进入高效产能的三羧酸（tricarboxylic acid，TCA）循环。在缺氧或者线粒体功能受损的情况下，丙酮酸在 TCA 循环外代谢为乳酸，产生能量也低。ECF 中乳酸与丙酮酸的比例（lactate to pyruvate ratio，LPR）与 ECF 中葡萄糖水平相关，可提供 ABI 后有用的临床信息。LPR 升高有两种类型，与生理紊乱的机制相关。I 型变化与继发于经典脑缺血的ECF中丙酮酸降低以及乳酸浓度升高相关，而Ⅱ型模式发生在丙酮酸降低是主要的代谢紊乱时，这种情况反映葡萄糖供应充足(或降低)时糖代谢途径受损[40]。CMD监测的谷氨酸是缺氧/缺血和兴奋性毒性的标志物，而甘油则是缺氧/缺血和细胞膜破裂的标志物[38]。

CMD是一种局部技术，因此解释其监测的参数时应结合导管位置。这可以通过CT证实，在MD导管尖端可见金标记。一般建议将MD导管放置在高危组织来评估该区域脑的生物化学变化，这些区域对继发性损伤最敏感[41]。

适应证

CMD监测可用于脑缺氧/缺血、细胞能量衰竭和葡萄糖剥夺的高危患者[4]。CMD监测最常用在TBI和SAH的危重症管理，也可用于ICH及急性缺血性卒中。CMD测定细胞水平的变化，有证据表明，在临床上或其他监测参数能够检测到脑损伤之前，CMD即可识别脑损伤[42]。早期发现即将发生的缺氧/缺血也是其术中应用的一大优势，但2013年发表的一项系统评价发现，目前只有低质量证据支持神经外科手术中使用CMD作为诊断工具[43]。目前在ABI患者危重症管理中每h进行一次采样，这样的频率不太可能满足术中监测的需求。已有研究报道连续快速采样的脑MD技术，但是这种系统目前尚未用于临床应用。

处理阈值和证据

LPR升高合并脑葡萄糖降低是严重缺氧/缺血的征象，与TBI后转归不良显著相关。临床上常用的异常阈值为LPR>40、葡萄糖<0.7~1mmol/L[44]。然而，没有明确定义LPR高于多少即一定存在组织缺氧，部分学者建议采用较低的异常阈值(>25)[38]。LPR已用于指导优化TBI患者的CPP，但一些研究发现，尽管CPP通常被认为是足够的，LRP也可能异常[45]。这或许并不奇怪，因为一些非缺氧/缺血性因素可导致LPR升高[40]，强调使用多种来源的生理学数据来指导个性化治疗的重要性。

CMD有助于我们理解脑损伤的病理生理学，但其临床应用仍有争议。缺血和生物能量衰竭的MD标志物的敏感性和特异性并未清晰地阐述，也没有数据证实MD导向的治疗是否会影响转归。因此，CMD的使用仅限于几个研究中心。

脑电图和脑皮层电图

监测神经系统疾病患者的脑电生理活动的意义已经很明确，随着更清楚地认识到全身疾病如败血症对脑有重大影响，该监测在危重患者中的作用也日益增加。

脑电图

间歇性脑电图监测对癫痫和一些其他神经系统疾病的诊断来说已足够，但若要可靠地检测和管理非惊厥性癫痫(nonconvulsive seizures，NCSz)和非惊厥性癫痫持续状态(nonconvulsive status epilepticus，NCSE)，则需要连续脑电图(continuous EET，cEEG)监测[46]。

技术因素

标准的脑电图监测是21电极，但使用七个(或更少)电极的简化设置在检测癫痫发作时敏感性高，有利于在专科中心以外推广应用。cEEG的使用受限，因其会被麻醉和镇静药物减弱。这也是一项资源密集型技术，要求由技术熟练的人员进行解读。随着技术的进步，产生了用户友好的处理后脑电图(processed EEG，pEEG)技术，包括自动癫痫检测软件。远程医疗使远程解读成为可能，也可增加专科中心以外的机构广泛采用cEEG监测。

脑电双频指数(bispectral index，BIS)监测仪是一种pEEG设备，用于监测麻醉深度。它使用一种专有的算法来处理额部EEG信号，得到0到98之间的数字。BIS值90以上表明以高频β波为主，即清醒状态。若进行性EEG抑制，则BIS值接近0。

适应证

用BIS或其他基于pEEG的技术监测麻醉深度可减少术中知晓的风险、促进早期恢复、减少术后谵妄的风险。关于麻醉深度监测利弊的详细讨论已超出了本章的范围，读者可参考其他章节获取更多信息[47]。

没有证据支持使用BIS监测指导ICU镇静或其他干预措施。与BIS值相关的原始脑电图显示用于治疗癫痫持续状态（status epilepticus，SE）时调整麻醉药物，这是优于权威的 EEG 监测的，但需要强调在这些情况下 BIS 不能代替正式的 EEG 监测。有初步证据表明，BIS 值在确定哪些患者不会从心跳骤停相关的脑缺氧恢复方面可能具有预测意义[48]。

EEG 监测在许多情况下可监测术中脑缺血，最常见的是在颈动脉手术中识别脑低灌注、判断是否需要放置分流管。在 ICU，EEG 监测可提供关于脑功能的动态信息，可早期发现神经功能状态的改变，当临床检查受限时这一点就显得格外重要。间歇性监测难治性 SE 时建议使用 cEEG；对于脑损伤患者以及没有原发性脑损伤却有原因不明或持续的意识改变危重昏迷患者，建议用 cEEG 来排除 NCSz[46]。EEG 也可以用来对昏迷的 SAH 患者监测和监测脑缺血，以及改善心跳骤停后昏迷患者的转归。

处理阈值和证据

EEG 和 cEEG 监测在诊断和治疗癫痫及 SE 的价值已经很清楚，因为迅速、积极地治疗癫痫发作可改善预后。但是 cEEG 监测的其他作用尚不明确。将 cEEG 整合到多模态神经监测策略中，可发现癫痫发作、颅内高血压和代谢紊乱之间的相互关联[49]，但 cEEG 导向的 NCSz 治疗作用并不确定。

脑皮层电图

播散性皮层去极化（spreading cortical depolarizations，SDs）是一种病理情况，其特点是几乎完全、持续的神经元和星形胶质细胞去极化，导致线粒体损伤、细胞内钙超载和兴奋性毒性等继发性损伤。SDs 目前只能通过脑皮层电图（electrocorticography，ECoG）来检测，包括将一个电极组直接放置在皮层表面。头皮 EEG 和 NIRS 技术的进步可能会促进无创检测 SDs 方法的发展。

适应证

在大多数恶性卒中的患者（超过 70% 的 SAH 患者、50%~60% 的 TBI 患者和 60% 的 ICH 患者）都能检测到 SD 发作[50]。因此，ECoG 监测从理论上讲适用于所有类型的脑损伤，但由于其有创性，目前仍然只是 ICU 的一种研究方法。然而，在切除与癫痫发作相关、或增加癫痫发作风险的脑部病变时，以及在癫痫手术中，则是常规使用（见第 17 章）。

处理阈值和证据

SDs 可能代表了潜在的治疗靶点，但一个明确的因果关系尚未被证实。只有在 TBI 后 SDs 与不良预后独立相关，但治疗并不能改变预后。直到进一步的证据出现，治疗应该集中在控制一些因素如发热、缺氧、低血糖和低血压，因为这些因素可增加 SDs 的发生率和持续时间[50]。

多模态神经监测的挑战

多模神经监测可交叉验证各监测参数，做出治疗决策时更有信心，但临床医生应该处理这样的异常情况，即一个生理参数有正常值，而另一个并不总是很明显。不同的神经监测方法测量不同的生理参数及异常情况，每项参数的相对重要性依赖于基础的病理生理学和伤后时间。正是由于这一原因，用“一刀切”方法来监测和管理 ABI 患者是不合适的。

多模态神经监测产生大而复杂的数据集，为了最大化临床相关性，需要开发系统以用户友好和及时的方式在床旁分析和呈现这些数据集[4]。另一种解释多模态数据的方法是使用脑氧合、血流动力学和代谢的计算机模块[29]。与解释复杂的数据集、提供及时的总结输出，从而指导临床决策一样，计算机模块也可以模拟临床上很重要但不能测定的患者特异的生理参数，比如脑代谢。建模方法也可能为临床医生提供相关信息，即驱动脑（病理）生理状态的基本过程，而不是简单的损伤过程的终点指标。

总结

由于人类大脑生理学的复杂性，单一变量或设备不能充分监测脑生理学和病理生理学的方方面面也不足为奇。ICU 的监测策略通常同时测量多个参数。评估 ICP、脑灌注、氧合、代谢状态和电生理学可早期发现即将发生的脑缺血、缺氧和代谢危象，并识别监测导向的、个体化治疗策略的扩展窗。目前许多神经监测方法是有创的，但期望可靠的无创监测仪将会出现。这将扩展神经监测的应用，包括围术期的应用。需要高质量的结局相关研究来证明监测导向治疗的价值，以及哪些方法、或者哪些方法的组合最可能改善患者预后。

（于芸　梁辉 译，周建新 校）

参考文献

1. Teasdale G, Maas A, Lecky F, et al. The Glasgow Coma Scale at 40 years: Standing the test of time. *Lancet Neurol*. 2014;13:844–854.
2. Sharshar T, Citerio G, Andrews PJ, et al. Neurological examination of critically ill patients: A pragmatic approach. Report of an ESICM expert panel. *Intensive Care Med*. 2014;40:484–495.
3. Smith M. Monitoring intracranial pressure in traumatic brain injury. *Anesth Analg*. 2008;106:240–248.
4. Le Roux P, Menon DK, Citerio G, et al. Consensus summary statement of the International Multidisciplinary Consensus Conference on Multimodality Monitoring in Neurocritical Care: A statement for healthcare professionals from the Neurocritical Care Society and the European Society of Intensive Care Medicine. *Intensive Care Med*. 2014;40:1189–1209.
5. Kristiansson H, Nissborg E, Bartek Jr. J, et al. Measuring elevated intracranial pressure through noninvasive methods: A review of the literature. *J Neurosurg Anesthesiol*. 2013;25:372–385.
6. Oddo M, Villa F, Citerio G. Brain multimodality monitoring: An update. *Curr Opin Crit Care*. 2012;18:111–118.
7. The Brain Trauma Foundation. The American Association of Neurological Surgeons. The Joint Section on Neurotrauma and Critical Care. *J Neurotrauma*. 2007;24:S1–S106.
8. Stocchetti N, Picetti E, Berardino M, et al. Clinical applications of intracranial pressure monitoring in traumatic brain injury: Report of the Milan consensus conference. *Acta Neurochir (Wien)*. 2014;156:1615–1622.
9. Sandsmark DK, Kumar MA, Park S, Levine JM. Multimodal monitoring in subarachnoid hemorrhage. *Stroke*. 2012;43:1440–1445.
10. Kirkman MA, Smith M. Supratentorial intracerebral hemorrhage: A review of the underlying pathophysiology and its relevance for multimodality neuromonitoring in neurointensive care. *J Neurosurg Anesthesiol*. 2013;25:228–239.
11. Asgari S, Bergsneider M, Hamilton R, et al. Consistent changes in intracranial pressure waveform morphology induced by acute hypercapnic cerebral vasodilatation. *Neurocrit Care*. 2011;15:55–62.
12. Yuan Q, Wu X, Sun Y, et al. Impact of intracranial pressure monitoring on mortality in patients with traumatic brain injury: A systematic review and meta-analysis. *J Neurosurg*. 2015;122:574–587.
13. Chesnut RM, Temkin N, Carney N, et al. A trial of intracranial-pressure monitoring in traumatic brain injury. *N Engl J Med*. 2012;367:2471–2481.
14. Cremer OL, van Dijk GW, Amelink GJ, et al. Effect of intracranial pressure monitoring and targeted intensive care on functional outcome after severe head injury. *Crit Care Med*. 2005;33:2207–2213.
15. Bouzat P, Marques-Vidal P, Zerlauth JB, et al. Accuracy of brain multimodal monitoring to detect cerebral hypoperfusion after traumatic brain injury. *Crit Care Med*. 2015;43:445–452.
16. Kirkman MA, Smith M. Intracranial pressure monitoring, cerebral perfusion pressure estimation, and ICP/CPP-guided therapy: A standard of care or optional extra after brain injury? *Br J Anaesth*. 2014;112:35–46.
17. Czosnyka M, Pickard JD. Monitoring and interpretation of intracranial pressure. *J Neurol Neurosurg Psychiatry*. 2004;75:813–821.
18. Aries MJ, Czosnyka M, Budohoski KP, et al. Continuous determination of optimal cerebral perfusion pressure in traumatic brain injury. *Crit Care Med*. 2012;40:2456–2463.
19. Diedler J, Karpel-Massler G, Sykora M, et al. Autoregulation and brain metabolism in the perihematomal region of spontaneous intracerebral hemorrhage: An observational pilot study. *J Neurol Sci*. 2010;295:16–22.
20. Ono M, Brady K, Easley RB, et al. Duration and magnitude of blood pressure below cerebral autoregulation threshold during cardiopulmonary bypass is associated with major morbidity and operative mortality. *J Thorac Cardiovasc Surg*. 2014;147:483–489.
21. Lazaridis C, Andrews CM. Brain tissue oxygenation, lactate-pyruvate ratio, and cerebrovascular pressure reactivity monitoring in severe traumatic brain injury: Systematic review and viewpoint. *Neurocrit Care*. 2014;21:345–355.
22. Oddo M, Levine JM, Mackenzie L, et al. Brain hypoxia is associated with short-term outcome after severe traumatic brain injury independently of intracranial hypertension and low cerebral perfusion pressure. *Neurosurgery*. 2011;69:1037–1045.
23. Schell RM, Cole DJ. Cerebral monitoring: Jugular venous oximetry. *Anesth Analg*. 2000;90:559–566.
24. De Georgia MA. Brain tissue oxygen monitoring in neurocritical care. *J Intensive Care Med*. 2015;30:473–483.
25. Diringer MN, Bleck TP, Claude HJ, et al. Critical care management of patients following aneurysmal subarachnoid hemorrhage: Recommendations from the Neurocritical Care Society's Multidisciplinary Consensus Conference. *Neurocrit Care*. 2011;15:211–240.
26. Nangunoori R, Maloney-Wilensky E, Stiefel M, et al. Brain tissue oxygen-based therapy and outcome after severe traumatic brain injury: A systematic literature review. *Neurocrit Care*. 2012;17:131–138.
27. Bohman LE, Heuer GG, Macyszyn L, et al. Medical management of compromised brain oxygen in patients with severe traumatic brain injury. *Neurocrit Care*. 2011;14:361–369.
28. Ghosh A, Elwell C, Smith M. Review article: Cerebral near-infrared spectroscopy in adults: A work in progress. *Anesth Analg*. 2012;115:1373–1383.
29. Smith M. Shedding light on the adult brain: A review of the clinical applications of near-infrared spectroscopy. *Philos Transact A Math Phys Eng Sci*. 2011;369:4452–4469.
30. Davie SN, Grocott HP. Impact of extracranial contamination on regional cerebral oxygen saturation: A comparison of three cerebral oximetry technologies. *Anesthesiology*. 2012;116:834–840.
31. Elwell CE, Cooper CE. Making light work: Illuminating the future of biomedical optics. *Philos Transact A Math Phys Eng Sci*. 2011;369:4358–4379.
32. Zheng F, Sheinberg R, Yee MS, et al. Cerebral near-infrared spectroscopy monitoring and neurologic outcomes in adult cardiac surgery patients: A systematic review. *Anesth Analg*. 2013;116:663–676.
33. Moritz S, Kasprzak P, Arlt M, et al. Accuracy of cerebral monitoring in detecting cerebral ischemia during carotid endarterectomy: A comparison of transcranial Doppler sonography, near-infrared spectroscopy, stump pressure, and somatosensory evoked potentials. *Anesthesiology*. 2007;107:563–569.
34. Nielsen HB. Systematic review of near-infrared spectroscopy determined cerebral oxygenation during non-cardiac surgery. *Front Physiol*. 2014;5:93.
35. Laflam A, Joshi B, Brady K, et al. Shoulder surgery in the beach chair position is associated with diminished cerebral autoregulation but no differences in postoperative cognition or brain injury biomarker levels compared with supine positioning: The anesthesia patient safety foundation beach chair study. *Anesth Analg*. 2015;120:176–185.
36. Rosenthal G, Furmanov A, Itshayek E, et al. Assessment of a noninvasive cerebral oxygenation monitor in patients with severe traumatic brain injury. *J Neurosurg*. 2014;120:901–907.
37. Vespa P, Bergsneider M, Hattori N, et al. Metabolic crisis without brain ischemia is common after traumatic brain injury: A combined microdialysis and positron emission tomography study. *J Cereb Blood Flow Metab*. 2005;25:763–774.
38. Tisdall MM, Smith M. Cerebral microdialysis: Research technique or clinical tool. *Br J Anaesth*. 2006;97:18–25.
39. Jalloh I, Carpenter KL, Helmy A, et al. Glucose metabolism following human traumatic brain injury: Methods of assessment and pathophysiological findings. *Metab Brain Dis*. 2015;30:615–632.
40. Larach DB, Kofke WA, Le Roux P. Potential non-hypoxic/ischemic causes of increased cerebral interstitial fluid lactate/pyruvate ratio: A review of available literature. *Neurocrit Care*. 2011;15:609–622.
41. Bellander BM, Cantais E, Enblad P, et al. Consensus meeting on microdialysis in neurointensive care. *Intensive Care Med*. 2004;30:2166–2169.
42. Belli A, Sen J, Petzold A, Russo S, et al. Metabolic failure precedes intracranial pressure rises in traumatic brain injury: A microdialysis study. *Acta Neurochir (Wien)*. 2008;150:461–469.
43. Bossers SM, de Boer RD, Boer C, Peerdeman SM. The diagnostic accuracy of brain microdialysis during surgery: A qualitative systematic review. *Acta Neurochir (Wien)*. 2013;155:345–353.
44. Timofeev I, Carpenter KL, Nortje J, et al. Cerebral extracellular chemistry and outcome following traumatic brain injury: A microdialysis study of 223 patients. *Brain*. 2011;134:484–494.
45. Vespa PM, O'Phelan K, McArthur D, et al. Pericontusional brain tissue exhibits persistent elevation of lactate/pyruvate ratio independent of cerebral perfusion pressure. *Crit Care Med*. 2007;35:1153–1160.
46. Claassen J, Taccone FS, Horn P, et al. Recommendations on the use of EEG monitoring in critically ill patients: Consensus statement from the neurointensive care section of the ESICM. *Intensive Care Med*. 2013;39:1337–1351.
47. Escallier KE, Nadelson MR, Zhou D, Avidan MS. Monitoring the brain: Processed electroencephalogram and peri-operative outcomes. *Anaesthesia*. 2014;69:899–910.
48. Stammet P, Collignon O, Werer C, et al. Bispectral index to predict neurological outcome early after cardiac arrest. *Resuscitation*. 2014;85:1674–1680.
49. Friedman D, Claassen J, Hirsch LJ. Continuous electroencephalogram monitoring in the intensive care unit. *Anesth Analg*. 2009;109:506–523.
50. Lauritzen M, Dreier JP, Fabricius M, et al. Clinical relevance of cortical spreading depression in neurological disorders: migraine, malignant stroke, subarachnoid and intracranial hemorrhage, and traumatic brain injury. *J Cereb Blood Flow Metab*. 2011;31:17–35.

开颅手术中的液体管理 9

K. Vagnerova • R. Rusa

神经外科患者术中的液体管理是对麻醉医师的特殊挑战。神经外科患者常因出血、应用强效利尿剂或尿崩症而发生明显的血容量变化。术中应用吸入麻醉药及强效血管扩张药可以在并不减少血液容量的情况下降低心脏的充盈压。在容量管理过程中，麻醉医师还应考虑尽量减少脑水含量及颅内压。继发于脑水肿的颅内高压是导致神经外科患者术中及术后致残及死亡的最常见原因之一。

本章中，我们将主要讨论水在血管腔及中枢神经系统之间的运动生理学特点，然后将针对临床上的一些具体情况，提出一些关于输用液体种类及液量的建议。

克分子渗透浓度、渗透压及血管内容量

克分子渗透浓度

克分子渗透浓度是溶液的四个依数性之一（其他三个为饱和蒸汽压、凝点下降及沸点升高）。向1kg水中加入1克分子渗透浓度的任何一种溶质，均可使蒸汽压下降0.3mmHg，凝点下降1.85℃，沸点升高0.52℃[1]。依数性仅由溶液中的颗粒数量决定，而与溶质的化学结构无关。溶液中的溶质可处于离子或非离子状态，其大小（分子量）不计。虽然可能有悖于我们的直觉，等渗浓度的葡萄糖、尿素及甘露醇对溶液依数性有着同样的影响。克分子渗透浓度反应大量颗粒数在溶液中的作用。

对生理溶液而言，克分子渗透浓度通常表述为毫渗量（mosm）/每千克溶质，而克分子渗透浓度的单位为毫渗量/每升溶液。对于稀释的溶液（包括大部份生理需要的溶液），两种单位均可使用。若溶质的分子量及解离度已知，则可计算其克分子渗透浓度（框9-1及框9-2）。表9-1列出了一些常用静脉输入液的克分子渗透浓度。

框 9-1 计算0.9%盐溶液的克分子渗透浓度

已知条件：NaCl的分子量为58.43g/mol。

已知条件：每份1000ml 0.9%的NaCl溶液含9g NaCl。

第一步是计算0.9%NaCl溶液的摩尔浓度。用9g/L除以58.43g/mol，得到0.154mol/L或154mmol/L。因为每摩尔NaCl分子在水中均解离为Na^+及Cl^-离子，因此应再乘以2，而得到克分子渗透浓度为308mosmol/L。该值可应用于所有容器中含0.9%盐溶液的情况。

框 9-2 计算渗透压

计算在体温条件下由1mOsm克分子渗透浓度的变化所引起的渗透压的变化，并以mmHg为单位表示。

计算渗透压的公式为：

$$\pi=CRT$$

其中：C=0.001mol/L（如1mOsm/L）

R=0.08206

T=273° K+36° K=309° K（体温）

因此：

$\pi=0.001\times0.08206\times309°$ =0.02535atm

或者19.27mmHg

表 9-1 常用静脉输注液体的克分子渗透浓度

液体	克分子渗透浓度（mOsm/L）	渗透压（mmHg）
乳酸钠林格液	>273	0
D_5 乳酸钠林格液	525	0
0.9% 氯化钠	308	0
D_5 0.45% 氯化钠	406	0
0.45% 氯化钠	154	0
20% 甘露醇	1098	0
羟乙基淀粉（6%）	310	31[2]
右旋糖苷 40（10%）	≈300	169[3]
右旋糖苷 70（6%）	≈300	69[3]
白蛋白（5%）	290	19
血浆	295	26

对于只对水通透而对溶质不通透的膜，将含有不同克分子渗透浓度的溶液分隔开来，在膜两侧形成渗透压，因此克分子渗透浓度对于决定液体在不同生理腔间的移动具有重要作用。依据热力学第二定律，即所有系统自发的使其熵最大化，水有由低克分子渗透浓度的溶液通过膜向高克分子渗透浓度溶液移动的趋势（图 9-1）。

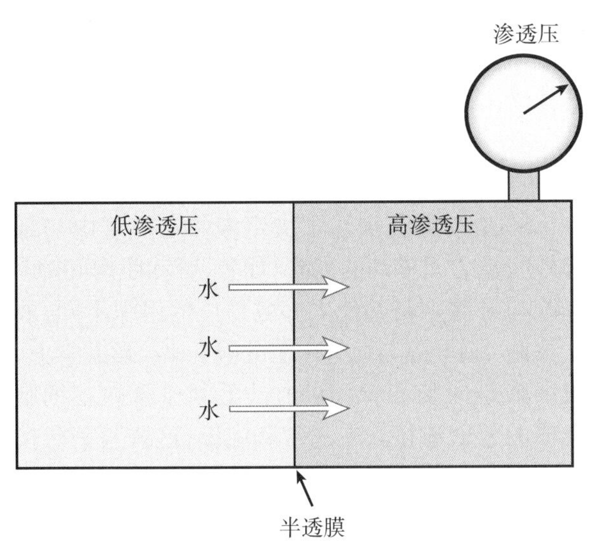

图 9-1 当用半透膜将不同克分子渗透浓度的溶液分隔时，水将由低克分子渗透浓度一侧向高克分子渗透浓度的一侧移动。当膜两侧渗透浓度相等或渗透压达到无水跨膜的净流动时，该过程即停止

当膜两侧溶液克分子渗透浓度相同或静水压足以使水的跨膜流动停止时则该过程终止。因膜两侧渗透浓度的差异而产生的静水压很大，可由以下公式计算得出：

$$\pi=CRT \quad \text{（公式 9-1）}$$

其中：π 为大气压下的渗透压，C 为溶液中所有具有渗透活性溶质的浓度（mol/L），R 为气体常数［0.08206L·atm/（K·mol）］，T 为以开氏度为单位的温度（°K）。

按照该公式计算，则半透膜两侧每 mmol 渗透浓度的差异可产生 19mmHg 以上的渗透压（见框 9-2）。因此，渗透浓度的差异是水在细胞内外流动的强大驱动力，此差异同样应用于跨越血 - 脑屏障。虽然应用高渗溶液或低渗液可产生渗透梯度，但该梯度的存在是短暂的，当水在腔隙间流动后，所有的体液又将恢复到渗透浓度相等的状态。

渗透压

渗透压由溶液中分子量大于某一限定值（分子量通常为 30 000）的溶液所产生。白蛋白（分子量约为 69 000）、羟乙基淀粉（平均分子量 480 000）、右旋糖苷 40（平均分子量 40 000）及右旋糖酐 70（平均分子量 70 000）等临床常用输液制剂均可产生渗透压。血浆、甘露醇、白蛋白及羟基淀粉的渗透压见表 9-1[2,3]。由所有血浆蛋白产生的渗透压只相当于不到 0.5% 的血浆总渗透压。利用电子压力传感器和只对低分子量溶质通透，而对分子量大于 30 000 的分子不通透的膜，可比较简便地测定这些溶液的渗透压（图 9-2）。

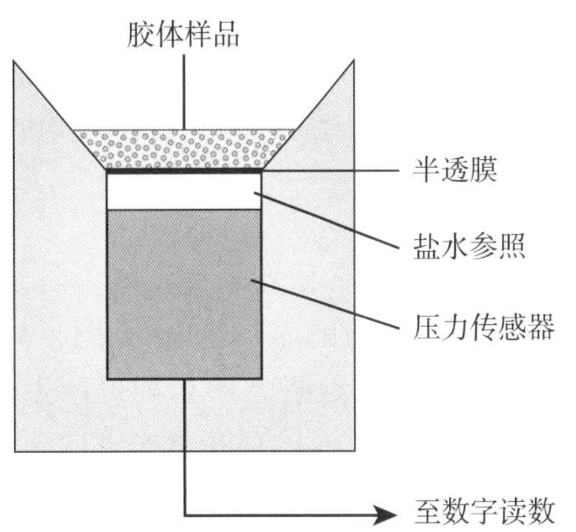

图 9-2 液体的渗透压可利用由一压力传感器及半透膜组成的简单装置测出。压力传感器之上为一个含有由半透膜分隔的盐参照液，中间用半透膜分隔待测样本。将待测样本置入检测腔后，其渗透压可使盐溶液发生小量的跨膜流动，进而在压力传感器上方产生一定负压。该压力由数字显示出来，即为待测样本的渗透压

液体在血管及组织间移动的决定因素

近 100 年前，Ernest Starling 就描述了决定水在血管腔内及组织间流动的力学特征[4]。该描述后来被归纳为 Starling 方程式，如下[5]：

$$Q_f=K_fS\left[(P_c-P_t)-\sigma(\pi_c-\pi_t)\right] \quad \text{（公式 9-2）}$$

其中 Q_f 为毛细血管腔及组织间液间的纯液体流动量；K_f 为膜的滤过系数；S 为毛细血管膜的表面积；P_c 为毛细血管腔内的静水压；P_t 为细胞外环境中的净水压（通常为负值）；σ 为反射系数——该值范围为 1（膜对溶质完全不通透）至 0（溶质可自由跨膜移动），可定量反映毛细血管的通透程度，且对于脑和外围组织的血管，该值不同；π_c 为血浆渗透压；π_t 为组织间液的渗透压[5]。

毛细血管压，组织压（在非水肿组织常为负值），及组织渗透压均是使水由毛细血管向组织间隙移动的力量（图 9-3）。在外周组织，唯一起到维持血管内容量作用的因素是血浆渗透压，其主要

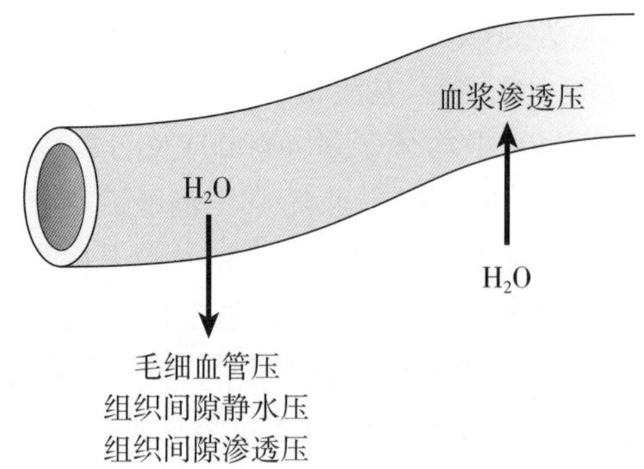

图 9-3 在外周组织,有 4 种力作用于血管内的水。毛细血管静水压,组织间液静水压(大多组织为负值)及组织间隙渗透压(由组织间隙内的蛋白产生)为使水由血管内进入组织间隙的驱动力。唯一的维持血管容量的力为血浆渗透压。该力由不能通过毛细血管壁的血浆内的高分子量蛋白产生

由白蛋白形成,少部分依赖于免疫球蛋白、纤维蛋白原及其他高分子量的血浆蛋白(见图 9-3)。

在大多情况下,这些力的总和可产生一个稍高于零的 Q_f 值,即使液体存在由血管内向组织间隙的净流动。流入组织内的液体可由淋巴系统清除,因此不会发生组织水肿(见图 9-4)。

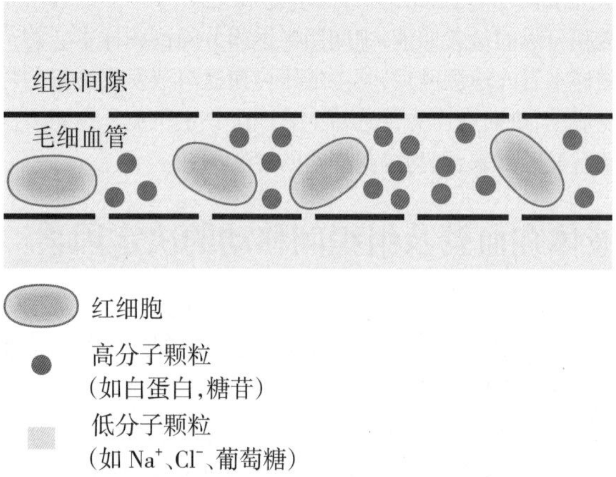

组织间隙

毛细血管

红细胞

高分子颗粒
(如白蛋白,糖苷)

低分子颗粒
(如 Na^+、Cl^-、葡萄糖)

图 9-4 在外围毛细血管,大多低分子量的颗粒(包括 Na^+、Cl^-、葡萄糖及甘露醇)在毛细血管腔及组织间隙间自由移动。因为并不会产生渗透梯度,因此静脉内输入低分子量的溶质并不会影响水在组织间隙及血管床间的移动。相反,输入白蛋白,羟基淀粉,或右旋糖苷则可使水从组织间隙流入血管内,因为这些大分子量的颗粒无法透过毛细血管壁。高张盐溶液可在细胞膜两侧形成渗透梯度,使水由细胞内向包括血管腔在内的细胞外间隙流动

在手术室内,我们经常可以看见改变 Starling 方程式中的一个或多个变量的临床情况。许多因出血导致的低血容量患者,在复苏后会发生结膜水肿,这是由于输入了大量晶体液稀释了血浆蛋白,使血管内的渗透压(πc)下降。在毛细血管内静水压相对不变的条件下,由血管床向组织间隙移动的液体量增加。当液体的流入量超过了淋巴系统的清除能力时,即可发生明显的水肿。

另一个关于 Starling 方程式的实例可见于长时间处于俯卧位患者所发生的颜面水肿。此时,水肿的形成并不是由于血浆渗透压的下降,而是由于毛细血管静水压(P_c)的升高,有利于更多的液体渗出。

毛细血管及脑组织间的液体移动

Starling 方程描述了决定液体在血管内与细胞外间隙之间移动的因素(如肺、肠和肌肉间隙)。但脑与脊髓则与其他大多数部位的组织不同,液体被血 - 脑屏障与血管内腔分隔开来。形态学上,该屏障是向脑和脊髓供血的毛细血管内皮细胞构成的紧密连接。在正常脑组织,这些紧密联接强化限制了分子在血管内腔及脑组织间的扩散。Fenstermacher 和 Johnson[6]测定血浆渗透浓度突然变化时水由中枢神经系统向外移动的情况,计算得出血 - 脑屏障的有效孔径为 7~9Å。血 - 脑屏障的微小孔径不但可以阻止血浆蛋白,而且也可以阻止 Na^+、Cl^- 及 K^+ 离子在血管内及脑细胞外腔隙间的移动(图 9-5)。从效果上来看,血 - 脑屏障就如同渗透压之上的半透膜,水跨该屏障的移

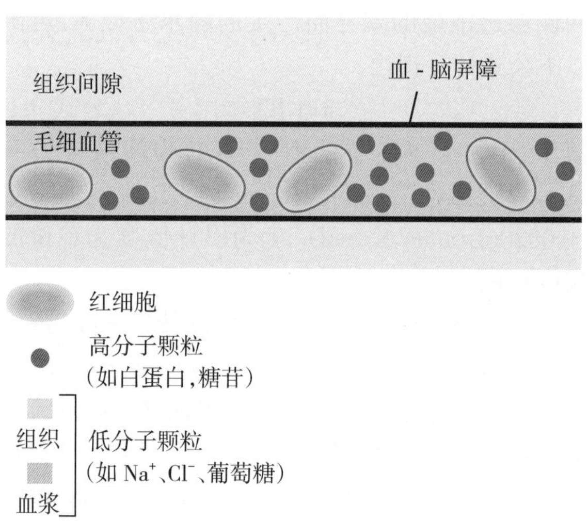

图 9-5 在脑毛细血管中,血 - 脑屏障(孔径大小估测 7~9Å)可阻止非常小的颗粒在毛细血管腔及脑组织间的移动。输入甘露醇或高张盐水在增加血浆渗透性的同时,可使脑组织及血管内腔间形成一定的渗透梯度,从而使水由脑组织流入毛细血管腔

动由屏障两侧不可通透的溶质的相对浓度决定。

而外周组织则明显不同，其内皮细胞并不构成紧密联接，且其细胞膜孔径可能比血 - 脑屏障的孔径大几个数量级。尽管这些孔径仍足够小而使大多血浆蛋白无法通过毛细血管壁，但电解质仍可自由通过毛细血管壁进入细胞外间隙。因此，在外周组织，水在血管内外之间的运动正像 Starling 方程式所定义的一样由血浆中大分子物质的浓度（渗透压）决定。相反，液体在中枢神经系统中的流入与流出则由血浆及细胞外液间的渗透梯度决定。这种液体流动决定因素的差异，也正是输入大量等渗晶体液使血浆蛋白稀释性下降后，外周组织可以出现水肿，而脑水含量及颅内压并不升高的原因。

克分子渗透浓度是水分子跨完整的血 - 脑屏障移动的决定因素[7]。输入过量的水可导致颅内压增高及脑水肿[8]。反之，若输入高渗溶液（如甘露醇）则可使血浆渗透压升高使脑水含量减少，颅内压下降。输入高渗溶液已经作为治疗高颅内压的标准治疗措施之一。

在血 - 脑屏障完好的条件下，血浆渗透压是决定水在中枢神经系统及血管内流动方向的决定因素。然而，当颅脑创伤、血 - 脑屏障被破坏时，情况又会怎样呢？若血 - 脑屏障仅部分受损，脑内的血管是否会表现得象外周血管一样呢？目前这方面的研究尚无定论，但若损伤较重以致血浆蛋白漏入脑组织间隙，血浆渗透压将不会影响水的移动，因为此时在脑组织及血浆间并不存在渗透压梯度（图 9-6）。通过对低温急性脑损伤动物的研究，发现血浆渗透压下降 50% 并未影响脑水含量及颅内压[9]。该结果被最近的一项研究所证实，该研究显示，在 8 小时内血浆渗透压由 21mmHg 下降至 10mmHg，对低温脑损伤实验动物的脑水含量及颅内压并无明显影响，但此时外周组织（肌肉及空肠）的含水量已如预期有所增加[10]。

尽管目前尚不能确定输入等渗晶体液对神经外科患者有害，但文献中临床医师对于有高颅内压风险的神经外科患者的处理原则是限制晶体液输入[11]。对于该类患者，一般输入胶体液以维持血容量，另外也有助于维持或增高血浆渗透压以减轻脑水肿。对于血 - 脑屏障完好的患者来说，目前尚无法确认在减少脑水含量及控制颅内压方面胶体液比晶体液更好。关于输入晶体液或胶体液的颅脑损伤动物模型实验，所得到的结果

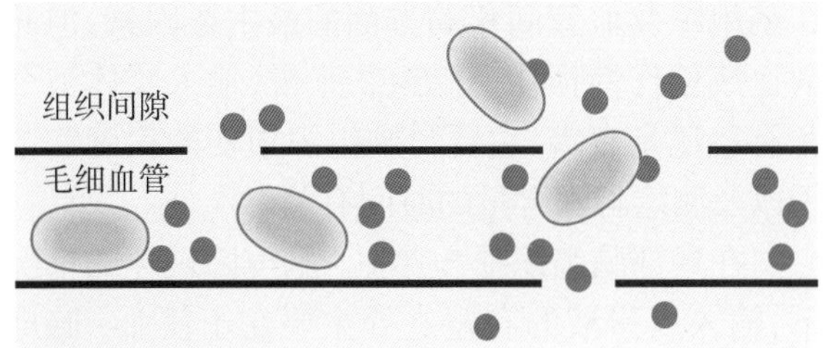

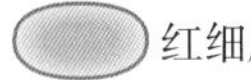

图 9-6 各种颅脑损伤（如缺血、脑损伤）时，均可能发生血 - 脑屏障的破坏，使高分子量及低分子量的微粒均可由毛细血管腔进入组织间隙（即毛细血管发生"渗漏"）。严重者 RBC 也可流入组织间隙。在这种情况下，无论高渗还是高张液均无法减轻受伤部位的脑水肿。而高渗溶液对于血 - 脑屏障仍完好远离受损区域的脑组织仍可能有益

差异较大，有时结果甚至相互矛盾。Warner 和 Boehland[12]研究用生理盐水或 6% 羟乙基淀粉对 10 分钟重度前脑缺血的小鼠进行血液稀释的作用。尽管盐水组小鼠的血浆渗透压下降了约 5%（由 17.2±0.8 降至 9±0.6mmHg），但羟乙基淀粉组小鼠并未见脑水肿程度的减轻。与之相似，另一项针对低温脑损伤动物模型的研究中，Zornow 等[9]并未发现输入生理盐水、6% 羟乙基淀粉或白蛋白的实验动物，在局部脑水肿含量及颅内压方面有任何明显差异。

与上述研究结果相反，Korosue[13]以结扎大脑中动脉后的实验犬为研究对象，应用胶体液（低分子量右旋糖酐）和乳酸钠林格液进行血液稀释，发现胶体液组的脑梗死面积更小，神经功能状态更好。该研究者进而推测（但未提供有关证据）这与缺血区域脑水肿程度较轻有关。他们进一步推测，在中度脑缺血损伤模型中，血 - 脑屏障可能选择性通透离子，而不能通透高分子量物质（如右旋糖酐及蛋白质）。因此，缺血区脑组织可能表现得与外周组织非常相似（如血浆渗透压的下降将使水更多的流入组织中）。Drummond 等[14]发现创伤性脑损伤后的情况与之相似。在他们的研究中麻醉后小鼠脑受到 2.7ATM 的液体冲击，再用生理盐水或胶体液进行血液稀释。实验鼠在输入生理盐水后，脑水含量有所增加。因此，在非受损的脑组织，虽然输入液的克分子渗透浓度是决定水

在脑组织及血管间移动方面的最主要因素，但对缺血或创伤性损伤的脑组织来说，输入胶体液究竟有益还是有害，主要与脑组织损伤的程度和范围以及测定脑水含量的时间有关。

在局部脑组织损伤伴血-脑屏障破坏的情况下，输入高张液的有益之处主要在于使血-脑屏障尚完好处的脑组织的水外流[15]。这样，正常脑组织脱水可代偿受损组织处水肿形成所挤占的部分颅内空间。最可能的机制是远离损伤区的脑组织含水量减少。

静脉输注液体

麻醉医师有多种液体可供选择。这些液体可依据克分子渗透浓度、胶体液渗透压及葡萄糖含量进行分类。晶体液指不含高分子量基团，渗透压为零的液体，可为低渗、高渗或等渗，可含也可不含葡萄糖。常用的晶体液见表 9-1。加入电解质（如 Na^+ 及 Cl^- 制成高张盐）或低分子溶质，如甘露醇(182 分子量)、甘油(92 分子量)、葡萄糖(180 分子量)或尿素(60 分子量)后可制成高渗晶体液。目前已很少应用尿素及甘油，因为在发挥脱水作用的数小时后，这些液体可能穿透血-脑屏障进而加重高颅内压[16]。目前认为由于胶质瘤导致的血-脑屏障改变与静脉输注甘露醇后肿瘤周边的脑白质组织液渗出有关，甘露醇导致的渗出可能会加重瘤周水肿，导致颅内压增高[17]。

胶体液指渗透压与血浆相近的液体。常用的胶体液包括 6% 羟乙基淀粉（Hespan）、5% 及 25% 白蛋白、右旋糖酐（40 及 70 分子量）及血浆。右旋糖酐及羟乙基淀粉为生理盐水溶液，克分子渗透浓度约为 290~310mOsm/L，Na^+、Cl^- 浓度约 145mEq/L。

高渗溶液

目前应用高渗溶液对失血性低血容量患者进行复苏又重新成为一种临床趋势。高渗盐水最大的优势在于输入较小量的液体即可取得较好的复苏效果，可改善心输出量，降低外周阻力及降低颅内压[18]。在动物实验中已经证实，多种高渗溶液对于颅内压及脑血流有益[15,19-21]。已经明确这些液体主要依靠渗透作用使水由中枢神经系统的组织及细胞内移动入血管从而发挥其作用[22]。另外也有报道，高渗溶液可减少脑脊液的生成[23]。

虽然已证实输入高渗溶液后明显益处，但其长期(24~48 小时）的治疗作用仍不清楚。目前主要担心的问题之一是输入高渗溶液后的高钠血症。虽然血钠浓度高达 202mEq/L 时也曾有生存病例的报道，但血钠浓度快速增高达 170mEq/L 以上，很可能导致意识水平下降或惊厥[24]。Shackford 等[25,26]报道，即使输入相对少量的中等程度的高渗盐(4.5L 含 Na^+ 250mEq/L，克分子渗透浓度为 514mOsm/L)，其术后血钠的峰值也可超过 155mEq/L。

高渗盐溶液对于高颅内压患者的有益作用也曾有一些报道。其中的一个报道显示，两例患者输入小量高渗盐后，颅内压呈现显著而持久的下降。这两例患者均为闭合性颅脑损伤，且颅内压为 30~50mmHg。在反复输入甘露醇，以及过度通气无效后，输入 100~250mmol 高渗盐水使颅内压得到了快速有效的控制[27]。在另一项包含 8 例患者的研究中，有 20 次标准治疗无效的高颅内压，输入 30ml 23.4% 盐水后颅内压快速而持久的下降[28]。其中 80% 病例在 21±10 分钟内表现出颅内压，降低幅度超过 50%。随着颅内压的下降，在输入高渗盐 1 小时后脑灌注压由 64±19mmHg 升至 85±18mmHg。在一项直接对比高渗盐(3.2%）及甘露醇（20%）的动物实验中，实验兔随机输入等渗透浓度总量的这两种液体之一（10ml/kg)，两组血浆克分子渗透浓度的增加程度相近，颅内压的下降幅度及局部脑水含量减少的程度无明显差异（图 9-7）[29]。

可通过静脉快速推注或持续输注高渗盐水[30-32]，其剂量的滴定标准根据血清钠含量或血清的渗透度而定[33-34]。建议当高渗盐水持续注入或连续滴入时对血清钠进行每隔 4~6h 多次检测。另外值得注意的是高渗盐水的给药途径。高渗盐水通过周围静脉输入时可能导致静脉炎，因此最好需要中心静脉导管途径给药。

将呋塞咪与高渗溶液合用是否可以增强治疗效果，目前仍有争议。Magzler 等[35]将呋塞米与 3% 高渗盐合用治疗闭合性脑损伤的小鼠，其脑水含量相对于单用高渗盐有更大幅度的下降。但当高渗盐水与甘露醇合用时，却未能观察到这种效果[36]。虽然这两个研究输入的高渗溶液种类及时限均不同，但结果也可以提示：合用呋塞咪即有效，但其对特定患者的治疗效果也很可能有限。

在一项针对儿童脑创伤的前瞻性对照研究中，

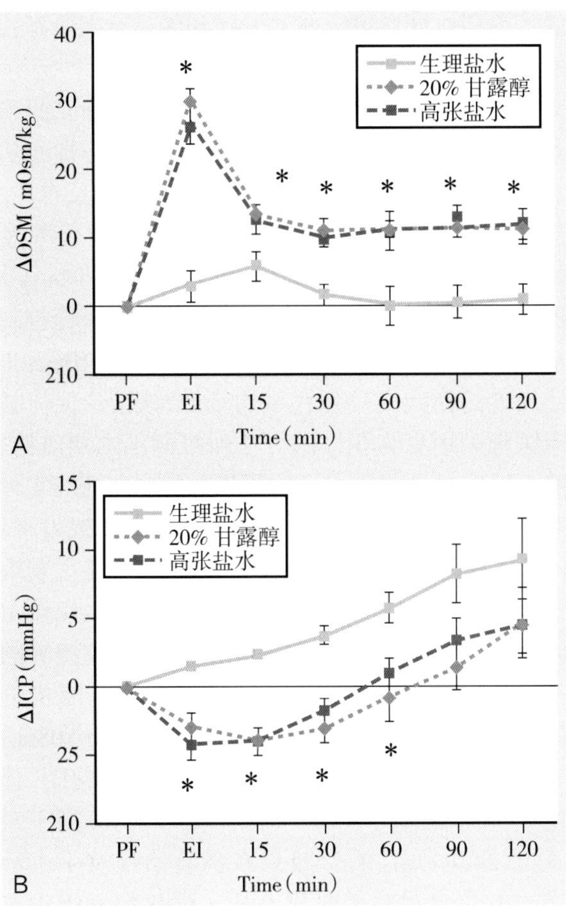

图 9-7 A. 输入 0.9% 盐水或 11mOsm/kg20% 甘露醇或 3.2%（高张）盐液后血浆克分子渗透浓度的变化。注意输入这两种高渗溶液后血浆克分子渗透浓度的快速升高（约 29mOsm/kg）。研究中，高张盐及甘露醇组各观测点血浆克分子渗透浓度均无显著差异。B. 高张盐及甘露醇对颅内压的影响。与等量的生理盐水相比，这两种高渗透液均可使颅内压短暂的下降。ΔICP，与输液前相比颅内压的变化；ΔOSM，与输液前相比血浆克分子渗透浓度的变化；EI，生理盐水，甘露醇及高张盐输入结束即刻；PF，低温脑损伤后 45 分钟；*，P<0.005 甘露醇及高张盐组与生理盐水组比较。（引自 Scheller MS，Zornow MH，Oh YS：A comparison of the cerebral and hemodynamic effects of mannitol and hypertonic saline in a rabbit model of acute cryogenic brain injury. J NeurosurgAnesth 1991；3：291-296.）

患者输入负荷量(约 10ml/kg)的生理盐水或 3% 盐水。两组患者颅内压基础值相近（20mmHg）。输入 0.9% 盐水的患儿颅内压无明显变化。然而输入负荷量 3% 盐水后，颅内压明显下降，且在其后的 2 小时内颅内压均值维持在 15.8mmHg。输入 3% 盐水的患儿，血清钠浓度由 147mEq/L 升至 151mEq/L[37]。

在后来的一项研究中，Rozet 等[38]比较开颅手术中输入 5ml/kg 的 20% 甘露醇（1g/kg）与等量的 5ml/kg3% 高渗盐对患者脑松弛度的影响。甘露醇及高渗盐组血清及脑脊液克分子渗透浓度的下降幅度相近，且由术者评价的脑松弛程度相近。与 3% 高渗盐组相比，甘露醇组的尿量更大（*P*<0.03），输入 3 小时后该液体正平衡的程度更轻（高张盐水组，1638±1620ml；*P*<0.004）；但输液 6 小时后两组液体平衡参数并无明显差异。

在一项前瞻性随机研究中，Dostal 等对比了颅内肿瘤手术患者静脉输注甘露醇和高渗盐水后[39]大脑的松弛程度和术后并发症。输注 3.75ml/kg 3.2% 高渗盐水的患者在大脑松弛度上优于输入同样克分子数 3.75ml/kg 20% 甘露醇的患者。在手术的最后阶段，甘露醇导致明显的多尿，而且降低了中心静脉压力和血钠水平，并没有发现这两组患者的术后并发症或住院时间方面有显著区别。

Rozet 和 Dostal 的研究表明[38]，开颅术中，尤其是血容量和血液动力不稳定的患者，高渗盐水可在改善大脑松驰程度上替代甘露醇。然而必须指出的是这些研究都无法充分提供理论支持[40]。Mortazavi 等提出，高渗盐水对于颅内压的控制优于甘露醇[41]。在有癫痫风险和意识状态变化的神经损伤患者，应注意钠负荷量及其导致的高钠血症。

总之，高渗盐水在治疗高颅内压时具有快速的容量复苏作用。其使用效果与甘露醇相似。高渗盐溶液是否具有明显的优势，还需进一步研究。

葡萄糖溶液及高血糖症

已经证实，脑缺血前或缺血发作时的高血糖可使神经功能转归恶化。多项观察应用多种动物模型均得到该结论。已多次报道脑或脊髓缺血后神经功能转归恶化。并非血糖水平很高才能使神经功能转归恶化。Lanier 等[42]通过灵长类动物模型的研究发现，输入葡萄糖（50ml 5% 葡萄糖溶于 0.45% 盐水中）使全脑缺血 17 分钟后神经功能转归明显恶化。虽然输入葡萄糖实验动物的血糖较高（181±19 vs 140±6mg/dl），但两组相比，结果并无统计学意义。Drummond 及 Moore[43]发现，对于短暂缺血后的脊髓，高血糖也有相似的有害作用。

虽然高血糖在短暂脑缺血时的有害作用已达成了共识，但葡萄糖对于神经的有益及有害作用，均是由局部缺血模型总结得出的。Ginsberg 等[44]发现，在缺血前使实验鼠出现高血糖，其脑梗死容积由 12.5±4mm^3（正常血糖组）下降至 9.3±3.3mm^3。在另一项针对猫的实验研究中，结扎大脑中动脉后使猫处于高血糖状态，在短期的观察过程中竟发现高血糖有更大的益处(脑梗死面积减少50%)[45]。但以上研究的实际意义仍不清楚,因为在一项猫的实验长时间观察中(14天),高血糖动物的脑梗死面积为正常血糖者的2倍[46]。

高血糖损害神经功能转归的确切机制仍不清楚。一种假说认为,脑缺血使中枢神经系统内较高的葡萄糖负荷成为脑组织中产生更多乳酸的底物。而细胞内乳酸水平的增高可能具有神经毒性,进而使神经元凋亡。虽然高血糖动物的脑内乳酸产生增加已较为明确,但其神经毒性仍不十分确定。实际上,在神经元细胞的培养过程中,乳酸性酸中毒甚至还有神经保护作用[47,48]。另一种可能的机制是在新大脑皮质中(而不是海马中)高血糖有可能促进神经节释放合胺酰氨而加重神经元的损伤[49,50]。

临床研究发现高血糖(血糖>200mg/dl)与TBI[51]、AIS[42-54]、SAH[55]和ICH不良预后有关[56,57]。

高血糖是直接导致神经功能恶化还是反映组织受损严重程度及应激反应是个争论的话题[58,59]。最近,Schlenk[57]认为血糖水平>140mg/dl、年龄、Fisher指数和WFNS分级都是SAH患者12个月不良预后的独立预测因素。加入逻辑回归模型后,作者指出血糖>140mg/dl是迟发性缺血神经障碍的独立预测因子。在血糖含量高于140mg/dl时,通过微量透析测定脑葡萄糖水平升高。虽然差别并不太明显,血糖高患者代谢错乱(通过乳酸盐浓度和乳酸盐/丙酮酸盐比率测算出的)略高与低血糖患者。

对IHAST研究做敏感性分析后显示,血糖>129mg/dl的动脉瘤夹闭术患者比血糖正常的患者3个月的神经心理学评估结果表明有更多的认知功能障碍。NIHSS评估结果表明,血糖水平>152mg/dl的患者有更加明显的神经损伤[60]。

在最近的一项回顾性观察研究中,Kurtz等评价血糖的变异度作为预测脑代谢障碍和致死率的作用。在整个监测期间,每天监测血糖变异度,并计算标准差,结果表明血糖增加变异度标准差大于1.4mmol(25.2mg/dl)和脑代谢障碍的发生有关,和Glasgow评分、脑糖水平无关。每日血糖变异度标准差大于1.4mmol/L与住院期间死亡率相关。Davis等[62]研究术前高血糖症对于并发症风险、ICU监护和住院时间的影响。作者对918例开颅手术和脊柱手术进行研究,结果表明即使是轻微的术前高血糖症也会使并发症和住院时间段延长的风险增加。

之前讨论中的研究结论是基于该研究的患者得出的,也就是高血糖和血糖变异度与神经功能恶化、死亡、并发症比例和ICU时间延长有关。治疗高血糖确实会改变脑损伤后的致残率及死亡率吗?关于这个问题,常被引用的van den Berghe[63]的研究显示,相对于传统术后血糖控制水平(180~200mg/dl),强化血糖控制(80~110mg/dl)使患者的伤残率及死亡率均较低,该结论促使临床医师采用更为积极的方法对控制围术期血糖。然而随后的几项研究评估了强化控制血糖的实际有效性及安全性。针对更多ICU患者的研究发现:ICU患者强化控制血糖,患者死亡率及器官衰竭发生率没有任何下降。近来发表的NICE-SUGAR研究显示[67],强化控制血糖可能增加重症患者的死亡率。在该研究中,6104例ICU患者随机分为强化控制血糖组(目标血糖维持在81~108mg/dl)或传统管理血糖组(目标血糖≤180ml/dl)。强化血糖控制组患者90天死亡率(27.5%)高于对照组(24.9%),且治疗效果在药物治疗及手术治疗的患者之间并无明显差异。强化控制组中严重低血糖(血糖≤40ml/dl)的发生率(6.8%)也高于对照组(0.5%)。两组间新发单个或多个脏器衰竭的发生率、住院及ICU内停留时间均无明显差异。需要指出,强化血糖管理组的中位数是107mg/dl,传统血糖管理组血糖中位数是142mg/dl,而平均时间加权血糖分别是115+18 vs 144+23mg/dl[67]。

强化血糖管理可能至少增加重症患者发生严重低血糖风险,降低生存率;应注意在治疗高血糖时尽量减少可能与之有关的风险,并尽可能增加治疗的益处。很多情况下,不同医疗机构具有其各自的特点,是否可为患者提供安全有效的医疗服务主要与其人员素质及可利用的医疗资源有关。Krinsely[68]对800例ICU中接受强化血糖控制(血糖<140ml/dl的患者与800例普通ICU中接受非强化血糖控制患者的转归进行了对比研究。发现两组患者的低血糖发生率相近(0.34% vs 0.35%)。然而强化血糖控制组患者院内死亡率下降了29.3%(P=0.02)。虽然该研究的样本量不足以支持对其进行进一步的亚组分析,但可以发现神经科患者的死亡率下降尤其明显(强化血糖控制组8.5% vs 对照组21%,P=0.007)[68]。

该研究的主要局限在于采用了历史对照而非随机设计。

Ooi 等进行了一项荟萃分析研究，报告血糖水平及胰岛素治疗与神经内科、神经外科患者的转归[69]。作者对比了强化和常规胰岛素治疗效果，强化胰岛素治疗方法通过输液泵注入胰岛素，使血糖达到 80~110mg/dl 或更低。常规疗法是指通过皮下注入胰岛素使血糖达到 180~220mg/dl 的目标。研究结果显示，神经内科和神经外科患者在接受强化胰岛素治疗后，其神经功能转归比接受常规胰岛素治疗更好，感染率更低，死亡率没有区别[69]。Cinotti 对一项随机化研究 CGAOREA 进行了亚组分析，得出强化血糖控制并没有改善严重脑损伤患者 28 天的死亡率和神经功能预后[70]。该研究评估了各种病理学状态和机制下的脑外伤患者，包括 SAH、颅内出血、心脏骤停、脑瘤、脑脓肿和中枢神经系统感染[70]。

已有多项有关动脉瘤破裂 SAH 患者进行血糖控制研究。入院和住院时期的高血糖都与预后不良相关[57]。研究表明，SAH 患者会从强化的血糖控制中受益而不是像 NICE-SUGER 试验结果那样。Latorre 的研究纳入了 322 位 SAH 患者，按强化血糖控制方案接受良好的血糖控制管理的患者，3 月、6 月不良神经预后的发生率显著下降[71]。另一项关于急性 SAH 行颅内动脉瘤夹闭术的前瞻性随机对照研究中，实行强化胰岛素治疗，当血糖维持在 80~120mg/dl 而不是 80~220mg/dl 时[72]，感染率更低（27% vs 42%，$P<0.001$）。但该研究尚不足以回答两组间血管痉挛的发生率，总体死亡率及神经功能转归等问题。

一项多中心参与的大型随机对照研究显示，急性卒中患者高血糖治疗并没有改善患者转归。在 GIST-UK 研究中，急性脑卒中发病 24h 以内、初始血糖在 6~17mmol/L（108~306mg/dl）的患者被随机分入两组：第一组连续输注不同剂量的胰岛素和氯化钾（GKI）以达到毛细血管血糖值 4~7mmol/L（72~126mg/dl），第二组使用生理盐水且 24 小时不进行血糖控制。SAH 和已使用胰岛素治疗的患者不排除在外。大多数患者入院时的高血糖水平适中，平均值 8.43mmol/L（159mg/ml）。研究后来因入组人数过于缓慢而中止，由原计划的 2355 例变为了 933 例而造成样本量不足。作者发现两组在 90 天死亡率和神经功能没有差异。而敏感性分析结果显示，使用 GKI 疗法的患者死亡率增加，而且血糖指数下降最多（降低 >2mmol/L）[73]。

总之，对于存在脑缺血风险的患者，应防止高血糖的发生。除非用于预防或治疗低血糖，神经外科手术患者术中均不应输入含糖液。更为复杂的问题是，对接受神经外科手术的高血糖患者应如何处理。虽然一般均通过输注胰岛素使该类患者的血糖基本正常，但这种处理是否可以减少患者发生神经功能损害的风险尚不明确。

之前的证据表明，严格血糖控制（目标 <110mg/dl）肯定会带来低血糖的风险，而且可能对危重患者造成伤害。NICE-SUGAR 试验为大部分 ICU 患者群体设置了合理的血糖标准 <180mg/dl，按照传统操作规范，患者的血糖中位数是 <142mg/dl[72]。Bilotta 认为针对神经外科患者的血糖管理，倾向于血糖应控制在 140~180mg/dl[74]。虽在不断积累证据，但是对于 SAH 的患者，强化血糖控制还是可以改善神经功能和降低感染风险。优化血糖管理目标亟需在未来的研究中提出，以适用特定种类的神经创伤或神经外科手术。

开颅术中的输液问题

术前缺失量

可以采用与其他类型手术患者相似的方法评估神经外科手术患者的术前缺失量。非发热的成年患者，每天水的丢失量约 100ml/h（表 9-2），主要通过经皮肤及呼吸道（非显性丢失）蒸发，以及尿液汗液和粪便丢失[75]。

表 9-2　成人每日失水量

种类 / 部位	量（ml/d）
非显性丢失：	
皮肤	350
肺	350
尿	1400
出汗	100
泪液	200
总计	2400

除了这些显性失水之外，也必须考虑经由鼻胃管吸引、腹泻、呕吐、静脉切开等丢失的水分。对于进行血管造影检查的患者，因静脉内应用造

影剂为高渗，具利尿作用，其尿量会增加。围术期发热的患者，其经由呼吸及非显性途径丢失的水更多。为准确计算净缺失量，任何术前给予患者的液体也均应考虑在内。其通常包括静脉内输入及饮用液量。以上因素的考虑与物理检查的结合，可为对患者术前净缺失量的估计提供基础。

术中输注液体选择

晶体液

术中液体维持通常包括乳酸钠林格液和生理盐水。如前所述，这些晶体液与血浆等渗(见表9-1)。等渗晶体液以补充患者尿量和丢失量速率输注。总的原则是，应避免大量输注乳酸钠林格液造成的相对低渗状态，避免大量输注生理盐水造成的高氯血症酸中毒。围术期不应输入低渗液或含糖液。失血量依据出血速率及患者的生理状态，以晶体液/失血 3∶1 补充，维持血细胞比容不低于 25%~30%。在脑肿胀较为明显的情况下，未证实限制输液量可以减轻患者脑水肿的程度。实验犬完全限水 72 小时，其体重下降 8%，而脑水含量仅下降 1%[76]。如此严格限制输液，使患者处于严重的生理应激状态，而其减少脑水含量的作用却未得到证实。因低血容量出现的血流动力学不稳定患者，在任何情况下均不应限制输等渗溶液。另外，SAH 患者忽略脑性盐耗综合征的影响[77,78]，仅认为 SAH 后低钠血症是因为 SIADH 综合征引起，如果血容量和钠没有被适当补充更有可能遭受脑梗死。

理想情况下，通过充足的静脉补液维持足够的心输出量，同时应防止液体过量的发生。重症领域大量文献证据显示，动态血流动力学参数(如每搏量变化、动脉脉压)(图 9-8)，正压通气时动脉收缩压的下降幅度(图 9-9)比静态的血流动力学参数(如右房压或肺动脉楔压，右室舒张末容量及左室舒张末容积)更能准确地反映患者的容量状态及其对扩容的反应[79-82]。

这方面的研究证据也提示，对于接受正压通气患者，应用动脉脉压变异度(或动脉脉压变化量)为 13% 和收缩压下降幅度为 5mmHg 作为临界值，可以作为判断是否需对患者进行液体补充的依据[80-83]。

围术期靶向血流动力学优化管理(液体治疗是其中的一部分)是否最终可以改善临床转归

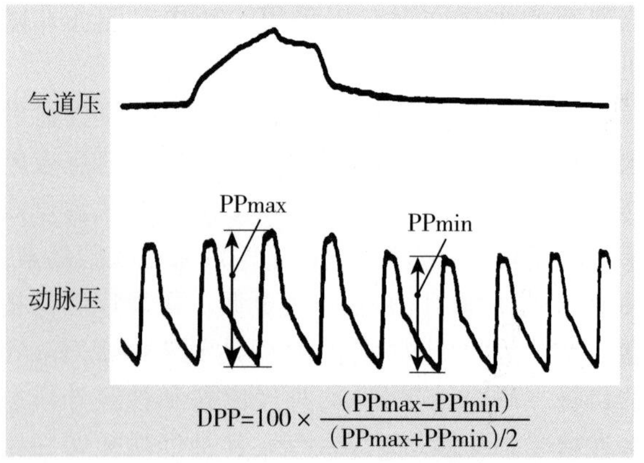

图 9-8 机械通气过程中由动脉压波形导出的脉压变异测定图解。脉压变异(DPP)由一次机械通气过程中最大及最小脉搏压之差除以平均脉搏压得出。(引自 Deflandre E, Bonhomme V, Hans P: Delta down compared with delta pulse pressure as an indicator of volaemia during intracranial surgery. Br J Anaesth 2008; 100: 245-250.)

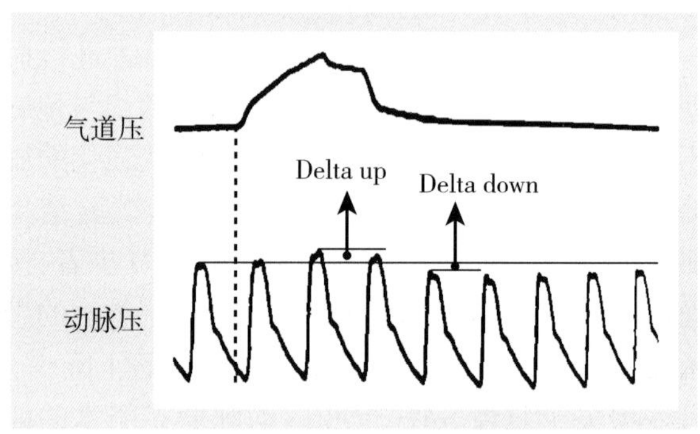

图 9-9 正压通气过程中由动脉压波形导出的 Δ 下降变异测定图解。Δ 下降为呼吸暂停时收缩压的基础值与最小收缩压之间的差值。Δ 升高为一次机械通气过程中呼吸暂停时收缩压的基础值与最大收缩压之间的差值。(引自 Deflandre E, Bonhomme V, Hans P: Delta down compared with delta pulse pressure as an indicator of volaemia during intracranial surgery. Br J Anaesth 2008; 100: 245-250.)

亟待进一步研究。Navarro 最近的综述对多项研究进行了总结，结果表明各种外科患者人群术后并发症和住院时间缩短[84]。在最近的一项大型前瞻性、随机对照试验(perioperative goal-directed therapy in major abdominal surgery, POEMAS)中，并没有发现接受靶向血流动力学管理患者(通过无创心输出量监测)与常规疗法患者复合并发症发生率和住院时间有区别。

甘露醇

甘露醇为分子量 182 的六碳糖，是最常用的高渗溶液。其溶液有 20% 及 25% 两种浓度，渗透压分别为1098及1372。甘露醇常应用于出现明显脑肿胀，或必须减小脑容积以利于手术显露，以及减少因颅内牵引而致脑缺血时。当其他可能导致脑肿胀的因素被排除（如高碳酸血症，血管扩张剂，静脉回流受阻）后才应输入甘露醇。临床中通常以0.25~1g/kg的剂量快速静脉输入。Manninen等[86]研究了甘露醇1g/kg和2g/kg对神经外科患者血清电解质及血浆渗透压的影响。除了血浆渗透压的短暂升高外，研究者还发现血钠及碳酸氢根浓度下降，这可能是由于渗透作用导致的细胞外液量增加。对于输入大剂量（如2g/kg）的患者，其血钾浓度也明显升高(最大平均增幅为1.5mmd/L)。可能的解释为溶剂牵引（如水流出细胞钾也被带出）及因局部甘露醇浓度过高导致的输液管路末端溶血。虽然高钾血症较短暂，但也有报道导致典型心电图改变[87]。终末期肾功能障碍及严重充血性心衰患者禁忌使用甘露醇。甘露醇对颅内压可能具有双相作用。输注同时颅内压可能短暂升高，这可能是由于血浆渗透压的突然升高而引起的脑血管舒张[16]，随后水由组织间隙及细胞内进入血管内进而使颅内压下降。

Chatterjee最近通过食管超声心电图来评估推注20%的甘露醇对脑外科患者血液流动参数的影响[88]，这些患者正在接受选定的幕上开颅术。作者们发现1g/kg 20%的甘露醇在被注入的超过15min的时间里，导致了左前心负荷（5分钟时）和心输出量（5和15分钟时）的明显增加，还有体循环血管阻力的减少（5和15分钟时），但并没有伴随着平均动脉压力和心率的变动。

对比20%甘露醇和克分子数相等的高渗盐水对手术中大脑放松度影响的研究结果表明，高渗盐水的效果可以和甘露醇基本相同[38,39]。请参阅上文中，高渗溶液部分“静脉注入”来获取更多详细内容。

胶体液

羟乙基淀粉

常用的非血源性胶体液包括羟乙基淀粉、右旋糖酐40及右旋糖酐70。Hetastarch（Hespan）为6%羟乙基淀粉的0.9%氯化钠溶液。羟乙基淀粉为由羟乙基化的葡萄糖亚基取代2,3,6位的碳原子进行化学修饰的酶水解支链淀粉。羟乙基淀粉的代谢及血浆清除由其分子量（MW）、取代级（每分子葡萄糖亚基中羟乙基基因的分子数）及取代基的分布比值（C2/C6比值）决定。分子量小，取代级低，以及C2/C6比值低的羟乙基淀粉代谢更快，可更快由肾清除，扩容效力持续更短，对凝血功能的不良影响更轻[89]。

近年来自许多随机试验的数据引起了人们对HES对肾功能[90-92]及ICU患者存活率方面副作用的担忧[93,94]。Zarychanski对随机对照试验进行系统评价，发现羟乙基淀粉明显提高了高危患者的死亡和肾损伤风险[95]。最近一项大型随机性临床试验（CRISTAL）在低血容量性休克的危重患者，评估了胶体液和晶体液进行液体复苏的效果，两组间28天死亡率和肾替代疗法没有发现明显差别[96]。但很多胶体和晶体液在试验中是联合应用的。

随着证据的不断积累，欧洲药品管理局在2013年指出：“因为增加肾损伤和死亡风险，HES溶液不再应用于脓毒症（血液中的细菌感染）、烧伤或危重患者。”除晶体液外，HES可以用于急性失血患者的液体复苏，前提是在24小时之内开始全程监测肾功能。美国食品及药物管理局就HES增加死亡率和肾替代疗法风险提出黑框警告。并建议HES产品不应用于危重患者或已存肾功能不全的患者[98]。

总之，基于上述证据，只有在明确HES对神经外科患者有益，且不造成任何损伤时才推荐使用羟乙基淀粉溶液。

右旋糖酐

右旋糖酐液主要由含1~6个糖苷键的葡萄糖多聚体构成。虽然右旋糖酐70的张力约为血浆的两倍，右旋糖酐40的张力更高；因而输入右旋糖酐40实际上可使水由组织间隙流入血管内[99]。

因有多种副作用，右旋糖酐的临床应用受到限制。与hexastich相似，右旋糖酐可干扰正常的凝血过程，且与过敏反应和假性过敏反应的发生相关[100]。

右旋糖酐还可能干扰血型鉴定及交叉配血[101]，此外，循环中的右旋糖酐还可干扰多种实验室检测，包括血糖、胆红素及蛋白测定。还曾有因大量输入右旋糖酐40导致的高渗状态（血浆渗透压33.1mmHg）而引起急性肾衰的报道[102]。

白蛋白

人白蛋白注射液有5%及25%两种剂型，不含任何新鲜全血，或新鲜血浆中的凝血因子。因在制备过程中所有的同种凝集素均已被清除，输白蛋白前不用考虑患者血型。白蛋白来自于捐献者的血浆，经沉积，60℃热处理10小时，灭活可能含有的病毒并最终由超滤法灭菌。其分子量约为69 000，包含约相当于血浆蛋白总质量50%的蛋白。非水肿患者静脉输入白蛋白的血浆半衰期为16小时。

SAFE试验是一项由多家医疗中心参与的随机对照研究[103]，对比白蛋白和生理盐水在重症患者的治疗效果。该试验入选6997例重症患者，随机分配到4%白蛋白组或者生理盐水组，分别进行持续28天液体复苏，研究结果表明全因死亡率没有任何区别。进行颅脑创伤、脓毒症和急性呼吸窘迫综合征亚组分析表明，白蛋白增加TBI患者的死亡率。对TBI患者进行敏感性分析结果显示，只有严重TBI患者（GCS3~8）的死亡率增加，而且伤后第一周内ICP升高可能是导致死亡的原因[104]。

动物全脑和局灶性脑缺血实验中，白蛋白降低脑梗死容积[105,106]。白蛋白的神经保护作用有多种因素参与[106]，白蛋白改善缺血半暗区的灌注[107]，增加侧支循环灌注[108]，改善微血管的血流动力学[109]。

动物实验中白蛋白潜在的神经保护作用，在AIS和SAH患者中进行的多项随机对照研究中得到证实。在一项由多中心进行的随机对照试验（ALIAS）中，研究者评估了25%白蛋白在发病开始5小时之内对AIS患者转归的影响[110]。输注8ml/kg白蛋白，最大剂量是750ml。该研究因白蛋白组出血转化及并发症风险过高很快被中止。另一项探索性研究（ALISAH）探讨给予SAH患者不同剂量25%白蛋白7天的有效性和安全性[111]。结果显示脑血管痉挛、迟发性脑缺血和梗塞呈剂量依赖性降低。但由于大剂量白蛋白[1.875g/(kg·d)]输注产生的严重心血管副作用试验在很快被中止。

基于上述已存在的证据，是否对神经损伤患者使用白蛋白仍然存在疑惑。尽管ALISAH试验早期就中止，但确实表现出SAH患者在接受连续7天1.25g/(kg·d)（作者表示可接受剂量）的25%白蛋白后有脑血管痉挛和梗死减少。25%白蛋白是否对SAH患者真的有神经保护作用亟待深入研究。

血浆及红细胞

随着人们对输血危害的逐渐认识，血制品的应用受到越来越多的限制。RBC仅用于维持血细胞比容在安全范围内，该阈值在不同患者群体的差异较大，即使在某一具体情况下，也很难客观判断具体的安全阈值。体外研究显示，血细胞比容在30%左右时组织的氧供最好。在更高血细胞比容时，因血粘度增高，组织氧供减少；当血细胞比容低于25%时，因血液携氧能力下降，组织氧供减少。

进行择期外科手术健康个体在血红蛋白低于7g/dl表现出认知功能损害[112,113]，也可耐受更低的血细胞比容（20%~25%）而无并发症。研究结果表明，支持无严重心脏疾病的重症患者采取严格的输血策略（血红蛋白 <7g/dl）[114,115]。

现在对于急性脑损伤或携氧障碍的患者的输血指征尚未明确，因此TBI、AIS、ICH和SAH患者的输血指征有很大差别[113,116-118]。研究显示，尽管去白细胞的RBC输注更加安全且副作用少[119]，贫血和RBC输注都会产生不良后果[113]。大部分的发达国家已经在2008年或更早使用去白细胞的血液制品，但该举措并未在整个美国得到完全认可[120]。

自发性ICH的患者的研究显示，贫血是血肿大小[121]和相关不良预后[122]的一个独立预测指标。AIS患者贫血和卒中恶化、临床预后不良相关[123]。在一项1176名AIS患者的前瞻性研究显示，入院时贫血是高死亡率的一个独立预测指标[124]。

已有几项研究关于贫血对SAH患者临床转归的影响。贫血与临床预后不良相关而与WFNS、改良Fisher评分或者血管痉挛无关[125]。在一项对高级别SAH患者的前瞻性研究中，血红蛋白 <9g/dl增加脑供氧不足、细胞供能紊乱和自动调节破坏的风险[116]。多项研究显示，高血红蛋白可以降低SAH的患者脑梗死风险，改善功能预后[126,127]。较高平均血红蛋白（11.7±1.5 vs 10.9±1.2，$P<0.001$）和较高的最低血红蛋白（9.9±2.1 vs 8.6±1.8，$P<0.001$）的患者在出院和14天时在神经功能方面有改善[127]。

贫血是造成预后不良，但是输注RBC是否改善预后尚不清楚。而且多项研究表明，SAH患者RBC输注与预后不良治疗相关。在一个项对8位SAH患者的回顾性研究中，Dhar等对比了快速输液，输注RBC和控制性高血压的效果，证实了在RBC输入（一般输注指征红蛋白 <7g/dl，血管

痉挛患者血红蛋白 <10g/dl)之后，全脑 CBF 和氧输送的明显改善[131]。

脑外伤患者的大型随机临床试验结果提示，入院时的贫血预示着不良结局(血红蛋白 14.3 vs 10.8g/dl)[132,133]，但对于这一类患者，RBC 输注效果和输注指征依然不确定。Duanes 研究结果表明，单纯脑外伤患者贫血和 RBC 制品使用总量和致死率增加有关。他们注意到当血红蛋白 <8g/dl 时，此情况更明显[134]。

总之，贫血与神经损伤患者预后不良有关，但是应用 RBC 的是否可以改善预后还没有明确的答案。最近的研究结果显示，急性脑损伤的患者高血红蛋白水平预后更好，但是缺乏输血指征。医护人员需要运用个人经验和所在医院的指南进行判断和处理。

血浆仅用于纠正由一项或多项凝血因子缺乏而导致的凝血功能障碍。这种血制品不再适合用于容量扩张。引起神经外科患者凝血功能障碍的原因有很多。在一项研究中，55% 的头部损伤患者和 CT 证实有脑损伤患者存在凝血酶时间、部分凝血活酶时间和入院时血小板计数异常[135]。由于出血导致的血容量减少的脑创伤患者可能需要大量的液体复苏。最初的大量输液液体复苏造成稀释性凝血障碍，可能加重已经存在的凝血功能紊乱。

总结

水在血管床及脑组织细胞外液间的移动主要由渗透压梯度驱动。临床上通过输入高渗溶液(如甘露醇)或低渗液(如 5% 葡萄糖)产生这种梯度。脑组织与外周组织不同，血浆渗透压对脑水肿的影响较小。通过限制液体入量来减轻脑水肿的效果较差，并且若过度限制液体入量还可能导致患者出现血流动力学不稳定。对于有发生高颅内压风险的神经外科患者，虽然还没有任何一种液体是最适合的，但科学研究结论已证实，目前已被临床广泛接受的等渗晶体液是较好的选择。

致谢

感谢 Micheal M. Todd 医师在图 9-4、图 9-5 及图 9-6 中给予的指导，感谢 Mark Zornow 医师提供图 9-7 A 和 B。

(贾子普　梁辉 译，周建新 校)

参考文献

1. Bevan DR, Osmometry I. Terminology and principles of measurement. *Anaesthesia*. 1978;33(9):794–800.
2. Haupt MT, Rackow EC. Colloid osmotic pressure and fluid resuscitation with hetastarch, albumin, and saline solutions. *Crit Care Med*. 1982;10(3):159–162.
3. Marty AT, Zweifach BW. The high oncotic pressure effects of dextrans. *Arch Surg*. 1970;101(3):421–424.
4. Starling EH. On the absorption of fluids from the connective tissue spaces. *J Physiol*. 1896;19(4):312–326.
5. Peters RM, Hargens AR. Protein vs. electrolytes and all of the Starling forces. *Arch Surg*. 1981;116(10):1293–1298.
6. Fenstermacher JD, Johnson JA. Filtration and reflection coefficients of the rabbit blood-brain barrier. *Am J Physiol*. 1966;211(2):341–346.
7. Zornow MH, Todd MM, Moore SS. The acute cerebral effects of changes in plasma osmolality and oncotic pressure. *Anesthesiology*. 1987;67(6):936–941.
8. Dodge PR, Crawford JD, Probst JH. Studies in experimental water intoxication. *Arch Neurol*. 1960;3:513–529.
9. Zornow MH, Scheller MS, Todd MM, et al. Acute cerebral effects of isotonic crystalloid and colloid solutions following cryogenic brain injury in the rabbit. *Anesthesiology*. 1988;69(2):180–184.
10. Kaieda R, Todd MM, Warner DS. Prolonged reduction in colloid oncotic pressure does not increase brain edema following cryogenic injury in rabbits. *Anesthesiology*. 1989;71(4):554–560.
11. Shenkin HA, Bezier HS, Bouzarth W. Restricted fluid intake: Rational management of the neurosurgical patient. *J Neurosurg*. 1976;45(4):432–436.
12. Warner DS, Boehland LA. Effects of iso-osmolal intravenous fluid therapy on post-ischemic brain water content in the rat. *Anesthesiology*. 1988;68(1):86–91.
13. Korosue K, Heros RC, Ogilvy CS, et al. Comparison of crystalloids and colloids for hemodilution in a model of focal cerebral ischemia. *J Neurosurg*. 1990;73(4):576–584.
14. Drummond JC, Patel PM, Cole DJ, et al. The effect of the reduction of colloid oncotic pressure, with and without reduction of osmolality, on posttraumatic cerebral edema. *Anesthesiology*. 1998;88(4):993–1002.
15. Zornow MH, Scheller MS, Shackford SR. Effect of a hypertonic lactated Ringer's solution on intracranial pressure and cerebral water content in a model of traumatic brain injury. *J Trauma*. 1989;29(4):484–488.
16. Shenkin HA, Goluboff B, Haft H. Further observations on the effects of abruptly increased osmotic pressure of plasma on cerebrospinal-fluid pressure in man. *J Neurosurg*. 1964;22(6):563–568.
17. Palma L, Bruni G. Fiaschi Al, et al. Passage of mannitol into the brain around gliomas: A potential cause of rebound phenomenon. A study on 21 patients. *J Neurosurg Sci*. 2006;50(3):63–66.
18. Kien ND, Kramer GC, White DA. Acute hypotension caused by rapid hyper-tonic saline infusion in anesthetized dogs. *Anesth Analg*. 1991;73(5):597–602.
19. Gunnar W, Jonasson O, Merlotti G, et al. Head injury and hemorrhagic shock: Studies of the blood brain barrier and intracranial pressure after resuscitation with normal saline solution, 3% saline solution, and dextran-40. *Surgery*. 1988;103(4):398–407.
20. Gunnar WP, Merlotti GJ, Jonasson O, et al. Resuscitation from hemorrhagic shock: Alterations of the intracranial pressure after normal saline, 3% saline and Dextran-40. *Ann Surg*. 1986;204(6):686–692.
21. Shackford SR, Zhuang J, Schmoker J. Intravenous fluid tonicity: Effect on intracranial pressure, cerebral blood flow, and cerebral oxygen delivery in focal brain injury. *J Neurosurg*. 1992;76(1):91–98.
22. Todd MM, Tommasino C, Moore S. Cerebral effects of isovolemic hemo-dilution with a hypertonic saline solution. *J Neurosurg*. 1985;63(6):944–948.
23. Sahar A, Tsiptstein E. Effects of mannitol and furosemide on the rate of formation of cerebrospinal fluid. *Exp Neurol*. 1978;60(3):584–591.
24. Sotos JF, Dodge PR, Meara P, et al. Studies in experimental hypertonicity I: Pathogenesis of the clinical syndrome, biochemical abnormalities and cause of death. *Pediatrics*. 1960;26:925–938.
25. Shackford SR, Fortlage DA, Peters RM, et al. Serum osmolar and electrolyte changes associated with large infusions of hypertonic sodium lactate for intravascular volume expansion of patients undergoing aortic reconstruction. *Surg Gynecol Obstet*. 1987;164(2):127–136.
26. Shackford SR, Sise MJ, Fridlund PH, et al. Hypertonic sodium lactate versus lactated Ringer's solution for intravenous fluid therapy in operations on the abdominal aorta. *Surgery*. 1983;94(1):41–51.
27. Worthley LIG, Cooper DJ, Jones N. Treatment of resistant intracranial hypertension with hypertonic saline. *J Neurosurg*. 1988;68(3):478–481.
28. Suarez JI, Qureshi AI, Bhardwaj A, et al. Treatment of refractory intracranial hypertension with 23.4% saline. *Crit Care Med*. 1998;26(6):1118–1122.

29. Scheller MS, Zornow MH, Oh YS. A comparison of the cerebral and hemodynamic effects of mannitol and hypertonic saline in a rabbit model of acute cryogenic brain injury. *J Neurosurg Anesthesiol*. 1991;3(4):291–296.
30. Ichai C, Armando G, Orban JC, et al. Sodium lactate versus mannitol in the treatment of intracranial hypertensive episodes in severe traumatic brain-injured patients. *Intensive Care Med*. 2009;35(3):471–479.
31. Vialet R, Albanese J, Thomachot L, et al. Isovolume hypertonic solutes (sodium chloride or mannitol) in the treatment of refractory posttraumatic intracranial hypertension: 2 mL/kg 7.5% saline is more effective than 2 mL/kg 20% mannitol. *Crit Care Med*. 2003;31(6):1683–1687.
32. Al-Rawi PG, Tseng MY, Richards HK, et al. Hypertonic saline in patients with poor-grade subarachnoid hemorrhage improves cerebral blood flow, brain tissue oxygen, and pH. *Stroke*. 2010;41(1):122–128.
33. Peterson B, Khanna S, Fisher B, et al. Prolonged hypernatremia controls elevated intracranial pressure in head-injured pediatric patients. *Crit Care Med*. 2000;28(4):1136–1143.
34. Qureshi AI, Suarez JI, Bhardwaj A, et al. Use of hypertonic (3%) saline/acetate infusion in the treatment of cerebral edema: Effect on intracranial pressure and lateral displacement of the brain. *Crit Care Med*. 1998;26(3):440–446.
35. Mayzler O, Leon A, Eilig I, et al. The effect of hypertonic (3%) saline with and without furosemide on plasma osmolality, sodium concentration, and brain water content after closed head trauma in rats. *J Neurosurg Anesthesiol*. 2006;18(1):24–31.
36. Todd MM, Cutkomp J, Brian JE. Influence of mannitol and furosemide, alone and in combination, on brain water content after fluid percussion injury. *Anesthesiology*. 2006;105(6):1176–1181.
37. Fisher B, Thomas D, Peterson B. Hypertonic saline lowers raised intra-cranial pressure in children after head trauma. *J Neurosurg Anesthesiol*. 1992;4(1):4–10.
38. Rozet I, Tontisirin N, Muangman S, et al. Effect of equiosmolar solutions of mannitol versus hypertonic saline on intraoperative brain relaxation and electrolyte balance. *Anesthesiology*. 2007;107(5):697–704.
39. Dostal P, Dostalova V, Schreiberova J, et al. A comparison of equivolume, equiosmolar solutions of hypertonic saline and mannitol for brain relaxation in patients undergoing elective intracranial tumor surgery: A randomized clinical trial. *J Neurosurg Anesthesiol*. 2015;27(1):51–56.
40. McDonagh DL, Warner DS. Hypertonic saline for craniotomy? *Anesthesiology*. 2007;107(5):91–689.
41. Mortazavi MM, Romeo AK, Deep A, et al. Hypertonic saline for treating raised intracranial pressure: Literature review with meta-analysis. *J Neurosurg*. 2012;116(1):210–221.
42. Lanier WL, Stangland KJ, Scheithauer BW, et al. The effects of dextrose infusion and head position on neurologic outcome after complete cerebral ischemia in primates: Examination of a model. *Anesthesiology*. 1987;66(1):39–48.
43. Drummond J, Moore S. The influence of dextrose administration on neurologic outcome after temporary spinal cord ischemia in the rabbit. *Anesthesiology*. 1989;70(1):64–70.
44. Ginsberg MD, Prado R, Dietrich WD, et al. Hyperglycemia reduces the extent of cerebral infarction in rats. *Stroke*. 1987;18(3):570–574.
45. Zasslow MA, Pearl RG, Shuer LM, et al. Hyperglycemia decreases acute neuronal ischemic changes after middle cerebral artery occlusion in cats. *Stroke*. 1989;20(4):519–523.
46. De Courten-Meyers G, Myers RE, Schoolfield L. Hyperglycemia enlarges infarct size in cerebrovascular occlusion in cats. *Stroke*. 1988;19(5):623–630.
47. Choi DW, Monyer H, Giffard RG, et al. Acute brain injury, NMDA receptors, and hydrogen ions: Observations in cortical cell cultures. *Adv Exp Med Biol*. 1990;268:501–504.
48. Giffard RG, Monyer H, Christine CW, et al. Acidosis reduces NMDA receptor activation, glutamate neurotoxicity, and oxygen-glucose deprivation neuronal injury in cortical cultures. *Brain Res*. 1990;506(2):339–342.
49. Ping-An L, Shuaib A, Miyashita H, et al. Hyperglycemia enhances extracellular glutamate accumulation in rats subjected to forebrain ischemia. *Stroke*. 2000;31(1):183–192.
50. Choi KT, Illievich UM, Zornow MH, et al. Effect of hyperglycemia on peri-ischemic neurotransmitter levels in the rabbit hippocampus. *Brain Res*. 1994;642(1-2):104–110.
51. Lam AM, Winn RH, Cullen BF, et al. Hyperglycemia and neurological outcome in patients with head injury. *J Neurosurg*. 1991;75(4):545–551.
52. Bruno A, Biller J, Adams HP, et al. Acute blood glucose level and outcome from ischemic stroke. *Neurology*. 1999;52(2):280–284.
53. Weir CJ, Murray GD, Dyker AG, et al. Is hyperglycaemia an independent predictor of poor outcome after acute stroke? Results of a long term follow up study. *BMJ*. 1997;314(7090):1303–1306.
54. Capes SE, Hunt D, Malmberg K, et al. Stress hyperglycemia and prognosis of stroke in nondiabetic and diabetic patients. *Stroke*. 2001;32(10):2426–2432.
55. Frontera JA, Fernandez A, Claassen J, et al. Hyperglycemia after SAH, predictors, associated complications, and impact on outcome. *Stroke*. 2006;37(1):199–203.
56. Kimura K, Iguchi Y, Inoue T, et al. Hyperglycemia independently increases the risk of early death in acute spontaneous intracerebral hemorrhage. *J Neurol Sci*. 2007;255(1-2):90–94.
57. Schlenk F, Vajkoczy P, Sarrafzadech. Inpatient hyperglycemia following aneurysmal subarachnoid hemorrhage: Relation to cerebral metabolism and outcome. *Neurocrit Care*. 2009;11(1):56–63.
58. Murros K, Fogelholm R, Kettunen S, et al. Blood glucose, glycosylated haemoglobin, and outcome of ischemic brain infarction. *J Neurol Sci*. 1992;111(1):59–64.
59. Tracey F, Crawford VLS, Lawson JT, et al. Hyperglycaemia and mortality from acute stroke. *Q J Med*. 1993;86(7):439–446.
60. Pasternak JJ, McGregor DG, Schroeder DR, et al. Hyperglycemia in patients undergoing cerebral aneurysm surgery: Its association with long-term gross neurologic and neuropsychological function. *Mayo Clin Proc*. 2008;83(4):406–417.
61. Kurtz P, Claassen J, Helbok R, et al. Systemic glucose variability predicts cerebral metabolic distress and mortality after subarachnoid hemorrhage: A retrospective observational study. *Crit Care*. 2014;18(3):R89.
62. Davis MC, Ziewacz JE, Sullivan SE, et al. Preoperative hyperglycemia and complication risk following neurosurgical intervention: A study of 918 consecutive cases. *Surg Neurol Int*. 2012;3:49.
63. Van den Berghe G, Wouters P, Weekers F, et al. Intensive insulin therapy in critically ill patients. *N Engl J Med*. 2001;345(19):1359–1367.
64. Gandhi GY, Nuttall GA, Abel MD, et al. Intensive intraoperative insulin therapy versus conventional glucose management during cardiac surgery. *Ann Intern Med*. 2007;146(4):233–243.
65. National Institutes of Health: Glucontrol study: A multi-center study comparing the effects of two glucose control regimens by insulin in intensive care unit patients available at http://www.clinicaltrials.gov/ct/gui/show/NCT00107601.
66. Devos P, Preiser J-C. Current controversies around tight glucose control in critically ill patients. *Curr Opin Clin Nutr Metab Care*. 2007;10(2):206–209.
67. Finfer S, Chittock DR, Su SY, et al. The NICE-SUGAR study investigators: Intensive verus conventional glucose control in critically III patients. *N Engl J Med*. 2009;360(13):1283–1297.
68. Krinsley JS. Effect of an intensive glucose management protocol on the mortality of critically ill adult patients. *Mayo Clin Proc*. 2004;79(8):992–1000.
69. Ooi YC, Dagi TF, Maltenfort M, et al. Tight glycemic control reduces infection and improves neurological outcome in critically ill neurosurgical and neurological patients. *Neurosurgery*. 2012;71(3):692–702.
70. Cinotti R, Ichai C, Orban JC, et al. Effects of tight computerized glucose control on neurological outcome in severely brain injured patients: A multicenter sub-group analysis of the randomized-controlled open-label CGAO-REA study. *Crit Care*. 2014;18(5):498.
71. Latorre JG, Chou SH, Nogueira RG, et al. Effective glycemic control with aggressive hyperglycemia management is associated with improved outcome in aneurysmal subarachnoid hemorrhage. *Stroke*. 2009;40(5):1644–1652.
72. Bilotta F, Spinelli A, Giovanninni F, et al. The effect of intensive insulin therapy on infection rate, vasospasm, neurologic outcome, and mortality in neurointensive care unit after intracranial aneurysm clipping in patients with acute subarachnoid hemorrhage: A randomized prospective pilot trial. *J Neurosurg Anesthesiol*. 2007;19(3):156–160.
73. Gray CS, Hildreth AJ, Sandercock PA, et al. Glucose-potassium-insulin infusions in the management of post-stroke hyperglycaemia: The UK Glucose Insulin in Stroke Trial (GIST-UK). *Lancet Neurol*. 2007;6(5):397–406.
74. Bilotta F, Rosa G. Glucose management in the neurosurgical patient: Are we yet any closer? *Curr Opin Anaesthesiol*. 2010;23(5):539–543.
75. Guyton AC. *Textbook of Medical Physiology*. ed 5. Philadelphia: WB Saunders; 1976.
76. Jelsma LF, McQueen JD. Effect of experimental water restriction on brain water. *J Neurosurg*. 1967;26(1):35–40.
77. Tisdall M, Crocker M, Watkiss J, et al. Disturbances of sodium in critically ill adult neurologic patients: A clinical review. *J Neurosurg Anesthesiol*. 2006;18(1):57–63.
78. Sherlock M, O`Sullivan E, Agha A, et al. The incidence of pathophysiology of hyponatraemia after subarachnoid haermorrhage. *Clin Endocrinol (Oxf)*. 2006;64(3):250–254.
79. Berkenstadt H, Margalit N, Hadani M, et al. Stroke volume variation as a predictor of fluid responsiveness in patients undergoing brain surgery. *Anesth Analg*. 2001;92(4):984–989.
80. Michard F, Teboul J-L. Predicting fluid responsiveness in ICU patients: A critical analysis of the evidence. *Chest*. 2002;121(6):2000–2008.
81. Tavernier B, Makhotine O, Lebuffe G, et al. Systolic pressure variation as a guide to fluid therapy in patients with sepsis-induced hypotension. *Anesthesiology*. 1998;89(6):1313–1321.
82. Michard F, Boussat S, Chemla D, et al. Relation between respiratory changes in arterial pulse pressure and fluid responsiveness in septic patients with acute circulatory failure. *Am J Respir Crit Care Med*. 2000;162(1):134–138.
83. Defandre E, Bonhomme V, Hans P. Delta down compared with delta pulse pressure as an indicator of volaemia during intracranial surgery. *Br J Anaesth*. 2008;100(2):245–250.

84. Navarro LH, Bloomstone JA, Auler Jr JO, et al. Perioperative fluid therapy: A statement from the international Fluid Optimization Group. *Perioper Med (Lond)*. 2015;10(4):3.
85. Pestaña D, Espinosa E, Eden A, et al. Perioperative goal-directed hemodynamic optimization using noninvasive cardiac output monitoring in major abdominal surgery: A prospective, randomized, multicenter, pragmatic trial: POEMAS Study (PeriOperative goal-directed thErapy in Major Abdominal Surgery). *Anesth Analg*. 2014;119(3):579–587.
86. Manninen PH, Lam AM, Gelb AW, et al. The effect of high-dose mannitol on serum and urine electrolytes and osmolality in neurosurgical patients. *Can J Anaesth*. 1987;34(5):442–446.
87. Moreno M, Murphy C, Goldsmith C. Increase in serum potassium resulting from the administration of hypertonic mannitol and other solutions. *J Lab Clin Med*. 1969;73(2):291–298.
88. Chatterjee N, Koshy T, Misra S, et al. Changes in left ventricular preload, afterload, and cardiac output in response to a single dose of mannitol in neurosurgical patients undergoing craniotomy: A transesophageal echocardiographic study. *J Neurosurg Anesthesiol*. 2012;24(1):25–29.
89. Treib J, Baron J-F, Grauer MT, et al. An international view of hydroxy-ethyl starches. *Intensive Care Med*. 1999;25(3):258–268.
90. Brunkhorst FM, Engel C, Bloos F, et al. Intensive insulin therapy and pentastarch resuscitation in severe sepsis. *N Engl J Med*. 2008;358(2):125–139.
91. Perner A, Haase N, Guttormsen AB, et al. Hydroxyethyl starch 130/0.42 versus Ringer's acetate in severe sepsis. *N Engl J Med*. 2012;367(2):124–134.
92. Myburgh JA, Finfer S, Bellomo R, et al. Hydroxyethyl starch or saline for fluid resuscitation in intensive care. *N Engl J Med*. 2012;367(20):1901–1911.
93. Nolan JP, Mythen MG. Hydroxyethyl starch: here today, gone tomorrow. *Br J Anaesth*. 2013;111(3):321–324.
94. Perel P, Roberts I, Ker K. Colloids versus crystalloids for fluid resuscitation in critically ill patients. *Cochrane Database Syst Rev*. 2013;2:CD000567.
95. Zarychanski R, Abou-Setta AM, Turgeon AF, et al. Association of hydroxyethyl starch administration with mortality and acute kidney injury in critically ill patients requiring volume resuscitation: A systematic review and meta-analysis. *JAMA*. 2013;309(7):678–688.
96. Annane D, Siami S, Jaber S, et al. Effects of fluid resuscitation with colloids vs crystalloids on mortality in critically ill patients presenting with hypovolemic shock: The CRISTAL randomized trial. *JAMA*. 2013;310(17):1809–1817.
97. Hydroxyethyl-starch solutions (HES) no longer to be used in patients with sepsis or burn injuries or in critically ill patients. *European Medicines Agency*; 2013. http://www.ema.europa.eu/docs/en_GB/document_library/Referrals_document/Solutions_for_infusion_containing_hydroxyethyl_starch/European_Commission_final_decision/WC500162361.pdf.
98. FDA Safety Communication. Boxed Warning on increased mortality and severe renal injury, and additional warning on risk of bleeding, for use of hydroxyethyl starch solutions in some settings; 2013. http://www.fda.gov/BiologicsBloodVaccines/SafetyAvailability/ucm358271.htm.
99. Nearman HS, Herman ML. Toxic effects of colloids in the intensive care unit. *Crit Care Clin*. 1991;7(3):713–723.
100. Lacy Ch, Armstrong L, Goldman M, Lance L, eds. Dextran. In: *Drug Information Handbook*. 17th Edition. Hudson: Lexi-comp; 2008:445.
101. Lutz H, Georgieff M. Effects and side effects of colloid plasma substitutes as compared to albumin. *Curr Stud Hematol Blood Transfus*. 1986;53:145–154.
102. Moran M, Kapsner C. Acute renal failure associated with elevated plasma oncotic pressure. *N Engl J Med*. 1987;317(3):150–153.
103. Finfer S, Bellomo R, Boyce N, et al. A comparison of albumin and saline for fluid resuscitation in the intensive care unit. *N Engl J Med*. 2004;350(22):2247–2256.
104. Cooper DJ, Myburgh J, Heritier S, et al. Albumin resuscitation for traumatic brain injury: Is intracranial hypertension the cause of increased mortality? *J Neurotrauma*. 2013;30(7):512–518.
105. Belayev L, Saul I, Huh PW, et al. Neuroprotective effect of high-dose albumin therapy against global ischemic brain injury in rats. *Brain Res*. 1999;845(1):107–111.
106. Belayev L, Liu Y, Zhao W, et al. Human albumin therapy of acute ischemic stroke: Marked neuroprotective efficacy at moderate doses and with a broad therapeutic window. *Stroke*. 2001;32(2):553–560.
107. Huh PW, Belayev L, Zhao W, et al. The effect of high-dose albumin therapy on local cerebral perfusion after transient focal cerebral ischemia in rats. *Brain Res*. 1998;804(1):105–113.
108. Defazio RA, Zhao W, Deng X, et al. Albumin therapy enhances collateral perfusion after laser-induced middle cerebral artery branch occlusion: A laser speckle contrast flow study. *J Cereb Blood Flow Metab*. 2012;32(11):2012–2022.
109. Nimmagadda A, Park HP, Prado R, et al. Albumin therapy improves local vascular dynamics in a rat model of primary microvascular thrombosis: A two-photon laser-scanning microscopy study. *Stroke*. 2008;39(1):198–204.
110. Ginsberg MD, Palesch YY, Hill MD, et al. High-dose albumin treatment for acute ischaemic stroke (ALIAS) Part 2: A randomised, double-blind, phase 3, placebo-controlled trial. *Lancet Neurol*. 2013;12(11):1049–1058.
111. Suarez JI, Martin RH, Calvillo E, et al. Effect of human albumin on TCD vasospasm, DCI, and cerebral infarction in subarachnoid hemorrhage: The ALISAH Study. *Acta Neurochir Suppl*. 2015;120:287–290.
112. Weiskopf RB, Kramer JH, Viele M, et al. Acute severe isovolemic anemia impairs cognitive function and memory in humans. *Anesthesiology*. 2000;92(6):1646–1652.
113. LeRoux P. Haemoglobin management in acute brain injury. *Curr Opin Crit Care*. 2013;19(2):83–91.
114. Carson JL, Carless PA, Hebert PC. Transfusion thresholds and other strategies for guiding allogeneic red blood cell transfusion. *Cochrane Database Syst Rev*. 2012;4:CD002042.
115. Carson JL, Grossman BJ, Kleinman S, et al. Red blood cell transfusion: A clinical practice guideline from the AABB*. *Ann Intern Med*. 2012;157(1):49–58.
116. Oddo M, Milby A, Chen I, et al. Hemoglobin concentration and cerebral metabolism in patients with aneurysmal subarachnoid hemorrhage. *Stroke*. 2009;40(4):1275–1281.
117. Kramer AH, Diringer MN, Suarez JI, et al. Red blood cell transfusion in patients with subarachnoid hemorrhage: A multidisciplinary North American survey. *Crit Care*. 2011;15(1):R30.
118. Utter GH, Shahlaie K, Zwienenberg-Lee M, et al. Anemia in the setting of traumatic brain injury: The arguments for and against liberal transfusion. *J Neurotrauma*. 2011;28(1):155–165.
119. Blumberg N, Zhao H, Wang H, et al. The intention-to-treat principle in clinical trials and meta-analyses of leukoreduced blood transfusions in surgical patients. *Transfusion*. 2007;47(4):573–581.
120 U.S. Department of Health and Human Services. U.S. Food and Drug Administration. Guidance for industry: Pre-storage leukocyte reduction of whole blood and blood components intended for transfusion. http://www.fda.gov/BiologicsBloodVaccines/GuidanceCompliance RegulatoryInformation/Guidances/Blood/ucm320636.htm.
121. Kumar MA, Rost NS, Snider RW, et al. Anemia and hematoma volume in acute intracerebral hemorrhage. *Crit Care Med*. 2009;37(4):1442–1447.
122. Diedler J, Sykora M, Hahn P, et al. Low hemoglobin is associated with poor functional outcome after non-traumatic, supratentorial intracerebral hemorrhage. *Crit Care*. 2010;14(2):R63.
123. Kellert L, Martin E, Sykora M, et al. Cerebral oxygen transport failure?: Decreasing hemoglobin and hematocrit levels after ischemic stroke predict poor outcome and mortality: STroke: RelevAnt Impact of hemoGlobin, Hematocrit and Transfusion (STRAIGHT) – an observational study. *Stroke*. 2011;42(10):2832–2837.
124. Hao Z, Wu B, Wang D, et al. A cohort study of patients with anemia on admission and fatality after acute ischemic stroke. *J Clin Neurosci*. 2013;20(1):37–42.
125. Kramer AH, Zygun DA, Bleck TP, et al. Relationship between hemoglobin concentrations and outcomes across subgroups of patients with aneurysmal subarachnoid hemorrhage. *Neurocrit Care*. 2009;10(2):157–165.
126. Naidech AM, Drescher J, Ault ML, et al. Higher hemoglobin is associated with less cerebral infarction, poor outcome, and death after subarachnoid hemorrhage. *Neurosurgery*. 2006;59(4):775–779.
127. Naidech AM, Jovanovic B, Wartenberg KE, et al. Higher hemoglobin is associated with improved outcome after subarachnoid hemorrhage. *Crit Care Med*. 2007;35(10):2383–2389.
128. Festic E, Rabinstein AA, Freeman WD, et al. Blood transfusion is an important predictor of hospital mortality among patients with aneurysmal subarachnoid hemorrhage. *Neurocrit Care*. 2013;18(2):209–215.
129. Kramer AH, Gurka MJ, Nathan B, et al. Complications associated with anemia and blood transfusion in patients with aneurysmal subarachnoid hemorrhage. *Crit Care Med*. 2008;36(7):2070–2075.
130. Levine J, Kofke A, Cen L, et al. Red blood cell transfusion is associated with infection and extracerebral complications after subarachnoid hemorrhage. *Neurosurgery*. 2010;66(2):312–318.
131. Dhar R, Zazulia AR, Videen TO, et al. Red blood cell transfusion increases cerebral oxygen delivery in anemic patients with subarachnoid hemorrhage. *Stroke*. 2009;40(9):3039–3044.
132. Steyerberg EW, Mushkudiani N, Perel P, et al. Predicting outcome after traumatic brain injury: Development and international validation of prognostic scores based on admission characteristics. *PLoS*. 2008;5(8).
133. Van Beek JG, Mushkudiani NA, Steyerberg EW, et al. Prognostic value of admission laboratory parameters in traumatic brain injury: Results from the IMPACT study. *J Neurotrauma*. 2007;24(2):315–328.
134. Duane TM, Mayglothling J, Grandhi R, et al. The effect of anemia and blood transfusions on mortality in closed head injury patients. *J Surg Res*. 2008;147(2):163–167.
135. Stein SC, Young GS, Talucci RC, et al. Delayed brain injury after head trauma: Significance of coagulopathy. *Neurosurgery*. 1992;30(2):160–165.

关注急性不稳定患者 10

R. Kutteruf • I. Rozet • K. B. Domino

绝大多数需要麻醉医师关注和处理的神经外科急诊病例都是因为创伤性颅脑损伤(TBI)或者创伤性脊髓损伤(SCI)。而非创伤性颅内出血、动脉瘤或者动静脉畸形破裂、恶性高血压、长期抗凝治疗、急性脑水肿、颅内动脉瘤脑疝形成前夕引起的非创伤性脑损伤也需要麻醉医生的参与。同样,肿瘤和血肿的压迫也可能会造成脊髓损伤。

无论是脑损伤还是脊髓损伤,紧急处理的目的都是维持病情稳定并防止进一步神经损伤。原发性神经损伤及并存的其他器官系统的损伤均可进一步引起神经系统的二次损伤,这一过程明显会引发负性转归。

本章主要讨论不稳定脑脊髓损伤的患者的紧急处理,而不过分关注其病因。我们将讨论首次神经功能评估,其他器官系统功能评估和紧急处理的目标。

脑损伤

首次评估

所有创伤患者均遵循高级创伤生命支持原则,按照ABCD的优先顺序——A(气道维持)、B(呼吸和通气)、C(循环维持)、D(残疾评估/神经系统状况)和E(暴露)。

患者病情首次评估采用基本的神经功能评估法,即容易记忆的AVPU系统评估法(警觉,对声音刺激反应、只对疼痛刺激反应、无反应)。

首次评估后进行进一步详细评估,包括意识水平、瞳孔大小及对光反射、定位体征和脊髓损伤的程度。

Glasgow昏迷评分(GCS)可快速评估患者意识水平。意识水平的改变需立即对患者的氧供、换气及组织灌注进行重新评估。排除酒精、低血糖等因素影响,又无其他理由解释时,可以判断意识水平的恶化归因于TBI。

同样,所有伴有局灶性神经损伤的急诊患者均应考虑有脑血管意外,除非可以证明由其他原因引起[1]。

进行首次意识评估的同时需评估呼吸、循环等基本生命体征。

详细神经功能评估

Glasgow昏迷评分[2]用于快速评估脑损伤患者神经功能状态(框10-1)。它分为3~15分,评估的是语言功能,运动功能以及睁眼情况。该评分体系由于简便易用,评估可靠,有助于诊治及利于预后评估而广为应用。无论何种病因引起的脑损伤,首次GCS评分都与致残率和死亡率紧密相关[3]。另一个可以预测预后的因子是年龄,小儿的预后可能更好些,而年龄大于40岁者预后较差。在首次神经功能检查时也应评估瞳孔反应性和咽反射。在急性病例,检查瞳孔大小和反应性十分重要(框10-2)。散大的、无反应的“灰”瞳孔可能提示同侧的小脑裂孔疝,也就是颞叶海马回在小脑幕切迹处向内侧突出,压迫中脑和动眼神经的核团[4]。双侧的瞳孔散大可能是由于双侧小脑裂孔疝或者中脑损伤(缺血或代谢障碍)引起。在没有脑损伤的情况下,局部眼睛损伤或者动眼神经压迫也可能导致瞳孔扩大,无反应。在颅脑损伤病例中,如果收缩压高于60mmHg,小脑幕疝的征象或是上位脑干功能紊乱的表现可有效提示可能存在机械压迫[5]。然而,如果收缩压低于60mmHg或存在心跳停止,瞳孔反应就不能只考虑机械压迫的原因了[5]。

框10-1 脑损伤患者的神经功能评估

Glasgow昏迷评分(GCS)

睁眼:

- 自动睁眼4
- 呼唤睁眼3
- 疼痛睁眼2
- 不睁眼1

语言表现：
- 对话和正确判断 5
- 交谈错乱 4
- 用词错乱 3
- 语意不明 2
- 不能言语 1

运动反应：
- 按嘱活动 6
- 对疼痛能定位 5
- 躲避疼痛 4
- 刺激时肢体屈曲 3
- 刺激时肢体过伸 2
- 不能活动 1

瞳孔大小和反应

CT 扫描：
- 病损大小
- 脑水肿程度
- 中线移位 / 环池缺如

框 10-2 脑损伤患者瞳孔反应评估

1. 瞳孔直径 >4mm 则认定瞳孔扩大。
2. 缺乏对光反射和收缩反应则认定瞳孔固定。
3. 双侧瞳孔光反射均需评估并且可以作为预后预测因子。
4. 瞳孔散大和固定时间应记录在案。
5. 任何瞳孔不对称现象均应记录。
6. 低血压和低氧应该在瞳孔评估前率先纠正。
7. 眼部损伤应被排除。
8. 外科手术（如血肿清除）后应再次评估瞳孔情况。

摘自脑创伤基金会，美国神经外科学会，神经创伤和重症监护联合会指南：瞳孔直径和光反应。见 J Neurotrauma 2000；17：583-590. 略有修改。

如果患者处于昏迷状态（即睁眼不能、语言反应不佳和不能遵嘱活动），评估中脑和脑干反射（即瞳孔反应、角膜反射、眼球运动和咽反射等）有助于损伤定位。

影像学评估

神经功能评估和初步救治后就应该进行 CT 等影像学检查以诊断和判断疾病病程。如果患者同时合并腹腔或胸腔活动性出血致血流动力学不稳定，可以延迟头部 CT 扫描直至威胁生命的出血停止。如果体格检查强烈提示颅脑损伤可能，可以在开腹手术或开胸手术同时植入颅内压测定装置。颅内大的占位性损伤如硬膜外血肿、硬膜下血肿或大的脑内血肿都可以通过 CT 扫描快速发现，从而立即进行手术治疗（图 10-1，图 10-2）。CT 扫描也可发现不需手术的创伤，如脑水肿和出血性脑挫裂伤（图 10-3）。脑创伤会引起弥漫型脑肿胀，尤以儿童多见。脑损伤的严重程度与中线移位的幅度（见图 10-2）和压迫环池（见图 10-3）有关[6]。一项研究表明在 GCS 评分 6~8 分且 CT 扫描表现为基底池受压者的转归比基底池正常者差 4 倍[6]。因为患者经常会存在迟发性神经功能恶化，如果出现恶化的神经功能检查体征，需再次 CT 扫描。那些轻微脑损伤患者如果出现神经功能恶化，80% 都存在需要外科手术解决的占位性病变[6]。相比之下，严重脑损伤患者出现的恶化更多是由于脑肿胀。偶尔创伤后颅内血肿影像表现为延迟征象。

脑卒中患者需立即进行急诊脑部 MRI 以区别脑缺血或者脑出血，随后进行 CT 血管造影，增

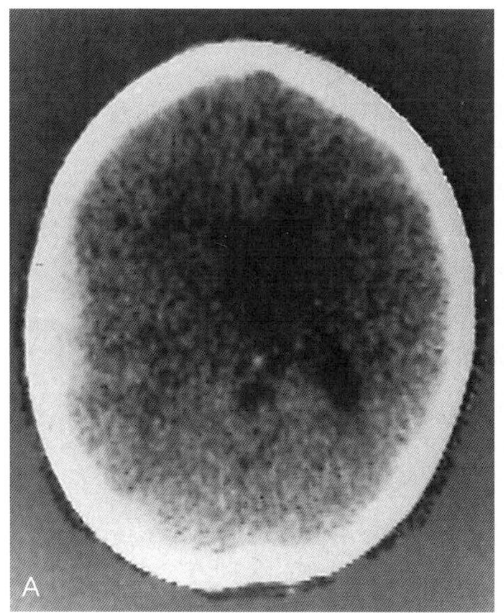

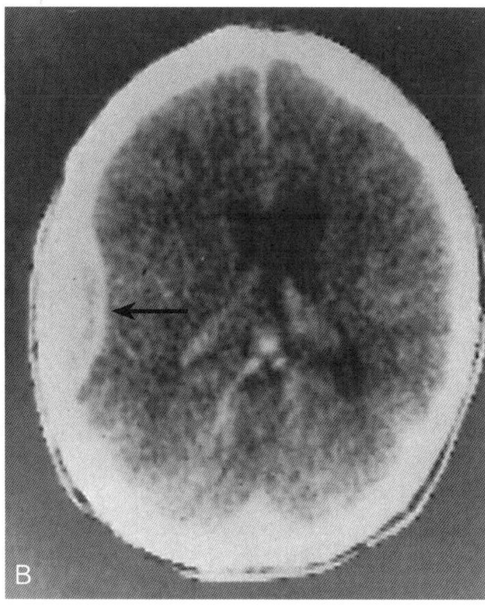

图 10-1 硬膜外血肿的 CT 扫描。A. CT 平扫显示顶部硬膜外血肿。B. 增强对比 CT 扫描显示增强的硬膜缘（箭头处）。（From Haaga JR，Alfidi RJ［eds］：Computed Tomography of the Whole Body，Vol 1. St. Louis，Mosby，1983，p 185.）

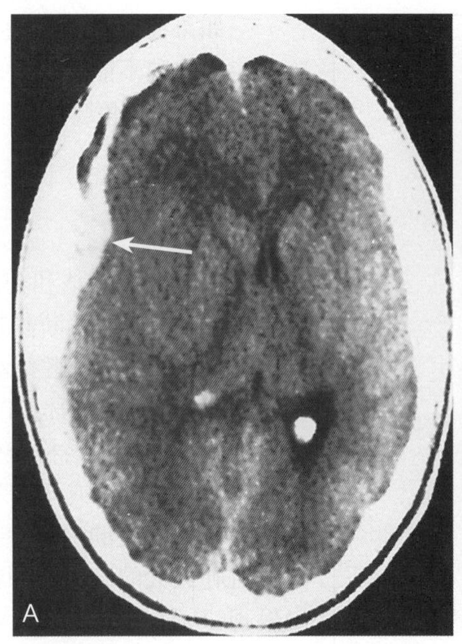

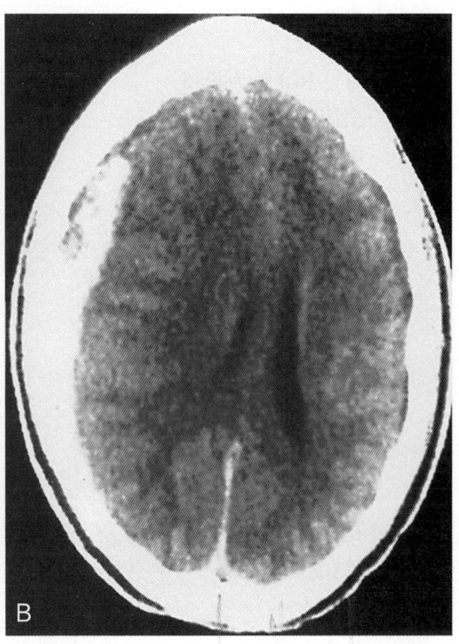

图 10-2 硬膜下血肿的CT扫描结果。A. 急性硬膜下血肿(箭头处)。B. 明显的中线移位，侧脑室向左侧挤压移位。(From Haaga JR, Alfidi RJ [eds]: Computed Tomography of the Whole Body, Vol 1. St. Louis, Mosby, 1983, p 187.)

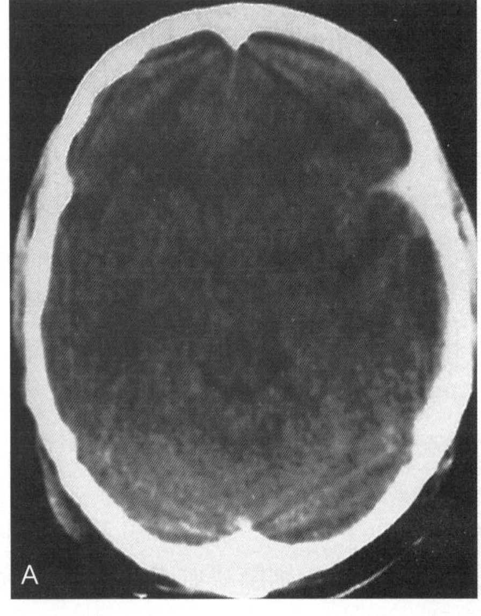

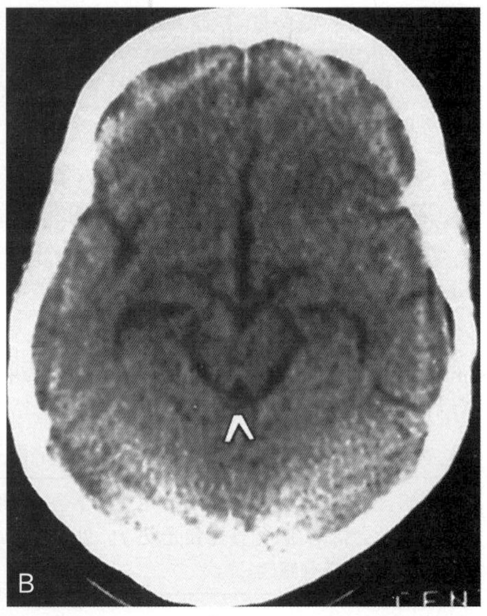

图 10-3 CT扫描显示受压的基底池(A)正常基底池(B，箭头)。颅脑损伤后压迫导致基底池阙如，神经功能转归差。(From Toutant SM, Klauber MR, Marshall LF, et al: Absent or compressed basal cisterns on first CT scan: Ominous predictors of outcome in sever head injury. J Neurosurg 1984;61:691-694.)

强CT或者增强MRI以进行损伤定位[1]。

其他系统评估

除了神经功能评估外，其他器官系统功能也要评估(框10-3)。

框 10-3 脑损伤：其他器官系统功能影响

1. 呼吸系统
   a. 上呼吸道梗阻，无法进行气道保护
   b. 肺内分流增加
   c. 神经源性肺水肿
   d. 相关肺损伤：肺不张，误吸，气胸，血胸，连枷胸，肺挫伤
2. 心血管系统
   a. 交感神经系统过度活跃
   b. 失血性休克
   c. 库欣氏反应(高血压，心动过缓)
   d. 低血压(应考虑其他原因)
3. 肌肉骨骼系统
   a. 10%病例合并颈椎损伤
   b. 长骨或骨盆骨折
4. 胃肠系统
   a. “饱胃”
   b. 血液酒精含量超标
   c. 可能存在腹腔内损伤
5. 其他系统

a. DIC
b. 低钾血症
c. 高血糖
d. 尿崩
e. 低钠

呼吸系统

对于创伤和伴有低氧血症的急诊患者，需继续评估呼吸节律、进行肺部听诊、胸部X线。许多颅脑损伤患者伴有低氧血症，增加了肺内分流会使得神经功能转归恶化[7]。低氧血症可能由于气道梗阻、脑损伤后低通气、肺不张、误吸、气胸或肺挫裂伤引起。神经源性肺水肿（NPE）较少发生，往往见于严重颅脑损伤。NPE可见于多种神经系统损伤，包括蛛网膜下腔出血、颅内血肿、脑损伤、脊髓损伤、急性脑水肿、第三脑室囊肿、癫痫和下丘脑损伤等。急性的ICP升高常常但不是总和肺水肿相伴。ICP的升高可能引发交感神经兴奋导致心肺反应，这可能是肺水肿的重要原因之一。目前NPE的机制尚未完全清楚[8]。损伤时明显的交感神经兴奋可能通过静脉压和增强通透性两种机制引起肺毛细血管内皮细胞损伤[8]。即使没有明显肺水肿或病理状态的脑损伤患者肺内分流也都是增加的[9]。肺泡－动脉氧分压梯度增加可能与气道过早关闭有关，而气道过早关闭的原因可能是昏迷引发的功能残气量减少或神经性通气-血流比值改变[10]。

心血管系统

严重的颅脑损伤会兴奋自主神经系统病引发高动力性心血管反应包括高血压、心动过速，心输出量增加和心肌缺血样心电图改变[11]。库欣反应，伴有高血压的心动过缓也可能会发生[12]。该反应发生的原因是显著的颅内高压导致延髓缺血，引起脑灌注压（CPP）下降和脑干移位，使得延髓交感和副交感中枢失衡[12]。虽然典型的库欣反应是伴有高血压的心动过缓，但是“灰”瞳孔患者出现不伴有心动过缓，则提示患者存在低血容量。如果患者有顽固性低血压，应警惕其他的失血途径（如盆腔、胸腔和腹腔）。单独的颅脑损伤一般不造成低血压，因为颅脑创伤的失血通常不足以引起成人明显低血压。

急性脑损伤可能会引起Takotsubo心肌病（心肌顿抑），其特点为急性短暂的ST段抬高，左心功能紊乱，与冠心病无关，但极易与急性心肌梗死混淆。急诊经食管超声心动图与冠心病进行鉴别，Takotsubo心肌病表现为心尖部运动功能缺失（气球样心）或者节段性室壁运动功能障碍。虽然这一现象的机制不明，但普遍认为是在压力、疼痛、急性脑损伤时机体释放大量儿茶酚胺，导致冠状动脉痉挛，随后引起全心但是短暂的心功能紊乱，称之为“儿茶酚胺心脏毒性”。Takotsubo心肌病（大约90%）最常发生于蛛网膜下腔出血的中年女性。有时也发生在各种中枢神经系统损伤，包括TBI、颅内出血、缺血性脑卒中及癫痫等疾病中。清醒患者可能出现典型胸痛、呼吸困难、心肌酶增高、及心电图上前侧胸壁ST段抬高和T波倒置。Takotsubo心肌病的并发症包括显著低血压、心律失常如尖端扭转型室速、心力衰竭及心脏破裂，所以应该积极对症治疗[13]。一般情况下，这一急性心肌病几周内便可缓解，超声心动图6周内恢复正常，心电图10周内恢复正常[14]。

肌肉骨骼系统

因为有约10%颅脑损伤患者合并颈椎损伤，所以入院即刻就应拍摄颈部侧位片（C-spine）。颈部侧位片只能提示大约80%颈椎骨折[15]和致命性的寰枕分离。其他椎体需要在评估完颅脑损伤后仔细确定有无损伤。许多颅脑创伤患者同时伴有长骨或骨盆骨折，可能引发明显失血或脂肪栓塞。

胃肠系统

所有神经外科急诊患者都应视为饱胃，存在误吸风险。而且可能并存腹腔内损伤。胃排空延迟可能持续数周[16]。50%颅脑损伤患者有明显的血液酒精浓度超标[17]。

凝血系统

颅脑损伤患者可能出现DIC，可能导致脑内促凝血酶原释放入体循环[18]。如果出现，则转归恶劣[18]。纤维蛋白降解产物可能提示颅脑损伤患者存在成人呼吸窘迫综合征的风险[19]。在急诊，应测定凝血因子水平，必要时积极输注血小板和凝血因子。多发创伤导致创伤性脑损伤（TBI）患者[20,21]和自发性脑内出血患者[22]提倡使用重组凝血因子Ⅶ。然而，关于重组凝血因子Ⅶ相关的死亡率下降、输血指标的下降及相关的并发症尚有争论[23-25]。鉴于严重的血栓风险，这一药物不推荐预防性使用于没有明显急性出血的患者[26]。凝血酶原复合物(PCC)，包括因子Ⅱ、Ⅶ、Ⅸ、Ⅹ和蛋白C、蛋白S，它已被证明在快速逆转华法林引起的凝血障碍时优于FPP[27,28]。PCC还可用于治疗获得性的或者TBI引起的凝血障碍。此外，PCC的成本显著低于重组凝血因子Ⅶ[27,29]，所以可以将其作为治疗TBI相关凝血紊乱的一种替代治疗措施。

根据最新ASA/AHA对于自发性颅内出血(ICH)的管理指南，伴有严重抗凝因子缺乏或者血小板缺乏者应该补充相应因子或者血小板[1]。对于正在服用抗血栓药物的患者，尤其是服用联合阿司匹林和P_2Y_2-ADP拮抗剂(氯吡格雷、普拉格雷、替卡格雷)者，其输注血小板的后果仍然不明确，所以对于此类患者，输注血小板为ⅡB级推荐。对于口服抗血小板药物引起颅内出血，应尽快使用拮抗剂并纠正其凝血功能。服用华法林者，静注维生素K(5~10mg)，同时应用FFP(20ml/kg)或PCC(20~40IU/kg)纠正凝血酶原时间。因为纠正凝血功能大约需要1L FFP(10~15ml/kg FFP升高凝血因子10%~20%)，所以在循环超负荷的患者(心衰等)PCC可能优于血浆[1]。对于正在服用抗凝血酶抑制剂(达比沙群)或Ⅹ因子抑制剂(利伐沙班和阿哌沙班)的患者，由于没有特异性拮抗剂，故采用FFP或PCC，方法类似于服用华法林的患者。一种单克隆抗体片段Idarucizumab已被批准为达比加群的特异性拮抗剂[31]，然而，其应用于神经外科患者的安全性尚不明确。

电解质紊乱

因为应激和创伤，患者可能出现低钾和高血糖[32]。儿茶酚胺释放激活β肾上腺素能受体导致钾离子进入细胞引起低钾血症。同样，颅脑损伤患者常伴有pH上升，为了降低ICP而过度通气引发钾离子被转运进细胞内，而氢离子出细胞。由于急性过度通气和应激反应引起的血清钾降低无需特殊处理，因为机体总体钾没有变化。但是利尿剂引起的钾丢失必须补充以避免急性细胞内缺钾导致的并发症，包括肌松剂作用延长和心率失常等。通常，急性脑损伤患者，低钾的原因是多方面的。应当根据占主要因素的原因而采取首要的处置。

尿崩症可能出现在颅底骨折或严重颅脑损伤累及下丘脑或垂体后叶者。抗利尿激素(ADH)在下丘脑合成由垂体后叶分泌。ADH增加肾远曲小管和集合管对游离H_2O的通透性。尿崩患者每天排除大量低渗尿(25 L/d)，导致明显的血钠和渗透压增加。

尿崩需要和任何颅脑损伤或垂体和下丘脑损伤引起的多尿进行鉴别诊断。术中多尿的鉴别诊断包括给予液体过多，渗透性药物(如血糖大于180mg/dl、甘露醇等)、利尿剂、脑肿瘤患者反常多尿[33]、肾源性多尿、中枢性尿崩症等。排除医源性原因，高血糖后，如果明确的血清钠和渗透压高而尿渗低则可于术中诊断尿崩。

尿崩的治疗包括低渗盐水(0.45%)补充和给予ADH制剂。5%右旋糖酐可以选用，然而，必须防止高血糖。水溶性血管加压素可以每6h皮下注射或肌注(5~10U)或者静脉缓慢滴注达0.01U/(kg·h)以快速控制术中或术后尿崩[34]。大剂量可能引发高血压。低于常用剂量的desmopressin(DDAVP)可以静脉或皮下注射每12小时1~4μg。如果不能有效控制，可以增加DDAVP给药次数。与水溶性血管加压素相比，DDAVP的血管加压活性较小，更适用于冠心病和高血压患者。

急性脑损伤患者可能出现低钠血症。可能是细胞外液容量减少(如利尿剂使用、肾上腺功能不全、失钠性肾炎)、容量增加(如充血性心衰、肾衰等)，或者容量正常性[如甲状腺功能减退、抗利尿激素异常分泌综合征(SIADH)]。血清钠快速下降低于125~130mEq/L就会引起神志改变或癫痫。诊断的第一步是确定患者的类型。虽然临床上常将脑损伤患者低钠直接归入SIADH，但是确诊一定要排除其他可能病因。神经外科患者低钠最常见的原因就是利尿剂使用或肾源性失钠导致的血管内容量减少。蛛网膜下腔出血后，患者可以出现原发性尿钠增加(脑盐耗综合征)，与SIADH不同，该症伴有血管内容量的增加[35]。对于SAH患者采用积极地液体治疗维持正常的血管内容量很有必要。

对于应用酒精、可卡因、拟交感类药物或者其他可以引起TBI或者自发性ICH等损害精神状态药物者，需进行血液过滤，清除毒性物质。酒精滥用、可卡因、拟交感类药物滥用常和TBI或自发性ICH相伴，应该进行血液毒品监测。育龄期女性应进行孕检。

颅脑损伤患者的管理

气道管理

GCS 评分小于 8 分或需要影像学检查但无法合作需要镇静时需要给予气管内插管，因为脑损伤的患者如果没有气管内插管保证通气是不能给予镇静的。明确没有颈椎损伤前患者一定要按照颈椎损伤处理。如果怀疑有颅底骨折或窦损伤的患者，需要避免经鼻气管插管。

气管内插管前需快速评估患者的气道和血流动力学状态(图 10-4)。合并神经并发症者，压迫环状软骨下实行快速序贯诱导是此类患者标准的建立气道的方法。昏迷患者不给予镇静药和肌松药即可进行直接喉镜下气管插管。创伤患者需保证颈椎成直线稳定。新的建立气道设备，如可视或电子喉镜(AirTraq，GlideScope，McGrath)和探条(Shikani Seeing Stylet)可以增加看到声门开口的几率。然而，纤维支气管镜仍然是处理困难气道的金标准，尤其是怀疑伴有颈椎损伤的患者。必要时还可选择环甲膜切开。

如果气道评估正常，给予肌松药有助于声门显露和减少呛咳。避免插管过程呛咳引起的颅内压骤增的有效方式之一是提前给予肌松药。已经证明非去极化肌松药可以预防插管引起的 ICP 的增高[36]。White 和他的同事[37]研究发现在颅脑损伤患者插管过程中使用司可林，而不是硫喷妥钠、芬太尼或利多卡因可以明显抑制气管内吸引的颅内压增加，原因是给予司可林后明显抑制了呛咳。但是，巴比妥类药物和利多卡因可以减轻使用肌松药颅脑损伤患者气管内刺激引起的 ICP 增加[38,39]。这些药物和镇静催眠药在抑制插管时 MAP 和 ICP 增加方面都是必要的。

麻醉医师评估患者的血流动力学后，选择适当的麻醉诱导药物，减低气管插管时伴随的 ICP 增加，其主要目的是降低 ICP 同时，确保血流动力学的稳定，维持充足的 CPP。低血容量患者给予大量的丙泊酚引发的严重的低血压带来的害处要超过插管引起的短暂的 ICP 增加。如果患者血压高或血流动力学稳定，在头颈部妥善固定，解除肌肉痉挛，环甲膜压迫前提下，可以采用快速序贯诱导，给予丙泊酚、利多卡因和司可林。为避免低氧和高 CO_2，诱导后插管前持续按压环状软骨(预防反流)，给予手动过度通气。对于高血压患者，镇痛药如芬太尼、抗高血压药或联合使用可以预防插管时剧烈的血压升高和 ICP 增加，但一定要警惕防止 CPP 过低。与硝普钠明显的扩张脑血管

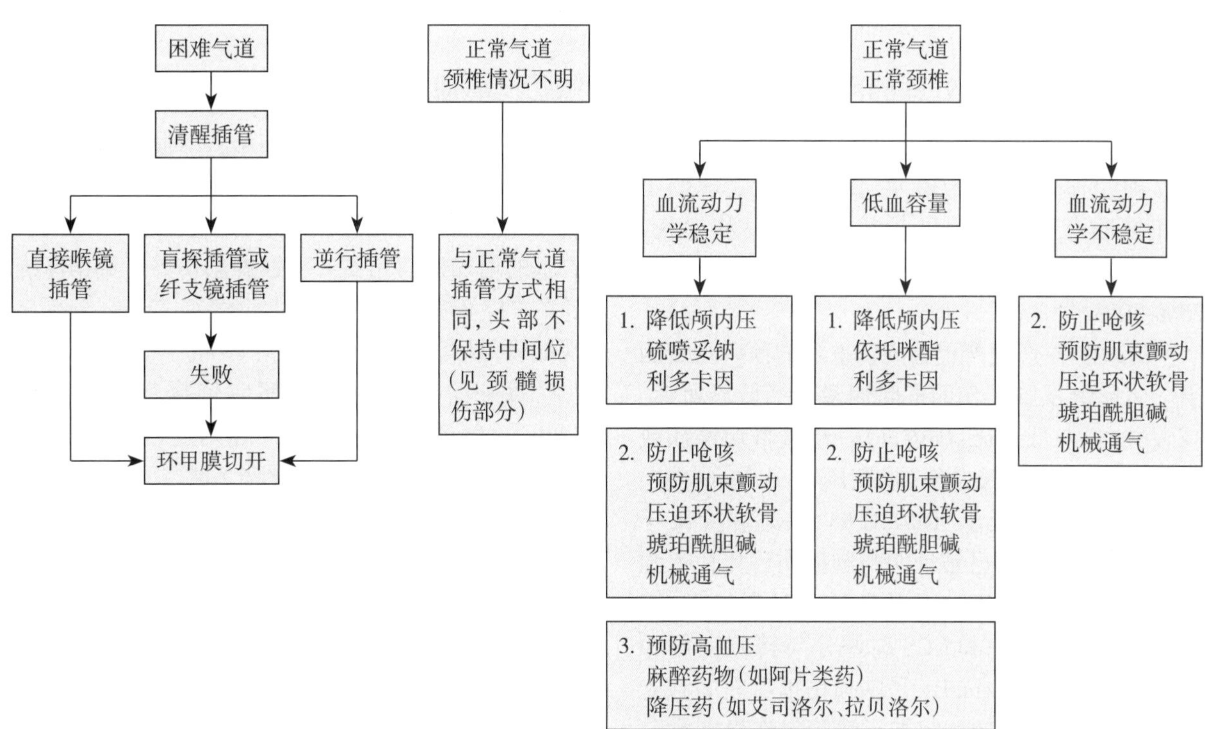

图 10-4 颅脑损伤患者的气道管理。ICP，颅内压

相比[40],艾司洛尔和拉贝洛尔升高ICP作用较弱。广泛应用的抗高血压药钙离子通道阻滞剂如尼卡地平、氯维地平是有效且安全的,尤其适用于颅内出血者[41,42]。如果患者存在低血容量(如合并多发伤),依托咪酯(0.2~0.4mg/kg)优于丙泊酚,因为其可以有效降低CBF和ICP[42]。

颅脑损伤患者,氯胺酮作为一种麻醉诱导药物重新引起人们关注。一项最新RCT研究纳入655名颅脑损伤需急诊插管的患者,与依托咪酯相比,氯胺酮(2mg/kg)可以提供相似的插管深度且是安全的[43]。考虑到氯胺酮引起高血压和心动过速,氯胺酮0.75mg/kg联合丙泊酚比单用丙泊酚可以使得血流动力学更为稳定[44]。已经证实成人应用氯胺酮1mg/kg可以降低麻醉过程中的颅内压[45]。而最新一项研究表明ICU中儿童应用氯胺酮(1~1.5mg/kg)可以增加颅内压[46]。

司可林可引起大量CO_2生成或者肌颤引起的脑刺激会一过性增加ICP[47],但是因其具有起效快,持续时间短,可以提供最优的插管条件的优点,如无禁忌,可考虑司考林作为急诊插管的肌肉松弛药。提前给予非去极化肌松药去肌颤是否可以预防司可林引起的ICP增高尚未有定论[48]。因此,急性颅脑损伤患者快速插管和过度通气的优点远大于其缺点。此外,还需考虑司可林引起的高钾血症。此种情况,在确保无困难气道后,可以选用罗库溴铵(0.6~1.2mg/kg)。

颅脑损伤患者紧急处理的目标

颅脑损伤患者紧急处理的首要目标是预防继发神经损伤。过去30年,由于病理生理的了解和早期有效的处理显著减少了继发脑损伤,使伴有严重TBI患者的死亡率从50%降低到25%-30%[49]。

继发脑损伤是严重脑损伤重要的预后决定因子。引起继发脑损伤的危险因素包括低氧血症、高碳酸血症、低血压、颅内高压、小脑幕切迹疝或小脑扁桃体疝。低血压(收缩压低于90mmHg)、低氧血症(SaO_2低于90%)、发热(核心温度高于38℃)的持续时间已被证明与脑损伤后死亡率强烈相关[50]。许多危险因素是可以对症处理的。CPP大于90mmHg和GCS高评分与转归良好相关[51],CPP低于50mmHg是脑损伤预后差的独立危险因素[50]。框10-4归纳了颅脑损伤患者紧急处理的目标。

框 10-4 颅脑损伤患者急性处理的主要目标

A. 防治低氧血症—维持 PaO_2>60mm Hg or SaO_2>90%
  1. 增加吸入氧浓度
  2. 处理肺部病理情况
  3. 使用PEEP(10cmH_2O或更小)
B. 维持血压
  1. 防止低血压——维持SBP>90mmHg
    a. 禁用含糖液
    b. 维持血管内容量——维持出入量平衡
  2. 处理高血压
    a. 交感神经活性过度
    b. 增加颅内压
    c. 麻醉过浅
C. 降低ICP
  1. 头位
  2. 短时间过度通气
  3. 高渗液体治疗
  4. 镇静
  5. 低温
  6. 手术:引流脑脊液和清除血肿

在颅脑损伤患者使用大剂量糖皮质激素并不能有效降低ICP[52]也不会影响转归[53]。因此,急性TBI并不推荐大剂量激素治疗。少数脑肿瘤而濒临脑疝患者,应用激素有可能减低脑水肿[54]。这类患者一般给予激素数小时内即可出现临床症状的改善。

预防低氧血症

积极快速处理颅脑损伤患者的低氧血症十分必要,因为低氧血症(尤其是体循环低血压引起的低氧)与继发性脑损伤、神经功能转归恶化[8]及死亡率的增加密切相关[7]。根据创伤昏迷数据库统计的717例病例,严重TBI病例有22.4%患者出现低氧,且其致残率和死亡率增高[55]。

每一个脑损伤患者都应依据创伤救治的"ABC"(气道,呼吸和循环)原则进行评估救治,即要保证有效的气道和呼吸/通气。无论初始GCS评分如何,所有的脑损伤患者都应给予足够的氧气。只要条件允许(脉搏血氧或动脉血气),就应监测组织氧合。脑损伤患者氧合的最低目标是SaO_2维持在90%以上,或者PaO_2维持在60mmHg以上[56]。严重颅脑损伤患者应该插管保持100%纯氧通气直至可以保证足够的氧合。

积极给予PEEP可能增加脑损伤患者的ICP,

其机制为 PEEP 可能降低脑静脉回流而增加脑内静脉容量。然而，虽然 10cmH_2O PEEP 常常导致严重脑损伤患者 ICP 增加，但与其促进氧合的作用相比是微不足道的[57]。PEEP 对肺膨胀不良患者 ICP 影响较小，因此推测此类患者脑损伤后可能最需要使用 PEEP。

维持血流动力学稳定

低血压

收缩压低于 90mmHg，即使院前救治过程只有一次记录，也与 TBI 患者的高致残率和死亡率相关[55]。在 ICU 的患者，低血压的持续时间和神经功能转归恶化（基于 GCS 评分）以及死亡率增加密切相关[50]。故必须监测血压且将收缩压维持在高于 90mmHg 以上[56]。

颅脑损伤和多发性损伤患者最常见的血流动力学变化是低血容量，其可由失血、甘露醇显著性利尿作用和不适当的限制液体入量引起。因为脑损伤后对低血压耐受能力下降，足量静脉输液是维持血管内容量和 CBF 所必须。血管损伤和颅骨骨折患者术中可能会大量失血。如果术中静脉窦损伤则需大量容量填充。另外，因为血液常沾湿术巾和流到地板，所以准确的失血量难以估计。若无其他原因解释，大量颅内出血，尽管血压位于正常范围但波动减小（SBP 100~120mmHg）或者心率增快者（>100 次 /min），均应按低血容量考虑。当颅内减压后，血流动力学将显示为明显的低血压。伴随着 ICP 急剧下降，交感系统活性和外周血管阻力下降，血管内容量空虚征象更为明显。血管加压素有助于在补充液体的同时维持血压稳定。但是，液体超负荷可能增加脑静脉压而导致脑水肿。

通过临床征象，如低血压、心动过速、麻醉剂耐受差、正压通气时收缩压变化等可以较好评估低血容量状态。正压通气时收缩压下降大于 10mmHg 是血容量损失 10% 的敏感指标（图 10-5）[58]。这一收缩压下降的指标的指导意义优于 CVP。

狗和人体收缩压变异度与出血程度有着很好地相关性。紧急情况下置入中心静脉导管有助于防止出现液体输入过多，进而指导液体替代治疗。首先及时评估脑血容量，随后放置中心静脉导管，患者情况稳定后开始手术。

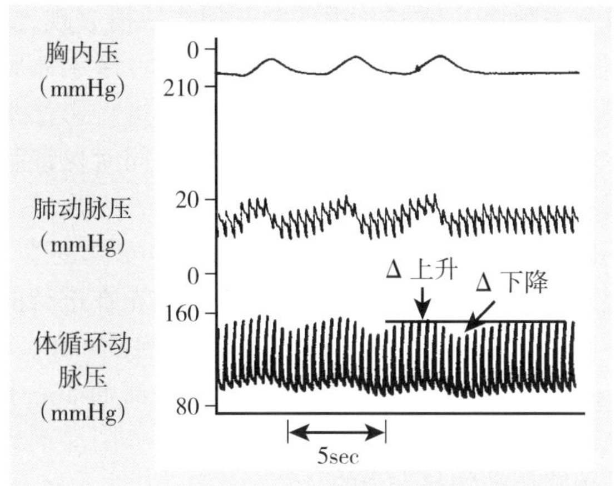

图 10-5 损失 10% 血容量的狗机械通气的持续记录。图示胸内压、肺动脉压和体循环血压。在正压通气时最大和最小血压值。最大和最小血压值被记录为 ΔUp 和 ΔDown 值。ΔUp 值为最大收缩压和停通气 5 秒时呼吸末收缩压的差值；ΔDown 值是呼气末血压和最低收缩压的差值。在严重低血容量者收缩压变异性和 ΔUp 和 ΔDown 值的相关性比 CVP 好。（From Perel A，Pizov R，Cotev S：Systolic blood pressure variation is a sensitive indicator of hypovolemia in ventilated dogs subjected to graded hemorrhage. Anesthesiology 1987；67：498-502.）

高血压

由于应激反应，交感神经兴奋儿茶酚胺分泌增加，所以单独的脑损伤患者通常表现为高血压[11]。脑损伤后脑血管自身调节能力被损害[59]，高血压可以引起脑充血，发生血管源性水肿，使得 ICP 进一步增高。然而，在使用降压药处理高血压之前，应首先排除其他导致高血压原因（如 ICP 增加和麻醉过浅等）。在保证氧合和通气情况下，将头保持中立位并稍微抬高，防止呛咳，单独给予丙泊酚或联合给予镇痛药可以降低 ICP 并且加深麻醉。对于颅脑损伤的患者，这些措施通常可以有效地控制高血压。然而，对于术前存在高血压或严重高血流动力学的患者，可以使用 β 肾上腺受体阻滞剂（如美托洛尔、拉贝洛尔、艾司洛尔）。这类药物针对高血压病因（交感系统过度兴奋）且不扩张脑血管。预防性使用 β 肾上腺受体阻滞剂，有助于减少严重脑损伤相关的室上性心律失常，ST 段和 T 波改变及心肌梗死的发生率。也可应用钙离子通道阻滞剂如尼卡地平、氯维地平控制血压。血管扩张药如硝普钠、硝酸甘油和肼苯哒嗪，可能增加 ICP，需要禁用[40,60,61]。

非创伤者、呕吐者、收缩压大于 200mmHg 者，且伴有剧烈头痛和急进性神经功能缺损表现，应高度怀疑ICH。ICH患者出现高血压，提示血肿扩大、再出血和脑水肿。此时需立即进行影像学诊断。必要时持续泵注降压药物，但同时保证脑灌注压不低于60mmHg[1]。最新研究表明，在1小时内快速将血压降至140mmHg是安全的[42]；但是其对预后的影响尚不明确。目前正在进行的一项多中心的研究有可能阐明这个问题（Http://atach2.com/）。联合应用钙离子通道阻滞剂如尼卡地平、氯维地平和α受体阻滞剂、β受体阻滞剂或其他降压药物是安全的。

液体管理（参考第9章）

等渗晶体溶液用于补充血管内容量。这包括等离子电解质液、林格液和生理盐水。虽然这些液体在休克复苏后可能会增加ICP[63]，但是如果复苏容量不足，由脑缺血引发的细胞毒性脑水肿导致的ICP增加将更为有害。颅脑损伤时血-脑屏障被破坏，所有种类液体可以穿过血脑-屏障。需要避免过度补液导致中心静脉压增加。因此，液体管理的目标是维持患者等容状态。当然，需要在脑损伤稳定后（比如ICP在正常范围内），再进行一些非紧急的手术，如整形手术，否则有引发脑水肿恶化的风险。因为乳酸林格液为低渗液体应避免使用。

液体治疗时，晶体液和胶体液的选择，仍存在争议。水是否通过血-脑屏障主要取决于血浆和脑组织渗透压差。降低胶渗压可能对于脑水容量影响较小，因为胶渗压对整个血浆总渗透压的贡献较小。大部分实验提示无论给予等渗胶体或晶体液对于脑水容量和ICP的影响没有差异。虽然有实验表明，在脑损伤模型中，胶体液组脑水肿发生率较低[64]，但是人体研究尚未证实。一项关于盐水和白蛋白评估（Saline versus Albumin Fluid Evaluation，SAFE）实验[65]，对460例进行初期复苏的脑损伤患者，随机给予白蛋白或生理盐水，结果显示白蛋白组的24个月后神经功能预后偏差（52.7% 白蛋白组 vs 39.4% 盐水组），死亡率也高于盐水组（33.2% 白蛋白组 vs 20.4% 盐水组）。在严重颅脑损伤，GCS 3~8分者，白蛋白组致残率和死亡率明显高于盐水组，而中度颅脑损伤则不同。目前白蛋白影响TBI预后的机制不清，但有假设认为白蛋白穿过损伤的血脑屏障，加重脑水肿[66]。其他随机临床实验也证实了这一假说[67]，在90例TBI患者复苏时随机给予新鲜冰冻血浆和生理盐水，结果显示血浆组的颅内血肿发生率和1月死亡率高于盐水组。

羟乙基淀粉（hydroxyethyl，HES）曾经是治疗危重患者最常用的胶体溶液。然而，由于HES相关的副作用，包括凝血功能紊乱和肾衰竭，以前的研究者已不再提倡使用。HES可以降低凝血因子Ⅷ的活性，减少von Willebrand因子水平，从而使得部分凝血酶原时间（partial thromboplastin time，PTT）的延长。大容量6%HES（>500 ml）因为影响凝血功能可能增加颅内血肿，应该慎用[69]。几项研究表明，在危重患者中，6%HES组的肾脏损伤、肾替代治疗、副作用的发生率要高于盐水组[68,70-72]。但是6%HES对死亡率的影响尚未明确。2012版欧洲危重病医学会指南推荐，器官移植、严重脓毒症、颅脑损伤或急性肾损伤高危患者禁用HES[73]。2013年，美国食品药物管理局推荐，危重患者禁用HES，以及对HES的副作用提出黑框警告，这些副作用包括增加死亡率、严重肾损伤及大量出血的发生率，并将这些副作用标注在HES商品的说明书中[74]。基于以上研究，急性颅脑损伤患者使用HES须相当谨慎。

高渗盐水（hypertonic，HS）可以降低脑水容量和ICP，并维持血压稳定，因此，在脑损伤患者患者低血容量复苏过程中，优于其他溶液[63,75]。在多发性损伤和TBI患者的容量复苏，输注小容量的7.5%HS（250ml）是安全的[76]，而且对于严重TBI（GCS<8），与林格组比较，HS组血流动力学更稳定，院内生存率更高[77,78]。然而，另有研究表明，GCS<9而且收缩压低于100mmHg的患者，无论输注HS或林格液，受伤后6个月的神经功能转归没有差异[79]。

目前，没有对于TBI容量复苏时最优的HS的浓度和剂量的推荐指南。然而从安全性和益处考虑，血流动力学不稳定患者，使用HS复苏是较好选择。浓度包括1.6%[80]或3%[81]。因为3%HS的渗透压和20%甘露醇相似，5ml/kg 3%HS可提供相当于1g/kg of 20%甘露醇产生的渗透压。截至目前，HS仍然不是临床主要考虑。虽然有报道称，快速纠正慢性低钠患者的血钠可能引发中枢性脑桥脱髓鞘改变[82]，但是在之后使用HS复苏患者，即使重复给予，均未显示此种改变。另外，在SIADH患者，给予HS产生的液体潴留，可能引起潜在的进行性低钠，所以HS不应作为一线治疗，只有在液体复苏后且给予利尿剂后方能使用。

综上所述，等渗溶液(0.9% 生理盐水、林格液)仍然是颅脑损伤容量复苏的标准溶液。并且选用液体种类时，应当考虑到纠正电解质。不推荐预防性给予新鲜冰冻血浆，只有在凝血功能障碍者才推荐使用。

血糖控制

在严重神经功能受损患者，应激性高血糖十分常见，而且与卒中后[83,84]、SAH 后[85]、颅脑损伤后[86,87]和心跳骤停后[88]的致残率和死亡率增加明显相关。在人群研究中，高血糖是神经功能严重损伤的原因还是结果尚不清楚。

虽然高血糖所触发的细胞机制，如免疫损害和增加感染风险、线粒体损伤、细胞内酸中毒、内皮损伤和炎症已经被阐明，但是加重神经功能损害的确切机制尚未明确。脑损伤后葡萄糖对转归的影响也不清楚。在大鼠模型中，给予葡萄糖并不影响神经功能转归或者造成脑水肿[89]。

在脑损伤者，安全的血糖阈值，即高于此值缺血性神经损害的风险就会增加，仍未有定论；然而，将血糖控制在 200mg/dl 以下可能有助于转归。另一方面，在 ICU 危重人群，通常使用胰岛素严格将血糖控制在 80~100mg/dl[90]，但目前研究认为这一做法是有害的[91]。对于经历严重脑损伤如心跳骤停[92]或者 SAH[93]患者，严格血糖控制可能有害，因为高低血糖发生率会恶化患者转归。葡萄糖是脑的主要能量来源，而且脑的糖原储备有限，所以脑对低血糖代偿能力差，另外，急性脑损伤比生理状态代谢率增加，糖供应倾向于缺乏[94]。

在脑损伤急性期应禁止给予含糖溶液，因为其可能加重神经功能损伤。许多动物实验证实，无论是否存在高血糖，给予葡萄糖都会增加脑梗死面积，加重全脑或局部脑缺血引发的神经功能损害[95]。

难以确定血糖安全水平的部分原因在于，短暂高血糖有时无法准确反应实际脑组织糖水平。在葡萄糖输注后，脑组织内葡萄糖升高，但是血糖却可能因为胰岛素释放而下降。近十年的一项 Meta 分析，纳入 16 项 RCT 研究(1248 例患者)，表明急性神经损伤患者(TBI、脑卒中、CNS 感染和 SCI)，将血糖控制在 70~140mg/dl 范围内和按传统方法将血糖控制在 144~300mg/dl，两组患者死亡率无差异，但是前者神经功能预后更差。上述研究表明，急性脑损伤患者，血糖控制的合适范围是 140~180mg/dl。然而，急性或慢性高血糖患者迅速降低血糖的收益和风险尚不明朗。

体温控制

对于 TBI[50]，SAH[97]和脑卒中[98]患者，体温升高(>38℃)已被证明会加重脑损伤，且和神经功能转归差以及死亡率增加明显相关。毫无疑问，必须避免和治疗脑损伤患者体温升高。来院时低体温的脑损伤患者过于积极的升温治疗极为有害[99]，因此快速输注温热液体需要十分谨慎，尤其是手术室内为了应对低血容量和出血时，应考虑到高体温的危害。

急性脑损伤患者降温的方法包括：①解热药物(阿司匹林、对乙酰氨基酚、布洛芬、双氯芬酸钠)可以用于卒中患者，但是不能用于 TBI 患者，因其可能导致凝血功能紊乱；②外源性设备如降温毯，安全有效；③内源性降温如血管内输注冷盐水，对抗高体温，血管内降温。目前没有研究说明急性颅脑损伤发热患者最优的处置方法，因此具体患者要具体选择。

从逻辑学角度考虑，急性颅脑损伤患者，低体温降低脑氧代谢率，从而对患者有益。但目前仍缺乏强有力的证据支持浅低温对脑损伤患者的益处。通过过去 15 年中，对 6 项 RCT 研究[99-104](目标温度 32~35℃)分析，2007 版脑创伤基金会指南推荐，创伤性脑损伤后维持体温在 32~33℃之间，并持续超过 48 小时，可降低死亡率[105]。然而，维持低温同时给予巴比妥类药物，可增加肺炎的发生率，因此 ICP 升高的患者，需按常规首先给予巴比妥类药物，然后考虑低温治疗。

监测和处理颅内高压

急性颅脑损伤患者紧急处置的重要目标之一就是降低 ICP，这可以通过改变头位，过度通气，高渗溶液和利尿，巴比妥类药物以及外科手术多种方式解决。床旁监测 ICP、CPP、颈静脉球氧合(SjO_2)和脑组织氧合(Pbo_2)对于脑损伤患者有益。

头位

轻度头高位(头部倾斜 30°)，保证颈部中立位，如果脑脊液通路仍然通畅，可以增加脑静脉引流而降低 ICP[106]。向一侧偏头，气管内导管或者气管切开导管紧贴颈部及 Trendelenburg 体位，都限制静脉回流，使 ICP 明显增加。这些患者给予充足肌松剂以避免呛咳，因为呛咳会严重增加 ICP。另一方面，低血容量患者过度抬高头部，使 MAP 降低，可能导致脑灌注减少和脑缺血发生。

过度通气

过度通气引发低碳酸血症，在颅内压治疗方面很有效。虽然低碳酸血症导致细胞内碱中毒和脑血管收缩，可以降低 ICP，但这可能增加脑缺血的风险[107]。过度的通气导致过度脑血管收缩，降低 CBF，如果 TBI 患者的 CBF 已经下降，那么继续降低则会造成脑损伤。考虑到重度脑损伤患者在损伤后 24~48 小时 CBF 显著下降[108,109]，通常不足正常状态下的 50%，脑创伤基金会 2007 年指南推荐损伤后 24 小时应避免过度通气，而且损伤后 24 小时应避免预防性过度通气[110]。

一项随机对照研究对重症脑损伤患者预防性使用过度通气 5 天，发现过度通气组转归差，但只是那些运动功能相对完整者[111]。这一结果可能反映了低碳酸血症性血管收缩会加重脑损伤患者的脑缺血。在脑损伤后几小时乃至几天内，全脑 CBF 和局部 CBF 都会下降，而代谢却增加。脑创伤后常出现额部缺血[112]。过度通气导致 CBF 进一步下降，而 ICP 不再下降，可能加重脑缺血。

过度机械通气同时明显影响心肺功能，通过静脉回流、交感刺激和心输出量减少而降低血压。氧离曲线左移导致动脉氧分压和混合静脉氧分压降低。低碳酸血症抑制了低氧肺血管收缩反应导致支气管扩张。过度通气可能使肺内分流增加[113]。

综上所述，脑损伤患者 $PaCO_2$ 应维持正常水平。急性失代偿患者接受手术前可处于短暂的低碳酸血症，可能降低 ICP 对患者有益，至少目前尚无对患者有害的证据。根据脑损伤基金会的指南[110]，如果准备实施过度通气，SjO_2 必须是常规监测。在脑损伤和创伤性脑内出血后，SjO_2 可以是正常的，但是过度通气后会明显下降[112]。SjO_2 正常范围的个体差异非常大(55%~75%)，难以用于诊断，但大多数学者认为 SjO_2 低于 50% 是 CBF 下降的指标，可能导致脑缺血，需要避免。

高渗治疗

甘露醇。通过增加血浆渗透压，产生渗透压梯度使水从血 - 脑屏障内渗出，降低颅内液体容量和 ICP。颅内液体渗出总量，受渗透梯度大小、梯度存在的时间及血 - 脑屏障完整性的影响。脑损伤严重时，由于血 - 脑屏障破坏明显，甘露醇可直接进入颅内，无法形成本来的渗透梯度，因此渗透作用降低。甘露醇进入颅内，使颅内液体总量增加，这还可以解释偶有患者输注甘露醇后出现了 ICP 反弹性升高。

给予甘露醇可能导致三相血流动力学反应。快速给予后出现短暂相(1~2 分钟)低血压[17]。随后，甘露醇增加血容量，心指数和 PCWA 在输注完毕后即刻达峰值[114]。ICP 会因为颅内血容量和脑血流量增加而短暂增加[115]。缓慢输注可降低甘露醇升高 ICP 的作用，而颅内压已升高的患者，这种短暂 ICP 升高效应非常少见[116]。输注后 30min，血容量回到正常，肺动脉楔压和心指数因为外周血管扩张效益而低于正常值[114]。

甘露醇可以降低血液黏度和红细胞脆性，增加脑微循环灌注。甘露醇可以短暂降低血细胞比容和增加血浆渗透压，也可以导致低钠血症、高钾血症，血中 HCO_3 稀释会降低血液 pH。急慢性肾衰竭患者低钠，低渗状态可能持续时间更长，且程度更重[117]。

甘露醇的常用剂量 0.25~2g/kg，典型剂量 1g/kg。低剂量可短时间降低颅内压，更少引起电解质紊乱，但是需要更频繁给药。快速给药可使颅内压的下降程度更明显，但也会短暂引起血压下降，并更明显增加血管内容量和脑血管容积。临床使用时，决定给药剂量和速度应仔细权衡利弊。当血浆渗透压大于 330mOsm/L 给予更多甘露醇通常无效。

高渗盐水作用机制类似于甘露醇。等渗透剂量的高渗盐水和甘露醇在接受手术的重症脑损伤患者，无论是否存在蛛网膜下腔出血[81]，使脑组织收缩及降低 ICP 效应相似[118]。但高渗盐水利尿作用及由此引发的液体负平衡的效果比甘露醇弱得多。因此，血流动力学不稳定，低容量或者心脏病患者可能受益更大，应首选考虑。高渗盐水每次给药时间需超过 15~20 分钟，但没有明确推荐的浓度和容量。浓度范围较广，从 1.6% 到 7.5%，都能降低颅内压，并无明确并发症报道。给予 5ml/kg 的 3% 高渗盐水的渗透作用，等同于 1g/kg 的 20% 甘露醇。

利尿剂

单纯使用大剂量呋塞米(1mg/kg)[119]或小剂量呋塞米联用甘露醇[120]均可以降低ICP和颅内液体容量。同甘露醇相比,单纯使用呋塞米并不能直接降低ICP。临床经验上也是,甘露醇在降低脑容量方面优于呋塞米。然而,呋塞米可能对心肾功能不佳的患者有益,而且不像甘露醇,不会增加血容量,不会造成颅内压短暂性升高。

呋塞米降低颅内压的作用机制不明,但与其利尿作用并不相关。呋塞米可能降低脑脊液的生成以及水和离子通过血 - 脑屏障的渗透能力。呋塞米也可加强并维持甘露醇造成的血浆渗透浓度的升高,因此两者联用使颅内压降低和脑组织体积收缩的作用更明显也更持久[120]。但同时也会带来低钠、低钾、低氯、低渗及水电解质排出明显增加等问题。有报道,联合使用呋塞米和甘露醇,水排除量可达42ml/min,而单用甘露醇才17ml/min。

低剂量的呋塞米(5~20mg)联用低剂量甘露醇(0.25~1g/kg)可有效收缩脑组织体积。长时间使用利尿剂者,须增加剂量才能获得同等的效果。可以通过先给予呋塞米、后给予甘露醇的方法,避免甘露醇造成的血容量和颅内压短时间增加。但是,只要联合了利尿剂,就需要充足补液和补充电解质。联合用药2小时,通过尿液损失2~3L液体非常常见。

巴比妥类和其他镇静和镇痛药

巴比妥类药物可以降低脑代谢、脑血量、脑血管容量和颅内压。但目前美国没有短效的巴比妥类药物,应用不多,而且基本上都是在ICU内使用。脑损伤患者颅内压升高,常规措施治疗无效时,大剂量巴比妥类药物可以发挥作用;顽固性颅内高压的患者需要镇静时,巴比妥类是最佳选择[121]。但是,巴比妥治疗可能对脑创伤的长期转归无影响[122]。

虽然巴比妥可以短暂辅助控制颅内压,但因其可能引起心脏抑制、降低血压和脑灌注压使用受限。低血压是脑损伤患者神经功能转归差的明确的危险因素,因此维持正常血压至关重要。巴比妥类药物应该谨慎地滴注,如果需要,可使用血管升压药或正性肌力药维持正常血压。低血容量和低血压患者禁用巴比妥类药物。同样,在外科手术切除颅内占位前使用大剂量巴比妥类药物应格外谨慎,因为脑组织手术减压会伴随交感神经兴奋性下降和血压剧降。戊巴比妥是这类药物中控制颅内压最有效的。使用巴比妥进行镇静的最经典方法是,先在30分钟内给予负荷量戊巴比妥10mg/kg,继之以5mg/(kg·h)输注3小时,再以1mg/(kg·h)维持[123]。但也不是绝对,尤其是EEG出现爆发性抑制时。对于急性不稳定的脑损伤患者,大剂量使用巴比妥类药物最好在ICU进行。

丙泊酚也可用于镇静和控制ICP[121]。与巴比妥类相似,丙泊酚也会引起血压下降,但是丙泊酚最大的优势在于撤药后恢复迅速,可以更快更好地神经功能评估。引起爆发性抑制的剂量很高约200μg/(kg·min)],因此会增加患者脂质的输注量。长时间大剂量[>5mg/(kg·h)]实行丙泊酚镇静,有可能发生致命的丙泊酚输注综合征。它以乳酸性酸中毒、横纹肌溶解、肾衰竭、乳糜血、肝脂肪堆积及致命性心衰为特征[124-126],儿童的报道多见,因此不建议在ICU的儿童身上应用。这一综合征已经被证明与神经功能异常密切相关,尤其是创伤性脑损伤患者。在ICU,丙泊酚输注综合征可能在短时间就发生,比如输注低于24小时,因此镇静药物的选择应该每天都重新考虑。

咪达唑仑也可以降低脑代谢、脑血流和脑血容量,但可以较好保持脑血管的自主调节功能,可用于ICU患者的镇静。咪达唑仑持续输注(2~4mg/h)常与阿片类药物联合给予[如硫酸吗啡4mg/h、芬太尼2~5μg/(kg·h)或者舒芬太尼0.05~2μg/(kg·h)]。阿片类药物通常不影响脑代谢和脑血流,可以保证血流动力学的稳定,因此两者联用使患者的耐受性良好。但是,停药后恢复缓慢限制了在脑损伤患者镇静方面的应用。苯二氮䓬类的特异性拮抗剂氟马西尼会增加颅内压,不推荐使用[127]。

手术处理

外科手术也可以用于降低颅内压。脑室置管引流可能很困难,因为脑组织肿胀使脑室变小,阻碍了脑室定位。

快速去除急性硬膜下、硬膜外或者大的孤立的脑内血肿作用显著。迅速诊断并开颅去除硬膜外血肿，尤其在出现小脑幕切迹疝征象前，致残率和死亡率明显降低。此外，迅速诊断并开颅去除急性硬膜下血肿，死亡率也明显下降。Seelig等[128]报道在伤后4小时内手术者死亡率为30%，超过4小时死亡率可高达90%。

脊髓损伤

严重创伤病例中有5%~10%发生脊髓损伤。美国国立急诊X线研究(NEXUS)小组在21个医疗机构前瞻性收集了34 069例钝性损伤患者的颈部X片，发现颈椎损伤的比率约为2.4%[129]。颈椎损伤的危险因子包括：①男性；②年龄大于65岁；③种族(白人，非西班牙裔，非黑人)[130]。机动车事故是造成损伤的最重要原因，其次是坠落、运动损伤、枪伤或刺伤。头部着地的坠落，或未系安全带的高速行驶的驾驶者或乘客、追尾事故中发生颈椎损伤的风险极大(6%~10%)[131]。中度风险(1%~3%)是低速行驶中未系安全带的驾驶员和乘客、钝器颅脑损伤或者侧身着地或脚先着地的坠落事故。不伴随颈部疼痛和不需要制动的患者，颈椎损伤的风险较小[132]，因为疼痛和制动是颈椎损伤最相关的伴发症状。但是哪怕患者有最轻微的脊椎不适、其他部位损伤很重或者处于醉酒状态，都应想到可能存在颈椎不稳定损伤而仔细评估。

儿童脊髓损伤能占到5%。儿童脊椎骨折并不常见，是因为儿童韧带松弛而且骨化所未完全，脊柱的活动度大于成人[133]。但这一解剖特点使得儿童易于出现极端颈椎损伤，使无影像学异常的SCI的发生率变高[134]。

神经功能评估

脊髓损伤程度评估

传统的方法是使用3柱式概念[135]来观察椎体的结构。前柱包括前纵韧带以及椎体和髓核的前2/3部分。中柱包括后1/3椎体，髓核以及后纵韧带。后柱包括椎弓根、棘突、关节面和相应的后组韧带系统。3柱概念在依据损伤机制定位脊髓损伤方面极为有用。

脊柱损伤可以分为伸展、屈曲、压缩和旋转四种机制或几种联合(图10-6)。伸展性损伤，如下颌骨受到击打或甩鞭伤而后仰，主要损伤是使

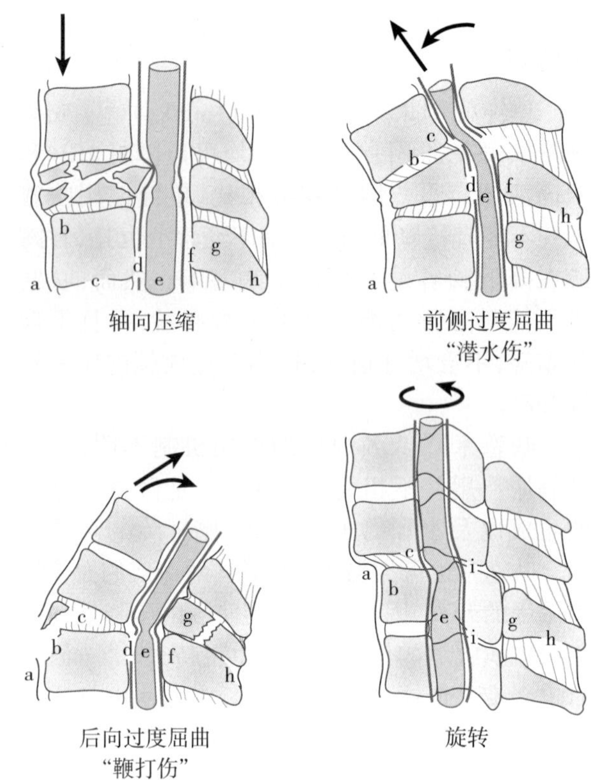

图10-6 脊髓损伤机制：轴向压缩、前向过曲(屈曲性损伤)、后向过曲(伸展性损伤)和旋转性损伤。箭头指示脊髓压缩性，屈曲性或旋转性损伤方向。a，前纵韧带；b，椎体；c，i椎间盘；d，后脊韧带e，脊髓；f，黄韧带；g，棘突；h，棘间韧带；i，椎间小关节屈曲性损伤明显压缩前部组织，伸展性损伤明显压缩后部组织。(摘自Fraser A，Edmonds-Seal J：Spinal cord injuries：A review of the problems facing the anaesthetist. Anesthesia 1982；37：1084-1098.)

后柱断裂。屈曲性损伤，如跳水引起，最有可能损伤前柱。损伤的稳定性变化极大，稳定的如爆发性骨折或楔形椎体骨折，到极其不稳定的如Hangman骨折。决定损伤稳定性的首要因素是韧带、椎间盘和骨关节是否完整[136]，以及是否伴随脊髓的损伤。如果脊髓完全离断，会出现离断节段以下所有运动和感觉功能的丧失。如果是不完全损伤，将可能部分保留功能。不完全损伤会导致以下综合征之一：中央脊髓综合征、Brown-Séquard综合征和前索或后索综合征(表10-1)。明显脊椎损伤患者30%~70%有神经功能缺损[137]。大约70%颈椎损伤患者有潜在的不稳定，或与临床症状明显的SCI相关[129]。C5~C7节段是颈椎最脆弱的节段，骨折、脱位或骨组织损伤极易导致SCI。但是SCI的程度和脊椎的不稳定性并不相关。

表 10-1 脊髓损伤综合征

综合征	体征
完全神经损伤	损伤节段以下所有运动和感觉功能丧失
不完全神经损伤：	
中央脊髓综合征	运动丧失（上肢重于下肢） 膀胱功能失调 各种不同类型感觉丧失
Brown-Séquard 综合征	同侧瘫痪 同侧本体感觉，触觉和振动觉丧失 对侧痛觉和温度觉丧失
前索综合征	双侧运动功能丧失 双侧痛温度觉丧失 本体感觉，触觉和振动觉保留
后索综合征	触觉和温度觉丧失 运动功能完整 本体感觉和振动觉保留

伸展性损伤发生率是屈曲性损伤的2倍[136]。1/3 伸展性损伤发生在寰枢关节。压迫下过伸可能造成前柱和后柱骨折：脱位断裂并且出现高度不稳定。Hangman 骨折，多于暴力高压下发生，引起 C2 椎弓根骨折，导致 C2 和 C3 前部半脱位，并且出现高度不稳定，常引起脊髓损伤。屈曲性损伤导致楔形骨折，可以没有韧带损伤。除了前柱和后柱大的断裂引起的严重损伤外，通常是稳定的。最严重的屈曲性损伤是泪滴式骨折，可出现高度不稳定。压缩性损伤导致爆裂式骨折，虽然相对稳定，但椎体后移碎片可能导致 SCI。

脊柱制动

因为高速运动的多发性创伤和颅脑损伤增加了脊髓损伤 SCI 的风险，在确定颈椎无损伤前，颈椎应被制动并且转运时须使用滚木（logroll）的方法。最好的紧急固定方式是使用硬式颈托，或在颈部沙袋支撑，并在额部缠绕固定[138]。软颈托不能有效制动颈部，其可屈曲运动度为正常的 96%，可伸展度为正常的 73%，而且不能限制侧向和旋转运动[143]。因此软颈托只能在无条件时用来提示可能存在颈椎损伤。硬颈托（如 Philadelphia 颈托、extrication 颈托）仍使颈部有 30% 的可伸展性及 45% 的可屈曲性。Philadelphia 颈托是首选，因为它是双侧对合的，使用方便，不需过多移动患者。相比之下，侧向沙袋及前额缠绕可以有效防止屈曲，减低侧向移动性和可旋转性至正常的 5%，可伸展性降至正常 35%。在初步诊断和病情检查后，可应用环状固定装置，它们可以明显降低颈部的活动度，只允许 4% 的屈曲或伸展以及 1% 的旋转[138]。

放射学检查

标准颈椎放射学检查包括双斜位、后前位和张口齿状位。大约 20% 脊髓损伤发生在颈 7[129]，因此侧位片必须包括所有 7 个颈椎[15,139]。双斜位（图 10-7）可以显示脊椎的连接、每一椎体的骨折和椎体前及椎体间的宽度[139]。脊椎前凸的连接也应该显示颈椎的四个解剖线（即沿颈椎前后缘的边缘，脊柱层线和棘突的后缘；图 10-8）。每一椎体的骨性结构和棘突、椎间盘的间隙、关节面和关节的关系和棘突间隙都要显示[139]。即使 C 形臂显示正常，脊椎前间隙增宽

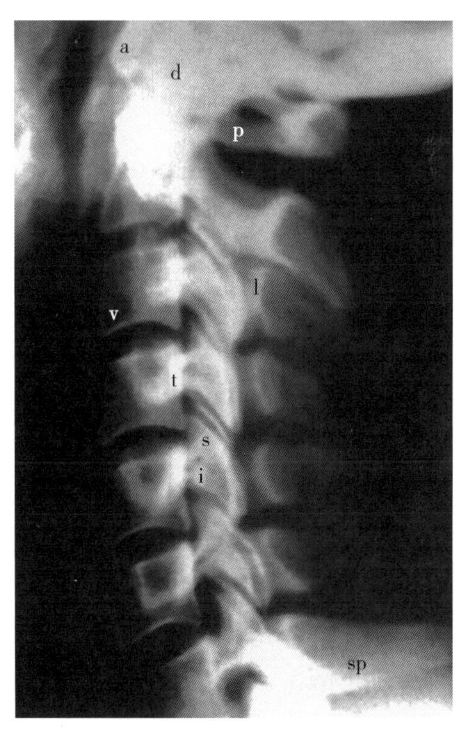

图 10-7 正常颈椎的水平位片。a，C1 前弓；d，C1 后弓；i，C5 下关节面；l，C3 板层；s，C5 上关节面；sp，C7 棘突；t，C4 横突；v，C3 椎体。（摘自 Ovassapian A：Fiberoptic Airway Endoscopy in Anesthesia and Critical Care. New York，Raven Press，1990.）

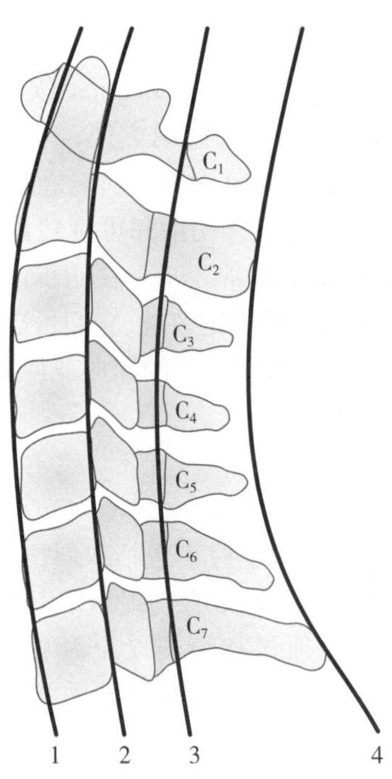

图 10-8 颈椎正常韧带后侧观。"ABCs"显示骨、软骨、韧带和软组织间隙的对线。4 条平滑前屈曲线沿着椎体边缘前凸线(1)、后缘线(2)、板层和棘突连接线(3)、棘突顶端连接线(4)勾画。线 2 和线 3 是脊椎管的大致边缘。(摘自 Williams CF, Bernstein TW, Jalenko C: Essentiality of the lateral cervical spine radiograph. Ann Emerg Med 1981;10:198.)

也可能提示严重的不稳定性脊髓损伤,这可能与气道阻塞相关(图 10-9)[140,141]。15%-20%颈椎骨折可能无法通过水平投照侧位显示[139]。后前位(图 10-10)可显示棘突和关节突的脊椎连接,以及椎间盘和关节腔异常,如间盘间隙增加提示严重的韧带损伤[136]。开口位或齿状位(图 10-11)可以显示寰枕或者寰枢关节或齿状突。补充摄片,如斜位和屈伸位,可能在深入检查时需要。

如果临床上不能排除 SCI,但 X 线平片结果是阴性、不清楚或仅是可疑时,可进行 CT 检查明确是否存在颈椎损伤。CT 也用于张口困难患者(如气管内插管者)的颈椎状态评估。在诊断颈髓损伤,尤其是 C1 或 C2,CT 优于平片,然而,韧带损伤 CT 不能有效显示[137]。个别情况下,可能需要 MRI 或脊髓造影确定脊髓损伤的程度。

颈髓损伤可以不伴随颈椎的不稳定,此时明确诊断或者鉴别诊断就格外重要。NEXUS 和加拿大头颈部 CT 研究组织的两个大的医学中心研究,总结了不伴明显临床症状的颈髓损伤征象的影像学特征(表 10-2)[129,142]。

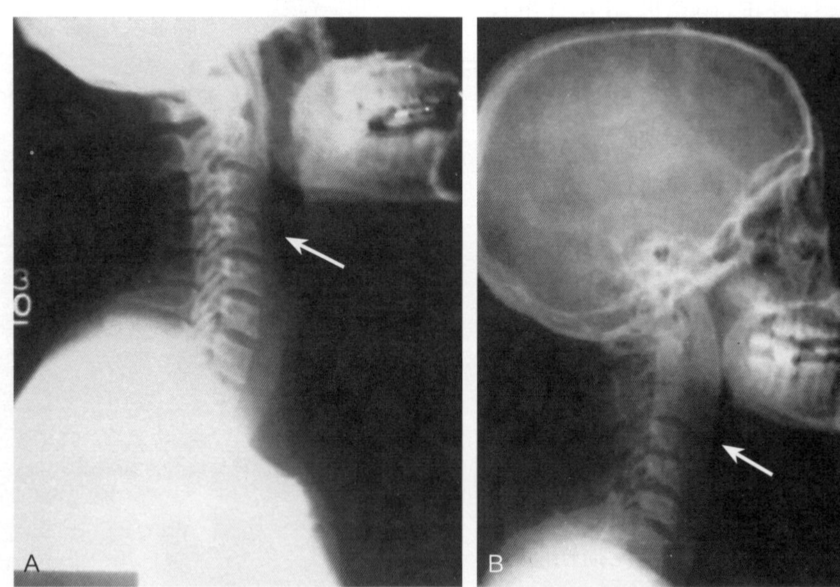

图 10-9 严重继发于甩鞭伤的椎前软组织肿胀病例。A. 正常患者颈椎侧位图,箭头指示椎前平面,大约在 C2 处有 3.2mm。B. 椎前平面明显肿胀病例,箭头指示 C2 处只有 11mm。此病例有明显气道梗阻需要纤支镜插管。(摘自 Biby L., Santora AH: Prevertebral hematoma secondary to whiplash injury necessitating emergency intubation. AnesthAnalg 1990;70:112.)

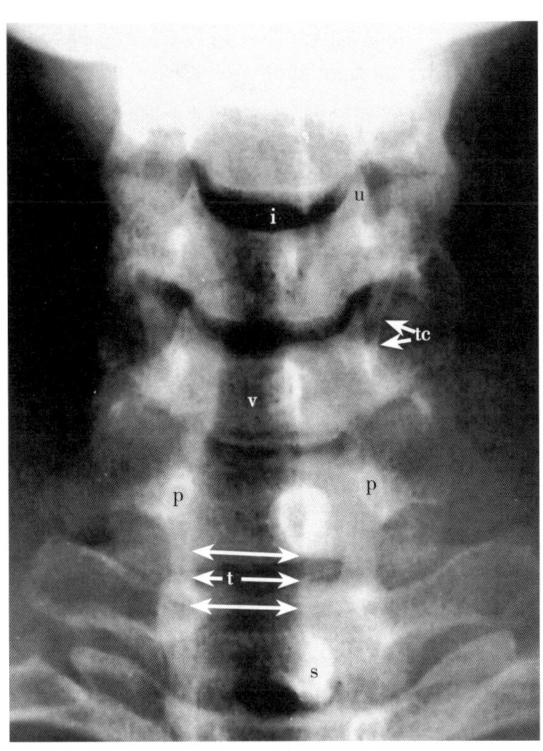

图 10-10　正常颈椎后前位片。i，C3~C4 椎间孔；p，C6 椎弓根；s，C7 棘突；t，气管(箭头)；tc，环状软骨；u，C4 钩突；v，C5 椎体。(摘自 Ovassapian A：Fiberoptic Airway Endoscopy in Anesthesia and Critical Care. New York，Raven Press，1990，p 37.)

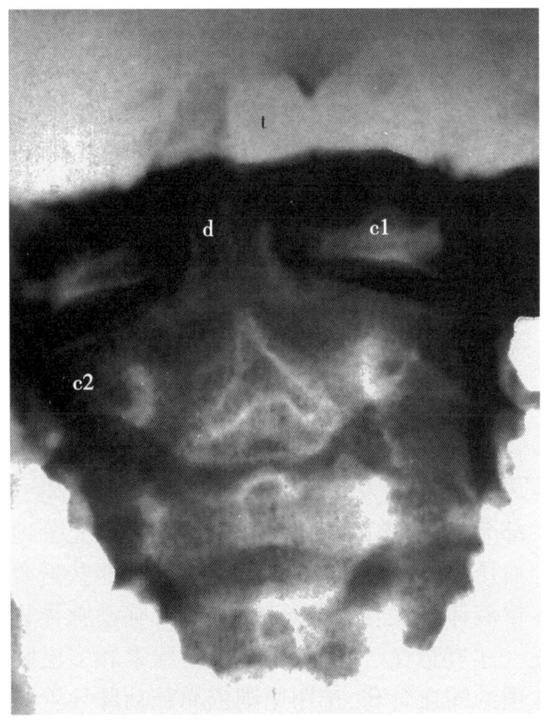

图 10-11　正常颈椎的开口位或齿状位片。c1，C1 前弓；c2，C2 椎体；d，枢椎齿突(C2)；t，牙齿。(摘自 Ovassapian A：Fiberoptic Airway Endoscopy in Anesthesia and Critical Care. New York，Raven Press，1990，p 37.)

表 10-2　临床无颈髓损伤征象者影像学指标

NEXUS 数据(21 所医院，34 069 例患者)[134]	棘突骨折 楔形压缩骨折≤25% 椎体高度 单纯骨赘骨折 单纯横突骨折 终板骨折 一型齿状骨折 小梁骨折 没有韧带损伤的单纯撕脱骨折
CCTHCSS 数据(10 家医院，8924 例患者)[143]	棘突骨折 楔形压缩骨折≤25% 椎体高度 单纯骨赘骨折 单纯横突骨折

其他器官系统评估

呼吸系统

呼吸系统并发症是 SCI 患者最为多见(有研究显示达 80%)且严重的并发症，明显增加致残率和死亡率。继发于 SCI 的呼吸过程和肺损伤的病理生理改变常发生在早期。SCI 患者用力肺活量和功能残气量下降，合并颈髓损伤者呼吸功能损害最为严重(见框 10-5 及表 10-3)[144]。肺活量中 60% 源自膈肌的运动，而膈肌主要受横膈膜神经(C3~5)支配。此节段以上脊髓受损，会导致膈肌完全麻痹，不能自主呼吸(表 10-3)。损伤在 C6 节段以下的患者可能膈肌不受影响，但有不同程度的肋间肌和腹部肌肉功能障碍。C6 阶段损伤是肺活量较预计水平降低 30%，同时由于呼气末残气量减少，功能残气量也随之减少。反常呼吸(吸气时胸部回缩，呼气时胸部扩张)、受膈肌位置

框 10-5　脊髓损伤：其他器官系统的影响

1. 呼吸系统
   a. 降低通气，与损伤程度正相关
   b. 相关性肺损伤：肺膨胀不全，误吸，肺挫裂伤，气胸，神经源性或非神经源性肺水肿
2. 心血管系统
   a. 首发的交感神经系统过兴奋
   b. 脊髓休克：低血压，心动过缓
   c. 置入气道管理设备仍出现的严重心动过缓(或心搏停止)
3. 体温控制：异常体温
4. 其他系统：可能存在整形外科、胸内科、腹腔内或头颅损伤

表 10-3 脊髓损伤对呼吸功能的影响

损伤节段	呼吸功能影响的最严重情况
C3~C5	损失潮气量 20%~25% 或更多
	反常呼吸
	副呼吸肌运动
	膈神经功能损害和膈肌麻痹
	肋间肌功能和腹部肌肉功能损害
	需要呼吸支持
C5~C8	正常潮气量下降达 30%
	反常呼吸
	副呼吸肌运动
	无呛咳反射
	仰卧位通气改善
	肋间肌功能和腹部肌肉功能损害
T1~T6	肋间肌功能不受影响
	膈肌运动部分受影响
	咳嗽力弱
T6~T12	咳嗽力弱
	腹部肌肉力量不受影响

及运动功能影响的腹壁肌肉松弛、丧失咳嗽能力、排出气道分泌物能力降低，以及伴发的胸壁损伤，都会加重呼吸功能受损。因为膈肌的原因，仰卧位时潮气量明显大于头高位和俯卧位。除了呼吸功能损伤，其他的肺损伤，如肺膨胀功能不全、误吸、肺挫伤、血胸、气胸、神经源性或非神经源性肺水肿，都可能加重急性期的呼吸功能衰竭。与颅脑损伤相同，脊髓损伤的患者也存在神经源性肺水肿的风险。

虽然患者早期的通气功能可能还足够，但由于咳嗽和清除分泌物能力下降、镇静和镇痛药物的使用、胃排空障碍和膨胀，以及脊髓水肿等，可能造成进行性肺膨胀不全或肺炎，引起继发性呼吸衰竭。Ledsome 和 Sharp[144] 发现颈髓 C4~C5 水平急性损伤的患者，入院时潮气量只有 25%，需要呼吸支持治疗 1~5 天。SCI 伴四肢瘫痪发生 1 小时[145]，由于交感神经支配作用下降，就会出现支气管黏膜分泌物增加，并可形成阻塞，肺不张和肺炎。在 SCI 急性期，神经源性肺水肿的发生可能是因为全身血管和肺血管收缩导致通气血流比例失调和左心衰引起。

心血管系统

在原发性脊髓损伤，强烈的交感神经兴奋引起短暂的严重高血压[146]。过度的交感神经失调可能导致 ST 段和 T 波改变，类似心肌缺血或节律失调，也可能导致神经源性肺水肿。

目前，有人将其总结成四时相的脊髓休克进展模型[147]。第一时相，也称为“低反射时相”，通常在伤后 24 小时内出现，以下行通路障碍引起的无反射和低反射为特征，可引发迟缓性麻痹，损伤部位以下深腱反射消失和自主神经功能障碍。紧接着是第二时相，以某些反射恢复和去神经超敏感现象为特征。1 周后进入第三时相，出现“原始的”高反射现象，产生的原因与轴突的突触生长有关。损伤发生的数天后，损伤节段以下的轴突突触末端发生退行性改变，数星期或数月后被其他神经元的末端凸起所取代。第三时相经常持续 1 个月，进入第四时相，也称为“终期高反射时相”，可能与细胞体的突触生长有关。

如果脊髓休克的第一时相伴有明显的外周血管扩张和体循环低血压，就称为神经源性休克。交感神经张力丧失导致体循环血管阻力下降、静脉血管扩张、血管对体位和低血容量的反应性收缩能力下降，而且对外科刺激的血流动力学反应能力下降。因为没有交感神经的拮抗作用，T1~T4 节段的迷走神经的解心脏加速纤维的作用显现，引起心动过缓。严重的反射性心动过缓和无脉可能被气管插管诱发，可预防性给予阿托品。C1~C5 节段高位损伤或损伤节段下运动功能完全损失的患者，比 C6-C7 节段损伤患者及轻、中度运动功能损伤的患者血压更低，更难纠正。由于神经源性休克是指收缩压低于 90mmHg，外科手术延迟与神经源性休克有相关性[143]。

神经源性休克的治疗包括谨慎地给予等渗液体，还可能包括给予血管收缩药物，以维持脊髓灌注压。有人建议，四肢瘫痪患者可以放置肺动脉导管，以评估液体需要量，因为即使伤前相当健康地患者也容易发生肺水肿和心肌功能障碍[148]。大部分病例，单纯液体替代治疗就可以充分地提升血压，提供足够的脊髓灌注。只有那些需要大容量液体或血管收缩药物地患者，肺动脉导管的置入才有意义。麻黄素、苯肾上腺素和多巴胺是常用的缩血管药，选用原则依靠肺动脉导管测定的心率，心输出量和血管阻力。

温度控制

在损伤阶段以下，温度调节功能丧失。T6 以上节段损伤的患者就无法保持恒定体温，体温基本等同环境温度。严密监测体温和保温是必要的。

相关的损伤

与颅脑损伤的伴发情况相同，多器官系统（如骨科的、胸内的、腹内的和头部损伤）都可能受到影响。应假定患者饱胃（也就是有误吸风险）。静脉通路应该迅速建立，导尿管和胃管也应置入。长骨骨折应该固定。

可疑颈椎损伤患者的气道管理

麻醉医师应在不加重脊髓损伤的基础上，进行气管插管。但到目前为止，很少有研究表明不同气道管理和插管技术对颈椎损伤患者的安全性[149]。在颈椎损伤中，继发性神经功能损伤的总发生率是2%~10%[149,150]。一项研究表明在漏诊脊椎骨折者是10.5%，比明确诊断的1.4%高[155]。置入喉镜时不固定颈椎，可能会导致瘫痪或死亡[137,151]。然而，严重颈椎损伤患者进行气道处理，现有颈椎保护措施（包括采用线性固定）的确切风险并没有直接研究[151]。因为缺乏数据，可疑脊髓损伤患者采用何种气管内插管方法最安全并未有一致结论。因此，麻醉医师需要根据特殊患者病情特点、紧急气道处理方式、患者配合程度以及麻醉医师的熟练程度来选取最优插管技术。

颈椎制动患者的各种气道处理方法

基本气道建立

影像学证据表明许多气道建立方法可能增加颈椎损伤脱位和半脱位[149]。然而，事实上，即使对于存活患者也没有研究结果显示这些气道建立方法是否有害[149]。在因韧带损伤而导致C5~C6节段不稳定的尸体上发现，托下颌及挑下颚会使椎间盘间隙增宽大于5mm[152]，通过Philadelphia颈托不能有效的预防这一间隙增宽，置入食管填充导管可以导致3~4mm的间盘间隙[153]。压迫前颈部，用手动线性颈部固定但没有后颈部支持者，单手环状软骨压迫可以导致颈椎的移动4.6~5mm（范围0~9mm）[153]。尚不明确采用硬颈托或第二只手进行后颈部支持者也引起后部颈椎移位。头部倾斜，置入口咽通气道或插入鼻咽通气道只会引起轻微的椎间盘移位[152]。置入喉罩和喉罩压力过大对颈椎的压力要比置入其他气道建立设备大，而且造成的颈椎移位更大[154]。在前颈椎固定患者，插入硬性插管性喉罩可以压迫后咽部导致严重的咽水肿[155]。然而，可靠的结论性数据尚未得到。

手动线性牵引固定颈部的方法，因为牵引力的大小和周围组织完整性的原因，可能本身就会引起严重的椎间盘半脱位和撕脱[156]。牵引是否会引起神经损害尚不清楚，但是与脊椎固定过程中过度牵引有关的神经功能恶化确有报道。因此单纯手动线性牵引固定可以采用，但是过度牵拉应该禁止。

急诊气道建立技术

直接喉镜

为快速安全建立气道，快速序贯诱导，直接喉镜插管可以使用。不过，直接喉镜与正常麻醉志愿者[157-159]和尸体不稳定颈椎者[152,156]的颈椎移位相关。无论喉镜片的曲度怎样，导致C5~C6损伤尸体模型C5~C6间盘增宽3~4mm[152]。采用Philadelphia颈托不能有效预防颈椎的伸展移位，但是采用线性固定方法辅助固定可以降低大约60%移位[152,157]。

虽然直接喉镜不会引起颈椎的直接移动，但是增加神经功能损害的潜在风险尚不清楚。尚没有足够的样本的研究证明直接喉镜对不稳定颈椎损伤患者是安全的。现有证据表明经口插管对于颈椎稳定患者的神经功能危害的影响较少[137,138,149,160-165]。对于线性固定的患者的直接喉镜的广泛应用显示的较少的神经功能损害加重的事实提示神经功能损害加重的95%可信区间很小（低于2%）。在个案报道，有插管前未预料的脊髓损伤使用直接喉镜导致神经功能损害加重的报道[166,167]。

固定颈椎使喉镜暴露声门困难[168,169]。在徒手线性固定的患者有22%喉镜显露困难（3~4级）[169]。采用硬领经额部固定或沙袋在颈侧固定，暴露不佳的比例达64%。因为硬领限制了张口度，颈前部的颈托在喉镜插管时应该移出。在环状软骨压迫时后部颈托需要保留以支撑颈部。向后按压甲状软骨，另外向上并轻微向右按压甲状软骨（BURP操作），喉镜显露可以改善[170]。

Bullard喉镜、McCoy喉镜窥片（有铰链端的Macintoch喉镜片）及GlideScope，已经被用于颈椎损伤患者插管[171-173]。

环甲膜切开

环甲膜切开是疑似或确诊颈椎损伤患者快速挽救气道的推荐方法。理论上,环甲膜切开可以提供气管插管而不移动颈部。事实上,关于环甲膜切开引起的颈椎移动和神经功能改变放射学研究尚未完成,目前尚无环甲膜切开和颈椎移动的数据。另外,环甲膜切开的并发症相对较高。在手术室外或急诊室,环甲膜切开的即刻并发症为32%[174],包括操作时间延长(13%)、置入气管内导管失败(8% ~25%)、严重出血 5%。远期并发症,如感染、咽喉损伤,发生率可达 2%。环甲膜切开,因为可能导致手术部位污染,而使得前路颈椎修复手术变得困难或不能完成。许多并发症可能是医生操作经验不足引起。尽管缺少神经功能转归改善的证据,而且绝大多数麻醉医生,急诊医生和外科医生缺乏经验和较高的并发症发生率,但是环甲膜切开的方法对于直接喉镜插管失败或预计插管困难的患者还是一种有效的紧急选择方案。

气管内喷射通气

气管内喷射通气可以暂时用于直接喉镜,环甲膜切开或纤支镜插管困难患者氧合。使用 14 号导管置入环甲膜连接高压氧源可以提供足够的氧合和通气。然而,不能有效预防误吸,可能导致气压伤(10%)和导管移位。因此只能用于困难气道患者氧合暂时过渡。

选择性气道控制技术

以下探讨选择性气道控制技术。

清醒插管(经鼻盲插、光索或纤支镜)

清醒经鼻或经口插管是不稳定颈椎损伤患者气管内插管安全有效的方法[136,149]。Meschino 等人[175]报道他们在颈椎损伤患者采用清醒气管插管的病例。结果发现 136 例颈髓损伤需要插管的患者中,神经功能转归和 233 例不需要气管插管的患者没有明显差异。然而,他们报道的采用清醒气管插管病例并没有提供具体插管细节,如何评估神经功能及损伤的部位和程度。

清醒气管插管是适当选择,尤其是那些需要插管,但是快速诱导又不能保证安全的病例,如低氧血症、血流动力学不稳定者或颅脑损伤者。在面中部或颅底骨折患者经鼻插管应该避免,因为可能导致细菌或异物进入颅腔[176]。不合作、醉酒的或颅脑损伤患者,清醒插管可能与全麻快速诱导的患者相比,直接喉镜插管造成的躁动和颈部运动剧烈得多,潜在颈髓损伤可能性也大。Ovassapian 等人[178]发现在 70%~90% 患者经鼻盲插需要多次尝试。

因为纤支镜可以直视而且不需要太多颈部移动,因此经常被推荐于颈椎不稳定患者的气管插管。对必须插管病例,麻醉医师使用纤支镜成功率高。然而事实上,对于急性损伤病例、分泌物多、气道出血和咽腔水肿者,纤支镜插管可能困难。纤支镜插管需要患者配合,而且需要在声门上下区域进行充分表麻以防窒息。声门下麻醉的区域目前尚有争论。虽然这一步骤可能预防严重呛咳反应(可能增加神经功能损伤),但是可能增加误吸的危险。Ovassapian 等[178]研究纤支镜插管的 105 例病例,在 24 小时误吸的风险未明显增加。同样没有证据表明呛咳会增加脊髓损伤的神经功能损害的风险。

逆行气管插管

另一种较为推荐的颈部移动较小的气管插管方法是借助穿过环甲膜的导丝引导的逆行气管插管方法[179]。大样本逆行气管插管作为安全有效的气道建立首选方法的可靠性和安全性尚未有报道。

气管内插管的管理

因为缺乏有力的证据,目前对各种技术完成气管内插管的相对安全性尚无一致意见[149]。许多技术行之有效,但是特殊选择需要依靠麻醉医师的特殊技能。然而,喉镜使用导致的继发性脊髓损伤的可能风险(与损伤的稳定性变化相关)需要仔细评判,如急诊插管的困难程度,相关的医疗状况(颅脑创伤、气道创伤或病理状况、低氧血症和心血管的不稳定性),以及患者的合作程度。

气道管理计划的第一步是判断急诊气道的安全程度(图 10-12)。在心血管不稳定、低氧血症、颅内压升高的患者,首先应该通过抬下颌和扣面罩提供氧合和通气,进行紧急气管插管。如果患者气道解剖正常(即判断在头颈中立位插管无困难者),修正的快速序贯诱导可以采用。Philadelphia 颈托的前半部分应该在喉镜置入前

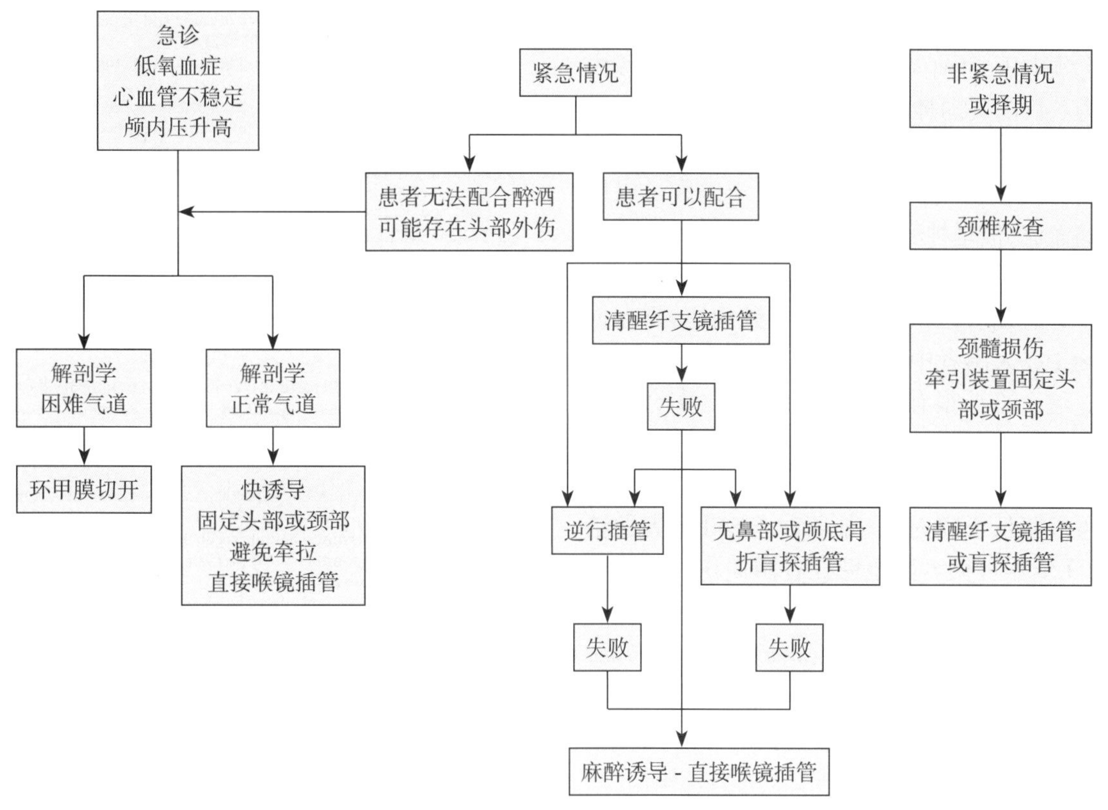

图 10-12　怀疑颈椎损伤患者气管内插管

移出，因为可能影响开口度。为了防止误吸，需要采用环状软骨压迫，尽管可能导致颈椎的后向半脱位[153]。如果损伤时间小于48小时，肌松剂推荐使用司考林，因为高钾血症不会这么早发生[180]。直到插管完成，要在压迫环状软骨的情况下一直保持通气。在置入喉镜时，助手应该固定头部中立位而且不要牵拉。颈部要避免屈曲，可以轻度伸展以利于声门暴露。如果传统插管方法插管失败，置入插管喉罩，利用或不利用纤支镜引导插管建立气道[181]。

如果面罩通气困难，应使用确保声门开放的装置保证暂时通气。如果需要紧急建立气道，但是解剖结构异常，环甲膜切开是安全建立气道的方法。巨大颈前血肿而导致严重面部骨折、软组织肿胀或损伤、明显肥胖或气道梗阻的患者，气管内插管可能十分困难甚至完全无法操作，就需要环甲膜切开建立气道。

如果气道需要建立，但是不是必须马上解决，其他的插管方式可以选择。决定是否紧急气管内插管的关键点是患者是否合作（见图 10-12）。如果患者不合作或酒醉或可能有严重颅脑损伤，紧急气管内插管的步骤应该是，快速序贯诱导后插管。如果是可以合作患者，逆行插管、清醒纤支镜插管或盲插都可以选择。

在不需要抢救病例，如颌面部修补需要麻醉的患者，首先需要充分颈椎情况评估。

脊髓损伤患者紧急处理的目标

颅脑损伤的患者，紧急处理的首要目标是防止继发脊髓损伤（框 10-6）。防止额外损伤的首要原则是脊椎制动。因此，治疗的方案包括采用或不采用外科减压方法进行解剖重排和固定。

框 10-6　脊髓损伤紧急处理的目标

1. 脊椎制动
2. 防止继发的与低氧血症和脊髓灌注压降低相关的损伤
3. 治疗高血糖和避免在伤后 24 小时内含糖液的输入

通过治疗低氧血症和维持脊髓灌注来预防继发性神经功能损害，对于此类患者的急性期处理至关重要。脊髓血流的自身调节与脑血流相似[182]，在伤后数小时，脊髓自主调节出现损伤[183]。推荐维持伤后脊髓灌注压大于 60mmHg，以改善损伤后脊髓血流量，但并无定论，因为不像是颅脑损伤后测定颅内压，目前尚无研究测定脊髓受伤节段内的压力。目前美国神经外科协会推荐将外周血压维持在85~90mmHg，但没有治疗相关的建议[184,185]。在动物脊髓损伤模型中，使用苯肾上腺素可以增加脊髓血流，但是神经功能没有改善；甘露醇和贺斯没有显示相关作用[186]。最近，Werndle等[187]报道了一种新方法成功测定了脊髓内压，是在创伤性SCI成人患者中，通过受伤水平硬脊膜孔进行的。这个方法很有前景，使计算出真实脊髓内压成为现实。

过度通气以降低 $PaCO_2$，或使用高渗液体（理论上可以降低脊髓内压），能否改善SCI患者的结局，尚无依据可循。高血糖在脊髓损伤时需要避免。Drummond和Moore[188]发现在实验性脊髓损伤前给予含糖液即使轻微增加血糖水平（177mg/dl），也会影响神经功能转归[189]。这些结论提示在伤后24小时含糖溶液不应输注。另外，高血糖应该积极处理，但究竟血糖到达多高时开始治疗、降糖的目标是多少，都无定论。但临床上，大多是在血糖水平超过140~180mg/gl的时候开始降糖。

有报道认为，大剂量的甲强龙[30mg/kg冲击后以5.4mg/(kg·h)持续输注23小时]可以改善完全和部分离断脊髓损伤者的神经功能转归[190]。然而，这一方式的有效性目前存疑[191-193]。自2006年以后，报道使用大剂量激素冲击治疗脊髓损伤的比例越来越小[194]。目前，急性脊髓损伤使用类固醇激素只是一种选择，而不应作为标准疗法。

总结

急性不稳定患者的处理包括神经功能和放射学评估、全身各器官系统功能评估、适当的气道管理措施和相关问题的处理。脑和脊髓损伤均会引发生理功能紊乱及气道处理困难，紧急处理的目标是防止继发损伤和进一步神经功能损害。

（赵春美　贾柏　金旭　译，周建新　校）

参考文献

1. Morgenstern LB, Hemphill 3rd JC, Anderson C, et al. American Heart Association Stroke Council and Council on Cardiovascular Nursing. Guidelines for the management of spontaneous intracerebral hemorrhage: a guideline for healthcare professionals from the American Heart Association/American Stroke Association. *Stroke*. 2010;41(9):2108–2129.
2. Teasdale G, Jennett B. Assessment of coma and impaired consciousness: A practical scale. *Lancet*. 1974;2(7872):81–84.
3. Choi SC, Muizelaar JP, Barnes TY, et al. Prediction tree for severely head-injured patients. *J Neurosurg*. 1991;75:251–255.
4. Jennett WB, Stern WE. Tentorial herniation, the midbrain and the pupil: Experimental studies in brain compression. *J Neurosurg*. 1960;17:598–609.
5. Bedford RF, Persing JA, Pobereskin L, et al. Lidocaine or thiopental for rapid control of intracranial hypertension? *Anesth Analg*. 1980;59:435–437.
6. Toutant SM, Klauber MR, Marshall LF, et al. Absent or compressed basal cisterns on first CT scan: Ominous predictors of outcome in severe head injury. *J Neurosurg*. 1984;61:691–694.
7. Frost EAM, Arancibia CU, Shulman K. Pulmonary shunt as a prognostic indicator in head injury. *J Neurosurg*. 1979;50:768–772.
8. Malik AB. Mechanisms of neurogenic pulmonary edema. *Circ Res*. 1985;57:1–18.
9. Popp AJ, Shah DM, Berman RA, et al. Delayed pulmonary dysfunction in head-injured patients. *J Neurosurg*. 1982;57:784–790.
10. Cooper KR, Boswell PA. Reduced functional residual capacity and abnormal oxygenation in patients with severe head injury. *Chest*. 1983;84:29–35.
11. Clifton GL, Robertson CS, Kyper K, et al. Cardiovascular response to severe head injury. *J Neurosurg*. 1983;59:447–454.
12. Cushing H. Concerning a definite regulatory mechanism of the vasomotor center which controls blood pressure during cerebral compression. *Johns Hopkins Hosp Bull*. 1901;12:290.
13. Komamura K, Fukui M, Iwasaku T, et al. Takatsubo cardiomyopathy: Pathophysiology, diagnosis and treatment. *World J Cardiol*. 2014;6(7):602–609.
14. Finsterer J, Wahbi K. CNS disease triggering Takotsubo stress cardiomyopathy. *Int J Cardiol*. 2014;177(2):322–329.
15. Ross SE, Schwab CW, David ET, et al. Clearing the cervical spine: Initial radiologic evaluation. *J Trauma*. 1987;27:1055–1060.
16. Ott L, Young B, Phillips R, et al. Altered gastric emptying in the head-injured patient: Relationship to feeding intolerance. *J Neurosurg*. 1991;74:738–742.
17. Kraus JF, Morgenstern H, Fife D, et al. Blood alcohol tests, prevalence of involvement, and outcomes following brain injury. *Am J Public Health*. 1989;79:294–299.
18. Becker P, Zieger S, Rother U, et al. Complement activation following head and brain trauma. *Anaesthesist*. 1987;36:301–365.
19. Crone KR, Lee KS, Kelly Jr DL. Correlation of admission fibrin degradation products with outcome and respiratory failure in patients with severe head injury. *Neurosurgery*. 1987;21:532–536.
20. Boffard KD, Riou B, Warren B, et al. Recombinant factor VIIa as adjunctive therapy for bleeding control in severely injured trauma patients: Two parallel randomized, placebo-controlled, double-blind clinical trials. *J Trauma*. 2005;59:8–15.
21. Kluger Y, Riou B, Rossaint R, et al. Safety of rFVIIa in hemodynamically unstable polytrauma patients with traumatic brain injury: Post hoc analysis of 30 patients from a prospective, randomized, placebo-controlled, double-blind clinical trial. *Crit Care*. 2007;11:R85.
22. Mayer SA, Brun NC, Begtrup K, et al. Recombinant activated factor VII for acute intracerebral hemorrhage. *N Engl J Med*. 2005;352:777–785.
23. Brophy GM, Candeloro CL, Robles JR, et al. Recombinant activated factor VII use in critically ill patients: Clinical outcomes and thromboembolic events. *Ann Pharmocother*. 2013;47:447–454.
24. DeLaoughery EP, Lenfesty B, DeLoughery TG. The use of recombinant factor VIIa in warfarin patients with traumatic brain injury: A retrospective case-control study. *Blood Coagul Fibrinolysis*. 2013;24:317–320.
25. Brown CVR, Foulkrod KH, Lopez D, et al. Recombinant factor VIIa for the correction of coagulopathy before emergent craniotomy in blunt trauma patients. *J Trauma*. 2010;68:348–352.
26. Pickard JD, Kirkpatrick PJ, Melsen T, et al. Potential role of NovoSeven in the prevention of rebleeding following aneurysmal subarachnoid haemorrhage. *Blood Coagul Fibrinolysis*. 2000;11(suppl 1):S117–S120.
27. Woo CH, Patel N, Conell C, et al. Rapid warfarin reversal in the setting of intracranial hemorrhage: A comparison of plasma, recombinant activated factor VII, and prothrombin complex concentrate. *World Neurosurg*. 2014;81:110–115.
28. Yanamadala V, Walcott BP, Fecci PE, et al. Reversal of warfarin associated coagulopathy with 4-factor prothrombin complex concentrate in traumatic brain injury and intracranial hemorrhage. *J Clin Neurosci*. 2014;21:1881–1884.
29. Joseph B, Hadjizacharia P, Aziz H, et al. Prothrombin complex concentrate: An effective therapy in reversing the coagulopathy of traumatic brain injury. *J Trauma Acute Care Surg*. 2013;74:248–253.
30. Rybinnik I, Mullen MT, Messe S, et al. Treatment of acute stroke in patients on dabigatran: A survey of US stroke specialists. *J Stroke Cerebrovasc Dis*. 2013;22(8):1312–1316.
31. Pollack Jr CV, Reilly PA, Eikelboom J, et al. Idarucizumab for dabigatran reversal. *N Engl J Med*. 2015;373(6):511–520.
32. Shin B, Mackenzie CF, Helrich M. Hypokalemia in trauma patients.

Anesthesiology. 1986;65:90–92.
33. Mehta MP, Gergis SD, Sokoll M. Paradoxical diuresis in some neuro-surgical patients under balanced anesthesia. *Anesthesiology*. 1983;59:585–587.
34. Harris AS. Clinical experience with desmopressin. Efficacy and safety in central diabetes insipidus and other conditions. *J Pediatr*. 1989;114:711–718.
35. Nelson PB, Seif S, Gutai J, et al. Hyponatremia and natriuresis following subarachnoid hemorrhage in a monkey model. *J Neurosurg*. 1984;60:233–237.
36. Sanfilippo F, Santonocito C, Veenith T, et al. The role of neuromuscular blockade in patients with traumatic brain injury: A systematic review. *Neurocrit Care*. 2015;22:325–334.
37. White PF, Schlobohm RM, Pitts LH, et al. A randomized study of drugs for preventing increases in intracranial pressure during endotracheal suctioning. *Anesthesiology*. 1982;57:242–244.
38. Donegan MF, Bedford RF. Intravenously administered lidocaine prevents intracranial hypertension during endotracheal suctioning. *Anesthesiology*. 1980;52:516–518.
39. Unni VKN, Johnston RA, Young HSA, et al. Prevention of intracranial hypertension during laryngoscopy and endotracheal intubation: Use of a second dose of thiopentone. *Br J Anaesth*. 1984;56:1219–1223.
40. Cottrell JE, Patel K, Turndorf H, et al. Intracranial pressure changes induced by sodium nitroprusside in patients with intracranial mass lesions. *J Neurosurg*. 1978;48:329–331.
41. Antihypertensive Treatment of Acute Cerebral Hemorrhage (ATACH) investigators. Antihypertensive treatment of acute cerebral hemorrhage. *Crit Care Med*. 2010;38(2):637–648.
42. Anderson CS, Heeley E, Huang Y, et al, INTERACT2 Investigators. Rapid blood-pressure lowering in patients with acute intracerebral hemorrhage. *N Engl J Med*. 2013;368(25):2355–2365.
43. Jabre P, Combes X, Lapostolle F, et al, KETASED Collaborative Study Group. Etomidate versus ketamine for rapid sequence intubation in acutely ill patients: A multicentre randomised controlled trial. *Lancet*. 2009;374(9686):293–300.
44. Smischney NJ, Beach ML, Loftus RW, et al. Ketamine/propofol admixture (ketofol) is associated with improved hemodynamics as an induction agent: A randomized, controlled trial. *J Trauma Acute Care Surg*. 2012;73(1):94–101.
45. Mayberg TS, Lam AM, Matta BF, et al. Ketamine does not increase cerebral blood flow velocityor intracranial pressure during isoflurane/nitrous oxide anesthesia in patients undergoing craniotomy. *Anesth Analg*. 1995;81(1):84–89.
46. Bar-Joseph G, Guilburd Y, Tamir A, et al. Effectiveness of ketamine in decreasing intracranial pressure in children with intracranial hypertension. *J Neurosurg Pediatr*. 2009;4(1):4–6.
47. Lanier WL, Milde JH, Michenfielder JD. Cerebral stimulation following succinylcholine in dogs. *Anesthesiology*. 1986;64:551–559.
48. Clancy M, Halford S, Walls R, et al. In patients with head injuries who undergo rapid sequence intubation using succinylcholine, does pretreatment with a competitive neuromuscular blocking agent improve outcome? A literature review. *Emerg Med J*. 2001;18:373–375.
49. Brain Trauma Foundation: American Association of Neurological Surgeons, Congress of Neurological Surgeons, Joint Section on Neurotrauma and Critical Care, AANS/CNS, Carney NA, Ghajar J. Guidelines for the management of severe traumatic brain injury. *Introduction*. *J Neurotrauma*. 2007;24(suppl 1):S1–S2.
50. Jones PA, Andrews PJ, Midgley S, et al. Measuring the burden of secondary insults in head-injured patients during intensive care. *J Neurosurg Anesthesiol*. 1994;6:4–14.
51. Changaris DG, McGraw CP, Richardson JD, et al. Correlation of cerebral perfusion pressure and Glasgow Coma Scale to outcome. *J Trauma*. 1987;27:1007–1013.
52. Gudeman SK, Miller JD, Becker DP. Failure of high-dose steroid therapy to influence intracranial pressure in patients with severe head injury. *J Neurosurg*. 1979;51:301–306.
53. Dearden NM, Gibson JS, McDowall DG, et al. Effect of high-dose dexamethasone on outcome from severe head injury. *J Neurosurg*. 1986;64:81–88.
54. Miller JD, Sakalas R, Ward JD, et al. Methylprednisolone treatment in patients with brain tumors. *Neurosurgery*. 1977;1:114–117.
55. Chesnut RM, Marshall LF, Klauber MR, et al. The role of secondary brain injury in determining outcome from severe head injury. *J Trauma*. 1993;34:216–222.
56. Bratton SL, Chestnut RM, Ghajar J, et al, Brain Trauma Foundation, American Association of Neurological Surgeons, Congress of Neurological Surgeons, Joint Section on Neurotrauma and Critical Care, AANS/CNS. Guidelines for the management of severe traumatic brain injury. I: Blood pressure and oxygenation. *J Neurotrauma*. 2007;24(suppl 1):S7–S13.
57. Cooper KR, Boswell PA, Choi SC. Safe use of PEEP in patients with severe head injury. *J Neurosurg*. 1985;63:525–552.
58. Perel A, Pizov R, Cotev S. Systolic blood pressure variation is a sensitive indicator of hypovolemia in ventilated dogs subjected to graded hemorrhage. *Anesthesiology*. 1987;67:498–502.
59. Enevoldsen EM, Jensen FT. Autoregulation and CO2 responses of cerebral blood flow in patients with acute severe head injury. *J Neurosurg*. 1978;48:689–703.
60. Cottrell JE, Gupta B, Rappaport H, et al. Intracranial pressure during nitroglycerin-induced hypotension. *J Neurosurg*. 1980;53:309–311.
61. James DJ, Bedford RF. Hydralazine for controlled hypotension during neurosurgical operations. *Anesth Analg*. 1982;61:1016–1019.
62. Graffagnino C, Bergese S, Love J, et al. Clevidipine rapidly and safely reduces blood pressure in acute intracerebral hemorrhage: The ACCELERATE trial. *Cerebrovasc Dis*. 2013;36(3):173–180.
63. Gunnar W, Jonasson O, Merlotti G, et al. Head injury and hemorrhagic shock: Studies of the blood brain barrier and intracranial pressure after resuscitation with normal saline solution, 3% saline solution, and dextran-40. *Surgery*. 1988;103:398–407.
64. Drummond JC, Patel PM, Cole DJ, et al. The effect of the reduction of colloid oncotic pressure, with and without reduction of osmolality, on post-traumatic cerebral edema. *Anesthesiology*. 1998;88:993–1002.
65. Finfer S, Bellomo R, Boyce N, et al. A comparison of albumin and saline for fluid resuscitation in the intensive care unit. *N Engl J Med*. 2004;350:2247–2256.
66. SAFE Study Investigators, Australian and New Zealand Intensive Care Society Clinical Trials Group, Australian Red Cross Blood Service, George Institute for International Health, Myburgh J, Cooper DJ, Finfer S, et al. Saline or albumin for fluid resuscitation in patients with traumatic brain injury. *N Engl J Med*. 2007;357:874–884.
67. Etemadrezaie H, Baharvahdat H, Shariati Z, et al. The effect of fresh frozen plasma in severe closed head injury. *Clin Neurol Neurosurg*. 2007;109:166–171.
68. Bagshaw SM, Chawla LS. Hydroxyethyl starch for fluid resuscitation in critically ill patients. *Can J Anesth*. 2013;60:709–713.
69. Culley MD, Larson Jr CP, Silverberg GD. Hetastarch coagulopathy in a neurosurgical patient. *Anesthesiology*. 1987;66:706–707.
70. Myburgh JA, Finfer S, Bellomo R, et al. Hydroxyethyl starch or saline for fluid resuscitation in intensive care. *N Engl J Med*. 2012;367:1901–1911.
71. Mutter TC, Ruth CA, Dart AB. Hydroxyethyl starch (HES) versus other fluid therapies: Effects on kidney function. *Cochrane Database Syst Rev*. 2013;7: http://dx.doi.org/10.1002/14651858.CD007594.pub3. CD007594.
72. Zarychanski R, Abou-Setta AM, Turgeon AF, et al. Association of hydroxyethyl starch administration with mortality and acute kidney injury in critically ill patients requiring volume resuscitation: A systematic review and meta-analysis. *JAMA*. 2013;309:678–688.
73. Reinhart K, Perner A, Sprung CL. Consensus statement of the ESICM task force on colloid volume therapy in critically ill patients. *Intensive Care Med*. 2012;38:368–383.
74. Food and Drug Administration. Hydroxyethyl starch solutions: FDA safety communication—boxed warning on increased mortality and severe renal injury and risk of bleeding. June 6, 2013.
75. Todd MM, Tommasino C, Moore S. Cerebral effects of isovolemic hemodilution with a hypertonic saline solution. *J Neurosurg*. 1985;63:944–948.
76. Vassar MJ, Perry CA, Holcroft JW. Analysis of potential risks associated with 7.5% sodium chloride resuscitation of traumatic shock. *Arch Surg*. 1990;125:1309–1315.
77. Vassar MJ, Perry CA, Gannaway WL, Holcroft JW. 7.5% sodium chloride/dextran for resuscitation of trauma patients undergoing helicopter transport. *Arch Surg*. 1991;126:1065–1072.
78. Vassar MJ, Fischer RP, O'Brien PE, et al. A multicenter trial for resuscitation of injured patients with 7.5% sodium chloride: The effect of added dextran 70. The Multicenter Group for the Study of Hypertonic Saline in Trauma Patients. *Arch Surg*. 1993;128:1003–1011.
79. Cooper DJ, Myles PS, McDermott FT, et al. Prehospital hypertonic saline resuscitation of patients with hypotension and severe traumatic brain injury: A randomized controlled trial. *JAMA*. 2004;291:1350–1357.
80. Shackford SR, Bourguignon PR, Wald SL, et al. Hypertonic saline resuscitation of patients with head injury: A prospective, randomized clinical trial. *J Trauma*. 1998;44:50–58.
81. Rozet I, Tontisirin N, Muangman S, et al. Effect of equiosmolar solutions of mannitol versus hypertonic saline on intraoperative brain relaxation and electrolyte balance. *Anesthesiology*. 2007;107:697–704.
82. Kleinschmidt-DeMasters BK, Norenberg MD. Rapid correction of hyponatremia causes demyelination: Relation to central pontine myelinolysis. *Science*. 1981;211:1068–1070.
83. Bruno A, Levine SR, Frankel MR, et al. Admission glucose level and clinical outcomes in the NINDS rt-PA Stroke Trial. *Neurology*. 2002;59:669–674.
84. Danaei G, Lawes CM, Vander Hoorn S, et al. Global and regional mortality from ischaemic heart disease and stroke attributable to higher-than-optimum blood glucose concentration: Comparative risk assessment. *Lancet*. 2006;368:1651–1659.
85. Badjatia N, Topcuoglu MA, Buonanno FS, et al. Relationship between hyperglycemia and symptomatic vasospasm after subarachnoid hemorrhage. *Crit Care Med*. 2005;33:1603–1609.
86. Lam AM, Winn HR, Cullen BF, et al. Hyperglycemia and neurological outcome in patients with head injury. *J Neurosurg*. 1991;75:545–551.
87. Rovlias A, Kotsou S. The influence of hyperglycemia on neurological outcome in patients with severe head injury. *Neurosurgery*.

2000;46:335–342.
88. Longstreth Jr WT, Inui TS. High blood glucose level on hospital admission and poor neurological recovery after cardiac arrest. *Ann Neurol.* 1984;15:59–63.
89. Shapira Y, Artru AA, Cotev S, et al. Brain edema and neurologic status following head trauma in the rat: No effect from large volumes of isotonic or hypertonic intravenous fluids, with or without glucose. *Anesthesiology.* 1992;77:79–85.
90. Van den Berghe G, Wouters P, Weekers F, et al. Intensive insulin therapy in the critically ill patients. *N Engl J Med.* 2001;345:1359–1367.
91. NICE-SUGAR Study Investigators, Finfer S, Chittock DR, Su SY, et al. Intensive versus conventional glucose control in critically ill patients. *N Engl J Med.* 2009;360:1283–1297.
92. Oksanen T, Skrifvars MB, Varpula T, et al. Strict versus moderate glucose control after resuscitation from ventricular fibrillation. *Intensive Care Med.* 2007;33:2093–2100.
93. Bilotta F, Spinelli A, Giovannini F, et al. The effect of intensive insulin therapy on infection rate, vasospasm, neurologic outcome, and mortality in neurointensive care unit after intracranial aneurysm clipping in patients with acute subarachnoid hemorrhage: A randomized prospective pilot trial. *J Neurosurg Anesthesiol.* 2007;19:156–160.
94. Jauch-Chara K, Oltmanns KM. Glycemic control after brain injury: Boon and bane for the brain. *Neuroscience.* 2014;283:202–209.
95. de Courten-Myers G, Myers RE, Schoolfield L. Hyperglycemia enlarges infarct size in cerebrovascular occlusion in cats. *Stroke.* 1988;19:623–630.
96. Kramer AH, Roberts DJ. Zygun DA Optimal glycemic control in neurocritical care patients: A systematic review and meta-analysis. *Crit Care.* 2012;16(5):R203.
97. Oliveira-Filho J, Ezzeddine MA, Segal AZ, et al. Fever in subarachnoid hemorrhage: Relationship to vasospasm and outcome. *Neurology.* 2001;56:1299–1304.
98. Reith J, Jorgensen HS, Pedersen PM, et al. Body temperature in acute stroke: Relation to stroke severity, infarct size, mortality, and outcome. *Lancet.* 1996;347:422–425.
99. Clifton GL, Miller ER, Choi SC, et al. Lack of effect of induction of hypothermia after acute brain injury. *N Engl J Med.* 2001;344:556–563.
100. Marion DW, Penrod LE, Kelsey SF, et al. Treatment of traumatic brain injury with moderate hypothermia. *N Engl J Med.* 1997;336:540–546.
101. Clifton GL, Allen S, Barrodale P, et al. A phase II study of moderate hypothermia in severe brain injury. *J Neurotrauma.* 1993;10:263–271.
102. Aibiki M, Maekawa S, Yokono S. Moderate hypothermia improves imbalances of thromboxane A2 and prostaglandin I2 production after traumatic brain injury in humans. *Crit Care Med.* 2000;28:3902–3906.
103. Jiang J, Yu M, Zhu C. Effect of long-term mild hypothermia therapy in patients with severe traumatic brain injury: 1-year follow-up review of 87 cases. *J Neurosurg.* 2000;93:546–549.
104. Qiu WS, Liu WG, Shen H, et al. Therapeutic effect of mild hypothermia on severe traumatic head injury. *Chin J Traumatol.* 2005;8:27–32.
105. Bratton SL, Chestnut RM, Ghajar J, et al, Brain Trauma Foundation, American Association of Neurological Surgeons, Congress of Neurological Surgeons, Joint Section on Neurotrauma and Critical Care, AANS/CNS. Guidelines for the management of severe traumatic brain injury. III: Prophylactic hypothermia. *J Neurotrauma.* 2007;24(suppl 1): S21–S25.
106. Kenning JA, Toutant SM, Saunders RL. Upright patient positioning in the management of intracranial hypertension. *Surg Neurol.* 1981;15:148–152.
107. Harp JR, Wollman H. Cerebral metabolic effects of hyperventilation and deliberate hypotension. *Br J Anaesth.* 1973;45:256–262.
108. Bouma GJ, Muizelaar JP, Stringer WA, et al. Ultra-early evaluation of regional cerebral blood flow in severely head-injured patients using xenon-enhanced computerized tomography. *J Neurosurg.* 1992;77:360–368.
109. Sioutos PJ, Orozco JA, Carter LP, et al. Continuous regional cerebral cortical blood flow monitoring in head-injured patients. *Neurosurgery.* 1995;36:943–949.
110. Brain Trauma Foundation, American Association of Neurological Surgeons, Congress of Neurological Surgeons, Joint Section on Neurotrauma and Critical Care, AANS/CNS, Bratton SL, Chestnut RM, Ghajar J, et al. Guidelines for the management of severe traumatic brain injury. XIV: Hyperventilation. *J Neurotrauma.* 2007;24(suppl 1): S87–S90.
111. Muizelaar JP, Marmarou A, Ward JD, et al. Adverse effects of prolonged hyperventilation in patients with severe head injury: A randomized clinical trial. *J Neurosurg.* 1991;75:731–739.
112. Gopinath SP, Robertson CS, Contant CF, et al. Jugular venous desaturation and outcome after head injury. *J Neurol Neurosurg Psychiatry.* 1994;57:717–723.
113. Michenfielder JD, Fowler WS, Theye RA. CO2 levels and pulmonary shunting in anesthetized man. *J Appl Physiol.* 1966;21:1471–1476.
114. Rudehill A, Lagerkranser M, Lindquist C, et al. Effects of mannitol on blood volume and central hemodynamics in patients undergoing cerebral aneurysm surgery. *Anesth Analg.* 1983;62:875–880.
115. Ravussin P, Archer DP, Tyler JL, et al. Effects of rapid mannitol infusion on cerebral blood volume: A positron emission tomographic study in dogs and man. *J Neurosurg.* 1986;64:104–113.
116. Ravussin P, Abou-Madi M, Archer D, et al. Changes in CSF pressure after mannitol in patients with and without elevated CSF pressure. *J Neurosurg.* 1988;69:869–876.
117. Berry AJ, Peterson ML. Hyponatremia after mannitol administration in the presence of renal failure. *Anesth Analg.* 1981;60:165–167.
118. Francony G, Fauvage B, Falcon D, et al. Equimolar doses of mannitol and hypertonic saline in the treatment of increased intracranial pressure. *Crit Care Med.* 2008;36:795–800.
119. Cottrell JE, Robustelli A, Post K, et al. Furosemide- and mannitol-induced changes in intracranial pressure and serum osmolality and electrolytes. *Anesthesiology.* 1977;47:28–30.
120. Schettini A, Stahurski B, Young HF. Osmotic and osmotic-loop diuresis in brain surgery: Effects on plasma and CSF electrolytes and ion excretion. *J Neurosurg.* 1982;56:679–684.
121. Bratton SL, Chestnut RM, Ghajar J, et al, Brain Trauma Foundation, American Association of Neurological Surgeons, Congress of Neurological Surgeons, Joint Section on Neurotrauma and Critical Care, AANS/CNS. Guidelines for the management of severe traumatic brain injury. XI: Anesthetics, analgesics, and sedatives. *J Neurotrauma.* 2007;24(suppl 1):S71–S76.
122. Ward JD, Becker DP, Miller JD, et al. Failure of prophylactic barbiturate coma in the treatment of severe head injury. *J Neurosurg.* 1985;62:383–388.
123. Eisenberg HM, Frankowsky RF, Contant CF, et al. High-dose barbiturate control of elevated intracranial pressure in patients with severe head injury. *J Neurosurg.* 1988;69:15–23.
124. Kang TM. Propofol infusion syndrome in critically ill patients. *Ann Pharmacother.* 2002;36:1453–1456.
125. Vasile B, Rasulo F, Candiani A, Latronico N. The pathophysiology of propofol infusion syndrome: A simple name for a complex syndrome. *Intensive Care Med.* 2003;29:1417–1425.
126. Wysowski DK, Pollock ML. Reports of death with use of propofol (Diprivan) for nonprocedural (long-term) sedation and literature review. *Anesthesiology.* 2006;105:1047–1051.
127. Chiolero RL, Ravussin P, Anderes JP, et al. The effects of midazolam reversal by RO 15-1788 on cerebral perfusion pressure in patients with severe head injury. *Intensive Care Med.* 1988;14:196–200.
128. Seelig JM, Becker DP, Miller JD, et al. Traumatic acute subdural hematoma: Major mortality reduction in comatose patients treated within four hours. *N Engl J Med.* 1981;304:1511–1518.
129. Goldberg W, Mueller C, Panacek E, et al. NEXUS Group: Distribution and patterns of blunt traumatic cervical spine injury. *Ann Emerg Med.* 2001;38:17–22.
130. Lowery DW, Wald MM, Browne BJ, et al. Epidemiology of cervical spine injury victims. *Ann Emerg Med.* 2001;38:12–16.
131. Kreipke DL, Gillespie KR, McCarthy MC, et al. Reliability of indications for cervical spine films in trauma patients. *J Trauma.* 1989;29:1438–1439.
132. Roberge RJ, Wears RC, Kelly M, et al. Selective application of cervical spine radiography in alert victims of blunt trauma: A prospective study. *J Trauma.* 1988;28:784–788.
133. Fesmire FM, Luten RC. The pediatric cervical spine: Developmental anatomy and clinical aspects. *J Emerg Med.* 1989;7:133–142.
134. Hadley MN, Zabramski JM, Browner CM, et al. Pediatric spinal trauma: Review of 122 cases of spinal cord and vertebral column injuries. *J Neurosurg.* 1988;68:18–24.
135. Denis F. The three column spine and its significance in the classification of acute thoracolumbar spinal injuries. *Spine.* 1983;8:817–831.
136. Crosby ET, Lui A. The adult cervical spine: Implications for airway management. *Can J Anaesth.* 1990;37:77–93.
137. Hastings RH, Marks JD. Airway management for trauma patients with potential cervical spine injuries. *Anesth Analg.* 1991;73:471–482.
138. Podolsky S, Baraff LJ, Simon RR, et al. Efficacy of cervical spine immobilization methods. *J Trauma.* 1983;23:461–465.
139. Williams CF, Bernstein TW, Jelenko III C. Essentiality of the lateral cervical spine radiograph. *Ann Emerg Med.* 1981;10:198–204.
140. Biby L, Santora AH. Prevertebral hematoma secondary to whiplash injury necessitating emergency intubation. *Anesth Analg.* 1990;70:112–114.
141. Meakem TD, Meakem TJ, Rappaport W. Airway compromise from prevertebral soft tissue swelling during placement of halo-traction for cervical spine injury. *Anesthesiology.* 1990;73:775–776.
142. Stiell IG, Wells GA, Vandemheen KL, et al. The Canadian C-spine rule for radiography in alert and stable trauma patients. *JAMA.* 2001;286:1841–1848.
143. Tuli S, Tuli J, Coleman WP, et al. Hemodynamic parameters and timing of surgical decompression in acute cervical spinal cord injury. *J Spinal Cord Med.* 2007;30:482–490.
144. Ledsome JR, Sharp JM. Pulmonary function in acute cervical cord injury. *Am Rev Respir Dis.* 1981;124:41–44.
145. Lanig IS, Peterson WP. The respiratory system in spinal cord injury. *Phys Med Rehabil Clin N Am.* 2000;11:29–43.
146. Piepmeier JM, Lehmann KB, Lane JG. Cardiovascular instability following acute cervical spinal cord trauma. *Cent Nerv Syst Trauma.* 1985;2:153–160.
147. Ditunno JF, Little JW, Tessler A, et al. Spinal shock revisited: A four-phase model. *Spinal Cord.* 2004;42:383–395.

148. Mackenzie CF, Shin B, Krishnaprasad D, et al. Assessment of cardiac and respiratory function during surgery on patients with acute quadriplegia. *J Neurosurg*. 1985;62:843–849.
149. Crosby ET. Airway management in adults after cervical spine trauma. *Anesthesiology*. 2006;104:1293–1318.
150. Reid DC, Henderson R, Saboe L, et al. Etiology and clinical course of missed spine fractures. *J Trauma*. 1987;27:980–986.
151. Muckart DJJ, Bhagwanjee S, van der Merwe R. Spinal cord injury as a result of endotracheal intubation in patients with undiagnosed cervical spine fractures. *Anesthesiology*. 1997;87:418–420.
152. Aprahamian C, Thompson BM, Finger WA, et al. Experimental cervical spine injury model: Evaluation of airway management and splinting techniques. *Ann Emerg Med*. 1984;13:584–587.
153. Gabbott DA. The effect of single-handed cricoid pressure on neck movement after applying manual inline stabilization. *Anaesthesia*. 1997;52:586–588.
154. Keller C, Brimacombe J, Keller K. Pressures exerted against the cervical vertebrae by the standard and intubating laryngeal mask airways: A randomized, controlled, cross-over study in fresh cadavers. *Anesth Analg*. 1999;89:1296–1300.
155. Nakazawa K, Tanaka N, Ishikawa S, et al. Using the intubating laryngeal mask airway (LMA-Fastrach™) for blind endotracheal intubation in patients undergoing cervical spine operation. *Anesth Analg*. 1999;89:1319–1321.
156. Bivins HG, Ford S, Bezmalinovic Z, et al. The effect of axial traction during orotracheal intubation of the trauma victim with an unstable cervical spine. *Ann Emerg Med*. 1988;17:25–29.
157. Majernick TG, Bieniek R, Houston JB, et al. Cervical spine movement during orotracheal intubation. *Ann Emerg Med*. 1986;15:417–420.
158. Horton WA, Fahy L, Charters P. Disposition of cervical vertebrae, atlanto-axial joint, hyoid and mandible during X-ray laryngoscopy. *Br J Anaesth*. 1989;63:435–438.
159. Sawin PD, Todd MM, Traynelis VC, et al. Cervical spine motion with direct laryngoscopy and orotracheal intubation: An in vivo cinefluoroscopic study of subjects without cervical abnormality. *Anesthesiology*. 1996;85:26–36.
160. Doolan LA, O'Brien JF. Safe intubation in cervical spine injury. *Anaesth Intensive Care*. 1985;13:319–324.
161. Rhee KJ, Green W, Holcroft JW, et al. Oral intubation in the multiply injured patient: The risk of exacerbating spinal cord damage. *Ann Emerg Med*. 1990;19:511–514.
162. Shatney CH, Brunner RD, Nguyen TQ. The safety of orotracheal intubation in patients with unstable cervical spine fracture or high spinal cord injury. *Am J Surg*. 1995;170:676–679.
163. Talucci RC, Shaikh KA, Schwab CW. Rapid sequence induction with oral endotracheal intubation in the multiple injured patient. *Am Surg*. 1988;54:185–187.
164. Smith CE. Cervical spine injury and tracheal intubation: A never-ending conflict. *Trauma Care*. 2000;10:20–26.
165. Hindman BJ, Palecek JP, Posner KL, et al. Cervical spinal cord, root, and bony spine injuries: A closed claims analysis. *Anesthesiology*. 2011;114:782–795.
166. Muckart DJ, Bhagwanjee S, van der Merwe R. Spinal cord injury as a result of endotracheal intubation in patients with undiagnosed cervical spine fractures. *Anesthesiology*. 1997;87:418–420.
167. Hastings RH, Kelley SD. Neurologic deterioration associated with airway management in a cervical spine-injured patient. *Anesthesiology*. 1993;78:580–583.
168. Hastings RH, Wood PR. Head extension and laryngeal view during laryngoscopy with cervical spine stabilization maneuvers. *Anesthesiology*. 1994;80:825–831.
169. Nolan JP, Wilson ME. Orotracheal intubation in patients with potential cervical spine injuries: An indication for the gum elastic bougie. *Anaesthesia*. 1993;48:630–633.
170. Knill RL. Difficult laryngoscopy made easy with a "BURP". *Can J Anaesth*. 1993;40:279–282.
171. Cohn AI, Zornow MH. Awake endotracheal intubation in patients with cervical spine disease: A comparison of the Bullard laryngoscope and the fiberoptic bronchoscope. *Anesth Analg*. 1995;81:1283–1286.
172. Turkstra TP, Craen RA, Pelz DM, et al. Cervical spine motion: A fluoroscopic comparison during intubation with lighted stylet, Glide-scope, and Macintosh laryngoscope. *Anesth Analg*. 2005;101:910–915.
173. Wendling AL, Tighe PJ, Conrad BP, et al. A comparison of 4 airway devices on cervical spine alignment in cadaver models of global ligamentous instability at C1-2. *Anesth Analg*. 2013;117:126–132.
174. McGill J, Clinton JE, Ruiz E. Cricothyrotomy in the emergency department. *Ann Emerg Med*. 1982;11:361–364.
175. Meschino A, Devitt JH, Koch JP, et al. The safety of awake tracheal intubation in cervical spine injury. *Can J Anaesth*. 1992;39:114–117.
176. Seebacher J, Nozik D, Mathieu A. Inadvertent intracranial introduction of a nasogastric tube, a complication of severe maxillofacial trauma. *Anesthesiology*. 1975;42:100–102.
177. Grindlinger GA, Niehoff J, Hughes SL, et al. Acute paranasal sinusitis related to nasotracheal intubation of head-injured patients. *Crit Care Med*. 1987;15:214–217.
178. Ovassapian A, Krejcie TC, Yelich SJ, et al. Awake fiberoptic intubation in the patient at high risk of aspiration. *Br J Anaesth*. 1989;62:13–16.
179. Barriot P, Riou B. Retrograde technique for tracheal intubation in trauma patients. *Crit Care Med*. 1988;16:712–713.
180. Gronert GA, Theye RA. Pathophysiology of hyperkalemia induced by succinylcholine. *Anesthesiology*. 1975;43:89–99.
181. Pennant JH, Pace NA, Gajraj NM. Role of the laryngeal mask airway in the immobile cervical spine. *J Clin Anesth*. 1993;226–230.
182. Hickey R, Albin MS, Bunegin L, et al. Autoregulation of spinal cord blood flow: Is the cord a microcosm of the brain? *Stroke*. 1986;17:1183–1189.
183. Senter HJ, Venes JL. Loss of autoregulation and posttraumatic ischemia following experimental spinal cord trauma. *J Neurosurg*. 1979;50:198–206.
184. No authors. Blood pressure management after acute spinal cord injury. *Neurosurgery*. 2002;50(3 suppl):S58–S62.
185. U.K. National Spinal Cord Injury Strategy Board website. The initial management of adults with spinal cord injuries: advice for major trauma networks and SCI centres on the development of joint protocols. With advice for clinicians in acute hospitals. Available at: http://www.mascip.co.uk/wp-content/uploads/2015/03/The-Initial-Management-of-Adults-with-SCI.-NSCISB.pdf.
186. Dyste GN, Hitchon PW, Girton RA, et al. Effect of hetastarch, mannitol, and phenylephrine on spinal cord blood flow following experimental spinal injury. *Neurosurgery*. 1989;24:228–235.
187. Werndle MC, Saadoun S, Phang I, et al. Monitoring of spinal cord perfusion pressure in acute spinal cord injury: Initial findings of the injured spinal cord pressure evaluation study. *Crit Care Med*. 2014;42(3):646–655.
188. Drummond JC, Moore SS. The influence of dextrose administration on neurologic outcome after temporary spinal cord ischemia in the rabbit. *Anesthesiology*. 1989;70:64–70.
189. Robertson CS, Grossman RG. Protection against spinal cord ischemia with insulin-induced hypoglycemia. *J Neurosurg*. 1987;67:739–744.
190. Bracken MB, Shepard MJ, Collins WF, et al. A randomized, controlled trial of methylprednisolone or naloxone in the treatment of acute spinal cord injury: Results of the second National Acute Spinal Cord Injury Study. *N Engl J Med*. 1990;322:1405–1411.
191. Rozet I. Methylprednisolone in acute spinal cord injury: Is there any other ethical choice? *J Neurosurg Anesthesiol*. 2008;20:137–139.
192. Miller SM. Methylprednisolone in acute spinal cord injury: A tarnished standard. *J Neurosurg Anesthesiol*. 2008;20:140–142.
193. Bydon M, Lin J, Macki M, et al. The current role of steroids in acute spinal cord injury. *World Neurosurg*. 2014;82:848–854.
194. Schroeder GD, Kwon BK, Eck JC, et al. Survey of cervical spine research society members on the use of high-dose steroids for acute spinal cord injuries. *Spine*. 2014;39:971–977.

幕上占位性病变的麻醉处理 11

N. J. Bruder • P. Ravussin • P. Schoettker

流行病学

根据美国脑肿瘤登记中心的数据，在 2007—2011 年，每年脑和中枢神经系统原发性肿瘤的发病率为 21.42/100 000，0~19 岁的儿童和青少年发病率为 5.42/100 000，成人（>20 岁）的发病率为 27.85/100 000。2015 年，约有 68 470 例脑和中枢神经系统原发性肿瘤新发病例，总体死亡率为 4.26/100 000。约 34% 肿瘤是恶性的。最常见的肿瘤是脑膜瘤(36%)，其次是胶质母细胞瘤(15%)，广义分类下的神经胶质瘤占所有肿瘤的 28%。脑和中枢神经系统恶性肿瘤患者的 5 年生存率为 34%，而胶质母细胞瘤患者的 5 年生存率仅为 5%[1]。这些脑肿瘤中 80% 以上都是幕上肿瘤。对于所有原发性脑肿瘤患者，第一次确诊平均年龄为 59 岁。从 1985 年到 1999 年，原发性脑肿瘤的发病率每年上升 1.1%[2]。虽然脑转移瘤的确切发病率仍不为人所知，但是其发病率明显被低估。死于癌症的 25% 的患者在尸体解剖时会发现中枢神经系统的转移瘤。在脑转移瘤的五种最常见来源中（乳腺、结直肠、肾脏、肺脏、黑色素瘤），6% 患者在原发性肿瘤被初诊 1 年以内发现脑转移[3]。因此，在美国上述 5 种恶性肿瘤每年将会有 37 000 例患者发现脑转移。另外，10% 的肺癌患者是由于出现脑转移瘤的症状而被发现。

总体原则

对于幕上肿瘤的患者，与幕上肿瘤相关的症状体征源于脑内局部和整体的压力升高，由于脑组织易因牵拉而移位，外科医师在术中暴露脑组织时的困难也增加。幕上肿瘤的麻醉需要了解局部或整体的颅内压（ICP）升高的病理生理、脑灌注压的调节和维持、如何避免继发性颅脑损伤[4,5]（框 11-1）；麻醉对 ICP、脑灌注压、脑代谢的影响；围术期针对降低 ICP、减轻脑肿胀、缓解脑张力的治疗措施；特殊问题包括术中大量出血、癫痫、头高位或坐位手术或静脉窦横断时易发生的气体栓塞。其他的问题包括神经功能与脑内环境的监测、麻醉的目标是否为快速苏醒还是术后延迟镇静并通气支持。最后，不能忽略其他并存的颅内和颅外病理状态，例如合并心肺疾病、脑转移癌、副肿瘤综合征和放化疗的影响等。上述内容总结如下：

麻醉目标	保护脑组织，防止发生继发性脑损伤
麻醉危险因素	低氧血症、高碳酸血症、贫血、低血压
麻醉实施	保持脑血管自动调节能力以及脑血管对 CO_2 的反应性，最大限度地保持脑组织弹性，减少牵拉

框 11-1　脑损伤引起的继发性损害

颅内因素	全身性因素
• 颅内压增加 • 中线移位：脑血管的撕裂伤 • 脑疝：大脑镰，小脑幕，枕骨大孔，手术切口 • 癫痫 • 脑血管痉挛	• 高碳酸血症 • 低氧血症 • 低血压 / 高血压 • 低渗 / 高渗状态 • 低血糖 • 高血糖 • 心输出量过低 • 发热

颅内压增高的病理生理

坚硬的颅腔容纳着脑组织、血液和脑脊液三种颅内组成部分。因此任何一种组成部分容积增加，或由于异常占位的出现，必引起一种或多种成分代偿性地相应减少，由于脑组织难以压缩，因此以脑脊液或脑血流减少代偿为主（图 11-1）。机体代偿颅内容积增加、维持稳态的能力取决于占位的大小和增长的速度，增长快速的占位使 ICP 的容积曲线明显左移。维持颅内压稳态的调节与代偿机制包括：早期颅内血液转移到颅外循环而维持颅内容积稳态，继而是大量脑脊液的吸收，此种调节在 CSF 回流受阻时无效。上述代偿机制一旦耗竭，ICP 迅速升高，继而发生脑循环严重受损[6]，

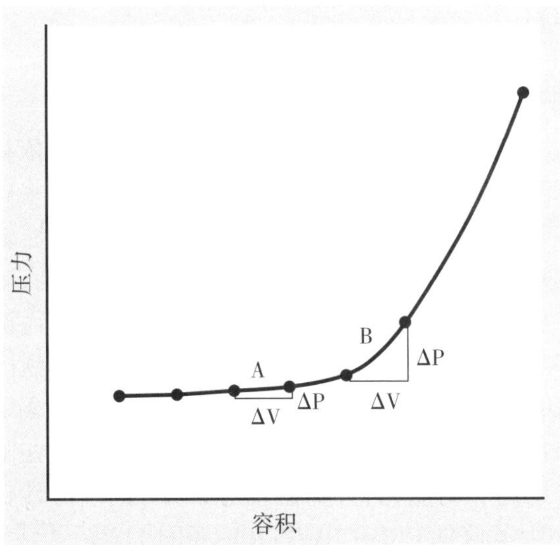

图 11-1　理想的颅内压力 - 容积曲线。A. 颅内高顺应性：颅内容积的变化引起轻微的压力变化；B. 低颅内顺应性：与 A 同样的容积变化引起较大的压力变化。ΔP，压力的变化；ΔV，容积的变化

最后发生脑疝，大脑镰下疝（中线移位）或小脑幕切迹疝是代偿的终结阶段。上述内容总结如下：

神经外科麻醉的基石	颅内压力 - 容积关系
神经外科麻醉主要目的	避免颅内容积增加，尤其是颅内血容量的增加（麻醉药物、平均动脉压的自动调节，CO_2）
麻醉的影响因素	低渗状态的管理 影响脑自动调节功能的药物使用

颅内肿瘤的容积效应

颅内肿瘤的容积效应不仅取决于肿瘤占位本身的大小，还取决于周围脑组织的水肿程度[7,8]。水肿程度可以在术前 CT 或 MRI 影像上看出，这主要与邻近脑组织血管通透性的增加引起的渗出有关[8]。肿瘤周围的水肿尤其包绕在快速增长的肿瘤周围的水肿，可以持续存在通常对糖皮质激素治疗的反应效果好，在外科手术切除肿瘤后易出现反弹[8]。因此在巨大肿瘤周围脑组织面临由于压迫引起的缺血（与正常脑组织相比，瘤周组织中的脑血流（CBF）可能下降至正常的 1/3）[9]。糖皮质激素如地塞米松治疗，会导致周围脑组织水肿的快速减轻。急诊和围术期肿瘤周围组织的血管源性的水肿，糖皮质激素治疗是唯一有效的途径。

血 - 脑屏障和脑水肿

血 - 脑屏障同样受颅内病理状态的影响。通常情况下，大分子或极性分子不能透过血 - 脑屏障，只有离子和小的亲水性非电解质能够通透。因此，血 - 脑屏障破坏后使水分子、电解质和大的亲水性分子得以进入血管周围脑组织，导致血管源性脑水肿。在这种情况下，漏出——脑水肿的结果——直接与脑灌注压（CPP）成正比。血管源性水肿应该与渗透性水肿（由血浆渗透压下降导致的）和细胞毒性水肿（继发于缺血的）相区别。血浆渗透压是脑水肿的决定性因素，因为血 - 脑屏障存在着每毫渗透分子 19mmHg 的跨壁压。而肿瘤的压力加重水肿作用不大。神经影像学资料显示在许多肿瘤中存在血 - 脑屏障的破坏。人们发明许多新的治疗方案来促进药物向脑肿瘤的传输。将来围术期有可能采用新的治疗措施（渗透性血 - 脑屏障破坏、动脉血管内化疗等）以扩大血 - 脑屏障的通透性[10]。

脑灌注压和脑血流

脑小动脉水平调节 CBF，这主要取决于跨血管壁的压力梯度（取决于 CPP）和动脉血 CO_2 压力（取决于通气）（图 11-2）。CBF 自动调节受 ICP 的稳态调节影响，使 CBF 随着 CPP 和平均动脉压（MAP）的变化而改变。这主要通过改变脑血管收缩状态（例如脑血管阻力（CVR））来实现。在 CPP 50~150mmHg 之间时，脑自动调节功能正常。在颅内（如血性 CSF、脑创伤、肿瘤）和颅外（如慢性

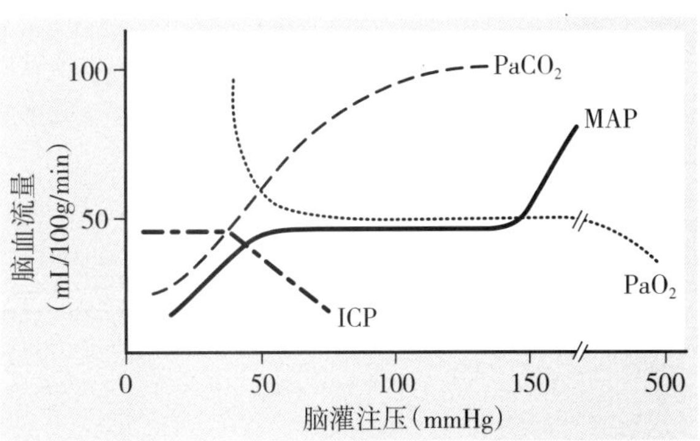

图 11-2　脑血流自动调节：脑灌注压（CPP）在 50~150mmHg 时，CBF 维持在 50ml/（100g·min）（—MAP）。在 $PaCO_2$（20~80mmHg）和 CBF 之间呈线性关系（----$PaCO_2$）。缺氧增加 CBF，而氧含量增加降低 CBF（…..PaO_2）。如果动脉压维持一定，ICP 增加时，CBF 下降（—-—-ICP）。MAP，平均动脉压

系统性高血压)病理状态下,自动调节功能受损。这种自动调节功能也受麻醉药物的影响。

如果CPP降低,自动调节的低限低于50mmHg(如果自动调节功能完好的话),脑组织血流灌注下降。CBF低于20ml/(100g·min)时会导致脑缺血,除非CPP恢复(通过增加MAP或降低ICP)或代谢需要量减少(通过加深麻醉或低温)。ICP升高,脑小动脉舒张,CPP下降;通过体循环自动调节MAP上升。结果产生恶性循环,尤其是在颅内稳态受损的情况下,当脑血管舒张脑内血流量(CBV)增加,进一步升高ICP。另外,CPP或MAP的急性下降,可导致ICP的急性增加(这就是所谓的血管舒张瀑布反应)[11]。$PaCO_2$下降,脑血管收缩[12],降低CBF、CBV和ICP。在围术期应该避免高碳酸血症增加ICP。使用过度通气成为紧急控制颅内充血和ICP升高的有效措施(图11-3)。总结如下:

麻醉目标	血流动力学稳定
原因	脑自动调节在30~120秒内建立起来;MAP的大幅度波动也会导致CBF、ICP、CBV的不良变化
公式	CBF=CPP/CVR CPP=MAP-ICP 正常情况下,ICP<CVP

麻醉与颅内压、脑灌注和脑代谢

通过麻醉药物与非药物作用改变颅内生理环境。这些影响对颅内外环境状态的改变反应敏感(如颅内顺应性、是否存在颅内病变、颅脑总容积)。

静脉麻醉药

静脉麻醉药,包括巴比妥类药、丙泊酚、依托咪酯和氯胺酮。除了麻醉诱导外,丙泊酚越来越多地通过持续静脉输注(通常是计算机靶控输注)来进行麻醉维持[13]。所有的静脉全麻药,除氯胺酮之外[14-19]均使脑血管收缩,降低脑代谢率(CMR)。在健康志愿者氯胺酮能够增加颅内CBF,但不影响CMR[20]。亚麻醉剂量的氯胺酮增加局部葡萄糖代谢率和CBF[21]。其他药物在脑自动调节功能完整,脑血管对$PaCO_2$的反应性正常时,均降低CBF、CBV和ICP(见图11-3)[17,22-25]。CMR下降反映脑电活动性[26]下降,而不是神经元基本代谢活动下降。因此,CMR下降有"天花板"效应,表现为脑电图(EEG)的爆发性抑制(图11-4)。与吸入麻醉药相比,丙泊酚能够抑制氧化亚氮的脑兴奋效应[22]。依托咪酯即使在单次注射24~48小时后仍可抑制肾上腺皮质分泌[27]。依托咪酯常造成肌阵挛运动(而非癫痫)。

吸入麻醉药

所有的吸入麻醉药都是血管扩张剂[28,29],但异氟烷、七氟烷和地氟烷还可以降低CMR。当这三种药物浓度达到2MAC时,脑电波平直,对脑代谢的抑制达到最大。吸入麻醉药物浓度升高抑制脑代谢的反应曲线并不是线性的。在0~0.5MAC时,CMR的下降呈陡直,而到2MAC时,下降曲线明显变缓[30]。吸入麻醉药对CBF的影响是血管扩张和对脑代谢影响的双重因素的共同作用的结

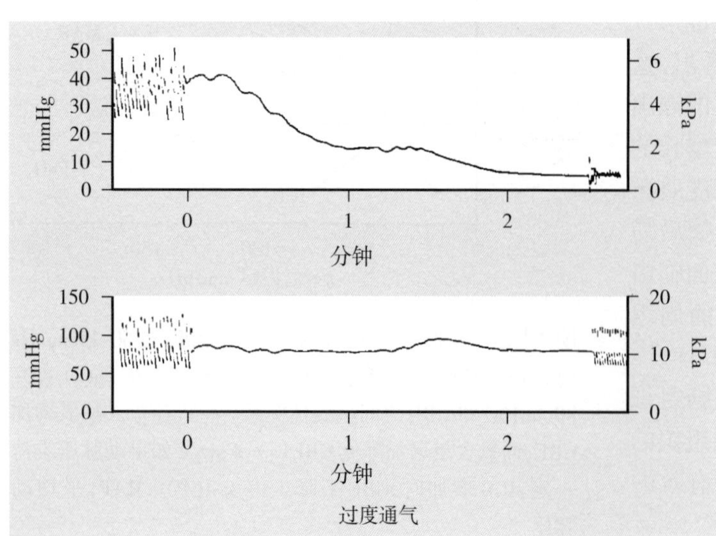

图11-3 在麻醉诱导时,自主过度通气对颅压的好处。上方的曲线是ICP的变化趋势,下方的曲线表示MAP的平稳。(R Chiolero提供)

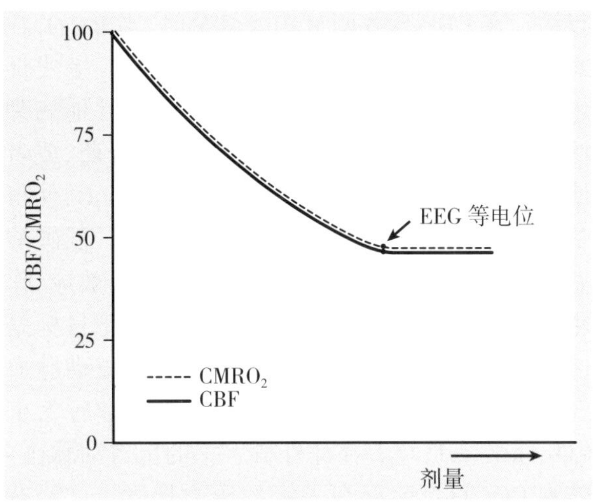

图 11-4 静脉麻醉药物导致的脑血流(CBF)和脑氧代谢率($CMRO_2$)的平行降低。下降呈剂量依赖性,直至脑电图(EEG)出现等电位线(平波)

果。在低浓度下(<1.0MAC),CBF 低于清醒的正常人[31]。但是在异氟烷麻醉下 CBV 不变,而同等浓度的丙泊酚却使 CBV 减少[15]。在吸入麻醉药中,七氟烷的血管扩张效应最小,而地氟烷扩张效应最大[32,33]。氙气的脑血管效应比较复杂,它降低灰质的 CBF,尤其是特殊脑部区域,例如丘脑、小脑、扣带回、海马,而使白质的 CBF 增加[34]。氙气并不减弱脑血流 - 脑代谢耦联机制。

对正常脑组织,当吸入麻醉药浓度低于 1MAC 时,$PaCO_2$ 反应性保持完整,低碳酸血症时造成的血管舒张仍在可控范围内[22,25,35]。但是,脑组织在病理状态下,或者吸入麻醉药的浓度过高,将会破坏对 $PaCO_2$ 的反应性和自动调节能力[36,37]。

氧化亚氮

氧化亚氮(N_2O)引起脑兴奋性增强,增加 CBF、CMR,有时也增加 ICP。这种效应在脑的不同部位并不一致,脑部特定区域(基底节、丘脑、岛叶),氧化亚氮能够改变 CBF 的区域性分布[38,39]。如果替换同等浓度的吸入麻醉药,氧化亚氮能够增加 CBF[40,41]。脑功能正常时,低碳酸血症或合用静脉麻醉药可抑制氧化亚氮扩张脑血管的作用。但吸入麻醉药没有这样的兴奋作用[42],在氧化亚氮 - 吸入麻醉药联合使用麻醉达到 1MAC 的时候,CMR、CBF 要高于仅使用吸入麻醉药时[42,43]。这种效应在脑缺血或有潜在可能脑缺血时尤其有害。尤其是对于再次开颅的患者,氧化亚氮血液可溶性极差,氧化亚氮能够弥散入已存在空腔,对于颅内有积气的患者(再次神经外科手术或脑创伤)导致张力性气颅[44-46]。

阿片类药物

阿片类药物,尤其是舒芬太尼或阿芬太尼可引起短暂的 ICP 升高[47-50]。尽管直接脑血管舒张效应已经被证实[48],MAP、CPP 下降引起反射性的脑血管扩张,这是 ICP 一过性升高的根本机制[42,51-54]。已经证实颅内外环境稳态容易受静脉全麻药影响,维持正常的血容量对 ICP 的稳定至关重要。通常情况下,阿片类药物轻度降低 CMR,不影响脑血流 - 脑代谢耦联、CBF 的自我调节功能以及脑血管对 $PaCO_2$ 的反应性。近年来对瑞芬太尼的研究很多,与其他阿片类药物相比,瑞芬太尼在神经外科麻醉中的应用及其脑血管效应在很多临床试验中得到验证[11,55-58]。

其他药物

应避免使用有扩血管作用的抗高血压药,例如硝酸甘油、硝普钠、尼卡地平,因为它们能够增加 ICP[59,60]。血管扩张可能是由正常血管自动调节反应或直接脑动脉血管扩张引起。例如,硝普钠使 ICP 升高[61],但是在颈动脉内注射硝普钠并不改变 CBF[62]。相反,异搏定通过直接扩张脑血管降低人脑血管阻力[63]。茶碱类药物收缩脑血管,增加 CSF 的生成,是潜在的中枢神经系统(CNS)的刺激剂,增加了癫痫的风险。绝大多数的 β 受体阻滞剂尤其是艾司洛尔,不影响 CBF 或脑代谢[64]。

降低颅内压、减轻脑水肿、缓解脑张力

麻醉医师有很多手段降低 ICP、缓解脑张力(框 11-2),从而改善外科手术暴露条件、减少手术牵拉。这些措施的有效性取决于良好的脑内稳态机制。

框 11-2 控制颅内高压、减轻脑肿胀

预防

- 维持血容量正常
- 镇静,镇痛,抗焦虑
- 避免无镇静和局麻下的伤害性刺激
- 头高位,避免颈静脉受压,头直立位
- 渗透性利尿剂:甘露醇,高渗盐水
- β 受体阻滞剂,可乐定或利多卡因

- 脑肿瘤患者使用类固醇激素
- 维持最佳的血流动力学：MAP，中心静脉压，肺毛细血管楔压，心率；
- 充足的通气：$PaO_2>100$；$PaCO_2\approx35mmHg$
- 维持较低的胸内压
- 诱导前根据需要进行过度通气
- 脑组织肿胀时使用静脉麻醉药诱导和维持

治疗

- 如果有脑室或蛛网膜下腔引流管，进行脑脊液引流
- 渗透性利尿
- 过度通气
- 使用静脉麻醉药增加麻醉深度：丙泊酚，硫喷妥钠，依托咪酯
- 肌肉松弛剂
- 改善脑静脉回流：头高位，无呼吸末正压，降低吸气时间
- 脑血流自动调节功能保持正常时，适度控制性高血压

静脉麻醉药

静脉麻醉药降低 CMR、CBF，进而降低 CBV 和 ICP，减轻脑肿胀，之前已经讨论过。当 CBF-$CMRO_2$ 耦联机制健全时（图 11-4，图 11-5），静脉麻醉药具有收缩脑血管的作用，以剂量依赖性的方式抑制神经电位（EEG 的暴发性抑制）。与 CBF 自我调节功能相似，脑外伤和颅内其他病理状态均可损害 CBF-$CMRO_2$ 耦联机制。

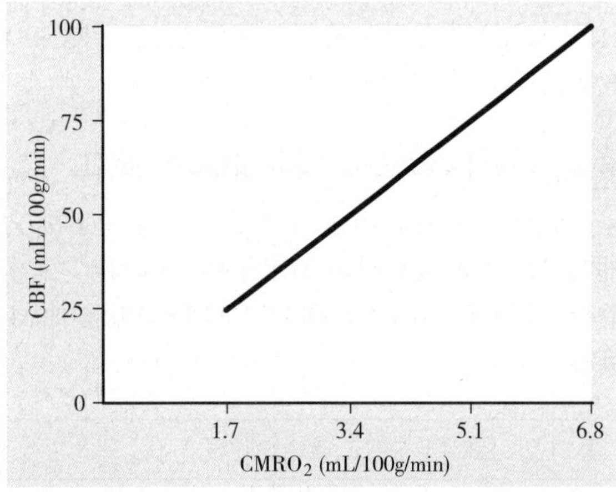

图 11-5　脑血流（CBF）和脑氧代谢率（$CMRO_2$）的耦联（脑血流 - 代谢耦联）。正常情况下，$CMRO_2$ 4ml/100g/min 时，其脑血流为 50ml/（100g·min）

过度通气

过度通气导致低碳酸血症进而引起脑血管收缩。在 CBF 自我调节功能健全时，当 $PaCO_2$ 在 20~70mmHg 之间变化时，CBF 与 $PaCO_2$ 呈线性正相关[12]。然而，在脑外伤以及颅内其他病理性状态下，由于吸入高浓度的吸入麻醉药，或者使用具有直接扩张脑血管作用的药物 N_2O，使得脑血管对 CO_2 的反应性可能会被破坏。低碳酸血症引起的 CBF、CBV、ICP 下降是短暂效应，作用不会超过 24 小时[65]。过度通气的靶目标是使 $PaCO_2$ 控制在 30~35mmHg 之间，应以动脉血气分析中 $PaCO_2$ 分压作为参考指标而非呼气末 CO_2 分压（$ETCO_2$），神经外科手术的患者动脉血 - 肺泡 CO_2 间可能存在一定的压力梯度。已经有研究证实，在异氟烷或丙泊酚麻醉下，使用过度通气（将 $PaCO_2$ 控制在 25±2mmHg）可以控制患者的脑肿胀[66]。

过度通气的主要副作用是减少 CBF，加重脑缺血[67]。因此，麻醉医师要平衡脑松弛的优点和降低脑灌注的缺点。其他的副作用还有冠状动脉血流呈线性降低、心脏回流减少、低血钾、增强大脑对阿片类药物的反应性等[68]。

利尿剂与渗透性利尿剂

渗透性利尿药，例如甘露醇、高渗盐水能够快速升高血浆渗透压，降低脑水含量（在血 - 脑屏障完整的正常脑组织），减轻脑肿胀、降低 ICP[69]。此种效应改善颅脑顺应性、有利于外科手术暴露。另外，通过降低血管内皮细胞和红细胞的水肿（增加红细胞的塑形能力），血液流变学也得到改善[70]，这是甘露醇的经典"抗淤效应"的基础[71]。甘露醇的常用剂量为：0.5~1g/kg（20% 甘露醇 150~400ml）静脉输注，切瘤前快速给予负荷量后，缓慢静滴直至切瘤结束。能够快速起效降低 ICP[72]，脱水最大量达 90ml[73]，持续 2~3 小时。理论上讲，输注等渗分子浓度的高渗盐水与甘露醇对于减少脑水含量具有同样的效果。一项研究显示，使用高渗盐水术中脑松弛的效果略优于甘露醇[74]。通常将渗透压控制到低于 320mOsm/kg。应用渗透性利尿剂可能会出现的并发症包括：高钠血症、低钾血症、急性血容量增多（充血性心力衰竭的患者不利）。应用袢利尿剂例如呋塞米没有更好的益处，这类药物可以导致低血容量，可能会限制脑水肿的反弹却并不减轻脑水含量[75]。相反，可以输注等渗盐水以代偿尿量的减少，从而避免低血容量，维持血压。

脑脊液引流

可以在术中直接进行侧脑室穿刺引流脑脊液,或在术前行腰椎穿刺置管引流。CSF 流出管通畅是确保有效性的前提。因为 CSF 引流有引发急性脑疝的风险,腰椎穿刺引流 CSF 应谨慎,只有当硬膜开放时才选做。脑脊液引流时患者需轻度过度通气。引流 10~20ml 的脑脊液可有效降低脑张力;必要时最多可引流 50ml 的 CSF。

其他因素

其他麻醉医师能够纠正的引起脑血管扩张因素包括低血容量和缺氧。患者的体位(头低位、颈部极度旋转)因减少头部静脉血液的回流而影响脑容量[76]。当打开硬膜时发现脑肿胀,而又没有明显其他原因的情况下要考虑到静脉回流受阻。固定头位时要避免颈部过度扭曲,压迫颈静脉影响回流。

血管收缩的瀑布效应

麻醉医师可以利用血管收缩的瀑布效应[77],轻度升高 MAP,提高 CPP,进而降低 CBV 和 ICP(图 11-6)。

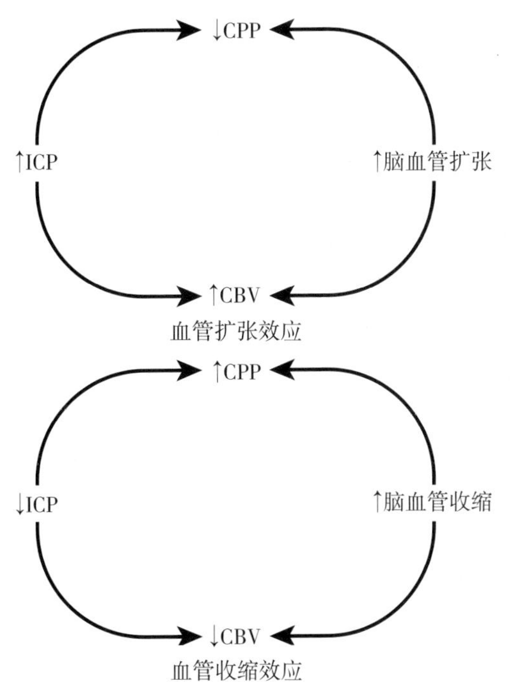

图 11-6 血管舒张瀑布效应模型表示:CPP 下降导致血管扩张,CBV 增加,ICP 增加。相反,血管收缩效应模型表示:CPP 增加降低 CBV 和 ICP。(引自 Rosner MJ, Daughton S: Cerebral perfusion pressure management in head injury. J Trauma 1990;30:933-940.)

全身麻醉管理

术前评估

神经外科手术麻醉策略取决于对患者的全身及神经系统状态的全面了解、手术方案以及这些综合因素。应该与神经外科医师一起评估患者,讨论计划方案。

患者神经系统状态

评价神经系统状态的主要目的是充分评估 ICP 升高的程度,颅内顺应性和脑血管自动调节能力的受损情况,肿瘤的位置以及在脑缺血和神经系统受损发生之前,ICP 和 CBF 的稳态调节储备。其目的也是为了评价已经存在的永久性、不可逆的神经功能受损的程度。在患者病史、体格检查、实验室检查中与上述因素有关的重点内容列在框 11-3 中。术前必要检查包括神经系统简易精神状态评估,包括患者对指令的反应能力、定向性、是否存在失语,瞳孔是否对称以及 Glasgow 昏迷评分(GCS 评分)。患者正在接受的药物治疗与用药时间,因为药物可能会影响颅内顺应性、脑灌注压等,还有可能改变麻醉药物的药代动力学。

框 11-3 术前神经功能状态评估

病史
- 癫痫(类型、频率、治疗)
- ICP 升高的症状:头疼,恶心,呕吐,视力模糊
- 意识状态下降、嗜睡
- 局部神经系统症状:偏瘫,感觉障碍,颅神经功能缺失等
- 副肿瘤综合征,是否存在血栓

体格检查
- 神志状态,意识水平
- 视神经乳头水肿(ICP 增高)
- 库欣反应:高血压,心动过缓
- 瞳孔大小,言语功能缺失,Glasgow 昏迷评分、局部症状

用药史
- 糖皮质激素类药物
- 抗癫痫药物

影像学检查(CT/MRI)
- 肿瘤的大小和部位:如功能区还是非功能区? 是否靠近大血管?
- 颅内占位效应:中线是否移位、脑室受压、颞叶沟回疝
- 颅内占位效应:脑水肿、脑干周围有脑脊液的浸润
- 其他:水肿、脑干受累、颅内积气(二次开颅)

评估脱水状态
• 发热、感染
• 卧床时间
• 液体入量
• 利尿剂的应用及剂量
• 抗利尿激素分泌失调
神经肿瘤类型诊断
• 肿瘤的组织类型

患者的 CT 和 MRI 检查应该明确肿瘤的部位和大小，以及 ICP 升高的征象。后者包括侧脑室被肿瘤压迫、侧脑室扩大引起的梗阻性脑积水、中线移位(>5mm)[78,79]。上述症状的存在提示压力-容积曲线接近失代偿(压力容积双曲线的中间膝部，见图 11-1)，即较小的颅内容积增长可能导致 ICP 的不成比例的增加，进而发生脑膨胀。术前应用激素治疗脑水肿，不应该误导麻醉医师不再存在围术期颅内高压的风险。如果患者仍存在 ICP 升高的症状和体征，即使临床症状已经消失了，应该认为该患者存在围术期颅内压增高的高风险。

患者的全身状态

心血管系统和呼吸系统的功能至关重要，因为脑灌注和氧合最终依赖于这两个系统，术前应调整至最佳状态。颅内病理状态可能改变心血管功能(例如 ICP 升高对心脏传导功能的影响)。幕上肿瘤手术(尤其是脑膜瘤、脑转移瘤)伴随严重的失血、低血容量和低血压时，对神经外科患者预后产生严重影响。神经外科麻醉医师应该注意到，经常用于控制 ICP、CBF、CBV 和脑张力的过度通气，以及术中体位都对呼吸和循环系统带来过多影响。最后，尤其对颅内转移瘤的神经外科手术，原发的肿瘤本身就会损害循环呼吸系统的功能(40% 脑转移瘤起源于肺脏[80])，肿瘤术前的化疗或放疗可导致心肌病、阿霉素或环磷酰胺治疗，以及血浆胆碱酯酶活性抑制剂等[81]。

与恶性肿瘤有关的问题还包括：凝血功能异常，血栓栓塞的风险增加，外科手术后第一年血栓栓塞风险高达 21%[82]。因此，尽管有出血的风险，对于高危患者，可以在开颅术后给予低分子量肝素以预防静脉血栓形成[83]。

与神经外科手术麻醉相关的其他全身系统，包括泌尿系统(利尿剂以及后来伴发的血浆电解质的异常、糖尿病、尿崩症、液体摄入减少等)、内分泌系统(受颅内疾病病程的影响而改变，例如垂体瘤，或者治疗性药物如糖皮质激素对高血糖和脑缺血的影响)、胃肠道(糖皮质激素对黏膜的影响、与 ICP 升高有关的脑动力学改变)。当脑肿瘤合并骨转移时要预防高钙血症。详尽询问病史，配合以恰当的体格检查和实验室检查，对于理解和明确这些问题至关重要。应特别关注老年患者(尤其是心肺功能下降的患者)对麻醉和围术期管理提出了特殊的挑战。

制定手术方案

以下几点对制定手术方案十分重要：肿瘤的部位和大小、组织学诊断、外科手术入路、邻近以及外科手术可能涉及的组织结构、以及是否需要全切除肿瘤。要明确切除的占位是肿瘤、血肿(急性或慢性)、脓肿、转移瘤或其他性质十分重要。手术入路决定了患者的体位，通常幕上肿瘤切除的手术入路包括经翼点入路、经颞或是经额开颅。双额入路时，矢状静脉窦交叉增加了出血和静脉空气栓塞的风险。

当病理组织诊断确诊为脑膜瘤时，肿瘤会被完全切除达到治愈[84]。脑膜瘤生长缓慢，尤其是位于额部非功能区时可以生长得很大。脑膜瘤周围组织结构或经常位于手术难度大的部位(例如：矢状窦、视神经鞘、斜坡、脑室和骨侵袭等)。如果肿瘤巨大、手术入路困难、又期望彻底切除，所需手术时间长、技术要求高。这样的手术经常伴随大量出血(脑膜瘤经常富含丰富的血管，造成周围组织渗血)，要求最大程度的降低脑张力，以利于手术操作。术前血管栓塞可减少脑膜瘤切除术的术中出血。术中自体储血或自体血液回输，15% 患者的都可以避免异体输血[85]。胶质瘤切除术比较容易，手术入路简单、出血可能性低。

第三脑室的胶质囊肿和起源于基底池的上皮细胞瘤都是最常见的非垂体幕上肿瘤。第三脑室囊肿可能还伴随梗阻性脑积水，在麻醉诱导时可能升高 ICP。位置较深的胶质囊肿、基底池的上皮细胞瘤和垂体瘤(开颅切除)在手术切除时应该预先准备好充足的脑松弛措施，以利于颅底的脑组织暴露。经蝶切除垂体腺瘤是颅外手术的基本术式。

制定麻醉方案

考虑上述手术过程因素后，应遵循以下原则：

血管通路：考虑到出血和静脉发生空气栓塞的风险，需要进行血流动力学和代谢监测，需要输注麻醉药物(TCI)、血管活性药物或其他药物。

液体治疗：目标为正常血容量和正常血管张力，避免低渗液体(乳酸林格液)，避免输注含糖溶液以防止高血糖，后者可能加重缺血性脑损伤。

麻醉方案：①吸入麻醉—基本麻醉用药，适用于低风险的简单手术，例如颅内压、脑缺血的风险低、对脑松弛的要求低；②全凭静脉麻醉，适用于预计有颅内压增高、有明显的脑缺血风险以及需要充分的脑松弛等要求比较复杂的手术。

通气方案：目标为正常血碳酸水平或轻度低碳酸血症，轻度高氧血症，低胸内压(改善脑静脉回流)

颅外监测：进行心血管和肾功监测(准备好处理静脉气体栓塞)。应用可实施的方法监测出血，如 ROTEM®、TEG® 和 Multiplate®。

颅内监测：常规颅内环境监测和特殊功能或通路检查相对应，例如，神经电生理检查(EEG、诱发电位)，脑代谢(颈静脉球氧饱和度、经颅氧饱和度)，功能性检查(经颅多普勒超声技术)

特殊技术：根据外科手术需要改变麻醉处理方案(颅内刺激或使用肌肉松弛剂等)

术前准备

术前用药

术前镇静有造成高碳酸血症、低氧血症、上呼吸道梗阻的风险，均可升高 ICP。但是，也很必要避免紧张(增加 CMR 和 CBF)和高血压(增加 CBF，削弱自动调节功能导致血管源性脑水肿)[86]。在麻醉医师的持续监控和严密观察下，在建立血管通路或连接监测设备时，可静脉少量静滴麻醉性镇痛药 / 镇静剂[如：咪达唑仑 0.5~2mg，或其他苯二氮䓬类药物，和(或)芬太尼 25~100μg，或舒芬太尼 5~20μg]。在此过程中一定严密监控患者，必要时给予呼吸支持。然而，对无 ICP 升高临床或其他征象(无中线移位等)的肿瘤患者，小剂量苯二氮䓬类药物有助于降低焦虑，但要记住使用药物在术后需要进行合适的评估。小剂量的苯二氮䓬类药物或阿片类药物还可能暴露或加重已经存在的代偿性的神经功能缺损[87,88]。这很难与快速恶化的肿瘤占位影响和颅内高压相鉴别。

激素治疗应持续到术日晨(甲泼尼龙或地塞米松)。尤其有脑神经(Ⅸ、Ⅹ)麻痹的患者(呕吐反射减弱或者丧失)使用 H_2 受体阻滞剂和胃动力药以对抗与颅内高压和激素治疗有关的胃排空减弱和胃酸分泌增多。其他的常规药物抗癫痫药[89,91]，以及抗高血压药和心血管药物均应该继续使用。很多药物与苯妥英钠发生药物相互作用，抗癫痫药物围术期血药浓度波动与围术期癫痫发作有关[90,91]。应该监测此类药物的血浆浓度，或临时增加用药剂量。

开放血管通路

开颅手术时通常需要开放两条大外周静脉；立体定向活检手术一条静脉通路足够用。目前较少进行中心静脉通路常规穿刺，以下情况时应推荐进行中心静脉穿刺：发生静脉空气栓塞的风险很高、预计大出血(例如血管肿瘤、肿瘤邻近重要动脉或静脉窦，或者大范围颅骨切除)、证实或怀疑有主要心血管系统功能受损、或需持续输注血管活性药。需要注意的是行颈静脉穿刺置管应小心谨慎地操作，减少头低位和颈部旋转。头低位和颈部扭转，加之其他不可避免的因素都能增加 ICP。全身情况稳定的患者入睡后考虑置入中心静脉导管。如果置入中心静脉导管是为静脉空气栓塞，一定要在放射学或者心电图引导下确定尖端位置(尖端在腔静脉和右心房交界区)。

神经外科开颅手术的麻醉严密监测、控制 CPP (位于中耳水平，相当于 Willis 动脉环位置的动脉压换能器获得，CPP=MAP–ICP)，推荐动脉内置管。在硬膜开放后，ICP 等于大气压，所以 CPP 等于 MAP。另外，尤其对进行过度通气患者、老年患者、慢性阻塞性肺部疾病患者可以多次进行血气分析，以测定 $PaCO_2$[92,93]。同时还要监测血糖、血钾、渗透压以及其他的一些项目。$PetCO_2$ 不能够代替 $PaCO_2$，因为两者通常关联性较差，慢性阻塞性肺部疾病、通气 - 血流比失调患者、老年患者、长时间手术患者，尤为明显。

通过颈内静脉逆行置管进行颈静脉球血氧饱和度监测，可以持续监测脑氧分压和颈静脉球部的血红蛋白氧饱和度($SjvO_2$)。假设 CMR 恒定，或通过 EEG 监测它的变化，可以判定全脑灌注是否充分(图 11-7)[94]。

监测

如上所述，在神经外科手术中，应进行严密的

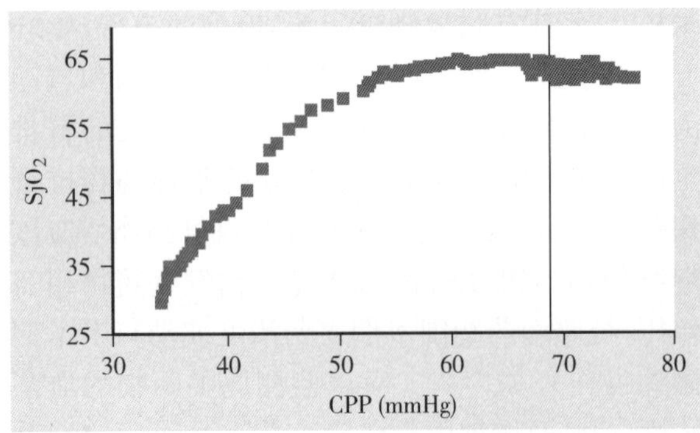

图 11-7　颈静脉球氧饱和度(SjO_2)和脑灌注压(CPP),在持续输注甲氧胺治疗低血压时,SjO_2 开始下降。(Andrews PJD,Wang FC,Miller JD 提供)

血流动力学监测,包括实时动脉血压监测、心电图监测以判断心肌缺血和心律失常。动脉血氧饱和度(监测全身低氧血症)、$ETCO_2$(监测 $PaCO_2$ 的变化趋势以发现静脉空气栓塞)和体温监测(如食管温度或膀胱温度)是基本监测指标。放置导尿管监测尿量。

经食管超声或心前区多普勒超声检查很容易发现空气栓塞[95],这也是(与经食管超声检查一起)发现静脉循环气泡最敏感的监测方法。如果手术中使用肌松药则需要监测神经肌肉阻滞程度。但不能在偏瘫的肢体监测神经肌肉功能的传递。高级神经元去神经化支配下的低级神经元乙酰胆碱受体密度升高,导致偏瘫肢体对非去极化肌松药耐药。如果肌松药的剂量是根据偏瘫肢体神经兴奋性而定,对正常的神经肌肉单位会发生药物过量[96]。本文提到的偏瘫与截瘫和烧伤患者出现的高钾血症无关,从这个角度出发,琥珀酰胆碱不是使用禁忌[97]。因为全身麻醉与糖皮质激素都会使血糖升高,而脑萎缩通常与局灶性脑缺血相关[98],血糖过高加重脑局部缺血时神经损伤[99-102],所以应该常规监测血糖水平。同样需要监测血电解质(特别是血钾)和渗透压浓度(特别是使用甘露醇或高渗盐水时),出血时需要测定血红蛋白和红细胞压积。

还需特别关注凝血功能以及凝血障碍,脑原发性或转移性肿瘤可能会导致血管迂曲,进而导致潜在疾病,如血栓形成和出血[103]。内皮损伤、缺血和继发性炎性反应释放的脑促凝血酶原激酶,凝血酶,红细胞溶解产生的降解产物铁,都将会导致凝血障碍。

组织因子的表达增加可能与星形细胞瘤有关[104],特定的脑肿瘤能够直接影响纤维蛋白溶解[105,106]或增强凝血作用[107]。此外,抗癫痫药物的使用与止血障碍相关,如血小板功能异常[108],低纤维蛋白原血症[109]或是ⅩⅢ因子减少[110]。

除了常规的凝血参数,即时检测(POC)血液黏度(ROTEM® 或 TEG®)或全血阻抗法血小板聚集试验(Multiplate®)都可以检测整体的凝血状态和血小板功能[111]。这些检测方法在全血中实施并且可以提供临床相关数据,如血栓形成的速度和质量,血栓的坚实程度,是否存在纤溶亢进,以及阿司匹林、氯吡格雷和 GP Ⅱb/ⅢA 受体阻滞剂的影响[112]。已经有研究发表神经外科患者应用这些监测指标[113,114],快速 POC 检测应用于神经外科患者可指导术中治疗方案,使得目标引导的止血治疗措施成为可能。

脑功能监测在神经外科手术中的使用正在增加。诱发电位的监测有利于观察特定中枢神经通路的完整性。邻近大脑语言区的肿瘤手术造成神经功能受损的风险极高。术中神经电刺激(IES)有助于减少损伤几率。全身麻醉或镇静状态下的患者,越来越多地进行皮层运动区的定位,并且提高外科肿瘤切除术或癫痫病灶切除的质量(见第 17 章)。与全身麻醉相比,清醒镇静提高脑功能区定位的几率[115]。

目前,择期幕上肿瘤切除术术前 ICP 监测已经很少使用,术前使用糖皮质类药物降低 ICP,而且现代麻醉技术在诱导过程中可以控制 ICP。这些不能应用于颅脑创伤患者,脑创伤的患者一进入急诊,ICP 监测对其治疗极其重要。随着相对安全并方便使用的尖端导管 ICP 监测的出现,在高危患者(伴有周围组织广泛水肿的巨大肿瘤切除术,或者伴有颅内压升高和意识改变的急诊手术患者)术后 ICP 监测逐渐增多。这些高危患者术后早期因为脑肿胀或血肿形成发生 ICP 升高多达 20%,及时治疗将明显改善预后[116]。术后 ICP 监测也有助于麻醉未苏醒患者的鉴别诊断。观察 ICP 曲线确认所测的 ICP 压力的可靠性是十分重要的。

对于一些特殊患者,如果使用了腰椎蛛网膜下腔脑脊液引流,只要脑脊液循环通路未被阻塞,蛛网膜下腔脑脊液压力可以反映 ICP。通路是否通畅可以通过压迫颈静脉(Queckenstedt 手法)时腰椎蛛网膜下腔脑脊液压力是否增高来判断。腰椎蛛网膜下腔脑脊液压力可以提示神经外科医师和麻醉医师体位、麻醉和在一定脑灌注压下手术对颅内压的影响。

在麻醉和重症监护中越来越多的使用颅多普勒超声检查(TCD)监测血流速率(FV)(见第七章)。TCD 可以评估脑血流压力自动调节能力和 CO_2 反应性[117]。另外,TCD 是唯一简便的无创监测方法,监测麻醉状态患者导致 ICP 升高的颅内并发症和评估麻醉状态下患者的脑灌注(图 11-8)[118]。在麻醉苏醒期,FV 监测脑充血[119]。尽管这种生理性改变的原理尚不清楚,已经有报道严重的脑充血后发生脑出血[120]。术中超声检查在动脉瘤手术中通过使用超声微血管流速探头实现的[121],还用于肿瘤手术的切除,在肿瘤难切时评估其血液供应情况。

麻醉诱导

目标和药物

择期幕上肿瘤手术麻醉诱导要考虑的主要因素是避免继发性脑损伤。因此控制通气(避免高碳酸血症和低氧血症)、控制交感神经和血压(例如足够的麻醉深度和镇痛来防止 CNS 苏醒)和防止脑静脉流出道阻塞(头位)至关重要。这几点可以改善患者的颅内压力容积曲线状态,确保充足的脑灌注,防止 ICP 升高降低脑灌注压。框 11-4 列出为达到上述目的而设计的经典方案。在插管前用硫喷妥钠或者丙泊酚联合阿片类药物,轻微过度通气。身体状况差,高龄患者的麻醉诱导使用依托咪酯(0.2~0.4mg/kg)可以替代丙泊酚。

为了维持血流动力学更稳定,可以用阿芬太尼[5~10μg/kg 单次,然后调整至 5~10μg/(kg·h) 静脉注射]、舒芬太尼[0.5~1.5μg/kg,然后调整至 0.1~0.3μg/(kg·h)]代替芬太尼。也可以用瑞芬太尼[0.25~0.5μg/kg,之后 0.1~0.2μg/(kg·h)]代替芬太尼,以利于术后快速苏醒和不依赖于麻醉持续时间的早期神经系统功能评估[58,122,123]。

框 11-4 开颅手术推荐麻醉诱导流程

1. 手术室内给予适当的抗焦虑药。适当的液体负荷(0.9%NaCl 5~7ml/kg)。心电图各导联正确放置,呼气末二氧化碳监测,动脉血氧饱和度和无创血压监测。局部麻醉下动静脉通路的建立。
2. 全身麻醉诱导:芬太尼 1~2μg/kg、舒芬太尼或瑞芬太尼。预充氧和自主过度通气,丙泊酚 1.25~2.5mg/kg 或硫喷妥钠 3~6mg/kg 麻醉诱导。非去极化性肌松药:维库溴铵、罗库溴铵或顺-阿曲库铵。控制通气使 $PaCO_2$ 在 35mmHg,丙泊酚 50~150μg/(kg·min) 或异氟烷 0.5%~1.5%(七氟烷或地氟烷)用于维持麻醉,芬太尼(阿芬太尼、舒芬太尼或瑞芬太尼)1~2μg/(kg·h)(或单次输注)用于镇痛。
3. 气管插管。
4. 放置头架的头钉或切皮时,给予局部麻醉或静脉给予瑞芬太尼 0.5~1μg/kg。
5. 适当的头高位,不压迫颈静脉。
6. 脑松弛。需要时用甘露醇 0.5~0.75g/kg。需要时放置腰椎蛛网膜下腔引流管。使用 0.9%NaCl 或 6% 羟乙基淀粉维持正常血容量,不使用乳酸林格液。

肌肉松弛剂

目前的非去极化型肌松药对颅内血流动力学的影响甚微。可能有插管困难或快速序管诱导的患者可以考虑使用琥珀酰胆碱。琥珀酰胆碱可以导致 CMR、CBF 和 ICP 一过性升高,主要对有不稳定 ICP 增高的患者有意义,这些升高可以通过过度通气或加深麻醉控制。

强烈建议避免使用长效肌松药,例如泮库溴铵。我们更推荐使用中效到短效肌松药,例如维库溴铵、顺-阿曲库铵、美维库铵和罗库溴铵。这一推荐是基于神经外科患者对残留肌松药非常敏感(很难被外周神经刺激仪评估所发现)。在这种情况下,长期使用苯妥英钠[89,124]或卡马西平[125](>7 天),与泮库溴铵、维库溴铵、阿曲库铵、和顺-阿曲库铵[126,127]之间的药物相互作用需要注意(需

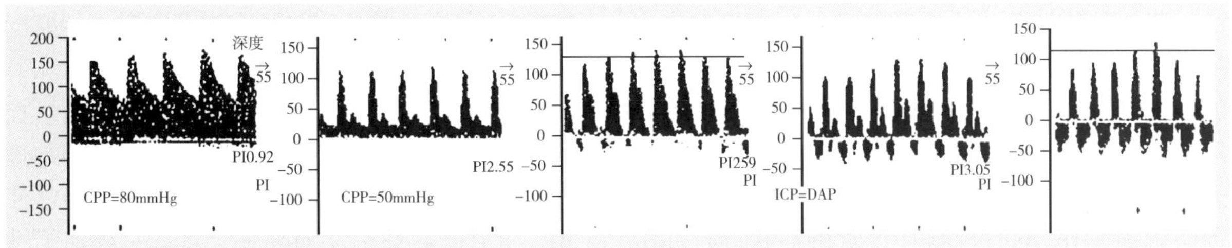

图 11-8 脑灌注压(CPP)下降时,经颅超声多普勒超声检查所见的变化。当颅内压(ICP)等于动脉舒张压(DAP)时,脑血管舒张期流速降至 0。最终,一个收缩期上升、舒张期下降的反向流速图形提示了大脑循环阻滞。PI,xx

要大于 50%~60% 更高的剂量),并且要在非偏瘫侧肢体监测神经肌肉传导功能(如前所述)。麻醉医师应该牢记,手术过程必须保证患者无体动。

患者体位

头钉放置是极大的疼痛刺激。必须用完善的镇痛(单次静注瑞芬太尼 0.25~1μg/kg,)或加深麻醉(例如单次静脉注射丙泊酚 0.5mg/kg)充分阻断,最好在上钉点联合使用局部浸润麻醉,以阻止不良 CNS 反应和血流动力学波动[128]。还可以选择用抗高血压物如艾司洛尔(1mg/kg)和拉贝洛尔(0.5~1mg/kg)控制血流动力学波动。在上头钉之前,行头皮神经阻滞可以帮助术中血流动力学平稳,并且在一定程度上有术后镇痛的作用[129]。对于头高位患者,头钉可能与罕见的静脉空气栓塞的病例相关。

外科医师和麻醉医师都必须严格监控患者体位,避免极端体位。仔细衬垫并固定容易被压力、摩擦、活动损伤的部位,如下垂的四肢。轻度的头高位有助于静脉回流。要防止头颈过度的侧伸或屈曲(下颌和最近的骨组织至少要有两横指距离),以防止气管导管扭曲、术后气道肿胀、塌陷,以及脑静脉回流受阻(脑肿胀)。双膝轻微弯曲以防止腰骶椎损伤。如果头偏向一侧(如翼区或额颞入路开颅),对侧肩应该垫高(用楔形物或圆形物),防止臂丛神经牵拉受损。侧卧位和坐位都有各自的特殊的注意事项。气管插管必须确认固定填充良好,以防止导管意外拔出或因运动导致软组织磨损,并且保证在术中的可操控性。(注意:如果使用 Y 型管远端延长管会增加死腔)。最后,应该蒙上眼膜双眼紧闭,以防止因暴露或浸润消毒液体或其他液体导致角膜损伤。

麻醉维持

目标

幕上肿瘤切除术中麻醉管理的主要目的有:①通过控制 CBF 和 CMR 控制脑组织张力[所谓的化学牵张器概念(框 11-5)];②维持理想的颅内环境进行脑保护。第一个目标是防止 CNS 觉醒,通过维持适当的麻醉和镇痛深度实现(图 11-9),预防癫痫发作,同时控制 CNS 觉醒症状(通过降低高血压、交感神经阻滞剂)。第二个目标是维持脑组织供需平衡,当氧供需不平衡发生时,要尝试特定脑保护措施(注意:牵拉器下,5%~10% 的患者发生局部缺血)[98]。许多麻醉医师使用适度低温(3℃)提供脑保护,这种做法基于大量实验证实脑创伤后低温脑保护是有效的。但临床研究尚未证实低温对神经外科手术患者有益[130]。另外,低温抑制血小板功能和凝血级联效应。因此,即使轻度的低温(<1℃)可能增加失血和输血的风险[131]。虽然由于低温导致的颅内出血风险率增加尚未在神经外科手术中得到证实,但是在分析低温导致的风险 - 收益比时要考虑到这方面的影响。其他低体温的并发症有外科伤口感染[132]、心输出量降低[133]、苏醒延迟和寒战[134]。因此,神经外科麻醉实施的主要目标应该是正常体温,仅在有局部缺血损伤高风险的病例时考虑低温。

框 11-5　脑化学牵张器概念

轻度高渗[使用 0.9%NaCl(304mOsm/kg)作为静脉输液主要选择,开骨瓣前给予 20% 甘露醇(1245mOsm/kg)0.5~0.75g/kg 或者高渗盐(7.5%,2498mOsm/kg)2~4ml/kg]
静脉麻醉药(丙泊酚),维持足够的麻醉深度
轻度过度通气,轻度提高氧合
轻度控制性高血压:平均动脉压保持在 100mmHg 左右,以降低脑血容量和颅内压
正常血容量:不使用血管扩张药
轻度高氧血症
同时:
- 头高位不阻碍脑静脉回流,不压缩颈静脉
- 最小的呼气末正压
- 充足的麻醉深度或肌肉松弛,防止机械通气时发生呛咳
- 腰椎蛛网膜下腔引流
- 避免使用脑牵张器

麻醉方法的选择

开颅手术是使用静脉麻醉药还是吸入性麻醉药长期存在着争论。到目前为止,没有在神经外科麻醉中研究比较使用静脉麻醉药与吸入性麻醉药,证明两者的预后有明显差异[79,135]。

目前,主流观点仍然认为吸入性麻醉药可控性好,患者可以快速苏醒[136]。吸入性麻醉药与理想的神经外科麻醉药物还相差甚远,它们能够使 CBF、ICP 升高并引发脑肿胀[15,16]。一项前瞻性随机试验中,在碳酸水平正常患者身上使用丙泊酚 - 芬太尼、异氟烷 - 芬太尼和七氟烷 - 芬太尼麻

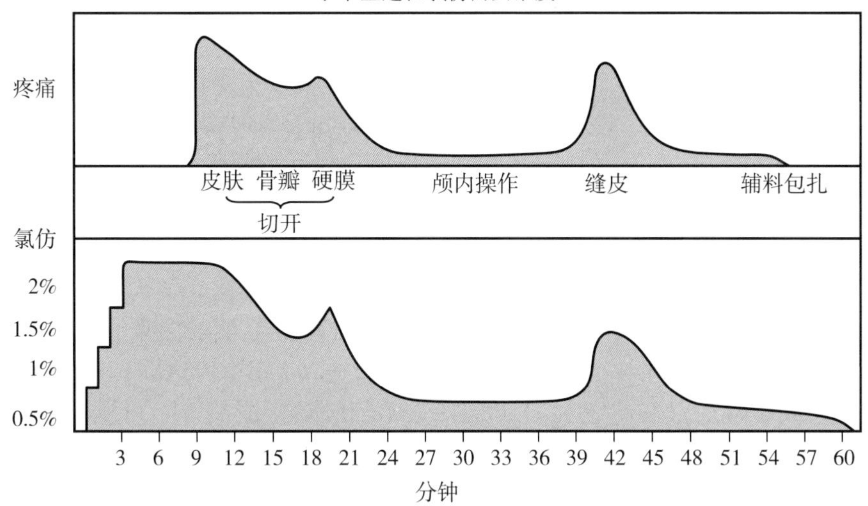

图 11-9 此图从不同程度的手术刺激需要的氯仿剂量描绘出疼痛刺激和麻醉深度的关系。(引自 Horsley V:On the technique of operations on the central nervous system:Address in surgery. Lancet 1906;ii;484.)

醉,结果显示在丙泊酚 - 芬太尼组内 ICP 和脑肿胀的比例较低[135]。然而,另一项研究中,在术前 CT 扫描无中线偏移的患者中,异氟烷和地氟烷都没有引发明显 ICP 变化[137]。同样,外科医师对用异氟烷和丙泊酚麻醉患者的脑肿胀程度评估也没有区别[66]。因此,虽然有证据表明全静脉麻醉的 ICP 较低,临床上这种技术对于有 ICP 增高患者的影响还需要论证[138]。虽然静脉麻醉药物能很好控制 CBF、ICP 和脑肿胀[16,136,138],但静脉麻醉苏醒时间延长,甚至可控性差,这会导致鉴别延迟苏醒与是否需急查 CT 排除外科并发症增加难度。这个问题可以通过使用计算机控制方案(靶控静脉泵),以及丙泊酚和瑞芬太尼等短效药物来解决。

目前,颅内顺应性异常神经外科患者(有 ICP 增高和脑肿胀的高风险)应该考虑使用静脉麻醉技术。而吸入麻醉技术最好应用于不复杂的神经外科患者。高危患者尽量避免同时使用氧化亚氮和吸入性麻醉药,如前所述,它们在增加脑代谢和脑血流方面有协同作用[15,22,40,41-43,139]。如果在吸入麻醉时,控制脑肿胀的方法(过度通气、渗透性利尿、血压控制、体位、腰椎引流)失败时,应该考虑转换为全凭静脉麻醉(见框 11-2)。

如果在足够的麻醉镇静和镇痛深度下,发生不良中枢神经系统反应和血流动力学波动,可以用抗交感神经药物控制,如艾司洛尔(初始剂量 1mg/kg)、拉贝洛尔(初始剂量 0.5~1mg/kg)或者可乐定(初始剂量 0.5~1μg/kg)。

颅内压升高和脑肿胀的管理

ICP 升高和脑肿胀的预防和治疗方法见框 11-2。脑组织一旦膨出需要立刻处理,包括使用静脉药物(检查呼气末 CO_2 曲线以除外呼吸机对抗)加深麻醉、过度通气、施行 CSF 引流、及时地转换为头高位。

术中通气

保护性肺通气策略包括小潮气量和加用呼气末正压(PEEP),可以改善发生术后肺部并发症的中危或高危患者的结局转归[140]。颅内疾病的患者容易发生术后肺部并发症[141],这可能会受益于肺保护性通气策略。但还没有针对术中通气管理的试验研究针对神经外科手术患者,难以评估其风险 - 效益比。然而,几项研究已经证实,神经外科手术患者,低于 10cmH_2O 水平的 PEEP 对 CBF 或 ICP 有极小的影响[142]。一项德国的观察性研究发现从 1995 年到 2010 年,术中潮气量几乎减小了一半,说明神经外科手术的麻醉医师重视肺保护性通气策略[143]。在开颅手术中,增加 PEEP 对于脑的影响可以直观发现。在任何情况下,都需要监测通气对 $PaCO_2$ 变化的影响。

液体治疗

目前已经广泛证实,开颅手术时要保证正常血容量和正常血压。高血糖(血糖 >10mmol/L)加重局部脑缺血[99,100],并且分子渗透压降低进一步加重水肿(目标分子渗透压 290~320mOsm/kg),也应该避免。胶体渗透压对脑水肿的作用尚不明确。葡萄糖溶液或低分子渗透压溶液(如乳酸林格液,254mOsm/kg)应该避免使用。开颅手术时选择适当的输注液体,包括等渗晶体液和胶体液来补偿失血。在一项回顾性研究中发现,应用氟比洛芬酯和围术期高血压与开颅手术后出血相关,而不是术中输注羟乙基淀粉[144]。红细胞比容应该保持在 28% 以上。为了确保从麻醉中苏醒所需正常体温，手术终末的液体应该加温。

麻醉苏醒

麻醉苏醒引起呼吸系统、心血管系统、代谢内分泌系统和神经系统变化[145,146]。在择期开颅手术术后早期，脑血流自动调节功能往往被削弱，20% 的患者表现为 ICP 升高[116]。尤其对于神经外科患者，必须严格遵守拔管原则：开颅手术术后呼吸动力和气道保护功能受损，高碳酸血症和低氧血症都可能导致继发性脑损伤（见框 11-1）。麻醉后苏醒和拔管引起血流动力学波动，可持续 10~25 分钟[145]，而耗氧量轻微增加（图 11.10）。这种波动一部分由儿茶酚胺升高介导，一部分由疼痛刺激介导。已经证实，开颅手术围术期高血压与颅内出血相关[144,147]。研究结果表明，高血压患者发生术后颅内出血的风险是对照组的 3.6 倍。术后颅内出血与血压变化之间的密切关系还表现在术中血压正常，手术苏醒时发生高血压的患者，提示在低血压水平时外科止血可能导致高血压水平时出血。脑循环变化导致术后脑并发症（脑出血或脑水肿）。气管导管拔除时脑血流速率在诱导前基础上增加 60%~80%，同时 $Sjvo_2$ 升高[119]。高血压和术后脑充血明显相关。为限制儿茶酚胺释放和血流动力学改变，应进行良好镇痛、防止低体温和寒战、早期拔管以避免呼吸机对抗。β- 肾上腺素受体阻滞剂改善苏醒期间血流动力学稳定性，减弱 CBF 变化[148]。气管导管拔除后可以给予短效 β 阻滞剂艾司洛尔（半衰期为 9 分钟），可

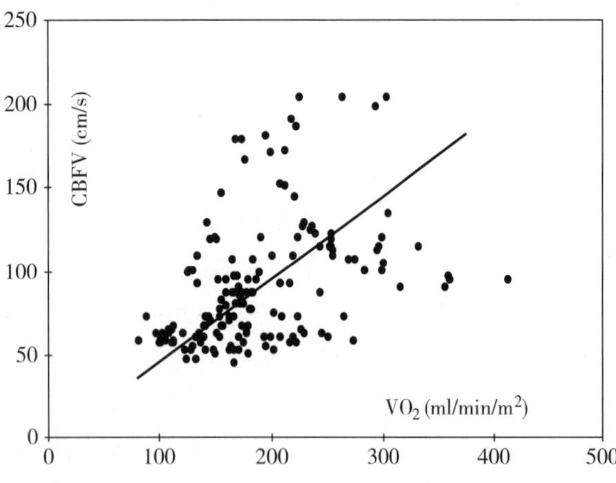

图 11-10 拔管时机体耗氧量与利用经颅脑血流速度（CBFV）评估的脑血流动力学波动之间的关系。（N Bruder，P Ravussin）

以单次注射（1mg/kg）之后持续输注[100~300μg/(kg·min)]15-30 分钟。

小剂量持续输注瑞芬太尼下进行拔管，可以削弱由气管导管拔除引起的血流动力学波动[149,150]，但是应当注意可能会引起的呼吸抑制以及高碳酸血症。

麻醉苏醒的目标

神经外科手术后麻醉苏醒的主要目标是维持颅内外稳态，特别是以下参数：MAP、CBF、ICP、$PaCO_2$、PaO_2、CMR 和体温（框 11.6）。可能导致颅内出血或影响 CBF、ICP 的因素，如咳嗽、呼吸人机对抗、高血压、高气道压都应该避免。苏醒后患者应该对口头指令有反应，安静并能合作。开颅手术后病情恶化常表现为意识清醒程度的降低和出现局灶性神经损伤。手术后最初几小时严密临床监测证实[151]，最严重的术后并发症脑出血大多数发生在术后最初 6 小时内。在一项回顾性分析中，和术后并发症相关的因素包括肿瘤严重程度评分（结合肿瘤位置、占位效应和中线移位）、估计失血量和术中输液量、手术时间超过 7 小时和术后通气情况。因 ICU 病床不足，延长在麻醉恢复室的时间，而不经过 ICU 直接回到神经外科病房，只适用于术后并发症风险低的患者。术后突发情况及时救治远比节省花费重要，为了防止神经系统症状加重，需要制定明确的术后预案[152]。

框 11-6 神经外科手术麻醉苏醒期管理

神经外科手术的苏醒期应该维持：
- 稳定的动脉血压、脑血流速度和颅内压
- 稳定的氧合和二氧化碳水平
- 稳定的 $CMRO_2$
- 正常体温

神经外科手术苏醒期应该避免：
- 咳嗽
- 气管内吸痰
- 拔管时气道高压力
- 患者呼吸机对抗

快速苏醒与延迟苏醒的对比

理想情况下，神经外科手术患者应该快速苏醒以保证早期评估手术效果，并为后续治疗提供参照。但有一些患者不适合快速苏醒。快速苏醒与延迟苏醒的比较总结在表 11-1 中。

表 11-1 优点与缺点：快速苏醒与延迟苏醒的比较

	快速苏醒	延迟苏醒
优点	尽早进行神经功能评估，必要时进行二次手术 更早转至 ICU 更早提示需要进一步检查 确定后续几个小时神经系统状态（进一步临床评估的基准） 减少血压升高，儿茶酚胺大量释放风险 由了解患者脑紧张度、出血及外科手术等情况的麻醉医师执行 可能更低花费	低氧血症和高碳酸血症风险低 更好的止血 与手术时状况一致，处于稳定阶段
缺点	低氧血症、高碳酸血症的风险更高 血流动力学改变大 ICU 的转运途中呼吸监测困难	神经系统功能评估困难

延迟苏醒的指征

如果患者术前存在意识反应迟钝，或者气道控制不良，预示术后早期拔管困难。如果有术后脑水肿、ICP 升高、颅内止血困难或出血高风险，则不适合采取快速苏醒策略。长时间（大于 6 小时）或大范围手术（特别合并有大量出血）、二次手术、胶质母细胞瘤切除术、手术区域涉及或接近脑重要部位、手术过程严重脑局部缺血（例如长时间血管夹闭、使用牵开器）增加此类风险。如果选择延迟苏醒策略，必须确保充足的镇静和镇痛，最好使用短效药物。

快速苏醒的前提

提前制定早期快速苏醒计划。术中合理使用麻醉药物以便于早期苏醒；术中注意维持全身及脑内稳态（维持正常的氧合、体温、血容量、血压、心血管功能和脑代谢）（框 11-7）。避免机械性的脑牵拉伤，术中利用药物控制 ICP 和脑水肿（见框 11-5）。手术方面应通过尽量控制术中出血量；提倡微创手术，降低术野范围，尽量降低手术创伤。满足上述条件时，快速苏醒比延迟苏醒在代谢、血流动力学和内分泌方面波动更少（图 11-11）[145]。

快速苏醒的实施

麻醉快速苏醒的实施要点列在框 11-8 中。平稳苏醒最主要的先决条件是手术后期对麻醉药和镇痛药的仔细调节。可以通过使用最小有效剂量“top-up”的静脉麻醉药或镇痛药（阿片类药物、利多卡因）实现，也可用短效的挥发性吸入麻醉药物替代，或两者同时使用。可以应用交感神经阻滞药物。应采取充分的术后镇痛，尤其在瑞芬太尼后。使用单一非麻醉性镇痛药不能提供足够的镇痛。推荐联合使用两种非麻醉性镇痛药，并在拔管后按需给予小剂量的吗啡[153]。应该予以考虑头皮神经阻滞或伤口布比卡因浸润麻醉，能够

框 11-7 麻醉后快速苏醒的前提：内稳态

全身稳态：
- 正常血容量、正常体温
- 正常血压（平均动脉压 80mmHg）
- 轻度低碳酸血症（$PaCO_2$ 35mmHg）
- 正常血糖（血浆葡萄糖 4~6mmol/l）
- 轻度高渗（285±5mOsm/kg）
- 红细胞比容接近 30%

脑稳态
- 正常脑代谢速率、脑血流和颅内压
- 抗癫痫的预防
- 适当头高位

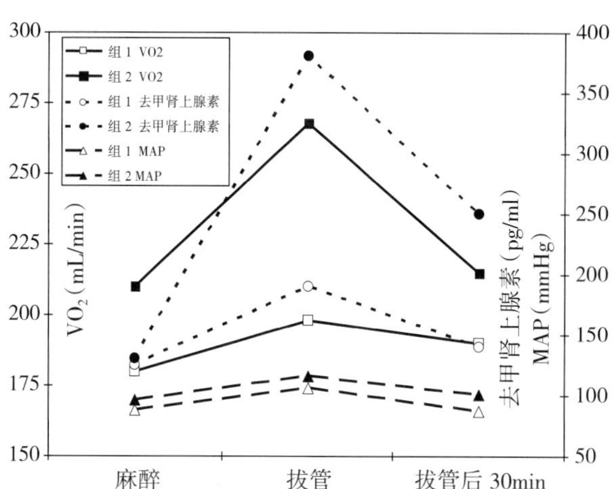

图 11-11 神经外科手术后快速苏醒与延迟苏醒的对比：机体耗氧量（VO_2、左纵坐标）、血去甲肾上腺素浓度（右纵坐标）和平均动脉压（MAP，右纵坐标）的不同。麻醉中、拔管和拔管后 30 分钟进行（x 轴）。在这项研究中，患者被分为两组，在手术室拔管（组 1）和在 ICU 病房术后 2 小时以上拔管（组 2）。虽然血压变化相似，组 2 的患者在拔管时有更高的 VO_2 和血儿茶酚胺水平。（摘自 Bruder N, Stordeur JM, Ravussin P: Metabolic and hemodynamic changes during recovery and tracheal extubation in neurosurgical patients: immediate versus delayed recovery. AnesthAnalg 1999;89:674-678）

在术后早期提供足够的镇痛[154]。手术期间可给予负荷量的苯妥英钠(或磷苯妥英)抗癫痫,也可使用其他的静脉抗癫痫药物(丙戊酸钠、左乙拉西坦等)。目前仍然缺乏不同的抗癫痫药物在术后早期预防癫痫的前瞻性比较临床研究。

框 11-8 开颅手术麻醉快速苏醒的操作步骤

尝试快速苏醒前的核对清单

术前足够清醒

脑局灶性手术,没有大范围脑挫裂伤

未累及Ⅸ~Ⅻ脑神经的大范围后颅窝手术

非巨大动静脉畸形切除术(可能引起术后严重脑水肿)

维持正常体温和氧合状态,血流动力学稳定

推荐苏醒操作流程

1. 接近苏醒时间 1 小时前停止使用长效阿片类药物(芬太尼或舒芬太尼),或皮肤缝合最后阶段停止使用瑞芬太尼。
2. 允许 $PaCO_2$ 逐步升高至正常通气。
3. 如果使用肌松药,减低神经肌肉阻滞至两个成串刺激(TOF)。
4. 单次静脉麻醉药或高浓度吸入麻醉药治疗伤害性刺激导致的血压急剧波动;如果高血压顽固不降,考虑使用交感神经阻滞药。
5. 缝合皮肤期间停止麻醉药的输注(准备好静脉药物注射器或手动调节挥发器)。
6. 尽早去除头钉——为了短期控制血流动力学波动,使用艾司洛尔或利多卡因 1.5mg/kg。
7. 如果使用氧化亚氮,停止吸入;必要时使用肌松拮抗剂,但应尽量避免使用。
8. 尽早尝试恢复自主呼吸。拔管前松开固定的胶带、充分吸痰。
9. 使血压保持在术前范围内,快速处理高血压。
10. 简单、有目标性的神经系统功能状态检查。
11. 转运患者至麻醉后监护室或 ICU。

非预期的苏醒延迟的鉴别诊断

从药理学角度完全停用麻醉药 20-30 分钟后,如果患者还未清醒,听从简单口头指令,应该考虑排除(用 CT 或核磁共振)或处理引起苏醒延迟的非麻醉因素。鉴别诊断原因包括癫痫发作、脑水肿、颅内血肿、气颅、血管闭塞、局部缺血和代谢或电解质紊乱。如果怀疑阿片类药物过量,可考虑用小剂量的纳洛酮或纳曲酮尝试滴定拮抗。

非复杂手术的术后管理

神经外科手术后常出现各种并发症。一项大型外科数据库资料发现 2006—2011 年间的开颅手术术后并发症发生率为 23.6%[155]。开颅肿瘤切除术后 30 天死亡率为 2.2%[156,157]。因此,开颅术后患者应常规进入 ICU 监护。然而 ICU 资源有限,对于部分低危开颅术后患者建议直接回病房[158,159]。术后并发症的危险因素包括:远期生活质量评分(Karnofsky performance scale,KPS)<80 分(意味着不能继续日常生活或工作)、术中侧卧位、手术时间 >4 小时、术后手术间内气管导管拔除失败、术中失血量大于 350ml[159,160]。低风险患者术后返回病房治疗需要有足够的护理人员及临床医师、可利用的监护条件、以及应对神经功能恶化的快速反应团队。

疼痛及术后恶心呕吐

开颅术后疼痛常为中度或重度疼痛,且常常治疗不足[161]。麻醉中瑞芬太尼的应用增加,也需要有效的术后镇痛方案。头皮神经阻滞或者切口部位局麻药浸润有部分术后镇痛作用,然而由于上述方法是在手术切皮前注射,镇痛作用时间太短。单独应用对乙酰氨基酚,不足以提供足够的镇痛效果[153]。与曲马多联合用药可以达到有效的镇痛效果,且不会对 ICP 或 CPP 造成影响,但可能导致术后恶心呕吐[162]。奈福泮具有抑制寒战和镇痛的作用,但有少量患者可能出现惊厥[163]。患者自控镇痛使用阿片类药物相对安全,但有可能出现嗜睡、CO_2 蓄积以及颅内压增高,需要术后密切监测。非甾体类抗炎药(NSAID)很少使用,原因是其抑制血小板凝聚、且患者常常接受皮质醇激素治疗。但是 NSAID 类药物导致的出血风险可能非常小,在神经外科术后还没有得到证实[164]。

开颅术后约有 50% 患者出现恶心,约 40% 患者出现呕吐[165,166],因此术后常需要预防恶心呕吐。昂丹司琼具有安全、副作用小的特点,然而仅部分有效[167,168]。氟哌利多的止吐作用比昂丹司琼更有效,在剂量小于 1mg 时没有镇静作用。小剂量地塞米松也有助于预防术后恶心和呕吐。

糖皮质激素

糖皮质激素对于减轻恶性脑肿瘤周围组织血管源性水肿非常有效[169]。糖皮质激素应用常见并发症为血糖升高,但其引起精神症状常常被忽视。使用高剂量糖皮质激素冲击治疗，术后停药时应在几天内缓慢减量。地塞米松是控制脑水肿时最常应用的药物，也常使用其他糖皮质激素如甲泼尼龙。地塞米松的作用效果约为甲泼尼龙的6倍，提示使用甲泼尼龙的剂量需要是地塞米松的6倍。地塞米松的初始剂量常为单次使用10mg，每6小时给予4mg[170]。术后短时间内也可以立即应用更大剂量激素。

预防癫痫

脑内手术后预防性使用抗癫痫药物（苯妥英钠或左乙拉西坦）具有争议，原因是这些药物预防癫痫的效果不明确，且具有副作用[171,172]。美国神经病学会质量标准委员会在2000年发表共识，建议脑肿瘤患者术后不常规预防性使用抗癫痫药物，且如果患者术后没有癫痫发作则在术后一周停药[173]。尽管目前已有的证据反对开颅术后预防性应用抗癫痫药物[174]，但一项临床调查显示有70%神经外科医师在脑肿瘤切除术后常规预防性使用抗癫痫药物[175]。苯妥英钠常应用于癫痫预防，而左乙拉西坦同样有效且副作用更少[176,177]。抗癫痫治疗药物在围术期不能停药，以免出现癫痫大发作。

预防血栓形成

开颅术后深静脉血栓（DVT）发生率很高。如果没有预防措施，术后超声检查或者静脉造影术诊断的DVT发生率约为20%~35%，有症状的DVT发生率约为2.3%~6%[178]。所有开颅手术患者推荐术中、或术后尽快使用间断性气动按压装置。对于高危患者（如恶性肿瘤、手术时间较长、偏瘫及高龄），一旦达到出凝血功能正常（术后24~48小时），应使用普通肝素或低分子肝素联合机械性血栓预防措施[179]。

其他治疗措施

开颅手术推荐预防性应用抗生素，可以将术后感染的发生率降低一半[180]。预防性使用抗生素的最佳时长还不明确，但必须小于24小时内应用，以避免对耐药微生物选择产生影响。常常推荐使用一代头孢类抗生素（头孢唑啉）。

垂体瘤或颅咽管瘤术后常需要使用糖皮质激素治疗。库欣氏综合征的患者术后可能需要皮质激素替代治疗，术前皮质醇功能低下的患者术后必须使用皮质激素治疗。术后第一个24小时使用氢化可的松50mg q6h足以预防肾上腺皮质激素相对不足。尿崩症（diabetes insipidus，DI）患者术后典型表现为突发多尿和烦渴表现，但对于术后处于镇静状态下的患者，烦渴症状难以观察到。术后监测尿量及尿比重，以避免出现脱水及高钠血症。术中液体输注或甘露醇的残余效应可能会导致多尿，但仅限于术后短时间内。术后尿量超过250ml/h且持续超过两小时，尿比重小于1.005（尿渗透压小于300mOsm/kg），是使用去氨加压素（desmopressin，DDAVP）的指征。去氨加压素的给药方式可以经口、经鼻、静脉给药或者皮下给药，术后患者常利用胃肠道外给药方式（1~4μg q8~24h）。术后可以静脉给予低渗液体，以避免高钠血症。

特殊情况的麻醉处理

困难气道

避免低氧血症比预防ICP升高更为重要。随着技术与设备的进步，可视喉镜和纤维支气管镜插管技术对于有困难气道的已麻醉患者非常有帮助。以前认为脑肿瘤手术前清醒气管插管是推荐的插管方式。可视喉镜通过获得气道解剖及气管内导管的优化可视度，已经帮助大量困难气道患者进行气管插管，同时也加深了对困难气道管理的认识[181]。每次插管前必须进行详实的评估，包括各种参数设置、麻醉设备及麻醉团队的能力[182,183]。气管插管设备和技术（利用引导设备vs利用可视喉镜导丝引导插管）的选择，是否镇静下（七氟烷或瑞芬太尼辅助）保留自主呼吸气管插管，医师的个人习惯以及患者的状态，都必须仔细评估，充分评估其优势和禁忌证。利用可视喉镜在全麻下进行气管插管更加快速而简单，有利于对潜在的困难气道进行气道管理，避免高碳酸血症[184]，可视喉镜可以减小暴露声门时的外力，从而降低交感神经刺激和减小血流动力学波动[185]。

清醒状态下纤维支气管镜气管插管必须仔细进行准备。开始时，要首先向患者很好地解释麻醉过程，然后充分对鼻咽和气道进行局部表面麻醉，必要时辅以小剂量的镇静药（咪达唑仑、芬太尼、瑞芬太尼或小剂量静脉输注丙泊酚）。应该注意警惕此操作过程中深度镇静和高碳酸血症所引起的脑部并发症。血流动力学变化应该用抗高血压药物（如拉贝洛尔或艾司洛尔）及时处理。

感染性肿物（脓肿）

脑脓肿在幕上占位性病变的鉴别诊断中占据一部分，它们对脑和ICP压力的影响相类似。其危险因素包括临近组织感染（窦道、耳）、心脏右向左分流、免疫抑制（外源性或内源性的）以及静脉注射药物的滥用[186]。脑脓肿通常伴随低热。如果怀疑存在脑脓肿，初始治疗应包括控制感染的抗生素和控制脑水肿的皮质激素，有时还与利尿剂联合使用。确定诊断和治疗通过开颅手术、脑立体定位手术和脓肿吸出术完成。其外科手术和麻醉处理与幕上肿瘤相类似。如果患者有免疫抑制[例如获得性免疫缺陷综合征（AIDS）]，必须特别注意无菌技术和预防感染。需要特别注意人类免疫缺陷病毒（HIV）感染与脑非霍奇金淋巴瘤相关。

颅面和颅底手术

颅面和颅底手术入路多应用于接近鼻窦前壁、眼眶等部位的肿瘤。这需要多种外科学方法综合的复杂手术，常常涉及到脑神经的感觉和运动神经电生理监测。由于是经颌面部的手术入路，常常需要口腔插管或者气管切开术。这种手术广泛涉及骨组织，有严重失血、出血倾向和静脉空气栓塞的可能，头高位时更是如此。如果实施了脑神经监测（特别是运动神经监测），应该避免使用肌肉松弛剂。这种术式的第二步颅底暴露涉及大范围颞肌松弛，常常导致下颌骨假性关节僵硬，随之张口受限以及插管困难[187-189]。

唤醒开颅或立体定位手术

唤醒状态下神经外科手术最常见的指征是立体定位活检术或病变接近语言或运动功能区（包括癫痫手术）的小切口手术。回顾性研究已经证明术中电生理监测能使严重永久性神经功能缺损发生概率降低大约两倍，进而显著改善外科手术切除的完整性[190]。虽然刺激的效果在清醒患者更好，全麻患者运动区的定位也可以实现[115]。涉及语言区域肿瘤的手术需要患者在术中完全清醒并配合（见第17章）。

颅内血肿的麻醉

基本原则

与幕上肿瘤比较，颅内血肿对神经系统功能状态和ICP的影响与血肿增大的速度有关。一方面，慢性硬膜下血肿的患者ICP轻度升高，神经系统症状轻微，麻醉管理类似于幕上肿瘤。急性硬膜外或硬膜下血肿伴随广泛神经损伤和可能危及生命的急剧ICP升高[191,192]，显著快于肿瘤进展。这些患者实施麻醉必须在有保证脑氧合和脑灌注的措施下快速有效降低ICP，随后迅速外科手术减压。

急性颅内血肿的麻醉

诱导

急性颅内血肿的患者，麻醉诱导时最重要的是保证氧合。首先保证气道畅通，随后100%纯氧轻度过度通气。如果颅脑创伤患者通气状态允许，术前应该用CT排除颈椎骨折。面罩通气后，气管插管应该迅速、无创并且对ICP影响尽可能小。必须维持足够麻醉深度以避免呛咳和升高血压。复合伤、低血容量休克和饱胃的昏迷患者（采用环状软骨压迫下快速序贯诱导插管），应采取适度麻醉深度。为控制颅内压力过高引发的严重高血压（库欣氏反应），可选择硫喷妥钠3~5mg/kg，同时降低动脉血压和ICP，在插管前维持CPP。对于半清醒的躁动的患者，联合使用镇静剂（例如依托咪酯0.2~0.5mg/kg，丙泊酚0.5~1mg/kg）和肌肉松弛剂。使用肌肉松弛药进行快速序贯诱导插管仍然存在争议。快速序贯诱导过程中，在琥珀酰胆碱达到其峰值效应之前利用面罩通气，可帮助控制CO_2在可接受范围内[193]。使用大剂量罗库溴铵，缩短快速插管等候时间（1分钟），有建议这种方案在有恰当剂量的特异性拮抗药（16mg/kg）随时备用的情况下才能选择[194]。在这些情况下，应预防清醒患者发生误吸（例如插管前20分钟静脉给予雷尼替丁50mg，或如果患者合作可口服柠檬酸钠）。

通气和气道一旦建立，应该立刻开始并持续控制ICP和脑肿胀。在该阶段使用渗透性利尿剂如甘露醇。不论血肿是外伤性的还是自发性的，糖皮质激素并未表现出改善患者预后的效果，反而增加颅脑创伤患者的死亡率[195,196]。昏迷患者使用肌肉松弛剂可避免肌肉张力增加和寒战，增加 CO_2 生成，使 ICP 的控制更加复杂化。

麻醉维持

急性颅内血肿麻醉管理的主要目标是控制 ICP 和脑肿胀，维持充足的脑灌注和脑氧合（CMR 和 CBF 匹配）。清除血肿时需要特别注意库欣反应的消失可能会导致快速、严重的低血压，此时应该准备使用血管升压类药物。部分患者需要单次注射肾上腺素（0.1mg）。

监测

急性颅内血肿的患者常常有血流动力学不稳定（高血压、血容量不足）。有创动脉压监测可以严密监测血流动力学，并可用于反复实验室检查（血气分析、红细胞比容的测定等）。建议套管针动脉穿刺置管最好在气管插管之前进行，对复合伤的患者更应如此。病情危重脑疝或脑疝高危患者，可以暂时不进行动脉穿刺置管。在清除血肿开始时时就应监测 ICP。监测复合外伤的患者心电图十分重要，因为心电图变化可能由脑（例如蛛网膜下腔出血可以使 T 波倒置）和心脏（例如心肌损伤时 S-T 段变化）原因引起。血气分析是保持酸碱平衡、通气以及代谢功能调节异常等多种干预治疗的基础。应该严密监测血糖，血糖升高能使脑局部缺血进一步恶化，高血糖应予以纠正。同样要注意的是脑组织损伤向循环中释放大量的影响凝血的凝血激酶，因此需要定时检测凝血功能（凝血状态、活化部分凝血活酶时间）。使用渗透性利尿剂（甘露醇）要在血浆渗透压（最大值 320mOsm/kg）测定指导下进行。更多颅脑创伤患者管理和监测的内容请参照第 10 章、第 18 章和第 22 章。

麻醉技术

静脉麻醉药增加 CVR、减少 CBF、降低 CBV（脑松弛）、降低 CMR，是急性颅脑血肿的主要麻醉用药。不推荐使用吸入性麻醉药，因为它们可急剧升高 ICP 和脑张力，导致急性小脑幕切迹疝或枕骨大孔疝，甚至在低碳酸血症的情况下也可能诱发。

必须避免因使用静脉麻醉药物或阿片类药物导致低血压，以防止脑缺血，因为 CPP 降低会导致反应性脑血管舒张及低碳酸血症（见前文）无法控制的继发性 ICP 升高。急性颅内血肿手术严格控制高血压的麻醉管理还有争议，必须维持足够的 CPP 使颅内血肿压迫形成的脑局部缺血区域有充足的血供，同时还要平衡更多的产生血管源性脑水肿以及再度出血的危险因素。在麻醉诱导前或后进行 TCD 检查帮助评估脑灌注并决定最优血压水平。监测 $SjvO_2$ 可以整体评估全脑 CPP 是否充足[197]，然而，全脑 CPP 充足并不能排除局部 CPP 不足和因此产生的局部脑缺血。如果要降低升高的血压，首先要做的是加强镇痛（如阿片类药物），随后加深麻醉深度（丙泊酚、巴比妥类、依托咪酯）。

麻醉苏醒

急性脑内血肿的患者有严重的脑伤害，同时伴随严重的已存在或潜在的脑肿胀。因此应该缓慢撤药、延迟拔管，在各种监测和治疗设备齐全的神经 ICU 拔管（见第 22 章）。慢性硬膜下血肿的患者往往术前的神经系统症状和意识障碍比较轻微，因此一般可以在手术后立刻拔管。

总结

幕上占位性病变手术的麻醉基本原则如下：

- ICP 升高的病理生理学特点
- 脑灌注的调节和维持
- 麻醉和手术对 ICP、脑灌注和颅内稳态的影响
- 快速增大的占位性病变，如急性血肿与慢性增长的占位性病变，如脑肿瘤的病理生理学和麻醉管理的区别

脑肿瘤切除手术麻醉的管理目标如下：

1. 通过维持脑稳态和全身稳态，术中维持和保护非受损区脑组织的稳态平衡，主要通过：
   - 正常血容量和血压
   - 正常血糖
   - 轻度高氧血症
   - 轻度高渗
2. 维持健全的 CBF 自身调节机制和 MAP，维持脑血管对 $PaCO_2$ 的反应性
3. 通过使用"化学脑松弛剂"，将外科手术牵拉最小化，包括：

- 控制 $CMRO_2$、CBF 和 CBV
- 适当的过度通气
- 严格维持 CPP
- 渗透疗法
- CSF 引流
- 使用静脉麻醉药降低脑血流

4. 神经外科手术后快速苏醒,以保证:

- 足够的、及时的术后神经状态评估
- 持续的进一步术后评估
- 神经外科医师及时诊断并发症
- 及时的 CT 扫描或必要时二次手术

5. 麻醉和神经外科术后恢复管理包括:

- 充足的镇痛
- 防止术后恶心和呕吐
- 血流动力学监控

急性脑血肿手术的麻醉的主要目标如下:

- 有效地控制 ICP 和脑肿胀
- 维持适当的血压,以维持 CPP 并限制脑出血和脑水肿
- 对即将发生的脑疝及时处理

(谢思宁　安立新 译,韩如泉 校)

参考文献

1. Ostrom QT, Gittleman H, Liao P, et al. CBTRUS statistical report: Primary brain and central nervous system tumors diagnosed in the United States in 2007-2011. *Neuro Oncol.* 2014;16(Suppl 4):iv1–iv63.
2. Hoffman S, Propp JM, McCarthy BJ. Temporal trends in incidence of primary brain tumors in the United States, 1985-1999. *Neuro Oncol.* 2006;8:27–37.
3. Gavrilovic IT, Posner JB. Brain metastases: Epidemiology and pathophysiology. *J Neurooncol.* 2005;75:5–14.
4. Carrel M, Moeschler O, Ravussin P, et al. Prehospital air ambulance and systemic secondary cerebral damage in severe craniocerebral injuries. *Ann Fr Anesth Reanim.* 1994;13:326–335.
5. Chesnut RM, Marshall SB, Piek J, et al. Early and late systemic hypotension as a frequent and fundamental source of cerebral ischemia following severe brain injury in the Traumatic Coma Data Bank. *Acta Neurochir Suppl (Wien).* 1993;59:121–125.
6. Langfitt TW, Weinstein JD, Kassell NF. Cerebral vasomotor paralysis produced by intracranial hypertension. *Neurology.* 1965;15:622–641.
7. Bell BA, Smith MA, Kean DM, et al. Brain water measured by magnetic resonance imaging. Correlation with direct estimation and changes after mannitol and dexamethasone. *Lancet.* 1987;1:66–69.
8. Bruce JN, Criscuolo GR, Merrill MJ, et al. Vascular permeability induced by protein product of malignant brain tumors: inhibition by dexamethasone. *J Neurosurg.* 1987;67:880–884.
9. Tatagiba M, Mirzai S, Samii M. Peritumoral blood flow in intracranial meningiomas. *Neurosurgery.* 1991;28:400–404.
10. Neuwelt E, Abbott NJ, Abrey L, et al. Strategies to advance translational research into brain barriers. *Lancet Neurol.* 2008;7:84–96.
11. Baker KZ, Ostapkovich N, Sisti MB, et al. Intact cerebral blood flow reactivity during remifentanil/nitrous oxide anesthesia. *J Neurosurg Anesthesiol.* 1997;9:134–140.
12. Grubb Jr RL, Raichle ME, Eichling JO, Ter-Pogossian MM. The effects of changes in PaCO2 on cerebral blood volume, blood flow, and vascular mean transit time. *Stroke.* 1974;5:630–639.
13. Nunes CS, Ferreira DA, Antunes L, Amorim P. Clinical variables related to propofol effect-site concentrations at recovery of consciousness after neurosurgical procedures. *J Neurosurg Anesthesiol.* 2005;17:110–114.
14. Bekker AY, Mistry A, Ritter AA, et al. Computer simulation of intracranial pressure changes during induction of anesthesia: Comparison of thiopental, propofol, and etomidate. *J Neurosurg Anesthesiol.* 1999;11:69–80.
15. Kaisti KK, Langsjo JW, Aalto S, et al. Effects of sevoflurane, propofol, and adjunct nitrous oxide on regional cerebral blood flow, oxygen consumption, and blood volume in humans. *Anesthesiology.* 2003;99:603–613.
16. Kaisti KK, Metsahonkala L, Teras M, et al. Effects of surgical levels of propofol and sevoflurane anesthesia on cerebral blood flow in healthy subjects studied with positron emission tomography. *Anesthesiology.* 2002;96:1358–1370.
17. Renou AM, Vernhiet J, Macrez P, et al. Cerebral blood flow and metabolism during etomidate anaesthesia in man. *Br J Anaesth.* 1978;50:1047–1051.
18. Robertson SC, Brown 3rd P, Loftus CM. Effects of etomidate administration on cerebral collateral flow. *Neurosurgery.* 1998;43:317–323; discussion 23–24.
19. Todd MM, Weeks J. Comparative effects of propofol, pentobarbital, and isoflurane on cerebral blood flow and blood volume. *J Neurosurg Anesthesiol.* 1996;8:296–303.
20. Langsjo JW, Maksimow A, Salmi E, et al. S-ketamine anesthesia increases cerebral blood flow in excess of the metabolic needs in humans. *Anesthesiology.* 2005;103:258–268.
21. Langsjo JW, Salmi E, Kaisti KK, et al. Effects of subanesthetic ketamine on regional cerebral glucose metabolism in humans. *Anesthesiology.* 2004;100:1065–1071.
22. Eng C, Lam AM, Mayberg TS, et al. The influence of propofol with and without nitrous oxide on cerebral blood flow velocity and CO2 reactivity in humans. *Anesthesiology.* 1992;77:872–879.
23. Fox J, Gelb AW, Enns J, et al. The responsiveness of cerebral blood flow to changes in arterial carbon dioxide is maintained during propofol-nitrous oxide anesthesia in humans. *Anesthesiology.* 1992;77:453–456.
24. Johnston AJ, Steiner LA, Chatfield DA, et al. Effects of propofol on cerebral oxygenation and metabolism after head injury. *Br J Anaesth.* 2003;91:781–786.
25. Strebel S, Kaufmann M, Guardiola PM, Schaefer HG. Cerebral vasomotor responsiveness to carbon dioxide is preserved during propofol and midazolam anesthesia in humans. *Anesth Analg.* 1994;78:884–888.
26. Veselis RA, Feshchenko VA, Reinsel RA, et al. Propofol and thiopental do not interfere with regional cerebral blood flow response at sedative concentrations. *Anesthesiology.* 2005;102:26–34.
27. Vinclair M, Broux C, Faure P, et al. Duration of adrenal inhibition following a single dose of etomidate in critically ill patients. *Intensive Care Med.* 2008;34:714–719.
28. Adams RW, Cucchiara RF, Gronert GA, et al. Isoflurane and cerebrospinal fluid pressure in neurosurgical patients. *Anesthesiology.* 1981;54:97–99.
29. Matta BF, Mayberg TS, Lam AM. Direct cerebrovasodilatory effects of halothane, isoflurane, and desflurane during propofol-induced isoelectric electroencephalogram in humans. *Anesthesiology.* 1995;83:980–985; discussion 27A.
30. Stullken Jr EH, Milde JH, Michenfelder JD, Tinker JH. The nonlinear responses of cerebral metabolism to low concentrations of halothane, enflurane, isoflurane, and thiopental. *Anesthesiology.* 1977;46:28–34.
31. Alkire MT. Quantitative EEG, correlations with brain glucose metabolic rate during anesthesia in volunteers. *Anesthesiology.* 1998;89:323–333.
32. Bedforth NM, Hardman JG, Nathanson MH. Cerebral hemodynamic response to the introduction of desflurane: a comparison with sevoflurane. *Anesth Analg.* 2000;91:152–155.
33. Holmstrom A, Akeson J. Cerebral blood flow at 0.5 and 1.0 minimal alveolar concentrations of desflurane or sevoflurane compared with isoflurane in normoventilated pigs. *J Neurosurg Anesthesiol.* 2003;15:90–97.
34. Laitio RM, Kaisti KK, Laangsjo JW, et al. Effects of xenon anesthesia on cerebral blood flow in humans: A positron emission tomography study. *Anesthesiology.* 2007;106:1128–1133.
35. Young WL, Prohovnik I, Correll JW, et al. A comparison of cerebral blood flow reactivity to CO2 during halothane versus isoflurane anesthesia for carotid endarterectomy. *Anesth Analg.* 1991;73:416–421.
36. Ringaert KR, Mutch WA. Regional cerebral blood flow and response to carbon dioxide during controlled hypotension with isoflurane anesthesia in the rat. *Anesth Analg.* 1988;67:383–388.
37. Strebel S, Lam AM, Matta BF, Newell DW. Impaired cerebral autoregulation after mild brain injury. *Surg Neurol.* 1997;47:128–131.
38. Reinstrup P, Ryding E, Algotsson L, et al. Effects of nitrous oxide on human regional cerebral blood flow and isolated pial arteries. *Anesthesiology.* 1994;81:396–402.
39. Reinstrup P, Ryding E, Ohlsson T, et al. Regional cerebral metabolic rate (positron emission tomography) during inhalation of nitrous oxide 50% in humans. *Br J Anaesth.* 2008;100:66–71.
40. Drummond JC, Scheller MS, Todd MM. The effect of nitrous oxide on cortical cerebral blood flow during anesthesia with halothane and isoflurane, with and without morphine, in the rabbit. *Anesth Analg.* 1987;66:1083–1089.
41. Drummond JC, Todd MM. The response of the feline cerebral circulation to PaCO2 during anesthesia with isoflurane and halothane and

during sedation with nitrous oxide. *Anesthesiology*. 1985;62:268–273.
42. Jung R, Reinsel R, Marx W, et al. Isoflurane and nitrous oxide: Comparative impact on cerebrospinal fluid pressure in patients with brain tumors. *Anesth Analg*. 1992;75:724–728.
43. Lam AM, Mayberg TS, Eng CC, et al. Nitrous oxide-isoflurane anesthesia causes more cerebral vasodilation than an equipotent dose of isoflurane in humans. *Anesth Analg*. 1994;78:462–468.
44. Artru AA. Nitrous oxide plays a direct role in the development of tension pneumocephalus intraoperatively. *Anesthesiology*. 1982;57:59–61.
45. Goodie D, Traill R. Intraoperative subdural tension pneumocephalus arising after opening of the dura. *Anesthesiology*. 1991;74:193–195.
46. Yates H, Hamill M, Borel CO, Toung TJ. Incidence and perioperative management of tension pneumocephalus following craniofacial resection. *J Neurosurg Anesthesiol*. 1994;6:15–20.
47. Albanese J, Viviand X, Potie F, et al. Sufentanil, fentanyl, and alfentanil in head trauma patients: A study on cerebral hemodynamics. *Crit Care Med*. 1999;27:407–411.
48. de Nadal M, Munar F, Poca MA, et al. Cerebral hemodynamic effects of morphine and fentanyl in patients with severe head injury: Absence of correlation to cerebral autoregulation. *Anesthesiology*. 2000;92:11–19.
49. Engelhard K, Reeker W, Kochs E, Werner C. Effect of remifentanil on intracranial pressure and cerebral blood flow velocity in patients with head trauma. *Acta Anaesthesiol Scand*. 2004;48:396–399.
50. Jamali S, Ravussin P, Archer D, et al. The effects of bolus administration of opioids on cerebrospinal fluid pressure in patients with supratentorial lesions. *Anesth Analg*. 1996;82:600–606.
51. From RP, Warner DS, Todd MM, Sokoll MD. Anesthesia for craniotomy: A double-blind comparison of alfentanil, fentanyl, and sufentanil. *Anesthesiology*. 1990;73:896–904.
52. Hormann C, Langmayr J, Schalow S, Benzer A. Low-dose sufentanil increases cerebrospinal fluid pressure in human volunteers. *J Neurosurg Anesthesiol*. 1995;7:7–11.
53. Marx W, Shah N, Long C, et al. Sufentanil, alfentanil, and fentanyl: Impact on cerebrospinal fluid pressure in patients with brain tumors. *J Neurosurg Anesthesiol*. 1989;1:3–7.
54. Mayer N, Weinstabl C, Podreka I, Spiss CK. Sufentanil does not increase cerebral blood flow in healthy human volunteers. *Anesthesiology*. 1990;73:240–243.
55. Coles JP, Leary TS, Monteiro JN, et al. Propofol anesthesia for craniotomy: A double-blind comparison of remifentanil, alfentanil, and fentanyl. *J Neurosurg Anesthesiol*. 2000;12:15–20.
56. Ostapkovich ND, Baker KZ, Fogarty-Mack P, et al. Cerebral blood flow and CO2 reactivity is similar during remifentanil/N2O and fentanyl/N2O anesthesia. *Anesthesiology*. 1998;89:358–363.
57. Sneyd JR, Whaley A, Dimpel HL, Andrews CJ. An open, randomized comparison of alfentanil, remifentanil and alfentanil followed by remifentanil in anaesthesia for craniotomy. *Br J Anaesth*. 1998;81:361–364.
58. Warner DS. Experience with remifentanil in neurosurgical patients. *Anesth Analg*. 1999;89:S33–S39.
59. Nishikawa T, Omote K, Namiki A, Takahashi T. The effects of nicardipine on cerebrospinal fluid pressure in humans. *Anesth Analg*. 1986;65:507–510.
60. Pinaud M, Souron R, Lelausque JN, et al. Cerebral blood flow and cerebral oxygen consumption during nitroprusside-induced hypotension to less than 50 mmHg. *Anesthesiology*. 1989;70:255–260.
61. Griswold WR, Reznik V, Mendoza SA. Nitroprusside-induced intracranial hypertension. *JAMA*. 1981;246:2679–2680.
62. Joshi S, Young WL, Duong H, et al. Intracarotid nitroprusside does not augment cerebral blood flow in human subjects. *Anesthesiology*. 2002;96:60–66.
63. Joshi S, Meyers PM, Pile-Spellman J, et al. Intracarotid verapamil decreases both proximal and distal human cerebrovascular resistance. *Anesthesiology*. 2004;100:774–781.
64. Heinke W, Zysset S, Hund-Georgiadis M, et al. The effect of esmolol on cerebral blood flow, cerebral vasoreactivity, and cognitive performance: A functional magnetic resonance imaging study. *Anesthesiology*. 2005;102:41–50.
65. Albrecht RF, Miletich DJ, Ruttle M. Cerebral effects of extended hyperventilation in unanesthetized goats. *Stroke*. 1987;18:649–655.
66. Gelb AW, Craen RA, Rao GS, et al. Does hyperventilation improve operating condition during supratentorial craniotomy? A multicenter randomized crossover trial. *Anesth Analg*. 2008;106:585–594.
67. Coles JP, Fryer TD, Coleman MR, et al. Hyperventilation following head injury: Effect on ischemic burden and cerebral oxidative metabolism. *Crit Care Med*. 2007;35:568–578.
68. Matteo RS, Ornstein E, Schwartz AE, et al. Effects of hypocarbia on the pharmacodynamics of sufentanil in humans. *Anesth Analg*. 1992;75:186–192.
69. Muizelaar JP, Lutz 3rd HA, Becker DP. Effect of mannitol on ICP and CBF and correlation with pressure autoregulation in severely head-injured patients. *J Neurosurg*. 1984;61:700–706.
70. Muizelaar JP, Wei EP, Kontos HA, Becker DP. Mannitol causes compensatory cerebral vasoconstriction and vasodilation in response to blood viscosity changes. *J Neurosurg*. 1983;59:822–828.
71. Burke AM, Quest DO, Chien S, Cerri C. The effects of mannitol on blood viscosity. *J Neurosurg*. 1981;55:550–553.
72. Ravussin P, Abou-Madi M, Archer D, et al. Changes in CSF pressure after mannitol in patients with and without elevated CSF pressure. *J Neurosurg*. 1988;69:869–876.
73. Cascino T, Baglivo J, Conti J, et al. Quantitative CT assessment of furosemide- and mannitol-induced changes in brain water content. *Neurology*. 1983;33:898–903.
74. Dostal P, Dostalova V, Schreiberova J, et al. A comparison of equivolume, equiosmolar solutions of hypertonic saline and mannitol for brain relaxation in patients undergoing elective intracranial tumor surgery: A randomized clinical trial. *J Neurosurg Anesthesiol*. 2015;27:51–56.
75. Todd MM, Cutkomp J, Brian JE. Influence of mannitol and furosemide, alone and in combination, on brain water content after fluid percussion injury. *Anesthesiology*. 2006;105:1176–1181.
76. Mavrocordatos P, Bissonnette B, Ravussin P. Effects of neck position and head elevation on intracranial pressure in anaesthetized neurosurgical patients: Preliminary results. *J Neurosurg Anesthesiol*. 2000;12:10–14.
77. Rosner MJ, Daughton S. Cerebral perfusion pressure management in head injury. *J Trauma*. 1990;30:933–940; discussion 40–41.
78. Bedford RF, Morris L, Jane JA. Intracranial hypertension during surgery for supratentorial tumor: Correlation with preoperative computed tomography scans. *Anesth Analg*. 1982;61:430–433.
79. Todd MM, Warner DS, Sokoll MD, et al. A prospective, comparative trial of three anesthetics for elective supratentorial craniotomy. Propofol/fentanyl, isoflurane/nitrous oxide, and fentanyl/nitrous oxide. *Anesthesiology*. 1993;78:1005–1020.
80. Black PM. Brain tumors. Part 1. *N Engl J Med*. 1991;324:1471–1476.
81. Truong J, Yan AT, Cramarossa G, Chan KK. Chemotherapy-induced cardiotoxicity: Detection, prevention, and management. *Can J Cardiol*. 2014;30:869–878.
82. Brandes AA, Scelzi E, Salmistraro G, et al. Incidence of risk of thromboembolism during treatment high-grade gliomas: A prospective study. *Eur J Cancer*. 1997;33:1592–1596.
83. Agnelli G, Piovella F, Buoncristiani P, et al. Enoxaparin plus compression stockings compared with compression stockings alone in the prevention of venous thromboembolism after elective neurosurgery. *N Engl J Med*. 1998;339:80–85.
84. Ayerbe J, Lobato RD, de la Cruz J, et al. Risk factors predicting recurrence in patients operated on for intracranial meningioma. A multivariate analysis. *Acta Neurochir (Wien)*. 1999;141:921–932.
85. Cataldi S, Bruder N, Dufour H, et al. Intraoperative autologous blood transfusion in intracranial surgery. *Neurosurgery*. 1997;40:765–771; discussion 71–72.
86. Lunn JK, Stanley TH, Webster LR, Bidwai AV. Arterial blood-pressure and pulse-rate responses to pulmonary and radial arterial catheterization prior to cardiac and major vascular operations. *Anesthesiology*. 1979;51:265–269.
87. Lazar RM, Fitzsimmons BF, Marshall RS, et al. Reemergence of stroke deficits with midazolam challenge. *Stroke*. 2002;33:283–285.
88. Thal GD, Szabo MD, Lopez-Bresnahan M, Crosby G. Exacerbation or unmasking of focal neurologic deficits by sedatives. *Anesthesiology*. 1996;85:21–25.
89. Ornstein E, Matteo RS, Schwartz AE, et al. The effect of phenytoin on the magnitude and duration of neuromuscular block following atracurium or vecuronium. *Anesthesiology*. 1987;67:191–196.
90. Paul F, Veauthier C, Fritz G, et al. Perioperative fluctuations of lamotrigine serum levels in patients undergoing epilepsy surgery. *Seizure*. 2007;16:479–484.
91. Yeh JS, Dhir JS, Green AL, et al. Changes in plasma phenytoin level following craniotomy. *Br J Neurosurg*. 2006;20:403–406.
92. Grenier B, Verchere E, Mesli A, et al. Capnography monitoring during neurosurgery: Reliability in relation to various intraoperative positions. *Anesth Analg*. 1999;88:43–48.
93. Whitesell R, Asiddao C, Gollman D, Jablonski J. Relationship between arterial and peak expired carbon dioxide pressure during anesthesia and factors influencing the difference. *Anesth Analg*. 1981;60:508–512.
94. Valadka AB, Furuya Y, Hlatky R, Robertson CS. Global and regional techniques for monitoring cerebral oxidative metabolism after severe traumatic brain injury. *Neurosurg Focus*. 2000;9:e3.
95. Ganslandt O, Merkel A, Schmitt H, et al. The sitting position in neurosurgery: Indications, complications and results. A single institution experience of 600 cases. *Acta Neurochir (Wien)*. 2013;155:1887–1893.
96. Graham DH. Monitoring neuromuscular block may be unreliable in patients with upper-motor-neuron lesions. *Anesthesiology*. 1980;52:74–75.
97. Minton MD, Grosslight K, Stirt JA, Bedford RF. Increases in intracranial pressure from succinylcholine: Prevention by prior nondepolarizing blockade. *Anesthesiology*. 1986;65:165–169.
98. Andrews RJ, Bringas JR. A review of brain retraction and recommendations for minimizing intraoperative brain injury. *Neurosurgery*. 1993;33:1052–1063.
99. Kimura K, Iguchi Y, Inoue T, et al. Hyperglycemia independently increases the risk of early death in acute spontaneous intracerebral hemorrhage. *J Neurol Sci*. 2007;255:90–94.
100. McGirt MJ, Woodworth GF, Brooke BS, et al. Hyperglycemia independently increases the risk of perioperative stroke, myocardial

infarction, and death after carotid endarterectomy. *Neurosurgery*. 2006;58:1066–1073; discussion 1066–1073.
101. Ribo M, Molina CA, Delgado P, et al. Hyperglycemia during ischemia rapidly accelerates brain damage in stroke patients treated with tPA. *J Cereb Blood Flow Metab*. 2007;27:1616–1622.
102. Sonneville R, Vanhorebeek I, den Hertog HM, et al. Critical illness-induced dysglycemia and the brain. *Intensive Care Med*. 2015;41: 192–202.
103. Magnus N, D'Asti E, Garnier D, et al. Brain neoplasms and coagulation. *Semin Thromb Hemost*. 2013;39:881–895.
104. Guan M, Su B, Lu Y. Quantitative reverse transcription-PCR measurement of tissue factor mRNA in glioma. *Mol Biotechnol*. 2002;20:123–129.
105. Goh KY, Tsoi WC, Feng CS, et al. Haemostatic changes during surgery for primary brain tumours. *J Neurol Neurosurg Psychiatry*. 1997;63: 334–338.
106. Seifman MA, Lewis PM, Rosenfeld JV, Hwang PY. Postoperative intracranial haemorrhage: A review. *Neurosurg Rev*. 2011;34:393–407.
107. Nielsen VG, Lemole Jr GM, Matika RW, et al. Brain tumors enhance plasmatic coagulation: The role of hemeoxygenase-1. *Anesth Analg*. 2014;118:919–924.
108. Priziola JL, Smythe MA, Dager WE. Drug-induced thrombocytopenia in critically ill patients. *Crit Care Med*. 2010;38:S145–S154.
109. Gerstner T, Teich M, Bell N, et al. Valproate-associated coagulopathies are frequent and variable in children. *Epilepsia*. 2006;47:1136–1143.
110. Pan CF, Shen MY, Wu CJ, et al. Inhibitory mechanisms of gabapentin, an antiseizure drug, on platelet aggregation. *J Pharm Pharmacol*. 2007;59:1255–1261.
111. Abrahams JM, Torchia MB, McGarvey M, et al. Perioperative assessment of coagulability in neurosurgical patients using thromboelastography. *Surg Neurol*. 2002;58:5–11; discussion 11–12.
112. Skukalek SL, Winkler AM, Kang J, et al. Effect of antiplatelet therapy and platelet function testing on hemorrhagic and thrombotic complications in patients with cerebral aneurysms treated with the pipeline embolization device: A review and meta-analysis. *J Neurointerventional Surg*. 2014.
113. Figueiredo S, Vigue B, Benhamou D, Duranteau J. Emergency reversal of heparin overdose in a neurosurgical patient guided by thromboelastography. *Br J Anaesth*. 2013;111:303–304.
114. Neyens R, Bohm N, Cearley M, et al. Dabigatran-associated subdural hemorrhage: Using thromboelastography (TEG((R))) to guide decision-making. *J Thromb Thrombolysis*. 2014;37:80–83.
115. Vitaz TW, Marx W, Victor JD, Gutin PH. Comparison of conscious sedation and general anesthesia for motor mapping and resection of tumors located near motor cortex. *Neurosurg Focus*. 2003;15:E8.
116. Constantini S, Cotev S, Rappaport ZH, et al. Intracranial pressure monitoring after elective intracranial surgery. A retrospective study of 514 consecutive patients. *J Neurosurg*. 1988;69:540–544.
117. Moppett IK, Mahajan RP. Transcranial Doppler ultrasonography in anaesthesia and intensive care. *Br J Anaesth*. 2004;93:710–724.
118. Eng CC, Lam AM, Byrd S, Newell DW. The diagnosis and management of a perianesthetic cerebral aneurysmal rupture aided with transcranial Doppler ultrasonography. *Anesthesiology*. 1993;78:191–194.
119. Bruder N, Pellissier D, Grillot P, Gouin F. Cerebral hyperemia during recovery from general anesthesia in neurosurgical patients. *Anesth Analg*. 2002;94:650–654.
120. Meyers PM, Higashida RT, Phatouros CC, et al. Cerebral hyperperfusion syndrome after percutaneous transluminal stenting of the craniocervical arteries. *Neurosurgery*. 2000;47:335–343; discussion 343–345.
121. Amin-Hanjani S, Meglio G, Gatto R, et al. The utility of intraoperative blood flow measurement during aneurysm surgery using an ultrasonic perivascular flow probe. *Neurosurgery*. 2008;62:1346–1353.
122. Bouillon T, Bruhn J, Radu-Radulescu L, et al. Non-steady state analysis of the pharmacokinetic interaction between propofol and remifentanil. *Anesthesiology*. 2002;97:1350–1362.
123. Shafer SL, Varvel JR. Pharmacokinetics, pharmacodynamics, and rational opioid selection. *Anesthesiology*. 1991;74:53–63.
124. Wright PM, McCarthy G, Szenohradszky J, et al. Influence of chronic phenytoin administration on the pharmacokinetics and pharmacodynamics of vecuronium. *Anesthesiology*. 2004;100:626–633.
125. Spacek A, Neiger FX, Krenn CG, et al. Rocuronium-induced neuromuscular block is affected by chronic carbamazepine therapy. *Anesthesiology*. 1999;90:109–112.
126. Richard A, Girard F, Girard DC, et al. Cisatracurium-induced neuromuscular blockade is affected by chronic phenytoin or carbamazepine treatment in neurosurgical patients. *Anesth Analg*. 2005;100: 538–544.
127. Tempelhoff R, Modica PA, Jellish WS, Spitznagel EL. Resistance to atracurium-induced neuromuscular blockade in patients with intractable seizure disorders treated with anticonvulsants. *Anesth Analg*. 1990;71:665–669.
128. Bayer-Berger MM, Ravussin P, Fankhauser H, Freeman J. Effect of three pretreatment techniques on hemodynamic and CSFP responses to skull-pin head-holder application during thiopentone/isoflurane or propofol anesthesia. *J Neurosurg Anesthesiol*. 1989;1:227–232.
129. Papangelou A, Radzik BR, Smith T, Gottschalk A. A review of scalp blockade for cranial surgery. *J Clin Anesth*. 2013;25:150–159.
130. Todd MM, Hindman BJ, Clarke WR, Torner JC. Mild intraoperative hypothermia during surgery for intracranial aneurysm. *N Engl J Med*. 2005;352:135–145.
131. Rajagopalan S, Mascha E, Na J, Sessler DI. The effects of mild perioperative hypothermia on blood loss and transfusion requirement. *Anesthesiology*. 2008;108:71–77.
132. Kurz A, Sessler DI, Lenhardt R. Perioperative normothermia to reduce the incidence of surgical-wound infection and shorten hospitalization. Study of Wound Infection and Temperature Group. *N Engl J Med*. 1996;334:1209–1215.
133. Frank SM, Beattie C, Christopherson R, et al. Unintentional hypothermia is associated with postoperative myocardial ischemia. The Perioperative Ischemia Randomized Anesthesia Trial Study Group. *Anesthesiology*. 1993;78:468–476.
134. Lenhardt R, Marker E, Goll V, et al. Mild intraoperative hypothermia prolongs postanesthetic recovery. *Anesthesiology*. 1997;87:1318–1323.
135. Petersen KD, Landsfeldt U, Cold GE, et al. Intracranial pressure and cerebral hemodynamic in patients with cerebral tumors: A randomized prospective study of patients subjected to craniotomy in propofol-fentanyl, isoflurane-fentanyl, or sevoflurane-fentanyl anesthesia. *Anesthesiology*. 2003;98:329–336.
136. Ravussin P, de Tribolet N, Wilder-Smith OH. Total intravenous anesthesia is best for neurological surgery. *J Neurosurg Anesthesiol*. 1994;6:285–289.
137. Fraga M, Rama-Maceiras P, Rodino S, et al. The effects of isoflurane and desflurane on intracranial pressure, cerebral perfusion pressure, and cerebral arteriovenous oxygen content difference in normocapnic patients with supratentorial brain tumors. *Anesthesiology*. 2003;98:1085–1090.
138. Cole CD, Gottfried ON, Gupta DK, Couldwell WT. Total intravenous anesthesia: advantages for intracranial surgery. *Neurosurgery*. 2007;61:369–377; discussion 377–378.
139. Hoffman WE, Charbel FT, Edelman G, et al. Nitrous oxide added to isoflurane increases brain artery blood flow and low frequency brain electrical activity. *J Neurosurg Anesthesiol*. 1995;7:82–88.
140. Futier E, Constantin JM, Paugam-Burtz C, et al. A trial of intraoperative low-tidal-volume ventilation in abdominal surgery. *N Engl J Med*. 2013;369:428–437.
141. Sogame LC, Vidotto MC, Jardim JR, Faresin SM. Incidence and risk factors for postoperative pulmonary complications in elective intracranial surgery. *J Neurosurg*. 2008;109:222–227.
142. Lowe GJ, Ferguson ND. Lung-protective ventilation in neurosurgical patients. *Curr Opin Crit Care*. 2006;12:3–7.
143. Treschan TA, Schaefer MS, Subasi L, et al. Evolution of ventilator settings during general anaesthesia for neurosurgery: An observational study in a German centre over 15 years. *Eur J Anaesthesiol*. 2015;32:894–896.
144. Jian M, Li X, Wang A, et al. Flurbiprofen and hypertension but not hydroxyethyl starch are associated with post-craniotomy intracranial haematoma requiring surgery. *Br J Anaesth*. 2014;113:832–839.
145. Bruder N, Ravussin P. Recovery from anesthesia and postoperative extubation of neurosurgical patients: A review. *J Neurosurg Anesthesiol*. 1999;11:282–293.
146. Muzzi DA, Black S, Losasso TJ, Cucchiara RF. Labetalol and esmolol in the control of hypertension after intracranial surgery. *Anesth Analg*. 1990;70:68–71.
147. Basali A, Mascha E, Kalfas I, Schubert A. Relation between perioperative hypertension and intracranial hemorrhage after craniotomy. *Anesthesiology*. 2000;93:48–54.
148. Grillo P, Bruder N, Auquier P, et al. Esmolol blunts the cerebral blood flow velocity increase during emergence from anesthesia in neurosurgical patients. *Anesth Analg*. 2003;96:1145–1149. table of contents.
149. Lee JH, Choi SH, Choi YS, et al. Does the type of anesthetic agent affect remifentanil effect-site concentration for preventing endotracheal tube-induced cough during anesthetic emergence? Comparison of propofol, sevoflurane, and desflurane. *J Clin Anesth*. 2014;26:466–474.
150. Choi SH, Min KT, Lee JR, et al. Determination of EC95 of remifentanil for smooth emergence from propofol anesthesia in patients undergoing transsphenoidal surgery. *J Neurosurg Anesthesiol*. 2015;27:160–166.
151. Fabregas N, Bruder N. Recovery and neurological evaluation. *Best Pract Res Clin Anaesthesiol*. 2007;21:431–447.
152. Ziai WC, Varelas PN, Zeger SL, et al. Neurologic intensive care resource use after brain tumor surgery: An analysis of indications and alternative strategies. *Crit Care Med*. 2003;31:2782–2787.
153. Verchere E, Grenier B, Mesli A, et al. Postoperative pain management after supratentorial craniotomy. *J Neurosurg Anesthesiol*. 2002;14: 96–101.
154. Ayoub C, Girard F, Boudreault D, et al. A comparison between scalp nerve block and morphine for transitional analgesia after remifentanil-based anesthesia in neurosurgery. *Anesth Analg*. 2006;103:1237–1240.
155. Rolston JD, Han SJ, Lau CY, et al. Frequency and predictors of complications in neurological surgery: National trends from 2006 to 2011. *J Neurosurg*. 2014;120:736–745.
156. Lassen B, Helseth E, Ronning P, et al. Surgical mortality at 30 days and complications leading to recraniotomy in 2630 consecutive craniotomies for intracranial tumors. *Neurosurgery*. 2011;68:1259–1268; discussion 1268–1269.
157. Solheim O, Jakola AS, Gulati S, Johannesen TB. Incidence and causes of

perioperative mortality after primary surgery for intracranial tumors: A national, population-based study. *J Neurosurg*. 2012;116:825–834.

158. Bui JQ, Mendis RL, van Gelder JM, et al. Is postoperative intensive care unit admission a prerequisite for elective craniotomy? *J Neurosurg*. 2011;115:1236–1241.
159. Rhondali O, Genty C, Halle C, et al. Do patients still require admission to an intensive care unit after elective craniotomy for brain surgery? *J Neurosurg Anesthesiol*. 2011;23:118–123.
160. Asano K, Nakano T, Takeda T, Ohkuma H. Risk factors for postoperative systemic complications in elderly patients with brain tumors. Clinical article. *J Neurosurg*. 2009;111:258–264.
161. Gottschalk A, Berkow LC, Stevens RD, et al. Prospective evaluation of pain and analgesic use following major elective intracranial surgery. *J Neurosurg*. 2007;106:210–216.
162. Jeffrey HM, Charlton P, Mellor DJ, et al. Analgesia after intracranial surgery: A double-blind, prospective comparison of codeine and tramadol. *Br J Anaesth*. 1999;83:245–249.
163. Durrieu G, Olivier P, Bagheri H, Montastruc JL. Overview of adverse reactions to nefopam: An analysis of the French Pharmacovigilance database. *Fundam Clin Pharmacol*. 2007;21:555–558.
164. Magni G, La Rosa I, Melillo G, et al. Intracranial hemorrhage requiring surgery in neurosurgical patients given ketorolac: A case-control study within a cohort (2001-2010). *Anesth Analg*. 2013;116:443–447.
165. Fabling JM, Gan TJ, Guy J, et al. Postoperative nausea and vomiting. A retrospective analysis in patients undergoing elective craniotomy. *J Neurosurg Anesthesiol*. 1997;9:308–312.
166. Kathirvel S, Shende D, Madan R. Comparison of anti-emetic effects of ondansetron, metoclopromide or a combination of both in children undergoing surgery for strabismus. *Eur J Anaesthesiol*. 1999;16:761–765.
167. Fabling JM, Gan TJ, El-Moalem HE, et al. A randomized, double-blinded comparison of ondansetron, droperidol, and placebo for prevention of postoperative nausea and vomiting after supratentorial craniotomy. *Anesth Analg*. 2000;91:358–361.
168. Fabling JM, Gan TJ, El-Moalem HE, et al. A randomized, double-blind comparison of ondansetron versus placebo for prevention of nausea and vomiting after infratentorial craniotomy. *J Neurosurg Anesthesiol*. 2002;14:102–107.
169. Galicich JH, French LA, Melby JC. Use of dexamethasone in treatment of cerebral edema associated with brain tumors. *Lancet*. 1961;81:46–53.
170. Hockey B, Leslie K, Williams D. Dexamethasone for intracranial neurosurgery and anaesthesia. *J Clin Neurosci*. 2009;16:1389–1393.
171. Komotar RJ, Raper DM, Starke RM, et al. Prophylactic antiepileptic drug therapy in patients undergoing supratentorial meningioma resection: A systematic analysis of efficacy. *J Neurosurg*. 2011;115:483–490.
172. Pulman J, Greenhalgh J, Marson AG. Antiepileptic drugs as prophylaxis for post-craniotomy seizures. *Cochrane Database Syst Rev*. 2013;2:CD007286.
173. Glantz MJ, Cole BF, Forsyth PA, et al. Practice parameter: anticonvulsant prophylaxis in patients with newly diagnosed brain tumors. Report of the quality standards subcommittee of the American Academy of Neurology. *Neurology*. 2000;54:1886–1893.
174. Sayegh ET, Fakurnejad S, Oh T, et al. Anticonvulsant prophylaxis for brain tumor surgery: Determining the current best available evidence. *J Neurosurg*. 2014;121:1139–1147.
175. Siomin V, Angelov L, Li L, Vogelbaum MA. Results of a survey of neurosurgical practice patterns regarding the prophylactic use of anti-epilepsy drugs in patients with brain tumors. *J Neurooncol*. 2005;74:211–215.
176. Lim DA, Tarapore P, Chang E, et al. Safety and feasibility of switching from phenytoin to levetiracetam monotherapy for glioma-related seizure control following craniotomy: A randomized phase II pilot study. *J Neurooncol*. 2009;93:349–354.
177. Milligan TA, Hurwitz S, Bromfield EB. Efficacy and tolerability of levetiracetam versus phenytoin after supratentorial neurosurgery. *Neurology*. 2008;71:665–669.
178. Samama CM, Albaladejo P, Benhamou D, et al. Venous thromboembolism prevention in surgery and obstetrics: Clinical practice guidelines. *Eur J Anaesthesiol*. 2006;23:95–116.
179. Gould MK, Garcia DA, Wren SM, et al. Prevention of VTE in nonorthopedic surgical patients: Antithrombotic Therapy and Prevention of Thrombosis, 9th ed: American College of Chest Physicians Evidence-Based Clinical Practice Guidelines. *Chest*. 2012;141:e227S–e277S.
180. Barker 2nd FG. Efficacy of prophylactic antibiotics against meningitis after craniotomy: A meta-analysis. *Neurosurgery*. 2007;60:887–894; discussion 887–894.
181. Apfelbaum JL, Hagberg CA, Caplan RA, et al. Practice guidelines for management of the difficult airway: An updated report by the American Society of Anesthesiologists Task Force on Management of the Difficult Airway. *Anesthesiology*. 2013;118:251–270.
182. Paolini JB, Donati F, Drolet P. Review article: Video-laryngoscopy: Another tool for difficult intubation or a new paradigm in airway management? *Can J Anaesth*. 2013;60:184–191.
183. Schmidt U, Eikermann M. Organizational aspects of difficult airway management: Think globally, act locally. *Anesthesiology*. 2011;114:3–6.
184. Ng I, Hill AL, Williams DL, et al. Randomized controlled trial comparing the McGrath videolaryngoscope with the C-MAC videolaryngoscope in intubating adult patients with potential difficult airways. *Br J Anaesth*. 2012;109:439–443.
185. Pieters B, Maassen R, van Eig E, et al. Indirect videolaryngoscopy using Macintosh blades in patients with non-anticipated difficult airways results in significantly lower forces exerted on teeth relative to classic direct laryngoscopy: A randomized crossover trial. *Minerva Anestesiol*. 2015;81:846–854.
186. Mathisen GE, Johnson JP. Brain abscess. *Clin Infect Dis*. 1997;25:763–779; quiz 780–781.
187. Coonan TJ, Hope CE, Howes WJ, et al. Ankylosis of the temporomandibular joint after temporal craniotomy: A cause of difficult intubation. *Can Anaesth Soc J*. 1985;32:158–160.
188. Kawaguchi M, Sakamoto T, Ohnishi H, et al. Do recently developed techniques for skull base surgery increase the risk of difficult airway management? Assessment of pseudoankylosis of the mandible following surgical manipulation of the temporalis muscle. *J Neurosurg Anesthesiol*. 1995;7:183–186.
189. Nitzan DW, Azaz B, Constantini S. Severe limitation in mouth opening following transtemporal neurosurgical procedures: Diagnosis, treatment, and prevention. *J Neurosurg*. 1992;76:623–625.
190. Duffau H, Lopes M, Arthuis F, et al. Contribution of intraoperative electrical stimulations in surgery of low grade gliomas: A comparative study between two series without (1985-96) and with (1996-2003) functional mapping in the same institution. *J Neurol Neurosurg Psychiatry*. 2005;76:845–851.
191. Ropper AH. Lateral displacement of the brain and level of consciousness in patients with an acute hemispheral mass. *N Engl J Med*. 1986;314:953–958.
192. Ross DA, Olsen WL, Ross AM, et al. Brain shift, level of consciousness, and restoration of consciousness in patients with acute intracranial hematoma. *J Neurosurg*. 1989;71:498–502.
193. Ehrenfeld JM, Cassedy EA, Forbes VE, et al. Modified rapid sequence induction and intubation: A survey of United States current practice. *Anesth Analg*. 2012;115:95–101.
194. Sorensen MK, Bretlau C, Gatke MR, et al. Rapid sequence induction and intubation with rocuronium-sugammadex compared with succinylcholine: A randomized trial. *Br J Anaesth*. 2012;108:682–689.
195. Edwards P, Arango M, Balica L, et al. Final results of MRC CRASH, a randomised placebo-controlled trial of intravenous corticosteroid in adults with head injury-outcomes at 6 months. *Lancet*. 2005;365:1957–1959.
196. Roberts I, Yates D, Sandercock P, et al. Effect of intravenous corticosteroids on death within 14 days in 10008 adults with clinically significant head injury (MRC CRASH trial): Randomised placebo-controlled trial. *Lancet*. 2004;364:1321–1328.
197. Gopinath SP, Cormio M, Ziegler J, et al. Intraoperative jugular desaturation during surgery for traumatic intracranial hematomas. *Anesth Analg*. 1996;83:1014–1021.

后颅窝手术的麻醉管理 12

R.A. Schlichter • D.S. Smith

后颅窝结构复杂，神经血管组织丰富，对麻醉管理要求高。后颅窝手术麻醉管理的目标包括创造手术操作良好环境，减少神经组织损伤，保证呼吸循环平稳。本章将讨论成人后颅窝手术的麻醉管理、术前评估、术前准备、常规监测、体位选择、麻醉方法和空气栓塞的风险、预防、发现、治疗及并发症、特殊的监测。

术前准备和评估

后颅窝手术需根据患者一般状况，特别是心血管系统、呼吸系统的稳定性和气道条件，选择手术体位。但有时候获得最佳的手术条件和保持围术期平稳很难两全。例如，做过脑脊液分流手术的患者术中采取头高位会大大增加气颅的风险。因此对后颅窝手术患者充分评估术前手术史、心肺病史、目前的呼吸循环状态、脑血管情况及放置漂浮导管的可行性十分重要。

对脑血管自动调节机制受损，脑灌注受损，或者由于高血压、心脑血管疾病、颈动脉内膜切除术等原因造成的压力感受器功能异常的患者及麻醉中出现低血压的患者不宜采用头高位。

术前评估血管条件便于术中放置漂浮导管。肥胖、由于疾病或长期放置静脉导管导致血管条件差的患者或颈部短粗的患者，应考虑到可能出现穿刺困难。一些专家主张头高位手术的患者术前应做超声心动图以检查是否存在有卵圆孔未闭。如果存在卵圆孔未闭可选择其他体位以降低术中发生静脉空气栓塞（venous air embolism，VAE）的发生率[1,2]。超声心动图的卵圆孔未闭检出率为 10%~30% 而尸检的检出率为 20%~30%[3]。无创超声心动图可明确观察卵圆孔未闭，准确率可达 64%~100%[4-6]。但是术前超声心动图缺乏敏感性（如未发现卵圆孔未闭也不可排除）[7,8]。有时候麻醉诱导后可应用经食管超声心动图[9]，但它对卵圆孔未闭也不是 100% 敏感[10]。Feigl 等[11]报导了他们在 200 例坐位行后颅窝手术患者中的经验，麻醉诱导后使用经食管超声心动图检查卵圆孔未闭，发现 52 例患者（26%）存在卵圆孔未闭，VAE 的发生率为 54%。只有一例患者出现了明显的临床症状，但是没有继发的神经功能障碍。

常规监测

监测的目的是保证中枢神经系统的灌注、维持呼吸循环系统稳定、发现和治疗空气栓塞。框 12-1 中所列监测针对所有患者，无论采取何种体位；星号标注的监测并不列为常规监测，可在特殊情况下提供更多信息。框中所列的非常规监测在后颅窝手术中常常为常规监测。

框 12-1　后颅窝手术的监测

诱导前和诱导期

5 导联心电图

血压

脉搏血氧饱和度

心前区听诊

呼气末二氧化碳监测（$ETCO_2$）

电生理监测 *

诱导后

中心静脉导管（右房，肺动脉）

心前区多普勒超声检查

食管听诊

食管或鼻咽温

呼气末二氧化碳监测（$ETCO_2$）

经食管超声心动图 *

* 不做常规监测，只在特殊需要时应用

对于头颈部手术患者，临床医生多选择前臂或肘正中静脉进行中心静脉置管。血管条件不好的患者，可采用改良的经股动脉穿刺技术放置右房或肺动脉导管。为避免长时间的头低旋转位引起的脑灌注不良，应尽量缩短颈静脉穿刺的时间。穿刺前可选择专用的多普勒超声仪辅助定位[12]。

无论采取颈部还是锁骨下入路，穿刺点都需注意无菌，特别是头高位时。另一个需要注意的问题是，置管和拔管时需保持平卧位或头低位，有报道头高位时发生空气栓塞。

体位的选择

后颅窝手术可选择多种体位如坐位和不同形式的平卧位包括仰卧位、俯卧位、3/4 俯卧位和侧卧位。

坐位

坐位手术患者需用三点支撑的头架固定头位[13]。动脉传感器的零点保持与颅骨水平一致，可更好地确保颅内灌注(CPP)。保护好受压部位，肘部用枕头或棉垫支撑，防止受压或臂丛受损。防止腓神经受压。避免颈部过分牵拉，保证下颌与胸部之间至少 2.5cm 的距离，避免面部和舌的静脉回流受阻，避免颈部过分扭曲，尤其是老年患者。膝盖过度向胸部弯易造成腹部受压、下肢缺血及坐骨神经损伤。

改良的坐位即“沙发”位，胸廓抬高 30°~45°，可用于侧脑部的手术入路。靠近中线的病变，头部需要扭曲。另一种改良的侧坐位，头可低向左侧，长时间保持此体位可增加低血压和 VAE 的发生率。

从麻醉的角度，坐位手术的优势包括降低气道压，不影响横膈运动，增加过度通气的能力，易于气管插管和各种胸前的监测，易于四肢的监测、液体治疗和血样采集，术中进行脑神经刺激时利于观察患者的面部运动。

有研究显示采用坐位行听神经瘤切除手术的患者术后神经损伤的发生率比采用水平位的患者低[14]。坐位手术的相对禁忌证包括有心脏病史、有肺动静脉畸形、严重的低血容量或恶病质、严重的脑积水和病变血供丰富者。

坐位的生理学改变

头高于右心房时，头部的静脉窦压力降低，减少出血但增加 VAE 的发生率。头部升高 90°，静脉窦压力降低 10mmHg。

心血管反应包括肺循环阻力增加、全身血管阻力增加和心输出量、静脉回流、CPP 降低[15,16]。头部每升高超过心脏水平 1.25cm，动脉压降低大约 1mmHg[17]。无论何种体位，手术操作牵拉脑神经或脑干时均有可能引起心动过缓、心动过速或室性期前收缩[18-20]。坐位对心输出量的影响比水平位明显。坐位时肺通气量和功能残气量增加，但上肺部血流减少，导致通气 / 血流比失调。N_2O 有可能剂量依赖性增加肺栓塞的空气量[21]，因此坐位手术在选择吸入麻醉药时应注意。坐位手术能否应用 N_2O 尚存争议，一旦气体进入血管，N_2O 可增加气体的体积[22]。然而无论患者选择何种体位、是否发生 VAE，N_2O 并不是增加后颅窝手术死亡率的影响因素[23,24]。

由于 N_2O 增加闭合空间气体容积，有医生认为应该在硬膜完全闭合之前停止应用，防止硬膜关闭后气体压力增加造成的神经损伤[25,26]。另有研究显示，持续应用 N_2O 可因压力梯度而促进颅内气体的吸收[27]。避免应用 N_2O 也不能有效预防颅内积气[28]。

有报道坐位手术气颅发生率为 100%，公园椅位(半俯侧卧位)的发生率为 72%，俯卧位为 57%[29,30]。气颅一般无症状可自行吸收。但张力性气颅可造成神经损伤[31-33]。根据体感诱发电位监测降低，术中即可诊断[34,35]，术后可根据 CT 结果诊断。气颅的治疗为支持疗法，持续吸入 100% O_2，个别严重病例可能需要负压吸引或重新打开硬膜清除颅内积气。

俯卧位

俯卧位 VAE 的发生率相对较低[14,23]，但俯卧位时经常采用头部高于心脏水平以减少出血，因而仍要警惕 VAE。坐位手术也可提供良好的手术条件，减轻颈部压力，避免颈部过度扭转和头部承受过度压力[36]。

头高位斜床时应注意保护面部避免受压。眼部受压可因视网膜动脉血栓造成失明，此并发症在俯卧位和侧卧位发生率较高，尤其在使用面部保护垫时应注意。俯卧位后球结膜水肿可很快消除。视力损伤的原因很复杂，通常与术中视神经缺血有关，发生率很低但一旦发生后果很严重，可能与脊柱融合手术有关。如果患者下肢低于右房水平，可使回心血量减少。老年患者和身体较弱的患者可能在摆放体位的过程中发生严重的低血压，因此需要进行持续监护。在这类患者中，监测的导线和转换器应该设置为不间断的心电监护，在摆放体位和调整体位过程中持续监测血压。

侧卧位、3/4 俯卧位或公园椅位

侧卧位可以用于后颅窝上部单侧开颅手术。3/4 俯卧位是俯卧位与侧卧位的改良，还有公园椅位也可以进行类似的操作，允许头部进行更大的旋转，以便接近中线结构。仰卧乙状窦后入路更简洁易行，尽管此入路术野暴露不佳，也常用于摆放体位时所需时间较短的患者。

坐位与其他体位相比的利弊分析

后颅窝手术行坐位的益处在神经外科医生和神经外科麻醉医生中尚存争议，因为其他体位也可以用于后颅窝手术，而与其他体位相比，坐位更易发生 VAE，后果也更为严重。研究者们报道了坐位手术的经验，特别强调了其并发症和后果[18,24]（表 12-1）。如果不采用坐位，部分并发症可以避免或减轻（表 12-2）。

表 12-1　后颅窝手术体位相关并发症

并发症	坐位	俯卧位	侧卧位或 3/4 俯卧位	公园椅位
神经系统				
脑缺血	++	+	0	+
颈髓缺血	++	+	0	+
神经麻痹				
脑神经	+	++	++	
臂丛神经	+	++	++	
坐骨神经	+	0	0	0
腓神经	+	0	?	
气道				
面部舌颈部水肿（术后气道梗阻）	++	++	+	0
气管插管移位	++	++	+	+
肺部				
通气 / 血流比值异常	+	+	+	+
气道压增高	0	++	0-+	0
张力性气颅	+	+	0	0
心血管				
低血压	++	++	0	+
心率失常	++	++	±	++
需要输血	+	++	±	+
其他				
眼部受压	0	+++	++	+
“筋膜室综合征”	+	0	0	0
静脉 VAE	+++	++	+	++
疑似 VAE	++	+	?	?

0、+、++、++ 表示可能发生程度从无到高

表 12-2　后颅窝手术：不同体位引起的外科情况

问题	坐位*	水平位*
患者总例数	333	246
低血压：		
体位	63（19%）	60（24%）
手术过程中	86（26%）	54（22%）
完全麻痹	121（36%）	94（38%）
无心血管疾病	101/297（34%）	130/197（34%）

续表

问题	坐位*	水平位*
有心血管疾病	30/36(56%)	27/49(55%)
输血 >2 单位	3%	13%†
平均输血量	359ml	507ml‡
术后脑神经功能:		
改善	41(12)	50(20)§
无改变	218(65)	112(45)
恶化	74(22)	84(34)

引自 Black S, Ockert DB, Oliver WC, et al: Outcome following posterior fossa craniotomy in patients in the sitting or horizontal positions. Anesthesiology 1988;69:49-56.

* 除非特别注明,第一个数字为病例数,括号里为占总数的百分比

† $P<.01$(方差分析)

‡ $P<.05$(t 检验)

§ 26% 患者在水平位行三叉神经减压术

麻醉方法

后颅窝手术患者麻醉药物的选择应考虑到以下几点:

第一,应考虑到吸入或静脉麻醉药对肺的影响,使空气留在静脉系统,防止其进入动脉系统。心脏没有缺陷的患者,也可发生 VAE[37]。而且心脏有缺陷的患者即使应用了心脏超声,也可能发现不了进入左心的空气[5]。与氟烷相比,静脉麻醉剂苯巴比妥、芬太尼、氯胺酮可以更好地将气泡隔离在肺部[21]。因此,这些麻醉药可以降低 VAE 的发生率,一旦发生 VAE,也可降低严重程度。

第二,麻醉用药应考虑到保证足够的 CPP。有报道坐位手术切皮前,静脉麻醉对心血管功能的影响小于吸入麻醉药[38]。但手术开始后两者对心血管功能的影响尚无报道。

第三,保证脑干操作时心血管的反应性。避免应用抗胆碱药物或长效的 β- 肾上腺素受体阻滞剂,防止掩盖脑干操作时引起的心血管反应。

第四,应用 N_2O 增加 VAE 的发生率。一项前瞻性、随机研究结果显示后颅窝或颈椎手术患者应用 50%N_2O,术中多普勒超声检测发现有空气时及时终止应用 N_2O,对 VAE 发生率或严重程度无明显影响。N_2O 具有镇痛效果,起效和清除快速,便于术后神经功能评估,仍是目前常用的辅助用药。但是,芬太尼辅以异氟烷麻醉时,应用 N_2O 与否对麻醉苏醒时间没影响[9]。

麻醉诱导

麻醉诱导前监测直接动脉血压,可更好的控制诱导和插管期间的血压和 CPP,尤其对颅内压增高的患者更有必要。硫喷妥钠或丙泊酚静脉诱导后,应用小剂量(4~6μg/kg 芬太尼)镇痛药,肌松药和 0.5~1.0MAC 吸入麻醉可保证足够的镇痛和遗忘,保证自主神经系统活动,且停止吸入麻醉药后清醒迅速,利于术后早期神经功能检查。有些麻醉医师术中持续用 N_2O(通常为 50%),发生 VAE 时停止应用。与 N_2O 相比,使用地氟烷、丙泊酚、右美托咪定、瑞芬太尼和舒芬太尼具有一定的优势。联合应用丙泊酚[50~100μg/(kg·min)]优于单独应用吸入麻醉药。瑞芬太尼和舒芬太尼可以减少丙泊酚和吸入麻醉药的用量。对于术中不宜追加肌松药的患者(如术中脑神经监测)来说,可以预防呛咳的发生。术中血压控制可单独或联合应用 β- 肾上腺素能阻断剂和血管扩张剂(代替麻醉药)。患者固定好体位之前,避免应用长效抗高血压药物。麻醉诱导或固定好体位之后血管活性药的需求可能增加,特别是有慢性高血压或一般状况较差的患者。出现低血压时,应用短效小剂量麻黄碱或肾上腺素通常可以纠正。少数情况下消除一些影响因素如低血容量后,仍不能纠正低血压,则术中需持续输注血管收缩药,并寻找导致低血压的原因。

无论采用何种体位,手术开始前,固定好体位后,再次确认气管导管位置十分重要。由于靠近手术部位,因此术中很难调整气道。颈部扭曲或

延伸,可使气管导管产生位移多达2cm。胸骨切迹上方触诊气管导管气囊可证明气管导管尖端在隆突上,但是很多类型的气管导管可能无法达到这一要求。

麻醉维持

使用肌松剂控制正压通气具有以下优点:

- 维持较浅麻醉
- 在任何麻醉深度下过度通气,二氧化碳分压降低,均可降低交感神经刺激和血压
- 脑血管收缩
- 减少出血
- 降低ICP
- 由于麻醉深度较浅,因此对心血管的抑制较弱
- 减少患者术中体动的发生率

坐位手术不影响地氟烷(和其他麻醉药物)的MAC[39]。通过降低吸入麻醉药的浓度而纠正低血压可引起术中知晓。静脉麻醉药引起CBF和ICP增加的程度较轻,脑肿胀的程度减少,可能可以改善手术条件[40]。术中应避免体温过低。避免输注含糖的液体,因为高血糖对存在脑缺血风险的脑区有害[41]。

坐位手术的患者在肿瘤切除和进行血管操作时应用利尿剂易产生低血容量从而导致电解质紊乱或循环不平稳[42]。同时也可能会增加气胸的体积[30]。

麻醉恢复

麻醉恢复的目标是防止血压突然升高,清醒迅速,运动恢复快,最大限度地减少气管拔管的呛咳反射。术后拔管的时机取决于手术的性质和程度(如脑干肿瘤术中脑干操作术后可能引发脑干损伤或水肿),以及患者术前的神经功能状态[43,44]。如果术中有脑干操作或明显水肿,则术后保留气管导管直到患者清醒、恢复指令运动、气道反射恢复。另外,在患者完全恢复之前给予适当镇静。术前无高血压病史的患者术后发生持续的高血压应警惕可能发生脑干受压、缺血或血肿。

术后恶心呕吐(PONV)是麻醉和手术都有可能引起的副作用。恶心和呕吐可以增加ICP,引起术后出血。据报道,止吐药地塞米松和昂丹司琼都可以降低25%的PONV。丙泊酚也可以另外降低25%[45]。

静脉空气栓塞

静脉VAE已经发现了有100多年(表12-3)。VAE常发生在后颅窝坐位手术,空气易从开放的板障静脉和硬脑膜窦进入。有报道空气从静脉或颅骨的破口进入静脉循环系统,在头高位时容易发生[26,46,47]。从中心静脉进入的空气往往易被忽视。头高位拔除中心静脉导管时易发生VAE。

表12-3 VAE的历史

年份	发现	发现者
1667	空气进入静脉导致动物死亡	Redi
1681	空气杂音的特点	Hardner
1683—1686	空气进入导致右心扩张;死亡率与剂量相关	Camerarius, de Heyde
1800	第一例颈部肿物切除手术发生VAE病例(30年后才确诊)	Barlow
1811	可接受的小剂量空气;右室扩张致死	Nysten
1818	坐位锁骨肿瘤切除术年轻患者猝死	Bauchene
1821	实验外科的临床新发现	Magendie
1823	肿瘤切除中发现有空气杂音封闭静脉创口	Wattmann
1832	创伤性VAE的治疗(经常被忽略)	Wattmann
1839	人类产生VAE的条件及处理	Amussat
1843	约40例VAE	Various scientists
1845	Wattmann工作的确认	
1846	栓塞概念的产生	Virchow
1877	栓塞与卵圆孔未闭的关系	Cohnheim
1885	头位的重要性	Senn

神经外科手术中的VAE是整个医疗人群VAE的一部分。关于这一问题已有报道[48,49]。

病理生理学

气泡对血管内皮细胞的病理生理影响的研究表明,普遍存在缺血/再灌注损伤。空气缓慢、持续的进入,弥散到肺循环。机械阻塞或低氧血症刺激交感神经引起血管反射性收缩。微血管内的气泡可以激活血管内皮细胞,合成、释放细胞因子活性氧分子。肺部的表现为肺动脉高压、气体交

换异常、低氧血症、二氧化碳潴留、肺无效腔增加、呼气末二氧化碳降低($ETCO_2$)[50]。支气管收缩导致气道压力升高。静脉回流减少导致心输出量和动脉血压下降[51]。严重的、持续的低氧血症或低血压可导致心肌梗死和脑缺血。

快速大量气体进入右心室,超过肺动脉承受能力(估计为5ml/kg)时,可导致右心室流出道阻塞、气血混合、静脉回流受阻、心输出量降低、急性右心室扩张和心力衰竭、心肌和脑缺血、心律不齐、心血管功能严重受损[51]。

VAE的发病率和死亡率与进气速度和数量有直接关系。出现症状时的空气量尚未明确,但有报道,空气量超过50ml,临床表现为低血压、心律失常及心电图改变[52]。这篇报道还总结了93例患者,40例发生VAE,其中37例未经治疗死亡,死亡率达93%,人类致死的空气量约超过300ml。导致VAE的因素包括手术部位,如后颅窝手术,其手术部位静脉窦开放,且头高位使手术部位相对右心房为负压。VAE在后颅窝开颅手术中比椎板切除术要常见也更严重[24,53,54]。精准的手术操作,及时止血和应用骨蜡可降低VAE的发生率。血容量不足可导致中心静脉压降低,增加了头部和心脏的压力梯度。

发生率

1988年的研究显示,头位高于心脏水平时VAE的发生率从最低25%至高达60%(表12-4)[55]。后续的一些报道并未否定此结果,但认为用多普勒监测(43%)VAE的发生率比用比$ETCO_2$(9%~28%)监测高[56-59]。TEE仍然是VAE最敏感的监测手段[11]。

VAE的风险

脑静脉与右心房压力梯度越大,中心静脉压力越低,空气越易进入静脉开口。完善的监测及治疗使严重VAE的风险大大降低[60,66,67]。现在人们越来越关注如何确诊和治疗反常VAE。

反常VAE(PAE)的风险

围术期PAE的发生率比VAE低[68]。然而,PAE引起的并发症如心肌或脑缺血十分严重。

PAE多发生在心脏存在右向左分流缺陷的患者。20%~30%人群存在PFO[3]。右房压升高超过左房压时可产生右向左分流,50%存在左向右分流的坐位手术患者,手术后1h后可能出现右向左分流。

尽管有大量相关的ECG研究和案例报道,引起PAE的确切原因尚不明确[43,69,70]。不论采用何种手术体位,术后出现非预期的神经系统受损的表现都应考虑发生PAE的可能性。

低血容量不仅是VAE的易发因素,也是PAE的易发因素[71]。静脉容量负荷可降低坐位手术

表12-4 后颅窝手术VAE发生率

发现者	报道年限	手术体位	发生率	百分率	监测方法
Michenfelder et al[60]	1969	坐位	37/751	5	右心导管,aspiration
Michenfelder et al[61]	1972	坐位	26/69	42	右心导管,Doppler
Albin et al[23]	1987	坐位	100/400	25	右心导管,Doppler
		水平位	13/118	11	右心导管,Doppler
Marshall & Bedford[62]	1980	坐位	20/52	38	只用Doppler
			13/52	25	Doppler,↑PAP,↓$ETCO_2$
Voorhies et al[63]	1983	坐位	41/81	50	Doppler,PEEP(未用右心导管)
Standefer et al[64]	1984	坐位	22/382	6	右心导管,Doppler
Matjasko et al[53]	1985	坐位	130/554	23.5	右心导管,Doppler($ETCO_2$ 94例)
Young et al[54]	1986	坐位	70/255	30	右心导管,Doppler
Black et al[14]*	1988	坐位	150/333	45	右心导管,Doppler
		水平位	30/246	12	右心导管(33%),Doppler(30%)
Von Gösseln et al[65]	1991	30-45度头高位	46/704	6.5	右心导管,Doppler,$ETCO_2$

Doppler,心前区多普勒超声检查;PAP肺动脉压;PEEP呼气末正压;↑,增加;↓,减少。

患者右向左分流和 PAE 的发生率[72]。

呼气末正压(PEEP)的应用

VAE 和 PEEP 均可增加右房压,PEEP 还可增加脑静脉压。PEEP 是预防 VAE 的方法之一[73]。但是 PEEP 也有不利于手术的一面,使静脉回流降低,使右房压增高甚至超过左房压。Giebler 和同事[74]研究发现坐位手术时用 10cm PEEP 和不用 PEEP 并未降低 VAE 的发生率,因此作者建议坐位手术不必用 PEEP。压迫颈静脉可有效地减少空气进入[75,76]。

静脉 VAE 的监测

表 12-5 总结了静脉 VAE 的监测方法。

表 12-5 VAE 的监测方法

监测方法	优点	缺点
多普勒	灵敏、无创 早发现(在空气进入肺循环之前)	不能定量 肥胖、胸壁畸形或俯卧、侧卧位患者不易放置探头 如果空气不再探头下会发生假阴性结果(约 10%);使用电凝时有干扰 静脉输注甘露醇有可能与静脉 VAE 混淆
肺动脉导管	定量,比 $ETCO_2$ 略敏感 方便 熟练操作可降低难度 可以监测右心压力和肺毛细血管楔压	管腔小,比右心导管吸入空气量少 抽吸空气不能同时监测肺毛细血管楔压 对空气无特异性
$ETCO_2$	无创 敏感 定量 方便	对空气无特异性 没有多普勒超声和肺动脉导管敏感 准确性受心动过速低心排量慢性阻塞性肺疾病的影响
TEE	对空气最敏感 能探测到左心和主动脉的空气	有创,复杂 昂贵 需持续监测 非定量 可受超声多普勒的影响

Doppler,心前区多普勒超声;PA,肺动脉;TEE,经食管超声心动图

超声多普勒

心前区超声多普勒常用于右心 VAE 的监测(TEE 更加敏感,但是有创的)[77-79]。患者的体位影响 VAE 的探测。[80]有时将探头准确的放在右心的位置很困难,尤其对于肥胖的患者。

多普勒探头持续产生 2.5MHz 超声信号,被血流和心脏反射后[61,81]信号发生改变,再将超声信号转变成音频信号。少量 VAE 容易被探测到,因为空气是很好的声学反射物。心前区探头放置在右侧胸骨剑突上几英寸的位置,可获得最好的信号。探头的位置可通过向右心导管注射 5ml 生理盐水[81,82]辨别多普勒声音信号的变化来确认。

右心导管

右心导管(RAC)用于吸出进入右心的空气,发生 VAE 时具有治疗效果。此方法有助于确诊 VAE,特别是电烧时,多普勒信号受干扰[51,83]。导管放置最理想的位置是将导管前端孔口放置在空气 - 血流混合处[80,84,85]。

RAC 放置的过程很容易。导管管腔直径越大,越易抽吸空气,当大量空气进入时,可以起到治疗作用[86]。此方法的缺点是导管的位置容易改变(尤其是患者体位变化时)[87]且不能将血管内的空气完全抽吸干净。多孔右心导管比单孔更有效的抽吸空气[23]。导管尖端放置在窦房结或窦房结下端 2cm 可抽出更多的空气。在模型研究中发现,RAC 应在心房上倾斜 80°,导管的末端应位于窦房结上 1~3cm[80]。

影响空气回抽的因素有导管长度、直径、患者倾斜的角度(倾斜 80% 最有效;倾斜 60% 和 90% 相当),孔口的数量和大小,孔口间的距离[88-90]。右心导管放置可在血管内 ECG 引导下完成[69,88]。ECG- 引导导管放置的方法如下:

1. 选择上臂或颈部,用改良的 Seldinger 技术行静脉穿刺

2. 上臂导管放置至少 20cm,颈部放置至少 15cm

3. 连接传导器(Arrow-Johans ECG 转换器,Arrow International,Inc.,Reading,PA),用 $NaHCO_3$ 冲洗导管可降低阻抗,增强信号

4. 设定 ECG 监测为Ⅱ导联,右臂导联接传感器。用 V 导可使 P 波倒置

5. 观察 ECG 波形和压力波形,将导管前端

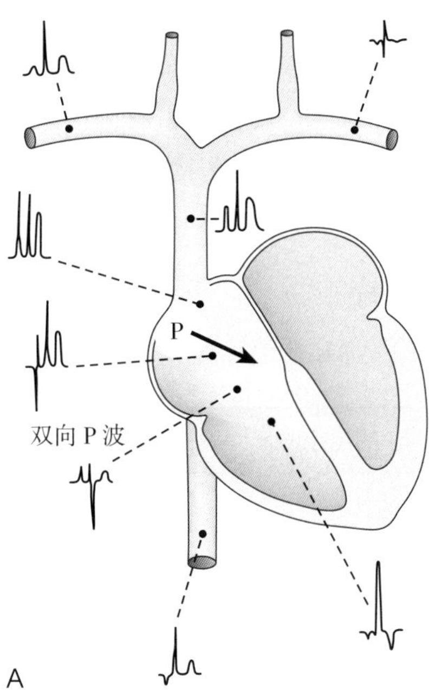

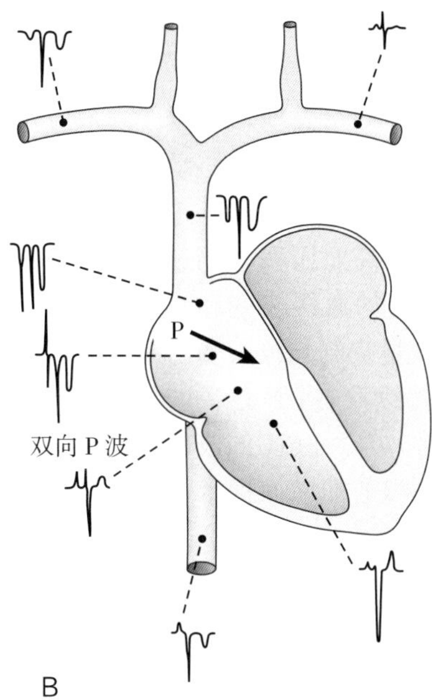

图 12-1 放置右心房导管。A. Ⅱ导联时 P 波改变。B. V 导联时 P 波改变。P 代表窦房结产生的 P 波

放置到右心室的位置，然后将导管退至右心房观察 P 波呈双向

6. 导管退到 P 波与 QRS 波的高度近似后（图 12-1）再多退出 1cm，使 P 波略低于 QRS 波，然后固定导管

患者体位最终固定后需重新检查 ECG，因为上臂或颈部的位置改变会使导管发生移位[87,88]。有报道导管移位的发生率较高，摆体位时将传导器断开，体位摆好后重新确定导管的位置，消除电损伤的危险。手术结束时需将导管尖端退出防止动脉穿孔。

观察 ECG 波形来判断导管位置比通过胸片判断更准确。有报道通过静脉压力波形判断导管位置和通过 ECG 波形变化判断导管位置一样准确[91]。压力波形的变化对于手术中重新判断导管位置很有帮助。Schummer 等[92]曾质疑 ECG 的准确性，建议通过经食管超声或胸片最终判断导管位置。

肺动脉导管

肺动脉导管可探测到由于气泡引起机械性梗阻或低氧反射性血管收缩造成的肺动脉高压[93]。监测肺动脉压力比碳酸波形图敏感；但缺点是有创，且肺动脉导管管腔较细不易将空气吸出。

呼气末 CO_2 波形图

呼气末二氧化碳监测对 VAE 的诊断起重要作用，呼气末二氧化碳下降表明 VAE 时呼气末二氧化碳曲线梯度增加。影响碳酸波形图准确性的因素包括呼吸频率过快、低心排和慢性阻塞性肺疾病。

经食管超声心电图 TEE

TEE 心动回声探头位置放于心脏后方，频率为 3.5~5-MHz，与超声多普勒相似，二维 TEE 也可有视频图像[94,95]，TEE 在右心可探测到空气。TEE 技术与其他技术的优势在于它可以探测到左心和主动脉的空气。但它探测空气气泡是定性的而不是定量的，因此小气泡也可产生明显的图像。坐位手术合并 PFO 的患者应用 TEE 进行筛查已有报道[10,11,96]。

VAE 的并发症

表 12-6 总结了后颅窝手术 VAE 的并发症。

表 12-6 VAE 并发症

系统	术中并发症	术后并发症
心血管	心律失常 低血压 / 高血压 心脏杂音 心电图缺血改变 急性右心衰竭 心脏停搏	心肌缺血 右心衰竭
肺	高碳酸血症 缺氧 肺动脉高压 肺水肿	灌注缺失
中枢神经系统	充血 脑水肿	神经受损，卒中，昏迷

术中并发症

VAE 后循环不稳定可以有不同表现。最常见的心律失常为室性期前收缩，也可表现为心动过速、心动过缓和室性心动过速[51,60,83]。空气进入肺泡微循环时，最初可表现为高血压和心动过速。大量 VAE 时才表现为显著的血压改变和心音改变。低血压多与血管内大量空气导致心输出量降低有关[51]。尽管 VAE 持续存在，但心音的改变可能是一过性的(<5 分钟)[97]。ECG 的改变出现较晚，没有诊断价值，但透壁心肌缺血提示气泡可能进入冠状动脉[98]。

肺功能受损的程度取决于进入肺循环的空气量[99]。高碳酸血症、低氧血症和肺动脉高压可以是轻度、中度或重度。

不论空气量多少都可能发生肺水肿。其机制与血栓栓塞相似而不是神经源性肺水肿。VAE 后的肺水肿伴有肺毛细血管楔压升高，而神经源性肺水肿时肺毛细血管楔压正常[100,101]。持续肺动脉高压可造成肺血管内皮受损[102]。VAE 后肺灌注缺失与血栓栓塞后肺灌注缺失的机制相似[103]。区别在于 VAE 更快。

术后并发症

VAE 引起的并发症主要包括中枢神经系统、心血管系统和肺。外科手术、低氧或缺血损伤、脑 VAE 均可引起神经损伤、昏迷等神经系统损伤。VAE 进入的量和速度决定了临床转归。颅内压增高预示神经损伤严重。

关于脑 VAE 的量与患者发病率、死亡率的相关性尚无报道。但是有明确的实验室和临床证据证实脑 VAE 造成脑损伤[104,105]。其他研究有报道出现意识改变、抽搐 、偏瘫、单瘫、半身麻痹、偏盲、眼球震颤、斜视和呼吸紊乱。有个案报道发现从动脉导管进入空气导致动脉 VAE[106]。

VAE 导致术后心血管并发症包括右心衰竭(肺动脉高压)、心肌缺血(冠状动脉 VAE 或右心高张力)。术后肺水肿可导致胸片异常表现和灌注缺失，但通常为自限性，可保守治疗如吸氧或给予小剂量速尿[103,107]。

VAE 的预防

不论何种体位，只要手术部位高于右心水平，就很难 100% 有效预防 VAE 的发生。但可通过正压通气、补足液量、适当包裹下肢、在保证术野暴露的前提下尽可能降低头位、提高手术操作技术应用骨蜡、已知存在心脏缺陷的患者避免应用 N_2O、避免应用增加静脉容量的药物(如甘油三硝酸酯)等方法降低 VAE 的发生率和严重程度。

静脉 VAE 的治疗

框 12-2 总结了 VAE 的治疗。

框 12-2 静脉 VAE 的治疗

术中目标

1. 立即告知术者
2. 停止应用 N_2O，增加氧流量
3. 调整麻醉用药
4. 术野用液体覆盖
5. 压迫颈静脉
6. 用右心导管抽吸气体
7. 提供循环支持
8. 改变患者体位

术后目标

1. 保证氧供
2. 检查 ECG 和胸片
3. 连续监测血气
4. 如果怀疑动脉 VAE，高压氧治疗

术中

术中治疗 VAE 旨在防止空气进一步进入，清除已存在的气体，纠正低血压，低氧血症，高碳酸血症。如果多普勒超声检查已经出现改变或者 $ETCO_2$ 下降大于 2mmHg，须立即通知外科医生。

已经证实压迫颈静脉球对升高硬脑膜窦压有效，无论是仰卧位还是坐位[75]。但是，对颈静脉球压迫技术还存在一些担心，它可能导致：

- 大脑静脉回流受阻，脑血流降低
- 颈动脉受压或动脉粥样斑块移位
- 静脉充血，导致脑肿胀和脑水肿
- 颈动脉窦压迫和心动过缓。维持血压正常患者 CPP 大于 50mmHg 应该降低脑低灌注的风险。慢性高血压患者应该维持较高的脑灌注压

一旦多普勒超声检查或是 TEE 探测到血管内空气，应该立即采用 RAC 进行抽吸，这项措施已经证实在减少 VAE 相关死亡率方面有效[51,60,83,86]。

改变患者体位至头低位，尽可能低至心脏水平。其他措施包括充分扩容，使用血管活性

药物治疗低血压和心律失常，调整麻醉方法，不使用 N_2O 而用较多麻醉剂。静脉麻醉药不受通气血流比例失调的影响。心外按摩在心血管衰竭时对破坏大量气栓有效[108]。改变患者体位至左侧卧位，限制气流通过肺动脉流出通道，在有持续气流存在时作用有限。PEEP 或是 Valsalva 动作会增加 VAE 后的 PAE 的可能性，因此需要避免[1,5,6,74]。猪脑 VAE 模型的数据表明过度通气没有帮助[109,110]。

术后

术后治疗 VAE 的目标包括防止低氧血症或其他呼吸合并症，监测或治疗心肌缺血，治疗临床 PAE 的表现。眼底检查发现视网膜静脉血管中气泡，已经作为脑 VAE 的一项诊断指标。对怀疑脑 VAE 的患者，CT 检查可能有助于诊断。然而，放射检查结果各异，且随时间而改变[111,112]。MRI 检查 VAE 的作用还待定。尽管对缺血性脑损伤和脊髓损伤的检查[113]，MRI 比 CT 更加敏感，技术方面的原因束缚了其在重症患者的应用。

Annane 和同事[114]证实机械通气吸入 100% 氧气较自主呼吸吸入空气更快地清除实验性犬脑 VAE 模型中的空气。因为后颅窝手术患者已经气管插管，因此这项研究结果不会改变临床操作，然而，对可疑 VAE 患者，拔管后出现显著的神经症状者，再次气管插管可能有帮助。

高压氧治疗在设备可能的条件下应该对可疑 VAE 患者使用。快速使用非常高的气压可以减少气泡容积，加速已经溶解气体的清除，减少脑水肿[115]。许多关于高压氧的报道中，有一些报道很夸张地描述了 HBO 对减压病和动脉气体栓塞的益处[116]。Blanc 和同事回顾了 1980—1999 年接受治疗的 86 例医源性 VAE 患者，发现 HBO 在栓塞发生 6h 内治疗者神经功能预后较好[117]。因此，如果使用 HBO，应该及早开始治疗。

电生理监测

各种形式的电生理监测在后颅窝手术中越来越多地应用，如原始或处理后脑电图（EEG）、脑干听觉诱发电位（BAEPs）和体感和运动神经诱发电位，在手术过程中以保持脑神经功能的完整。这些监测在择期开颅手术，脊髓手术和脑血管手术中应用，通常由经验丰富的神经电生理监测医师完成。双模式或多模式监测 EEG、BAEPs、SSEPs 和脑神经监测在后颅窝手术中推荐使用，较单模式监测中枢神经系统功能更加有效[118]。

脑干听觉诱发电位

BAEPs 信号很强，较少受到麻醉剂种类或麻醉深度的影响。脑神经（Ⅷ）监测推荐在听神经瘤或微血管减压术中使用，以保存神经功能[119-121]。双侧 BAEPs 改变提示脑干损伤[122,123]。急诊后颅窝减压术中 BAEPs 正常化已经被用于指导术后治疗和拔管时机。

体感诱发电位

SSEPs 可以用于检测脑 VAE 的发病[124]，低血压所致的脊髓缺血或是颈部过度弯曲造成的脊髓牵拉和气胸[125]。短潜伏期 SSEPs 可以监测中枢感觉的皮层下成分，推荐用于颈髓和后颅窝手术[64]。长潜伏期 SSEPs 很难评估，因为其潜伏期和波幅变异性很大。SSEP 也可以用于发现前文中提到的体位所致的周围神经损伤[126]。

脑电图

EEG 信号可以反映麻醉深度，因为其对吸入和静脉麻醉剂都很敏感。后颅窝术中 EEG 可以监测到因麻醉深度或缺血造成的皮层反应下降。SSEPs 皮层成分的信息与 EEG 的信号相似。

脑神经监测

脑神经（Ⅶ、Ⅸ、Ⅹ和Ⅻ）监测可以减少听神经瘤切除术和微血管减压术的并发症[119]。肌肉松弛可能干扰信号，当需要肌肉刺激时应该显著减少或避免肌肉松弛。对于没有肌松的患者，脑神经也可以用于麻醉深度的监测，避免过早苏醒、自主拔管或手术中体动所致的严重损伤[127]。

总结

麻醉医生进行后颅窝手术麻醉时面临的挑战包括：术前评估、体位、麻醉剂选择和监测，尤其是防止 VAE 和保留神经功能。监测的目的在于维持血流动力学稳定和早期监测 VAE。临床和基础研究将继续探讨改善。

（菅敏钰　李艳 译，韩如泉 校）

参考文献

1. Cucchiara RF, Seward JB, Nishimura RA, et al. Identification of patent foramen ovale during sitting position craniotomy by transesophageal echocardiography with positive airway pressure. *Anesthesiology*. 1985;63:107–109.
2. Guggiari M, Lechat Ph, Garen-Colonne C, et al. Early detection of patent foramen ovale by two-dimensional contrast echocardiography for prevention of paradoxical air embolism during sitting position. *Anesth Analg*. 1988;67:192–194.
3. Hagen PT, Scholz DG, Edwards WD. Incidence and size of patent foramen ovale during the first 10 decades of life: An autopsy study of 965 normal hearts. *Mayo Clin Proc*. 1984;59:17–23.
4. Banas JS, Meister SG, Gazzaniga AB, et al. A simple technique for detecting small defects in the atrial septum. *Am J Cardiol*. 1971;28:467–471.
5. Kronik G, Mosslacher H. Positive contrast echocardiography in patients with patent foramen ovale and normal right heart hemodynamics. *Am J Cardiol*. 1982;49:1806–1809.
6. Lynch JJ, Schuchard GH, Gross CM, et al. Prevalence of right-to-left atrial shunting in a healthy population: Detection by Valsalva maneuver contrast echocardiography. *Am J Cardiol*. 1984;53:1478–1480.
7. Black S, Muzzi DA, Nishimura RA, et al. Preoperative and intraoperative echocardiography to detect right-to-left shunt in patients undergoing neurosurgical procedures in the sitting position. *Anesthesiology*. 1990;72:436–438.
8. Cucchiara RF, Nishimura RA, Black S. Failure of preoperative echo testing to prevent paradoxical air embolism: Report of two cases. *Anesthesiology*. 1989;71:604–607.
9. Losasso TJ, Muzzi DA, Dietz NM, et al. Fifty percent nitrous oxide does not increase the risk of venous air embolism in neurosurgical patients operated upon in the sitting position. *Anesthesiology*. 1992;77:21–30.
10. Papadopoulos G, Kuhly P, Brock M, et al. Venous and paradoxical air embolism in the sitting position: A prospective study with transesophageal echocardiography. *Acta Neurochir*. 1994;126:140–143.
11. Feigl GC, Decker K, et al. Neurosurgical procedures in the semisitting position: Evaluation of the risk of paradoxical venous air embolism in patients with a patent foramen ovale. *World Neurosurg*. 2014;81:159–164.
12. Troianos CA, Jobes DR, Ellison N. Ultrasound-guided cannulation of the internal jugular vein: A prospective, randomized study. *Anesth Analg*. 1991;72:823–826.
13. Colley PS, Dunn R. Prevention of blood pressure response to skull-pin head holder by local anesthesia. *Anesth Analg*. 1979;58:241–243.
14. Black S, Ockert DB, Oliver WC, et al. Outcome following posterior fossa craniotomy in patients in the sitting or horizontal positions. *Anesthesiology*. 1988;69:49–56.
15. Coonan TJ, Hope CE. Cardio-respiratory effects of change of body position. *Can Anaesth Soc J*. 1983;30:424–437.
16. Darymple DG, MacGowan SW, MacLeod GF. Cardiorespiratory effects of the sitting position in neurosurgery. *Br J Anaesth*. 1979;51:1079–1081.
17. Enderby GEH. Postural ischaemia and blood pressure. *Lancet*. 1954;266:185–187.
18. Albin MS, Babinski M, Maroon JC, et al. Anesthetic management of posterior fossa surgery in the sitting position. *Acta Anaesthesiol Scand*. 1976;20:117–128.
19. Millar RA. Neuroanesthesia in the sitting position. *Br J Anaesth*. 1972;44:495.
20. Whitby JD. Electrocardiography during posterior fossa operations. *Br J Anaesth*. 1963;35:624–630.
21. Butler BD, Leiman BC, Katz J. Arterial air embolism of venous origin in dogs: Effect of nitrous oxide in combination with halothane and pento-barbitone. *Can J Anaesth*. 1987;34:570–576.
22. Munson ES, Merrick HC. Effects of nitrous-oxide on venous air embolism. *Anesthesiology*. 1986;27:783–787.
23. Albin MS, Carroll RG, Maroon JC. Clinical considerations concerning detection of venous air embolism. *Neurosurgery*. 1978;3:380–384.
24. Cabezudo JM, Gilsanz F, Vaquero J, et al. Air embolism from wounds from a pin-type head-holder as a complication of posterior fossa surgery in the sitting position. *J Neurosurg*. 1981;55:147–148.
25. Artru AA. Nitrous oxide plays a direct role in the development of tension pneumocephalus intraoperatively. *Anesthesiology*. 1982;57:59–61.
26. Artru AA. Breathing nitrous oxide during closure of the dura and cranium is not indicated. *Anesthesiology*. 1987;66:719.
27. Skahen S, Shapiro HM, Drummond JC, et al. Nitrous oxide withdrawal reduces intracranial pressure in the presence of pneumocephalus. *Anesthesiology*. 1986;65:192–196.
28. Friedman GA, Norfeet EA, Bedford RF. Discontinuance of nitrous oxide does not prevent pneumocephalus. *Anesth Analg*. 1981;60:57–58.
29. Di Lorenzo N, Caruso R, Floris R, et al. Pneumocephalus and tension pneumocephalus after posterior fossa surgery in the sitting position: A prospective study. *Acta Neurochir (Wien)*. 1986;83:112–115.
30. Toung TJK, McPherson RW, Ahn H, et al. Pneumocephalus: effects of patient position on the incidence and location of aerocele after posterior fossa and upper cervical cord surgery. *Anesth Analg*. 1986;65:65–70.
31. Kishan A, Naidu MR, Muralidhar K. Tension pneumocephalus following posterior fossa surgery in sitting position: A report of 2 cases. *Clin Neurol Neurosurg*. 1990;92:245–248.
32. Kitahata LM, Katz JD. Tension pneumocephalus after posterior fossa craniotomy: A complication of the sitting position. *Anesthesiology*. 1976;45:578.
33. MacGillivray RG. Pneumocephalus as a complication of posterior fossa surgery in the sitting position. *Anaesthesia*. 1982;37:722–725.
34. McPherson RW, Toung TJK, Johnson RM, et al. Intracranial subdural gas: A cause of false-positive change of intraoperative somatosensory evoked potential. *Anesthesiology*. 1985;62:816–819.
35. Schubert A, Zornow MH, Drummond JC, et al. Loss of cortical evoked responses due to intracranial gas during posterior fossa craniectomy in the seated position. *Anesth Analg*. 1986;65:203–206.
36. Rayport M. The head-elevated positions: neurosurgical aspects: Approaches to the occiput and cervical spine. In: Martin JT, ed. *Positioning in Anesthesia and Surgery*. ed 2. Philadelphia: WB Saunders; 1987.
37. Black M, Calvin J, Chan KL, et al. Paradoxic air embolism in the absence of an intracardiac defect. *Chest*. 1991;99:754–755.
38. Marshall WK, Bedford RF, Miller ED. Cardiovascular responses in the seated position: Impact of four anesthetic techniques. *Anesth Analg*. 1983;62:648–653.
39. Lin C-M, Wu C-T, Lee S-T, et al. Sitting position does not alter minimum alveolar concentration for desflurane. *Can J Anaesth*. 2007;54:523–530.
40. Cole CD, Gottfried OH, Gupta DK, et al. Total intravenous anesthesia: Advantages for intracranial surgery. *Neurosurgery*. 2007;61:369–377.
41. Sieber FE, Smith DS, Traystman RJ, et al. Glucose: A reevaluation of its intraoperative use. *Anesthesiology*. 1987;67:72–81.
42. Cottrell JE, Robustelli A, Post K, et al. Furosemide and mannitol-induced changes in intracranial pressure and serum osmolarity and electrolytes. *Anesthesiology*. 1977;47:28–30.
43. Artru AA, Cucchiara RF, Messick JM. Cardiorespiratory and cranial nerve sequelae of surgical procedures involving the posterior fossa. *Anesthesiology*. 1980;52:83–86.
44. Howard R, Mahoney A, Thurlow AC. Respiratory obstruction after posterior fossa surgery. *Anaesthesia*. 1990;45:222–224.
45. Apfel CC, Korttila K, Abdalla M, et al. A factorial trial of six interventions for the prevention of post operative nausea and vomiting. *N Engl J Med*. 2004;350:2441–2451.
46. Edelman JD, Wingard DW. Air embolism arising from burrholes. *Anesthesiology*. 1980;53:167–168.
47. Wilkins RH, Albin MS. An unusual entrance site of venous air embolism during operation in the sitting position. *Surg Neurol*. 1977;7:71.
48. Mirski MA, Lele AV, Fitzsimmons L, et al. Diagnosis and treatment of vascular air embolism. *Anesthesiology*. 2007;106:164–177.
49. Muth CM, Shank ES. Gas embolism. *N Engl J Med*. 2000;342:476–482.
50. Pftzner J, Petito SP, McLean AG. Hypoxaemia following sustained low-volume venous air embolism in sheep. *Anaesth Intensive Care*. 1988;16:164–170.
51. Adornato DC, Gildenberg PL, Ferrario CM, et al. Pathophysiology of intra venous air embolism in dogs. *Anesthesiology*. 1978;49:120–127.
52. Gottlieb JD, Ericsson JA, Sweet RB. Venous air embolism: A review. *Anesth Analg*. 1963;44:773–778.
53. Matjasko J, Petrozza P, Cohen M, et al. Anesthesia and surgery in the seated position: Analysis of 554 cases. *Neurosurgery*. 1985;17:695–702.
54. Young ML, Smith DS, Murtagh F, et al. Comparison of surgical and anesthetic complications in neurosurgical patients experiencing venous air embolism in the sitting position. *Neurosurgery*. 1986;18:157–161.
55. Gottdiener JS, Papademetriou V, Notargiacomo A, et al. Incidence and cardiac effects of systemic venous air embolism: Echocardiographic evidence of arterial embolization via noncardiac shunt. *Arch Intern Med*. 1988;148:795–800.
56. Domaingue CM. Neurosurgery in the sitting position: A case series. *Anaesth Intensive Care*. 2005;33:332–335.
57. Bithal PK, Pandia MP, Dash HH, et al. Comparative incidence of venous air embolism and associated hypotension in adults and children operated for neurosurgery in the sitting position. *Eur J Anaesthesiol*. 2004;21:517–522.
58. Rath GP, Bithal PK, Chaturvedi A, et al. Complications related to positioning in posterior fossa craniectomy. *J Clin Neurosci*. 2007;14:520–525.
59. Leslie K, Hui R, Kaye AH. Venous air embolism and the sitting position: A case series. *J Clin Neurosci*. 2006;13:419–422.
60. Michenfielder JD, Martin JT, Altenburg BM, et al. Air embolism during neurosurgery: An evaluation of right atrial catheters for diagnosis and treatment. *JAMA*. 1969;208:1353–1358.
61. Michenfielder JD, Miller RH, Gronert GA. Evaluation of an ultrasonic device (Doppler) for the diagnosis of venous air embolism. *Anesthesiology*. 1972;36:164–168.
62. Marshall MK, Bedford RF. Use of a pulmonary-artery catheter for detection and treatment of venous air embolism: A prospective study in man. *Anesthesiology*. 1980;52:131–134.
63. Voorhies RM, Fraser RA, Van Poznak A. Prevention of air embolism with positive end expiratory pressure. *Neurosurgery*. 1983;12:503–506.

64. Standefer M, Bay JW, Trusso R. The sitting position in neurosurgery: A retrospective analysis of 488 cases. *Neurosurgery*. 1984;14:649–659.
65. Von Gösseln H, Samii M, Suhr D, et al. The lounging position for posterior fossa surgery: Anesthesiological considerations regarding air embolism. *Childs Nerv Syst*. 1991;7:568–574.
66. Bedford RF. Perioperative venous air embolism. *Semin Anesth*. 1987;6:163–170.
67. Michenfielder JD. The 27th Rovenstine Lecture: Neuroanesthesia and the achievement of professional respect. *Anesthesiology*. 1989;70:695–701.
68. Black S, Muzzi DA, Nishimura RA, et al. Preoperative and intraoperative echocardiography to detect right-to-left shunt in patients undergoing neurosurgical procedures in the sitting position. *Anesthesiology*. 1990;72:436–438.
69. Bowdle TA, Artru AA. Positioning the air aspiration pulmonary artery catheter introducer sheath by intravascular electrocardiography. *Anesthesiology*. 1988;69:276–279.
70. Marquez J, Sladen A, Gendell H, et al. Paradoxical cerebral air embolism without an intracardiac septal defect. *J Neurosurg*. 1981;55:997–999.
71. Pftzner J, McLean AG. Venous air embolism and active lung inflation at high and low CVP: A study in upright anesthetized sheep. *Anesth Analg*. 1987;66:1127–1134.
72. Colohan ART, Perkins NAK, Bedford RF, et al. Intravenous fluid loading as prophylaxis for paradoxical air embolism. *J Neurosurg*. 1985;62:839–842.
73. Perkins NAK, Bedford RF. Hemodynamic consequences of PEEP in seated neurosurgical patients: Implications for paradoxical air embolism. *Anesth Analg*. 1984;63:429–432.
74. Giebler R, Kollenberg B, Pohlen G, et al. Effect of positive end-expiratory pressure on the incidence of venous air embolism and on the cardiovascular response to the sitting position during neurosurgery. *Br J Anaesth*. 1998;80:30–35.
75. Grady MS, Bedford RF, Park TS. Changes in superior sagittal sinus pressure in children with head elevation, jugular venous compression and PEEP. *J Neurosurg*. 1986;65:199–202.
76. Toung TJK, Miyabe M, McShane AJ, et al. Effect of PEEP and jugular venous compression on canine cerebral blood flow and oxygen consumption in the head elevated position. *Anesthesiology*. 1988;68:53–58.
77. Edmonds-Seal J, Maroon JC. Air embolism diagnosed with ultrasound. *Anaesthesia*. 1969;24:438–440.
78. Edmonds-Seal J, Prys-Roberts C, Adams AP. Air embolism: A comparison of various methods of detection. *Anaesthesia*. 1971;26:202–208.
79. Gildenberg PL, O'Brien RP, Britt WJ, et al. The efficacy of Doppler monitoring for the detection of venous air embolism. *J Neurosurg*. 1981;54:75–78.
80. Bunegin L, Albin MS, Helsel PE, et al. Positioning the right atrial catheter: A model for reappraisal. *Anesthesiology*. 1981;55:343–348.
81. Maroon JC, Albin MS. Air embolism diagnosed by Doppler ultrasound. *Anesth Analg*. 1974;53:399–402.
82. Tinker JH, Gronert GA, Messick JM, et al. Detection of air embolism: A test for positioning of right atrial catheter and Doppler probe. *Anesthesiology*. 1975;43:104–105.
83. Alvaran SB, Toung JK, Graff TE, et al. Venous air embolism: Comparative merits of external cardiac massage, intracardiac aspiration, and left lateral decubitus position. *Anesth Analg*. 1978;57:166–170.
84. Bunegin L, Albin MS. Balloon catheter increases air capture. *Anesthesiology*. 1982;57:66–67.
85. Diaz PM. Balloon catheter should increase recovery of embolized air. *Anesthesiology*. 1982;57:66.
86. Colley PS, Artru AA. Bunegin-Albin catheter improves air retrieval and resuscitation from lethal venous air embolism in upright dogs. *Anesth Analg*. 1989;68:298–301.
87. Lee DS, Kuhn J, Shaffer MJ, et al. Migration of tips of central venous catheters in seated patients. *Anesth Analg*. 1984;63:949–952.
88. Colley PS, Artru AA. ECG-guided placement of Sorenson CVP catheters via arm veins. *Anesth Analg*. 1984;63:953–956.
89. Johans TG. Multi-orifced catheter placement with an intravascular electrocardiographic technique. *Anesthesiology*. 1986;64:411–413.
90. Warner DO, Cucchiara RF. Position of proximal orifce determines electrocardiogram recorded from multiorifced catheter. *Anesthesiology*. 1986;65:235–236.
91. Mongan P, Peterson RE, Culling RD. Pressure monitoring can accurately position catheters for air embolism aspiration. *J Clin Monit*. 1992;8:121–125.
92. Schummer W, Herrmann S, Schummer C, et al. Intra-atrial ECG is not a reliable method for positioning left internal jugular vein catheters. *Br J Anaesth*. 2003;91:481–486.
93. Munson ES, Paul WC, Perry JC, et al. Early detection of venous air embolism using a Swan-Ganz catheter. *Anesthesiology*. 1975;42:223–226.
94. Glenski JA, Cucchiara RF, Michenfielder JD. Transesophageal echocar-diography and transcutaneous O_2 and CO_2 monitoring for detection of venous air embolism. *Anesthesiology*. 1986;64:541–545.
95. Sato S, Toya S, Ohira T, et al. Echocardiographic detection and treatment of intraoperative air embolism. *J Neurosurg*. 1986;64:440–444.
96. Mammoto T, Hayashi Y, Osnishi Y, et al. Incidence of venous and paradoxical air embolism in neurosurgical patients in the sitting position: Detection by transesophageal echocardiography. *Acta Anaesthesiol Scand*. 1998;42:643–647.
97. Whitby JD. Early cases of air embolism. *Anaesthesia*. 1964;19:579–584.
98. Durant TM, Oppenheimer MJ, Webster MR, et al. Arterial air embolism. *Am Heart J*. 1949;38:481–500.
99. Lesky E. Notes on the history of air embolism. *German Med Monthly*. 1961;6:159–161.
100. Chandler WF, Dimsheff DG, Taren JA. Acute pulmonary edema following venous air embolism during a neurosurgical procedure. *J Neurosurg*. 1974;40:400–404.
101. Peterson BT, Petrini MF, Hyde RW, et al. Pulmonary tissue volume in dogs during pulmonary edema. *J Appl Physiol*. 1978;44:782–795.
102. Ohkuda K, Nakahara K, Binder A, et al. Venous air emboli in sheep: Reversible increase in lung microvascular permeability. *J Appl Physiol*. 1981;51:887–894.
103. Sessler CN, Kiser PE, Raval V. Transient pulmonary perfusion scintigraphic abnormalities in pulmonary air embolism. *Chest*. 1989;95:910–912.
104. Gronert GA, Messick JM, Cucchiara RF, et al. Paradoxical air embolism from a patent foramen ovale. *Anesthesiology*. 1979;50:548–549.
105. Mills NL, Ochsner JL. Massive air embolism during cardiopulmonary bypass: Causes, prevention, and management. *J Thorac Cardiovasc Surg*. 1980;80:708–717.
106. Chang C, Dughi J, Shitabata P, et al. Air embolism and the radial arterial line. *Crit Care Med*. 1988;16:141–143.
107. Perschau RA, Munson ES, Chapin JC. Pulmonary interstitial edema after multiple venous air emboli. *Anesthesiology*. 1976;45:364–366.
108. Ericsson JA, Gottlieb JD, Sweet RB. Closed-chest cardiac massage in the treatment of venous air embolism. *N Engl J Med*. 1964;270:1353–1354.
109. Hirabuki N, Miura T, Mitomo M, et al. Changes of cerebral air embolism shown by computed tomography. *Br J Radiol*. 1988;61:252–255.
110. Muth C-M, Shank ES. Cerebral arterial gas embolism: Should we hyperventilate these patients? *Intensive Care Med*. 2004;30:742–743.
111. van Hulst RA, Haitsma JJ, Lameris TW, et al. Hyperventilation impairs brain function in acute cerebral air embolism in pigs. *Intensive Care Med*. 2004;30:944–950.
112. Jensen ME, Lipper MH. CT in iatrogenic cerebral air embolism. *AJNR Am J Neuroradiol*. 1986;7:823–827.
113. Warren Jr LP, Djang WT, Moon RE, et al. Neuroimaging of scuba diving injuries to the CNS. *Am J Roentgenol*. 1988;151:1003–1008.
114. Annane D, Troche G, Delisle F, et al. Effects of mechanical ventilation with normobaric oxygen therapy on the rate of air removal from cerebral arteries. *Crit Care Med*. 1994;22:851–857.
115. Dutka AJ. A review of the pathophysiology and potential application of experimental therapies for cerebral ischemia to the treatment of cerebral arterial gas embolism. *Undersea Biomed Res*. 1985;12:403–421.
116. Dutka AJ. Air or gas embolism. In: Camporesi EM, Barker AC, eds. *Hyperbaric Oxygen Therapy: A Critical Review*. Bethesda: Undersea and Hyperbaric Medical Society; 1991:1–10.
117. Blanc P, Boussuges A, Henriette K, et al. Iatrogenic cerebral air embolism: importance of an early hyperbaric oxygenation. *Intensive Care Med*. 2002;28:559–563.
118. Schramm J, Watanabe E, Strauss C, et al. Neurophysiologic monitoring in posterior fossa surgery. I: Technical principles, applicability and limitations. *Acta Neurochir (Wien)*. 1989;98:9–18.
119. Linden RD, Tator CH, Benedict D, et al. Electrophysiological monitoring during acoustic neuroma and other posterior fossa surgery. *Can J Neurol Sci*. 1988;15:73–81.
120. Radtke RA, Erwin CW, Wilkins RH. Intraoperative brainstem auditory evoked potentials: Signifcant decrease in postoperative morbidity. *Neurology*. 1989;39:187–191.
121. Watanabe E, Schramm J, Strauss C, et al. Neurophysiologic monitoring in posterior fossa surgery. II: BAEP waves I and V and preservation of hearing. *Acta Neurochir (Wien)*. 1989;98:118–128.
122. Grundy BL, Linda A, Procopio PT, et al. Reversible evoked potential changes with retraction of the eighth cranial nerve. *Anesth Analg*. 1981;60:835–838.
123. Radtke RA, Erwin CW. Intraoperative monitoring of auditory and brain-stem function. *Neurol Clin*. 1988;6:899–915.
124. Reasoner DK, Dexter F, Hindman BJ, et al. Somatosensory evoked potentials correlate with neurological outcome in rabbits undergoing cerebral air embolism. *Stroke*. 1996;27:1859–1864.
125. Sloan T. The incidence, volume, absorption, and timing of supratentorial pneumocephalus during posterior fossa neurosurgery conducted in the sitting position. *J Neurosurg Anesthesiol*. 2010;22:59–66.
126. Anastasian ZH, Ramnath B, Komotar RJ, et al. Evoked potential monitoring identifies possible neurological injury during positioning for craniotomy. *Anesth Analg*. 2009;109:817–821.
127. Prell J, Rampp S, Ache J, et al. The potential of quantified lower cranial nerve EMG for monitoring of anesthetic depth. *J Neurosurg Anesthesiol*. 2012;24:139–145.

颅内动脉瘤手术的麻醉管理 13

R. P. Pong • A. M. Lam

英国神经外科医师 J. Gillingham 曾说:“麻醉医师以往是单纯的处理颅脑问题,而现在则把大脑与其他系统综合起来考虑”[1]。看似很简单的描述,却道出了麻醉对颅内动脉瘤手术的重要作用。另外,诸如手术显微镜等显微外科器械的应用,神经放射学以及由神经外科医师和麻醉科医师等组成的颅内动脉瘤治疗团队的发展。1990 年的一项关于颅内动脉瘤手术时机的国际合作研究(以下简称合作研究)中发现,手术的总体死亡率较高,约为 20%[2,3]。但是,其中有一些高风险的不适合手术的患者接受了早期手术治疗,使得这一结果存在偏倚。术前患者 Hunt-Hess 分级较好,而预后良好的患者仅占 58%,死亡率达 26%[2]。因此动脉瘤的治疗还有很大的发展空间。以期降低死亡率并改善预后的措施似乎取得了一定的进展:2002 年的死亡率大约为 8%,而预后较好的患者仍仅占 64%~75%[4]。这项研究发现,不同医院的死亡率会有很大差异,而具体原因尚未明确。其致死致残的原因依次为:脑血管痉挛、首次出血后的直接效应(大量蛛网膜下腔出血、硬膜下或脑内血肿、颅内压增高后的持续缺血)、再次出血和手术并发症[2]。对此,麻醉医师应该了解病史、动脉瘤相关的病理生理以及手术进程。

除手术治疗外,还可选用弹簧圈栓塞术。国际蛛网膜下腔出血研究(International Subarachnoid Trial,ISAT)结果表明,若两种治疗方法均适用,则弹簧圈栓塞术的预后会较好[4,5]。一些长期随访研究对此提出了质疑,并对哪种方法的死亡率高提出疑问[6,7]。这需要考虑多方面的因素,包括动脉瘤的位置、解剖结构、患者年龄、并发症和患者意愿[6]。

术前要点

术前评估的主要步骤:

1. 评估患者的神经功能以及 SAH 的临床分级。

2. 结合 CT 和血管造影分析患者的颅内病变情况 。

3. 颅内压监测,经颅多普勒检查。

4. 评估患者的全身系统功能,发病前以及目前的状况,重点是 SAH 可能影响到的器官系统。

5. 与神经外科医师进行沟通,明确患者的手术体位,术中钳夹瘤体是否困难及是否需要特殊监测等方面的问题。

6. 纠正患者的生理内环境紊乱,达到最佳状态。

术前应了解患者的病理生理状态及手术监测需要,进行术前评估并制订合理的麻醉方案。这有助于非复杂性动脉瘤手术过程中麻醉的平稳,对复杂性动脉瘤可以确保充分的术前准备。

中枢神经系统

为了评估手术风险和预后,Botterell 等[7]于 1956 年首次提出蛛网膜下腔出血的临床分级[7],随后演变为 Hunt-Hess 分级(表 13-1)[8]。20 世纪 80 年代世界神经外科医师联盟制订了 Glasgow 昏迷评分(表 13-2)[9]。该联盟指出,术前意识水平对预后的影响最大[2]。这些临床分级方法便于评估手术风险,就患者的一般状况与内科医师进行交流,对预后进行对比研究。而临床医师对改良的 Hunt-Hess 分级比较熟悉且这一方法便于评估,也就更多地被临床采用。

表 13-1 改良的蛛网膜下腔出血 Hunt-Hess 分级 *

分级	标准
0	未破裂动脉瘤
Ⅰ	无症状,或有轻微头痛和颈强直
Ⅱ	头痛较重,颈强直,除脑神经麻痹无其他神经功能障碍
Ⅲ	嗜睡,或有局灶神经功能障碍
Ⅳ	昏迷,偏瘫,早期去大脑僵直,自主神经功能障碍
Ⅴ	深昏迷,去大脑僵直,濒死状态

*严重的全身系统疾病,如高血压、糖尿病、严重动脉硬化、慢性肺疾病以及血管造影发现的严重的脑血管痉挛都可使患者的危险分级提高。

表 13-2 世界神经外科医师联盟制订的蛛网膜下腔出血分级

分级	GCS 评分	运动功能障碍
Ⅰ	15	无
Ⅱ	14~13	无
Ⅲ	13~12	有
Ⅳ	12~7	有或无
Ⅴ	6~3	有或无

引自 Report of World Federation of Neurological Surgeons Committee on a Universal Subarachnoid Hemorrhage Grading Scale. J Neurosurg 1988;68:985-986.

即使手术成功，但若并发脑血管痉挛(cerebral vasospasm，CVS)，则仍会出现迟发性缺血性神经功能障碍(delayed ischemic neurologic deficits，DIND)，并可能导致持续性神经功能损害甚至死亡。由于CVS的发生率及严重性与蛛网膜下腔的出血量有关，根据Fisher分级系统对CT结果进行分级(表13-3a和b)[11]。尽管对Fisher分级[12]以及改良的分级方法[13]存在争议，但其仍是描述CT所见血凝块大小及评判动脉瘤性SAH后CVS风险的主要方法。

虽然不同的医院手术的死亡率会不一样，但是如果患者术前一般状况较好(临床分级Ⅰ、Ⅱ级)，则预后往往较好。临床分级为Ⅴ级的患者死亡率很高，但若积极治疗也会改善预后(表13-4)[14]。临床分级还可判断中枢神经系统相关的病理生理状态的严重性。临床分级越高，CVS的发生率越高，ICP也越高[15,16]，并会出现脑自身调节受损[17,18]，及脑血管对低碳酸血症的反应性降低[17]。另外临床分级高的患者，其心律失常和心功能障碍的发生率较高[19,20]。

表 13-3a 蛛网膜下腔出血的 Fisher 分级

分级	CT 表现
1	无出血
2	蛛网膜下腔弥漫薄层出血(垂直层厚度 <1mm)
3	局部凝血块或蛛网膜下腔弥漫较厚出血(垂直层厚度≥1mm)
4	脑内或脑室内出血伴弥漫性或无蛛网膜下腔出血

引自 Fisher CM，Kistler JP，Davis JM：Relation of cerebral vasospasm to subarachnoid hemorrhage visualized by computerized tomographic scanning. Neurosurgery 1980;6:1-9.

表 13-3b 改良的 Fisher 分级

	无SAH	蛛网膜下腔局灶或弥漫分布薄层血液	蛛网膜下腔局灶或弥漫分布较厚血液	IVH	
0	+	-	-	-	无SAH；无脑室内出血
1	-	+	-	-	薄层弥漫性或局灶性蛛网膜下腔出血，无脑室内出血
2	-	+	-	+	薄层弥漫性或局灶性蛛网膜下腔出血，合并脑室内出血
3	-	-	+	-	较厚局灶性或弥漫性蛛网膜下腔出血，无脑室内出血
4	-	-	+	+	较厚局灶性或弥漫性蛛网膜下腔出血，合并脑室内出血

引自 Frontera JA，Claasen J，Schmidt IM，et al. Prediction of symptomatic vasospasm after subarachnoid hemorrhage：the modified Fisher scale. Neurosurgery，2006，58：21-27.

表 13-4 蛛网膜下腔出血术后致死率及致残率[*]

分级(Hunt and Hess)	死亡率(%)	致残率(%)
0	0~2	0~2
Ⅰ	2~5	0~2
Ⅱ	5~10	7
Ⅲ	5~10	25
Ⅳ	20~30	25
Ⅴ	30~40	35~40

*综合分析文献及作者(A.M.L)所在单位的资料而得出

临床分级较差的患者更易出现低血容量和低钠血症[21,22]。因此，掌握这种分级方法有利于麻醉医师与其他医师之间进行良好的沟通，并便于评估患者的病理生理状态，为制订麻醉计划提供参考。

颅内压

SAH后ICP急剧增高，并可能达到平均动脉压水平。这一状态可持续数分钟，并能限制动脉瘤破裂后血液的继续外渗。动脉瘤再次破裂后、血块的占位效应、脑水肿或导水管梗阻所致脑积水会使 ICP 进一步增高。36%~67% 的患者 ICP 会增高至少 20mmHg[23.24]。

ICP 与临床分级有很好的相关性。临床分级为Ⅰ、Ⅱ级的患者常是正常 ICP，而在分级为Ⅳ、Ⅴ级的患者中则是增高的（图 13-1）。而 ICP 正常并不意味着颅内顺应性是正常的。不能迅速降颅压，因为可能使跨瘤壁压（TMP）增高而引发出血。颅内灌注压（CPP）的目标值为 60~80mmHg[25]。

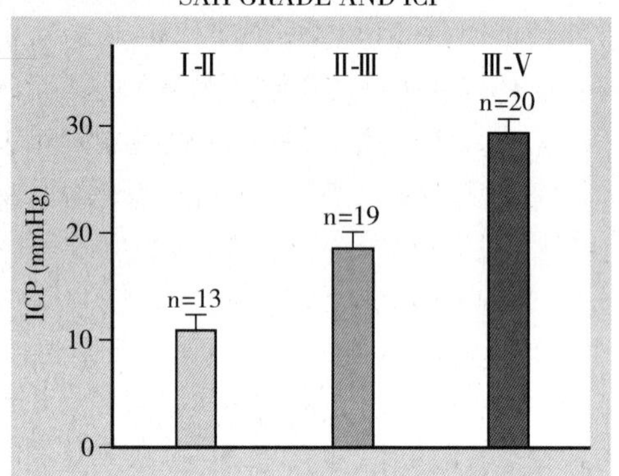

图 13-1 SAH 分级（Hunt-Hess）与颅内压的关系。（引自 Voldby B，Enevoldsen EM：Intracranial pressure changes following aneurysm rupture. Part 1：Clinical and angiographic correlations. J Neurosurg 1982；56：186-196.）

出血导致蛛网膜粘连会影响脑脊液（CSF）回流并最终导致交通性脑积水。诸多大样本的研究表明，脑积水的发生率为 15%[2]至 41%[23]。脑积水的临床表现有反应迟钝渐重和无反应性小瞳孔。但仅在 50% 的患者中出现，因此还应依据影像学进行诊断。ICP 增高合并低血容量会增加迟发性脑缺血和脑梗死的发生率[26]。SAH 的患者通常存在脑血流量（CBF）和脑代谢率的降低[27,28]。如若出现 CVS，大血管收缩伴随末梢血管扩张导致 CBF 降低，脑血容量（CBV）增加，使 ICP 急剧增高。另外，脑内（17%）或脑室内（17%）血肿也使 ICP 增加[2]。急性脑积水[29]与迟发性脑缺血之间或许存在因果关系，但仍需进一步证实[26]。

脑血流自动调节功能及脑血管对二氧化碳反应能力受损

SAH 的患者会出现脑血流自动调节功能受损[30]和其下限的右移。脑血流自动调节受损的严重程度直接与临床分级有关[17,18,30]。Nornes 等[31]研究发现开颅术中临床分级为Ⅲ级的患者其脑血流自动调节能力的下限远远高于Ⅰ、Ⅱ级的患者。另外，脑血流自动调节功能受损还与脑血管痉挛密切相关[32]。脑血管痉挛时脑血流自动调节功能受损可能会引起迟发性缺血性神经功能损害[33-35]，并与不良预后相关[36]。

若出现神经功能受损，则血流动力学状态十分重要。许多研究表明 SAH 的患者其新发神经功能受损与血压下降及随后的药物升压有关[37]。因此，麻醉医师应维持围术期脑灌注压不低于下限值。而这与随后提到的术中控制性降压相矛盾。一项研究观察了预后与血压降低的发生率及程度的关系，却并未发现不同[38]。由此控制性降压貌似可行，但是会导致 CPP 降低，ICP 急剧增高，还是应避免使用这种方法。

SAH 后脑血管对过度通气的反应依然存在[17,18]。临床分级低的患者，其脑血流自动调节功能受损，而对 CO2 反应性依然存在，但严重受损的患者这一反应也会消失[18]。因此，术中采用过度通气降低 CBF 和 CBV 对大多数患者仍会有效，并可能改善脑的脑血流自动调节功能[39]。

全身效应

血容量和低钠血症

36%~100% 的 SAH 患者出现血容量异常降低，并且低血容量的水平与临床分级有关[22,40]。对于 CT 扫描有 ICP 增高征象的患者更易出现全身性低血容量[22]。其原因是多方面的，可能为卧床、仰卧位排尿、负氮平衡、红细胞生成减少以及医源性失血。低血容量可能会加重脑血管痉挛并与脑缺血及脑梗死相关[22,40,41]。

30%~57% 的 SAH 患者会出现低血容量合并低钠血症[41,43]。低钠血症的病因仍存在争议[44]。其中一个病因是抗利尿激素分泌异常综合征（syndrome of inappropriate antidiuretic hormone，SIADH）[43]，因此需要限制液体的输入。另一个病因是脑盐耗综合征（cerebral salt wasting syndrome，CSWS）[45]，机体心肌细胞壁[46]或脑积水引发下丘脑释放利钠肽，进而导致脑室扩张[21]。脑钠肽的释放与脑血管痉挛、低钠血症[47,48]以及非脑血管痉挛所致的脑梗死有关[49]。CSWS 与 SIADH 的区别在于血容量的不同，前者相对较低，后者较高。虽然应该维持机体的正常血容量，但是由于低血容量会加重脑血管痉挛，使机体处于高血容量水平似乎更安全。这两种情况均可选用高张盐水治疗。

其他值得注意的电解质异常有低钾血症和低钙血症。对406名发生SAH的患者检查发现41%的患者出现低钾血症（血浆K^+<3.4mmol/L），74%的患者有低钙血症（血浆Ca^{2+}<2.2mmol/L）[50]。

对心功能的影响

SAH对心肌的影响表现在心电图的改变，肌钙蛋白的释放，还可能通过超声心动图发现室壁运动异常。既往有冠心病史的SAH患者往往会出现心肌缺血。然而，SAH继发心功能障碍的大多数患者来说是神经源性心肌损害，而冠脉结构是正常的[51]。

心电图的变化

40%~100%的患者会出现ECG的异常[52]，包括窦性心动过缓、窦性心动过速、房室分离、快慢综合征，甚至出现危及生命的室性心动过速及室颤。ECG波形的变化包括T波倒置、ST段压低、U波出现、QT间期延长及异常Q波[53]。20%~41%患者出现QT间期延长并很可能演变为室性心律失常。4%的患者会出现房颤、房扑等房性心律失常，有研究发现这些患者有较高的致死致残风险[54]。ECG的变化与颅内出血量有关，Fisher分级为3和4的患者会有更多的异常改变[55]。另外，细胞内钾、钙的异常也可能会引起心电图的改变。

心肌功能

17%~68%SAH患者发生心肌损害时循环中心肌肌钙蛋白（cardiac Troponin I，cTi）增多[56,57]。SAH后心肌损害，其cTi的升高幅度小于心肌梗死[58]。另外发现cTi的升高还与心室壁运动异常、左室功能障碍[57]、低血压、脑血管痉挛所致的迟发性脑缺血及90天内的死亡和残疾有关[57,59]。

13%~18%患者的超声心动结果显示左室功能障碍、局部室壁活动异常[20,60]。cTi升高[20,57,58]、临床分级较差（Hunt-Hess分级为Ⅲ到Ⅴ级）[20,60]及女性患者[60]常提示有心室功能障碍。

随后人们又致力于研究心功能障碍的发生机制，并提出了许多可能的机制[51]。心肌供血动脉与之有关。然而进行冠脉造影研究表明，即使有ECG和超声心动证实的心功能障碍，其冠脉结构仍然是正常的，并未出现冠状动脉痉挛[61,62]。目前比较认可的观点是心肌内儿茶酚胺类物质释放增多[63]。这一强刺激会引发心肌坏死及随后的心功能障碍。这也解释了在冠脉支配区域外出现的局部室壁运动障碍[64]。

动脉瘤性蛛网膜下腔出血后有发生Takotsubo心肌病（Takotsubo cardiomyopathy，TTC）的报道[65]，典型特征是继发的心室功能障碍与心尖部运动缺失[64]。一项多中心研究表明，10%的SAH后神经源性心肌病与TTC一致[66]。另外发现，虽然SAH所致心室功能障碍的预后较好并且常可逆转[67]，但发生迟发性脑缺血和预后差的患者风险增加。

对麻醉的影响

对出现QT间期延长、T波改变及异常Q波的患者应快速纠正其电解质紊乱。研究证明，应用药物或通过手术阻断交感神经系统活性可以预防或纠正这种心电图的变化。然而临床上尚无证据证明预防性应用自主神经活性阻断剂能够明显改善这类患者的预后，并且没有必要为此应用这类药物[68]。

SAH后ECG出现异常Q波或其他缺血性改变，会给医师带来诊断的困扰。而大多数为神经源性而非心源性，由此会延误手术治疗。有研究显示，在尸检中发现微量出血和心肌细胞溶解，但有些研究报道表明并无心肌损害征象。

ECG异常提示有心肌梗死有以下三种可能性：①同时发生急性心肌梗死；②SAH引起的心肌梗死；③仅为ECG改变而并无心肌梗死。若不明确尚需行心肌酶和超声心动图检查。根据风险效益分析及紧急情况决定手术进行与否。已破裂动脉瘤发生再次出血的可能性很大，常需行紧急手术治疗。

总之，SAH后ECG的改变很常见，多是由于去甲肾上腺素水平增高引起的交感神经系统亢进所致。一些患者没有心肌病理学变化，而有些患者可出现心功能障碍，极少数出现心肌坏死和其他一些心肌病理学改变。对不能明确诊断的患者，需要进行连续cTi检测。由于ECG的改变仅反映神经损害的严重程度，尚未发现与围术期致死致残相关[69]，因此，不能仅凭ECG的改变决定是否手术，但会选择行有创监测。ECG的改变与心功能障碍的相关性如表13-5所示。

表 13-5 蛛网膜下腔出血后心电图改变及心功能障碍[*]

良性改变	窦性心动过缓 窦性心动过速 房室分离 室性早搏 非特异性 ST 段压低 T 波倒置 U 波
可能或实际存在的室壁运动障碍	对称性 T 波倒置[217,218] QT 间期延长 >500 毫秒[218] ST 段抬高[219] 左心室功能障碍合并尖部运动缺失[49] 局部室壁运动异常[19]
可能或实际存在的心肌损伤	Q 波 ST 段抬高 心肌酶升高 肌钙蛋白 I 升高

* 标记代表文章参考文献

呼吸系统

8%~28% 的 SAH 患者伴有肺水肿[70,71],27% 出现急性肺损伤($PaO_2/FiO_2<300$)[72]。这可能与心功能障碍致肺淤血、交感神经机制直接作用于肺部及炎症介质有关[73]。与心功能障碍相比,肺水肿的发生率与临床分级的相关性更大[70]。其他还可能合并吸入性肺炎和坠积性肺炎。

其他并发症

颅内动脉瘤手术时机的国际合作研究表明,SAH 后还会出现系统性高血压(21%)、心脏病(3%)及糖尿病(2%)[2]。

目前内科治疗

尚未发生 SAH 的慢性高血压的患者行利尿治疗会出现水及电解质紊乱。

苯妥英钠、卡马西平等抗惊厥药可拮抗泮库溴铵、维库溴铵(减弱阿曲库铵的程度较轻)等非去极化肌松药和芬太尼的作用。若连续使用 7 天以上会加大肌松药用量并缩短其作用时间。目前尚未有研究明确新药拉莫三嗪和左乙拉西坦对非去极化肌松药的作用。但是前期研究结果表明并未增加肌松药的剂量,也未缩短肌松时间[74]。

目前有些医院仍用 ε- 氨基己酸、氨甲环酸等抗纤溶药以预防术前患者的再出血。这些药物降低了再出血的发生,却增加了脑缺血的风险,总体上看并没益处[75]。麻醉医师应警惕应用这类药物的患者,其脑血管痉挛、脑积水、静脉血栓形成及肺栓塞的发生率较高。抗纤溶药没有推荐剂量[76]。而另一种药重组凝血因子Ⅶ(recombinant factor Ⅶ,rFⅧa)可以减少再出血的发生率,但早期研究发现会形成血栓而被叫停[77]。

应常规使用钙通道阻滞剂(通常口服尼莫地平)预防脑血管痉挛的发生。这种治疗方法对麻醉的影响将在本章后续部分讨论。

手术时机

再出血和脑血管痉挛是 SAH 后致死致残的两大主要并发症,致死率约为 7%[2]。由于 SAH 后的新鲜血块可引起急性脑水肿,早期手术会增加术后脑血管痉挛的发生率。颅内动脉瘤手术时机的国际合作研究表明大部分外科医师选择出血后 7~10 天,待急性炎症反应消退后再行手术,当然其中有 50% 的人行早期手术(SAH 后当天),并认为早期脑处于脑高张力的状态,仅有 20% 选择 10 天后手术治疗(图 13-2)[3]。推迟手术后脑高张力可以减轻,但在等待的过程中可能发生再出血和脑血管痉挛。一旦推迟手术,则需应用抗纤溶药预防血块溶解进而防止再出血。然而,随机临床实验表明应用这些药物虽然降低了再出血的发生,但脑血管痉挛的发生率却增加了,总死亡率并未变化。

目前尚缺乏如何选择手术时机的预后研究[78]。观察性研究更倾向于早期手术,这更适用于临床分级较差的患者[79,80],而什么时候行手术治疗则

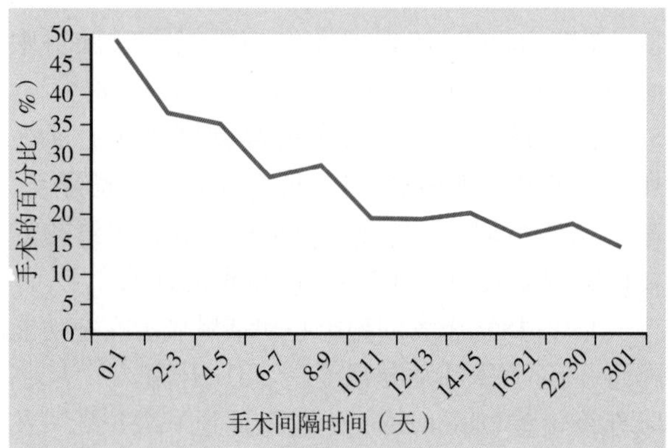

图 13-2 蛛网膜下腔出血后手术治疗时间与术中出现脑高张力患者的比例关系 。(引自 Kassell NF,Torner JC,Haley EC Jr,et al: The International Cooperative Study on the Timing of Aneurysm Surgery. Part 1: Overall management results. J Neurosurg 1990;73:18-36.)

存在争议。为改善预后，目前更倾向于进行早期手术治疗，减少再出血的风险，积极行预防脑血管痉挛的治疗。然而，颅内动脉瘤手术时机的国际合作研究表明早期手术（3 天或更早）和晚期手术（10 天以后）的总体预后并无显著性差异，而 7~10 天行手术治疗的患者预后最差[2]。随后的数据仅来自北美医学中心并出现了不同的结果，发现 SAH 后 3 天内行手术治疗者预后最佳，这就引起了是否应行早期手术的争论[81]。另外，早期手术治疗可以减少医疗费用。这可能成为今后的趋势，也许不久的将来对于目前看来不适合行手术治疗的患者也可能选择手术治疗。

再出血

以往的研究认为，首次出血后一周是发生再出血的高峰。颅内动脉瘤手术时机的国际合作研究表明首次出血后 24 小时再出血的发生率达到 4%，之后每天的发生率为 1.5%。总发生率为 11%[6,81]，致死致残率为 8%[2]。应用抗纤溶药患者的发生率较低[2]。常规晚期手术进行治疗的医院，再出血仍是很大的威胁。早期手术仅可降低而不能杜绝再出血的发生[82]。目前比较有效的治疗措施是联合应用抗纤溶疗法预防再出血和应用钙通道阻滞剂治疗脑血管痉挛[83]。

脑血管痉挛

发生率

脑血管痉挛所致的脑缺血或脑梗死是 SAH 后主要的致死致残原因。颅内动脉瘤手术时机的国际合作研究显示脑血管痉挛占总体死亡原因和多数致残原因的 13.5%[2]。SAH 后并非每位患者都发生脑血管痉挛，其严重性、时间进程及预后均不可预知。有研究表明迟发性脑血管痉挛的发生率及严重性与基底池中血量多少和血块分布有关。通过血管造影术的检出率约为 40%~60%，而出现临床症状的仅占 20%~30%，可能与脑血管痉挛严重程度相关。大血管痉挛管腔狭窄但末梢血流灌注可能并未降低。并且 CBF 降低 20%~25% 并不会影响正常脑功能。因此，脑血管痉挛时 CBF 降低，却无临床症状。而若发生症状性脑血管痉挛，则死亡率约为 50%，幸存者中也会遗留神经系统损害。脑血管造影检测出血管痉挛一般在 SAH 后 72 小时，在 7 天出现高峰，2 周后很少检测到。研究显示，动脉瘤栓塞术的脑血管痉挛发生率与夹闭术相比较无差异[84]或有所降低[85]。

发病机制

血管痉挛时管壁会有结构上和病理学改变，如平滑肌细胞的肿胀和坏死。血管痉挛的机制和原因尚未明确，而比较合理的一个假说认为可能是基底池血液中一种或多种血管活性物质导致动脉的炎性改变继而引发动脉严重收缩[86]。这种物质通常认为是氧合血红蛋白[87]。正常的脑血管张力依赖舒血管物质与缩血管物质达到一种平衡。氧合血红蛋白抑制内皮源性舒张因子或一氧化氮（具有舒血管作用）且与内皮素（具有缩血管作用）的共同作用引发血管痉挛。实验发现，血管周围氧合血红蛋白与去氧血红蛋白的浓度与脑血管痉挛的进展程度是一致的[88]。血管外的血红蛋白会刺激产生炎症反应，自由基、结合珠蛋白、细胞黏附分子、细胞因子等会将巨噬细胞和白细胞募集至此[89]。

临床表现

多数患者 SAH 后脑血管痉挛所致的迟发性脑缺血表现为多血管或弥漫性进展。脑血管痉挛的临床表现包括意识水平下降，新发局灶性体征及缄默症。Hijdra 等[90]在一项前瞻性研究中发现，大部分患者意识水平下降常伴有局灶体征出现，但值得注意的是，局灶体征的出现不会早于意识水平的下降。临床表现常逐渐出现，但也可能会突然出现。

诊断

脑血管痉挛时出现新发局灶体征或意识水平下降，确诊有赖于行血管造影。CT 扫描发现脑组织低密度影与临床体征相一致，但这不是敏感性指标并且可能并不可靠[91]。应用经颅多普勒（TCD）检出脑血管痉挛常早于临床症状的出现。血管痉挛和 Willis 环上的动脉狭窄会使动脉流速增加[92]。临床上可以选用无创的 TCD 检测，避免频繁使用有创脑血管造影检查。对行高压疗法的患者，流速增加可能意味着局部脑血流量的增加，并不会加重血管痉挛[93,94]。脑血管造影、单光子发射计算机控制断层摄影术（single-photon emission computerized tomography，SPECT）、CT 或 MRI 灌注成像均可检测到脑血管的变化。CT 和

MRI 血管造影也可诊断血管痉挛,但敏感性和特异性尚未明确。数字减影血管造影术仍是诊断血管痉挛的金标准。

治疗

药物疗法

目前已经研究了许多药物用于预防或治疗脑血管痉挛,但发现多数都无效。研究证明,钙通道阻滞剂是唯一一类可降低脑血管痉挛的发病率和死亡率的药物,预后不良发生率可减少 40%~70%[95],其中对尼莫地平的研究较多。而这些研究结果并未证实这类药物可以降低血管痉挛的发生率或减轻其严重程度,提示尼莫地平的作用可能在末梢血管或细胞水平有效。但仅有一项研究表明盐酸法舒地尔(尚未在美国批准应用)可明显改善血管痉挛,但其临床预后与尼莫地平无差异[96]。研究显示,经静脉大剂量应用尼卡地平可以预防血管痉挛。尽管症状性血管痉挛的发生率从 38% 减少到了 25%,但 SAH 后 3 个月时预后并无改善,这可能是由于高容高压疗法可有效缓解痉挛所致的缺血损害[97]。

由于脑血管痉挛是成功进行手术或血管内治疗后的主要致死因素,人们也在寻求新的有效的药物治疗。硫酸镁通过阻滞电压依赖性钙通道而使血管舒张,并同时阻断 N- 甲基天冬氨酸受体从而抑制兴奋性谷氨酸的损害作用。目前,许多研究表明硫酸镁具有与尼莫地平相似的作用[98],这两种药物联合应用可以减少血管痉挛的发生并改善预后[99]。但是联合用药需要注意低血压与低钙血症的发生[100],并且一些研究不支持这种用法[101]。有研究发现内皮素受体拮抗剂可以预防并治疗血管痉挛。但是一项多中心临床试验并未证实其对降低发病率或死亡率有明显作用,主要是增加了继发肺部并发症、贫血和低血压[102]。他汀类药物可增高内皮一氧化氮水平进而治疗血管痉挛。一项 Meta 分析显示他汀类药物可能会降低迟发性缺血性脑损害的发生率,但是对长期预后并无作用[103]。

许多药物在研究阶段证实有效,但投入临床后却无效果了。最初的研究显示应用脂质过氧化抑制剂替拉扎特治疗有效,但随后的一些研究和一项 Meta 分析则提示无效[104]。使用自由基清除剂烟拉文,发现 SAH 后一个月迟发性缺血性神经功能损害降低了 35%,但 3 个月时观察并无差异[105]。

非药物治疗

手术。脑血管痉挛与蛛网膜下腔的血液及其多少有关。外科医师 Taneda 对患者 SAH 后 48 小时进行手术治疗,迟发性缺血性神经功能损害的发生率由 25%(44 例出血后 10 天接受手术治疗的患者中有 11 例出现脑损害)降到了 11%(101 例中有 11 例出现)[106]。因此行早期手术广泛灌洗脑池清除其中的血液可降低脑血管痉挛的发生率及严重程度。

降低 ICP。ICP 增高的患者可通过降低 ICP 改善脑灌注。并且有通过单纯降颅压而改善神经系统症状的报道。

高血容量、高血压和血液稀释疗法。在过去的治疗经验中,能够预防或治疗脑血管痉挛所致缺血性神经功能损害最有效的方法是高血容量、高血压和血液稀释疗法(3-H 疗法)。其机理为 SAH 后脑血流自身调节受损,CBF 依赖于脑灌注压,而脑灌注压与脑血容量及平均动脉压有关[107,108]。许多研究表明高血容量疗法并不能获益并且可能增加肺功能障碍的风险,因此最新的指南提出了仅采用高血压疗法,但在有些医院仍会采用 3H 疗法[109]。

在出现轻微神经功能损害或脑梗死以前即进行早期经典 3H 疗法或单纯高血压疗法会更为有效[37]。但是在动脉瘤夹闭前预防性应用会增加再出血的发生率。另外还可能加剧脑水肿,增高 ICP,发生梗死部位出血。而早期手术治疗,高血容量及高压疗法引发再出血的风险很小[110]。其他的并发症有肺水肿(7%~17%)、心肌梗死(2%)、稀释性低钠血症(3%~35%)及凝血功能障碍(3%)[37]。

为了达到良好的治疗效果并尽量减少心血管及肺部的并发症,可以行有创动脉压监测。曾经常用的中心静脉压(CVP)监测或放置肺动脉导管(PAC)逐渐被创伤较小的监测替代,如经肺热稀释监测[111]以及每搏量变异度和心输出量监测[112]。由于大量研究发现应用 PACs,预后并没有改善,反而增加并发症的几率[113],因此很少放置 PAC 来指导 3H 治疗。虽然高血容量不再是控制目标,但是对于有神经源性心脏顿抑的患者需要放置 PAC 以指导液体治疗。

可以通过输注晶体液和胶体液(5% 白蛋白)

达到高血容量或者更适当的正常血容量。羟乙基淀粉和右旋糖酐通过影响血小板和凝血因子Ⅷ致使凝血功能障碍[114,115]，因此不推荐使用。Trumble等[116]研究发现，应用羟乙基淀粉的患者均出现了凝血功能障碍，因此并未制定用量规范。低分子右旋糖酐则很少出现这种问题[117]。单独增加静脉负荷常可达到效果，但有时并不能升高血压或改善缺血症状，需要应用血管加压药升高血压。临床上常用的升压药有多巴胺、多巴酚丁胺、去甲肾上腺素和去氧肾上腺素。高压、高容疗法可引起迷走神经反射并促进排尿，需要补充大量液体。可应用阿托品（每3~4小时肌注1mg）维持心率在80~120次/分，应用抗利尿激素（肌注5个单位）使尿量不超过200ml/h。这样可以减少血管加压药的用量[37]。血压达到一定水平可以改善血管痉挛的症状和体征，对动脉瘤已经夹闭的患者收缩压最高可至160~200mmHg[37]，若尚未夹闭，收缩压最高只能达到120~160mmHg。对动脉瘤未破裂的患者也应进行高压治疗，因为发生出血的几率很低[118]。升高血压必须持续至脑血管痉挛缓解后，通常为3~7天。治疗效果可通过TCD检测。血管痉挛缓解常有临床症状改善，伴或不伴血液流速的降低及Lindegaard比值（MAC至颅外ICA流速比值）的减小。血液稀释疗法是基于红细胞压积与全血黏滞度的相关性而采取的方法。随着红细胞压积和血液黏滞度的减小，血管阻力会相应降低，CBF增加。但采用这种方法可能引起血红蛋白携氧能力降低。研究表明，红细胞压积为33%时，血液黏滞度与携氧能力处于最佳的平衡状态，这一结果也适用于临床。考虑到输血可增加死亡率，目前已将此值降至25%~30%。但是目前很少应用血液稀释疗法，因为大部分患者出现血管痉挛时其红细胞压积已经在目标范围内。

血管腔内成形术。血管腔内成形术适用于对常规治疗无效的大血管痉挛[119]，65%的患者可改善神经功能损害[120]。目前对于治疗时间窗尚无定论，但是不建议行预防性治疗，因为有出血的风险。而直接动脉内输注血管舒张药（尼卡地平、维拉帕米、罂粟碱、米力农）可有效缓解末梢小血管的痉挛[121-124]。

已有研究证实这种方法可以改善脑内静脉血氧饱和度和脑代谢[125]。然而并没有研究显示血管成形术和罂粟碱治疗的明显不同[126]。动脉内输注罂粟碱的并发症有严重血小板减少[127]、ICP增高[128]和短暂的脑干功能障碍（在后循环输注时）[124]。术中在脑池中注入罂粟碱可减少脑血管痉挛的发生，但可能引起短暂性瞳孔功能异常，进而影响随后的神经功能评分[129]。而一些新的血管扩张药较少出现这些副作用，尼卡地平的效果优于维拉帕米[126]。但是应用尼卡地平、米力农[121]和维拉帕米会降低血压[130]。早期研究表明脑室内注射尼卡地平[131]和鞘内注射尼莫地平[132]有助于治疗脑血管痉挛。据报道，对3-H疗法无效的患者于脑室内注射硝普钠可缓解血管痉挛[133]。但是目前为止均不推荐这些治疗措施。

麻醉管理

高压疗法

麻醉医师需要掌握脑血管痉挛的自然进程、治疗方法、血管状态、循环状态的变化及治疗后可能出现的电解质改变。通常认为早期手术可增加脑血管痉挛的风险，但至今尚无证据证明，反而有研究指出并不增加其发生率[2,110]。进一步的研究表明手术时机应根据出血的严重程度而定[134]。

有血管痉挛风险的无症状患者包括所有血管痉挛出现前接受手术治疗的患者。

目前还不能预测术后脑血管痉挛的发生，但SAH不严重及Fisher分级较低的患者其发生率很低。这类患者在动脉瘤夹闭以后应保持正常血容量。术中若外科医师要求控制性降压，则麻醉医师应予以配合以确保手术的安全[135]。术后可不行高压疗法。

有些医师认为有症状的脑血管痉挛风险较大，不宜手术。但有些认为动脉瘤夹闭术是治疗脑血管痉挛最为有效的方法，不需要进行高压、高容治疗。对于行急诊手术的有症状的患者应积极治疗，在监测下维持正常血容量。对于接受高压治疗的患者，应注意不能使血压低于导致症状出现的域值。Buckland等[136]认为术中高压治疗可预防脑血管痉挛的发生。但应用这种方法有发生动脉瘤再次破裂、脑水肿加重及术中脑回缩困难的风险。由于主要目标是维持足够的脑灌注压，因此对这类患者术中应禁忌出现低血压。

对于晚期行手术治疗的无症状患者，在SAH 12天后脑血管痉挛的发生率极低。因此，SAH

10~12天以后行手术治疗的患者其脑血管痉挛的发生率很低,可以不行高压、高容等疗法,一般治疗即可。

钙通道阻滞剂

研究证实钙通道阻滞剂可有效降低脑血管痉挛所致的神经系统并发症。大多数医院均会对SAH的患者预防性应用尼莫地平。临床经验证明这类药物不会对麻醉产生较大影响,仅发现5%应用尼莫地平治疗和23%动脉应用尼卡地平治疗的患者,由于这类药物的血管扩张作用出现了轻度低血压。同样术中也会出现低血压,因此应减少控制性降压时降压药的用量。

麻醉前用药

为了正确评估患者的术前神经系统状况及临床分级,最好不给予麻醉前用药。术前访视时全面耐心地给患者讲解,常常可以不用术前药。但对于紧张焦虑的患者,通常血压增高,再出血的危险大,则应视情况给予。巴比妥类镇静药等麻醉前用药常会引起呼吸抑制,导致CBF和CBV增加,因此对于ICP高的患者应慎重使用这类药物。麻醉前用药应个体化。临床分级较好的患者可静脉给予芬太尼(50~150μg)或吗啡(1~5mg)和(或)咪唑安定(1~5mg)。总之,应慎用术前药,并且最好应用苯二氮䓬类。静脉滴定给药效果会更好。已行机械通气的患者若循环稳定可加大剂量(芬太尼250~500μg或吗啡10~20mg;咪唑安定5~10mg)。转运插管患者也可以使用肌松药。术前患者可照常服用尼莫地平和地塞米松。

麻醉诱导与管理

麻醉诱导时虽然动脉瘤破裂的可能性较小(以往报道为2%,但目前随着麻醉技术的进步可能不到1%),但可能由于气管插管的强烈刺激使血压骤然升高而破裂,死亡率较高。因此动脉瘤手术的麻醉诱导目标是通过减小TMP,同时维持足够的CPP,减小动脉瘤破裂的危险。由图13-3可知,TMP与CPP均是平均动脉压(mean arterial blood pressure,MAP)与ICP的差值。而这就出现了矛盾。因此诱导时需要将两者维持在术前水平,对SAH分级较好的患者尤应如此,但是临床上却很难做到。

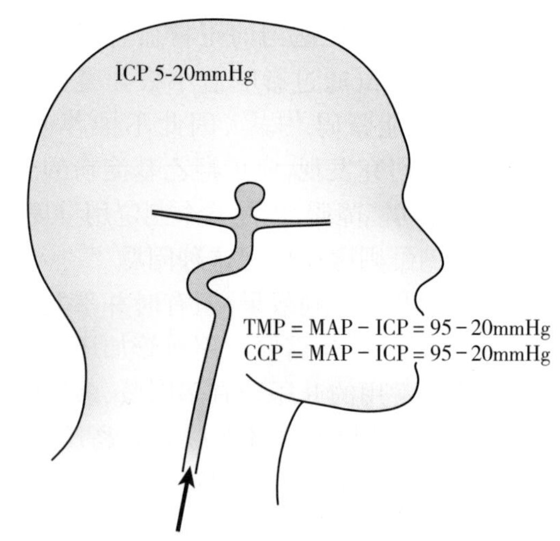

图13-3 跨壁压及脑灌注压的决定因素。两者均为平均动脉压与颅内压之差,因此在数值上是相同的

通常认为,诱导时血压应降至基础值的20%~25%,并需预防用药减轻插管等强刺激。另外还可结合患者的临床分级,对降低CPP所致的缺血损害与减小TMP所带来的益处作出衡量判断。SAH分级为0、Ⅰ和Ⅱ的患者,ICP通常是正常的,无急性脑缺血[15]。这类患者可以耐受血压的急剧下降(低于术前值的30%~50%或收缩压约为100mmHg)。与之相反,临床分级较差的患者会出现ICP增高[15]、CPP降低和脑缺血。ICP增高会使CPP降低,进而可防止动脉瘤破裂。这类患者不能很好地耐受短暂降压,因此降压的幅度不应太大,持续时间不应太长。为减少动脉瘤破裂或脑缺血,应缓慢平稳的改变TMP或CPP。同样的方法也适用于过度通气。临床分级较好的患者由于CBF降低会引起ICP的下降,从而使TMP升高,而临床分级较差的患者则应适当的减少过度通气,以保证脑灌注。为了防止动脉瘤的破裂或脑缺血的发生,无论是TMP还是CPP都应保证其缓慢变化,避免突然的上升或下降。

若坚持以上原则,许多麻醉药和麻醉方法均可用于诱导。另外还需监测血压,甚至行有创动脉压监测。

其实诱导过程可以看做两部分:①意识消失;②预防置入喉镜和气管插管时的血压急剧升高。

麻醉诱导

意识消失

通常应用丙泊酚(1.5~2mg/kg)或硫喷妥钠

(3~5mg/kg)联合芬太尼(3~5μg/kg)或舒芬太尼(0.3~0.5μg/kg)。其中,丙泊酚优于硫喷妥钠,虽然在北美地区已无供应,但其与芬太尼、舒芬太尼依然是推荐的麻醉用药。另外还可用依托咪酯(0.3~0.4mg/kg)、咪唑安定(0.1~0.2mg/kg)。丙泊酚与硫喷妥钠的作用相同,可减少 CBF 和脑代谢率[137],用 1.5~2.5mg/kg 的速率输注可以保证良好的脑灌注。

Marx 等[138]发现舒芬太尼可使幕上肿瘤的患者 ICP 增高,可能继发于血管舒张。而芬太尼和舒芬太尼均增加脑外伤患者的颅内压[139],Trindle 等[140]指出这两种药物均可增加脑血流速率,但其他研究人员并未发现舒芬太尼的这些作用[141,142]。Mayberg 等通过对阿芬太尼的研究也未发现这些变化[143]。因此,ICP 增高的原因尚未明了,可能与低血压引起的代偿性血管扩张有关。Werner 等[144]在研究脑创伤患者后也支持这一假设,他们观察到 ICP 增高仅出现在给予舒芬太尼后引起的血压下降的患者中。而 de Nadal 等[124]对此提出了质疑,因为他们发现脑创伤患者应用阿片类药物以后的循环变化并不会引起 ICP 的改变。

阿片类药物引起 ICP 改变的机制仍存在争议,而与其他麻醉药合用可以维持正常血压。如合用可缩血管的硫喷妥钠或丙泊酚,可安全用于 SAH 患者,但需先适度过度通气以降低 ICP。瑞芬太尼对此的作用与芬太尼类似[146-148],但半衰期短,停药后患者很快恢复[149]。这使得患者苏醒迅速,可及时进行神经功能评分。瑞芬太尼常与丙泊酚合用进行全凭静脉麻醉。

气管插管

预防插管时血压增高

前面提到的措施仅用于诱导患者意识消失,气管插管前尚需应用其他一些药物。许多药物可用来预防置入喉镜和气管插管所致的血压增高。包括应用较大剂量镇痛药(如芬太尼 5~10μg /kg 或舒芬太尼 0.5~1μg/kg 或瑞芬太尼 1~1.5μg/kg)、β- 受体阻断剂(艾司洛尔 0.5mg/kg)、拉贝洛尔(10~20mg)、静脉应用或局部喷洒利多卡因(1.5~2mg/kg)、再给予丙泊酚(0.5~1mg/kg)或加大吸入性麻醉药(如异氟烷、七氟烷)的浓度。SAH 分级较差的患者最好选静脉用药,而对于 SAH 分级较好的患者可行吸入,但应避免用于合并 ICP 增高的患者。

肌松药

尽管有报道指出琥珀酰胆碱可升高 ICP[150],但许多动脉瘤患者应用后并无不良反应的发生。并且对麻醉较深、有神经功能损伤[151]或应用琥珀酰胆碱前加用非去极化肌松药的患者并未发现有 ICP 的增高。另外琥珀酰胆碱可能促进钾离子的释放。一项早期研究认为钾离子释放是一个严重并发症,但随后的一些研究否定了这一观点[152]。总之,琥珀酰胆碱可安全用于急性 SAH,但对处于亚急性期的运动功能障碍患者应避免应用。

由于琥珀酰胆碱的并发症较多,临床上麻醉医师多选用非去极化肌松药。罗库溴铵和顺 - 阿曲库铵不引起低血压和心动过速,是常用的肌松药。维库溴铵可维持循环稳定。罗库溴铵,给予 1.2mg/kg 时起效时间与琥珀酰胆碱相当,可以作为神经外科手术麻醉非去极化肌松药的首选。总之,肌松药的选择依赖于麻醉医师的习惯以及其他诱导用药的药理学特性。麻醉维持阶段,任何一种非去极化肌松药均可选用。若术中应用神经电生理监测(尤其是监测运动诱发电位),则肌松药有可能会有部分影响[153]。

为避免咳嗽,诱导时需监测神经肌肉接头处,待肌松完善后再行气管插管。另外还应密切观察血压,若高于诱导前,则应停止插管,需增加麻醉药或其他辅助用药。

饱胃患者的麻醉

对于饱胃患者,麻醉医师应衡量动脉瘤破裂与误吸的危害孰大孰小。首先应按饱胃患者处理,采取快诱导按压环状软骨的方法行气管插管防止反流误吸。诱导时应用芬太尼 5~10 μg/kg 或舒芬太尼 0.1μg/kg 或瑞芬太尼 1μg/kg[154]抑制插管时高血压反应,并合用丙泊酚及琥珀酰胆碱(1.5~2.0mg/kg,在发生肌束颤动之前)或罗库溴铵(1~1.2mg/kg)等肌松药。这种麻醉诱导方法有导致全身低血压的危险。而采用慢诱导,即缓慢滴定麻醉药,保持血压稳定,并保证氧合和通气,同时按压环状软骨,但有反流误吸的危险。不论哪种方法,只要插管时血压升高,均要退出喉镜,按压环状软骨加压通气,继续给予一定量的麻醉药后再行插管。此时,静脉辅助应用艾司洛尔(0.5mg/

kg)或拉贝洛尔(10~30mg,每次追加5mg)常是有效的。

潜在困难气道患者

存在困难气道患者的动脉瘤破裂危险较大。

若预先判断有困难气道,以往常常选择纤支镜行气管插管。现在当患者存在不可预知的困难气道时,可视喉镜已经逐渐取代了纤支镜的地位,成为患者安全插管的首要选择。经喉注射利多卡因常可引起呛咳和血压升高,因此对于没有ICP升高的患者,常采用喉部喷洒4%利多卡因进行局部麻醉减轻插管刺激,并需给予充分的起效时间(一般20~30分钟),再静脉输注芬太尼和咪唑安定,分别以50μg和1mg的量递增。另外一种方法即麻醉诱导后,经环甲膜注入4%利多卡因2.5~3ml。因为此时麻醉药已经抑制了喉反射,则经喉注射药物的刺激便减弱。若需麻醉咽喉上部,则需局部喷洒苯佐卡因。另外有麻醉医师主张在两侧舌弓分别注射2%利多卡因0.75ml以阻滞两侧喉上神经。临床发现局部喷洒与经喉注射的方法合用常效果满意。

若事先没发现为困难气道,但可以通气,可以行静脉或吸入诱导。对于插管困难的患者应保证面罩通气,辅助应用可视喉镜、纤支镜或喉罩,并注意控制血压。对不能通气的患者应立即经气管喷射通气保证氧合,并应用纤支镜行气管插管。若以上均不可行,应行环甲膜切开术或气管造口术保证通气。而喉罩的广泛应用提高了以上情况的安全性。

麻醉诱导后

监测

麻醉诱导及气管插管完成后,需要进一步的监测。一般除ECG监测外,还需监测肌松、无创压、脉氧饱和度、呼末二氧化碳分压、尿量及体温。动脉瘤手术还需监测有创动脉压,最好在置入喉镜或麻醉诱导前进行。另外还要有充足的静脉输液通路,在外周至少留置一个16G或通畅的18G的静脉套管针。为正确反映CPP的变化,应在颅骨水平放置动脉压力感受器,并需随患者体位改变位置。术中间断抽取动脉血行血气分析,观察红细胞压积、血氧分压、动脉血二氧化碳分压、血糖、克分子渗透压浓度和电解质等情况。其中克分子渗透压浓度用来判断脑“紧缩”时是否可继续应用甘露醇,若其超过320mOsm,则继续使用甘露醇可能导致肾功能不全。手术采取坐位还有其他的要求,将在其他章节中予以讨论。

研究表明,高血糖可加重脑缺血时的细胞损害[155,156]。加强胰岛素治疗可降血糖。而控制血糖增高固然重要,但这种方法可能会导致低血糖,同样损害神经系统的功能[157]。若血糖超过200mg/dl需要谨慎地使用胰岛素。

手术体位摆好后便上头架。此时若不预先用药,则头钉的刺激可使血压急剧增高。可行局麻[158],并给予丙泊酚或麻醉性镇痛药。也可给予艾司洛尔(0.5mg/kg)或拉贝洛尔(10~20mg)。

中心静脉导管与肺动脉导管的比较

所有行动脉瘤开颅手术的患者均需置入CVP导管,原因如下:①术前血容量不足;②术中应用脱水剂和利尿剂丢失大量体液;③术中动脉瘤一旦破裂,需紧急快速输血输液;④可能有心功能不全;⑤迅速给予血管活性药物[159,160]。以下情况常需置入PAC:①已知存在冠心病或心室功能障碍;②出现症状性脑血管痉挛并术前已行高压疗法;③临床分级差,术后脑血管痉挛的风险大,需行血管内扩容治疗者。除了以上原因外,由于其自身存在的风险以及一些无创监测技术如动脉波形分析和经食管超声的发展,PAC已鲜少应用。

中心静脉导管和肺动脉导管置入部位

可经由颈内静脉、锁骨下静脉或肘前静脉置入中心静脉导管。每条入路均有优缺点。颈内静脉入路容易定位且穿刺成功率高,但有些外科医师担心会引起静脉回流受阻。目前,我们尚未发现这一问题出现,且本医院常选用这一方法。对于颞下部切口手术或需进行颅外颈内动脉操作时可能使其短暂受阻,遇到这种情况可以选择手术对侧颈内静脉置管以免影响术野。穿刺时辅以超声定位可保证成功率,减少并发症。对于置入中心静脉导管后是否需要监测CVP还有争议。

锁骨下静脉入路不会影响静脉回流,但发生气胸的可能较大。肘前静脉入路创伤小,但成功率低,常需行超声引导。

中心静脉穿刺常需头低脚高位,但对ICP增高的患者这一体位较危险。对于ICP增高的患者,常采用正中仰卧位。

由于术中有动脉瘤破裂的危险，术前应备好4-6个单位血，并保证术中随时可用。

其他监测

其他还有诸如颈静脉球氧饱和度、无创脑氧量测定和TCD等监测方法。

颈静脉球部置管可监测静脉血氧饱和度（cerebral venous oxygen saturation，$SjvO_2$）。脑氧代谢率等于CBF与动静脉氧含量差值的乘积，假设动脉血氧饱和度为100%，则$SjvO_2$可反映脑氧代谢的供需平衡。这类似于混合静脉血氧饱和度可以反映全身代谢需氧量与心输出量的供需关系。这种监测对于行重症监护的脑外伤患者常用，但行动脉瘤手术的患者在术中不常用仅作为实验研究手段。Matta等[161]通过观察大量神经外科手术，对采用这种监测手段的可行性和安全性做了报道，并发现对行动脉瘤手术的患者监测静脉血氧，可以调整通气，保持适当的$PaCO_2$，避免脑缺血。Moss等[162]认为这有利于术中血压管理。Clavier等[163]认为可用于诊断充血或过度灌注。另据报道，术中动脉瘤破裂，颈静脉血氧饱和度急剧降低[164]。

局部脑氧量监测是一种无创的监测手段，利用光谱分析脑内血管的血红蛋白氧饱和度。目前，这一方法在临床应用中并不可靠。持续TCD监测可通过检测血流速度提高控制性降压的安全性。也可用于术前，确定动脉瘤破裂的诊断[165]，但这在临床上不常用。

手术体位

动脉瘤的部位与大小决定了手术时的体位。术前血管造影及CT扫描有助于确定合适的体位。动脉瘤位于前循环需要仰卧位额颞开颅。基底顶部动脉瘤常需侧卧位颞下部开颅。椎-基底动脉瘤需要枕下切口，常需坐位或半俯卧位。坐位手术发生空气栓塞的可能较大。不论何种体位，总的原则是，手术开始前需对身体加以保护，所有骨性突起部位均需加以衬垫，四肢也要支撑良好。铺单以前最后再次检查头颈与躯干的位置关系也是同样重要的，可以确保颈静脉回流通畅。若未予检查常是术中脑高张力的常见原因。临床上常用胶带固定气管导管而不是用绳固定，原因是绳一方面容易滑脱，另一方面勒紧颈部可使静脉回流受阻。虽未证实，但有报道说部分静脉回流不畅是由于后颅窝手术的患者术后舌肿胀和气道阻塞[166,167]。因此术后常放置口咽通气道。

体位摆好后，需要听诊双肺以确保没有气管导管没有进入支气管。头部屈曲可使气管导管深入，头后仰则使导管活动方向相反。确保首次导管位置在门齿处为20~24cm，可减少头屈曲后导管进入支气管的可能性。

麻醉维持

麻醉维持阶段的目标是：①使脑松弛，减小脑回缩压；②维持脑灌注；③分离动脉瘤至夹闭前降低TMP；④提供需要的额外治疗（如降低体温、代谢抑制、控制性降压和短暂性心脏停搏等）；⑤苏醒迅速，SAH分级评分良好。

目前早期手术越来越多，麻醉医师会遇到很多困难情况，并需最大限度地使脑松弛。由于尚无证据表明麻醉药可以影响动脉瘤手术预后，因此麻醉药的选择常基于脑的状态和总的治疗方案以及患者的术前分级情况。通常，对于SAH分级为Ⅰ、Ⅱ级，或行较容易的动脉瘤夹闭术的SAH为Ⅲ级的患者可于术后在手术室清醒拔管。全凭静脉麻醉、纯吸入麻醉或静吸复合麻醉均可选用。

氧化亚氮具有血管扩张作用，常合用其他吸入性麻醉药[168,169]。据报道其可刺激大脑增加脑代谢率[169]。虽然尚无研究表明氧化亚氮具有不良反应[170]，但作为吸入性麻醉药应用则几乎无优点。若与静脉麻醉药合用可以减弱其血管扩张作用[137]。异氟烷问世后即取代了氧化亚氮，但异氟烷需合用丙泊酚和芬太尼等。

芬太尼、舒芬太尼单次给药（分别50~100μg、5~10μg）或持续输注[分别1~2 μg/(kg·h)、0.1~0.2 μg/(kg·h)]，联合应用异氟烷（0.5~1.0MAC）常可取得满意的麻醉效果。也可选用地氟醚（4%~6%），因其对脑血管的作用与异氟烷相似。其优点为血气分配系数较低。但浓度较高时可以刺激交感神经。七氟烷血气分配系数虽略高于地氟醚，但其对血流动力学影响小，对心脑血管的影响与其他吸入麻醉药类似[171,172]，且其对脑血管脑血流自动调节功能无影响，而其他吸入药则呈剂量依赖性损害脑血流自动调节[173,174]。

手术结束前1小时需要停止输注芬太尼或舒芬太尼，改用短效镇痛药瑞芬太尼，以0.125~0.25 μg/(kg·min)的速率输至手术结束前5min。但瑞芬太尼常引起低血压。为了让患者快速苏醒并及时进行神经生理学评估，芬太尼与舒芬太尼的总用量分别不能超过10μg/kg和2μg/kg。

麻醉性镇痛药均具有缩小脑容积脑回缩作用，且其对于脑容积作用大小的影响无明显差别[175]。芬太尼与阿芬太尼对恢复期的麻醉无明显不同[176]。芬太尼与阿芬太尼全凭静脉麻醉也可取得满意麻醉效果。大剂量应用这些药(芬太尼20~50μg/kg，舒芬太尼2~5μg/kg)常延长苏醒时间，对于需要迅速苏醒和评估的患者来说是不合适的。术前SAH分级较差的患者最好选用静脉麻醉(芬太尼或舒芬太尼复合丙泊酚)，且术后最好不拔管。手术较困难，术中脑不能很好地松弛的患者，可持续输注丙泊酚[150~200μg/(kg·min)]。

动脉瘤手术术中刺激也需要考虑。上头架及去骨瓣时刺激较强，剪开硬膜以后几乎没有手术刺激。因此，麻醉医师需要预先用药防止这些刺激引起CPP和血压的剧烈波动。值得注意的是，脑神经和脑干的刺激常可引起血压增高，心率加快，这就需要加深麻醉。

脑松弛

许多方法可使脑松弛。虽然方法不同，但是均作用于颅腔内容物，即脑组织容积、CSF和脑内血容量。

患者体位对ICP和脑松弛影响较大。Tankisi等发现[177]头高10°的体位对ICP影响较小，且可以维持CPP。

20%甘露醇(0.5~2g/kg)30分钟内输注完毕，产生渗透性利尿作用进而减少脑组织容积。常用1g/kg，随后根据情况增加用量，动脉暂时阻断时常用2g/kg。甘露醇输注后4~5分钟起效，30~45分钟达到高峰。传统观点认为渗透压的作用驱使细胞内水向血管内转移，现代观点认为还有减少CSF生成的作用[178]。甘露醇对心脑血管的作用分为3个阶段：短期作用、迟发作用和晚期作用。由于其渗透压较高，可暂时增加CBF、CBV和ICP，紧接着CBV和ICP下降[179]。外周血管阻力急剧减小，尤其快速输注时(<10分钟)，可以引起短暂性低血压，CVP、PAWP和心输出量的明显上升。因此，甘露醇应在30分钟以上输完。输注甘露醇还可暂时减小红细胞压积，升高血浆渗透压并引起低钠血症、低氯血症及高钾血症[155]。迟发作用在心功能较差的患者中可能引起液体储留和肺水肿。输注后45分钟内心血管作用逐渐减弱，大量利尿后血管内大量液体逐渐排出。理论上讲，甘露醇不应在剪开硬膜前输注，以减轻ICP的波动。脑容积回缩可能导致桥静脉的撕裂。临床上，常在体位摆好后即缓慢输注甘露醇(100~200ml/h)，去骨瓣后加快输注速度(400~500ml/h)。也可加用呋噻米(0.1~0.5mg/kg)增强甘露醇的作用。术中暂时阻断大滋养动脉时常常再给予甘露醇，其总量达到2g/kg[180]。

也可用高张生理盐水代替甘露醇使脑松弛。一项研究比较了20%甘露醇和3%高张生理盐水的脑松弛程度，发现无显著性差异[181]。但高张生理盐水组的血管容积变化和液体需要量较小。

成人CSF量约为150ml，可以通过腰椎蛛网膜下腔穿刺引流CSF，进而使术野暴露充分。穿刺时应谨慎操作，尽可能减少CSF流失，以免ICP骤降引起TMP急剧增高和再出血。有脑内血肿的患者禁忌腰椎穿刺放CSF，因有发生脑疝的危险。理论上，应在剪开硬膜后进行引流以减少再出血的发生，但实际工作中，常在先引流出20~30ml的CSF以便于硬膜剪开。快速引流可能由于脑干受刺激而使血压急剧增高。Barker[182]通过研究认为引流速度不应超过5ml/min。术中引流管常保持开放，直至动脉瘤夹闭或缝合硬膜。

不同的医院腰椎蛛网膜下腔引流装置可能不同，但有些医院的神经外科医师不愿引流CSF，而用甘露醇和过度通气等方法。作者医院常用标准型号的穿刺包(Lumbar Catheter Accessory Kit，Cordis Corporation，Miami，FL)，其内有一个14G穿刺针和一个软导管。实际上，腰椎引流的穿刺针与腰麻穿刺针的唯一不同就是针的型号。腰麻时硬膜外穿刺针型号较小，并不适用于脑脊液引流，尤其对于急性SAH的患者，蛛网膜下腔的凝血块可阻塞引流管道。儿童饲食管也可用于引流，但由于材质较硬可能会损伤脊髓。另外，导管置入和拔出时应谨慎，因为带针退导管时有可能使导管切断[158]，且置管时患者为屈曲位，拔管时脊背多伸直，此时可能由于椎体挤压而使导管折断[183]。因此拔管时最好让患者恢复屈曲位。为了避免这些困难，有些医院应用可塑性较强的穿刺针，置入后可根据情况适度的弯曲。这种方法适用于侧卧位的手术。

减少CBV。$PaCO_2$在正常范围(20~70mmHg)时，CBF与$PaCO_2$的变化呈线性关系，生理状态下，$PaCO_2$ 改变 1mmHg，CBF 有 2%~3% 的变化。过度通气可减少 CBV，$PaCO_2$ 改变 1mmHg，CBV 只会变化 1%。麻醉药可能会影响脑血管对 CO_2 的反应，但这种改变较小，对 CO_2 的反应仍存在。且 SAH 分级较好的患者对 CO_2 的反应性正常，但分级较差者反应受损。虽然将 $PaCO_2$ 维持在 25~35mmHg 是安全的，但也应根据手术情况个体化施行。比较合理的方法是剪开硬膜前为轻度低碳酸血症（30~35mmHg）、剪开硬膜后为中度低碳酸血症（25~30mmHg）、施行控制性降压和动脉瘤夹闭前维持正常二氧化碳分压。应衡量急剧降低二氧化碳分压以减少 CBV 的益处与可能引起的脑缺血的风险。由于目标就是使脑松弛且不引起脑缺血，因此术中应持续观察脑松弛程度指导过度通气，使得到最适 $PaCO_2$。

应用这些措施后可能仍不能使脑松弛，此时麻醉医师应：

1. 确定不存在低氧血症及系统性高血压。
2. 检查患者颈部，排除静脉梗阻。
3. 检查蛛网膜下腔引流情况以确定蛛网膜下腔通畅，脑脊液引流良好。
4. 吸入麻醉时，氧化亚氮具有舒张脑血管作用，不宜使用[144]。
5. 与神经外科医师沟通后，采取头高位以利于静脉和脑脊液回流[152]。
6. 最后，给予丙泊酚的单次输注（100~200mg），若脑松弛度有改善，则以 150~200μg/（kg·min）的速度持续输注。此项措施有可能会延长患者苏醒时间。

水和电解质平衡

术中补液量应根据患者的生理需要量和术中失血量、尿量、CVP 或其他反映容量状态的指标如脉压变异度等的值决定[185]。控制性降压时不应停止输液，因为低血容量性低血压对器官灌注有害。一般应在动脉瘤夹闭前维持正常血容量，夹闭后可使血容量稍高于正常。需要时应替换电解质。不应输注含糖溶液，因为已证实高血糖可能加重局部和全脑短暂性脑缺血[155,156]。乳酸林格液为低渗液，最好选用 Plasma-Lyte、Normo-sol 或生理盐水等更接近生理的液体。有些医师在动脉瘤夹闭后输注 5% 白蛋白，但尚无研究证实其作用。另外，由于羟乙基淀粉有引起颅内出血的危险，因此应不用或少用（少于 500ml）[114,115]。

其他应考虑的问题

控制性降压与短暂性动脉夹闭的比较

由于动脉瘤囊的扩张，由拉普拉斯定理可知，瘤壁压会随着血压的升高而加大。拉普拉斯定理，即 T=P/2×R。其中 T 为管壁张力，P 为平均动脉压，R 为动脉瘤的半径（图 13-4）。因此，较大的动脉瘤比小动脉瘤更容易破裂。一般显微镜下剥离动脉瘤，尤其夹闭动脉瘤时血压较低，减少了破裂危险。低压可减少出血，还使术野清晰，有利于看到穿孔动脉。虽然低压有引起脑缺血的危险，但近些年谨慎合理的降低血压并没有发现明显不良反应。但 SAH 后脑血流自动调节能力受损[17,18]，控制性降压可能引起不可预知的脑血管反应，增加脑血管痉挛[135]及预后差的危险[135,186]，因此目前很少应用控制性降压。存在血管造影性或症状性脑血管痉挛的患者，控制性降压中出现脑缺血的风险很大。

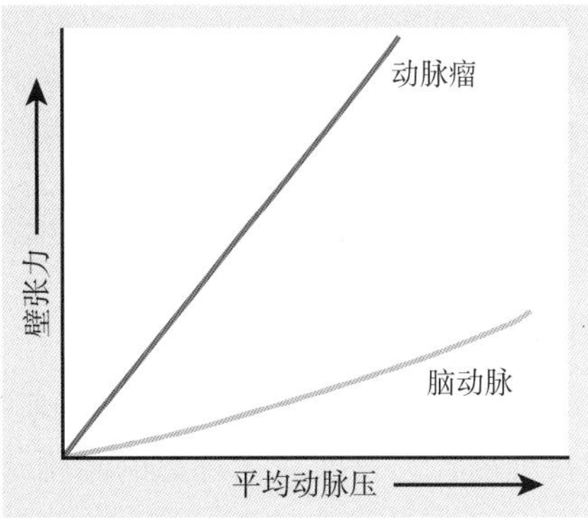

图 13-4 血管壁张力与平均动脉压的关系（硬膜打开时，颅内压为零）。对任何一个动脉压，脑动脉瘤的管壁张力及破裂机会都要比正常动脉高。（引自 Ferguson GG：The rationale for controlled hypotension. In Varkey GP [ed]：Anesthetic Considerations in the Surgical Repair of Intracranial Aneurysms. Boston，Little，Brown，1982.）

目前多数神经外科医师多采用暂时阻断大供血动脉的方法减小动脉瘤破裂的风险[160-162]（图 13-5）。这种方法的缺点为可能引起局部脑缺血和随后的脑梗死以及阻断动脉处的损伤。随着技术和材料的不断改进，以上风险的发生率明显降低。但仍有脑梗死的危险，因为其与阻断持续时间和侧支循环的状态有关。

控制性降压的麻醉管理不同于暂时夹闭时的麻醉管理，其主要不同点见表 13-6。

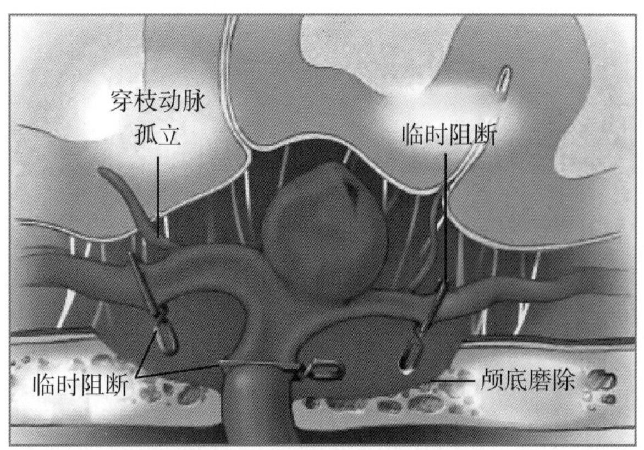

图 13-5 为了降低术中动脉瘤破裂的风险，可以通过暂时夹闭近端及远端动脉来降低动脉瘤囊内压力

表 13-6 动脉瘤手术中暂时性动脉闭塞与控制性降压比较

暂时性夹闭	控制性降压
血压正常或偏高	低血压
暂时性血流中断	血流不中断
局部脑缺血	全脑缺血
持续时间短（10~20 分钟）	持续时间长
依赖侧支循环	不依赖侧支循环
可能有血管损伤	无血管损伤
可以完全控制	不能完全控制

控制性降压

进行控制性降压主要考虑的问题是避免脑缺血和维持脑灌注。目前尚无理想的降压药，但临床工作中，许多药物和方法均可有效地降压，这在本书中均有提及。

暂时阻断血流

暂时阻断血流的持续时间受动脉和个体差异的影响，难以预计。阻断 5~7 分钟后迅速再灌注常可耐受，但对于巨大等难处理的动脉瘤，这一时间常不够。虽然还没开展随机临床实验，但已有许多方法延长阻断时间。Suzuki 等[191]提出应用大剂量甘露醇（2g/kg）短暂性阻断动脉，并且实验证明甘露醇具有脑保护作用。由于神经损害可能与自由基产生有关，Suzuki[164]指出联合应用甘露醇（20% 的浓度 500ml，或 100g）、维生素 E（500mg）和地塞米松（50mg），即所谓的“鸡尾酒疗法”。应用这种方法可以阻断血流达 60 分之久，而术后没有明显神经功能损害。一般而言，15~20 分钟内是较安全的[192]，小于 20 分钟与良好预后相关[193]。

另外还可通过减少脑代谢率使阻断动脉的远端供血组织能够耐受长时间缺血。出于这种目的，可以使用硫喷妥钠、依托咪酯及丙泊酚[194]。通过 EEG 监测发现，若在暂时夹闭前给予这些药会在 2~3 分钟内达到暴发性抑制，需要增加剂量，但这不一定有效，因为此时侧支循环可能不足以运送这些药物。然而，由于血流量减小，这些药会在缺血部位停留较长时间。虽然无临床对照实验，但对硫喷妥钠[195]、依托咪酯[194]或甘露醇[192]是否可用于脑保护已得出了满意结果。理论上，依托咪酯较少引起低血压，因此优于丙泊酚。一些研究表明，虽然依托咪酯可以降低脑代谢率，但可能引起脑组织缺氧[196]。另外，Lavine 等[194]研究指出，全静脉麻醉（巴比妥类药或依托咪酯）具有脑保护作用，可以使阻断时间由 12 分钟延至 19 分钟而不引起脑梗死，但吸入麻醉却不具有这一作用。

总之，暂时阻断时间若小于 10 分钟，则不论麻醉药应用与否，发生脑梗死的风险均小。早期研究中，Samson 等[197]指出年龄大于 61 岁及临床分级较差（Hunt-Hess 分级Ⅲ~Ⅴ级）的患者对暂时阻断动脉的耐受性小于那些年龄较轻和一般状况较好者。在这些研究中，阻断时间超过 31 分钟的患者均出现了脑梗死。一般应监测 EEG 以更有效地应用药物进行脑保护。Warner 等[198]通过实验发现巴比妥类的最大保护作用并不出现于暴发性抑制时，这一发现提出了新的问题。但这一结论尚缺乏临床论证，因此临床工作中仍应用暴发性抑制作为阻断终末点。尽管 IHAST 的研究证实，抑制代谢可以提高阻断大于 20 分钟的患者的预后[199]，但现有的神经保护药物学并没有足够的证据支持其常规使用，医师在使用前需要平衡其潜在风险和患者获益。

腺苷心脏停搏（短暂性心脏停搏）

临床常应用腺苷诱发心脏停搏以利于夹闭较大的基底较宽的动脉瘤，并降低其破裂风险。这可能会带来低血压和脑灌注减少的风险，但一项研究显示，接受腺苷心脏停搏的患者与对照组相比，神经和心血管功能无明显差别[201,202]。给予腺苷 2~3 次，每次 6~18mg[203]，平均用量达 30~36mg 时，可以引起持续约 30 秒的心脏停搏。心脏节律自主恢复，可能出现反跳性心动过速和高血压。这一方法禁用于有心脏传导功能障碍或严重哮喘的患者。

另外，术中神经电生理监测也可用于决定阻断时间，以利于医师操作，也为麻醉医师提供了再灌注的时间参考。应用最多的是 EEG、MEPs 和 SSEPs 等诱发电位。对这些监测方法应了解其限制：达到暴发性抑制的麻醉深度可影响监测的质量。有些医师在剥离动脉时轻度降低血压，夹闭动脉时再暂时阻断血流。暂时阻断血流前应维持正常血压以最大限度的维持侧支循环血流。

中度低温和脑保护

过去也曾使用中度低温(28~32℃)来延长暂时阻断的耐受时间[191]。由于实验性脑缺血研究发现轻度低温通过抑制兴奋性氨基酸的释放可产生明显的脑保护作用[204,205]，因此若考虑患者有脑缺血的危险，可将其体温维持在 33~35℃。但这也会产生代谢抑制，并出现一些并发症，如室性心律失常、心肌抑制、凝血功能障碍和术后寒战。动脉手术术中低温实验(IHAST)研究发现采用轻度低温(33.5℃)对临床分级较好的动脉瘤的神经功能预后无作用[199]，低温组未见明显并发症，尤其是无凝血功能紊乱。对于临床分级差的患者应用术中中度低温的保护作用和延长阻断时间的效果未予研究。据报道，脑缺血后采用中度低温进行脑保护可能引起室颤[206,207]，因此对于延长阻断时间发生脑梗死风险大的患者，术中采用低温应慎重。

随着体外循环技术的发展进步和凝血功能管理的进展，对于巨大或比较复杂的动脉瘤可以应用深低温和体外循环的方法(框 13-1)[208]。

框 13-1　停循环的操作步骤

1. 麻醉诱导前在动脉内及大静脉内置管，这对脑动脉瘤患者来说是很有必要的。
2. 麻醉诱导及气管插管后，进行如下操作：
- 中心静脉置管或肺动脉置管
- 再次动脉置管
- 腰穿引流
- 电生理监测[EEG 和(或)体感诱发电位]
- 鼻咽和食管温度检测

要预料到一些刺激可使血压升高，如气管插管、上头钉、剥离骨膜。

3. 使用降温毯进行体表降温并降低室内温度。降温的速度大约为 0.2℃/min。
4. 如果使用巴比妥类药物，给予 3~5mg/kg 的硫喷妥钠诱导产生暴发性抑制状态(相对暴发与电静息的时间比为 1∶5，或者暴发性抑制占 80% 的时间比例)或等电位的脑电图。然后，持续输注硫喷妥钠 0.1~0.5mg/(kg·min)。降温开始后，在整个心肺转流术过程中继续以上述速度输注硫喷妥钠。
5. 收集血液至室温下抗凝保存，将血液稀释至血细胞比容为 28%~30%。静脉输注 4L 以上盐水(含氯化钾 4~6mEq/L)，以维持血容量。
6. 动脉瘤切除及止血完成后，患者体温达 34℃，通过股动脉 - 股静脉分流开始体外循环。在分流实施前，确定手术止血彻底后再给予肝素 300~400 IU/kg，以维持 ACT 在 450~480 秒之间。
7. 降低体温至 15~18℃，注意心电图的改变；在 28℃时，心肌易受激惹而诱发心室颤动。室颤发生时，应给予 40~80 mEq 的氯化钾；但如果室颤持续，应使用除颤器 100~250 watts/s，必要时再次给予氯化钾。
8. 循环骤停发生在 15~18℃之间，并且应局限在夹闭操作过程中；脑电图在骤停之前应是等电位的，如果早期没有应用巴比妥类药物，可以在此时应用以使脑电图处于静息电位。轻度抬高患者头部以利静脉回流，但要注意这种体位增加了小血管空气栓塞及无回流的风险。
9. 停循环的时间不应超过 60 分钟以期达到最佳的效果，可通过在夹闭前行间断灌流或在低血流量下剥离来减少骤停时间。
10. 动脉瘤夹闭后再次分流，患者以 0.2~0.5℃ /min 的速度复温，复温过快可导致组织酸中毒和缺氧，应用硝普钠有助于缓慢复温。
11. 复温过程中，心脏会发生心室颤动，可以应用 200~400J 的除颤功率进行心脏复律，抗心律失常药也可帮助恢复正常窦性心律。
12. 当患者体温达 34℃时中断体外循环，这时心脏可以维持正常的心输出量和窦性心律。但患者以后可能会出现体温再次下降，这时可以应用一些辅助设施使空气加温，确保患者体温恢复。
13. 应用硫酸鱼精蛋白纠正 ACT 至 100~150 秒，输注自体富含血小板的血浆。必要时应用其他的血制品来恢复凝血功能。

ACT，活化凝血时间；EEG，脑电图

体温监测应反映脑温。脑表面与脑深部的温度不同[209],但一般认为鼻咽部与鼓膜的温度大约相当于深部脑温[210]。

使用药物进行代谢抑制或使用甘露醇可以对脑进行保护而不引起低温。在有些医院暂时阻断前常规给予加用甘露醇,达到总量 2g/kg。对于侧支循环较差或不存在的患者,并且需要暂时阻断时,可应用丙泊酚达到暴发性抑制并加用甘露醇。术前神经外科医师与麻醉医师很好的沟通对于术中良好的管理是至关重要的。EEG 电极的放置位置应不影响手术操作,并且应保护好电极以便于术中监测。需要在眼上方前额处粘贴凝胶电极片,或针状电极,并给同侧乳突部位放置电极提供参考。

神经电生理监测

EEG 和诱发电位等神经电生理监测可以用来监测术中脑缺血,并指导手术操作改善灌注。虽然诱发电位的有效性尚无随机临床实验证实,但在动脉瘤手术用得越来越多。在监测 SSEPs 和 MEPs 时常应用全凭静脉麻醉且不加肌松药。

EEG 曾用于判断控制性低压时可耐受的最低血压,但结果尚不一致。因为 EEG 活性的明显降低与正常神经恢复一致。EEG 应该在即将施行暂时性动脉阻断时监测,而非用于明确耐受时间或代谢抑制时麻醉药的滴注。

SSEP 监测常用于前循环及后循环动脉瘤,而脑干听觉诱发电位(BAEP)监测主要用于椎基底动脉瘤。这两种监测均可用于暂时性或持续性血流阻断。应用大剂量巴比妥类药物后,EEG 信号受抑制,而诱发电位却依然可以记录,因此若需使用药物时需要行电生理监测。即使是暂时性阻断时,SSEP 同其他电生理监测一样也缺乏特异性,且假报警率较高。很多时候假阴性率(SSEP 无变化却出现神经损害)是降低的但仍存在。表 13-7 总结了暂时夹闭动脉时 SSEPs 和 MEPs 使用的报道。大部分出现了较高的假阳性率,也有一些假阴性率[188-189,211-216]。即使如此,日常工作中对诱发电位的监测使用的越来越多。对于不能长时间闭塞大血管的手术,应行 SSEP 或 BASP 监测。有研究报道,后循环动脉瘤手术行 SSEPs 和 BAEPs 监测,每种方法均不能预测神经损害,而两种方法合用可以降低假阳性率和假阴性率分别达 13% 和 20%[211]。这些结果好于其他研究结果。

表 13-7 颅内动脉瘤手术暂时性动脉阻塞过程中 SSEPs 和 MEPs 的监测

研究项目[*]	患者例数	暂时性阻塞	假阳性结果	假阴性结果
MEP 监测:				
Takebayashi 等(2014)[218]	50	?	0%	13%
Yeon 等(2010)[219]	98	0	0%	0%
Irie 等(2010)[220]	110	71	67%	6%
Szelenyi 等(2006)[221]	119	71	4%	7%
Horiuchi 等(2005)[222]	53	?	6%	0
SSEP 监测:				
Manninen 等(1994)[211]	70	52	11%	47
Mizoi 等(1993)[212]	124	97	57%	25
Schramm 等(1990)[213]	113	34	40%	34%
Manninen 等(1990)[214]	157	97	43%	14%
Mooij 等(1987)[187]	5	5	?	0%
Momma 等(1987)[188]	40	40	60%	5%
Kidooka 等(1987)[215]	31	15	38%	22%
Symon 等(1984)[216]	34	15	40%	7%

MEP,运动诱发电位;SSEP,体感诱发电位

* 标记处为有参考文献

动脉瘤开颅手术常用 MEPs 联合其他监测手段。SSEP 监测假阴性率较显著，因此合用 MEPs 可提高检测术后脑缺血的敏感性和特异性，尤其是皮层脑缺血[217]。许多临床研究[218-222]表明前循环[222]和后循环动脉瘤术中[223]，MEP 比 SSEP 监测的敏感性更高。但是吸入性麻醉药和肌松药可影响 MEP 监测[224]，并且药物的暴发性抑制作用可影响 MEP 信号质量。MEP 信号有可能完全消失。

过去常用自主呼吸评判脑干功能，尤其使用过度降压时。而今使用较少，因为很难达到最适脑松弛度并且已不再使用过度降压。但是对位于低位基底动脉和椎动脉的动脉瘤手术，当暂时性或长期夹闭滋养动脉时，观察自主呼吸要比监测循环功能提供更多的帮助。可观察到呼吸急促到呼吸暂停等变化[211]。在椎基底动脉瘤手术中观察自主呼吸以监测脑干功能，与 BASP 合用可以实现功能互补[225]。幸运的是这些情况较少出现。

术中动脉瘤破裂

动脉瘤的大小与位置不同，破裂的危险程度也有很大差异。较大的动脉瘤，位于小脑后下动脉及前、后交通动脉的动脉瘤更易破裂[226]。但这也因医院而异。在一项合作性研究中表明，术中动脉瘤血液渗出的发生率为 6%，而直接破裂的发生率为 13%[2]，总发生率为 19%。而在随后的研究中得出直接破裂的发生率下降到 3.8%，总发生率下降到 7.9%[226]。这与 Bater 和 Samson 的研究结果相似。这项合作性研究表明，8% 的动脉瘤破裂导致了出血性卒中[2]。在 Batjer 和 Samson 的研究中[227]发现，动脉瘤破裂，7% 发生于剥离动脉前，48% 发生于剥离动脉中，45% 发生在动脉瘤夹闭中。术中动脉瘤破裂后的死亡率很高。一项多中心研究表明，动脉瘤夹闭时破裂的发生率为 19%，这其中死亡率为 31%[228]。

术中动脉瘤破裂的管理依赖于维持血容量。若血液渗出较少并且动脉已剥离，术者可以抽吸血液并永久夹闭动脉瘤颈。或者暂时夹闭动脉瘤近端和远端以控制出血。麻醉的管理关键在于和术者进行良好的沟通，并密切监测患者的生命体征及手术进程。术中实时的术野录像也便于麻醉医师进行管理。若不易施行暂时夹闭且出血量不多，MAP 需暂时降低到 50mmHg 或更低以便于控制出血及术野操作。而动脉瘤近端和远端夹闭是首选的方法。暂时夹闭前可保护性应用丙泊酚或依托咪酯。动脉瘤一旦破裂，则需要迅速大量地输血、输液。此时，不易应用脑保护的药物，因为可影响血流动力学。也不易采取控制性降压，因为首先需要保证血管内容量。暂时夹闭时，需维持正常血压以满足侧支循环的需要。Bater 和 Samson[227]在术中动脉瘤破裂后应用暂时夹闭的方法取得的效果最好。

术中血管造影术和吲哚氰绿视频血管造影术

许多外科医师常规施行术中对比血管造影术，以明确夹闭部位及血管的走行。这需要手术有相关设备及预先的动脉置管。目前出现了近红外线的吲哚氰绿（ICG）视频血管造影术[229]。术中注入 25mg 的 ICG 并应用特殊的摄像设备，可以仅显现动脉瘤和相关动脉的影像。此种方法对于一般动脉瘤简单有效，对于复杂动脉瘤可能不能显示完全，存在假阴性率[230]。这一方法是否可替代血管造影术，仍拭目以待[231]。

麻醉苏醒期

麻醉医师和手术医师良好的沟通在麻醉苏醒阶段仍旧很重要。若手术顺利，患者术前 SAH 分级为Ⅰ或Ⅱ级，可以在手术室清醒拔管。为减小呛咳，尤其在放敷料搬动患者的头部时，可以静脉注入 1.5mg/kg 的利多卡因，但这作用时间仅维持 3~5 分钟，若需要可以重复使用。由于高压疗法可有效地逆转脑血管痉挛后迟发性脑缺血，因此术后适度的血压增高（收缩压 <180mmHg）可以不予治疗，但严重高血压（收缩压 >200mmHg）可能加重脑水肿或脑出血。拉贝洛尔和艾司洛尔均可有效控制高血压。拉贝洛尔一般给予 5~10mg，艾司洛尔 0.1~0.5mg/kg 直至血压得到控制。也可应用其他一些降压药，如硝普钠、硝酸甘油、肼屈嗪和尼卡地平。而这些药物可以导致脑血管舒张和 ICP 增高。但对于手术结束时及术后常规监测 ICP 的医院，对于持续神经系统体征监测的清醒患者，应用这些药进行血压控制是安全的。

对于术前 SAH 分级为Ⅲ级的患者，应根据术前通气状态及手术的难易程度来决定是否拔管。只有对于术中平稳、脑松弛充分以及能够维持足够通气的患者才可考虑拔管。对于 SAH 分级为Ⅳ或Ⅴ的患者，需要气管导管维持通气，并且术后应需重症监护。对于多发动脉瘤的患者,必须严格控制麻醉苏醒期血压(波动不超过平时正常血压的 20%),以预防未夹闭动脉瘤的破裂。

对于曾有术中动脉瘤破裂史和有椎基底动脉瘤的患者,则不考虑术前临床 SAH 分级,而必须个体化。这两种患者均需缓慢苏醒,并且不易拔管。对于第一种患者,可能曾有术中脑缺血。第二种患者,可能由于血管阻断时穿孔或脑干刺激导致短暂或永久的脑神经损害。

术后需考虑的问题

手术结束后,麻醉医师需立即评估患者情况以明确麻醉恢复是否满意。苏醒时间与麻醉药的类型与剂量和患者对麻药的敏感性有关。区别麻醉作用与手术并发症并无相关定式。而区别麻醉的后遗作用与手术并发症如硬膜下或硬膜外血肿很重要。详见如下指南:

1. 麻醉导致全身的抑制,任何局灶性神经功能损害应首先考虑为手术方面的原因;也有报道在有卒中史的患者中应用镇静镇痛药可加重神经系统症状[191]。

2. 吸入麻醉的作用会在 30~60 分钟之后大部分消除。

3. 患者术后瞳孔中等大小,对光反应良好,呼吸不受抑制,不太可能有麻醉药过量的情况。

4. 术前患者瞳孔等大,而术后瞳孔不等大,可能是手术的因素。

5. 在恢复室或重症监护室,应每 15 分钟评估一次患者的神经功能,部分患者可能还需要行 CT 或血管造影检查。

巨大脑动脉瘤

直径超过 2.5cm 的动脉瘤为巨大动脉瘤。这类动脉瘤由于体积较大或缺乏瘤颈会给外科手术带来一定困难。通常有血管穿孔、动脉粥样硬化在瘤壁附着。合作性研究中表明,巨大动脉瘤的发生率是 2%[2]。多数巨大动脉瘤表现为损害的症状,如:头疼、视力障碍及脑神经麻痹。

这类动脉瘤的手术治疗与围术期死亡率有关。Drake[233]对 174 名接受标准手术治疗的巨大动脉瘤患者进行研究后发现,71.5% 的患者预后良好,13% 的患者出现严重残疾,15.5% 的患者死亡。其中 73 位为巨大基底动脉瘤,其并发症的发生率将近 50%(23% 预后较差,25% 死亡)。一项研究显示,一位外科医师所做的 59 例巨大动脉瘤中,18% 的患者预后不良,10% 的患者死亡[234]。这类患者的外科手术仍是一项挑战,一些神经外科医师对尚未对生命造成威胁的患者建议不行手术治疗[235]。为了避免巨大动脉瘤术中破裂,亟待新的血管内治疗技术的出现和成熟[236]。

有两种手术方式:①暂时阻断动脉瘤近心端和远心端以使动脉瘤塌陷;②深低温循环骤停[237]。有些医师推崇前者[238],但未考虑适应证。通常采用后者,但是随着显微手术的发展,这一方法变得有些不适应,并且麻醉医师通常采用传统的方法以达到最好的结果。然而,目前低压停循环开始应用,且预后良好,死亡率为 0~25%。这种方法的主要优点是:①脉瘤囊减压;②解剖结构清晰;③术野出血少;④便于夹闭。循环骤停可以通过闭合胸腔性股静脉 - 股动脉分流或经正中胸骨切开术开胸行心室分流。胸腔闭合式的死亡率较低,为首选的方法。

血管暂时阻断的麻醉方法已经阐述,因此这里仅讨论了深低温停循环。这一方法主要的问题是脑保护和心肺转流术的并发症。读者要想详细了解心肺转流术的原理及管理,应阅读心脏麻醉的专业书籍。

停循环时的脑保护

大脑缺血缺氧是限制停循环持续时间的因素。脑氧耗分为两大部分即支持神经元活动的活性部分和支持细胞完整性的基础部分。通过药物或非药物的方法降低氧耗可以增加停循环的持续时间。这包括巴比妥类或丙泊酚及深低温。大量研究表明巨大动脉瘤手术应用巴比妥类和深低温的方法取得了良好的效果[235,238-241]。应用大剂量丙泊酚也可达到同样的目的。而单独应用深低温也可收到同样效果。

巴比妥类

巴比妥类可以降低脑氧代谢率(cerebral metabolic rate for oxygen ,$CMRO_2$),是因为其活性部分降为 0,使总 $CMRO_2$ 下降了 50%。达到 EEG 电生理抑制剂量时,再增大剂量不会进一步降低代谢率。巴比妥类还有其他一些作用,如清除自由基和膜稳定作用[239]。虽然这一观点仍存在争议，但其仍可在深低温时提供进一步的脑保护作用。巴比妥类可以有效预防暂时性局灶性脑缺血所致的脑损害。但对全脑缺血的作用还未明确。

巴比妥类（主要为硫喷妥钠）在降温及停循环前有两种给药方法，即单次给药和持续输注。研究表明，硫喷妥钠单次给药量为30~40mg/kg，给药时间不低于30分钟[238,240,243]。大多数研究认为，EEG的监测并不能决定给药终末点，而只能判断滴定的负荷量及达到EEG暴发性抑制时的持续输注量[239,241]。暴发性抑制可能达到了硫喷妥钠的初始负荷量，即3~5mg/kg，随后在心肺转流时可持续输注0.1~0.5mg/kg/min。体温低于18℃时，EEG达到等电位，不用药物抑制也可达到。硫喷妥钠在停循环时的输注速度应与之前体温正常时一致[239]。对有心脏病的患者，硫喷妥钠的负荷量可能导致严重心肌功能障碍。许多小样本研究表明，动脉瘤手术患者行深低温对心功能的影响很小。应用大剂量丙泊酚得到了相似的结果[244]。

低温

低温（表13-8）是非药物性降低$CMRO_2$的方法。与巴比妥类不同，它不仅降低了$CMRO_2$的活性部分还降低了基础部分。低温可明显降低脑氧耗，并有缺氧保护作用。正常体温状态下，可以耐受停循环4~5分钟，但是体温每下降8℃，则耐受力可加倍。因此，30℃时，$CMRO_2$下降至正常值的50%，25℃时为25%，20℃时是15%，15℃时是10%。15℃时，持续停循环可耐受32~40分钟。目前，可耐受深低温的时间仍未明确，但临床有达到60分钟的报道[242]。

表13-8 低体温对巨大脑动脉瘤的治疗作用

体温（℃）	正常脑组织代谢率百分比	耐受停循环时间（分钟）
38	100	4~5
30	50	8~10
25	25	16~20
20	15	32~40
10	10	64~80

脑及外周组织在降温和复温过程中温度的变化明显，因此应在停循环前监测脑温。Williams等[222]发现食管、鼓膜和鼻咽部的温度与脑温接近。而肛温较不可靠，测膀胱温度的结果研究差异较大[245]。也提倡进行直接脑温监测[209]。为了提高安全性，可以同时监测两个部位的体温。巨大动脉瘤手术的低温程度及停循环的持续时间汇总如表13-9。从中可以看到，低温耐受时间可以满足动脉瘤的夹闭。与早期相比，这一方法的死亡率有了显著降低。最近的一些研究表明，体温应降至15~18℃，体温在25℃时停循环的死亡率最高，达25%[246]。

深低温对心血管的影响

低温可引起心血管系统特征性改变。随着体温的降低，全身血管阻力加大，心输出量降低。可以应用硝普钠等血管扩张剂以便于快速降温和复温。当体温下降至30℃时，心跳逐渐缓慢，低于30℃时出现房扑或房颤，低于28℃可出现室颤。由于持续的室颤可引起心脏缺血性损害，因此应注射40~80mEq的氯化钾维持电生理活性或进行心脏复律（100~250W/s）。

深低温对血液学的影响

低温对凝血系统的影响很严重，使手术止血不充分或鱼精蛋白逆转肝素不完全[208,209,212]。其原因有很多，如：①可能由于脾隔离症使血小板减少；②血小板粘附性下降产生可逆性功能障碍；③酶介导的凝血过程变慢；④肝素的代谢率下降。另外，心肺转流术的预充液对凝血因子Ⅰ、Ⅱ、Ⅴ、Ⅶ和ⅩⅢ的作用使止血困难。

低温使血液黏稠，红细胞沉积。这可以通过放血法减少红细胞压积，同时输注晶体液。放血法不仅可以降低红细胞压积，还可以在随后的复温中保护血小板。红细胞压积较低可以降低携氧能力，但这可部分通过溶解氧补偿。但血红蛋白氧离曲线可能左移，导致缺血组织含氧量减少。

高血糖

低温减少糖利用率和代谢率，可引发高血糖。之前提到过高血糖可能加剧缺血时的神经损害[141,142]，必要时需要用胰岛素治疗。除检测酸碱平衡外，还需不断监测血糖和电解质。

麻醉管理

除了常规评估SAH分级外，还需术前访视患者制订相关计划。例如，合并有主动脉瓣关闭不

表 13-9 停循环对巨大脑动脉瘤治疗作用的相关报道

研究[*]	例数	体温(℃)	停循环时间(分钟)		致残率(%)	致死率(%)
			平均时间	时间范围		
Schebesch 等(2010)[247]	26	19.6	23.4	3~102	15	11.5
Ponce 等(2011)[248]	105	17.2	21.8	2~72	18	14
Mack 等(2007)[208]	66	17.6	26.2	6~77	31	12
Levati 等(2007)[241][‡]	12	14.1	26.5	9~54	25	0
Lawton 等(1998)[249][§]	60	9~19	23	2~72	13.3	8.3
Greene 等(1994)[250][¶¶]	2	15~18	40,70	40~70	0	0
Ausman 等(1993)[251]	9	17~18	20	12~37	22	33
Williams 等(1991)[242]	10[¶]	8.4~13.7	25	1.25~60	20	10
Solomon 等(1991)[235][‡]	14	15~22.5	22	8~51	50	0
Thomas 等(1990)[240][‡]	1	15.4	35	—	0	0
Spetzler 等(1988)[239][‡]	7	17.5~21	11	7~53	29	14
Gonski 等(1986)[252][‡]	40	25	10	0~35	23	25
Baumgartner 等(1983)[238][‡]	15[**]	16~21.5	19	0~51	20	0
McMurtry 等(1974)[253]	12[††]	28~29	9	1~28	50	8
Sundt 等(1972)[254]	1	13	30	—	100	0
Drake 等(1964)[237]	10	13~17	14	2~18	40	30
Michenfelder 等(1964)[255]	15	13~16	17	0~39	40	20
Patterson & Ray (1962)[246]	7	14~17	25	9~43	0	30
Woodhall 等(1960)[256]	1[‡‡]	12	30	—	100	0

?,表示不清楚(未报道);—,表示在文献中找不到相关信息

* 代表文章参考文献

† 引用未发表数据

‡ 也使用巴比妥类治疗

§ 引用以往的报道

¶¶ 小儿病例

¶10 例中有 4 例为巨大动脉瘤。死亡的 1 例患动静脉畸形;两例致残患者,一例患动静脉畸形,另一例为动脉瘤患者

**15 例中有 2 例患延髓血管母细胞瘤

††12 例中有 1 例患动静脉畸形

‡‡ 肺癌转移患者

全的患者需要开胸行心肺转流以防心室扩张。另外,对于心功能较差、凝血功能障碍或有明显颈动脉疾病的患者不宜行心肺转流术。

除了一些常规的监测外,还需监测 EEG、SSEP 及 BAEP,必要时还需做经食管超声检查和 TCD。EEG 可监测皮层活性,可作为巴比妥类用药的判断。另外,SSEP 可监测大脑皮层的感觉传导,即使应用巴比妥后出现 EEG 抑制,SSEP 仍可作出监测。BAEP 反映了脑干听觉通路的功能,这种检测手段可用于椎基底动脉瘤手术[249]。深低温达 15~18℃时,所有的电生理活性均得到抑制,但 SSEP 在深低温和复温过程中仍可发挥作用。经食管超声可检查心房及心室功能,对有心脏疾病的患者适用[235]。另外,还应用 TCD[235]检测 CBF 速度和栓塞,但其价值尚未得到肯定。

总的管理需要团队里每位参与者的良好沟通。麻醉医师需要知晓深低温停循环时的血流动力学变化,还需要掌握相关电生理监测方法。虽然实际操作时不同的医院有不同的方法,但有一个建议的方法。深低温停循环动脉瘤手术术后最常见及最危险地并发症是凝血功能障碍。术中动脉瘤出现微小的渗漏都可能是致命的。为了降低这种危险,术者应先剥离动脉,明确止血充分后再行深低温停循环。应评估肝素化作用和活化凝血

活酶时间,应在400~450秒以内。复温开始时,应滴注鱼精蛋白拮抗肝素的作用,直至活化凝血活酶时间在100~150秒。最初放血法放出的自体血此时应回输,还可输注新鲜冰冻血浆、冷沉淀物及血小板。在缝合硬膜前应止血充分。

麻醉医师应时刻警惕任何心肺转流术相关的心血管并发症,如:低血压、低心输出量、高血压,还需纠正降温和复温过程中的心律失常。患者在复温及术后早期尤其需特殊监护。不论有无巴比妥类的保护,均需将患者送至重症监护室。可于术后12~24小时拔除气管导管并评估神经功能。

总结

由于动脉瘤患者本身的状态和手术的需要,麻醉医师常面临着巨大的挑战。本章主要阐述了麻醉管理及相关方法。其关键点如下:

1. 对蛛网膜下腔出血的病理生理及其对全身的影响应有完整的认识。

2. 与神经外科医师沟通明确手术的入路以及所需的特殊监测。

3. 制订麻醉计划。

4. 制订具体麻醉计划来完成麻醉任务,要考虑到麻醉医师的临床经验及对麻醉药物的掌握情况(还包括术中突发事件的处理,比如动脉瘤破裂)。

5. 实施麻醉计划。

也有一些患者,虽然我们已经尽力了,手术仍未成功。但是只要制订出合理的计划,常可取得较好的结果。

(范议方　方婧涵　何颖 译,韩如泉 校)

参考文献

1. Drake CG. Aneurysm surgery: past, present, and future. In: Varkey GP, ed. *Anesthetic Considerations in the Surgical Repair of Intracranial Aneurysms*. Boston: Little, Brown; 1982.
2. Kassell NF, Torner JC, Haley Jr EC, et al. The International Cooperative Study on the Timing of Aneurysm Surgery. Part 1: Overall management results. *J Neurosurg*. 1990;73:18–36.
3. Kassell NF, Torner JC, Jane JA, et al. The International Cooperative Study on the Timing of Aneurysm Surgery. Part 2: Surgical results. *J Neurosurg*. 1990;73:37–47.
4. Molyneux A, Kerr R, Stratton I, et al. International Subarachnoid Aneurysm Trial (ISAT) of neurosurgical clipping versus endovascular coiling in 2143 patients with ruptured intracranial aneurysms: A randomised trial. *Lancet*. 2002;360:1267–1274.
5. Molyneux AJ, Kerr RS, Yu LM, et al. International Subarachnoid Aneurysm Trial (ISAT) of neurosurgical clipping versus endovascular coiling in 2143 patients with ruptured intracranial aneurysms: A randomised comparison of effects on survival, dependency, seizures, rebleeding, subgroups, and aneurysm occlusion. *Lancet*. 2005;366:809–817.
6. Campi A, Ramzi N, Molyneux AJ, et al. Retreatment of ruptured cerebral aneurysms in patients randomized by coiling or clipping in the International Subarachnoid Aneurysm Trial (ISAT). *Stroke*. 2007;38:1538–1544.
7. Spetzler RF, McDougall CG, Albuquerque FC, et al. The Barrow Ruptured Aneurysm Trial: 3-year results. *J Neurosurg*. 2013;119:146–157.
8. Botterell EH, Lougheed WM, Scott JW, Vandewater SL. Hypothermia, and interruption of carotid, or carotid and vertebral circulation, in the surgical management of intracranial aneurysms. *J Neurosurg*. 1956;13:1–42.
9. Hunt WE, Hess RM. Surgical risk as related to time of intervention in the repair of intracranial aneurysms. *J Neurosurg*. 1968;28:14–20.
10. Report of World Federation of Neurological Surgeons Committee on a Universal Subarachnoid Hemorrhage Grading Scale. *J Neurosurg*. 1988;68:985–986.
11. Fisher CM, Kistler JP, Davis JM. Relation of cerebral vasospasm to sub-arachnoid hemorrhage visualized by computerized tomographic scanning. *Neurosurgery*. 1980;6:1–9.
12. Smith ML, Abrahams JM, Chandela S, et al. Subarachnoid hemorrhage on computed tomography scanning and the development of cerebral vasospasm: The Fisher grade revisited. *Surg Neurol*. 2005;63:229–234; discussion 234–235.
13. Frontera JA, Claassen J, Schmidt JM, et al. Prediction of symptomatic vasospasm after subarachnoid hemorrhage: The modifed Fisher scale. *Neurosurgery*. 2006;59:21–27.
14. Le Roux PD, Elliott JP, Newell DW, et al. Predicting outcome in poor-grade patients with subarachnoid hemorrhage: A retrospective review of 159 aggressively managed cases [see comments]. *J Neurosurg*. 1996;85:39–49.
15. Voldby B, Enevoldsen EM. Intracranial pressure changes following aneurysm rupture. Part 1: Clinical and angiographic correlations. *J Neurosurg*. 1982;56:186–196.
16. Heuer GG, Smith MJ, Elliott JP, et al. Relationship between intracranial pressure and other clinical variables in patients with aneurysmal sub-arachnoid hemorrhage. *J Neurosurg*. 2004;101:408–416.
17. Dernbach PD, Little JR, Jones SC, Ebrahim ZY. Altered cerebral autoregulation and CO_2 reactivity after aneurysmal subarachnoid hemorrhage. *Neurosurgery*. 1988;22:822–826.
18. Tenjin H, Hirakawa K, Mizukawa N, et al. Dysautoregulation in patients with ruptured aneurysms: Cerebral blood flow measurements obtained during surgery by a temperature-controlled thermoelectrical method. *Neurosurgery*. 1988;23:705–709.
19. Davies KR, Gelb AW, Manninen PH, et al. Cardiac function in aneurysmal subarachnoid haemorrhage: A study of electrocardiographic and echocardiographic abnormalities. *Br J Anaesth*. 1991;67:58–63.
20. Kothavale A, Banki NM, Kopelnik A, et al. Predictors of left ventricular regional wall motion abnormalities after subarachnoid hemorrhage. *Neurocrit Care*. 2006;4:199–205.
21. Diringer MN, Lim JS, Kirsch JR, Hanley DF. Suprasellar and intraventricular blood predict elevated plasma atrial natriuretic factor in sub-arachnoid hemorrhage. *Stroke*. 1991;22:577–581.
22. Nelson RJ, Roberts J, Rubin C, et al. Association of hypovolemia after subarachnoid hemorrhage with computed tomographic scan evidence of raised intracranial pressure. *Neurosurgery*. 1991;29:178–182.
23. Zoerle T, Lombardo A, Colombo A, et al. Intracranial pressure after subarachnoid hemorrhage. *Crit Care Med*. 2015;43(1):168–176.
24. Wang X, Chen JX, Mao Q, et al. Relationship between intracranial pressure and aneurysmal subarachnoid hemorrhage grades. *J Neurol Sci*. 2014;346(1-2):284–287.
25. Shapiro HM. Intracranial hypertension: Therapeutic and anesthetic considerations. *Anesthesiology*. 1975;43:445–471.
26. Bakker AM, Dorhout Mees SM, Algra A. Rinkel GJ: Extent of acute hydrocephalus after aneurysmal subarachnoid hemorrhage as a risk factor for delayed cerebral infarction. *Stroke*. 2007;38:2496–2499.
27. Carpenter DA, Grubb Jr RL, Tempel LW, Powers WJ. Cerebral oxygen metabolism after aneurysmal subarachnoid hemorrhage. *J Cereb Blood Flow Metab*. 1991;11:837–844.
28. Jakobsen M, Enevoldsen E, Bjerre P. Cerebral blood flow and metabolism following subarachnoid haemorrhage: Cerebral oxygen uptake and global blood flow during the acute period in patients with SAH. *Acta Neurol Scand*. 1990;82:174–182.
29. Fugate JE, Rabinstein AA. Aggressive CSF diversion reverses delayed cerebral ischemia in aneurysmal subarachnoid hemorrhage: a case report. *Neurocrit Care*. 2012;17:112–116.
30. Schmieder K, Moller F, Engelhardt M, et al. Dynamic cerebral autoregulation in patients with ruptured and unruptured aneurysms after induction of general anesthesia. *Zentralbl Neurochir*. 2006;67:81–87.
31. Nornes H, Knutzen HB, Wikeby P. Cerebral arterial blood flow and aneurysm surgery. Part 2: Induced hypotension and autoregulatory capacity. *J Neurosurg*. 1977;47:819–827.
32. Voldby B, Enevoldsen EM, Jensen FT. Cerebrovascular reactivity in patients with ruptured intracranial aneurysms. *J Neurosurg*. 1985;62:59–67.
33. Lam JM, Smielewski P, Czosnyka M, et al. Predicting delayed is chemic deficits after aneurysmal subarachnoid hemorrhage using a transient hyperemic response test of cerebral autoregulation. *Neurosurgery*. 2000;47:819–825; discussion 825–826.
34. Jaeger M, Schuhmann MU, Soehle M, et al. Continuous monitoring of cerebrovascular autoregulation after subarachnoid hemorrhage by brain tissue oxygen pressure reactivity and its relation to delayed cerebral infarction. *Stroke*. 2007;38:981–986.

35. Budohoski KP1, Czosnyka M, Smielewski P, et al. Impairment of cerebral autoregulation predicts delayed cerebral ischemia after subarachnoid hemorrhage: A prospective observational study. *Stroke*. 2012;43(12):3230–3237.
36. Jaeger M1, Soehle M, Schuhmann MU, et al. Clinical significance of impaired cerebrovascular autoregulation after severe aneurysmal subarachnoid hemorrhage. *Stroke*. 2012;43(8):2097–2101.
37. Kassell NF, Peerless SJ, Durward QJ, et al. Treatment of ischemic deficits from vasospasm with intravascular volume expansion and induced arterial hypertension. *Neurosurgery*. 1982;11:337–343.
38. Hoff RG, Vand GW, Mettes S, et al. Hypotension in anaesthetized patients during aneurysm clipping: Not as bad as expected? *Acta Anaesthesiol Scand*. 2008;52:1006–1011.
39. Ma X, Willumsen L, Hauerberg J, et al. Effects of graded hyperventilation on cerebral blood flow autoregulation in experimental subarachnoid hemorrhage. *J Cereb Blood Flow Metab*. 2000;20:718–725.
40. Wijdicks EF, Vermeulen M, Hijdra A, van Gijn J. Hyponatremia and cerebral infarction in patients with ruptured intracranial aneurysms: Is fluid restriction harmful? *Ann Neurol*. 1985;17:137–140.
41. Hasan D, Wijdicks EF, Vermeulen M. Hyponatremia is associated with cerebral ischemia in patients with aneurysmal subarachnoid hemorrhage. *Ann Neurol*. 1990;27:106–108.
42. Betjes MG. Hyponatremia in acute brain disease: The cerebral salt wasting syndrome. *Eur J Intern Med*. 2002;13:9–14.
43. Sherlock M, O'Sullivan E, Agha A, et al. The incidence and pathophysiology of hyponatraemia after subarachnoid haemorrhage. *Clin Endocrinol (Oxf)*. 2006;64:250–254.
44. Hannon MJ, Behan LA, O'Brien MM, et al. Hyponatremia following mild/moderate subarachnoid hemorrhage is due to SIAD and glucocorticoid deficiency and not cerebral salt wasting. *J Clin Endocrinol Metab*. 2014;99(1):291–298.
45. Harrigan MR. Cerebral salt wasting syndrome: A review. *Neurosurgery*. 1996;38:152–160.
46. Tung PP, Olmsted E, Kopelnik A, et al. Plasma B-type natriuretic peptide levels are associated with early cardiac dysfunction after subarachnoid hemorrhage. *Stroke*. 2005;36:1567–1569.
47. Sviri GE, Shik V, Raz B, Soustiel JF. Role of brain natriuretic peptide in cerebral vasospasm. *Acta Neurochir (Wien)*. 2003;145:851–860.
48. McGirt MJ, Blessing R, Nimjee SM, et al. Correlation of serum brain natriuretic peptide with hyponatremia and delayed ischemic neurological deficits after subarachnoid hemorrhage. *Neurosurgery*. 2004;54:1369–1373.
49. Taub PR, Fields JD, Wu AHB, et al. Elevated BNP is associated with vasospasm-independent cerebral infarction following aneurysmal subarachnoid hemorrhage. *Neurocrit Care*. 2011;15:13–18.
50. Rudehill A, Gordon E, Sundqvist K, et al. A study of ECG abnormalities and myocardial specific enzymes in patients with subarachnoid haemorrhage. *Acta Anaesthesiol Scand*. 1982;26:344–350.
51. Lee VH, Oh JK, Mulvagh SL, Wijdicks EF. Mechanisms in neurogenic stress cardiomyopathy after aneurysmal subarachnoid hemorrhage. *Neurocrit Care*. 2006;5:243–249.
52. Sakr YL, Ghosn I, Vincent JL. Cardiac manifestations after subarachnoid hemorrhage: A systematic review of the literature. *Proc Cardiovasc Dis*. 2002;45:67–80.
53. Lanzino G, Kongable GL, Kassell NF. Electrocardiographic abnormalities after nontraumatic subarachnoid hemorrhage. *J Neurosurg Anesthesiol*. 1994;6:156–162.
54. Frontera JA, Parra A, Shimbo D, et al. Cardiac arrhythmias after sub-arachnoid hemorrhage: Risk factors and impact on outcome. *Cerebrovasc Dis*. 2008;26:71–78.
55. Manninen PH, Ayra B, Gelb AW, Pelz D. Association between electrocardiographic abnormalities and intracranial blood in patients following acute subarachnoid hemorrhage. *J Neurosurg Anesthesiol*. 1995;7:12–16.
56. Horowitz MB, Willet D, Keffer J. The use of cardiac troponin-I (cTnI) to determine the incidence of myocardial ischemia and injury in patients with aneurysmal and presumed aneurysmal subarachnoid hemorrhage. *Acta Neurochir*. 1998;140:87–93.
57. Naidech AM, Kreiter KT, Janjua N, et al. Cardiac troponin elevation, cardiovascular morbidity, and outcome after subarachnoid hemorrhage. *Circulation*. 2005;112:2851–2856.
58. Bulsara KR, McGirt MJ, Liao L, et al. Use of the peak troponin value to differentiate myocardial infarction from reversible neurogenic left ventricular dysfunction associated with aneurysmal subarachnoid hemorrhage. *J Neurosurg*. 2003;98:524–528.
59. Yarlagadda S, Rajendran P, Miss JC, et al. Cardiovascular predictors of in-patient mortality after subarachnoid hemorrhage. *Neurocrit Care*. 2006;5:102–107.
60. Mayer SA, Lin J, Homma S, et al. Myocardial injury and left ventricular performance after subarachnoid hemorrhage. *Stroke*. 1999;30:780–786.
61. Zaroff JG, Rordorf GA, Titus JS, et al. Regional myocardial perfusion after experimental subarachnoid hemorrhage. *Stroke*. 2000;31:1136–1143.
62. de Chazal I, Parham 3rd WM, Liopyris P, Wijdicks EF. Delayed cardiogenic shock and acute lung injury after aneurysmal subarachnoid hemorrhage. *Anesth Analg*. 2005;100:1147–1149.
63. Salem R, Vallee F, Depret F, et al. Subarachnoid hemorrhage induces an early and reversible cardiac injury associated with catecholamine release: One-week follow-up study. *Crit Care*. 2014;18:558.
64. Zaroff JG, Rordorf GA, Ogilvy CS, Picard MH. Regional patterns of left ventricular systolic dysfunction after subarachnoid hemorrhage: Evidence for neurally mediated cardiac injury. *J Am Soc Echocardiogr*. 2000;13:774–779.
65. Lee VH, Connolly HM, Fulgham JR, et al. Tako-tsubo cardiomyopathy in aneurysmal subarachnoid hemorrhage: An underappreciated ventricular dysfunction. *J Neurosurg*. 2006;105:264–270.
66. van der Bilt I, Hasan D, van den Brink R, et al. Cardiac dysfunction after aneurysmal subarachnoid hemorrhage. Relationship with outcome. *Neurology*. 2014;82:351–358.
67. Banki N, Kopelnik A, Tung P, et al. Prospective analysis of prevalence, distribution, and rate of recovery of left ventricular systolic dysfunction in patients with subarachnoid hemorrhage. *J Neurosurg*. 2006;105:15–20.
68. Grad A, Kiauta T, Osredkar J. Effect of elevated plasma norepinephrine on electrocardiographic changes in subarachnoid hemorrhage. *Stroke*. 1991;22:746–749.
69. Zaroff JG, Rordorf GA, Newell JB, et al. Cardiac outcome in patients with subarachnoid hemorrhage and electrocardiographic abnormalities. *Neurosurgery*. 1999;44:34–39; discussion 39–40.
70. Muroi C, Keller M, Pangalu A, et al. Neurogenic pulmonary edema in patients with subarachnoid hemorrhage. *J Neurosurg Anesthesiol*. 2008;20:188–192.
71. McLaughlin N, Bojanowski MW, Girard F, Denault A. Pulmonary edema and cardiac dysfunction following subarachnoid hemorrhage. *Can J Neurol Sci*. 2005;32:178–185.
72. Kahn JM, Caldwell EC, Deem S, et al. Acute lung injury in patients with subarachnoid hemorrhage: Incidence, risk factors, and outcome. *Crit Care Med*. 2006;34:196–202.
73. Baumann A, Audibert G, McDonnell J, Mertes PM. Neurogenic pulmonary edema. *Acta Anaesthesiol Scand*. 2007;51:447–455.
74. Audu P, Kim LI, Mehta MY, Kim J. Newer anti-epileptic drugs do not cause resistance to non-depolarizing neuromuscular blockade. *Anesthesiology*. 2006;105:A115.
75. Roos YB, Rinkel GJ, Vermeulen M, et al. Antifbrinolytic therapy for aneurysmal subarachnoid haemorrhage. *Cochrane Database Syst Rev*. 2003;(2). CD001245.
76. Baharoglu MI, Germans MR, Rinkel GH, et al. Antifibrinolytic therapy for aneurysmal subarachnoid haemorrhage. *Cochrane Database Syst Rev*. 2013;30(8).
77. Pickard JD, Kirkpatrick PJ, Melsen T, et al. Potential role of NovoSeven in the prevention of rebleeding following aneurysmal subarachnoid haemorrhage. *Blood Coagul Fibrinolysis*. 2000;11(Suppl 1):S117–S120.
78. Whitfield PC, Kirkpatrick P. Timing of surgery for aneurysmal subarachnoid haemorrhage. *Cochrane Database Syst Rev*. 2001;(2). CD001697.
79. Nieuwkamp DJ, de Gans K, Algra A, et al. Timing of aneurysm surgery in subarachnoid haemorrhage – An observational study in the Netherlands. *Acta Neurochir (Wien)*. 2005;147:815–821.
80. de Gans K, Nieuwkamp DJ, Rinkel GJE, et al. Timing of aneurysm surgery in subarachnoid hemorrhage: A systematic review of the literature. *Neurosurgery*. 2002;50(2):336–340.
81. Haley Jr EC, Kassell NF, Torner JC. The International Cooperative Study on the Timing of Aneurysm Surgery: The North American experience. *Stroke*. 1992;23:205–214.
82. Park J, Woo H, Kang DH, et al. Formal protocol for emergency treatment of ruptured intracranial aneurysms to reduce in-hospital rebleeding and improve clinical outcomes. *J Neurosurg*. 2014;18:1–9.
83. Chwajol M, Starke RM, Kim GH, et al. Antifbrinolytic therapy to prevent early rebleeding after subarachnoid hemorrhage. *Neurocrit Care*. 2008;8:418–426.
84. de Oliveira JG, Beck J, Ulrich C, et al. Comparison between clipping and coiling on the incidence of cerebral vasospasm after aneurysmal sub-arachnoid hemorrhage: A systematic review and meta-analysis. *Neurosurg Rev*. 2007;30:22–30.
85. Dumont AS, Crowley RW, Monteith SJ, et al. Endovascular treatment or neurosurgical clipping of ruptured intracranial aneurysms: Effect on angiographic vasospasm, delayed ischemic neurological deficit, cerebral infarction, and clinical outcome. *Stroke*. 2010;41:2519–2524.
86. Carr KR, Zuckerman SL, Mocco J. Inflammation, cerebral vasospasm, and evolving theories of delayed cerebral ischemia. *Neurol Res International*. 2013;2013:1–12.
87. Macdonald RL, Weir BK. A review of hemoglobin and the pathogenesis of cerebral vasospasm. *Stroke*. 1991;22:971–982.
88. Pluta RM, Afshar JK, Boock RJ, Oldfield EH. Temporal changes in perivascular concentrations of oxyhemoglobin, deoxyhemoglobin, and methemoglobin after subarachnoid hemorrhage. *J Neurosurg*. 1998;88:557–561.
89. Carr KR, Zuckerman SL, Mocco J. Inflammation, cerebral vasospasm, and evolving theories of delayed cerebral ischemia. *Neurol Res International*. 2013;2013:1–12.
90. Hijdra A, Van Gijn J, Stefanko S, et al. Delayed cerebral ischemia after aneurysmal subarachnoid hemorrhage: Clinicoanatomic correlations. *Neurology*. 1986;36:329–333.

91. Ibrahim GM, Weidauer S, Vatter H, et al. Attributing hypodensities on CT to angiographic vasospasm is not sensitive and unreliable. *Stroke.* 2012;43:109–112.
92. Seiler RW, Grolimund P, Aaslid R, et al. Cerebral vasospasm evaluated by transcranial ultrasound correlated with clinical grade and CT-visualized subarachnoid hemorrhage. *J Neurosurg.* 1986;64:594–600.
93. Clyde BL, Resnick DK, Yonas H, et al. The relationship of blood velocity as measured by transcranial Doppler ultrasonography to cerebral blood flow as determined by stable xenon computed tomographic studies after aneurysmal subarachnoid hemorrhage. *Neurosurgery.* 1996;38:896–904.
94. Manno EM, Gress DR, Schwamm LH, et al. Effects of induced hypertension on transcranial Doppler ultrasound velocities in patients after subarachnoid hemorrhage. *Stroke.* 1998;29:422–428.
95. Dorhout Mees SM, Rinkel GJ, et al. Calcium antagonists for aneurysmal subarachnoid haemorrhage. *Cochrane Database Syst Rev.* 2007;(3) CD000277.
96. Zhao J, Zhou D, Guo J, et al. Efficacy and safety of fasudil in patients with subarachnoid hemorrhage: Final results of a randomised trial of fasudil versus nimodipine. *Neurol Med Chir (Tokyo).* 2011;51(10):679–683.
97. Haley Jr EC, Kassell NF, Torner JC. A randomized controlled trial of high-dose intravenous nicardipine in aneurysmal subarachnoid hemorrhage: A report of the Cooperative Aneurysm Study. *J Neurosurg.* 1993;78:537–547.
98. Schmid-Elsaesser R, Kunz M, Zausinger S, et al. Intravenous magnesium versus nimodipine in the treatment of patients with aneurysmal subarachnoid hemorrhage: A randomized study. *Neurosurgery.* 2006;58:1054–1065.
99. van den Bergh WM, Algra A, van Kooten F, et al. Magnesium sulfate in aneurysmal subarachnoid hemorrhage: A randomized controlled trial. *Stroke.* 2005;36:1011–1015.
100. Muroi C, Terzic A, Fortunati M, et al. Magnesium sulfate in the management of patients with aneurysmal subarachnoid hemorrhage: A randomized, placebo-controlled, dose-adapted trial. *Surg Neurol.* 2008;69:33–39.
101. Suarez JI. Magnesium sulfate administration in subarachnoid hemorrhage. *Neurocrit Care.* 2011;15:302–307.
102. Macdonald RL, Higashida RT, Keller E. Clazosentan, an endothelin receptor antagonist, in patients with aneurysmal subarachnoid haemorrhage undergoing surgical clipping: A randomized, double-blind, placebo-controlled phase 3 trial (CONSCIOUS-2). *Lancet Neurol.* 2011;10:618–625.
103. Kramer AH, Fletcher JJ. Statins in the management of patients with aneurysmal subarachnoid hemorrhage: A systematic review and meta-analysis. *Neurocrit Care.* 2010;12:285–296.
104. Zhang S, Wang L, Liu M, et al. Tirilazad for aneurysmal subarachnoid haemorrhage. *Cochrane Database Syst Rev.* 2010;17(2).
105. Asano T, Takakura K, Sano K, et al. Effects of a hydroxyl radical scavenger on delayed ischemic neurological deficits following aneurysmal subarachnoid hemorrhage: Results of a multicenter, placebo-controlled double-blind trial. *J Neurosurg.* 1996;84:792–803.
106. Taneda M. Effect of early operation for ruptured aneurysms on prevention of delayed ischemic symptoms. *J Neurosurg.* 1982;57:622–628.
107. Levy ML, Rabb CH, Zelman V, Giannotta SL. Cardiac performance enhancement from dobutamine in patients refractory to hypervolemic therapy for cerebral vasospasm. *J Neurosurg.* 1993;79:494–499.
108. Levy ML, Giannotta SL. Cardiac performance indices during hypervolemic therapy for cerebral vasospasm. *J Neurosurg.* 1991;75:27–31.
109. Treggiari MM, et al. Hemodynamic management of subarachnoid hemorrhage. *Neurocrit Care.* 2011;15(2):329–335.
110. Solomon RA, Fink ME, Lennihan L. Early aneurysm surgery and prophylactic hypervolemic hypertensive therapy for the treatment of aneurysmal subarachnoid hemorrhage. *Neurosurgery.* 1988;23:699–704.
111. Mutoh T, Kazumata K, Ishikawa T, et al. Performance of bedside transpulmonary thermodilution monitoring for goal-directed hemodynamic management after subarachnoid hemorrhage. *Stroke.* 2009;40:2368–2374.
112. Mutoh T, Ishikawa T, Nishino K, et al. Evaluation of the FloTrac uncalibrated continuous cardiac output system for perioperative hemodynamic monitoring after subarachnoid hemorrhage. *J Neurosurg Anesthesiol.* 2009;21:218–225.
113. Sandham JD, Hull RD, Brant RF, et al. A randomized, controlled trial of the use of pulmonary-artery catheters in high-risk surgical patients. *N Engl J Med.* 2003;348:5–14.
114. Cully MD, Larson Jr CP, Silverberg GD. Hetastarch coagulopathy in a neurosurgical patient. *Anesthesiology.* 1987;66:706–707.
115. Damon L, Adams M, Stricker RB, Ries C. Intracranial bleeding during treatment with hydroxyethyl starch. *N Engl J Med.* 1987;317:964–965.
116. Trumble ER, Muizelaar JP, Myseros JS, et al. Coagulopathy with the use of hetastarch in the treatment of vasospasm. *J Neurosurg.* 1995;82:44–47.
117. Treib J, Haass A, Pindur G. Coagulation disorders caused by hydroxyethyl starch. *Thromb Haemost.* 1997;78:974–983.
118. Hoh BL, Carter BS, Ogilvy CS. Risk of hemorrhage from unsecured, unruptured aneurysms during and after hypertensive hypervolemic therapy. *Neurosurg.* 2002;50:1207–1212.
119. Elliott JP, Newell DW, Lam DJ, et al. Comparison of balloon angioplasty and papaverine infusion for the treatment of vasospasm following aneurysmal subarachnoid hemorrhage. *J Neurosurg.* 1998;88:277–284.
120. Komotar RJ, Zacharia BE, Otten ML, et al. Controversies in the endovascular management of cerebral vasospasm after intracranial aneurysm rupture and future directions for therapeutic approaches. *Neurosurgery.* 2008;62:897–905.
121. Schmidt U, Bittner E, Pivi S, et al. Hemodynamic management and outcome of patients treated for cerebral vasospasm with intraar-terial nicardipine and/or milrinone. *Anesth Analg.* 2010;110:895–902.
122. Keuskamp J, Murali R, Chao KH. High-dose intraarterial verapamil in the treatment of cerebral vasospasm after aneurysmal subarachnoid hemorrhage. *J Neurosurg.* 2008;108:458–463.
123. Fraticelli AT, Cholley BP, Losser MR, et al. Milrinone for the treatment of cerebral vasospasm after aneurysmal subarachnoid hemorrhage. *Stroke.* 2008;39:893–898.
124. Mathis JM, DeNardo A, Jensen ME, et al. Transient neurologic events associated with intraarterial papaverine infusion for subarachnoid hemorrhage-induced vasospasm. *AJNR Am J Neuroradiol.* 1994;15:1671–1674.
125. Fandino J, Kaku Y, Schuknecht B, et al. Improvement of cerebral oxygenation patterns and metabolic validation of superselective intraarterial infusion of papaverine for the treatment of cerebral vasospasm. *J Neurosurg.* 1998;89:93–100.
126. Kimball MM, Velat GJ, Hoh BL. Critical care guidelines on the endovascular management of cerebral vasospasm. *Neurocrit Care.* 2011;15:336–341.
127. Miller JA, Cross DT, Moran CJ, et al. Severe thrombocytopenia following intraarterial papaverine administration for treatment of vasospasm. *J Neurosurg.* 1995;83:435–437.
128. McAuliffe W, Townsend M, Eskridge JM, et al. Intracranial pressure changes induced during papaverine infusion for treatment of vasospasm. *J Neurosurg.* 1995;83:430–434.
129. Pritz MB. Pupillary changes after intracisternal injection of papaverine. *Surg Neurol.* 1994;41:281–282.
130. Stuart RM, Helbok R, Kurtz P, et al. High-dose intra-arterial verapamil for the treatment of cerebral vasospasm after subarachnoid hemorrhage: Prolonged effects on hemodynamic parameters and brain metabolism. *Neurosurgery.* 2011;68:337–345.
131. Goodson K, Lapointe M, Monroe T, Chalela JA. Intraventricular nicardipine for refractory cerebral vasospasm after subarachnoid hemorrhage. *Neurocrit Care.* 2008;8:247–252.
132. Hanggi D, Beseoglu K, Turowski B, Steiger HJ. Feasibility and safety of intrathecal nimodipine on posthaemorrhagic cerebral vasospasm refractory to medical and endovascular therapy. *Clin Neurol Neurosurg.* 2008;110:784–790.
133. Thomas JE, Rosenwasser RH, Armonda RA, et al. Safety of intrathecal sodium nitroprusside for the treatment and prevention of refractory cerebral vasospasm and ischemia in humans. *Stroke.* 1999;30:1409–1416.
134. Jarus-Dziedzic K, Zub W, Warzecha A, et al. Early cerebral hemodynamic alternations in patients operated on the first, second and third day after aneurysmal subarachnoid hemorrhage. *Neurol Res.* 2008;30:307–312.
135. Chang HS, Hongo K, Nakagawa H. Adverse effects of limited hypotensive anesthesia on the outcome of patients with subarachnoid hemorrhage. *J Neurosurg.* 2000;92:971–975.
136. Buckland MR, Batjer HH, Giesecke AH. Anesthesia for cerebral aneurysm surgery: Use of induced hypertension in patients with symptomatic vasospasm. *Anesthesiology.* 1988;69:116–119.
137. Van Hemelrijck J, Fitch W, Mattheussen M, et al. Effect of propofol on cerebral circulation and autoregulation in the baboon. *Anesth Analg.* 1990;71:49–54.
138. Marx W, Shah N, Long C, et al. Sufentanil, alfentanil, and fentanyl: Impact on cerebrospinal fluid pressure in patients with brain tumors. *J Neurosurg Anesthesiol.* 1989;1:3–7.
139. Sperry RJ, Bailey PL, Reichman MV, et al. Fentanyl and sufentanil increase intracranial pressure in head trauma patients. *Anesthesiology.* 1992;77:416–420.
140. Trindle MR, Dodson BA, Rampil IJ. Effects of fentanyl versus sufentanil in equianesthetic doses on middle cerebral artery blood flow velocity. *Anesthesiology.* 1993;78:454–460.
141. Mayer N, Weinstabl C, Podreka I, Spiss CK. Sufentanil does not increase cerebral blood flow in healthy human volunteers. *Anesthesiology.* 1990;73:240–243.
142. Weinstabl C, Mayer N, Richling B, et al. Effect of sufentanil on intracranial pressure in neurosurgical patients. *Anaesthesia.* 1991;46:837–840.
143. Mayberg TS, Lam AM, Eng CC, et al. The effect of alfentanil on cerebral blood flow velocity and intracranial pressure during isoflurane-nitrous oxide anesthesia in humans. *Anesthesiology.* 1993;78:288–294.
144. Werner C, Kochs E, Bause H, et al. Effects of sufentanil on cerebral hemodynamics and intracranial pressure in patients with brain injury. *Anesthesiology.* 1995;83:721–726.
145. de Nadal M, Munar F, Poca MA, et al. Cerebral hemodynamic effects of morphine and fentanyl in patients with severe head injury: Absence of correlation to cerebral autoregulation. *Anesthesiology.* 2000;92:11–19.
146. Baker KZ, Ostapkovich N, Sisti MB, et al. Intact cerebral blood flow reactivity during remifentanil/nitrous oxide anesthesia. *J Neurosurg Anesthesiol.* 1997;9:134–140.

147. Warner DS, Hindman BJ, Todd MM, et al. Intracranial pressure and hemodynamic effects of remifentanil versus alfentanil in patients undergoing supratentorial craniotomy. *Anesth Analg*. 1996;83:348–353.
148. Guy J, Hindman BJ, Baker KZ, et al. Comparison of remifentanil and fentanyl in patients undergoing craniotomy for supratentorial space-occupying lesions. *Anesthesiology*. 1997;86:514–524.
149. Kapila A, Glass PS, Jacobs JR, et al. Measured context-sensitive half-times of remifentanil and alfentanil. *Anesthesiology*. 1995;83:968–975.
150. Lanier WL, Milde JH, Michenfielder JD. Cerebral stimulation following succinylcholine in dogs. *Anesthesiology*. 1986;64:551–559.
151. Kovarik WD, Mayberg TS, Lam AM, et al. Succinylcholine does not change intracranial pressure, cerebral blood flow velocity, or the electroencephalogram in patients with neurologic injury. *Anesth Analg*. 1994;78:469–473.
152. Manninen PH, Mahendran B, Gelb AW, Merchant RN. Succinylcholine does not increase serum potassium levels in patients with acutely ruptured cerebral aneurysms. *Anesth Analg*. 1990;70:172–175.
153. Lotto ML, Banoub M, Schubert A. Effects of anesthetic agents and physiologic changes on intraoperative motor evoked potentials. *J Neurosurg Anesthesiol*. 2004;16:32–42.
154. Min JH, Chai HS, Kim YH, et al. Attenuation of hemodynamic responses to laryngoscopy and tracheal intubation during rapid sequence induction: Remifentanil vs. lidocaine with esmolol. *Minerva Anestesiol*. 2010;76(3):188–192.
155. Lanier WL, Stangland KJ, Scheithauer BW, et al. The effects of dextrose infusion and head position on neurologic outcome after complete cerebral ischemia in primates: Examination of a model. *Anesthesiology*. 1987;66:39–48.
156. Lam AM, Winn HR, Cullen BF, Sundling N. Hyperglycemia and neurological outcome in patients with head injury. *J Neurosurg*. 1991;75:545–551.
157. Prakash A, Matta BF. Hyperglycaemia and neurological injury. *Curr Opin Anaesthesiol*. 2008;21:565–569.
158. Levin R, Hesselvik JF, Kourtopoulos H, Vavruch L. Local anesthesia prevents hypertension following application of the Mayfield skull-pin head holder. *Acta Anaesthesiol Scand*. 1989;33:277–279.
159. Mills SJ, Tomlinson AA. The use of central venous cannulae in neuroanaesthesia. *Anaesthesia*. 2001;56(5):465–470.
160. O'Hare K, Jackson S. Central lines and cerebral aneurysm surgery. *Anaesthesia*. 2002;57:90.
161. Matta BF, Lam AM, Mayberg TS, et al. A critique of the intraoperative use of jugular venous bulb catheters during neurosurgical procedures. *Anesth Analg*. 1994;79:745–750.
162. Moss E, Dearden NM, Berridge JC. Effects of changes in mean arterial pressure on SjO_2 during cerebral aneurysm surgery. *Br J Anaesth*. 1995;75:527–530.
163. Clavier N, Schurando P, Raggueneau JL, Payen DM. Continuous jugular bulb venous oxygen saturation validation and variations during intracranial aneurysm surgery. *J Crit Care*. 1997;12:112–119.
164. Rozet I, Newell DW, Lam AM. Intraoperative jugular bulb desaturation during acute aneurysmal rupture. *Can J Anaesth*. 2006;53:97–100.
165. Eng CC, Lam AM, Byrd S, Newell DW. The diagnosis and management of a perianesthetic cerebral aneurysmal rupture aided with transcranial Doppler ultrasonography. *Anesthesiology*. 1993;78:191–194.
166. Moore JK, Chaudhri S, Moore AP, Easton J. Macroglossia and posterior fossa disease. *Anaesthesia*. 1988;43:382–385.
167. Lam AM, Vavilala MS. Macroglossia: Compartment syndrome of the tongue? *Anesthesiology*. 2000;92:1832–1835.
168. Lam AM, Mayberg TS, Eng CC, et al. Nitrous oxide-isoflurane anesthesia causes more cerebral vasodilation than an equipotent dose of isoflurane in humans. *Anesth Analg*. 1994;78:462–468.
169. Roald OK, Forsman M, Heier MS, Steen PA. Cerebral effects of nitrous oxide when added to low and high concentrations of isoflurane in the dog. *Anesth Analg*. 1991;72:75–79.
170. Pasternak JJ, Lanier WL. Is nitrous oxide use appropriate in neurosurgical and neurologically at-risk patients? *Curr Opin Anaesthesiol*. 2010;23(5):544–550.
171. Artru AA, Lam AM, Johnson JO, Sperry RJ. Intracranial pressure, middle cerebral artery flow velocity, and plasma inorganic fluoride concentrations in neurosurgical patients receiving sevoflurane or isoflurane. *Anesth Analg*. 1997;85:587–592.
172. Kuroda Y, Murakami M, Tsuruta J, et al. Blood flow velocity of middle cerebral artery during prolonged anesthesia with halothane, isoflurane, and sevoflurane in humans. *Anesthesiology*. 1997;87:527–532.
173. Cho S, Fujigaki T, Uchiyama Y, et al. Effects of sevoflurane with and without nitrous oxide on human cerebral circulation: Transcranial Doppler study. *Anesthesiology*. 1996;85:755–760.
174. Gupta S, Heath K, Matta BF. Effect of incremental doses of sevoflurane on cerebral pressure autoregulation in humans. *Br J Anaesth*. 1997;79:469–742.
175. From RP, Warner DS, Todd MM, Sokoll MD. Anesthesia for craniotomy: A double-blind comparison of alfentanil, fentanyl, and sufentanil. *Anesthesiology*. 1990;73:896–904.
176. Mutch WA, Ringaert KR, Ewert FJ, et al. Continuous opioid infusions for neurosurgical procedures: A double-blind comparison of alfentanil and fentanyl. *Can J Anaesth*. 1991;38:710–716.
177. Tankisi A, Rasmussen M, Juul N, Cold GE. The effects of 10 degrees reverse Trendelenburg position on subdural intracranial pressure and cerebral perfusion pressure in patients subjected to craniotomy for cerebral aneurysm. *J Neurosurg Anesthesiol*. 2006;18:11–17.
178. Sahar A, Tsipstein E. Effects of mannitol and furosemide on the rate of formation of cerebrospinal fluid. *Exp Neurol*. 1978;60:584–591.
179. Ravussin P, Archer DP, Tyler JL, et al. Effects of rapid mannitol infusion on cerebral blood volume: A positron emission tomographic study in dogs and man. *J Neurosurg*. 1986;64:104–113.
180. Manninen PH, Lam AM, Gelb AW, Brown SC. The effect of high-dose mannitol on serum and urine electrolytes and osmolality in neurosurgical patients. *Can J Anaesth*. 1987;34:442–446.
181. Rozet I, Tontisirin N, Muangman S, et al. Effect of equiosmolar solutions of mannitol versus hypertonic saline on intraoperative brain relaxation and electrolyte balance. *Anesthesiology*. 2007;107:697–704.
182. Barker J. An anaesthetic technique for intracranial aneurysms [letter]. *Anaesthesia*. 1975;30:557–558.
183. Olivar H, Bramhall JS, Rozet I, et al. Subarachnoid lumbar drains: A case series of fractured catheters and a near miss. *Can J Anaesth*. 2007;54:829–834.
184. Grüne F1, Kazmaier S, Sonntag H, et al. Moderate hyperventilation during intravenous anesthesia increases net cerebral lactate efflux. *Anesthesiology*. 2014;120(2):335–342. Feb.
185. Qiao H, Zhang J, Liang WM. Validity of pulse pressure and systolic blood pressure variation data obtained from a Datex Ohmeda S/5 monitor for predicting fluid responsiveness during surgery. *J Neurosurg Anesthesiol*. 2010;22(4):316–322.
186. Hitchcock ER, Tsementzis SA, Dow AA. Short- and long-term prognosis of patients with a subarachnoid haemorrhage in relation to intra-operative period of hypotension. *Acta Neurochir (Wien)*. 1984;70:235–242.
187. Jabre A, Symon L. Temporary vascular occlusion during aneurysm surgery. *Surg Neurol*. 1987;27:47–63.
188. Momma F, Wang AD, Symon L. Effects of temporary arterial occlusion on somatosensory evoked responses in aneurysm surgery. *Surg Neurol*. 1987;27:343–352.
189. Mooij JJ, Buchthal A, Belopavlovic M. Somatosensory evoked potential monitoring of temporary middle cerebral artery occlusion during aneurysm operation. *Neurosurgery*. 1987;21:492–496.
190. Ellegala DB, Day AL. Ruptured cerebral aneurysms. *N Engl J Med*. 2005;352:121–124.
191. Suzuki J. Temporary occlusion of trunk arteries of the brain during surgery. *Treatment of Cerebral Infection: Experimental and Clinical Study*. New York: Springer-Verlag; 1987.
192. Ogilvy CS, Carter BS, Kaplan S, et al. Temporary vessel occlusion for aneurysm surgery: Risk factors for stroke in patients protected by induced hypothermia and hypertension and intravenous mannitol administration. *J Neurosurg*. 1996;84:785–791.
193. Dhandapani S, Pal SS, Gupta SK, et al. Does the impact of elective temporary clipping on intraoperative rupture really influence neurological outcome after surgery for ruptured anterior circulation aneurysms?—A prospective multivariate study. *Acta Neuro-chir (Wien)*. 2013;155:237–246.
194. Lavine SD, Masri LS, Levy ML, Giannotta SL. Temporary occlusion of the middle cerebral artery in intracranial aneurysm surgery: Time limitation and advantage of brain protection. *J Neurosurg*. 1997;87:817–824.
195. Taylor CL, Selman WR, Kiefer SP, Ratcheson RA. Temporary vessel occlusion during intracranial aneurysm repair. *Neurosurgery*. 1996;39:893–905.
196. Edelman GJ, Hoffman WE, Charbel FT. Cerebral hypoxia after etomidate administration and temporary cerebral artery occlusion. *Anesth Analg*. 1997;85:821–825.
197. Samson D, Batjer HH, Bowman G, et al. A clinical study of the parameters and effects of temporary arterial occlusion in the management of intracranial aneurysms. *Neurosurgery*. 1994;34:22–28.
198. Warner DS, Takaoka S, Wu B, et al. Electroencephalographic burst suppression is not required to elicit maximal neuroprotection from pentobarbital in a rat model of focal cerebral ischemia. *Anesthesiology*. 1996;84:1475–1484.
199. Todd MM, Hindman BJ, Clarke WR, Torner JC. Mild intraoperative hypothermia during surgery for intracranial aneurysm. *N Engl J Med*. 2005;352:135–145.
200. Connolly ES, Rabinstein AA, Carhuapoma, et al. Guidelines for the management of aneurysmal subarachnoid hemorrhage. *Stroke*. 2012;43:1711–1737.
201. Bebawy JF, Zeeni C, Sharma S, et al. Adenosine-induced flow arrest to facilitate intracranial aneurysm clip ligation does not worsen neurologic outcome. *Anesth Analg*. 2013;117:1205–1210.
202. Groff MW, Adams DC, Kahn RA, et al. Adenosine-induced transient asystole for management of a basilar artery aneurysm: Case report. *J Neurosurg*. 1999;91:687–690.
203. Hashimoto T, Young WL, Aagaard BD, et al. Adenosine-induced ventricular asystole to induce transient profound systemic hypotension in patients undergoing endovascular therapy: Dose-response characteristics. *Anesthesiology*. 2000;93:998–1001.
204. Minamisawa H, Nordstrom CH, Smith ML, Siesjo BK. The influence of

mild body and brain hypothermia on ischemic brain damage. *J Cereb Blood Flow Metab*. 1990;10:365–374.

205. Busto R, Dietrich WD, Globus MY, Ginsberg MD. The importance of brain temperature in cerebral ischemic injury. *Stroke*. 1989;20:1113–1114.
206. Bernard SA, Gray TW, Buist MD, et al. Treatment of comatose survivors of out-of-hospital cardiac arrest with induced hypothermia. *N Engl J Med*. 2002;346:557–563.
207. Hypothermia after Cardiac Arrest Study Group. Mild therapeutic hypothermia to improve the neurologic outcome after cardiac arrest. *N Engl J Med*. 2002;346:549–556.
208. Mack WJ, Ducruet AF, Angevine PD, et al. Deep hypothermic circulatory arrest for complex cerebral aneurysms: Lessons learned. *Neurosurgery*. 2007;60:815–827.
209. Stone JG, Goodman RR, Baker KZ, et al. Direct intraoperative measurement of human brain temperature. *Neurosurgery*. 1997;41:20–24.
210. Crowder CM, Tempelhoff R, Theard MA, et al. Jugular bulb temperature: Comparison with brain surface and core temperatures in neurosurgical patients during mild hypothermia. *J Neurosurg*. 1996;85:98–103.
211. Manninen PH, Patterson S, Lam AM, et al. Evoked potential monitoring during posterior fossa aneurysm surgery: A comparison of two modalities. *Can J Anaesth*. 1994;41:92–97.
212. Mizoi K, Yoshimoto T. Permissible temporary occlusion time in aneurysm surgery as evaluated by evoked potential monitoring. *Neurosurgery*. 1993;33:434–440.
213. Schramm J, Koht A, Schmidt G, et al. Surgical and electrophysiological observations during clipping of 134 aneurysms with evoked potential monitoring. *Neurosurgery*. 1990;26:61–70.
214. Manninen PH, Lam AM, Nantau WE. Monitoring of somatosensory evoked potentials during temporary arterial occlusion in cerebral aneurysm surgery. *J Neurosurg Anesthesiol*. 1990;2:97–104.
215. Kidooka M, Nakasu Y, Watanabe K, et al. Monitoring of somatosensory-evoked potentials during aneurysm surgery. *Surg Neurol*. 1987;27:69–76.
216. Symon L, Wang AD, Costa e Silva IE, Gentili F. Perioperative use of somatosensory evoked responses in aneurysm surgery. *J Neurosurg*. 1984;60:269–275.
217. Neuloh G, Schramm J. Monitoring of motor evoked potentials compared with somatosensory evoked potentials and microvascular Doppler ultrasonography in cerebral aneurysm surgery. *J Neurosurg*. 2004;100:389–399.
218. Takebayashi S, Kamiyama H, Takizawa K, et al. The significance of intraoperative monitoring of muscle motor evoked potentials during unruptured large and giant cerebral aneurysm surgery. *Neurol Med Chir(Tokyo)*. 2014;54:180–188.
219. Yeon JY, Seo D-W, Hong S-C, et al. Transcranial motor evoked potential monitoring during the surgical clipping of unruptured intracranial aneurysms. *J Neurol Sci*. 2010;293:29–34.
220. Irie T, Yoshitani K, Ohnishi Y, et al. The efficacy of motor-evoked potentials on cerebral aneurysm surgery and new-onset postoperative motor deficits. *J Neurosurg Anesthesiol*. 2010;22:247–251.
221. Szelenyi A, Langer D, Kothbauer K, et al. Monitoring of muscle motor evoked potentials during cerebral aneurysm surgery: Intraoperative changes and postoperative outcome. *J Neurosurg*. 2006;105:675–681.
222. Horiuchi K, Suzuki K, Sasaki T, et al. Intraoperative monitoring of blood flow insuffciency during surgery of middle cerebral artery aneurysms. *J Neurosurg*. 2005;103:275–283.
223. Quinones-Hinojosa A, Alam M, et al. Transcranial motor evoked potentials during basilar artery aneurysm surgery: Technique application for 30 consecutive patients. *Neurosurgery*. 2004;54:916–924.
224. Sekimoto K, Nishikawa K, Ishizeki J, et al. The effects of volatile anesthetics on intraoperative monitoring of myogenic motor-evoked potentials to transcranial electrical stimulation and on partial neuromuscular blockade during propofol/fentanyl/nitrous oxide anesthesia in humans. *J Neurosurg Anesthesiol*. 2006;18:106–111.
225. Manninen PH, Cuillerier DJ, Nantau WE, Gelb AW. Monitoring of brainstem function during vertebral basilar aneurysm surgery: The use of spontaneous ventilation. *Anesthesiology*. 1992;77:681–685.
226. Leipzig TJ, Morgan J, Horner TG, et al. Analysis of intraoperative rupture in the surgical treatment of 1694 saccular aneurysms. *Neurosurgery*. 2005;56:455–468.
227. Batjer H, Samson D. Intraoperative aneurysmal rupture: Incidence, outcome, and suggestions for surgical management. *Neurosurgery*. 1986;18:701–707.
228. Elijovich L, Higashida RT, Lawton MT, et al. Predictors and outcomes of intraprocedural rupture in patients treated for ruptured intracranial aneurysms: The CARAT study. *Stroke*. 2008;39:1501–1506.
229. Raabe A, Nakaji P, Beck J, et al. Prospective evaluation of surgical microscope-integrated intraoperative near-infrared indocyanine green videoangiography during aneurysm surgery. *J Neurosurg*. 2005;103:982–989.
230. Kulwin C, Cohen-Gadol AA. False-negative indocyanine green videoangiography among complex unruptured middle cerebral artery aneurysms: The importance of further aneurysm inspection. *Br J Neurosurg*. 2014;28(5):658. -62, 2014.
231. Imizu S, Kato Y, Sangli A, et al. Assessment of incomplete clipping of aneurysms intraoperatively by a near-infrared indocyanine green-video angiography (Niicg-Va) integrated microscope. *Minim Invasive Neurosurg*. 2008;51:199–203.
232. Thal GD, Szabo MD, Lopez-Bresnahan M, Crosby G. Exacerbation or unmasking of focal neurologic deficits by sedatives. *Anesthesiology*. 1996;85:21–25.
233. Drake CG. Giant intracranial aneurysms: Experience with surgical treatment in 174 patients. *Clin Neurosurg*. 1979;26:12–95.
234. Nanda A, Sonig A, Banerjee AD, et al. Microsurgical management of giant intracranial aneurysms: A single surgeon experience from Louisiana State University, Shreveport. *World Neurosurg*. 2014;81(5-6):752–764.
235. Solomon RA, Smith CR, Raps EC, et al. Deep hypothermic circulatory arrest for the management of complex anterior and posterior circulation aneurysms. *Neurosurgery*. 1991;29:732–737.
236. Murthy SB, Shah S, Venkatasubba Rao CP, Bershad EM, Suarez JI. Treatment of unruptured intracranial aneurysms with the pipeline embolization device. *J Clin Neurosci*. 2014;21(1):6–11.
237. Drake CG, Barr HW, Coles JC, Gergely NF. The use of extracorporeal circulation and profound hypothermia in the treatment of ruptured intracranial aneurysm. *J Neurosurg*. 1964;21:575–581.
238. Baumgartner WA, Silverberg GD, Ream AK, et al. Reappraisal of cardiopulmonary bypass with deep hypothermia and circulatory arrest for complex neurosurgical operations. *Surgery*. 1983;94:242–249.
239. Spetzler RF, Hadley MN, Rigamonti D, et al. Aneurysms of the basilar artery treated with circulatory arrest, hypothermia, and barbiturate cerebral protection. *J Neurosurg*. 1988;68:868–879.
240. Thomas AN, Anderton JM, Harper NJ. Anaesthesia for the treatment of a giant cerebral aneurysm under hypothermic circulatory arrest. *Anaesthesia*. 1990;45:383–385.
241. Levati A, Tommasino C, Moretti MP, et al. Giant intracranial aneurysms treated with deep hypothermia and circulatory arrest. *J Neurosurg Anesthesiol*. 2007;19:25–30.
242. Williams MD, Rainer WG, Fieger Jr. HG, et al. Cardiopulmonary bypass, profound hypothermia, and circulatory arrest for neurosurgery. *Ann Thorac Surg*. 1991;52:1069–1074.
243. Silverberg GD, Reitz BA, Ream AK. Hypothermia and cardiac arrest in the treatment of giant aneurysms of the cerebral circulation and hemangioblastoma of the medulla. *J Neurosurg*. 1981;55:337–346.
244. Stone JG, Young WL, Marans ZS, et al. Consequences of electroencephalographic-suppressive doses of propofol in conjunction with deep hypothermic circulatory arrest. *Anesthesiology*. 1996;85:497–501.
245. Camboni D, Philipp A, Schebesch KM, Schmid C. Accuracy of core temperature measurement in deep hypothermic circulatory arrest. *Interact Cardiovasc Thorac Surg*. 2008;7:922–924.
246. Patterson Jr. RH, Ray BS. Profound hypothermia for intracranial surgery: Laboratory and clinical experiences with extracorporeal circulation by peripheral cannulation. *Ann Surg*. 1962;156:377–393.
247. Schebesch KM, Proescholdt M, Ullrich OW, et al. Circulatory arrest and deep hypothermia for the treatment of complex intracranial aneurysms—Results from a single European center. *Acta Neurochir (Wien)*. 2010;152(5):783–792.
248. Ponce FA, Spetzler RF, Han PP, et al. Cardiac standstill for cerebral aneurysms in 103 patients: an update on the experience at the Barrow Neurological Institute. *J Neurosurg*. 2011;113(3):877–884.
249. Lawton MT, Raudzens PA, Zabramski JM, Spetzler RF. Hypothermic circulatory arrest in neurovascular surgery: Evolving indications and predictors of patient outcome. *Neurosurgery*. 1998;43:10–20.
250. Greene KA, Marciano FF, Hamilton MG, et al. Cardiopulmonary bypass, hypothermic circulatory arrest and barbiturate cerebral protection for the treatment of giant vertebrobasilar aneurysms in children. *Pediatr Neurosurg*. 1994;21:124–133.
251. Ausman JI, Malik GM, Tomecek FJ, et al. Hypothermic circulatory arrest and the management of giant and large cerebral aneurysms. *Surg Neurol*. 1993;40:289–298.
252. Gonski A, Acedillo AT, Stacey RB. Profound hypothermia in the treatment of intracranial aneurysms. *Aust N Z J Surg*. 1986;56:639–643.
253. McMurtry JG, Housepian EM, Bowman Jr. FO, Matteo RS. Surgical treatment of basilar artery aneurysms: Elective circulatory arrest with thoracotomy in 12 cases. *J Neurosurg*. 1974;40:486–494.
254. Sundt Jr. TM, Pluth JR, Gronert GA. Excision of giant basilar aneurysm under profound hypothermia: Report of case. *Mayo Clin Proc*. 1972;47:631–634.
255. Michenfielder JD, Kirklin JW, Uihlein A, et al. Clinical experience with a closed-chest method of producing profound hypothermia and total circulatory arrest in Neurosurgery. *Ann Surg*. 1964;159:125–131.
256. Woodhall B, Sealy WC, Hall KD, Floyd WL. Craniotomy under conditions of quinidine-protected cardioplegia and profound hypothermia. *Ann Surg*. 1960;152:37–44.

介入神经放射学的麻醉管理 14

P.O. Talke • C.F. Dowd • C.Z. Lee

介入神经放射学(interventional neuroradiology, INR)是指用血管内手术方式治疗中枢神经系统血管疾病的一门学科。对这一学科的其他命名还包括神经介入手术、外科神经血管造影和血管内神经外科学。国际蛛网膜下腔动脉瘤实验(the International Subarachnoid Aneurysm Trial)提供了Ⅰ级证据,证明了用弹簧圈治疗颅内动脉瘤的效果优于动脉瘤夹闭术[1],这一事件奠定了INR在治疗脑血管疾病中的地位。

本章着重讨论介入神经放射治疗中围术期麻醉管理的基本原则,防止并发症或减轻并发症的危害。经导管血管造影术目前仍是获得脑血管影像学的主要方法,今后也许被磁共振影像学技术超越或取代[2]。麻醉医师应明确介入治疗的目标并能预测可能出现的问题,从而制定麻醉方案及围术期管理计划。

对于INR手术,麻醉应特别注意以下几点:①术中患者制动以保证成像质量;②确保手术过程中监测及评估神经系统功能;术后快速苏醒并进行神经功能检查;③抗凝治疗; ④术中突发并发症的诊断与治疗,如出血或血管阻塞,需要控制全身或局部的血压;⑤接送重症患者途中的监测与治疗;⑥掌握与辐射安全相关的自我防护知识[3,4]。

术前计划及患者准备

接受血管内介入手术的患者有仅需进行诊断性造影的门诊患者,也有病情危急、来自ICU的严重昏迷颅内出血患者。手术可能是择期,也可能是急诊(例如急性脑卒中的患者)。所以术前的麻醉计划应因人而异。

术前应认真评估基础血压及心血管贮备。这一点之所以非常重要是基于以下原因。术中常需要控制血压,同时医师应预料到与治疗相关的血压波动。因此,必须确切掌握患者基础血压的情况。应知道书本上提到的自身调节是对人群的整体性描述,实际工作中应考虑到个体差异[5,6]。对于个体,掌握既往血压较自身调节要重要。换句话说就是当我们看自身调节曲线时应想到,无论是对于X轴还是Y轴,曲线所描述的都是95%置信区间。由于手术过程涉及中枢神经系统的血供,加之全身及脑血管快速的血流动力学变化,有创动脉压监测是有意义的。

术前应用钙通道阻滞剂预防脑血管痉挛会影响血流动力学的管理。但这类药物或经皮给予的硝酸甘油也可用于降低导管所致血管痉挛的发生率。

众所周知造影剂可引起过敏反应。新旧两种造影剂在导致过敏性反应上似乎没有差别[7]。但新型造影剂渗透压较低,因而在出现变态反应性危象时可以维持血管内容量。另外,新型造影剂的神经毒性作用也较旧的、高渗的造影剂小。

应询问患者既往是否曾行影像学检查及服用造影剂。INR术中常规全身肝素化,并经常应用鱼精蛋白对抗肝素的抗凝作用。鱼精蛋白也可引起过敏反应。在询问既往史时,应特别关注抗凝史、凝血功能障碍史、鱼精蛋白过敏史(相关内容包括精蛋白胰岛素的应用、鱼类过敏及既往的输精管结扎术)、类固醇类药物的近期服用史及造影剂过敏史(包括特异性和碘类及贝壳类过敏)。

对于有严重造影剂过敏史的患者应在手术前一天应用激素,抗组胺药可在即将手术时应用。教科书中有关于严重过敏反应的治疗方法及相关药的应用,如肾上腺素。

基于造影剂的肾毒性作用,手术前还必须评估患者的肾功能。

由ICU转入的患者可能是带管入室、机械通气状态、有动脉导管和(或)携带心室辅助装置(EVD)。手术开始前需要和ICU医师协商关于血流动力学、通气和EVD管理等问题。

在INR手术中,与麻醉相关的很多问题应牢记于心。应同时具备墙壁氧源和氧气罐,及麻醉涉及的相关物品,包括:充足的光线、电源、便利

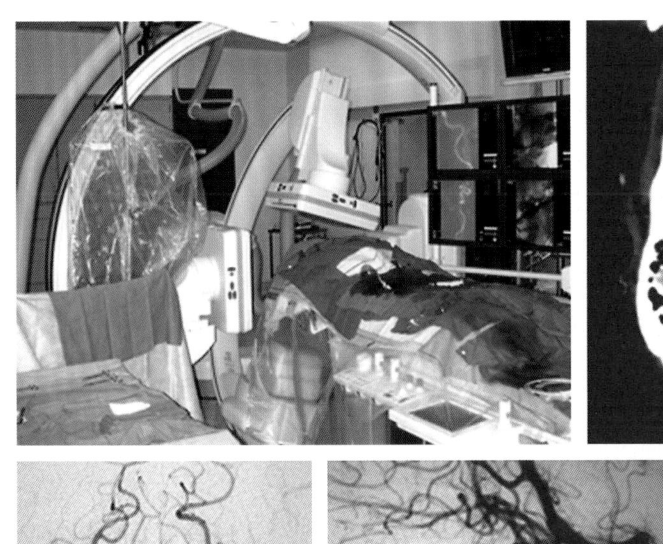

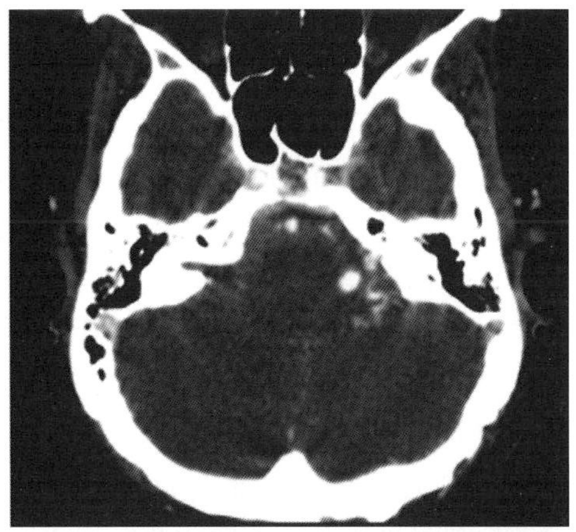

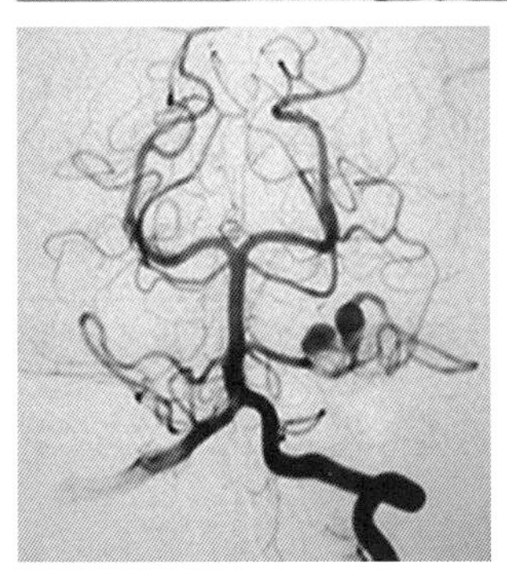

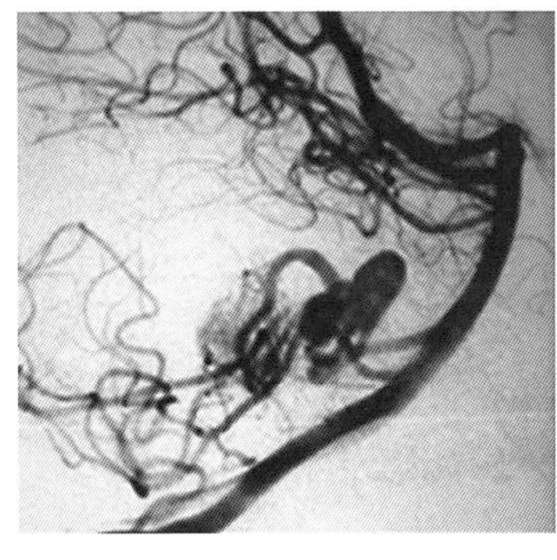

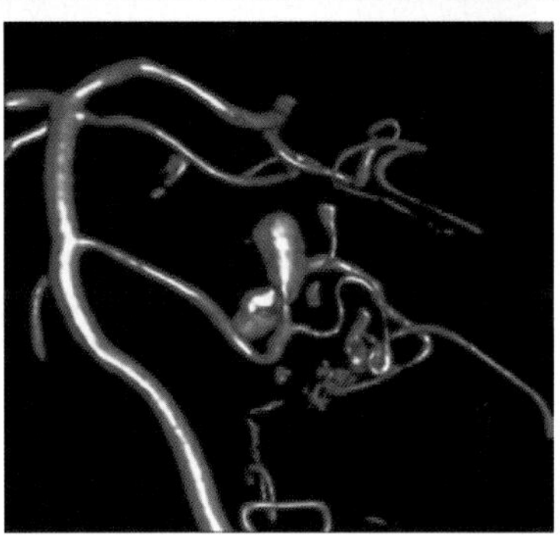

图 14-1 条件最好的神经血管造影手术室(左上图);具备做 CT 检查的能力(右上图);biplane 血管造影(下排左图和中间图);三维重建螺旋血管造影(右下图),这几张图显示的是小的颅内 AVM 和近期破过的供血动脉动脉瘤(见图 14-6)

可用的电话(如果条件允许,应该是专用的电话)。急救相关物品应随时备用。图 14-1 为先进的神经介入手术间及相关影像。如图 14-2 所示,磁共振成像和传统的神经血管造影有时结合在一起。

在术前准备中,了解辐射安全的基本知识对全体医务人员也都是至关重要的一部分。我们在

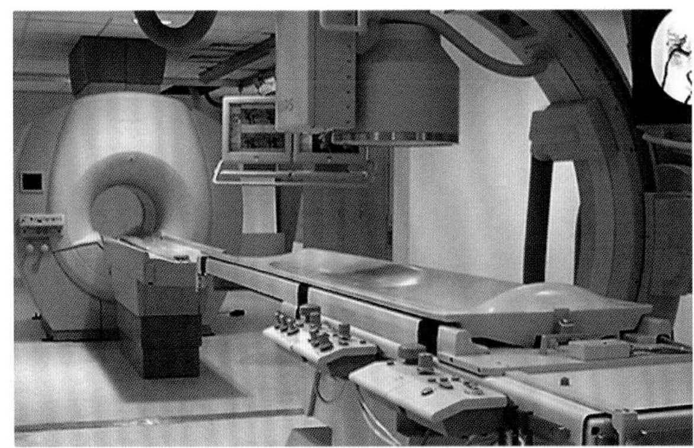

图 14-2 介入放射室的影像把螺旋血管造影与磁共振相结合,能让患者迅速转换检查方式。血管造影室的图像增强器在前台,而复杂的磁铁和磁力桶架则在后台。(图片由 *Alastair Martin* 提供)

工作中有理由假设放射线是始终存在的。在神经介入手术间,有三种放射线的来源:直接来源于放射线导管、泄漏(通过瞄准仪保护屏)、散射辐射(从患者及躯体中成像的相关区域反射而来)。射线暴露量与距放射源距离的平方成反比的减少(反向二乘法)。对射线量而言,数字减影血管造影法比荧光透视法要多很多。

放射保护包括使用铅防护板、甲状腺护罩及射线暴露标记。应定期检查铅保护板的铅衬有无裂缝,后者可能会造成意外的射线暴露。可移动的铅玻璃荧光屏可为麻醉医师提供额外的防护。神经介入医师与麻醉医师的良好沟通对于减少放射线暴露也很重要。在工作中,适度的小心可以保证麻醉医师接触的射线量远低于目前推荐的医务工作者年安全界限。

麻醉方法

麻醉方法选择

麻醉方法选择因医院不同而有所差别,没有

明确的结论表明哪种方法更优，一般来说应遵循神经外科手术麻醉的一般原则。在美国加州大学旧金山分校(UCSF)，进行诊断性血管造影的患者，只要合作并且造影过程可以保持不动，一般选择监测麻醉(MAC)。对于治疗性的介入手术或脊柱介入手术一般选择全身麻醉。

确保静脉通路可靠和足够长的延长管能在手术过程中保证药物和液体远距离输入。患者摆好手术体位、双臂被束缚且铺好无菌手术单后进行静脉和动脉穿刺会很困难，因而应确保动静脉管路的安全。应尽量缩短麻醉诱导药及血管活性药在管路内长度。

监测

除了美国麻醉医师协会规定的标准监测外，静脉镇静应采取经鼻导管 $ETCO_2$ 监测。脉搏血氧探头应放在行股动脉穿刺并置入动脉鞘一侧的拇指上，从而能尽早发现股动脉阻塞和末梢动脉栓塞的征象。

动脉穿刺置管有助于术中和术后监测直接动脉压和取血化验。可以借用股动脉鞘的侧腔，但股动脉鞘大多术后很快被拔除。对于需要持续监测动脉压或术后需要频繁取血化验的患者，最好选择单独进行桡动脉穿刺置管。术中电生理监测在涉及脊髓及脊髓血供的手术中较常用，在其他手术中应用不多。

双腔或三腔导管可以监测颈动脉、椎动脉压及远端脑循环情况。这些远端导管测得的收缩压往往较真实值偏低，而舒张压则偏高，但平均动脉压可靠。由于术中会大量应用肝素冲洗液及造影剂，置入导尿管既便于液体管理，又能让患者更舒适患者术前肾功能异常可以使用碳酸氢钠溶液保护肾功能，降低肾脏损害。

同初级救治团队进行沟通时，监测心室外辅助装置。

全身麻醉

在神经介入手术中应用全麻的主要原因是尽可能减少体动并提高影像质量。如果不是特别地关注颅内压，应该用安全的正压通气将 $PaCO_2$ 维持在正常或适度偏低。在具体选择麻醉药物方面应首先考虑患者的心血管和脑血管状况。就神经损伤的药理学保护方面而言，没有哪一种麻醉药物明显优于其他药物。全凭静脉麻醉和静吸复合麻醉均可使患者术后迅速清醒。笑气的应用备受质疑，因其可能导致脑循环中气体栓塞，且有报道称笑气可加重实验性脑创伤的不良预后。

掌握麻醉中应用过度通气的指征很重要。第一，用于治疗颅内压增高。过度通气是治疗颅内压恶性增高及脑血流急剧减少的主要手段(框14-1)。此外，过度通气更常用于掀开骨瓣后使脑松弛，旨在提供更好的手术通路，并可能为特定的手术路径提供轻微的脑松弛。第一项指征在处理危急情况时至关重要，而后者则与血管内治疗无关。因此，二氧化碳的治疗目标应该是通过安全的正压通气使其维持在正常或轻度呼碱。若患者的颅内压增高，那么麻醉诱导和维持过程中应预防性采取轻微呼碱。

框 14-1　颅内灾难性事件的处理[*]

初级复苏

与介入科医师沟通。

评估是否需要援助；请求援助。

确保气道安全，以 100% 氧气维持机械通气。

确定是出血性问题还是阻塞性问题：

出血：立即逆转肝素化(每 100 单位肝素给予 1mg 鱼精蛋白)并降低平均动脉压。

阻塞：控制性升压，定量评估神经系统检查的结果，血管造影，生理影像分析及临床状况。

高级复苏

监测并依据临床需求控制二氧化碳分压水平，或维持二氧化碳分压于正常。

快速静脉输注 0.5g/kg 的甘露醇。

静脉滴定药物至脑电图呈爆发性抑制。

被动降温至 33~34℃。

考虑行脑室造瘘术，以治疗并监测颅内压。

考虑给予抗惊厥药物，如苯妥英或苯巴比妥。

*这些只是一般性建议及药物剂量，具体治疗时必须考虑特定的临床状况及患者的先决条件。在一些无症状出血、轻微出血或血管阻塞患者，相对保守的治疗可能更为适宜。

有时也需要人为维持高碳酸血症，如颅外血管畸形栓塞时，血液会流入颅内静脉。在这种情况下，高碳酸血症可使颅内静脉系统的血液外流增加，从而有助于降低疏忽所致栓塞材料进入颅内血管的风险(后面详细讨论)。

静脉镇静

对于不能保证气道安全的患者，必须常规评估术中发生紧急情况时，在操作台或手术相关物品等影响下能否控制气道。应了解新近的翼点开颅术有时会削弱颞下颌关节的灵活性。

对于静脉镇静的患者建议小心地用衬垫保护受压处，与患者沟通并最终找到使其相对舒适的体位，这有助于患者忍受术中长时间的平卧位且保持不动，并同时减少对镇静、抗焦虑、镇痛的需求。此外，应注意患者是否有造影剂过敏史，还应注意妇女是否怀孕。

对于治疗动脉瘤的患者，静脉镇静最常用于初期弹簧圈填塞后的血管造影术，后者用于评估有无再次手术的必要，且持续时间短暂。如需要进一步治疗，可以改为全麻。静脉镇静的目标是缓解疼痛、焦虑及不适，使患者制动，并能迅速清醒。造影剂注入颅内动脉时会有不适感（灼热），而对其牵拉或使其膨胀均引起患者头痛。同时，长时间的仰卧位且保持不动会令患者极为不适。

有多种镇静的方法，而具体的选择基于医师的经验和麻醉管理的目标。所有的静脉镇静都有引起上呼吸道梗阻的风险。然而，给予少量镇静会使患者在医师操作时适时的屏气和保持不动，使图像获取更加快速。在 UCSF 我们常常给予 NIR 患者小剂量咪唑安定和芬太尼。在抗凝治疗的患者通常不使用鼻咽通气道，以避免出血的风险。

右美托咪定是一种适合于神经介入手术的新型药物，它药效较强，是选择性 α_2 受体激动剂，有镇静、抗焦虑和镇痛的特性，目前已被批准用于镇静。镇静且不抑制呼吸是此药物值得一提的特性。但应注意以下问题。和其他镇静药物一样，它可能会造成上呼吸道的梗阻，更重要的是接受右美托咪定的患者在术后清醒阶段有相对低血压的倾向[8]。它对脑灌注的影响仍不清楚，相关脑区的良好灌注压对于动脉瘤蛛网膜下腔出血患者至关重要，因而对可能引起血压下降的处理应特别谨慎。

抗凝

肝素

需要小心抗凝以防止术中及术后的血栓性并发症。一般来说，测得基础的激活全血凝固时间（ACT）以后，静脉内给予肝素（70U/kg）将 ACT 时间延长至基础值的 2~3 倍。可以持续给予肝素，或在每小时监测一次 ACT 的同时，单次给予肝素。个别对牛肝素无反应的患者，应用猪肝素替代牛肝素以充分抗凝。如果怀疑抗凝血酶Ⅲ缺乏，可能需要输注新鲜冰冻血浆。

直接凝血酶抑制剂

抗凝过程中，肝素引起的血小板减少是一种罕见但很重要的副作用。初次接触后产生的肝素依赖性抗体会导致血栓性并发症。高危患者可以应用直接的凝血酶抑制剂，但应用的同时应充分了解其副作用，如过敏。直接的凝血酶抑制剂可抑制游离型或结合型凝血酶，同时通过部分凝血酶原激活时间或 ACT 来监测其效果。Lepirudin 及 ivalirudin 是合成剂，它们的半衰期分别是 40~120f 分钟和约 25 分钟。由于这些药物需要经过肾脏代谢，因而应调整肾功能障碍患者的应用剂量。Argatroban（阿加曲班）是一种首先经过肝脏代谢的替代药物。有报道指出 Argatroban 在 INR 手术及动脉内溶栓的治疗中是一种有潜力的肝素替代药物[9]。

抗血小板因子

尽管在严重情况下抗血小板因子（阿司匹林、Ⅱb/Ⅲa 糖蛋白受体拮抗剂和吡啶衍生物）的应用仍有争议[10]，但其在脑血管疾病[11]和急性血栓性并发症中的应用日益增多[12]。Abciximab（ReoPro）（乙胺嘧啶）已经用于治疗血栓性并发症。血小板膜上Ⅱb/Ⅲa 糖蛋白的激活可促进纤维蛋白原聚集并且是血小板聚集最终的共同途径。Abciximab（乙胺嘧啶）、eptifibatide（依替巴肽）和 tirofiban（替罗非班）是Ⅱb/Ⅲa 糖蛋白受体拮抗剂。Abciximab（乙胺嘧啶）的长时效和潜在作用也会增加大出血的可能性。Eptifibatide（依替巴肽）和 tirofiban（替罗非班）为小分子药物，是竞争性阻滞剂，其半衰期较短，约两小时。吡啶衍生物（ticlopidine 噻氯匹定和氯吡格雷）结合在血小板二磷酸腺苷受体上，长期影响受体，因此会在血小板的生存期内持续发挥作用。涉及血管内放置材料（如支架、弹簧圈或支架辅助弹簧圈）的手术常应用氯吡格雷抗血小板治疗，主要用于没有急性并发症的患者，如未破裂的动脉瘤。支架上容易形成血栓，故准备接受支架介入手术的患者都需要提前进行抗血小板治疗。

抗凝作用逆转

在手术结束或出现出血性并发症时，用鱼精

蛋白逆转肝素的抗凝作用。由于尚没有针对直接凝血酶抑制剂或抗血小板因子的特异性拮抗药物，因而选择药物时应着重考虑药物的生物半衰期，血小板输注是需要逆转治疗时采取的一种非特异性手段。对于服用新型抗血小板药物的患者，目前没有能准确检测血小板功能的方法。有报道称对于服用抗血小板因子如阿司匹林或噻氯匹定的患者，DDAVP（去氨加压素）可缩短其延长的出血时间。目前越来越多的文章报道了关于应用特异性凝血因子（如：因子Ⅶ a 和因子Ⅸ复合物）救治危及生命的出血，包括应用标准的输血治疗不能控制的颅内出血。这些凝血因子的安全性和有效性仍有待进一步观察。

控制性高血压

发生急性动脉栓塞或痉挛时，唯一有效的方法是升高收缩压以提高相关区域灌注压并相应增加其血流量。Willis 环是脑循环中主要的侧支通路，但正常人中有 21% Willis 环不完整。还有一些辅助侧支血管连接毗邻的大血管及其供应的脑区，并主要供应球周动脉及大脑半球表面。这被称作软脑膜之间或硬脑膜侧支通路。

将血压提升至何种程度取决于患者状况和疾病本身的特点。一般地，在控制性升压过程中，如果缺乏直接证据可供衡量时（如缺血性症状缓解或影像学上灌注增加的证据），应将收缩压提升至高于基础值 30%~40%。去氧肾上腺素是用于控制性升压的一线药物，常用滴定的方法将血压控制于所需水平。当去氧肾上腺素的升压效果不佳时，会偶尔使用去甲肾上腺素和血管加压素。控制性升压的过程中应仔细观察心电图及 ST 段以及早发现心肌缺血的征象。应用控制性升压时，应监测有创动脉压。

应权衡升压后缺血区出血的风险及灌注改善的收益，对于大多数急性脑缺血患者，控制性升压具有保护性作用。但升高血压也有致动脉瘤或 AVM 破裂的风险，目前尚无直接数据表明破裂的几率。以往临床研究显示麻醉诱导过程中动脉瘤破裂的几率为 1%，推测其原因为突然的血压升高。对于 AVM，观察者认为因血压升高导致其破裂的可能性很小。Szabo 和同事们[13]观察了 56 例患者上头架过程中无创血压的变化，患者均清醒、未服术前药并在上头钉前局麻，平均动脉压的最大值为 118 ± 7mmHg，较基础值增加 37%。这 56 例患者及日常工作中接受相似处理的 1000 余例患者无一例出血，因而观察者认为适度的血压升高不会导致自发的 AVM 出血[13]。

控制性低血压

采取控制性降压的两项指征为：①在颈动脉栓塞患者中测试脑血管储备；②在打胶前，控制性降压可减缓 AVM 供血动脉的血流（有时定义为“血流阻断”）。选择控制性降压药物时首先应考虑其是否能在安全、迅速降压至所需范围的同时保证患者生理状态平稳，并且不妨碍对清醒患者的神经学评估。

药物的选择取决于医师的经验、患者既往用药情况以及特定临床治疗中降压的目标。一般常用尼卡地平或硝普纳。静脉内应用腺苷可引起一过性心跳停止，因而是一种使血流部分阻断的可行措施[14]。当进行控制性降压的时候，需要进行直接的动脉压监测。

神经系统和术中的紧急状况处置

INR 时精心制定治疗计划以及麻醉医师和神经介入医师两个团队之间迅速、有效的交流是使患者取得良好预后的关键。麻醉医师的首要任务是保证气体交换、保证气道安全。在处理气道的同时，应首先与神经介入医师交流。在制订治疗方案前，判断问题是出血性还是阻塞性。

发生血管内栓塞时，治疗目标是提高平均动脉压，增加末梢灌注，同时采取（或不采取）直接溶栓。如果是出血性问题，应立即停止肝素，并用鱼精蛋白逆转其作用。鱼精蛋白用于紧急逆转肝素抗凝作用的剂量为每 1mg 鱼精蛋白拮抗 100U 初始剂量的肝素。ACT 监测用于调整鱼精蛋白的最终用量。应用鱼精蛋白的并发症包括：低血压、真性过敏反应及肺动脉高压。随着新型、长效直接凝血酶抑制剂的应用（如比伐卢定），需要逐步制定紧急逆转抗凝作用的新指南。

头痛、恶心、呕吐及穿孔处的血管性疼痛往往预示着严重的出血。突发的意识丧失并不一定是颅内出血。造影剂反应或一过性脑缺血所致的癫痫和癫痫发作后状态均可导致患者反应迟钝。对处于麻醉状态下或昏迷的患者，突然发生的心动过缓、血压增高(库欣反应)或介入科医师诊断的造影剂外溢可能是颅内出血的唯一线索。大多数的血管破裂出血可以在神经介入手术室治疗。神经介入医师可试图从血管内堵塞破口并阻止情况恶化,也可紧急放置脑室内引流管。有些专家认为在一些选择性高风险的患者,应在手术前放置脑室内引流管[15]。对怀疑有出血的患者,应在手术结束后行CT检查,但一般不需要做急诊开颅手术。有一些新型的造影C型臂可以用来进行CT检查,但其图像的质量会较标准CT扫描低。

特殊手术类型

表14-1总结NR中代表性手术的麻醉管理要点。

颅内动脉瘤治疗

动脉瘤介入手术情况复杂。患者的动脉瘤可能是破裂的或是未破裂的;可能有多发的动脉瘤;可能从家来或者由ICU转入;其神经功能可能正常或异常;很多患者有多系统的合并症。

神经介入手术治疗颅内动脉瘤有两条基本方法,即阻断近端的供血动脉或消除动脉瘤囊。一项关于动脉瘤蛛网膜下腔出血的国际合作项目(ISAT)[16]表明,颅内动脉瘤的弹簧圈栓塞在多数情况下已经成为治疗的首选(图14-3)。未破裂动脉瘤的患者或已经放置过支架的患者,应在术前开始抗血小板治疗。在某些病例临时的气囊导管可用来辅助置入弹簧圈(图14-4)。

支架辅助下置入弹簧圈已成为关注焦点(图14-5)。对于宽颈的动脉瘤,将弹簧圈放到目标动脉瘤中并不容易。设计支架支撑型弹簧圈的目的是在动脉瘤囊内为弹簧圈提供固定支架,并使供血动脉持续开放。目前积极的抗血栓治疗方法为同时使用抗血小板药物和氯吡格雷,但必须同时使用支架辅助型弹簧圈以避免栓塞的风险。支架植入过程涉及更多的仪器和操作,因而增加了术中发生供血血管阻塞、栓塞或破裂的风险。

麻醉管理中应注意颅内动脉瘤管理相关的要点[17]。动脉瘤蛛网膜下腔出血的患者往往并存颅内压增高或颅内顺应性下降,它们继发于蛛网膜下腔出血的广泛损伤、脑缺血、脑积水导致的脑组织损伤。

麻醉医师应时刻准备好应对动脉瘤破裂和紧急蛛网膜下腔出血,包括自发的囊壁破裂出血和

表14-1 神经介入手术和麻醉管理中的关注点

手术	麻醉关注点
血管畸形的治疗性栓塞	
颅内AVM	控制性低血压、术后灌注压突破
硬脑膜动静脉瘘	存在静脉高压、控制性高碳酸血症
颅外AVM	控制性高碳酸血症
大而深在的颈动脉瘘	控制性高碳酸血症、术后灌注压突破
颅内动脉瘤	动脉瘤破裂、控制血压[*]
动静脉畸形或静脉畸形的乙醇硬化疗法	脑膨胀、气道肿胀、低氧血症、低血糖,乙醇中毒、呼吸、心跳骤停
球囊血管成形术和脑血管阻塞性疾病的支架植入术	脑缺血、控制性升压、并存的冠状动脉疾病、心动过缓、低血压
继发于动脉瘤蛛网膜下腔出血后脑血管痉挛的球囊血管成形术	脑缺血、控制血压[*]
对于巨大动脉瘤和颅骨肿瘤、行治疗性颈动脉阻塞	脑缺血、控制血压[*]
急性血栓卒中的溶栓	术后颅内出血(术后灌注压突破)、并存的冠状动脉疾病、控制血压[*]
头颈部肿瘤的动脉内化疗	气道肿胀、颅内高压
鼻出血的栓塞	控制气道

AVM,动静脉畸形;NPPB,正常灌注压突破

*控制血压指控制性低血压或控制性高血压

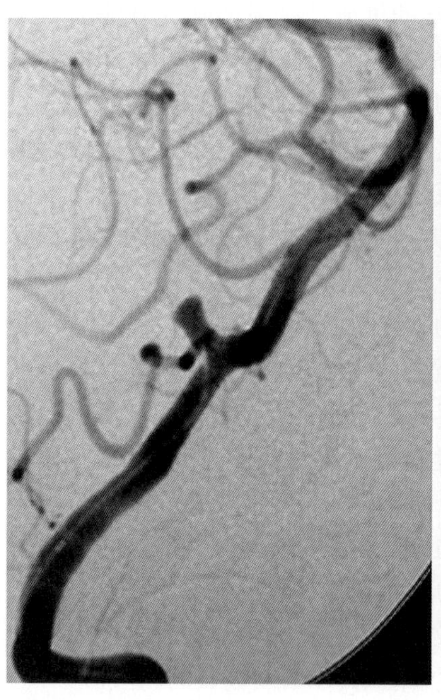
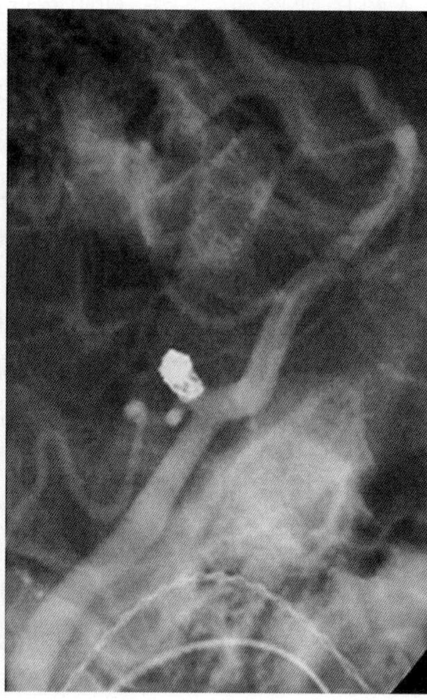
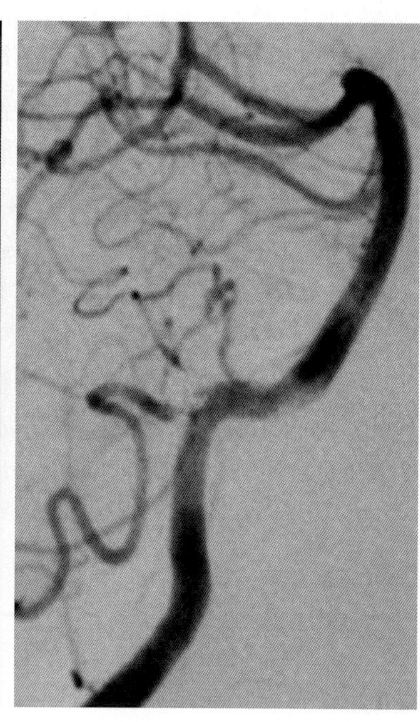

图 14-3 破裂的小脑后下动脉(PICA)小动脉瘤,在保留小脑后下动脉(PICA)的同时,成功应用可解离型铂金弹簧圈治疗前(左图)和后(中图和右图)。左图和右图:为 DSA 的图像,中间图:非 DSA 图像可显示弹簧圈

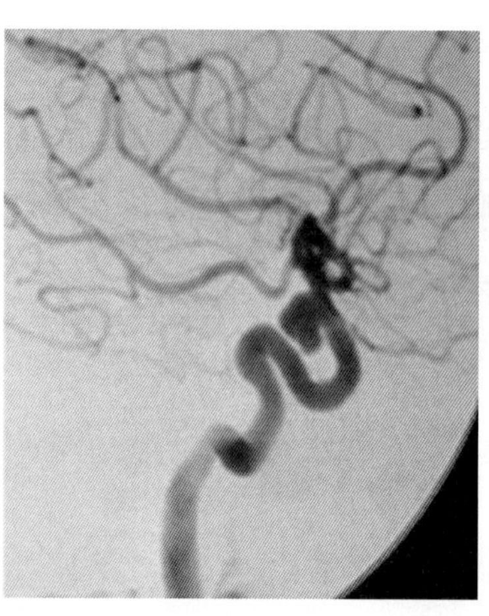
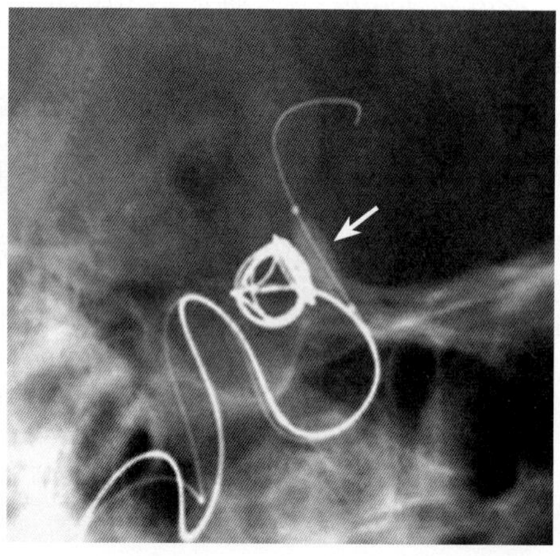
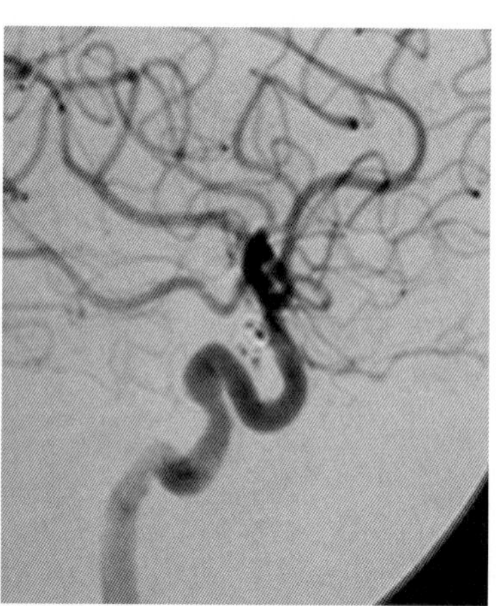

图 14-4 宽颈的鞍上颈内动脉动脉瘤(左图),在临时置入球囊(箭头,中图)技术辅助下,成功地在动脉瘤囊内恰当放置了弹簧圈(右图)。血管腔内为双导管,一条输送弹簧圈,另一条输送临时充气球囊

血管内操作直接损伤动脉瘤壁引起的出血,还可能出现动脉瘤内血栓形成或动脉分支阻塞。术中动脉瘤破裂的患者预后差、死亡率高。有报道指出,用弹簧圈栓塞治疗且发生术中破裂的一组动脉瘤患者中,出现围术期死亡或遗留残疾的高达 63%,而未发生破裂组仅有 15%[18]。

如果动脉瘤破裂,应立即逆转抗凝作用。此时可能出现库欣反应(高血压和心动过缓)。应将脑灌注压维持足够高的水平,并考虑是否需要紧急行脑室造瘘术,同时做急诊 CT 检查以明确是穿孔还是出血。

血管成形术用于治疗蛛网膜下腔出血后脑血管痉挛

约四分之一蛛网膜下腔出血会出现症状性血管痉挛,可用血管成形术治疗,包括机械性的(球囊)和药物性的(动脉内血管扩张药)[19]。对破裂动脉瘤已栓塞治疗或外科手术夹闭患者,或缺血症状出现早期为防止缺血区域出血的患者,血管成形术都是理想的选择。球囊扩张血管成形术是一种预防性治疗,但尚无证据证实其效果。

针对血管痉挛有两种治疗手段。可在造影引

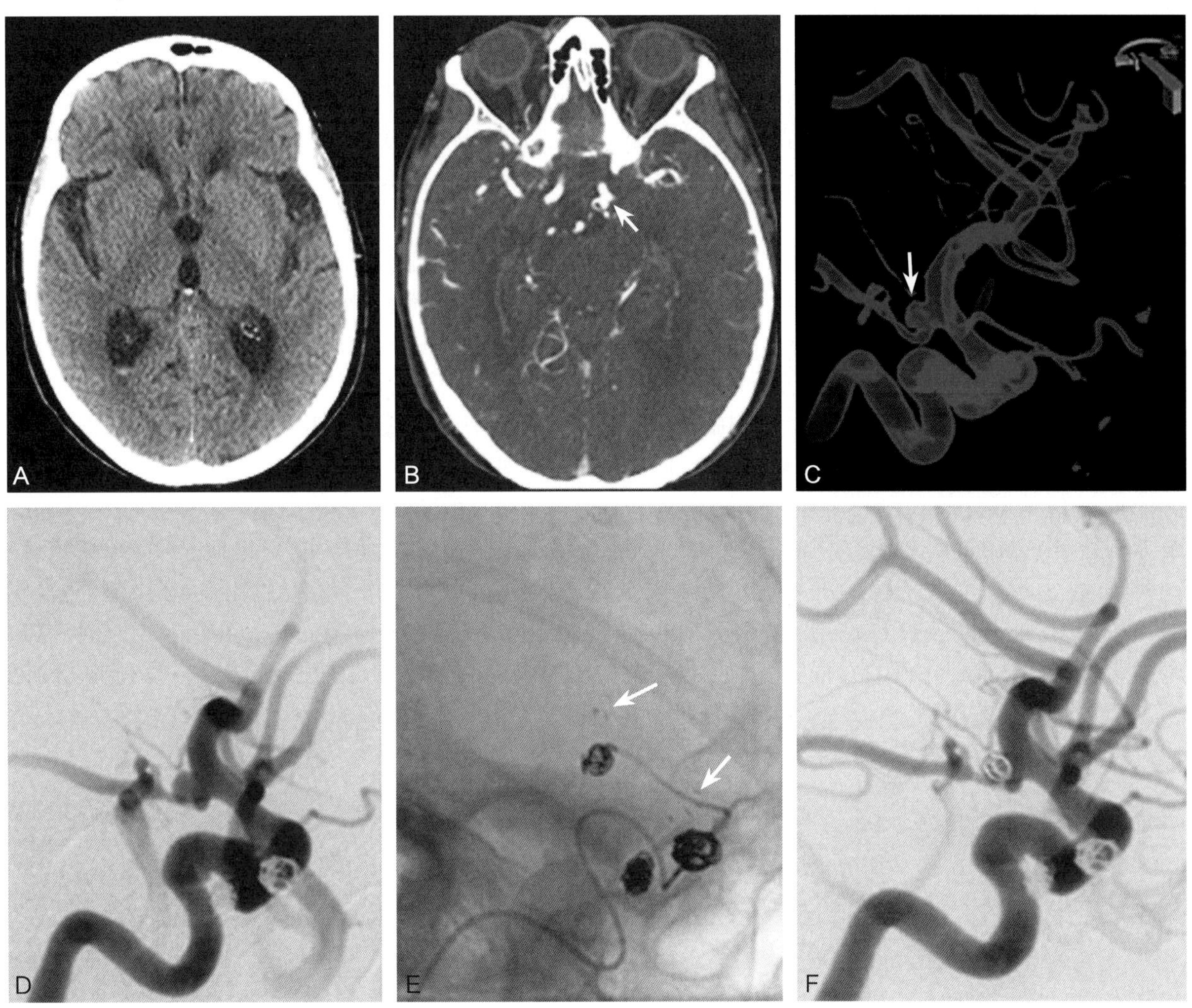

图 14-5 老年女性患者，近期有少量蛛网膜下腔出血。A 和 B. 分别为未给予或给予造影剂时右侧脑室的右枕骨角处血管和左侧后交通动脉（PComm）起始处的小宽颈动脉瘤 CT 图像（箭头）。C. 为螺旋扫描的三维重建图像，显示后交通动脉（PComm）起源处的动脉瘤（箭头）。D、E、和 F. 为左侧颈内动脉的侧面观图像，显示使用支架辅助弹簧圈成功治疗后交通动脉动脉瘤（PComm）。（显示双侧颈内动脉动脉瘤已经血管内弹簧圈治疗）。E 中，支架尾部（箭头）呈现放射密集

导下将球囊导管置入血管痉挛处，并机械性扩张收缩的局部血管。也可通过动脉内直接输注药物进行药理性血管成形术。罂粟碱是过去被广泛应用的一线扩血管药物，但近来人们逐渐认识到它的中枢神经系统毒性[20,21]。目前有许多小样本研究是关于钙通道阻滞剂（CCB/CEBs），如尼卡地平或异搏定用于扩血管[22-26]。也有静脉内应用尼莫地平的报道[27,28]。动脉内应用血管扩张剂会引起全身效应（心动过缓、低血压），并不利于维持足够的脑灌注压。一般来说，CCB/CEBs 的降压作用可被同时给予的升压药物所抵消，但后者不一定总是有效[29,30]。CCB/CEBs 也会扩张肺血管，使肺血管丧失缺氧性收缩能力，从而使危重患者的氧合进一步恶化[31,32]。动脉内注射 CCB/CEBs 潜在并发症为癫痫发作[33]。

本书第 1 章已详细地陈述了血管痉挛及其治疗方法，在此不再赘述。

颈动脉闭塞试验及治疗性颈动脉闭塞

位于颈内动脉较深处且较大的梭形动脉瘤治疗时应闭塞近端血管。一些侵袭性颅骨肿瘤也会包绕颈内动脉，术前行颈内动脉闭塞有助于外科医师更好地完成手术。为了在术前评估颈动脉闭塞带来的后果，手术医师应安排患者做闭塞试验，以通过多种途径评价患者的脑血管储备情况，可联合应用血管造影术、临床试验和生理试验的方法来保证特殊患者安全的完成试验。谨慎使用控制性降压能提高试验的敏感性[34]。选择控制性

降压药物的关键在于它能安全、迅速将血压降至预期值。具体的药物选择取决于医师的经验、患者的临床状况和具体的降压目标。为了在颈动脉闭塞试验中协助完成神经功能评估，只能给予患者轻度镇静。

脑动静脉畸形(AVMs)

动静脉畸形也称做脑或软膜AVMs，典型的脑动静脉畸形(brain arteriovenou smalformations，BAVMs)较大，是由缠结的异常血管团组成的复杂病灶，常包括许多彼此瘘管，后者则由多条供血动脉及引流静脉构成。栓塞治疗的目标是尽可能广泛地消除瘘管及其供血动脉(图14-6和图14-7)。BAVM栓塞治疗通常是手术或放疗的一种辅助手段。治疗AVM主要是为防止发生自发性出血。没破裂过的BAVM患者出血风险低[35,36]，但对于介入治疗而言，其风险可能会高[37,38]。目前，国家神经系统疾病和卒中学院(National Institute of Neurological Disorders and Stroke)开展了一项关于治疗未破裂型BAVM远期收益的随机对照研究[39,40]。一项ARUBA的随机对照研究将未破裂的AVM患者随机分为药物治疗组和手术组(包括介入栓塞和外科手术)，此项研究因中期分析表明药物治疗组具有明显优势而被提前终止。中期结果还表明手术组重要的神经功能缺损的发生率增高。本研究为未破裂型AVM提供了很有价值的历史数据[41]。

氰基丙烯酸盐能相对永久地封闭异常血管。正丁基氰基丙烯酸盐(NBCA)是一种低黏度的液态单体，可与离子溶液聚合成固体形态，离子溶液包括血液和生理盐水，不包括5%葡萄糖溶液。向引流静脉打胶可引起急性出血，在小儿，会表现出由胶引起的肺栓塞症状。鉴于上述原因，控制性降压可提高打胶过程的安全性。没有确切的证

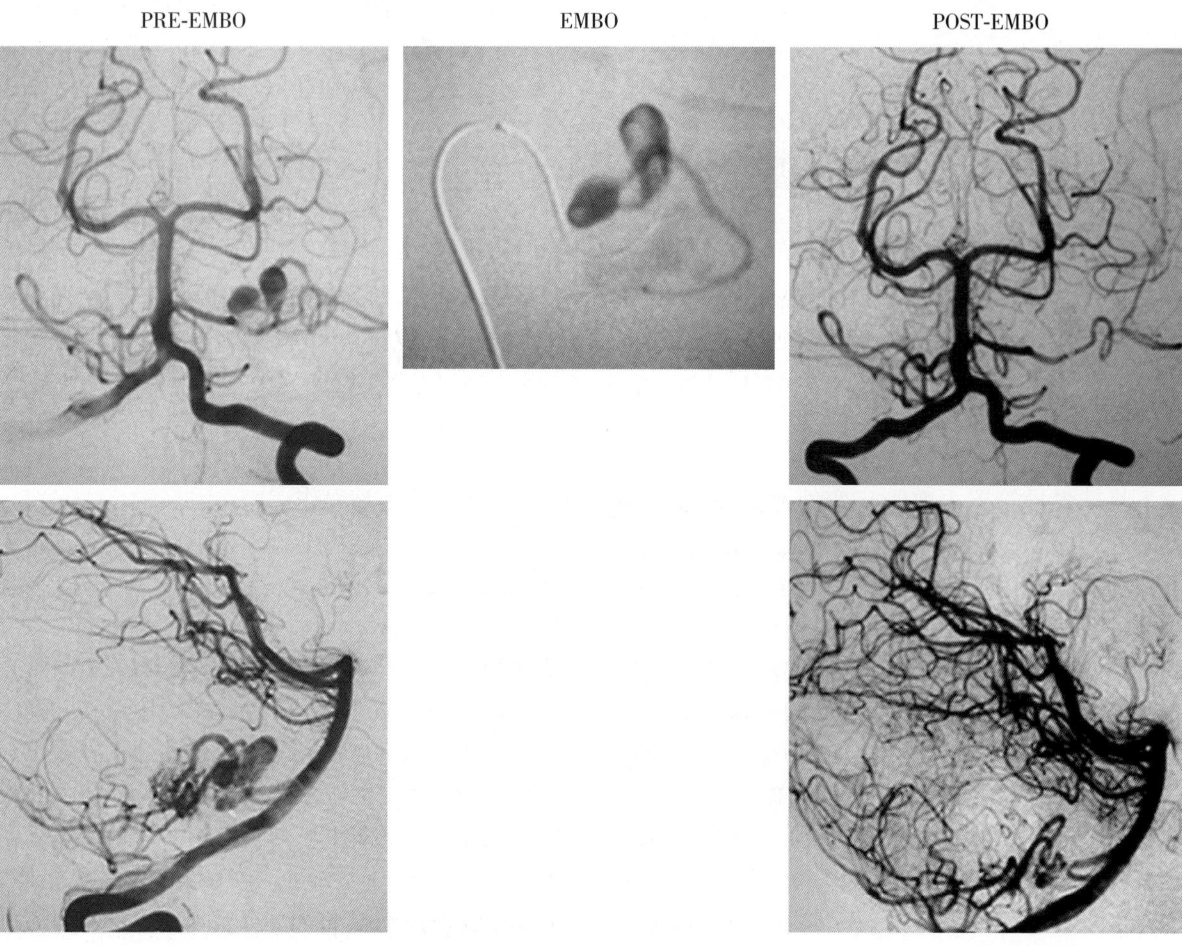

图14-6　图14-1显示脑AVM栓塞。左侧图：栓塞治疗前的血管造影，上图和下图：分别显示前后位和侧位。中间图：为稍放大的图像，显示经左侧小脑下前动脉将微导管置入邻近动脉瘤囊的供血动脉，并在置入可解离弹簧圈后去除复杂的动脉瘤。右图：栓塞后的图像

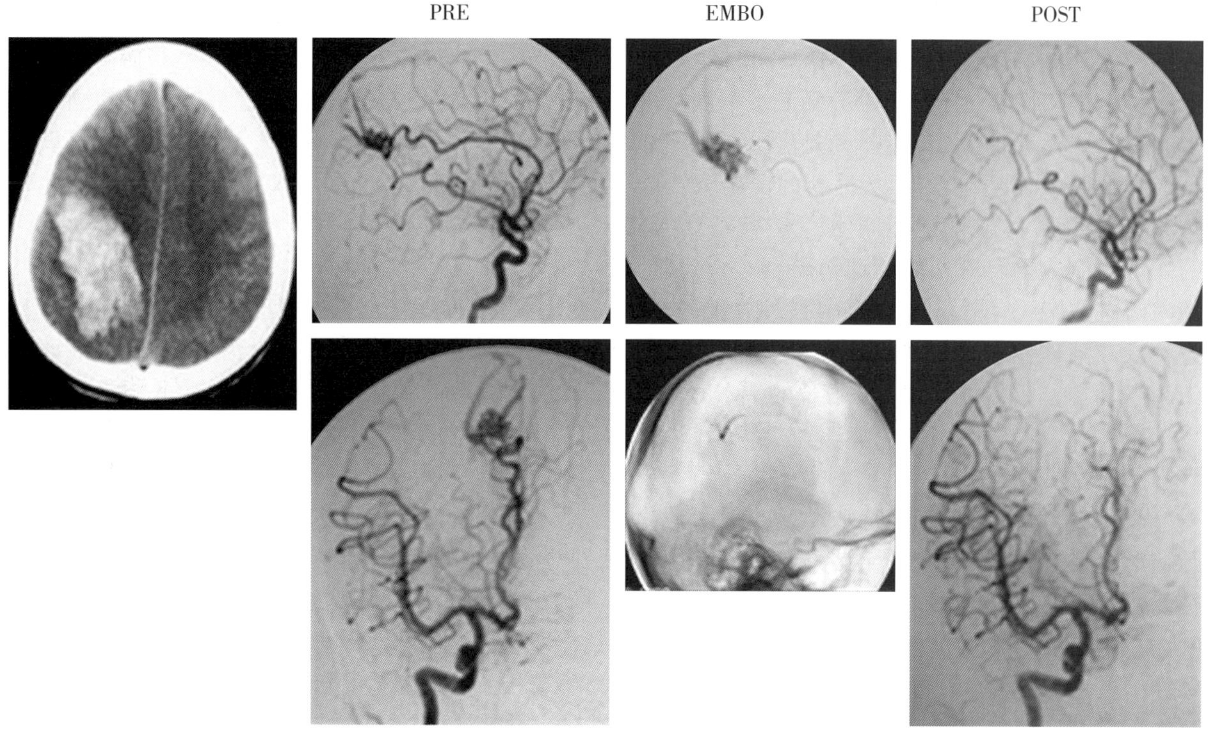

图 14-7 右顶部未破裂 AVM 的血管内治疗。左图:CT 扫描显示急性脑组织出血。栓塞前、栓塞中和栓塞后的血管造影图像显示将血流控制下的微导管置入供血动脉并应用氰基丙烯酸盐黏合剂栓塞,从而根除 AVM 的过程。上图:栓塞前、后的侧位像。下图:前后位像。中间图:微导管在 AVM 中的栓塞过程,两图均为侧位像

据表明应具体选择哪一种方法进行控制性降压。血液流经窦道是一种压力依赖现象[42]。

NBCA 的粘合性是它的一大缺点,这使它具有将胶与导管黏合的潜在风险。Onyx 液体栓塞材料(ev3,Inc.,Plymouth,MN),是一种新型的、无黏着力的液体栓塞剂,包括乙烯基乙醇聚合物和二甲亚砜铊溶液。尽管积极治疗本身就存在着风险,但理论上这种材料可较 NBCA 减少并发症的总体发生率[43,44]。药物本身及其介质和二甲基亚砜都可能具有特殊的副作用[45],二甲基亚砜会产生难闻的大蒜样气味,并通过气道和皮肤表面持续散发数小时。

微球栓塞的作用持续时间短,但仍常被应用。如果准备在聚乙烯醇栓塞后几天内行外科手术,再通的几率较低。乙醇也被用作为一种栓塞剂,但其不良反应多,包括脑水肿(见后)[46]。

即便是没有明显缺陷,进行 BAVM 栓塞后仍可能出现亚临床损伤。术后磁共振检查中呈现异常表现的几率较高,曾研究显示 22% 的患者术后磁共振表现出缺血损伤[47]。术中治疗时应考虑到这些。

在评估 AVM 方面,一些医疗机构在栓塞治疗前用高选择性 Wada 试验来测试与病灶相毗邻的供血区域。对于这些患者,选择镇静药时必须考虑到药物对认知及运动的影响,并使影响最小化。Wada 试验的目的在于明确个体患者的治疗风险。Wada 试验、功能磁共振以及术中皮层定位均显示出患者语言和记忆区不可预测的区域再分布[48,49]。此外,这些患者既往的认知发展病史显示,他们中的大部分在学龄期存在不同程度的学习问题[50],这说明在此时期之前大脑功能已发生调整。

有些医疗机构通过测量未治疗的 AVM 的供血动脉和引流静脉压力来协助评估今后的出血风险[3,51,52]。其压力高与出血相关。造影剂转运延迟可能意味着病灶内的压力高[53,54]。

硬脑膜动静脉瘘

硬脑膜动静脉瘘(DAVF)是一种存在于硬脑膜静脉窦壁上的获得性动静脉短路。尽管有些人认为是硬脑膜静脉窦狭窄或阻塞使潜在的动静脉短路开放、再通,并从而形成 DAVFs,但其确切病因仍不清楚。颅内 DAVF 占颅内血管畸形的 10%~15%。DAVF 的症状有所差异是因其涉及不同的窦。软膜静脉高压是出血的危险因素。DAVF 可由多条脑膜血管供应,因而栓塞治疗也

应是多级的。DAVFs 可显著增加静脉压并减少脑的净灌注压。因此，当存在静脉高压时应处理全身动脉压和脑灌注压。这是 DAVF 围术期管理中的一个重要方面。人们常推断是静脉高压通过其成因及脑缺血使血管再生，但新的证据表明静脉高压本身就可以刺激血管再生[55]。有关 DAVF 的发病机制方面已有很好的动物模型，这与其他颅内出血性疾病有所不同[56,57]。可以用可解脱式弹簧圈或液体栓塞材料，如 Onyx 来栓塞 DAVFs。DAVFs 可能是侵袭性的且需要较长的手术时间。

Galen 静脉畸形

Galen 静脉畸形是一种特殊类型的颅内动静脉畸形[58,59]。这种畸形相对罕见，复杂的病变出现在婴儿期，且需要多学科的治疗。患者可能并存难治性心衰、难治性癫痫、脑积水和智力发育迟缓。已经尝试过包括经动脉的和经静脉的多种治疗方法。对于存在右向左分流和肺动脉高压的高排性心衰的婴儿，一个很小的肺动脉胶栓子也可能致命。

颅面静脉畸形

颅面静脉畸形是一种先天的静脉畸形。除明显改变容貌外，还可能侵袭上气道并影响吞咽功能。此类病变不能采取传统的手术、冷冻手术或激光手术，或上述治疗效果欠佳。神经介入手术将硬化剂，如 USP 等级的 95% 的乙醇与造影剂混合，在造影引导下经皮注入病变处，使其发生化学性灼伤并最终收缩。硬化疗法可单独应用或与其他外科手术联合应用[60]。

这种治疗会与麻醉药物有一些相互作用[3]。由于注射乙醇后病变处会迅速出现显著膨胀，因此必须仔细考虑患者的气道安全性[60]。注射乙醇后患者常有脉搏氧饱和度的下降，也有呼吸心跳骤停的报道[46]。一种理论认为乙醇导致严重的肺前毛细血管痉挛是发生并发症的原因，但与更为常见的低氧反应之间的关系仍不明确。乙醇可预测的毒性反应和其他副作用在麻醉恢复期后更明显，特别是儿童中出现的麻醉后躁动。

面部的静脉畸形或硬脑膜瘘有向颅内静脉或窦引流的可能性。当 $PaCO_2$ 增高达到 50~60mmHg 时，颅内静脉血的流出量将大大超过颅外静脉血的流出量，由此而产生的压力梯度将有助于硬化剂、化疗药物或胶从重要的颅内引流血管外流。尽管还没有人研究过真实的压力梯度，但颅内血液流出量的增加已被血管造影检查所证实。在吸入气体中混入二氧化碳是获得高碳酸血症最简单、有效的方法。通过维持足够的潮气量可防止气道塌陷和肺不张。当然，在没有二氧化碳气源的情况下，也可采取低通气的方法，但此时应采用呼气末正压以利于维持氧合。

血管成形术和动脉粥样硬化病变支架术

用血管成形术和支架术治疗颈动脉、椎动脉和颅内动脉的动脉粥样硬化性狭窄正逐渐取代手术切开治疗（图 14-8）[61,62]。血管远端栓塞是这类手术的一项潜在并发症。颈动脉分叉处的支架手术或球囊血管成形术过程中可能会有粥样斑块脱落，而统称为“末梢保护性装置”的血管内的滤器及球囊原则上可以防止颅内末梢血管发生斑块栓塞或血栓栓塞。尽管应用上述“保护性装置”与手术相关并发症（如颈动脉剥离或阻塞，装置导致的动脉痉挛、血栓形成）之间的关系尚未明确研究，但它已普遍应用于颈动脉支架术。目前，有关比较支架与颈动脉内膜切除术用于治疗颅外段颈动脉病变效果的多重观察正在进行。目前有很明确的 CMS 补充指南，提供了颈动脉成形术的手术指征。

行血管成形术和支架置入术的患者，在麻醉准备时可能需要放置经皮临时起搏器，以防血管成形术过程中刺激颈动脉体引起严重的心动过缓或心跳骤停。球囊扩张时会出现不同程度的心动过缓，这一剧烈的变时性反应很难通过传统的方法预防或控制，而静脉内给予阿托品或胃长宁（glycopyrrolate）可用于缓解心动过缓。在拮抗心动过缓时应考虑到其增加心肌耗氧量的副作用。

此类手术的潜在并发症包括血管阻塞、穿孔、剥离、痉挛、栓子栓塞、邻近血管的阻塞、短暂性脑缺血发作及卒中。同颈动脉内膜切除术相似，颈动脉血管成形术后发生有症状性脑出血或脑肿胀的几率为 5%[63]。尽管这一症状的病因尚不得而知，但它应与脑组织高灌注及术后血压控制不佳有关。

急性栓塞性卒中的溶栓及血管内治疗

对于急性栓塞性卒中，高选择性动脉内溶栓治疗有可能使血管再通。高浓度的溶栓剂可通过微导管直接达到血栓处（图 14-9）。若能在颈动脉供应区域出现缺血症状几小时内完成治疗，就可以在逆转神经功能缺损的同时不出现继发性出血的附加风险，而椎基底动脉供应区域的缺血症状

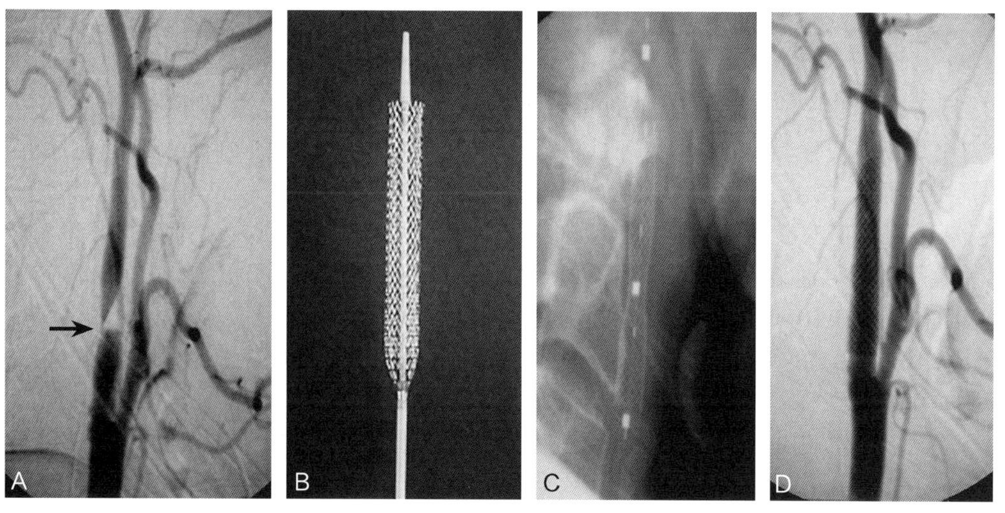

图 14-8 应用颈动脉支架治疗动脉粥样硬化造成的颈内动脉起源处的血管内径狭窄。A. 箭头处为狭窄。B. 支架放入导管系统之前。C. 支架在刺激后扩张。D. 导管移开，血管管腔直径恢复

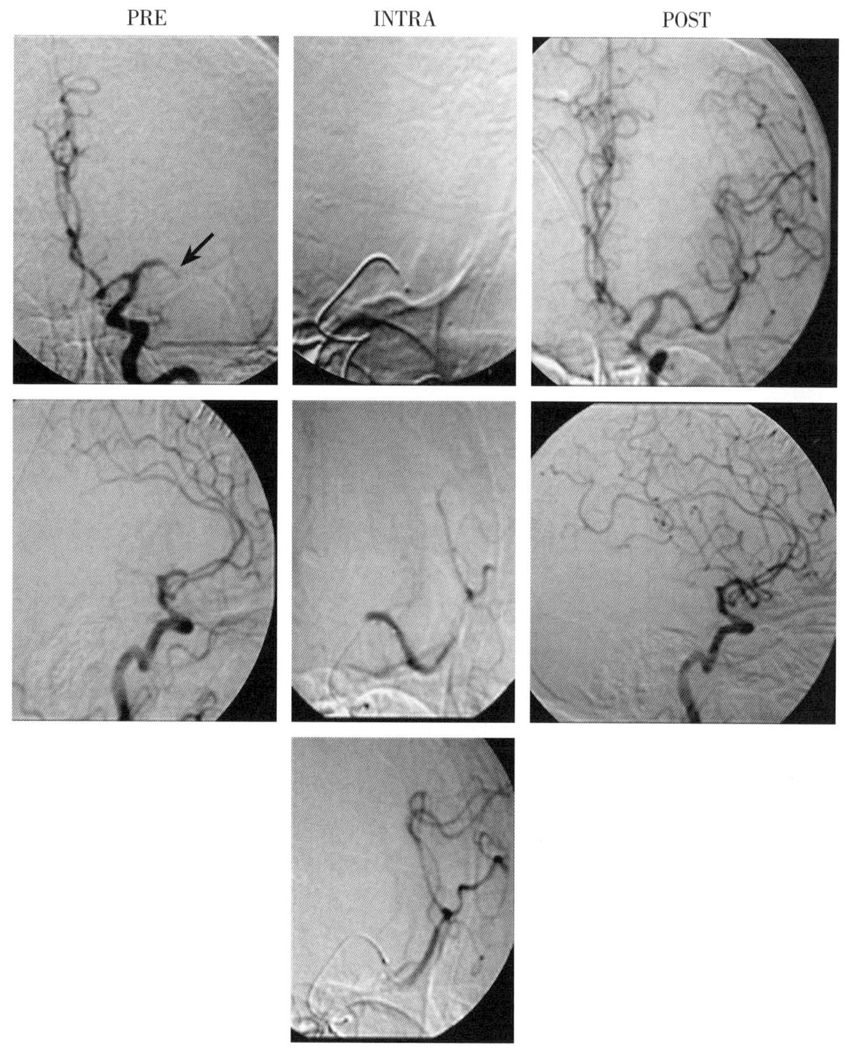

图 14-9 左上图的箭头处指示：在血管造影过程中医源性栓子导致左侧大脑中动脉急性阻塞。左边一组图：左颈内动脉血管造影（前），上图为前后位，下图为侧位。中间一组图：即刻将微导管放置到凝血块处并应用组织纤溶酶原激活物（TPA）成功溶栓，上图显示微导管到位，中图和下图显示溶栓过程中的造影剂显影。右侧组图：在对应的左侧颈内静脉成功应用 TPA 溶栓，并重新恢复左侧大脑中动脉供血

持续时间会长些。动脉内溶栓治疗目前仍为处方外用药。

现在应用于临床的一种新型的有前景的治疗方式——应用机械修复装置，即采用物理性手段从颅内血管中将栓子取出[64,65]。包括螺旋形的Merci取栓器，不可分离的支架和抽吸导管。这些装置可有效地使血管再通，而血流的早期再通可减少脑梗死面积(图14-10)。在第1章的“再灌注策略”一节中详细介绍了脑缺血的治疗。

与静脉内溶栓相似，纤溶酶原激活物及机械修复装置都有增加出血的风险。由于出血及相应的威胁严重影响临床工作，因此这是一项需要研究的重要内容。

有关溶栓及血栓切除术麻醉管理中的细节另有综述介绍[66]。简而言之，急诊患者多为高龄且并存多种疾病，特别是对于治疗前无法很好了解患者既往史的，麻醉管理中会遇到许多挑战。选择镇静麻醉还是全身麻醉值得审慎思考，具体的选择取决于医院的实际情况，同时还应权衡患者术中躁动的可能性与术中神经功能监测的可行性。对于进行血管内治疗的AIS患者来说，时间是决定患者预后的关键因素，因此应抓紧一切时间尽快开始手术。应缩短麻醉相关的时间延迟。除了麻醉方法的影响，控制合适的血压是保证侧支血流最大化的关键。三项随机对照研究对血管内治疗的有效性提出了质疑[67-69]。近日，另一项随机试验表明血管内治疗有效且不提高患者的致残率和死亡率[30]。由于近期许多新型血管内取栓装置及技术的发展成熟，未来的研究将会致力于这些新技术的有效性。

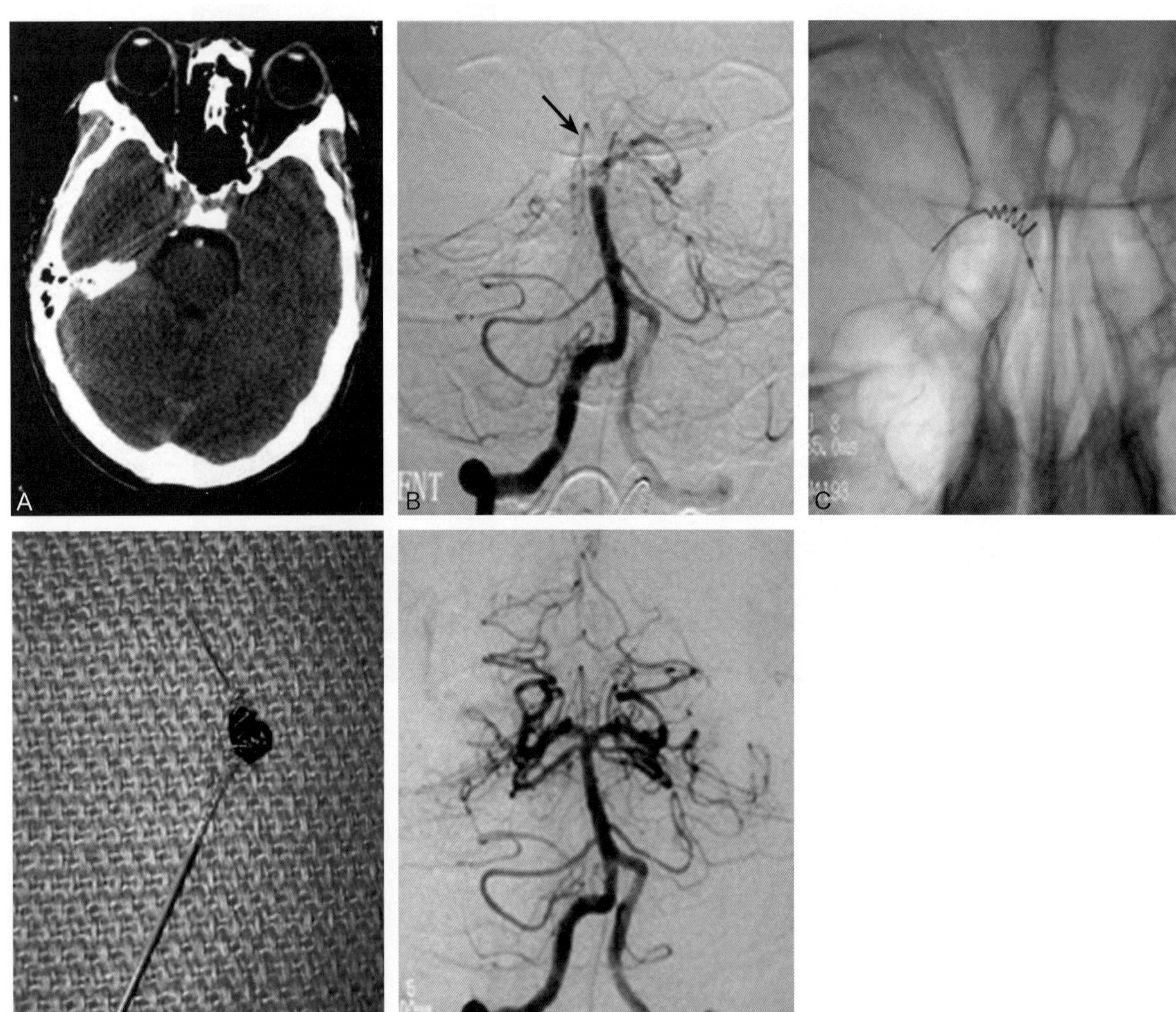

图14-10 椎动脉创伤性撕裂形成夹层，从而产生栓子，并导致急性基底动脉阻塞。A. CT扫描仪显示出高密度的基底动脉，标志着它的阻塞。B. 箭头处表示血栓阻塞了基底动脉顶部的血流。C. 未经数字减影的前后像显示，螺旋形凝血块修补装置被放到了恰当位置。D. 凝血块被螺旋装置清除。E. 基底动脉血流恢复，患者没有遗留任何神经功能缺损

术后管理

患者术后可以在PACU或ICU恢复。行血管内介入治疗的患者在术后短时间内应严密监护,以及早发现血流动力学波动或神经功能恶化。部分患者需要术后保留气管导管。在术后转运期和苏醒期需要控制血压(如控制性升压)。需要特别注意的是,颅外颈动脉疾病治疗后同颈动脉内膜切除术后一样易出现循环波动[70]。

当长期处于低血压(缺血)状态下的血管床接受等同于全身正常血压的灌注时,灌注会超出血管的自身调节能力,并导致脑出血或脑肿胀,这被定义为正常灌注压突破[63,71-74]。其发病机制尚不清楚,但这可能不单单是血流动力学的作用,神经血管完整性的破坏可能与急性卒中(见前)后的再灌注出血有关。

然而,脑充血会因未得到控制的全身性血压升高进一步恶化。如果没有相关脑区的灌注不足,应严格控制高血压。对情况复杂的患者,应首先接受CT或其他形式的影像学检查,在转运及影像学检查的过程中应具备重要的监测。有症状的充血性并发症明显少于"沉默"型充血,随着高分辨性磁共振检查应用的增加,人们发现缺血情况比以往人们想象的要严重得多[47]。

未来趋势

有关脑血管疾病患者的管理进展,越来越多的关注无症状性或未破裂出血性损伤。患者病情复杂时,麻醉医师往往难以做出决断。此时往往需要各相关科室的医务人员共同参与,有利于提供更好围术期护理及高效的医疗资源分配。

目前有关未破裂AVM[39]和动脉瘤[75,76]的采取手术治疗指征存在很大争议。尽管已破裂的血管病变需要治疗已成为共识,但对于未破裂的血管病变,手术治疗的总体风险超过了其预防出血的潜在收益。例如,前面提到的由国家神经系统疾病和卒中研究院(National Institute of Neurological Disorders and Stroke)组织开展的一项针对未破裂型颅内AVM的国际间多中心随机对照试验,由于中期分析表明药物治疗优于其他方法,试验被提前终止[41]。同样得,国际未破裂颅内动脉瘤研究(ISUIA)也是一个纵向长期项目,旨在收集有关未破裂颅内血管病变的自然疾病史和治疗转归[75,77]。

今后有关脑血管疾病的研究方向为神经麻醉、围术期管理以及神经重症监测提供了更多机会。基础研究及转化医学研究包括血管再生和血管重塑术与病因及临床过程相互作用。越来越多的证据显示在成年期内病变损害有着活跃的血管再生和重塑功能。基于颅内血管畸形处存在活跃的血管再生和重塑的新观点,由此可能产生一些新的临床治疗,包括药物介入治疗以稳定病变血管并预防病变的进一步增长或出血。颅内血管病变的研究已开始关注于血管生成因子和抗血管形成因子在病理生理学上的作用[78]。

炎症细胞介导的异常血管重塑已作为包括腹主动脉瘤、脑动静脉畸形和动脉粥样硬化等多种血管疾病共同的一个关键病理环节[79-82]。这一观点可能会提供一种新的治疗策略,即利用药物抑制炎症反应或炎症细胞产生细胞因子(如:金属蛋白酶)。基于对人类颅内动脉瘤的观察性研究和对动物模型的试验性研究的发现,有观点认为颅内动脉瘤的关键病理生理环节是持续的异常性血管重塑及炎症反应[83-85]。

就像炎症反应普遍存在一样,将动脉瘤形成理解为一种过程而不仅仅是一种结果可能更好。例如,治疗动脉瘤时常考虑到其治疗的长期、持久性。人们越来越深刻地认识到我们传统观念上所说的"疾病管理"虽然经常被理解为治病,但事实上并非如此。尽管治疗可明显降低新发的血管破裂几率,目前已有测量治疗后(弹簧圈治疗或手术治疗)再出血率的方法[1]。蛛网膜下腔出血后进一步出血的风险可持续至30年[86]。汇总各项研究,我们发现有相当一部分的动脉瘤会随时间延长而扩大[86-88],这说明动脉瘤是以广泛的血管功能障碍为特征的一种过程,而不仅仅是偶发的局部现象。炎症反应对疾病敏感性[89,90]和临床进程[91-93]的影响似乎同样适用于AVM。组织白细胞介素-6(IL-6)的表达与IL-6-174G>C基因型相关,并与参与血管再生和血管不稳定性的下游基因靶点相联系[94]。此外,有研究表明白细胞介素-6可诱导基质金属蛋白酶3(MMP-3)和基质金属蛋白酶9(MMP-9)在大鼠脑组织的表达和活性,并同时增加脑内皮细胞的增殖和迁移。总而言之,上述观察都认为炎性过程影响基因和蛋白水解的活性,并参与颅内出血的发病机制。

今后,危险基因鉴定在协助预测自然病程新

发颅内出血方面具有潜力[91,92],它也可用于为患者术后并发症做风险分层[95]。基因变异在提供术后颅内出血性并发症(特别是 SAH 后的血管痉挛)的相关风险信息方面同样具有前景[96,97]。今后,研究基因变异或血浆生物标记含量测定[98-100]在围术期管理方面具有发展前景。

致谢

作者感谢 UCSF 脑 AVM 研究项目组的成员,并感谢脑血管研究中心(Center for Cerebrovascular Research)(www.avm.ucsf.edu)使其有机会学到了更多有关脑血管疾病和麻醉管理的知识。感谢 John Pile-Spellman、Lawrence Litt、Tomoki Hashimoto、Chanhung Z. Lee、Michael T、Lawton、Randall T、Higashida 和 Van Halbach,是他们提出见解并通力合作,努力推进了这一领域的知识更新。

(方靖涵　刘晓媛 译,韩如泉 校)

参考文献

1. Molyneux AJ, Kerr RS, Yu LM, et al. International Subarachnoid Aneurysm Trial (ISAT) of neurosurgical clipping versus endovascular coiling in 2143 patients with ruptured intracranial aneurysms: A randomised comparison of effects on survival, dependency, seizures, rebleeding, subgroups, and aneurysm occlusion. *Lancet.* 2005;366:809–817.
2. Omary RA, Unal 0, Koscielski DS, et al. Real-time MR imaging-guided passive catheter tracking with use of gadolinium-filled catheters. *J Vasc lntervent Radiol.* 2000;11:1079–1085.
3. Young WL, Pile-Spellman J. Anesthetic considerations for interventional neuroradiology. *Anesthesiology.* 1994;80:427–456.
4. Young WL, Pile-Spellman J, Hacein-Bey L, Joshi S. Invasive neuroradiologic procedures for cerebrovascular abnormalities: Anesthetic considerations. *Anesthesiol Clin N Am.* 1997;15:631–653.
5. Strandgaard S, Olesen J, Skinhoj E, Lassen NA. Autoregulation of brain circulation in severe arterial hypertension. *BMJ.* 1973;1(5852):507–510.
6. Drummond JC. The lower limit of autoregulation: Time to revise our thinking? *Anesthesiology.* 1997;86:1431–1433.
7. Goldberg M. Systemic reactions to intravascular contrast media: A guide for the anesthesiologist. *Anesthesiology.* 1984;60:46–56.
8. Arain SR, Ebert TJ. The efficacy, side effects, and recovery characteristics of dexmedetomidine versus propofol when used for intraoperative sedation. *Anesth Analg.* 2002;95:461–466.
9. Harrigan MR, Levy El, Bendok BR, Hopkins LN. Bivalirudin for endovascular intervention in acute ischemic stroke: Case report. *Neurosurgery.* 2004;54:218–222.
10. Ciccone A, Abraha 1, Santilli 1. Glycoprotein IIb-Illa inhibitors for acute ischaemic stroke. *Cochrane Database Syst Rev.* 2006. CD005208.
11. Hashimoto T, Gupta DK, Young WL. Interventional neuroradiology-anesthetic considerations. *Anesthesiol Clin N Am.* 2002;20:347–359. vi.
12. Fiorella D, Albuquerque FC, Han P, McDougall CG. Strategies for the management of intraprocedural thromboembolic complications with abciximab (ReoPro). *Neurosurgery.* 2004;54:1089–1097.
13. Szabo MD, Crosby G, Sundaram P, et al. Hypertension does not cause spontaneous hemorrhage of intracranial arteriovenous malformations. *Anesthesiology.* 1989;70:761–763.
14. Hashimoto T, Young WL, Aagaard BD, et al. Adenosine-induced ventricular asystole to induce transient profound systemic hypotension in patients undergoing endovascular therapy: Dose-response characteristics. *Anesthesiology.* 2000;93:998–1001.
15. Connolly Jr. ES, Lavine SD, Meyers PM, et al. Intensive care unit management of interventional neuroradiology patients. *Neurosurg Clin N Am.* 2005;16:541–545. vi.
16. Molyneux A, Kerr R. Stratton 1, et al: International Subarachnoid Aneurysm Trial (ISAT) of neurosurgical clipping versus endovascular coiling in 2143 patients with ruptured intracranial aneurysms: A randomized trial. *Lancet.* 2002;360:1267–1274.
17. Drummond JC, Patel PM. Neurosurgical anesthesia. In: Miller RD, 5th ed. *Anesthesia. . .* Vol. 2. New York: Churchill Livingstone; 2000:1895–1933.
18. Elijovich L, Higashida RT, Lawton MT, et al. Predictors and outcomes of intraprocedural rupture in patients treated for ruptured intracranial aneurysms: The CARAT study. *Stroke.* 2008;39:1501–1506.
19. Newell DW, Eskridge JM, Mayberg MR, et al. Angioplasty for the treatment of symptomatic vasospasm following subarachnoid hemorrhage. *J Neurosurg.* 1989;71:654–660.
20. Smith WS, Dowd CF, Johnston SC, et al. Neurotoxicity of intra-arterial papaverine preserved with chlorobutanol used for the treatment of cerebral vasospasm after aneurysmal subarachnoid hemorrhage. *Stroke.* 2004;35:2518–2522.
21. Fogarty-Mack P, Pile-Spellman J, Hacein-Bey L, et al. Superselective intra-arterial papaverine administration: Effect on regional cerebral blood flow in patients with arteriovenous malformations. *J Neurosurg.* 1996;85:395–402.
22. Feng L, Fitzsimmons BF, Young WL, et al. Intra-arterially administered verapamil as adjunct therapy for cerebral vasospasm: Safety and 2-year experience. *AJNR Am J Neuroradiol.* 2002;23:1284–1290.
23. Tejada JG, Taylor RA, Ugurel MS, et al. Safety and feasibility of intra-arterial nicardipine for the treatment of subarachnoid hemorrhage-associated vasospasm: Initial clinical experience with high-dose infusions. *AJNR Am J Neuroradiol.* 2007;28:844–848.
24. Avitsian R, Fiorella D, Soliman MM, Mascha E. Anesthetic considerations of selective intra-arterial nicardipine injection for intracranial vasospasm: A case series. *J Neurosurg Anesthesiol.* 2007;19:125–129.
25. Badjatia N, Topcuoglu MA, Pryor JC, et al. Preliminary experience with intra-arterial nicardipine as a treatment for cerebral vasospasm. *AJNR Am J Neuroradiol.* 2004;25:819–826.
26. Mazumdar A, Rivet DJ, Derdeyn CP, et al. Effect of intra-arterial verapamil on the diameter of vasospastic intracranial arteries in patients with cerebral vasospasm. *Neurosurg Focus.* 2006;21:E15.
27. Biondi A, Ricciardi GK, Puybasset L, et al. Intra-arterial nimodipine for the treatment of symptomatic cerebral vasospasm after aneurysmal subarachnoid hemorrhage: Preliminary results. *AJNR Am J Neuroradiol.* 2004;25:1067–1076.
28. Hui C, Lau KP. Efficacy of intra-arterial nimodipine in the treatment of cerebral vasospasm complicating subarachnoid haemorrhage. *Clin Radiol.* 2005;60:1030–1036.
29. Berkhemer OA, Fransen PS, Beumer D, et al. A randomized trial of intraarterial treatment for acute ischemic stroke. MR CLEAN Investigators. *N Engl J Med.* 2015;372:11–20.
30. Flexman AM, Ryerson CJ, Talke PO. Hemodynamic stability after intraarterial injection of verapamil for cerebral vasospasm. *Anesth Analg.* 2012;114:1292–1296.
31. Stiefel MF, Heuer GG, Abrahams JM, et al. The effect of nimodipine on cerebral oxygenation in patients with poor-grade subarachnoid hemorrhage. *J Neurosurg.* 2004;101:594–599.
32. Devlin JW, Coplin WM, Murry KR, et al. Nimodipine-induced acute hypoxemia: Case report. *Neurosurgery.* 2000;47:1243–1246.
33. Westhout FD, Nwagwu CI. Intra-arterial verapamil-induced seizures: Case report and review of the literature. *Surg Neurol.* 2007;67:483–486.
34. Marshall RS, Lazar RM, Pile-Spellman J, et al. Recovery of brain function during induced cerebral hypoperfusion. *Brain.* 2001;124:1208–1217.
35. Stapf C, Mast H, Sciacca RR, et al. Predictors of hemorrhage in patients with untreated brain arteriovenous malformation. *Neurology.* 2006;66:1350–1355.
36. Kim H, Sidney S, McCulloch CE, et al. Racial/ethnic differences in longitudinal risk of intracranial hemorrhage in brain arteriovenous malformation patients. *Stroke.* 2007;38:2430–2437.
37. Wedderburn CJ, van Beijnum J, Bhattacharya JJ, et al. Outcome after interventional or conservative management of unruptured brain arteriovenous malformations: A prospective, population-based cohort study. *Lancet Neurol.* 2008;7:223–230.
38. Lawton MT, Du R, Tran M, et al. Effect of presenting hemorrhage on outcome after microsurgical resection of brain arteriovenous malformations. *Neurosurgery.* 2005;56:485–493.
39. Stapf C, Mohr JP, Choi JH, et al. Invasive treatment of unruptured brain arteriovenous malformations is experimental therapy. *Curr Opin Neurol.* 2006;19:63–68.
40. National Institute of Neurological Disorders and Stroke (NINDS): A Randomized Trial of Unruptured Brain AVMs (ARUBA), 2007. Information available at http://clinicaltrials.gov/ct2/show/NCT00389181?term=brain+malformation&rank=6.
41. Mohr JP, Parides MK, Stapf C, et al. Medical management with or without interventional therapy for unruptured brain arteriovenous malformations (ARUBA): A multicentre, non-blinded, randomised trial. International ARUBA investigators. *Lancet.* 2014;383:614–621.
42. Gao E, Young WL, Pile-Spellman J, et al. Deliberate systemic hypotension to facilitate endovascular therapy of cerebral arteriovenous malformations: A computer modeling study. *Neurosurg Focus.* 1997;2:e3.
43. van Rooij WJ, Sluzewski M, Beute GN. Brain AVM embolization with Onyx. *AJNR Am J Neuroradiol.* 2007;28:172–177.
44. Linfante I, Wakhloo AK. Brain aneurysms and arteriovenous malformations: Advancements and emerging treatments in endovascular embolization. *Stroke.* 2007;38:1411–1417.
45. Murugesan C, Saravanan S, Rajkumar J, et al. Severe pulmonary oedema following therapeutic embolization with Onyx for cerebral arteriovenous malformation. *Neuroradiology.* 2008;50:439–442.
46. Yakes WF, Rossi P, Odink H. How I do it: Arteriovenous malformation

management. *Cardiovasc Intervent Radiol.* 1996;19:65–71.
47. Cronqvist M, Wirestam R, Ramgren B, et al. Endovascular treatment of intracerebral arteriovenous malformations: Procedural safety, complications, and results evaluated by MR imaging, including diffusion and perfusion imaging. *AJNR Am J Neuroradiol.* 2006;27:162–176.
48. Lazar RM, Marshall RS, Pile-Spellman J, et al. Interhemispheric transfer of language in patients with left frontal cerebral arteriovenous malformation. *Neuropsychologia.* 2000;38:1325–1332.
49. Lazar RM, Marshall RS, Pile-Spellman J, et al. Anterior translocation of language in patients with left cerebral arteriovenous malformations. *Neurology.* 1997;49:802–808.
50. Lazar RM, Connaire K, Marshall RS, et al. Developmental deficits in adult patients with arteriovenous malformations. *Arch Neurol.* 1999;56:103–106.
51. Henkes H, Gotwald TF, Brew S, et al. Intravascular pressure measurements in feeding pedicles of brain arteriovenous malformations. *Neuroradiology.* 2006;48:182–189.
52. Duong DH, Young WL, Vang MC, et al. Feeding artery pressure and venous drainage pattern are primary determinants of hemorrhage from cerebral arteriovenous malformations. *Stroke.* 1998;29:1167–1176.
53. Todaka T, Hamada J, Kai Y, et al. Analysis of mean transit time of contrast medium in ruptured and unruptured arteriovenous malformations: A digital subtraction angiographic study. *Stroke.* 2003;34:2410–2414.
54. Norris JS, Valiante TA, Wallace MC, et al. A simple relationship between radiological arteriovenous malformation hemodynamics and clinical presentation: A prospective, blinded analysis of 31 cases. *J Neurosurg.* 1999;90:673–679.
55. Zhu Y, Lawton MT, Du R, et al. Expression of hypoxia-inducible factor-1 and vascular endothelial growth factor in response to venous hypertension. *Neurosurgery.* 2006;59:687–696.
56. Lawton MT, Jacobowitz R, Spetzler RF. Redefined role of angiogenesis in the pathogenesis of dural arteriovenous malformations. *J Neurosurg.* 1997;87:267–274.
57. Terada T, Higashida RT, Halbach VV, et al. Development of acquired arteriovenous fistulas in rats due to venous hypertension. *J Neurosurg.* 1994;80:884–889.
58. Fullerton HJ, Aminoff AR, Ferriera DM, et al. Neurodevelopmental outcome after endovascular treatment of vein of Galen malformations. *Neurology.* 2003;61:1386–1390.
59. Lasjaunias PL, Chng SM, Sachet M, et al. The management of vein of Galen aneurysmal malformations. *Neurosurgery.* 2006;59:S184–S194; discussion S183-S113.
60. Lasjaunias P, Berenstein A. Endovascular treatment of the craniofacial lesions. In: Golzarian J, Sun S, Sharafuddin MJ, eds. *Surgical Neuroangiography*; Vol. 2. Heidelberg: Springer Verlag; 1987:389–397.
61. Higashida RT, Meyers PM, Connors 3rd. JJ, et al. American Society of lnterventional and Therapeutic Neuroradiology; Society of lnterventional Radiology; American Society of Neuroradiology: Intracranial angioplasty and stenting for cerebral atherosclerosis: A position statement of the American Society of Interventional and Therapeutic Neuroradiology, Society of Interventional Radiology, and the American Society of Neuroradiology. *AJNR Am J Neuroradiol.* 2005;26:2323–2327.
62. Goodney PP, Schermerhorn ML, Powell RJ. Current status of carotid artery stenting. *J Vasc Surg.* 2006;43:406–411.
63. Meyers PM, Higashida RT, Phatouros CC, et al. Cerebral hyperperfusion syndrome after percutaneous transluminal stenting of the craniocervical arteries. *Neurosurgery.* 2000;47:335–343.
64. Smith WS. Safety of mechanical thrombectomy and intravenous tissue plasminogen activator in acute ischemic stroke. Results of the multi Mechanical Embolus Removal in Cerebral Ischemia (MERCI) trial, part I. *AJNR Am J Neuroradiol.* 2006;27:1177–1182.
65. Smith WS, Sung G, Starkman S, et al. MERCI Trial Investigators: Safety and efficacy of mechanical embolectomy in acute ischemic stroke: Results of the MERCI trial. *Stroke.* 2005;36:1432–1438.
66. Talke PO, Sharma D, Heyer EJ, et al. Republished: Society for Neuroscience in Anesthesiology and Critical Care expert consensus statement: Anesthetic management of endovascular treatment for acute ischemic stroke. *Stroke.* 2014;45:138–150.
67. Broderick JP, Palesch YY, Demchuk AM, et al. Interventional Management of Stroke (IMS) III Investigators. Endovascular therapy after intravenous t-PA versus t-PA alone for stroke. *N Engl J Med.* 2013;368:893–903.
68. Ciccone A, Valvassori L, Nichelatti M, et al. SYNTHESIS Expansion Investigators Endovascular treatment for acute ischemic stroke. *N Engl J Med.* 2013;368:904–913.
69. Kidwell CS, Jahan R, Gornbein J, et al. MR RESCUE Investigators A trial of imaging selection and endovascular treatment for ischemic stroke. *N Engl J Med.* 2013;368:914–923.
70. Qureshi AI, Luft AR, Sharma M, et al. Frequency and determinants of postprocedural hemodynamic instability after carotid angioplasty and stenting. *Stroke.* 1999;30:2086–2093.
71. Young WL, Kader A, Ornstein E, et al. Cerebral hyperemia after arteriovenous malformation resection is related to "breakthrough" complications but not to feeding artery pressure. Columbia University AVM Study Project. *Neurosurgery.* 1996;38:1085–1093.
72. Abou-Chebl A, Yadav JS, Reginelli JP, et al. Intracranial hemorrhage and hyperperfusion syndrome following carotid artery stenting: Risk factors, prevention, and treatment. *J Am Coll Cardiol.* 2004;43:1596–1601.
73. Abou-Chebl A, Reginelli J, Bajzer CT, Yadav JS. Intensive treatment of hypertension decreases the risk of hyperperfusion and intracerebral hemorrhage following carotid artery stenting. *Cathet Cardiovasc lnterv.* 2007;69:690–696.
74. Kang HS, Han MH, Kwon OK, et al. Intracranial hemorrhage after carotid angioplasty: A pooled analysis. *J Endovasc Ther.* 2007;14:77–85.
75. Wiebers D, Whisnant JP, Huston 3rd. J, et al. Unruptured intracranial aneurysms: Natural history, clinical outcome, and risks of surgical and endovascular treatment. *Lancet.* 2003;362:103–110.
76. Wiebers DO. Patients with small, asymptomatic, unruptured intracranial aneurysms and no history of subarachnoid hemorrhage should generally be treated conservatively. *Stroke.* 2005;36:408–409.
77. Unruptured intracranial aneurysms-risk of rupture and risks of surgical intervention: International Study of Unruptured Intracranial Aneurysms Investigators. *N Engl J Med.* 1998;339:1725–1733.
78. Hashimoto T, Young WL. Roles of angiogenesis and vascular remodeling in brain vascular malformations. *Semin Cerebrovasc Dis Stroke.* 2004;4:217–225.
79. Hashimoto T, Wen G, Lawton MT, et al. Abnormal expression of matrix metalloproteinases and tissue inhibitors of metalloproteinases in brain arteriovenous malformations. *Stroke.* 2003;34:925–931.
80. Knox JB, Sukhova GK, Whittemore AD, Libby P. Evidence for altered balance between matrix metalloproteinases and their inhibitors in human aortic diseases. *Circulation.* 1997;95:205–212.
81. Goodall S, Crowther M, Hemingway DM, et al. Ubiquitous elevation of matrix metalloproteinase-2 expression in the vasculature of patients with abdominal aneurysms. *Circulation.* 2001;104:304–309.
82. Loftus IM, Naylor AR, Goodall S, et al. Increased matrix metalloproteinase-9 activity in unstable carotid plaques: A potential role in acute plaque disruption. *Stroke.* 2000;31:40–47.
83. Chyatte D, Bruno G, Desai S, Todor DR. Inflammation and intracranial aneurysms. *Neurosurgery.* 1999;45:1137–1146.
84. Frosen J, Piippo A, Paetau A, et al. Remodeling of saccular cerebral artery aneurysm wall is associated with rupture: Histological analysis of 24 unruptured and 42 ruptured cases. *Stroke.* 2004;35:2287–2293.
85. Hashimoto T, Meng H, Young WL. Intracranial aneurysms: Links between inflammation, hemodynamics and vascular remodeling. *Neural Res.* 2006;28:372–380.
86. Juvela S, Porras M, Poussa K. Natural history of unruptured intracranial aneurysms: Probability of and risk factors for aneurysm rupture. *J Neurosurg.* 2000;93:379–387.
87. Wermer MJ, van der Schaaf IC, Velthuis BKASTRA. Study Group, et al. Follow-up screening after subarachnoid haemorrhage: Frequency and determinants of new aneurysms and enlargement of existing aneurysms. *Brain.* 2005;128:2421–2429.
88. Mangrum Wl, Huston 3rd. J, Link MJ, et al. Enlarging vertebrobasilar nonsaccular intracranial aneurysms: Frequency, predictors, and clinical outcome of growth. *J Neurosurg.* 2005;102:72–79.
89. Simon M, Franke D, Ludwig M, et al. Association of a polymorphism of the ACVRL1 gene with sporadic arteriovenous malformations of the central nervous system. *J Neurosurg.* 2006;104:945–949.
90. Pawlikowska L, Tran MN, Achrol AS, et al. Polymorphisms in transforming growth factor-related genes ALK1 and ENG are associated with sporadic brain arteriovenous malformations. *Stroke.* 2005;36:2278–2280.
91. Achrol AS, Pawlikowska L, McCulloch CE, et al. Tumor necrosis factor-alpha-238G > A promoter polymorphism is associated with increased risk of new hemorrhage in the natural course of patients with brain arteriovenous malformations. *Stroke.* 2006;37:231–234.
92. Pawlikowska L, Poon KY, Achrol AS, et al. Apoliprotein E epsilon2 is associated with new hemorrhage risk in brain arteriovenous malformation. *Neurosurgery.* 2006;58:838–843.
93. Kim H, Hysi PG, Pawlikowska L, et al. Common variants in interleukin-1-beta gene are associated with intracranial hemorrhage and susceptibility to brain arteriovenous malformation. *Cerebrovasc Dis.* 2009;27:176–182.
94. Chen Y, Pawlikowska L, Yao JS, et al. lnterleukin-6 involvement in brain arteriovenous malformations. *Ann Neurol.* 2006;59:72–80.
95. Achrol AS, Kim H, Pawlikowska L, et al. TNF-alpha polymorphism is associated with intracranial hemorrhage (ICH) after arteriovenous malformation (AVM) treatment [abstract]. *Stroke.* 2007;38:597–598.
96. Starke RM, Kim GH, Komotar RJ, et al. Endothelial nitric oxide synthase gene single-nucleotide polymorphism predicts cerebral vasospasm after aneurysmal subarachnoid hemorrhage. *J Cereb Blood Flow Metab.* 2008;28:1204–1211.
97. Ko NU, Rajendran P, Kim H, et al. Endothelial nitric oxide synthase polymorphism (-786T--- + C) and increased risk of angiographic vasospasm after aneurysmal subarachnoid hemorrhage. *Stroke.* 2008;39:1103–1108.
98. Sanchez-Pena P, Pereira AR, Sourour NA, et al. S1008 as an additional prognostic marker in subarachnoid aneurysmal hemorrhage. *Crit Care Med.* 2008;36:2267–2273.
99. Castellanos M, Leira R, Serena J, et al. Plasma metalloproteinase-9 concentration predicts hemorrhagic transformation in acute ischemic stroke. *Stroke.* 2003;34:40–46.
100. Tung PP, Olmsted EA, Kopelnik A, et al. Plasma 8-type natriuretic peptide levels are associated with early cardiac dysfunction after subarachnoid hemorrhage. *Stroke.* 2005;36:1567–1569.

脑动静脉畸形手术的麻醉 15

C.Z. Lee • P.O. Talke • M.T. Lawton

脑动静脉畸形(arteriovenous malformations，AVMs)手术是神经外科的一种高难度手术，尽管发病率很低，但研究该疾病的相关文献却占脑血管疾病手术治疗中的很大一部分。麻醉医师必须充分理解该疾病治疗和病理生理学以期给患者提供最佳的围术期和麻醉期管理。本章将对这些问题进行概述，并讨论AVM手术治疗中的麻醉相关问题。AVMs的围术期治疗和其他脑血管疾病大致相同，但亦有其独特之处。

临床表现

脑AVMs的发病率很低，却指造成年轻人神经功能障碍的重要原因之一[1]，指一发育异常的病态脑血管团，形成供血动脉和引流静脉之间的血流短路而无正常毛细血管床。AVMs引起的血流动力学改变包括供血动脉、血管团和引流静脉不同程度的高血流状态以及静脉高压[2]。病变内血管异常扩张并相互纠缠，动脉、静脉难辨，伴随有血管间隙内胶质增生。

AVMs对脑功能的损害机制如下：占位效应(如出血、水肿、静脉瘤等异常血管结构的逐渐增大)、代谢抑制(神经功能抑制)和癫痫。自发性颅内出血(ICH)是动静脉畸形最常见也是最致命的风险，大约占所有发病患者的一半。

未经治疗的AVM患者自发性ICH风险为每年约2%~4%[3]，但根据患者ICH危险因素不同，其发生率大相径庭。研究较透彻的危险因素包括既往ICH、病变位于深部和静脉引流类型[4,5]。病灶较小和高龄患者危险性较低，其他因素如合并动脉瘤则很难确定[6,7]。通过直接穿刺供血动脉或超选血管造影测量到的血管团内高压，也和出血具有一定的相关性[8]。

既往ICH病史是再次出血的最大危险因素[5]。关于其他危险因素的研究报道也很多[1,9-15]，但对再次出血的评价意义不明[4,5,16-19]。前瞻和回顾性研究都表明，自发性ICH的发生率为每年2%~4%[5]。但由于致病危险因素众多，其发生率范围也较大，从1%到30%不等[4]。

约10%AVMs患者同时伴有颅内动脉瘤，需要注意的是颅内动脉瘤患者中检测到AVMs的几率和普通人群接近。颅内动脉瘤破裂常伴有蛛网膜下腔出血，而AVMs出血常破入脑室或脑实质，这或许能解释为何AVMs患者的血管痉挛发生率较低。由于动静脉瘘管对体循环压力的缓冲作用，围术期收缩压的剧烈波动对自发性出血的影响相对较小[20]。

自发性AVMs出血的致残率目前尚有争议[21,22]，从极低到高达25%~50%。最近的一项前瞻性、纵向研究表明既往可能高估了ICH的致残率，无论是以出血发病还是对未经治疗患者的长期随访数据都表明，相比其他可导致ICH的疾病，AVMs致残率都比较低[33]。

基于以上原因，治疗AVMs的主要目的是防止再次自发性ICH，同时也应控制进行性神经功能障碍和难治性癫痫。鉴于药物治疗效果欠佳，目前AVMs治疗方法主要有三种：血管内介入栓塞、放射治疗，以及显微镜下手术切除。对于复杂病例，往往需要联合两种以上治疗方法。血管内治疗常作为术前准备，通过使用填塞胶或填塞材料(如Onyx等)可不同程度地减少动静脉瘘内血流。从理论上讲，这可以使周围脑组织适应新的血流状态。AVMs手术前辅助栓塞，可减少血管畸形切除过程中出血，且可能与预后改善相关。栓塞也可用于闭塞难以手术切除的深部畸形血管团。

侵入性治疗的风险可以通过相应治疗模式评分来进行评估，这对手术治疗和放射治疗尤其重要[34,35]。基于详细报告良好结果的大量研究，神经外科医生对于显微手术切除大多数低级别(Spetzer-Martin 分级Ⅰ~Ⅲ级)AVMs充满信心[36]。但是需要注意的是，所有的治疗方案，无论是血管内治疗、手术治疗还是放射治疗，都有致残风险[22,37-41]。

例如，一项对25个研究共2425例患者的荟萃分析的结果表明[40]，患者在经过侵入性治疗后总死亡率为3.3%，永久性致残率从1.5%到18.7%不等，平均为8.6%[40]。一些研究者推荐使用部分、姑息性的血管内栓塞治疗以预防ICH[42]，但并未得到广泛的支持[18,43]。虽然术前血管内栓塞治疗能够提高手术切除时的安全性，但该治疗本身即有致残风险，发生率为4%~9%[40,44]。最近一项关于AVMs栓塞治疗的多中心回顾性研究（由2005年世界神经介入联合大会执行）表明，虽然很多一流的国际医疗中心栓塞治疗相关并发症的自报率在9%~12%之间不等[45-51]，但其实际普遍发生率却高达22%[52]。

需要注意的是，保守观察和手术治疗的危险因素虽然有相同之处，如都可能增加自发性颅内出血的风险，两者原因并不完全一致。最常使用的手术风险评分是Spetzler-Martin评分法[53]。当深静脉引流影响破裂风险时，静脉引流深在才可能增加手术风险[11]。血管畸形病变巨大是重要的手术危险因素[54]，但它对疾病自然病程风险影响轻微，甚至由于病变内流速较高，畸形团血管压力降低，反而有一定的保护作用。同样，AVMs部位也会影响手术风险，但对自然病程并无影响。在讨论危险因素时，需要特别指明是自然病程还是手术治疗的危险因素。

放射治疗适用于手术无法切除以及病变较小的AVMs。对于病变直径大于2~3cm者疗效欠佳[55-58]。另外，进行放射治疗后出血风险仍然存在，直到AVMs完全闭塞后这种风险才会消失，这通常需要2~3年的风险期[1]。在治疗后风险期，既往有出血史的患者ICH风险会有所降低，但未破裂AVMs患者ICH风险则不受影响[59]。AVMs行放射治疗的神经系统并发症的发生几率与手术和介入治疗接近。未破裂脑动静脉畸形随机对照研究（the Randomized Trial of Brain Unruputured AVMs，ARUBA）研究组[60]对1990年以后的前瞻性研究进行了系统评价，入选文献单个研究患者例数不低于30例，共纳入了16项研究合计3854例放射性治疗患者，发现与治疗相关的永久性神经功能缺损的发生率为6%~7%；但不同研究的畸形血管闭塞率、闭塞程度以及随访方式有很大区别。

是否对未破裂AVMs患者进行高风险的侵入性治疗极具争议，因为未破裂患者发生术后神经功能障碍的风险最高[54]。AVMs出血后可将畸形血管与正常脑组织进行分离，出血腔还可以作为病变部位的引导。另外，该类患者往往还没有从出血导致的神经功能障碍中完全康复，这种损伤会持续到术后一段时间，因此手术损伤可能被出血症状掩盖。ARUBA是该领域的一个重要研究[61]，这项国际性随机对照研究的目的是探讨药物治疗或干预治疗能否改善AVMs患者的预后。该研究纳入223例患者，平均随访时间33.3个，其中114例患者进行干预性治疗，109例患者进行药物治疗[62]，对比两组死亡率和出血性脑卒中风险。结果显示药物治疗组脑卒中和死亡共11例（11.01%），干预治疗组为35例（30.1%），提示药物治疗患者预后更佳。虽然ARUBA研究提示对于未破裂AVMs患者，药物治疗在预防死亡和脑卒中方面优于干预性治疗，但由于疾病的异质性以及ARUBA研究样本量较小、随访时间较短，以及参与研究的医学中心层次参差不齐，目前对该结论是否能广泛适用于所有AVMs患者仍存在较大争论。

病因学及病理学

AVMs的发病原因不明。已知硬脑膜动静脉瘘（dural arteriovenous fistulae，DAVF）与脑外伤或其他损伤密切相关，但AVMs并无明确的环境方面的危险因素。随着胎儿超声检查的广泛应用，没有证据支持AVMs是由胚胎发育第4~8周时发育异常所致的先天性疾病。另外，还有很多研究报道了AVMs的生长和退化，包括原发性AVM形成[63]。相关因素可能包括轻微外伤后的损伤、感染、炎症、辐射、挤压和某些结构缺陷[64]。在易感人群，血栓形成导致微血管栓塞[66]也可能会引起一定程度的局部静脉高压[65]。所有这些因素可能都会导致一些没有引起临床关注的发育障碍。有限的纵向随访数据表明大约50%的AVMs表现为间断性生长[67]，同时研究者发现与对照脑组织相比，AVMs手术标本中内皮增长速率增高数倍[67]。

现有证据显示AVMs是活跃的血管炎性损伤而非静态的先天性异常，病灶组织内存在着一系列的异常信号[68,69]。AVMs最显著的特点是mRNA和蛋白质水平都存在着VEGF-A的过度表达[70]。动物实验表明VEGF促进AVMs的出血倾向。其它和AVMs形成相关的因素还包括同源异型盒基因，如促血管生成的Hox D3的增多和抑血管生成的 Hox A5 的减少[71]。AVM 的血管结构异常可能部分是因由血管生成素和 Tie-2 所介导的内皮周围支持组织的薄弱所致，例如能降低细胞连接度的 Ang-2 在 AVM 血管周围存在过度表达[72]。

蛋白激酶能促进血管重构，而后者是血管团增大的必要因素。VEGF 和其他血管生成因子激活的结果是 MMP 的表达。MMP-9 在 AVM 中的表达要明显高于对照组织[73,74]。过度表达的炎性标志物包括髓过氧物酶(MPO)和 IL-6[75]，同时免疫球蛋白水平增高，提示淋巴系统也参与其形成[76]。在 AVMs 中发现 T- 淋巴细胞也提示 AVMs 形成过程中细胞介导的免疫机制[77]。

脑 AVMs 通常为散发病例，但也有部分为家族性[78]。AVM 病理机制联系最紧密的基因和通路也与遗传性毛细血管扩张(HHT)有关，HHT 是一种常染色体异常导致皮肤黏膜脆弱，包括脑在内的多种器官存在 AVMs 的疾病。至少有 5 个基因和 HHT 相关[79-81]，但两种主要的 HHT 亚型(HHT1 和 HHT2)均是 TGF-β 信号传导通路相关的两个基因的功能缺失突变导致(图 15-1)[82]。

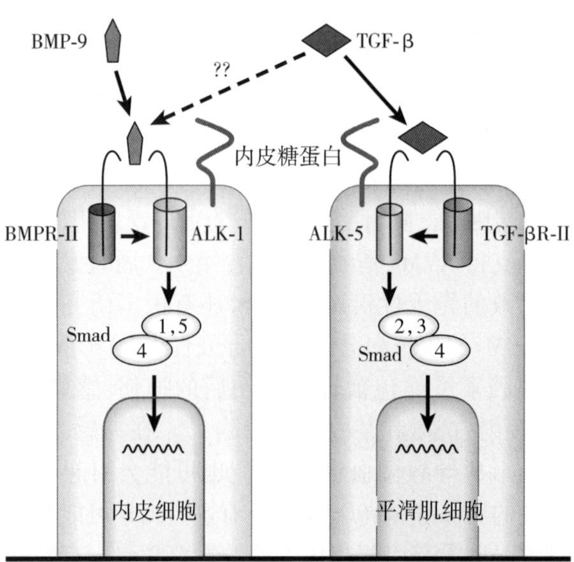

图 15-1 转化生长因子 -β(TGF-β)超家族信号传导通路可能是散发动静脉畸形病理发生的一个重要因素。TGF-β 通过一套复杂的组织特异性受体和细胞内信号进行传导。至少有两类这种受体蛋白[内皮糖蛋白和类激活素激酶 -1(ALK-1)]发生了功能缺失突变从而导致遗传性出毛细血管扩张症，导致包括脑在内的实质器官内的多发 AVMs。成骨蛋白 -9(BMP-9)和 TGF-β 的相关作用及其细胞类型特异性目前还存在争议。Smad：调节 TGFs 活性的蛋白；SMC：平滑肌细胞；TGF-βR-Ⅱ，TGF-β受体 2。(引自 Young WL：Clinical Neuroscience Lectures，Munster，IN，Cathenart Publishing，2007)

其中一个是内皮糖蛋白(ENG)，它编码 TGF-β 受体复合物的一个附属蛋白。另外一个是类激活素激酶 1(ALK-1，或 ACVLR1)，编码参与 TGF-β 信号传导中的跨膜激酶。现有的数据显示 ALK1 可能通过 BMP-9 传导信号，而 ENG 能够增强这种信号[83,84]。

HHT 中遗传性 AVMs 具有其独特的形态学特征，如体积较小、病变多样、位置表浅，但总的来说和散发病例类似，从血管结构上无法区分[85,86]。总的来说，大约有 10% 的 HHT1 和 HHT2 患者表现有脑 AVMs。相比正常人群 0.01% 的患病率而言，发病几率为正常人群的 1000 倍[87]。因此，ALK1 和 ENG 突变是 AVM 表型的高危因素。

AVM 的发生符合孟德尔型疾病规律，其发生危险因素极大增加，提示这些或其他基因种系序列变异亦可能是散发脑 AVM 发生的危险因素[88]。研究发现 ALK1 内含子 SNP 使散发脑 AVM 发生风险增加两倍，并在多个队列研究中获得证实[89,90]。该 SNP 可能导致框架内外显子跳跃，可能最终导致 ALK1 蛋白发生变异，发生跨膜区缺失。一个未获得证实的机制推测，细胞外基质的可溶性受体与配体结合抑制了正常的信号传导。

AVM 的形成不可能仅由单个基因多态性导致的，AVM 的形成极可能是：①诱发事件或发育缺陷；② ALK1 或 ENG 信号通路或与其紧密联系的信号通路相关基因改变；③修饰基因或环境因素共同作用的结果。例如，已知多个基因位点控制 VEGF 介导的血管生成[91,92]。ENG 缺乏的小鼠自发血管发育不良[93]，并且应用病毒转导使 VEGF 过度表达后这种血管发育不良扩大，也提示这些因素的共同作用[94]。近年的基因突变进展结合血管形成刺激，使制作稳定的成年小鼠脑 AVM 模型成为可能。不同血管细胞的 ALK1 和 ENG 基因突变可模拟多种人脑 AVM 表型，从而用于研究脑 AVM 的发病机理和验证新治疗方法[95-97]。

颅内动静脉畸形患者的脑循环变化

AVMs 对脑循环的影响主要包括两个方面。AVMs 快速分流导致通过畸形团的血流增加，使分流血管动脉压力降低。AVMs 患者从 Willis 环至 AVM 畸形团的内动脉压持续下降(图 15-2)[98]。而这种现象的必然结果是即使血流相对正常，相

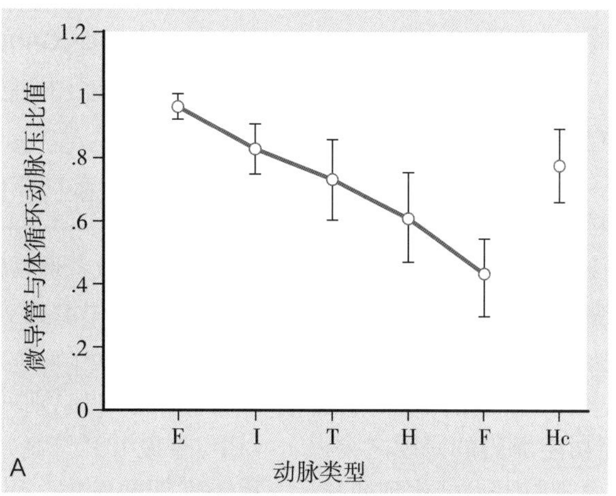

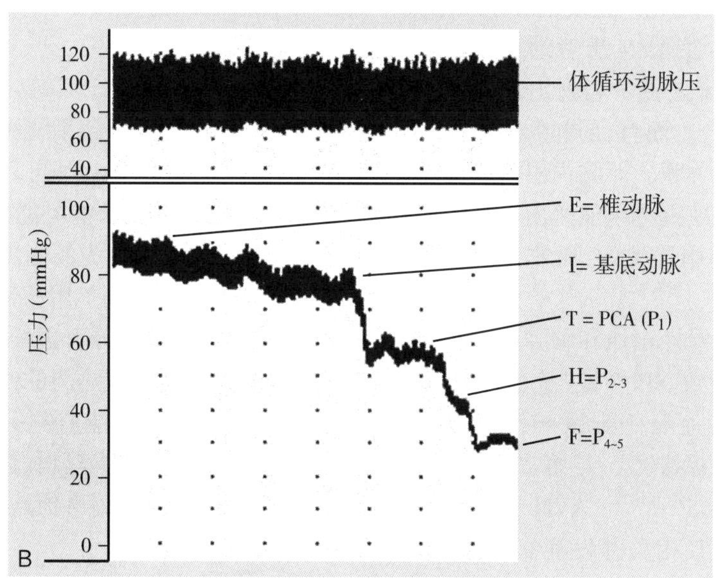

图 15-2　A. 和临床观察比较的 E、I、T、H、F 和 Hc 区的压力比值(见表 15-1)。我们所建立的中等动静脉畸形模型的预测值和 Fogarty-Mack 及其同事的试验观察结果的平均值很接近。E,颅外椎动脉或颈内动脉同轴水平颅外动脉压。I:颅内:颈内动脉或基底动脉床突上端;T:经颅多普勒超声部位:A1,M1 或 P1;H:半路: 在 T 和供血动脉的任意位置;F:模型中供血动脉。Hc:对侧的末梢动脉压。B. 一位 40 岁的男性患者,有癫痫症状,动静脉畸形位于左侧颞枕部,大小 3.5×2.5×7.0cm,由大脑中动脉和大脑后动脉的分支供血,进行持续压力监测。图上记录了椎动脉(E)、基底动脉(I)、大脑后动脉 P_1 段(T)、$P_{2\sim3}$ 段(H)、$P_{4\sim5}$ 段(F)的压力。注意压力逐渐下降,在各主要的分支点尤其明显。另外,P1 远端的区域(T 区)供应正常脑组织相对低压。(引自 Fogarty-Mack P, Pile-Spellman J, Hacein-Bey L, et al: The effect of arteriovenous malformations on the distribution of intracerebral arterial pressures. AJNR Am J Neuroradiol 1996; 17: 1443-1449.)

比分流血管而言,畸形团周围组织灌注压也低于正常。

对于畸形血管病灶巨大、血流速度高的 AVMs 患者,可能存在正常脑组织的动脉压低于正常主动调节范围的情况。尽管动脉压明显降低,但大部分患者并没有表现出脑缺血的症状。正常脑区血压降低而组织灌注率正常,提示总脑血管阻力发生了适应性变化。

这种现象可以用“适应性自主调节替代(adaptive autoregulatory displacement)”来解释[100]。与慢性高血压对脑自主调节曲线的影响相反[101],AVMs 毗邻脑区自主调节曲线的下限左移,使其下限低于正常脑组织(50~60mmHg)[102,103]。但是慢性低血压并不一定引起小动脉阻力血管的功能失常。通常患者术前和术后对 CO_2 的反应性在均都存在，进一步支持保证自主调节功能完整性的观点[101]。

过去人们认为并非 AVM 本身，而是由于其周围脑组织灌注压降低，导致患者出现术前缺血和术后充血的症状，即“窃血”和“正常灌注压突破(normal perfusion pressure breakthrough，NPPB)”。尽管对此讨论很多，但支持这些观点的证据还很有限。

窃血可引起局部低血压和低灌注，被认为是 AVM 患者出现局灶性神经功能障碍的原因之一。假设 AVMs 周围脑组织的血管前阻力已达到或接近血管最大扩张状态，因此一旦发生灌注压下降，即出现窃血现象。尽管 AVM 患者的正常脑动脉低压很普遍，但是临床上极少表现出现局灶性神经功能缺损(10%)[104]。而且，局部低血压和局灶性神经功能缺损并无关联。非脑内出血或癫痫导致的症状性神经功能缺损更可能是由于 AVMs 异常血管的局部占位作用导致的，而非血流动力学障碍。

术中手术部位弥漫性出血和脑肿胀以及术后的出血或脑肿胀会导致 NPPB 或“充血”并发症。研究 NPPB 相关并发症有一定困难，首先，不同研究者定义 NPPB 的标准不一。第二，该类并发症的发生率可能不足 5%[105]。AVM 切除后全脑 CBF 增加可能与 NPPB 相关并发症有关，但与术前局部脑组织低血压无关[105]。AVMs 切除后术前低血压脑区的压力改变引起脑充血导致 NPPB 的发生。该理论认为低血压 / 缺血区域的慢性血管扩张导致血管自主调节功能丧失[102]，但很多临床现象与该理论相悖。首先，AVM 切除后的脑充血为全脑范围，而非局限于 AVM 同侧[105]。第三，AVMs 切除术后 CBF 变化和 AVM 短路导致的低血压并不相关[105]。再次，在低血压区域，血管自主调节反应并未受损，仍然完整并左移[101]。最后，AVM 切除后脑血管仍保留对 CO_2 的反应性[106]，这提示术前低灌注区的血管功能并未丧失。因此术后脑肿胀和脑缺血应该归因于术后血压控制不良。尽管其机制尚不清楚，但比较合理的假说是蛋白酶活性增加和生长因子释放破坏了血管屏障完整性，这也可能是缺血性脑卒中再灌注后出血的机制[107]。

“窃血”和“灌注压突破”可能在少数病例确实存在，但仅为个例而非普遍情况。在围术期，必须在排除其他所有导致恶性脑肿胀和出血的原因后，才能诊断为 NPPB。除其他支持和复苏措施外，预防术后高血压可能有助于治疗该综合征。

围术期麻醉管理

AVMs 患者通常需要进行多项辅助检查(CT、MRI、PET)和治疗方法(血管内介入治疗、放射治疗、手术治疗)，都离不开麻醉参与。与其他神经外科麻醉的原则一致，麻醉中需要保证足够的 CPP、避免 ICP 升高，预防颅内出血和 NPPB 等严重围术期并发症。以下将对神经影像学检查以及术中麻醉管理进行讨论。

术前管理

除非需要紧急清除颅内血肿，AVM 切除很少需要行急诊手术。因此，术前应仔细评估患者的一般状态、预测术中可能发生的风险。大部分 AVM 患者临床表现为颅内出血、新发癫痫或者神经功能缺损。应当调整用药使患者达到最佳状态。制定麻醉计划时充分考虑任何可能对神经功能造成影响的因素、抗癫痫药的使用、AVMs 部位和大小以及术中神经功能监测等，明确麻醉监测方式选择、静脉通路、麻醉药物、血管活性药、肌松药和围术期的气道管理等事项。

术中管理

监测

除常规监测如 EKG、脉搏血氧饱和度、呼气末 CO_2 和体温外，对于巨大 AVMs 切除术中有大量失血危险的患者还可以考虑置入中心静脉导管。应常规行动脉穿刺置管以连续监测直接动脉压和测定动脉血气。由于 AVM 破裂和血压的短暂升高并无相关性，所以动脉穿刺置管通常在麻醉诱导后进行[108]。在 AVM 栓塞过程中，持续动脉压监测有助于 AVM 破裂的诊断和治疗。值得庆幸的是这种严重并发症发生几率很低，仅为 1%~2%[109]。

目前对中枢神经系统的监测技术远远落后于其他系统，而新技术仍处于起步阶段。术中常监测 SSEP、MEP 和 EEG，还有研究团队推荐监测脑血流，但远未成为常规。颈静脉血氧饱和度也可作为阻断 AVM 瘘管分流的指标[110]。

术野的血管压力传导有助于术者辨别动脉和静脉。在某些情况下，有助于术者决定是否可保留影响手术操作的引流静脉，在临时阻断引流时测量近端动脉的压力，若压力不变提示静脉旁路足以避免血管团的扩张和破裂。采用 26G 的穿刺针直接穿刺供血动脉和引流静脉操作简单，风险极小。

静脉通路的建立

术前麻醉医师需要和术者探讨术中出现大量失血的可能性，按需建立大口径的静脉通路以便快速输血，准备好其他血液制品，另外还要考虑中心静脉置管。

麻醉管理

麻醉药物选择

目前对 AVMs 患者的麻醉管理指南方面的文献较少。不同的医疗中心对于麻醉药物的选择也不统一，但基本上是遵循神经外科麻醉的基本原则并考虑患者的并发疾病情况。加州大学旧金山分校（UCSF）常用的神经外科麻醉技术可以在网站 neuroanesthesia.ucsf.edu 上查询。

多数神经外科手术强调控制颅内压，但对于 AVM 择期手术似乎不太重要，这是因为病变并不是挤占而是替代了正常的脑组织。另外，这类患者通常颅内顺应性降低，特别伴发静脉高压时，因此应当避免使用可能引起明显脑血管扩张的麻醉药物。

在 UCSF 医院，AVM 栓塞术常规在全身麻醉下进行。栓塞过程中，麻醉目标是要保证制动、维持足够 CPP，在手术结束后早期苏醒以进行神经功能评估。除此以外，应降低脑容量以减轻牵拉导致的脑缺血，无论是以上哪种手术类型，对于栓塞术中发生颅内出血、开颅术中大出血和术后脑水肿等潜在并发症都应制定相应的应急预案（见下文）。

无神经功能缺损的患者术前可以给予苯二氮草类药物（如咪达唑仑）。麻醉诱导可选用丙泊酚、硫喷妥钠或依托咪酯，其中最常用的是丙泊酚。麻醉维持可以联合使用丙泊酚 / 镇痛药 / 吸入麻醉药，全凭静脉麻醉或静吸复合麻醉有利于满足 SSEP 和 MEP 监测的同时保证麻醉后快速苏醒。没有证据显示不同吸入麻醉药、镇痛药和肌松药的选择对患者预后有影响。

一些医疗中心在 AVM 切除过程中常规应用巴比妥类药物以降低脑代谢，提供额外的脑缺血保护，获得更好的脑松弛避免脑组织急性充血[111]。巴比妥的滴定终点为脑电图的爆发抑制。使用巴比妥的缺点为麻醉苏醒延迟，无法早期行神经功能评估。没有证据表明该药物影响患者预后，其他药物如丙泊酚和咪达唑仑亦可用于滴定产生爆发抑制[112,113]。

非药物脑保护

现代神经外科麻醉致力于更大程度地脑保护，有一系列优化非药物性脑保护的基本方法（表 15-1）。这些保护主要针对的是两种类型损伤：神经外科手术（解剖）损伤和麻醉（生理）损伤。术中操作损伤的可能机制包括：脑牵拉、直接血管损伤（缺血、血栓、静脉闭塞）、神经组织或白质传导束机械损伤。麻醉相关损伤可能归因于体循环高压或低压、氧容量降低、低渗透压和高血糖等。需要强调的是各种损伤的机制通常是相互作用的，例如，轻度脑牵拉时即使伴随轻度体循环血压降低，即可协同地对神经功能产生不利影响。

表 15-1　非药物脑保护

非药物脑保护
脑松弛
合适的头位
脑脊液引流
利尿药 / 渗透疗法
避免过度的脑血管扩张
轻度低碳酸血症
控制体循环和脑血流动力学
合适的血容量
最佳的脑灌注压
液体和电解质管理
等渗
正常的血糖水平
体温管理
耐受轻度术中低体温
预防术后高热
麻醉苏醒的管理
快速苏醒
自主神经控制

麻醉管理的目标包括：提供脑松弛（以减少牵拉导致的缺血）；控制全身循环和脑血流动力学；避免低渗、高血糖和体温升高；早期苏醒，避免苏醒期高血压、心动过速和咳嗽。

术中脑松弛

减少脑容量的措施有助于减少牵拉导致的缺血。良好脑松弛首要条件是理想的头位以利于颅内静脉引流。术者在计划手术入路时应尽量减少颈部屈曲和旋转的程度。上头架固定头钉后在下颌骨和锁骨间应保留两个手指的宽度。轻度抬高头位以防止静脉充血。

通过腰椎穿刺或脑室穿刺引流脑脊液可有效地提供脑松弛。使用甘露醇进行高渗性利尿治疗（0.5~1.0g/kg）也是一种广泛使用的方法。避免选择可以引起脑血管扩张（中到高剂量的吸入麻醉药）的麻醉药物。谨慎使用适度的过度通气可作为一种提供脑松弛的辅助措施，只有极端紧急情况下才考虑将 $PaCO_2$ 降至 30mmHg 以下。

液体管理及血糖控制

充分证据表明血浆渗透压会严重影响水向正常和损伤脑组织移动[114]。和等渗液及胶体液相比，轻微低渗液如乳酸林格液（未联合使用甘露醇），如果输注过多可能会加重脑肿胀。在大鼠前脑缺血模型中，使用血制品、生理盐水或羟乙基淀粉进行液体治疗，脑水肿情况无明显区别[115]。临床实践中，许多专家推荐在神经外科术中使用等渗液体。虽然有些麻醉医师仍然应用少量的羟乙基淀粉，但由于可能导致凝血功能障碍，其在神经外科术中的应用颇受争议。2013 年美国食品和药品管理局（FDA）在其网站（http:// www.fda.gov/BiologicsBloodVaccines/SafetyAvailability）上证实了使用羟乙基淀粉的致死风险和肾损伤风险，并对预防措施进行了推荐。在输入大量的晶体液时应监测血浆渗透压。胶体渗透压对脑水肿的影响还存在很多争议[116-118]。近期一项实验研究的结果表明降低胶体渗透压时，即使总渗透压保持不变，也可加重创伤后脑水肿的程度[116]。大量输注等渗晶体液降低胶体渗透压也可能加重脑水肿[116]。尽管没有围术期的研究结果证实哪种液体更好，但是根据已有数据，围术期应当避免低渗透压。

葡萄糖会加重动物和人脑损伤程度已得到公认[119-122]。围术期应激状态及糖皮质激素使用均可导致术后高血糖。事实上，尽管无证据支持其效果，但许多中心仍坚持在脑血管手术中使用激素。

由于缺乏相关指南，因此除非有明确的指征，在临床上应避免使用含糖液。糖尿病患者接受胰岛素治疗为使用含糖液的指征之一。在这种情况下，严格地控制血糖比相对宽松地管理更为合理。尽管动物实验数据说服力很强，但由于缺乏相关的临床数据，因此冒着低血糖的危险过度降低麻醉后患者血糖的做法并不可取。理想状态是将血糖控制在大致 180mg/dl 以下。而该结论也受到一项国际随机临床试验支持。研究显示与血糖维持在 81~108mg/dl 相比，血糖控制在 180mg/dl 以下患者死亡率更低，提示 ICU 成人患者过度降低血糖水平将增加患者死亡率[123]。

控制全身和脑的血流动力学

血压控制

控制脑部的血流动力学首先要调控体循环血压，这就需要足够的前负荷（合适的血容量）。最重要的是切忌以牺牲心血管循环稳定为代价来限制液体输注。对于可能术中快速大量出血情况，限制液体输注的害处不言而喻。大量 AVM 短路使供血动脉和相邻动脉的血压明显降低，而边缘灌注区域非常依赖于侧支循环。持续低血压状态可导致脑血流灌注不足，甚至脑梗死。

麻醉医师应保证在脑组织及供血血管进行操作期间维持“最佳 CPP”，也就是当前临床情况所能接受的最高血压。必要时可输注低剂量去氧肾上腺素。保持正常的动脉压水平也可达到脑松弛的目的（通过自主调节血管收缩可保持脑血容量处于最低水平）[124]。

麻醉医师应重点关注与预防术中牵拉、脑灌注不良、大量出血和术后脑水肿等引起的脑缺血。AVM 周围可能存在严重依赖旁路灌注压的边缘灌注区。尽管这可能是继发于分流导致的血流动力学变化，但更多的是由血管团或既往出血残留所引起。持续的低血压可能会导致脑梗死。因此，除非为了控制出血需要行控制性降压，CPP 应维持在接近正常水平。

控制性降压

和颅内动脉瘤夹闭需要维持血压正常不同，

对于术中大量出血的 AVM 患者而言，术中行控制性降压有助于减少术中出血，尤其是对于病变巨大、供血动脉位置较深者。深部的细小血管出血难以控制，此时降低动脉压有助于提供清晰的术野。

在出血无法控制时，术者有时不得不盲目地放置血管夹，在这种情况下，使用静脉麻醉药加深麻醉可暂时轻度至中度降低血压，直到出血得到控制。单纯使用血管活性药物降低血压从理论上不可取。紧急行颅内血管闭塞术以控制出血时，闭塞动脉供血的远端组织几乎不可能从邻近的正常供血区域获得侧支循环。医生应根据具体情况选择自己最为熟悉的降压方法。

术中低温的应用

在动物模型中，轻度的低温（核心温度降低 1.5~3℃）对缺血性脑损伤有很好的保护作用[125]。此作用除了低温状态下抑制了细胞代谢外，还可能与减少缺血细胞释放兴奋性神经递质有关[126]。虽然很多 RCT 研究已证实轻度低温对于严重脑外伤和院内心跳骤停疗效很好[127-130]，但对院外心脏骤停患者的效果不明确。同样，预防性轻度低温在开颅手术中的有效性也未得到证实[131-133]。

虽然术中复温有一定难度，但麻醉后患者体温很容易降到 33~34℃[134]。即使轻度低温也具有潜在风险，而被动复温则伴随外周血管收缩、寒战及继发氧耗量和心脏负担增加[135]。低温下药物代谢减慢，包括短效麻醉药在内的所有药物的作用时间均延长。中度低温（<33℃）还有其他的副作用，包括增加感染风险、心律失常、缺血、低凝状态、血小板减少、血小板聚集活性降低、纤维蛋白溶解，但这些异常可在复温后逆转[134,136]。在离开手术室时体温仍较低的患者可观察到以上现象。目前轻度低温和复温所产生的潜在神经保护作用是否会被低温导致的生理变化所抵消还尚不确定，尤其是麻醉苏醒寒战。术中使用哌替啶或 α_2 激动剂(可乐定、右美托咪定)可减轻术后寒战[137]。

比较稳妥的做法是在关颅前保持轻度低体温（35~36℃），随后进行积极的复温。体温升高会加重缺血性损伤，因此在整个围术期要持续监测[138]。

麻醉苏醒和早期恢复

麻醉苏醒和早期恢复是 AVMs 手术麻醉管理要点。止血期间使用去氧肾上腺素使血压中度增高（平均动脉压比正常水平高 20%~30%）。在止血完成后，减少麻醉药用量，同时使用拉贝洛尔等将患者血压降低基线值 10% 以内。复苏期患者从麻醉状态恢复到觉醒状态，维持患者血流动力学稳定尤其重要[139]。在麻醉结束前，加用 α_2 受体激动剂（可乐定、右美托咪定）能够减轻苏醒期应激反应（高血压、心动过速）[140]。

需要强调的是，在没有明确的证据认为哪种药物更利于患者的情况下，降压药物的选择应当根据临床情况（如患有支气管痉挛的患者应避免使用 β 肾上腺素受体拮抗剂，对于患有冠心病的患者可以优先考虑使用硝酸甘油）以及使用者的经验决定。

评估脑功能的最敏感的方法仍然是神经功能检查。迅速的麻醉苏醒要应避免残留麻醉药物干扰对神经功能损伤的判断。苏醒延迟的患者需要行急诊 CT 检查以排除脑水肿和出血。长时间手术输注大量液体、复杂手术以及术前存在神经功能障碍患者术后可能需要镇静和机械通气。目前尚无一种理想的药物用于术后镇静和血压控制。右美托咪定的使用日趋广泛，具有抗交感作用，镇静状态可随时唤醒以进行术后神经功能检查。

避免并发症所需的手术注意事项

对神经外科医生来说，AVM 较其他的开颅手术更具有挑战性。术中快速出血可迅速填满术野，妨碍解剖、分离等操作。此时控制动脉出血很难，尤其是细小、血管壁脆弱的穿支动脉无法进行双极电凝止血。脑内出血会损伤脑组织，影响患者的预后，难以控制的出血会迫使术者进行危险、轻率的操作。发生出血时，麻醉医师需要进行容量治疗、输血、维持血压，有时还需纠正凝血功能障碍。

正确评估患者是避免手术并发症的最有效的方法。结合 Spetzler-Martin 分级、AVM 大小、深部静脉引流及邻近功能区情况对手术风险进行初步评估[34]，分级低者（Ⅰ~Ⅲ级）手术并发症发生率低，而分级高者（Ⅳ-Ⅴ级）致死率及致残率显著升高。此外，对Ⅲ级 AVMs 亚型、患者年龄及临床表现、深部动脉供血、血管团的边界是否清楚及病变所涉及的脑功能区作用等其他因素进行仔细的评估，对于选择患者也是十分有益的。Lawton-

Young AVM 分级系统结合了患者年龄、出血表现和畸形团情况，可作为 Spetzler-Martin 分级的补充[141]。该补充分级系统预测准确性高，手术风险分级更均衡，对 AVM 术后神经功能预测效果更佳[142]。Spetzler-Martin 以及 Lawton-Young 评分，或被称为补充 Spetzler-Martin 评分，是 AVM 手术死亡率最佳预测指标，当补充评分小于等于 6 分时可考虑手术治疗。

对于Ⅲ级和Ⅳ级 AVMs，是否适合手术治疗可能不是很容易判断，但对Ⅲ级的各亚型，判断就相对明了[143]。根据我们的经验，位于功能区的中等大小的 AVMs（直径 3~6cm）与Ⅳ级 AVMs 的致残率接近，但高于其他Ⅲ级 AVMs。相反，静脉引流深在且位于功能区的小 AVMs（直径小于 3cm），以及其他远离功能区的中等大小 AVMs，其致残率与Ⅲ级 AVMs 接近。因此，神经外科医生警惕病变较大且位于功能区的Ⅲ级 AVMs，并采取相对保守的治疗方案。

出血是一个重要的手术指征，不仅因为 AVMs 再出血风险很高，而且出血后能够有利于手术的操作[54]。血肿有助于 AVM 和邻近脑组织的分离，相当于在术前替术者完成了需要在手术中进行的分离操作。清除血肿后在 AVM 周围操作空间变大，能够减少暴露血管团对正常脑组织的损伤，或有助于到达不易暴露的深部血管团。出血有时还能减少 AVM 血供，降低出血风险。出血可损伤脑组织，年轻患者和手术能够提高患者神经恢复的能力。即使 AVMs 未破裂，年轻患者手术后的恢复也比较快。

其他病变解剖特征也可预测术中出血和神经功能预后。例如，动脉和静脉紧密纠结在一起的紧实 AVMs 通常边界清晰，与周围脑组织有明显区别，而弥漫 AVMs 通常边界不清和脑组织有交叉，此时神经外科医生只能切除部分正常脑组织。深部的穿支动脉一般纤细、质脆、难以进行电灼止血。术中出血若进入深部的白质传导束可引起明显的神经功能障碍。血管造影术可对术中出血提供线索并为术者提供参考。

Spetzler-Martin 分级中的功能区是指该损伤后能够导致相应神经功能障碍的脑区，如运动和体感区、视觉皮质、语言区、丘脑和脑干。然而，AVMs 解剖定位和功能定位有时并不完全一致，因为如果功能区离 AVM 过近的话，往往会发生脑功能迁移。例如，位于中央沟的 AVM 可能导致前运动区从前中央回移位到前运动皮质。在更为特殊的病例，如语言功能等左半球功能可移位到对侧半球或同侧半球的其他部位[144,145]。因此，我们发现术前功能 MRI（fMRI）能够更精确地定位功能区，使我们能够对不同患者进行功能定位而非解剖定位。这些放射检查能够有助于医生更准确地评估风险、选择适合手术的患者。图 15-3~图 15-6 为病例展示。

即使选择患者时非常仔细，术中也可能发生并发症和危险情况。除非行术中电生理监测，很难察觉正常脑组织供血动脉阻塞引起的脑卒中。这种并发症发生于过早阻断畸形团供血动脉，损伤了阻断部位和 AVM 之间向正常脑组织供血的动脉。只有在保证远端供血的前提下才能对 AVM 供血的动脉进行阻断。一些无关动脉也有可能被误认为 AVM 供血动脉。神经外科医生要仔细分析术前的血管造影结果，仔细考虑解剖情况，在动脉进入血管团前行精细血管阻断。长时间手术中出现未预料到的脑肿胀提示可能出现脑卒中。

出血最常见于分离血管团周边后对底部进行解剖分离时。深部穿支动脉最常分布于底部而且双极止血困难。典型的 AVMs 基底通常位于皮层深部，暴露困难，血管团的尖端可能深至脑室，而脑室动脉的出血可快速充满脑室，并导致脑组织向外膨出，止血困难。由于 AVM 深部基底存在上述风险，神经外科医生在进行最后一步解剖操作时要保持高度集中，在处理基底前充分分离血管团，电灼止血困难的动脉使用微血管夹阻断；AVMs 的脑室尖端应以包绕阻断供血动脉的方式进行暴露，并在分离前仔细控制出血。

除了深部基底出血以外，AVM 切除过程中还可能发生破裂。AVM 手术的原则是围绕着病变进行分离并包围 AVM，而不能分块切除。分离平面离 AVM 太近时有破裂可能，出血迅猛，无法电灼止血，应使用止血材料压迫以待下一步操作。如果分离平面粘连过紧，切除 AVM 时可能会留下部分血管团。这些残留血管团常有动脉血供而没有静脉回流，这就意味着它们可能在术中和术后发生破裂出血。如某个术野反复出血则提示可能残留 AVM，应当在该部位周围进行更广泛的分离。AVM 手术的另外一个原则是先阻断所有的供血动脉然后才能阻断引流静脉。有时动脉化的引流静脉会被误认为是供血动脉并被过早阻断，

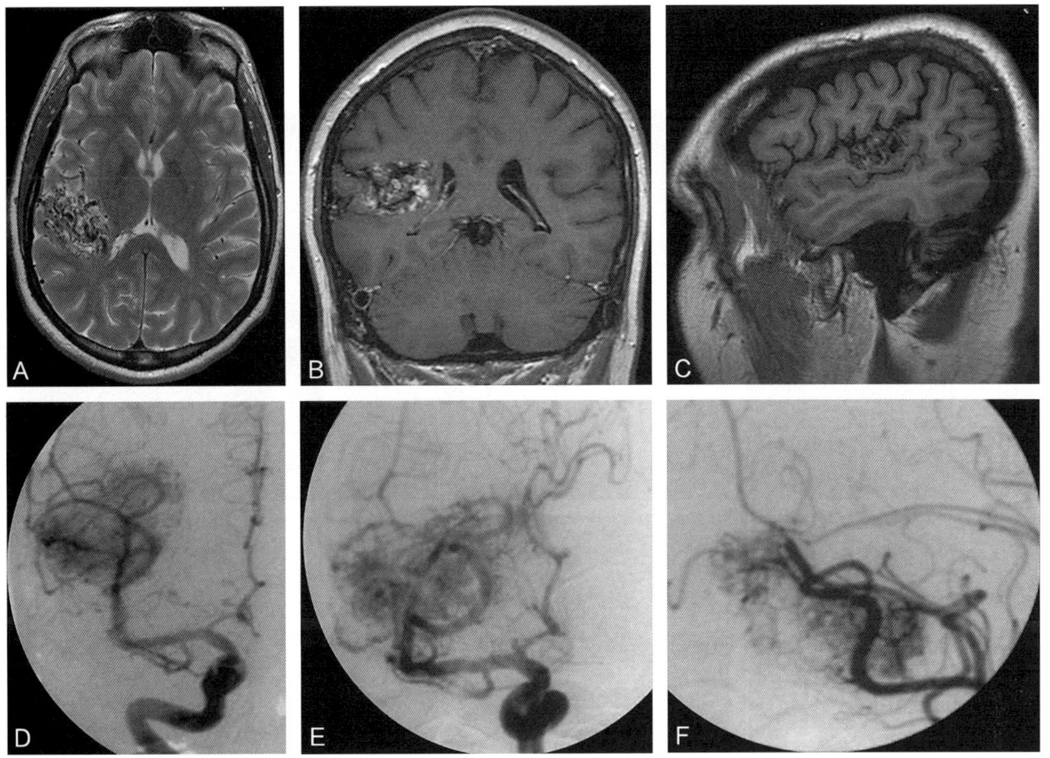

图 15-3　A~C，术前 MRI 显示 AVM 位于岛叶后部和颞叶皮层上部。A. T2 轴位相；B. T1 冠状位带增强；C. T1 矢状位相。D~F. 术前血管造影显示该例 AVM 为 Spetzler-Martin Ⅲ级，供血动脉源于大脑中动脉的岛叶分支。右颈内动脉注药，前后位（D）、前斜位（E）和侧位（F）

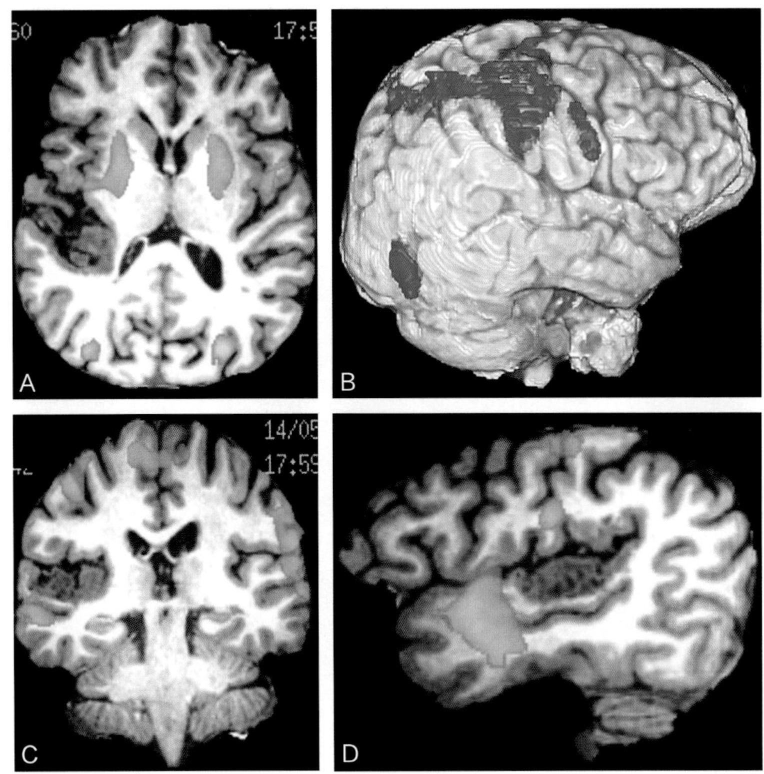

图 15-4　A 和 B 为患者动左侧手指动时左手运动区的功能核磁相。轴位（A）和三维重建相（B）显示相关激活脑区。C 和 D 为患者动舌头时的舌头运动区的功能核磁相。冠状位（C）和矢状位（D）显示相关激活脑区。尽管 AVM 的解剖定位很明确，但 fMRI 提示病变部位和运动区有一定距离，因此医生决定切除病变

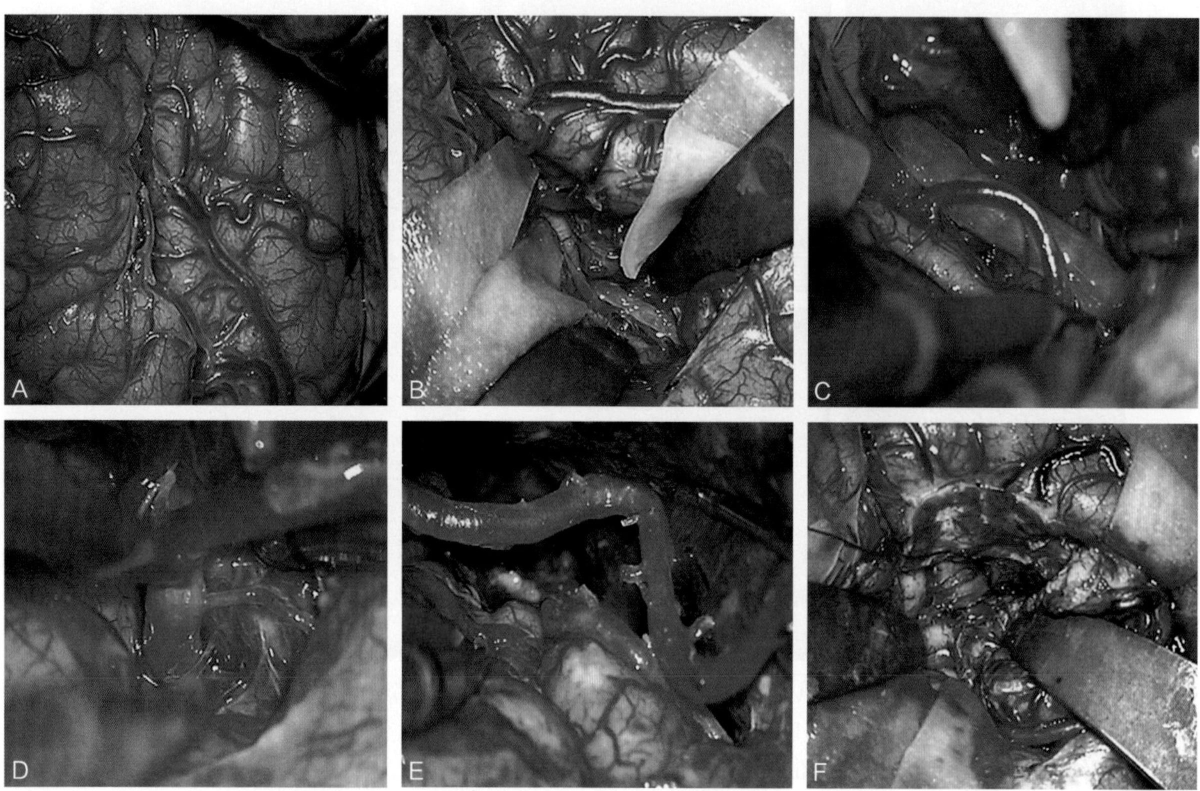

图 15-5　术中照片显示动静脉畸形（AVM）未达脑表面（A）。充分分离侧裂远端暴露供血的大脑中动脉（B），AVM 位于侧裂颞侧（C，上部）。供血动脉为大脑中动脉的分支（D），保留该分支以保证远端角回皮层供血（E）。切断 AVM 的血流供应并分离深部的基底后，血管团被完全切除（F）

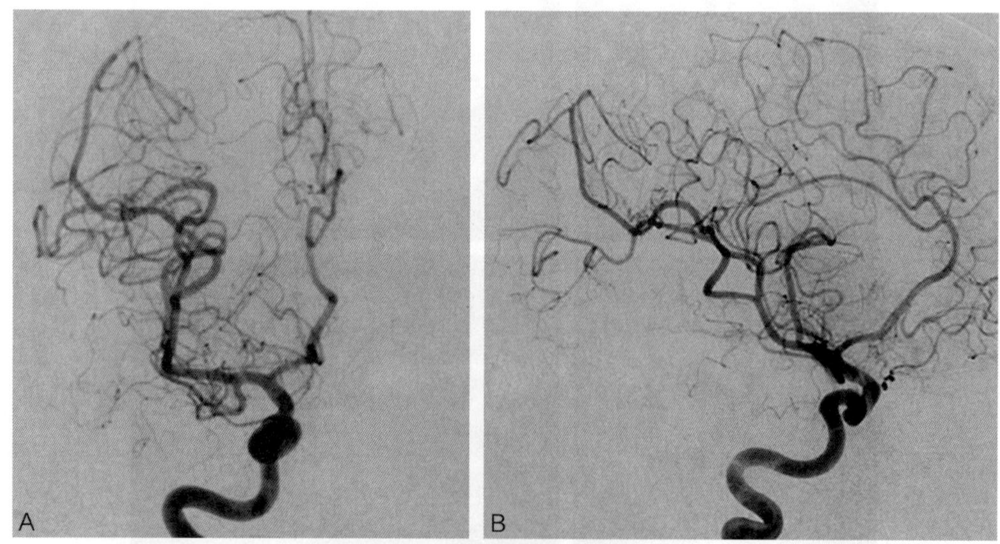

图 15-6　术后血管造影显示动静脉畸形被完全切除，而过路动脉得到了保留。右颈内动脉注药，前后位（A）和侧位（B）

导致静脉回流障碍、动静脉畸形血管团内压力增加进而发生破裂出血。神经外科医生要迅速发现这种危险情况并快速切除AVM。破裂出血的AVM变得松弛和危险，手术医生可用于控制出血的时间窗变得很短，此时麻醉医师要采取措施及时正确应对。

如前所述，AVM切除术中和术后可能会发生明显的脑水肿。若原因不明，如不明确的AVM破裂、血栓或阻塞导致的静脉引流障碍等，应采取对症治疗，如过度通气、甘露醇脱水以及严格地控制血压。

AVMs切除术中发生出血和其他严重并发症的危险始终存在。出现紧急情况者往往预后不良，因此要做好AVM手术，术者要保持稳定和精细的操作，麻醉医师也要保持镇静。神经外科医生和麻醉医师既要在手术中避免并发症的发生，也要做好应对严重并发症发生的准备。

（李姝　金海龙 译，韩如泉 校）

参考文献

1. Arteriovenous Malformation Study Group. Arteriovenous malformations of the brain in adults. *N Engl J Med*. 1999;340:1812–1818.
2. Young WL. Intracranial arteriovenous malformations: Pathophysiology and hemodynamics (Chapter 6). In: Jafar JJ, Awad IA, Rosenwasser RH, eds. *Vascular Malformations of the Central Nervous System*. New York: Lippincott Williams & Wilkins; 1999:95–126.
3. Choi JH, Mohr JP. Brain arteriovenous malformations in adults. *Lancet Neurol*. 2005;4:299–308.
4. Stapf C, Mast H, Sciacca RR, et al. Predictors of hemorrhage in patients with untreated brain arteriovenous malformation. *Neurology*. 2006;66:1350–1355.
5. Kim H, Sidney S, McCulloch CE, et al. Racial/ethnic differences in longitudinal risk of intracranial hemorrhage in brain arteriovenous malformation patients. *Stroke*. 2007;38:2430–2437.
6. Kim H, Al-Shahi Salman R, McCulloch CE, et al. Untreated brain arteriovenous malformation: Patient level meta-analysis of hemorrhage predictors. *Neurology*. 2014;83:590–597.
7. Stapf C, Mohr JP, Pile-Spellman J, et al. The effect of concurrent arterial aneurysms on the risk of hemorrhagic presentation in brain arteriovenous malformations [Abstract]. *Stroke*. 2001;32:337-c.
8. Duong DH, Young WL, Vang MC, et al. Feeding artery pressure and venous drainage pattern are primary determinants of hemorrhage from cerebral arteriovenous malformations. *Stroke*. 1998;29:1167–1176.
9. Spetzler RF, Hargraves RW, McCormick PW, et al. Relationship of perfusion pressure and size to risk of hemorrhage from arteriovenous malformations. *J Neurosurg*. 1992;76:918–923.
10. Miyasaka Y, Kurata A, Tokiwa K, et al. Draining vein pressure increases and hemorrhage in patients with arteriovenous malformation. *Stroke*. 1994;25:504–507.
11. Kader A, Young WL, Pile-Spellman J, et al. The influence of hemodynamic and anatomic factors on hemorrhage from cerebral arteriovenous malformations. *Neurosurgery*. 1994;34:801–807; discussion 807–808.
12. Brown Jr. RD, Wiebers DO, Forbes GS. Unruptured intracranial aneurysms and arteriovenous malformations: Frequency of intracranial hemorrhage and relationship of lesions. *J Neurosurg*. 1990;73:859–863.
13. Marks MP, Steinberg GK, Norbash AM, et al. Characteristics predictive of hemorrhage in AVMs [Abstract]. *Stroke*. 1993;24:184.
14. Marks MP, Lane B, Steinberg GK, et al. Hemorrhage in intracerebral arteriovenous malformations: Angiographic determinants. *Radiology*. 1990;176:807–813.
15. Batjer H, Suss RA, Samson D. Intracranial arteriovenous malformations associated with aneurysms. *Neurosurgery*. 1986;18:29–35.
16. Mast H, Young WL, Koennecke HC, et al. Risk of spontaneous haemorrhage after diagnosis of cerebral arteriovenous malformation. *Lancet*. 1997;350:1065–1068.
17. Halim AX, Johnston SC, Singh V, et al. Longitudinal risk of intracranial hemorrhage in patients with arteriovenous malformation of the brain within a defined population. *Stroke*. 2004;35:1697–1702.
18. Stefani MA, Porter PJ, terBrugge KG, et al. Large and deep brain arteriovenous malformations are associated with risk of future hemorrhage. *Stroke*. 2002;33:1220–1224.
19. Kim H, Sidney S, Johnston SC, et al. Racial/ethnic differences in longitudinal risk of intracranial hemorrhage in brain arteriovenous malformation patients [Abstract]. *Stroke*. 2007;38:468.
20. Gao E, Young WL, Pile-Spellman J, et al. Cerebral arteriovenous malformation feeding artery aneurysms: A theoretical model of intravascular pressure changes after treatment. *Neurosurgery*. 1997;41:1345–1356. discussion 1356-1348.
21. Fleetwood IG, Steinberg GK. Arteriovenous malformations. *Lancet*. 2002;359:863–873.
22. Hartmann A, Mast H, Mohr JP, et al. Morbidity of intracranial hemorrhage in patients with cerebral arteriovenous malformation. *Stroke*. 1998;29:931–934.
23. Forster DM, Steiner L, Hakanson S. Arteriovenous malformations of the brain. A long-term clinical study. *J Neurosurg*. 1972;37:562–570.
24. Ondra SL, Troupp H, George ED, et al. The natural history of symptomatic arteriovenous malformations of the brain: A 24-year follow-up assessment. *J Neurosurg*. 1990;73:387–391.
25. Svien HJ, McRae JA. Arteriovenous anomalies of the brain. Fate of patients not having definitive surgery. *J Neurosurg*. 1965;23:23–28.
26. Waltimo O. The change in size of intracranial arteriovenous malformations. *J Neurol Sci*. 1973;19:21–27.
27. Fults D, Kelly Jr. DL. Natural history of arteriovenous malformations of the brain: A clinical study. *Neurosurgery*. 1984;15:658–662.
28. Luessenhop AJ, Rosa L. Cerebral arteriovenous malformations: Indications for and results of surgery, and the role of intravascular techniques. *J Neurosurg*. 1984;60:14–22.
29. Brown Jr. RD, Wiebers DO, Forbes G, et al. The natural history of unruptured intracranial arteriovenous malformations. *J Neurosurg*. 1988;68:352–357.
30. Perret G, Nishioka H. Report on the cooperative study of intracranial aneurysms and subarachnoid hemorrhage. Section VI. Arteriovenous malformations. An analysis of 545 cases of cranio-cerebral arteriovenous malformations and fistulae reported to the cooperative study. *J Neurosurg*. 1966;25:467–490.
31. Perret G. The epidemiology and clinical course of arteriovenous malformations (Chapter II: Clinical Aspects). In: Pia HW, Gleave JRW, Grote E, et al., eds. *Cerebral Angiomas: Advances in Diagnosis and Therapy*. New York: *Springer-Verlag*; 1975:21–26.
32. Graf CJ, Nibbelink DW. Cooperative study of intracranial aneurysms and subarachnoid hemorrhage: Report on randomized treatment study: Intracranial surgery. *Stroke*. 1974;5:559–561.
33. Choi JH, Mast H, Sciacca RR, et al. Clinical outcome after first and recurrent hemorrhage in patients with untreated brain arteriovenous malformation. *Stroke*. 2006;37:1243–1247.
34. Spetzler RF, Martin NA. A proposed grading system for arteriovenous malformations. *J Neurosurg*. 1986;65:476–483.
35. Pollock BE, Flickinger JC. A proposed radiosurgery-based grading system for arteriovenous malformations. *J Neurosurg*. 2002;96:79–85.
36. Lawton MT, Hamilton MG, Spetzler RF. Multimodality treatment of deep arteriovenous malformations: Thalamus, basal ganglia, and brain stem. *Neurosurgery*. 1995;37:29–36.
37. Hartmann A, Stapf C, Hofmeister C, et al. Determinants of neurological outcome after surgery for brain arteriovenous malformation. *Stroke*. 2000;31:2361–2364.
38. Hartmann A, Pile-Spellman J, Stapf C, et al. Risk of endovascular treatment of brain arteriovenous malformations. *Stroke*. 2002;33:1816–1820.
39. ApSimon HT, Reef H, Phadke RV, et al. A population-based study of brain arteriovenous malformation: long-term treatment outcomes. *Stroke*. 2002;33:2794–2800.
40. Castel JP, Kantor G. Postoperative morbidity and mortality after microsurgical exclusion of cerebral arteriovenous malformations. Current data and analysis of recent literature. *Neurochirurgie*. 2001;47:369–383.
41. Morgan MK, Rochford AM, Tsahtsarlis A, et al. Surgical risks associated with the management of Grade I and II brain arteriovenous malformations. *Neurosurgery*. 2004;54:832–837. discussion 837-839.
42. Meisel HJ, Mansmann U, Alvarez H, et al. Effect of partial targeted N-butyl-cyano-acrylate embolization in brain AVM. *Acta Neurochir (Wien)*. 2002;144:879–887; discussion 888.
43. Wikholm G, Lundqvist C, Svendsen P. The Goteborg cohort of embolized cerebral arteriovenous malformations: A 6-year follow-up. *Neurosurgery*. 2001;49:799–806.
44. Taylor CL, Dutton K, Rappard G, et al. Complications of preoperative embolization of cerebral arteriovenous malformations. *J Neurosurg*. 2004;100:810–812.
45. Goto K. Ectatic and occlusive diseases of the 95 venous drainage system of cerebral arteriovenous malformations (AVMs) with emphasis on specutacular shrinking neurological deficits after embolization. *Interv*

Neuroradiol. 2005;11(Sup 1):95–118.
46. Bhattacharya J, Jenkins S, Zampakis P, et al. Endovascular treatment of AVMs in Glasgow. *Interv Neuroradiol.* 2005;11(Sup 1):73–80.
47. Campos J, Biscoito P, Sequeira P, et al. Intra-arterial embolization in the analysis of five years (2000-2004) in the treatment of brain arteriovenous malformations. *Interv Neuroradiol.* 2005;11(Sup 1):81–94.
48. Vinuela F, Duckwiler G, Jahan R, et al. Therapeutic management of cerebral arteriovenous malformations. Present role of interventional neuroradiology. *Interv Neuroradiol.* 2005;11(Sup 1):13–29.
49. Ozanne A, Alvarez H, Rodesch G, et al. Management of brain AVMs at Bicêtre: A comparison of two patient cohorts treated in 1985-1995 and 1996-2005. *Interv Neuroradiol.* 2005;11(Sup 1):31–36.
50. Klurfan P, Gunnarsson T, Haw C, et al. Endovascular treatment of brain arteriovenous malformations: The Toronto experience. *Interv Neuroradiol.* 2005;11(Sup 1):51–56.
51. Beltramello A, Zampieri P, Ricciardi G, et al. Combined treatment of brain AVMs: Analysis of five years (2000-2004) in the Verona experience. *Interv Neuroradiol.* 2005;11(Suppl 1):63–72.
52. Raymond J, Iancu D, Weill A, et al. Embolization as one modality in a combined strategy for the management of cerebral arteriovenous malformations. *Interv Neuroradiol.* 2005;11(Sup 1):57–62.
53. Spetzler RF, Martin NA. A proposed grading system for arteriovenous malformations. 1986. *J Neurosurg.* 2008;108:186–193.
54. Lawton MT, Du R, Tran M, et al. Effect of presenting hemorrhage on outcome after microsurgical resection of brain arteriovenous malformations. *Neurosurgery.* 2005;56:485–493.
55. Pollock BE, Flickinger JC, Lunsford LD, et al. Hemorrhage risk after stereotactic radiosurgery of cerebral arteriovenous malformations. *Neurosurgery.* 1996;38:652–659. discussion 659-661.
56. Pollock BE, Flickinger JC, Lunsford LD, et al. Factors that predict the bleeding risk of cerebral arteriovenous malformations. *Stroke.* 1996;27:1–6.
57. Pollock BE, Flickinger JC, Lunsford LD, et al. Factors associated with successful arteriovenous malformation radiosurgery. *Neurosurgery.* 1998;42:1239–1244; discussion 1244–1237.
58. Flickinger JC, Kondziolka D, Lunsford LD, et al. A multi-institutional analysis of complication outcomes after arteriovenous malformation radiosurgery. *Int J Radiat Oncol Biol Phys.* 1999;44:67–74.
59. Maruyama K, Kawahara N, Shin M, et al. The risk of hemorrhage after radiosurgery for cerebral arteriovenous malformations. *N Engl J Med.* 2005;352:146–153.
60. Hartmann A, Marx P, Schilling AM, et al. Neurologic complications following radiosurgical treatment of brain arteriovenous malformations [Abstract]. In: *12th European Stroke Conference;* Valencia, Spain; 2003.
61. National Institute of Neurological Disorders and Stroke (NINDS). *A randomized trial of unruptured brain AVMs (ARUBA)*; 2007. Available at http://clinicaltrials.gov/ct/show/NCT00389181.
62. Mohr JP, Parides MK, Stapf C, et al. Medical management with or without interventional therapy for unruptured brain arteriovenous malformations (ARUBA): A multicentre, non-blinded, randomised trial. *Lancet.* 2014;383:614–621.
63. Du R, Hashimoto T, Tihan T, et al. Growth and regression of an arteriovenous malformation in a patient with hereditary hemorrhagic telangiectasia: Case report. *J Neurosurg.* 2007;106:470–477.
64. Mullan S, Mojtahedi S, Johnson DL, et al. Embryological basis of some aspects of cerebral vascular fistulas and malformations. *J Neurosurg.* 1996;85:1–8.
65. Lawton MT, Jacobowitz R, Spetzler RF. Redefined role of angiogenesis in the pathogenesis of dural arteriovenous malformations. *J Neurosurg.* 1997;87:267–274.
66. Singh V, Smith WS, Lawton MT, et al. Thrombophilic mutation as a new high-risk feature in DAVF patients [Abstract]. *Ann Neurol.* 2006;60:S30.
67. Hashimoto T, Mesa-Tejada R, Quick CM, et al. Evidence of increased endothelial cell turnover in brain arteriovenous malformations. *Neurosurgery.* 2001;49:124–131; discussion 131–132.
68. Hashimoto T, Young WL. Roles of angiogenesis and vascular remodeling in brain vascular malformations. *Semin Cerebrovasc Dis Stroke.* 2004;4:217–225.
69. Hashimoto T, Lawton MT, Wen G, et al. Gene microarray analysis of human brain arteriovenous malformations. *Neurosurgery.* 2004;54:410–423; discussion 423–425.
70. Lee CZ, Xue Z, Zhu Y, et al. Matrix metalloproteinase-9 inhibition attenuates vascular endothelial growth factor-induced intracranial hemorrhage. *Stroke.* 2007;38:2563–2568.
71. Chen Y, Xu B, Arderiu G, et al. Retroviral delivery of homeobox d3 gene induces cerebral angiogenesis in mice. *J Cereb Blood Flow Metab.* 2004;24:1280–1287.
72. Hashimoto T, Lam T, Boudreau NJ, et al. Abnormal balance in the angiopoietin-tie2 system in human brain arteriovenous malformations. *Circ Res.* 2001;89:111–113.
73. Hashimoto T, Wen G, Lawton MT, et al. Abnormal expression of matrix metalloproteinases and tissue inhibitors of metalloproteinases in brain arteriovenous malformations. *Stroke.* 2003;34:925–931.
74. Chen Y, Fan Y, Poon KY, et al. MMP-9 expression is associated with leukocytic but not endothelial markers in brain arteriovenous malformations. *Front Biosci.* 2006;11:3121–3128.
75. Chen Y, Zhu W, Bollen AW, et al. Evidence of inflammatory cell involvement in brain arteriovenous malformations. *Neurosurgery.* 2008;62:1340–1349.
76. Shenkar R, Shi C, Check IJ, et al. Concepts and hypotheses: Inflammatory hypothesis in the pathogenesis of cerebral cavernous malformations. *Neurosurgery.* 2007;61:693–702; discussion 702–703.
77. Guo Y, Tihan T, Lawton MT, et al. Distinctive distribution of lymphocytes in unruptured and previously untreated brain arterviovenous malformation. *Neuroimmunol Neuroinflamm.* 2014;1:147–152.
78. Inoue S, Liu W, Inoue K, et al. Combination of linkage and association studies for brain arteriovenous malformation. *Stroke.* 2007;38:1368–1370.
79. Gallione CJ, Richards JA, Letteboer TG, et al. SMAD4 Mutations found in unselected HHT patients. *J Med Genet.* 2006;43:793–797.
80. Bayrak-Toydemir P, McDonald J, Akarsu N, et al. A fourth locus for hereditary hemorrhagic telangiectasia maps to chromosome 7. *Am J Med Genet A.* 2006;140:2155–2162.
81. Cole SG, Begbie ME, Wallace GM, et al. A new locus for hereditary haemorrhagic telangiectasia (HHT3) maps to chromosome 5. *J Med Genet.* 2005;42:577–582.
82. Marchuk DA, Srinivasan S, Squire TL, et al. Vascular morphogenesis: Tales of two syndromes. *Hum Mol Genet.* 2003;12:R97–R112.
83. Scharpfenecker M, van Dinther M, Liu Z, et al. BMP-9 signals via ALK1 and inhibits bFGF-induced endothelial cell proliferation and VEGF-stimulated angiogenesis. *J Cell Sci.* 2007;120:964–972.
84. David L, Mallet C, Mazerbourg S, et al. Identification of BMP9 and BMP10 as functional activators of the orphan activin receptor-like kinase 1 (ALK1) in endothelial cells. *Blood.* 2007;109:1953–1961.
85. Matsubara S, Mandzia JL, ter Brugge K, et al. Angiographic and clinical characteristics of patients with cerebral arteriovenous malformations associated with hereditary hemorrhagic telangiectasia. *AJNR Am J Neuroradiol.* 2000;21:1016–1020.
86. Maher CO, Piepgras DG, Brown Jr RD, et al. Cerebrovascular manifestations in 321 cases of hereditary hemorrhagic telangiectasia. *Stroke.* 2001;32:877–882.
87. Berman MF, Sciacca RR, Pile-Spellman J, et al. The epidemiology of brain arteriovenous malformations. *Neurosurgery.* 2000;47:389–396; discussion 397.
88. Pawlikowska L, Tran MN, Achrol AS, et al. Polymorphisms in transforming growth factor-beta-related genes ALK1 and ENG are associated with sporadic brain arteriovenous malformations. *Stroke.* 2005;36:2278–2280.
89. Simon M, Franke D, Ludwig M, et al. Association of a polymorphism of the ACVRL1 gene with sporadic arteriovenous malformations of the central nervous system. *J Neurosurg.* 2006;104:945–949.
90. Simon M, Schramm J, Ludwig M, et al. Author reply to letter by Young WL et al, Arteriovenous malformation. *J Neurosurg.* 2007;106:732–733.
91. Rogers MS, D'Amato RJ. The effect of genetic diversity on angiogenesis. *Exp Cell Res.* 2006;312:561–574.
92. Shaked Y, Bertolini F, Man S, et al. Genetic heterogeneity of the vasculogenic phenotype parallels angiogenesis: Implications for cellular surrogate marker analysis of antiangiogenesis. *Cancer Cell.* 2005;7:101–111.
93. Satomi J, Mount RJ, Toporsian M, et al. Cerebral vascular abnormalities in a murine model of hereditary hemorrhagic telangiectasia. *Stroke.* 2003;34:783–789.
94. Xu B, Wu YQ, Huey M, et al. Vascular endothelial growth factor induces abnormal microvasculature in the endoglin heterozygous mouse brain. *J Cereb Blood Flow Metab.* 2004;24:237–244.
95. Walker EJ, Su H, Shen F, et al. Arteriovenous malformation in the adult mouse brain resembling the human disease. *Ann Neurol.* 2011;69:954–962.
96. Chen W, Sun Z, Han Z, et al. De novo cerebrovascular malformation in the adult mouse after endothelial Alk1 deletion and angiogenic stimulation. *Stroke.* 2014;45:900–902.
97. Choi EJ, Chen W, Jun K, et al. Novel brain arteriovenous malformation mouse models for type 1 hereditary hemorrhagic telangiectasia. *PLoS One.* 2014;9:e88511.
98. Fogarty-Mack P, Pile-Spellman J, Hacein-Bey L, et al. The effect of arteriovenous malformations on the distribution of intracerebral arterial pressures. *AJNR Am J Neuroradiol.* 1996;17:1443–1449.
99. Fogarty-Mack P, Pile-Spellman J, Hacein-Bey L, et al. Superselective intraarterial papaverine administration: Effect on regional cerebral blood flow in patients with arteriovenous malformations. *J Neurosurg.* 1996;85:395–402.
100. Kader A, Young WL. The effects of intracranial arteriovenous malformations on cerebral hemodynamics. *Neurosurg Clin N Am.* 1996;7:767–781.
101. Young WL, Pile-Spellman J, Prohovnik I, et al. Evidence for adaptive autoregulatory displacement in hypotensive cortical territories adjacent to arteriovenous malformations. *Neurosurgery.* 1994;34:601–610; discussion 610–611.
102. Spetzler RF, Wilson CB, Weinstein P, et al. Normal perfusion pressure breakthrough theory. *Clin Neurosurg.* 1978;25:651–672.
103. Nornes H, Grip A. Hemodynamic aspects of cerebral arteriovenous malformations. *J Neurosurg.* 1980;53:456–464.

104. Mast H, Mohr JP, Osipov A, et al. "Steal" is an unestablished mechanism for the clinical presentation of cerebral arteriovenous malformations. *Stroke.* 1995;26:1215–1220.
105. Young WL, Kader A, Ornstein E, et al. Cerebral hyperemia after arteriovenous malformation resection is related to "breakthrough" complications but not to feeding artery pressure. Columbia University AVM Study Project. *Neurosurgery.* 1996;38:1085–1093; discussion 1093–1085.
106. Young WL, Prohovnik I, Ornstein E, et al. The effect of arteriovenous malformation resection on cerebrovascular reactivity to carbon dioxide. *Neurosurgery.* 1990;27:257–267.
107. Rosell A, Lo EH. Multiphasic roles for matrix metalloproteinases after stroke. *Curr Opin Pharmacol.* 2008;8:82–89.
108. Szabo MD, Crosby G, Sundaram P, et al. Hypertension does not cause spontaneous hemorrhage of intracranial arteriovenous malformations. *Anesthesiology.* 1989;70:761–763.
109. Jayaraman MV, Marcellus ML, Hamilton S, et al. Neurologic complications of arteriovenous malformation embolization using liquid embolic agents. *AJNR Am J Neuroradiol.* 2008;29:242–246.
110. Katayama Y, Tsubokawa T, Hirayiama T, et al. Continuous monitoring of jugular bulb oxygen saturation as a measure of the shunt flow of cerebral arteriovenous malformations. *J Neurosurg.* 1994;80:826–833.
111. Spetzler RF, Martin NA, Carter LP, et al. Surgical management of large AVM's by staged embolization and operative excision. *J Neurosurg.* 1987;67:17–28.
112. Shanechi MM, Chemali JJ, Liberman M, et al. A brain-machine interface for control of medically-induced coma. *PLoS Comput Biol.* 2013;9:e1003284.
113. Ching S, Liberman MY, Chemali JJ, et al. Real-time closed-loop control in a rodent model of medically induced coma using burst suppression. *Anesthesiology.* 2013;119:848–860.
114. Zornow MH, Todd MM, Moore SS. The acute cerebral effects of changes in plasma osmolality and oncotic pressure. *Anesthesiology.* 1987;67:936–941.
115. Warner DS, Boehland LA. The effects of iso-osmolal hemodilution on post-ischemic brain water content in the rat. *Anesthesiology.* 1988;68:86–91.
116. Drummond JC, Patel PM, Cole DJ, et al. The effect of the reduction of colloid oncotic pressure, with and without reduction of osmolality, on post-traumatic cerebral edema. *Anesthesiology.* 1998;88:993–1002.
117. Kaieda R, Todd MM, Warner DS. Prolonged reduction in colloid oncotic pressure does not increase brain edema following cryogenic injury in rabbits. *Anesthesiology.* 1989;71:554–560.
118. Kaieda R, Todd MM, Cook LN, et al. Acute effects of changing plasma osmolality and colloid oncotic pressure on the formation of brain edema after cryogenic injury. *Neurosurgery.* 1989;24:671–678.
119. Lanier WL. Glucose management during cardiopulmonary bypass: Cardiovascular and neurologic implications. *Anesth Analg.* 1991;72:423–427.
120. Lam AM, Winn HR, Cullen BF, et al. Hyperglycemia and neurological outcome in patients with head injury. *J Neurosurg.* 1991;75:545–551.
121. Godoy DA, Pinero GR, Svampa S, et al. Hyperglycemia and short-term outcome in patients with spontaneous intracerebral hemorrhage. *Neurocrit Care.* 2008;9:217–229.
122. Meynaar IA, Eslami S, Abu-Hanna A, et al. Blood glucose amplitude variability as predictor for mortality in surgical and medical intensive care unit patients: A multicenter cohort study. *J Crit Care.* 2012;27:119–124.
123. Finfer S, Chittock DR, Su SY, et al. Intensive versus conventional glucose control in critically ill patients. *N Engl J Med.* 2009;360:1283–1297.
124. Rosner MJ. Cerebral perfusion pressure: Link between intracranial pressure and systemic circulation (Chapter 27). In: Wood JH, ed. *Cerebral Blood Flow: Physiologic and Clinical Aspects.* New York: McGraw-Hill; 1987:425–448.
125. Busto R, Dietrich WD, Globus MY-T, et al. Small differences in intraischemic brain temperature critically determine the extent of ischemic neuronal injury. *J Cereb Blood Flow Metab.* 1987;7:729–738.
126. Busto R, Dietrich WD, Globus MY-T, et al. The importance of brain temperature in cerebral ischemic injury. *Stroke.* 1989;20:1113–1114.
127. Kim F, Nichol G, Maynard C, et al. Effect of prehospital induction of mild hypothermia on survival and neurological status among adults with cardiac arrest: A randomized clinical trial. *JAMA.* 2014;311:45–52.
128. Kim F, Bravo PE, Nichol G. What is the use of hypothermia for neuroprotection after out-of-hospital cardiac arrest? *Stroke.* 2015;46:592–597.
129. Cronberg T, Lilja G, Horn J, et al. Neurologic function and health-related quality of life in patients following targeted temperature management at 33 degrees C vs 36 degrees C after out-of-hospital cardiac arrest: A randomized clinical trial. *JAMA Neurol.* 2015;72:634–641.
130. Nielsen N, Wetterslev J, Cronberg T, et al. Targeted temperature management at 33 degrees C versus 36 degrees C after cardiac arrest. *N Engl J Med.* 2013;369:2197–2206.
131. Clifton GL, Allen S, Barrodale P, et al. A phase II study of moderate hypothermia in severe brain injury. *J Neurotrauma.* 1993;10:263–271; discussion 273.
132. Marion DW, Penrod LE, Kelsey SF, et al. Treatment of traumatic brain injury with moderate hypothermia. *N Engl J Med.* 1997;336:540–546.
133. Todd MM, Hindman BJ, Clarke WR, et al. Mild intraoperative hypothermia during surgery for intracranial aneurysm. *N Engl J Med.* 2005;352:135–145.
134. Baker KZ, Young WL, Stone JG, et al. Deliberate mild intraoperative hypothermia for craniotomy. *Anesthesiology.* 1994;81:361–367.
135. Sessler DI. Complications and treatment of mild hypothermia. *Anesthesiology.* 2001;95:531–543.
136. Frank SM, Beattie C, Christopherson R, et al. Unintentional hypothermia is associated with postoperative myocardial ischemia. The Perioperative Ischemia Randomized Anesthesia Trial Study Group. *Anesthesiology.* 1993;78:468–476.
137. Stapelfeldt C, Lobo EP, Brown R, et al. Intraoperative clonidine administration to neurosurgical patients. *Anesth Analg.* 2005;100:226–232.
138. Chen H, Chopp M. Effect of mild hyperthermia on the ischemic infarct volume after middle cerebral artery occlusion in the rat. *Neurology.* 1991;41:1133–1135.
139. Morgan MK, Sekhon LH, Finfer S, et al. Delayed neurological deterioration following resection of arteriovenous malformations of the brain. *J Neurosurg.* 1999;90:695–701.
140. Talke P, Chen R, Thomas B, et al. The hemodynamic and adrenergic effects of perioperative dexmedetomidine infusion after vascular surgery. *Anesth Analg.* 2000;90:834–839.
141. Lawton MT, Kim H, McCulloch CE, et al. A supplementary grading scale for selecting patients with brain arteriovenous malformations for surgery. *Neurosurgery.* 2010;66:702–713; discussion 713.
142. Kim H, Pourmohamad T, Westbroek EM, et al. Evaluating performance of the Spetzler-Martin supplemented model in selecting patients with arteriovenous malformation patients for surgery. *Stroke.* 2012;43:2497–2499.
143. Lawton MT. UCSF AVM study project: Spetzler-Martin Grade III arteriovenous malformations: Surgical results and a modification of the grading scale. *Neurosurgery.* 2003;52:740–748; discussion 748–749.
144. Lazar RM, Marshall RS, Pile-Spellman J, et al. Anterior translocation of language in patients with left cerebral arteriovenous malformations. *Neurology.* 1997;49:802–808.
145. Lazar RM, Marshall RS, Pile-Spellman J, et al. Interhemispheric transfer of language in patients with left frontal cerebral arteriovenous malformation. *Neuropsychologia.* 2000;38:1325–1332.

16 闭塞性脑血管病的麻醉管理

I.A. Herrick • J. Chui • R.T. Higashida • A.W. Gelb

颈动脉内膜剥脱术(carotid endarterectomy, CEA)最早于20世纪50年代应用于临床,截止到1985年,CEA手术量在美国稳步增加,一度成为临床中第三位最常见的手术[1]。此后由于对CEA的有效性产生质疑,且术后并发症及死亡率波动很大,因而手术量逐渐减少。随着一些设计合理的大型随机临床试验[2-4]证实了CEA对于特定患者有效,现行指南[5-7]也明确了CEA联合内科治疗对于卒中预防的重要作用。

CEA目前仍然是预防卒中的标准术式。但是过去20年,颈动脉成形和支架置入(carotid angioplasty and stenting, CAS)越来越多地应用于颅内外闭塞性脑血管病[8-10]。基于一些设计合理的前瞻性试验研究结果,对于部分特定的患者而言,目前的指南推荐CAS可作为CEA的替代治疗方案[6,7,11a,11b,12a]。

CEA和CAS均为预防脑血管疾病患者卒中的重要手段。由于这些患者通常高龄且伴有严重的合并症,因此这类手术对于麻醉医生而言是极具挑战性的。本章旨在探讨CEA手术的麻醉考虑与围术期麻醉管理,并简要阐述CEA和CAS对卒中预防的重要作用。

生理特点

颈动脉血管再通手术涉及对脑血供的管理,因此对这类手术患者的管理需要了解神经血管的解剖和生理特点。

脑组织代谢活跃,但氧和葡萄糖储备差,高度依赖脑循环持续供应氧和葡萄糖。脑血流(cerebral blood flow, CBF)来源于颈内动脉(约80%)和椎动脉(约20%),两者的血管吻合支在颅底形成Willis环,构成双侧大脑半球的共同血管通路。此外,颈内动脉闭塞的患者还可能形成沟通颅内外(例如通过眼眶)的侧支循环。

CBF可根据脑灌注压(cerebral perfusion pressure, CPP)和脑血管阻力(cerebral vascular resistance, CVR)计算得出:

$$CBF=CPP/CVR \qquad (公式16\text{-}1)$$

CPP是平均动脉压与颅内压或中心静脉压(取较大者)的差值;CVR取决于血液黏滞度和脑血管直径。正常情况下CBF根据脑代谢需求进行自主调节,见于许多特殊的血管床。CEA术中CBF的自主调节受限,可以人为调节的参数只有血压和二氧化碳分压($PaCO_2$),分别影响CPP和CVR。目前,我们对于CBF的生理特点了解尚有限。例如,我们对于麻醉过程中大脑血流动力学改变的理解,大多基于CT[单电子发射计算机断层扫描(single-photon emission computed tomography, SPECT)]和经颅多普勒(transcranial Doppler ultrasonography, TCD)对大血管改变的评估[12b-14]。然而,应用舌下微循环直角双极光谱成像检查[15]显示麻醉诱导后大血管与毛细血管网的血流改变并不一致,由此质疑了根据大血管血流动力学改变预测微血管灌注的准确性。

二氧化碳分压

CBF对$PaCO_2$特别敏感,并与之直接相关。当$PaCO_2$在20~80mmHg范围内,$PaCO_2$每上升1mmHg,CBF会增加1~2ml/(100g·min)。目前尚未确定CEA术中最合适的$PaCO_2$水平。有观点认为低碳酸血症可以引起正常脑组织区域(对CO_2有反应)血管收缩,从而增加缺血区域的血流量,即所谓的"Robin Hood"效应[16,17]。与之相反,也有观点认为高碳酸血症可增加全脑CBF,从而增加潜在缺血区域的脑灌注[18]。然而,这两种观点都受到质疑,因为局部脑血流研究显示,在颈动脉夹闭期间无法准确预测局部CBF对$PaCO_2$的反应[19]。高碳酸血症时大脑自动调节功能完全丧失,低碳酸血症时部分消失,提示CEA术中控制血压显得更为重要。并且,$PaCO_2$升高引起正常脑组织血管扩张,导致高达23%的患者出现缺血区的血流进一步减少[19]。在CEA术中使用七氟烷等吸入性麻醉药时,脑血管扩张也会引起类似的窃血现象[20]。

近期一篇综述总结了为数不多的有关CO_2与脑血管自动调节的临床文章，结论显示高碳酸血症可能与相对大脑过度灌注有关，但是目前尚无研究阐述脑血管在微循环水平对高碳酸血症的反应。相反，低碳酸血症与脑血流减少相关，尤其是并存出血或麻醉药引起的低血压时。作者提示上述情况可能会引起脑缺血，并强调脑血管自动调节低限的个体差异很大，因此很难根据这一参数判断某个患者的脑灌注是否足够[21]。

患者的其他合并症也影响CBF对$PaCO_2$的反应。例如，接受CEA手术的患者常常合并糖尿病，据报道，术中使用丙泊酚、七氟烷或异氟烷会影响糖尿病患者对高碳酸血症的脑血管自动调节[22,23]。虽然这种影响与糖尿病的严重程度（糖化血红蛋白值和视网膜病变情况）相关，但是个体差异很大，可预测性较差。

目前尚不明确高碳酸血症或低碳酸血症的临床效果，也缺少准确评估脑血管对CO_2反应的方法，因此对CEA患者最谨慎的通气管理模式是维持正常的二氧化碳分压。可以参考术前的动脉血气分析结果，或者调节呼吸参数达到适当的$PaCO_2$，维持正常的pH值，以此在优化CBF供需平衡的同时应避免出现脑窃血现象。

血压

以往的观点认为，当平均动脉压（mean arterial blood pressure，MAP）在50~150mmHg范围内波动时，CBF维持相对稳定。MAP超出此范围时，血管调节能力受损，CBF直接依赖于CPP的改变。对于合并慢性高血压的患者，脑血流自动调节的上下限值都会升高。此外，有研究显示人类脑血管自动调节的低限通常远高于50mmHg（至少70mmHg），且个体差异很大[21,24]。因此，参考传统的自动调节低限来指导术中血压管理需谨慎。

建议在CEA术中升高血压，这样正常的脑组织可以根据自动调节维持正常脑血流，同时增加血管调节功能丧失或动脉粥样硬化狭窄所致的低灌注区域的脑血流[18]。在脑血管病患者及颈动脉临时阻断（如前所述）时，脑血流对$PaCO_2$改变的反应受限，提示粥样硬化狭窄远端的血管已接近自动调节的低限[25]。这时，CBF的改善依赖于CPP的增加。据报道，在颈动脉临时阻断期间升高血压，可以升高残端压并逆转脑电图（electroencephalogram，EEG）的缺血性改变[16,26]。一些研究者推荐在颈动脉阻断时人为升高血压。据文献报道，对于局麻下接受CEA手术的低风险患者而言，常规使用苯肾上腺素将收缩压升至200mmHg（若出现持续的阻断不耐受，可升至240mmHg），能够降低术中分流管的使用率。虽然升高血压后不耐受阻断的发生率降低，但是并未评估心脏缺血事件（术中使用药物升高血压的相关并发症）的风险[27]。

控制性升压也有相应的风险。CPP过高会导致丧失自动调节功能的脑组织区域出血或水肿。此外，侧支循环不良的患者发生脑缺血的风险最高，而恰恰也是对控制性升压最不敏感的人群[28]，也是最需要安全干预的，可以通过适当升压增加缺血区域的脑血流。对于合并缺血性心脏疾病的患者，全身血管收缩可能引起心肌氧供需失衡。据报道，在CEA术中使用苯肾上腺素和间羟胺升高血压时，心肌缺血的发生率也有所增加[29,30]。

根据现有证据，不建议常规将术中血压升高超过患者的正常血压水平，而应在麻醉诱导前评估患者侧支循环的代偿情况。若侧支循环良好，建议在术中维持血压在术前水平；在颈动脉阻断时，收缩压较术前升高20%是可以接受的。对于侧支循环不良的患者，考虑到之前所述的风险，应尽量控制血压不超过基线水平的20%~30%。过度的自主血压升高可能提示有脑缺血，在使用药物控制血压之前需考虑到这一可能性。

术前考虑

CEA和CAS手术旨在降低重度脑血管疾病患者发生卒中的风险。这类手术患者大多数高龄，且常常合并一种或多种慢性疾病，包括冠心病、高血压、周围血管疾病、慢性阻塞性肺病、糖尿病、肾功能等。根据NASCET（1991）和GALA（2008）这两项相隔17年的研究，这些合并症在CEA手术患者当中仍然很常见（表16-1）。这些合并症大幅增加CEA和CAS手术的严重并发症和死亡风险。即便如此，鉴于多数病情严重患者如若不接受治疗，其卒中和死亡的风险高于手术本身的风险。所以，选择合适的患者并优化术前准备可降低围术期风险。

表 16-1 NASCET(1991)与 GALA(2008)研究纳入患者的合并症比较

患者身体状况	患者比例(%)	
	NASCET[a] (n=2256)	GALA[b] (n=3526)
心绞痛	24	
既往心梗史	20	
冠心病		36
高血压	60	77
周围血管病	14	25
吸烟(目前或既往)	77	80
糖尿病	19	25

NASCET,北美症状性颈动脉内膜剥脱术研究;GALA,比较全麻与局麻在颈动脉手术的应用。(a. 数据来自北美症状性颈动脉内膜剥脱研究指导委员会。Methods, patient characteristics, and progress. Stroke 1991;22:711-720;b. 数据来自 GALA 合作小组。General anaesthesia versus local anaesthesia for carotid surgery (GALA): a multicentre, randomized controlled trial. Lancet 2008; 372:2132-42.)

患者选择

许多证据支持将 CEA 联合内科治疗用于特定患者的卒中预防。20 多年前,在北美[2,33]和欧洲[3]开展的 3 项大型多中心随机研究证实,CEA 是治疗症状严重的颈动脉疾病患者的有效手段。目前,美国心脏协会(American Heart Association, AHA)指南推荐 CEA 用于颈动脉狭窄 50%~90%,有明显症状且围术期卒中或死亡风险低于 6% 的患者[6,7]。对各大 CEA 研究进行分析,狭窄超过 50% 的有症状患者的统计数据也支持上述指南,显示在 2 年内预防 1 次卒中需要治疗的患者数量(number needed to treat, NNT)分别为 9 例男性和 36 例女性[34]。相对于年轻患者,老年患者(尤其是 75 岁以上)接受治疗的获益更大,NNT 为 5。

对无症状的患者而言,CEA 有效证据不足。无症状患者的卒中风险较低,因此仅当外科治疗能够降低 30 天内卒中或死亡风险时,才能证明其有效性。AHA 指南[5,35]推荐,对于无症状患者而言,当颈动脉狭窄 60%~99%,且围术期卒中和死亡率低于 3% 时,可考虑 CEA 手术治疗。

值得注意的是,考虑到围术期风险,许多支持上述指南的研究有严格的排除标准,排除了具有严重合并症的患者,并要求外科医生已完成一定的手术量。因此,目前的 CEA 指南也受到临床因素的影响,例如预期寿命、年龄、性别、合并症和外科医生及其团队的手术效果[36-38]。过去 20 年内,CEA 和 CAS 的手术疗效逐渐改善,尤其反映在术后 30 天内卒中的发生率[5,7],可能归功于手术技巧与病例数量的提升,以及术前对高血压、高血脂和糖尿病等合并症有了更完善的内科治疗。

颈动脉血管成形及支架置入的作用

过去 30 年来,使用血管内手术治疗颈动脉狭窄的方法备受关注,手术量大幅上升,其他血管内治疗,尤其是冠状动脉和周围血管治疗也同比例增长,进一步推动了 CAS 的应用,得益于介入导管、球囊、支架和血管内取栓设备的发展,血管内手术在高风险患者中的优势逐渐得到认可(表 16-2)。血管内手术的优势包括创伤小,避免了手术切口和相关并发症,且通常在局部麻醉和镇静条件下即可完成。

表 16-2 颈动脉血管成形 - 支架置入术的潜在适应证

既往颈动脉内膜剥脱手术史
对侧颈动脉闭塞
既往颈部大手术或放疗史
C2(下颌水平)以上水平或低位颈动脉病变
颈动脉夹层
多处病变且狭窄 >70%,颅内血管狭窄或闭塞
严重的心肺合并症
需要同时行心脏或主动脉大手术
颈部不能伸展
对侧喉神经麻痹
切口感染风险大(例如免疫抑制、气管切开状态)

该术式是标准的经股动脉血管内操作。患者术前 3~5 天开始常规服用阿司匹林(aspirin, ASA)325mg 和氯吡格雷 75mg。在 X 线指导下置入诊断性导管,得到主动脉、颈部和头部的血管图像。对需治疗的血管造影之后,从股动脉置入 8F 导管或 6F 长鞘,放置在病变血管近端,颈总动脉中低段。静脉给予肝素(70~100U/kg)抗凝,确认活化凝血时间延长至基线的 2 倍以上,结合使用远端过滤保护装置,置入易操作的细导丝(如 0.014 英寸)通过血管狭窄处,延伸至病变远端 2~4cm。狭窄远端的过滤装置采用可扩张伞样结构,预防在血管成形和支架展开时脱落的栓子进入血液循环。选择合适尺寸的扩张球

囊(如 2.5~4mm×20~40mm)置入狭窄处,然后将球囊充气至高压(8-12atm[非首字母缩略词,是“atmospheres 空气”的缩写]),保持 60-120 秒,对狭窄血管进行预扩张处理。过度的球囊扩张会增加血管夹层和/或斑块栓塞的风险。残余的狭窄常常由钙化所致,重复的球囊扩张也无法解决。因此,需使用合适长度(2~4cm)和直径(4~10mm)的镍钛合金或不锈钢自动扩张支架放置在狭窄处,完全跨越和覆盖颈内和(或)颈总动脉处的斑块。置入支架后,使用与正常颈内或颈总动脉管腔直径匹配的较大球囊,将病变处扩张至正常管腔直径的 80%~100%,最大化的保留正常血管直径。

完成最后的血管扩张后,撤回远端的过滤保护装置,再次造影确认恢复正常管腔直径、支架完全开放且远端的颅内血管灌注正常。再次检查患者的神经功能,对股动脉穿刺部位进行完善缝合止血。术后患者通常在神经重症监护室等密切监护 24 小时;病情稳定者可以出院,继续使用 ASA 325mg 和氯吡格雷 75mg 至少 6~12 周。

对比颈动脉支架置入与颈动脉内膜剥脱术的各项大型对照研究

血管成形及支架置入术保护内膜剥脱术高风险的患者研究(The Stenting and Angioplasty with Protection in Patients at High Risk for Endarterectomy, SAPPHIRE)[39]是一项非劣性随机对照临床研究,纳入 334 例 CEA 高风险的患者,包括狭窄 >50% 的有症状患者与狭窄 <80% 的无症状患者,随机分为 CEA 组(167 例)和 CAS 组(167 例)。主要结局包括术后 30 天内的死亡、卒中或心肌梗死发生率,或术后 31 天 ~.1 年内的同侧卒中和/或死亡率。结果显示,两组术后 30 天的结局指标没有统计学差异(累积发生率为 20.1%,绝对差异为 -7.9%,非劣性 P=0.004)。术后 1 年,CAS 组颈动脉再次狭窄需要治疗的发生率低于 CEA 组(累积发生率分别为 0.6% 与 4.3%;P=0.04)。在有症状的患者中,术后 1 年主要结局指标在 CAS 组和 CEA 组分别为 16.8% 与 16.5%(P=0.95);在无症状的患者中,两组的上述指标发生率分别为 9.9% 与 21.5%(P=0.02)。

经皮血管成形及支架置入与颈动脉内膜剥脱术的比较(the Stent-Protected Percutaneous Angioplasty of the Carotid vs. Endarterectomy trial, SPACE)[40-42]是一项对比 CAS 和 CEA 用于有症状患者的非劣性研究,共纳入 1200 例 180 天内发生 TIA 或卒中的患者,随机分为 CAS 组(605 例)和 CEA 组(595 例)。主要结局为术后 30 天的同侧缺血性卒中或死亡率。CAS 和 CEA 的不良事件发生率分别为 6.84% 和 6.34%(绝对差异 0.51%,非劣性 P=0.09)。只有少部分患者应用了栓塞保护装置。两组在术后 30 天和 2 年的结局相当。

对比颈动脉内膜剥脱与血管成形术在有症状的重度颈动脉狭窄患者中的应用(the Endarterectomy vs. Angioplasty in Severe Carotid Stenosis Study, EVA-3S)[43]是一项多中心的非劣性随机对照研究,比较了 CAS 和 CEA 在狭窄 >60% 的无症状患者中应用。主要结局指标包括术后 30 天卒中或死亡的发生率。术后 6 个月随访显示,CAS 和 CEA 的不良事件发生率分别为 11.7% 与 6.1%(P=0.02)。此项研究预计纳入 872 例患者,然而出于安全考虑进行 527 例时研究提前终止。该研究存在的主要问题是 CAS 组的患者没有使用栓塞保护装置,且许多手术医生缺乏足够的培训。4 年后随访发现,CEA 组术后 30 天的死亡率和卒中发生率较低;但 30 天以后,两组的不良事件发生率没有显著差异。

颈动脉内膜剥脱术和支架置入术的比较(the Carotid Revascularization: Endarterectomy vs. Stent Trial, CREST)[44]是目前最大的随机对照研究,在 108 个中心开展,共纳入 2502 例有症状或无症状的患者,B 超示狭窄 >70%。在注册之前即完成培训标准、经验和资质的认证,所有 CAS 手术均使用栓塞保护系统[45]。主要结局包括术后 30 天内卒中、心肌梗死或死亡的发生率,或 4 年随访期内同侧卒中的发生率。主要结局的随访期中位数为 2.5 年,CAS 组和 CEA 组的不良事件发生率分别为 7.2% 和 6.8%[风险比(Hazard Ratio, HR)1.11; 95%CI 0.81~1.51;P=0.51],没有统计学差异。有症状患者和无症状患者之间的主要结局也无显著差异。CAS 和 CEA 两组的围术期死亡率相似,但是卒中的发生率(CAS 组为 4.1%,CEA 组为 2.3%,P=0.01)和心肌梗死的发生率(CAS 组为 1.1%,CEA 组为 2.3%,P=0.03)差异显著。4 年内同侧卒中的发生率无差异(CAS 组为 2.0%,CEA 组为 2.4%,P=0.85),死亡率也相近(CAS 组为 11.3%,CEA 组为 12.6%,P=0.45)。与心肌梗死(-4.5 分)

相比，严重或轻度卒中（-15.8 分）对生活质量评分的不良影响更大。性别对两种治疗方法的主要不良事件的发生率均无明显差异。最近发表了 CREAST[12a]研究的长期（10 年）随访结果，显示 CAS 和 CEA 两种治疗方法在围术期卒中、心肌梗死、死亡和后期同侧卒中的发生率上没有显著差异。与 4 年随访结果一致，CAS 组患者围术期卒中的发生率较高，而 CEA 组患者围术期心肌梗死的发生率较高。两组术后同侧卒中的发生率没有明显差异。

国际颈动脉支架研究（international carotid stenting study，ICSS）[46]是一项多中心的随机对照研究，共纳入 1713 例有症状的颈动脉狭窄患者。主要结局是任何致命或致残性卒中的远期发生率。一项中期的安全性分析对比了两组术后 120 天卒中、死亡或心梗的发生率，CAS 组为 8.5%，CEA 组为 5.2%（HR 1.69，95%CI 1.16~2.45；P=0.006）。两组术后 120 天致残性卒中或死亡的发生率无显著差异（CAS 组 4.0%，CEA 组 3.2%），但是 CAS 组总体的卒中发生率较高（HR 1.92，95%CI 为 1.27~2.89，P=0.002）。本研究没有要求使用栓塞保护装置。最终结果显示，术后 5 年两组的致命或致残性卒中的发生率没有显著差异，CAS 组为 6.4%，CEA 组为 6.5%[47]。术后 30 天之后，两组的同侧卒中发生率也没有差异，CAS 组为 4.7%，CEA 组为 3.4%（HR 1.29，95%CI 0.74~2.24）。CAS 组有更多的患者发生持续性卒中，5 年累积风险高达 15.2%，而 CEA 组为 9.4%（HR 1.71，95%CI 1.28~2.30；P<0.001），但根据改良 Rankin 量表和 EQ-5D 问卷对患者的功能性残疾和生活质量进行评估，发现两组并无显著差异。研究中，术者出于安全性考虑，CAS 组患者应用了各种支架和保护装置，而初期手术中只有 72% 的患者使用了远端保护装置。结果显示，对于有症状的颈动脉狭窄患者，CAS 和 CEA 两组的远期功能预后和致死 / 致残性卒中的发生率相近。

一项系统评价对多个随机对照研究进行了分析，共纳入 3754 例 CAS 患者，3723 例 CEA 患者，显示术后 30 天 CAS 组患者发生卒中的风险更高（OR 1.53，95%CI 1.23~1.91；P<0.001），死亡或卒中的发生率也更高（OR 1.54，95%CI 1.25~1.89；P<0.001），而心肌梗死（OR 0.48，95%CI 0.29~0.78；P=0.003）和脑神经损伤（OR 0.09，95%CI 0.05~0.16；P<0.001）的发生率显著低于 CEA 组[48]。术后 30 天以上，CAS 组和 CEA 组的同侧卒中预防效果、再狭窄率和再次手术率相当。

一项回顾性分析纳入了 22 516 例 Medicare 老年医保体系的 CAS 患者，数据来自医疗保险和医疗补助服务中心，患者的平均年龄为 76.3 岁，于 2005 年至 2009 年接受 CAS 手术，术中使用了栓塞保护装置[49]。约半数的患者有症状，91.2% 的患者属高风险，97.4% 的患者颈动脉狭窄 >70%。整体而言，患者有很多合并症，包括缺血性心脏病，心衰，糖尿病和周围血管病。约 25% 的患者术前一年内做过冠脉搭桥手术（coronary artery bypass graft，CABG），27.8% 的 CAS 患者为非择期手术。术后 30 天死亡率为 1.7%，卒中 / TIA 发生率为 3.3%。术后 30 天至 4 年，死亡率为 32%，卒中 /TIA 发生率为 9.1%。围术期死亡与卒中 /TIA 发作的危险因素包括有症状的颈动脉狭窄（且狭窄 >50%）、80 岁以上及非择期 CAS 手术，若同时具有上述几项危险因素，死亡风险增加 1/3 以上。文章提示以往随机对照研究中所见的治疗效果可能不具有普遍性，尤其是年龄超过 80 岁及同时有多种合并症的患者。

2016 年发表的 ACT1 临床研究[11b]对比了颈动脉支架联合栓塞保护装置与颈动脉内膜剥脱术的效果，研究人群年龄小于 79 岁，有严重的颈动脉狭窄但是无症状，纳入前 180 天内没有发生过卒中、TIA 或一过性黑矇，没有外科并发症的高危因素。研究计划纳入 1658 例患者，但是由于进展过慢，在纳入 1453 例患者时提前终止。术后随访长达 5 年，主要结局包括术后 30 天的死亡率、卒中或心梗发生率，或术后 1 年同侧卒中的发生率，非劣性检验界限值为 3%。就主要结局来看，CAS 效果与 CEA 相当（两组的不良事件发生率分别为 3.8% 与 3.4%；非劣性 P=0.01）。术后 30 天，CAS 组与 CEA 组的卒中发生率或死亡率分别为 2.9% 与 1.7%（P=0.33）。术后 30 天至 5 年期间，CAS 组的同侧卒中发生率为 97.8%，CEA 组为 97.3%。总体而言，无症状的重度颈动脉狭窄患者若无外科并发症的高危因素，支架置入术与 CEA 在术后 1 年的主要不良事件发生率相当。5 年随访结果显示，两组的非手术相关卒中、所有卒中的发生率及生存率无显著差异。

综上所述，尽管颈动脉血管成形及支架置入术已广泛应用于临床，但未来仍需更多临床研究明确合适的患者和远期效果，并证实栓塞保护装置和逆向血流、近端及远端球囊保护、近端脑保护、直接穿刺颈总动脉联合颈动脉支架置入等其他血管内技术的有效性[50]。目前的临床研究[11b,12a]显示对于有症状的患者以及无症状且手术风险不大的重度颈动脉狭窄患者而言，支架置入术与CEA手术在围术期及远期随访的效果相当。更多的随机临床研究仍在进行，旨在比较内科治疗、支架置入与CEA手术对无症状的重度颈动脉狭窄患者的疗效。

麻醉前评估

CEA的术前评估目标包括以下几个方面：①危险分级；②评估血管再通的益处与风险，指导手术方式的选择（CEA或支架置入等其他治疗方法；③优化治疗合并症；④检查是否有隐匿的心脏疾病或其他需要即刻处理和（或）长期治疗的危险因素；⑤制定麻醉方案，尤其是麻醉操作及术中神经功能监测的选择。想要实现上述所有目标比较困难，目前的证据显示早期手术可改善患者预后。对北美症状性颈动脉内膜剥脱术研究（north American symptomatic carotid endarterectomy trial，NASCET）和欧洲颈动脉手术研究（European carotid surgery trial，ECST）进行5年分析，发现在脑缺血发作2周内进行CEA是最为有效的，可以最大程度减少围术期卒中或死亡的发生率[51]。如果患者被随机分配至脑缺血发作2周内接受治疗，NNT值为5；若被随机分配至脑缺血发作12周后治疗，NNT值可高达125。此外，女性患者受手术时机的影响更为明显。

尽管早期手术的优势明显，但是许多医疗中心很难在症状出现2周之内进行手术[52,53]。目前AHA指南推荐，如果没有绝对禁忌证，有症状的患者最好能在脑缺血发作2周内接受血管再通手术（CEA或CAS）[7]。考虑到贻误时机会使治疗效果大打折扣，应迅速完成术前评估、检查和相应的治疗。

术期访视应该根据病史、相关体格检查和病历等评估患者的健康状况。检查患者的头颈部，判断有无气道问题或体位性缺血。还需查阅血管造影或磁共振血管造影（MRA）图像，判断患者有无严重对侧颈动脉疾病或侧支循环不良等高风险因素，并评估合并症。

近年来推出多种评估患者围术期卒中或死亡的指标。Sundt及同事[54,55]提出了CEA手术的危险分级量表，根据内科病史、神经系统和影像资料对危险因素进行统计分析，预测术后出现神经系统和心血管并发症的发生率和死亡率（表16-3和表16-4）。该量表自20世纪70年代中期开始在神经外科领域广泛用于分析患者围术期并发症的危险因素。

表16-3 颈动脉内膜剥脱术患者的术前危险分级

危险分组	患者状况	总病死率（%）
1	神经功能稳定，没有严重的内科疾病或血管造影风险	1
2	神经功能稳定，没有严重的内科疾病，血管造影风险大	2
3	神经功能稳定，合并严重内科疾病，血管造影风险大	7
4	神经功能不稳定，合并严重内科疾病，血管造影风险大	10

（数据来自Sundt TM Jr，Sandok BA，Whisnant JP：Carotid endarterectomy：Complications and preoperative assessment of Mayo Clinic Proc 1975；50：301-306.）

表16-4 颈动脉内膜剥脱患者危险分级中涉及的危险因素

危险因素类型	危险因素
内科风险	心绞痛
	心肌梗死（<6月）
	充血性心衰
	严重高血压（>180/110mmHg）
	慢性阻塞性肺疾病
	年龄>70岁
	重度肥胖
神经功能风险	进行性功能缺失
	新发神经功能缺失（<24小时）
	每日频繁发作的短暂性脑缺血
	多发脑梗
血管造影因素	对侧颈动脉闭塞
	颈内动脉虹吸样狭窄
	近端或远端延伸性斑块
	高位颈动脉分叉
	出现软血栓

（数据来自Sundt TM Jr，Sandok BA，Whisnant JP：Carotid endarterectomy：Complications and preoperative assessment of Mayo Clinic Proc 1975；50：301-306.）

较新的 2 项指标是基于大样本人群队列提出的 CEA 围术期卒中和死亡风险评估——Halm 指标于 2005 年[56]提出，2009 年[57]修订，Tu 指标于 2003 年[58]提出（表 16-5）。正如预期的那样，这两项指标很大程度上受纳入研究人群特征的影响。Tu 指标选取的是加拿大患者，多数为症状性颈动脉疾病（占 69%），而冠心病（coronary artery disease，CAD）的发病率较低；而 Halm 研究选取的是美国患者，大多为无症状的 CEA 患者（占 71%），合并冠心病的比例较高。目前尚不清楚 Tu 研究[58]是否能作为预测症状性颈动脉疾病患者的可靠指标，以及 Halm 研究是否能代表无症状的患者人群。虽然两项研究选择了不同的人群，但也有很多共同点，合并严重心脏病（尤其是有冠心病史、心衰和房颤）、对侧重度颈动脉闭塞和近期 TIA 或卒中的患者围术期卒中或死亡的风险更高。与 Sundt 及其同事的研究结果类似，Halm 等人也确认了急性卒中或不稳定神经症状（例如进行性 TIA 和卒中）是 CEA 手术预后不良的危险因素，围术期死亡和卒中的发生率分别高达 28.6% 和 57.1%[56]。

表 16-5 颈动脉内膜剥脱术后并发症的多变量比值比

	死亡和卒中 OR(95% CI)*	致命和非致命卒中 OR(95% CI)
Halm 指数(n=9308)		
需要外科治疗的卒中	2.4(1.74~3.31)	2.54(1.79~3.59)
活动性冠状动脉疾病	1.51(1.2~1.91)	1.38(1.08~1.75)
对侧狭窄(>50%)	1.44(1.15~1.79)	1.42(1.11~1.80)
Tu 指数(n = 6038)		
卒中 TIA 病史(<6 个月)	1.75(1.39~2.20)	1.84(1.42~2.39)
对侧颈动脉闭塞	1.72(1.25~2.38)	无
房颤病史	1.89(1.29~2.76)	1.83(1.18~2.83)
充血性心衰病史	1.80(1.15~2.81)	1.86(1.12~3.08)
糖尿病史	1.28(1.01~1.63)	无

CI，可信区间；OR，比值比

*“死亡和卒中”指术后 30 天内死亡和非致死性卒中的总发生率。

（数据来自 Halm EA，Tuhrim S，Wang JJ 等，Risk factors for perioperative death and stroke after carotid endarterectomy: results of the New York Carotid Artery Surgery Study. Stroke 2009；40(1)：221-229(with permission)；以及 Tu JV，Wang H，Bowyer B，et al. Risk factors for death or stroke after carotid endarterectomy: Observations from the Ontario Carotid Endarterectomy Registry. Stroke 2003；34：2568-2573.）

据报道，心脏并发症是 CEA 和 CAS 术后患者死亡的主要原因[30,49,59,60]。过去几十年广泛应用了许多危险分层量表来预测非心脏手术（并非仅限于 CEA）围术期发生主要心脏事件的风险，包括 ASA 生理状况分级系统（American Society of Anesthesiologists Physical Status Classification system，ASA Classification）[61]，Goldman 等[62]和 Detsky 等[63]提出的指标，以及改良的心脏危险指标（revised cardiac risk index，RCRI）（表 16-6）[64]。此外，美国外科医生学会（American College of Surgeons，ACS）最近也基于全美 525 家医院的超过 100 万例手术（不包括 CEA）得出前瞻性数据，发布了 2 项新的风险评估工具。

表 16-6 根据改良心脏风险指标得出的颈动脉内膜剥脱术后并发症的多变量比值比

改良心脏风险指标(n=2893)	主要心脏并发症的 OR 值(95%CI)
1. 高风险手术	2.8(1.6~4.9)
2. 缺血性心脏病	2.4(1.3~4.2)
3. 充血性心衰史	1.9(1.1~3.5)
4. 脑血管疾病史	3.2(1.8~6.0)
5. 糖尿病胰岛素治疗	3.0(1.3~7.1)
6. 术前肌酐水平(>2.0mg/dL)	3.0(1.4~6.8)

CI，可信区间；OR，比值比；RCRI，改良心脏风险指标

（数据来自 Lee TH，Marcantonio ER，Mangione CM，et al：Derivation and prospective validation of a simple index for prediction of cardiac risk of major noncardiac surgery. Circulation 1999；100：1043-1049.）

ACS 全国外科质量改进项目（National Surgical Improvement Program，NSQIP）心梗和心脏骤停（Myocardial Infarction and Cardiac Arrest，MICA）量表可通过评估心功能、肌酐水平、ASA 分级、年龄和手术方式来预测围术期心梗或心脏骤停的风险。作者认为 MICA 量表比 RCRI 更能预测非心脏血管手术中发生主要心脏事件的风险（http://www.surgicalriskcalculator.com/miorcardiacarrest）。

ACS NSQIP 外科风险计算器[66]根据 21 项患者特点和合并疾病来预测 11 种围术期预后结果，包括肺炎、心脏并发症、手术部位感染、静脉血栓、肾衰、二次手术、术后转高级监护病房和死亡等。目前临床中常用的危险分级量表（ASA 生理状况分级和 Goldman、Detsky 和 RCR 指标）与一项源于 Halm 量表的对比研究预测 CEA 患者术后心

脏并发症的结果相似,ROC 曲线下面积为 0.58~0.66[67]。这四项指标同时也均可预测非心脏的并发症风险。表 16-6 显示了应用 RCRI 预测 CEA 术后心脏并发症发生率的多变量 OR 值。ACS NSQIP MICA 工具或外科风险计算器对 CEA 患者的危险分级评估仍需进一步验证。

颅外脑血管病是合并冠心病的强预测因素[68,69]。因此,接受 CEA 手术的患者其冠心病的发病率也很高。Halm 的研究数据显示 61% 的患者合并冠心病,9.4% 的患者有充血性心衰史,4% 的患者有活动性冠脉病变。NASCET 研究[2]或 GALA 研究[32]中患者的冠心病或心梗的发病率相对较低,但仍然分别高达 44% 和 36%(见表 16-1)。一些研究者提倡在 CEA 术前常规进行冠脉造影[60]已排查隐匿的冠心病;然而,没有证据支持对稳定性冠心病患者术前常规行冠脉造影以及预防性冠脉再通能够改善心脏预后[70,71]。更合理的做法是假设所有 CEA 患者均有动脉粥样硬化性心脏病,根据患者的心功能评估围术期风险。目前 AHA 指南推荐,心功能较差或未知的患者择期行 CEA 或其他风险较大的手术,术前进行非侵入性检查,例如运动负荷实验、多巴酚丁胺负荷实验、双嘧达莫心肌灌注成像等[52,70]。对有一项或多项围术期心脏并发症危险因素的患者进行术前评估,考虑到 CEA 手术对症状性患者的时效性,应针对结果可能会影响围术期管理的患者进行术前检查。合并其他心脏疾病的患者,如充血性心衰、心律失常或传导性疾病、瓣膜病或成人先天性心脏病,围术期发生心脏并发症的风险很大,需要针对性的术前评估和治疗[52]。

合并颈动脉狭窄和严重冠心病的患者可以考虑分步或同时接受颈动脉手术和冠脉搭桥术(CABG)。由于症状性或无症状的颈动脉狭窄患者行 CABG 时围术期发生卒中的风险显著升高,2011AHA 指南推荐,对于合并颅外颈动脉或椎动脉疾病的患者,若存在以下任何一种情况,术前可以行颈动脉超声筛查:颈动脉杂音,年龄 >65 岁,周围血管病,TIA 或卒中史,吸烟,冠脉左主支疾病。过去 6 个月有症状的重度颈动脉狭窄(超过 80%)的患者可以在 CABG 手术之前先行颈动脉血管再通术(CEA 或 CAS)。然而对于无症状的颈动脉狭窄患者,包括严重的狭窄病变,分步或同时行颈动脉再通和冠脉再通手术的益处尚不明确[7]。重度的无症状颈动脉狭窄患者可以行单独的 CABG 手术。

由于缺少足够的前瞻性数据,目前尚无证据得出有关 CEA 与 CABG 分步手术的结论。一些研究发现分步手术围术期卒中的风险较低,但是心肌缺血的风险有所增加。与之相反,另一些研究显示对于症状性颈动脉狭窄患者而言,复合手术的心梗、卒中和死亡风险低于分期手术。如果分期手术,先做颈动脉再通术然后再做 CABG,并发症的风险会更低。对美国[72]和加拿大[73]的单纯 CABG 手术和 CEA 复合 CABG 手术做回顾性分析,发现复合手术比单纯 CABG 手术的卒中风险更高(发生率分别为 9.5% 和 13%);然而两项研究均显示复合手术与单独 CABG 手术的总体死亡率相近。Cochrane 系统对现有的研究做一综述,比较对 CABG 手术患者进行预防性 CEA 手术辅以内科治疗与单纯内科治疗的效果,因没有合适的前瞻性随机研究可以纳入,无法得出有意义的结论[74]。

颈动脉成形及支架置入术创伤较小,但是尚不明确能否用于冠脉手术之前的颈动脉血管再通。一项非随机的队列研究显示[75],在 CABG 之前行颈动脉支架置入术,与 CEA 手术相比,其卒中的发生率较低(CAS 组与 CEA 组的卒中发生率分别为 2.4% 与 3.9%),但是两者的院内死亡率相近。此项研究中,合并急性冠脉综合征、肾衰、慢性肺疾病和高血压的患者术前接受了 CAS 手术,反映了临床中对合并多项疾病的患者偏向于选择 CAS,这也是本研究的选择偏倚。与之相反,2 项系统分析报道了无症状患者分期行 CAS 和 CABG 手术,术后 30 天的综合不良事件发生率(卒中或死亡)分别为 9.1% 和 12.3%[76,77]。因此,目前尚缺乏足够的证据支持分期或同时做 CAS 和 CABG 手术,尤其对于无症状患者而言。

此外,患者在 CAS 术后需接受至少 1 个月的氯吡格雷抗血小板治疗,预防支架血栓形成和卒中;若一直持续使用到术前,会显著增加 CABG 手术出血的风险。完成 4~5 周的抗血小板治疗之后再行 CABG 手术是比较理想的选择;也可以静脉注射肝素桥接 CAS 和 CABG 手术[7]。

过去 10 年来,人们非常关注使用药物干预以降低高风险患者围术期心脏事件的发生率。治疗的目的是减少围术期心肌氧供需失衡或稳定冠脉斑块,预防缺血事件发生。β 受体阻滞剂、他汀类药物和阿司匹林是最常使用的药物。

β受体阻滞剂受到很多关注，许多小型研究报道了此类药物能够降低围术期心梗的风险。但是，这些研究的方法学广受质疑，包括效能不高和选择偏倚。围术期缺血评估（Perioperative Ischemic Evaluation，POISE）[78,79]是一项大型多中心研究，报道了围术期接受非心脏手术（包括大血管手术，但是排除了CEA手术）的高风险患者使用美托洛尔缓释片（术前2~4小时口服100mg），能够降低围术期心梗的发生率，但死亡率、非致死性卒中和严重低血压及心动过缓的发生率均较安慰剂组更高。2014AHA制定了非心脏手术围术期心血管评估及管理的指南，建议符合指征（如心梗治疗）、需长期服用β受体阻滞剂的患者围术期应继续该治疗，因为术前停药会增加相关风险[52,80,81]。对于术前评估有心肌缺血或有3项以上RCRI危险因素的患者，围术期心脏风险增加，可以开始β受体阻滞剂治疗。如果需要使用β受体阻滞剂，最好在术前2~7天即开始用药。避免手术当天才开始使用β受体阻滞剂。需注意，虽然上述许多研究（包括POISE）并未纳入CEA手术患者，之前的指南都建议CEA手术谨慎使用β受体阻滞剂。考虑到手术的特性及患者卒中的风险，在进一步的研究证实该药在这一人群中的有效性之前，应谨慎使用。

过去十年，术前逐渐开始使用他汀类药物。尽管众多证据显示高风险人群使用他汀能够对心血管事件和卒中进行一级或二级预防，但是尚缺少数据证明他汀对围术期（尤其是CEA手术）的有效性。近期一篇Cochrane系统分析[82]报道了CABG围术期使用他汀能够降低房颤的风险和ICU及总住院时长，并减少心梗的发生，但是死亡率和卒中发生率并没有明显降低。然而，另一篇相似系统分析纳入了包括CEA的血管手术资料[83]，由于证据不足并未得出合适的结论。此项研究显示他汀对各种原因所致的死亡率及围术期（30天内）非致死性心梗有利，但是没有统计学意义。最近一篇有关血管手术或血管内治疗（包括CEA和CAS）的系统综述[84]分析了4项随机对照试验（RCT）和20项观察行队列或病例对照研究，其中RCT研究共纳入675例患者，观察性研究纳入22861例患者。结果显示，他汀可以降低所有原因导致的死亡率、心梗和卒中的风险，以及综合不良事件（心梗、卒中和死亡）的发生率。但是，若仅对RCT研究的数据进行分析，并不能得到相同的结论。

关于非心脏手术患者的围术期心血管评估和管理，目前的AHA指南建议，若患者一直服用他汀类药物，则术前应继续使用[52]。指南还推荐血管手术患者或有使用他汀指征的高风险手术患者，术前可以开始他汀治疗。他汀对于围术期心脏的保护作用在于稳定斑块、抗氧化和抗炎，其对颈动脉斑块也有类似的效果[85]。

目前，许多接受CEA治疗的患者都服用低剂量ASA以预防卒中。尽管一些观察行研究表明术前停用ASA会增加心脏不良事件和栓塞的发生率[86]，但POISE-2研究并没有得出术前服用200mg ASA对主要心脏事件或死亡率的益处。此项研究并未纳入CEA手术患者，且考虑到ASA确实有预防卒中的作用，大多数外科医生仍然愿意在CEA围术期给予患者低剂量ASA治疗。

一些研究表明，术前未控制或控制欠佳的高血压患者（收缩压高于150~170mmHg）CEA术后高血压和神经系统并发症增加[76,77]，围术期积极控制血压可以改善患者预后[90]。术前了解患者的血压记录、明确血压基线范围，有利于术中的血流动力学管理。

糖尿病患者围术期应该控制血糖水平，避免高血糖和低血糖的发生。临床和实验室证据显示，急性卒中后，高血糖会降低神经元缺血的阈值，扩大缺血面积，增加致病率和死亡率[70,91,92]。CEA手术也存在类似的情况，卒中、心梗和死亡的发生率升高与术中高血糖（血糖高于200mg/dl或11.1mmol/L）相关[93]。

低血糖也对脑组织不利，过度控制血糖可能会造成低血糖[94,95]。综上考虑，糖尿病患者的围术期血糖控制应相对保守，根据AHA指南对急性卒中的建议，应维持血糖水平在140~185mg/dl（7.8~10.3mmol/L）[70]。

麻醉管理

术中监测

由于CEA手术的患者常合并冠心病，需重点监测心电图（electrocardiogram，ECG），检查是否有心肌缺血。常规使用5导联ECG持续监测Ⅱ和Ⅴ5导联，自动检测ST段的抬高。回顾分析185例血管手术患者的术后心肌缺血事件，发现Ⅴ3

或V 4导联较V 5对缺血改变更为敏感[96]。研究人员认为,V 4导联的基线信号是等电位的,更易检测到围术期心肌缺血。此外,鉴于监测2项胸导联(V 3和V 4,V 3和V 5,或V 4和V 5)可以检测到90%的心肌缺血,而只监测V 5导联的心肌缺血检出率仅为66%,因此建议对存在心肌缺血风险的患者进行多导联ECG监测。

麻醉诱导在局部麻醉下动脉穿刺置管以便在围术期持续监测动脉压并方便随时取血进行动脉血气分析。对低风险患者而言,可在麻醉诱导期增加无创血压的测量频率(间隔1分钟),在手术开始之前完成动脉穿刺置管。中心静脉压、肺毛细血管楔压、心输出量、经食管超声心动图和尿量并非常规监测,高风险患者可以考虑使用。一项小型前瞻性研究发现,由动脉波形分析得到的脉压变异度和每搏量变异度可以用来预测CEA术中心脏前负荷/容量反应[97]。这些指标逐渐广泛用于在临床中指导液体管理,考虑到CEA患者常合并心脏疾病,或许可以将之用于CEA手术的监测。

脉搏氧饱和度监测。由于术中很难接触到胸廓,可在全身麻醉诱导后放置食管听诊器,监测核心温度和通气情况。呼气末CO_2经动脉血气分析校正后,可持续监测维持$PaCO_2$在正常范围。在区域阻滞或局部浸润下行CEA手术的患者,可使用鼻导管吸氧同时监测呼出的CO_2。该方法得到数值与呼气末CO_2不一致,但在术中患者的面部和胸部被手术铺巾覆盖的情况下有助于监测呼吸频率和节律。

麻醉方法选择

全身麻醉或局部麻醉(包括局麻浸润)均可满足CEA手术的需要,目前全身麻醉是CEA手术最为常用的方法[98-101]。

全身麻醉的优点在于患者舒适、气道安全、便于管理通气、消除自主神经反射和可能的术中并发症。然而,全身麻醉使用多种麻醉药物,费用高于局部麻醉,且无法在术中进行清醒神经功能监测。一些医疗中心使用局部麻醉,并积累了丰富经验[102]。局部麻醉的优势是可以在术中对清醒患者进行更好的神经功能监测,此外,局部麻醉的费用低廉,住院时间短,并发症少。局麻下行大手术需要整个手术团队合作才能满足清醒患者的需求,且气道和通气不易保证,对术中并发症的处理也很困难(如卒中、癫痫发作、气道梗阻、通气不足、患者意识不清或躁动),还可能在术中临时改为全身麻醉。

全身麻醉和局部麻醉各有优点,都有各自的拥护者,目前尚无大样本随机试验研究证实两者对CEA预后有显著差别。对NASCET[98]和ECST[99]研究的患者进行亚组分析,结果表明CEA术中使用局部麻醉或区域麻醉对预后没有影响,但是这两项研究中使用局部阻滞的患者比例很少(分别为7%和3.4%)。

对比局部麻醉和全身麻醉利弊的最大型的前瞻性研究是2008年开展的比较全麻与局麻在颈动脉手术的应用(General Anesthesia versus Local Anesthesia for carotid surgery,GALA)研究[32],共纳入了24个国家95个医疗中心的3526例患者,结果显示全麻组和局麻组的主要不良事件(术后30天内卒中、心梗和死亡)发生率分别为4.8%和4.5%,没有显著差异(表16-7)。与之相似,两组CEA患者的同侧卒中、心梗或死亡发生率也没有差异。局麻组中93%的患者接受了颈丛阻滞,部分患者还由麻醉医生或手术医生给予另外的局麻浸润。次要结局分析显示,与全麻相比,局麻下行CEA手术费用较低,且术后早期的神经认知功能较好。另外,对侧颈动脉闭塞的患者接受局麻手术的神经不良事件发生率较低,但没有统计学意义,其结论为全麻或局麻行CEA手术的主要结局(包括卒中、心梗的发生率和死亡率)没有显著差异,应该由麻醉医生、手术医生和患者共同商讨决定,选择最合适的个体化麻醉方式[32]。

表16-7 GALA研究:全麻或局麻下行颈动脉内膜剥脱术后30天的转归

结局	全麻 (n=1752)	局麻 (n=1771)
所有类型的卒中	70(4.0%)	66(3.7%)
同侧卒中	54(3.1%)	57(3.2%)
对侧卒中	15(0.9%)	7(0.4%)
心肌梗死	4(0.2%)	9(0.5%)
死亡(任何原因)	26(1.5%)	19(1.1%)
卒中或死亡	81(4.6%)	74(4.2%)
卒中,心梗或死亡	84(4.8%)	80(4.5%)

患者数量及比例(%)。

两组的所有结局指标均无统计学差异。

(数据来自GALA合作小组。General anaesthesiaversus local anaesthesia for carotid surgery (GALA): a multicentre, randomised controlled trial. Lancet 2008; 372:2132-2142.)

近来一篇 Cochrane 系统综述对比了全麻和局麻下行 CEA 手术的预后，也得出了类似的结果[102]。该系统综述纳入了 14 项随机研究，共包括 4596 例患者，发现术后 30 天两组的预后（卒中或卒中与死亡）没有明显差异。数据库里大部分患者资料来源于 GALA 研究（4596 例患者中的 3526 例），其余 13 项研究规模较小。

基于以上结果，似乎可以得出结论认为 CEA 手术预后更取决于患者筛选、术前对合并症的治疗和手术团队经验，麻醉方法的选择影响不大。Calligaro 及其同事[103]根据这一假设，将 CEA 的麻醉方式从全麻改为局麻，报道了 6 年内进行的 401 例颈动脉内膜剥脱术（其中 216 例全麻，185 例颈丛阻滞），结果显示两种麻醉方式的卒中死亡率相近（<2%）。研究还发现，局麻下行 CEA 需依赖麻醉医生配合才能实现良好的手术条件。

区域麻醉

CEA 最常见的局麻方式是颈浅神经阻滞，将局麻药物沿胸锁乳突肌后缘皮下注射，颈丛皮支由此发出，支配同侧颈部的皮肤。

有些麻醉医生选择颈深丛阻滞，即 C2~4 神经根的椎旁阻滞，用于 CEA。将局麻药物在 C2、C3、C4 椎间孔（椎体横突处）注入，阻滞颈部肌肉、筋膜和枕大神经。2007 年发表的一篇文章总结了自 1974 年以来的所有颈深丛和颈浅丛阻滞下的 CEA 手术，结果显示虽然阻滞相关的严重并发症（危及生命）很少见，但是几乎所有的严重并发症均与颈深丛神经阻滞相关[104]。此外，因颈深丛阻滞作用不完善而改为全麻的几率是颈浅丛阻滞的 5 倍。另外有两项随机研究结果显示颈深丛与颈浅丛阻滞的效果相似[105,106]，认为颈浅丛阻滞安全、操作简便，应作为区域阻滞的首选方法。另一篇系统综述也有同样的结论，作者分析了 69 篇文章，共包括 7558 例颈深丛阻滞和 2533 例颈浅丛阻滞，结果显示颈深丛阻滞的严重并发症更多见，且转为全麻的发生率也更高[107]。

越来越多的医生开始使用超声引导颈丛阻滞技术[108,109]。初始证据显示，与体表标记定位方法相比，超声引导并不能显著提高颈浅丛阻滞的成功率和安全性[110]。目前尚无足够数据证实超声引导能够提高颈深丛阻滞的安全性和成功率。颈丛阻滞技术在局部麻醉章节有具体描述[111]，麻醉医生在操作前应仔细阅读。

局部麻醉的监护包括：持续心电图、脉搏血氧饱和度、二氧化碳曲线和局麻下动脉穿刺置管。给予患者面罩或鼻导管吸氧时应避开手术部位。适度镇静，可重复静脉给予小剂量芬太尼（10~25μg）和（或）咪达唑仑（0.5~2mg），以使患者较为舒适且配合手术。丙泊酚低剂量持续输注[20~60μg/(kg·min)]可以替代咪达唑仑，应做好术中出现紧急情况时能够迅速改为全身麻醉的准备。

还有文章报道镇静性中枢 α2 受体激动剂，如可乐定和右旋美托咪啶，在 CEA 局麻手术中的应用。这两种药物提供有效的镇静和中度镇痛作用，且对呼吸抑制较轻。目前有少量文献支持这类药物在 CEA 手术中的使用，可以明显减轻交感应激反应，并有利于维持术中循环平稳（例如，减少术中高血压和心动过速的发生）[112-114]。一项系统综述纳入了 4 项研究，结果显示在局麻下行 CEA 手术时，与输注瑞芬太尼相比，右旋美托咪啶能够提供足够的镇静，且呼吸并发症较少[115]，但术后低血压的发生率较高，右旋美托咪啶用于其他手术也会导致短暂的高血压、低血压和心动过缓[116,117]。

全身麻醉

许多药物都曾用于 CEA 全麻手术的麻醉诱导，包括硫喷妥钠、咪达唑仑、丙泊酚和依托咪酯。目前丙泊酚是各类手术中最为常用的诱导药物，也可同时静脉给予阿片类药物，例如芬太尼（2~5μg/kg）或舒芬太尼（0.5~1.0μg/kg）。瑞芬太尼也可用于麻醉诱导，由于半衰期很短，因而无论单次给予（0.2~0.5μg/kg）或持续输注[0.05~0.2μg/(kg·min)]，均可在插管后手术准备及铺巾等刺激较小时维持患者的循环稳定。

气管插管前需要给予非去极化肌松药。目前常用的肌松药均不影响血流动力学稳定，因此肌松药的选择不是临床关注的重点。除了近期脑梗并有肢体运动障碍的患者，可选用氯化琥珀胆碱。在插管前静脉给予利多卡因（1~1.5mg/kg）、追加阿片类、催眠药物或吸入麻醉气体均可抑制插管时的循环波动。钢丝加强气管导管并非必须，但弹性好不易折，可以减少对术野的干扰。

麻醉维持通常使用吸入麻醉药复合阿片类药物，也可以使用全凭静脉麻醉（total intravenous anesthesia，TIVA），持续输注丙泊酚联合阿片类药物（例如瑞芬太尼或芬太尼）。目前临床常用的麻醉气体包括异氟烷、地氟烷和七氟烷。镇静药物剂量过大会抑制诱发电位信号，因此应根据电生理监测需求选择吸入麻醉药及其用量。

比较CEA术中各种麻醉药物利弊的文献较少，且大多是对比药物复合使用方案的小型研究，纳入的患者例数也很少。目前尚无研究证实哪种麻醉药物的临床预后更好。异氟烷、地氟烷和七氟烷对术中血流动力学和心脏功能的影响没有显著差异[118]。复合使用瑞芬太尼和七氟烷/地氟烷比使用芬太尼和异氟烷的患者苏醒更快，但仅体现在术后短期内（15~30分钟）[118,119]。术中复合使用瑞芬太尼和丙泊酚较复合使用芬太尼和丙泊酚的术中高血压发生率低[120]，但回顾文献显示，使用瑞芬太尼虽然术中高血压的发生率较低，但低血压和心动过缓的发生率增加[121,122]。最后，与异氟烷-芬太尼麻醉相比，还需权衡瑞芬太尼-丙泊酚麻醉的上述优点是否值得更为昂贵的价格[123]。

多年来，笑气作为CEA手术麻醉的辅助用药得到广泛使用。由于笑气对血流动力学影响较小，可以在手术刺激较小时减少其他抑制循环的麻醉药物用量。此外，笑气溶解系数很低，患者苏醒时间短。近年来随着其它短效麻醉药物（如七氟烷、地氟烷和瑞芬太尼）的出现，且笑气在应用于大手术时会增加术后发热、伤口感染、肺炎、肺不张和严重的恶心呕吐等不良事件的发生率[124]，以及动物实验显示其增加脑血流和脑代谢率[125-127]，使笑气在CEA手术中的应用逐渐减少。目前尚未证实笑气对CEA术后神经功能有不良影响。进一步研究表明，低浓度笑气（50%）对大鼠可能有神经保护作用[128]，人类志愿者研究也并未发现笑气会增加脑血流或全脑代谢率[129]。此外，在缺血风险较大的动脉瘤手术中应用笑气，并不会增加缺血并发症的发生率[130,131]。

对GALA研究进行亚组分析，比较全麻CEA手术中使用笑气与否的主要不良事件发生率[132]。研究中共有671例患者使用笑气，944例未使用。结果显示两组患者术后30天的综合不良事件发生率（包括卒中、心梗或死亡）没有显著差异，笑气组和未使用笑气组分别为5.2%和4.7%。使用笑气的患者多合并冠心病、周围血管病和房颤，表明笑气对CEA患者的预后无不良影响。

鉴于CEA手术刺激较轻，因而无论选择何种麻醉药物，全麻的目标是提供相对较浅的麻醉深度。一些外科医生在切皮前常规给予局麻浸润，进一步减少了全麻药物的用量。手术过程中保持肌肉松弛，机械通气维持正常的呼末CO_2水平。

牵拉或扭曲颈动脉或其周围组织时会引起内脏疼痛，从而导致患者血压升高，可以通过局麻浸润颈动脉鞘或加深麻醉来降低血压。当这些方法不能有效降低血压时，可以静脉给予抗高血压药物，例如艾司洛尔或拉贝洛尔。

手术过程中牵拉颈动脉也可能导致低血压和/或心动过缓。此时手术牵拉颈动脉被压力感受器“误读”为血压升高，引起副交感反应，局麻浸润阻滞颈动脉窦神经可以减轻该反应。术中低血压处理包括减浅麻醉、静脉输液，必要时可使用苯肾上腺素（0.5~1.0μg/kg）等血管收缩药物。也可选用麻黄素（5~10mg IV），尤其适用于心动过缓所致的低血压。

在临时阻断颈动脉之前应静脉给予肝素（75~100U/kg）。由于颈动脉夹闭时失去血管壁的压力感受器反射，会引起血压升高。动脉压较术前水平升高20%是可以接受的，但应控制血压的过度升高，血压过高提示脑灌注不足。

根据患者需要量进行静脉补液。CEA术中虽然有大出血的可能，但一般出血很少。如前所述，高血糖或低血糖均可加重短暂性脑缺血，因此术中要合理使用含糖溶液，并对高风险患者进行血糖监测。

颈动脉血管成形和支架置入术

CAS手术一般采用浅镇静和监护下麻醉，麻醉管理的关键点包括维持血流动力学稳定、持续神经功能评估、术中抗凝治疗［应用普通肝素使活化凝血时间（activated clotting time，ACT）延长至基线值的2倍］和处理术中并发症。CAS术中牵拉压力感受器会引起低血压、心动过缓和迷走神经反应等循环不稳定的表现，需常规持续监测ECG和血压。据报道，约5%~10%的患者会发生压力感受器反射[7]，多出现在血管成形和支架置入牵拉颈动脉窦的时候，一般呈短暂性，但也常持续到术后（见后文术后监护章节）。近期一篇系统评价[134]总结了CAS术中颈动脉窦操作引起的血流动力学变化（心动过缓和/或低血压）的综合发生率为39.4%。心动过缓和低血压的发生率均为12%。

持续或严重的心动过缓可以静脉给予0.5~1.0mg阿托品或0.2~0.4mg长托宁(有时在球囊/支架置入之前预防性使用)。若发生难治性心动过缓,可使用经血管或经胸临时起搏器[134]。单纯的低血压或低血压合并心动过缓的处理方式与治疗CEA术中压力感受器介导的低血压相似,均可给予静脉输液和(或)去氧肾上腺素或麻黄素。与CEA手术相似,CAS术中偶尔也会出现高血压[7],也需给予降压药物维持收缩压低于180mmHg,降低过度灌注综合征、颅内出血或术后动脉切口出血的风险。

脑保护

几十年来,许多学者致力于研究麻醉药物的脑保护作用,例如巴比妥、利多卡因、苯二氮䓬类、依托咪酯、丙泊酚、氯胺酮和吸入麻醉药等,包括动物模型以及全脑和局部脑缺血模型的实验研究。文献显示,这些药物在合适的试验条件下都具有一定程度的脑保护作用[135,136],但是能将其转化为临床应用的证据极少。

近期一篇系统综述[137]分析了25项设计合理的随机对照研究(共包含3274例患者),评估围术期麻醉药物的脑保护作用,其中88%的研究选取了心脏手术患者。虽然文章纳入了很多药物,但多数药物的统计分析都来源于某个单项研究。结果显示,试验的17种药物当中,只有阿托伐他汀(源自一项血管外科手术研究)和硫酸镁(源自血管手术和心脏手术2项研究)降低了术后神经功能缺失的发生率,所有药物都无益于降低术后死亡率。

与之相似,另一项综述总结了CEA手术中麻醉技术预处理或后处理的神经保护作用。虽然动物试验报道了麻醉技术有神经保护作用[138],但并没有足够的临床证据。CEA手术患者有脑缺血的风险,因此有必要探讨术中使用某种麻醉药物是否能够减少脑缺血损伤。虽然一些麻醉医生认为在颈动脉夹闭前加用静脉麻醉药物或增加麻醉深度有一定的脑保护作用[139,140],但目前尚无证据确认能够改善CEA手术的预后。近期美国一项调查[101]显示,在颈动脉临时阻断期间最常用于脑保护的麻醉方法包括升高血压(60.9%)和吸入纯氧(34%),以及32.6%的被调查者不采取任何脑保护措施。9.6%的医生会在颈动脉阻断前加用麻醉药物,最常用的是丙泊酚(9.6%)。

神经功能监测

CEA手术管理的关键是能够有效监测患者术中的神经功能,确保及时发现术中栓塞并发症,更重要的是评估颈动脉临时阻断期间神经的耐受情况。CEA术中神经功能监测基于以下前提:①准确识别术中脑缺血的发生;②根据监测采取措施改善脑缺血(例如放置颈内动脉分流管,增加脑灌注压避免不可逆的神经元损伤,或应用神经保护药物改善预后)。上述观点虽广受关注,但仍存在争议[141-143]。

清醒合作的患者更能提供敏感的术中神经监测条件。局麻最主要的优点是在术中临时阻断颈内动脉时能迅速得到患者的神经功能反馈,从而及时做出诊断和相应的处理,因此许多外科医生偏向于局麻下做CEA手术。与之相反,全麻下行CEA手术应用日益广泛,催生了识别全麻患者术中神经功能损伤的监测手段。过去几十年里,诸多大型研究评估了各种神经监测和复合技术识别脑损伤危险因素的准确性。这些研究主要关注预测术后神经功能预后的不同临界值,或者与颈动脉临时阻断期间清醒神经功能测试的结果作以比较,但是各项研究结论不一。最近一篇系统评价对比了各个神经功能监测技术与颈动脉阻断期间清醒测试的诊断准确性(表16-8)。作者表示使用残端压监测结合TCD或EEG能够最准确的预测临时阻断期间血流动力学的变化[144]。以往EEG最常用于CEA手术的神经功能监测[145,146],但最近对美国麻醉医生的调查显示,在美国EEG的应用已让位于脑氧饱和度(23.7%的受调者)。过去几十年的临床观察显示,CEA术中EEG改变与CBF变化呈显著相关性[147-149]。EEG监测对CEA术中的血流动力学变化和栓塞并发症较为敏感,能够识别大多数发生神经系统不良事件的患者(假阴性率低)[150,151]。然而,一些前瞻性研究在EEG改变时未给予干预[152,153],结果提示术中EEG改变与神经功能预后无必然相关性(假阳性率高)。尽管如此,EEG仍为CEA术中神经功能监测的常用方法,但需掌握相关技术知识并能够实时解读EEG。TCD是评估术中颅内大血管血流的有效手段(见第7章)。CEA术中在$PaCO_2$稳定的前提下,可以认为血液流速的变化近似反映脑血流的改变[154,155]。TCD是监测脑循环的唯一无创性方式,因而可用于CEA术中CBF的监测。

表 16-8 比较颈动脉阻断期各神经监测技术与清醒测试预测血流动力学不耐受的准确性

监测方法	研究数量	敏感性（95%CI;异质性）	特异性（95%CI;异质性）	AUC（SE;Q）	DOR（95%CI;异质性）	界限值
TCD	8	0.88（0.79~0.94;30%）	0.92（0.9~0.94;80.4%）	0.945（0.023;0.884）	73.9（36.41~149.85;0%）	↓48%~70%
EEG	5	0.7（0.58~0.8;13.1%）	0.96（0.94~0.97;85.8%）	0.864（0.06;0.795）	65.27（20.51~207.71;56.8%）	NA
NIRS	5	0.84（0.7~0.93;63.7%）	0.89（0.84~0.92;84%）	0.943（0.075;0.881）	40.25（6.46~250.74;69%）	↓15%~20%
残端压	15	0.76（0.71~0.8;85.5%）	0.88（0.87~0.9;89.5%）	0.935（0.019;0.871）	37.14（19.82~69.57;46%）	25~50mmHg
诱发电位	3	0.85（0.7~0.94;0%）	0.84（0.77~0.9;93.3%）	0.907（0.036;0.839）	35.14（4.52~273.1;69.3%）	N20/P25 的幅度↓0~50%
颈静脉氧饱和度	2	0.82（0.57~0.96;57.4%）	0.86（0.71~0.91;0%）	NA	18.73（4.63~75.78;0%）	≤55%

AUC，曲线下面积；CI，可信区间；EEG，脑电图；DOR，诊断性比值比；TCD，经颅多普勒；NA，因研究数量不足，无数据；NIRS，近红外光谱。

（数据来自 Guay J，Kopp S. Cerebral monitors versus regional anesthesia to detect cerebral ischemia in patients undergoing carotid endarterectomy：a meta-analysis. Can J Anaesth. 2013；60（3）：266-279.）

然而，TCD 不能直接监测脑功能或脑缺血，并且设备笨重，检查结果依赖于操作人员的经验。TCD 还可用于检测 CEA 术中分流管功能障碍[156]。

除了可以测量血流速度，TCD 还能敏感的检测到颈动脉操作、临时阻断和分流管置入时发生的脑内栓子，并能协助区分颈动脉阻断时血流动力学与栓子原因导致的神经功能减退。而且，一些前瞻性研究发现，颈动脉分离时检测到的血栓数量与神经功能不良预后和脑损伤的影像检查结果有相关性[157,158]。一些研究人员在术后应用 TCD 监测，发现 CEA 术后数小时同侧颈动脉出现微小血栓的几率很高。颈动脉狭窄患者无论是否有症状，微小血栓形成都会增加卒中的发生率[159,160]。有证据显示 CEA 术后微小血栓的高发（每小时超过 50 个血栓信号）与卒中的发生率增加相关[161-163]。在围术期使用抗血小板药物（低分子右旋糖酐 -40[162,164,165]和近期开始应用的选择性血小板糖蛋白Ⅱb/Ⅲa 受体拮抗剂如替罗非班[166,167]或氯吡格雷[168]），TCD 检查显示高风险患者微小血栓显著减少。

颈动脉残端压（Carotid stump pressure，CSP）是在夹闭颈总和颈外动脉后在颈动脉残端（颈总动脉夹子头端的颈内动脉）测到的平均动脉压。该监测方法反应了同侧颈动脉的逆行传导，可以反映侧支循环的代偿情况。Moore 等人[169,170]最初报道了 CSP 低于 25mmHg 与阻断不耐受相关，提示这一数值是脑灌注的阈值。虽然具有理论支持且操作易行，但一般不会单独使用 CSP 监测脑灌注情况，因为：①没有证据支持 CSP 对预后的预测性；②目前尚不确定侧支循环不足的残端压阈值水平；③ CSP 测量受到麻醉药物的影响[171-173]。

对 CSP 的进一步研究发现，应用 CSP 评估颈动脉阻断后的脑灌注水平仍有异议。Moritz 等[174]发现，局部麻醉下 CEA 手术（清醒神经功能评估）将 CSP 40mmHg 作为阈值检测阻断不耐受性，其敏感性为 100%，特异性为 75%。相反，Hans 和 Jareunpoon[175]在同样的临床条件下研究发现，CSP 40mmHg 的敏感性为 57% 而特异性为 97%，认为对于需放置分流管的患者，CSP 监测缺乏足够的敏感性。由于此类争议不断，因而在一些研究中心中 CSP 仅作为其它监测（如 EEG）的辅助手段。

脑近红外光谱仪（cerebral near-infrared spectroscopy，NIRS）利用近红外光谱检测脑氧饱和度，近来开始用于 CEA 手术的监测。虽然 NIRS 已经用于人体近 30 年，但近期才逐渐在 CEA 中应用[101,176]。与脉氧饱和度监测原理类似，脑氧饱和度监测仪发射近红外光，可以穿透头皮和颅骨。利用氧化血红蛋白和去氧化血红蛋白吸收近红外光的频谱不同监测两者的构成比例。与脉氧饱和度利用脉冲式检测动脉氧饱和度不同，脑氧饱和度监测仪持续发射近红外光，检测浅表脑皮质内动脉、静脉和毛细血管内血红蛋白的氧饱和度。由于75%的皮层血流来源于静脉，因此脑氧饱和度主要反映静脉血红蛋白的氧饱和度[176-178]。

近红外光谱监测通过监测额叶一小部分皮质血管，简便、便携、无创的检测局部脑静脉氧饱和度(regional cerebral venous oxyhemoglobin saturation，rSO_2)。然而，尚不确定这种局部监测是否可以持续反映其他区域脑组织的生理变化。监测探头位置改变、患者年龄、血红蛋白浓度和一些脑外因素均可影响监测，个体差异较大[179,180]。目前尚未确立CEA手术的rSO_2的缺血阈值。为弥补这些不足，此项技术主要用于监测rSO_2的变化趋势，一些研究发现，CEA术中rSO_2变化超过基线水平的20%时，对脑缺血并发症发生的阴性预测值是97%而阳性预测值是35%[181,182]。因此，当颈动脉临时阻断期间rSO_2没有显著变化时，发生脑缺血的概率较低，但是当rSO_2下降超过20%时，不能准确预测患者发生脑缺血的风险。尽管如此，在美国的一项麻醉调查显示，NIRS是CEA手术的首选神经监测技术(28%的受调者)，其余两项常用监测为EEG(24%)和清醒测试(23%)[101]。

诱发电位也用于CEA手术，尤其是体感诱发电位(somatosensory evoked potentials，SSEPs)，运动诱发电位也有一定应用。目前SSEP在CEA术中应用的可靠性尚存异议，不能准确预测患者不良神经预后的风险。但是，近来一项系统综述分析了15项研究的4577例患者，报道了术中SSEP改变的总平均敏感性为58%，平均特异性为91%。结果显示有神经并发症的患者术中出现SSEP变化的总诊断性OR值是没有并发症患者的14倍。结论得出，术中SSEP预测CEA术后神经系统并发症的特异性很高，但是升高血压增加CBF防止进一步神经损伤等措施导致敏感性很低，提示这一监测技术预测颈动脉阻断相关神经并发症并不可靠。此外，与EEG监测相比，多数证据显示SSEP监测不能改善准确性，全麻中的应用也相对较少[184]。

虽然以上各种监测技术都能监测CEA术中缺血的风险(脑血流或脑氧饱和度的下降，神经元代谢活性紊乱)，还没有一种方法能够准确可靠地预测CEA手术的神经功能预后。如前所述，由于目前尚无药物有确切的神经保护作用，术中检测到脑缺血时可采用的干预措施包括：①给予系统性血管收缩药物(例如去氧肾上腺素)，增加CPP；②放置颈动脉分流管，恢复颈内动脉血流实现脑保护。但是，大多数术中卒中是血栓栓塞引起的，置入腔内分流管可能会加重这一并发症。此外，只有1%~5%的患者在颈动脉临时阻断期间会发生缺血不耐受的情况。虽然许多外科医生仍继续在CEA术中选择性或常规性使用颈动脉分流管，尚无证据显示分流管单独使用或联合其他监测技术可以显著改善预后[185,186]。所以，颈动脉分流管和术中监测技术的选择很大程度上取决于外科医生及团队的喜好和经验。

麻醉苏醒期

在动脉缝合后通常不拮抗肝素的抗凝作用。如果缝合手术切口时止血欠佳，可以静脉注射小剂量鱼精蛋白(0.5mg/kg)。手术结束时调整麻醉深度以利于术毕快速拔管，避免患者呛咳和抵抗。在麻醉苏醒前使用小剂量阿片类药物，例如芬太尼(0.5~1.0μg/kg)、瑞芬太尼(0.2~0.5μg/kg或持续低剂量输注)或利多卡因(1~1.5mg/kg)可以减轻呛咳，但也会暂时增加麻醉深度。苏醒和拔管期可能会发生血流动力学波动，可以给予艾司洛尔和硝酸甘油这类短效药物，维持术后早期的循环平稳。长效抗高血压药物，例如拉贝洛尔、肼屈嗪可以改善术后患者持续的高血压状态。

术后护理

术后早期应保留动脉置管进行实时动脉压监测以及血气分析。常规给所有患者吸氧，监测脉搏氧饱和度。同时双侧CEA手术神经功能会影响化学性通气调节，风险很大，目前已很少使用[187]。静息$PaCO_2$升高5mmHg时，机体对低氧血症的呼吸和心血管反应消失，因此双侧CEA术后患者吸氧和密切监测通气状态尤为重要。

据报道，颅外段颈动脉狭窄会影响颈动脉窦的压力感受器功能。CEA术中循环变化多样，或许反映了多个影响因素，如颈动脉斑块剥除和增加血管内压的暴露面积引起压力感受器的敏感性变化、手术引起感受器的机械性损伤、或其他干预措施影响颈动脉窦的神经支配(手术操作或注射局麻药)[188,189]。研究显示，颈动脉支架置入也会干扰压力感受器功能,原因可能是置入支架时扭曲或改变颈动脉窦的压力,导致急性低血压和(或)严重的心动过缓。这些改变会持续到术后早期,但最终会消失,研究显示颈动脉支架术后长期(CAS 术后 8~114 个月)的压力感受器功能紊乱的发生率与未行支架手术的颅外颈动脉动脉粥样硬化患者相似[133]。

CEA 术后压力感受器功能的远期变化尚不清楚。一项研究在术后 4 个月评估了压力感受器的敏感性,显示与术前相比有所改善[190]。但是其他研究发现在 CAS 术后 6 个月 ~11 年压力感受器功能对心率的反射调节仍受到抑制,对血压的反射调节没有显著的持续影响[191]。

受到上述因素的影响,CEA 术后早期常出现循环不稳定。由于各研究缺乏统一的标准,很难准确计算不良事件的发生率。CEA 术后低血压发生率约为 10% ,高血压发生率高达 50%[192]。手术操作避开颈动脉窦神经时,术后低血压的发生率更高,可能是因为动脉粥样化斑块剥除后,增加了颈动脉窦暴露于高动脉压力的面积[193,194]。低血压由全身血管阻力显著降低引起,可以给予静脉输液,必要时使用去氧肾上腺素等血管收缩药物[195]。推荐术中局麻药物阻滞颈动脉窦神经,认为可以预防或降低 CEA 术后的低血压发生率,但其有效性尚存争议[193,194,196]。

CEA 术后高血压的原因并不完全清楚,术前合并高血压,特别是术前高血压未控制或控制不良的患者更容易发生,在颈动脉窦神经阻断(外科分离或局部麻醉阻滞)手术中较为多见[89,188,196]。保留颈动脉窦神经 CEA 术中,手术操作导致压力感受器或神经出现短暂性功能异常[188],会引起术后高血压。术后血压轻度升高(较术前升高约 20%)是可以接受的,但血压过高时应给予降压药物。

导致 CEA 术后血流动力学不稳定的其它原因包括心肌缺血或心肌梗死、房颤等心律失常、低氧血症、高碳酸血症、气胸、疼痛、意识障碍、卒中和膀胱充盈等。

并发症

CEA 术后的严重并发症包括卒中、心肌梗死、死亡和过度灌注综合征。CEA 和 CAS 术后严重并发症(尤其是卒中和心肌梗死)的发生率逐渐下降。除了外科团队的经验和技术有所提高之外,内科治疗的进步降低了卒中的风险,也是改善患者预后的重要因素。内科治疗高血压和糖尿病、越来越多的应用他汀类和抗血小板药物、强调改善卒中相关的生活方式(如吸烟、肥胖、饮食和运动)等措施降低了患者的卒中风险,甚至超过了外科手术的风险,对无症状患者尤为如此[5,197]。

卒中

据报道,大部分 CEA 围术期卒中主要与操作引起的颈动脉闭塞(栓塞或内膜瓣)或手术部位的血栓形成有关,而并非血流动力学因素所致[198-200]。大多数术中卒中发生在颈动脉操作或临时阻断期间,多为栓塞性卒中。例如,一篇综述分析了 2024 例颈动脉内膜剥脱术患者[201],发现术后 24 小时内 13% 的卒中事件与阻断动脉所致的缺血相关,63% 源于血栓栓塞(此外,13% 的围术期卒中由颅内出血所致,另外 11% 与手术动脉无关)。另一项研究[202]报道了 2365 例 CEA 手术,结果显示 15% 的围术期卒中由阻断相关的缺血导致,其中只有 3% 的卒中与血流动力学因素有关,如阻断期低血压或严重心动过缓。此外,42% 的卒中由血栓或栓塞所致,18% 的卒中是脑内出血引起的。由此可见,血流动力学改变是导致术中卒中的次要原因,术中神经功能监测旨在检测出血流动力学变化导致的可逆性缺血的一小部分患者。

心肌梗死

由于 CEA 患者多伴发冠状动脉病变,所以不难理解心肌梗死是导致 CEA 术后患者死亡和致残的主要原因。北美 CREST 前瞻性研究[44]对 2502 例 CEA 和 CAS 手术患者进行分析,显示 CEA 围术期心肌梗死的发生率为 2.3%,而 CAS 围术期心梗的发生率为 1.1%。与之相反,欧洲 ICSS 研究[46]的结果显示 CAS 术后 30 天内的心梗发生率为 0.4%,CEA 心梗发生率为 0.6%,均远远低于北美的统计结果。近期一篇 Cochrane 系统评价更新(2013 年)[102]纳入了 14 项研究,对比全麻和局麻行 CEA 的预后,其中 11 项研究报道了术后 30 天内的心梗发生率。将这 11 项研究中的 4375 例有症状和无症状的 CEA 手术患者进行混合队列分析,结果表明局麻组和全麻组的围术期心梗发生率分别为 0.6% 和 0.4%。由此可以看出,与卒中一样,CEA 围术期心梗的发生率也有所降低,可能也与术前评估及内科治疗有关,因为很多预防卒中的治疗也利于冠心病的围术期治疗[52]。但不应忽视围术期心梗的风险,因为13%的CEA患者心脏肌钙蛋白水平超过0.5ng/ml[203]。

死亡

卒中和心肌梗死是CEA围术期患者死亡的主要原因。如前所述,患者状况、外科医生的经验和医院设施均对手术风险有影响[37,38],内科治疗也会影响患者预后。美国心脏协会关于CEA的指南建议,无症状和症状性患者手术的死亡和卒中综合风险分别不应超过3%和5%[5-7]。这一指南由二十年的分析和回顾得出,目前仍作为指导治疗的金标准。然而需要注意的是,目前许多研究结果显示,CEA和CAS手术的不良事件发生率(包括死亡和卒中的发生率)比指南更低[44,46],原因可能是脑血管病患者接受了最好的内科治疗,因而患者(尤其是无症状患者)的预后优于指南[197]。

过度灌注综合征

CEA和CAS术后常发生脑血流增加[204-206]。一般来说,CBF仅轻度升高(小于35%),但严重时CBF升高可超过术前水平的200%,显著增加致残率和死亡率[148,207-209]。目前尚无明确的概念规定CBF增加多少时可以称为"过度灌注"。可以根据脑代谢率帮助理解相对"过度"的脑血流状态。许多研究者认为CBF超过术前基线水平的100%时可以定义为过度灌注。临床上当患者在没有脑缺血时出现至少一种三联征症状,包括同侧头痛、癫痫和局部神经症状,即可诊断为过度灌注综合征(hyperperfusion syndrome,HS)。HS的临床特征包括头痛(通常为单侧)、面部和眼部疼痛、脑水肿、癫痫和颅内出血[207,208,210]。近期一篇综述总结了2003年至2008年期间所有HS相关的研究,共纳入13项研究4689例患者,显示CEA术后HS的总发生率为1.9%(波动范围为0.4%~14%)[210]。HS引起的颅内出血(intracranial hemorrhage,ICH)发生率为0.37%(波动范围0.2%~1%)。另一项类似的综述[210]纳入了5年内的9项研究共4446例患者,报道了HS和ICH的汇总发生率分别为1.16%(波动范围0.44%~11.7%)和0.74%(波动范围0~11.7%)。

目前认为,慢性CBF减少使脑组织丧失自动调节能力,从而导致再灌注时局部脑组织发生过度灌注综合征,且往往并发术后高血压。发生HS最大的风险因素是术前大脑半球CBF减少(例如双侧颈动脉重度狭窄、单侧颈动脉重度狭窄合并侧支循环代偿不足、或单侧颈动脉闭塞合并对侧颈动脉重度狭窄)以及术后高血压控制欠佳[210]。近期一篇综述[211]分析了CEA术后高血压和HS的36项研究(共34 833例手术),结果显示术后重度高血压(收缩压>180mmHg)的发生率为19%,HS的发生率为1%,ICH发生率为0.5%,ICH死亡率为51%。作者还发现,81%的HS患者同时合并重度高血压,当收缩压超过140mmHg时发生HS的风险明显增加,而收缩压低于135mmHg的患者均未出现HS。

过度灌注综合征的组织学特性与高血压脑病相似。对有可能发生HS的患者应加强围术期监测,术后几天内积极控制血压在正常或稍低的水平,直到脑自动调节功能恢复。Adhiyaman和Alexander[207]推荐使用对CBF无影响的拉贝洛尔和可乐定降低血压,避免选用血管紧张素转化酶抑制剂(ACEI)、钙通道阻滞剂或血管扩张剂(如硝普纳和硝酸甘油)等,但尚无证据显示哪种药物效果最好。

其他并发症

与CEA相关的其他并发症包括术后切口血肿和脑神经麻痹。术后应加强对患者切口血肿(例如颈部肿胀)的监测,避免血肿快速增大造成气道梗阻或死亡。NASCET研究的手术预后数据表明,术后切口血肿的发生率为7%(其中约45%的血肿为中到重度,造成延期出院和/或再次手术),并且切口血肿是围术期卒中和死亡的重要危险因素[98]。若发现血肿逐渐增大,应紧急行气管插管或手术探查。近期发表了CEA术后发生切口血肿需要再次手术清除血肿的气道管理经验[212]。切口血肿的发生率为1.4%,64%的患者在诱导前再次插管,36%的患者在诱导后再次插管。在诱导前插管的患者当中,表面麻醉下清醒纤支镜(最常用的技术)的成功率为75%。17%的清醒患者在表面麻醉下使用直接喉镜插管,所有麻醉诱导后插管的患者均使用了直接喉镜,两组人群的插管成功率分别为71%和87%。1例患者进行了清醒气管切开,3例患者清醒状态下清除血肿后使用直接喉镜插管。由此可见,多种方法均可用于这类患者的气道管理,但都有可能失败。需要根据患者的具体情况、意识状态、气道受压程度和生命体征选择合适的气道管理措施。

据报道，CEA 术后脑神经麻痹的发生率为 5%~12%[98,213,214]。NASCET[98] 和 ECST[99] 研究结果发现，舌下神经、迷走神经和面神经分支是 CEA 术中最常受损的脑神经，患者可表现为吞咽困难。大多数神经麻痹由手术牵拉所致，长时间手术（>2 小时）会增加脑神经损伤的风险[213]。GALA 研究结果显示全麻组和局麻组行 CEA 手术脑神经损伤的发生率无差异（全麻组和局麻组分别为 10.5% 和 12.0%）[32]。CEA 术后脑神经损伤的发生率高于 CAS 手术。根据国际颈动脉支架研究（International Carotid Stenting Study，ICSS），CEA 组脑神经损伤的发生率为 5.3%（其中一例是 CAS 组患者，但是在 CAS 术后 30 天内又行 CEA 手术时发生了脑神经损伤）[46]。

喉神经（喉返或喉上神经）损伤也有报道。术后喉镜检查评估神经功能缺损，发现 CEA 术后声带功能异常（一侧声带运动减弱或缺失）的发生率为 4%，主要表现为声音嘶哑[214]。虽然 CEA 术后脑神经损伤很少影响气道，但麻醉医生需了解术后声带功能异常和吞咽困难并不少见。CEA 术后脑神经麻痹是短暂性的，一般数月内可缓解。ECST 研究中 92% 的脑神经损伤患者在术后 4 个月内症状缓解，8% 患者发生了永久性损伤（症状持续超过 2 年）[213]。文献报道了一例喉返神经损伤延期恢复的案例，直到术后 36 个月才完全恢复功能[214]。

总结

过去 5~10 年内完成了多项大型研究，让我们对 CEA 和 CAS 手术在卒中预防中的作用以及受益人群有了更为全面深刻的理解。虽然 CAS 可作为有症状的高风险患者的替代治疗，CEA 仍是手术治疗闭塞性脑血管病的金标准。

由于闭塞性脑血管病手术的患者常为高龄且有多种合并症，麻醉医生会面临越来越多的挑战。术前评估和合并症的优化治疗逐渐受到重视，成为改善预后的重要手段。术前完善的内科治疗可降低卒中和心肌梗死的风险，显著改善 CEA 和 CAS 手术的预后，而麻醉医生无疑对降低围术期风险有至关重要的作用。

（张凯颖　金海龙 译，韩如泉 校）

参考文献

1. Alpert JN. Extracranial carotid artery—current concepts of diagnosis and management. *Tex Heart Inst J*. 1991;18:93–97.
2. North American Symptomatic Carotid Endarterectomy Trial Collaborators. Beneficial effect of carotid endarterectomy in symptomatic patients with high-grade carotid stenosis. *N Engl J Med*. 1991;325:445–453.
3. MRC European Carotid Surgery Trial: Interim results for symptomatic patients with severe (70-99%) or with mild (0-29%) carotid stenosis. European Carotid Surgery Trialists' Collaborative. *Lancet*. 1991;337:1235–1243.
4. Endarterectomy for asymptomatic carotid artery stenosis: Executive Committee for the Asymptomatic Carotid Atherosclerosis Study. *JAMA*. 1995;273:1421–1428.
5. Meschia JF, Bushnell C, Boden-Albala B, et al. Guidelines for the primary prevention of stroke. A statement for healthcare professionals from the American Heart Association/American Stroke Association. *Stroke*. 2014;45:3754–3832.
6. Kernan WN, Ovbiagele B, Black HR, et al. Guidelines for the prevention of stroke in patients with stroke and transient ischemic attack. A guideline for healthcare professionals from the American Heart Association/American Stroke Association. *Stroke*. 2014;45:2160–2236.
7. Brott TG, Halperin JL, Abbara S, et al. 2011 ASA/ACCF/AHA Guideline on the management of patients with extracranial carotid and vertebral artery disease. *Stroke*. 2011;42:e464–e540.
8. Naylor AR, London NJM, Bell PRF. Carotid endarterectomy versus carotid angioplasty. *Lancet*. 1997;349:203–204.
9. Coward LJ, Featherstone RL, Brown MM. Safety and efficacy of endo-vascular treatment of carotid artery stenosis compared with carotid end-arterectomy: A Cochrane systematic review of the randomized evidence. *Stroke*. 2005;36:905–911.
10. van der Vaart MG, Meerwaldt R, Reijnen MM, et al. Endarterectomy or carotid artery stenting: The quest continues. *Am J Surg*. 2008;95:259–269.
11a. Powers CJ, Hirsch JA, Hussain MS, et al. Standards of practice and reporting standards for carotid artery angioplasty and stenting. *J Neurointerv Surg*. 2014;6:87–90.
11b. Rosenfield K, Matsumura JS, Chaturvedi S, et al. Randomized trial of stent versus surgery for asymptomatic carotid stenosis. *N Engl J Med*. 2016;374(11):1011–1020.
12a. Cenic A, Craen RA, Lee TY, Gelb AW. Cerebral blood volume and blood flow responses to hyperventilation in brain tumors during isoflurane or propofol anesthesia. *Anesth Analg*. 2002;94:661–666.
12b. Brott TG, Howard G, Roubin GS, et al. Long-term results of stenting versus endarterectomy for carotid-artery stenosis. *N Engl J Med*. 2016;374(11):1021–1031.
13. Ohmori S, Iwama H. An induction dose of propofol does not alter cerebral blood flow determined by single-photon-emission computed tomography. *J Anesth*. 2000;14:61–67.
14. Conti A, Iacopino DG, Fodale V, et al. Cerebral hemodynamic changes during propofol-remifentanil or sevoflurane anaesthesia. Transcranial Doppler study under bispectral index monitoring. *Br J Anaesth*. 2006;97:333–339.
15. Koch M, De Backer D, Vincent JL, et al. Effects of propofol on human microcirculation. *Br J Anaesth*. 2008;101:473–478.
16. Fourcade HE, Larson P, Ehrenfield WK, et al. The effects of CO_2 and systemic hypertension on cerebral perfusion pressure during carotid endarterectomy. *Anesthesiology*. 1970;33:383–390.
17. Lassen NA, Palvolgyi R. Cerebral steal during hypercapnia and the inverse reaction during hypocapnia observed by the 133xenon technique in man. *Scand J Lab Clin Invest*. 1968;22(S102):13D.
18. Wells BA, Keats AS, Cooley DA. Increased tolerance to cerebral ischemia produced by general anesthesia during temporary carotid occlusion. *Surgery*. 1963;54:216–223.
19. Boysen G, Ladegaard-Pedersen HJ, Henriksen H, et al. The effects of $Paco_2$ on regional cerebral blood flow and internal carotid arterial pressure during carotid clamping. *Anesthesiology*. 1971;35:286–300.
20. McCulloch TJ, Thompson CL, Turner MJ. A randomized crossover comparison of the effects of propofol and sevoflurane on cerebral hemodynamics during carotid endarterectomy. *Anesthesiology*. 2007;106:56–64.
21. Meng L, Gelb AW. Regulation of cerebral autoregulation by carbon dioxide. *Anesthesiology*. 2015;122:196–205.
22. Kadoi Y, Hinohara H, Kunimoto F, et al. Diabetic patients have an impaired cerebral vasodilatory response to hypercapnia under propofol anesthesia. *Stroke*. 2003;34:2399–2403.
23. Kadoi Y, Takahashi K, Saito S, Goto F. The comparative effects of sevoflurane versus isoflurane on cerebrovascular carbon dioxide reactivity in patients with diabetes mellitus. *Anesth Analg*. 2006;103:168–172.
24. Drummond JC. The lower limit of autoregulation: Time to revise our thinking? *Anesthesiology*. 1997;86:1431–1433.

25. Yamamoto M, Meyer JS, Sakai F, et al. Aging and cerebral vasodilator responses to hypercarbia. Responses in normal aging and in persons with risk factors for stroke. *Arch Neurol.* 1980;37:489–496.
26. Hansebout RR, Blomquist G, Gloor P, et al. Use of hypertension and electroencephalographic monitoring during carotid endarterectomy. *Can J Surg.* 1981;24:304–307.
27. LeSar CJ, Sprouse LR, Harris WB. Permissive hypertension during awake eversion carotid endarterectomy: A physiologic approach for cerebral protection. *J Am Coll Surg.* 2014;218(4):760–766.
28. Boysen G, Engell HC, Henriksen H. The effect of induced hypertension on internal carotid artery pressure and regional cerebral blood flow during temporary carotid clamping for endarterectomy. *Neurology.* 1972;22:1133–1144.
29. Smith JS, Roizen MF, Cahalan MK, et al. Does anesthetic technique make a difference? Augmentation of systolic blood pressure during carotid endarterectomy: Effects of phenylephrine versus light anesthesia and of isoflurane versus halothane on the incidence of myocardial ischemia. *Anesthesiology.* 1988;69:846–855.
30. Riles TS, Kopelman I, Imparato AM. Myocardial infarction following carotid endarterectomy: A review of 683 operations. *Surgery.* 1979;85:249–252.
31. North American Symptomatic Carotid Endarterectomy Trial Collaborators. North American Symptomatic Carotid Endarterectomy Trial: Methods, patient characteristics, and progress. *Stroke.* 1991;22:711–720.
32. GALA Collaborative Group. General anaesthesia versus local anaesthesia for carotid surgery (GALA): A multicentre, randomised controlled trial. *Lancet.* 2008;372:2132–2142.
33. Mayberg MR, Wilson SE, Yatsu F, et al. Veterans Affairs Cooperative Studies Program 309 Trialist Group. Carotid endarterectomy and prevention of cerebral ischemia in symptomatic carotid stenosis. *JAMA.* 1991;266:3289–3294.
34. Rothwell PM, Eliasziw M, Gutnikov SA, et al. Analysis of pooled data from the randomised controlled trials of endarterectomy for symptomatic carotid stenosis. *Lancet.* 2003;361:107–116.
35. Chambers BR, Donnan G. Carotid endarterectomy for asymptomatic carotid stenosis. *Cochrane Database Syst Rev.* 2005;(4). CD001923.
36. Nazarian SM, Yenokyan G, Thompson RE, et al. Statistical modeling of the volume-outcome effect for carotid endarterectomy for 10 years of a statewide database. *J Vasc Surg.* 2008;48:343–350.
37. Holt PJ, Poloniecki JD, Loftus IM, Thompson MM. Meta-analysis and systematic review of the relationship between hospital volume and outcome following carotid endarterectomy. *Eur J Vasc Endovasc Surg.* 2007;33:645–651.
38. Killeen SD, Andrews EJ, Redmond HP, Fulton GJ. Provider volume and outcomes for abdominal aortic aneurysm repair, carotid endarterectomy, and lower extremity revascularization procedures. *J Vasc Surg.* 2007;45:615–626.
39. Yadav JS, Wholey MH, Kuntz RE, et al. Protected carotid-artery stenting versus endarterectomy in high-risk patients. *N Engl J Med.* 2004;351(15):1493–1501.
40. Ringleb PA, Allenberg J, Bruckmann H, et al. 30 day results from the SPACE trial of stent-protected angioplasty versus carotid endarterectomy in symptomatic patients: A randomised non-inferiority trial. *Lancet.* 2006;368(9543):1239–1247.
41. Ringleb PA, Hennerici M, Hacke W. Stent protected angioplasty of symptomatic carotid artery stenoses. The European point of view. *Int J Stroke.* 2006;1(2):94–96.
42. Eckstein HH, Ringleb P, Allenberg JR, et al. Results of the Stent-Protected Angioplasty versus Carotid Endarterectomy (SPACE) study to treat symptomatic stenoses at 2 years: A multinational, prospective, randomised trial. *Lancet Neurol.* 2008;7(10):893–902.
43. Mas JL, Trinquart L, Leys D, et al. Endarterectomy versus angioplasty in patients with symptomatic severe carotid stenosis (EVA-3S) trial: Results up to 4 years from a randomised, multicentre trial. *Lancet Neurol.* 2008;7(10):885–892.
44. Brott TG, Hobson 2nd. RW, Howard G, et al. Stenting versus endarterectomy for treatment of carotid-artery stenosis. *N Engl J Med.* 2010;363(1):11–23.
45. Hopkins LN, Roubin GS, Chakhtoura EY, et al. The Carotid Revascularization Endarterectomy versus Stenting Trial: Credentialing of interventionalists and final results of lead-in phase. *J Stroke Cerebrovasc Dis.* 2010;19(2):153–162.
46. Ederle J, Dobson J, Featherstone RL, et al. Carotid artery stenting compared with endarterectomy in patients with symptomatic carotid stenosis (International Carotid Stenting Study): An interim analysis of a randomised controlled trial. *Lancet.* 2010;375:985–997.
47. Bonati LH, Dobson J, Featherstone RL, et al. Long-term outcomes after stenting versus endarterectomy for treatment of symptomatic carotid stenosis: The International Carotid Stenting Study (ICSS) randomised trial. *Lancet.* 2015;385:529–538.
48. Economopoulos KP, Sergentanis TN, Tsivgoulis G, et al. Carotid artery stenting versus carotid endarterectomy: A comprehensive meta-analysis of short-term and long-term outcomes. *Stroke.* 2011;42(3):687–692.
49. Jalbert JJ, Nguyen LL, Gerhard-Herman MD, et al. Outcomes after carotid artery stenting in Medicare beneficiaries, 2005 to 2009. Published online: *JAMA Neurol.* 2015;72:276–286.
50. Cremonesi A, Castriota F, Secco GG, et al. Carotid artery stenting: An update. *Eur Heart J.* 2015;36(1):13–21.
51. Rothwell PM, Eliasziw M, Gutnikov SA, et al. Endarterectomy for symptomatic carotid stenosis in relation to clinical subgroups and timing of surgery. *Lancet.* 2004;363:915–924.
52. Fleisher LA, Fleischmann KE, Auerbach AD, et al. 2014 ACC/AHA guideline on perioperative cardiovascular evaluation and management of patients undergoing noncardiac surgery: A report of the American College of Cardiology/American Heart Association Task Force on practice guidelines. *J Am Coll Cardiol.* 2014;64(22):e77–e137.
53. Gladstone DJ, Oh J, Fang J, et al. Urgency of carotid endarterectomy for secondary stroke prevention: Results from the Registry of the Canadian Stroke Network. *Stroke.* 2009;40(8):2776–2782.
54. Sundt Jr. TM, Sandok BA, Whisnant JP. Carotid endarterectomy. Complications and preoperative assessment of risk. *Mayo Clin Proc.* 1975;50:301–306.
55. Sundt Jr TM, Whisnant JP, Houser OW, et al. Prospective study of the effectiveness and durability of carotid endarterectomy. *Mayo Clin Proc.* 1990;65:625–635.
56. Halm EA, Hannan EL, Rojas M, et al. Clinical and operative predictors of outcomes of carotid endarterectomy. *J Vasc Surg.* 2005;42:420–428.
57. Halm EA, Tuhrim S, Wang JJ, et al. Risk factors for perioperative death and stroke after carotid endarterectomy: Results of the New York Carotid Artery Surgery study. *Stroke.* 2009;40(1):221–229.
58. Tu JV, Wang H, Bowyer B, et al. Risk factors for death or stroke after carotid endarterectomy: Observations from the Ontario Carotid Endarterectomy Registry. *Stroke.* 2003;34:2568–2573.
59. Hertzer NR, Lees CD. Fatal myocardial infarction following carotid endarterectomy. *Ann Surg.* 1981;194:212–218.
60. Towne JB, Weiss DG, Hobson RW. First phase report of cooperative Veterans Administration asymptomatic carotid stenosis study—Operative morbidity and mortality. *J Vasc Surg.* 1990;11:252–259.
61. American Society of Anesthesiologists. New classifcation of physical status. *Anesthesiology.* 1963;24:111.
62. Goldman L, Caldera DL, Nussbaum SR, et al. Multifactorial index of cardiac risk in noncardiac surgical procedures. *N Engl J Med.* 1977;297:845–850.
63. Detsky AS, Abrams HB, Forbath N, et al. Cardiac assessment for patients undergoing noncardiac surgery: A multifactorial clinical risk index. *Arch Intern Med.* 1986;146:2131–2134.
64. Lee TH, Marcantonio ER, Mangione CM, et al. Derivation and prospective validation of a simple index for prediction of cardiac risk of major noncardiac surgery. *Circulation.* 1999;100:1043–1049.
65. Gupta PK, Gupta H, Sundaram A, et al. Development and validation of a risk calculator for the prediction of cardiac risk after surgery. *Circulation.* 2011;124:381–387.
66. The American College of Surgeons, National Surgical Quality Improvement Program. *Surgical Risk Calculator.* http://www.riskcalculator.facs.org/ last accessed 07.02.15.
67. Press MJ, Chassin MR, Wang J, et al. Predicting medical and surgical complications of carotid endarterectomy: Comparing the risk indexes. *Arch Intern Med.* 2006;166(8):914–920.
68. Gongora-Rivera F, Labreuche J, Jaramillo A, et al. Autopsy prevalence of coronary atherosclerosis in patients with fatal stroke. *Stroke.* 2007;38:1203–1210.
69. Sirimarco G, Amarenco P, Labreuche J, et al. Carotid atherosclerosis and risk of subsequent coronary event in outpatients with atherothrombosis. *Stroke.* 2013;44:373–379.
70. Adams HP, del Zoppo G, Alberts MJ, et al. AHA/ASA guidelines for the early management of adults with ischemic stroke. *Stroke.* 2007;38:1655–1711.
71. Olympio MA. The preoperative evaluation for symptomatic carotid endarterectomy: A debated issue. *J Neurosurg Anesthesiol.* 1996;8:310–313.
72. Dubinsky RM, Lai SM. Mortality from combined carotid endarterectomy and coronary artery bypass surgery in the US. *Neurology.* 2007;68:195–197.
73. Hill MD, Shrive FM, Kennedy J, et al. Simultaneous carotid endarterectomy and coronary bypass surgery in Canada. *Neurology.* 2005;64:1435–1437.
74. Mortaz HS, Mostafazadeh DB, Sahraian MA. Carotid endarterectomy for carotid stenosis in patients selected for coronary artery bypass graft surgery. *Cochrane Database Syst Rev.* 2009;4. CD006074.
75. Timaran CH, Rosero EB, Smith ST, et al. Trends and outcomes of concurrent carotid revascularization and coronary bypass. *J Vasc Surg.* 2008;48:355–360.
76. Naylor AR, Mehta Z, Rothwell PM. A systematic review and meta-analysis of 30-day outcomes following staged carotid stenting and coronary bypass. *Eur J Vasc Endovasc Surg.* 2009;37:379–387.
77. Guzman LA, Costa MA, Angiolillo DJ, et al. A systematic review of outcomes in patients with staged carotid artery stenting and coronary artery bypass graft surgery. *Stroke.* 2008;39:361–365.

78. Devereaux PJ, Yang H, Guyatt GH, et al. Rationale, design, and organization of the PeriOperative ISchemic Evaluation (POISE) trial: A randomised controlled trial of metoprolol versus placebo in patients undergoing noncardiac surgery. *Am Heart J*. 2006;152:223–230.
79. POISE Study Group, Devereaux PJ, Yang H, Yusuf S, Guyatt G, et al. Effects of extended-release metoprolol succinate in patients undergoing non-cardiac surgery (POISE trial): A randomized controlled trial. *Lancet*. 2008;371:1839–1847.
80. Sear JW, Giles JW, Howard-Alpe G, Foex P. Perioperative beta-blockade, 2008: What does POISE tell us, and was our earlier caution justified? *Br J Anaesth*. 2008;101:135–138.
81. Fleisher LA, Poldermans D. Perioperative β blockade: Where do we go from here? *Lancet*. 2008;371:1813–1814.
82. Liakopoulos OJ, Kuhn EW, Slottosch I, et al. Preoperative statin therapy for patients undergoing cardiac surgery. *Cochrane Database Syst Rev*. 2012;4. CD008493.
83. Sanders RD, Nicholson A, Lewis SR, et al. Perioperative statin therapy for improving outcomes during and after noncardiac vascular surgery. *Cochrane Database Syst Rev*. 2013;7. CD009971.
84. Antoniou GA, Hajibandeh S, Hajibandeh S, et al. Meta-analysis of the effects of statins on perioperative outcomes in vascular and endovascular surgery. *J Vasc Surg*. 2015;61:519–532.
85. Crisby M, Nordin-Fredriksson G, Shah PK, Yano J, et al. Pravastatin treatment increases collagen content and decreases lipid content, inflammation, metalloproteinases, and cell death in human carotid plaques: Implications for plaque stabilization. *Circulation*. 2001;103:926–933.
86. Burger W. Low dose aspirin for secondary cardiovascular prevention. *J Intern Med*. 2005;257:399–414.
87. Garg AX, Kurz A, Sessler DI, et al. Perioperative aspirin and clonidine and risk of acute kidney injury: A randomized clinical trial. *JAMA*. 2014;312(21):2254–2264.
88. Gelb AW, Herrick IA. Preoperative hypertension does predict post-carotid endarterectomy hypertension. *Can J Neurol Sci*. 1990;17:95–96.
89. Towne JB, Bernhard VM. The relationship of postoperative hypertension to complications following carotid endarterectomy. *Surgery*. 1980;88:575–580.
90. Skudlarick JL, Mooring SL. Systolic hypertension and complications of carotid endarterectomy. *South Med J*. 1982;75:1563–1565.
91. Baird TA, Parsons MW, Phanh T, Butcher KS, et al. Persistent post-stroke hyperglycemia is independently associated with infarct expansion and worse clinical outcome. *Stroke*. 2003;34:2208–2214.
92. McCormick MT, Muir KW, Gray CS, Walters MR. Management of hyperglycemia in acute stroke: How, when, and for whom? *Stroke*. 2008;39:2177–2185.
93. McGirt MJ, Woodworth GF, Brooke BS, et al. Hyperglycemia independently increases the risk of perioperative stroke, myocardial infarction and death after carotid endarterectomy. *Neurosurgery*. 2006;58:1066–1073.
94. Varghese P, Gleason V, et al. Hypoglycemia in hospitalized patients treated with antihyperglycemic agents. *J Hosp Med*. 2007;2:234–240.
95. Wiener RS, Wiener DC, Larson RJ. Benefits and risks of tight glucose control in critically ill adults: A meta-analysis. *JAMA*. 2008;300:933–944.
96. Landesberg G, Mosseri M, Wolf Y, et al. Perioperative myocardial ischemia and infarction: Identification by continuous 12-lead electrocardiogram with online ST-segment monitoring. *Anesthesiology*. 2002;96:264–270.
97. Kim KM, Gwak MS, Choi SJ, Kim MH, Park MH, Heo BY. Pulse pressure variation and stroke volume variation to predict fluid responsiveness in patients undergoing carotid endarterectomy. *Korean J Anesthesiol*. 2013;65(3):237–243.
98. Ferguson GG, Eliasziw M, Barr HW, et al. The North American Symptomatic Carotid Endarterectomy Trial: Surgical results in 1415 patients. *Stroke*. 1999;30:1751–1758.
99. Bond R, Warlow CP, Naylor AR, et al. Variation in surgical and anaesthetic technique and associations with operative risk in the European carotid surgery trial: Implications for trials of ancillary techniques. *Eur J Vasc Endovasc Surg*. 2002;23:117–126.
100. Cheng MA, Theard MA, Tempelhoff R. Anesthesia for carotid endarterectomy: A survey. *J Neurosurg Anesthesiol*. 1997;9:211–216.
101. Greene NH, Minhaj MM, Zaky AF, et al. Perioperative management of carotid endarterectomy: A survey of clinicians' backgrounds and practices. *J Cardiothorac Vasc Anesth*. 2014;28:1002–1005.
102. Vaniyapong T, Chongruksut W, Rerkasem K. Local versus general anaesthesia for carotid endarterectomy. *Cochrane Database Syst Rev*. 2013.(12):http://dx.doi.org/10.1002/14651858.CD000126.pub4. CD000126.
103. Calligaro KD, Dougherty MJ, Lombardi J, et al. Converting from general anesthesia to cervical block anesthesia for carotid endarterectomy. *Vasc Surg*. 2001;35:103–106.
104. Pandit JJ, Satya-Krishna R, Gration P. Superfcial or deep cervical plexus block for carotid endarterectomy: A systematic review of complications. *Br J Anaesth*. 2007;99:159–169.
105. Pandit JJ, Bree S, Dillon P, et al. A comparison of superfcial versus combined (superfcial and deep) cervical plexus block for carotid endarterectomy: A prospective, randomized study. *Anesth Analg*. 2000;91:781–786.
106. Stoneham MD, Doyle AR, Knighton JD, et al. Prospective, randomized comparison of deep or superfcial cervical plexus block for carotid end-arterectomy surgery. *Anesthesiology*. 1998;89:907–912.
107. Pandit JJ, Satya-Krishna R, Gration P. Superficial or deep cervical plexus block for carotid endarterectomy: A systematic review of complications. *Br J Anaesth*. 2007;99:159–169.
108. Usui Y, Kobayashi T, Kakinuma H, et al. An anatomic basis for blocking of the deep cervical plexus and cervical sympathetic tract using an ultrasound-guided technique. *Anesth Analg*. 2010;110:964–968.
109. Sandeman DJ, Griffiths MJ, Lennox AF. Ultrasound guided deep cervical plexus block. *Anaesth Intensive Care*. 2006;34:240–244.
110. Tran De QH, Dugani S, Finlayson RJ. A randomized comparison between ultrasound-guided and landmark-based superficial cervical plexus block. *Reg Anesth Pain Med*. 2010;35:539–543.
111. Suresh S, Jagannathan N. Somatic blockade of the head and neck. In: Cousins MJ, Carr DB, Horlocker TT, Bridenbaugh PO, eds. *Cousins and Bridenbaugh's Neural Blockade in Clinical Anesthesia and Pain Medicine*. 4th ed.Philadelphia: Lippincott Williams & Wilkins; 2009.
112. McCutcheon CA, Orme RM, Scott DA, et al. A comparison of dexmedetomidine versus conventional therapy for sedation and hemodynamic control during carotid endarterectomy performed under regional anesthesia. *Anesth Analg*. 2006;102:668–675.
113. Schneemilch CE, Bachmann H, Ulrich A, et al. Clonidine decreases stress response in patients undergoing carotid endarterectomy under regional anesthesia: A prospective, randomized, double-blinded, placebo-controlled study. *Anesth Analg*. 2006;103:297–302.
114. Bekker AY, Basile J, Gold M, et al. Dexmedetomidine for awake carotid endarterectomy: Efficacy, hemodynamic profle, and side effects. *J Neurosurg Anesthesiol*. 2004;16:126–135.
115. Carter R, Richardson A, Santoro J, et al. Is dexmedetomidine more effective than remifentanil for neurologic outcomes in patients undergoing CEA surgery using regional anesthesia? *J Perianesth Nurs*. 2014;29:466–474.
116. Carollo DS, Nossaman BD, Ramadhyani U. Dexmedetomidine: A review of clinical applications. *Curr Opin Anaesthesiol*. 2008;21:457–461.
117. Gerlach AT, Dasta JF. Dexmedetomidine: An updated review. *Ann Pharmacother*. 2007;41:245–252.
118. Umbrain V, Keeris J, D'Haese J, et al. Isoflurane, desflurane and sevoflurane for carotid endarterectomy. *Anaesthesia*. 2000;55(11):1052–1057.
119. Wilhelm W, Schlaich N, Harrer J, et al. Recovery and neurological examination after remifentanil-desflurane or fentanyl-desflurane anaesthesia for carotid artery surgery. *Br J Anaesth*. 2001;86(1):44–49.
120. Kostopanagiotou G, Markantonis SL, Polydorou M, et al. Recovery and cognitive function after fentanyl or remifentanil administration for carotid endarterectomy. *J Clin Anesth*. 2005;17:16–20.
121. Komatsu R, Turan AM, Orhan-Sungur M, et al. Remifentanil for general anaesthesia: A systematic review. *Anaesthesia*. 2007;62:1266–1280.
122. Fodale V, Schifllitid D, Pratico C, Santamaria LB. Remifentanil and the brain. *Acta Anaesthesiol Scand*. 2008;52:319–326.
123. Jellish WS, Sheikh T, Baker WH, et al. Hemodynamic stability, myocardial ischemia, and perioperative outcome after carotid surgery with remifentanil/propofol or isoflurane/fentanyl anesthesia. *J Neurosurg Anesthesiol*. 2003;15:176–184.
124. Myles PS, Leslie K, Chan MTV, et al. Avoidance of nitrous oxide for patients undergoing major surgery: A randomized controlled trial. *Anesthesiology*. 2007;107:221–231.
125. Algotsson L, Messeter K, Rosen I, et al. Effects of nitrous oxide on cerebral haemodynamics and metabolism during isoflurane anaesthesia in man. *Acta Anaesthesiol Scand*. 1992;36:46–52.
126. Hansen TD, Warner DS, Todd MM, et al. Effects of nitrous oxide and volatile anesthetics on cerebral blood flow. *Br J Anaesth*. 1989;63:290–295.
127. Pelligrino DA, Miletich DJ, Hoffman WE, Albrecht RF. Nitrous oxide markedly increases cerebral cortical metabolic rate and blood flow in the goat. *Anesthesiology*. 1984;60:405–412.
128. Haelewyn B, David HN, Rouillon C, et al. Neuroprotection by nitrous oxide: Facts and evidence. *Crit Care Med*. 2008;36:2651–2659.
129. Reinstrup P, Ryding E, Ohlsson T, et al. Regional cerebral metabolic rate (positron emission tomography) during inhalation of nitrous oxide 50% in humans. *Br J Anaesth*. 2008;100:66–71.
130. McGregor DG, Lanier WL, Pasternak JJ, et al. Effect of nitrous oxide on neurologic and neuropsychological function after intracranial aneurysm surgery. *Anesthesiology*. 2008;108:568–579.
131. Culley DJ, Crosby G. Nitrous oxide in neuroanesthesia. *Anesthesiology*. 2008;108:553–554.
132. Sanders RD, Graham C, Lewis SC, et al. Nitrous oxide exposure does not seem to be associated with increased mortality, stroke, and myocardial infarction: A non-randomized subgroup analysis of the General Anaesthesia compared with Local Anaesthesia for carotid surgery (GALA) trial. *Br J Anaesth*. 2012;109:361–367.
133. Huang C-C, Wu Y-S, Chen T, et al. Long-term effects of baroreceptor function after stenting in patients with carotid artery stenosis. *Auton Neurosci*. 2010;158:100–104.

134. Mylonas SN, Moulakakis KG, Antonopoulos CN, et al. Carotid artery stenting-induced hemodynamic instability. *J Endovasc Ther*. 2013;20:48–60.
135. Head BP, Patel P. Anesthetics and brain protection. *Curr Opin Anaesthesiol*. 2007;20:395–399.
136. Koerner IP, Brambrink AM. Brain protection by anesthetic agents. *Curr Opin Anaesthesiol*. 2006;19:481–486.
137. Bilotta F, Gelb AW, Stazi E, et al. Pharmacological perioperative brain neuroprotection: A qualitative review of randomized clinical trials. *Br J Anaesth*. 2013;110:113–120.
138. Jovic M, Unic-Stojanovic D, Isenovic E, et al. Anesthetics and cerebral protection in patients undergoing carotid endarterectomy. *J Cardiothorac Vasc Anesth*. 2015;29:178–184.
139. Melgar MA, Mariwalla N, Madhusudan H, Weinand M. Carotid endarterectomy without shunt: The role of cerebral metabolic protection. *Neurol Res*. 2005;27:850–856.
140. Durward QJ, Ragnarsson TS, Reeder RF, et al. Carotid endarterectomy in nonagenarians. *Arch Surg*. 2005;140:625–628.
141. Drader KS, Herrick IA. Carotid endarterectomy: Monitoring and its effect on outcome. *Anesthesiol Clin N Am*. 1997;15:613–629.
142. Craen RA, Gelb AW, Eliasziw M, et al. Anesthesia monitoring and neurologic outcome in carotid endarterectomy: NASCET results. *J Neurosurg Anesthesiol*. 1993;5:303.
143. Guarracino F. Cerebral monitoring during cardiovascular surgery. *Curr Opin Anaesthesiol*. 2008;21:50–54.
144. Guay J, Kopp S. Cerebral monitors versus regional anesthesia to detect cerebral ischemia in patients undergoing carotid endarterectomy: A meta-analysis. *Can J Anaesth*. 2013;60(3):266–279.
145. Cheng MA, Theard MA, Tempelhoff R. Anesthesia for carotid endarterectomy: A survey. *J Neurosurg Anesthesiol*. 1997;9:211–216.
146. Craen RA, Gelb AW, Eliasziw M, et al. Anesthesia for carotid endarterectomy: The North American practice at 50 centres. *NASCET Study Results Anesth Analg*. 1993;76:S61.
147. Sundt Jr TM, Sharbrough FW, Anderson RE, et al. Cerebral blood flow measurements and electroencephalograms during carotid endarterectomy. *J Neurosurg*. 1974;41:310–320.
148. Sundt Jr TM, Sharbrough FW, Piepgras DG, et al. Correlation of cerebral blood flow and electroencephalographic changes during carotid endarterectomy: With results of surgery and hemodynamics of cerebral ischemia. *Mayo Clin Proc*. 1981;56:533–543.
149. Sundt Jr TM. The ischemic tolerance of neural tissue and need for monitoring and selective shunting during carotid endarterectomy. *Stroke*. 1983;14:93–98.
150. Redekop G, Ferguson GG. Correlation of contralateral stenosis and intraoperative electroencephalogram change with risk of stroke during carotid endarterectomy. *Neurosurgery*. 1992;30:191–194.
151. Plestis KA, Loubser P, Mizrahi EM, et al. Continuous electroencephalographic monitoring and selective shunting reduces neurologic morbidity rates in carotid endarterectomy. *J Vasc Surg*. 1997;25:620–628.
152. Morawetz RB, Zeiger HE, McDowell Jr HA, et al. Correlation of cerebral blood flow and EEG during carotid occlusion for endarterectomy (without shunting) and neurologic outcome. *Surgery*. 1984;96:184–189.
153. Zampella E, Morawetz RB, McDowell HA, et al. The importance of cerebral ischemia during carotid endarterectomy. *Neurosurgery*. 1991;29:727–731.
154. Murkin JM, Lee DH. Noninvasive measurement of cerebral blood flow: Techniques and limitations. *Can J Anaesth*. 1991;38:805–808.
155. Markwalder TM, Grolimund P, Seiler RW, et al. Dependency of blood flow velocity in the middle cerebral artery on end-tidal carbon dioxide partial pressure—A transcranial ultrasound Doppler study. *J Cereb Blood Flow Metab*. 1984;4:368–372.
156. Naylor AR, Wildsmith JA, McClure J, et al. Transcranial Doppler monitoring during carotid endarterectomy. *Br J Surg*. 1991;78:1264–1268.
157. Jansen C, Ramos LM, van Heesewijk JP, et al. Impact of microembolism and hemodynamic changes in the brain during carotid endarterectomy. *Stroke*. 1994;25:992–997.
158. Ackerstaff RG, Jansen C, Moll FL, et al. The significance of microemboli detection by means of transcranial Doppler ultrasonography monitoring in carotid endarterectomy. *J Vasc Surg*. 1995;21:963–969.
159. Molloy J, Markus HS. Asymptomatic embolization predicts stroke and TIA risk in patients with carotid artery stenosis. *Stroke*. 1999;30:1440–1443.
160. Siebler M, Kleinschmidt A, Sitzer M, et al. Cerebral microembolism in symptomatic and asymptomatic high-grade internal carotid artery stenosis. *Neurology*. 1994;44:615–618.
161. Levi CR, O'Malley HM, Fell G, et al. Transcranial Doppler detected cerebral microembolism following carotid endarterectomy: High microembolic signal loads predict postoperative cerebral ischaemia. *Brain*. 1997;120:621–629.
162. Lennard N, Smith J, Dumville J, et al. Prevention of postoperative thrombotic stroke after carotid endarterectomy: The role of transcranial Doppler ultrasound. *J Vasc Surg*. 1997;26:579–584.
163. van der Schaaf IC, Horn J, Moll FL, Ackerstaff RG. Transcranial Doppler monitoring after carotid endarterectomy. *Ann Vasc Surg*. 2005;19:19–24.
164. Levi CR, Stork JL, Chambers BR, et al. Dextran reduces embolic signals after carotid endarterectomy. *Ann Neurol*. 2001;50:544–547.
165. Robless PA, Tegos TJ, Okonko D, et al. Platelet activation during carotid endarterectomy and the antiplatelet effect of Dextran 40. *Platelets*. 2002;13:231–239.
166. Junghans U, Siebler M. Cerebral microembolism is blocked by tirofban, a selective nonpeptide platelet glycoprotein IIb/IIIa receptor antagonist. *Circulation*. 2003;107:2717–2721.
167. van Dellen D, Tiivas CA, Jarvi K, et al. Transcranial Doppler ultrasonography-directed intravenous glycoprotein IIb/IIIa receptor antagonist therapy to control transient cerebral microemboli before and after carotid endarterectomy. *Br J Surg*. 2008;95:709–713.
168. Tsivgoulis G, Kerasnoudis A, Krogias C, et al. Clopidogrel load for emboli reduction in patients with symptomatic carotid stenosis undergoing urgent carotid endarterectomy. *Stroke*. 2012;43(7):1957–1960.
169. Moore WS, Hall AD. Carotid artery back pressure: A test of cerebral tolerance to temporary carotid occlusion. *Arch Surg*. 1969;99:702–710.
170. Moore WS, Yee JM, Hall AD. Collateral cerebral blood pressure: An index of tolerance to temporary carotid occlusion. *Arch Surg*. 1973;106:521–523.
171. McKay RD, Sundt TM, Michenfielder JD, et al. Internal carotid artery stump pressure and cerebral blood flow during carotid endarterectomy: Modification by halothane, enflurane and Innovar. *Anesthesiology*. 1976;45:390–399.
172. Modica PA, Tempelhoff R. A comparison of computerized EEG with internal carotid artery stump pressure for detection of ischemia during carotid endarterectomy. *J Neurosurg Anesthesiol*. 1989;1:211–218.
173. Whitley D, Cherry KJ. Predictive value of carotid artery stump pressures during carotid endarterectomy. *Neurosurg Clin N Am*. 1996;7:723–732.
174. Moritz S, Kasprzak P, Arlt M, et al. Accuracy of cerebral monitoring in detecting cerebral ischemia during carotid endarterectomy: a comparison of transcranial Doppler sonography, near-infrared spectroscopy, stump pressure, and somatosensory evoked potentials. *Anesthesiology*. 2007;107:563–569.
175. Hans SS, Jareunpoon O. Prospective evaluation of electroencephalography, carotid artery stump pressure, and neurologic changes during 314 consecutive carotid endarterectomies performed in awake patients. *J Vasc Surg*. 2007;45:511–515.
176. Wolf M, Ferrari M, Quaresima V. Progress of near-infrared spectroscopy and topography for brain and muscle clinical applications. *J Biomed Opt*. 2007;12:062104.
177. McCormick PW, Stewart M, Goetting MG, et al. Regional cerebrovascular oxygen saturation measured by optical spectroscopy in humans. *Stroke*. 1991;22:596–602.
178. Ferrari M, Mottola L, Quaresima V. Principles, techniques, and limitations of near infrared spectroscopy. *Can J Appl Physiol*. 2004;29:463–487.
179. Lam JM, Smielewski P, al-Rawi P, et al. Internal and external carotid contributions to near-infrared spectroscopy during carotid endarterectomy. *Stroke*. 1997;28:906–911.
180. Kishi K, Kawaguchi M, Yoshitani K, et al. Influence of patient variables and sensor location on regional cerebral oxygen saturation measured by INVOS 4100 near-infrared spectrophotometers. *J Neurosurg Anesthesiol*. 2003;15:302–306.
181. Samra SK, Dy EA, Welch K, et al. Evaluation of a cerebral oximeter as a monitor of cerebral ischemia during carotid endarterectomy. *Anesthesiology*. 2000;93:964–970.
182. Mille T, Tachimiri ME, Klersy C, et al. Near infrared spectroscopy monitoring during carotid endarterectomy: Which threshold value is critical? *Eur J Vasc Endovasc Surg*. 2004;27:646–650.
183. Nwachuku EL, Balzer JR, Yabes JG, et al. Diagnostic value of somatosensory evoked potential changes during carotid endarterectomy: A systematic review and meta-analysis. *JAMA Neurol*. 2015;72(1):73–80.
184. Whiten C, Gunning P. Carotid endarterectomy. Intraoperative monitoring of cerebral perfusion. *Curr Anaesth Crit Care*. 2009;20:42–45.
185. Chongruksut W, Vaniyapong T, Rerkasem K. Routine or selective carotid artery shunting for carotid endarterectomy (and different methods of monitoring in selective shunting). *Cochrane Database Syst Rev*. 2014;6. CD000190.
186. Sloan MA. Prevention of ischemic neurologic injury with intraoperative monitoring of selected cardiovascular and cerebrovascular procedures: Roles of electroencephalography, somatosensory evoked potentials, transcranial Doppler, and near-infrared spectroscopy. *Neurol Clin*. 2006;24:631–645.
187. Wade JG, Larson CP, Hickey RF, et al. Effect of carotid endarterectomy on carotid chemoreceptor and baroreceptor function in man. *N Engl J Med*. 1970;15:823–829.
188. Bove EL, Fry WJ, Gross WS, et al. Hypotension and hypertension as consequences of baroreceptor dysfunction following carotid endarterectomy. *Surgery*. 1979;85:633–637.
189. Nouraei SA, Al-Rawi PG, Sigaudo-Roussel D, et al. Carotid endarterectomy impairs blood pressure homeostasis by reducing the physiologic baroreflex reserve. *J Vasc Surg*. 2005;41:631–637.
190. Vecchia LD, Barbic F, Galli A, et al. Favorable effects of carotid endarterectomy on baroreceptor sensitivity and cardiovascular neural modulation: A 4-month follow-up. *Am J Physiol Regul Integr Comp Physiol*. 2013;304:R1114–R1120.

191. Timmers HJLM, Buskens FGM, Wieling W, et al. Long-term effects of unilateral carotid endarterectomy on arterial baroreflex function. *Clin Auton Res*. 2004;14:72–79.
192. O'Connor CJ, Tuman KJ. Anesthetic considerations for carotid artery surgery. In: Kaplan JA, Lake CL, Murray MJ, eds. *Vascular Anesthesia*. 2nd ed.St. Louis: Churchill Livingstone; 2004.
193. Cafferata HT, Merchant RF, DePalma RG. Avoidance of postcarotid endarterectomy hypertension. *Ann Surg*. 1982;196:465–472.
194. Pine R, Avellone JC, Hoffman M, et al. Control of postcarotid endarterectomy hypotension with baroreceptor blockade. *Am J Surg*. 1984;147:763–765.
195. Prough DS, Scuderi PE, McWhorter JM, et al. Hemodynamic status following regional and general anesthesia for carotid endarterectomy. *J Neurosurg Anesthesiol*. 1989;1:35–40.
196. Gottlieb A, Satariano-Hayden P, Schoenwald P, et al. The effect of carotid sinus nerve blockade on hemodynamic stability after carotid endarterectomy. *J Cardiothorac Vasc Anesth*. 1997;11:67–71.
197. Constantinou J, Jayia P, Hamilton G. Best evidence for medical therapy for carotid artery stenosis. *J Vasc Surg*. 2013;58:1129–1139.
198. Krul JMJ, van Gijn J, Ackerstaff RGA, et al. Site and pathogenesis of infarcts associated with carotid endarterectomy. *Stroke*. 1989;20:324–328.
199. Steed DL, Peitzman AB, Grundy BL, et al. Causes of stroke in carotid endarterectomy. *Surgery*. 1982;92:634–641.
200. Radak D, Popovic AD, Radicevic S, et al. Immediate reoperation for perioperative stroke after 2250 carotid endarterectomies: Differences between intraoperative and early postoperative stroke. *J Vasc Surg*. 1999;30:245–251.
201. Rockman CB, Jacobowitz GR, Lamparello PJ, et al. Immediate reexploration for the perioperative neurologic event after carotid endarterectomy: Is it worthwhile? *J Vasc Surg*. 2000;32:1062–1070.
202. Riles TS, Imparato AM, Jacobowitz GR, et al. The cause of perioperative stroke after carotid endarterectomy. *J Vasc Surg*. 1994;1994:206–216.
203. Motamed C, Motamed-Kazerounian G, Merle JC, et al. Cardiac troponin I assessment and late cardiac complications after carotid stenting or endarterectomy. *J Vasc Surg*. 2005;41:769–774.
204. Rijbroek A, Boellaard R, Vermeulen EG, et al. Hemodynamic changes in ipsi- and contralateral cerebral arterial territories after carotid endarterectomy using positron emission tomography. *Surg Neurol*. 2009;71:668–676; discussion 676.
205. Abou-Chebl A, Yadav JS, Reginelli JP, et al. Intracranial haemorrhage and hyperperfusion syndrome following carotid artery stenting. *J Am Coll Cardiol*. 2004;43:1596–1601.
206. Buczek J, Karlinski M, Kobayashi A, et al. Hyperperfusion syndrome after carotid endarterectomy and carotid stenting. *Cerebrovasc Dis*. 2013;35:531–537.
207. Adhiyaman V, Alexander S. Cerebral hyperperfusion syndrome following carotid endarterectomy. *Q J Med*. 2007;100:239–244.
208. Schroeder T, Sillesen H, Sorensen O, et al. Cerebral hyperperfusion following carotid endarterectomy. *J Neurosurg*. 1987;66:824–829.
209. Schroeder T. Hemodynamic significance of internal carotid artery disease. *Acta Neurol Scand*. 1998;77:353–372.
210. Moulakakis KG, Mylonas SN, Sfyroeras GS, Andrikopoulos V. Hyperfusion syndrome after carotid revascularization. *J Vasc Surg*. 2009;49:1060–1068.
211. Bouri S, Thapar A, Shalhoub G, et al. Hypertension and post-carotid endarterectomy cerebral hyperperfusion syndrome. *Eur J Vasc Endovasc Surg*. 2011;41:229–237.
212. Shakespeare WA, Lanier WL, Perkins WJ, Pasternak JJ. Airway management in patients who develop neck hematomas after carotid endarterectomy. *Anesth Analg*. 2010;110:588–593.
213. Cunningham EJ, Bond R, Mayberg MR, et al. Risk of persistent cranial nerve injury after carotid endarterectomy. *J Neurosurg*. 2004;101:445–448.
214. Ballotta E, Da Giau G, Renon L, et al. Cranial and cervical nerve injuries after carotid endarterectomy: A prospective study. *Surgery*. 1999;125:85–91.

唤醒开颅术、癫痫、微创手术及机器人手术

17

L. Emory • A. Schubert

唤醒开颅术

唤醒开颅术即指患者在清醒状态下并能配合脑皮层功能测试而进行的脑部手术。通常应用于毗邻手术区域的功能区脑组织，包括运动、语言和视觉功能区脑组织。可能也包括合并癫痫的患者。患者清醒状态下可以使手术区域周边定位更精确，避免功能区脑组织切除后的功能受损。同时减少麻醉对手术区域定位的干扰。

唤醒开颅术可以减少手术切除范围、手术时间和术后神经功能缺失，以及术后早期的恶心呕吐和住院时长[1]。也减少了血管加压药的应用和上头架时的血压升高的发生[2]。对于术前健康状态较好，术中肿瘤切除顺利的患者，有报道其住院时长可以缩短为术后 1 天[3,4]。对于胶质瘤切除术的患者，镇静麻醉与气管插管全身麻醉相比，其出 ICU 后的住院费用更低[5]。唤醒开颅手术曾经被列为潜在的日间手术研究项目，并且没有不良结果[6]。这项技术显示患者有良好的耐受性[7]。除了最常见患者对头架引起疼痛的抱怨、局麻不足和体位不适以外[8]，患者术后的疼痛评分更低，以及恢复期的阿片类用药更少。

唤醒开颅术的麻醉方法各异。共同目标是在保证患者舒适和安全的前提下，保证最佳程度的手术切除。在唤醒间歇之前和之后使用镇静和麻醉技术，监测和引导患者通过意识测评和功能测试。全麻使用气管内插管或喉罩[9]，采用不同的镇静深度——停药后进行语言、记忆或运动测试，或者联合测试[10,11]，据报道是安全的[12]。

唤醒开颅术的方法

选择合适的患者和充分的术前准备是唤醒开颅手术麻醉成功的关键因素。在选择时，应考虑以下几点：年龄和是否成熟，焦虑，幽闭恐惧症或其他心理疾病，气道情况，食管反流，恶心呕吐情况。文献和经验建议：高血压、酗酒、不成熟可能是镇静失败的危险因素[13]。我们建议不考虑 14 岁以下的患者，不过应该评估个体发育状况[14]。不仅如此，潜在困难气道患者或者在镇静状态下可能出现气道梗阻的患者都是较差的候选人。因为患者会被上头架而且体位固定，突然进行气管插管会比较困难。麻醉和手术团队应该有气道管理计划。尽管目前证据不支持睡眠呼吸暂停是唤醒开颅术的独立危险因素，有睡眠呼吸暂停、困难气道或困难插管的患者应该考虑到不良结果的风险更高。

术前评估对这类患者是非常重要的，麻醉医师需要向患者强调术中可能会发生什么情况，包括镇静和意识的不同状态、体位、可能会经历的不适和测试的过程。手术前麻醉医师应与患者建立密切的关系，帮助患者调整舒适的体位，进行头皮神经阻滞，选择合适的麻醉方法和实时的交流是非常必要的。麻醉医师必须牢记患者的心理状态，并尽可能减轻患者的焦虑和不适，以确保麻醉和手术的成功。

体位

成功的唤醒开颅术中患者的舒适感和面对面交流很重要。侧卧位或半侧卧位是常用体位，使患者更舒适，同时便于麻醉医师和患者面对面交流。应该使用充足的衬垫和枕头，所有的受压点应该仔细检查。应在清醒的条件下，由患者自行感觉头及身体在术中最为舒适的位置，因为术中清醒时是上头架状态，体位基本固定不变，再调整体位也很困难。体位的摆放应使麻醉医师可以很容易的接触到患者的脸及指端，术中要与患者谈话进行运动和镇静测评。在麻醉医师一侧从患者头部搭建手术单成帐篷状，能实现与患者面对面交流的空间保证。也减少患者幽闭恐惧症的感觉。图 17-1 显示了手术间布局。患者体位摆放需要使用可以充放气的布袋，或者固定在手术床上的靠垫。患者是绑定在手术床上的。

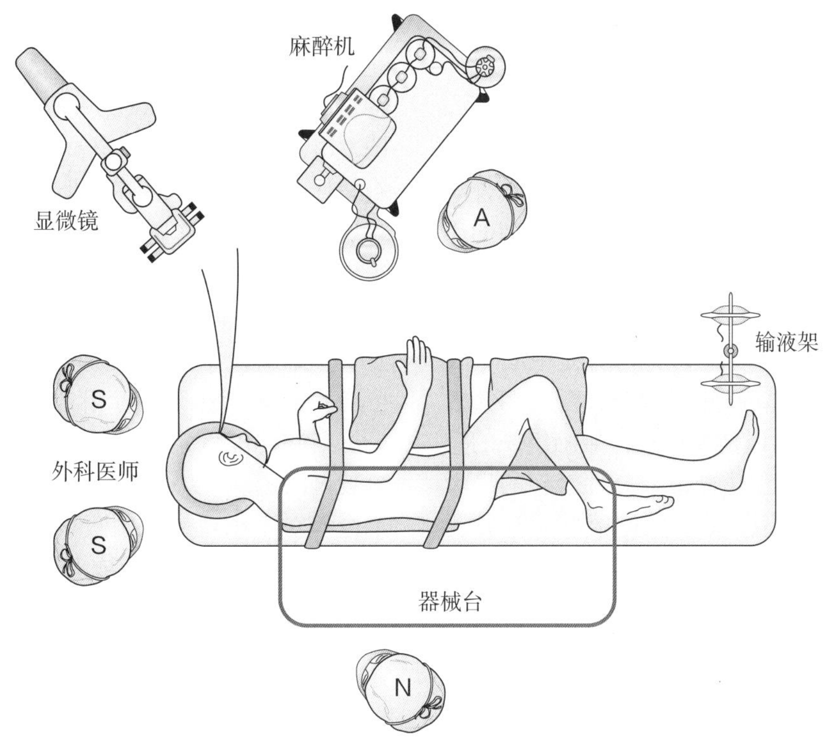

图 17-1　右侧唤醒颅脑手术的手术室布局。注意手术单的放置，这种放置方法可确保麻醉医生接触到患者的面部。图中未显示头架。A，麻醉医生；N，护士；S，术者。（From Schubert A：Epilepsy Surgery. Clinical Neuroanesthesia，2nd ed. Cleveland，OH，Cleveland Clinic Press，2006，p 66.）

头皮神经阻滞

可靠的头皮神经阻滞是唤醒开颅手术成功的关键。头皮神经阻滞的方法有详细描述[15,16]。分别阻滞耳颞、颧颞、眶上、滑车上、枕大、枕小神经是实现完善麻醉效果的必要步骤。罗哌卡因和左旋布比卡因的最大安全剂量分别是 4.5mg/kg[17] 和 2.5mg/kg[18]。卡波卡因也可以辅助使用以实现快速起效。这些阻滞实施后达到血浆浓度峰值需要将近 15 分钟[19]。

全麻是在起始睡眠阶段实施，重要的操作、有创监测和导尿应该在诱导后进行。然而，如果选择镇静麻醉，应该保证足够镇静深度，使患者可以轻松耐受这些有创操作，尽可能没有术中知晓。头皮神经阻滞也可以这时操作。头皮神经阻滞的成功与否在上头架时就会有所体现。镇静患者有明显体动或全麻患者血压心率明显上升表明头皮阻滞失败。对于镇静不足的患者间断推注丙泊酚是必要的应急措施。

麻醉方法的选择

对于唤醒开颅术，有很多不同的麻醉方法都是有效的。一些患者在不同的镇静深度下即可完成全部手术过程，而另一些患者可能需接受全麻，使用或者不使用气管插管，即通常所指的“睡眠 - 唤醒 - 睡眠”的麻醉技术。

有人会选择从诱导到术野暴露完全时采用全麻，然后唤醒患者进行神经认知和功能测试。如果选择这个方法，很重要的一点是要记住患者苏醒过来时是上头架状态，要避免呛咳。反之，如果暴露术野时选择镇静麻醉，时刻谨记保持患者的呼吸道反射。

输注丙泊酚，右美托咪啶和阿片类药物已经成功安全的应用于清醒开颅手术。在手术的睡眠阶段全麻时可以应用吸入麻醉剂。患者苏醒阶段和喉罩拔出时患者在上头架的状态下，要意识到喉痉挛的风险。

全凭静脉麻醉（TIVA）是唤醒开颅术的可行麻醉方法之一[20]。只用丙泊酚麻醉，保留自主呼吸也是安全可行的。丙泊酚首先注入负荷量 0.5mg/kg，再以 75~250μg/（kg·min）持续泵入[12]。也有医师成功安全的联合应用丙泊酚或者右美托咪啶和一种阿片类药物例如瑞芬太尼，舒芬太尼或者间断推注芬太尼。瑞芬太尼因其快速清除率成为受青睐的药物，能够达到快速苏醒的状态。然而瑞芬太尼可能引起自主呼吸患者产生呼吸抑制，据介绍其应用剂量是0.01~0.1μg/(kg·min)[21]。不过单独应用时剂量可以用到0.2μg/(kg·min)。在Mamnen和他的同事的研究中，丙泊酚联合应用芬太尼和联合应用瑞芬太尼能够产生类似的患者满意度、术中知晓和术中并发症[22]。但是芬太尼组的呼吸抑制率略高。瑞芬太尼-丙泊酚组的苏醒时间将近9分钟[23]。有一些研究中心单独输注瑞芬太尼进行镇静，然而近期并没有相关数据发表。阿芬太尼可以诱发海马区域脑组织的癫痫样放电，所以对于合并复杂部分性癫痫的患者要慎用[24]。为了提高患者舒适度，在术中进行测试时可以持续输注低剂量的阿片类药物，调整到最低有效剂量以使患者配合。苏醒前有必要应用长效镇痛药，然而从苏醒后到恢复期需要持续输注小剂量的阿片类药物。

α_2受体激动剂——右旋美托咪啶的应用也有记载，由于其对术中电生理监测干扰很小，镇静同时又极少产生呼吸抑制作用，其兼具抗焦虑及镇痛特性[25,26]。该药首先以1μg/kg的负荷量在不少于10~15分钟注入，其后以0.1~0.6μg/(kg·h)的剂量持续输注。小儿使用剂量加大。其可用作单一的镇静剂也可与其他药物如芬太尼和丙泊酚合用[27]。瑞芬太尼与右旋美托咪啶联合应用也曾有成功的经验[28]。如果为了患者舒适度，在手术定位和功能测试时，像瑞芬太尼和右美托咪定可以低剂量持续输注。右美托咪定联合应用其他镇静药物时有显著的协同作用[29]。

过去氟哌利多和芬太尼常用，现在安定镇痛已经放弃这种用药了，转为使用快速起效和迅速消除的用药方案。

脑功能定位和认知测试

因为患者是从深度镇静或者全麻中苏醒过来，麻醉医师要对患者的安全负责，让患者恢复判断力，平静醒来，并且引导他们通过脑功能定位和认知测试阶段。有记载显示BIS的应用可以有效地缩短苏醒时间[30]。患者被镇静以后会有短暂的判断力丧失。再次重申，术前准备在这个阶段尤为重要。患者在这个阶段是被引导的，所以要确保他们知道这个阶段可能因为脑皮层刺激引起不自主运动或者语言模式。麻醉医师要准备好处理患者可能会出现的焦虑或者不适。这个阶段可能会做运动，感觉，认知和语言测试。患者可能会让用语言辨认物体或者图片，大声的读段落，进行特定的运动任务，确认感觉异常或者其他。皮层诱发电位和皮层电刺激会被用来辨别脑功能区和癫痫灶。测试结果会引导术者切除病变组织的同时尽可能避免损伤脑功能组织，减少患者患病率。当患者完成语言任务(语言区评估)或者运动任务(运动区评估)以后会开始手术切除。这个阶段也会发生癫痫发作，麻醉医师要做好合理治疗措施，可能的气道干预，转为全麻或者气管插管。

当脑功能区定位和认知测试完成以后，患者会被再次镇静，以完成关硬膜、盖骨瓣和缝皮。这个过程对于患者来说刺激很强，通过使用瑞芬太尼、丙泊酚、右美托咪定或者联合应用这些药物可以达到足够的镇静深度。

不良事件及处理

癫痫、呼吸抑制、恶心、呕吐、焦虑、不舒服和躁动都可能会发生在清醒开颅过程中。在常见的镇静病例中，呼吸道梗阻、高二氧化碳血症和低氧血症都是可能的，对于气道管理的术前评估是至关重要的。在睡眠-清醒-睡眠的睡眠阶段使用喉罩时也是发生过喉痉挛的情况的。大量文献显示清醒开颅的并发症中，镇静麻醉的低氧血症发生率是18.4%，而气管插管麻醉仅是1%。只使用丙泊酚镇静的气道或通气并发症只有2%[12]。转为全麻的发生率为2%[10]。右美托咪啶对呼吸抑制的影响明显优于丙泊酚[10]。右美托咪啶用于救急对于丙泊酚和瑞芬太尼麻醉方案后不耐受清醒开颅的患者[31]，现在已经作为主要的镇静用药。呼吸道辅助用具例如口咽或鼻咽通气道经常用于接受镇静麻醉的患者，用以缓解短暂的气道梗阻。

镇静麻醉下呕吐误吸也可能发生。这种技术是没有气道保护措施的，建议使用抗胆碱药物，如果发生恶心以后有的快速处理措施。复合镇静技术下恶心呕吐的发生率是4%[32]，使用丙泊酚后更低[12]。一旦症状发生以后可以使用HT-3受体拮抗剂控制，例如胃复安10mg。镇痛不足，缝合硬膜或脑膜血管时也会诱发恶心。另外术者应该进行充分局麻，麻醉医师提供充分镇静。

镇静同时保留自主呼吸会引起脑水肿的问题，可能归因于呼吸不足或者呼吸暂停伴随产生的二氧化碳增高。自主呼吸也可以通过控制胸腔压力和增加静脉回流帮助脑组织放松。必要时可以使用甘露醇或呋塞米以缓解脑组织肿胀和改善术野。在上头架进行清醒开颅手术时患者体动可能会引起致命后果，包括头皮和软组织损伤、脑水肿，以及引起颈椎受伤风险。关键是要预先判断患者可能会出现的体动—例如苏醒过程中或者定位过程中诱发的癫痫或者谵妄，尽快进行控制处理。通过静脉推注丙泊酚加深镇静是有效的，必要时可以考虑改为全麻。很重要的是要意识到加深镇静可能引起呼吸减慢或暂停，麻醉医师要随时能够控制气道。

脑功能定位过程中的刺激或者患者潜在原因都可以引起癫痫发作。警惕性是至关重要的，因为上头架的情况下未处理的癫痫发作后果可能是毁灭性的。癫痫发作可以使用丙泊酚(0.75~1.25mg/kg)或者苯二氮䓬类药物处理，取决于随后的脑电图记录需求。在未经选择的610例清醒开颅病例中，皮层功能定位诱发的癫痫发生率是4.9%[3]。手术结束以后，苯二氮䓬类药物和苯妥英钠都可以自由选择了。

癫痫手术

癫痫是一种脑部疾病，特征是：两次无诱因发作间隔超过24小时，单独一次无诱因发作，两次无诱因发作10年以后复发癫痫的可能性，或者被诊断癫痫综合征[33]。在人群中的发病率是0.5%~2.2%[34]。因为30%~40%的癫痫患者并没有对药物干预有良好的结果[35]，在美国超过40万的癫痫患者仍然有未控制癫痫症状。尽管如此，只有10%~30%的难治性癫痫患者是手术的合适候选人，只有1%的患者最终能进行手术。

癫痫分为部分型、全身型和心理型非癫痫形式发作。部分型发作的特点是脑电信号紊乱局限在单侧脑半球的一个脑组织区域。单纯部分型发作不伴随意识丧失，通常持续1分钟或者更短。复杂部分型发作特点是以意思丧失，从癫痫灶向周围扩散，可以发展成全身型。全身型没有具体发作点，尽管是由局部发作诱发的，可以影响双侧大脑半球，伴有意识丧失。又分为几个亚型：全身强直性痉挛、强直性、肌阵挛性、癫痫小发作和无张力性。PNES是心理性发作，特点是癫痫样肢体表现形式，EEG上没有癫痫电活动，被认为是转换反应。

手术治疗是顽固性癫痫的治疗选择之一。通过成功的手术干预，尽管需要继续使用抗癫痫药物，生活质量还是改善了。Chin等报导在他们研究的数量不多的375例样本中[36]，术后就业率显著提高，从术前全职就业率39.5%提高到术后的42.8%。不仅如此，兼职就业率几乎翻倍，从6.9%到12.4%[36]。

麻醉方案对癫痫手术中脑皮层功能定位影响很大。虽然很多麻醉药物有抗癫痫作用，但也有很多麻醉药物有不同的促癫痫作用或者药代动力学特性，从而可以用于术中癫痫灶的定位。相反地，其他药物可能干扰术中脑电监测，导致定位失误或者效果不佳。抗癫痫药物和麻醉药物的活化作用也应该引起重视。药物活化作用和发作间期癫痫活动(IEAs)对于在脑电监测是没有表现出自觉发作间期放电行为的患者是很重要的。麻醉方案的目标应该和手术医师，神经病学家和神经生理学家共同探讨，看是否需要药物活化作用。如果患者没有自主或电刺激后产生IEAs术中可能会改变方案。和手术团队一致的目标靶向麻醉方案和熟悉不同麻醉药物的作用特点是十分重要的。

麻醉药的药理学特点

通过使用不同的麻醉方法可以达到合适的镇静深度。在很多病例中用到了全身麻醉气管插管。其他病例中，清醒开颅是为了更好的功能监测和辨别癫痫发作。看到和患者经典癫痫发作类似的发作活动，对于术中准确定位癫痫灶是很有帮助的。使用促癫痫作用的麻醉药物和知道他们的抗癫痫作用，可以实现医源性激活的IEAs。脑电记录支持了麻醉药物可以改变活性和抑制大脑皮层。例如，在浅镇静状态，脑皮层电活动主要是高频率的β占优势，增加麻醉深度就会进展为慢波电位[37]。

镇静——催眠药

总体来讲，镇静催眠药对癫痫活动的影响作用是最多样化和非常容易混淆的。大多数药物小剂量使用时有神经兴奋作用，大剂量使用时有神经抑制作用。一些诱导药物，例如丙泊酚和硫喷妥钠，能够引起肌强直和脑电图的兴奋性活动。而其他药物，如依托咪酯和美索比妥能够引起肌阵挛和脑电图中癫痫样活动[38,39]。刺激性运动现象，例如肌阵挛、角弓反张和强直性痉挛可能会在癫痫患者和非癫痫患者中在诱导用药时都有不同频率的发生,只有一少部分药物能确实产生提示癫痫发作的皮层电活动。

苯二氮䓬类和苯巴比妥类药物有很强的抗癫痫作用,可以用来治疗顽固性癫痫发作状态[40]。

丙泊酚是癫痫手术和清醒开颅手术全麻诱导和维持的常用药物。丙泊酚可以抑制电生理监测记录,减少棘波频率,对于自发性 IEAs 的影响很小。丙泊酚可以减少癫痫样棘波频率和抑制癫痫灶放电,尤其是在外侧颞叶和内侧颞叶[41]。有一项研究显示低剂量的丙泊酚可以引起棘波反应[42]。据报道丙泊酚会引起有些患者发生强直性痉挛和肌强直,并没有相关的兴奋性脑电波显示。丙泊酚停止输注以后可以掩盖 20 分钟的棘波活动,应该在电生理监测前停止用药。

依托咪酯在诱导时可以激发有癫痫病史患者 EEG 的癫痫发作,也会产生肌强直活动。这有很高的发作频率,在颅内电极测试时也成功的引起棘波活动。大剂量应用时会产生爆发抑制,打破癫痫状态[43,44]。到目前为止,它在脑电监测中的应用并没有相关研究[45]。

美索比妥可以引起癫痫患者的癫痫发作,电生理监测时会促发癫痫灶放电。伴发高比例的棘波活动(50%~85%)[46],然而特异性可疑,在一项研究中有高达 43% 的无效电活动[47]。

由于镇静,镇痛和抗焦虑作用,右美托咪啶是清醒开颅的最受欢迎的药物。没有运动刺激作用,也没呼吸抑制作用。右美托咪啶不影响脑电监测,或者 IEAs,是清醒开颅的最佳药物选择[28,48,27]。

氯胺酮会引起非特异性 IEAs,尤其是在边缘结构,能够诱发癫痫患者发生癫痫[49,50]。它通常被用于术中电生理监测时促进癫痫灶放电[51-54]。氯胺酮产生癫痫发作有剂量依赖性阈值,在大多数的报道中,给予大于 4mg/kg 的剂量应用时会诱发癫痫活动[55,56]。

阿片类药物

人工合成的阿片类药物如阿芬太尼、芬太尼、舒芬太尼和瑞芬太尼在神经外科手术麻醉中是常用的,因为其作用时间短,且持续输注对脑皮层作用影响很小。大剂量的合成阿片类药物有促癫痫作用。标准维持剂量不会显著增加术中诱发癫痫的可能性,或者影响术中电生理监测。然而推注这些药物,例如阿芬太尼和瑞芬太尼增加癫痫患者术中电生理监测时的棘波反应[57,58]。由于他们的高效性和特异性,通过刺激棘波反应现象和脑电图上并发的抑制作用,推注这些药物可以用于癫痫灶辅助定位。阿芬太尼是最特异和有效地药物基于其药物活化作用[59]。芬太尼会促进癫痫样活动在皮层下的非发作区脑组织,伴发对侧电活动[60]。阿片类药物在大量进行消融手术的癫痫患者的临床应用病史,意味着这些药物可以安全的应用于这些患者而不增加术中癫痫发作的风险。吗啡和二羟吗啡酮的临床应用剂量并没有明显的促癫痫发作作用[61]。

吸入麻醉剂和笑气

地氟醚,异氟醚和氟烷的潜在诱发癫痫作用是较小的,单独应用时并没有癫痫发作的报道[62]。尽管如此,有少量关于正常脑电图时发生肌强直的报道。有联合应用异氟醚和笑气时发生惊厥伴发脑电图上棘波和慢波反应的报道[63,64]。尽管笑气在辅助应用其他麻醉药物时会促进癫痫发作,在人类发展和治疗癫痫的过程中,并没有发挥什么作用[61]。笑气和异氟醚在很多地方已经安全地应用于癫痫患者很多年了。

安氟醚,联合应用笑气或者单独使用,是最常见的违规使用,在癫痫和非癫痫患者中有术中和术后肌强直和脑电图癫痫发作的报道[16,46,50,51,61]。安氟醚产生脑电图棘波反应是剂量依赖性的。低碳酸血症时激发最大癫痫活动的呼末浓度是降低的。安氟醚已经淡出舞台,因为新吸入麻醉剂的问世,现在美国已经很少应用于临床了。在癫痫患者中应该禁用安氟醚,除非为了激发电生理监测时的癫痫发作。

据报道七氟醚(非地氟醚)[62]在癫痫和非癫痫患者中能够产生癫痫发作和脑电棘波[65,66]。随着浓度的增加和过度通气,七氟醚诱发棘波的频率也会增加(图 17-2)[62,67]。Hisada 和他的同事们报道[68],七氟醚相关的广泛的神经电活性,并不利于颞叶癫痫患者进行癫痫灶定位[68]。过度通气降低了发作期棘波预测的特异性,在电生理监测时要谨慎使用[69]。

肌松剂

使用苯妥英钠和立痛定进行长期抗癫痫治疗,会产生对非去极化肌松剂的抵抗作用,包括泮库溴铵、维库溴铵[70-72]、氯二甲箭毒和罗库溴铵,

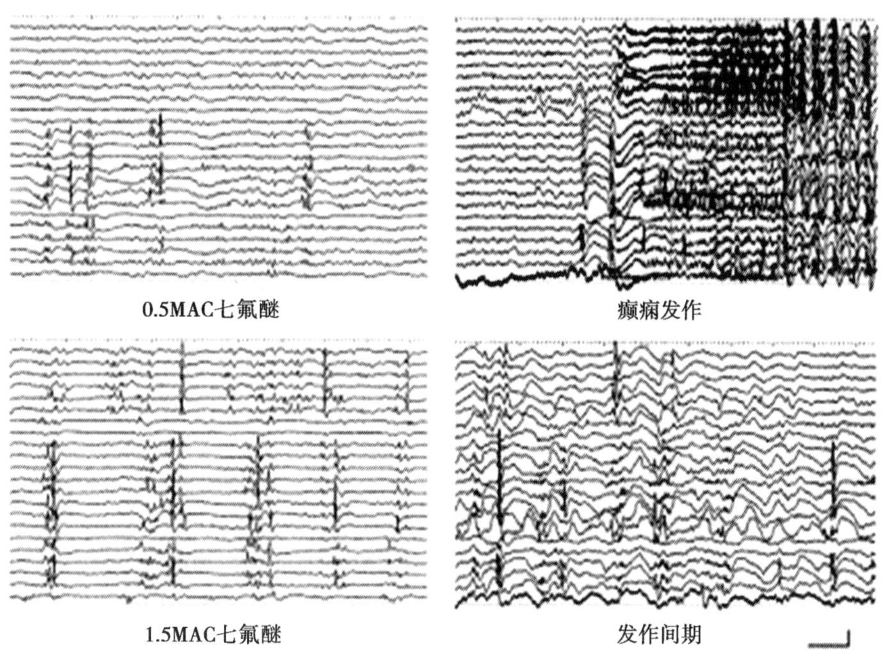

图 17-2 七氟烷对脑电图的影响。呼气末浓度为 0.5mac 时,脑电图与无癫痫发作且清醒时的脑电图相当,呼气末浓度为 1.5mac 时,脑电图与麻醉前癫痫间期的脑电图相近。(From Kurita N, Kawaguchi M, Hoshida T, et al: The effects of sevoflurane and hyperventilation on electrocorticogram spike activity in patients with refractory epilepsy. Anesth Analg 2005;101:517-523.)

但对阿曲库铵的抵抗作用稍小[73,74]。这个现象的病因学可能是药效动力学和药代动力学[75,76]。

麻醉管理

目标

对患者神经状态和并发症的术前评估是很重要的。尤其注意抗癫痫药物的使用。术中目标包括维持合适的脑血流量和脑灌注,控制脑张力和麻醉后快速苏醒,以便进行神经评估。在需要诱发癫痫时,麻醉医师的目标包括选择有效地诱发药物和避免患者受伤。需要密切监测患者的术后神经状态,术后的癫痫控制也很必要。

术前评估

神经系统病史

术前应询问患者癫痫发作的特点及表现。癫痫偶尔难以与谵妄时的精神运动性表现相鉴别。熟悉患者癫痫发作的趋势有利于对围术期癫痫发作的认识。任何情况下,麻醉医生对于麻醉后苏醒延迟、反应差、术后重复运动的患者是否为癫痫发作应保持高度的怀疑。

麻醉医师应该熟悉患者既往病史包括癫痫病史。Von recklinghausen 病(神经纤维瘤病)是一种遗传性疾病,肿瘤会在神经组织上生长。不同的表现形式意味着这种疾病的严重程度差异很大,从良性、无症状性肿瘤,到听神经瘤,显著的颅内病变,以及外周病变等,范围很广。患者可能在患者颅内肿瘤的同时,伴发呼吸道内的肿瘤或呼吸道并发症。包括与慢性误吸、纤维性肺泡炎、肺动脉高压和肺心病。结节性硬化症是一种可以引起脑、心、肺、肾、皮肤和眼多发良性肿瘤的疾病。它不如神经纤维瘤病常见,但会引起脑脊液回流障碍导致高颅压,心律失常、心内肿瘤、脑栓塞、肾功能障碍及动脉瘤等严重问题。32.8%~48% 的结节性硬化症的患者超声心动发现有心内肿瘤[77,78]。这些患者应该进行全面的术前心脏评估。唐氏综合征、天使人综合征和斯特奇 - 韦伯综合征也伴随有癫痫活动。开颅手术是中等风险的手术(心血管并发症少于 5%)针对有心血管合并症的患者应该更为慎重[79]。由于笑气有显著的颅内积气效应,可以持续到术后 1 个月[80],对于近期进行过颅内电极植入的患者应该避免使用笑气。

用药史

癫痫患者的用药史会明显影响麻醉药物的选择。某些抗癫痫药物可显著增加非去极化肌松药[75]及阿片类药[81]的需要量。苯妥英钠及卡马西平均可导致患者对非去极化肌松药的抵抗及肝功能指标的升高。患者服用抗癫痫药物的剂量与术中芬太尼需要量之间的直接关系[81]也进一步提示抗惊厥治疗可使患者产生对阿片类药物的抵抗性。抗惊厥治疗可使肝药酶浓度升高[82]。镇静和嗜睡是许多抗癫痫药物常见的副作用,包括新药如拉莫三嗪和奥卡西平,可以增强麻醉药物对中枢神经系统的抑制作用。长期服用吡酯酸与术中代谢性酸中毒有关[83]。吡酯酸可导致患者出现无症状的非阴离子间隙酸中毒[84]。卡马西平偶可导致造血系统的严重抑制及心脏毒性。术中可能应用的红霉素及西咪替丁可明显使该药物的代谢减慢。同样的,有时被用作抗惊厥疗法的辅助治疗措施可使患者易于发生代酸。丙戊酸可导致剂量依赖性的血小板减少及血小板功能障碍[85]。然而服用丙戊酸的患者术中出血的风险似乎较低[86]。

患者准备

不考虑麻醉药物的选择,电生理监测时的术中知晓是可能发生的,因为减少镇静药的用量或者使用唤醒技术。应使患者确信该种知晓仅是无痛的。还应告知患者及家属除了术中知晓外,还可能发生如围术期惊厥发作、恶心、呕吐及气道损伤等并发症。癫痫患者的认知功能障碍、情感紊乱、自杀、神经官能症及人格紊乱的发生率均较高[87]。麻醉医师在选择患者进行术中唤醒时必须清楚这些问题。

难治性癫痫的诊断性手术

准备手术切除前常需要放置硬膜下电极,用来辨别癫痫灶。开颅手术和电极植入需要在全麻下进行。通常的麻醉要点在开颅阶段还是需要关注。过度通气可以实现术野暴露时脑组织松弛,但是可使癫痫更易于发作,所以对于有癫痫病史的患者应该慎重选择。另外,由于复杂的部分性癫痫患者的脑血流对二氧化碳的反应性比正常人低[88],所以过度通气对于该类患者可能效果较差。术中应留置较粗的静脉内导管,并行动脉内置管。因在术中不进行脑电图的监测及刺激,所以术中不需考虑麻醉对脑电图的影响。应使患者术后尽快苏醒,以利对其神经功能的评估。

该类手术因需放置的硬膜外电极的数量较多,可能所需时间较长。测定皮层下区域的深部电极的放置需立体定向。该手术常无特别事件且出血不多。但常需全麻。除非因其他并发症的需要,否则仅行常规的无创监测即可。

全麻下癫痫源性脑区切除

该类手术麻醉计划应主要依据术中脑功能区定位的需要来制定。而不需术中定位的癫痫灶切除术的麻醉原则与其他开颅手术相似。不行脑电图监测则术前可给予苯二氮䓬类药物。码子监测包括有创动脉压监测和足够的静脉通路以便于应付静脉窦出血时的液体补充。理想的脑组织松弛状态以利于术野暴露和手术切除。保证充足的脑灌注而不引起脑充血。同样的,无体动也是患者安全的保证,同时保证足够的麻醉深度防止术中知晓和疼痛刺激。麻醉医师应该随时准备控制术中癫痫发作。麻醉方案应该考虑到实现术后快速苏醒以利于术后神经功能评估。可以使用超短效镇痛药瑞芬太尼,和其他镇痛药相比可以实现快速苏醒和早期术后神经评估[89-92]。在苏醒前,还应用长效阿片类药物来接替瑞芬太尼的短效镇痛作用。全凭静脉麻醉丙泊酚和瑞芬太尼可以考虑。用丙泊酚进行全凭静脉麻醉可能比吸入 0.5MAC 的异氟烷或七氟烷更能降低颅压及获得更好的脑松弛[93],但当吸入麻醉剂的应用剂量更低时,丙泊酚以上的优势就不再明显了[94]。目前还没有任何一项研究足以确定麻醉技术对开颅术后神经功能转归的影响。因可刺激癫痫灶,所以术前不应给予抗组胺药。

对比发现,如果术中需要进行脑功能定位,额外的麻醉目标和计划需要考虑入内。如上所述,许多麻醉药物可以增强或者抑制癫痫活动。麻醉医师要确保麻醉用药不影响术中电生理监测和癫痫灶定位。同样的,在某些情况下应该使用特定的麻醉药以增强癫痫灶放电以便定位。

巴比妥类及苯二氮䓬类药物在需进行癫痫灶定位的手术中不应作为术前用药,因其可提高癫痫发作的阈值,使皮层脑电图难以描记癫痫波。诱导时应用插管剂量的巴比妥类并非禁忌,但在其后的手术过程中应避免应用巴比妥类药物和静脉使用利多卡因。尽管曾有关于氧化亚氮导致术中皮层脑电图监测时癫痫灶减少的个别报道[88],但该类手术仍可应用该药。Ebrahim 等[95]推荐应在皮层脑电图监测前 20 至 30 分钟停止丙泊酚的泵注,因为其在停药后 30 分钟内仍可诱发高频 β 波(图 17-3)。但其他学者认为这并不影响对皮层

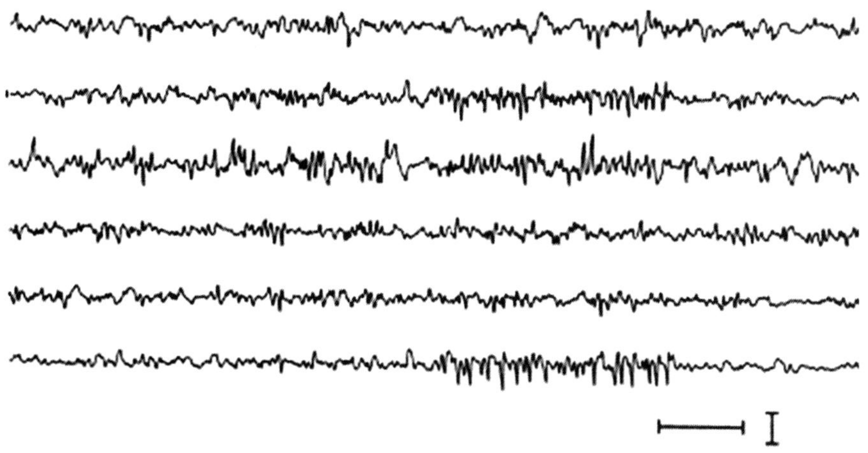

图17-3 注射丙泊酚10分钟后脑电图中出现β波(右颞及中央凸)。(From Ebrahim ZY, Schubert A, Van Ness P, et al: The effect of propofol on the electroencephalogram of patients with epilepsy. Anesth Analg 1994;78:275-279.)

脑电图的解释[96]。若在行皮层造影前可从机体很好地被清除,则可给患者吸入低浓度的异氟烷或地氟烷。虽然低浓度时,是否还具有这样的效应仍不清楚,但异氟烷可能减少棘波的频率及空间分布[97]。因其具有轻度的诱发癫痫作用及作用时间较短,低剂量的七氟烷是较理想的吸入麻醉剂。当不应用强效的吸入麻醉剂时,可应用东莨菪碱、氟哌利多及增大阿片类药物剂量的方法来防止患者对术中情况的回忆而对脑电图则无任何影响。术中常利用轻度的低碳酸血症($PaCO_2$为30~35mmHg)来维持脑松弛。若在七氟烷麻醉时必须应用过度通气,则麻醉医生必须应意识到这将使癫痫发作时导联预测的特异性消失[69]。

若术中需行皮层运动区的刺激,则应特别注意肌松药的用量。一般的原则为应使用最小剂量的肌松药以保证运动刺激的成功。若有中度肌松作用残留,可应用小剂量的抗胆碱酯酶药物使其完全逆转。

皮层刺激、浅麻醉以及对脑组织的操作均可能导致术中癫痫发作。此时可应用短效抗惊厥药物(如美索比妥),抗癫痫发作的同时又避免对术中皮层电刺激的影响。另一个可供选择的方法是使用冰盐水刺激脑皮层表面从而抑制癫痫发作。

当术中脑电图描记无法发现癫痫波时,经与术者、电生理医师协商后,麻醉医师可应用具有促进癫痫样放电作用的药物。包括美索比妥(25~50mg)[46,51]、阿芬太尼(20μg/kg)[24,98]及依托咪酯(0.2mg/kg)[50],所有这些药物均有助于激活休眠的癫痫灶。阿芬太尼是其中最有效的药物,其可使83%的患者激发出异常棘波,而美索比妥只对50%的患者有效[24]。但对药物引出的癫痫棘波与患者原有癫痫灶之间的相关性还有争议[47]。扁桃体-海马切除术中曾有严重心动过缓的报道,但在常规颞前叶切除术中则没有类似报道。这可能与术中对边缘系统的刺激使迷走神经活性增强有关[99,100]。

大脑半球切除术

有时癫痫病灶很弥散需行大脑半球切除术。该类手术常在小儿中进行,可因术中大出血、电解质及代谢紊乱、凝血功能障碍、脑出血及癫痫发作而出现较高的致残率和致死率。该类手术需大骨瓣开颅,而这有可能增加出血及撕破静脉窦的风险。也曾有过可致命的空气栓塞的报道。Kcfke等[101]比较了三种不同的半球切除术,发现侧半球切除术术中失血量、ICU停留时间及术后并发症的发生率均最低。功能性半球切除术的二次手术率最高,而行解剖半球切除术的患者住院时间最长,脑脊液分流率及术后发热率均最高。皮层发育不良的患者术中失血最多[101]。

术中需监测有创动脉血压及中心静脉压,应放置动脉置管和中心静脉导管。另外,应备好升压药及正性肌力药以对抗低心排状态[84]。Brian等[102]报道了10例患者,平均年龄3个月至12岁,术中平均血液置换量达1.5倍血容量。其中7例患者术中发生了凝血功能障碍,需输注血小板和(或)新鲜冰冻血浆。4例患者发生了进展性的低钾血症并需进行补充。5例患者发生了低体温及代谢性酸中毒。因为常有大量的糖尿,所以尿量已成为较差的反映容量状态的指标。Zuckerberg等[103]报道,一些不足5岁的患儿出现了心指数的下降，心动过缓、全身血管阻力增加及肺泡动脉梯度提示其出现了行皮层下广泛切除的半球切除术后的神经源性肺水肿。其术后早期恢复过程应在ICU中进行。如同成年患者的报道[104]，接受大量脑组织切除术的小儿在缝合硬膜时即已呈现出高凝状态[105]。虽然对该发现的临床意义仍有争议，但也应预见到血栓性并发症发生的可能性。

迷走神经刺激器植入术

难治性癫痫患者又不适于行癫痫灶切除术者可能需考虑行迷走神经刺激器植入术。这个设备基于心脏起搏器的原理，从迷走神经刺激器产生电搏动，通过埋置的电线，到达包裹迷走神经节的电极，从而调节脑内电活动[106]。可减少癫痫发作频率，作用机制包括激活边缘系统、蓝斑核和海马[107]。

通常放置在左侧，避免影响窦房结功能和减少心动过缓的发生。患者取平卧位，头偏向右侧。暴露左侧迷走神经，谨慎操作避免损伤颈动脉鞘内相伴行的颈动脉和颈静脉。刺激器的口袋放置在左侧胸肌上。建立一个通道，从刺激器到神经的连接线就在通道内穿行。刺激器连接好以后，要通过测试以后再缝入口袋内。

通常在全身麻醉下进行迷走神经刺激器植入。美国麻醉医师学会的诱导监护仪要使用，其他的监护要基于患者的合并症状况。围术期并发症包括癫痫发作、心动过缓、因喉上神经和喉返神经损伤引起的声带麻痹和声音嘶哑，以及血肿。也曾有单侧声带麻痹的报道，这会使患者易于出现慢性的误吸[108]。完全性房室传导阻滞和室性停搏也有报道[109]。如果发生心律失常，应该立刻停止刺激迷走神经并紧急救治。

对于癫痫病史的患者进行麻醉管理，应该和进行其他非术中定位监测的全麻手术管理要点一样。术前常规服用抗癫痫药物，应考虑到抗癫痫药与麻醉用药间可能的相互作用。对于术中和术后的癫痫发作要及时控制。

麻醉后恢复及术后处理

和其他的开颅手术一样，快速的术后苏醒对于神经功能评估是有利的。然而长期服用抗癫痫药物的患者可能会出现嗜睡和术后苏醒延迟。术中控制癫痫时推注苯妥英钠也会引起苏醒延迟。要避免呛咳，因为会引起出血和脑脊液漏。也要避免高血压。如果术中应用了超短效镇痛药，术后应该及时使用长效镇痛药。麻醉医师应该警惕恢复阶段患者的意识改变可能意味着癫痫发作、出血或者血肿形成。癫痫手术后轻微并发症的发生率是5.1%~10.9%[110]。脑脊液漏是最常见的轻微并发症。神经功能并发症包括语言，记忆，运动和视觉缺失。临时硬膜下电极植入术后的患者可能会发生脑水肿。38%的开颅手术病例有恶心、呕吐合并症[111]。建议使用抗胆碱类药物和抗恶心呕吐药物[112]，也是有效措施。

术前减药或者不持续使用抗惊厥药的患者，麻醉医师要警惕出现术后癫痫发作。苯二氮䓬类药物和丙泊酚是有效药物，同时要保证气道安全。及围术期药物的相互作用可能使患者术后癫痫发作的风险较高。有必要使用抗癫痫药物，患者先前未曾用苯妥英钠治疗过则可输入起始剂量50mg/min的苯妥英钠，总剂量可达20mg/kg。

微创颅脑手术

背景及麻醉目标

微创神经外科与传统开颅手术相比，增加了患者的安全性、缩短了住院时间、减小了手术出血且术后并发症更少。光纤技术和影像技术的进展使手术定位更精确，对非靶向组织影响更小。尽管如此，麻醉医师应该注意微创神经外科有其相关的关注点和注意事项。随着影像、电脑、视觉效果的提高和改善，微创手术的适应证和适用范围也迅速扩大了。表17-1描述了常见颅内疾病的适应证。麻醉管理的一般目标为：①保持患者不动；②麻醉后患者快速苏醒以利神经评估；③尽量减少术后并发症；④利于术中神经生理监测；⑤配合控制颅压。

表17-1 中枢神经系统微创手术的适应证

诊断	治疗
脑积水	三脑室导水管狭窄[113]，四脑室流出道梗阻[114]，或松果体肿瘤[115]。 透明隔造瘘术[116] 内镜下脑室腹腔分流术[117,118]
胶质囊肿	内镜下切除术[119]
蛛网膜囊肿	开窗术[120]
血肿	内镜下硬膜下[121]，脑内引流[122]
脑脓肿	内镜下引流[123] 影像导向立体定向引流[124]

续表

诊断	治疗
垂体瘤	内镜下经鼻垂体瘤切除[125]
脑室周围肿瘤	活检[126]
颅缝早闭	内镜下带状颅骨切除[127]
脑内动脉瘤	内镜辅助显微手术[128]
听神经瘤	内镜辅助显微手术[129]
动静脉畸形	内镜辅助手术[130,131]
帕金森病[132]运动失调[133,134]自发性震颤[135]	脑深部刺激(立体定向)
脊柱疾病(脊髓空洞、手掌多汗、间盘疝、脊柱畸形、不稳定及肿瘤)	空洞切开术[136] 胸腔镜下交感神经切除[137] 关节镜下微间盘切除[138] 腰椎间盘切除[139] 电视辅助胸腔镜手术[140,141] 脊柱后凸成形术[142] 脊柱融合术[143] 肿瘤切除[144-146] 脊柱创伤[147]

不论术中需全麻还是监测麻醉，均应像其他手术一样进行充分细致的术前访视。微创手术要求术中必须很好的制动。肌松剂及肌松监测的选择非常重要，因为该类手术既需制动良好，又需可快速逆转肌松作用。一些术中需固定头部，需谨防使用头钉时头部的移动。依病种不同，手术时间差异较大相对于传统开颅术微创神经外科手术更难有麻醉医生来了解其手术过程。因此麻醉医生、术者需就手术进程保持良好沟通，麻醉医生还应注意观察手术视频屏幕、术野及神经及麻醉监测系统。

神经内镜手术

神经内镜手术越来越多的用于治疗脑积水、脑室内疾病、脑室间病变，包括肿瘤、出血、血肿或囊肿。其他应用包括颅缝早闭、三叉神经病变或脑脊液漏。仅通过在颅骨上钻孔并通过额部皮层放入硬或软内镜至脑室中就可以获得清楚视野，而不需要开颅(图 17-4)。该技术要依靠持续灌注温盐水或乳酸钠林格液来维持术野清晰，灌注液及脑脊液侧通过内镜引流出来。在治疗非沟通性脑积水的三脑室造瘘术中应用最多。手术医生通过内镜在三脑室底开窗而建立起三脑室及幕

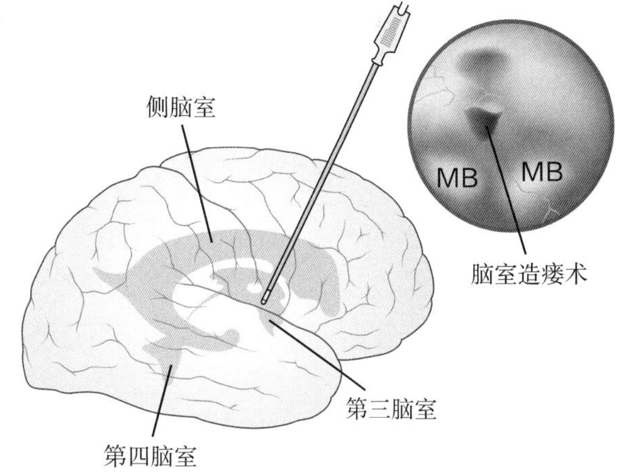

图 17-4　内镜下第三脑室开窗术和内镜下第三脑室底部视野。MB，乳头体

下蛛网膜间的联系(见图 17-4)。该手术致残率约 5%[148]，总体成功率为 60%-90%[149,150]。手术死亡率较低(0~1%)。术中、术后并发症的发生率为 5%~30%[151-153]。

术前应关注的问题

行内镜手术的患者常见症状是颅内压升高。脑积水的患者常有神情淡漠、混乱、头痛、恶心呕吐等症状。恶心呕吐会有误吸的风险和电解质紊乱的可能性。术前检查包括采集病史、体检关注高颅压的体征或其他神经系统合并症、化验电解质情况。术前镇静药要慎重给予，因为患者可能已经有神经抑制的表现。行脑室造瘘的患者术前可能已行分流术，要清楚分流管放置的位置，以避免操作损伤。

术中关注点

虽然在局麻及镇静下也可行经颅骨孔进行的神经内镜手术[154]，但要保证患者不动，全麻更适合。诱导后，头钉固定患者头部，手术室布局如图 17-5。因术中可能发生明显的血流动力学波动，建议监测有创动脉血压[155-157]。据报道达 15% 的神经内镜手术患者苏醒延迟[152]。

因为可以加重颅内积气，应该尽量避免使用笑气。钻孔位置的切口很小，通常由术者进行局麻阻滞以减少术后疼痛。

尽管脑室镜只需要很小的切入口，仍有一系列相关的并发症。冲洗系统产生的压力会引起脑循环不足而导致严重的术中并发症[158]。应该密切关注平均动脉压确保脑灌注。建议监测颅内压，

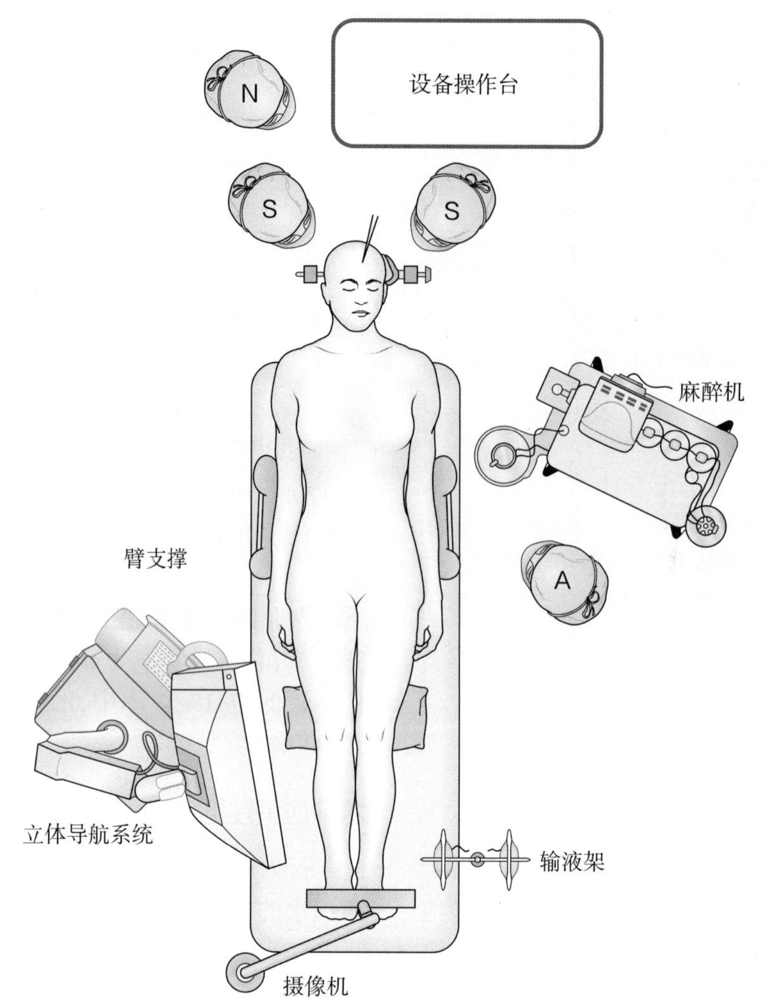

图17-5 功能神经外科手术的手术室布局。A,麻醉医生;N,护士;S,手术医生

因为它和脑灌注压息息相关[152,158]。脑室镜对血流动力学的影响包括轻微、一过性、心律失常、低血压和心跳骤停。心血管不稳定性、心动过缓和室早最为常见,发生率为28%~32%[152,153],心动过缓的发生率是41%[159]。颅内压显著增加,或者冲洗压力引起的下丘脑刺激或者损伤,可以解释这些现象。随着颅内压下降或者停止冲洗、引流冲洗液,这些症状会改善。尽管如此,严重心动过缓导致的心跳骤停仍需要进行心肺复苏[160,161]。刺激下丘脑后叶会引起心率增快和血压升高,这和刺激视前区相反。刺激和牵引下丘脑后叶也会显著增加颅内压,这也是脑室镜手术中心动过缓的原因[162]。下丘脑损伤会发生和引起术中抗利尿激素分泌综合征(SIADH)或尿崩症。

灌注液的选择及容量可以影响脑脊液的成分。目前最常用的是温的乳酸林格液,导致术后高钾血症[162]。也可以使用温盐水[163],但是可能导致CSF酸中毒,灌注量大于500ml时PH可能会下降超过0.2[164]。年龄较小的儿童可能会发生低体温,这可能是因为CSF与灌注液的交换,再加上灌注液打湿了手术铺巾造成了体表温度的丢失。术中损伤血管可导致明显的出血,使术野不清,损伤基底动脉或穿支动脉可能会引起术中死亡[151,165]。麻醉医师应该随时准备转行开颅手术。在两个病例系列报道中,静脉空气栓塞的发生率是0.34%~4%。微创手术中早期发生的静脉空气栓塞不会导致明显的血流动力学异常[157,166]。CSF引流和灌注所致的气颅及短暂的脑疝的表现也曾有报道[148]。若内镜术后存在气颅则先前进行的脑室腹腔分流理论上可使患者易于发生静脉气栓。

术后关注点

应对神经内镜术后的患者进行严密的监测,颅内压升高、下丘脑损伤和代谢异常都有可能发生。术后苏醒延迟很常见。短暂性的神经功能缺陷是术后最常见的并发症，发生率为8%~38%[151,152]。术后早期常见的问题包括高钾血症[162]、意识障碍、短暂的瞳孔功能障碍、短暂偏瘫及记忆缺失[151,152,167]。内镜内的高压力水平与苏醒延迟及术后并发症的发生率有关[152]。所以仔细控制灌注压力可能可以减少术后风险及防止苏醒延迟。内镜术后1小时内曾有幼儿呼吸停止的报道，所以必须行呼吸监测[168]。要监测血钠水平，因为有下丘脑损伤的报道。因为患者糖尿病及大量患者内镜术后发生下丘脑功能障碍的报道，术后应行电解质的监测[151,167,169]。如脑膜炎、脑室炎等迟发感染性并发症等与术后并发症的发生率密切相关，所以应严密观察患者有无中枢神经系统感染的征象[151,153]。

内镜经碟

麻醉和手术要点见第28章。

内镜下带状颅骨切除术

内镜手术的发展很快，尤其是在治疗幼儿的狭颅症方面。用微创手术重塑颅骨的概念并不新，可追溯到20世纪早期。今天内镜下颅骨重塑手术已不仅是通过内镜对颅骨进行简单的带状切除。而是广泛的骨缝切开及侧向骨切开术及骨切除术以恢复颅骨的正常骨架结构。结合了术后盔状成型治疗的内镜下手术可使颅骨形状完全正常化。

内镜手术是对狭颅症患者进行颅缝再造的微创手术。常用于治疗矢状缝融合和在6个月以下的患儿。当然其他的颅缝早闭也可以治疗。在内窥镜可视下，从颅顶骨切除狭窄骨缝，产生顶骨"桶壁"截骨术，随后关闭切口。 术后使用矫形头盔来促进颅骨的正常发育。

内镜下颅骨穹窿改型手术与传统重建手术相比具有明显的优势。内镜下手术可减少瘢痕形成及脱发的风险，减少手术时间及出血量，缩短住院时间。平均手术时间不足1小时，而传统开颅术需约3小时。开颅术后患者需在ICU内停留5天，而内镜术后第一天患者即可离开ICU[170]。接受开颅术的患者中超过90%的病例需输血[171]，而内镜手术的患者输血率仅10%[170]。更短的手术时间及住院时间、更少的输血量以及不应用内平板系统均使该手术的总花费得以减少。

内镜手术的一个缺点是需在患儿低龄时进行，尤适于在4个月前进行。这是由于如此低龄的患儿的颅骨才足够薄能用内镜下的剪刀进行骨切开术。另外由于颅骨皮质之间的板障尚不发达，行骨切开术时出血较少。内镜下颅骨穹窿改型术还要包含颅骨塑性盔的花费以及术后定期随访(8~15个月)的花费。

术前关注点

行内镜下带状颅骨切除术的患者常小于6个月。理想情况下，手术应安排在患儿2~3个月龄时的生理性贫血期后进行。一些医院在术前三周给予600IU/(kg·weeks)重组人促红细胞生长素以提高患儿术前的血细胞比容[172]。术前实验室检查应包括全血细胞计数。虽然内镜手术时失血量和输血量均大为减少，但仍存在损伤乙状窦而导致大出血的风险。可在手术当天行静脉内置管后留取血样行血液配型。若患者有输血史，其体内可能有潜在抗体，则术前应行交叉配血。

颅面部的异常可能伴有心脏及其他部位的遗传性异常，包括Apert综合征、Crouzon综合征、Pfeiffer综合征、Saethre-Chotzen综合征和Muenke综合征[173]。对可能存在的并存疾病进行了解有利于术中管理。患儿可能存在困难气道、颈椎异常、心血管问题、呼吸系统异常、胃食管反流以及其他一些器官的异常。患儿可能并存未诊断的梗阻性睡眠呼吸暂停综合征，其可增加患儿围术期并发症的发生率[174]。Butler等[175]对术前评估时发现的并发症及可能存在的常见及不常见的基因异常做了一个很好的综述。对于需行该类手术患儿的体位摆放来说颈椎异常有特别重要的意义。患儿被置于改良的俯卧位(图17-6)其颈部伸展其下由一可充气的球囊支撑。但颈椎异常的患儿可能不能应用该种体位。若预见到可能存在可能气道，纤支镜及喉罩应备好。麻醉前给予格隆溴铵(6~10μg/kg)以减少分泌物及胃食管反流。接受抗惊厥或其他治疗的患儿围术期应继续以上治疗。应监测抗惊厥药物浓度以保证应用剂量适当。

术中关注点

气道管理、患儿体位、术中快速失血的可能性及静脉气栓是主要关注的问题。尽管术中可以预见到少量出血，但是若手术损伤到了静脉窦或导静脉则有可能引起大量失血。因此术前需要检查

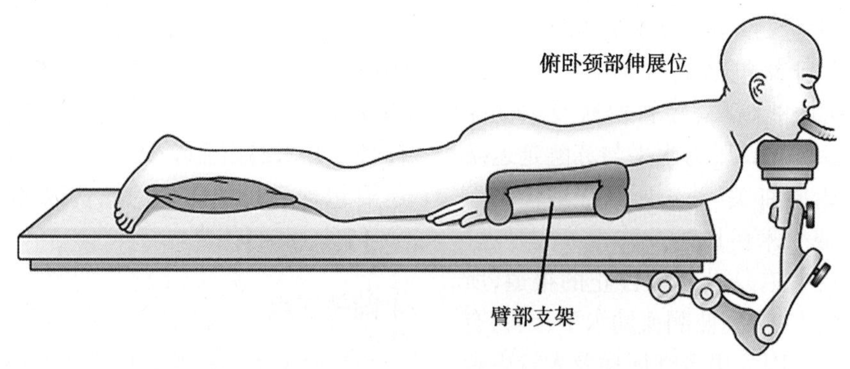

图 17-6 内镜下带状颅骨切除手术的患者体位

血红蛋白、HCT、血型、交叉配血和备血。大多患儿为吸入诱导后置入静脉导管。气管插管后仅仅是头部的屈、伸即可能导致气管导管的位置不适当的变化。患儿俯卧位时几厘米的移动即可能导致气管导管进入支气管甚至脱出[176]。可以先将气管导管插入右主支气管，再逐渐将导管退出直到双肺呼吸音均可闻及时即可。患儿体位固定前应检查并记录唇外的气管导管长度和双肺的呼吸音，体位固定后再次检查。因整个手术过程中麻醉医生均难以接近患者，固应在术前确保已对患儿建立了足够的静脉通路。麻醉医师可以根据手术时间的长度和术中的血流动力学变化程度决定是否放置动脉导管。注意保护受压部位，不应使骨性突出部位或眼睛等重要部位成为受压点。由于患儿身体短小，所以体位轻微的变动即可能时受压点发生明显变动。据报道静脉气栓的发生率为 0.35%~4%，但是无一例静脉气栓导致患者发生血流动学的明显波动[157,166]。术中应用胸前多普勒超声进行持续监测。

术后关注点

据报道，带状颅骨切除术患儿无一例出现术后感染、硬膜窦的撕破、脑脊液漏或神经受损[170]。尽管术后早期仍应对患儿进行认真监测，但大多患儿可在术后 24 小时内出院。

功能神经外科手术及脑深部刺激

手术和麻醉要点详见第 18 章。

微创脊柱手术

作为切开重建手术的替代方法，微创技术已被用于多种脊柱手术中，可以减少手术创伤，改善预后。显微外科手术，内窥镜检查和经皮技术的不断进步使多种脊柱疾病的治疗方法多样化，目标是减少治疗的发病率。常见适应证见表 17-1。腔镜手术、钻口入路手术及经皮脊柱固定术的使用，使得手术创伤更小，更安全。显微手术、立体定向神经导航及管状间盘腔牵开器、用于结构支撑的特殊笼架等特殊装置的应用可使切口更小[143]。内镜手术可减少手术入路中需切开的肌肉组织，减少术后痛疼。也因而减轻术后恢复时间，利于住院时间的缩短[177]。

神经阻滞和全身麻醉都是脊柱手术常用麻醉方法。椎板手术使用腰麻术后并不会出现硬脊膜穿破后的头痛并发症，反而会减少术后疼痛、恶心和出血[178]。一项研究表明[179]，椎板手术使用腰麻手术时间更短，阿片类药物用量和恶心发生率更少，尿管刺激更轻。另一项 2012 年的研究表明[180]，腰硬联合麻醉比单独腰麻的阿片类用药和恶心发生率更少。尽管如此，运动监测显示神经阻滞麻醉会影响电生理监测结果。神经阻滞的禁忌证包括凝血功能异常、患者拒绝和操作区有病变。目前看来，局部麻醉和全身麻醉对于椎板手术都是安全可行的，尤其对于有多项合并症全麻风险很高的患者更为适用[181]。

视频辅助胸腔镜手术

视频辅助胸腔镜手术（VATS）曾主要用于肺及胸膜疾病的诊断及活检。在一些地方也用来治疗胸部疾病[182a]、脊柱侧弯畸形[182b,183]、前路脊柱松解、脊柱侧凸 / 后凸融合术、脊柱外伤[182b,184]以及多汗症胸交感神经节切除[140]。与传统手术相比其优点在于手术时间更短[185]，术后疼痛更少，术后呼吸功能和神经功能恢复更快[186]。表 17-2

描述了视频辅助胸腔镜手术(VATS)与开胸术的比较。最近,机器人辅助胸腔手术(RATS)的引入更是提高了手术的精确度[187]。

表 17-2 视频辅助胸腔镜手术(VATS)与开胸术的比较

	VATS	开胸术
手术时间(min)	205(80~542)	268(210~690)
失血量(ml)	327(125~1500)	683(250~1200)
胸管放置(天)	1.5(0~6)	3.5(2.8~9.1)
镇痛药(mg/天)	3.7(1.5~15)	20.4(5~60)
住院时间(天)	6.5(2~24)	16.2(5~34)
肺功能障碍	7%	33%
神经病	16%	50%

(From Rosenthal D, Dickman CA: Thoracoscopic microsurgical excision of herniated thoracic discs. J Neurosurg 1998; 89: 224-235.)

术前关注点

不应简单地将微创手术等同于低围术期风险的手术。不同微创的脊柱手术的出血、围术期生理应激反应及术后并发症的发生情况差别很大。胸腔镜及腹腔镜辅助下脊柱侧凸矫正术、多节段的脊柱融合术及椎体全切术仍应被识为中至高风险的手术。术前评估时必须考虑患者是否能耐受胸腔镜手术时单肺通气对心肺的影响。长期患有特发性或神经肌肉脊柱侧凸畸形的患者应注意其有无限制性肺病或其他有关的遗传性畸形。一些神经肌肉病使患者易发恶性高热。患有脊柱病变及与之相关的连接组织紊乱的患者应注意其疾病的全身表现,如凝血功能障碍、肺纤维化、肺动脉高压及颈椎病变。

术中关注点

VATS 下前路胸椎减压常于侧卧位下进行。图 17-7 所示为 VATS 的手术室内布局。术中为便于术者在内镜下的观察,常需单肺通气。在前路减压及多节段脊柱融合术中应预计到术中延长单肺通气时间的可能性,不应使用氧化亚氮。可用双腔气管或支气管阻塞器来隔离肺。因气管扭曲有明显胸损脊柱侧凸的患者可能难以插入双腔气管插管。

因术中患者需变为俯卧位,前后联合入路脊柱融合术中可能需将双腔气管内导管换为单腔管。这也可能导致气道的保护出现风险。其替代方法可以将双腔导管退入主支气管内,但这又可能导致俯卧位下气管的位置不当。我们更倾向于利用换管器将双腔管换为单腔管,或在侧卧时应用支气管阻塞器。因术中体感及动作诱发电位监测的需要,对麻醉药及肌松药的应用均有限制[188,189],这也使术中较难避免因双腔管的刺激导致的患者的咳嗽。在这种情况下应用瑞芬太尼有利于改善麻醉深度以及患者对气管内导管的耐受性[190],并可防止患者体动[191]。术中可能误伤大血管或内脏。当手术止血困难时,麻醉及手术医生应作好快速转为开胸手术的准备。推荐术前置入动、静脉导管,并备好血。不同 VATS 手术中失血的风险见表 17-3。

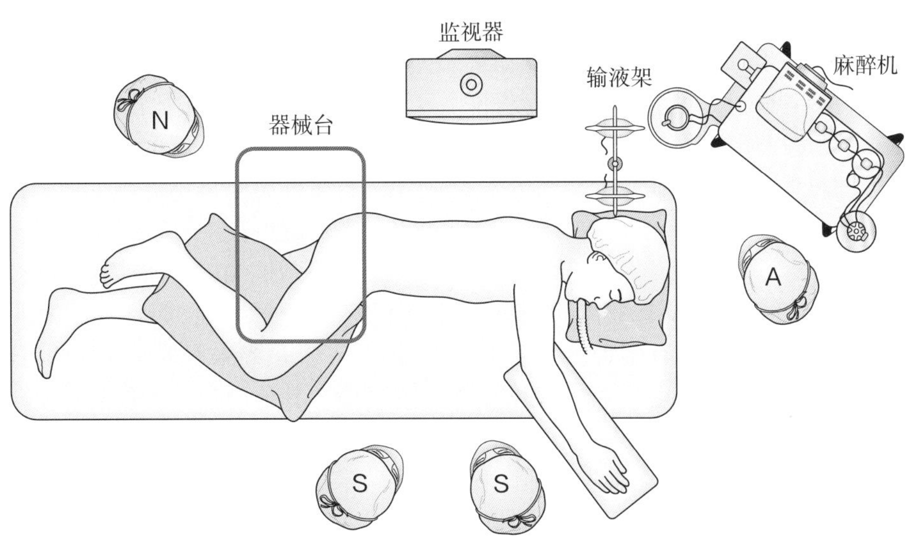

图 17-7 VATS 术中手术室的布局。A,麻醉医生;N,护士;S,术者

表 17-3 VATS 术中的失血风险

作者	失血量	手术
Singh 等[183]	418+/-191ml	结核性脊柱炎
Liu 等[192]	50~200ml	前路脊柱松解术（脊柱侧弯）
Kapoor 等[193]	497+/-302ml	结核性脊柱炎
Liu 和 Kit[182b]	258ml	胸椎疾病

侧卧位下另一种手术方法可选择后、侧联合胸部入路术[194]。该手术需对右胸及背部行适当入路的准备。因肺可落于内镜之下因此并不需行肺隔离，只需在空气气胸或充入低压二氧化碳形成低张气胸的条件下即可进行[187]。因为不需插入双腔管及用纤支镜确定导管位置，所以其有操作时间短的优势。而且其肺部并发症的发生率也更低[195]。

术后关注点

胸腔镜术后曾有发生肋间神经痛、气胸及霍纳综合征的报道[196]。如肺不张等并发症若发生则足以延长患者的住院时间[197]。应注意胸引流管的位置及确保良好的肺内引流。乳糜胸、半膈和心包炎、张力性气胸、胸腔神经损伤都有报道[182b]。

脊柱后凸成形术及椎体成形术

这两种相近的微创经皮手术，用于治疗胸腰椎的骨质疏松性或溶骨性骨折，可以缓解患者的短期疼痛[198]。手术方式为应用聚甲基丙烯酸甲酯使骨折的椎体胶结，以减少骨折部分的移动从而减轻疼痛。脊椎后凸成形术因需使用球囊将椎体扩张成原来的高度以便为胶结剂的应用提供一潜在腔隙，所以比椎体成形的创伤稍大。

术前关注点

虽然这两种手术创伤小，没有液体的大出大入，手术期风险较小，但患者常有多种合并症，其麻醉风险仍较大，如伴发终末期心肺疾病，就需术前行仔细的医学评估和处理。许多患者因长期肺或全身的炎性疾病服用皮质激素而继发骨质疏松症。术前需改善其肺功能，并确定是否需给其应用能满足手术应激需要剂量的皮质激素。严重慢性背疼的患者多长期应用阿片类药物，因此该类患者常对阿片类药具有耐药性，术前应制定出围术期的镇痛方案。

术中关注点

若患者可配合监测与镇静，这两手术均于在监测麻醉下进行。麻醉方式的选择取决于患者对俯卧位和手术时长的耐受性，骨性关节炎和类风湿关节炎患者对肢体位置的耐受性，患者是否监测镇静麻醉的最佳候选人，以及患者的气道是否可控。另外，正压通气会减少骨水泥泄漏[199,200]。

对于严重骨质疏松的患者，使用衬垫护理和轻柔摆放体位是至关重要的。该类患者俯卧时曾有皮肤裂伤及肋骨骨折的报道[198]。手术切口通常很小，患者可以很好耐受。镇静下，椎体成形中动脉氧合会下降，氧分压的下降与所治疗的椎体数量有关[201]。目前尚不清楚这与较大的镇静药用量有关还是与较大的胶结剂用量有关。

椎体成形术中偶有症状性肺栓塞及术中的死亡的报道[202,203]。术中宜应用短效麻醉剂行浅麻醉，以便患者快速恢复术后当日出院。

术后关注点

患者一般可于术后当日出院，但患有终末期肺病或严重的围术期疼痛的患者应严密监测，可住院 24 小时。

内镜下颈椎间盘切除及椎间孔切开术

前路显微椎间孔切开术曾长期用于治疗神经根型颈椎病，现在其被推荐用于切除脊髓前方的肿瘤以替代前路椎体切除术。微创内镜下颈椎间盘切除术（MEF）越来越多地被用于颈椎根部减压，其与传统术式相比出血更少住院时间更短且术后镇痛药需要量更少[204]。术后疼痛很轻，其既不需行骨性融合也不需颈部支架，接受 MEF 的患者仅需住院一夜[144]。

后路颈椎 MEF 可应用俯卧或坐位，坐位可减少硬膜处静脉充血，而且其比俯卧位手术的出血更少[205]。虽尚未有静脉气栓的报道，其仍为一潜在风险。其他潜在并发包括硬膜穿破或神经根损伤[206]。前路颈椎间孔切开术中损伤交感神经可导致术后霍纳综合征，该手术最应关注的术中并发症为钻钩椎并节时损伤椎动脉[144]。C6-C7 节段的动脉损伤的风险最大。一旦发生椎动脉损伤需术中及时控制出血及术后血管造影以判断其是否被切断或有假性动脉瘤的形成[206]。

显微间盘切除及经皮间盘腔治疗

腰椎显微间盘切除术可选择全麻或者神经阻滞[207]。前面提到过，椎板手术选择腰麻可以缩短手术时间，减少术中出血、术后疼痛、阿片类用药和恶心呕吐，并且没有硬脊膜穿破后疼痛并发症。腰硬联合麻醉的阿片类用药和恶心呕吐发生率也会减少。禁忌证是凝血功能异常，操作部位损伤或者患者拒绝。椎管内麻醉下的运动监测结果不可靠。混有肾上腺素及芬太尼的等经重布比卡因(0.5%)已有成功应用且其心血管作用很小。

术后疼痛的情况显著依赖于术前疼痛的严重程度[208]。联合麻醉技术利用脊麻辅以硬膜外给予可乐定联合切口处皮下给予布比卡因[209]，可能对这些患者改善术后疼痛有益。

使用木瓜蛋白酶行经皮髓核溶解术及激光椎间盘减压术并不受欢迎，主要因为其过敏反应，神经血管损伤和横向脊髓炎[210]。取而代之，关节镜技术，利用可视的纤维内窥镜技术可能具有相当的前景。

微创脊柱融合术

微创的脊柱融合术已经发展应用到经椎间孔融合术(TLIF)、前融合术(ALIF)、侧支融合术(XLIF)和轴向腰椎融合术(AxiaLIF)。

TLIF操作通常需要俯卧位，切口很小，由内窥镜技术辅助，计算机或精确的荧光镜定位和管形牵引器。外科医生开始在完成椎间盘切除术后行椎骨关节面切除术。突出的椎间盘的空间会被碎的松质骨或金属框填充，起到支撑作用。可能会取自体髂骨。通过限制开放或使用经皮椎弓根钉固定以增加稳定性[143]。

侧支融合术(XLIF)使用侧卧位，手术在操作的间隙部位弯曲以便暴露手术野。手术操作可能伤及腹腔、胸腔、大血管和腰骶丛，为了防止后者术中应该进行肌电图监测，这就要限制使用肌松剂。如果治疗的是胸段脊柱间隙，还要考虑到有发生气胸的可能性。

在脊柱手术中应用腹腔镜或腹膜后腹腔镜技术[139]。它们已经成功的应用到腰椎间盘切除和ALIF中。腰椎手术中使用腹腔镜需要很陡的头向下体位，肩膀支撑，这会导致臂丛神经麻痹。使用腹腔镜常规注意事项需要遵循，如肺气压伤、二氧化碳栓塞、高碳酸血症和右主支气管痿。髂血管的分支大概在腰四、五间隙水平，因此前部腹腔镜入路至低位腰椎间盘间隙需要固定这些血管，增加了撕裂血管的风险。医源性的肠瘘和下腹神经节损伤也有报道。由于延长了手术时间导致了一些医生更喜欢采用微型开口操作而不是腔镜辅助[211]。

新的进展已经使轴向进入低位腰段脊髓成为可能。轴向脊髓融合具有相当大的生物化学方面的优势[143]，此方法使外科医生经骶骨前间隙进入脊髓操作，避免了由ALIF、TLIF和XLIF产生的体腔、韧带、肌肉和神经节的损伤。患者需要俯卧位，广泛使用荧光镜和特殊仪器。

机器人辅助脊髓手术

机器人辅助手术代表着另一种主要的技术进展，可能会大大拓展神经外科的领域。机器人技术已经在脊髓手术中应用。机器人手术具有高准确度，减少医生的放射接触，改善使用者友好度及缩短手术时间，还可以减轻术者的疲惫状态的优点。也期待可以加快工作进程，可以熟练培训团队合作以实现这个目标。实践中会有更多的机器人辅助工具的发展。机器人辅助神经外科手术是一个发展中的领域，但其功效也是有争议的。

总结

唤醒开颅术对于治疗涉及脑功能区的病变是安全有效的技术，可以减少功能损伤和住院时长，改善总体预后。麻醉方法各异，总体特点是镇静或者全麻之后是唤醒阶段，进行功能测定和病变切除，随之再镇静。唤醒开颅术可以应用于肿瘤切除，癫痫手术，还有脑深部电极植入。脑深部电极植入术中，尽量不使用镇静麻醉而使患者在清醒状态下进行功能测试引导下的电极植入。

微创技术的不断发展，改善了恢复阶段，缩短了手术时间和住院时长，增强了患者舒适度。技术的不断的进步会拓宽微创手术的领域。麻醉技术的选择因手术和患者的不同而异，麻醉医生通过关注患者的状态和合并症、熟知手术操作和潜在合并症以及最新麻醉技术进展，可以改善患者预后。在今后的几年内，将来可视化技术和工具的进展会使这个领域更加日新月异。

（菅敏钰　王德祥 译，韩如泉 校）

参考文献

1. Brown T, Shah AH, Bregy A, et al. Awake craniotomy for brain tumor resection: The rule rather than the exception? *J Neurosurg Anesthesiol.* 2013;25(3):240–247.
2. Rajan S, Cata JP, Nada E, Weil R, Pal R, Avitsian R. Asleep-awake-asleep craniotomy: A comparison with general anesthesia for resection of supratentorial tumors. *J Clin Neurosci.* 2013;20(8):1068–1073.
3. Serletis D, Bernstein M. Prospective study of awake craniotomy used routinely and nonselectively for supratentorial tumors. *J Neurosurg.* 2007;107:1–6.
4. Blanshard HJ, Chung F, Manninen PH, et al. Awake craniotomy for removal of intracranial tumor: Considerations for early discharge. *Anesth Analg.* 2001;92:89–94.
5. Peruzzi P, Bergese SD, Viloria A, Puente EG, Abdel-Rasoul M, Chiocca EA. A retrospective cohort-matched comparison of conscious sedation versus general anesthesia for supratentorial glioma resection. *J Neurosurg.* 2011;114(3):633–639.
6. Purzner T, Purzner J, Massicotte EM, Bernstein M. Outpatient brain tumor surgery and spinal decompression: A prospective study of 1003 patients. *Neurosurgery.* 2011;69(1):119–126.
7. Wrede KH, Stieglitz LH, Fiferna A, et al. Patient acceptance of awake craniotomy. *Clin Neurol Neurosurg.* 2011;113(10):880–884.
8. Whittle IR, Midgley S, Georges H, et al. Patient perceptions of "awake" brain tumour surgery. *Acta Neurochir (Wien).* 2005;147:275–277.
9. Hagberg CA, Gollas A, Berry JM. The laryngeal mask airway for awake craniotomy in the pediatric patient: Report of three cases. *J Clin Anesth.* 2004;16:43–47.
10. Archer DP, McKenna JM, Morin L, Ravussin P. Conscious-sedation analgesia during craniotomy for intractable epilepsy: A review of 354 consecutive cases. *Can J Anaesth.* 1988;35:338–344.
11. Sarang A, Dinsmore J. Anaesthesia for awake craniotomy—Evolution of a technique that facilitates awake neurological testing. *Br J Anaesth.* 2003;90:161–165.
12. Skucas AP, Artru AA. Anesthetic complications of awake craniotomies for epilepsy surgery. *Anesth Analg.* 2006;102:882–887.
13. Senel FC, Buchanan Jr JM, Senel AC, Obeid G. Evaluation of sedation failure in the outpatient oral and maxillofacial surgery clinic. *J Oral Maxillofac Surg.* 2007;65:645–650.
14. Klimek M, Verbrugge SJ, Roubos S, et al. Awake craniotomy for glioblastoma in a 9-year-old child. *Anaesthesia.* 2004;59:607–609.
15. Drummond JC, Iragui-Madoz VJ, Alksne JF, Kalkman CJ. Masking of epileptiform activity by propofol during seizure surgery. *Anesthesiology.* 1992;76:652–654.
16. Girvin JP. Neurosurgical considerations and general methods for craniotomy under local anesthesia. *Int Anesthesiol Clin.* 1986;24:80–114.
17. Costello TG, Cormack JR, Hoy C, et al. Plasma ropivacaine levels following scalp block for awake craniotomy. *J Neurosurg Anesthesiol.* 2004;16:147–150.
18. Costello TG, Cormack JR, Mather LE, et al. Plasma levobupivacaine concentrations following scalp block in patients undergoing awake craniotomy. *Br J Anaesth.* 2005;94:848–851.
19. Chowdhury T, Baron K, Cappellani RB. Severe bradycardia during scalp nerve block in patient undergoing awake craniotomy. *Saudi J Anaesth.* 2013;7(3):356–357.
20. Silbergeld DL, Mueller WM, Colley PS, et al. Use of propofol (Diprivan) for awake craniotomies: Technical note. *Surg Neurol.* 1992;38:271–272.
21. Berkenstadt H, Perel A, Hadani M, et al. Monitored anesthesia care using remifentanil and propofol for awake craniotomy. *J Neurosurg Anesthesiol.* 2001;13:246–249.
22. Manninen PH, Balki M, Lukitto K, Bernstein M. Patient satisfaction with awake craniotomy for tumor surgery: A comparison of remifentanil and fentanyl in conjunction with propofol. *Anesth Analg.* 2006;102:237–242.
23. Keifer JC, Dentchev D, Little K, et al. A retrospective analysis of a remifentanil/propofol general anesthetic for craniotomy before awake functional brain mapping. *Anesth Analg.* 2005;101:502–508.
24. Keene DL, Roberts D, Splinter WM, et al. Alfentanil mediated activation of epileptiform activity in the electrocorticogram during resection of epileptogenic foci. *Can J Neurol Sci.* 1997;24:37–39.
25. Coursin DB, Coursin DB, Maccioli GA. Dexmedetomidine. *Curr Opin Crit Care.* 2001;7:221–226.
26. Rozet I. Anesthesia for functional neurosurgery: The role of dexmedetomidine. *Curr Opin Anaesthesiol.* 2008;21(5):537–543.
27. Souter MJ, Rozet I, Ojemann JG, et al. Dexmedetomidine sedation during awake craniotomy for seizure resection: Effects on electrocorticography. *J Neurosurg Anesthesiol.* 2007;19:38–44.
28. Bekker AY, Kaufman B, Samir H, et al. The use of dexmedetomidine infusion for awake craniotomy. *Anesth Analg.* 2001;92:1251–1253.
29. Bustillo MA, Lazar RM, Finck AD, et al. Dexmedetomidine may impair cognitive testing during endovascular embolization of cerebral arteriovenous malformations: A retrospective case report series. *J Neurosurg Anesthesiol.* 2002;14:209–212.
30. Conte V, L´Acqua C, Rotelli S, Stocchetti N. Bispectral index during asleep-awake craniotomies. *J Neurosurg Anesthesiol.* 2013;25(3):279–284.
31. Moore TA, Markert JM, Knowlton RC. Dexmedetomidine as rescue drug during awake craniotomy for cortical motor mapping and tumor resection. *Anesth Analg.* 2006;102:1556–1558.
32. Manninen PH, Tan TK. Postoperative nausea and vomiting after craniotomy for tumor surgery: A comparison between awake craniotomy and general anesthesia. *J Clin Anesth.* 2002;14:279–283.
33. Fisher RS, Acevedo C, Arzimanoglou A, et al. ILAE official report: A practical clinical definition of epilepsy. *Epilepsia.* 2014;55(4):475–482.
34. Kelvin EA, Hesdorffer DC, Bagiella E, et al. Prevalence of self-reported epilepsy in a multiracial and multiethnic community in New York City. *Epilepsy Res.* 2007;77:141–150.
35. Bazil CW. Comprehensive care of the epilepsy patient-controlled, comorbidity, and cost. *Epilepsia.* 2004;45:3–12.
36. Chin PS, Berg AT, Spencer SS, et al. Employment outcomes following resective epilepsy surgery. *Epilepsia.* 2007;48:2253–2257.
37. Kiersey DK, Bickford RG, Faulconer Jr A. Electro-encephalographic patterns produced by thiopental sodium during surgical operations: Description and classification. *Br J Anaesth.* 1951;23:141–152.
38. Modica PA, Tempelhoff R, White PF. Pro- and anticonvulsant effects of anesthetics (part II). *Anesth Analg.* 1990;70:433–444.
39. Reddy RV, Moorthy SS, Dierdorf SF, et al. Excitatory effects and electroencephalographic correlation of etomidate, thiopental, methohexital, and propofol. *Anesth Analg.* 1993;77:1008–1011.
40. Walker M. Status epilepticus: An evidence based guide. *BMJ.* 2005;331:673–677.
41. Rampil IJ, Lopez CE, Laxer KD, Barbaro NM. Propofol sedation may disrupt interictal epileptiform activity from a seizure focus. *Anesth Analg.* 1993;77:1071–1073.
42. Smith M, Smith SJ, Scott CA, Harkness WF. Activation of the electrocorticogram by propofol during surgery for epilepsy. *Br J Anaesth.* 1996;76(4):499–502.
43. Opitz A, Marschall M, Degan R, et al. General anesthesia in patients with epilepsy and status epilepticus. In: Delgado-Escueta AV, Wasterlain CG, Treiman DM, eds. *Advances in Neurology: Status Epilepticus, Mechanisms of Brain Damage and Treatment.* New York: Raven Press; 1983:531–535.
44. Yeoman P, Hutchinson A, Byrne A, et al. Etomidate infusions for the control of refractory status epilepticus. *Intensive Care Med.* 1989;15:255–259.
45. Chui J, Manninen P, Valiante T, Venkatraghavan L. The anesthetic considerations of intraoperative electrocorticography during epilepsy surgery. *Anesth Analg.* 2013;117(2):479–486.
46. Wyler AR, Ritchey ET, Atkinson RA, Hermann BP. Methohexital activation of epileptogenic foci during acute electrocorticography. *Epilepsia.* 1987;28:490–494.
47. Fiol ME, Torres F, Gates JR, Maxwell R. Methohexital (Brevital) effect on electrocorticogram may be misleading. *Epilepsia.* 1990;31:524–528.
48. Talke P, Stapelfeldt C, Garcia P. Dexmedetomidine does not reduce epileptiform discharges in adults with epilepsy. *J Neurosurg Anesthesiol.* 2007;19(3):195–199.
49. Rockoff MA, Goudsouzian NG. Seizures induced by methohexital. *Anesthesiology.* 1981;54:333–335.
50. Ebrahim ZY, DeBoer GE, Luders H, et al. Effect of etomidate on the electroencephalogram of patients with epilepsy. *Anesth Analg.* 1986;65:1004–1006.
51. Hufnagel A, Burr W, Elger CE, et al. Localization of the epileptic focus during methohexital-induced anesthesia. *Epilepsia.* 1992;33:271–284.
52. Rysz A, Bachanski M, Bidzinski J, Bacia T. The comparison of ketamine with methohexital and thiopental in the intraoperative EEG in drug-resistant epilepsy. *Neurol Neurochir Pol.* 1998;32:237–245.
53. Hansen HC, Drenck NE. Generalised seizures after etomidate anaesthesia. *Anaesthesia.* 1988;43:805–806.
54. Nicoll K, Callender J. Etomidate-induced convulsion prior to electroconvulsive therapy. *Br J Psychiatry.* 2000;177:373.
55. Bennett DR, Madsen JA, Jordan WS, et al. Ketamine anesthesia in brain-damaged epileptics: Electroencephalographic and clinical observations. *Neurology.* 1973;23:449–460.
56. Kugler J, Doenicke A. Ketamine—Anticonvulsive and proconvulsive actions. *Anaesthetist.* 1994;43:S2–S7.
57. Wass CT, Grady RE, Fessler AJ. The effects of remifentanil on epileptiform discharges during intraoperative electrocorticography in patients undergoing epilepsy surgery. *Epilepsia.* 2001;42:1340–1344.
58. Cascino GD, So EL, Sharbrough FW, et al. Alfentanil-induced epileptiform activity in patients with partial epilepsy. *J Clin Neurophysiol.* 1993;10:520–525.
59. McGuire G, El-Beheiry H, Manninen P, et al. Activation of electrocorticographic activity with remifentanil and alfentanil during neurosurgical excision of epileptogenic focus. *Br J Anaesth.* 2003;91:651–655.
60. Tempelhoff R, Modica PA, Bernardo KL, Edwards I. Fentanyl-induced electrocorticographic seizures in patients with complex partial epilepsy. *J Neurosurg.* 1992;77:201–208.

61. Modica PA, Tempelhoff R, White PF. Pro- and anticonvulsant effects of anesthetics (part I). *Anesth Analg*. 1990;70:303–315.
62. Vakkuri AP, Seitsonen ER, Jantti VH, et al. A rapid increase in the inspired concentration of desflurane is not associated with epileptiform encephalogram. *Anesth Analg*. 2005;101:396–400.
63. Hymes JA. Seizure activity during isoflurane anesthesia. *Anesth Analg*. 1985;101:396–400.
64. Harrison JL. Postoperative seizures after isoflurane anesthesia. *Anesth Analg*. 1986;64:367–368.
65. Schultz B, Schultz A, Grouven U, Korsch G. Epileptiform EEG activity: Occurrence under sevoflurane and not during propofol application. *Anaesthetist*. 2001;50:43–45.
66. Woodforth IJ, Hicks RG, Crawford MR, et al. Electroencephalographic evidence of seizure activity under deep sevoflurane anesthesia in a non-epileptic patient. *Anesthesiology*. 1997;87:1579–1582.
67. Watts AD, Herrick IA, McLachlan RS, et al. The effect of sevoflurane and isoflurane anesthesia on interictal spike activity among patients with refractory epilepsy. *Anesth Analg*. 1999;89:1275–1281.
68. Hisada K, Morioka T, Fukui K, et al. Effects of sevoflurane and isoflurane on electrocorticographic activities in patients with temporal lobe epilepsy. *J Neurosurg Anesthesiol*. 2001;13:333–337.
69. Kurita N, Kawaguchi M, Hoshida T, et al. The effects of sevoflurane and hyperventilation on electrocorticogram spike activity in patients with refractory epilepsy. *Anesth Analg*. 2005;101:517–523.
70. Koenig HM, Hoffman WE. The effect of anticonvulsant therapy on two doses of rocuronium-induced neuromuscular blockade. *J Neurosurg Anesthesiol*. 1999;11:86–89.
71. Richard A, Girard F, Girard DC, et al. Cisatracurium-induced neuromuscular blockade is affected by chronic phenytoin or carbamazepine treatment in neurosurgical patients. *Anesthesiology*. 2005;100:538–544.
72. Ornstein E, Matteo RS, Young WL, Diaz J. Resistance to metocurine-induced neuromuscular blockade in patients receiving phenytoin. *Anesthesiology*. 1985;63:294–298.
73. Spacek A, Neiger FX, Spiss CK, Kress HG. Atracurium-induced neuromuscular block is not affected by chronic anticonvulsant therapy with carbamazepine. *Acta Anaesthesiol Scand*. 1997;41:1308–1311.
74. Tempelhoff R, Modica PA, Jellish WS, Spitznagel Jr EL. Resistance to atracurium-induced neuromuscular blockade in patients with intractable seizure disorders treated with anticonvulsants. *Anesth Analg*. 1990;71:665–669.
75. Ornstein E, Matteo RS, Schwartz AE, et al. The effect of phenytoin on the magnitude and duration of neuromuscular block following atracurium or vecuronium. *Anesthesiology*. 1987;67:191–196.
76. Alloul K, Whalley DG, Shutway F, et al. Pharmacokinetic origin of carbamazepine-induced resistance to vecuronium neuromuscular blockade in anesthetized patients. *Anesthesiology*. 1996;84:330–339.
77. Isaacs H. Perinatal (fetal and neonatal) tuberous sclerosis: A review. *Am J Perinatol*. 2009;26(10):755–760.
78. Jóźwiak S, Kotulska K, Kasprzyk-Obara J, et al. Clinical and genotype studies of cardiac tumors in 154 patients with tuberous sclerosis complex. *Pediatrics*. 2006;118(4):e1146–e1151.
79. Eagle KA, Berger PB, Calkins H, et al. ACC/AHA guideline update for perioperative cardiovascular evaluation for noncardiac surgery—executive summary a report of the American College of Cardiology/American Heart Association Task Force on Practice Guidelines (Committee to Update the 1996 Guidelines on Perioperative Cardiovascular Evaluation for Noncardiac Surgery). *Circulation*. 2002;105:1257–1267.
80. Reasoner DK, Todd MM, Scamman FL, et al. The incidence of pneumocephalus after supratentorial craniotomy: Observations on the disappearance of intracranial air. *Anesthesiology*. 1994;80:1008–1012.
81. Tempelhoff R, Modica PA, Spitznagel Jr EL. Anticonvulsant therapy increases fentanyl requirements during anaesthesia for craniotomy. *Can J Anaesth*. 1990;37:327–332.
82. Wall M, Baird-Lambert J, Buchanan N, et al. Liver function tests in persons receiving anticonvulsant medications. *Seizure*. 1992;1:187–190.
83. Rodriguez L, Valero R, Fabregas N. Intraoperative metabolic acidosis induced by chronic topiramate intake in neurosurgical patients. *J Neurosurg Anesthesiol*. 2008;20:67–68.
84. Soriano SG, Bozza P. Anesthesia for epilepsy surgery in children. *Childs Nerv Syst*. 2006;22:834–843.
85. Gidal B, Spencer N, Maly M, et al. Valproate-mediated disturbance of hemostasis: Relationship to dose and plasma concentration. *Neurology*. 1994;44:1418–1422.
86. Anderson GD, Lin YX, Berge C, Ojemann GA. Absence of bleeding complications in patients undergoing cortical surgery while receiving valproate treatment. *J Neurosurg*. 1997;87:252–256.
87. Seidenberg M, Pulsipher DT, Hermann B. Association of epilepsy and comorbid conditions. *Future Neurol*. 2009;4(5):663–668.
88. Artru AA, Lettich E, Colley PS, et al. Nitrous oxide: Suppression of focal epileptiform activity during inhalation and spreading of seizure activity following withdrawal. *J Neurosurg Anesthesiol*. 1990;2:189–193.
89. Coles JP, Leary TS, Monteiro JN, et al. Propofol anesthesia for craniotomy: A double-blind comparison of remifentanil, alfentanil, and fentanyl. *J Neurosurg Anesthesiol*. 2000;12:15–20.
90. Balakrishnan G, Raudzens P, Samra SK, et al. A comparison of remifentanil and fentanyl in patients undergoing surgery for intracranial mass lesions. *Anesth Analg*. 2000;91:163–169.
91. Gerlach K, Uhlig T, Huppe M, et al. Remifentanil-propofol versus sufentanil-propofol anaesthesia for supratentorial craniotomy: A randomized trial. *Eur J Anaesthesiol*. 2003;20:813–820.
92. Sneyd JR, Whaley A, Dimpel HL, et al. An open, randomized comparison of alfentanil, remifentanil and alfentanil followed by remifentanil in anaesthesia for craniotomy. *Br J Anaesth*. 1998;81:361–364.
93. Peterson KD, Landsfeldt U, Cold GE, et al. Intracranial pressure and cerebral hemodynamic in patients with cerebral tumors: A randomized prospective study of patients subjected to craniotomy in propofol-fentanyl, isoflurane-fentanyl, or sevoflurane-fentanyl anesthesia. *Anesthesiology*. 2003;98:329–336.
94. Todd MM, Warner DS, Sokoll MD, et al. A prospective, comparative trial of three anesthetics for elective supratentorial craniotomy. *Anesthesiology*. 1993;78:1005–1020.
95. Ebrahim ZY, Schubert A, Van Ness P, et al. The effect of propofol on the electroencephalogram of patients with epilepsy. *Anesth Analg*. 1994;78:275–279.
96. Herrick IA, Craen RA, Gelb AW, et al. Propofol sedation during awake craniotomy for seizures: Patient-controlled administration versus neurolept analgesia. *Anesth Analg*. 1997;84:1285–1291.
97. Ito BM, Sato S, Kufta CV, et al. Effect of isoflurane and enflurane on the electrocorticogram of epileptic patients. *Neurology*. 1988;38:924–928.
98. Cascino GD, Sharbrough FW, So EL, et al. Intraoperative alfentanil hydrochloride in temporal lobe epilepsy: Correlation with MRI-based volume studies. *Epilepsia*. 1992;33:85.
99. Sato K, Shamoto H, Yoshimoto T. Severe bradycardia during epilepsy surgery. *J Neurosurg Anesthesiol*. 2001;13:329–332.
100. Sinha PK, Neema PK, Manikandan S, et al. Bradycardia and sinus arrest following saline irrigation of the brain during epilepsy surgery. *J Neurosurg Anesthesiol*. 2004;16:160–163.
101. Kofke WA, Tempelhoff R, Dasheiff RM. Anesthesia for epileptic patients and for epilepsy surgery. In: Cottrell JE, Smith DS, eds. *Anesthesia and Neurosurgery*. St. Louis: Mosby; 1994:495–524.
102. Brian Jr JE, Deshpande JK, McPerson RW. Management of cerebral hemispherectomy in children. *J Clin Anesth*. 1990;2:91–95.
103. Zuckerberg AL, Tobin JR, Fleisher L, et al. The physiopathological consequences of cerebral hemispherectomy in children. *Anesthesiology*. 1993;79:A1187.
104. Abrahams JM, Torchia MB, McGarvey M, et al. Perioperative assessment of coagulability in neurosurgical patients using thromboelastography. *Surg Neurol*. 2002;58:5–11.
105. Goobie SM, Soriano SG, Zurakowski D, et al. Hemostatic changes in pediatric neurosurgical patients as evaluated by thrombelastograph. *Anesth Analg*. 2001;93:887–892.
106. Hatton KW, McLarney JT, Pittman T, Fahy BG. Vagal nerve stimulation: Overview and implications for anesthesiologists. *Anesth Analg*. 2006;103(5):1241–1249.
107. Ramani R. Vagus nerve stimulation therapy for seizures. *J Neurosurg Anesthesiol*. 2008;20:29–35.
108. Zalvan C, Sulica L, Wolf S, et al. Laryngopharyngeal dysfunction from the implant vagal nerve stimulator. *Laryngoscope*. 2003;113:221–225.
109. Tatum 4th WO, Moore DB, Stecker MM, et al. Ventricular asystole during vagus nerve stimulation for epilepsy in humans. *Neurology*. 1999;52(6):1267–1269.
110. Hader WJ, Tellez-Zenteno J, Metcalfe A, et al. Complications of epilepsy surgery: A systematic review of focal surgical resections and invasive EEG monitoring. *Epilepsia*. 2013;54(5):840–847.
111. Manninen PH, Raman SK, Boyle K, et al. Early postoperative complications following neurosurgical procedures. *Can J Anaesth*. 1999;46:7–14.
112. Madenoglu H, Yildiz K, Dogru K, et al. Randomized, double-blinded comparison of tropisetron and placebo for prevention of postoperative nausea and vomiting after supratentorial craniotomy. *J Neurosurg Anesthesiol*. 2003;15:82–86.
113. Feng H, Huang G, Liao X, et al. Endoscopic third ventriculostomy in the management of obstructive hydrocephalus: An outcome analysis. *J Neurosurg*. 2004;100:626–633.
114. Mohanty A, Anandh B, Kolluri V, Praharaj SS. Neuroendoscopic third ventriculostomy in the management of fourth ventricular outlet obstruction. *Minim Invasive Neurosurg*. 1999;42:18–21.
115. Robinson S, Cohen AR. The role of neuroendoscopy in the treatment of pineal region tumors. *Surg Neurol*. 1997;48:360–365.
116. Hamada H, Hayashi N, Kurimoto M, et al. Neuroendoscopic septostomy for isolated lateral ventricle. *Neurol Med Chir*. 2003;43:582–587.
117. Kestle JR, Drake JM, Cochrane DD, et al. Lack of benefit of endoscopic ventriculoperitoneal shunt insertion: A multicenter randomized trial. *J Neurosurg*. 2003;98:284–290.
118. Villavicencio AT, Leveque JC, McGirt MJ, et al. Comparison of revision rates following endoscopically versus nonendoscopically placed ventricular shunt catheters. *Surg Neurol*. 2003;59:375–379.
119. Lewis AI. Endoscopic management of colloid cysts. *Neurosurgery*. 1999;44:232.
120. Levy ML, Wang M, Aryan HE, et al. Microsurgical keyhole approach for middle fossa arachnoid cyst fenestration. *Neurosurgery*.

2003;53:1138–1144.
121. Rodziewicz GS, Chuang WC. Endoscopic removal of organized chronic subdural hematoma. *Surg Neurol.* 1995;43:569–572.
122. Karakhan VB, Khodnevich AA. Endoscopic surgery of traumatic intracranial haemorrhages. *Acta Neurochir Suppl (Wien).* 1994;61:84–91.
123. Fritsch M, Manwaring KH. Endoscopic treatment of brain abscess in children. *Minim Invasive Neurosurg.* 1997;40:103–106.
124. Boviatsis EJ, Kouyialis AT, Stranjalis G, et al. CT-guided stereotactic biopsies of brain stem lesions: Personal experience and literature review. *Neurol Sci.* 2003;24:97–102.
125. An H, Wang L, Liu Y. Endoscopic transnasal sphenoidal approach in hypophysectomy. *Zhonghua Er Bi Yan Hou Ke Za Zhi.* 2000;35:367–368.
126. Yurtseven T, Ersahin Y, Demirtas E, Mutluer S. Neuroendoscopic biopsy for intraventricular tumors. *Minim Invasive Neurosurg.* 2003;46:293–299.
127. Cartwright CC, Jimenez DF, Barone CM, Baker L. Endoscopic strip craniectomy: A minimally invasive treatment for early correction of craniosynostosis. *J Neurosci Nurs.* 2003;35:130–138.
128. Kalavakonda C, Sekhar LN, Ramachandran P, Hechl P. Endoscope-assisted microsurgery for intracranial aneurysms. *Neurosurgery.* 2002;51:1119–1126.
129. Tan C, Brookes GB. The endoscopic technique utilized in removal process of acoustic neuroma by retrosigmoid approach. *Lin Chuang Er Bi Yan Hou Ke Za Zhi.* 2003;17:25–26.
130. Yamada S, Iacono RP, Mandybur GT, et al. Endoscopic procedures for resection of arteriovenous malformations. *Surg Neurol.* 1999;51:641–649.
131. Otsuki T, Jokura H, Nakasato N, Yoshimoto T. Stereotactic endoscopic resection of angiographically occult vascular malformations. *Acta Neurochir Suppl (Wien).* 1994;61:98–101.
132. Benabid AL. Deep brain stimulation for Parkinson's disease. *Curr Opin Neurobiol.* 2003;13:696–706.
133. Cosyns P, Gabriels L, Nuttin B. Deep brain stimulation in treatment refractory obsessive compulsive disorder. *Verh K Acad Geneeskd Belg.* 2003;65:385–399.
134. Temel Y, Visser-Vandewalle V. Surgery in Tourette syndrome. *Mov Disord.* 2004;19:3–14.
135. Rehncrona S, Johnels B, Widner H, et al. Long-term efficacy of thalamic deep brain stimulation for tremor: Double-blind assessments. *Mov Disord.* 2003;18:163–170.
136. Huewel N, Perneczky A, Urban V, Fries G. Neuroendoscopic technique for the operative treatment of septated syringomyelia. *Acta Neurochir Suppl (Wien).* 1992;54:59–62.
137. Fredman B, Olsfanger D, Jedeikin R. Thorascopic sympathectomy in the treatment of palmar hyperhidrosis: Anaesthetic implications. *Br J Anaesth.* 1997;79:113–119.
138. Heikkinen ER. Whole body stereotaxy: Application of stereotactic endoscopy to operations of herniated lumbar discs. *Acta Neurochir Suppl (Wien).* 1992;54:89–92.
139. Henry LG, Cattey RP, Stoll JE, Robbins S. Laparoscopically assisted spinal surgery. *JSLS.* 1997;1:341–344.
140. Ng CS, Yeung EC, Wong RH, Kwok MW. Single-port sympathectomy for palmar hyperhidrosis with Vasoview Hemopro 2 endoscopic vein harvesting device. *J Thorac Cardiovasc Surg.* 2012;144(5):1256–1257.
141. Anand N, Regan JJ. Video-assisted thoracoscopic surgery for thoracic disc disease: Classification and outcome study of 100 consecutive cases with a 2-year minimum follow-up period. *Spine.* 2002;27:871–879.
142. Krasna MJ, Jiao X, Eslami A, et al. Thoracoscopic approach for spine deformities. *J Am Coll Surg.* 2003;197:777–779.
143. Shen FH, Samartzis D, Khanna AJ, Anderson DG. Minimally invasive techniques for lumbar interbody fusions. *Orthop Clin North Am.* 2007;38:373–386.
144. Jho HD, Ha HG. Anterolateral approach for cervical spinal cord tumors via an anterior microforaminotomy: Technical note. *Minim Invasive Neurosurg.* 1999;42:1–5.
145. McLain RF. Spinal cord decompression: An endoscopically assisted approach for metastatic tumors. *Spinal Cord.* 2001;39:482–487.
146. Rosenthal D, Marquardt G, Lorenz R, Nichtweiss M. Anterior decompression and stabilization using a microsurgical endoscopic technique for metastatic tumors of the thoracic spine. *J Neurosurg.* 1996;84:565–572.
147. Khoo LT, Beisse R, Potulski M. Thoracoscopic-assisted treatment of thoracic and lumbar fractures: A series of 371 consecutive cases. *Neurosurgery.* 2002;51:104–117.
148. Brockmeyer D, Abtin K, Carey L, Walker ML. Endoscopic third ventriculostomy: An outcome analysis. *Pediatr Neurosurg.* 1998;28:236–240.
149. Cinalli G, Salazar C, Mallucci C, et al. The role of endoscopic third ventriculostomy in the management of shunt malfunction. *Neurosurgery.* 1998;43:1323–1327.
150. Hopf NJ, Grunert P, Fries G, et al. Endoscopic third ventriculostomy: Outcome analysis of 100 consecutive procedures. *Neurosurgery.* 1999;44:795–804.
151. Schroeder HW, Niendorf WR, Gaab MR. Complications of endoscopic third ventriculostomy. *J Neurosurg.* 2002;96:1032–1040.
152. Fabregas N, Lopez A, Valero R, et al. Anesthetic management of surgical neuroendoscopies: Usefulness of monitoring the pressure inside the neuroendoscope. *J Neurosurg Anesthesiol.* 2000;12:21–28.
153. Ambesh SP, Kumar R. Neuroendoscopic procedures: Anesthetic considerations for a growing trend: A review. *J Neurosurg Anesthesiol.* 2000;12:262–270.
154. Longatti PL, Barzoi G, Paccagnella F, et al. A simplified endoscopic third ventriculostomy under local anesthesia. *Minim Invasive Neurosurg.* 2004;47:90–92.
155. van Aken J, Struys M, Verplancke T, et al. Cardiovascular changes during endoscopic third ventriculostomy. *Minim Invasive Neurosurg.* 2003;46:198–201.
156. Ganjoo P, Sethi S, Tandon MS, Chawla R, Singh D. Incidence and pattern of intraoperative hemodynamic response to endoscopic third ventriculostomy. *Neurol India.* 2009;57(2):162–165.
157. Ganjoo P, Sethi S, Tandon MS, Singh D, Pandey BC. Perioperative complications of intraventricular neuroendoscopy: A 7-year experience. *Turk Neurosurg.* 2010;20(1):33–38.
158. Fabregas N, Valero R, Carrero E, et al. Episodic high irrigation pressure during surgical neuroendoscopy may cause intermittent intracranial circulatory insufficiency. *J Neurosurg Anesthesiol.* 2001;13:152–157.
159. El Dawlatly AA, Murshid WR, Elshimy A, et al. The incidence of bradycardia during endoscopic third ventriculostomy. *Anesth Analg.* 2000;91:1142–1144.
160. Fukuhara T, Vorster S, Luciano M. Risk factors for failure of endoscopic third ventriculostomy for obstructive hydrocephalus. *Neurosurgery.* 2000;46:1100–1109.
161. Handler M, Abbott III R, Lee M. A near-fatal complication of endoscopic third ventriculostomy: Case report. *Neurosurgery.* 1994;33:525–527.
162. Anandh B, Madhusudan Reddy KR, Mohanty A, et al. Intraoperative bradycardia and postoperative hyperkalemia in patients undergoing endoscopic third ventriculostomy. *Minim Invasive Neurosurg.* 2002;45:154–157.
163. El Dawlatly AA. Blood biochemistry following endoscopic third ventriculostomy. *Minim Invasive Neurosurg.* 2004;47:47–48.
164. Salvador L, Valero R, Carrero E, et al. Cerebrospinal fluid composition modification after neuroendoscopic procedures. *Minim Invasive Neurosurg.* 2007;50:51–55.
165. McLaughlin MR, Wahlig JB, Kaufmann AM, Albright AL. Traumatic basilar aneurysm after endoscopic third ventriculostomy: Case report. *Neurosurgery.* 1997;41:1400–1403.
166. Fàbregas N. Neurological monitoring in anesthesiology. Where are we and where are we going? [Spanish]. *Rev Esp Anestesiol Reanim.* 2000;47(10):439–441.
167. Choi J, Kim D, Kim S. Endoscopic surgery for obstructive hydrocephalus. *Yonsei Med J.* 1999;40:600–607.
168. Enya S, Masuda Y, Terui K. Respiratory arrest after a ventriculoscopic surgery in infants: Two case reports. *Masui.* 1997;46:416–420.
169. Teo C, Jones R. Management of hydrocephalus by endoscopic third ventriculostomy in patients with myelomeningocele. *Pediatr Neurosurg.* 1996;25:57–63.
170. Jimenez DF, Barone CM, Cartwright CC, Baker L. Early management of craniosynostosis using endoscopic-assisted strip craniectomies and cranial orthotic molding therapy. *Pediatrics.* 2002;110:97–104.
171. Faberowski LW, Black S, Mickle JP. Blood loss and transfusion practice in the perioperative management of craniosynostosis repair. *J Neurosurg Anesthesiol.* 1999;11:167–172.
172. Helfaer MA, Carson BS, James CS, et al. Increased hematocrit and decreased transfusion requirements in children given erythropoietin before undergoing craniofacial surgery. *J Neurosurg.* 1998;88:704–708.
173. Bermejo E, Felix V, Lapunzina P, Galan E, et al. Craniofacial dyssynostosis: Description of the first four Spanish cases and review. *Am J Med Genet A.* 2005;132:41–48.
174. Pijpers M, Poels PJ, Vaandrager JM, et al. Undiagnosed obstructive sleep apnea syndrome in children with syndromal craniofacial synostosis. *J Craniofac Surg.* 2004;15:670–674.
175. Butler MG, Hayes BG, Hathaway MM, Begleiter ML. Specific genetic diseases at risk for sedation/anesthesia complications. *Anesth Analg.* 2000;91:837–855.
176. Sugiyama K, Yokoyama K. Displacement of the endotracheal tube caused by change of head position in pediatric anesthesia: Evaluation by fiberoptic bronchoscopy. *Anesth Analg.* 1996;82:251–253.
177. Regan JJ, Yuan H, McAfee PC. Laparoscopic fusion of the lumbar spine: Minimally invasive spine surgery: A prospective multicenter study evaluating open and laparoscopic lumbar fusion. *Spine.* 1999;24:402–411.
178. Tetzlaff JE, Dilger JA, Kodsy M, et al. Spinal anesthesia for elective lumbar spine surgery. *J Clin Anesth.* 1998;10:666–669.
179. McLain RF, Kalfas I, Bell GR, Tetzlaff JE, Yoon HJ, Rana M. Comparison of spinal and general anesthesia in lumbar laminectomy surgery: A case-controlled analysis of 400 patients. *J Neurosurg Spine.* 2005;2(1):17–22.
180. Düger C, Gürsoy S, Karadağ O, et al. Anesthetic and analgesic effects in patients undergoing a lumbar laminectomy of spinal, epidural or a combined spinal-epidural block with the addition of morphine. *J Clin Neurosci.* 2012;19(3):406–410.
181. De Rojas JO, Syre P, Welch WC. Regional anesthesia versus general anesthesia for surgery on the lumbar spine: A review of the modern literature. *Clin Neurol Neurosurg.* 2014;119:39–43.

182a. Rosenthal D, Dickman CA. Thoracoscopic microsurgical excision of herniated thoracic discs. *J Neurosurg*. 1998;89:224–235.
182b. Liu GK, Kit WH. Video assisted thoracoscopic surgery for spinal conditions. *Neurol India*. 2005;53(4):489–498.
183. Singh R, Gogna P, Parshad S, Karwasra RK, Karwasra PK, Kaur K. Video-assisted thoracic surgery for tubercular spondylitis. *Minim Invasive Surg*. 2014.
184. Lile A, Lenfant F, Tapie MC, et al. Anesthesia for video-assisted surgery of the thoracic and lumbar spine: A survey of 44 patients [French]. *Neurochirurgie*. 2007;53(1):18–22.
185. Huang EY, Acosta JM, Gardocki RJ, et al. Thoracoscopic anterior spinal release and fusion: Evolution of a faster, improved approach. *J Pediatr Surg*. 2002;37:1732–1735.
186. Kokoska ER, Gabriel KR, Silen ML. Minimally invasive anterior spinal exposure and release in children with scoliosis. *JSLS*. 1998;2:255–258.
187. Steenwyk B, Lyerly 3rd R. Advancements in robotic-assisted thoracic surgery. *Anesthesiol Clin*. 2012;30(4):699–708.
188. Banoub M, Tetzlaff JE, Schubert A. Pharmacologic and physiologic influences affecting sensory evoked potentials. *Anesthesiology*. 2003;99:716–737.
189. Lotto ML, Banoub M, Schubert A. Effects of anesthetic agents and physiologic changes on intraoperative motor evoked potentials. *J Neurosurg Anesthesiol*. 2004;16:32–42.
190. Boulesteix G, Simon L, Lamit X, et al. Intratracheal intubation without muscle relaxant with the use of remifentanil-propofol. *Ann Fr Anesth Reanim*. 1999;18:393–397.
191. Maurtua M, Deogaonkar A, Katz E, et al. Does remifentanil prevent movement during neurosurgical stimulation in the absence of neuromuscular blockade? Preliminary results from a randomized trial. *J Neurosurg Anesthesiol*. 2004;16:363. 126.
192. Liu L, Song Y, Li T. Releasing anterior part of spine under video-assisted thoracoscope for treatment of adolescent idiopathic scoliosis [Chinese]. *Zhongguo Xiu Fu Chong Jian Wai Ke Za Zhi*. 2007;21:825–828.
193. Kapoor SK, Agarwal PN, Jain Jr BK, Kumar R. Video-assisted thoracoscopic decompression of tubercular spondylitis: Clinical evaluation. *Spine (Phila PA 1976)*. 2005;30:E605–E610.
194. Engum SA. Minimal access thoracic surgery in the pediatric population. *Semin Pediatr Surg*. 2007;16:14–26.
195. Sucato DJ, Elerson E. A comparison between the prone and lateral position for performing a thoracoscopic anterior release and fusion for pediatric spinal deformity. *Spine*. 2003;28:2176–2180.
196. Lai YT, Yang LH, Chio CC, Chen HH. Complications in patients with palmar hyperhidrosis treated with transthoracic endoscopic sympathectomy. *Neurosurgery*. 1997;41:110–113.
197. McAfee PC, Regan JR, Zdeblick T, et al. The incidence of complications in endoscopic anterior thoracolumbar spinal reconstructive surgery: A prospective multicenter study comprising the first 100 consecutive cases. *Spine*. 1995;20:1624–1632.
198. Coumans JV, Reinhardt MK, Lieberman IH. Kyphoplasty for vertebral compression fractures: 1-year clinical outcomes from a prospective study. *J Neurosurg Spine*. 2003;99:44–50.
199. Katonis P, Hadjipavlou A, Souvatzis X, Tzermiadianos M, Alpantaki K, Simmons JW. Respiratory effects, hemodynamic changes and cement leakage during multilevel cement balloon kyphoplasty. *Eur Spine J*. 2012;21(9):1860–1866.
200. Groen RJ, du Toit DF, Phillips FM, et al. Anatomical and pathological considerations in percutaneous vertebroplasty and kyphoplasty: A reappraisal of the vertebral venous system. *Spine (Phila Pa 1976)*. 2004;29(13):1465–1471. 1.
201. Uemura A, Numaguchi Y, Matsusako M, et al. Effect on partial pressure of oxygen in arterial blood in percutaneous vertebroplasty. *AJNR Am J Neuroradiol*. 2007;28:567–569.
202. Childers Jr JC. Cardiovascular collapse and death during vertebroplasty. *Radiology*. 2003;228:902–903.
203. Yoo KY, Jeong SW, Yoon W, Lee J. Acute respiratory distress syndrome associated with pulmonary cement embolism following percutaneous vertebroplasty with polymethylmethacrylate. *Spine*. 2004;29: E294–E297.
204. Fessler RG, Khoo LT. Minimally invasive cervical microendoscopic foraminotomy: An initial clinical experience. *Neurosurgery*. 2002;51:37–45.
205. King AG, Mills TE, Loe Jr WA, et al. Video-assisted thoracoscopic surgery in the prone position. *Spine*. 2000;25:2403–2406.
206. Perez-Cruet MJ, Fessler RG, Perin NI. Review: Complications of minimally invasive spinal surgery. *Neurosurgery*. 2002;51:26–36.
207. Dagher C, Narchi P, Naccache N, et al. Regional anesthesia for lumbar disc surgery. *Anesthesiology*. 1998;89.
208. Fogarty P, Abalos A, Haas D, et al. Postoperative narcotic requirement following lumbar microdiscectomy is related to pre-operative pain, not to intraoperative ketorolac or bupivacaine. *Anesth Analg*. 1998;86:314.
209. Jellish WS, Thalji Z, Stevenson K, Shea J. A prospective randomized study comparing short- and intermediate-term perioperative outcome variables after spinal or general anesthesia for lumbar disk and laminectomy surgery. *Anesth Analg*. 1996;83:559–564.
210. Mathews HH, Long BH. Minimally invasive techniques for the treatment of intervertebral disk herniation. *J Am Acad Orthop Surg*. 2002;10:80–85.
211. Liu JC, Ondra SL, Angelos P, et al. Is laparoscopic anterior lumbar interbody fusion a useful minimally invasive procedure? *Neurosurgery*. 2002;51:155–158.

立体定向手术、脑深部电刺激、脑组织活检和基因治疗 18

P.H. Manninen, L.Venkatraghavan

引言

立体定向手术是一种治疗功能障碍性疾病及诊断颅内病变的微创手术。麻醉医师在立体定向手术管理中扮演着重要角色。麻醉选择主要取决于患者的具体情况以及医疗机构的传统和具体条件。本章旨在使麻醉医师熟悉脑深部电极(deep brain stimulation,DBS)植入术的手术操作、麻醉药对手术的影响以及该类患者的麻醉管理。本章也会涉及该领域的新进展,如脑组织活检和放射治疗等其他立体定向手术的管理。

立体定向手术

立体定向手术是通过使用多模态神经影像技术计划系统,计算颅内位置或病变的坐标。脑立体定向系统分为有头架和无头架。立体定向头架如Cosman-Roberts-Wells、Leksell等使用三维空间坐标体系和多功能立体定向弧来定位脑内靶点[1]。使用CT或MRI,联合或不联合脑血管造影,确定靶点与框架上参考点间的距离。电极、活检针等手术器械与头架相连,根据靶点的三维坐标调整位置。无框架立体定向手术以贴在头皮上的标记为参考(以避免安置头架引起的创伤),根据预先获得的脑组织影像进行手术器械定位及操作。完成成像及坐标计算定位后,患者进入手术室完成手术。

脑深部电极刺激术

简介

脑深部电刺激可治疗神经功能障碍性疾病,如帕金森病[2]。此类患者常不伴有大体结构或解剖异常,手术目的是改善患者的生活质量。DBS植入术的手术步骤是,先通过微电极记录(microelectrode recordings,MER)及试验性刺激临床症状测试确定靶核团位置并将电极放置,然后将DBS通过连接线与植入的脉冲发生器相连。

历史

以前帕金森病等神经功能障碍性疾病的手术常采用破坏深部结构的方法,如丘脑毁损术、苍白球损毁术和扣带回切断术[2,3]。这些手术均引起不可逆损害,产生永久性的副作用。1987年,作为上述毁损手术的一种替代疗法,DBS被首次用于帕金森病患者以缓解其症状[4]。DBS优势在于非破坏性、可逆性、可调节性。迄今为止,DBS的安全性及长期获益已得到证实。目前使用的DBS有多个编程选项,可以长期控制患者症状[5]。

适应证

DBS成功用于帕金森病患者后,其适应证及应用范围已经扩展到其他疾病。DBS的适应证包括:运动障碍性疾病,如帕金森病、肌张力障碍、特发性震颤、Tourette综合征;精神疾病,如抑郁症、强迫症、厌食症等;慢性疼痛;癫痫;阿尔茨海默病、痴呆。随着DBS相关研究不断开展,其适应证还将不断修改扩充[6]。

机制与靶点

DBS的确切机制尚不明确,不同刺激部位机制可能也有所不同[2]。患者的症状不同,主要靶点也不相同。常见靶点包括丘脑底核(subthalamic nuclei,STN)、苍白球内侧部(globuspallidus pars interna,GPi)和丘脑腹侧中间核(ventralisintermedius nucleus of the thalamus,Vim)。刺激不同核团可能引起不同效应。刺激STN可引起超极化或"神经信号干扰",从而抑制其活性[7]。刺激GPi可激活GABA能神经元,反馈性抑制GPi神经元。相反,刺激丘脑Vim核可激活网状核的神经元,进而抑制丘脑核团。抑制以上靶点可改善患者症状(图18-1)。

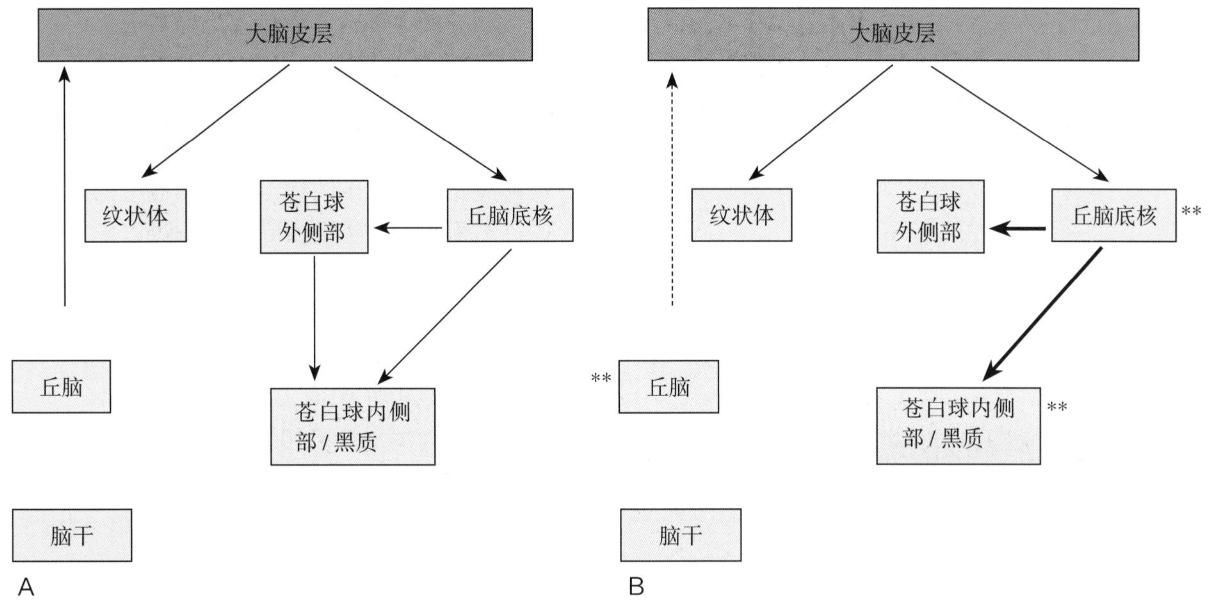

图18-1 基底神经节运动回路和DBS植入的靶点。正常状态(A)和帕金森病(B)简易基底神经节运动回路。帕金森病患者的丘脑底核(subthalamic nuclei,STN)和苍白球内侧部(globuspallidus pars interna,GPi)活性增加。STN放电兴奋GPi、黑质(substantianiagra,SNr)和苍白球外侧部(globuspallidus pars externa,GPe)。GPi放电抑制丘脑腹核和脑干。STN和GPi的异常兴奋,并传递到丘脑皮层及脑干运动系统是导致帕金森病运动症状的原因。因此,STN、GPi和丘脑是脑深部电刺激的靶点。刺激这些部位可以阻断上述病理活动,改善运动功能。蓝箭头代表γ-氨基丁酸(GABA)能抑制通路。黑箭头代表谷氨酸兴奋途径。帕金森病时兴奋性增加的路径用粗体表示,兴奋性降低的路径用虚线表示。**代表DBS植入靶点。(摘自Lozano AM,Dostrovsky J,Chen R, Ashby P. Deep brain stimulation for Parkinson's disease: disrupting the disruption. Lancet Neurol. 2002;1:225-231.)

DBS治疗帕金森病最常用的靶点是STN,可改善运动迟缓、僵硬和震颤等主要症状[6]。全身性肌张力障碍和颈部肌张力障碍患者的靶点是GPi核。刺激GPi也可用于治疗合并严重运动障碍的帕金森病患者。刺激Vim核可有效治疗特发性震颤和震颤为主型帕金森病。胼胝体扣带回(Cg25)、内囊前肢(AIC)和伏核(NAcc)是治疗抑郁症和强迫症的常用靶点。其他刺激靶点还有丘脑前部(癫痫)、丘脑中央中核-束旁核复合体(Tourette综合征)、穹隆和下丘脑(痴呆)[6]。

脑深部电刺激装置

DBS系统由三部分组成:颅内电极、延伸导线和植入的脉冲发生器。颅内电极是聚氨酯绝缘线圈,带有4个铂-铱电极植入神经核团的靶点。电极通过延伸导线与植入脉冲发生器相连。脉冲发生器是一种电池供电编程控制的单通道或双通道的刺激脉冲发生器(IPG),发送电子脉冲刺激靶点。电池组由钛外壳包裹。植入锁骨下或腹部皮下,可编程改善症状,控制副作用。

手术技术

DBS植入术的疗效主要取决于刺激电极能否精确位于靶点。靶点小且位置深,需要使用新的方法提高电极放置的准确性。这些方法包括使用影像学技术对靶点核团成像并建立坐标系、术中使用MER进行电生理定位、清醒患者进行试验性刺激临床症状测试。手术前先将头架固定于患者颅骨,进行影像学检查定位靶点核团。通常使用MRI,若MRI无法进行或存在禁忌证,可选择CT。患者入手术室后采用坐位或半坐位,头架固定在手术床上。切口、钻孔,放置引导电极,然后将DBS电极置入靶点的附近位置。很多医疗中心使用MER检测放大单个神经元的活动信号以精细定位靶点。先将微电极导入靶点上方10~15mm,然后通过微推进器以0.5~1mm的距离逐渐向靶点位置深入,记录神经元的自发电生理信号。特定的脑组织有特异的放电形式,且患者活动可引起电信号改变。在电极向靶点推进的过程中,神经生理团队可根据不同核团特定的自发性电信号及患者活动引起的电信号变化等反馈(图18-2),

苍白球外侧部 - 慢频率放电

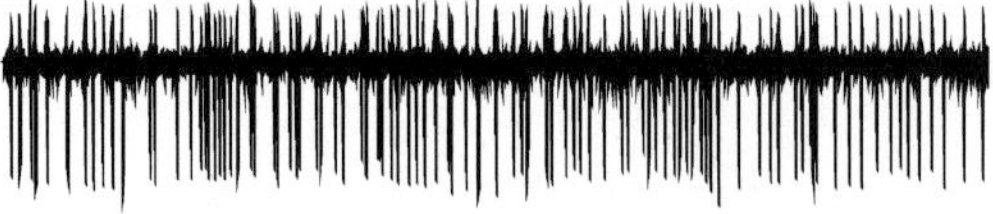

边缘细胞

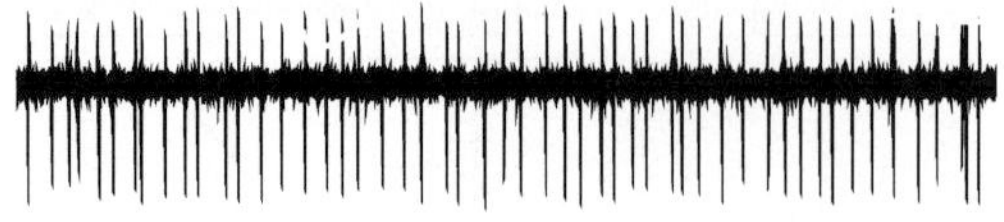

苍白球内侧部 - 高频率放电

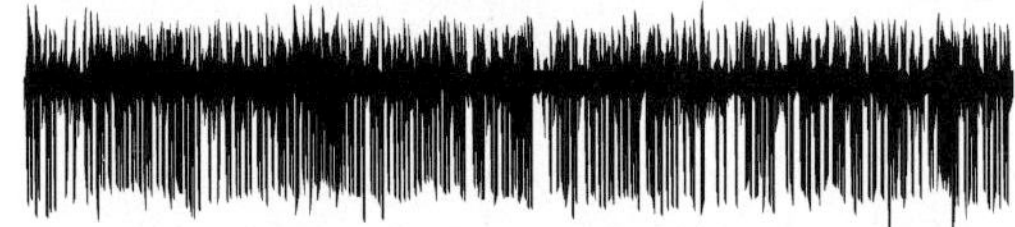

图 18-2 苍白球内侧部(GPi)定位过程中的微电极记录。电极从苍白球外侧部经过边缘细胞进入苍白球内侧部,神经元电活动会发生变化

精密调整电极位置。试验性刺激临床症状测试是对患者运动情况的临床测试,通过观察电极发放刺激是否改善患者症状及不引起副作用来再次确认电极位置。最后可通过影像学检查再次确定电极放置位置的准确性后,固定电极,缝合切口。使用 3 特斯拉 MRI 可以提高靶点定位的准确性[8]。目前,MRI 引导下植入 STN-DBS,已经成功用于帕金森病患者的治疗[9]。

电极及脉冲发生器的埋藏植入

手术的第二阶段是利用头皮及手术同侧颈部皮下隧道埋藏电极及连接导线,并与胸部锁骨下区植入的脉冲发生器及电池组相连。该过程可在 DBS 植入术的同一天进行,也可在 3 天 ~2 周后完成。目前尚无证据显示何时进行第二阶段手术最好。手术时机的选择主要取决于第一阶段手术持续时间和患者的合作情况。此外,推迟第二阶段手术的另一原因是新植入电极周围水肿可引起“微小损伤”效应。而该效应可在无任何刺激的情况下改善患者症状,影响刺激相关疗效的检测[10]。

麻醉药物对靶点定位神经监测的影响

微电极记录

MER 可直接记录细胞的自主活动和诱发活动。因为轴突无任何动作电位活动,所以 MER 有助于从轴突束中辨别出神经元。当微电极沿着轨道向靶点核团移动时即可进行 MER。尽管多数情况下单针道可以准确定位,但有些时候需多针道。靶点核团的精确定位依靠单个细胞电活动和背景神经元放电。不同靶点神经元放电的速率和形式各不相同。已经证实麻醉药物可以影响背景电信号及神经元峰电位[11]。

不同靶点核团,或者不同疾病(如帕金森病和肌张力障碍)的相同核团,麻醉药物对 MER 的影响不同[12]。STN 的 MER 基本不受麻醉影响[13-15],因此可采用丙泊酚和右美托咪定进行清醒镇静、静脉或吸入全身麻醉等多种麻醉方法。目前已经证实,虽然丙泊酚会影响背景神经元放电,但丙泊酚和瑞芬太尼对 STN 电活动影响轻微[11,16]。右美托咪定对 STN 的 MER 的影响也很小。MER 抑制的程度与镇静水平存在相关性[17]。

全身麻醉对 GPi 的 MER 影响很大,且不同疾病,影响不同。麻醉药物对帕金森病患者 GPi 的 MER 影响很小[12,18],而肌张力障碍患者 GPi 放电频率会因使用丙泊酚全麻显著下降[12]。麻醉药对不同靶点核团影响的差异(STN 与 GPi)可能与 GABA 能神经元的传入不同有关。GPi 的神经元主要接受壳核和苍白球外侧部的 γ- 氨基丁酸(GABA)的传入,因此受丙泊酚影响大。低剂量丙泊酚联合低浓度七氟醚 / 地氟醚的平衡麻醉下,肌张力障碍患者能成功进行靶点定位[12,18]。

试验性刺激临床症状测试

对患者进行试验性刺激临床症状测试是靶点定位的另一种有效方法,但需要患者清醒、合作。刺激靶点区域,通过观察患者震颤及僵硬的改善情况等临床症状,评估 DBS 的临床效果。刺激邻近的结构(内囊、内侧丘系),患者可出现感觉或运动异常等自觉症状。此时应调整电极位置使副作用降到最小。应使用短效药物镇静,且测试前停用所有镇静药。全身麻醉可能妨碍 DBS 治疗震颤及僵硬等症状的临床效果的评估[19,20],而且患者也无法指出刺激邻近结构时导致的感觉异常或异常运动。然而目前一些医疗中心在 DBS 植入术中常规采用全身麻醉,且术中不进行任何形式的刺激测试,只是在术后使用 MRI 确认 DBS 电极的植入位置[21]。迄今,尚无证据表明此方法在引起不良反应方面存在差异。

脑深部电极植入术的麻醉

目标

DBS植入术麻醉的目的在于为患者提供理想的手术条件，使患者舒适、利于术中监测及靶点定位、快速诊断及处理可能的并发症。可根据患者的具体情况，包括特殊患者和特殊DBS靶点[19,20,22,23]，选择不同的麻醉药物和麻醉技术。不同医疗机构，采用不同麻醉方法，包括监测麻醉、局部麻醉联合清醒镇静和全身麻醉。尽管清醒或镇静技术因有利于术中神经生理监测而较为普及，但目前尚无证据证明哪一种技术和方法更好[24,25]。

术前评估和准备

DBS的疗效依赖于包括神经内科、神经外科、神经生理学及精神科医师在内的多学科团队对患者的合理选择及全面评估。评估内容包括患者的诊断、认知与精神状态、就医治疗情况、对治疗的期望值及药物疗效等方面[26,27]。患者术前均需接受麻醉访视和评估，内容包括所有神经外科手术患者的常规术前评估及准备。麻醉管理的关注点见框18-1。DBS手术的患者往往存在与疾病进程相关的合并症（见框18-2）[19,20]。拟行清醒手术的患者应进行良好的心理准备，并告知术中配合的相关信息。因部分患者术前需要"停药"以便进行MER和临床测试，因此需与神经外科团队共同决定是否停用相关药物。如患者（尤其是帕金森病患者）"停药"状态下症状恶化，可给予低于日常用药剂量的治疗。

框18-1　麻醉管理的关注点

1. 术前准备及评估
   a. 选择合适的麻醉方法（清醒、全身麻醉）
   b. 长时间手术——体位、神经测试
2. 患者因素
   a. 原发病（帕金森病、肌张力障碍）
   b. 合并症（心血管病、呼吸系统疾病、糖尿病）
   c. 年龄（老年人、儿童）
3. 药物治疗
   a. 多种药物，药代动力学和药效动力学改变
   b. 药物"停药状态"——症状加重
   c. 继续用药
4. 手术及术中关注点
   a. 多个地点完成手术，术中需要转运（放射科，手术室）
5. 立体定向头架
   a. 关注气道
6. 体位
   a. 坐位、半坐位
   b. 并发症（静脉空气栓塞，低血容量）
7. 血压的控制
   a. 治疗高血压
8. 麻醉对MER的影响
9. 对患者进行刺激测试
   a. 需要患者清醒、合作
10. 术后关注点
   a. 苏醒慢
   b. 术后认知障碍

框18-2　疾病相关的关注点

1. 帕金森病
   a. 咽喉部功能障碍导致吸入性肺炎和喉痉挛的发生风险增加
   b. 自主神经功能障碍、体位性低血压和低血容量可导致血流动力学不稳定
   c. 术中监测和维持特殊体位
   d. 与抗帕金森药物的相互作用及潜在不良反应
   e. "停药状态"导致症状加重
2. 肌张力障碍
   a. 持续运动和畸形难以维持体位
   b. 颈部肌张力障碍（痉挛性斜颈）导致困难气道
   c. 喉部肌张力障碍增加喉痉挛及痉挛性发音障碍的风险，导致沟通困难
3. 特发性震颤
   a. 体位摆放和监测困难
   b. 使用β受体阻滞剂治疗导致心动过缓和心律失常
4. 癫痫
   a. 癫痫频繁发作
   b. 可导致智力发育迟缓，配合能力差
   c. 抗癫痫药可影响药代动力学和药效动力学，引起药物相互反应
5. Tourette综合征
   a. 严重抽动影响体位摆放和监测
6. 精神病患者
   a. 存在行为异常，如严重焦虑、强迫症等
   b. 抗精神病药与麻醉药的相互作用
7. 慢性疼痛
   a. 阿片类药物的耐药性
   b. 围术期疼痛管理难度大
8. 痴呆，阿尔茨海默症
   a. 手术配合和沟通困难
   b. 术后谵妄、躁动
9. 厌食症
   a. 营养不良——电解质紊乱及心律失常
   b. 白蛋白水平降低引起药代动力学改变

手术室外

手术的第一步是安装头架，根据经验可在放射科等手术室外区域进行。大部分成年人使用局麻浸润上头钉部位或头皮神经阻滞。如需进行全身麻醉或镇静，则应准备所有麻醉器材、监护仪和药物，以便在操作及转运途中使用。如MRI检查需要镇静或全麻，则应综合考虑防范措施，使用MRI兼容设备。完成立体成像后将患者转至手术室。术后需要复查影像确认电极植入位置是否准确。

监测和体位

标准监测包括心电图、无创血压、血氧饱和度和$P_{ET}CO_2$。严重运动障碍和痉挛的患者较难进行监测。严重合并症患者可行有创动脉压监测并用以指导血管活性药的使用。可通过鼻导管或面罩辅助通气，排气口可监测$P_{ET}CO_2$和呼吸频率。为保证患者舒适，清醒患者不导尿。故术中需控制液体入量，避免膀胱膨胀，但同时也应避免低血容量。目前尚未明确DBS植入术中进行麻醉深度监测的有效性，但BIS监测可能对苏醒时间、丙泊酚总用量及循环呼吸稳定性等方面有所帮助[17,28]。

手术期间，采取合适的体位对于保证清醒患者的舒适、合作尤为重要。目前多采用下颈椎一定程度屈曲，寰枕关节伸展的体位。该体位有助于维持气道通畅，紧急情况下可保证气道安全。当患者抬高为坐位时，下肢弯曲，膝盖下垫枕以维持身体的稳定性。合并睡眠呼吸暂停的患者需要使用持续正压通气。术中应与患者密切交流，并给予安慰和鼓励。透明的手术铺单可利于与患者进行言语及眼神交流。

局部麻醉

清醒手术时使用局麻药（布比卡因、罗哌卡因、利多卡因单独使用或合用肾上腺素）对头架的头钉刺入部位及手术切口进行浸润或头皮神经阻滞。若手术时间较长，术毕缝合时应补充局麻药。

监测麻醉

对于一些特殊患者，为避免镇静药物对MER和试验性刺激临床症状测试的影响，部分医疗机构的手术医师和神经生理学医师希望术中大部分时间不使用镇静药物[24]。所有测试完成以后，可使用镇痛、镇静药缓解缝合时的疼痛。

清醒镇静

清醒镇静是DBS植入术最常用的麻醉方法，可保证患者在手术开始及结束阶段的舒适性。使用短效药物并在测试前停药，可最大限度降低残存镇静作用对MER和试验性刺激临床症状测试的影响[22]。肌张力障碍和特发性震颤患者可能无法平躺，但术中仍需进行MER和试验性刺激临床症状测试定位GPi和(或)Vim核团[23]，因此适用清醒镇静。清醒镇静术后恶心、呕吐发生率低，利于依赖药物治疗的帕金森病等功能障碍性疾病患者的早期恢复。

理想的镇静药应对皮质下电活动无影响或影响可逆，以便更好地进行MER和试验性刺激临床症状测试。皮质下区域对以GABA受体为靶点的药物极其敏感，可能影响MER。苯二氮䓬类药物可干扰MER，应避免使用。目前清醒镇静的常用药物为丙泊酚、阿片类药物（芬太尼或瑞芬太尼）和右美托咪定[14,24,25]。丙泊酚[50μg/(kg·min)]单独使用或联合阿片类药物输注，尤其适用于STN的DBS植入术[19,25]。研究表明丙泊酚可引起运动障碍，抑制震颤，但其对MER定位的影响程度尚未明确[25]。短效阿片类药物对MER影响很小，但是大剂量使用可引起肌肉僵直[16,25]。右美托咪定是非GABA介导，小剂量[0.3~0.6 μg/(kg·h)]输注时不影响MER，且不掩盖帕金森病患者的临床症状，因此是一个非常好的选择[14,17]。同时，右美托咪定可减轻患者的焦虑以及手术刺激引起的血流动力学波动，故很多医疗中心已经将其作为镇静药物。所有麻醉药物对行DBS植入术的患者具有较强的镇静作用。肌张力障碍患者Gpi神经元比STN神经元接受更多的GABA投射，而且苍白球的基线活动低[21]，故使用丙泊酚可发生苏醒延迟。

全身麻醉

全身麻醉可最大限度提高患者舒适度，并利于生理参数的控制，但全麻下很多术中神经生理测试很难进行，甚至无法进行。全身麻醉可提高一些患者对DBS手术的接受程度。恐惧清醒手术、慢性疼痛综合征、存在严重“停止用药”后异常运动的患者，或小儿患者[13]必须实施全麻。无论帕金森病患者STN核团DBS植入术中是否进行MER,均可在全麻下顺利完成[15,29-31]。尽管多种麻醉药物目前已用于该类手术,但尚无足够证据证明何种药物为全麻最佳药物。全麻下行DBS植入术中可使用实时影像技术来指导手术的进行,这大大降低手术中对生理监测和患者配合的要求[9,32]。

手术第二阶段的麻醉

DBS电极及脉冲发生器的埋藏植入过程常需全麻。与心脏起搏器类似,脉冲发生器多植入胸部,但是DBS的导线需要穿行于从颅骨钻孔处到颈部的皮下隧道,该过程疼痛刺激强。第二阶段手术对麻醉药的使用无特殊要求。因手术多在头部操作,且喉罩通气不能完全保证气道密闭,因此该过程常行气管插管。

电池更换

脉冲发生器的电池寿命约2~5年。此时,患者需手术更换电池。术前应关闭DBS发生器,术后重新开启。患者仰卧位,手术部位使用局部浸润麻醉缓解术中及术后疼痛。手术可在清醒镇静或全麻喉罩下进行。

并发症

无论采用何种麻醉方法,DBS植入术都可能发生围术期并发症,麻醉医师应快速识别、积极治疗。术中并发症的发生率为12%~16%[24,25]。

手术相关性并发症

DBS手术相关并发症的发生率已逐渐降低[33]。颅内出血、癫痫样发作、静脉空气栓塞是最重要的围术期急症[34]。其他并发症包括硬件使用相关问题。早期诊断和治疗是患者预后良好的重要决定因素。

颅内出血

颅内出血发生率为0.6%~3.3%[25,35,36],比较罕见,但却非常严重。清醒患者突然发生精神状态改变、神经功能缺损,或急剧血压增高时应高度怀疑。需行CT或MRI进行诊断。出血引起的血压升高是发生颅内血肿的一个重要提示[37]。突发意识丧失时需迅速治疗,保证气道安全,控制血压,条件允许应行CT检查。

癫痫样发作

DBS植入术中抽搐的发生率为0.8%~4.5%[24,25],多发生于试验性刺激临床症状测试期间,症状局限,常自行缓解。此类患者围术期抗惊厥治疗的作用尚不清楚。偶尔发生强直阵挛发作,需要小剂量丙泊酚(20mg)进行治疗。当抽搐得到控制,患者情况恢复稳定时手术可以继续进行。

术后认知障碍

DBS植入术后认知和行为障碍比较常见[38],需评估分析药物或出血等潜在原因,采用多种手段进行处理。发生躁动或暴力行为时需紧急治疗。选择性多巴胺阻滞剂(氯氮平、喹硫平)可以安全地治疗术后的行为异常(幻觉/妄想),但是应避免使用非选择性阻滞药(奥氮平/氟哌啶醇)[38]。

麻醉相关性并发症

呼吸与气道

呼吸和气道并发症的发生率为1.6%~2.2%[24,25]。过度镇静或癫痫、颅内出血等导致意识水平降低的颅内情况改变均可引起清醒患者发生呼吸抑制或气道反射消失。患者进入手术室后,头架固定于手术床、头部无法活动。因此术中如选择全身麻醉,应在头架固定前完成麻醉诱导和气管插管。由于头架限制了颈部活动且部分或全部阻挡患者口鼻,常规的喉镜暴露可能非常困难。紧急情况下迅速置入喉罩可能是最佳选择。躁动患者身体扭动但头部固定,易发生急性气道梗阻[24,25]。应随时备好将头架从手术床上和患者头部取下所需的装置。如果可能,应尽量在保留头架情况下保护气道,以便适时恢复手术。其他围术期呼吸并发症可能与合并症相关。帕金森病患者(见框18-2)[19,20]停用抗帕金森药物,术后可能发生呼吸功能不全。

心血管

DBS植入术中心血管并发症的发生率较低(0.4%~0.6%)[25]。术中高血压,尤其是电极植入过程中的高血压,是增加颅内出血风险的危险因素[25,35,36]。高血压与术前血压控制不佳及清醒患者的焦虑、不适相关。目前尚未明确最佳血压水平。临床上较为接受的目标是保持收缩压低于

140mmHg 或血压升高小于基础血压的 20%。降压可使用肼苯哒嗪、硝酸甘油、硝普钠、艾司洛尔等药物。自主神经功能障碍、药物治疗或术前低血容量都可导致帕金森病患者发生直立性低血压,可使用麻黄碱或去氧肾上腺素等血管收缩药治疗。

静脉空气栓塞

静脉空气栓塞(venous air embolism, VAE)发生率为 4.5%,是一种潜在的并发症,主要由于坐位和低血容量引起[39]。常发生在钻孔过程中。清醒患者突然出现剧烈咳嗽、胸部不适、低氧血症、低血压,提示可能发生 VAE。心前区超声有助于早期诊断。如果发生 VAE,治疗措施包括使用液体冲洗术野,取头低位。DBS 植入术还有可能导致张力性气颅。

术后管理

术后患者可返回麻醉后恢复室、神经外科观察室或加强医疗病房进行监测治疗。反复评估患者神经状态、呼吸情况、血压控制情况,并迅速处理疼痛或呕吐。神经状态发生任何变化,应立即通知神经外科团队。如应尽早恢复服用治疗帕金森病的药物,避免神经功能和呼吸功能恶化。相关人员将进行进一步治疗和 DBS 激活。

儿科手术

DBS 治疗对肌张力障碍等运动障碍的小儿患者非常有效[40]。合并发育迟缓或其他先天性疾病的年幼儿童不耐受清醒手术,需进行全身麻醉。一些较大的患儿可耐受清醒镇静或者麻醉 - 清醒 - 麻醉技术。常用的镇静方法包括使用右美托咪定、丙泊酚、氯胺酮和瑞芬太尼[33,40]。实时介入磁共振成像指导及颅骨安装瞄准器已经应用于全麻患儿[41]。

已植入脑深部刺激器的患者进行其他手术

DBS 植入术后患者可能需进行其他手术。很多围术期管理的要点与植入心脏起搏器或自动除颤器的患者相同,但也存在一些差异[27,42]。比如,与心脏起搏器不同,部分患者可以关闭DBS装置。术前需要了解装置的情况和 DBS 关机后患者症状的严重程度等相关信息。如关机后患者可能出现严重症状,关机前应开始口服药物治疗。术中需要关注 DBS 装置与其他监护治疗设备之间的不良影响。DBS 系统可能会干扰心电图描记,产生伪影[19,20]。因为术中使用电刀可能烧灼刺激器周围组织,或影响装置编程[43],所以应尽可能关闭装置,以减少刺激器损坏的可能性。使用单极电凝时,回路电极板应尽可能远离刺激发生器并使用最低能量。使用双极电凝更加安全。短波透热模式可产生射频电流,使电极变热[43],应避免使用。尚未证实植入 DBS 的患者使用心内或心外除颤器的安全性。心脏复律或除颤时,电极应尽可能远离刺激发生器,并使用符合临床需要的最低能量。上述治疗后必须检查刺激器的功能。已经证实关闭刺激器且探测器远离刺激发生器时,进行电休克治疗、神经射频消融和外周神经刺激是安全的[42]。部分 DBS 植入术后的患者需要进行 MRI 检查。只要制造商说明书允许,此类患者通常可以进行 MRI,但应尽量缩短扫描时间[44]。

新进展

生物治疗

近年来生物治疗作为运动障碍性疾病的替代治疗方案受到关注。生物治疗的目的是修复退化的神经通路,包括基因治疗、干细胞治疗和营养因子直接灌注[45]。基因治疗是一种在靶区域长期生成治疗蛋白的方法,即在以特定类型细胞(多巴胺能神经元)为靶细胞的病毒载体中嵌入编码治疗蛋白的 DNA,将病毒载体导入目标区域,感染靶细胞,将 DNA 转移至宿主基因。新的 DNA 连续产生治疗蛋白,发挥治疗作用[46]。已有研究表明该方法对帕金森病治疗有应用前途[46]。

磁共振引导聚焦超声

在 DBS 使用以前,帕金森病和特发性震颤患者的标准治疗是基底节结构毁损[3]。DBS 的发展减少了该手术的使用,但神经刺激器植入手术昂贵、需要大量人力、每 2~6 年需要更换脉冲发生器,而且存在感染及其他硬件相关并发症的风险[33]。近年来,头颅 MRI 引导聚焦超声(MRI guided focused ultrasound, MRgFUS)热消融软组织是一种新的治疗方式[47]。与传统消融手术相比,

MRgFUS 是无创的，将高能超声束聚集通过一个 1024 阵列的超声换能器定向投射烧灼病灶。通过高精度 MRI 定向引导定位靶点，使用 MR 实时测温持续检测靶点及其周围温度。整个手术在 MRI 内进行，通常采用监测麻醉和（或）镇静。该技术目前已经在特发性震颤和神经病理性疼痛的治疗上取得初步成功，正在考虑用于帕金森病和其他运动障碍性疾病患者[48]。由于不需要向体内或脑内植入装置，所以术后可使用 MRI 检查诊断。

颅内病灶立体定向活检

颅内位置较深或难以接近的病灶需要进行组织活检帮助诊断。此时可能需要进行有头架或无头架的立体定向手术。手术管理与 DBS 植入术类似。有头架的立体定向手术需要先安装头架，然后进行成像建立坐标，再进入手术室完成活检。无头架立体定向手术没有那么繁琐，但在进入手术室后仍需要使用普通头架固定患者头部，保证导航引导活检针置入过程中头部不移动[49]。无头架立体定向手术的进一步发展包括术中 MRI 引导下活检的使用。立体定向活检可使用监测麻醉、清醒镇静或全身麻醉。术中应保持警惕，迅速诊断和治疗并发症，尤其是清醒患者和镇静患者。颅内出血和神经损伤可引起神经状态改变。

立体定向放射治疗

立体定向放射治疗是将大剂量辐射束投射到颅内肿瘤、动静脉畸形等不同病灶结构或三叉神经节治疗神经痛。其技术包括伽马刀、直线加速器和射波刀。大部分立体定向放射治疗不需要麻醉，但幼儿和不配合的成年患者需要行全身麻醉。放射科、放疗科、神经外科和麻醉科医师共同协商麻醉相关问题。由于整个手术分很多步骤，且在不同地点进行，所以应准备好所有需要的麻醉器材、监护仪和药物，并确保在每个地点及转运中能够使用。时间长的手术需进行全身麻醉。全凭静脉麻醉（total intravenous anesthesia，TIVA）和吸入麻醉均可使用，但在转运途中应使用 TIVA。放疗室可能缺少废气排放系统等而不具备全身麻醉条件，此时应选择 TIVA。以幼儿在全麻下进行伽马刀放疗为例[50]。手术通常需要一整天，首先在放射科将立体定向头架固定于颅骨，进行 CT、MRI 和血管造影等影像学检查，然后进行会诊讨论。伽马刀治疗室存在高辐射，故需要将监视器放置在控制台，使用摄像机直接采集患者、监护仪、呼吸机和（或）泵的录像进行患者的监护。治疗完成后，患者转运至等候区或麻醉后恢复室，进行术后恢复和监护。

总结

立体定向手术是一个需要多学科（神经外科、神经内科、神经生理学、神经放射学和麻醉学）共同参与的复杂手术。目前已经证实 DBS 植入可有效治疗多种功能障碍性疾病，该手术会随着适应证的增多而得到更广泛的应用。未来手术、影像、监测技术的发展以及药物对 MER 的影响作用的明确，将有助于降低手术的难度和并发症。因此该类患者的麻醉管理将继续发展，对麻醉医师是一个挑战。尽管不同中心使用的麻醉方法有所不同，包括监测麻醉、清醒镇静和全身麻醉，但麻醉管理的总原则相同。麻醉医师需掌握该类患者和该类手术的特殊需要。持续监测和高度警惕是早期诊断及快速治疗并发症的关键。

（王朔　岳红丽 译，韩如泉 校）

参考文献

1. Ondo WG, Bronte-Stewart H. The North American survey of placement and adjustment strategies for deep brain stimulation. *Sterotact Funct Neurosurg*. 2005;83:142–147.
2. Miocinovic S, Somayajula S, Chitnis S, Vitek JL. History, applications, and mechanisms of deep brain stimulation. *JAMA Neurol.* 2013;70:163–171.
3. Lozano AM, Lang AE. Pallidotomy for Parkinson's disease. *Arch Neurol.* 2005;62:1377–1381.
4. Benabid AL, Pollak P, Louveau A, et al. Combined (thalamotomy and stimulation) stereotactic surgery of the VIM thalamic nucleus for bilateral Parkinson disease. *Appl Neurophysiol.* 1987;50:344–346.
5. Shah RS, Chang SY, Min HK, et al. Deep brain stimulation: technology at the cutting Edge. *J Clin Neurol.* 2010;10:167–182.
6. Venkatraghavan L, Manninen P. Anesthesia for deep brain stimulation. *Curr Opin Anaesthesiol.* 2011;24:495–499.
7. Lozano AM, Dostrovsky J, Chen R, Ashby P. Deep brain stimulation for Parkinson's disease: Disrupting the disruption. *Lancet Neurol.* 2002;1:225–231.
8. Slavin KV, Thulborn KR, Wess C, Nersesyan H. Direct visualization of the human subthalamic nucleus with 3 T MR imaging. *AJNR Am J Neuroradiol.* 2006;27:80–84.
9. Starr PA, Martin AJ, Ostrem JL, et al. Subthalamic nucleus deep brain stimulator placement using high-field interventional magnetic resonance imaging and a skull-mounted aiming device: Technique and application accuracy. *J Neurosurg.* 2010;112:479–490.
10. Rezai AR, Kopell BH, Gross RE, et al. Deep brain stimulation for Parkinson's disease: Surgical issues. *Mov Disord.* 2006;21:S197–S218.
11. Raz A, Eimerls D, Zaidel A, et al. Propofol decreases neuronal spiking activity in the subthalamic nucleus of Parkinsonian patients. *Anesth Analg.* 2010;111:1285–1289.
12. Hutchison WD, Lang AE, Dostrovsky JO, Lozano AM. Pallidal neuronal activity: Implications for models of dystonia. *Ann Neurol.* 2003;53:480–488.
13. Maltête D, Navarro S, Welter ML, et al. Subthalamic stimulation in Parkinson disease: With or without anesthesia? *Arch Neurol.* 2004;61:390–392.
14. Rozet I, Muangman S, Vavilala MS, et al. Clinical experience with dexmedetomidine for implantation of deep brain stimulators in Parkinson's disease. *Anesth Analg.* 2006;103:1224–1228.

15. Chen SY, Tsai ST, Lin SH, et al. Subthalamic deep brain stimulation in Parkinson's disease under different anesthetic modalities: A comparative cohort study. *Stereotact Funct Neurosurg*. 2011;89:372–80.
16. Maciver MB, Bronte-Stewart HM, Henderson JM, et al. Human subthalamic neuron spiking exhibits subtle responses to sedatives. *Anesthesiology*. 2011;115:254–264.
17. Elias WJ, Durieux ME, Huss D, Frysinger RC. Dexmedetomidine and arousal effect of subthalamic neurons. *Mov Disord*. 2008; 23:1317–1320.
18. Sanghera MK, Grossman RG, Kalhorn CG, et al. Basal ganglia neuronal discharge in primary and secondary dystonia in patients undergoing pallidotomy. *Neurosurgery*. 2003;52:1358–1373.
19. Deiner S, Hagen J. Parkinson's disease and deep brain stimulator placement. *Anesthesiol Clin*. 2009;29:391–415.
20. Frost EA, Osborn I. Deep brain stimulation – surgery for movement disorders and Parkinson's disease. *Int Anesthesiol Clin*. 2009;47:57–68.
21. Foltynie T, Zrinzo L, Martinez-Torres I, et al. MRI-guided STN DBS in Parkinson's disease without microelectrode recording: Efficacy and safety. *J Neurol Neurosurg Psychiatry*. 2011;82:358–363.
22. Venkatraghavan L, Luciano M, Manninen P. Anesthetic management of patients undergoing deep brain stimulation insertion. *Anesth Analg*. 2010;110:1138–1145.
23. Sebeo J, Deiner SG, Alterman RL, Osborn IP. Anesthesia for pediatric deep brain stimulation. *Anesthesiol Res Pract*. 2010;2010. pii: 401419.
24. Khatib R, Ebrahim Z, Rezai A, et al. Perioperative events during deep brain stimulation: The experience at Cleveland Clinic. *J Neurosurg Anesthesiol*. 2008;20:36–40.
25. Venkatraghavan L, Manninen P, Mak P, et al. Anesthesia for functional neurosurgery. Review of complications. *J Neurosurg Anesthesiol*. 2006;18:64–67.
26. Rodriguez RL, Fernandez HH, Haq I, Okun MS. Pearls in patient selection for deep brain stimulation. *Neurologist*. 2007;13:253–260.
27. Poon CCM, Irvin MG. Anaesthesia for deep brain stimulation and in patients with implanted neurostimulator devices. *Br J Anaesth*. 2009;103:152–165.
28. Schulz U, Keh D, Barner C, et al. Bispectral Index Monitoring does not improve anesthesia performance in patients with movement disorders undergoing deep brain stimulating electrode implantation. *Anesth Analg*. 2007;104:1481–1487.
29. Trombetta C, Deogaonkar A, Deogaonkar M, et al. Delayed awakening in dystonia patients undergoing deep brain stimulation surgery. *J Clin Neurosci*. 2010;17:865–868.
30. Harries AM, Kausar J, Roberts SA, et al. Deep brain stimulation of the subthalamic nucleus for advanced Parkinson disease using general anesthesia: Long-term results. *J Neurosurg*. 2012;116:107–113.
31. Kinfe TM, Vesper J. The impact of multichannel microelectrode recording (MER) in deep brain stimulation of the basal ganglia. *Acta Neurochir Suppl*. 2013;117:27–33.
32. Nakajima T, Zrinzo L, Foltynie T, et al. MRI-guided subthalamic nucleus deep brain stimulation without microelectrode recording: Can we dispense with surgery under local anaesthesia? *Stereotact Funct Neurosurg*. 2011;89(5):318–325.
33. Hu X, Jiang X, Zhou X, et al. Avoidance and management of surgical and hardware-related complications of deep brain stimulation. *Stereotact Funct Neurosurg*. 2010;88:296–303.
34. Fenoy FJ, Simpson Jr. RK. Risks of common complications in deep brain stimulation surgery: Management and avoidance. *J Neurosurg*. 2014;120:132–139.
35. Binder DK, Rau GM, Starr PA. Risk factors for hemorrhage during microelectrode-guided deep brain stimulator implantation for movement disorders. *Neurosurgery*. 2005;56:722–732.
36. Gorgulho A, De Salles AA, Frighetto L, Behnke E. Incidence of hemorrhage associated with electrophysiological studies performed using macroelectrodes and microelectrodes in functional neurosurgery. *J Neurosurg*. 2005;102:888–896.
37. Zrinzo L, Foltynie T, Limousin P, Hariz MI. Reducing hemorrhagic complications in functional neurosurgery: A large case series and systematic literature review. *J Neurosurg*. 2012;116:84–94.
38. Poston EM, Frucht SJ. Movement disorder emergencies. *J Neurol*. 2008;255:2–13.
39. Hooper AK, Okun MS, Foote KD, et al. Venous air embolism in deep brain stimulation. *Stereotact Funct Neurosurg*. 2008;87:25–30.
40. Air EL, Ostrem JL, Sanger TD, Starr PA. Deep brain stimulation in children: Experience and technical pearls. *J Neurosurg Pediatr*. 2011;8(6):566–574.
41. Starr PA, Markun LC, Larson PS, et al. Interventional MRI-guided deep brain stimulation in pediatric dystonia: First experience with the ClearPoint system. *J Neurosurg Pediatr*. 2014;14:400–408.
42. Venkatraghavan L, Chinnapa V, Peng P, Brull R. Non-cardiac implantable electrical devices: Brief review and implications for anesthesiologists. *Can J Anaesth*. 2009;56:320–326.
43. Nutt JG, Anderson VC, Peacock JH, et al. DBS and diathermy interaction induces severe CNS damage. *Neurology*. 2001;56:1384–1386.
44. Larson PS, Richardson RM, Starr PA, Martin AJ. Magnetic resonance imaging of implanted deep brain stimulators: Experience in a large series. *Stereotact Funct Neurosurg*. 2008;86:92–100.
45. Remy P. Biotherapies for Parkinson disease. *Rev Neurol (Paris)*. 2014;170(12):763–769.
46. Olanow CW. Gene theapy for Parkinson disease – a hope, or a dream? *Nat Rev Neurol*. 2014;10:9186–9187.
47. Bauer R, Martin E, Haegele-Link S, et al. Noninvasive functional neurosurgery using transcranial MR imaging-guided focused ultrasound. *Parkinsonism Relat Disord*. 2014;20:S197–S199.
48. Lipsman N, Schwartz ML, Huang Y, et al. MR-guided focused ultrasound thalamotomy for essential tremor: A proof-of-concept study. *Lancet Neurol*. 2013;12:462–468.
49. Dorwald NL, Paleologos TS, Alberti O, Thomas DGT. The advantages of frameless sterotactic biopsy over frame-based biopsy. *Br J Neurosurg*. 2002;16:110–118.
50. Elder A. Special considerations for stereotactic radiosurgery in children. *J Clin Anesth*. 2007;19:616–618.

成人重型颅脑创伤围术期管理

19

R.D. Phan • A. A. Bendo

颅脑创伤流行病学

颅脑创伤（traumatic brain injury，TBI）是指头部遭受撞击或贯穿伤引起的脑功能障碍。在所有创伤中，颅脑创伤往往是最严重和危及生命的，是导致儿童和成年人残疾和死亡的首要原因。在美国估计每年有 150 万人遭受颅脑创伤[1]，其中超过 5 万人死亡，另有 8 万人遗留功能障碍或残疾。在美国，颅脑创伤是致残的首要原因，影响约 530 万人。颅脑创伤导致的残疾严重影响患者本人及其家人的生活，同时大大增加了医疗系统和康复的成本。

颅脑创伤通常发生在青少年、年轻人和 75 岁以上的老年人，在所有年龄组，男性遭受重型颅脑创伤的发生率是女性的两倍以上。颅脑创伤的主要死亡原因为坠落、车祸和斗殴，爆炸伤则是现役军事人员在战争地区的颅脑创伤首要原因[1]。2008 年 4 月 28 日，第 110 届美国国会通过公共立法 110-206，旨在增加颅脑创伤方面的经费用于治疗干预和康复方面的研究。

颅脑创伤救治指南

为了规范脑创伤患者的治疗以改善预后，美国脑创伤基金会（Brain Trauma Fundation，BTF）于 1995 年通过了重型颅脑创伤患者救助和颅内高压管理的指南[2]，并且在 1998 年成立工作组总结并且更新指南的科学证据。重型颅脑创伤管理的循证指南在 2000 年出版[3, 4]并且于 2007 年更新（见框 19-1）[5]，推荐了三个建立在 I 级证据上的标准和数个建立在Ⅱ级证据上的指南。这些指南在各创伤中心的执行情况并不相同。然而，研究表明按指南执行与临床结局的改善有明显的因果关系。过去的 9 年在美国 22 个创伤中心，按指南坚持颅内压的监测和脑灌注压的管理已经明显减低了死亡率[6]。

框 19-1　重型颅脑创伤（TBI）管理指南

建立在Ⅰ级证据上的标准

- 如果颅内压（intracranial pressure，ICP）正常，应避免长时间过度通气（$PaCO_2 < 25$mmHg）。
- 不再推荐糖皮质激素用于改善预后或降低 ICP。
- 预防性应用抗癫痫药不能预防创伤后癫痫。

建立在Ⅱ级证据上的指南

- 每个地区都应建立有组织的创伤救治系统。
- 积极地防治低血压（SBP <90mmHg）和缺氧（SaO_2 <90% 或 PaO_2 <60mmHg）。
- ICP 监测的适应证为格拉斯哥评分（Glasgow Coma Scale score，GCS）3~8 分、脑 CT 异常或者具有以下两个或更多情况：年龄大于 40 岁、意识改变和 SBP <90mmHg。
- ICP>20mmHg 时要给予处理。
- 脑灌注压（cerebral perfusion pressure，CPP）维持在 50~70mmHg。避免 CPP 长时间高于 70mmHg 以防急性呼吸窘迫综合征。
- 在重型颅脑创伤 24 小时内避免预防性应用过度通气（$PaCO_2 \leqslant 25$mm Hg）。
- 甘露醇在 0.25~1g/kg 剂量范围，可有效地降低重型颅脑创伤后的 ICP。
- 血流动力学稳定的植物状态患者，在采取了手术减压和其他治疗方法仍然表现为顽固型的 ICP 升高时，可考虑大剂量巴比妥治疗。
- 创伤后 7 天营养支持（呼吸肌未麻痹患者提供 140% 的静息营养需要，呼吸肌麻痹患者提供 100% 的静息营养需要），其中至少 15% 的能量是由蛋白质提供的。

摘选自 Bullock RM，Chesnut RM，Clifton GL，et al：Guidelines for the management of severe traumatic brain injury. J Neurotrauma 2000；17：449-554；Robertson CS：Management of cerebral perfusion pressure after traumatic brain injury. Anesthesiology 2001；95：1513-1517；and Guidelines for the management of severe traumatic brain injury，3rd ed. The Brain Trauma Foundation，American Association of Neurological Surgeons；Congress of Neurological Surgeons. J Neurotrauma 2007；24：S1-106.

一项关于重型颅脑创伤后使用糖皮质激素（Corticosteroid Randomization after Significant Head Injury，CRASH）的国际性的随机、安慰剂对照研究，观察了 10 008 名成人脑创伤患者早期输注 48

小时甲泼尼龙对预后的影响，其结果于 2005 年发表[7]，结果显示接受糖皮质激素组患者伤后 2 周内的死亡率和致残率都高于对照组，由此得出结论：不再常规推荐糖皮质激素用于颅脑创伤治疗[7]。

后来又发表了颅脑创伤院前救治指南[8,9]和小儿脑创伤循证指南[10]，外科治疗指南也于 2006 年 3 月出版[11]，然而，与重型颅脑创伤管理指南不同[3,5]，外科治疗指南中没能报道支持不同手术方式或保守治疗的临床对照实验，就像其他的颅脑创伤管理指南一样，制定者们称"这将是一个不断改进的文件"，获取新知识后将进一步修订[11]。

颅脑创伤的分类

颅脑创伤的分类是基于格拉斯哥昏迷评分（Glasgow Coma Scale，GCS）（表 19-1），根据睁眼、语言和运动功能方面的神经损害评分[12,13]，总分为 15 分，重型颅脑创伤的界定为 GCS≤8 分持续 6 小时以上。GCS 和格拉斯哥预后量表（Glasgow Outcome Scale，GOS）使得不同的颅脑创伤患者在初步临床表现和最终预后的基础上进行比较[14]。颅脑创伤的预后取决于损伤类型、患者年龄和 GCS。总体而言，死亡率与 GCS 关系密切，在损伤类型和 GCS 类似的情况下，老年人的预后往往不如年轻人[15,16]。

表 19-1 改良的格拉斯哥昏迷评分 *

项目	得分
睁眼	
自动睁眼	4
呼唤睁眼	3
刺激睁眼	2
不睁眼	1
言语反应	
正常交谈	5
言语错乱	4
只能说出（不适当）单词	3
只能发音	2
无发音	1
运动反应	
按吩咐动作	6
对疼痛刺激定位反应	5
对疼痛刺激屈曲反应	4
异常屈曲（去皮层状态）	3
异常伸展（去脑状态）	2
无反应	1

续表

*总分：轻度颅脑创伤=13~15 分；中度=9~12 分；重度≤8 分。

摘自 Teasdale G，Jennett B：Assessment of coma and impaired consciousness：A practical scale. Lancet 1974；2：81；and Jennett B：Assessment of the severity of head injury. J Neurol Neurosurg Psychiatry 1976；39：647.

原发性颅脑创伤是由于生物机械的外力瞬间作用于颅骨和脑造成的，发生在数毫秒内，目前还没有应对办法。然而，原发性颅脑创伤经过受伤后数小时的演变，发生细胞的损伤的过程是可以改变的。继发性颅脑创伤发生于伤后数分钟、数小时或几天后，表现为起源于原发性损伤的一系列复杂过程，如缺血、脑肿胀和水肿、颅内出血、颅内压升高和脑疝等，最常见为脑缺血和缺氧，加重损伤的因素包括缺氧、高碳酸血症、低血压、贫血和高血糖，这些因素都是可以预防的。伤后数小时或数天若出现癫痫、感染和败血症会进一步加重脑损伤，必须及时防治。

超过 50% 的脑创伤患者发生继发性脑创伤[5]。创伤性昏迷资料库数据显示颅脑创伤后若发生低血压危害极大，超过 70%合并有低血压患者致残率和死亡率显著增高（表 19-2）[15]。此外，在低血压基础上若再合并缺氧则进一步加重损害，90% 以上此类患者预后极差或死亡，这些发现证实了在颅脑创伤患者避免失血性休克的重要性。颅脑创伤管理的目标是采取及时有效的治疗预防继发性脑损伤。如果初始创伤并不致命，在大多数患者继发的神经损害和全身性并发症是可以预防的。

脑实质的原发性损伤或生物力学创伤包括脑震荡、挫裂伤、撕裂伤和血肿。并不是所有的严重颅脑创伤患者都需要手术治疗。尽管可能没有需要手术处理的创伤，多数都存在脑水肿和脑挫伤，突发脑循环阻塞或充血可引起弥漫性脑肿胀。原发损伤 24 小时后脑白质可出现细胞外间隙水肿。弥漫性脑肿胀的非手术治疗包括过度通气、使用甘露醇或呋塞米、巴比妥类药物和 ICP 监测。当过度通气达到 $PaCO_2$<30mmHg 时，推荐监测经颈静脉球混合静脉氧饱和度（SJO_2）、动脉 - 颈静脉氧

表 19-2 缺氧和低血压*对重型颅脑创伤患者（GCS≤8）预后的影响

继发性损伤	例数	结局（患者 %）		
		优或中	差或植物状态	死亡
总例数	699	43	21	37
无缺氧或低血压	456	51	22	27
缺氧（Pa_{O_2} <60mmHg）	78	45	22	33
低血压（SBP <90mmHg）	113	26	14	60
缺氧和低血压	52	6	19	75

* 入院时。数据来源于 Moppett IK：Traumatic brain injury：Assessment，resuscitation and early management. Br J Anaesth 2007；99：18-31.

差（$AVDO_2$）和脑血流速度（CBF）。避免无限制的过度通气，当 $PaCO_2$≤25mmHg 时，脑血流速度极度下降会加重脑缺血和缺氧。

凹陷性颅骨骨折、急性硬膜外、硬膜下和脑内血肿通常需要开颅手术。慢性硬膜下血肿往往通过颅骨钻孔引流。凹陷性颅骨骨折给予复位并在 24 小时内清创，以尽量减少感染的风险。在急诊室不要处理碎骨片和贯穿物，因为它们可能引起裂伤血管或静脉窦填塞。

外伤性硬膜外血肿通常由车祸引起，在颅脑创伤不常见。原发创伤撕裂脑膜中动静脉或硬脑膜窦，可导致昏迷。受损血管发生痉挛和血栓时出血停止，患者可重新恢复意识，在接下来的几小时血管再次出血，特别是动脉出血时，病情会迅速恶化，应立即开始治疗，常需要紧急清除血肿，而不必等待影像学结果。静脉出血性的硬膜外血肿发展相对比较缓慢。

急性硬膜下血肿的临床表现差异较大，轻者无明显表现，重者出现昏迷、偏瘫、去大脑状态和瞳孔放大，也可有中间清醒期。硬膜下血肿的最常见原因是创伤，但也可源于凝血障碍、动脉瘤和肿瘤。若 72 小时内出现症状称为急性，3~15 天者为亚急性，2 周后为慢性。亚急性或慢性硬膜下血肿多见于 50 岁以上患者，有可能没有头部外伤史。这些患者临床上可表现为局部脑功能障碍、意识障碍或器质性脑综合征，急性硬膜下血肿多伴有颅内压升高。在血肿清除前后都需要积极治疗以纠正 ICP 升高和控制脑水肿和肿胀。

脑内血肿患者轻者无明显症状，重者可深度昏迷，大的孤立性血肿应及时清除。新鲜出血引起延迟性神经功能障碍者也应清除，但有可能预后不佳。根据脑损伤的程度，脑内血肿患者需要积极治疗以控制颅内高压和脑水肿。撞击伤和对冲伤通常会导致脑挫伤和脑出血，一般情况下不需切除挫伤脑组织，但偶尔会切除挫伤的额叶或颞叶的脑组织以控制水肿和预防脑疝。

急救治疗

脑创伤患者围术期管理的重点是稳定病情，避免引起继发性损伤的全身和颅内损害（框 19-2）。继发性脑损伤加重病情，严重影响预后。随着指南的制订、急救人员培训方面的进步，对脑创伤患者的管理的关注得到提高[8]，急救治疗的目标是防治各种继发性损伤以改善预后。

框 19-2 导致缺氧和（或）缺血性脑损伤的因素

全身性因素

- 低氧血症
- 低血压
- 贫血
- 低碳酸血症
- 高碳酸血症
- 发热
- 低钠血症
- 低血糖症
- 高血糖症

颅内因素

- 血肿
- 颅内压升高
- 水肿
- 癫痫
- 感染
- 脑血管痉挛
- 代谢和离子改变
- 神经化学改变
- 炎性改变

院前处理

在事故现场和救护车内就应开始急救治疗，根据脑创伤基金会对颅脑创伤的院前治疗指南[8]，急救人员应遵循的一个评估和治疗颅脑创伤的原则，优先开始初级复苏（循环、气道和呼吸）、评估和治疗，维持呼吸道和血压。在转运患者之前急救人员应进行合理评估和采取各种措施稳定病情，对于重度创伤患者（GCS<9 分）建议直接运至具有 24 小时放射学检查、手术室、能够按照重型颅脑创伤管理指南进行迅速的治疗、颅内压监测和治疗条件的一级创伤中心[8]，最好能在伤后 2~4 小时内行血肿清除术[17]。因此，对此类患者直接转运到神经外科中心是关键问题。

在 2002 年[8]和 2008 年[9]发表的院前急救管理指南已经被院前急救人员和急诊医生广泛认可为治疗标准，目前尚无足够的数据来支持某一院前的评估、治疗、转运和结局的建议。在指南首次发表后，几项研究结果对其能否改善预后提出了质疑[18,19]。这些研究支持将患者直接转运到一级或二级创伤中心，但对于在创伤发生地或转运途中紧急插管能否改善转归持有异议。安大略重型创伤院前高级生命支持研究（OPALS）证明延迟的高级生命支持，尤其是现场的紧急气管插管，对于严重颅脑创伤患者可增加死亡率[19]。这就导致在不同区域不同急救水平和条件下，院前抢救紧急气道装置选择还不明确。

在澳大利亚新南威尔士，一项前瞻随机双盲对照的研究（HIRT）证明了院前急救的有效性。研究的目标是比较医生和医辅人员进行院前急救处理的不同。结果对于医生与医辅人员抢救相比，可以明显降低GCS<9分患者的30天的死亡率[20]。然而，研究的结果被组间的交叉所混淆了，很多患者并未按原计划进行治疗，院前治疗策略的改变，使得分派到医生处理的患者增加很多，研究结果需要进一步验证。

急诊室处理

所有颅脑创伤患者都应进行充分的神经学评估、病史和神经学检查。并不是所有的患者都需要放射检查，有两项综合性研究结果得到了几乎相同的关于轻度颅脑创伤患者是否必须要接受 CT 扫描的原则[21,22]。加拿大和新奥尔良的轻度颅脑创伤 CT 扫描的指南（框 19-3）认为在急性颅脑创伤患者应行平扫 CT 扫描，头部和头颈螺旋 CT 检查对重型颅脑创伤和可能合并高位颈椎损伤的患者十分必要。目前正在进行一项关于 S-100B，一个血 - 脑屏障通透性和中枢神经系统损伤的生物标记物，是否能够帮助筛查轻度颅脑损伤的研究[23]。

框 19-3　轻度颅脑创伤患者行 CT 扫描的指征

加拿大标准[21]

高危

- 伤后 2 小时 GCS<15 分
- 怀疑开放或压迫性颅骨骨折
- 颅底骨折征象
- 呕吐≥ 2 次以上
- 年龄≥ 65 岁

中危

- 遗忘 > 30 分钟
- 高危创伤的机制

新奥尔良标准[22]

短期记忆障碍（GCS 15 分但有持续性顺行性遗忘）

药物或酒精中毒

体检锁骨以上创伤的证据

年龄 > 60 岁

癫痫

头痛

呕吐

凝血障碍

到急诊室就诊的颅脑创伤患者大部为轻度创伤（GCS 13-15），这些患者大多迅速恢复且不会遗留后遗症。如果没有意识短时丧失过程、无恶心或遗忘、神经学检查正常、帽状腱膜下肿胀较轻，这些患者可在其他人监护下送回家观察，也有少数 GCS 在 13~15 分之间的患者也需要接受开颅手术（对于其他参考资料，见 Gopinath 等的研究[17]）。

执行急诊室方案和加拿大或新奥尔良关于 CT 扫描的指征有助于识别轻度颅脑创伤患者中的高危人群，中度颅脑创伤患者（GCS 评分 9~12）可遵从指令但可能出现迅速病情恶化[21,22]，即使初始的 CT 扫描是正常的，此类患者需要紧急 CT 扫描和系统神经功能检查。重型颅脑创伤患者（GCS 评分≤8）需要充分高级创伤生命支持（ATLS）、在急诊处理和稳定病情，行头颈部 CT 扫描，多需手术治疗。

重型颅脑创伤的紧急治疗

在气管插管前应评估重型颅脑创伤患者的神经功能状态和复合伤情况。气管插管可保护呼吸道、防止误吸、保证足够的通气、避免缺氧、低碳酸血症和高碳酸血症。存活的重型颅脑创伤患者中，1%~3%的成年人和0.5%的儿童合并有颈椎损伤[24,25]。跌倒时头部首先着地或高速机动车辆事故的伤者中10%或更高可能伴有颈椎骨折。侧位放射线检查对于颈椎骨折漏诊率可达20%[25]，因此推荐还要同时照前后位和齿状突位，有报道可使骨折漏诊率降至7%[24]。在没能经X线检查排除颈椎骨折的情况下，紧急气管插管时推荐保持颈椎中立位[25-28]。

在很多正常或异常颈椎的患者或尸体的研究中，所有气道干预的方法(如提下颌、压迫环状软骨和口咽通气道的放置)，都可能会导致不同程度的颈椎移位[26]。文献并没有推荐哪种气道管理策略更适合[26]。无论如何，院前各阶段及贯穿围术期需谨慎快速处理，包括气道管理和外科体位的摆放。如果可能，应用多模式神经监测(如体感诱发电位、经颅电刺激运动诱发电位)来检测脊髓功能的完整性[26]。

面部骨折和软组织水肿可影响声门暴露，可考虑使用纤维支气管镜、光棒或插管型喉罩进行气管插管，严重面部和(或)喉部损伤时考虑气管切开。在怀疑颅底骨折、严重面部骨折和出血倾向时要避免经鼻插管。出现中耳腔出血、耳漏、乳突和眼周瘀斑时强烈怀疑颅底骨折，颅底骨折时经鼻腔插管有可能将污染物直接带入脑组织，因此应尽量避免。

对于面部受伤患者，最简单和最快捷的插管方法是预吸氧，然后快速序贯诱导，过程中保持环状软骨压迫和保持头部中立位。所有颅脑创伤患者都应视为饱胃。在严重创伤患者可考虑不使用任何麻醉药经口清醒插管，但在清醒、不合作和挣扎的患者很难施行。根据患者的心血管状况，几乎所有静脉麻醉药都可用来麻醉诱导。神经外科患者紧急插管时肌松药的选择一直是多年来争议的问题，氯化琥珀胆碱可以增加颅内压，然而在急性呼吸道阻塞、饱胃、需要插管后进行神经学检查的患者，快速起效和清除的氯化琥珀胆碱的好处要超过短暂颅内压升高带来的风险[29]。

控制呼吸道后应立即开始稳定心血管系统功能，脑创伤后常有短暂的低血压，如持续低血压多提示伴有其他部位出血，应采取积极的输液和输血治疗，必要时应用心血管活性药。

对于多发创伤，没有哪一种晶体液是完美的。液体复苏时的顾虑是加重脑水肿，动物实验证明血浆总渗透压是影响脑水肿形成的关键因素[30,31]。当血浆渗透压下降时，无论是正常还是异常脑组织都会出现水肿，这主要是因为钠离子不能通过血-脑屏障。输入低于血浆钠离子浓度的含钠液会使水进入脑组织，增加脑水含量，因此，较0.9%氯化钠溶液相比，0.45%氯化钠溶液和乳酸林格液更容易引起脑水肿。使用大量等渗晶体液进行液体复苏时可引起胶体渗透压下降，导致外周组织水肿，然而在这方面脑和其他组织表现不同，动物实验发现在正常脑组织[30]和某些脑创伤模型[31]中即使血浆胶体渗透压大幅下降也不会引起脑水肿。由于血脑屏障的独特结构，胶体渗透压对于脑水的移动的影响小于总渗透压[30]。

对于这些动物实验结果能否与临床实际相符一直存在疑问，因为在动物实验中采用的低温损伤模型可能与脑创伤患者情况不同，当血-脑屏障破坏时，脑组织毛细血管通透性很可能与外周组织相同。另外，这些动物实验都没有观察液体复苏后24~48小时后的水肿情况。一项大鼠撞击脑创伤模型显示胶体渗透压降低会加重脑水肿[32]。因此临床上似乎也应该避免胶体渗透压的过度降低。等渗胶体液，如5%白蛋白和6%羟乙基淀粉被推荐用于维持胶体渗透压和血管内容量，但对于低血容量的颅脑创伤患者来说，新鲜全血才是最佳胶体液。

在一项关于生理盐水和白蛋白的随访研究(SAFE)结果发表之后，对于颅脑创伤患者的复苏液体选择方面一直存在争议[33]。这项随机对照研究比较了在重症创伤患者应用4%白蛋白和0.9%盐水的效果，结果发现盐水组患者的预后明显优于白蛋白组，提示在重型颅脑创伤患者的液体复苏方面，生理盐水优于白蛋白。更近的研究发现白蛋白复苏时，ICP升高，需要进一步治疗的风险和死亡的风险增加[34]。基于这些研究，得出结论胶体可能增加TBI患者的风险。然而，分析应用于SAFE的4%白蛋白的理化性质，此液体为低渗液。Van Aken及同事发现，4%白蛋白的理论渗透压为274.4mOsm/L，相当于250mOsm/kg[35]。而我们通常认为正常的胶体渗透压为285mOsm/kg，这就可以解释脑容积、ICP、死亡率在SAFE研究中升高的原因，因此作者提出SAFE研究的结论为脑创伤患者尽量避免应用低渗液[35]。

高渗盐水（3%、7.5%）可降低ICP、升高血压，还可能改善局部CBF，在脑创伤患者的低容量复苏中用处极大[36,37]。高渗盐水对脑组织可产生与其他高渗溶液如甘露醇相似的渗透性脱水作用，但一项随机对照研究结果显示，与传统液体复苏方法相比，在非低血容量休克患者中，高渗盐水复苏没能起到显著改善6个月神经学预后和生存时间的效果[38]。因此，TBI院前处理中应用高渗盐水并不优于等渗液体[38]。

颅脑创伤患者液体复苏的目标是维持血清渗透压、避免胶体渗透压明显下降，和恢复循环血容量，应尽早防治低血压和维持CPP在50~70mmHg之间。如病情需要，可插入ICP监测探头以指导液体复苏和预防ICP的剧烈升高。目前推荐使用不含糖的等渗晶体液恢复血容量，应避免输入含糖液。动物和人体实验都提示高血糖症不利于缺血脑组织的转归[39,40]。失血量大时应输入新鲜全血，红细胞比容至少应维持在30%~33%之间以保证氧供。

孤立性颅脑创伤患者，尤其是年轻人，常表现为高血压、心动过速和心排出量增加，还有心电图异常和致命性心律失常的报道。脑创伤后肾上腺素水平的剧烈升高可能是引起循环高动力学反应和心电改变的主要原因，可使用拉贝洛尔和艾司洛尔控制高血压和心动过速。

在一些患者中，严重的ICP升高会引起高血压和心动过缓，称为Cushing三联征。此类患者中，剪开硬膜或者脑室穿刺引流都会打破这种平衡，如果出现全身血压减低则会使CPP降低，进一步加重脑缺血。对于颅内压升高的患者，降血压治疗一定要小心，在此情况下，降低ICP可能会打断此反射。需要避免血管扩张药物（如肼苯哒嗪、硝普钠、硝酸甘油），钙拮抗剂和吸入麻醉药的应用，因为可能会扩张脑血管，增加颅内压。如果可能应用抗高血压药（如艾司洛尔）进行治疗来减低CMR和ICP。

在管理脑创伤患者呼吸道和血压的同时，应开始积极控制ICP（框19-4）。ICP管理十分重要，因为CPP与平均动脉压和ICP直接相关。以下是处理急性颅内压升高的方法：

框19-4 重型颅脑创伤患者的颅内高压治疗（GCS评分≤8）

1. 插入ICP监测探头
2. 维持CPP在50~70 mm Hg之间

第一阶梯治疗

- 脑室引流（如果有条件）
- 静脉注视甘露醇0.25~1g/kg（患者血容量正常且血浆渗透压低于320 mOsm/L可重复使用）
- 过度通气使$PaCO_2$维持在30~35 mm Hg之间。

第二阶梯治疗

- 过度通气使$PaCO_2$达到30mm Hg以下［推荐监测SjO_2、$AVDO_2$和（或）CBF］
- 大剂量巴比妥治疗
- 考虑低温治疗
- 考虑升压治疗
- 考虑手术减压

摘选自Bullock R，Chesnut R，Clifton G，et al：Guidelines for the management of severe head injury. The Brain Trauma Foundation，American Association of Neurological Surgeons，Joint Section on Neurotrauma and Critical Care. J Neurotrauma 1996；13：641-734；Bullock RM，Chesnut RM，Clifton GL，et al：Guidelines for the management of severe traumatic brain injury. J Neurotrauma 2000；17：449-554；and Guidelines for the management of severe traumatic brain injury，3rd ed. The Brain Trauma Foundation，American Association of Neurological Surgeons；Congress of Neurological Surgeons. J Neurotrauma 2007；24：S1-S106.

1. 头部处于中立位，并抬高15°以利于颅内静脉和脑脊液回流。

2. 静脉注射甘露醇0.25~1g/kg可快速降低ICP，也可考虑使用高渗盐水。

3. 插管后给予肌松药，通过机械通气使$PaCO_2$维持在35mmHg。如有脑疝表现应使$PaCO_2$达到在30mmHg以快速降低ICP。如其他方法均无效，可考虑将$PaCO_2$维持在30mmHg以下、巴比妥治疗和脑脊液引流[2,3,5]。

4. 合理监测，避免低血压。

一般认为过度通气可通过降低CBF和ICP，从而维持CPP和CBF，所以过去通过机械过度通气使$PaCO_2$达到25 ~30mmHg一直是脑创伤救治的常规。临床研究表明脑创伤患者在伤后24小时内处于脑缺血状态[43-45]，在此类患者，过度通气可进一步减少CBF和加重脑缺血[46]。在重型颅脑创伤管理指南中已经不再推荐应用过度通气使$PaCO_2$达到25 ~30mmHg作为第一阶梯治疗[3,5]，事实上，目前的指南建议避免在重型颅脑创伤后最初24小时内进行预防性过度通气

($PaCO_2 \leq 35mmHg$)[3,5]。当应用过度通气控制ICP时，$PaCO_2$应维持在30~35mmHg范围内以降低脑缺血相关风险。只有在二线治疗难治性ICP的需要时才考虑将$PaCO_2$降至30mmHg以下。建议在过度通气时应进行连续监测颈静脉球血氧饱和度或CBF以指导治疗[3,5]。在紧急情况下，当控制ICP是首要目标时可持续进行过度通气，但当患者临床情况不再需要或已有脑缺血的表现时，应及时将$PaCO_2$恢复正常。

甘露醇被认为是高渗治疗的标准并建议作为处理ICP升高的第一阶梯疗法。然而，一项2007年Cochrane系统评价发现"推荐甘露醇用于脑创伤患者管理的证据不足"[47]。这一综述发表后，一项包括18篇文献的荟萃分析研究了甘露醇和ICP的量效关系[48]，发现使用甘露醇后，初始ICP高于30mmHg的患者ICP降低的程度大于初始ICP低于30mmHg者，但没能提供甘露醇剂量-效应曲线的具体信息，两者只表现出很弱的线性关系，这可能是由于各研究之间的标准不同造成，也说明对于这个重要问题需要设计更完善的研究[48]。

麻醉管理

对继续增大且需手术的病变要迅速通过CT做出诊断。急性硬膜外血肿、硬膜下血肿、脑内血肿和脑出血挫伤应尽快手术，最好在伤后4小时内实施。当这些患者进入手术室时，麻醉前评估的时间往往很紧迫，手术前需了解的信息见框19-5。麻醉管理应该是初步复苏的延续，包括气道管理、水电解质和ICP控制。术中常规监测同大手术。

框19-5 脑创伤患者术前评估

呼吸道(颈椎)
呼吸:通气和氧合
循环状态
合并创伤
神经功能(GCS)
合并慢性疾病
创伤情况
- 受伤时间
- 意识障碍持续时间
- 相关酒精和药物服用情况

数据来自Bendo AA, Kass IS, Hartung J, Cottrell JE: Anesthesia for neurosurgery. In Barash PG, Cullen BF, Stoelting RK (eds): Clinical Anesthesia, 5th ed. Philadelphia, Lippincott Williams & Wilkins, 2006, pp. 746-789.

麻醉管理的主要目标是改善脑灌注及氧合，避免继发性创伤并提供满意的手术条件。CPP (MAP与ICP的差值)应保持50~70mmHg，特别是手术打开硬脑膜前。如果ICP程度上升超过MAP，CPP就会下降，引起脑缺血。ICP剧烈升高可导致脑疝和死亡，因此，应避免使用可引起ICP升高的药物和操作。

要根据患者的情况选择麻醉药。在血流动力学稳定的严重颅内高压患者，可使用硫喷妥钠[2~3mg/(kg·h)]、阿片类药、非去极化肌肉松弛剂复合氧气和空气维持麻醉。目前硫喷妥钠不易获得，很多应用苯巴比妥。然而控制顽固颅高压，硫喷妥钠明显优于苯巴比妥[49]。

对于ICP增高较轻的患者，可使用维持苯二氮䓬类、阿片类和低于1MAC的强效吸入麻醉药维持麻醉，麻醉中要避免继发性脑损伤。必须避免失血或麻醉药物引起的低血压，应进行适当的容量治疗。因为创伤后最初24小时内脑组织往往是低灌注的，应避免过度通气和可加重脑缺血的药物。丙泊酚降低脑血流量的程度超过脑代谢，在某些情况下可造成缺血，特别是在过度通气期间[50,51]。在术中，麻醉医师应通过维持氧输送(红细胞压积30%~35%和正常心排出量)、血糖(建议144~180mg/dl)[52]、电解质平衡和温度等改善脑稳态。

脑肿胀或手术部位脑膨出会影响手术，这可能是由于患者体位不当、合并对侧血肿、静脉回流障碍和脑室出血引起的急性脑积水等引起，应该给与相应处理，这时也必须验证过度通气的效应。肺泡和动脉之间可能存在较大的CO_2梯度，使得呼气末CO_2可能不能反映动脉CO_2分压。检查呼吸系统和设备以确保正常吸气和呼气峰压。血气胸、腹内压升高、气管导管或呼气管道打折、呼气活瓣阻塞等可使吸气或呼气压力明显升高，引起低氧血症和高碳酸血症。出现脑肿胀时必须重新评估水电解质平衡状态。甘露醇的效应仅能维持1~3小时，需要提高渗透压时应再次追加。容量超负荷和低钠血症也可能会导致脑肿胀，必须予以纠正。如果脑肿胀持续存在，应改为硫喷妥钠、阿片类药及氧气和空气维持麻醉。硫喷妥钠可在5~10分钟以上分次静注，总剂量为5~25mg/kg，随后以4~10mg/(kg·h)的速度持续输注。为了避免巴比妥类药引起的心肌抑制和低血压，可能需要增加前负荷，并使用心血管活性药如苯肾上腺素或多巴胺。恶性脑肿胀时可能需要切除部分脑组织、减张缝合硬脑膜以使关颅后ICP降低。

创伤性脑损伤患者苏醒期常常是将插管、机械通气、仍处于麻醉状态的患者转运到重症监护室。即使没有并发症的血肿切除术也推荐在术后继续机械通气一段时间，因为脑肿胀在伤后12~72小时达到高峰。高血压、咳嗽或气管导管引起的屏气都可引起颅内出血，应尽量避免，可选用拉贝洛尔或艾司洛尔控制高血压，巴比妥类药有助于患者镇静。

脑保护

药物脑保护的主要目标是降低脑氧代谢率($CMRO_2$)，巴比妥类药是唯一证实具有这种保护作用的药物，但二级证据并不支持预防性使用巴比妥达到脑电图爆发抑制。推荐使用大剂量巴比妥类药处理难治性ICP升高，但必须在患者血流动力学稳定的情况下。然而2012年的系统评价评估了巴比妥类能否减低TBI患者的ICP、患病率和死亡率，结论是其并未改善预后[53]。因为每四例患者中就有一例因为应用巴比妥导致了低血压，抵消了降低的ICP对于CPP起到的作用[53]。

缺血时氧供减少，低温可降低氧耗。体温降低到33~35℃可能起到脑保护的作用。尽管早期关于中度低温可以改善预后的临床试验得出了令人鼓舞的结果，新近的Ⅲ期临床研究并未发现低温具有神经保护的作用[54]。这项多中心，RCT研究发现低温与常温相比，并没有明显差异，并且低温组出现了更多的并发症。然而另一篇综述认为低温对于顽固颅内高压的控制方面是有效的[55,56]。目前还不清楚是否存在创伤后亚低温保护作用的治疗时间窗，当实施低温时，必须注意避免副作用，如低血压、心律失常、凝血障碍和感染等。复温应缓慢进行持续24小时，防止反跳性脑水肿[56]。在这一人群，体温升高无疑是有害的[56]。

重症治疗

重症治疗的主要目标是通过预防继发性损伤和维持脑稳态改善原发性脑损伤的预后。这就需要全身支持的基础上维护脑能量代谢平衡和维持充足的CPP，并且维持ICP在正常范围内。及时识别和处理可引起继发性损伤的全身并发症对于脑创伤患者的管理十分重要[57]。

脑监测

脑监测方法对于处理继发性损伤和评估患者对于治疗的反应有着越来越重要的作用[58,59]。其中，ICP和CPP的监测是神经重症监护的里程碑。已有明确证据证明ICP监测能够改善预后[60]。目前的指南Ⅱ级推荐ICP超过20mmHg，需要进行处理[5]。然而，一项RCT研究认为维持脑实质的ICP低于20mmHg，并不比依靠影像学和临床检查进行判定更好，6个月死亡率和ICU的住院时间组间没有差异[61]。无论如何，文章作者没有认为不应该应用ICP监测，也不能证明在院前条件和住院服务好的发达国家是否可以推广上述研究结果[34]。

CPP近似等于脑血流量(CBF)，依靠全身血压和ICP进行调节。优化CPP理论上可以防止脑缺血，并保证创伤脑的代谢需要。目前脑创伤基金会Ⅱ级推荐CPP维持在50~70mmHg。虽然目前研究也有推荐>70mmHg，但是大量研究结果发现并未改善预后，并且导致严重的系统并发症，包括ARDS发生率增加5倍及脑水肿的恶化[62,63]。目前研究也不支持单一的CPP应用于所有TBI的患者。这就低估了多模式脑监测来优化CPP的管理，包括不同患者、时间和病理阶段[64]。多模式监测包括脑氧监测(如颈静脉球血氧饱和度、脑组织氧分压)和脑自动调节，脑微透析和连续脑电监测[64]。对于改善颅脑创伤患者转归的最佳管理方案尚存在争议，目前接受的方案是使用个体化评估、多靶点治疗和降低医源性损伤。

顽固颅内高压

高张盐水治疗在某些情况比利尿剂更有效。包括顽固性颅内高压和需要维持血管内容量的患者[65,66]。两项最新的meta分析认为高张盐水治疗颅高压优于甘露醇[67,68]。但是两项研究都没有包括一项Sakellaridis等的研究，它认为两组同样渗透负荷时，降颅压效果和持续时间没有明显差异[69]。因此仍期待多中心RCT来确定一线降颅压的方法，并确定每种药物的剂量-反应曲线来评价治疗的安全性和有效性。长期应用高张钠，就会担心血钠升高的生理变化，包括意识的减弱和癫痫发作。

经过其他治疗后还表现为弥漫性脑肿胀的患

者应实施脑切除减压术以控制ICP,可通过降低容量限制来降低ICP,手术方式有额颞双侧开颅、硬膜切开和硬膜成形。虽然去骨瓣减压可降低ICP,但它可能无助于改善转归,因此对它还存在争议。目前澳大利亚的DECRA研究发现严重脑创伤患者早期行双侧额颞顶去骨瓣减压术6个月预后差于尽可能行保守治疗的患者[70]。正在进行中的随机对照临床试验评价关于不同选择标准进行手术减压对难治性ICP升高的治疗效果,分别采纳入大面积病灶,行单侧或双侧去骨瓣减压术的患者,本研究比之前研究制定更高的ICP进行手术减压的标准[71]。说明去骨瓣减压的时间和指征需要进一步明确。

创伤后癫痫

创伤后癫痫(PTS)发生率为10%~30%,在贯通伤可达50%[5]。早期癫痫发生在伤后7日内,晚期癫痫发生于伤后7日后。PTS可导致脑代谢异常、ICP升高和继发脑损伤恶化。因此,预防并且快速治疗十分重要。苯妥英钠(金标准)可以有效治疗早期PTS,静脉应用左乙拉西坦也可有效预防早期PTS,但并没有推荐为一线用药,仍需研究证实[72]。晚期PTS不推荐预防应用抗癫痫药物[5],应当做新发癫痫进行治疗。

全身并发症

脑创伤的全身性影响多种多样,可使治疗复杂化,包括心肺(气道阻塞、低氧血症、休克、急性呼吸窘迫综合征、神经源性肺水肿、心电图改变)、血液(弥散性血管内凝血)、内分泌(垂体功能障碍、尿崩症、抗利尿激素分泌异常综合征)、代谢(非酮症高渗性糖尿病昏迷)和胃肠道(应激性溃疡、出血)。

吸入性肺炎、液体超负荷和创伤相关的急性呼吸窘迫综合征是脑创伤患者肺功能障碍的常见原因,也可能会出现暴发性肺水肿。神经源性肺水肿主要表现为肺循环显著充血、肺泡内出血和蛋白水肿液,特点是发病迅速、与下丘脑病变、α-受体拮抗剂和中枢神经抑制密切相关。现认为神经源性肺水肿是由于创伤后高颅压造成交感神经强烈兴奋导致。传统的心源性肺水肿的治疗方法常常对此无效,结果往往是致命的,其治疗包括药物或手术解除颅内高压、呼吸支持和液体管理。

垂体前叶功能不全是颅脑创伤后一种罕见的并发症,创伤后尿崩症可能引起延迟性垂体前叶激素障碍并需要替代治疗。脑创伤后更容易出现垂体后叶功能障碍,颅面部创伤和颅底骨折后可出现尿崩症,临床表现为多尿、烦渴、高血钠、高渗透压和尿液稀释,创伤后尿崩症通常是暂时的,治疗主要是基于液体治疗。如果患者不能维持体液平衡,可补充外源血管加压素。抗利尿激素分泌异常综合征与低钠血症、血浆和细胞外液低渗透压、肾脏钠排泄、尿渗透压大于血浆渗透压、正常肾脏和肾上腺功能相关,患者出现水中毒表现(厌食、恶心、呕吐、烦躁、性格改变、神经系统异常)。这种综合征通常出现于伤后3~15天,若治疗得当一般不超过10~15天,治疗包括限制液体,可考虑输入高渗盐水。脑耗盐综合征表现为低血容量、低钠,表现为脱水和低渗,原发肾脏钠丢失,比SIADH发病率低。治疗包括容量复苏,缓慢补钠,防止脑桥脱髓鞘。

许多因素导致神经外科患者易患非酮症高渗性糖尿病昏迷,如类固醇的应用、长期甘露醇治疗、高渗性鼻饲、苯妥英钠和液体摄入不足。非酮症高渗性糖尿病昏迷的诊断标准是高血糖、尿糖、无酮症、血浆渗透压高于330mOsm/kg、脱水和中枢神经系统功能障碍。低血容量和渗透压过高直接威胁生命。取决于水化状态,血钠水平高、正常或低,血清钾降低,有必要进行连续的实验室检查。一旦钠缺失纠正、血压和尿量稳定应输入0.45%盐水。高血糖可能导致继发性脑缺血,可以控制目标血糖至中度升高,为144~180mg/dl,防止脑组织的低血糖[52]。持续的胰岛素泵注,从小剂量开始,对避免血糖波动效果更好[73]。

凝血功能

脑创伤患者不伴有颅外损伤时,可能存在凝血异常,包括低凝和高凝状态。TBI导致的凝血功能障碍在刚入院的发生率约为20%~35%,在伤后72小时,发生率加倍[74,75]。早期发现和凝血功能监测可能减少继发损伤的发生率并且改善预后。除了PT、aPTT、INR、PLT外,新型检查如血栓弹力图也可以有利于监测和指导治疗[76]。脑创伤基金会也并没有推荐凝血疾病的指南,除了深静脉血栓的预防。临床随机对照研究关于抗纤溶药物在大量出血的研究(CRASH-2)中评估了氨甲环酸(TXA)对于创伤患者出血的疗效。本研究的亚组分析(CRASH-2颅内出血研究),评估了氨甲环酸(TXA)对于颅内出血患者的疗效[77]。研究发现虽然排除了中度的有利和有害作用,早期应用(3 小时内)可以改善 TBI 患者的转归[77]。CRASH-2 颅内出血研究还存在着颅外出血的混淆因素。在孤立的 TBI 患者中,TXA 的作用也可能不同,这将在 CRASH-3 研究中进行观察[78]。

总结

脑创伤基金会在 1996 年发布了严重颅脑创伤的管理指南[2],并在 2000 年发表的一份文件中进行了修订,讨论了一些证据支持的管理方案和治疗指南[3]。随着新信息的获取,这个指南会不断更新并在互联网上发布[5]。由脑创伤基金会颁布的建议、指南和标准反映了对这类高危人群的循证管理和规范化治疗方面的持续努力。

然而,一些管理建议是基于只有在二级或三级的证据,而且不是所有建议在实施后都起到了改善转归的结果,因此,大型的多中心随机试验正在进行或正在计划中来解决这些悬而未决的临床问题。毫无疑问,对于围术期风险和预防继发性损伤的认识的提高对于改善转归十分重要,我们面临的挑战是要减少脑创伤患者的死亡率和致残率。

(董佳　金海龙 译,韩如泉 校)

参考文献

1. Faul M, Xu L, Wald MM, Coronado VG. Traumatic Brain Injury in the United States: Emergency Department Visits, Hospitalizations and Deaths 2002–2006. Atlanta, GA: Centers for Disease Control and Prevention, National Center for Injury Prevention and Control; 2010. CDC Fact Sheet, revised and updated, March 21, 2014.
2. Bullock R, Chesnut R, Clifton G, et al. Guidelines for the management of severe traumatic brain injury. The Brain Trauma Foundation, American Association of Neurological Surgeons, Joint Section on Neurotrauma and Critical Care. *J Neurotrauma*. 1996;13:641–734.
3. Bullock RM, Chesnut RM, Clifton GL, et al. Guidelines for the management of severe traumatic brain injury. *J Neurotrauma*. 2000;17:449–554.
4. Robertson CS. Management of cerebral perfusion pressure after traumatic brain injury. *Anesthesiology*. 2001;95:1513–1517.
5. The Brain Trauma Foundation, American Association of Neurological Surgeons, Congress of Neurological Surgeons. Guidelines for the management of severe traumatic brain injury, 3rd ed. *J Neurotrauma*. 2007;24:S1–S106.
6. Gerber LM, Chiu Y, Carney N, Hartl R, Ghajar J. Marked reduction in mortality in patients with severe traumatic brain injury. *J Neurosurg*. 2013;119:1583–1590.
7. Edwards P, Arango M, Balica L, et al. Crash Trial Collaborators. Final results of MRC CRASH, a randomized placebo controlled trial of intravenous corticosteroid in adults with head injury—Outcomes at 6 months. *Lancet*. 2005;365:1957–1959.
8. Gabriel EJ, Ghajar J, Jagoda A, et al. Brain Trauma Foundation. Guidelines for prehospital management of traumatic brain injury. *J Neurotrauma*. 2002;19:111–174.
9. Badjatia N, Carney N, Crocco TJ, et al. Brain Trauma Foundation, BTF Center for Guidelines Management. Guidelines for prehospital management of traumatic brain injury, 2nd ed. *Prehosp Emerg Care*. 2008;12:S1–S52.
10. Adelson PD, Bratton SL, Carney NA, et al. American Association for Surgery of Trauma, Child Neurology Society, International Society for Pediatric Neurosurgery, International Trauma Anesthesia and Critical Care Society, Society of Critical Care Medicine, World Federation of Pediatric Intensive and Critical Care Societies. Guidelines for the acute medical management of severe traumatic brain injury in infants, children, and adolescents. *Pediatr Crit Care Med*. 2003;4(suppl):S1–S75.
11. Bullock MR, Chesnut R, Ghajar J, et al. The Brain Trauma Foundation and the Congress of Neurological Surgeons. Guidelines for the surgical management of traumatic brain injury. *Neurosurg Suppl*. 2006;58:S2–S21. S2–S62.
12. Teasdale G, Jennett B. Assessment of coma and impaired consciousness: A practical scale. *Lancet*. 1974;2(7872):81.
13. Jennett B. Assessment of the severity of head injury. *J Neurol Neurosurg Psychiatry*. 1976;39:647.
14. Jennett B, Bond MR. Assessment of outcome after severe brain damage. *Lancet*. 1975;1(7905):480.
15. Chesnut RM, Marshall LF, Klauber MR, et al. The role of secondary brain injury in determining outcome from severe head injury. *J Trauma*. 1993;34:216–222.
16. Moppett IK. Traumatic brain injury: Assessment, resuscitation and early management. *Br J Anaesth*. 2007;99:18–31.
17. Gopinath SP, Robertson CS. Management of severe head injury. In: Cottrell JE, Smith DS, eds. *Anesthesia and Neurosurgery*. 4th ed. St. Louis, MO: Mosby; 2001:663–691.
18. Härtl R, Gerber LM, Iacono L, et al. Direct transport within an organized state trauma system reduces mortality in patients with severe traumatic brain injury. *J Trauma*. 2006;60:1250–1256.
19. Stiell IG, Nesbitt LP, Pickett W, et al. OPALS Study Group. The OPALS Major Trauma Study: Impact of advanced life-support on survival and morbidity. *CMAJ*. 2008;178:1141–1152.
20. Garner AA, Mann KP, Fearnside M, et al. The Head Injury Retrieval Trial (HIRT): A single centre randomised controlled trial of physician prehospital management of severe blunt head injury compared with management by paramedics only. *Emerg Med J*. 2015;1–7. http://dx.doi.org/10.1136/emermed-2014-204390.
21. Stiell IG, Wells GA, Vandemheen K, et al. The Canadian CT head rule for patients with minor head injury. *Lancet*. 2001;357:1391–1396.
22. Haydel MJ, Preton CA, Mills TJ, et al. Indications for computed tomography in patients with minor head injury. *N Engl J Med*. 2000;343:100–105.
23. Zongo D, Ribéreau-Gayon R, Masson F, et al. S100-B protein as a screening tool for the early assessment of minor head injury. *Ann Emerg Med*. 2012;59(1):209–218.
24. Hastings RH, Marks JD. Airway management for trauma patients with potential cervical spine injuries. *Anesth Analg*. 1991;73:471–482.
25. Crosby ET. Airway management in adults after cervical spine trauma. *Anesthesiology*. 2006;104:1293–1318.
26. Hung O, Zhang JB. Breaking down silos to protect the spinal cord [editorial]. *Anesth Analg*. 2013;117:6–9.
27. Hoffman JR, Mower WR, Wolfson AB, et al. Validity of a set of clinical criteria to rule out injury to the cervical spine in patients with blunt trauma. *N Engl J Med*. 2000;343:94.
28. Lennarson PJ, Smith D, Todd MM, et al. Segmental cervical spinal motion during orotracheal intubation of the intact and injured spine with and without external stabilization. *J Neurosurg*. 2000;92(Spine 2):201–206.
29. Bendo AA, Kass IS, Hartung J, Cottrell JE. Anesthesia for neurosurgery. In: Barash PG, Cullen BF, Stoelting RK, eds. *Clinical Anesthesia*. 5th ed. Philadelphia: Lippincott Williams & Wilkins; 2006:746–789.
30. Zornow MH, Todd MM, Moore SS. The acute cerebral effects of changes in plasma osmolality and oncotic pressure. *Anesthesiology*. 1987;67:936.
31. Kaieda R, Todd MM, Cook LN, et al. Acute effects of changing plasma osmolality and colloid oncotic pressure on the formation of brain edema after cryogenic injury. *Neurosurgery*. 1989;24:671.
32. Drummond JC, Patel PM, Cole DJ, et al. The effect of the reduction of colloid oncotic pressure, with and without reduction of osmolality, on post-traumatic cerebral edema. *Anesthesiology*. 1998;88:993.
33. SAFE Study Investigators, Australian and New Zealand Intensive Care Society Clinical Trials Group, Australian Red Cross Blood Service, George Institute for International Health, Myburgh J, Cooper DJ, Finfer S, et al. Saline or albumin for fluid resuscitation in patients with hypotension and severe traumatic brain injury. *N Engl J Med*. 2007;357:874–884.
34. Cooper DJ, Myburgh J, Heritier S, et al. Albumin resuscitation for traumatic brain injury: Is intracranial hypertension the cause of increased mortality? *J Neurotrauma*. 2013;30:512–518.
35. Van Aken HK, Kampmeier TG, Ertmer C, Westphal M. Fluid resuscitation in patients with traumatic brain injury: What is a SAFE approach? *Curr Opin Anaesthesiol*. 2012;25:563–565.
36. Vassar MJ, Fischer RP, O'Brien RE, et al. A multicenter trial for resuscitation of injured patients with 7.5% sodium chloride. *Arch Surg*. 1993;128:1003.
37. Prough DS, Whitley JM, Taylor CL, et al. Regional cerebral blood flow following resuscitation from hemorrhagic shock with hypertonic saline. *Anesthesiology*. 1991;75:319.

38. Bulger EM, May S, Kerby JD, et al. Out-of-hospital hypertonic resuscitation after traumatic hypovolemic shock: A randomized, placebo controlled trial. *Ann Surg*. 2011;253:431–441.
39. Wass CT, Lanier WL. Glucose modulation of ischemic brain injury: Review and clinical recommendations. *Mayo Clin Proc*. 1996;71:801–812.
40. Bilotta F, Giovannini F, Caramia R, Rosa G. Glycemia management in neurocritical care patients: A review. *J Neurosurg Anesthesiol*. 2009;20:2–9.
41. White H, Cook D, Venkatesh B. The use of hypertonic saline for treating intracranial hypertension after traumatic brain injury. *Anesth Analg*. 2006;102:1836.
42. Rozet I, Tontisirin N, Muangman S, et al. Effect of equiosmolar solutions of mannitol versus hypertonic saline on intraoperative brain relaxation and electrolyte balance. *Anesthesiology*. 2007;107:697.
43. Orbits WD, Linguist TW, Jaggy JL, et al. Cerebral blood flow and metabolism in comatose patients with acute head injury: Relationship to intracranial hypertension. *J Neurosurg*. 1984;61:241.
44. Mislead JP, Marabou A, Ward JD, et al. Adverse effects of prolonged hyperventilation in patients with severe head injury: A randomized clinical trial. *J Neurosurg*. 1991;75:731.
45. Martin NA, Patwardhan RV, Alexander MJ, et al. Characterization of cerebral hemodynamic phases following severe head trauma: Hypoperfusion, hyperemia, and vasospasm. *J Neurosurg*. 1997;87:9.
46. Stringer WA, Hasso AN, Thompson JR, et al. Hyperventilation-induced cerebral ischemia in patients with acute brain lesions: Demonstration by xenon-enhanced CT. *AJNR Am J Neuroradiol*. 1993;14:475.
47. Wakai A, Roberts I, Schierhout G. Mannitol for acute traumatic brain injury. *Cochrane Database Syst Rev*. 2007;(1). CD001049.
48. Sorani MD, Manley GT. Dose-response relationship of mannitol and intracranial pressure: A meta-analysis. *J Neurosurg*. 2008;108:80–87.
49. Perez-Barcena J, Llompart-Pou JA, et al. Pentobarbital versus thiopental in the treatment of refractory intracranial hypertension in patients with traumatic brain injury: A randomized controlled trial. *Crit Care*. 2008;12:R112.
50. Cenic A, Craen RA, Lee TY, Gelb AW. Cerebral blood volume and blood flow responses to hyperventilation in brain tumors during isoflurane or propofol anesthesia. *Anesth Analg*. 2002;94:661–666.
51. Adembri C, Venturi L, Pellegrini-Giampietro DE. Neuroprotective effects of propofol in acute cerebral injury. *CNS Drug Rev*. 2007;13:333–351.
52. Kramer AH, Roberts DJ, Zygun DA. Optimal glycemic control in neurocritical care patients: A systematic review and meta-analysis. *Crit Care*. 2012;16:R203.
53. Roberts I, Sydenham E. Barbiturates for acute traumatic brain injury. Update in *Cochrane Database Syst Rev*. 2012;12.
54. Clifton GL, Valadka A, Zygun D, et al. Very early hypothermia induction in patients with severe brain injury (the National Acute Brain Injury Study: Hypothermia II): A randomised trial. *Lancet Neurol*. 2011;10:131–139.
55. Clifton GL. Therapeutic hypothermia and temperature management. 2011;1(3):143–149.
56. Polderman KH. Induced hypothermia and fever control for prevention and treatment of neurologic injuries. *Lancet*. 2008;371:1955.
57. Mazzeo AT, Kunene NK, Choi S, et al. Quantification of ischemic events after severe traumatic brain injury in humans: A simple scoring system. *J Neurosurg Anesthesiol*. 2006;18:170.
58. Tisdall MM, Smith M. Multimodal monitoring in traumatic brain injury: Current status and future directions. *Br J Anaesth*. 2007;99:61–67.
59. Oddo M, Villa F, Citerio G. Brain multimodality monitoring: An update. *Curr Opin Crit Care*. 2012;18:111–118.
60. Stein SC, Georgoff P, Meghan S, et al. Relationship of aggressive monitoring and treatment to improved outcomes in severe traumatic brain injury. *J Neurosurg*. 2010;112:1105–1112.
61. Chesnut RM, Temkin N, Carney N, et al. A trial of intracranial-pressure monitoring in traumatic brain injury. *N Engl J Med*. 2012;367: 2471–2481.
62. Constant CF, Valadka AB, Gopinath SP, Hannay HJ, Robertson CS. Adult respiratory distress syndrome: A complication of induced hypertension after severe head injury. *J Neurosurg*. 2001;95:560–568.
63. Robertson CS. Management of cerebral perfusion pressure after traumatic brain injury. *Anesthesiology*. 2001;95:1513–1517.
64. Kirkman MA, Smith M. Intracranial pressure monitoring, cerebral perfusion pressure estimation, and ICP/CPP guided therapy: A standard of care or optional extra after brain injury? *Br J Anaesth*. 2014;112:35–46.
65. Qureshi AI, Suarez JI. Use of hypertonic saline solutions in treatment of cerebral edema and intracranial hypertension. *Crit Care Med*. 2000;28:3301.
66. Vialet R, Albanese J, Thomachot L, et al. Isovolume hypertonic solutes (sodium chloride or mannitol) in the treatment of refractory posttraumatic intracranial hypertension: 2 ml/kg 7% saline is more effective than 2 ml/kg 20% mannitol. *Crit Care Med*. 2003;31:1683.
67. Kamel H, Navi BB, Nakagawa K, Hemphill 3rd. JC, Ko NU. Hypertonic saline versus mannitol for the treatment of elevated intracranial pressure: A meta-analysis of randomized clinical trials. *Crit Care Med*. 2011;39:554–559.
68. Mortazavi MM, Romeo AK, Deep A, et al. Hypertonic saline for treating raised intracranial pressure: Literature review with meta-analysis. *J Neurosurg*. 2012;116:210–221.
69. Sakellaridis N, Pavlou E, Karatzas S, et al. Comparison of mannitol and hypertonic saline in the treatment of severe brain injuries. *J Neurosurg*. 2011;114:545–548.
70. Cooper DJ, Rosenfeld JV, Murray L, et al. Decompressive craniectomy in diffuse traumatic brain injury. *N Engl J Med*. 2011;364:1493–1502.
71 Hutchinson PJ. The RESCUEicp Study: Randomised evaluation of surgery with craniectomy for uncontrollable elevation of intra-cranial pressure. http://www.rescueicp.com; 2011.
72. Kirmani BF, Mungall D, Ling G. Role of intravenous levetiracetam in seizure prophylaxis of severe traumatic brain injury patients. *Front Neurol*. 2013;4:170.
73. Bilotta F, Rosa G. Optimal glycemic control in neurocritical care patients. *Crit Care*. 2012;16:163.
74. Franschman G, Boer C, Andriessen T, et al. Multicenter evaluation of the course of coagulopathy in patients with isolated traumatic brain injury: Relation to CT characteristics and outcome. *J Neurotrauma*. 2012;29:128–136.
75. Greuters S, van der Berg A, Franschman G, et al. Acute and delayed mild coagulopathy are related to outcome in patients with isolated traumatic brain injury. *Crit Care*. 2011;15:R2.
76. Boer C, Franschman G, Loer SA. Prehospital management of severe traumatic brain injury: Concepts and ongoing controversies. *Curr Opin Anaesthesiol*. 2012;25(5):556–562.
77. CRASH-2 Collaborators: Intracranial Bleeding Study. Effect of tranexamic and acid in traumatic brain injury: A nested randomised, placebo controlled trial (CRASH-2 Intracranial Bleeding Study). *BMJ*. 2011;343:d3795.
78. Dewan Y, Komolafe EO, Mejía-Mantilla JH, et al. On behalf CRASH-3 Collaborators. CRASH-3 - tranexamic acid for the treatment of significant traumatic brain injury: Study protocol for an international randomized, double-blind, placebo-controlled trial. *Trials*. 2012;13:87.

20 小儿神经外科麻醉和重症监护

S.G. Soriano Ⅲ • M.L. McManus

婴儿与儿童的神经外科疾病有其独特的临床表现和管理方法，年龄相关的疾病特点、解剖和对手术及麻醉的生理反应决定了小儿与成人之间的差异。神经外科及亚专科小儿神经外科技术的进步以及麻醉与重症监护的发展极大改善了小儿中枢神经系统（CNS）手术的预后[1]。围术期管理应以患儿的生长发育特点为基础，尤其要注意新生儿对医源性 CNS 损伤极为敏感[2]。本章旨在阐述小儿年龄相关的病理生理特点及其对神经外科围术期管理的影响。

发育特点

婴幼儿的脑血管生理和颅骨发育与成人有明显差异。脑血流（cerebral blood flow，CBF）与脑代谢密切相关，两者均于出生后成比例迅速增长。脑灌注 CT 扫描显示，CBF 在 2~4 岁时达到峰值，7~8 岁时达到稳定状态（图 20-1）[3]。这些变化与神经解剖的发育是一致的。正常新生儿自主调节的血压范围是 20~60mmHg，反映了围新生儿期脑代谢率和血压均较低。更重要的是，自主调节曲线在高限和低限附近的变化都非常陡直（图 20-2）。

健康足月新生儿的脑自主调节功能完善[4]，而危重早产儿的 CBF 和血压呈线性相关[5]。早产、低出生体重和低血压的新生儿的脑血流表现为血压依赖性。值得注意的是，早产儿的收缩压不能良好的反映脑灌注压，而舒张压与脑血流速度则可作为脑灌注压的参考[6]。因此密切控制血压对预防新生儿脑缺血和脑室内出血至关重要。

经颅多普勒研究显示幼儿和儿童的脑自主调节的低限相同[7]。小于 2 岁的小儿由于基础平均动脉压相对较低，自主调节的储备能力较差，所以发生脑缺血的风险较大。一项关于小儿体外循环手术的脑灌注多模态分析研究显示，小儿脑自主调节的低限波动范围较大[8]，提示患儿的个体差异较大，以及现有监测脑灌注技术手段存在局限性[9]。

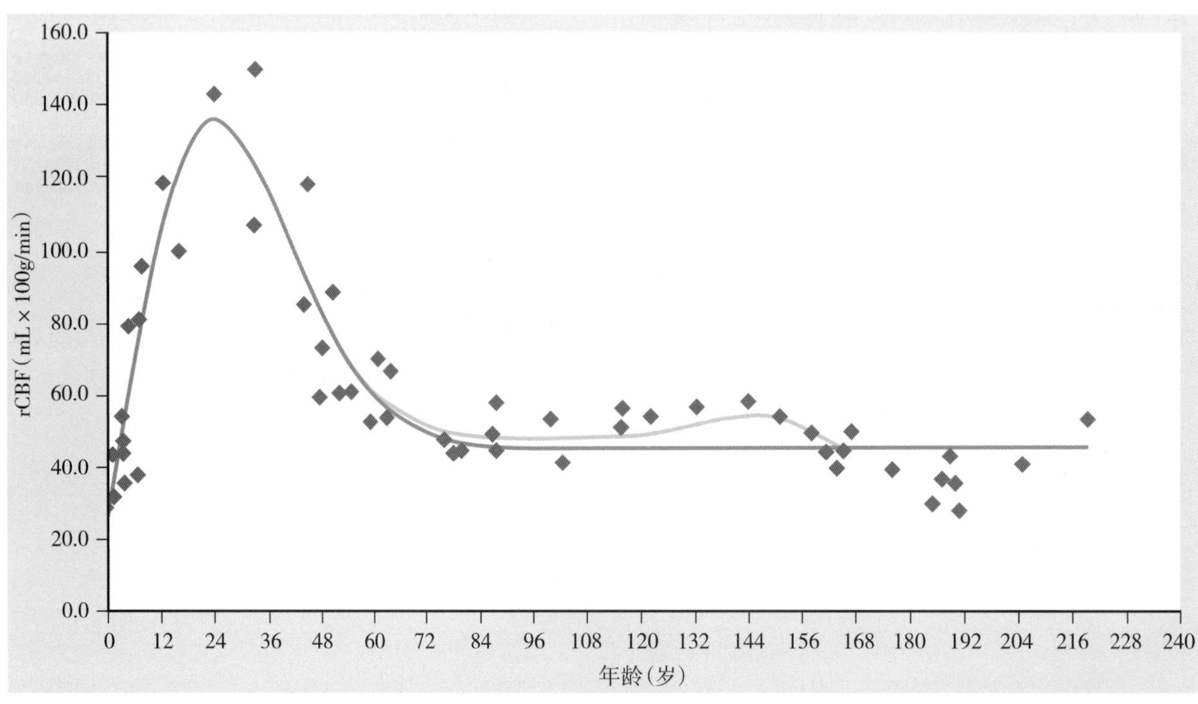

图 20-1 年龄与全脑平均局部脑血流（rCBF）的关系。（摘自 Wintermark M，Lepori D，Cotting J，et al：Brain perfusion in children：evolution with age assessed by quantitative perfusion computed tomography.Pediatrics. 2004；113：1642-1652.）

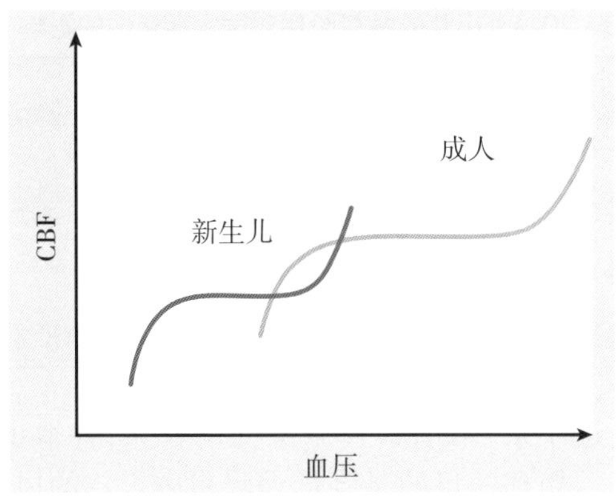

图 20-2 小儿的 CBF 自主调节曲线。曲线在高限和低限附近的变化陡直，新生儿和儿童的曲线相对成人左移

成人和婴儿的 CBF 占心输出量的比例不同。小于 6 月龄婴儿的 CBF 占心输出量的 10% ~20%，2~4 岁时 CBF 达到峰值，占心输出量的 55%[3]。7~8 岁时 CBF 占心输出量的 15%，达到成人的水平。图 20-3 显示，小儿头部的体表面积和血容量占全身的比例相对较大，因此，幼儿在神经外科手术中容易发生血流动力学不稳定。

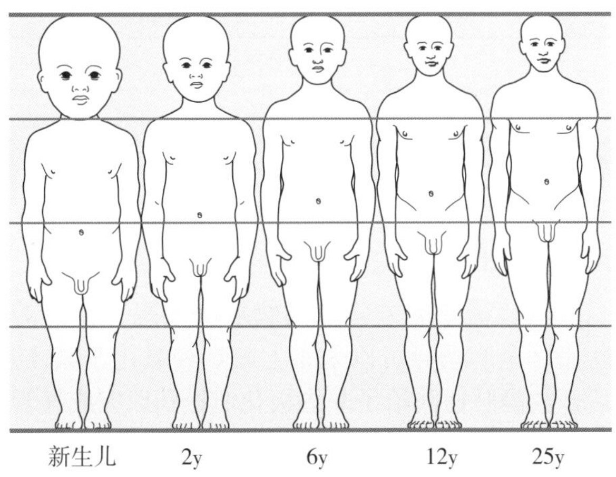

图 20-3 与成人相比，婴儿头部的体积和面积占全身的比例均较大

婴儿的颅骨不稳定，囟门和颅缝未闭使颅腔具有一定的顺应性（图 20-4）。生长缓慢的肿瘤或隐性出血时，可以通过代偿性的囟门和颅缝扩张掩盖占位效应。但是，颅内大量出血或脑室梗阻会引起颅内容积急剧增加，颅缝扩张也无法完全代偿，从而引发致命的颅内高压。

新生儿和婴儿各器官系统的功能还不成熟。新生儿肾小球滤过率较低，浓缩尿的功能不完善，导致盐和水的排出减少，因而对水和电解质负荷波动的代偿能力较差，经肾脏排泄的药物半衰期

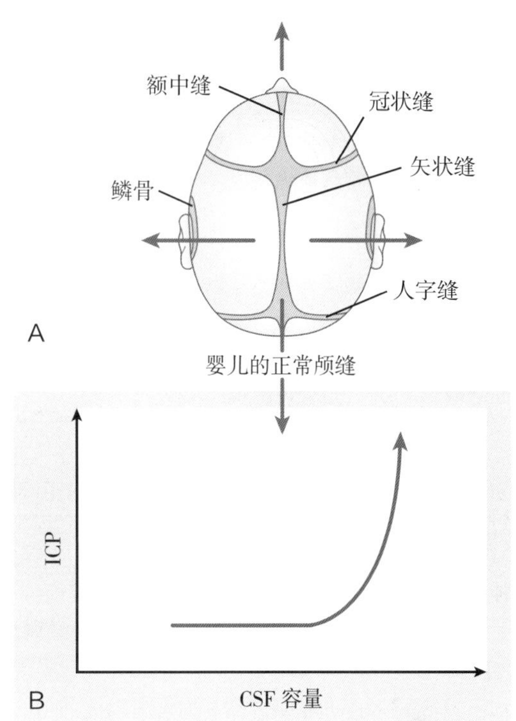

图 20-4 新生儿和婴儿的颅缝和囟门的作用。A. 囟门和颅缝允许颅内容积缓慢扩张。B. 最初，新生儿颅骨的顺应性可以抵消颅内容积的缓慢增加。但是，当颅内容积急剧增加时（出血或脑室腹腔分流管梗阻），导致颅内压（intracranial pressure，ICP）迅速升高。CSF，脑脊液

延长。新生儿的肝脏功能也不成熟，肝酶活性较低，因而药物的代谢延迟。早产儿的总水含量占体重的 85%，成人期降至 65%；早产儿的脂肪含量低于体重的 1%，婴儿期增至 15%，成人期为 35%；血总蛋白水平也呈现类似的变化趋势。因此，婴儿体内有较多的亲水性药物结合位点，而亲脂性药物的结合位点较少。综上所述，临床医师在给新生儿用药时需根据体重减少药量和用药次数。

术前评估和准备

考虑到全身麻醉对器官系统的影响以及手术的应激反应，了解各器官系统的功能，对于识别合并症以及预测围术期并发症的风险至关重要。婴幼儿围术期的常见问题见表 20-1。术前的实验室检查应根据准备施行的手术方式作相应调整。如果术中有大出血的可能，术前应测定红细胞比容、凝血酶原时间和部分凝血活酶时间，以便发现潜在的血液系统疾病。鞍上病变的患儿应进行内分泌检查。表 20-2 列出了小儿常见神经系统疾病相对应的特殊问题。

表 20-1 婴幼儿围术期的常见问题

合并症	麻醉常见问题
先天性心脏病	低氧血症，心律失常，循环不稳定，反常气体栓塞
早产	术后呼吸暂停
胃肠反流	吸入性肺炎
上呼吸道感染	喉痉挛，支气管痉挛，低氧血症，肺炎
颅面部畸形	气道管理困难

表 20-2 患有神经系统疾病的婴幼儿围术期常见问题

合并症	麻醉常见问题
去神经损伤	使用琥珀胆碱后发生高钾血症 对非去极化肌松药抵抗，对神经刺激的反应异常
长期服用抗癫痫药物	肝功能和血液系统异常，麻醉药物代谢加快
动静脉畸形	可能发生充血性心力衰竭
神经肌肉疾病	恶性高热，呼吸衰竭，心源性猝死
Chiari 畸形	呼吸暂停，吸入性肺炎
下丘脑或垂体病变	尿崩症，甲状腺功能低下，肾上腺功能不全

以往的研究表明，新生儿和婴儿的围术期发病率和死亡率高于其他年龄组[10,11]，其中呼吸和循环系统的并发症最多见。由于很多小儿神经外科手术都是急诊手术，因此很难进行全面的术前评估。某些颅面部畸形的患儿可能存在困难气道，需要特殊的技术确保气道通畅，术前全面评估气道非常关键。患有先天性心脏病的新生儿刚出生后症状可能不明显，使其神经外科急诊手术的围术期病情更加复杂。超声心动图检查有助于评估心脏结构和功能，小儿心内科医师应对可疑患有心脏病的患儿进行评估，优化术前的心功能状态。

围术期焦虑是小儿神经外科管理的重要部分，具体问题与小儿年龄和认知功能的发育有关（表 20-3）。麻醉诱导前给予镇静药，可以减轻患儿从术前准备间转至手术室期间的焦虑[12]。口服咪达唑仑对于缓解焦虑和产生遗忘特别有效，如果已开放静脉通路，可以经静脉缓慢滴定给药达到镇静状态。

表 20-3 小儿的发育阶段对围术期焦虑的影响

年龄组	焦虑的程度
婴儿（0~9 个月）	无；与父母分离无困难
学龄前期（9 个月 ~5 岁）	陌生人焦虑；与父母分离困难
学龄期（6~12 岁）	害怕打针 / 疼痛
青春期（>12 岁）	对手术紧张，担心自身形象

近年来，术前禁食方案变动较大，各地也不统一。禁食的目的是降低误吸胃内容物的风险，但禁食时间过长可能引起低血容量和低血糖，最终会导致麻醉过程中血流动力学不稳定和代谢紊乱。虽然尚未证实很多建议的科学性，目前常用的禁食指南见表 20-4。

表 20-4 小儿术前禁食指南

禁食时间（h）	禁食种类
2	清亮液体
4	母乳
6	配方奶
8	固体食物

术中管理

麻醉诱导

麻醉诱导的方式和药物取决于患儿术前的状态。全麻诱导可以采用七氟烷和氧化亚氮，随后开放静脉通路给予非去极化肌松药以完成气管插管。如果患儿已经有静脉通路，可以选择镇静催眠药进行麻醉诱导，如丙泊酚（2~4mg/kg）。需要注意的是，新生儿采用丙泊酚诱导易发生低血压，持续时间可长达 30 分钟，无手术刺激时尤为如此[13]。呕吐或刚进食的患儿有发生吸入性肺炎的危险，应当采用快速序贯诱导，注射丙泊酚后立即给予快速起效的肌松药，同时按压环状软骨。

气道管理

小儿气道解剖的发育情况决定了气道管理的特点。婴儿的喉部呈漏斗状，在环状软骨水平最狭窄。当选用偏大的气管导管且插管时间较长时，容易引起黏膜水肿，从而导致声门下梗阻。带套囊的气管内导管可用于婴幼儿，但需经常检查并调节套囊压力以减少气管损伤。由于婴儿的气管较短，当头部屈曲时，例如枕骨下入路行后颅凹或颈椎部位的手术，导管容易移位至一侧主支气管内(图 20-5)。因此，在气管插管时要确保导管位置合适，并在摆好体位后再次听诊双肺以排除导管误入一侧主支气管。经鼻气管插管最适用于俯卧位手术的患儿，方便固定，在头颈部屈曲时不易在舌根部扭曲，预防舌体压伤。

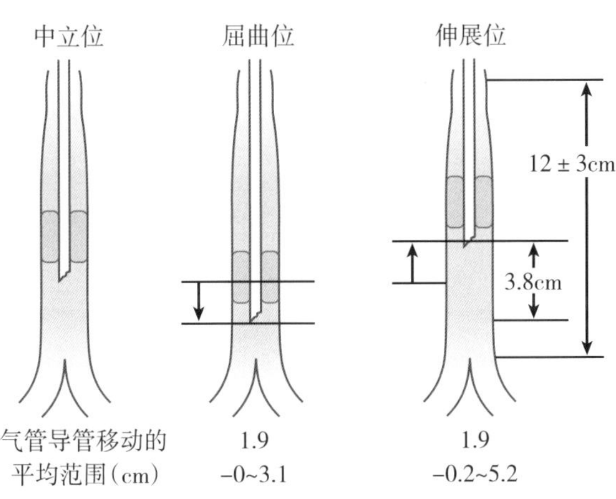

图 20-5　头部屈曲和伸展时气管导管的位置移动。颈部屈曲时导管向主支气管移位，颈部伸展时导管向气管外移位

确定神经外科手术后的拔管时机有时十分棘手。Chiari 畸形以及脑干手术后，患儿恢复稳定的自主呼吸之前容易发生间歇性呼吸暂停、声带麻痹或其他问题。俯卧位手术或大量失血及补液的患儿，术后易发生严重的气道水肿和梗阻。如果术前有肺功能障碍，如支气管肺发育不良的婴儿或有神经肌肉疾病的儿童，术后可能因呼吸功能不全而延迟拔管。此时应参照标准的拔管指征，气管导管的漏气压力低于 20cmH_2O 可以考虑拔管。舌或声门上水肿可导致气道梗阻，直接喉镜检查可以确诊。当水肿严重时，术后转入 ICU 行机械通气、头高体位和给予少量利尿剂可在 24 小时内改善状况。

体位

新生儿或婴儿的体型小，术前应计划好合适的体位，以同时满足神经外科的手术操作和麻醉医师的术中管理(表 20-5)。开颅和颈椎手术常规采用 Mayfield 头架固定颅骨，但由于婴幼儿颅骨较薄，骨折和硬膜外出血的风险较大[14]，因此应根据患儿年龄选择相应的头钉和固定压力。后颅凹手术和脊髓手术常采用俯卧位。小儿较少采用坐位，但肥胖患儿俯卧位机械通气困难时可采用坐位。俯卧位手术除了引起生理学的改变外，还可能导致压迫和牵拉伤。可以在胸部和骨盆处用衬垫支撑躯干，保证腹壁运动自如，防止腹内压增高影响通气、压迫腔静脉以及增加硬膜外静脉的压力和出血。用软卷抬高支撑侧胸壁和髋部可降低胸腔和腹腔内压，也避免 Doppler 探头放置在胸壁上引发压疮。

表 20-5　患者体位对生理功能的影响

体位	生理功能的影响
头高位	增加脑部静脉引流 降低脑灌注压(可能使脑血流减少) 增加下肢静脉血流淤积 体位性低血压
头低位	增加脑静脉压和颅内压 减少功能残气量(肺功能) 降低肺顺应性
俯卧位	颜面、舌和颈部静脉充血 降低肺顺应性 增加腹内压导致腔静脉受压
侧卧位	降低下侧肺的顺应性

许多神经外科手术需要稍微抬高头部以促进手术部位的静脉回流和脑脊液引流。但是，头高位会降低上矢状窦压力，增加静脉空气栓塞(venous air embolism，VAE)的风险。后颅凹病变如肿瘤或 Chiari 畸形，头部过度屈曲容易压迫脑干。头部过度旋转引起颈静脉回流受阻，则会影响脑灌注、升高 ICP，并增加静脉出血的风险。

建立血管通路

由于婴幼儿体型小，神经外科术中不易接触到患儿，在术前一定准备好静脉通路，通常两条大号的外周静脉即可满足大多数开颅手术。如果外周静脉置管失败，需进行中心静脉穿刺置管。股静脉置管可以避免锁骨下静脉置管相关的气胸风险，不影响脑静脉回流，且远离头部手术便于麻醉医生管理。开颅手术可能出血量较多引起血流动力学不稳定，动脉置管可以监测直接动脉压和采血行血气分析。

麻醉维持

婴幼儿麻醉诱导的主要用药是七氟烷，随后给予阿片类药物和低浓度异氟烷(0.2%~0.5%)。

有研究报道小儿术中知晓的发生率为 0.8%，明显高于成人[15]。非去极化肌松药可以维持深度肌松，避免患儿体动并减少麻醉药的用量。长期进服用抗癫痫药物的患儿，由于这些药物的肝酶诱导作用，可能需要较大剂量的肌松药和镇痛药（图 20-6）[16]。当术中需要监测运动功能时，应停止使用肌松药或待作用消失。

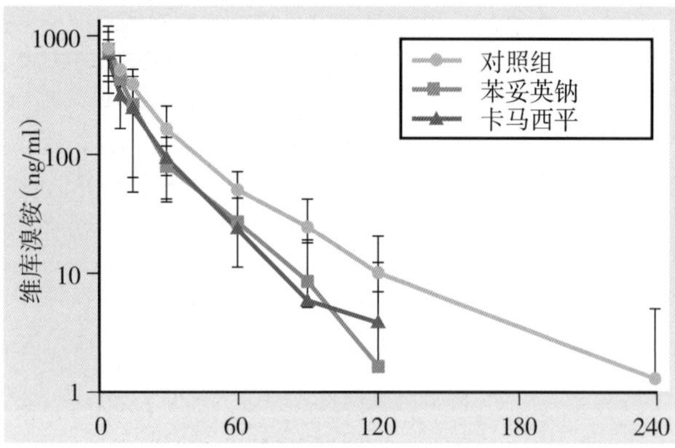

图 20-6 长期服用抗癫痫药物（苯妥英钠和卡马西平）对肌松药维库溴铵的半衰期的影响。单次给予维库溴铵（0.15mg/kg）后其血浆浓度随时间变化的曲线。图中显示使用抗癫痫药物组和对照组的维库溴铵血浆浓度的均数 ± 标准差

目前已有临床前研究报道了麻醉药物对神经发育的毒性，但回顾性临床研究尚未证实[17]。极低体重新生儿和低体重新生儿神经认知功能预后不良[18]，而脑灌注不足、代谢紊乱、合并其他疾病和手术导致的大脑损伤有可能恶化新生儿和婴儿的神经功能预后[19]。因此对这些患儿进行术中管理时，需更加积极地处理低血压和低碳酸血症，并保证适当的氧合、血糖和体温[2]。

术中液体和电解质管理

开颅术中需保证适当的血容量和电解质以维持血流动力学的稳定。急性失血或静脉气体栓塞会引起心血管功能的迅速恶化。因此，整个手术过程中应维持正常血容量。估算患儿的血容量至关重要，可由此判断允许失血量和输血的时机。血容量与患儿的年龄和体型相关，见表 20-6。由于生理盐水轻度高渗（308mOsm/kg），可以减轻脑水肿，是神经外科手术中常用的液体。但是，快速大量输入生理盐水（> 60ml/kg）会导致高氯性酸中毒[20]。由于新生儿和婴儿的血容量相对较多，维持输液的速度取决于患儿的体重（表 20-7）。大多数婴幼儿的开颅手术出血较多，麻醉医师应提前计算最大允许失血量，以决定输血时机。但是，目前还没有输血阈值的指南，何时输血取决于手术的种类、患儿的合并疾病以及术中和术后可能的继续失血量。红细胞容积在 21%~25% 时可以考虑输血。异体红细胞（10ml/kg）可以使红细胞容积提升 10%。失血量少时每 1ml 失血量用 3ml 生理盐水或 1ml 胶体液（如 5% 白蛋白）补充。根据手术大小和时间，以及血管床暴露的情况，必要时按 3~10ml/（kg·h）的速度进行额外补液。

表 20-6 小儿血容量的估算

年龄	估计血容量（ml/kg）
早产儿	100
足月儿	90
≤1 岁	80
1~12 岁	75
青春期和成年期	70

表 20-7 维持液的输注速度

体重（kg）	速度
≤10	4ml/（kg·h）
10~20	40ml+2ml/（kg·h）×（10kg 以上的 kg 数）
≥20	60ml+1ml/（kg·h）×（20kg 以上的 kg 数）

小儿尤其是婴儿，特别容易发生低血糖。低体重早产儿的糖原储备较少，糖异生作用也有限，需要持续输注葡萄糖[5~6mg/（kg·min）]维持正常的血糖水平。由于手术会引起应激反应，儿童一般不需要补充外源性葡萄糖就可维持正常的血糖水平[21]。婴幼儿术前禁食水易导致低血糖，术中需常规监测血糖。有限的证据表明，严格控制血糖可能降低术后感染的发生率但同时也会增加低血糖的风险[22,23]。

脑水肿的首先处理方法为过度通气和抬高头部至心脏水平以上，如果无效，可以静脉给予 0.25~1.0g/kg 甘露醇。甘露醇可以一过性改变大脑的血流动力学状态，使血清渗透压升高 10~20mOsm/kg[24]。但是，重复给予甘露醇可以导致渗透压过高和肾衰竭，进而加重脑水肿[25]。呋塞米可以作为急性脑水肿的辅助用药，体外实验显示能够预防甘露醇导致的反弹性脑水肿。

所有的利尿剂都会干扰根据尿量判断血容量的方法。

监测

血流动力学监测

开颅或脊髓大手术有可能因出血、VAE、脑疝综合征或脑神经刺激，术中突然发生血流动力学改变。可以考虑放置动脉导管持续监测血压，以及时发现大脑低灌注。小儿是否应放置中心静脉导管尚存争议。成人手术，尤其是预计可能发生VAE时，推荐放置颈内或锁骨下多腔静脉导管，但该导管对于婴幼儿而言过大，因而不常用于儿科手术，而且中心静脉压监测并不能准确反映小儿的血管内容量[26]，因而小儿中心静脉置管可能弊大于利。有研究报道，发生VAE时，经单腔中心静脉导管抽出空气的成功率并不高，可能与小儿单腔导管的阻力大有关[27]。

许多婴幼儿的开颅于术都可以检测到VAE，主要是由于小儿的头部相对较大，无论仰卧位还是俯卧位，头部位置都高于心脏的水平(图20-7)。标准的神经外科手术体位是头高位以利于脑静脉引流，但是术中颅骨和静脉窦的静脉处于开放状态，头高位可增加空气进入静脉系统的风险。患儿若合并心脏疾病和右向左分流，如卵圆孔未闭和动脉导管未闭，则可能会发生反常气体栓塞导致脑梗死和心肌梗死。心前区多普勒超声可以检测到微小的VAE，建议和呼气末CO_2及直接动脉压一起常规用于小儿开颅手术，以便在血流动力学产生明显变化之前尽早发现VAE。多普勒探头最好放置在前胸壁，通常位于胸骨右侧第四肋间(即乳头水平)。体重不超过6kg的婴儿行俯卧位手术时，可以将探头放置在后胸壁[28]。发生VAE时，除了多普勒超声的特征性改变外，还可以见到呼气末CO_2突然降低、心律失常、心电图缺血性改变当中的一种或几种情况。

神经电生理监测

神经电生理监测技术的发展促进了脑和脊髓功能区手术的安全性和精确性[29]。但是，许多麻醉药物对监测有抑制作用，限制了这些技术的应用。术前制订麻醉计划时，应当充分考虑到术中采用的神经电生理监测技术类型。

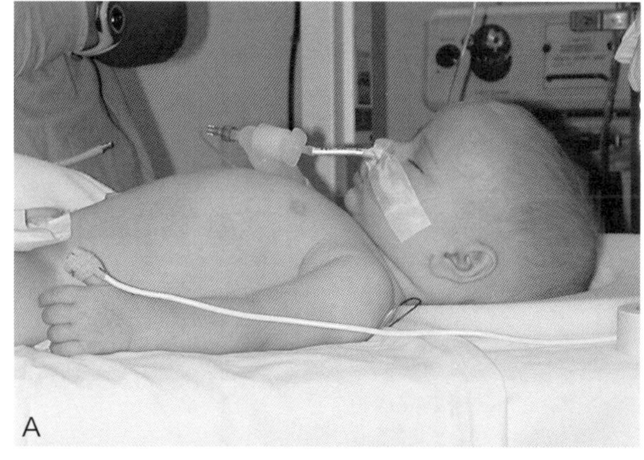

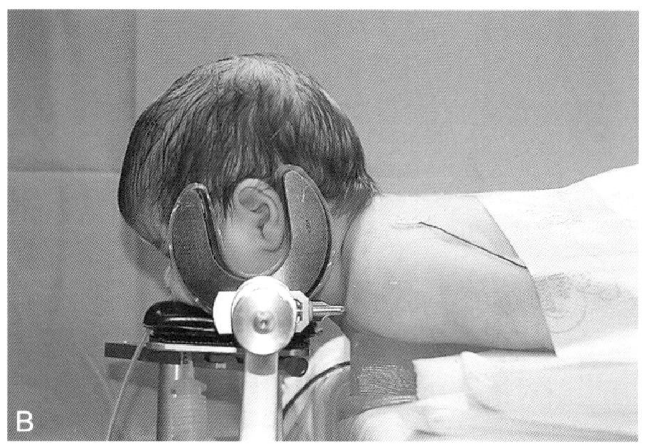

图20-7 婴儿仰卧位手术(A)和俯卧位手术(B)。注意婴儿的头部高于身体的其他部位，因此在开颅手术中容易发生VAE

癫痫病灶的监测

皮层脑电图(electrocorticography，ECoG)是在剪开硬膜后，将网状电极和条状电极置于大脑表面，进行连续多导联描记。有些癫痫灶紧邻皮层语言、记忆、运动或感觉功能区，应用电生理监测可以减少对功能区的医源性损伤[30,31]。全身麻醉状态下刺激皮层运动区，需要监测肌电图(electromyography，EMG)或直接观察肌肉的运动，应停用神经肌肉阻滞剂。可以使用双通道皮层刺激器，早期记录到癫痫样脑电或棘波活动，包括发作间期为50~80毫秒的棘波或80~200毫秒的尖波。全麻使用低浓度的吸入麻醉药和阿片类药物不会抑制癫痫的监测信号。

清醒开颅手术

全麻下切除脑功能区的癫痫灶可能会引起严重的神经功能损伤。患者清醒合作的状态最有利于评估神经功能。清醒开颅术中患儿的体位很重要，可以采用半侧卧位，保证患者舒适，并便于手术操作和气道管理(图20-8)。

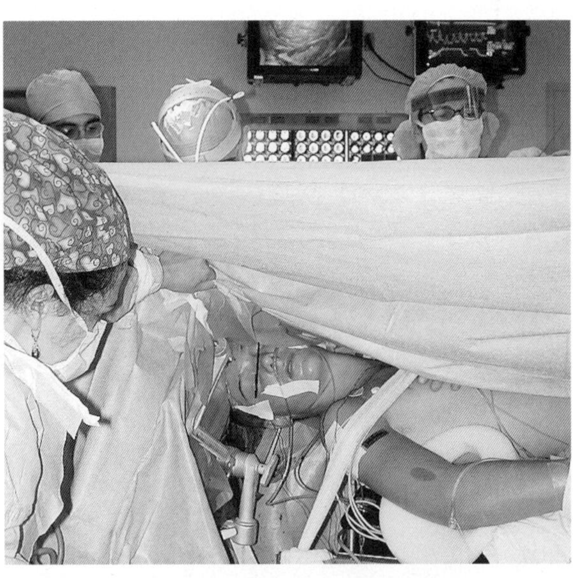

图 20-8　清醒开颅手术患者的体位。术中管理方便，且便于观察神经电生理监测反应

根据皮层刺激引起运动或感觉的变化，进行运动或感觉功能区的定位；通过刺激皮层引起语言中断对语言功能区定位；刺激海马或颞叶外侧皮层进行语言记忆功能区定位。开颅阶段使用局麻复合丙泊酚，切除功能区病变时给予芬太尼镇静镇痛，在开始功能监测前 20 分钟停用丙泊酚，ECoG 不会受到影响，大于 10 岁的患儿可以配合良好、耐受手术，无不良事件发生[32]。小儿神经外科手术也可以使用瑞芬太尼 - 丙泊酚复合右旋美托咪啶麻醉。清醒开颅手术需要患儿心智较为成熟，且对手术有充分的心理准备。因此，发育迟缓、有严重焦虑或精神疾病的患儿不宜行清醒开颅手术。年龄过小的患儿不能配合手术，通常需要全身麻醉，全面的神经电生理监测可以减少不必要的脑功能区损伤。

脊髓和神经根的监测

脊髓和神经根手术容易发生缺血和损伤。脊髓或神经根肿瘤切除术中发生神经损伤的风险很难评估，脊髓的供血血管受压迫或肿瘤切除本身都可以加重神经功能损伤的风险。同样，脑干手术也可能直接损伤重要核团和脊髓传导通路或诱发缺血损伤，因此也需要术中神经电生理监测。

体感诱发电位

体感诱发电位（somatosensory evoked potentials，SSEPs）主要用于检测脊髓背侧（感觉）传导通路的完整性，在脊髓手术中可以实时监测脊髓传导通路的完整性。小儿骨科手术和神经外科手术中 SSEP 对全麻药物的抑制效应较为敏感。年龄小于 10 岁、脊髓发育不良或脑瘫的患儿，大脑皮层的反应可靠性较差。这些患者虽然皮层的波幅减低，但在颈髓记录到的信号相对较强。

运动诱发电位

运动诱发电位通过是磁或电刺激大脑运动皮层，记录相应的肌肉动作电位来反映皮质脊髓束的完整性。所有的吸入麻醉药（包括氧化亚氮），对运动诱发电位都有剂量依赖性的抑制作用。静脉应用氯胺酮、丙泊酚或依托咪酯对运动诱发电位无影响，可以常规用于 MEP 监测。婴幼儿需要较高的刺激电压和较长的脉冲序列以获取足够的动作电位信号[33]。

神经根的监测

脊髓栓系综合征和痉挛性截瘫手术中，可采用 EMG 监测识别和分离神经根。脊髓栓系综合征是由于脊髓脊膜膨出、终丝脂肪瘤、隐性脊柱裂或既往脊柱手术后粘连相关的神经管闭合不全造成的。手术分离时，有时仅通过肉眼辨认功能性神经根很困难，且容易造成损伤。EMG 监测有助于辨别功能性神经根。在肛门外和尿道（女性）括约肌外放置 EMG 电极，可以持续监测支配会阴的神经根（S2~S4）。在膀胱插入球囊压力计，记录刺激神经时压力的变化，可以评估逼尿肌的功能。观察肌肉运动或监测 EMG 记录运动诱发电位均可用于评估胫前肌和腓肠肌功能，透过透明的塑料手术单，可以清楚地观察到患儿的肌肉收缩。监测运动电位时必须停用肌松药，吸入麻醉药和阿片类药物不会干扰肌肉的动作电位。另外，直接刺激神经根可能会引起严重的交感神经反应和疼痛，因此在监测时应维持较深的麻醉。

特殊情况

新生儿急诊手术

大多数新生儿手术属急诊手术，未诊断的先天畸形和早产儿持续的循环异常都会增加围术期风险。颅内巨大动静脉畸形的新生儿，可以出现充血性心力衰竭，应积极给予血流动力学支持治疗。动脉导管或卵圆孔未闭引起的心内右向左分流也较为常见。由于新生儿常合并气道狭窄、颅面部畸形、喉及气管的病变、急性(透明膜病,羊水残留)或慢性(支气管肺发育异常)疾病,呼吸系统管理的难度很大。术前需对患儿进行全面评估,以减少围术期并发症。

新生儿能感觉到疼痛,也能对手术刺激产生应激反应,因此早产儿手术时也需要麻醉镇痛[34]。但是,未成熟的新生儿器官系统对麻醉药物高度敏感,对吸入麻醉药和静脉麻醉药产生的心功能抑制作用非常敏感,需精确用药,在抑制应激反应的同时避免引起心肌抑制。新生儿选择以阿片类药物为主的麻醉方法对血流动力学的影响最小,但由于新生儿的肝肾系统尚未发育完全,因此使用阿片类药物会出现苏醒延迟且术后可能需要机械通气。

脊髓脊膜膨出或脑膜膨出修补手术有一些特殊的问题,如气管插管的体位可能引起膨出的脊膜或脑膜破裂,需要用中空的软垫抬高支撑病变部位,降低脊膜或脑膜破裂的风险,有时需在左侧卧位下气管插管。为满足手术操作和减轻患儿疼痛,应采用全身麻醉。一些小儿麻醉医生提倡将腰麻用于小的脊髓脊膜修补手术,但是这种做法尚未普及[35]。大多数单纯脊髓脊膜膨出修补术出血较少,但是病变较大时需扩大手术范围,就可能引起大量出血造成血流动力学不稳定。随着医疗技术的进步,目前还可以经子宫对胎儿进行早期手术,具体的麻醉管理方法可参阅相关研究[36]。

颅缝早闭

颅缝早闭的患儿尽早行重建手术可以获得很好的治疗效果[37]。如果再造的颅缝较多,术中可能大出血。术中还有可能发生 VAE,维持充足的血容量可以降低风险。持续的心前区多普勒超声监测可以早期发现 VAE 以便尽早治疗,避免大量空气进入循环。如果发生了血流动力学不稳定,将手术台调为 Trendelenburg 位,头低位可以升高血压,并防止空气进一步进入血管。新生儿和小婴儿可能合并右向左分流的心脏病,有发生动脉栓塞的风险。神经内镜技术具有微创、切口小和失血少的优点,常规限制输液并监测有创血压。使用内镜进行颅缝再造大大降低了并发症的发生率,通过在头皮的小切口处置入内镜,切除融合的颅缝,可以减少出血、缩短手术时间和改善预后[38],且 VAE 的发生率低于传统的开颅颅缝再造手术[39],但是这种手术只适用于婴儿。

脑积水

脑积水是小儿神经外科最常见的疾病。出血(新生儿脑室内出血或蛛网膜下腔出血)、先天性疾病(导水管梗阻)、外伤、感染或肿瘤(尤其是后颅凹占位)都会导致脑积水。麻醉诱导时应采用快速序贯诱导,按压环状软骨行气管插管。如果开放静脉通路困难,也可退而求其次采用七氟烷吸入诱导,并轻轻按压环状软骨。除非能够治疗脑积水的病因,否则需要做脑室引流术或脑室—腹腔分流术,有时由于腹腔不能吸收脑脊液,分流管的末端须放置在右心房或胸腔。放置脑室 - 心房分流管的远端时,应警惕发生 VAE 的风险。术后应密切观察,意识状态的改变和腹部切口使患儿在开始进食后极易发生误吸。婴幼儿的颅腔相对狭小,如果分流管发生急性梗阻必须立刻处理,避免 ICP 急剧升高危及生命。

脑室镜下第三脑室造瘘合并脉络丛烧灼术以减少 CSF 生成是脑室分流的有效替代方法[40]。脑室镜下三脑室底造瘘术,造瘘口位于漏斗隐窝后方,术后脑室内的脑脊液能直接流入脚间池从而进入蛛网膜下腔,无需再行脑室分流术。这类手术虽然相对安全,可能出现术中出血、高血压、心律失常、神经源性肺水肿,与冲洗液流出不畅和(或)三脑室底操作导致的急性颅内压升高有关。

颅内肿瘤

小儿颅内肿瘤好发于后颅凹,占位效应引起脑脊液通路梗阻,导致颅内高压和脑积水。手术通常采用俯卧位,患儿的头部常用 Mayfield 头架固定,但头钉容易造成严重的皮肤裂伤、颅骨骨折、硬膜撕裂和颅内血肿[14]。掀起骨瓣时可能会撕裂静脉窦,引起大量失血或 VAE。切除后颅凹肿瘤还有可能损伤脑干和脑神经,表 20-8 列出了各结构损伤的表现。呼吸中枢和脑神经损伤可以引起拔管后呼吸暂停和气道梗阻,术后需严密观察。

颅咽管瘤是小儿和青少年最常见的鞍区肿瘤,常伴有下丘脑和垂体功能不全。由于下丘脑 - 垂体 - 肾上腺轴可能受损,一般需要类固醇替代疗法(地塞米松或泼尼松)。此外,有些患儿术前可能出现尿崩症,麻醉诱导前需纠正低血容量和电解质异常。如果术前无尿崩症,术中一般也不

表 20-8 脑干手术操作的影响

脑干区	表现	监测的变化
CN Ⅴ	高血压,心动过缓	动脉压,ECG
CN Ⅶ	面肌运动	肌电图
CN Ⅹ	低血压,心动过缓	动脉压,ECG
脑桥,延髓	心律失常,低血压 / 高血压,心动过速 / 心动过缓,呼吸不规则	ECG,动脉压,呼气末 CO_2

CN,脑神经;ECG,心电图

会出现。成人经鼻蝶窦入路垂体瘤切除术后的尿崩症发生率约为 5%~20%[41]。多数尿崩症是一过性的,但给术后管理带来了困难,这是由于垂体后叶储存了足够多的抗利尿激素,即使下丘脑 - 垂体轴受损,也可以维持数小时的功能。暴露蝶鞍的手术,在婴幼儿可经额叶间入路,青少年可经鼻入路。虽然尿崩症主要发生于手术后,但术中应监测电解质以及时发现异常。

癫痫

药物难以控制的顽固性癫痫可以选择手术治疗。需注意两个问题:长期服用抗癫痫药物(如苯妥英钠和卡马西平),可以加快很多麻醉药的代谢和清除,如肌肉松弛药和阿片类药物[16],需酌情增加药量;全麻药物影响术中神经电生理监测的敏感性。此外,当术中需要刺激皮层诱发癫痫波或定位运动功能区时,应拮抗肌松药的作用。在大脑皮层表面放置网状或带状 ECoG 电极,可以探测和定位致痫灶。

癫痫手术麻醉苏醒后,一般在脑电图室监测留观,定位癫痫灶。需要再次行开颅手术,取出监测有创 EEG 的网状或带状 ECoG 电极,并切除致痫灶。剪开硬膜之前,不能使用氧化亚氮,因为开颅术后颅内的积气会持续存在 3 周以上,而氧化亚氮会使气腔迅速膨胀,导致张力性气颅[42]。

脑血管畸形

脑血管畸形很少见于婴幼儿和儿童,绝大多数血管畸形是先天性的,早期即出现症状。新生儿大的颅内动静脉分流常合并高心排出量的充血性心力衰竭,需要支持治疗。通常为大脑 Galen 静脉畸形,也有软脑膜动静脉畸形。高流量的动静脉瘘首先需要介入血管内栓塞治疗[43]。手术切除病变血管可能引起大出血,需开放多条静脉通路,并进行有创血流动力学监测。突然阻断颅内任何的血管瘘或分流,都可能导致血流动力学急剧变化,包括血压突然升高和充血性脑水肿,必要时用血管扩张药(如拉贝洛尔和硝普纳)控制高血压危象。

烟雾病是一种罕见的颈内动脉血管分支慢性闭塞性疾病,临床表现为儿童时期短暂性脑缺血发作、反复卒中或二者皆有。病因不明,可能与先前的颅内放射、神经纤维瘤病、Down 综合征和多种血流系统疾病有关。这类患儿的麻醉管理原则是维持脑灌注[44],术前充分补液,术中的血压维持在基线水平。还需维持正常血碳酸水平,高碳酸血症会引起缺血区域的窃血现象,进一步加重脑缺血,而低碳酸血症则会引起血管收缩,显著降低原本就缺血的区域的脑血流。EEG 有助于术中监测脑缺血。复合使用阿片类镇痛药可以为烟雾病患儿提供稳定的麻醉深度,且不影响术中 EEG 的监测[45]。患儿麻醉苏醒后,应继续静脉补液维持足够的脑灌注,并给予足够的镇痛药,避免由于疼痛和哭闹引起过度通气。

颅脑外伤

小儿颅脑外伤的处理应考虑多器官的功能,使发病率和死亡率降至最低。小儿受伤时头部往往是撞击点,但其他器官也可能受到损害。伤后应立即实施基本生命支持,确保气道通畅,保证适当的呼吸和循环。维持患儿血压(表 20-9)在适当水平对降低死亡率至关重要[46]。

表 20-9 患儿清醒时血压标准

年龄	收缩压(mmHg)	舒张压(mmHg)
早产儿	50~60	40
足月儿	70	40
1 岁	85	40
5 岁	95	55
10 岁	100	60
15 岁	110	65

由于婴幼儿的头部比例较大，常发生加速-减速损伤，引起弥漫性脑和上颈髓损伤。为避免继发性脊髓损伤，除非影像学除外了颈椎损伤，否则在气道操作时必须制动颈椎。如需喉镜气管插管，需使用颈椎牵引进行制动。颅脑创伤时常并发腹部钝性损伤和长骨骨折，是引起大出血的主要原因。手术期间为确保组织灌注，应输入晶体液或血制品补充血容量[47]。持续出血会导致凝血功能异常，需要输入相应的成分血制品。

婴幼儿非意外性头部创伤常伴有多发的急性和慢性硬膜下血肿[48,49]。和其他外伤一样，要注意检查患儿有无其他合并伤、骨折以及腹部外伤。幼儿行硬膜外或硬膜下血肿清除术，可能发生大出血和VAE。术后管理包括治疗高颅压以及诊断极危重患儿的脑死亡。

目前，小儿颅脑创伤的处理原则几乎没有随机临床试验做参考，主要是从成人的临床研究得出，亟需相关的循证医学研究。因此，在小儿的颅脑创伤管理中使用成人的经验时，必须对年龄相关的脑血管生理和解剖知识有深入的了解。2012年，由美国重症医学和小儿神经外科组成的专业组发表了《婴儿、儿童及青少年严重创伤性颅脑损伤急性期治疗指南》[50]，对小儿颅脑创伤治疗中有争议的问题，进行了全面的循证阐述。

脊柱手术

椎管闭合不全是小儿椎板切除术的主要适应证。许多患儿有脊膜脊髓膨出病史和一系列的矫正手术史。这类患儿常合并乳胶过敏，严重时可表现为低血压和哮喘，伴有或不伴有皮疹。所幸目前手术室大多是无乳胶环境，因而这种过敏反应在手术室比较少见。发生过敏反应后必须立即去除乳胶过敏源，给予输液和血管加压药[51]。

脊髓栓系松解手术中需要进行EMG监测，有助于鉴别功能性神经根。术中使用EMG监测肛门括约肌和下肢肌肉，可以减少神经损伤[52]。为准确监测EMG，应停用或拮抗肌松药。外科医师术中可放置硬膜外导管，便于术后给予局麻药物和阿片类药物镇痛。脑瘫导致的严重痉挛可行选择性背侧神经根切断术，减少脊髓运动神经元的传入冲动，降低过度兴奋的反射，从而缓解痉挛状态。通过直接刺激神经根，观察到EMG图上出现远端肌肉的巨大动作电位，可以识别出病变的神经根。切断部分异常的神经根，可以减少传入冲动，但是同时可能损伤其中含有的感觉和本体感觉纤维。

神经内镜手术

小儿神经外科领域也逐渐引入了微创内镜技术[53]。麻醉相关注意事项与本章讨论的其他神经外科手术一样。经内镜第三脑室造瘘术已成功治疗了婴幼儿的梗阻性脑积水[40]，尽管这种手术相对安全，但是在快速冲洗脑室时可能引起急性的颅内压升高，且三脑室底手术操作刺激时有可能发生心律失常和神经源性肺水肿[54,55]。

神经影像学检查

影像学技术的发展使得中枢神经系统病变的诊断和治疗手段越来越多。大多数婴幼儿不能配合神经影像学检查，需要在镇静或全身麻醉下进行。多数神经影像学诊断包括CT和磁MRI，可以在轻度镇静下完成。麻醉医师和儿科医师共同提出了儿童行神经放射诊疗的管理指南[56]。全身麻醉主要用于不合作的或有合并症的患儿，以及可能引起疼痛的一些手术，如血管疾病的栓塞治疗[57]。杂交手术包括术前和(或)术后的血管造影、栓塞及外科切除病变等步骤，需要影像学、神经外科和介入治疗的多学科合作。手术室外和重症监护室等地点需放置一份详细的危机管理方案。

术后监护

一般注意事项

小儿神经重症监护正迅速成为高度专业细分的临床学科[58]。有些神经外科择期手术的患儿术后比较平稳，但是多数患儿术后需要转入重症监护病房，直至循环呼吸稳定和神经功能恢复。在大型的医学中心，专业化的神经重症监护团队可以明显改善患儿的预后。患儿进入重症监护病房后，神经外科医师和麻醉医师会与ICU医生进行详细的转交接工作，包括患儿的病史、用药、手术情况及可能发生的事件。

所有的患儿都需要进行生理学和神经系统功能评估，后者有时需要反复检查，以确保麻醉完全苏醒。理想情况下，气管拔管和第一次神经系统功能评估在手术室内完成，但是如果患儿病情不稳定、苏醒延迟、术中出血量多或合并其他疾病，需谨慎在手术室内拔管,最好在重症监护室完成,必要时可间断给予轻度镇静,并反复评估神经系统功能。

呼吸支持

术后机械通气的目标是支持肺泡的气体交换,同时允许反复的神经系统功能评估。触发通气模式可以持续评估呼吸状态,多数情况下优于控制通气模式。压力支持通气也适用于新生儿,支持通气的同时并不影响自主呼吸,便于评估神经功能。对于囟门和颅缝开放的小婴儿,平均气道压和 ICP 之间没有关联。危重患儿使用深度镇静、控制通气和肌松药的比例高于成人,但是这些措施对颅内高压的影响还不明确。

血流动力学支持治疗

血流动力学支持的目标是避免低血压、维持足够的脑灌注压以及减少血压改变引起的损伤。即便是极低体重新生儿,多巴胺和肾上腺素对维持血压和恢复 CBF 仍旧有效[59]。ICP 增高时,学龄前儿童(2~6 岁)的脑灌注压阈值大约为 50mmHg,较大儿为 55~60mmHg。尽管低血压是预后不良的重要预测因素,但是否应主动升高血压仍有争议,因为升压治疗的并发症(液体负荷过高和急性呼吸窘迫综合征)超过了其治疗作用[60]。当脑灌注压较低,采用各种治疗后 ICP 仍然较高时,开颅减压术也许能改善预后[61]。

液体管理

小儿神经外科的液体管理非常精细。由于抗利尿激素为非渗透性,虽然术中使用高钠、等张或高张液体,神经外科术后仍然容易出现低钠血症。总体而言,超过 10% 的患儿手术之后会发生低钠血症,神经外科手术后的发生率更高[62]。抗利尿激素水平升高的原因有许多,包括疼痛、恶心、液体转移和低血容量等。由于血钠水平突然降低会导致癫痫发作,所以应在整个围术期严密监测血电解质水平。围术期应避免使用低张液[63],当重度低钠血症导致癫痫发作时,应输注高张盐水,限制液体入量并给予利尿剂。

小儿易发生脑性盐耗综合征,可见于脑外伤和神经外科手术后。此综合征已越来越受到重视,诊断也越来越多,可能与脑膜炎、颅骨重塑、肿瘤切除和脑积水有关。此综合征容易与其他疾病相混淆,有回顾性研究显示其发生率为 1.13%[64]。症状持续时间平均为 6 天,个体间可以相差 1~5 天。由于心房利钠肽或脑利钠肽水平极度升高,可表现为低钠血症、低血容量和尿钠极度增高。治疗可给予含盐溶液,氟氢可的松起效更快[65]。

尿崩症(diabetes insipidus,DI)是垂体和下丘脑或邻近部位手术的常见并发症,最常见于颅咽管瘤。尿崩症的表现有血钠升高(>150mg/dl)和稀释性多尿[>4ml/(kg·h)]。如果未监测尿量,可能会发生严重的脱水和低血容量。治疗尿崩症有多种方法,当多个学科参与术后管理时,最好使用标准化的治疗方案。未清醒、无法口服补液或正常饥渴机制受损的患儿应持续输注精氨酸血管加压素。大剂量的抗利尿激素和严格限制静脉输液量也可用于治疗尿崩症(图 20-9)[66],避免了根据尿量计算药量的缺点,且患儿血容量正常时,大剂量抗利尿激素不会明显影响肾血流量。由于治疗

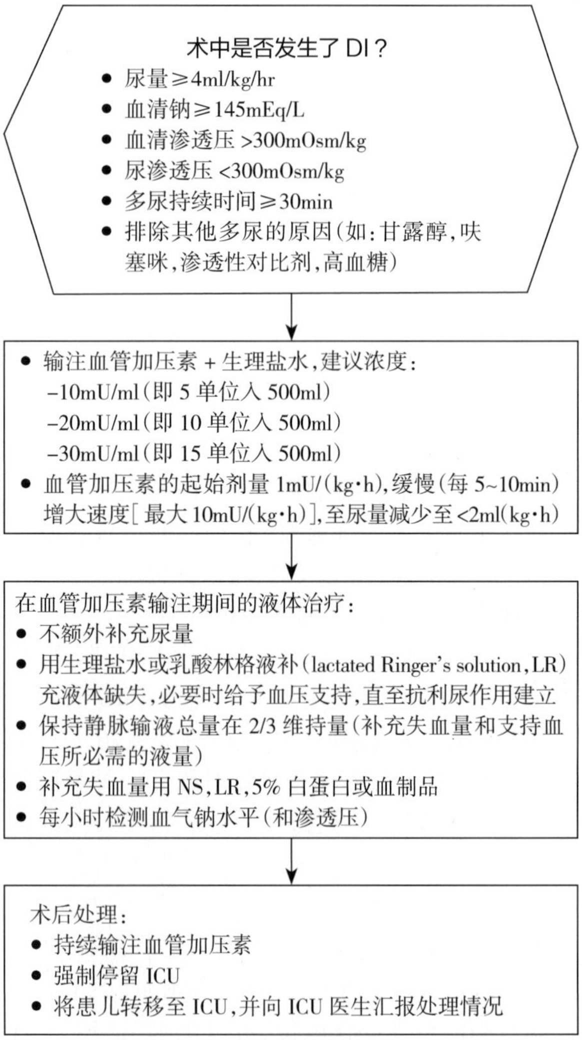

术中是否发生了 DI？
- 尿量≥4ml/kg/hr
- 血清钠≥145mEq/L
- 血清渗透压 >300mOsm/kg
- 尿渗透压 <300mOsm/kg
- 多尿持续时间≥30min
- 排除其他多尿的原因(如:甘露醇,呋塞咪,渗透性对比剂,高血糖)

↓

- 输注血管加压素 + 生理盐水,建议浓度:
  - –10mU/ml(即 5 单位入 500ml)
  - –20mU/ml(即 10 单位入 500ml)
  - –30mU/ml(即 15 单位入 500ml)
- 血管加压素的起始剂量 1mU/(kg·h),缓慢(每 5~10min)增大速度[最大 10mU/(kg·h)],至尿量减少至<2ml(kg·h)

↓

在血管加压素输注期间的液体治疗:
- 不额外补充尿量
- 用生理盐水或乳酸林格液补(lactated Ringer's solution,LR)充液体缺失,必要时给予血压支持,直至抗利尿作用建立
- 保持静脉输液总量在 2/3 维持量(补充失血量和支持血压所必需的液量)
- 补充失血量用 NS,LR,5% 白蛋白或血制品
- 每小时检测血气钠水平(和渗透压)

↓

术后处理:
- 持续输注血管加压素
- 强制停留 ICU
- 将患儿转移至 ICU,并向 ICU 医生汇报处理情况

图 20-9 尿崩症的围术期处理方案

过程中尿量极少[0.5ml/(kg·h)],必须注意严密监测其他反应容量状态的指标。手术和麻醉恢复后,清醒患儿可以改为口服补液和口服去氨加压素。

镇静

神经外科手术后,患儿在ICU的镇痛和镇静是一大挑战[67,68]。患儿能清醒合作、自觉舒适是最理想的状态,但是儿童很难实现。为确保患儿平稳恢复,有时需要一定程度的镇静,理想的镇静药物应为短效或作用可逆的药物,能间断停药以评估神经系统功能。丙泊酚很少用于小儿,这是因为小儿长期使用丙泊酚可能会引起致命的综合征,包括心动过缓、横纹肌溶解、代谢性酸中毒和多器官功能衰竭[69]。发生机制尚不清楚,可能与丙泊酚的用药时间和累积剂量有关。

右旋美托咪啶是超短效镇静药,适用于小儿重症监护病房[70]。右旋美托咪啶不抑制呼吸,其镇痛作用能够减少患儿术后阿片类药物和苯二氮䓬类药物的使用[71]。给予负荷剂量的右旋美托咪啶,血压有一过性升高,随着镇静程度的加深会出现低血压和心动过缓。根据以往的经验,长时间使用右旋美托咪啶可以引起低血压和高血压以及戒断综合征。小儿神经外科围术期右旋美托咪啶的应用,还需要进一步的观察和检验。

鉴于丙泊酚和右旋美托咪啶的局限性,目前小儿重症监护病房主要使用镇痛药和苯二氮䓬类药物[72]。建议根据镇静评分滴定给药,常规的药物假日法有助于避免过度镇静[73]。若需使用肌松药以控制ICP或行机械通气,应监测肌松作用,避免长时间神经肌肉阻滞和肌肉无力。婴幼儿输注镇静药物超过3~5天便会产生耐药性,且停药时出现戒断症状。

癫痫

癫痫是小儿神经系统疾病的常见表现。当患儿出现无法解释的精神状态改变时,鉴别诊断还需考虑非惊厥性癫痫持续状态。小儿神经外科患者围术期癫痫的发生率为7.4%,4.4%患儿预防性使用抗癫痫药[74]。围术期癫痫的独立危险因素包括幕上肿瘤、年龄<2岁和低钠血症。鉴于预防性使用抗癫痫药效果并不显著,尚不明确是否应作为常规治疗。治疗癫痫持续状态,可以给予劳拉西泮0.1mg/kg缓慢静推(2分钟以上)或直肠给予安定0.5mg/kg。如果初始剂量未起效,可以在10min后重复给予劳拉西泮,或者给予磷苯妥英20mg/kg或静脉或肌肉注射相当剂量的苯妥英钠。苯巴比妥20mg/kg也是有效控制癫痫的一线药物,但是可能会引起呼吸抑制。

顽固性癫痫持续状态一直令人十分头疼,目前还没有前瞻性研究提出可行的治疗方案。一直以来,药物诱发昏迷是主要的治疗方法,即给予抗癫痫药物至EEG产生爆发性抑制。常用的药物有苯妥英钠、咪达唑仑和苯巴比妥,给予首次剂量后持续静脉输注,同时监测EEG以随时调整剂量。患儿必须机械通气,由于治疗时可能出现低血压和心肌抑制,还需要进行有创监测。丙泊酚也可用于控制癫痫和诱发深度镇静,但是丙泊酚输注综合征限制了其在小儿的应用。

小儿颅脑创伤后是否需要预防癫痫仍一直存有争议。尽管有些数据表明,小儿常规预防癫痫的益处大于成人,但是头部钝性损伤后癫痫的发生率并不高。因此,预防用药益处有限,并不作为常规治疗[50]。

颅内压

小儿颅脑创伤和颅内占位如果可能发生脑水肿或病变突然增大,应进行ICP监测。小儿ICP升高的表现并不明显,婴儿的首发症状可以为间歇性呼吸暂停。有时,即使CT扫描正常可能仍然存在ICP升高。在婴儿,颅缝分离和囟门饱满可作为ICP升高的证据,但是无法进行无创监测。在脑室内置管监测ICP,在测压的同时引流脑脊液,可以治疗高颅压。

然而,婴幼儿ICP升高的处理原则主要来源于成人的研究数据。如前所述,平均动脉压和脑灌注压的目标阈值随年龄而变化。单次给予或持续输注3%的高张盐水虽然常用于治疗高颅压,但是小儿比成人更容易发生严重的高钠血症。其他基于成人数据得出的治疗原则有:避免使用类固醇激素,晶体液优于胶体液,过度通气并非必须。其中最后一条尤其重要,因为幼儿过度通气可能会引起脑缺血,因而应严密监测血气、分钟通气量和呼气末CO_2分压。

总结

小儿神经外科的围术期管理对神经外科医

生、麻醉医生和ICU医生而言均极具挑战性。小儿的病理生理存在许多特殊性，应该对小儿年龄相关的特点，以及麻醉和手术的相互作用有基本的了解，以尽量减少围术期各个阶段的并发症和死亡率。

（王洁　张凯颖　梅弘勋 译，周建新 校）

参考文献

1. Chumas P, Kenny T, Stiller C. Subspecialisation in neurosurgery-does size matter? *Acta Neurochir (Wien)*. 2011;153:1231–1236.
2. McCann ME, Soriano SG. Perioperative central nervous system injury in neonates. *Br J Anaesth*. 2012;109(Suppl 1):i60–i67.
3. Wintermark M, Lepori D, Cotting J, et al. Brain perfusion in children: Evolution with age assessed by quantitative perfusion computed tomography. *Pediatrics*. 2004;113:1642–1652.
4. Pryds O. Control of cerebral circulation in the high-risk neonate. *Ann Neurol*. 1991;30:321–329.
5. Tsuji M, Saul JP, du Plessis A, et al. Cerebral intravascular oxygenation correlates with mean arterial pressure in critically ill premature infants. *Pediatrics*. 2000;106:625–632.
6. Rhee CJ, Fraser III CD, Kibler K, et al. The ontogeny of cerebrovascular pressure autoregulation in premature infants. *J Perinatol*. 2014;34:926–931.
7. Vavilala MS, Lee LA, Lam AM. The lower limit of cerebral autoregulation in children during sevoflurane anesthesia. *J Neurosurg Anesthesiol*. 2003;15:307–312.
8. Brady KM, Mytar JO, Lee JK, et al. Monitoring cerebral blood flow pressure autoregulation in pediatric patients during cardiac surgery. *Stroke*. 2010;41:1957–1962.
9. Lee JK. Cerebral perfusion pressure: How low can we go? *Paediatr Anaesth*. 2014;24:647–648.
10. Cohen MM, Cameron CB, Duncan PG. Pediatric anesthesia morbidity and mortality in the perioperative period. *Anesth Analg*. 1990;70:160–167.
11. Bhananker SM, Ramamoorthy C, Geiduschek JM, et al. Anesthesia-related cardiac arrest in children: update from the Pediatric Perioperative Cardiac Arrest Registry. *Anesth Analg*. 2007;105:344–350.
12. McCann ME, Kain ZN. The management of preoperative anxiety in children: An update. *Anesth Analg*. 2001;93:98–105.
13. Vanderhaegen J, Naulaers G, Van Huffel S, Vanhole C, Allegaert K. Cerebral and systemic hemodynamic effects of intravenous bolus administration of propofol in neonates. *Neonatology*. 2010;98:57–63.
14. McClain CD, Soriano SG, Goumnerova LC, Black PM, Rockoff MA. Detection of unanticipated intracranial hemorrhage during intraoperative magnetic resonance image-guided neurosurgery. Report of two cases. *J Neurosurg*. 2007;106:398–400.
15. Davidson AJ, Huang GH, Czarnecki C, et al. Awareness during anesthesia in children: A prospective cohort study. *Anesth Analg*. 2005;100:653–661. table of contents.
16. Soriano SG, Martyn JAJ. Antiepileptic-induced resistance to neuromuscular blockers: Mechanisms and clinical significance. *Clin Pharmacokinet*. 2004;43:71–81.
17. Jevtovic-Todorovic V, Absalom AR, Blomgren K, et al. Anaesthetic neurotoxicity and neuroplasticity: An expert group report and statement based on the BJA Salzburg Seminar. *Br J Anaesth*. 2013;111:143–151.
18. Hintz SR, Kendrick DE, Stoll BJ, et al. Network NNR: Neurodevelopmental and growth outcomes of extremely low birth weight infants after necrotizing enterocolitis. *Pediatrics*. 2005;115:696–703.
19. McCann ME, Schouten AN, Dobija N, et al. Infantile postoperative encephalopathy: Perioperative factors as a cause for concern. *Pediatrics*. 2014;133:e751–e757.
20. Scheingraber S, Rehm M, Sehmisch C, Finsterer U. Rapid saline infusion produces hyperchloremic acidosis in patients undergoing gynecologic surgery. *Anesthesiology*. 1999;90:1265–1270.
21. Sandstrom K, Nilsson K, Andreasson S, Niklasson A, Larsson LE. Metabolic consequences of different perioperative fluid therapies in the neonatal period. *Acta Anaesthesiol Scand*. 1993;37:170–175.
22. Agus MS. Tight glycemic control in children--is the target in sight? *N Engl J Med*. 2014;370:168–169.
23. Macrae D, Grieve R, Allen E, et al. A randomized trial of hyperglycemic control in pediatric intensive care. *N Engl J Med*. 2014;370:107–118.
24. Soriano SG, McManus ML, Sullivan LJ, Rockoff MA, Black PM, Burrows FA. Cerebral blood flow velocity after mannitol infusion in children. *Can J Anaesth*. 1996;43:461–466.
25. McManus ML, Soriano SG. Rebound swelling of astroglial cells exposed to hypertonic mannitol. *Anesthesiology*. 1998;88:1586–1591.
26. Stricker PA, Lin EE, Fiadjoe JE, et al. Evaluation of central venous pressure monitoring in children undergoing craniofacial reconstruction surgery. *Anesth Analg*. 2013;116:411–419.
27. Cucchiara RF, Bowers B. Air embolism in children undergoing suboccipital craniotomy. *Anesthesiology*. 1982;57:338–339.
28. Soriano SG, McManus ML, Sullivan LJ, Scott RM, Rockoff MA. Doppler sensor placement during neurosurgical procedures for children in the prone position. *J Neurosurg Anesthesiol*. 1994;6:153–155.
29. Busso VO, McAuliffe JJ. Intraoperative neurophysiological monitoring in pediatric neurosurgery. *Paediatr Anaesth*. 2014;24:690–697.
30. Ojemann SG, Berger MS, Lettich E, Ojemann GA. Localization of language function in children: Results of electrical stimulation mapping. *J Neurosurg*. 2003;98:465–470.
31. Adelson PD, Black PM, Madsen JR, et al. Use of subdural grids and strip electrodes to identify a seizure focus in children. *Pediatr Neurosurg*. 1995;22:174–180.
32. Soriano SG, Eldredge EA, Wang FK, et al. The effect of propofol on intraoperative electrocorticography and cortical stimulation during awake craniotomies in children. *Paediatr Anaesth*. 2000;10:29–34.
33. Lieberman JA, Lyon R, Feiner J, Diab M, Gregory GA. The effect of age on motor evoked potentials in children under propofol/isoflurane anesthesia. *Anesth Analg*. 2006;103:316–321.
34. Anand KJ, Hickey PR. Pain and its effects in the human neonate and fetus. *N Engl J Med*. 1987;317:1321–1329.
35. Viscomi CM, Abajian JC, Wald SL, Rathmell JP, Wilson JT. Spinal anesthesia for repair of meningomyelocele in neonates. *Anesth Analg*. 1995;81:492–495.
36. Lin EE, Tran KM. Anesthesia for fetal surgery. *Semin Pediatr Surg*. 2013;22:50–55.
37. Shillito Jr. J. A plea for early operation for craniosynostosis. *Surg Neurol*. 1992;37:182–188.
38. Meier PM, Goobie SM, Dinardo JA, Proctor MR, Zurakowski D, Soriano SG. Endoscopic strip craniectomy in early infancy: The initial five years of anesthesia experience. *Anesth Analg*. 2011;112:407–414.
39. Tobias JD, Johnson JO, Jimenez DF, Barone CM, McBride Jr. DS. Venous air embolism during endoscopic strip craniectomy for repair of craniosynostosis in infants. *Anesthesiology*. 2001;95:340–342.
40. Stone SS, Warf BC. Combined endoscopic third ventriculostomy and choroid plexus cauterization as primary treatment for infant hydrocephalus: A prospective North American series. *J Neurosurg Pediatr*. 2014;14:439–446.
41. Nemergut EC, Zuo Z, Jane Jr. JA, Laws Jr. ER. Predictors of diabetes insipidus after transsphenoidal surgery: A review of 881 patients. *J Neurosurg*. 2005;103:448–454.
42. Reasoner DK, Todd MM, Scamman FL, Warner DS. The incidence of pneumocephalus after supratentorial craniotomy. Observations on the disappearance of intracranial air. *Anesthesiology*. 1994;80:1008–1012.
43. Burrows PE, Robertson RL. Neonatal central nervous system vascular disorders. *Neurosurg Clin N Am*. 1998;9:155–180.
44. Soriano SG, Sethna NF, Scott RM. Anesthetic management of children with moyamoya syndrome. *Anesth Analg*. 1993;77:1066–1070.
45. Vendrame M, Kaleyias J, Loddenkemper T, et al. Electroencephalogram monitoring during intracranial surgery for moyamoya disease. *Pediatr Neurol*. 2011;44:427–432.
46. Vavilala MS, Bowen A, Lam AM, et al. Blood pressure and outcome after severe pediatric traumatic brain injury. *J Trauma*. 2003;55:1039–1044.
47. Fujita Y, Algarra NN, Vavilala MS, Prathep S, Prapruettham S, Sharma D. Intraoperative secondary insults during extracranial surgery in children with traumatic brain injury. *Childs Nerv Syst*. 2014;30:1201–1208.
48. Task Force on Blood Pressure Control in Children. National Heart, Lung, and Blood Institute, Bethesda, Maryland. Report of the second task force on blood pressure control in children--1987. *Pediatrics*. 1987;79:1–25.
49. Matschke J, Voss J, Obi N, et al. Nonaccidental head injury is the most common cause of subdural bleeding in infants <1 year of age. *Pediatrics*. 2009;124:1587–1594.
50. Kochanek PM, Carney N, Adelson PD, et al. American Academy of Pediatrics-Section on Neurological S, American Association of Neurological Surgeons/Congress of Neurological S, Child Neurology S, European Society of P, Neonatal Intensive C, Neurocritical Care S, Pediatric Neurocritical Care Research G, Society of Critical Care M, Paediatric Intensive Care Society UK, Society for Neuroscience in A, Critical C, World Federation of Pediatric I, Critical Care S: Guidelines for the acute medical management of severe traumatic brain injury in infants, children, and adolescents--second edition. *Pediatr Crit Care Med*. 2012;13(Suppl 1):S1–S82.
51. Holzman RS. Clinical management of latex-allergic children. *Anesth Analg*. 1997;85:529–533.
52. Legatt AD, Schroeder CE, Gill B, Goodrich JT. Electrical stimulation and multichannel EMG recording for identification of functional neural tissue during cauda equina surgery. *Childs Nerv Syst*. 1992;8:185–189.
53. Meier PM, Guzman R, Erb TO. Endoscopic pediatric neurosurgery: Implications for anesthesia. *Paediatr Anaesth*. 2014;24:668–677.
54. El-Dawlatly AA, Murshid W, Alshimy A, Magboul MA, Samarkandi AH,

Takrouri MS. Arrhythmias during neuroendoscopic procedures. *J Neurosurg Anesthesiol*. 2001;13:57–58.
55. Davidyuk G, Soriano SG, Goumnerova L, Mizrahi-Arnaud A. Acute intraoperative neurogenic pulmonary edema during endoscopic ventriculoperitoneal shunt revision. *Anesth Analg*. 2010;110:594–595.
56. American Academy of Pediatrics. American Academy of Pediatric Dentristry, Cote CJ, Wilson S, Work Group on Sedation: Guidelines for monitoring and management of pediatric patients during and after sedation for diagnostic and therapeutic procedures: An update. *Paediatr Anaesth*. 2008;18:9–10.
57. Landrigan-Ossar M, McClain CD. Anesthesia for interventional radiology. *Paediatr Anaesth*. 2014;24:698–702.
58. Tasker RC. Update on pediatric neurocritical care. *Paediatr Anaesth*. 2014;24:717–723.
59. Munro MJ, Walker AM, Barfield CP. Hypotensive extremely low birth weight infants have reduced cerebral blood flow. *Pediatrics*. 2004;114:1591–1596.
60. Chambers IR, Jones PA, Lo TY, et al. Critical thresholds of intracranial pressure and cerebral perfusion pressure related to age in paediatric head injury. *J Neurol Neurosurg Psychiatry*. 2006;77:234–240.
61. Jagannathan J, Okonkwo DO, Dumont AS, et al. Outcome following decompressive craniectomy in children with severe traumatic brain injury: A 10-year single-center experience with long-term follow up. *J Neurosurg*. 2007;106:268–275.
62. Au AK, Ray PE, McBryde KD, Newman KD, Weinstein SL, Bell MJ. Incidence of postoperative hyponatremia and complications in critically-ill children treated with hypotonic and normotonic solutions. *J Pediatr*. 2008;152:33–38.
63. Choong K, Kho ME, Menon K, Bohn D. Hypotonic versus isotonic saline in hospitalised children: A systematic review. *Arch Dis Child*. 2006;91:828–835.
64. Jimenez R, Casado-Flores J, Nieto M, Garcia-Teresa MA. Cerebral salt wasting syndrome in children with acute central nervous system injury. *Pediatr Neurol*. 2006;35:261–263.
65. Taplin CE, Cowell CT, Silink M, Ambler GR. Fludrocortisone therapy in cerebral salt wasting. *Pediatrics*. 2006;118:e1904–e1908.
66. Wise-Faberowski L, Soriano SG, Ferrari L, et al. Perioperative management of diabetes insipidus in children. *J Neurosurg Anesthesiol*. 2004;16:220–225.
67. Shay JE, Kattail D, Morad A, Yaster M. The postoperative management of pain from intracranial surgery in pediatric neurosurgical patients. *Paediatr Anaesth*. 2014;24:724–733.
68. Nemergut ME, Yaster M, Colby CE. Sedation and analgesia to facilitate mechanical ventilation. *Clin Perinatol*. 2013;40:539–558.
69. Cray SH, Robinson BH, Cox PN. Lactic acidemia and bradyarrhythmia in a child sedated with propofol. *Crit Care Med*. 1998;26:2087–2092.
70. Carroll CL, Krieger D, Campbell M, Fisher DG, Comeau LL, Zucker AR. Use of dexmedetomidine for sedation of children hospitalized in the intensive care unit. *J Hosp Med*. 2008;3:142–147.
71. Whalen LD, Di Gennaro JL, Irby GA, Yanay O, Zimmerman JJ. Long-term dexmedetomidine use and safety profile among critically ill children and neonates. *Pediatr Crit Care Med*. 2014;15:706–714.
72. Kudchadkar SR, Yaster M, Punjabi NM. Sedation, sleep promotion, and delirium screening practices in the care of mechanically ventilated children: A wake-up call for the pediatric critical care community. *Crit Care Med*. 2014;42:1592–1600.
73. Ista E, van Dijk M, Tibboel D, de Hoog M. Assessment of sedation levels in pediatric intensive care patients can be improved by using the COMFORT "behavior" scale. *Pediatr Crit Care Med*. 2005;6:58–63.
74. Hardesty DA, Sanborn MR, Parker WE, Storm PB. Perioperative seizure incidence and risk factors in 223 pediatric brain tumor patients without prior seizures. *J Neurosurg Pediatr*. 2011;7:609–615.

脊柱脊髓神经外科疾病与创伤：麻醉管理 21

G.R. Stier • F. Asgarzadie • D. J. Cole

4000 年前，古埃及首次报道了脊柱相关疾病，当时患者只能卧病在床，最终死亡。1925 年，Elsberg 第一次对脊柱手术进行了深入介绍，其中主要讨论了脊髓肿瘤的手术治疗[1]。自此以后，尤其在 20 世纪 80 年代以后，脊柱外科取得了长足进展。随着手术技术的不断成熟，过去认为复杂的不治之症也得以通过手术进行治疗。此外，接受脊柱手术且合并多种疾患的老年患者越来越多，麻醉管理必须要考虑到诸多问题，如术前风险评估、脊柱病变、脊柱解剖与影像学表现、手术方案、气道管理、患者体位、麻醉选择、术中管理（血液代用品、血液保护、循环控制、肺功能等）、术后气道管理及术后镇痛等。本章将对以上问题加以讨论。

解剖学

脊柱的解剖主要涉及脊柱结构和椎管内容物[2]。

脊柱

脊柱由 33 块椎骨构成，成年人脊柱包括 24 块骶骨上椎骨、骶骨和尾骨，其中骶骨上椎骨包括 7 块颈椎、12 块胸椎和 5 块腰椎。5 块骶椎和 4 块尾椎在发育早期融合在一起。从侧面观，脊柱通常呈现 4 个生理弯曲（其中颈段和腰段前凸，胸段和骶椎后凸），呈现“S”形（图 21-1）。

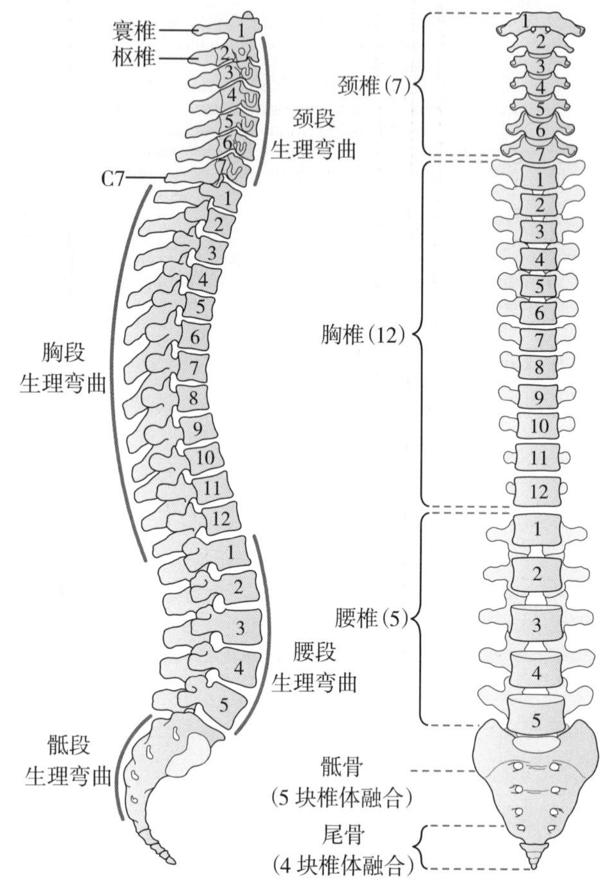

图 21-1 成年人的脊柱在功能学上可分为 24 块骶前椎骨、骶骨和尾骨三部分，以及成年人脊柱的生理弯曲。第一尾椎与骶骨融合。脊柱长 72~75cm，其中椎间盘长度约占 1/4。脊柱支撑颅骨，并将身体的重量经骨盆传递到下肢。（摘自 Moore KL：Clinically Oriented Anatomy，2nd ed，Baltimore，Williams & Wilkins，1985，p 566.）

单节椎骨通常由较大的椎体、两侧的椎弓根、椎板、横突、一个棘突以及四个关节突组成（图 21-2）。侧面的两个椎弓根、后面的两个椎板和前面的椎体共同构成椎管，内有脊髓。神经节段经椎间孔出脊柱。4 个关节突与上下相邻椎骨的突起相关联，形成关节突关节。关节突关节保持脊柱向后运动的稳定，而椎体关节维持向前及垂直方向的稳定性。另外，关节突关节还有助于脊柱完成弯曲、伸展及侧转等动作。

第一颈椎（C1）与第二颈椎（C2）的结构与其他椎骨不同（图 21-3）。C1 又名寰椎，呈环状，较其他椎骨宽，上关节面与位于颅底枕骨大孔两侧的枕髁相关联。寰椎由前弓和后弓构成，分别突起形成前结节和后结节。另外，寰椎无棘突和椎体。C2 又名枢椎，其椎体向上伸出齿突（图 21-3），棘突短而分叉。枢椎的上关节面较大而平。寰椎的横韧带固定齿状突，防止寰椎水平移位。

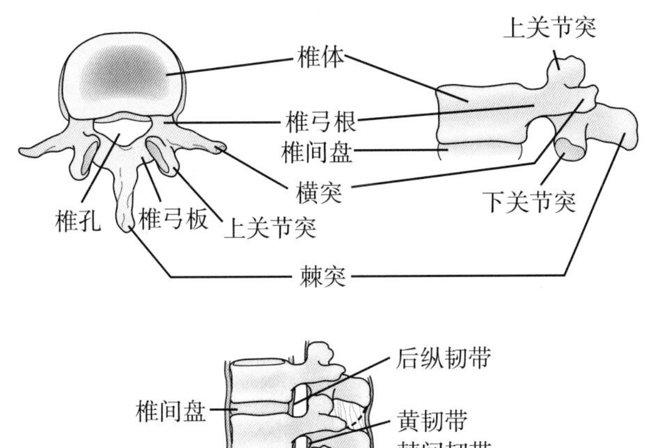

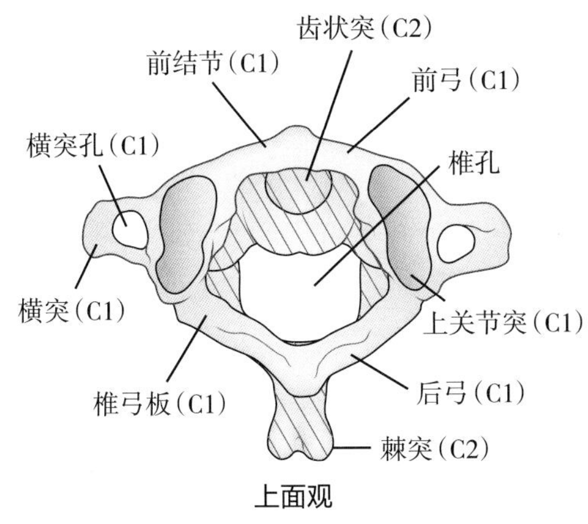

图 21-2 椎骨与脊柱的正常解剖

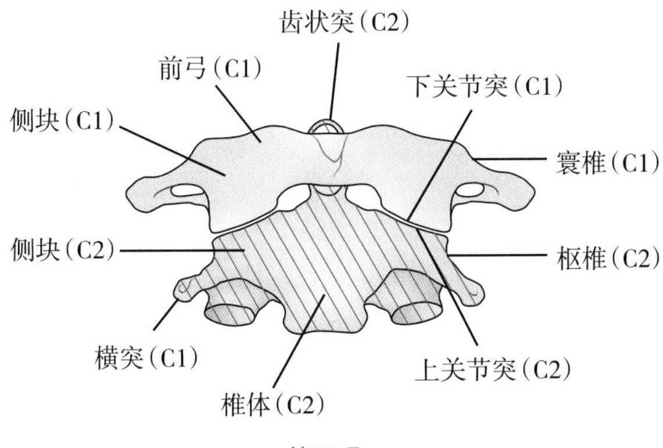

图 21-3 C1 和 C2 椎骨，上面观及前面观

脊柱的前纵韧带和后纵韧带（图 21-2）始于颅底和寰椎，止于骶椎，前者位于椎体和椎间盘前方，后者位于椎体和椎间盘后方，并处于椎管内。前纵韧带和后纵韧带可限制脊柱过度伸屈。棘上韧带和棘间韧带连接各个棘突，进一步增强了脊柱屈曲的稳定性。相邻椎板借黄韧带连接，同时还构成了椎间孔后界的一部分。

椎间盘是纤维软骨关节，由内部的髓核和外周坚硬的纤维环共同组成（图 21-4）。相邻椎骨间既紧密相连，又可有少许运动。此外，椎间盘还可有效缓冲外力的震动。

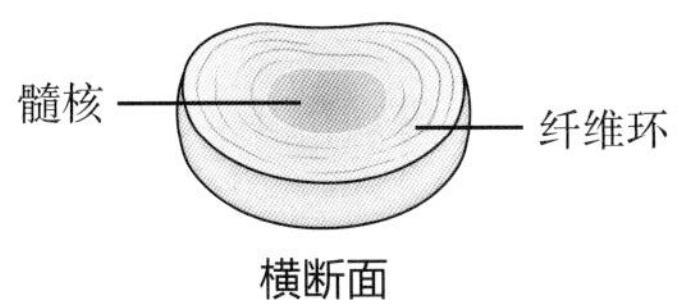

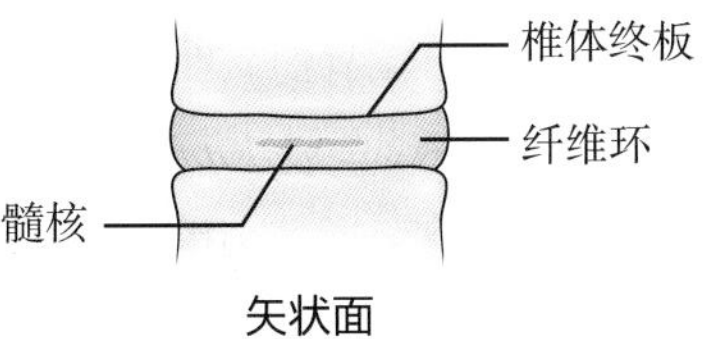

图 21-4 椎间盘的横断面和矢状面

成对的关节突关节可分泌滑液，参与构成脊柱后部。关节突关节与椎间盘共同组成椎体的其余关节。关节突关节在椎体后面，使脊柱完成前屈动作。颈椎的关节突关节较为松弛，故颈部屈曲角度较大。

脊髓

脊髓位于椎管内。颈髓前后径约占颈部椎管内径的 40%，颈部伸展时相应直径减小。脊髓在枕骨大孔处与脑干相连，成人在第一或第二腰椎水平形成脊髓圆锥，后者向下延伸为终丝，止于尾骨。脊髓在颈部和腰部有两个膨大的突起，即颈膨大和腰膨大，分别发出神经支配上肢和下肢。脊髓交叉由白质和灰质组成（图 21-5），灰质围绕中央管，呈“H”形，为神经元细胞体的聚集区。

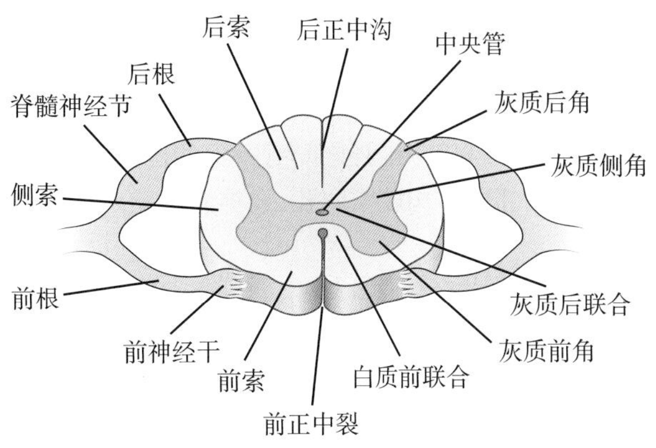

图 21-5 脊髓的解剖结构

灰质后角与感觉功能有关，如痛觉、位置觉、触觉、温度觉等。灰质前角神经元与运动及脊髓反射有关，灰质周围的白质包含联系高级和低级中枢（如脑干和大脑皮质）的有髓或无髓鞘神经纤维。白质内下行运动传导通路位于脊髓的腹侧和外侧部。皮质脊髓束是主要的运动通路。前庭脊髓束和红核脊髓束分别位于白质的腹侧和外侧部，同样传导运动冲动。白质后部包含后束、脊髓丘脑束和脊髓网状束，这些传导束将感觉信息传导到上一脊髓节段直至大脑。

交感神经系统也分节段（图 21-6）[3]，以两条交感链的形式纵贯脊髓全长，分列脊髓前方两侧。各节段间通过脊神经交通支相联系，脊神经则由相应脊髓节段的前后根汇合而成（图 21-6）。

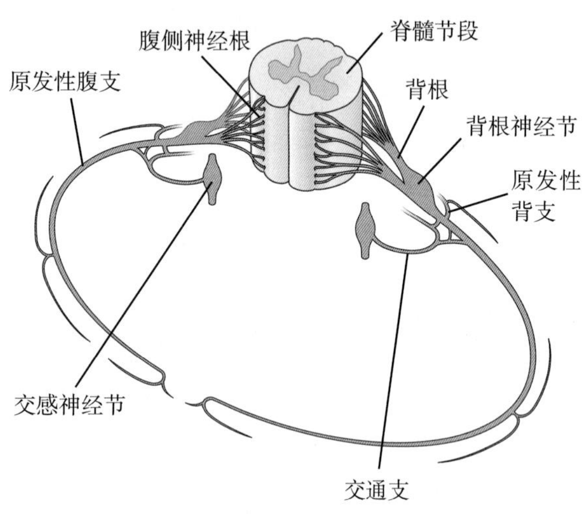

图 21-6 脊髓节段示意图，包括神经根、神经节和分支

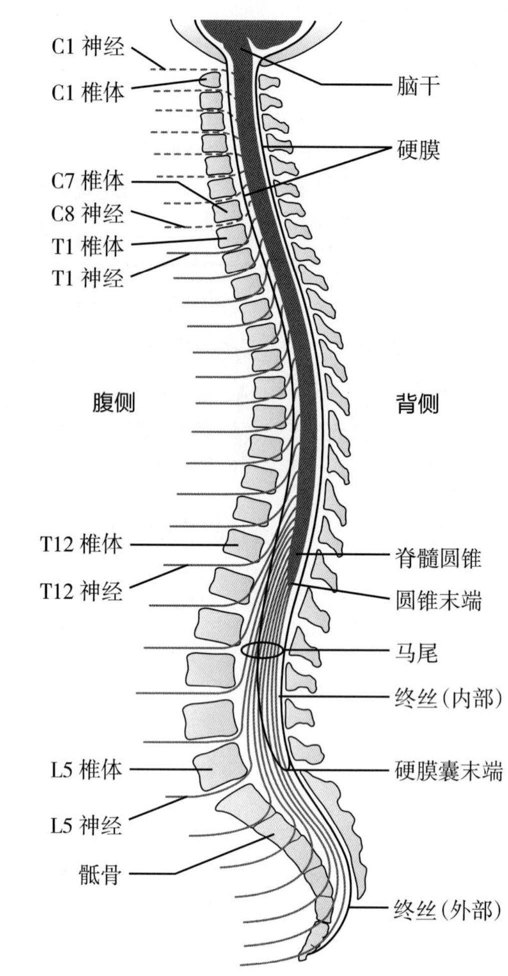

图 21-7 脊髓、脊神经和脊柱关系侧面观，以及硬脊膜终端和终丝示意图

脊髓在两侧发出成对的脊神经，后根传导感觉信息，如痛觉。所有传入神经纤维的细胞体均位于后根神经节，前根将脊髓发出的运动信息和其他信息传导至外周，前后根在椎间孔处合为脊神经，随后分为三支：后支、前支和交通支。前支延续为脊神经，后支支配背部每一节段的棘旁肌和关节突关节，交通支节段性连接交感链。

脊神经与相应椎骨之间有特定的位置关系（图 21-7）。相邻椎体构成椎间孔，脊神经由此出椎管。

脊髓的血供

脊髓血供摘自主动脉，由椎动脉、节段性或根动脉连接。3 条主要的动脉为：一条是位于脊髓前面或腹侧中央沟的脊髓前动脉，两条位于背侧神经根区域的脊髓后动脉（图 21-8）。这三条动脉

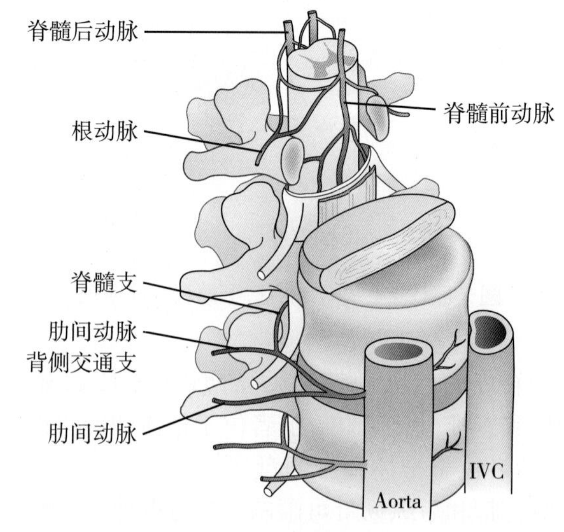

图 21-8 脊髓血供示意图，示脊髓前动脉，成对的脊髓后动脉和摘自主动脉的滋养根动脉。Aorta，主动脉；IVC，下腔静脉

通常由脑干基底部的椎动脉发出，纵贯脊髓全长（图 21-9），另有椎间孔发出的节段性根动脉和脊髓动脉可以进一步补充脊髓的血供（见图 21-8 和图 21-9）。

脊髓前动脉和脊髓后动脉分别供应脊髓前 2/3 部分和后 1/3 部分。主动脉在颈椎以下水平发出节段性根动脉加入脊髓供血系统。位于脊髓胸腰段的 Adamkiewicz 动脉为其中最大的血管，其由 T9~T11 水平以单根动脉的形式进入脊髓，于腹主动脉左侧上行[2]。Adamkiewicz 血管是整个胸髓和腰髓的主要滋养动脉，手术或主动脉创伤致其受伤，可发生胸部及以下部位瘫痪[4]。

脊髓的动脉血由广泛的小动脉和毛细血管构成的网络进入脊髓内部，毛细血管床分布的密度与脊髓各区域的代谢相对应，脊髓受压时毛细血管床相当敏感，可能导致继发性缺血。

来自脊髓本身的小静脉汇入脊髓表面的冠状静脉丛或纵静脉[2]，然后通过髓静脉穿过硬脊膜汇入硬膜外静脉丛。硬膜外或椎内静脉系统汇入椎外静脉系统，与腔静脉相通。硬膜外静脉无瓣膜，在某些生理或病理状态下较易充血，如妊娠期或肥胖，可因腹内压升高或静脉回流不畅而使静脉充血。

生理学

血流

大量的动物模型研究显示，脊髓血流量（spinal cord blood flow，SCBF）与大脑相似，平均值为 60ml/100g/min[3]，其中灰质血流是白质的 3~4 倍[4]。SCBF 的自主调节功能也与大脑类似，平均动脉压（mean arterial pressure，MAP）在 60~120mmHg 维持相对稳定[4]。血氧与 CO_2 水平

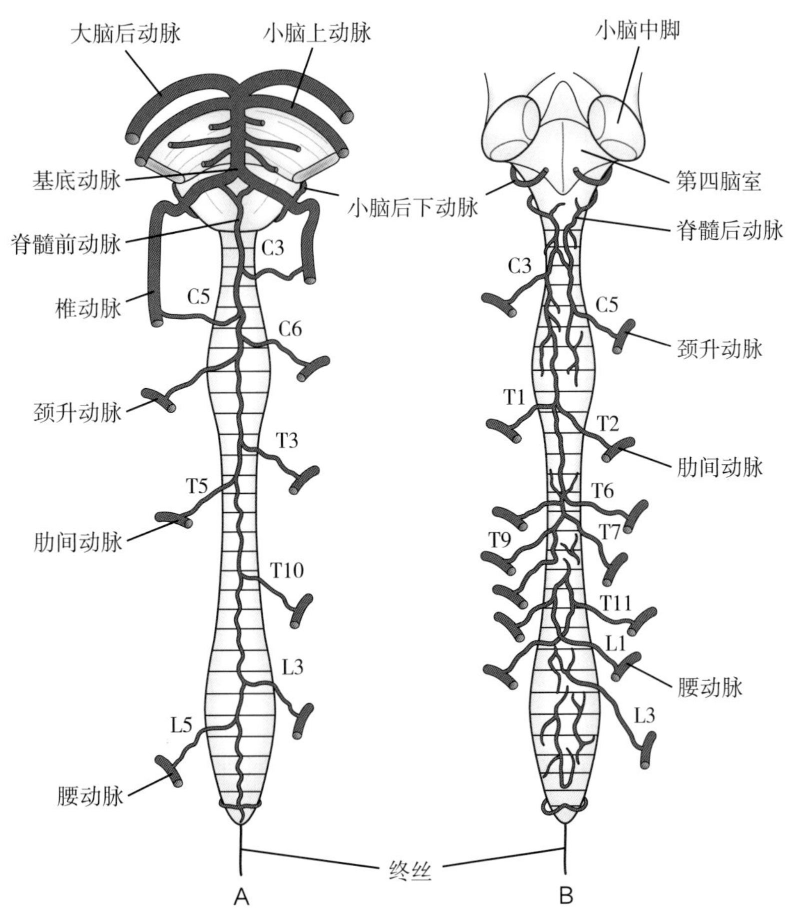

图 21-9 脊髓动脉。A. 腹侧面；B. 背侧面。脊髓前动脉供血的 T3~T5 段和 T12~L2 段，以及后部供血区的 C8~T4 段，当血供不足时最易受损。图中另示根动脉滋养区（如 C5 和 T5）。注：脊髓支配肢体的两个膨大区，分别为颈膨大（C4~T1 段）和腰膨大（L2~S3 段）

对 SCBF 影响也与脑组织接近，低氧血症和高碳酸血症时血管扩张，而低碳酸血症则致血管收缩（图 21-10）。

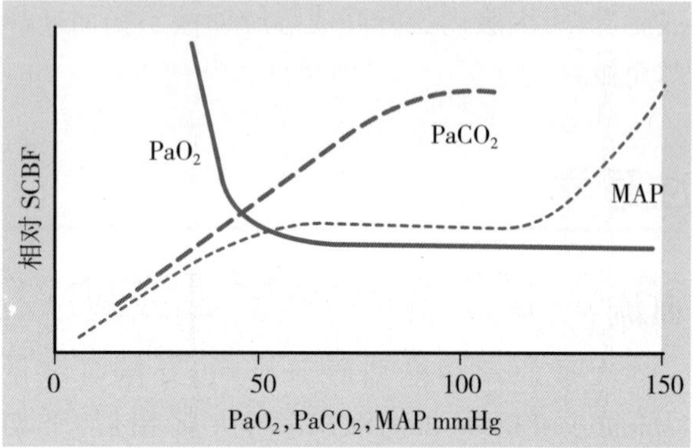

图 21-10　$PaCO_2$、PaO_2 和平均动脉压（MAP）对脊髓血流量（SCBF）的影响

脊髓损伤会破坏 SCBF 的自主调节机制。创伤时 SCBF 减少，自主调节功能丧失[5]。手术操作本身也会影响 SCBF，这被认为与手术中各种手术器械的应用以及脊髓受到牵拉有关。另外，其他手术，如简单的椎板切开术也会干扰 SCBF[6]。

影像学

脊髓和脊柱成像技术是诊断治疗脊柱病变的重要手段，最常用的如 X 线平片、CT、CT 血管造影术、MRI、MRA、扫描、单光子发射计算机断层扫描（single-photon emission computed tomography，SPECT）以及正电子放射断层扫描（positron emission tomography，PET），临床上根据病史、体检和鉴别诊断来选择合适的成像技术，后文介绍脊髓损伤（spinal cord injury，SCI）的相关章节将对常用的成像技术作一综述。

脊柱外科病变

颈椎病变

颈椎强直

65 岁以上老年人出现颈椎退行性改变的比例超过 90%，颈椎强直系脊椎的非特异性退化，可致颈椎狭窄，神经孔受累（图 21-11）。

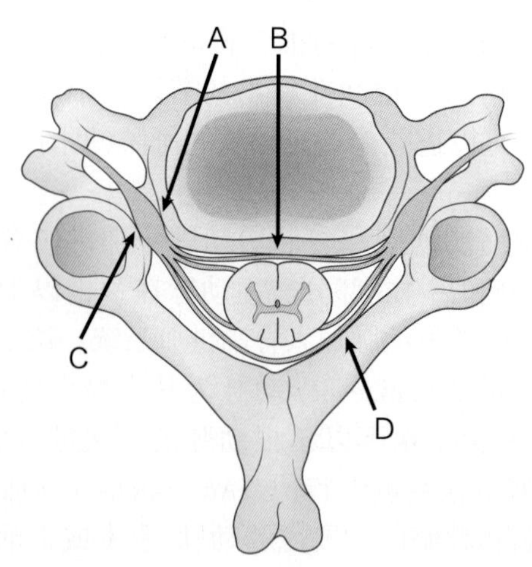

图 21-11　颈椎强直。脊髓或神经根受压的常见部位：A. 椎间盘突出或骨质增生；B. 椎间盘中央疝或骨赘形成；C. 关节骨赘；D. 黄韧带增生

在疾病最终演变为颈椎退行性变的患者当中，神经根病变最为常见。颈神经根病变以颈神经和（或）颈神经根的功能障碍为特征[7]，最常见的病因为椎间盘突出、骨质增生致外侧神经孔狭窄或椎体半脱位导致的颈椎不稳定（图 21-12）。

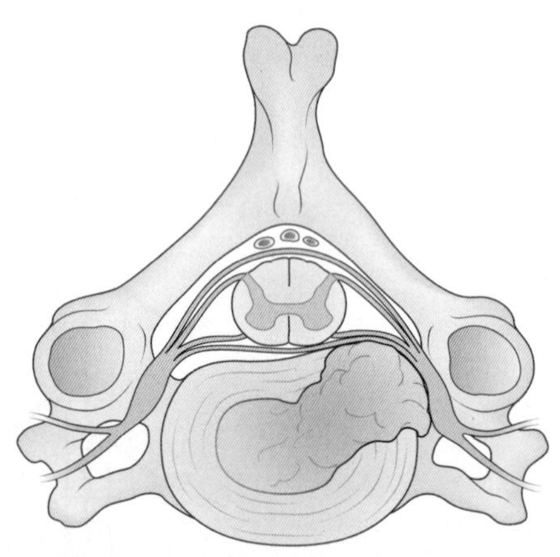

图 21-12　椎间盘髓核后外侧突出致椎间孔狭窄，压迫神经根，最终出现颈神经根病变。（摘自 Won DS，Herkowitz HN：Cervical radiculopathy：Posterior surgical approach. In Herkowitz HN，Garfin SR，Eismont FJ，et al [eds]，Rothman-Simeone：The Spine，5th ed.Philadelphia，Saunders-Elsevier，2006，p 842.）

颈神经根病变时可选择 MRI 检查，然而由于其对治疗无影响，故早期一般不用。通常先药物治疗 4~6 周，如症状无缓解，则考虑 MRI 检查。CT 主要用于明确椎管内的骨质结构。手术治疗的指征为：临床症状严重，药物治疗不佳且 MRI

提示神经受压程度与临床表现相符者；药物治疗至少6周但疼痛无缓解者；神经功能逐渐恶化者等[7]。

脊髓型颈椎病

脊髓型颈椎病（cervical spondylotic myelopathy，CSM）是55岁以上人群最常见的脊髓病变，于50多年前为人所知。退行性变或先天性疾病致颈椎管狭窄是CSM的病因，病理生理变化主要是椎管矢状径缩小，几乎所有患者的颈椎管横截面均缩小30%以上。典型的临床表现为颈部疼痛、肩区和肩胛下区疼痛，上肢麻木或刺痛，上肢或下肢运动无力，下肢感觉障碍，步态改变，消化泌尿系统障碍。上运动神经元病变表现为肌强直、张力过高及阵挛等，以肌强直步态最常见。体格检查时可见手部肌肉营养不良，张力过高，屈颈后上臂或背部电击样感觉（Lhermitte征）及感觉丧失等。X线平片常示骨赘形成、溶骨、颈椎半脱位等。MRI一直是CSM的首选，可提示椎管异常(脱髓鞘变化，脊髓营养不良及水肿)、椎间盘、韧带病变以及椎体骨赘形成等。在治疗方面，早期可采用保守方法，然而早期手术可明显改善神经功能的预后。常见手术方式包括：经颈前入路椎间盘切除椎体融合术（ACDF）、经颈前入路椎体融合术（ACF）、颈椎椎板成形术及经颈后入路椎板减压椎体融合术。

对于存在颈椎不稳定或颈髓病变的患者，其麻醉管理应考虑应用特殊技术以免医源性脊髓病变：采取适宜的气道安全管理措施、选择合适麻醉药物、进行必要的血流动力学监测、应用血管活性药物及摆放安全的体位。如果患者出现椎管狭窄的临床表现，则麻醉时应考虑选择清醒状态下纤维支气管镜插管，至少在麻醉诱导时制动头部，借助脊髓监测技术与否，纤维支气管镜辅助插管都是一项可行的技术。围术期有创血压监测是维持脊髓血流灌注的有效指标，如MAP≥85mmHg。术中进行脊髓电生理监测时，麻醉药物以选择对电生理监测波幅及潜伏期影响小的药物为宜。术后只有在确定无气道水肿、颈部血肿及清醒后才能拔除气管导管。

颈椎间盘突出症

椎间盘由中央含水的髓核与周围的纤维环组成，随年龄的增长，椎间盘逐渐退化，当纤维环断裂时，中央髓核向外突出（图21-12）。

颈椎以C5~C6椎间盘突出最为常见，其次为C6~C7，40岁以上多发，临床表现为颈痛和神经根症状，如肩部、上臂或手部感觉异常或疼痛、皮支神经根分布的肌肉无力等。如果为中央区突出，还可有颈髓病变症状。怀疑椎间盘突出时，依据X线平片观察是否有椎间隙狭窄、骨赘或椎体半脱位，怀疑椎间盘突出症时，可进行MRI检查（图21-13）。

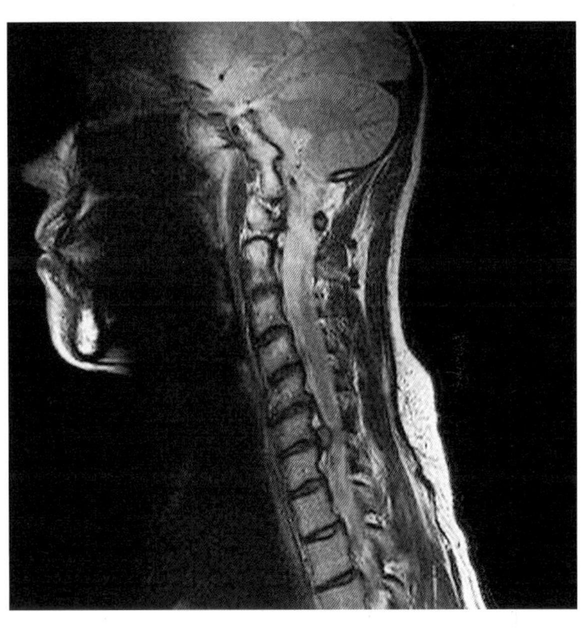

图21-13　颈椎间盘突出症及前入路椎间盘切除融合术（ACDF）。41岁妇女，颈部疼痛并放射至左手及手指，矢状位MRI T2加权相示C6~C7水平间盘突出约6mm

颈椎间盘突出症主要以药物治疗为主，至少在初期应如此。短期内选择颈托、抗炎药物、口服激素类以及理疗等对90%以上伴神经根性症状的患者有效，如保守治疗失败或神经症状愈加严重，则应考虑手术。典型的术式为前入路椎间盘切除椎体融合术（anterior cervical diskectomy and fusion，ACDF），可选择同时植入金属板固定。

手术的并发症包括损伤胸导管、脑脊液（cerebrosprinal fluid，CSF）漏、脊髓或神经根损伤、椎动脉损伤、食管或气管穿孔，喉返神经损伤（声带麻痹）、术后血肿、伤口感染等。术后出现严重血肿时，要始终保证气道安全，直至患者完全清醒，血肿不再扩大，气管套囊出现漏气。

脊髓空洞症

脊髓空洞是指脊髓内的囊性腔隙，可有两种

形式：交通性和非交通性。交通性空洞主要为中央管扩张，常伴有枕大孔的异常，如小脑扁桃体疝（Chiari 畸形）和基底蛛网膜炎。非交通性脊髓空洞是指在脊髓实质中出现的囊腔，与中央管和蛛网膜下腔不相通，常见原因有创伤（最常见）、新生物及蛛网膜炎等。典型的临床表现为：20~50 岁的患者常常主诉"披肩"样分布的感觉丧失（与脊髓中央综合征类似），另有颈痛或枕部疼痛，手部无力及无痛性关节病。患者需进行 MRI 检查，部位包括颈髓、胸髓及脑部。治疗方面应以恢复损伤区域正常 CSF 循环为主要目标，可以选择后入路减压术，囊腔 - 蛛网膜下腔或囊腔 - 腹腔分流术，以及经皮囊腔抽吸术等。围麻醉期间脊髓空洞患者的气道管理，所采取的方法应免加重神经功能缺失。限制 Chiari 畸形患者颈颈部活动是防止进一步加重神经受压的重要措施，因此，应用纤维支气管镜是一种合适的气道技术选择。

胸椎和腰椎疾病

椎间盘突出症

有临床表现的胸椎间盘突出症较为少见，年发病率为百万分之一[8]，最常见于 T8~T12，40 岁到 60 岁之间高发（平均 46 岁）。椎间盘绝大部分向中外侧突出（94%）或外侧突出（6%），症状与体征多种多样，如疼痛（局部痛、轴位痛或根性痛），脊髓病变，感觉障碍或膀胱功能障碍。结合 CT 和 MRI 可得出影像学诊断。本病绝大多数症状经保守治疗可得到有效改善。手术指征为药物治疗 4~6 周后无效，严重且持续根性痛，严重的神经功能障碍，尤其是任一症状进行性加重时。胸椎手术时间较长，一般≥3 小时，且失血量较大。严重的手术并发症较少见，主要有心肺损伤致死、脊椎不稳定需再次手术以及术前瘫痪症状加剧。

与胸椎间盘突出症不同，腰椎间盘突出症较为常见，2% 的正常人一生之中在某一阶段出现腰椎间盘突出[9]。成年劳动者腿部根性疼痛的最常见原因就是腰椎间盘突出导致的坐骨神经痛[19]。然而，医治后坐骨神经痛通常在症状出现后 2 个月即可消失，极少需要手术治疗。L4~L5 或 L5~S1 脊髓水平最易发生椎间盘突出，由于此处的后纵韧带最为薄弱，故向后外侧突出最为常见。临床表现从下背部疼痛到神经根症状，如腿痛、无力及感觉异常。如果椎间盘大面积向中央突出，则可致马尾综合征，表现为下背部疼痛，双下肢感觉运动障碍，膀胱功能障碍，性功能障碍及直肠周围感觉丧失，此时应该及时就诊。怀疑腰椎间盘突出时，应行 MRI 检查明确局部病变（图 21-14）。

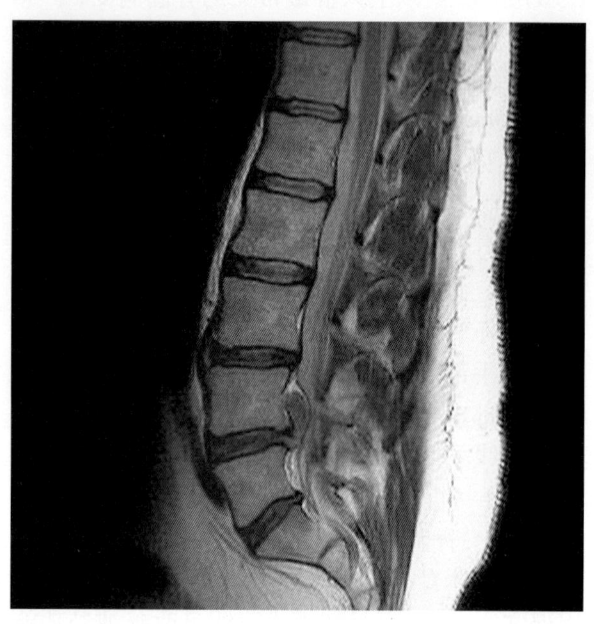

图 21-14 腰椎间盘突出症。42 岁男性，主诉下背部疼痛并放射到左下肢，MRI 矢状面 T2 加权相示 L4-L5 水平椎间盘大面积突出，髓核向上突出硬膜外腔的腹侧约 2cm

绝多数椎间盘突出症患者可采用保守治疗，6~8 周后康复率达到 75% 以上。手术指征包括马尾综合征、运动功能严重受损、药物镇痛无效、保守治疗 2~3 个月后无效以及突出椎间盘体积过大。常见术式：单纯椎间盘摘除术、椎间盘摘除椎体融合术、半椎板切除术及椎板切除术。麻醉管理应考虑多方面因素：术前神经功能缺失、特殊的体位要求、术前患者的合并症及术中血液丢失。对于合并严重疾病椎间盘突出症患者，术中有必要进行有创动脉压监测，其他无严重合并症行择期手术的腰椎间盘突出症患者进行常规无创血压监测即可。

腰椎强直

腰椎强直是一个广义的概念，指的是椎间盘逐渐退化为特征的椎关节改变，最终导致骨骼和软组织改变。其中，椎间盘退行性变、脊椎狭窄和脊椎前移是特征性的病理改变。临床病变包括脊柱不稳、脊椎狭窄及退行性脊椎前移。脊椎狭窄最为常见，是65岁以上患者常见的手术适应证[10]。

腰椎椎管狭窄

腰椎椎管狭窄的病因可为先天性、获得性或两者兼有。先天椎弓短小者的椎管较窄，后期当脊椎出现退行性变时，如间盘突出，关节突关节退化并增生及脊柱前移，则较易发展为腰椎椎管狭窄（图21-15）。

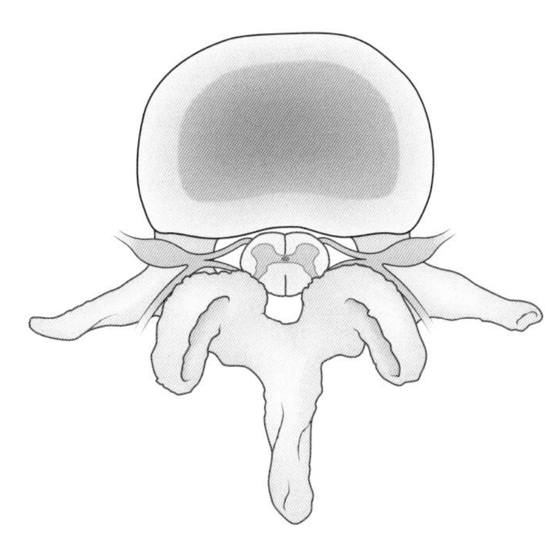

图21-15　腰椎轴面观。中央管、关节突关节及侧凹典型增生退变的改变

腰椎椎管狭窄最常见于L4~L5水平，其次为L3~L4，临床症状为逐渐出现的腿及臀部疼痛，伴下肢感觉障碍，数月内症状逐渐加重。早期诊断可依据X线平片前后位、侧位及屈伸位。如平片显示间盘空间被侵蚀或变窄，以及椎体终板硬化，则提示可疑椎管变窄。MRI可以显示典型的退行性变，如关节突关节及韧带增生，间盘突出和神经根受损。早期可以选择药物治疗。手术适应证为保守治疗失败、疼痛剧烈、运动功能明显受累或者出现脊髓病变的临床表现。

退行性脊柱滑脱

脊柱滑脱是指椎体相对于下一节椎体向前移位，伴随椎弓的退行性改[11]（图21-16）。本病病因可为先天性或获得性。退行性脊柱滑脱较为常见，尤其多见于50岁以上人群，发病率高达8.7%[12]。女性患病几率是男性的4~6倍。与该病变相关的因素有椎间盘退行性变、韧带松弛及关节突关节病变[13]。

脊柱滑脱通常无临床表现，然而随着病情发展，可因脊椎狭窄而导致下背部疼痛、根性病变及神经源性跛行（下肢疼痛、感觉异常及行走或站立无力）。脊柱滑脱的诊断需结合临床及影像学资料，因为脊椎狭窄时常无临床症状[11]。在评价病情时，可以借助平片来明确滑脱的程度和角度，前者以前移椎体下板的移位距离占其下方椎体上板长度的百分比表示[14]。移位角度通常小于30度，但约1/3患者有进一步增大的可能性。

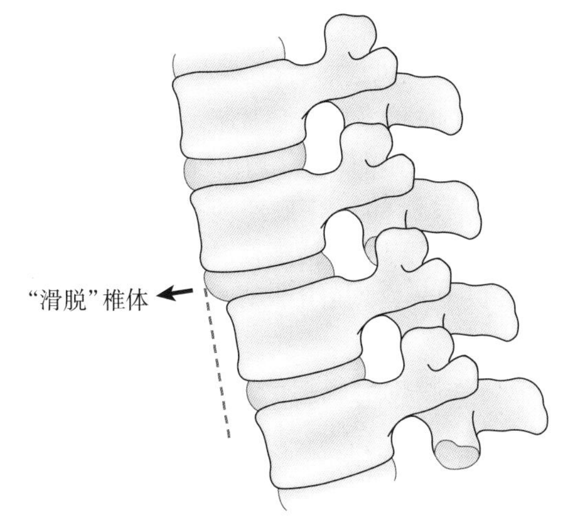

图21-16　退行性脊椎前移。椎体"滑"向下一椎体的前方

脊柱滑脱早期的病理生理学表现为椎间盘退化引起椎间隙狭窄，继而导致黄韧带变形、运动受累[15]。由于正常韧带变得松弛，故椎体可能前移（图21-17），或偶尔后移。

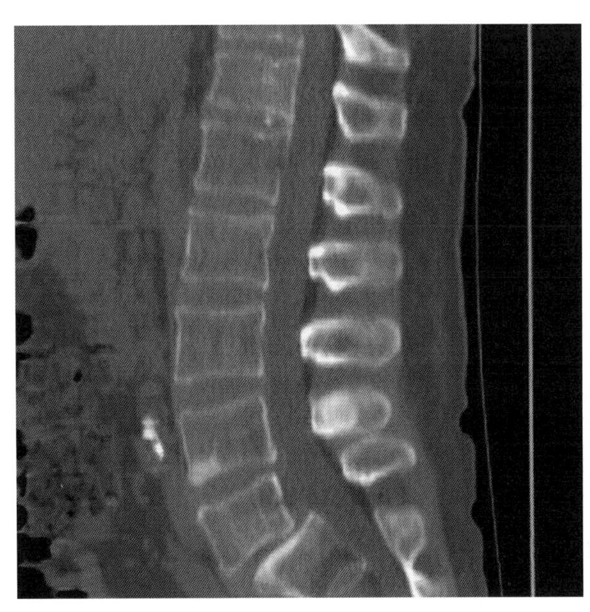

图21-17　脊椎前移。48岁男性，双下肢麻木，CT半矢状位显示腰椎L5在S1上方向前移位1cm

退行性脊柱滑脱诊断方面可借助于平片成像与MRI[11]，应该包括前后位、侧位，屈伸位及斜位。如直立体位时腰椎侧位平片显示椎体移位，而平卧时程度减轻则可确诊。当出现神经症状或体征时，应选择腰骶部MRI成像，明确是否存在韧带增生、脊髓受压、神经根损伤、椎间盘病变以及滑膜囊等，以上异常均可引起背痛、神经功能障碍或两者皆有。

退行性腰椎滑脱的治疗方面应参照临床症状、体征及影像学结果，对于所有下背部疼痛的患者，在早期4~6周内无论是否伴有神经功能障碍，均应首先保守治疗。如果保守治疗失败，可尝试硬膜外激素治疗及其他疼痛治疗措施。手术适应证有持续或反复发作的背痛、腿痛以及神经源性跛行，且干扰了患者日常活动并且保守治疗12周无效；神经功能逐渐恶化；存在脊椎狭窄的临床表现。外科治疗需要考虑的因素包括：术式(前入路、后入路及联合入路）及具体的手术过程。手术减压过程常可以选择性行腰椎融合术及器械植入。

在腰椎管狭窄及退行性腰椎滑脱围术期，麻醉需要考虑以下因素：具体的术式、体位、出血、神经电生理监测及患者的合并症。在行电生理监测期间，优先选择全凭静脉麻醉。严密注意体位变化，减少术后并发症：神经损伤和失明。

脊柱感染性疾病

骨髓炎

脊柱感染可累及椎体、椎间盘、椎弓及后部结构。椎体骨髓炎在脊柱感染中最常见，而硬膜外脓肿相对罕见。椎体骨髓炎常累及脊柱的前部和中央，通常选择非手术方法治疗，但有时也需要手术[16]。

椎体骨髓炎无特异的临床症状及实验室证据，鲜有证据表明其为系统病变，通常要根据影像学检查和可疑临床表现，结合微生物学及病理学检测才能做出诊断[16-20]。细菌播散是椎体骨髓炎最常见的感染途径，这与椎体，尤其是纵韧带附近丰富的血供有关。椎体骨髓炎最易累及腰椎，其后依次为胸椎、颈椎和骶椎。患者常诉后背局部疼痛及椎旁肌肉痉挛。伴轻度神经功能缺损者占1/3，其余表现为重度神经功能病变或不完全性SCI综合征。实验室检查方面，50%以上的患者可有白细胞增多，另外可见血沉（ERS）增快，C反应蛋白（C-reactive protein，CRP）和降钙素原水平升高[18,19]，ERS和CRP是感染的敏感的标记物，但不具有特异性[20]。

疾病早期在影像学上无异常发现，数周后可见椎间盘厚度减低，椎体上下平面侵蚀，随后出现溶骨及椎旁软组织阴影，最终椎体塌陷。早期最敏感的成像技术为核同位素骨扫描结合单光子放射断层扫描，前者主要依靠锝Tc99m双磷酸亚甲基（methylene diphosphonate，MDP）来完成扫描，以上技术在病变早期的敏感度超过90%[17]。MRI是诊断骨髓炎的金标准，能够提示有关椎间盘、椎骨骨髓、神经系统结构及椎旁软组织病变的准确信息[18]。典型MRI表现为椎板边缘模糊，间盘与邻近椎体的信号减弱（图21-18）。

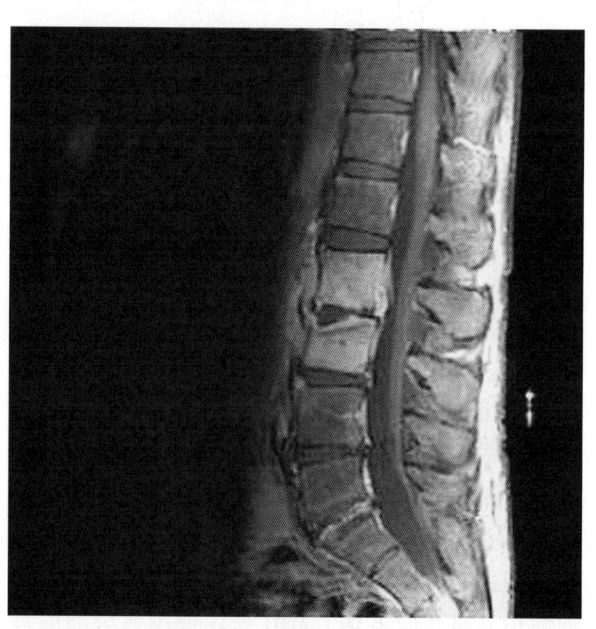

图21-18　椎体骨髓炎。50岁男性，滥用静脉药物史，下背部疼痛持续1个月。使用造影剂行MRI检查，腰椎矢状位T1加权相示L2和L3椎体髓腔水肿信号增强，伴L2~L3椎间隙变窄，信号消失

本病在准确及时的诊断后，有效的临床治疗需要静脉注射联合口服抗生素4~6周[16,21,22]。大部分脊柱脊髓炎常需手术治疗[23]。手术适应证有：病原体诊断，神经功能恶化，脊椎稳定性丧失，脊柱逐渐变形，药物治疗失败。

硬膜外脓肿

硬膜外脓肿较为少见，住院患者发病率1/10 000[24]。在硬膜外脓肿的患者中，约有1/3

是由硬膜外腔内细菌局部播散引起的，其中1/2患者会发生血性播散；临床表现有背痛、发热及神经功能异常；约1/2的硬膜外脓肿患者在出现上述表现时初始诊断是错误的(11%~75%)[25]，神经功能缺失为晚期症状，需及时治疗。

实验室检查方面与脊髓炎类似，没有特异性指标。约2/3的患者可有白细胞增多，不同的是血培养结果可为阳性，而且患者也可出现全身脓毒血症[26]。硬膜外脓肿最常见于脊柱后部(脊髓炎则常累及椎体)，以胸腰段最常见，并且常累及多个节段。

脊柱硬膜外脓肿在诊断方面主要依据临床表现、影像学特征以及引流物培养的结果[27,28]。借助X线平片进行诊断的患者不到20%，尽管有时可能伴有骨髓炎[28]。MRI钆增强放射成像技术，能够准确定位脓肿，明确硬膜外感染的程度，并提示是否存在脊髓受压及外周水肿。本病一旦确诊，应全身使用抗生素，并行脓肿引流[24,26]。外科最常选择后入路椎板切开减压清创术[24]。神经功能预后取决于术前的情况。

脊髓肿瘤

原发性脊髓肿瘤并不常见，不到脊髓肿瘤的5%；脊髓肿瘤多为脊髓转移性肿瘤[29]。临床表现为疼痛、进行性脊柱变形、神经功能缺损或三者皆有。放射成像技术对诊断极为重要。为便于诊断，根据解剖将脊髓肿瘤简单分为硬膜外、髓内硬膜外和脊髓内肿瘤(框21-1)。在70%~80%的组织检查中，手术活检是确诊的关键，CT引导下穿刺活检是最常用的活检方法。如果特定的肿瘤类型需要手术干预，应考虑肿瘤的位置、大小、在生物学及机械学方面对脊柱稳定性的影响以及肿瘤与周围组织的关系[29,30]。

硬膜外肿瘤最常见，占所有脊髓肿瘤的50%，起源于椎体或硬膜外腔。原发硬膜外肿瘤包括：尤文肉瘤(图21-19)，脊索瘤，软骨肉瘤，骨样骨瘤，多发骨髓瘤和骨肉瘤。

硬膜外肿瘤绝大多数为恶性，常由肺部、乳腺、前列腺或造血组织、淋巴组织的恶性病变转移而来。体内恶性肿瘤的转移灶常见于骨骼系统，其发生率仅次于肺部和肝脏。尸检结果显示，约30%的癌症患者有脊柱转移[31]。脊柱的转移灶多见于椎体，主要通过血行播散种植或椎旁肿瘤的直接扩散转移。胸椎是脊柱转移瘤的最常见部位，多数患者有疼痛症状。神经功能缺损可能从轻度的神经根症状转变为脊髓功能障碍。其原因可能由于椎体病理性骨折或移位，或者肿瘤生长压迫神经。

放射影像技术对硬膜外可疑转移灶的诊断尤为重要。血运丰富的肿瘤(如骨巨细胞瘤、骨母细胞瘤、肾上腺样瘤)，特别是大的肿瘤，在手术前行

框21-1　脊柱肿瘤的解剖学分类

硬膜外
- 转移瘤
- 脊索瘤
- 骨软骨瘤
- 骨样骨瘤
- 成骨细胞瘤
- 骨肉瘤
- 动脉瘤样骨囊肿
- 软骨肉瘤
- 神经纤维瘤
- 脊椎血管瘤
- 大细胞瘤
- 骨源性肉瘤
- 浆细胞瘤
- 多发性骨髓瘤
- 尤文肉瘤
- 血管脂肪瘤

脊髓外硬膜内
- 脊膜瘤
- 施旺细胞瘤
- 神经纤维瘤
- 上皮样瘤/皮样囊肿
- 脂肪瘤
- 转移瘤
- 蛛网膜囊肿

脊髓内
- 星形细胞瘤
- 室管膜瘤
- 皮样囊肿/上皮样瘤
- 恶性胶母瘤
- 畸胎瘤
- 脂肪瘤
- 神经瘤
- 血管母细胞瘤
- 神经节胶质瘤
- 少突胶质瘤
- 副神经节胶质瘤
- 胆脂瘤
- 转移瘤：黑色素瘤、肉瘤、乳腺癌

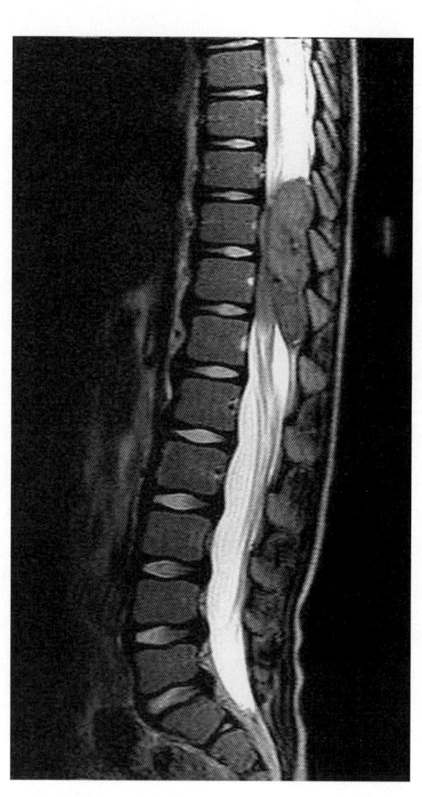

图 21-19 尤文肉瘤。MRI 造影矢状位 T2 加权相显示 T9~T12 节段硬膜外腔后部 5.4cm x 1.6cm 异源强化灶，压迫脊髓

血管栓塞可减少术中切除肿瘤时的出血量[32-34]。脊柱的转移瘤患者，尤其不伴有神经损害及脊柱不稳定时主要采取非手术治疗。根据肿瘤性质可选择姑息放疗、化疗或同时进行。手术指征：原发病因不明需要组织诊断，神经功能进行性恶化，疼痛剧烈，药物镇痛无效，脊柱逐渐变形或丧失稳定性，对放疗不敏感，单发病灶且非手术治疗无效。

髓外硬膜内肿瘤占脊髓肿瘤的 40%，位于硬膜以内，但不累及脊髓实质，可能侵及蛛网膜、CSF 循环、神经鞘、齿状韧带、终丝及血管结构。此处肿瘤多为良性，90% 以上为神经鞘瘤或脊膜瘤。神经鞘瘤可见于任何脊髓节段，多为施旺细胞瘤或神经纤维瘤，倾向于生长在神经后根或感觉神经根。这一部位的恶性肿瘤较少见，常源于原发性脑瘤（如室管膜瘤、髓母细胞瘤）或脑脊膜转移灶。脊膜瘤最常见于胸椎（80%），其次为颈椎（10%~20%）和腰椎（1%~5%）。

髓外硬膜内肿瘤在临床上表现为脊髓病变或神经根病变。虽然 CT 和 MRI 都能提示诊断，但 MRI 仍被认为是首选。良性肿瘤（如施旺细胞瘤、脊膜瘤及神经纤维瘤等）应选择手术切除。

髓内肿瘤位于脊髓实质内，占脊髓肿瘤的 10%。成人患者中 80% 以上为室管膜瘤和星形细胞瘤，典型的临床表现有脊髓病变、肿瘤水平以下感觉障碍等。如肿瘤位于脊髓圆锥，可在晚期出现马尾综合征。主要治疗手段有椎板切除，然后肿瘤切除或活检。

脊柱侧凸

成人脊柱侧凸是指发育成熟的骨骼系统中脊柱弯曲大于 10°[35]。成人脊柱侧弯分为两类：特发性脊柱侧凸和“de novo”脊柱侧凸。前者在青春期发生，在成年后进行治疗；后者为骨骼发育成熟后才出现弯曲。尽管后者可在脊柱手术后或骨质疏松人群中出现，但最常见的病因是脊柱退行性变[36]。正常老龄化过程中腰椎退行性变可导致脊柱侧弯，影响椎骨、椎间盘、脊柱韧带、关节突关节和肌肉。这个退行性变的过程可导致椎体和椎间盘出现楔形改变，脊柱进行性旋转平移，最常见于上腰椎和下胸腰椎。据报道，退行性脊柱椎侧凸发生率在 6%~68%，且在超过 30% 无脊柱异常的老年人中出现[35,38]。首发症状是典型的背痛，尽管普通人群中背痛发生率与脊柱侧凸类似，但最常见的手术指征仍是持续性的显著背痛，脊柱侧凸需手术的占 1%。

胸椎侧弯对肺功能的影响明显大于其他部位脊椎侧弯的影响。侧弯角度与肺容量变化密切相关。当角度大于 60°（尤其大于 100°）时，患者可出现呼吸短促或窒息；肺功能检查显示潮气量、一秒用力呼气量（forced expiratory volume in 1 second，FEV_1）和 PaO_2 降低，提示进行性限制性呼吸障碍，其严重程度与侧弯角度成正比。

脊柱侧凸引起的背部疼痛多数可选择保守治疗。目前手术适应证有：药物治疗无效的持续性背痛；神经功能不断恶化；脊柱进行性变形，尤其影响到肺功能；肌肉疲劳致姿势不稳等。手术目的是矫正畸形，维护脊柱稳定性，并保证患者早日恢复正常活动。术后并发症多发，有关重大脊柱手术后并发症发生率的（大部分研究包括很大比例的脊柱侧凸患者）调查显示，超过 20% 的患者发生围术期并发症，院内死亡率为 0.2%~0.5%[39-41]。调查涉及的并发症包括感染、急性冠脉综合征、脑脊液漏、植入失败、麻痹性肠梗阻、深静脉血栓形成、尿路感染和失明。增加术后并发症发生率的危险因素包括年龄、呼吸循环系统疾病、心功能不全、肾脏疾病、肝脏疾病、凝血功能障碍的神经系统疾病和电解质紊乱。肺部并发症常见，以前路和前/后路脊柱手术最为高发。发生术后肺部并发症的患者死亡率增高。

大的脊柱重建手术的麻醉应采用平衡全麻技术、有创血流动力学监测和应用大口径静脉通路。术中行神经电生理监测者可使用全凭静脉麻醉。

脊柱的炎症

类风湿关节炎

类风湿关节炎(rheumatoid arthritis，RA)是最常见的炎症，全球发病率约为1%。RA是一种累及全身的慢性自身免疫性炎症，可累及手、足、腕、肘、髋、膝、踝及颈椎等处的滑膜关节，出现对称性关节疼痛、发热、水肿及破坏[43]。T细胞介导的免疫反应可影响全身的滑膜组织，导致关节组织增生，并侵蚀关节软骨及软骨下骨质[44]。颈椎受累时，相应关节的滑膜关节遭到破坏，以C1~C2段最为严重。炎症对周围组织的侵蚀可致颈椎轴位不稳，继而C1~C2关节发生半脱位，同时压迫脊髓。1/4的RA患者可有寰椎关节半脱位，这是RA累及颈椎的最常见表现。

RA累及颈椎时在临床上可有颈痛、头痛及颈部活动受限。重者出现关节半脱位导致进行性颈髓病变，表现为下肢痉挛、无力或大小便失禁，也可出现神经根压迫症状。诊断主要依据影像学表现，包括寰椎关节半脱位、椎间隙狭窄、椎板侵蚀、骨突关节侵蚀且关节面模糊以及脊柱骨质疏松等[43]。CT扫描提示颈椎破坏的程度，MRI则可明确脊髓的病理变化及软组织异常。

RA手术适应证包括：脊髓病变；神经功能障碍伴严重颈痛；严重的C1~C2关节半脱位致椎管狭窄，椎动脉受损以及脊髓受压。脊髓病变，尤其伴寰枢椎关节半脱位时，应急行后入路颈椎减压融合术，包括在C1~C2关节植入螺钉和骨移植。枢椎以下关节的半脱位(C3~C7)，尤其累及多个关节时，应行后入路手术重新建立脊柱的线性关系和稳定性。当有严重脊柱后凸时，前路手术可以作为一种替代。在一些病例中可以联合使用前路和后路的手术方法。

RA患者麻醉时应考虑到气道方面的特殊性：颈部和颞下颌关节运动受限影响喉部视野，环甲关节受累导致气管入口狭窄(术前声音嘶哑和喉鸣)，寰枢关节半脱位可能影响椎动脉，颅底压迹(齿突向喙侧移位压迫脊髓或延髓)，下段颈椎不稳定。因此，在麻醉诱导和摆放体位时，可在清醒状态下使用纤维支气管镜或可视喉镜插管来减少远期的神经损伤。

强直性脊柱炎

强直性脊柱炎(ankylosing spondylitis，AS)是血清阴性反应性的脊柱关节炎疾病，以脊柱和中轴骨关节进行性炎症为特征，可致严重脊柱畸形(图21-20)。男性发病率是女性的3倍。另外，AS还累及肌腱和韧带。患者体内人白细胞抗原(human leukocyte antigen，HLA-B27)阳性，但血浆中无类风湿小结和类风湿因子(血浆阴性反应)[43]。AS最常累及骶髂关节、肋椎关节、椎骨关节突及间盘椎骨关节[43]。AS患者可发生腰椎及胸椎段骨折，但最常见的骨折部位是下段颈椎(C6~C7)。与AS有关的疾病包括：外周关节炎，寰枢椎关节半脱位，瓣膜性心脏病，主动脉炎，限制性肺疾病，肺上叶纤维化，结肠炎，肾淀粉样变，骨质疏松症，银屑病，葡萄膜炎，虹膜炎。

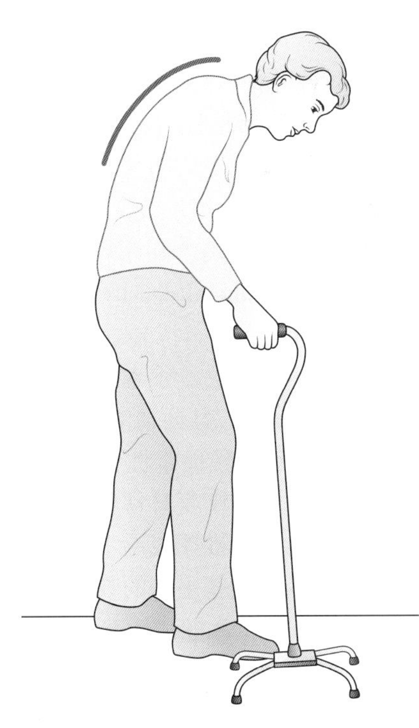

图21-20　强直性脊柱炎患者。脊柱进行性屈曲，椎骨融合致弯腰体态

AS的手术适应证包括：脊柱严重变形影响正常活动；椎骨间盘炎或脊椎骨折致脊柱不稳定[45]。AS患者行矫正手术或其他手术时进行术前评估非

常重要。虽然应该关注患者的习惯、生活方式和用药情况(如阿片类药物及非甾体类抗炎药的使用),但应特别关注肾脏,肺脏,胃肠和营养状况。因为AS患者存在困难气道的可能性增加,所以应详细评估颈椎活动度和气道解剖结构。有明显颈部屈曲的患者应注意是否存在脊椎后凸畸形及其严重程度,必要时使用纤维支气管镜和其他先进的气道管理工具。

骨质疏松症

骨质疏松症属代谢性骨疾病,以骨密度降低和微结构破坏为特征。患者易发生骨折,多见于髋骨、脊柱和腕部。美国有1000万骨质疏松患者,是最常见的骨骼疾病[46]。该病最常见于绝经期妇女(患病率高达30%)[47],也可见于伴内分泌失调或其他慢性疾病的男性及绝经前女性,即继发性骨质疏松症。相关的因素有甲状腺功能亢进、胃肠功能失调、钙平衡紊乱及长期使用激素等。

骨质疏松症常发生骨折。椎骨压缩性骨折是最常见的并发症,多见于胸椎和腰椎[48]。事实上,50岁女性椎体骨折的发生率高达25%。病变区域或胸部突然剧痛提示发生急性骨折。骨折愈合后可遗留背部慢性疼痛。胸椎骨折主要位于椎体前部,在平片上呈楔形椎体,可以导致脊柱后凸,当骨折累及多个节段时更为明显。腰椎骨折可累及椎体的各部分,因此无楔形改变。

诊断骨质疏松症应结合临床病史、X线平片结果、骨密度(bone mineral density,BMD)及生化标记物(提示骨转化率,如特异性碱性磷酸酶)。其治疗多选择非手术方法。手术指征包括急性压迫性骨折出现剧烈疼痛,且药物治疗无效;神经功能障碍;脊柱逐渐变形且稳定性丧失。手术治疗的目的在于尽快活动和恢复日常生活功能。最常用的手术方法包括微创椎体成形术和球囊扩张椎体后凸成形术。尽管这些手术的临床疗效有待商榷[49,50],但近期研究显示椎体后凸成形术安全有效,可用于疏松症和肿瘤造成的病理性骨折患者。

脊柱脊髓创伤

在创伤性损伤中,颈椎损伤占4.3%,胸腰椎损伤占6.3%,SCI占1.3%[55,56]。脊柱创伤的主要原因包括车祸、摔落、暴力和运动相关性损伤。活动幅度较大的脊柱节段易于损伤,包括颈椎(75%的颈椎损伤发生在C3~C7)和胸腰椎连接处(16%胸腰椎损伤发生在L1)[56],并且1/5的脊柱损伤累及多个节段。

总体来说,脊柱创伤管理的目标是:防止神经系统功能的进一步损伤;促进已损伤神经系统的恢复;神经系统减压;对脊柱畸形进行外科矫正。对脊柱损伤患者初期评估和复苏后,需进行更细致的神经系统检查结合影像学检查,以发现神经系统功能缺损(见图21-25)。脊柱创伤的评估包括以上步骤。

脊柱创伤的生物力学原理

理解脊柱撞击和导致脊柱损伤的生物力学原理有助于评估脊柱SCI的概率和严重程度及制定有效的治疗方案。创伤性脊柱损伤最常发生在外力撞击后,可导致七种脊柱创伤的基本类型:屈曲过度、伸展过度、压缩、旋转、剪切、撕裂伤和复合伤[56]。基于Allen及其同事提出的原有分类,通过图解(图21-21)可以描述颈椎损伤的机械学分类。创伤性脊柱损伤、引起神经系统症状及常用的治疗方法见表21-1。

伸展过度

伸展过度损伤最常发生在颈部,是低位颈椎损伤的常见原因(图21-22)。伸展过度损伤可由面部或额部的创伤所致,这些作用力使椎体和邻近椎间盘的低位末端分离。伸展过度损伤导致前部和中部的脊柱部分因紧张而断裂,椎管的前后径减小,在椎体后面和黄韧带之间压迫脊髓。伴有颈椎病的老年人,特别容易发生伸展过度损伤,而且中度的伸展过度即可导致SCI。可累及椎动脉,特别是有严重颈椎病的患者。由于稳定脊柱的韧带断裂和椎间盘损伤,伸展过度损伤是典型的不稳定型损伤。

压缩

压缩损伤发生在轴向重大负荷撞击后(例如,枕部跌伤),导致的楔形压缩骨折、粉碎性骨折(图21-23)和韧带撕裂。楔形压缩骨折最常发生在胸腰部,由单纯的屈曲损伤引起,而后面的韧带完好无损。存在粉碎性骨折的压缩损伤常常因骨折碎片后突、韧带和椎间盘的成分进入椎管而导致严重的神经系统损伤。伴有屈曲成分的压缩损伤可以产生所谓的泪滴状骨折,其中椎体向前脱位,椎体上面的部分撕脱和后纵韧带损害,通常有严重的神经系统损伤。

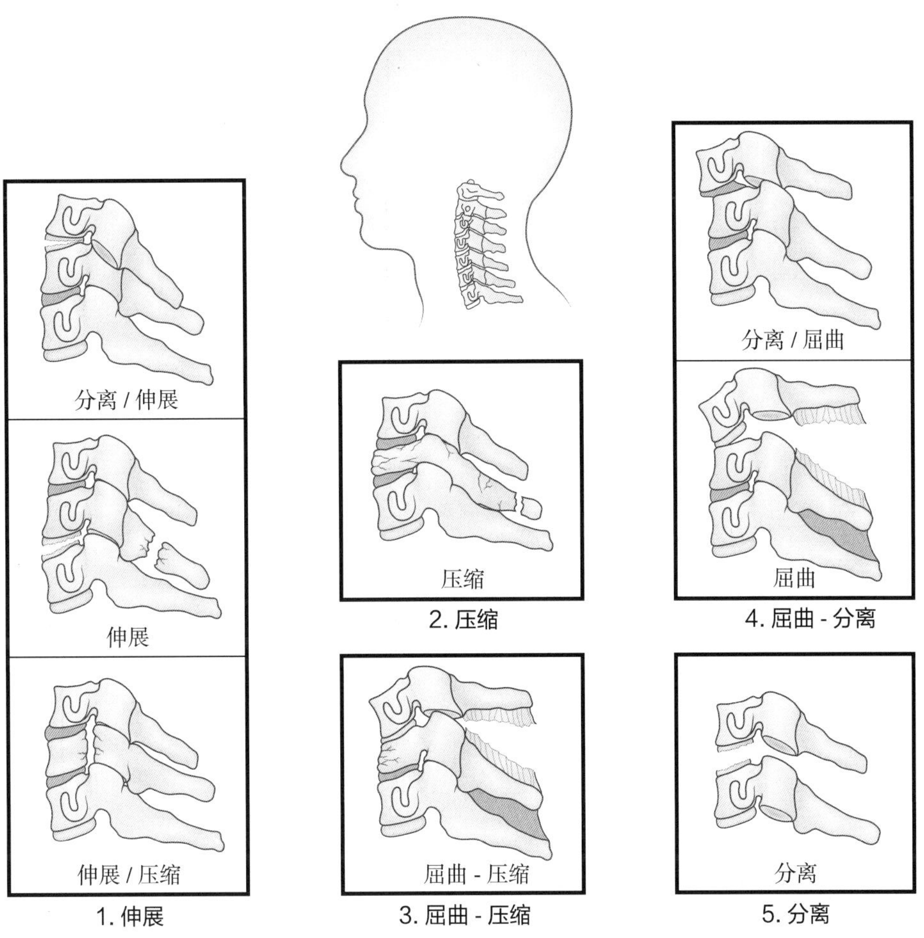

图 21-21 颈椎损伤的机械学分类。颈椎损伤的分类图解的依据是 Allen 等提出的机械学分类。(摘自 Lindsey RW, Gugala Z, Pneumaticos SG: Injury to the vertebra and spinal cord. In Moore EE, Feliciano DV, Mattox KL [eds]: Trauma, 5th ed. New York, McGraw-Hill, 2004, pp 459-492.)

表 21-1 脊椎损伤，伴随的临床表现和治疗措施

脊椎损伤	典型的临床表现	治疗措施
上颈段(C1~C2)颈椎损伤		
寰枕脱位	不稳定型，致命性损伤；幸存患者存在神经功能障碍	复位，制动；外科固定 - 融合
寰椎骨折(Jefferson 骨折)横韧带完好	通常为稳定型，神经系统功能完好	未移位者行颈部矫形器固定；移位者行 C1~C2 融合
寰枢椎脱位 / 半脱位	通常神经系统功能完好	复位和制动，若复位失败则行后部融合术
颈部或基底部单独齿状突骨折(Ⅱ型)	通常神经系统功能完好；多为不稳定型	制动 ± 外科固定 - 融合
枢椎骨折 - 双侧关节突间或椎弓根骨折(Hangman 骨折)	通常神经系统功能完好	制动；若严重，则外科融合

续表

脊椎损伤	典型的临床表现	治疗措施
枢椎以下的颈椎损伤（C3~C7）		
轴性压缩		
楔形压缩骨折	神经系统症状体征易发生变化	制动 ± 外科固定 - 融合
粉碎性骨折	不稳定型；神经系统症状体征易发生变化	穿戴 Halo 背心 + 外科固定
屈曲压缩		
泪滴状骨折	不稳定型；神经系统症状体征易发生变化	通常需要外科固定
屈曲分离	不稳定型（后纵韧带断裂）；神经系统症状体征易发生变化	外科固定
伸展分离		
伸展过度 ± 骨折 ± 脱位	稳定或不稳定；老年患者常伴有椎管狭窄；神经功能缺损（脊髓中央综合征）	制动，外科减压和固定
伴后脱位	不稳定型，神经系统症状体征易发生变化	外科固定（前路 ± 后路）
旋转 - 屈曲或伸展		
单侧小关节脱位	不稳定型；后部稳定结构断裂；常有严重的神经系统功能障碍	复位；外科减压、固定
双侧小关节脱位		
胸腰椎损伤		
横突，棘突和关节突骨折	稳定型；神经系统功能完好	对症治疗 ± 矫形器具
压缩骨折		
楔形骨折	若严重压缩为不稳定型（>50% 椎体高度损失）；神经系统症状体征易发生变化	稳定型行胸腰骶椎矫形；不稳定则行外科固定
粉碎性骨折	神经系统症状体征易发生变化	胸腰骶椎矫形 ± 外科减压和固定
机会骨折（前后骨成分横断骨折）	不稳定型；神经系统症状体征易发生变化	外科固定
屈曲分离	若韧带断裂则为不稳定型；神经系统症状体征易发生变化	外科固定
骨折脱位	不稳定型；神经系统症状体征易发生变化	复位；外科固定
伸展分离	少见（代谢性骨病患者）；不稳定型；神经系统功能受损常见	复位；外科固定
枪弹穿透伤	神经系统症状体征易发生变化；预后差	对症治疗

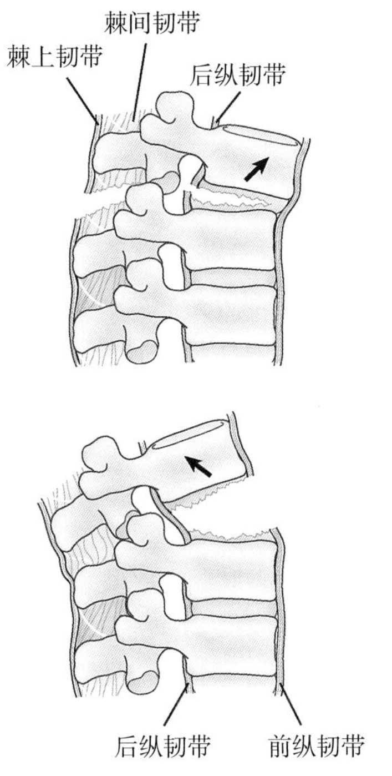

图 21-22 上图，过度屈曲损伤后的分离椎体伴后纵韧带断裂。下图，过度伸展损伤后的分离椎体伴前纵韧带断裂（箭头显示是受力方向）

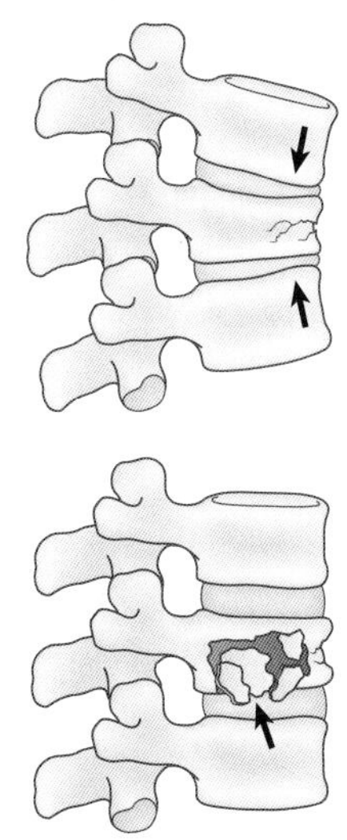

图 21-23 上图，脊椎压缩性骨折（箭头所指）。下图，脊椎粉碎性骨折（箭头所指）伴骨折片后突进入椎管

屈曲过度

屈曲过度损伤可分为屈曲 - 压缩和屈曲 - 分离损伤。所受负荷的作用方向决定着损伤的特殊类型。简单的屈曲 - 压缩骨折导致椎体楔形骨折，该椎体前部高度降低，产生楔形变。这种损伤是典型的稳定型骨折，除非椎体高度严重降低。严重的屈曲 - 分离损伤是由屈曲和分离的复合负荷所致，旋转中心位于前部，这类损伤导致特征性的椎体半脱位或脱位（见图 21-22）并伴有后纵韧带破裂，引起脊柱显著不稳定。椎间盘突出常见于严重屈曲损伤后，正如关节突关节脱位，特别是旋转的力量足够大时。

旋转

包含重大旋转力的屈伸损伤可以导致严重的脊椎损伤，包括半脱位、脱位和骨折 - 脱臼，其中常发生椎体和椎间盘的严重损伤（图 21-24）。

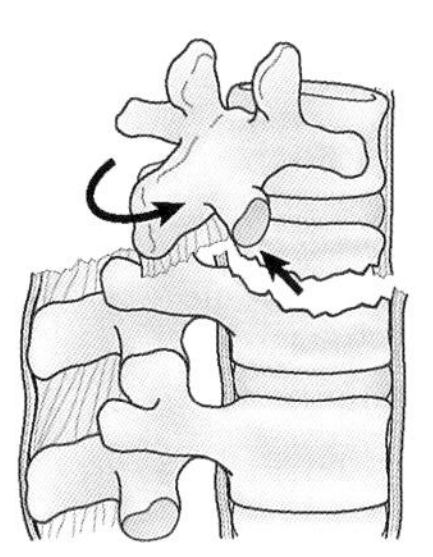

图 21-24 表现为关节脱位的旋转损伤（小箭头所指）

旋转性脊椎损伤常导致脊髓和马尾的严重损伤。伴有脱位的过度屈曲 - 旋转的力量可以产生单侧或双侧小关节绞索。双侧小关节脱位（小关节绞索）伴严重的神经系统损伤时，常需外科复位和固定。这些损伤常见于低位颈椎（C5~C7）。椎弓根骨折可伴有双侧小关节脱位。单侧小关节脱位可不伴有神经系统损伤，但它们可伴有神经根压迫或不完全性 SCI。

剪切力

脊柱损伤多由脊柱力量传导引起，包括脊柱骨折和韧带撕裂，典型的剪切力作用常累及三个脊柱节段，且小关节脱位的几率很高[56]。

撕脱

撕裂伤是典型的稳定型损伤，例如齿状突 1 型骨折，即齿状突的尖端骨折或成碎片。另一个例子是伸展型泪滴状骨折[56]。

复合伤

复合伤是由轴负荷、旋转和屈曲或伸展等各种方向的力导致，主要影响颈椎，常产生韧带撕裂和分离（邻近脊椎之间的距离增加）。例如，复合伤或鞭打伤，亦即快速的加速 - 减速力量导致脊椎过度伸展，又过度屈曲，常伴有旋转、压缩和撕裂伤。这种加速性损害使脊柱结构扭曲，损害颈部软组织、肌肉和前后韧带，有时会牵连到神经根和椎间盘。

枢椎的创伤性脊椎前移发生于车祸时。当驾驶员的面部或下颌撞击方向盘时，颈部的极端伸展过度产生的剪切力压在 C2~C3 颈椎上，导致椎弓骨折并伴 C2 与 C3 脱位。然而，撕脱的椎弓使延颈髓交界处减压，因此患者很少出现神经系统损伤，通常预后较好。

相比颈椎或胸腰段脊椎损伤，中胸段至上胸段的脊椎损伤很少见，这是因为有肋骨和胸骨组成的胸廓的保护和固定。脊柱在胸腰交界处的活动度较大，因此该部位的脊椎损伤发生率较高。胸腰椎损伤可以导致椎骨楔形骨折，并伴有椎板、椎弓根和关节突的破坏，可能发生椎体或椎间盘成分突入脊髓，附加的转力矩导致脊柱骨折 - 脱位。腰椎骨折较少发生，它是屈曲和压缩力作用的结果。单纯的马尾损伤预后较好。

脊髓的穿透伤通过能量传导可以引起严重损伤，包括直接和间接的 SCI。由于伴随的剪应力，骨的撞击、椎间盘或骨碎片对脊髓的压迫和挫伤，或者血供破坏导致的缺血性改变，引起脊髓和神经根受损。然而，支持结构的创伤和 SCI 之间不一定存在联系。因此，患者可能存在稳定的脊椎而没有骨或韧带损伤，但仍有 SCI，或者可能有严重骨折和脊椎不稳定，却没有神经系统损伤。在成人，最容易损伤的部位是低位颈椎（C5~C7）和胸腰段交界处（T12~L1），这些部位的脊柱活动度较大。

神经系统评估

对脊椎创伤患者，必须通过神经系统检查评估其神经系统功能的基础状况，并决定进行特殊的影像学检查的顺序。初期的创伤检查后，神经系统评估包括精神状态评估、脊柱检查和四肢感觉运动评估。首先，临床医生对全部脊椎进行触诊，尤其注意触痛部位、血肿区或脊柱的错乱排列。在检查过程中，保持对脊柱损伤的警惕性（例如翻身时，保持颈部处于中立位置）尤为重要。需应用美国脊椎损伤协会（American Spinal Injury Association，ASIA）体表神经支配图表将神经系统检查的结果详细记录在病历中（图 21-25）。

ASIA 图表使神经系统评估流程标准化，利于其检查的准确性（见图 21-25）。在 ASIA 系统中，神经系统评估检查关键的肌肉和感觉。肌肉检查需测试 10 组肌肉。这些肌肉的功能被分成 6 个等级，0 级表示完全麻痹，5 级表示正常肌力。当左右侧都被评估时总分为 100 分。

ASIA 的第二部分是感觉评分，即对身体左右两侧 28 个皮肤感觉区进行评估。在每个点，检查针刺觉和轻触觉的敏感度，并按 0~2 分进行评分（0 分，感觉缺失；1 分，感觉受损；2 分，感觉正常）。还要检查其他的肌肉和感觉。通过指诊检查外周肛门括约肌的自主收缩运动。直肠周围感觉，连同球海绵体反射或肛门 - 皮肤反射的存在，是末梢功能保存（骶骨未受伤）的重要标志，提示不完全 SCI，预后较好。本体感觉（位置感觉）检查同样非常重要。

最后，根据 ASIA 损伤评分量表（表 21-2）对神经系统的损伤做出完整的评估。在这个评分（以前称 Frankel 评分）中，神经系统评分被分为 0~5 级。术语“感觉水平”或“运动水平”是分别用来定义身体两侧感觉或运动功能正常的脊髓的最低节段。

当出现以下体征或症状时应考虑 SCI：运动体征，如四肢或躯干肌肉无力或痉挛；感觉体征，如躯干或四肢感觉改变或缺失；大便或小便失禁；脊柱、颈或头部擦伤或畸形；脊柱或颈部触诊时触痛或疼痛。只能触诊判断患者是否疼痛，不能移动患者的颈部或背部。除非有其他证据，否则失去知觉的患者必须考虑 SCI 的可能。其他系统的损伤（例如头部创伤）可能会掩盖 SCI；相反地，SCI 也可能掩盖其他系统的损伤（例如内脏破裂或长骨骨折）。

影像学检查

脊柱创伤后放射学检查的目的是对脊柱损伤进行定性和定量，帮助推测预后（表 21-3）。损伤机制、临床检查和患者血流动力学状况决定初步选择何种脊柱影像学检查。放射学检查结果和神经功能缺损的情况将决定预后。无 SCI 临床证据的患者，不必进行颈椎的影像学检查。NEXUS 决策工具和加拿大颈椎守则可帮助识别那些不必做脊柱影像学检查的患者[57,58]。美国神经外科医师协会（AANS）和神经外科论坛（CNS）近期发布了急性颈髓和 SCI 处理指南升级版。指南指出，

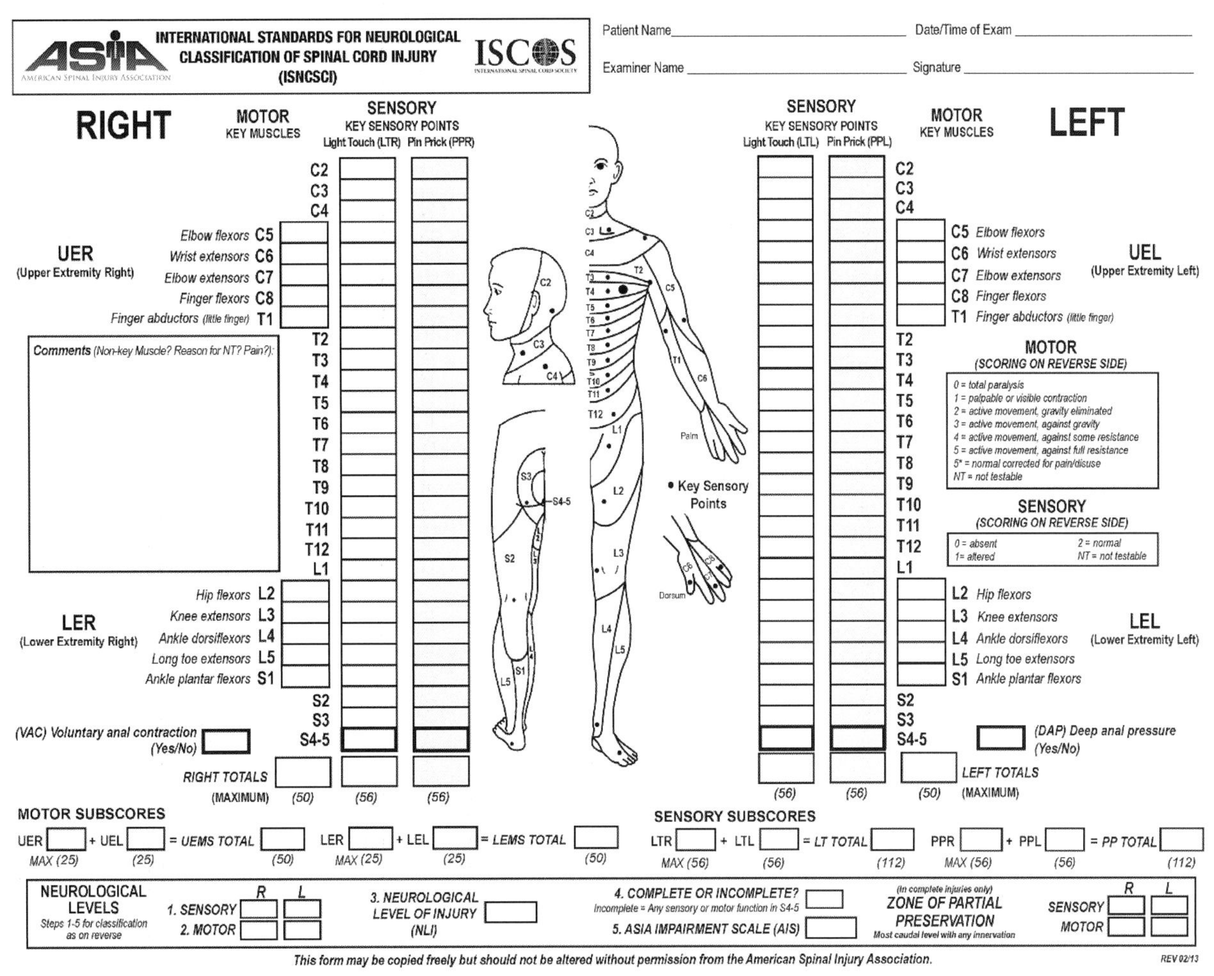

ASIA AMERICAN SPINAL INJURY ASSOCIATION
INTERNATIONAL STANDARDS FOR NEUROLOGICAL CLASSIFICATION OF SPINAL CORD INJURY (ISNCSCI)
ISCOS INTERNATIONAL SPINAL CORD SOCIETY

Patient Name ____ Date/Time of Exam ____
Examiner Name ____ Signature ____

RIGHT — MOTOR KEY MUSCLES — SENSORY KEY SENSORY POINTS Light Touch (LTR) Pin Prick (PPR)
SENSORY KEY SENSORY POINTS Light Touch (LTL) Pin Prick (PPL) — MOTOR KEY MUSCLES — LEFT

C2 C3 C4

UER (Upper Extremity Right) / UEL (Upper Extremity Left)
C5 Elbow flexors
C6 Wrist extensors
C7 Elbow extensors
C8 Finger flexors
T1 Finger abductors (little finger)

Comments (Non-key Muscle? Reason for NT? Pain?):

T2 T3 T4 T5 T6 T7 T8 T9 T10 T11 T12 L1

MOTOR (SCORING ON REVERSE SIDE)
0 = total paralysis
1 = palpable or visible contraction
2 = active movement, gravity eliminated
3 = active movement, against gravity
4 = active movement, against some resistance
5 = active movement, against full resistance
5* = normal corrected for pain/disuse
NT = not testable

SENSORY (SCORING ON REVERSE SIDE)
0 = absent 2 = normal
1 = altered NT = not testable

• Key Sensory Points

LER (Lower Extremity Right) / LEL (Lower Extremity Left)
L2 Hip flexors
L3 Knee extensors
L4 Ankle dorsiflexors
L5 Long toe extensors
S1 Ankle plantar flexors

S2 S3 S4-5

(VAC) Voluntary anal contraction (Yes/No)
(DAP) Deep anal pressure (Yes/No)

RIGHT TOTALS (MAXIMUM) (50) (56) (56)
LEFT TOTALS (MAXIMUM) (56) (56) (50)

MOTOR SUBSCORES
UER ☐ + UEL ☐ = UEMS TOTAL ☐ MAX (25) (25) (50)
LER ☐ + LEL ☐ = LEMS TOTAL ☐ MAX (25) (25) (50)

SENSORY SUBSCORES
LTR ☐ + LTL ☐ = LT TOTAL ☐ MAX (56) (56) (112)
PPR ☐ + PPL ☐ = PP TOTAL ☐ MAX (56) (56) (112)

NEUROLOGICAL LEVELS Steps 1-5 for classification as on reverse
1. SENSORY R L
2. MOTOR R L
3. NEUROLOGICAL LEVEL OF INJURY (NLI)
4. COMPLETE OR INCOMPLETE? Incomplete = Any sensory or motor function in S4-5
5. ASIA IMPAIRMENT SCALE (AIS)
ZONE OF PARTIAL PRESERVATION (In complete injuries only) Most caudal level with any innervation
SENSORY R L
MOTOR R L

This form may be copied freely but should not be altered without permission from the American Spinal Injury Association.
REV 02/13

图 21-25 美国脊椎损伤协会 SCI 神经系统分类国际标准图表综合评估神经系统以确定神经系统损伤的程度。(来自 the American Spinal Injury Association (2013), Atlanta, GA.)

表 21-2 美国脊椎损伤协会(ASIA)损伤评分

ASIA 等级	损伤类型	损伤类型的定义
A	完全性损伤	运动感觉功能缺失
B	不完全性损伤	损伤水平以下感觉保留，但没有运动功能
C	不完全性损伤	运动功能存在，但损伤水平以下的主要肌肉的肌力 <3 级
D	不完全性损伤	运动功能存在，损伤水平以下的主要肌肉的肌力 ≥ 3 级
E	正常	运动和感觉功能正常

表 21-3 脊柱放射学评估的特异性

种类	X 线平片	CT 检查	MRI 检查
骨骼的解剖结构	++	+++	++
韧带损伤	+	+	+++
椎管大小	0	+++	+++
脊髓压迫	0	++	+++
神经根压迫	0	++	+++
出血和水肿	0	+	+++
瘘管形成	0	++	+++
神经功能缺损预测	++	++	+++
预测预后	+	++	+++

无颈部疼痛症状或症状轻微的清醒患者如果常规神经系统检查未发现创伤的证据，并完成运动功能的检查，则不推荐颈椎的影像学评估[60,61]。而有颈椎损伤或者有颈椎损伤风险的创伤患者，可以选择 CT 检查作为初步影像学形态检查。无法进行 CT 时，可选择颈椎平片。

X 线平片

X 线平片可用来鉴别脊柱骨折，错位以及复合损伤。颈椎平片最重要的包括正位，侧位和齿状突张口位，被称为颈部“三张平片”（图 21-26）。图片需包括枕颈关节，以及所有 7 个颈椎及关节，对于 X 平片显示不佳的或者需要进一步显像的区域可以用 CT 进行补充。有胸椎或腰骶椎损伤症状和体征的患者，应该做前后位和侧位平片。

CT

虽然 X 线平片可以对脊柱创伤进行初步快速的评估，但在很多创伤中心仍然推荐进行从枕部到颈胸部关节的 CT 薄层扫描（可有 MRI）以便诊断颈部骨折[62,63,66]。CT 图像可比 X 线平片提供更高的空间分辨率以及更好的骨骼图像来评估颅颈交界和下颈部区域，包括颈胸关节（C7~T1）。轴位 CT 可以更好地评估椎管，包括测量椎管和神经孔的直径，小关节面的细节，确定椎管或者椎间孔内骨碎片，发现单侧关节错位、明确血肿的形成及评估脊椎的稳定性。

MRI

MRI 在脊椎创伤方面有其固有的优点，包括能在各个方向使脊髓和软组织成像。MRI 能显示硬膜外腔和蛛网膜下腔，因此对于检查椎管内韧带撕裂和断裂具有特殊功能（图 21-27）。

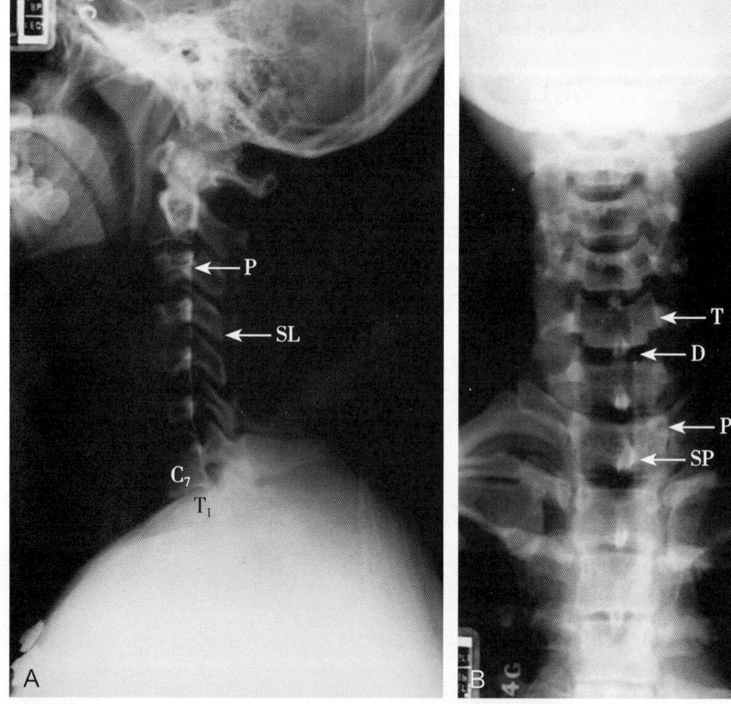

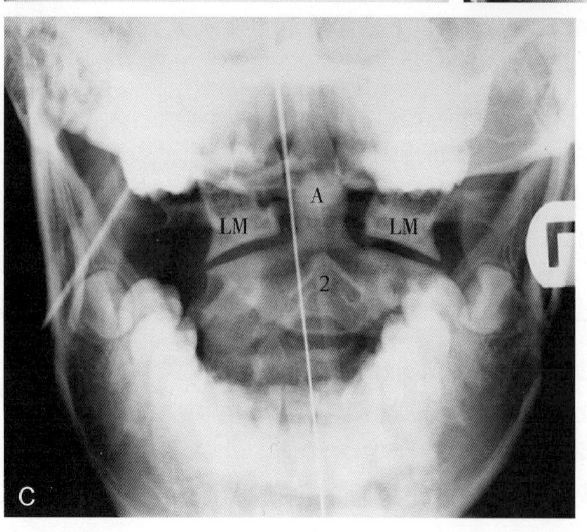

图 21-26　颈椎放射学检查“三张平片”。A. 颈椎的侧位片显现的是椎体后面的排列状态（P）和各脊椎的相互连接状态（SL）；平片应显示所有的颈椎（包括 C7）和 T1 的上缘。B. 前后位平片显示的是棘突和椎体的排列状态（SP）；注意椎间盘腔的一致性（D）；还应显示横突（T）和椎弓根（P）。C. 张口位（齿状突）平片显示齿状突（A）。正常的齿状突位于 C1 侧块（LM）之间的中部。应清楚地显示 C2 椎体（2）

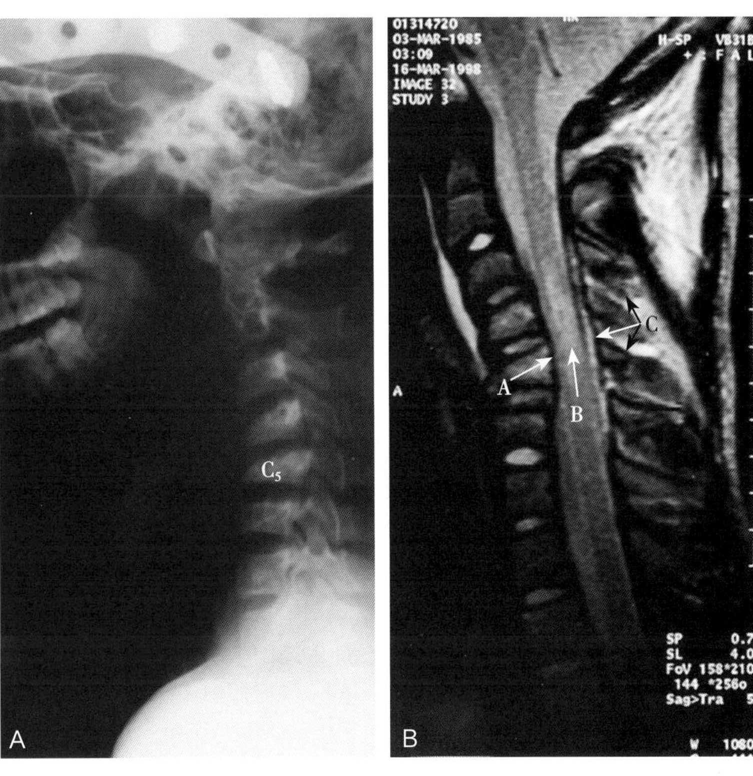

图 21-27 A. C5 屈曲性损伤患者的颈椎侧位平片显示后面椎体线排列错乱。B. 同一患者的 T2- 加权磁共振成像显示后纵韧带可能损伤（A），脊髓内有增强的信号（B）符合 SCI，后面的韧带也显示信号增强（C）

MRI 的优势是可以对脊髓实质损伤，包括水肿、出血、脊髓软化和裂伤直接成像。MRI 也能较好地评估骨折片、骨赘、突出的椎间盘成分或硬膜外血肿危害椎管的程度。除了检查瘘管形成、瘢痕形成或脊髓的晚期压迫外，MRI 也能对神经根损伤的直接成像。尽管 MRI 能查出多数椎骨骨折，但它不及 CT 敏感。MRI 可用于检查脊椎牵引、复位和固定后不完全神经功能损害的患者，以及创伤后有颈髓损伤但平片或 CT 扫描显示无异常的患者。对于神经功能障碍稳定的患者出现明显的神经症状进展时，以及颈椎损伤的患者神经功能损伤超过损伤水平的都有必要进行 MRI 检查。总而言之，MRI 被证明是有助于急性 SCI 患者神经功能结果的预测[68]。

小结

存在 SCI 危险的患者应该在神经系统检查后进行放射学成像检查，然后对病史或体检的异常结果进行定性和定量评估（表 21-4）。对于怀疑有脊柱创伤者，轴位 CT 应为首选[63,66]。X 线平片不再推荐作为脊柱创伤首选。SCI 的患者进行 MRI 检查可因发现髓内损伤、脊髓外病变进展以及可能的韧带损伤而获益。MRI 在预测康复可能性方面有重要价值[68]。

表 21-4 恰当的颈椎创伤放射学评估方法总结

临床特点或检查所见	建议的检查
无症状；敏感，查体正常	不需要放射学检查
有症状；颈椎损伤的症状和体征	CT，三平片系列
韧带损伤；颈部疼痛，但平片结果正常	MRI，屈伸位成像（患者清醒，医生在场）
平片结果正常但有神经功能缺损	MRI
平片显示枕骨、C1 或 C2 的颅椎骨损伤	CT
感觉系统受损；神经系统评估	CT，三平片系列

脊髓损伤

流行病学

据报道，美国 SCI 发生率为每年每百万人 56.4 例，约每年新增 12 500 病例[69,70]。估计全美国约有 276 000(240 000~337 000) 例 SCI 患者[69,70]。造成 SCI 的主要原因包括交通事故(38%)、摔伤(30%)、暴力事件(14%)、运动和娱乐意外(9%),以及其他事件(9%)[69,70]。损伤发生年龄平均从 40 岁上升到 42 岁[69]。老年男性(≥65 岁)发生 SCI 的几率最高,其中≥85 岁老年男性发生率为每百万人 234 例[70]。创伤性 SCI 主要发生在颈椎(55%),胸椎(30%)和腰椎(15%)。其中最普遍的是不完全性的四肢瘫痪(45%),接下来损伤节段以下的不完全性截瘫(21%),完全截瘫(20%)和完全四肢瘫痪(14%)[69,70],急性住院患者的死亡率为 7.5%,老年人(≥65 岁)的死亡率 >9.5%[70]。而一年以后死亡率明显下降,12 年生存率为 85.1%。可以通过意识的程度,神经损伤的程度,是否存在多发伤,是否需要呼吸支持,年龄,心理上,社会上以及职业的不同去预测生存率。造成 SCI 患者死亡的主要原因包括:呼吸和心脏的并发症,败血症,肺栓塞以及自杀[71,73]。SCI 患者急性住院时间平均为 7 天。SCI 患者的医疗费用非常高,一位 25 岁高位截瘫的患者平均费用需要 2 274 396 美元[69]。

专业术语

在描述急性 SCI 的严重程度时,必须应用恰当的专业术语。"五瘫"指的是高位颈椎损伤(C1)伴低位脑神经和膈肌麻痹、四肢运动和感觉功能丧失。对于 C3~C5 的 SCI,用"四肢麻痹"或"四肢瘫痪"描述,尽管面部和颈部的感觉和副肌肉功能在此水平保留完整,但膈肌功能和四肢运动、感觉功能瘫痪。对于 C5~C6 的 SCI,仍用"四肢麻痹"描述,患者膈肌功能和上肢近端运动功能保留,其他均受损。对于 T1 水平和其以下的 SCI,称为"截瘫",指下肢功能丧失。会阴麻痹仅指骶神经根(S2~S5)功能丧失,导致大小便和性功能障碍。

完全性和不完全性 SCI 的比较

在评价预后和制定手术方案时,确定患者是否完全性或不完全性 SCI 极其重要。只有当损伤水平远端的所有运动和感觉功能丧失超过 48h 才能诊断完全性 SCI(ASIA A 级)。当最低位骶段的任何感觉和运动功能存在时,ASIA 定义为不完全性 SCI。确定最低位的骶段水平皮区(S4、S5)的触觉、针刺觉(如肛门周围感觉)和证实直肠自主运动(而非反射性直肠张力)的存在很重要,因为不完全损伤患者的预后较好[74]。

不完全性 SCI 是神经系统损伤的异常表现,与脊髓明确的病变有关(图 21-28,表 21-5)。

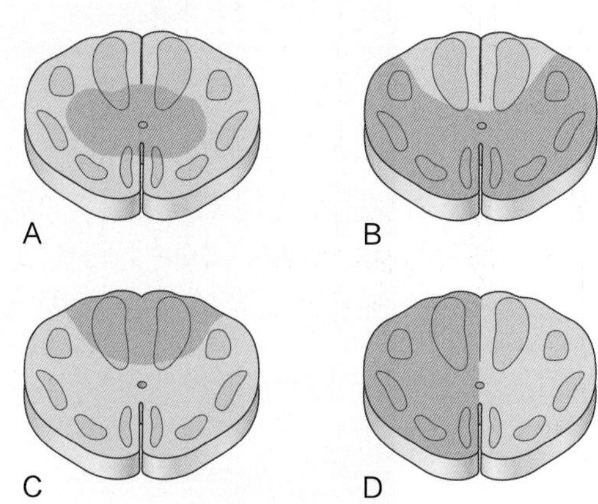

图 21-28 临床上常见的四个不完全性 SCI 类型(阴影区)。A. 脊髓中央综合征;B. 脊髓前角综合征;C. 脊髓后索综合征;D. Brown-Séquard 综合征

表 21-5 不完全性 SCI 综合征

综合征	临床所见
脊髓圆锥综合征	肠和膀胱反射消失,下肢的运动和感觉障碍,骶髓功能保留
马尾综合征	肠和膀胱反射消失,下肢运动和感觉障碍
颈延髓综合征 四肢麻痹	呼吸停止,低血压,C1 以下感觉缺失 鉴别点是面部感觉丧失 上肢损伤重于下肢
脊髓前角综合征	运动、感觉、痛温觉障碍 振动觉和位置觉存在
脊髓中央综合征	上肢运动障碍重于下肢 痛觉和温度觉改变
后索综合征	精细感觉、振动觉和位置觉丧失 运动功能存在
Brown-Séquard 综合征	同侧肢体瘫痪,本体感觉、触觉和振动觉丧失 对侧痛觉和温度觉丧失

SCI 综合征的分型依据是损伤的水平和脊椎撞击的力量和向量。常见的脊髓综合征包括颈延髓综合征、脊髓中央综合征、脊髓前角综合征、后索综合征、Brown-Séquard 综合征、脊髓圆锥综合征和马尾综合征(见表 21-5)。颈延髓综合征(颈髓至延髓综合征)累及上段颈髓和脑干,主要是由于椎体严重脱位导致过度牵拉和压迫,使前后

位脊髓受压，特点是脸部感觉丧失，因此所有的颈椎损伤中都应进行面部感觉检查，这一点非常重要。口周分布区感觉丧失表明损害在延髓和上段颈髓，而面部周围较广分布区的感觉丧失，累及前额、耳和颏，表明损害在C3~C4。除面部感觉丧失外，有可能存在上肢运动功能障碍重于下肢（类似脊髓前角综合征）。

脊髓中央综合征是一种急性颈髓中央损伤综合征，上肢无力程度重于下肢，并且有痛觉和温度觉改变（因为神经纤维在中央交叉）。此综合征更常见于有颈椎狭窄的老年人，同时伴有因跌落、创伤、脊髓空洞症或髓内肿瘤导致的伸展型损伤。

脊髓前角综合征是除脊髓后索以外的SCI，运动功能、痛觉和温度觉丧失，但振动觉和位置感觉存在。此综合征最多见于颈段，其特点是上肢下运动神经元瘫痪和下肢上运动神经元瘫痪。脊髓后索综合征是主要累及后索的一种罕见类型的不完全综合征，导致精细感觉和振动觉、位置感觉丧失，痛觉、温度觉和运动功能保留。Brown-Séquard综合征相对少见，最常见于颈椎损伤中，脊髓侧面一半损害，另一半免于受损。临床表现为运动麻痹和损伤的同侧位置觉丧失，损伤的对侧痛觉和温度觉丧失。此综合征更常见于伸展过度型损伤，但也可能与屈曲性损伤、小平面关节绞索、压缩骨折、椎间盘突出和髓外肿瘤有关。

脊髓圆锥综合征是累及脊髓圆锥水平（T12~L1）的损害，此处的脊髓变细，并且累及骶段（可能有腰段）脊髓。此综合征特点是肠和膀胱反射消失，下肢运动和感觉功能障碍，骶部感觉保留。马尾综合征是由L1~L2椎间盘以下的SCI所致，累及腰骶神经根（L1~L5）。典型表现为下肢下运动神经元瘫痪和感觉障碍，肠或膀胱反射消失。马尾综合征见于急性椎间盘突出、脊柱创伤和肿瘤或传染性病变。

解剖学和生理学变化

创伤性SCI后，脊髓血流量的自主调节功能受损，低血压或低氧血症的不良反应混合出现，进一步加重损伤。SCI后，儿茶酚胺开始释放，引起加压反应，促成血管源性水肿[75]。高血压反应后，出现一段时期的低血压和心输出量减少。这些血流动力学的变化促使脊髓血流量减少，最早出现在损伤后30~60分钟时，首先影响灰质和中央白质[76]。损伤后24h，血流都不可能恢复到损伤前的水平。最后，SCI后出现氧分压进行性降低和CO_2反应消失，这与神经系统的预后有关[77]。

SCI的病理生理学变化

原发性和继发性损伤（图21-29）

原发性损伤是因钝力或锐力直接破坏组织所致。在椎骨骨折或脱位，粉碎性骨折伴骨折片后突或椎间盘成分突入脊髓，韧带损伤伴分离和脊髓受压，枪弹伤和刀伤发生后，这种损伤立即发生。继发性损伤导致的原发性损伤加重。继发性损伤的机制很多（框21-2），这些机制在原发损伤后几分钟内开始启动，可持续几天。SCI后不久，这些机制持续作用在灰质和周围中央白质的缺血区，导致组织内乳酸升高和三磷酸腺苷（adenosine triphosphate，ATP）产生减少[78]。进行性缺血是继发性变性的病因，可因水肿而恶化，在3~6天达高峰，持续2周。

脊椎损伤后立即出现的第一个变化就是神经系统功能丧失（脊髓震荡），它可发生在组织学没有发生改变时。这种结果部分是由于K^+外流入细胞外间隙，导致膜去极化，代谢和突触功能紊乱[79,80]。膜去极化刺激兴奋性氨基酸的释放，反过来又促使进一步去极化。此外，跨膜离子泵衰竭导致细胞内Na^+增加，Na^+刺激Na^+/Ca^{2+}泵开放出现异常的功能，即泵出细胞内的Na^+而Ca^{2+}泵入细胞内，细胞内Ca^{2+}激活钙依赖性蛋白酶、磷脂酶和核酸内切酶，进一步加重细胞损伤。继发性损伤与自由基诱导的神经元、血管的细胞膜和髓鞘中的脂质过氧化反应有关[81]。另外，创伤性SCI后内源性阿片类物质的释放与继发性损伤的病理生理学变化有关[82]。然而，通过对人类的研究明确发现，纳洛酮不能改善SCI[83]。后来对数据的再分析发现纳洛酮的应用还是有些益处的[84]。

脊髓保护策略

SCI后治疗的重点是将继发性SCI减轻到最低程度。早期药物治疗配合手术减压、脊柱固定有利于获得最佳的预后。下面对目前应用的两种治疗方法作一简单介绍。

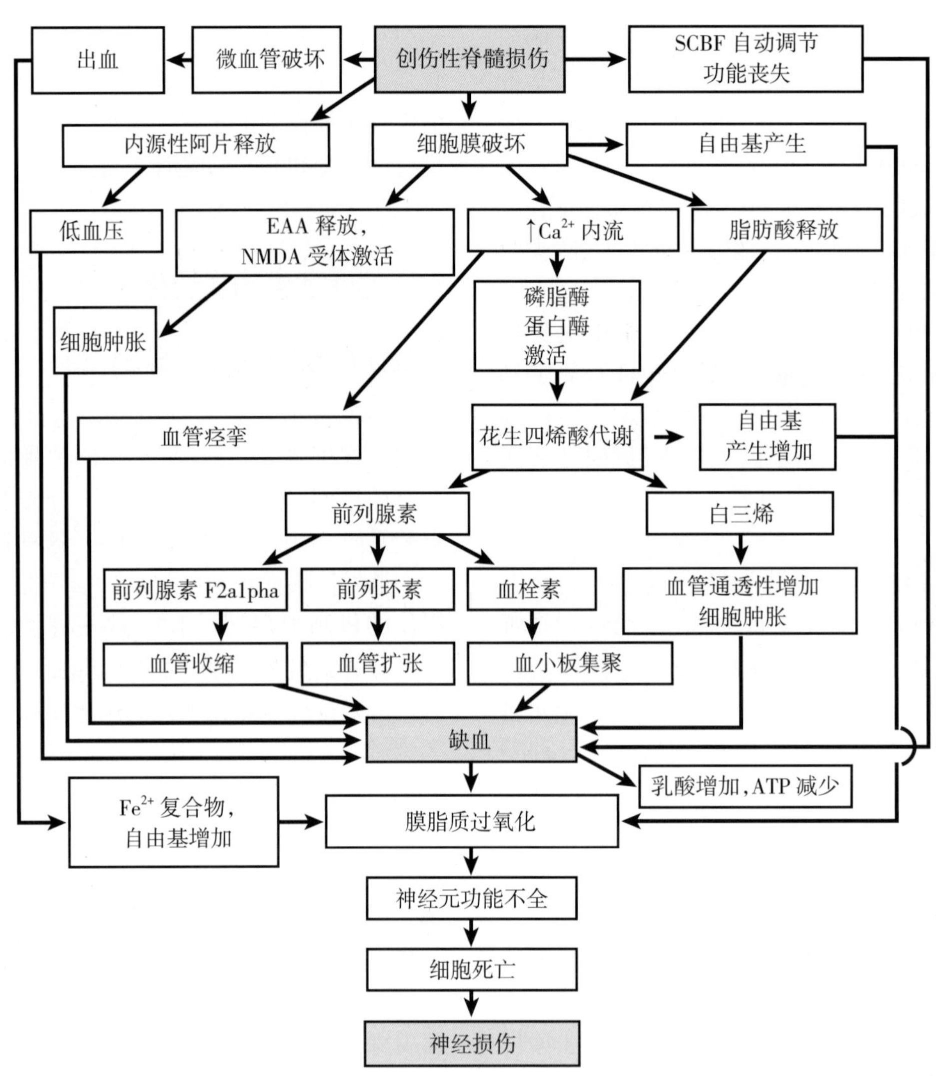

图 21-29 引起继发性 SCI 的病理生理机制。ATP，三磷酸腺苷；EAA 兴奋性氨基酸；NMDA，N- 甲基 -D- 天(门)冬氨酸；SCBF，脊髓血流量；↑，升高；↓，降低

框 21-2 急性 SCI 后继发性损伤机制

血管	细胞功能障碍	生物化学异常
出血	细胞外 K^+↑	儿茶酚胺释放↑
自主调节功能丧失	细胞内 Ca^{2+}↑	花生四烯酸代谢↑
小动脉阻塞	细胞内 Na^+↑	前列腺素
血管痉挛	Na^+/K^+-ATP 酶抑制	血栓素
水肿	脂质过氧化反应	白三烯类
血管渗透性↑	细胞内水肿增加	自由基
低血压	线粒体衰竭	内源性阿片类物质↑
		兴奋性氨基酸释放↑
		自由基产生↑
		花生四烯酸代谢
		血红蛋白溢出
		线粒体"漏"
		中性粒细胞活化

药物治疗

皮质类固醇

皮质类固醇可稳定膜结构，改变离子通透机制，改善血流，抑制脂质过氧化反应和提高 Na^+/K^+-ATP 酶活性[85]。膜稳定作用可抑制溶酶体释放和 Ca^2 过度流入细胞内。改善血流可能由于组织水肿减轻、类固醇的直接血管舒张作用和抗氧化作用。最早将糖皮质激素应用于 SCI 中的研究之一是 NASCIS I 研究（the first National Acute Spinal Cord Injury Study，NASCIS I）[86]。这一研究发现，类固醇治疗对神经系统恢复没有任何益处；但是该研究中的给药方案并不恰当。

NASCIS Ⅱ研究（the second National Acute Spinal Cord Injury Study，NASCIS Ⅱ）是一项多中心的、随机的、安慰剂对照的双盲研究，共纳入 487 名发病在 12 小时以内 SCI 患者[83]。所有患者被随机分为三组：①甲基强的松龙 30mg/kg，然后按 5.4mg/kg/h 给药，持续 23 小时；②纳洛酮 5.4mg/kg，然后按 4mg/（kg·h）给药，持续 23 小时；③安慰剂组。该研究发现，三组间神经系统功能改善无统计学意义。但是根据给药的时间进行分析，与安慰剂组相比，损伤 8h 以内给甲基强的松龙，患者运动和感觉功能有显著改善；纳洛酮组的神经系统功能无明显改善。NASCIS Ⅱ的研究结果使 SCI 8h 以内给予甲基强的松龙治疗的方案得到普遍应用。

而 NASCIS Ⅲ对比了应用甲基强的松龙 24 小时、48 小时和应用替拉扎特甲磺酸酯（tirilazad mesylate）48 小时的效果[85]。研究共纳入 499 例患者，在损伤后 8 小时以内给予甲基强的松龙（30mg/kg）。然后给予甲基强的松龙［5.4mg/（kg·h）］治疗 24 小时或 48 小时，替拉扎特组每 6 小时或给予替拉扎特甲磺酸酯 2.5mg/kg，治疗 48 小时。甲基强的松龙 48 小时组的患者在 6 周和 6 个月时的运动功能恢复优于该药的 24 小时组。在损伤后 3~8 小时开始治疗的患者，甲基强的松龙 48h 组治疗效果在 6 周和 6 个月时最显著。替拉扎特 48h 组的运动功能恢复与甲基强的松龙 24 小时组相当。研究者认为，急性 SCI 患者在损伤后 3h 内给予甲基强的松龙的，应维持治疗 24 小时，而在伤后 3~8 小时开始应用甲基强的松龙治疗的，应维持激素治疗 48 小时。

尽管已经有 NASCIS Ⅱ、Ⅲ的研究结果发表，对急性 SCI 后应用甲基强的松龙治疗已经不再推荐[87]。对这些试验的重复性验证导致了这些研究结论受到质疑[88]，NASCIS Ⅱ、Ⅲ研究不能证明治疗组神经功能预后有明显差异。此外，在 NASCIS Ⅱ、Ⅲ研究和其他研究中使用类固醇的 SCI 患者发生并发症的概率高于安慰剂组[89,92]。因此，虽然一些中心应用大剂量类固醇做为可选方案[93]，但普遍认为应避免对急性 SCI 患者使用类固醇。

新治疗方法

目前已经有针对不同时期的 SCI（急性期，亚急性期，慢性期）的病理生理进程进行实验性的治疗。在 SCI 急性期的实验性治疗包括：Nogo 抗体，抑制髓鞘相关抑制剂；利鲁唑，抑制电压敏感钠离子通道；镁聚乙二醇，抑制兴奋性毒性，促进细胞膜修复；粒细胞集落刺激因子，激活神经保护通路；EGF2，促进神经保护和神经可塑性。针对亚急性和慢性期的 SCI 的实验性治疗有移植诱导多能干细胞，包括：人胚胎干细胞（hESCs）和人诱导多能干细胞（hiPSCs）；皮肤源性前体细胞；电刺激结合神经康复。不过迄今为止，只有早期外科脊柱减压手术被证明临床有益。

低温治疗

低温治疗作为对创伤性 SCI 潜在的治疗方式已经过多年研究。低温的保护效果主要与能够降低神经细胞酶的活性和代谢；另外还可以降低细胞外谷氨酸的水平和抑制凋亡，并且抑制炎症。通过创伤性 SCI 的动物模型表明低温治疗可以减轻继发性损伤，但是在严重创伤性 SCI 中功能改善却不一致。虽然有一些低温治疗有效的报道，但是尚没有足够的证据可以得出临床上低温治疗有效的结论[94]。最近有对急性 SCI 进行低温治疗研究进行综述表明，虽然有些低温治疗有效的证据，但是仍需要进行多中心的研究进一步证明[95]。鉴于缺少低温治疗有效的临床证据，美国神经外科医师协会 / 神经外科大会（AANS / CNS）认为目前没有充足的证据去支持或者反对应用局部或者全身低温作为常规去治疗急性 SCI[96]。

控制性高血压

有人提出控制性高血压以改善创伤后脊髓低

灌注患者的灌注压。尽管缺乏明确的证据，但在损伤后最初7天内，由于自主调节功能受损，建议尽早、积极地使平均动脉压保持在85mmHg以上，保护神经系统功能[93,97]。对SCI后维持较高血压仍有警示，而且目前尚无足够证据表明积极升压与出血、水肿的风险联系。

结论

目前为止，任何药物均未能改善减轻创伤后SCI预后。虽然如此，目前更多研究致力于神经系统再生和保护，最终可能证明是有益的(框21-3)。

框21-3　创伤性SCI后的治疗现状

确切效果的方法
- 没有

有潜在治疗效果
- 早期手术减压
- 全身或者局部低温
- 米诺环素
- 前列腺环素类药物
- NMDA-受体拮抗剂(如镁盐、加环利定)
- 高张生理盐水
- 血小板活化因子拮抗剂
- Capsase抑制剂
- 轴索生长抑制因子抗体
- 抗氧化剂和自由基清除剂
- 干细胞移植
- 基因治疗
- 活化的巨噬细胞植入
- 受体阻滞剂或者抑制因子抗体(如Nogo抗体)

很少或未证实有效
- 甲基强的松龙
- 21-氨基类固醇
- GM-1神经节苷酯
- 阿片拮抗剂
- 促甲状腺激素释放激素类物质
- 花生四烯酸代谢产物抑制剂
- 二甲亚砜
- 高压氧
- ε-氨基己酸
- 钙拮抗剂

外科治疗

SCI后尽早行外科手术治疗可减轻神经系统损伤。SCI后决定外科手术时需考虑以下几个方面：①神经系统和放射学评估；②初期闭合复位和减压是否成功；③脊柱稳定程度；④尽早手术切开减压和内固定的益处；⑤选择特殊的手术入路(框21-4)。

框21-4　创伤性SCI后外科手术的适应证

- 不稳定性脊柱中出现进行性神经系统功能恶化，特别是伴有椎管受压
- 闭合复位失败
- 脊柱不稳伴双侧“绞索”小平面关节脱位
- 脊柱不稳处不能愈合(例如，韧带损伤伴椎体分离)
- 不合作的脊柱不稳定患者有进一步神经损伤的风险
- 脊髓圆锥或马尾压迫
- 椎骨骨折伴骨折片进入椎管，但没有神经损伤的表现
- 完全性SCI伴脱位，闭合复位和固定术成功
- 不完全SCI伴脱位，闭合复位和固定术成功
- 脊柱不稳伴完全性SCI(利于“zonal root”恢复)
- 脊柱不稳伴不完全性SCI(防止进一步恶化)
- 脊柱不稳不伴神经系统缺损
- 胸腰段粉碎性骨折已成功进行闭合复位和固定

神经系统和放射学评估

SCI后手术治疗取决于反复(每隔12小时)进行神经系统评估发现的临床状况恶化的征象，以及放射学检查结果发现脊柱异常的程度。

初期的闭合复位和减压术

SCI后初期治疗的目的是防止神经损伤加重，因为25%的SCI发生在最初的损伤中，或转运过程中，或治疗早期。在事故发生现场就应开始实施脊柱制动，把患者放在脊柱板上，用沙袋固定头颈部，胶带固定前额且粘贴在平板的两侧。一旦脊柱制动，患者应快速转运至一级创伤中心进行进一步的治疗。

如果X线片显示可能有脊柱损伤，在进一步的治疗前应保持脊柱制动。如果X线片显示有颈椎脱位，特别是有不完全性SCI可尝试紧急复位以减轻神经结构的压力。可以通过牵引装置报纸脊柱制动进行闭合复位，也可通过外科手术方式进行[98,99]。闭合复位的目的是通过调整和制动脊柱，使神经减压和防止神经系统损伤加重。脊髓减压后可以促进微循环，减轻脊髓水肿和防止神经系统缺损进一步恶化。这个时期闭合复位的成功率为73%~97%，罕有神经损伤加重的报道[100,101]。小平面关节在损伤时有时会发生绞

锁，即使极力牵引也妨碍复位，这种情况可以考虑外科手术减压。另外一种方法是使用头环背心架，这种装置用来治疗不稳定性颈椎或者上段胸椎（C1~T3）骨折和错位。这种矫形架比起其他装置制动更为严格。带有头环背心架进行手术时给麻醉带来严重的困难，尤其当颈部完全固定时进行气管插管时。

脊柱稳定性的确定

创伤后脊柱的稳定性对于决定是否手术治疗很重要。脊柱稳定性是指椎体在所有的生理体位中保持它们的功能[102]。不稳定或丧失稳定性是一个病理过程，如果不治疗，可以导致进行性的脊柱畸形、神经系统功能缺损和慢性疼痛。在急性脊柱创伤时，病史、神经系统检查和放射学检查能够判断脊柱的稳定性。

对于上段颈椎（C1~C2），影响稳定性的主要决定因素是寰椎横韧带（trandverse atlantal ligament，TAL），可通过平片、CT 和 MRI 来评估。任何椎骨的移位超过一定限度都可能导致脊柱不稳定[103]。

对于下段颈椎（C3~C7），确定脊柱的稳定性有很多方法，包括脊柱的解剖划分[102,104,105]，神经系统损伤与脊柱不稳定之间关系的临床评估[106]，椎体连接、椎管尺寸、椎间盘腔大小的影像学的测量，以及评估是否存在主要韧带的损伤或者联合使用上述方法[102,104,107]。确定主要韧带的损伤也很重要，这种情况下不利于脊柱愈合，韧带损伤会导致慢性脊柱不稳伴进行性脊柱后凸、神经系统功能缺损，或两者兼有。

低位颈椎损伤后，根据脊柱的解剖特点运用三层法[102,105]或两层法[104]确定脊柱的稳定性。Denis 三层模型是预测脊柱不稳定性的很好的方法[105]。最初常用于评估胸腰段脊柱创伤中，现在也用于评估颈椎损伤。在这个模型中，把脊柱按纵向分成三部分（图 21-30）。前层包含前纵韧带、纤维环前部和椎体的前半部分。中层包含椎体的后半部分、后纵韧带和纤维环的后部。后层包含椎弓的后部及后面的各个韧带。损伤的生物力学结合平片和 CT 显示脊柱的两层或三层异常就可以诊断脊柱不稳定。

根据临床评估颈椎的稳定性。神经系统功能缺损的存在，表明颈椎的创伤由于血管、机械性或化学性损伤，引起了脊髓或神经根受损，支持结构完整性的破坏进一步加重损伤，这说明脊柱的不

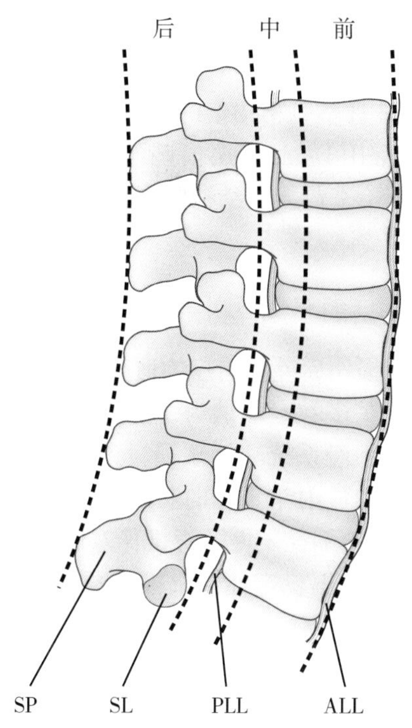

图 21-30　判断创伤后脊柱稳定性的根据是把脊柱分成三层。前层包含前纵韧带（anterior longitudinal ligament，ALL）、纤维环前部和椎体的前半部分。中层包含椎体的后半部分、后纵韧带（posterior longitudinal ligament，PLL）和纤维环的后部。后层包含椎弓的后面，包括棘突椎板关节（SL）、棘突（soinous process，SP）和后面的附着韧带。两层或两层以上脊柱结构的破裂指示脊柱不稳定

稳定性[103]。

常用放射影像学的方法确定低位颈椎的不稳定性。影像学发现矢状面上移位超过 11° 及矢状面上移位超过 3.5mm、椎体压缩超过 50%、椎间隙增宽、关节面不平行以及正常颈椎前凸消失，这些都是脊柱不稳定性的表现。White 和 Panjabi 建议[103]，应把临床表现和放射学检查结合起来判断脊柱的不稳定性。临床表现与放射学检查的异常评分累积起来的总分用于评估脊柱的不稳定性。这种评分方法可以用于各种临床情况。

颈椎损伤分类（SLIC）和严重程度量表是一个较新的分类系统，通过脊柱的稳定性判定创伤性 SCI 后是否需要手术治疗[107-109]。此方法采用标准化的方法来评估损伤程度，以及颈椎前层和后层运动段的稳定性。在此量表里，通过对脊柱损伤的三个参数：形态、椎间盘韧带复合体（DLC）、及神经功能评估进行加权评分，评分（1~3）进行保守治疗，大于 5 则建议行外科治疗。据报道使用该评分系统的外科医生已达到 74%。

对于胸椎和腰椎损伤，评估方法与评估颈椎的方法类似，依靠 Denis 三层模型或类似于 White 和 Panjabi 评估颈椎损伤的评分量表[103]。腰段脊柱损伤，常用 Denis 三层模型评估。最后，最好将神经系统检查与异常结构的影像学结果结合起来指导治疗。

脊椎损伤后的早期外科治疗

脊椎损伤后外科治疗的适应证和治疗时机仍存有争议。多数专家认为，任何不稳定性的脊椎损伤合并神经系统功能缺损，特别是存在急性椎管内压迫的放射学证据时，手术指征明确。多数专家还认为，不稳定性的脊椎伴双侧"绞索"小平面关节脱位，不稳定性的脊椎伴严重韧带损伤和椎体分离，以及不合作的不稳定性的脊椎患者面临神经损伤加重的危险，也是手术的适应证。然而，对于其他类型的脊椎损伤，SCI 后手术减压和固定术的益处和时机仍存在争议。实验证据强烈支持，SCI 后早期减压可以减低继发性 SCI 并改善神经系统预后[114-119]。但临床研究未能证实到实验模型中早期减压的有效结果。最近的研究和文献逐渐认为早期减压(<24 小时)确实可以提高神经系统的预后，特别是不完全性损伤的患者[121-125]。晚期外科减压(>48 小时)与脊柱固定术相比，对神经系统预后无明显益处。

脊椎损伤的手术路径

脊椎损伤的手术治疗，有三种基本路径：前入路、后入路或联合入路。通常，经前入路脊椎减压和固定术适合于去除从前面压迫脊髓的椎间盘、骨或韧带组织。经典的前入路颈椎手术用于治疗不稳定性压缩 - 屈曲和分离 - 屈曲型损伤，如果脊髓受压，常联合椎体切除减压术(去除椎体)(图 21-31)。

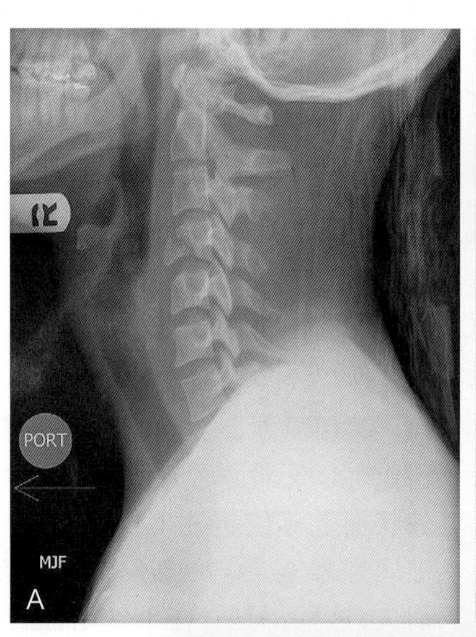

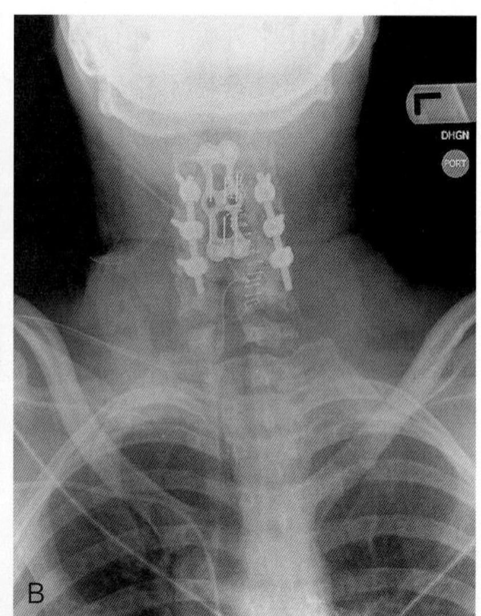

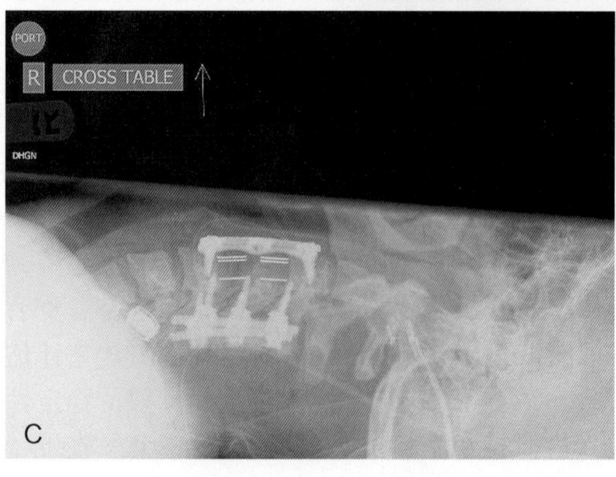

图 21-31　颈椎泪滴状骨折。A. 手术前颈椎 X 线侧位片显示 C4 椎体下端泪滴状骨折；B. 前后位 X 线片显示 C3 ~C5 前面钢板螺丝钉融合、假体移植物和同水平后部的双侧椎弓根钉和柱的融合；C. 术后的侧位平片中，前面的钢板和螺丝钉清晰可见

后入路固定术适于颈椎后部的骨或韧带结构的严重破坏，特别是伴有椎体损伤极小或未损伤。后入路固定术用于治疗枕颈和寰、枢椎不稳定、屈曲损伤导致的脊椎不稳定的患者，包括后部韧带损伤、前脱位、双侧小关节脱位和单纯楔形压缩骨折。屈曲 - 旋转损伤导致单侧小关节脱位者也可后入路行颈椎固定术，特别是闭合复位不成功时。

联合入路适于前部和后部的骨或韧带结构均有严重损伤时。这种损伤包括广泛的颈部损伤，例如屈曲泪滴状骨折、垂直压缩粉碎性骨折伴严重的后部韧带损伤以及双侧小关节脱位伴椎间盘压迫脊髓。

内科治疗

呼吸系统

虽然急性 SCI 对呼吸系统有不同的影响，但损伤的水平决定影响的程度和临床过程(表 21-6，框 21-5)。多数的呼吸系统的异常是由于 SCI 对肺容量和呼吸力学影响造成的。

正常呼吸肌包括肋间肌(发自胸髓的肋间神经支配)和膈肌(发自 C3~C5 的颈神经支配)。膈肌正常时在肺活量中的作用占 65%。C3 以上颈髓损伤导致几乎完全的呼吸肌麻痹。这一水平 SCI 的患者不能自主呼吸或咳嗽，需要紧急辅助呼吸以防止严重的高碳酸血症和低氧血症。四肢瘫痪患者在自主呼吸时用副肌肉呼吸。吸气时，胸骨向头侧牵拉，上部胸廓扩张，前后径增加，下胸廓拉向内侧，导致下胸廓横向直径减小。C3 水平以下 SCI 时，膈肌功能显著增加。然而，肋间肌功能的持续缺失限制了呼气肌的力量，导致咳嗽受限。因此，这类患者很快发展到高碳酸血症、低氧血症、肺不张以及无法咳痰。几乎所有完全性下颈部 SCI 的患者在治疗早期都需要机械通气支持。

颈髓损伤时呼吸力学发生改变，肺顺应性降低和呼吸做功增加。对肺顺应性的不良影响与肺的力学特性的实际变化有关，还与肺容量的减少有关。胃无力引起的胃扩张可能也是 SCI 对呼吸力学产生不良影响的结果。当脊髓休克状态恢复时(2~5 周)，胸壁和腹肌进行性的痉挛状态有助于改善肺功能。

颈髓损伤后肺容量会有下降，肺功能测定显示潮气量、用力肺活量以及呼气量均显著下降。特别是当 SCI 在 C5-C6 段时潮气量可下降 30%，如果在 C4 段以上则下降更为严重。相反的是，急性颈髓损伤患者的残气量几乎是正常水平的两倍[120]。颈髓损伤患者的体位也可影响肺容量。颈髓损伤患者仰卧位时显示肺活量可以改善。这种发生在仰卧位的继发于残气量减少的肺活量的改善，与腹肌麻痹时腹部内容物的重力作用有关。在损伤 3 周后肺容量开始恢复，在 4~5 个月开始有实质性改善。

有必要对颈髓损伤患者进行多次评估并密切监测，最初的 1~3 天，在出现明显的临床体征之前就可以先有肺功能储备的严重下降。此外，虽然 SCI 的患者开始可能在入院初膈肌功能正常，但病初的 2 天内可以发生进行性脊髓水肿，导致上升性神经系统功能损伤。这种情况可以引起膈肌功能丧失并出现进行性呼吸衰竭，导致需要气管插管。

当需要机械通气时，选择合适的通气参数，限制呼吸机相关性肺损伤(ventilator-associated lung injury，VALI)的发生[121-123]。经典的参数是潮气量 6~8ml/kg，正相呼气末压力(positive end-expiratory pressure，PEEP)5mmHg，呼吸频率 8~15 次 /min 和平台压≤30 mmHg。C4 以下颈髓损伤的患者，当度过脊髓休克期，呼吸肌、腹部肌肉发

表 21-6　脊髓损伤水平和呼吸功能的改变

损伤水平	通气功能	咳嗽	相关解释
C3 以上	0	0	膈肌和副肌肉麻痹，导致呼吸暂停；终生呼吸机依赖
C3~C5	0~+	0	膈肌部分麻痹或完全麻痹；副肌肉麻痹；肺容量显著减少伴低氧血症；反复的肺不张和肺炎；呼吸机依赖延长；很可能需气管造口；多数患者能够摆脱机械通气
C5~C7	+~++	+~++	副肌肉麻痹；肺容量显著减少伴低氧血症；反复的肺不张和肺炎；很多患者需机械通气；可能需气管造口
高位胸段	++	++	副肌肉部分麻痹；肺容量减少伴肺不张；肺炎发生率增加；可能需要机械通气

等级：0(无功能)~+++(正常)

框 21-5 减少脊髓损伤患者肺部并发症的策略

积极的肺部护理
- 频繁经鼻气管内吸痰
- 每 2 小时变换体位，最好用动力装置完成（如旋转或循环床）
- 每 4 小时叩击肺部
- 每 4 小时辅助咳嗽练习（如机械吸气呼气）
- 每 4 小时练习深呼吸
- 每 4 小时肺量计测定

支气管扩张药物辅助清除分泌物和扩张支气管

继发于分泌物潴留的肺不张，应尽早用纤维支气管镜检查

进行性呼吸费力、呼吸衰竭加重（低氧或高碳酸血症）和肺活量 <1000ml 时，尽早机械通气

在接受 PEEP 治疗和平台压 <30cmHg 机械通气的患者，应密切监测呼吸

生痉挛状态（2~3 周）时，肺容量和总通气能力改善，可能最终期望脱离机械通气。由于长时间的机械通气和分泌物清除困难，几乎所有的 C6 以上完全性颈髓损伤的患者需要气管切开术。针对上述情况，应该在损伤之初（3~7 天）内进行气管造口术，推迟造口对患者并没有益处[124]。Kornblith 和同事对 SCI 患者需要长期机械通气支持，撤机以及拔管进行了评价[125]。在这篇综述中，共有从 14 个创伤中心的 361 例患者中的 222 例（占 64.5%）为颈髓损伤（50% 为完全损伤），在上述患者中 122 例（81.9%）进行了气管切开术，其中气管切开的患者有 62.6% 出院时脱离了呼吸机。有研究表明依赖呼吸机的四肢瘫痪患者使用膈肌起搏有助于脱机，此方法有望成为有价值的呼吸管理策略[126-127]。

肺部并发症是颈髓和上胸段 SCI 的主要并发症，也是早期死亡的主要原因。并发症的产生与 SCI 的程度，患者年龄，合并症以及入院时呼吸状况都有密切关系。最常见的并发症包括肺不张、呼吸衰竭和肺炎。在 SCI 患者中超过三分之一在损伤前 30 天出现了肺部并发症。Jackson 和同事进行了肺部并发症与 SCI 平面的前瞻性研究发现，84% 的 C1-C4 损伤的患者、60% 的 C5~C8 损伤的患者及 65% 的 T1-T12 损伤的患者出现呼吸系统并发症。对于所有 SCI 的患者，最早（在 4.5 天）出现的并发症是呼吸衰竭和误吸[128-129]。一项报道表明[130]：所有 C5 及以上完全 SCI 的患者都需要机械通气和气管切开术。在 C6 及以下 SCI 的患者中 79% 需要机械通气，50% 需要气管造切开。Hassid 总结了 186 例急性创伤性 SCI 患者，强烈推荐将早期气管插管作为因 SCI 导致呼吸功能受限患者的管理方式[131]。早期气管插管的优点包括：减少气道无效腔和气道阻力，有利于肺内痰液的吸出，可以更早进行自主呼吸实验，患者更为舒适，还可以减少呼吸机相关肺炎发生率。急性颈髓损伤的患者在前 2 周有必要经常性的进行纤维支气管镜的检查以便吸出分泌物从而减少肺不张和支气管的阻塞。对于急性 SCI 的患者来说分泌物的清理不充是发展为肺炎的首要危险因素。如果发生了通气相关肺炎，推荐早期积极的使用广谱抗生素。

运动疗法（例如旋转床），尤其在减低肺部并发症的发生率、减少通气时间和缩短 ICU 的住院时间方面尤为有效[132-136]。为了最好的结果，急性颈髓损伤患者早期治疗时就应开始运动疗法并且横向旋转角度大于 45°。前面提到的积极的治疗方法既减少了医院资源的使用，也能降低该病的并发症和死亡率。

心血管系统

SCI 对于心血管系统有显著的影响，影响程度和受伤节段有密切关系。通常情况下，完全性颈椎 SCI 产生最严重的生理影响包括：循环系统的稳定性、心律失常和心室功能异常。但是在 T5 节段以下的 SCI 会因为在受伤节段之下会发生功能性的去交感活性，所以会产生不同程度的低血压。

SCI 后的血流动力学变化和实验模型的变化一致，在受伤即刻由于交感兴奋导致的短暂的血压迅速升高[137]。此时的交感兴奋可能会导致非心源性肺水肿，此前有病例报道在急性 SCI 后发生非心源性肺水肿。虽然 SCI 后的高血压反应仅在动物模型有过详细的阐述，但人们通常相信在人类发生 SCI 即刻同样会发生，此类高血压反应需要通过及时的内科处理。

在伤后的短时间内，完全性颈椎 SCI 的患者都会发生低血压。由于交感兴奋性的丧失，人体的血管张力随之消失，血管扩张导致严重的低血压。当颈椎发生 SCI 后，交感神经受体失去了正常的调控能力，导致了功能上的交感张力消失。由脑干发出的迷走神经仍然保持完整性，所以会导致副交感的张力增加。所以，当颈段或高胸段

发生急性SCI后，交感和副交感神经系统失去平衡，导致心脏收缩力下降，心输出量减少，血管张力下降，会发生神经源性休克，表现为低血压、心动过缓、低体温（神经源性休克）[138]。

脊髓休克现象是颈段脊髓从解剖上或生理上发生了离段；包括受伤节段以下的躯体运动和感觉障碍，直肠的自主收缩功能消失，交感的自主调节功能丧失。受伤节段越高，受伤程度越严重，脊髓休克的病情越严重，时间越长。如果躯体感觉和运动功能障碍持续时间超过1小时，则可以肯定发生了病理性的SCI，而非单纯的脊髓震荡。

在完全性的SCI患者，脊髓休克发生率约为60%~70%。损伤节段越高，引起的生理功能紊乱越严重。急性颈椎损伤后的最常见的循环障碍为显著的窦性心动过缓（71%）、低血压（68%）。几乎所有的完全性颈段SCI的患者都会发生心动过缓，但是在胸段和腰段很少发生。心动过缓的发生是由支配心脏的交感神经（T1~T4）被抑制，副交感神经相对兴奋所导致。心动过缓往往在术后3~5周逐渐缓解。当患者受到刺激时往往会加重心动过缓，甚至发生心脏骤停，比如患者翻身，气管内吸引等等。心脏功能障碍大多发生在颈椎损伤的2周之内。避免严重心动过缓的方法包括镇静、气管内吸引前采用纯氧通气、尽可能减少气管内吸引时间。虽然窦性心动过缓大部分可以用阿托品来处理，但是部分患者可能需要安装临时起搏器。

低血压的定义为收缩压低于90mmHg，或血压下降低于基础值的30%，当颈段发生严重SCI时，低血压的发生率约为60%~80%。虽然SCI后低血压的治疗并没有明确的最佳方案，但是有文献支持在急性SCI后7天内，平均动脉压应维持在≥85mmHg[97,139]。由于SCI后，患者的自主调节功能丧失，谨慎选择输液和血管活性药物对于纠正低血压和最大程度的保留患者神经功能来说非常关键。虽然在初期，用输液来纠正低血压状态，由于SCI患者容易发生心源性和非心源性肺水肿，所以应限制整体的液体入量。当补充足够的液体后，患者仍处于低血压状态，应迅速应用血管收缩药或强心药。急性SCI患者的管理方案和患者神经功能改善、ICU住院天数降低、院内停留天数减少、呼吸机通气时间减少、并发症降低有直接关系[140]。

当神经源性休克患者应用血管活性药物来处理时，应选用α受体激动剂（去甲肾上腺素或苯肾上腺素）。因阻力血管收缩会增加心脏的后负荷，降低心脏输出量，可能导致心脏功能不全，所以应慎用缩血管药物。可应用增强心肌收缩力的强心药物来改善脊髓的灌注。神经源性休克患者，推荐应用有创血压监测（或新型无创血压监测）以指导治疗。SCI发生的3~6天，脊髓水肿达高峰。研究显示，此时应用更加积极的血流动力学管理策略可改善此类患者神经功能的预后。

神经源性休克时首选等张晶体液。SCI急性期应用高渗盐水非常有益。在SCI的实验研究中，高渗盐水可减轻脊髓的水肿和肿胀，改善SCBF，最大程度上保留脊髓功能，但是并没有确切的临床研究资料支持此结论。在实验研究和临床研究中，急性SCI患者经常发生心脏节律障碍。在一项研究发现，在硬膜外的SCI的模型中，窦性心动过速最先发生，随之而来的是心电图的显著变化，包括窦性停博、房室节脱落、阵发性房颤、多源室性期前收缩、室性期前收缩、室行心动过速、ST-T改变等[142]。给予阿托品或采取双侧迷走神经离断可以阻断房性或室性的异常节律，但不能改变窦性心律。应用普萘洛尔可以消除窦性心动过速和ST-T改变。

在一项临床队列研究中，调查了71例SCI患者发生心脏节律异常的情况。在31例重型颈椎SCI患者中，均发生了持续的心动过缓，而在17例中度颈椎SCI患者中有6（35.3%）例发生了心动过缓，在23例胸腰段脊髓的SCI中，仅有3（13%）例发生了心动过缓。在31例重型颈椎SCI中，有16%的患者需要心肺复苏。在急性颈椎的SCI中，4天后窦性心动过缓的发生率最高，在2~6周内可以窦性心动过缓可以逐渐缓解。心律失常发生的主要原因是自主神经急性失平衡：交感神经通路受损而副交感神经通路仍保持完整。在慢性的SCI患者中，随着受损时间的延长，心律失常的风险逐渐降低，直至消失。

胃肠系统

SCI后发生胃肠系统并发症的发生率可达10%，其中包括肠梗阻、胃迟缓、便秘、腹胀、大便失禁、胰腺炎、非结石性胆囊炎等[143]。严重的SCI后可发生胃过度扩张，导致胃膨胀，患者有发生反流误吸的风险，及早放置胃管减压可有助于减轻胃扩张，降低发生反流误吸的风险，减少了肺脏和膈肌的不良反应。SCI 患者胃排空延迟，所以此类患者也应该考虑到反流误吸的风险。

SCI 后会发生一系列的消化系统病变，包括胃炎、应激性溃疡、胃肠出血等，尤其在机械通气和大剂量应用激素的患者当中。所以应使用 H2 受体阻滞剂和质子泵抑制剂作为预防措施，持续 4 周。

神经源性肠道反应是指在四肢麻痹性 SCI 患者发生的肠道运动功能异常。肠道反射活动的暂时消失导致粪便通过结肠的时间延长、肛门括约肌张力的改变，以及应用阿片类药物、患者处于卧床状态等综合因素导致肠梗阻的发生。所以，对于神经源性肠功能障碍患者，有效的肠道管理非常关键[145,146]。

泌尿系统

在 SCI 的急性期(脊髓休克期)，会发生膀胱排空障碍(神经源性膀胱功能障碍)，受伤后 3 周可持续存在。所以，早期置入尿管(弗雷氏尿管)有利于膀胱排空，并且可以精确记录尿量。膀胱排空障碍的患者常发生一系列的泌尿系统问题：反复的泌尿系统感染、膀胱结石、肾结石、尿脓毒症的反复发生等[147]。

体温调控

完全性 SCI 患者在外周低温度时血管收缩以保留热量的能力和外周高温度通过出汗来散热的能力丧失，所以患者的体温有和周围环境温度相一致的趋势。所以此类患者在周围温度低于正常体温时会发生低体温。正常或轻度的低体温是我们的目标，对于高体温我们一定要积极控制。

凝血功能

静脉血栓指发生深静脉血栓或肺栓塞，此类疾病在 SCI 患者经常发生，发生率为 0.5%~4.6%，最高可达 8%~10%[148-150]；VET 是导致此类患者死亡的第三危险因素[150,151,153]。VET 更多发生在完全性 SCI 患者和合并有胸部损伤的患者。VET 的其他高危因素包括：年龄因素、下肢损伤、未行预防性抗凝治疗[150]。VET 的诊断需要临床症状结合诸多诊断手段，包括 D- 二聚体水平、静脉造影、静脉彩色超声多普勒、CT 血管成像、肺血管造影等。由于 SCI 患者 VET 的高发生率，所以受伤后应尽快启动抗凝治疗(72 小时内)，抗凝治疗要持续最少 3 个月。预防 VET 的推荐治疗措施有药物治疗(低剂量的混合肝素低分子肝素或)联合物理治疗(间断充气挤压装置)[150]。有效的治疗可将 VET 的发生率降低至 5%。近期将出版对于 SCI 患者防止 VET 的一致推荐意见，以指导治疗[150,152]。

反射亢进综合征

反射亢进综合征是由于大脑皮层、脑干、小脑对于脊髓反射的调节丧失，从而导致的脊髓反射的亢进。大量的反射的亢进可能会给非麻醉状态的患者治疗带来困难。

自主神经反射亢进

在脊髓 T5 节段以上发生横断伤的患者约 85% 发生自主神经反射亢进，此类患者的内脏传出神经仍保持完整，内脏传出神经是调控血管反射的第二重要的神经，它往往在受伤的 2~3 周内发挥作用。膀胱或直肠扩张、分娩、尿道内操作、或手术刺激的冲动通过骨盆，会阴部或下腹部的神经传导至脊髓，通过交感神经系统引发大量的交感反射，此反射在正常情况下会经由上位的脑干和丘脑发出的抑制信号所抑制。血管收缩在下列情况下发生，颈内动脉和主动脉弓的压力感受器产生的神经冲动是损伤脊髓节段以上的脊髓节段引起神经反射，通常伴有心动过缓、室性心律失常甚至有心内传导阻滞。此种高血压可以采用直接的扩血管药物(如硝普钠)，β- 受体阻滞剂(如拉贝洛尔、艾斯洛尔)治疗可以联合 α- 受体阻滞剂、钙通道阻滞剂(尼卡地平)。镇静或局部麻醉对于高血压反射不起作用，但是深全麻、硬膜外腔阻滞或蛛网膜下腔阻滞可以有效地控制血压。

感染

感染是 SCI 患者的死亡的主要原因，其中肺炎和尿脓毒症是两大主要原因。SCI 后肺炎的发生率有文献报道可达 55%，在完全性 SCI 患者高达 60%~70%，而非完全损伤的患者肺炎发生率仅为 20%~30%。彻底的清理气道分泌物，采用旋转床，呼吸机相关肺炎的制度的建立、对于有症状的患者尽早应用广谱抗生素都可降低发病率和死亡率。尿道感染(UTIs)是 SCI 后的另一个常见并发症，主要发病原因包括尿管相关的 UTI(CAUTI)

和神经源性膀胱。严格的导尿指征和尽早拔除尿管都可以降低感染的发生率。

压疮

瘫痪患者由于运动受限，长期的压力压迫可导致局部组织灌注下降，从而发生压疮。采用旋转床、经常活动，良好的皮肤护理，对于骨性凸起部位采用海绵垫保护，采用充气床垫等有利于减少压疮的发生。一旦发生压疮，尽早处理是治愈的关键。

慢性疼痛综合征

SCI 后的创伤性疼痛非常常见，SCI 相关的慢性疼痛的发生率在 66%~79% 之间[155,156]。国际 SCI 后疼痛分类协会（ISCIP）将 SCI 后慢性疼痛的定义为 SCI 后疼痛持续超过 6 个月。ISCIP 将 SCI 后慢性疼痛分为伤害性疼痛、神经源性疼痛，其他类型疼痛和未知原因的疼痛。疼痛的治疗采用多模式治疗，联合应用药物、职业治疗、心理治疗、有创治疗等。药物治疗需要采用多种药物联合，包括阿片类药物、神经性疼痛药物如普瑞巴林。对于潜在的疼痛的病理生理机制的了解更有助于指导治疗。慢性疼痛很难完全消除，但是采用正确的治疗可对其进行有效的控制。

总结

严重 SCI 患者的围术期管理对麻醉医生是一项复杂的挑战。最初的神经功能评估和制定正确的医疗策略可防止更严重的神经功能恶化[216]（框 21-6）。对于慢性 SCI 的认识更有利于围术期的评估和管理（表 21-7）。

框 21-6　严重 SCI 的医学管理指南

基本观念

- 患者受到头面部创伤、接近脊柱的锐器伤、多发性钝性创伤、挤压伤、严重的加速 / 减速伤等均应按照有不稳定性 SCI 处理。
- SCI 可发生在多个节段，在排除 SCI 之前应保持头和颈部的固定。

管理要点

- 早期应及时固定脊柱以防止进一步的损伤。将患者置于脊椎板上，颈部保持中立或轻度伸展位，头部下面放置沙袋，可以固定头部和颈部。将额部用 3 英寸宽大胶带固定在脊椎板上。也可以使用颈托，但对其患者的保护作用有限。
- 快速鉴别呼吸抑制 对于有发绀、窒息、严重反常呼吸、或呼吸道梗阻的患者应置入口咽通气道或采用正压面罩通气，随后应该在固定头位下采用经口或经鼻气管插管。如果气管插管困难或病情迅速恶化，应立即置入喉罩通气或采用环甲膜穿刺或立即气管切开。
- 在 SCI 患者由于失交感支配效应，导致患者血管扩张，此类患者经常发生血流动力学的波动。应首先考虑应用缩血管药理来纠正低血压状态。如果需要可采取进一步的血流动力学监测手段。SCI 后，患者的血压自主调节能力丧失，应采取更加积极的血压调控措施，目标是维持正常或稍高的血压（平均动脉压大于 85mmHg）。SCI 患者容易发生容量过负荷和肺水肿，所以应避免为了升高血压采用大量输注液体的做法。在发生低血压时，要考虑到有失血性休克，应对患者进行进一步的检查以查明低血压的原因。高位 SCI 经常发生窦性心动过缓，如果导致了低血压的发生，可以应用阿托品处理。偶尔有患者的心律失常需要植入临时起搏器。
- SCI 患者常发生由于胃迟缓导致的胃扩张，所以应尽早放置胃肠鼻饲管以进行减压，降低反流误吸的发生，减少肺部并发症的发生，改善氧和。
- 物理学检查包括：神经系统查体，应检查患者的精神状态和运动感觉功能（针刺和轻触），直肠张力。神经系统检查应不间断进行，以便及时发现患者神经系统病变恶化的可能。采用最新的 SCI 的国际标准换神经系统查体（美国 SCI 协会感觉和运动功能评分）非常重要。
- 对于潜在 SCI 的患者应立即行放射学检查，CT 检查可以发现脊柱的骨性损伤，包括：损伤是否累及椎管，小关节面错位、枕骨和 C1 之间、C7~T1 之间的损伤等。颈椎椎体的三方位拍片可以在没有 CT 检查的情况下观察侧位（观察 C7~T1），前后位和齿状位（张口）三种情况下颈椎的情况。如果物理检查可疑和有胸腰段受伤的情况下，要补充检查胸椎和腰椎的侧位和前后片。磁共振检查往往要在患者病情稳定后进行，其对于脊髓的软组织、纵韧带、神经根和椎间盘检查的意义更大。
- 在严重的 SCI 和神经功能障碍的患者，不再推荐激素治疗。
- 在完成影像学检查和最初的查体后，可采用牵引装置对脊柱错位的损伤采取闭合复位术。

表 21-7　慢性脊髓损伤患者的治疗总结

系统	异常	相关总结
心血管	自主神经反射亢进、血容量减少、直立性低血压	如果 SCI 平面高于 T5，容易出现高血压；体位改变和胸 内压可以导致低血压
呼吸	肌无力、呼吸动力减低、咳嗽无力	术后发生肺炎，脱机困难
肌肉	乙酰胆碱受体增加，痉挛 状态	应用琥珀酰胆碱容易出现高钾血症
生殖泌尿	反复发作的泌尿系感染、膀胱排空障碍	可导致肾功能不全、肾盂肾炎、脓毒症或淀粉样变性
消化道	胃肠麻痹、肠梗阻	误吸风险
感染	尿路感染、肺炎、褥疮、脓毒血症	注意感染和脓毒症征象；注意有创监测增加感染的危险
皮肤	褥疮	基础皮肤护理；骨凸出部位使用泡沫垫；经常规律翻身
血液	贫血、DVT 或 VTE	预防 DVT；如果诊断 DVT/VTE 需要≥ 3 月的抗凝治疗
骨骼	骨密度	骨质疏松、高钙血症、异位骨化和肌肉钙化
中枢神经系统	术后疼痛，慢性疼痛	难以治疗的围术期，常见慢性疼痛综合征

脊柱脊髓手术的麻醉管理

围术期评估和准备

概述

围术期的注意事项包括对患者基本状况的评估和对拟行特殊手术操作的准备。拟行脊柱手术的患者往往存在着外周神经病变、截瘫或脊柱不稳定，均可导致相应的并发症及需要麻醉医生关注的情况。麻醉方案应包括麻醉医生和外科医生交流讨论，包括对于神经病变需要注意的事项和有创监测；术中气道保护的最佳途径、患者体位、液体需要量、特殊的操作如术中唤醒实验以及气管拔管时间等，均需在术前制定全面的计划（框 21-7）。

框 21-7　急性 SCI 患者手术麻醉管理相关问题

- 对于由于脊柱不稳定而引起进行性神经功能障碍或闭合复位失败的患者，脊椎损伤的早期手术治疗应注意防止继发性的脊髓损伤。
- 麻醉要保证气道安全并限制脊柱活动。
  - 直接喉镜插管时应行轴线性固定。
  - 清醒气管插管是防止神经损伤的最安全的方法。
- 麻醉诱导和维持选择药物和剂量应维持血压和减少对心脏的抑制。
- 严密监测血流动力学，监测血压、中心静脉压、动脉血气分析、血红蛋白和血糖。
- 慎重液体管理，避免液体负荷量过大。
- 心动过缓采用适当变时性的药物（如多巴胺）；低血压采用液体治疗，达容量平衡后，再使用 α 受体激动剂等血管活性药物。
- 手术结束后，应仔细考虑脊髓损伤的水平以决定是否拔除气管导管。脊椎损伤导致急性颈髓损伤时，应保留气管插管，转入加强监护病房进一步治疗。

气道评估

相比其他手术，脊柱手术患者更应仔细评估气道问题。应关注颈部活动度、神经系统功能症状或颈部活动时是否有疼痛。

气道评估时应首先关注头颈部，注意患者是否存在病态肥胖、短颈和呼吸困难（喘鸣）等。颅面部畸形预示可能存在着困难插管。胡须浓密可能导致面罩通气困难，颞下颌关节限制张口度，术前必须仔细评估。张口度大小和喉镜检查直接相关，张口度受限可造成喉镜检查失败。必须检查牙齿是否松动，记录并给予相应处理。其次应检查口咽部，在张口时观察舌体的大小，张口时能否观察到口咽支柱、软腭、悬雍垂（Mallampati 分级）已被证明可以准确预测直接喉镜的操作难易。

如果由经验不足的麻醉医生来管理风湿性关节炎、颈椎病或 SCI 的患者，发生神经损伤的风险会升高。机械因素或神经损伤导致的头颈部活动度中到重度受限的患者应该在局麻下清醒插管，以减少头颈部的活动度。如需清醒插管，应向患者交代一些细节问题，以最大程度上减少患者的不适。遇到颈部活动度轻度受限的患者发生未预料到的插管困难时，在喉镜置入前可给予麻醉诱导，这和麻醉医生个人的工作喜好有关，但应想到患者有可能存在潜在的神经功能损伤，故应时刻准备好清醒插管。

脊柱损伤行急诊或择期手术的患者，在麻醉诱导和操作前应确保脊柱的稳定性。脊柱不稳定的患者行急诊手术时，应在麻醉诱导前确保脊柱固定。

肺脏评估

行脊髓手术的患者可能存在脊柱畸形导致严重肺功能障碍，或者存在吸烟、肥胖、哮喘、慢性阻塞性肺疾病（COPD）以及肺部肿瘤等其他危险因素。肺功能评估时应关注既往史和体格检查，以便能够及时发现一些相关的肺部疾病。脊柱手术中需要开胸者如果可能存在肺部疾患时，应行胸部放射学检查。有严重肺部疾患、脊柱畸形、病态肥胖者应行血气分析。

脊柱侧弯可导致肺脏发生严重的限制性通气功能障碍，所以此类患者在矫正脊柱之前（或行任何脊柱手术）应将肺功能调整至最佳状态。有严重肺脏疾病或进展性脊柱侧弯患者，均应行围术期进行肺功能检查（支气管扩张前后）和动脉血气分析。高位胸段脊柱手术比腰椎和低胸段手术对术后肺功影响更大，所以高胸段手术术前应将患者肺功能调整至最佳状态。

心脏评估

心脏评估应重点关注心脏疾病的鉴别诊断和心功能的评价。通过既往史和体格检查可以发现大多数严重的心脏疾患。评估心脏风险应考虑手术类型（低危、中危、高危）、活动量以及是否存在诱发因素[158]。

ACC/AHA 最近更新了围术期心脏评估和非心脏手术心脏评估的指南[159]。在该指南中，将修正的心脏风险指数（RCRI）、美国外科学会（ACS）国立手术质量改进计划（NSQIP）中心肌缺血心脏骤停（MICA）的风险预测工具以及 ACSNSQIP 手术风险计算器作为非心脏手术术前评估围术期心脏风险的重要工具[158-161]。1999 年 Lee 等发表了一篇具有里程碑意义的文章[159]。其后，多项研究已经证实 RCRI 用于评估围术期心脏风险的有效性，目前其已经成为评估非心脏手术围术期心脏风险的常用工具。若风险评估工具提示患者围术期存在缺血的高风险，则应同患者和围术期管理小组协商是否进行进一步检查以便制订治疗方案。如果需要，术前应行缺血测试。另外，推荐围术期心率控制和目标导向的治疗策略。

既往心功能不全史或胸片提示心脏扩大而怀疑心功能不全的患者围术期发病率和死亡率非常高。术前行超声心动检查有助于评估此类患者心脏疾病的类型和心功能。

神经系统评估

拟行脊柱手术的患者应认真评估已经存在的神经功能障碍，并和术后的神经系统评估结果进行对比。如前所述，神经功能障碍及其持续时间和严重程度可影响其他系统的功能。如果可能，应该询问患者引起神经症状加重的体位和姿势，并在术中采取预防措施避免该种体位或姿势。现存的神经系统障碍会影响麻醉药物或其他辅助用药的选择，如肌松剂的应用。T_6 以上发生 SCI 患者在伤后 3 周（有时会更快）可能出现自主神经反射紊乱。

实验室检查

术前行实验室检查应个体化。虽然所有拟行脊柱手术的患者均应行常规实验室检查，但应根据患者既往史和体格检查（框 21-8）增加部分检查。所有大于 50 岁的健康患者均应行 12 导联心电图检查。如患者合并心脏疾病或存在任何和心脏相关的危险因素，则无论年龄大小，均应行 12 导联心电图检查。尽管不再推荐把年龄作为决定术前是否行心电图检查的决定因素，尤其是拟行低危手术时，但是心电图检查对中到高危的脊柱手术患者是非常有益[159]。

药理学

严重 SCI 的患者用药时要考虑患者可能合并低血压，迷走张力增高导致的窦性心动过缓、相对血容量不足、心脏节律的改变、左心功能不全等。另外，脊髓功能障碍和其他神经病变的患者经常存在阿片类药物的耐受，围术期应用阿片类药物时应考虑（可能需要更大剂量的镇痛药物）。采用抗凝药物预防深静脉血栓是 SCI 患者的标准治疗方案。选择使用区域阻滞时应考虑出血的风险及由此导致的脊髓或神经受压。

框 21-8 术前实验室检查

基础检查
- 血细胞压积
- 血红蛋白水平
- 白细胞计数
- 血小板计数

特殊实验室检查
- 血尿素氮
- 血肌酐水平
- 血电解质
- 凝血酶原时间
- 部分凝血活酶时间
- 纤维蛋白原
- 血小板计数
- 心电图
- 胸片
- 动脉血气
- 肺功能检查(肺量计)

脊柱手术术中监测技术
- 无创监测技术
- 心电监护
- 血压(无创)
- 脉搏血氧测量计
- 呼末二氧化碳
- 体温
- 脑功能监测(如双频谱指数监测)

有创监测
- 尿量
- 有创动脉血压
- 中心静脉压
- 肺动脉压
- 心输出量
- 混合静脉血氧饱和度
- 神经生理监测

对已存在神经功能障碍的患者,麻醉医生应考虑琥珀酰胆碱对去神经支配肌肉的影响。琥珀酰胆碱导致突触后膜的去极化从而产生肌松作用。在去神经支配的肌肉,运动终板的受体激增,琥珀酰胆碱会导致大量的钾离子释放入血而产生强烈的反应[163]。血钾急剧升高会导致心脏节律异常、心脏骤停或致死性心律失常。虽然普遍认为琥珀酰胆碱在急性 SCI 后 24 小时内使用是安全的,但仍建议在 SCI 后 9 个月内应避免应用琥珀酰胆碱[162,164]。

最后,慢性 SCI 患者对多种药物的代谢能力可能发生变化;患者血管外白蛋白与血管内白蛋白比例增加、体内水含量下降、体脂增加[162]。在慢性 SCI 患者给予药物时要考虑上述改变。

术前用药

是否给予术前用药及药物的选择主要依据患者的焦虑状态水平、自我感觉、疾病状态以及用药对手术和麻醉的影响而定。总体来说,术前用药是可选的,应由麻醉医生和患者共同决定。如患者特别焦虑,可以静脉给予小剂量强效苯二氮䓬类镇静药,如果患者疼痛,可给予麻醉性镇痛药。

颈椎手术的气道管理

颈椎疾患患者喉镜检查时暴露困难的比例升高,可达 20%[165]。枕寰枢复合体的患者喉镜暴露困难发生率比低位颈椎疾病(C3~C7)的患者高。喉镜暴露困难的最佳放射学预测指标是 C1/C2 后部的侧位片检查,但 Mallampati 分级是困难气道最好的预测因素。对有症状的椎管狭窄患者(颈椎病),气道管理应首先考虑清醒纤维支气管镜插管或在头部固定或在脊髓功能监测下用纤维支气管镜引导全麻诱导插管。对大多数颈椎活动度正常而拟行颈椎手术的患者,气管插管的难度等同于普通手术。为证明气管插管和摆放体位时没有对患者造成二次损伤,应在诱导前评估所有颈椎疾病的患者的精神状态和进行神经功能检查。

严重颈椎损伤患者是麻醉医生的最大挑战。创伤发生后,若患者清醒、警觉,颈部无明显疼痛,但有轻微触觉,则病情最轻。但是,处于昏迷或类似醉酒状态的患者应怀疑存在颈椎损伤,需做进一步检查以明确诊断。我们需要关注由气道管理导致的继发 SCI,有不稳定的颈椎损伤患者在气管插管后发生神经功能恶化的案例报道[166]。

虽然脊柱损伤患者进行气管插管的指征明确,临床中易于决定,但目前尚无一种插管方法在快速气道保护且不造成进一步神经损伤方面优于其他方法。因此,对气道管理策略的基本把握以及认识和理解此策略对患者头面部和颈椎活动的影响对避免患者气道发生严重问题和造成进一步神经损伤[167,168]最为关键。目前尚未明确何种方法更好,因此气道管理时应重视专家的经验和特殊病例的处理经验。有潜在神经损伤的患者进行气道管理应考虑以下因素:紧急气道干预;是否有充足时间行放射学检查以评估是否存在颈椎损伤；当存在面部创伤或颈部的软组织损伤可能改变气道的正常解剖结构时，要考虑清醒插管或紧急气道干预；颅底和面中部骨折是经鼻插管的禁忌证；患者是否清醒合作，或由于醉酒和滥用药物导致不能配合；头部伤以及麻醉专家对于各种气道管理手段如：直接喉镜检查插管、经鼻插管、纤维支气管镜引导插管、外科手术建立气道的熟练程度。

对可能存在颈椎损伤的患者，可采用面罩通气、鼻咽或口咽通气道、抬下颌、经口或经鼻气管插管（常在环状软骨压迫下快速诱导插管），维持气道通畅和足够的氧合。即使在患者有颈托固定的情况下，所有上述措施均可引起颈椎移位（表21-8）[169-171]。经典的嗅花位是头部向上颈段伸展。正常患者全身麻醉下，应用 Macintosh 喉镜插管时，颈椎活动主要发生在环枕关节和寰枢关节（C1~C2）。下段颈椎（C2~C5）的活动度非常小，直接喉镜插管时患者发生颈椎损伤的风险主要和受伤的颈椎位置有关[171-173]。由此可推断，喉镜检查时，上段颈椎比下段颈椎更易发生二次损伤；而颈椎损伤多发生于下段颈椎。因此，不稳定的 C1 或 C2 损伤患者在寰枕关节伸展时神经功能最易受到损伤。然而，目前尚无研究关注将运动分散到脊椎损伤相邻节段或远离颈椎损伤的操作手法。

脊柱损伤后固定方式不当将增加 SCI 的风险。但在对颈椎损伤患者进行抢救时，固定方式（表 21-9）因可能延误气道评估、使经口气管插管变得更加困难、影响患者通气可能导致通气不足等成为关注的焦点。对于严重创伤患者，保证氧合和通气是首要任务，必须持续关注。

表 21-8　气道管理技术以及其对脊柱的影响

策略	适用情况	结果
喉镜	普通情况下，麻醉状态下	• 寰枕关节和 C1~C2 关节外展 • C2~C5 仅轻微移位 • 嗅花位使下段颈椎向胸部弯曲，上段颈椎外展
	尸体，C5~C6 不稳定	• 受伤节段的椎间盘增宽 3~4mm
直喉镜和弯喉镜	普通情况下，麻醉状态下	• 对脊柱移位来说两者并无明显差别
GlideScope 喉镜	普通情况下，麻醉状态下	• 同弯曲喉镜片相比，C2~C5 的活动度下降了 50%
Bullard 喉镜	普通情况下，麻醉后线性固定时	• 颈椎的活动度在 C2~C5 整体下降 • 寰枕关节外展度下降，但是如果没有人工线性固定，则枕骨到 C5 的活动度和普通喉镜无差别
Augustine 引导	正常健康人群	• 脊柱的外展程度比直接喉镜小
间接硬质喉镜		• 颈椎位移比直接喉镜小 • 声门暴露比直接喉镜更容易
插管型喉罩		• 在置入操作时会对上段颈椎施加强大的外力 • 可能会导致上段颈椎移位 • 在喉罩置入时，C5 及以上节段外展 >2°，插管时，C4 及以上节段外展 <3°，C3 以上几乎不发生位移。
环状软骨压迫	正常情况下，麻醉状态下，线性固定时	• 单手环状软骨压迫导致颈部约 5mm 的位移，而脊柱无运动
经鼻盲探插管	尸体，C5~C6 不稳定	• 椎间盘半脱位 2mm，但无增加；当手在颈部在前端固定，插管时颈椎位移约 5mm
气道支持		
托下颌	尸体，C5~C6 不稳定	• 受伤节段的椎间盘间隙增宽 5mm
口 / 鼻咽通气道	尸体，C5~C6 不稳定	• 受伤节段的椎间盘间隙增宽 5mm
面罩通气	尸体	• 头部的外展和延伸会在前后位置上发生大幅度的位移

表 21-9 颈椎固定技术

技术	颈椎固定效果
颈托，绷带，挡板，头带	• 可有效控制弯曲、伸展、旋转和侧曲。得到美国手术学院的推荐。但是在佩戴此类器具时，经口气管插管会非常困难
软质或硬质护颈	• 对颈椎的固定作用无效；可允许头颈部中等程度的伸展；在插管过程中不能有效降低颈部活动度；护颈前半部分会妨碍张口；增加喉镜暴露时 3 级或 4 级的发生率
人工直列固定的方法（MILI）	• 插管过程中降低了颈部活动度；推荐用于气管插管过程中降低颈部活动度；头位于无轴向旋转的自然体位；如果戴有护颈，在插管过程中可将前半部分去除，可获得良好的声门视野
轴向牵引	• 过度的轴向牵引会导致颈椎的全脱位或半脱位
Halo 支具	• 是所有颈椎矫形中应用最多的固定技术；有效的固定骨骼并限制了上颈段的运动；可限制颈椎 96% 的伸展和 99% 的轴向旋转；颈椎不稳定时应用；由于颈部不能活动，直接喉镜插管会非常困难；推荐应用纤维支气管镜插管（清醒或诱导后）

创伤患者在排除不存在颈椎损伤之前，常使用颈椎固定矫正器如硬质和软质颈托（图 21-32）等进行保护。虽然以上器具对颈椎有一定的固定作用，且使患者感到舒适，但并不能使颈椎完全固定，所以颈椎仍有一定的前屈后伸活动度，尤其在喉镜检查时，其对颈椎的保护作用有限[170]。另外，颈托的前半部分在经口气管插管时会阻碍患者的开口度，增加喉镜暴露的困难[184,185]。所以，在气管插管时推荐将上述器具去除，并且采用人工直接牵引固定的方法（MILI）进行固定。

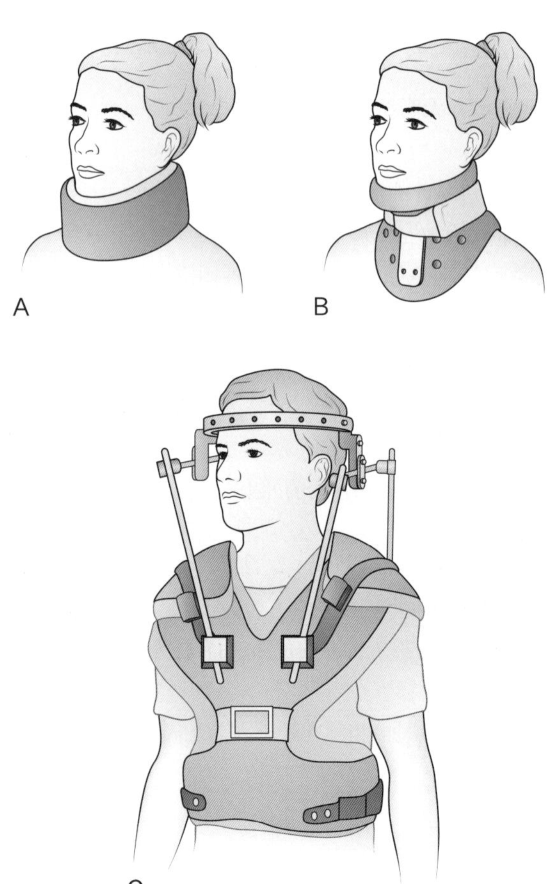

图 21-32 颈椎固定矫正器。A. 较质颈托；B. Philadelphiatype 加强颈托；C. halo 支撑

固定技术和喉镜暴露困难相关。颈托、固定带、沙袋等均可导致超过一半（64%）的患者行喉镜检查时发生喉头暴露困难（3~4 级）[175]。已知或可疑颈椎损伤的患者行直接喉镜检查或类似操作时，使用 MILI 手法限制头颈部活动度。MILI 的实施：助手在床头或患者的侧面，将手指放在乳突处，手掌固定住枕部[168]。与颈托、绷带、沙袋等固定方法相比，喉镜暴露时用 MILI 手法时暴露程度更佳，这与 MILI 时患者的张口度更大有关[172]。在用 MILI 手法时，约 22% 的患者暴露程度 3~4 级，而用颈托、绷带、沙袋固定时，有 64% 的患者暴露程度为 3~4 级[175]。正常情况下，头延展 10°~15°（头部倾斜）声门暴露最佳；实施 MILI 手法时，头部延展限制在 4°~5°，会导致直接喉镜下声门的暴露困难。另外，虽然 MILI 手法在喉镜暴露时可以有效地降低头颈部的活动度，但并不能完全消除颈椎的活动[170,175-180]。幸运的是，在插管过程中应用 MILI 手法时，气道的活动度非常小，不可能造成进一步的神经损伤[181,182]。

如上所述，所有的气道操作都导致一定程度的颈部和颈椎活动（表 21-8）。在存在不稳定性颈椎损伤的尸体上进行抬下颌操作时，会导致颈椎的损伤部位发生 5mm 的位移。而在尸体上行进一步操作，如采用直喉镜或弯喉镜经口气管插管、采用食管阻塞气管导管、经鼻气管插管时，可产生约 3~4mm 的位移[183]。Hauswald[184]等观察了在创伤致死的患者上进行基本气道操作时的颈椎活动度，发现面罩通气时，颈椎的最大活动度为2.93mm，经口气管插管时为1.51mm，经鼻插管时1.20mm。虽然面罩通气时导致颈椎的移位幅度比其他通气手段更大，但临床意义并未明确。

Donaldson等研究了在脊柱完整且稳定的患者和C1~C2不稳定的尸体上插管时脊柱的活动度，发现在头颈部弯曲和伸展情况下（扣面罩时的头），脊柱完整者脊髓空间被压缩1.49mm，而脊柱有损伤者被压缩6.06mm。抬下颌操作对两者的压缩分别为1.09mm和2.47mm，对脊柱损伤患者最明显。经口和经鼻插管时，分别压缩1.60mm和1.61mm。研究者得出结论：在不稳定的C1~C2颈椎骨折患者，经口和经鼻插管对于C1~C2不稳定患者的脊髓压迫作用一致，扣面罩时对颈椎的活动度影响最大，对脊髓的压迫作用最大。硬质直接喉镜比间接喉镜对颈椎造成的位移更小，声门暴露更好，但可视喉镜的影响除外。

通常情况下，喉镜操作对颈椎不同节段的位移作用不同，上段颈椎的移位最大，枕后部和C1间的旋转角度最大，C3~C5间的旋转角度最小。移动最大的部位是寰枕关节寰枢椎[169]。与此相反，C4以下的颈椎在喉镜暴露时保持静止[174]。喉镜暴露时脊柱的位移一般会有2~3mm的波动，最大通常不超过5mm。这些位移非常小，且完全在生理范围之内[168]。用不同的喉镜进行直接暴露时，不同喉镜引起脊柱位移的差异非常小[169,172,185-188]。GlideScope喉镜或Airtraq喉镜等可视喉镜的镜片顶端装有数码摄像头，可通过视频线将图像显示在观察者面前。正常人应用颈托会使脊柱的活动度下降50%，GlideScope喉镜可使喉头的暴露程度比弯曲的Macintosh喉镜改善一个等级[189]。在另一项研究中，Robitalile[190]等发现，同直接喉镜相比，GlideScope喉镜并没有明显减低正常的颈椎活动度。但对限制脊柱活动度的患者插管时，可视喉镜可作为一项非常好的手段。另外，应用可视喉镜时，插管时间可能会延长，在处理紧急气道时，必须考虑到这点[191]。

颈椎损伤患者的紧急气道管理

目前尚无证据表明紧急情况下有潜在颈椎损伤患者的气道管理采用何种插管方法更好，故应有多种气道管理方案。临床紧急情况是需要制定气道管理策略的最主要原因。美国麻醉医师协会更新的困难气道管理流程可作为临床指南[192]；对于潜在的颈椎损伤的患者的气道管理流程如图21-33。

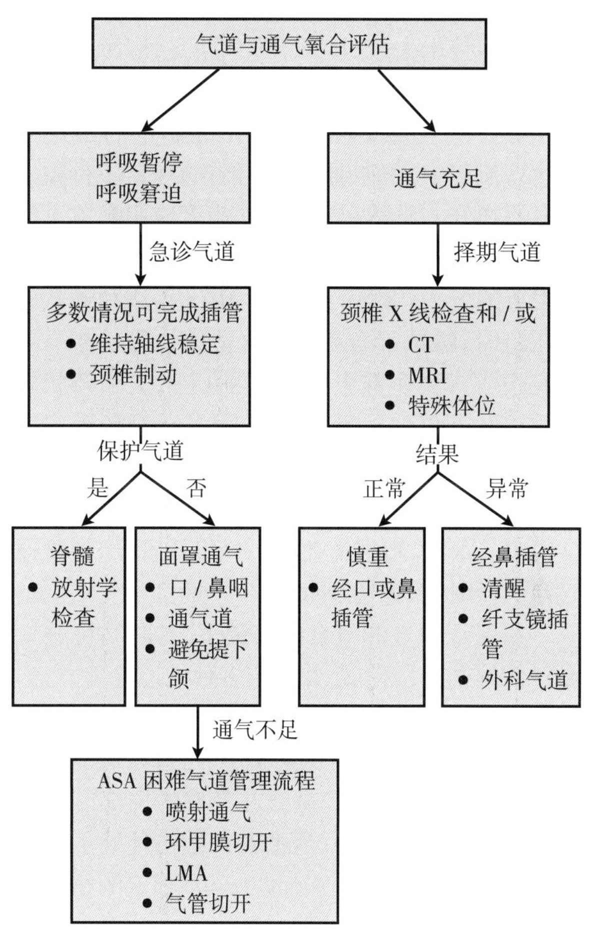

图21-33 对于可疑颈椎损伤患者的气管管理流程

需要立即控制气道的患者首先用面罩进行辅助吸氧。虽然任何解除呼吸道梗阻的技术都有潜在的颈椎损伤的风险（见表21-8），但保证氧合和辅助呼吸必须首先考虑，其地位超过由此带来的神经功能的损伤。在患者脊柱损伤的24h内，在紧急情况下可使用琥珀酰胆碱提供肌松，而不用担心高血钾的发生[163]。采用单手或双手的环状软骨压迫可降低肺吸入胃内容物的风险[193,194]。当采用双手环状软骨压迫时，有颈椎移位的风险，危险因素是压迫的力度和颈椎后半部分的稳定程度[193]。直接喉镜插管失败后，应行面罩通气，然后尝试备选的插管方案进行插管。多位专家提倡在有颈椎损伤或潜在颈椎损伤的患者需立即控制气道时选择直接喉镜，其他专家则提倡麻醉医生应选择最熟悉的气道技术来实施气道管理。

如前所述，头颈部固定技术增加了直接喉镜

操作和显露声门的难度。另外，面部水肿和骨折、咽喉部的水肿、软组织损伤等在颈椎损伤患者非常常见。面部骨折可造成水肿和出血，使喉头周围水肿，进一步增加了气道管理的难度。如果喉镜和其他技术失败，且面罩通气不足，麻醉医生应参考美国麻醉医师协会（ASA）制定的困难气道管理流程[192]（见图 21-33）。在 ASA 制定的困难气道管理流程中，不能通气切不能插管时，应首先考虑喉罩通气。虽然在颈椎损伤患者应用喉罩不能确保气道的绝对安全，但颈托或 MILI 手法并不妨碍喉罩的置入。然而，当采用 MILI 手法和环状软骨压迫时，喉罩不容易置入合适的位置。在一项研究中[195]，大多数患者采用 MILI 手法和环状软骨压迫时不仅喉罩置入困难，而且通过喉罩观察声门也非常困难。该发现表明，在上述情况下试图通过喉罩置入探条或置入小号气管导管可能非常困难。最后，可能需要逆行气管插管，经气管通气，或者环状软骨切开术。

在保证通气和氧合的前提下，有时间可进一步评估颈椎受伤程度，并制定多种气道管理方案。若患者存在不稳定性颈椎损伤，或有潜在颈椎损伤的风险，在患者配合的前提下，可考虑清醒纤维支气管镜引导经口、经鼻或在良好的局部麻醉下经鼻盲探插管。但是，当患者有创伤且处于躁动状态不能配合时或者血流动力学不稳定的情况下不应采用清醒插管。

如患者进入手术室时戴有牵引装置，应考虑到所有的困难气道的情况，做好多种准备。因为牵引装置会阻挡直接喉镜的视野，在患者配合的情况下，采用清醒或局麻轻度镇静（咪唑安定或者右美托咪定）下经纤维支气管镜引导插管，可以安全迅速的完成气管插管。

总之，患者有不稳定性颈椎损伤的前提下，并没有任何一种气道管理技术比其他技术更安全。虽然有些权威部门推荐清醒插管，这样可以在全麻前进行神经功能的评估，但是临床上并没有支持此种做法的证据。

麻醉诱导和维持

诱导

脊柱手术的麻醉诱导涵盖其他大部分全麻患者的麻醉处理要点。应关注相关的合并症；考虑在摆放体位前或后进行麻醉诱导；以及在患者脊柱不稳定或有已存在神经功能障碍时，在摆放俯卧体位期间如何最大程度的保护神经功能。

如果损伤造成的不稳定或病变发生在颈椎，并且在诱导完成后再进行体位的摆放，应该注意在摆放体位过程中要尽量保证患者的头颈部位于中位。还有一种选择就是在局麻下行纤维支气管镜清醒插管，然后让患者在麻醉诱导前自己配合摆放俯卧位，该方法有助于患者的神经功能评估，并可保证在摆放体位过程中不会发生进一步的神经损伤[196]。去极化肌松药（琥珀酰胆碱）应用时需考虑颈椎损伤后患者有发生高血钾的风险。如果术中需要进行脊髓的诱发电位监测，肌松药可影响监测结果。采用非去极化肌松药时应尽可能选择短效药物。

麻醉维持

多数脊椎手术麻醉方法的选择主要依据患者存在的疾病、预期术中状况和麻醉医师的喜好。如果进行神经电生理监测，我们应该意识到不同麻醉药物会对神经电生理监测有一定影响，并根据不同情况选择不同的麻醉方式。此外，术中应维持稳定的麻醉深度，从而能够合理解释电生理监测参数的变化。

如果术中需要进行唤醒试验，可选择全凭静脉麻醉或低剂量吸入性麻醉药联合阿片类药的平衡麻醉技术。采用此种方案，可降低患者术中知晓或回忆的事件发生率。

急性 SCI 患者的麻醉管理

应根据 SCI 的平面、严重程度、既往病史等选择急性 SCI 患者的麻醉药物和监测技术。为保证脊髓的充分灌注，应根据患者是否存在神经源性休克（低血压，心动过缓）、心律失常和心肌功能障碍选择合适的监测设备。

可使用美国麻醉医师协会（ASA）推荐的常规监测，必要时行动脉置管、尿管、中心静脉或肺动脉置管（见框 21-7）。动脉置管可用于监测有创血压、术中反复多次监测动脉血气、血糖以及血清生化。大脑催眠监护仪和心前区多普勒也非常有用。对高位 SCI 和伴神经源性休克的患者可行有创动力学监测以了解心输出量和混合静脉氧饱和度。

经食管超声可用于评估术中心脏的功能和结构。但使用该技术时，必须考虑下面几个因素：颈椎制动时增加放置探头的难度；食管超声探头相对较大，放置时在食管内移动获取图像时，理论上可能引起颈椎活动以及高位 SCI 患者存在食管损伤的可能。

对伴有急性 SCI 的脊柱创伤患者而言，术中优化全身管理比选择特殊的麻醉技术更重要。迄今为止，尚无证据显示某种麻醉药物或技术对伴有急性 SCI 的患者更具优势。但相关研究显示，维持平均动脉压≥85mmHg 以及充足的心输出量，可防止脊髓发生继发性损伤[197]。接受多节段脊柱融合术、长时间手术(>4 小时)、预计出血量大于 1000ml 或并存多种症状的患者，必须建立充足的静脉通路。

优化心血管功能对防止伴有急性 SCI 患者的神经系统进一步损伤尤为重要。全身动脉低氧血症和低血压(如神经源性休克)是 SCI 常见的并发症。自主调节功能的丧失及低血压、低氧血症，可引起脊髓灌注和氧供严重减少，导致缺血和继发性损伤发生。伴颈段 SCI 的患者对麻醉药物的心肌抑制作用很敏感。尽管 α- 肾上腺受体激动剂如去甲肾上腺素、去氧肾上腺素等可优化血压管理，但却增加后负荷，减少心输出量。因此在制定麻醉计划时应充分考虑以上问题。

急性颈段和上胸段 SCI 常伴发肺水肿是围术期管理的一大挑战。患者易于发生低氧血症，极有可能进展为肺炎，常需机械通气。神经源性和心源性肺水肿的发生率逐渐增加，并可因损伤后复苏早期(24~72 小时)液体负荷量增加而恶化。术中通气管理需要重症监护室(ICU)的反复支持。如患者术前呼吸支持的程度足够高(PEEP≥10mmHg)，术中可能需要使用 ICU 的专用呼吸机。此时需对患者进行 TIVA。大多数颈段及上胸段 SCI 患者由于咳嗽和主动通气能力受损，常需保留插管直到完全确认患者恢复再行脱机。

精细的麻醉管理对急性 SCI 患者至关重要。有效的液体管理包括通过目标导向液体治疗(GDFT)限制术中过度输液(≥3000ml)，避免输注含葡萄糖的溶液以及使用等张平衡晶体溶液。因乳酸林格液(Na^+ 130mEq/L)低张，可使脊髓水肿恶化，因此不建议使用。含白蛋白的胶体液对于神经系统损伤的患者是一种安全的选择[199,203,204]。

危重患者高血糖与致残率和死亡率的增高有关，故术中应严格控制血糖。目前尚未明确引起神经功能损伤风险性增加的血糖值，认为可能存在个体差异。但相关研究显示血糖维持在 180mg/dl 以下可改善危重患者预后[205,206]。目前推荐通过避免输注含糖溶液以及反复监测将血糖维持在 180mg /dl 以下(即两个连续水平)。根据每小时血糖的监测水平输注胰岛素进行血糖管理。

体位

脊柱手术有三种基本体位：仰卧位、俯卧位或侧卧位。为防止发生损伤，应充分考虑每种体位的注意事项。外周神经损伤是所有体位都容易发生的并发症。临床实践中应避免手臂过度外展，防止手臂和下肢神经受压，在所有受压点给予适当衬垫，包括侧卧位时放置胸垫，头部和髋部在中立位，使用功能正常的血压测量设备。建议术后进行神经功能评估。

侧卧位适用于颈椎侧入路手术、上胸椎前入路术、胸腰交界处腹膜后手术和腰椎手术。侧卧位时应注意受压手臂，防止臂丛损伤和血管受压；建议使用腋部衬垫。此外，患者上面的手臂通常伸展至身体前面，可用枕头或臂垫支撑。头部应位于中间位置，以避免颅内静脉回流受限和气管插管梗阻，可给予枕头或靠垫支撑。

脊椎后入路手术经常采用俯卧位，且常需使用外科专用手术台(Jackson 支架，Allen 高级手术台)、俯卧架(Wilson 支架，Allen 支架)和各种衬垫配件(如垫枕支撑件、凝胶泡沫垫、胸辊、俯卧位头枕)(图 21-34)。一般来说，俯卧位的安全体位摆放：

- 充分暴露脊柱手术部位。
- 避免腹部受压，使腹部能够自由活动，降低腔静脉压。
- 避免胸部受压，保持呼吸通畅。避免气道压力升高导致心输出量降低。
- 四肢保持正常体位。避免外周神经受压或拉伸。
- 为头面部提供足够支撑，尽量避免眼、耳受压。
- 提供足够的衬垫，从而避免长时间手术带来的褥疮。

即使重视，俯卧位还是不可避免出现一些可能并发症。如由于长时间手术导致组织受压、面部和气道水肿，进而导致压力坏死和肌肉毁损(可出现肌红蛋白尿)；由于过度伸展引起的周围组织损伤、视觉丧失以及气管内插管意外错位。

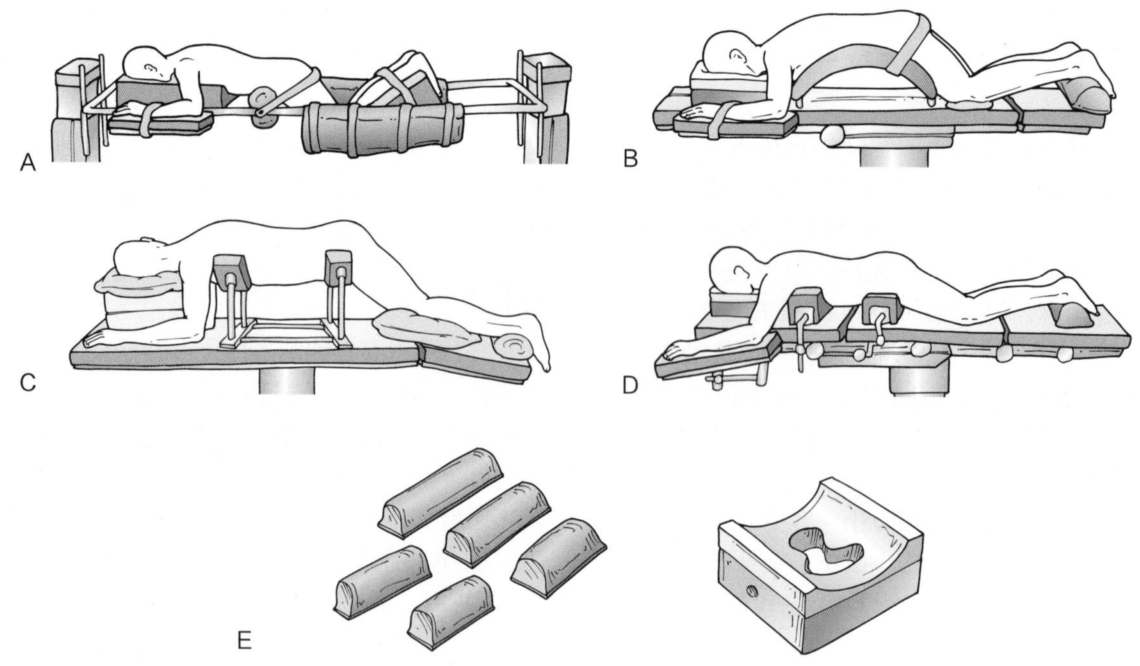

图 21-34　脊柱手术俯卧位设备示意图。A. Jackson 支架；B. Wilson 支架垫；C. Relton-Hall 支架；D. 普通手术床在胸骨、髋嵴、小腿部放置垫枕支撑件；E. 凝胶垫和俯卧位头枕

头部位置

头部位置摆放基本原则是避免过度伸展、过度屈曲和颈椎的过度旋转。当患者俯卧位行脊柱手术时，应注意保持头部在正中位。当进行中下段胸椎、腰椎或骶椎的后入路手术且患者为俯卧位时，头部应常规置于软泡沫、凝胶垫或马蹄形枕头上，从而使面部和头部位于中间。手术时，应注意保护眼睛，避免眼睛受压。俯卧位时，也应避免鼻部受压损伤。

在颈椎前入路手术时，外科医生常需充分牵引头部暴露颈椎间隙，以便放置融合骨移植片。因为过度牵引可能导致颈髓过度拉伸和缺血性损害，所以应由外科医师实施该操作。后入路颈椎间盘切除术时，外科医师为充分暴露手术视野将头向胸部屈曲，超过了颈椎的生理限度，常发生过度屈曲。该动作可能会对脊柱过度施压，影响头面部静脉回流，进而导致巨舌和颅内高压。此外，咽后部的气管导管过度弯曲可能导致气道梗阻。为防止该并发症，必须在下颌角前角和胸骨切迹间保留充分的间隙。摆放体位后需确认间隙，在吸气末时至少能有两指宽间隙。

监测

生理监测

脊柱手术常伴有明显的失血和手术时间延长。因此，预期可能发生血流动力学剧烈变化的大手术期间，除常规监测外，需要更严密的监测（见框 21-8）。

一般来说，对手术时间长（>4 小时）且操作复杂（预期发生中至重度失血、伴有显著心血管疾病、肾病、严重肺功能障碍以及采用肺隔离技术）的患者需监测有创动脉血压。

对于脊柱手术患者是否需要监测静脉空气栓塞还存在争议。当切口高于心脏水平 5cm 或以上时，俯卧位脊椎后入路的切口常位于心脏上方，发生气栓的风险增加。近年来，相关学者对静脉空气栓塞有一些报道，特别是在失血量较大、涉及切开骨质的大型脊柱手术中报道较多[207-209]。因此，对于手术平面高于心脏水平，尤其预计发生大出血时，需监测中心静脉压和直接动脉压[208,209]。

液体管理和输血

脊柱手术的液体管理既要维持血管内容量，确保包括脊髓在内的重要器官组织充分灌注和氧合，也应避免液体过度负荷发生静脉充血。脊柱广泛暴露伴有骨骼裸露，如脊柱侧凸修复手术或广泛脊柱融合术和人工器械植入术，可以引起大量出血。这些患者除接受多种血制品外，还接受大量人工代血浆，使其在重症监护病房住院时间延长。目标靶控的液体输注策略（GDFT）策略，定义为借助动态和流速参数进行血流动力学管理（如搏出量变化、心输出量和每搏输出量），可降低术中液体使用量，并改善预后。在高危手术患者的研究显示，GDFT 策略可降低肠梗阻、手术部位感染（SSI）、急性肾损伤（AKI）、尿路感染和呼吸功能障碍的发生率，并缩短住院时间[210-213]。GDFT 有助于多节段的后入路脊柱减压术、需要节段固定、脊柱侧凸重建术、前后联合入路的脊柱手术以及伴多种并发症的老年人手术时间延长等的液体管理，这些因素可用于预测住院时间、手术时间、术中出血量以及是否需要输血治疗等[214]。单独输注平衡盐溶液或和胶体液共同使用，适于术中液体管理。多项研究将等渗晶体液和胶体液用于重症患者的液体复苏并比较预后，结果显示含白蛋白胶体液并未影响患者预后[198-202]。尽管目前证据强烈建议避免输注羟乙基淀粉，但输注含白蛋白胶体液管理策略仍然适用于脊柱手术[199,203,204]。术中输注大量液体有发生组织水肿的可能，气管导管拔除前应慎重考虑拔管的安全性。

大量失血是复杂脊柱手术的常见并发症。有研究就复杂脊柱手术中是否需要输血建立了预测模型[215]。在模型中，围术期输血的预测因子包括术前血红蛋白水平、手术时长、脊柱后入路的节段数量和手术复杂性。尽管输血对失血性休克和重度贫血患者的益处显而易见，但目前研究不断显示无论内科治疗患者，还是手术患者，输血与不良反应和免疫反应抑制相关。在神经损伤时，非出血性休克的患者，特别是血红蛋白 >10g/dl 时，输注红细胞可能造成不良后果[216-218]。最新的临床输血指南将包括术前合并心血管疾患在内的病情稳定的住院患者的输血标准定为血红蛋白 7~8g/dl，符合限制性输血的策略[219]。如有明显证据显示输注红细胞存在风险，根据限制性输血策略，将脊柱手术术中血红蛋白维持在 8~10g/dl 是合适的围术期管理策略。只要患者血流动力学维持稳定且能频繁监测血红蛋白，这种管理策略是科学和完善的[220]。

抗纤维蛋白溶解剂

研究证实：抗纤维蛋白溶解药物（如 ε- 氨基己酸、氨甲环酸）可降低脊柱骨科手术术中失血和输血需求[221-223]。抗纤维蛋白溶解药物可逆性阻断纤溶酶原、活性蛋白酶和纤溶酶的作用而减少失血。尽管偶有发生血栓栓塞的报道，但此类药物的安全性已经多个临床研究反复证实。对术中可能大量失血的脊柱手术，围术期使用抗纤维蛋白溶解药物可增加安全性，应予以考虑。

急性等容性血液稀释

急性等容性血液稀释（acute normovolemic hemodilution，ANH）是指术前即刻采集患者血液，在手术室将血液储存于含抗凝剂的收集袋并室温下保存，一旦发生大出血或术毕回输患者。用适当的液体（晶体液或胶体液）替代从患者采集的血液，以维持等容状态，在血管内容量正常、红细胞数量减少的情况下进行手术。ANH 的目标是术前将患者的红细胞压积减少至 30%。因为 ANH 后血液粘稠度降低可增加静脉回流、心输出量增加均可代偿携氧能力的降低，所以多数患者能很好耐受。红细胞压积降至 20%，组织的氧气输送不会受影响[224]；只有红细胞压积水平降至 15%[225]，心血管稳定性才会恶化。

在实施 ANH 之前，应考虑患者的一般状况。既往已有报道推荐符合适应证的患者使用 ANH[226]。符合 ANH 的患者包括：术前血红蛋白大于 12mg/dl；无明显的心、肺、肾或肝脏疾病；无严重高血压；无感染或菌血症风险。尽管目前对 ANH 减少异体红细胞的输入仍有争议，但已有研究证实 ANH 可减少大量出血患者异体红细胞的输入[227,228]。

术中血液回收

术中血液回收是一种术中通过吸引装置将丢失的血液收集起来的技术。收集的血液和抗凝剂（肝素或枸橼酸盐）混合装入一个收集容器，随后泵入离心罐中。在离心过程中，红细胞经生理盐水清洗后回输至患者体内。回收血液的红细胞压积可达 60%。与其他减少异体红细胞输注的方法比较，红细胞回收提供了最大的灵活性。该方法是大的脊柱重建手术[229]等失血量较大（如出血量大于2000ml）时减少异体红细胞输注的最有效的方法。回收红细胞的缺点是残余抗凝剂和凝血因子或血小板丢失引起的凝血功能紊乱。如术野发生明显的微血管出血，应补充凝血因子。

术后管理

拔管

脊椎手术后是否拔除气管导管主要取决于手术操作及患者情况。多数患者脊椎手术后，只要满足常规拔管标准，清醒即可拔管。某些患者，术后可能因高颈段或胸段损伤、术前肺部损伤、代谢紊乱或持续肌无力引起通气受损，应保留气管插管。意识不清或不能遵从指令的患者，不必急于拔管。手术时间长（大于6小时）或有明显面部水肿的患者，保留气管导管更安全，将床头抬高至少45°，在恢复室或监护病房待面部肿胀消退后再拔管。气管导管套囊放气后，检查气管是否存在漏气是另一个评价拔管时机的重要因素。

术后疼痛管理

脊椎手术可引起明显的术后疼痛，有效的疼痛管理尤为重要[229-236]。为促进早期恢复，减少术后肺部并发症，缩短住院时间，提高患者满意度，可采用多种方法缓解脊柱手术后的疼痛。特殊手术入路决定采用不同的疼痛管理方法。一般来说，颈椎手术后疼痛较轻；脊柱融合术和涉及胸腰段操作的手术，术后疼痛最明显。常用的疼痛管理方法包括：间断静脉给予阿片类药物；患者自控静脉镇痛（patient-controlled anesthesia，PCA），椎管内镇痛（鞘内、硬膜外）；区域阻滞；持续局麻药浸润伤口或非阿片类药物镇痛，包括静脉给予对乙酰氨基酚（即每6小时静脉注射1000mg，共8次）[231-235]。包括以上多种方法的多模式镇痛是目前包括骨科在内的许多手术常用的疼痛管理方案[236-239]。多模式镇痛是目前广泛使用的围术期疼痛管理方法。近来，静脉给予对乙酰氨基酚大大增强围术期多模式镇痛的疗效，尤其是脊柱手术术后。

并发症

脊椎手术的并发症可发生于术中或术后。术中并发症包括：俯卧位时低氧血症引起的心跳骤停、直接创伤或器械牵拉引起急性SCI、气胸和血胸。术后并发症包括：神经功能损伤或缺损、视力丧失、硬膜外血肿、蛛网膜炎、血容量不足、贫血、凝血障碍、术中硬脊膜撕裂引起的CSF漏、肺不张或肺水肿引起的低氧血症、尿潴留、肠梗阻、肺不张或肺炎以及静脉血栓形成。颈椎前入路手术的并发症包括吞咽困难、声音嘶哑和颈部水肿及血肿引起的气道阻塞。

神经功能缺损

脊椎手术后神经功能缺损并不常见。在ASA的医疗纠纷数据库中，颈髓、神经根和脊椎骨损伤引起的纠纷仅为全麻后功能障碍纠纷的很小部分（<1%）[240]。颈部损伤常为永久性。增加颈髓损伤的风险因素包括颈椎退行性疾病、手术直接并发症、坐姿、术中头颈部位置、气道管理（即插管）和动脉血压（即低血压）。经历复杂的脊柱畸形手术的患者，神经功能缺损的风险也随之增加。尤其是脊柱侧凸修复手术中，脊柱融合和使用人工器械时神经功能损伤发生率最高[240]。研究显示：脊柱侧凸矫正修复术后，新发神经功能缺损的发生率为0.45%~7.5%；但永久性神经功能缺损的发生率小于1%[240-242]。脊柱侧凸修复术中，如果发生新的神经功能缺损，应去除矫正器械，并在发现神经功能障碍的3小时内改变矫正角度。随着神经生理监测技术的应用，术中即可发现神经功能障碍，降低了永久性损伤的发生率。

脊髓前动脉综合征

脊髓前动脉综合征是脊髓前动脉分布区域脊髓中央及前部缺血引起的。典型的临床表现为运动无力，且无力症状重于感觉损害。这是由于脊髓的运动传导束更靠近脊髓中央和腹侧，而感觉传导束靠近脊髓的背侧和外周所致。该综合征是由于脊髓前动脉的滋养血管发生阻塞，可发生于胸腰段主动脉瘤横断钳夹术或主动脉缩窄修复术中。但是，持续低灌注、脊柱侧凸矫正、颈椎强直、椎间盘突出和脊椎创伤也可导致脊髓前动脉综合征。治疗原则是缓解促成病理改变的条件，并提供全身支持。

术后视力丧失

术后视力丧失（postoperative visual loss，POVL）虽不常见，但却是脊椎、心脏和头颈部手术后的一项严重并发症。据报道，脊椎手术和心脏手术后失明的发生率分别为0.3%和4.5%，脊柱融合后POVL的患病率为0.0309%[243,244]。在一项1996—2005年全国住院患者的回顾性研究中，Shen等分析了八大手术POVL发生的频率和可能的危险因素[244]。多数POVL病例涉及缺血性视神经病变、视网膜中央动脉阻塞或脑皮质缺血性损伤[243,244]。脊柱手术中发生POVL的危险因素包括：年龄（>50岁）、动脉粥样硬化、分流时间延长、与斑块有关的微栓子或大栓子、术后贫血和术中低血压[245]。

两项美国麻醉医师协会（ASA）的最新报告明确了脊柱手术ION的危险因素。术后视力丧失研究组进行了一项多中心病例对照研究，经过术后视力损失注册表选取了80例ION患者与脊柱融合术后315名非ION患者进行对比[246]。在此报告中，脊柱融合术后ION的风险因素包括男性、肥胖、麻醉持续时间、Wilson框架使用、预计失血量以及胶体占补液量的百分比。在2012年ASA围术期脊柱手术视力损失实务公告中[247]，委员会成员无法确定易患ION的术前患者特征，但是工作组认为，经历多于6小时脊柱手术且呈俯卧位的患者以及显著失血的患者（平均失血量达44.7%），ION的发生率大大增加。重要的是，尽管这些疾病可能与POVL有关，但没有直接证据显示这些疾病是明确的致病因素。研究组发表了POVL与脊椎手术关系的建议，用于指导围术期管理。

总之，POVL不是脊椎手术常见的并发症，但确实有可能发生。也就是说，患者手术后一旦清醒合作，即应评估视力，任何功能缺损的存在都应立即进行眼科会诊，评估可能的病因。MRI也可用于评估非眼科病变、引起失明的颅内病变。

硬膜外血肿

硬膜外血肿可自发形成，常由低凝状态、外创或医源性原因引起。血肿产生占位效应，引起相应神经病变或局灶性神经功能缺损症状。如怀疑存在病理性硬膜外血肿，应尽快行脊柱MRI。

深静脉血栓

骨科患者DVT的发生率各不相同。脊椎手术患者深静脉血栓的发生率小于下肢手术的患者[150]，但仍然存在术后DVT的风险，围术期应加以重视。控制性降压、低体温、低血容量和心输出量降低是发生DVT的危险因素。最新研究分析了脊柱手术中发生DVT的风险。有报道指出，没有采取DVT预防措施的脊柱手术患者，DVT的发生率为2.3%，脊柱创伤为6.0%，脊柱畸形为5.3%[248]。最近对14项研究的系统综述中，Sansone等发现发生深静脉血栓形成（DVT）和肺栓塞（PE）风险分别为1.09%和0.06%，高龄和腰椎手术可增加术后发生DVT的风险[230]。其他可能的危险因素包括前后综合入路手术方法、肿瘤手术、多个节段手术、延长手术时间、SCI及术后走动少等[230]。由于脊柱手术后VTE发生率较高，建议低风险患者行脊柱手术时，采取机械预防（间歇充气加压-IPC）及药理学预防（低剂量普通肝素或低分子量肝素）；对于脊髓后VTE高风险的患者手术（恶性肿瘤、SCI及前后联合入路方法），一旦充分止血后就应进行具有药理学预防的IPC（一般在手术后48~72小时内）[150,250]。

硬膜撕裂

脊椎手术中硬膜剪开或撕裂并不少见。这是手术本身，尤其是脊髓手术本身的重要步骤。硬膜撕裂也可在外科医生操作时损伤。硬膜修补后通常没有后遗症。然而，有时会发生CSF漏，导致术后头痛、硬膜外脑脊液聚集或者渗漏。如果CSF持续渗漏，需要再次手术修复。

总结

脊椎或脊髓手术对麻醉医师是一个复杂的挑战。掌握脊椎解剖的基本知识有利于熟悉手术步骤和手术的特殊入路。掌握脊柱疾病的影像学表现和检查的适应证，利于提高影像学对内科和手术治疗策略重要性的认识；熟悉各种脊柱手术方式，有助于决定患者的体位、血流动力学监测、麻醉药物选择和围术期可能发生的并发症；了解常见脊椎手术疾病相关的内科问题，有助于麻醉医师参与手术团队的术前病例讨论以及改进手术条件。脊柱疾病给医生带来了特殊的挑战，如严重类风湿性关节炎引起的不稳定性颈椎病或椎管狭窄的SCI患者，全面地了解这些疾病的病理学知识对麻醉管理有很大帮助。

掌握脊椎疾病的气道管理是对每一个麻醉医师提出的基本要求。掌握气道管理手段及其对脊椎活动影响，有助于更好地做出决策及减少神经系统进一步损伤，尤其是对急性SCI患者。SCI患者在气管插管后，应维持充分的灌注压和氧合。在确保充足的容量状态和心功能状态下可使用血管活性药物。多数脊椎手术，可采取多种麻醉诱导和维持方案。重大的脊柱手术（如矫正脊柱畸形、椎管狭窄及脊椎稳定手术）可能存在SCI。神经生理监测技术需要特定的麻醉方法，应首选全凭静脉麻醉。

脊柱手术期间液体管理目标旨在维持等容状态，无需关注液体种类。液体负荷过大可增加并发症的发生率。长时间重大脊柱手术应进有创血流动力学监测，同时采用GDFT策略，避免输入过量液体。必要时，选择合理的血液保护技术，如自体血采集、术前急性等容性血液稀释、控制性低血压和血液回收技术等。

术后疼痛管理有助于增加患者满意度、减少总住院时间和医疗费用。镇痛方法很多，术后早期开始镇痛治疗并维持2~4天能产生良好的镇痛。尽管其他镇痛方法同样有效，但硬膜外镇痛效果更好。最后，避免或尽早发现围术期并发症对于改善手术预后极为重要。

（梁发　王琦　杨柳　岳红丽　译，韩如泉　校）

参考文献

1. Parsa AT, Miller JI. Neurosurgical diseases of the spine and spinal cord: Surgical considerations. In: Cottrell JE, Smith DS, eds. *Anesthesia and Neurosurgery*. 4th ed. St. Louis: Mosby; 2001:531–555.
2. Moore KL, Dalley II AF. *Clinically Oriented Anatomy*. Philadelphia: Lippincott Williams & Wilkins; 2006. 477–531.
3. Sandler AN, Tator CH. Effect of acute spinal cord compression injury on regional spinal cord blood flow in primates. *J Neurosurg*. 1976;45:660–676.
4. Hickey R, Albin MS, Bunegin L, et al. Autoregulation of spinal cord blood flow: Is the cord a microcosm of the brain? *Stroke*. 1986;17:1183–1189.
5. Guha A, Tator CH, Rochon J. Spinal cord blood flow and systemic blood pressure after experimental spinal cord injury in rats. *Stroke*. 1989;20:372–377.
6. Anderson DK, Nicolosi GR, Means ED, et al. Effects of laminectomy on spinal cord blood flow. *J Neurosurg*. 1978;48:232–238.
7. Carette S, Fehlings MG. Cervical radiculopathy. *N Engl J Med*. 2005;353:392–399.
8. Rosen M, Beiner J, Kwon B, et al. Herniation of the nucleus pulposus in the cervical, thoracic, and lumbar spine. In: Vaccaro AR, ed. *Spine: Core Knowledge in Orthopaedics*. Philadelphia: Elsevier-Mosby; 2005:66–82.
9. Patel N. Surgical disorders of the thoracic and lumbar spine: A guide for neurologists. *J Neurol Neurosurg Psychiatry*. 2002;73:42–48.
10. Katz JN, Harris MB. Lumbar spinal stenosis. *N Engl J Med*. 2008;358:818–825.
11. Matz P, Meagher RJ, Lamer T, et al. *Diagnosis and Treatment of Degenerative Lumbar Spondylolisthesis: Evidenced-Based Clinical Guidelines for Multidisciplinary Spine Care*. North American Spine Society; 2014.
12. Iguchi T, Wakami T, Kurihara A, et al. Lumbar multilevel degenerative spondylolisthesis: Radiological evaluation and factors related to anterolisthesis and retrolisthesis. *J Spinal Disord Tech*. 2002;15:93–99.
13. Bell GR. Degenerative spondylolisthesis. In: Herkowitz HN, Garfn SR, et al., eds. *Rothman-Simeone: The Spine*. 6th ed. Philadelphia: Elsevier-Saunders; 2011:1101–1115.
14. Shaf B, Beiner JM, Grauer JN, et al. Lumbar spondylolisthesis. In: Vaccaro AR, ed. *Spine: Core Knowledge in Orthopaedics*. Philadelphia: Elsevier-Mosby; 2005:157–171.
15. Sengupta DK, Herkowitz HN. Degenerative spondylolisthesis: Review of current trends and controversies. *Spine*. 2005;30(suppl):S71–S81.
16. Berbari EF, Steckelberg JM, Osmon DR. Osteomyelitis. In: Bennett JE, Dolin R, Blaser MJ, eds. *Mandell, Douglas, and Bennett's Principles and Practice of Infectious Diseases*. 8th ed. Philadelphia: Elsevier; 2015:1318–1327.
17. Basbarrini A, Bertoldi E, Mazzetti M, et al. Clinical features, diagnostic and therapeutic approaches to haematogenous vertebral osteomyelitis. *Eur Rev Med Pharmacol Sci*. 2005;9:53–66.
18. Tirrell S, Handa S. Spinal infections: Vertebral osteomyelitis, epidural abscess, diskitis. *Hosp Med Clin*. 2013;2:e509–e524.
19. Shen CJ, Wu MS, Lin KH, et al. The use of procalcitonin in the diagnosis of bone and joint infection: A systemic review and meta-analysis. *Eur J Clin Microbiol Infect Dis*. 2013;32:807–814.
20. Gok SE, Kaptanoglu E, Celikbas A, et al. Vertebral osteomyelitis: Clinical features and diagnosis. *Clin Microbiol Infect*. 2014;20:1055–1060.
21. Zimmerli W. Vertebral osteomyelitis. *N Engl J Med*. 2010;362:1022–1029.
22. Bernard L, Dinh A, Ghout I, et al. Antibiotic treatment for 6 weeks versus 12 weeks in patients with pyogenic vertebral osteomyelitis: An open-label, non-inferiority, randomized controlled trial. *Lancet*. 2015;385:875–882.
23. Weissman S, Parker RD, Siddiqui W, et al. Vertebral osteomyelitis: Retrospective review of 11 years of experience. *Scand J Infect Dis*. 2014;46:193–199.
24. Darouiche RO. Spinal epidural abscess. *N Engl J Med*. 2006;355: 2012–2020.
25. Patel AR, Alton TB, Bransford MD, et al. Spinal epidural abscesses: Risk factors, medical versus surgical management, a retrospective review of 128 cases. *Spine J*. 2014;14:326–330.
26. Curry Jr. WT, Hoh BL, Amin-Hanjani S, et al. Spinal epidural abscess: Clinical presentation, management, and outcome. *Surg Neurol*. 2005;63:364–371.
27. Tunkel AR. Subdural empyema, epidural abscess, and suppurative intracranial thrombophlebitis. In: Bennett JE, Dolin R, Blaser MJ, eds. *Mandell, Douglas, and Bennett's Principles and Practice of Infectious Diseases*. 8th ed. Philadelphia: Elsevier; 2015:1177–1185.
28. Grewal S, Hocking G, Wildsmith JA. Epidural abscesses. *Br J Anaesth*. 2006;96:292–302.
29. Clarke MJ, Mendel E, Vrionis FD. Primary spine tumors: Diagnosis and treatment. *Cancer Control*. 2014;21:114–123.
30. Kaloostian PE, Zadnik PL, Etame AB, et al. Surgical management of primary and metastatic spinal tumors. *Cancer Control*. 2014;21:133–139.
31. Khan SN, Donthineni R. Surgical management of metastatic spine tumors. *Orthop Clin North Am*. 2006;37:99–104.
32. Rafiff JK, Cooper PR. Metastatic spine tumors. *South Med J*. 2004;97:246–253.
33. Ashour R, Aziz-Sultan A. Preoperative tumor embolization. *Neurosurg Clin N Am*. 2014;25:607–617.
34. Pikis S, Itshayek E, Barzilay Y, et al. Preoperative embolization of hypervascular spinal tumors: Current practice and center experience. *Neurol Res*. 2014;36:502–509.
35. Silva FE, Lenke LG. Adult degenerative scoliosis: Evaluation and management. *Neurosurg Focus*. 2010;28(3):E1. 1–10.
36. Hu SS. Adult scoliosis. In: Herkowitz HN, Garfn SR, et al., eds. *Rothman-Simeone: The Spine*. 5th ed. Philadelphia: Saunders-Elsevier; 2006:1046–1057.
37. Kobayashi T, Atsuta Y, Takemitsu M, et al. A prospective study of de novo scoliosis in a community based cohort. *Spine*. 2006;31:178–182.
38. Wang G, Hu J, Liu X, et al. Surgical treatments for degenerative lumbar scoliosis: A meta analysis. *Eur Spine J*. 2015;24:1792–1799.
39. Memtsoudis SG, Vougioukas VI, Ma Y, et al. Perioperative morbidity and mortality after anterior, posterior, and anterior/posterior spine fusion surgery. *Spine*. 2011;36:1867–1877.
40. Stundner O, Taher F, Pawar A, et al. Pulmonary complications after spine surgery. *World J Orthop*. 2012;3:156–161.
41. Pumberger M, Chiu YL, Ma Y, et al. National in-hospital morbidity and mortality trends after lumbar fusion surgery between 1998 and 2008. *J Bone Joint Surg Br*. 2012;94:359–364.
42. Guigui P, Blamoutier A, Groupe d'Etude de la Scoliose. Complications of surgical treatment of spinal deformities: A prospective multicentric study of 3311 patients. *Rev Chir Orthop Reparatrice Appar Mot*. 2005;91:314–327.
43. Borenstein D. Inflammatory arthritides of the spine: Surgical versus nonsurgical treatment. *Clin Orthop Rel Res*. 2006;443:208–221.
44. McInnes IB, Schett G. The pathogenesis of rheumatoid arthritis. *N Engl J Med*. 2011;365:2205–2219.
45. Szpalski M, Gunzburg R. What are the advances for surgical therapy of inflammatory disease of the spine? *Best Pract Clin Rheumatol*. 2002;16:141–154.
46. Lane NE. Epidemiology, etiology, and diagnosis of osteoporosis. *Am J Obstet Gynecol*. 2006;194(2 suppl):S3–S11.
47. Davies KM, Stegman MR, Heaney RP, et al. Prevalence and severity of vertebral fracture: The Saunders County Bone Quality Study. *Osteoporosis Int*. 1996;6:160–165.
48. Cole ZA, Dennison EM, Cooper C. Osteoporosis epidemiology update. *Curr Rheumatol Rep*. 2008;10:92–96.

49. Buchbinder R, Osborne RH, Ebeling PR, et al. A randomized trial of vertebroplasty for painful osteoporotic vertebral fractures. *N Engl J Med.* 2009;361:557–568.
50. Kallmes DF, Comstock BA, Heagerty PJ, et al. A randomized trial of vertebroplasty for osteoporotic spinal fractures. *N Engl J Med.* 2009;361:569–579.
51. Farrokhi MR, Alibai E, Maghami Z. Randomized controlled trial of percutaneous vertebroplasty versus optimal medical management for the relief of pain and disability in acute osteoporotic vertebral compression fractures. *J Neurosurg Spine.* 2011;14:561–569.
52. Anderson PA, Froyshteter AB, Tontz WL. Meta-analysis of vertebral augmentation compared with conservative treatment for osteoporotic spinal fractures. *J Bone Miner Res.* 2013;28:372–382.
53. Savage JW, Schroeder GD, Anderson PA. Vertebroplasty and kyphoplasty for the treatment of osteoporotic vertebral compression fractures. *J Am Acad Orthop Surg.* 2014;22:653–664.
54. Barr JD, Jensen ME, Hirsch JA, et al. Position statement on percutaneous vertebral augmentation: A consensus statement developed by the Society of Interventional Radiology (SIR), American Association of Neurological Surgeons (AANS) and the Congress of Neurological Surgeons (CNS), American College of Radiology (ACR), American Society of Neuroradiology (ASSR), Canadian Interventional Radiology Association (CIRA), and the Society of Neurointerventional Surgery (SNIS). *J Vasc Interv Radiol.* 2014;25:171–181.
55. Holmes J, Miller P, Panacek E, et al. Epidemiology of thoracolumbar spine injury in blunt trauma. *Acad Emerg Med.* 2001;8:866–872.
56. Lindsey RW, Gugala Z, Pneumaticos SG. Injury to the vertebra and spinal cord. In: Moore EE, Feliciano DV, Mattox KL, eds. *Trauma.* 5th ed. New York: McGraw-Hill; 2004:459–492.
57. Hoffman JR, Mower WR, Wolfson AB, et al. Validity of a set of clinical criteria to rule out injury to the cervical spine in patients with blunt trauma. National Emergency X-Radiography Utilization Study Group. *N Engl J Med.* 2000;343:94–99.
58. Stiell IG, Wells GA, Vandemheen KL, et al. The Canadian C-spine rule for radiography in alert and stable trauma patients. *JAMA.* 2001;286:1841–1848.
59. Hadley MN, Walter BC, Aarabi B, et al. Guidelines for the management of acute cervical spine and spinal cord injuries. AANS/CNS Joint Guidelines Committee. *Neurosurgery.* 2013;72(2 suppl):1–259.
60. Hadley MN, Walters BC. Introduction to the guidelines for the management of acute cervical spine and spinal cord injuries. *Neurosurgery.* 2013;72(2 suppl):5–16.
61. Walters BC, Hadley MN, Hurlbert RJ, et al. Guidelines for the management of acute cervical spine and spinal cord injuries: 2013 Update. *Clin Neurosurg.* 2013;60:82–91.
62. Munera F, Rivas LA, Nunez DB, et al. Imaging evaluation of adult spinal injuries: Emphasis on multidetector CT in cervical spine trauma. *Radiology.* 2012;263:645–660.
63. Como JJ, Diaz JJ, Dunham M, et al. Practice management guidelines for identification of cervical spine injuries following trauma: Update from the Eastern Association for the Surgery of Trauma Practice Management Guidelines Committee. *J Trauma.* 2009;67:651–659.
64. Bailitz J, Starr F, Beecroft M, et al. CT should replace three-view radiographs as the initial screening test in patients at high, moderate, and low risk for blunt cervical spine injury: A prospective comparison. *J Trauma.* 2009;66:1605–1609.
65. Como JJ, Leukhardt WH, Anderson JS, et al. Computed tomography alone may clear the cervical spine in obtunded blunt trauma patients: A prospective evaluation of a revised protocol. *J Trauma.* 2011;70:345–351.
66. Goldberg AL, Kershah SM. Advances in imaging of vertebral and spinal cord injury. *J Spinal Cord Med.* 2010;33:105–116.
67. Allen BL, Ferguson RL, Lehmann TR, et al. A mechanistic classification of closed indirect fractures and dislocations of the lower cervical spine. *Spine.* 1982;7:1–27.
68. Bozzo A, Marcoux J, Radhakrishna M, et al. The role of magnetic resonance imaging in the management of acute spinal cord injury. *J Neurotrauma.* 2011;28:1401–1411.
69. The National Spinal Cord Injury Statistical Center (NSCISC). *Facts and Figures at a Glance.* Birmingham, AL: University of Alabama at Birmingham; February 2014.
70. Jain NB, Ayers GD, Peterson EN, et al. Traumatic spinal cord injury in the United States, 1993–2012. *JAMA.* 2015;313:2236–2243.
71. DeVivo MJ, Stover SL, Black KJ. Prognostic factors for 12-year survival after spinal cord injury. *Arch Phys Med Rehabil.* 1992;73:156–162.
72. Al-Habib AF, Attabib N, Ball J, et al. Clinical predictors of recovery after blunt spinal cord trauma: Systematic review. *J Neurotrauma.* 2011;28:1431–1443.
73. Kruse JS, Kjorsvig JM. Mortality after spinal cord injury: A four-year prospective study. *Arch Phys Med Rehabil.* 1992;73:558–563.
74. Waters RL, Adkins RH, Yakura JS, et al. Motor and sensory recovery following incomplete tetraplegia. *Arch Phys Med Rehabil.* 1994;75:306–311.
75. Osterholm JL, Mathews GJ. Altered norepinephrine metabolism following experimental spinal cord injury. Part I: Relationship to hemorrhagic necrosis and post-wounding neurological deficits. *J Neurosurg.* 1972;36:386–394.
76. Griffiths IR. Spinal cord blood flow after acute experimental cord injury in dogs. *J Neurol Sci.* 1976;27:247–259.
77. Ducker TB, Saleman M, Perot PL, et al. Experimental spinal cord trauma. I: Correlation of blood flow, tissue oxygen and neurologic status in the dog. *Surg Neurol.* 1978;10:60–63.
78. Nemecek S. Morphological evidence of microcirculatory disturbances in experimental spinal cord trauma. *Adv Neurol.* 1978;20:395–405.
79. Zwimpfer TJ, Berstein M. Spinal cord concussion. *J Neurosurg.* 1990;72:894–900.
80. Chesler M, Young M, Hassan AZ, et al. Elevation and clearance of extracellular K^+ following graded contusion of the rat spinal cord. *Exp Neurol.* 1994;125:93–98.
81. Stys PK. Anoxic and ischemic injury of myelinated axons in CNS white matter: From mechanistic concepts to therapeutics. *J Cereb Blood Flow Metab.* 1998;18:2–25.
82. Faden AI, Molineaux CJ, Rosenberger JG, et al. Endogenous opioid immunoreactivity in rat spinal cord following traumatic injury. *Ann Neurol.* 1985;17:386–390.
83. Bracken MB, Shephard MJ, Collins WF, et al. A randomized, controlled trial of methylprednisolone and naloxone in the treatment of acute spinal cord injury. *N Engl J Med.* 1990;322:1405–1411.
84. Bracken MB, Holford TR. Effects of timing of methylprednisolone or naloxone administration on recovery of segmental and long-tract neurological function in NASCIS 2. *J Neurosurg.* 1993;79:500–507.
85. Bracken MB, Shepard MJ, Holford TR, et al. Administration of methylprednisolone for 24 or 48 hours or tirilazad mesylate for 48 hours in the treatment of acute spinal cord injury: Results of the Third National Acute Spinal Cord Injury Randomized Controlled Trial. National Acute Spinal Cord Injury Study. *JAMA.* 1997;277:1597–1604.
86. Bracken MB, Collins WF, Freeman DF, et al. Efficacy of methylprednisolone in acute spinal cord injury. *JAMA.* 1984;251:45–52.
87. Hurlbert RJ, Hadley MN, Walters BC, et al. Pharmacological therapy for acute spinal cord injury. *Neurosurgery.* 2013;72:93–105.
88. Sayer FT, Kronvall E, Nilsson OG. Methylprednisolone treatment in acute spinal cord injury: The myth challenged through a structured analysis of published literatures. *Spine J.* 2006;6:335–343.
89. Pointillart V, Petitjean ME, Wiart L, et al. Pharmacological therapy of spinal cord injury during the acute phase. *Spinal Cord.* 2000;38:71–76.
90. Lee HC, Cho DY, Lee WY, et al. Pitfalls in treatment of acute cervical spinal cord injury using high-dose methylprednisolone: A retrospect audit of 111 patients. *Surg Neurol.* 2007;68(suppl):37–42.
91. Suberviola B, Gonzalez-Castro A, Llorca J, et al. Early complications of high-dose methylprednisolone in acute spinal cord injury patients. *Injury.* 2008;39:748–752.
92. Ito Y, Sugimoto Y, Tomioka M, et al. Does high dose methylprednisolone sodium succinate really improve neurological status in patients with acute cervical cord injury? *Spine.* 2009;34:2121–2124.
93. Consortium for Spinal Cord Medicine. *Early Acute Management in Adults with Spinal Cord Injury: A Clinical Practice Guideline for HealthCare Providers.* Washington, DC: Paralyzed Veterans of America; 2007.
94. Levi A, Green B, Wang M, et al. Clinical application of modest hypothermia after spinal cord injury. *J Neurotrauma.* 2008;26:407–415.
95. Ahmad FU, Wang MY, Levi AD. Hypothermia for acute spinal cord injury: A review. *World Neurosurg.* 2014;82:207–214.
96. O'Toole JE, Wang MC, Kaiser MG. Hypothermia and human spinal cord injury: Updated position statement and evidence based recommendation from the AANS/CNS Joint Section on Disorders of the Spine and Peripheral Nerves and Neurotrauma and Critical Care, accessed at: http://www.spinesection.org; 2014.
97. Vale FL, Burns J, Jackson AB, et al. Combined medical and surgical treatment after acute spinal cord injury: Results of a prospective pilot study to assess the merits of aggressive medical resuscitation and blood pressure measurement. *J Neurosurg.* 1997;87:239–246.
98. Gelb DE, Hadley MN, Aarabi B, et al. Initial closed reduction of cervical spinal fracture-dislocation injuries. *Neurosurgery.* 2013;72:73–83.
99. Gelb DE, Aarabi B, Dhall SS, et al. Treatment of subaxial cervical spine injuries. *Neurosurgery.* 2013;72:187–194.
100. Grant GA, Mirza SK, Chapman JR, et al. Risk of early closed reduction in cervical spine subluxation injuries. *J Neurosurg Spine.* 1999;90:13–18.
101. Lee AS, MacLean JC, Newton DA. Rapid traction for reduction of cervical spine dislocations. *J Bone Joint Surg Br.* 1994;76:352–356.
102. Louis R. Stability and instability of the cervical spine. In: Kehr P, Weidner A, eds. *Cervical Spine I.* New York: Springer-Verlag; 1987:21–27.
103. White III AA, Panjabi MM. The problem of clinical instability in the human spine: A systematic approach. In: White AA III, Panjabi MM, eds. *Clinical Biomechanics of the Spine.* 2nd ed. Philadelphia: Lippincott-Raven; 1990:277–378.
104. Holdsworth FW. Fractures, dislocations, and fracture-dislocations of the spine. *J Bone Joint Surg Br.* 1963;45:6–20.
105. Denis F. Spinal instability as defined by the three-column spine concept in acute spinal trauma. *Clin Orthop Rel Res.* 1984;189:65–76.
106. Bernhardt M, White AA, Panjabi MM. Biomechanical considerations of spinal stability. In: Herkowitz HN, Garfn SR, Eismont FJ, et al., eds.

Rothman-Simeone: The Spine. 5th ed. Philadelphia: Saunders-Elsevier; 2006:132–156.
107. Aarabi B, Walters BC, Dhall SS, et al. Subaxial cervical spine injury classification systems. *Neurosurgery*. 2013;72:170–186.
108. Vaccaro AR, Hulbert J, Fisher C, et al. The Sub-axial Cervical Spine Injury Classification System (SLIC): A novel approach to recognize the importance of morphology, neurology and integrity of the disco-ligamentous complex. *Spine*. 2007;32:2365–2374.
109. Joaquim AF, Patel AA, Vaccaro AR. Cervical injuries scored according to the Subaxial Injury Classification system: An analysis of the literature. *J Craniovertebr Junction Spine*. 2014;5:65–70.
110. Guha A, Tator CH, Endrenyl L, et al. Decompression of the spinal cord improves recovery after acute experimental spinal cord compression injury. *Paraplegia*. 1987;25:324–339.
111. Carlson GD, Minato Y, Okada A, et al. Early time-dependent decompression for spinal cord injury: Vascular mechanisms of recovery. *J Neurotrauma*. 1997;14:951–962.
112. Delamarter RB, Sherman J, Carr JB. Pathophysiology of spinal cord injury: Recovery after immediate delayed decompression. *J Bone Joint Surg Am*. 1995;77:1042–1049.
113. Sacks GD, Panchmatia JR, Marino M, et al. The effect of operative timing on functional outcome after isolated spinal trauma. *J Trauma*. 2011;71:1668–1672.
114. Geisler F, Coleman W. Timing of surgical decompression for acute severe spinal injury: Retrospective results from a large multi-center clinical trial. *Spine J*. 2003;3:108S.
115. Fehlings MG, Perrin RG. The timing of surgical intervention in the treatment of spinal cord injury: A systematic review of recent clinical evidence. *Spine*. 2006;31:S28–S35.
116. La Rosa G, Conti A, Cardali S, et al. Does early decompression improve neurological outcome of spinal cord injured patients? Appraisal of the literature using a meta-analytical approach. *Spinal Cord*. 2004;42:503–512.
117. Ball JR, Sekhon HS. Timing of decompression and fixation after spinal cord injury: When is surgery optimal? *Crit Care Res*. 2006;8:56–63.
118. Furlan JC, Noonan V, Cadotte DW, et al. Timing of decompressive surgery of spinal cord after traumatic spinal cord injury: An evidence-based examination of preclinical and clinical studies. *J Neurotrauma*. 2011;28:1371–1399.
119. Fehlings MG, Vaccaro A, Wilson JR, et al. Early versus delayed decompression for traumatic cervical spinal cord injury: Results of the Surgical Timing in Acute Spinal Cord Injury Study (STASCIS). *PLoS One*. 2012;7:1–8.
120. Ledsome JR, Sharp JM. Pulmonary function in acute cervical cord injury. *Am Rev Respir Dis*. 1981;124:41–44.
121. Tobin MJ. Advances in mechanical ventilation. *N Engl J Med*. 2001;344:1986–1996.
122. Gajic O, Dara SI, Mendez JL, et al. Ventilator associated lung injury in patients without acute lung injury at the onset of mechanical ventilation. *Crit Care Med*. 2004;32:1817–1824.
123. The Acute Respiratory Distress Syndrome Network. Ventilation with lower tidal volumes as compared with traditional tidal volumes for acute lung injury and the acute respiratory distress network. *N Engl J Med*. 2000;342:1301–1308.
124. Freeman BD, Morris PE. Tracheostomy practice in adults with acute respiratory failure. *Crit Care Med*. 2012;40:2890–2896.
125. Kornblith LZ, Kutcher ME, Callcut RA, et al. Mechanical ventilation weaning and extubation after spinal cord injury: A Western Trauma Association multicenter study. *J Trauma Acute Care Surg*. 2013;75:1060–1069.
126. Onders RP, Khansarinia S, Weiser T, et al. Multicenter analysis of diaphragm pacing in tetraplegics with cardiac pacemakers: Positive implications for ventilator weaning from intensive care units. *Surgery*. 2010;148:893–898.
127. Romero FJ, Gambarrutta C, Garcia-Forcada A, et al. Long-term evaluation of phrenic nerve pacing for respiratory failure due to high cervical spinal cord injury. *Spinal Cord*. 2012;50:895–898.
128. Jackson AB, Groomes TE. Incidence of respiratory complications following spinal cord injury. *Arch Phys Med Rehabil*. 1994;75:270–275.
129. Reines HD, Harris RC. Pulmonary complications of acute spinal cord injuries. *Neurosurgery*. 1987;21:193–196.
130. Como JJ, Sutton ER, McCun M, et al. Characterizing the need for mechanical ventilation following cervical spinal cord injury with neurologic deficit. *J Trauma*. 2005;59:912–916.
131. Hassid VJ, Schinco MA, Tepas JJ, et al. Definitive establishment of airway control is critical for optimal outcome in lower cervical spinal cord injury. *J Trauma*. 2008;65:1328–1332.
132. Rechtine II GR. Nonoperative management and treatment of spinal injuries. *Spine*. 2006;31:S22–S27.
133. Pape HC, et al. Is early kinetic positioning beneficial for pulmonary function in multiple trauma patients? *Injury*. 1998;29:219–225.
134. Bein T, Reber A, Metz C, et al. Acute effects of continuous rotational therapy on ventilation-perfusion inequality in lung injury. *Intensive Care Med*. 1998;24:132–137.
135. Ahrens T, Kollef M, Stewart J, et al. Effect of kinetic therapy on pulmonary complications. *Am J Crit Care*. 2004;13:376–383.
136. Dodek P, Keenan S, Cook D, et al. Evidence-based clinical practice guideline for the prevention of ventilator-associated pneumonia. *Ann Intern Med*. 2004;141:305–313.
137. Eidelberg EE. Cardiovascular response to experimental spinal cord compression. *J Neurosurg*. 1973;38:326–331.
138. Lehmann KG, Lane JG, Piepmeier JM, et al. Cardiovascular abnormalities accompanying acute spinal cord injury in humans: Incidence, time course, and severity. *J Am Coll Cardiol*. 1987;10:46–52.
139. Ryken TC, Hurlbert RJ, Hadley MN, et al. The acute cardiopulmonary management of patients with cervical spinal cord injuries. *Neurosurgery*. 2013;72:84–93.
140. Vitaz TW, McIlvoy, Raque GH, et al. Development and implementation of a clinical pathway for spinal cord injuries. *J Spinal Disord*. 2001;14:271–276.
141. Nout YS, Mihal G, Tovar CA, et al. Hypertonic saline attenuates cord swelling and edema in experimental spinal cord injury: A study utilizing magnetic resonance imaging. *Crit Care Med*. 2009;37:2160–2166.
142. Greenhoot JH, Mauck HP. The effect of cervical cord injury or cardiac rhythm and conduction. *Am Heart J*. 1972;83:659–662.
143. Segal JL, Milne N, Brunnemann SR. Gastric emptying is impaired in patients with spinal cord injury. *Am J Gastroenterol*. 1995;90:466–470.
144. Wuermser L-A, Chester HH, Chiodo AE, et al. Spinal cord injury medicine: 2: Acute care management of traumatic and nontraumatic injury. *Arch Phys Med Rehabil*. 2007;88(1 suppl):S55–S61.
145. Sabharwal S. Neurogenic Bowel. In: *Essentials of Spinal Cord Medicine*. New York: Demos Medical Publishing; 2013:316–327.
146. Dhall SS, Hadley MN, Aarabi B, et al. Nutritional support after spinal cord injury. *Neurosurgery*. 2013;72:255–259.
147. Lensenmeyer TA. Neurogenic bladder following spinal cord injury. In: Kirshblum S, Campagnolo DI, eds. *Spinal Cord Medicine*. 2nd ed. Philadelphia: Wolters Kluwer-Lippincott Williams & Wilkins; 2011:211–241.
148. Rogers FB, Cipolle MD, Velmahos G, et al. Practice management guidelines for the prevention of venous thromboembolism in trauma patients: The EAST Practice Management Guidelines Work Group. *J Trauma*. 2002;53:142–164.
149. Attia J, Ray JG, Cook DJ, et al. Deep vein thrombosis and its prevention in critically ill adults. *Arch Intern Med*. 2001;161:1268–1279.
150. Gould MK, Garcia DA, Wren SM, et al. Prevention of VTE in non-orthopedic surgical patients: Antithrombotic therapy and prevention of thrombosis, 9th edition: American College of Chest Physicians evidence-based clinical practice guidelines. *Chest*. 2012;141(2 suppl):e227S–e277S.
151. Spinal Cord Injury Thromboprophylaxis Investigators. Prevention of venous thromboembolism in the acute treatment phase after spinal cord injury: A randomized, multicenter trial comparing low-dose heparin plus intermittent pneumatic compression with enoxaparin. *J Trauma*. 2003;54:1116–1126.
152. Dhall SS, Hadley MN, Aarabi B, et al. Deep venous thrombosis and thromboembolism in patients with cervical spinal cord injuries. *Neurosurgery*. 2013;72:244–254.
153. Stawicki SP, Grossman MD, Cipolla J, et al. Deep venous thrombosis and pulmonary embolism in trauma patients: An overstatement of the problem? *Am Surg*. 2005;71:387–391.
154. Berney S, Bragge P, Granger C, et al. The acute respiratory management of cervical spinal cord injury in the first 6 weeks after injury: A systematic review. *Spinal Cord*. 2011;49:17–29.
155. Widerstrom-Noga EG. Neuropathic pain after spinal cord injury. In: Kirshblum S, Campagnolo D, eds. *Spinal Cord Medicine*. 2nd ed.Philadelphia: Lippincott Williams Wilkins; 2011:482–499.
156. Saulino M. Spinal cord injury pain. *Phys Med Rehabil Clin N Am*. 2014;25:397–410.
157. Bryce TN, Biering-Sorensen F, Finnerup NB, et al. International spinal cord injury pain classification: part 1. Background and description. *Spinal Cord*. 2012;50:413–417.
158. Lee TH, Marcantonio ER, Mangione CM, et al. Derivation and prospective validation of a simple index for prediction of cardiac risk of major noncardiac surgery. *Circulation*. 1999;100:1043–1049.
159. Fleisher LA, Fleischmann KE, Auerbach AD, et al. 2014 ACC/AHA guideline on perioperative cardiovascular evaluation and management of patients undergoing noncardiac surgery: Executive summary: A report of the American College of Cardiology/American Heart Association Task Force on Practice Guidelines. *Circulation*. 2014;130: e278–e333.
160. Cohen ME, Ko CY, Bilimoria KY, et al. Optimizing ACS NSQIP modeling for evaluation of surgical quality and risk: Patient risk adjustment, procedure mix adjustment, shrinkage adjustment, and surgical focus. *J Am Coll Surg*. 2013;217:336–346.
161. Gupta PK, Gupta H, Sundaram A, et al. Development and validation of a risk calculator for prediction of cardiac risk after surgery. *Circulation*. 2011;124:381–387.
162. Segal JL, Brunnemann SR. Clinical pharmacokinetics in patients with spinal cord injuries. *Clin Pharmacokinet*. 1989;17:109–129.
163. Gronert GA, Theye RA. Pathophysiology of hyperkalemia induced by succinylcholine. *Anesthesiology*. 1975;43:4389–4399.
164. Dooney N, Dagal A. Anesthetic considerations in acute spinal cord

trauma. *Int J Crit Illn Inj Sci*. 2011;1:36–43.
165. Calder I, Calder J, Crockard HA. Difficult direct laryngoscopy with cervical spine disease. *Anaesthesia*. 1995;50:756–763.
166. Hastings RH, Kelley SD. Neurologic deterioration associated with airway management in a cervical spine–injured patient. *Anesthesiology*. 1993;78:580–583.
167. Crosby ET. Considerations for airway management for cervical spine surgery in adults. *Anesthesiol Clin*. 2007;25:511–533.
168. Crosby ET. Airway management in adults after cervical spine trauma. *Anesthesiology*. 2006;104:1293–1318.
169. Sawin PD, Todd MM, Traynelis VC, et al. Cervical spine motion with direct laryngoscopy and orotracheal intubation. *Anesthesiology*. 1996;85:26–36.
170. Majernick T, Bieniek R, Houston J, et al. Cervical spine movement during orotracheal intubation. *Ann Emerg Med*. 1986;15:417–420.
171. Bivins H, Ford S, Bezmalinovic Z, et al. The effect of axial traction during orotracheal intubation of the trauma victim with an unstable cervical spine. *Ann Emerg Med*. 1988;17:25–29.
172. Hastings RH, Vigil AC, Hanna R, et al. Cervical spine movement during laryngoscopy with the Bullard, Macintosh, and Miller laryngoscopes. *Anesthesiology*. 1995;82:859–869.
173. Fitzgerald RD, Krafft P, Skrbensky G, et al. Excursions of the cervical spine during tracheal intubation: Blind oral intubation compared with direct laryngoscopy. *Anaesthesia*. 1994;49:111–115.
174. Horton WA, Fahy L, Charters P. Disposition of the cervical vertebrae, atlanto-axial joint, hyoid and mandible during X-ray laryngoscopy. *Br J Anaesth*. 1989;63:435–438.
175. Heath KJ. The effect of laryngoscopy on different cervical spine immobilization techniques. *Anaesthesia*. 1994;49:843–845.
176. Goutcher CM, Lochhead V. Reduction in mouth opening with semirigid cervical collars. *Br J Anaesth*. 2005;95:344–348.
177. Hastings RH, Wood PR. Head extension and laryngeal view during laryngoscopy with cervical spine stabilization maneuvers. *Anesthesiology*. 1994;80:825–831.
178. Watts AD, Gelb AW, Bach DB, et al. Comparison of Bullard and Macintosh laryngoscopes for endotracheal intubation of patients with a potential cervical spine injury. *Anesthesiology*. 1997;87:1335–1342.
179. Lennarson PJ, Smith DW, Sawin PD, et al. Cervical spinal motion during intubation: Efficacy of stabilization maneuvers in the setting of complete segmental instability. *J Neurosurg (Spine 2)*. 2001;94:265–270.
180. Santoni BG, Hindman BJ, Puttlitz CM, et al. Manual in-line stabilization increases pressures applied by the laryngoscope blade during direct laryngoscopy and orotracheal intubation. *Anesthesiology*. 2009;110:24–31.
181. Kolb JC, Summers RL, et al. Cervical collar-induced changes in intracranial pressure. *Am J Emerg Med*. 1999;17:135–137.
182. DeLorenzo RA, Olson JE, Boska M, et al. Optimal positioning for cervical immobilization. *Ann Emerg Med*. 1996;28:301–308.
183. Aprahamian C, Thompson BM, Finger WA, et al. Experimental cervical spine injury model: Examination of airway management and splinting techniques. *Ann Emerg Med*. 1984;13:584–587.
184. Hauswald M, Sklar DP, Tandberg D, et al. Cervical spine movement during airway management: Cinefuoroscopic appraisal in human cadavers. *Am J Emerg Med*. 1991;9:535–538.
185. Donaldson III WF, Heil BV, Donaldson VP, Silvaggio VJ. The effect of airway maneuvers on the unstable C1-C2 segment: A cadaver study. *Spine*. 1997;22:1215–1218.
186. Lennarson PJ, Smith D, Todd MM, et al. Segmental cervical spine motion during orotracheal intubation of the intact and injured spine with and without external stabilization. *J Neurosurg (Spine 2)*. 2000;92:201–206.
187. MacIntyre PR, McLeod AD, Hurley R, et al. Cervical spine movements during laryngoscopy: Comparison of the Macintosh and McCoy laryngoscope blades. *Anaesthesia*. 1999;54:413–418.
188. Gerling MC, Davis DP, Hamilton RS, et al. Effects of cervical spine immobilization technique and laryngoscope blade selection on an unstable cervical spine in a cadaver model of intubation. *Ann Emerg Med*. 2000;36:293–300.
189. Agro F, Barzoi G, Montechia F. Tracheal intubation using a Macintosh laryngoscope or a Glidescope® in 15 patients with cervical spine immobilization. *Br J Anaesth*. 2003;90:705–706.
190. Robitalille A, Williams SR, Tremblay M, et al. Cervical spine motion during tracheal intubation with manual in-line stabilization: Direct laryngoscopy versus GlideScope® videolaryngoscopy. *Anesth Analg*. 2008;106:935–941.
191. Turkstra TP, Craen RA, Pelz DM, et al. Cervical spine motion: A fluoroscopic comparison during intubation with lighted stylet, Glidescope®, and Macintosh laryngoscope. *Anesth Analg*. 2005;101:910–915.
192. Practice Guideline for Management of the Difficult Airway. An updated report by the American Society of Anesthesiologists Task Force on Management of the Difficult Airway. *Anesthesiology*. 2013;118:1–20.
193. Gabbott DA. The effect of single-handed cricoid pressure on neck movement after applying manual inline stabilization. *Anaesthesia*. 1997;52:586–588.
194. Hartley M. Cricoid pressure and potential spine injuries. *Anaesthesia*. 1993;48:1113.
195. Gabbott DA, Sasada MP. Laryngeal mask airway insertion using cricoid pressure and manual in-line neck stabilization. *Anaesthesia*. 1995;50:674–676.
196. Malcharek MJ, Rogos B, Watzlawek S, et al. Awake fiberoptic intubation and self-positioning in patients at risk of secondary cervical injury: A pilot study. *J Neurosurg Anesthesiol*. 2012;24:217–221.
197. Levi L, Wolf A, Belzberg H. Hemodynamic parameters in patients with acute cervical cord trauma: Description, intervention and prediction of outcome. *Neurosurgery*. 1993;33:1007–1016.
198. Finfer S, Bellomo R, Boycee N, et al. A comparison of albumin and saline for fluid resuscitation in the intensive care unit: The SAFE Study Investigators. *N Engl J Med*. 2004;350:2247–2256.
199. Myburgh JA, Finfer S, Bellomo R, et al. Hydroxyethyl starch or saline for fluid resuscitation in intensive care. *N Engl J Med*. 2012;367:1901–1911.
200. Annane D, Siami S, Jaber S, et al. Effects of fluid resuscitation with colloids vs. crystalloids on mortality in critically ill patients presenting with hypovolemic shock: A CRISTAL randomized trial. *JAMA*. 2013;310:1809–1817.
201. Delaney AP, Dan A, McCaffrey J, et al. The role of albumin as a resuscitation fluid for patients with sepsis: A systematic review and meta-analysis. *Crit Care Med*. 2011;39:386–391.
202. Myburgh JA, Mythen MG. Resuscitation fluids. *N Engl J Med*. 2011;369:1243–1251. 2013.
203. Hartog CS, Bauer M, Reinhart K. The efficacy and safety of colloid resuscitation in the critically ill. *Anesth Analg*. 2011;112:156–164.
204. Perner A, Haase N, Guttormsen AB, et al. Hydroyxethyl starch 130/0.42 versus Ringer's acetate in severe sepsis. *N Engl J Med*. 2012;367:124–134.
205. Finfer S, Chittock DR, Su SY, et al. Intensive versus conventional glucose control in critically ill patients: The NICE-SUGAR Study Investigators. *N Engl J Med*. 2009;360:1283–1297.
206. Egi M, Finfer S, Bellomo R. Glycemic control in the ICU. *Chest*. 2011;140:212–220.
207. Frankel AH, Holzman RS. Air embolism during posterior spinal fusion. *Can J Anaesth*. 1988;35:511–514.
208. McDouall SF, Shlugman D. Fatal venous air embolism during lumbar surgery: The tip of the iceberg? *Eur J Anaesth*. 2007;24:803–816.
209. Horlocker TT, Wedel DJ, Cucchiara RF. Venous air embolism during spinal instrumentation and fusion in the prone position. *Anesth Analg*. 1992;75:152–153.
210. Arulkumaran N, Corredor C, Hamilton MA, et al. Cardiac complications associated with goal-directed therapy in high-risk surgical patients: A meta-analysis. *Br J Anaesth*. 2014;112:648–659.
211. Ramsingh DS, Sanghvi C, Gamboa J, et al. Outcome impact of goal directed fluid therapy during high risk abdominal surgery in low to moderate risk patients: A randomized controlled trial. *J Clin Monit Comput*. 2013;27:249–257.
212. Donati A, Loggi S, Preiser JC, et al. Goal-directed intraoperative therapy reduces morbidity and length of hospital stay in high-risk surgical patients. *Chest*. 2007;132:1817–1824.
213. Grocott MP, Dushianthan A, Hamilton MA, et al. Perioperative increase in global blood flow to explicit defined goals and outcomes after surgery: A Cochrane Systematic Review. *Br J Anaesth*. 2013;111:535–548.
214. Zheng F, Cammisa Jr. FP, Sandhu HS, et al. Factors predicting hospital stay, operative time, blood loss, and transfusion in patients undergoing revision posterior lumbar spine decompression, fusion, and segmental instrumentation. *Spine*. 2002;15:818–824.
215. Carabini LM, Zeeni C, Moreland NC, et al. Development and validation of a generalizable model for predicting major transfusion during spine fusion surgery. *J Neurosurg Anesthesiol*. 2014;26:205–215.
216. Elterman J, Brasel K, Brown S, et al. Transfusion of red blood cells in patients with a prehospital Glasgow Coma Score of 8 or less and no evidence of shock is associated with worse outcomes. *J Trauma Acute Care Surg*. 2013;75:8–14.
217. Warner MA, O'Keeffe T, Bhavsar P, et al. Transfusions and long-term functional outcomes in traumatic brain injury. *J Neurosurg*. 2010;113:539–546.
218. Robertson CS, Hannay J, Yamal JM, et al. Effect of erythropoietin and transfusion threshold on neurological recovery after traumatic brain injury: A randomized clinical trial. *JAMA*. 2014;312:36–47.
219. Carson JL, Grossman BJ, Kleinman S, et al. Red blood cell transfusion: A clinical practice guideline from the AABB. *Ann Intern Med*. 2012;157:49–58.
220. Kumar MA. Red cell transfusion in the neurological ICU. *Neurotherapeutics*. 2012;9:56–64.
221. Neilipovitz DT, Murto K, Hall L, et al. A randomized trial of tranexamic acid to reduce blood transfusion for scoliosis surgery. *Anesth Analg*. 2001;93:82–87.
222. Elwatidy S, Jamjoom Z, Elgamal E, et al. Efficacy and safety of prophylactic large dose of tranexamic acid in spine surgery: A prospective, randomized, double-blind, placebo-controlled study. *Spine (Phila Pa 1976)*. 2008;33:2577–2580.
223. Wong J, El Beheiry H, Rampersaud YR, et al. Tranexamic acid reduces perioperative blood loss in adult patients having spinal fusion surgery.

Anesth Analg. 2008;107:1479–1486.
224. Morisaki H, Sibbald WJ. Tissue oxygen delivery and the microcirculation. *Crit Care Clin*. 2004;20:213–223.
225. Martin E, Ott E. Extreme hemodilution in the Harrington procedure. *Bibl Haemat*. 1981;47:322–337.
226. Goodnough LT, Monk TG. Patient blood management: Autologous blood procurement, recombinant factor VIIa therapy, and blood utilization. In: Miller RD, ed. *Miller's Anesthesia*. 8th ed. Philadelphia: Elsevier/Saunders; 2015:1881–1896.
227. Takayanag A, Masumori N, Kobayashi K, et al. Acute normovolemic hemdilution for radical retropubic prostatectomy and radical cystectomy. *Urology*. 2008;72:401–405.
228. Matot I, Scheinin O, Jurim O, et al. Effectiveness of acute normovolemic hemodilution to minimize allogeneic blood transfusion in major liver resections. *Anesthesiology*. 2002;97:794–800.
229. Waters JH. Red blood cell recovery and reinfusion. *Anesthesiol Clin North America*. 2005;23:283–294.
230. Oda T, Fuji T, Kato Y, et al. Deep venous thrombosis after posterior spinal surgery. *Spine*. 2000;25:2962–2967.
231. Fisher CG, Belanger L, Gofton EG, et al. Prospective randomized clinical trial comparing patient-controlled intravenous analgesia with patient-controlled epidural analgesia after lumbar spinal fusion. *Spine*. 2003;28:739–743.
232. Cohen BE, Hartman MB, Wade JT, et al. Postoperative pain control after lumbar spine fusion: Patient-controlled analgesia versus continuous epidural analgesia. *Spine*. 1997;22:1892–1897.
233. O'Neill P, Knickenberg C, Bogahalanda S, et al. Use of intrathecal morphine for postoperative pain relief following lumbar spine surgery. *J Neurosurg*. 1985;63:413–416.
234. Blackman RG, Reynolds J, Shively J. Intrathecal morphine: Dosage and efficacy in younger patients for control of postoperative pain following spinal fusion. *Orthopedics*. 1991;14:555–558.
235. Ross DA, Drasner K, Weinstein PR, et al. Use of intrathecally administered morphine in the treatment of postoperative pain after lumbar spine surgery: A prospective, double-blind, placebo-controlled study. *Neurosurgery*. 1991;28:700–704.
236. White PF. The changing role of non-opioid analgesic techniques in the management of postoperative pain. *Anesth Analg*. 2005;101:S5–S22.
237. Jebaraj B, Maitra S, Baidya K, et al. Intravenous paracetamol reduces postoperative opioid consumption after orthopedic surgery: A systematic review of clinical trials. *Pain Res Treat*. 2013;2013:402510.
238. Lachiewicz PF. The role of intravenous acetaminophen in multimodal pain protocols for perioperative orthopedic patients. *Orthopedics*. 2013;36(suppl):15–19.
239. Parvizi J, Bloomfield MR. Multimodal pain management in orthopedics: Implications for joint arthroplasty surgery. *Orthopedics*. 2013;36(2 suppl):7–14.
240. Hindman BJ, Palecek JP, Posner KL, et al. Cervical spinal cord, root, and bony spine injuries: A closed claims analysis. *Anesthesiology*. 2011;114:782–795.
241. Divecha HM, Siddique I, Breakwell LM, et al. Complications in spinal deformity surgery in the United Kingdom: 5-year results of the annual British Scoliosis Society National Audit of Morbidity and Mortality. *Eur Spine J*. 2014;23(1 suppl):S55–S60.
242. Weiss H-R, Goodall D. Rate of complications in scoliosis surgery-a systematic review of the Pub Med literature. *Scoliosis*. 2008;3:9.
243. Stevens WR, Glazer PA, Kelley SD, et al. Opthalmic complications after spinal surgery. *Spine*. 1997;22:1319–1324.
244. Shen Y, Drum M, Roth S. The prevalence of perioperative visual loss in the United States: A 10-year study from 1996-2005 of spinal, orthopedic, cardiac, and general surgery. *Anesth Analg*. 2009;109:1534–1545.
245. Nickels TJ, Manlapaz MR, Farag E. Perioperative visual loss after spine surgery. *World J Orthop*. 2014;18:100–106.
246. Postoperative Visual Loss Study Group. Risk factors associated with ischemic optic neuropathy after spinal fusion surgery. *Anesthesiology*. 2012;116:15–24.
247. Practice Advisory for Perioperative Visual Loss Associated with Spine Surgery. An updated report by the American Society of Anesthesiologists Task Force on Perioperative Visual Loss. *Anesthesiology*. 2012;116:274–285.
248. Cheng JS, Arnold PM, Anderson PA, et al. Anticoagulation risk in spine surgery. *Spine*. 2010;35(9 suppl):S117–S124.
249. Sansone JM, del Rio AM, Anderson PA. The prevalence of and specific risk factors for venous thromboembolic disease following elective spine surgery. *J Bone Joint Surg Am*. 2010;92:304–313.
250. Christie S, Thibault-Halman G, Casha S. Acute pharmacological DVT prophylaxis after spinal cord injury. *J Neurotrauma*. 2011;28:1509–1514.

神经系统疾病与麻醉 22

M.B Friese • G.Crosby • D.J Culley

亨廷顿病

亨廷顿病(Huntington's disease,HD)是一种累及中枢神经系统的致命性神经退行性疾病,主要病因是亨廷顿基因常染色体显性突变[1]。其特点是运动障碍、精神失常以及痴呆,人群发病率4~10/10万[1]。第四号染色体短臂上的亨廷顿基因发生突变,产生了变异的亨廷顿蛋白质。亨廷顿蛋白质在躯体所有组织中都表达,但是奇怪的是与HD相关的病理变化仅局限在大脑[2,3]。变异的亨廷顿蛋白质导致中枢神经系统变化的机制仍不清楚,但目前的理论认为亨廷顿蛋白加强了氧化应激或谷氨酸介导的兴奋性中毒[1]。HD患者大脑逐渐萎缩和胶质化,最突出表现在基底神经节[1]。有趣的是,临床症状出现前十年,MRI检查就能发现明显的纹状体萎缩[1]。这些脑组织的改变,结合纹状体中γ-氨基丁酸神经元的减少,有助于解释HD患者的运动症状,但认知和精神改变的病理生理学机制至今仍不清楚[4]。

HD患者婴儿期后的任何时间都可能有发病,但通常要到30岁后期或40岁出头才有持续症状。因此,往往要等症状反复出现才能明确诊断,但目前基因检测可以早期诊断及遗传咨询。HD的运动症状最初通常表现为缺乏协调性和不自主的抽搐。这些不自主的舞蹈样运动(即四肢、面部和躯干肌肉抽搐运动)和手足徐动症(即缓慢的扭动运动)发病十年后达到高峰。吞咽障碍常见于晚期病例,大多数患者伴有营养不良。

所有HD患者最终会发展成痴呆,仅存长期记忆,丧失执行能力。其他精神和认知改变可发生在运动异常之前、之后或在同一时间,可能包括易怒、冷漠、情绪不稳定、冲动和攻击行为。此类患者抑郁症很常见,自杀的发生率是普通人群的10倍[5]。死亡通常发生在确诊后20年,多由于肺炎、误吸、营养不良或自杀[5]。

目前尚无明确的方案来预防、治疗或减缓HD的进展。治疗的目的仅仅是控制疾病的运动和精神方面的症状。在临床试验中证明治疗舞蹈样运动有效地药物是金刚烷胺(amantadine)、瑞马西胺(remacemide)、左乙拉西坦(levetiracetam)和丁苯那嗪(tetrabenazine)。不过,这些药物可能导致运动迟缓,僵硬,抑郁和镇静[5]。与HD相关的情感障碍精神科治疗通常有效,因此患者常服用多种药物。细心的麻醉医师,会考虑到多种药物的副作用及其相互作用[6]。

HD患者的麻醉管理多局限于理论,因为其文献交流仅限于少量的经验和个案报道。由于HD患者咽部肌肉异常和吞咽困难,肺误吸的风险增加。对这些患者的麻醉管理应警惕误吸,但是否麻醉管理增加了吸入性肺炎风险仍然未知。据报道,亨廷顿氏症患者全麻后长时间呼吸抑制和苏醒延迟的风险增加,且对咪达唑仑的耐受力下降[7]。这究竟是由于营养不良,药物的蛋白结合率下降,导致药代动力学改变,还是中枢神经系统的灵敏度增加使药效学改变,仍不清楚。尽管如此,大多数HD患者麻醉诱导、维持和苏醒过程无异常[6,8,9]。

HD患者对肌肉松弛剂的反应也同样令人困惑。据说HD患者血浆胆碱酯酶的变异发生率较高,有一个病例报道使用琥珀胆碱(succinylcholine)后肌肉松弛作用延长,但在其他患者无异常[10-13]。尽管如此,暂无琥珀胆碱引起高血钾病例报道。非去极化肌肉松弛剂异常和正常情况都有报道[11,13-15]。

有报道称HD患者麻醉苏醒过程中由于强直性痉挛易发生寒战[13],因此维持围术期体温正常,对此类患者尤为重要。有些学者甚至建议避免使用吸入性麻醉剂,以减少术后寒战的风险,但此种做法仅限于理论上认为有效[8,16,17]。最后,此类患者进行区域阻滞没有禁忌,只是其不自主运动使技术操作上存在困难[9,18]。

肌萎缩侧索硬化症

肌萎缩性脊髓侧索硬化症(amyotrophic lateral sclerosis,ALS)的是一个渐进性的和无法治愈的中枢神经系统退行性疾病,同时涉及上、下运动神经元。该疾病发病率为5~6/10万,发病的平均年龄为56岁[19-21]。ALS的特点是脊髓前角运动神经元,脑神经核团(第Ⅴ、Ⅶ、Ⅸ、Ⅹ和Ⅻ脑神经核团)缺失,及继发于皮层运动神经元丧失的皮质脊髓束变性。其典型症状包括非对称性肌萎缩和球麻痹症状,如构音障碍、吞咽困难、流口水和饮水呛咳。临床病程持续进展,最终发展为瘫痪。瘫痪的类型取决于主要累及的运动神经元类型,如果上运动神经元病变为主,表现为痉挛性瘫痪;下运动神经元病变为主,表现为软瘫。这两种瘫痪在几个月到几年内将累及到除心脏和眼部肌肉以外的所有横纹肌。ALS由于肌无力及骨骼畸形,将导致限制性肺通气障碍,FVC(用力肺活量)与FEV1(第一秒用力呼气量)逐步减少。这些变化可以迅速出现,但典型病变是缓慢渐进的,可导致高碳酸血症,肺不张,和易感染肺炎[22]。目前的研究表明,利鲁唑(riluzole)即一种谷氨酸释放拮抗剂的应用,无创通气辅助呼吸及放置胃管营养支持可以提高生存率和生活质量[22-24]。确诊后3~10年,患者往往由于肺炎、肺不张和(或)误吸等原因死亡。

ALS患者的实验室化验检查多无异常,其诊断通常根据上下运动神经元受累导致的进行性运动功能障碍[21,22]。支持诊断的证据包括自发心房纤颤、正性锐波、肌束颤动、肌电图上运动单元补充减少。神经传导正常或运动神经元去神经化不伴随感觉障碍。

遗传因素可能是一些ALS患者的病因,如超氧化物歧化酶1、TAR DNA结合蛋白、融合肉瘤、泛素2的突变都与ALS发病相关。但是有研究表明环境因素如中枢神经系统损伤、细菌感染、吸烟也和ALS的发病相关[25]。ALS患者运动神经元超微结构的变化包括包涵体的出现及近端轴突和胞体肿胀。最终,这些异常的神经元坏死或凋亡,导致神经细胞变性和损失。

考虑到ALS的病理生理学改变和临床表现,麻醉方面应该关注患者对肌肉松弛剂敏感性的改变、通气功能障碍、延髓功能障碍,以及有关区域麻醉神经后遗症的问题。ALS患者由于去神经化和骨骼肌萎缩,使用琥珀胆碱易发生高钾血症,因此这类患者最好避免使用琥珀胆碱[25-27]。此类患者对非去极化肌肉松弛剂的敏感性也可能增加,建议避免使用肌肉松弛剂或使用短效肌肉松弛剂[25,27]。虽然目前在美国临床上舒更葡糖没有获得使用,但有报道舒更葡糖成功逆转了神经肌肉无力的ALS患者神经肌肉阻滞作用[28]。呼吸功能的损害是另一个严重的问题,术前通气功能障碍已被公认为预测麻醉风险的因素。虽然一般认为这种高危患者区域麻醉优于全身麻醉,但实际上这种做法不成立[29]。成功采用硬膜外麻醉的患者大多数术前并没有出现严重的肺部疾病;有个案报道,术前有严重呼吸系统疾病的患者,采用硬膜外麻醉术后也需要无创呼吸支持包括双相正压通气。因此,无论采用哪种麻醉方式,ALS患者在术中和术后都可能需要呼吸支持[30,31]。

延髓功能障碍存在吞咽困难和反复肺误吸的风险[22]。因此,应采取措施预防误吸,但没有证据表明预防措施能减少ALS患者围术期吸入性肺炎的危险。此外,由于吞咽困难,很多患者需要放置胃管。这类患者可以采用区域麻醉,但术中和术后可能需要无创通气支持。[31]

最后,有观点认为区域麻醉可促进神经退化性疾病如ALS的进展。但这种说法缺乏有力证据,而且有几例报道证实ALS患者硬膜外麻醉后神经功能恢复正常[32-36]。事实上无论采用何种麻醉方式,对于一个进行性恶化的神经疾病,很难明确其神经功能恶化的直接原因。

帕金森病

帕金森病(Parkinson's disease,PD)是第二个最常见的神经退化疾病,仅次于阿尔茨海默病(Alzheimer's disease,AD)。经典理论认为PD是多系统神经退化过程,继发于基底神经节和黑质纹状体系统多巴胺能神经元变性的运动障碍性疾病。它折磨着大约100万美国人,大约1%的患者年龄超过60岁,且预计在未来15~20年其患病率将增加一倍[37]。诊断后15年,40%的患者生活需要长期护理,其死亡率是不患病同龄人的两倍。大多数病例是特发性的,但与环境因素包括全身麻醉和遗传易感性有关联[38,39];最近的一篇Meta分析表明PD患者的一级亲属发生PD相对风险是2.9[40]。本病的共同特征是,黑质致密部多巴胺能神经元丢失及神经胶质增多。随着运动症状的发展，纹状体70%多巴胺能神经元退化，导致纹状体内抑制性递质多巴胺和兴奋性递质乙酰胆碱相对失衡[41]。然而，PD的病理学改变不仅是纹状体和多巴胺，其标志性特征是路易小体，即胞浆内聚集的异常蛋白，包括α-突触核蛋白[42]。这α-突触核蛋白和神经退行性病变广泛存在于中枢和外周神经系统，包括去甲肾上腺素、血清素、脑干胆碱能神经元和和杏仁核、扣带回和新皮质区。此外，这些区域的病变实际上可能比纹状体变性更早出现。因此认为PD只是单纯的运动障碍性疾病的想法过于简单。

这种疾病的临床特点是静止性震颤、肌张力增高、运动迟缓等。还存在随意运动缺乏、面具脸、齿轮样强直、语音单调、屈曲体姿、下肢拖曳、步态异常和运动障碍[43,33]。广泛神经退化及非运动症状导致残疾，是患病时间长的PD患者的主要问题。其主要表现有自主神经功能障碍（体位性低血压）、白天嗜睡、抑郁、焦虑、幻觉和精神病，患病时间长的患者老年痴呆症尤其普遍[44]，90岁以上的患者，痴呆的发生率高达90%[45]。

PD无法治愈，治疗的重点几乎完全放在运动障碍方面，而认知和其他非运动病变没有得到解决。由于主要病因是基底神经节多巴胺分泌不足，药物治疗的目的是提高多巴胺活性，恢复多巴胺和乙酰胆碱递质的平衡。治疗帕金森病的经典药物有多巴胺受体激动剂，如溴隐亭（bromocriptine）和培高利特（pergolide）或合用左旋多巴（L-DOPA），即一种多巴胺合成前体药物，它在外周及中枢神经系统脱羧转变成多巴胺。左旋多巴在外周神经系统转变为多巴胺会产生一系列副作用，如恶心、呕吐、血流动力学不稳定，因此左旋多巴常与卡比多巴（carbidopa）合用，后者是一种不透过血-脑屏障的脱羧酶抑制剂，可以减少左旋多巴的外周副作用。左旋多巴是最强效的对症治疗药物，它甚至可能减缓病情发展。但多巴胺受体激动剂往往是第一线治疗药物，因为左旋多巴会增加异动症发病率[44]。尽管如此，多巴胺受体激动剂也有相应的副作用，如下肢浮肿、幻觉、嗜睡、易冲动如暴饮暴食和强迫性赌博。用于治疗帕金森的其他多种药物也是通过改变大脑中多巴胺——乙酰胆碱平衡起作用。轻症PD患者的早期治疗药物，或用于左旋多巴治疗的辅助药物，苯托品（benztropine）和其他的抗胆碱药物，主要通过抑制胆碱通路发挥作用，而抗病毒药物金刚烷胺（amantadine）则通过改变突触前多巴胺的吸收和释放起作用[44]。由于单胺氧化酶是纹状体中多巴胺氧化代谢主要的酶，单胺氧化酶B抑制剂如司来吉兰（selegiline）可抑制神经元内多巴胺的分解代谢。司来吉兰和左旋多巴组合导致死亡率上升并没有被证实，司来吉兰目前是治疗PD的一线药物之一[46,47]。

当运动障碍导致患者残疾，且药物治疗失败，可以采用脑深部电刺激术（DBS）[48]。DBS指通过神经外科放置电极在丘脑底核和其他脑区，并发放高频刺激。这种情况下刺激导致的效果类似于毁损，可能是使刺激区域受干扰或去同步化[49]。一个为期四年的多中心临床试验发现置入双侧DBS后患者日常生活及PD症状有了明显改善[50]。DBS治疗在难治性PD患者取得了成功，其他外科治疗方法如丘脑和苍白球切开术因为涉及脑区的毁损已经越来越少用[46]。

干细胞或胚胎中脑移植治疗PD是另一令人兴奋的治疗选择。移植后的细胞有了功能并存活下来直到14年，但大约10年后开始出现路易小体，治疗失败[51,52]。事实上，有些人认为药物和手术治疗是有限的，因为它们仅仅针对纹状体多巴胺神经元的丢失，而PD可能是一个多病因的疾病。

PD患者的围术期管理比较复杂。应该重视围术期持续的药物治疗，药物相互间潜在的不良作用，以及与疾病相关的生理学紊乱。应该充分意识到围术期不可避免的情绪紧张，可能使PD患者病情加重。另一主要的问题是，左旋多巴的半衰期较短（约60~90分钟）[44]。因此，即使短暂的中断药物治疗也是不可取的，可能导致PD患者的症状急剧恶化或抗精神病药物恶性综合征，即一个潜在的致命疾病如高热，运动不能，意识状态改变，肌肉强直，及自主神经功能紊乱[44,53-55]。因此，应尽量缩短PD患者药物治疗中断的时间。然而，当患者长期不能口服药物时，治疗很难维持。围术期可以静脉注射左旋多巴，但没有合用脱羧酶抑制剂（尚无静脉剂型），可能会出现一系列的心血管副作用，如高血压，低血压，心律失常等。左旋多巴和卡比多巴是在小肠吸收，因此必须首先经过胃；而使用胃管给药不太理想，因为PD患者往往存在胃排空延迟[56,57]。最近的一个涉及6个患者的报道，围术期成功使用金刚烷胺，没有发现其相应副作用或围术期并发症，这表明金刚烷胺可能是一个不错的选择[58]。

此外，围术期处理应该注意到，PD患者全身各个系统都可能遭受重创。呼吸功能障碍尤其突出[59,60]。PD患者由于胸壁僵硬导致限制性肺疾病，但肺功能检查常常显示一个锯齿状阻塞型通气功能障碍流速-容量环，左旋多巴可以改善但不能使其完全恢复正常[60,61]。上呼吸道也可能出现异常。不自主的声门及声门上结构摆动可导致间歇性呼吸道阻塞，而停用左旋多巴会加重这种情况[60,62]。即使不在手术和麻醉的情况下，PD患者也可能会出现上气道阻塞、喉痉挛、呼吸停止等呼吸系统并发症[60,63-65]。因此，也许并不奇怪，有报道术后数小时清醒患者出现喉痉挛[66]。通过可视喉镜可以观察到声带完全闭合，需要琥珀胆碱缓解[65]。虽然维持抗帕金森药物治疗的患者也会出现这种情况，但大多数患者是停用抗帕金森药物后[64,66]。事实上，不仅不应该中断抗帕金森药物治疗，而且如果出现气道问题在采取其他治疗措施的情况下，还应该增加药物剂量。

PD患者容易肺误吸，因为他们往往有严重的吞咽困难、运动障碍以及上呼吸道异常，这是一个特别棘手的情况[67,68]。事实上，肺误吸是PD患者死亡的常见原因。因此，可以考虑使用抗酸药和促胃动力药，但是否麻醉真的增加了此类患者误吸的风险仍不清楚。胃复安（metoclopramide）是一种多巴胺受体拮抗剂，会加重患者病情应避免使用。相反，促胃动力药物如西沙比利（cisapride）和多潘立酮（domperidone），没有中枢多巴胺能作用，是理想的选择[69]。

这类患者神经系统功能障碍也很普遍。如自主神经功能不全导致PD患者，对麻醉和手术相关的低血容量和血管舒张的反应能力减弱[70,71]。体位性低血压和体温调节功能或泌尿生殖系统功能障碍，提示可能存在自主神经功能不全，应警惕围术期血流动力学不平稳和对血管加压药物如去甲肾上腺素反应减弱[72]。在中枢神经系统方面，PD患者精神并发症如焦虑，混乱，甚至精神病往往与比一般人群发生率高，而且这些并发症在围术期会特别棘手[44]。由于这些并发症的发生或加剧往往与抗帕金森药物服用情况有关，任何精神症状的PD患者一线治疗，都应该是寻找和补救可逆的原因[73,74]。但是，药物治疗是困难的，因为一般的补救措施（例如，焦虑和抗精神病药物苯二氮䓬类）有严重的副作用如过度镇静，老年帕金森患者的运动症状急性恶化[73,75]。如果必须采用补救措施，应咨询相应专家后进行。

围术期麻醉药及其他药物的使用可能影响疾病进程。挥发性麻醉剂可能改变大脑多巴胺能平衡，但是否会加剧PD仍不清楚[76,77]。事实上，只要有术中多电极电生理记录指导，在吸入全麻下也能成功实施脑深部电刺激手术，这表明多巴胺能通路活性保持良好[78]。异丙酚（propofol）既可能引起运动障碍又可能消除静止性震颤，这表明它既有兴奋又有抑制作用，但它已被成功地用于帕金森患者脑深部电刺激手术的镇静[79,80]。右美托咪定（dexmedetomidine）具有不干扰运动症状的优势，当用于脑深部电极植入和刺激，似乎也是安全的[81]。考虑到左旋多巴和氯胺酮（ketamine）类交感神经特性的潜在相互作用，应谨慎使用氯胺酮。然而，有报道氯胺酮暂时终止该PD的运动症状[82]。丁酰苯类（如氟哌利多）和吩噻嗪会阻碍多巴胺受体，恶化PD病情，应该避免使用[83]。氟哌利多至少已经引起一个正常人患PD。恩丹西酮（ondansetron），一种5-羟色胺受体拮抗剂，可安全的用于治疗或预防PD患者呕吐，并已成功地用于治疗长期左旋多巴治疗患者的精神并发症[85]。虽然阿片类药物更容易使PD患者产生肌肉僵硬，但很少会引起急性肌张力障碍，在疾病进展过程中阿片类神经传递增强可能是一个防止运动并发症的补偿机制[86,87]。服用单胺氧化酶抑制剂的患者应避免使用度冷丁（meperidine），因为有发生昏迷、僵硬、激惹和高热的风险[88]。一般都认为PD患者对去极化和非去极化肌肉松弛剂的反应是正常的，尽管有个别因琥珀胆碱引起高钾血症的病例报道[89-91]。

最后，随着脑深部电刺激术的出现和日益普及，有刺激电极植入的PD患者进行MRI检查或术中电刀使用的安全性问题不断得到重视[92,93]。从理论上讲，多余的电流加热电极尖端会造成脑组织损伤，但这种情况的临床经验是有限的。如果需要使用电刀，为了减少损伤的风险，应采用双极模式，且电极和刺激器不应该放置在手术部位和接地板之间。如果患者接受MRI检查，应该关掉神经刺激器。

阿尔茨海默病型痴呆

痴呆症是一种慢性进行性智力下降，因此它有别于正常的与年龄相关性记忆障碍和急性谵妄。痴呆症的鉴别诊断广泛，但阿尔茨海默病(Alzheimer's disease，AD)是最常见的类型[94,95]。因此本节重点讨论AD，因为它是痴呆最常见的类型，而且不同类型的痴呆围术期处理没有太大差异。

AD型痴呆症是一种慢性神经变性疾病，折磨着大约500万美国人，成为美国第四大死亡原因，是一个重要的公共卫生问题[94-96]。65岁以下人群很少患AD，但在65岁以上，每增加5岁发病率增加2倍，直至90岁患病率高达50%[94-96]。AD的临床诊断是困难的，因为其早期症状轻微且非特异性，因此很难把AD与其他类型痴呆区别开。根据尸检示大脑皮质严重萎缩及神经病理学特征：包含磷酸化tau蛋白的神经纤维缠结和由Aβ构成的突起斑可以确诊。随着神经影像学的进展淀粉样蛋白斑块的发现和生物标志物，特别是血浆及脑脊液中Aβ和tau蛋白的发现，使AD的早期诊断能力加强[97]。但这些标志物的分布和水平在痴呆和正常患者有一定重叠，因此目前尚无一个万无一失临床或病理诊断标准。AD是隐匿的、残酷的和毁灭性的。AD有一过渡阶段即轻度认知功能障碍期，这一阶段介于正常老化和AD之间，其定义为任何领域的认知功能下降，最常见于是情景记忆，但不影响日常生活行为[98,99]。虽然定义标准不同，但总的来说有10%~20%社区居住的老年人有轻度认知功能损害[100]，其中有很大一部分将最终转换为AD，表明轻度认知障碍是AD的早期阶段[99]。AD逐渐进展影响的远不止记忆方面，还包括语言、视觉空间能力、判断、推理、决策、管理复杂任务能力的恶化。此外，行为和精神异常，如抑郁症、幻觉、妄想、焦虑、攻击、激动，是AD患者的常见症状。最终，患者丧失行为能力，日常基本生活不能自理[101]。目前尚无治愈方法，患者通常在发病后2~16年内死亡。

AD可能是一些生物和环境因素共同作用的结果[95]。该疾病的遗传因素，如研究所示淀粉样前体蛋白和早老基因的罕见突变，可增加存在载脂蛋白E4等位基因的正常人群患AD的风险[102]。大多数这些基因的改变既无必要，也不足以导致AD，然而这表明遗传易感性与其他因素结合有效。教育程度低、头部外伤史、甲状腺疾病病史及接受全身麻醉都是可能的风险因素[103]。由于痴呆症患者抑郁症发生率较高，也有争论是否抑郁症是老年痴呆症的危险因素，或反过来说是否亚临床痴呆会导致抑郁症。

AD的病理特点是细胞外斑块及细胞内由Aβ和tau蛋白组成的神经原纤维缠结。病理的发展早于症状的发生；实际上，Aβ在脑实质的沉淀被认为是AD发展早期的关键[95]。但是，一个人即使高负荷Aβ，但起初的认知是完整的。Aβ和tau蛋白如何产生神经变性和功能障碍尚不清楚，但自由基介导的氧化损伤、中枢神经系统炎症、能源消耗、钙介导的神经毒性与金属稳态变化是多种机制中的一部分[95,104,105]。虽然损伤的确切机制仍不明确，但其结果是明确的，即AD患者发生严重快速的大脑皮质萎缩、突触损失、反应性胶质增生、脑低代谢及脑神经网络活动障碍[106]。主要的神经递质系统被破坏，特别是在记忆和认知相关的区域如海马、前脑基底和大脑皮质，去甲肾上腺素和5-羟色胺也减少。大脑前炎症级联反应亦激活，从而导致慢性神经炎性病变。

根据AD的发病机制提出了一些治疗方法，但没有一种办法能有效的终止或逆转疾病进展。鉴于中枢胆碱能神经活性不足，AD药物治疗以抗胆碱酯类药为主，如多奈哌齐(donepezil)和卡巴拉汀(rivastigmine)[107]。这些药物被广泛使用，对精神异常和神经功能恢复有较好但轻微的影响，特别是在疾病的中早期[108a]。但这些药物也有很多副作用，包括可逆的肝毒性，胃肠道症状(恶心，呕吐、腹泻、消化不良及腹痛)，皮炎和肝代谢药物的相互作用，如西咪替丁(cimetidine)和华法令(warfarin)[106]。美金刚(memantine)是一种部分N-甲基-D-天冬氨酸(NMDA)受体拮抗剂类似于多奈哌齐(donepezil)被广泛使用于治疗AD，不改变疾病的进展轨迹[108a]。还有多种其他药物，如抗氧化剂(如维生素E)、雌激素和消炎药[106]。有的药物是很有前景的，但是目前的资料仍然不明确，有的存在争议[108b,109a]。其中抗炎药值得特别注意，因为他们已经有了广泛研究，尽管结果有矛盾[109b,110]。多个流行病学研究显示使用非阿司匹林非甾体抗炎药，可以降低AD发病率，但这与随机对照研究结果相互矛盾。这些研究结论不一致，可能与研究人群的年龄，治疗的持续时间以及有一些非甾体抗炎药独立影响环氧合酶抑制Aβ合成效果不同有关[111]。实际上，这类药物的有效性可能与它们的抗炎作用无关[111]。

考虑到Aβ可能在AD发病机制中起重要作用，许多预防和治疗AD的方法都集中在减少Aβ聚集。不幸的是大多数这方面的研究结果都不理想。一个关于Semagacestat的三期临床试验被终止,因为没有改善认知以及其副作用。Semagacestat是一种γ分泌酶抑制剂,阻断大型淀粉样前驱蛋白(APP)生成Aβ[112]。近期两项研究关于使用单克隆抗体发现及清除外周及中心Aβ被证明是无效的[113,114]。此外,关于Aβ疫苗的早期临床试验由于发生了脑炎被终止,但更新、更低免疫原性的疫苗正在实验中,其结果是令人鼓舞的[115]。更加复杂的有靶向性的分子学方法能否成功预防和治疗AD还有待观察[116]。实际上,这些实验的失败已经导致了针对Aβ是AD病因假说的质疑[117],不过仍希望对发生斑块及神经纤维缠结的早期干预,神经损伤就不会发生[118]。

AD患者的围术期处理是具有挑战性的。首先,抗胆碱酯酶药用于治疗AD,可能干扰药物如琥珀胆碱和瑞芬太尼(remifentanil)的代谢[119]。其次,由于存在认知障碍的患者谵妄发生率更高,AD患者存在术后精神错乱高风险。但是,尽管痴呆患者和正常人群谵妄的诱因没有不同,痴呆症患者更容易发生认知障碍[73,120,121]。因此,应尽力避免谵妄的促发因素如脑缺氧、灌注不足、内分泌或离子不平衡、术后疼痛、败血症、肠或膀胱扩张;避免使用可能诱发谵妄的药物如高剂量类固醇、抗精神病药、安眠药、氯胺酮、抗胆碱能药、阿片类药、H2受体阻滞剂和氟哌利多[73]。与普遍认为的不一样的是,麻醉方式(区域阻滞vs全身麻醉)与髋关节骨折修复后并发症及死亡率无关,但全麻患者ICU的住院率更高[122]。AD患者存在遗忘,严重的皮层萎缩及突触丧失,对全麻药物的中枢神经系统抑制作用异常敏感,过深麻醉是AD患者的风险因素。有一些文献质疑这个假说[123,124],但是明确脑异常的痴呆患者应该小心麻醉过深;如果没有其他原因,之前存在认知障碍和术中麻醉过深,术后谵妄发生率更高[125,126]。

是否全身麻醉会加重痴呆症病情,目前还不清楚。研究发现术前无轻度认知功能损害或AD的老年手术患者,术后也可能发生持续认知功能障碍(POCD),包括记忆障碍和执行功能的丧失[127,128]。因此,尽管有理由推断痴呆症患者比正常人群围术期认知衰退的风险更大,但这一想法尚未得到证实。此外,由于认知能力基线值较低的患者其认知能力进一步下降,难以通过标准测试测量,它可能无法证实[129]。尽管如此,更多的质疑是否手术和全麻会导致痴呆[130]。动物实验发现,常用的全身麻醉药和一些围术期事件,使与AD相关的分子机制加强,包括使Aβ及磷酸化的tau蛋白水平增加[131-134]。流行病学回顾性研究未能提供有力证据,证明接触麻醉药物和AD的发病率有关[103,135-137]。痴呆的进展缓慢使得这个研究相对困难,但是仍有必要进行设计完善的对照前瞻性研究。

脱髓鞘疾病

格林巴利、多发性硬化和氧化亚氮诱发型脊髓神经病

格林巴利(急性特发性多发性神经炎)

格林巴利综合征(Guillain-Barré syndrome,GBS)是西方国家最常见的脱髓鞘麻痹性疾病,小于30岁人群发病率为1.1/100 000,且男性患者更多见[138]。流行的理论认为GBS是感染后自身免疫性疾病,它通常继发于细菌或病毒(空肠弯曲菌、巨细胞病毒、EB病毒或人类免疫缺陷病毒)感染后[138]。大多数病例是由于抗体介导周围神经节段性脱髓鞘和不同程度的次要轴索变性,此外直接辅助T细胞对雪旺氏细胞和髓鞘的反应,导致巨噬细胞的聚集。

GBS的临床进程的特点是急性(数天)或亚急性(数周),渐进性、向上的对称瘫痪,通常从下肢开始,逐渐累及上肢、躯干和脑神经[139]。疾病的临床过程变化不定。通常,该疾病进展期2~4周,高峰期数周,然后缓慢恢复。自主神经失调、感觉异常、麻木和疼痛缺失是常见症状[138]。脑干功能可能丧失,包括瞳孔反射、角膜反射和前庭眼球反射,模拟脑干死亡[140,141]。预后变异性大,70%的患者1年内功能完全恢复,但20%的患者遗留严重的运动后遗症[138]。实际上大多患者功能完全恢复后仍有持续疲软或麻木,但这并不影响日常生活。该病一年死亡率为3%至7%[138]。不良预后的风险因素包括:高龄、急性起病、病情快速进展,心肺并发症,需要通气支持,以及全身感染[138]。通常根据临床表现、神经传导研究及脑脊液分析确定诊断[139]。

改变疾病进程的治疗方法很多,但是没有治愈疾病的方法。鉴于GBS是一种免疫介导性疾病的假设,可应用大剂量皮质类固醇抑制免疫反应,但对照研究并未证实其有用性。基于相同理

论，血浆置换及静脉注射大剂量免疫球蛋白是GBS有效的治疗方法。在前瞻性随机研究中，这两种方法在改善功能方面具有相同疗效，而且在疾病早期使用既缩短了病程，又降低了呼吸衰竭的风险[142]。但这种疗法不能治愈疾病，应采取相应的对症及支持治疗。由于呼吸衰竭和自主神经功能不全，需要进行机械通气与血流动力学支持[138]。GBS患者剧烈疼痛较常见，并可能出现在疲软发作前。不幸的是，与GBS相关的疼痛往往难以控制，对麻醉性镇痛药及非甾体和甾体抗炎药不敏感[143,144]。卡马西平（carbamazepine）和加巴喷丁（gabapentin）均能减少重症监护病房GBS患者急性期芬太尼的消耗量，然而加巴喷丁治疗的患者疼痛评分更低[145]。慢性疼痛也是常见的，常使用三环类抗抑郁药，曲马多（tramadol）、加巴喷丁、卡马西平或美西律（mexiletine）治疗[143]。

GBS患者的麻醉具有挑战性，由于该类患者对肌肉松弛剂反应异常，自主神经功能异常，肺功能不全及脑神经功能障碍。首先，因为显著的肌肉去神经病变，GBS恢复期的患者使用琥珀胆碱存在高血钾症的风险[146,147]。对非去极化肌肉松弛剂的反应也参差不齐。发病早期对肌肉松弛剂耐药，但后期持续4年以上敏感性增强[148]。

三分之二的GBS患者发生自主神经功能紊乱，同时影响交感神经和副交感神经神经系统[149]。这种自主神经功能紊乱是由于交感神经及副交感神经系统活性差和过度活跃；事实上，有些病人是高血压，而且血浆儿茶酚胺水平升高，特别是在疾病的急性期。这种功能障碍可能导致一系列的自主功能异常，包括出汗、胃肠功能紊乱、低血压、高血压、血流动力学反应异常、体温异常、心律失常甚至死亡[149]。因此GBS患者对区域麻醉或全身麻醉扩血管作用的代偿能力下降，可能导致严重的血流动力学紊乱，甚至循环衰竭。也可能导致对血管活性药物反应过度，应谨慎使用扩血管药物。同样，抗心律失常药应谨慎使用，因为此类患者心脏是相对去神经支配的，抗心律失常药可能有意想不到致心律失常的作用[149]。

通气障碍是该疾病的主要特征，大约25%的患者需要人工辅助通气[138]。膈肌，肋间肌及辅助肌无力导致限制性肺疾病，呼吸衰竭最初表现为强迫呼气减弱和咳嗽无力[143]。浅快呼吸模式，胸部和腹部不对称吸气运动，借用辅助吸气肌都预示呼吸衰竭。每分通气量下降及高碳酸血症导致快速进行性通气功能障碍，尽管二氧化碳的反应能力和通气驱动力正常[143]。肺活量能很好地预测是否需要机械通气[143]。当肺活量低于15ml/kg，往往需要机械通气支持，因为随着疾病的进展，有可能使肺活量进一步下降。但是，对麻醉状态下的患者这些标准可能会改变。在某种程度上，挥发性麻醉药具有内在的肌松剂性能。高位脊麻或硬膜外麻醉使肋间肌肉功能受损，术前状态可能无法预测术后呼吸功能。因此，GBS患者即使术前有足够的通气功能，术后可能仍需通气支持。

最后，脑神经功能障碍，无法及时清除分泌物，易致吸入性肺炎及体位性呼吸道阻塞[143]。因此，围术期应预防误吸，虽然可能不会减轻GBS患者误吸的危险。事实上，早期气管切开是延髓肌肉无力的一个迹象，即使通气功能恢复正常，误吸的风险也可能持续很久。

多发性硬化

多发性硬化症（multiple sclerosis，MS）是一种获得性中枢神经系统疾病，大脑和脊髓内脱髓鞘斑块是其主要特征[150]。确切的病因不明，但与自体免疫、病毒和炎症机制、遗传易感性相关[150,151]。发病率随所处的地理纬度而增加，离赤道越远发病率越高，赤道地区发病率最低（1∶100 000）[152]。在美国和加拿大，发病率6/10万~80/10万，城市居民和社会经济地位较高的群体患病风险较大。

MS患者通常在20~40岁期间出现临床症状，临床表现可以反映中枢神经系统脱髓鞘的部位[153]。病变易累及脑室周围白质、视神经、脑桥、延髓和脊髓导致一系列常见的临床表现，其包括视神经炎、视力减退、复视、眼球震颤、虚弱、阳痿、感觉异常、痉挛、共济失调、膀胱功能障碍和自主神经功能不全。这种疾病的特点是反复的缓解和复发。通常情况下，疾病在几天内达到高峰，稳定数周后改善。改善最有可能是由于神经传导生理性恢复而不是髓鞘再生。因此，缓解是不完全的，并可能导致严重残疾。MS没有特异性诊断方法，因此诊断主要依靠临床症状及实验室和影像学检查。诊断依据包括不同时间和地点神经系统异常表现，头部或脊髓MRI或CT发现斑块，视觉、躯体感觉或听觉诱发电位传导延迟及脑脊液免疫球蛋白G水平和髓鞘碱性蛋白升高[153]。呼吸肌麻痹及感染是该病的常见死因[154]。

多发性硬化症没有权威性的治疗方法[153]。

治疗只是为了改善急性恶化，预防复发和缓解症状。治疗需要注射药物，其中包括干扰素(interferon)、醋酸格拉默(glatiramer acetate)、那他珠单抗(natalizumab)和米托蒽醌(mitoxantrone)。这些药物在促进患者急性期的恢复，降低复发率，减慢疾病进展方面很有效，但是这些药物必须通过注射途径给药[153,155]。近期三种口服药物芬戈莫德(fingolimod)，特立氟胺(teriflunomide)和富马酸二甲酯(dimethyl fumarate)在能安全有效治疗MS，同时减少了CNS的损伤，抑制复发率[155]。

围术期的问题通常涉及疾病的严重程度和进展、相关疾病、术前药物治疗、相关治疗方案的并发症。由于疾病临床过程起伏波动，围术期可能病情恶化，应记载患者术前神经功能缺陷及相应部位。自主神经功能不全，如阳痿病史、膀胱及肠功能紊乱、出汗和心血管紊乱是很重要的。因为可能会导致围术期血流动力学不平稳，以及对全身麻醉、脊髓麻醉和硬膜外麻醉引起的扩血管作用失代偿[149]。有趣的是，MS患者儿茶酚胺水平要么升高(慢性进展性MS)要么降低(复发型MS)。对血管加压药物的敏感性是否改变仍未知，但由于20%至50%的多发性硬化症患者有自主神经功能不全的证据，猜测其敏感性可能发生改变[149,156]。随着疾病病情的进展，痉挛、挛缩和运动受限等问题，使手术定位困难，气道管理复杂化。脑神经受累和呼吸肌肉无力在MS也很普遍。术前应询问患者相关的上呼吸道疾病病史，是否有无法清除分泌物和误吸等病史。通常情况下MS患者呼吸肌肉无力的严重性评估，临床评估即可，但是部分病例需要进行肺功能检查[157]。

MS患者对高温非常敏感，在手术室或重症监护病房应提高警惕。体温轻微上升会导致神经功能急剧恶化及亚临床病变临床化[158,159]。因此，围术期加温设备应慎用，甚至轻度高温都应予以积极的治疗。一个有争议的观点认为手术，麻醉或特定的麻醉药可能恶化MS[160]。更大的争议在于传统观点不主张MS患者采用脊髓或硬膜外麻醉[161,162]。这主要基于此类患者局麻药更易通过血-脑屏障及脊髓脱髓鞘导致局麻药中毒倾向[163]。因此有人推测，硬膜外麻醉较脊髓麻醉安全，因为前者脑脊髓液局麻药浓度更低[164]。尽管如此，没有大规模对照研究来探讨这一问题，并有神经系统并发症的患者使用脊髓或硬膜外麻醉的报道[164-166]。此外，尽管MS病变主要累及中枢神经系统，有一例报道表明周围神经阻滞可导致MS患者周围神经损伤[167]。

还有一些与药物相关的小问题需要注意。首先，长期接受类固醇或促肾上腺皮质激素治疗的患者围术期应补充类固醇。MS患者对肌肉松弛剂的反应可能会改变。有严重神经功能障碍和肌肉萎缩的患者，使用琥珀胆碱存在发生高钾血症的危险。但琥珀胆碱用于缓解期或有轻度神经系统症状的患者是安全的。对非去极化肌肉松弛剂反应的有关数据是有限的。据报道多发性硬化症患者神经肌肉接头外胆碱能受体增生及对阿曲库铵耐药，但由于这种疾病可与重症肌无力相关联，也有可能灵敏度增加[168,169]。

氧化亚氮诱发型脊髓神经病

除了镇痛/麻醉作用，氧化亚氮灭活维生素B_{12}(钴维生素)和蛋氨酸合成酶(methionine synthase)[170-172]。因此，该药物可以导致亚急性联合变性(subacute combined degeneration，SCD)，即一种与维生素B_{12}缺乏有关的脊髓神经病。维生素B_{12}与蛋氨酸合成酶是蛋氨酸合成必不可少的，蛋氨酸是髓鞘稳定的一种氨基酸前体。氧化亚氮氧化钴维生素中的钴，使维生素B_{12}失活，从而抑制蛋氨酸合成酶的活性[170-172]。

吸入氧化亚氮导致的亚急性混合变性最初发生在长期滥用药物的健康人，但也有记录发生在维生素B_{12}缺乏患者麻醉期[173-175]。因此，在这种情况，也常被称为“麻醉感觉异常”，但与SCD病理生理学相同[176]。维生素B_{12}缺乏症常见于老年人及恶性贫血、热带口炎性腹泻、营养不良、慢性胃炎、人类免疫缺陷病毒感染、胃切除术或回肠末端切除术患者[177]。单次暴露于氧化亚氮后血清维生素B_{12}浓度及大脑中蛋氨酸合酶活性显著降低，但48~72小时内恢复[178]。反复多次暴露于笑气或者维生素B_{12}缺乏症患者接触一次氧化亚氮，都可能诱发SCD[173]。

暴露于氧化亚氮后SCD患者在麻醉苏醒和围术期都是正常的，疾病的症状常于数周或数月后出现[173,175]。症状包括在手脚感觉异常(手脚发麻)、阳痿、膀胱和肠道功能紊乱、虚弱和强直性瘫痪、共济失调、性格改变和渐进性智力障碍[173,179]。Lhermitte征，被动屈颈时会诱发刺痛感或触电样感觉，从颈部放射至背部甚至到下肢的放射性触电感[173,175]。本体感觉、振动感觉和触摸感觉减弱，呈手套袜子样分布，肌肉无力，深部肌腱反射降低，以及电生理检查异常往往能确诊[175,179,180]。这些神经病学症状都是脊髓后柱神经系统脱髓鞘的结果，脊髓侧柱和前柱，大脑，视神经和周围神经都可能发生变性。脱髓鞘病变通常开始于低位颈椎或上胸椎脊髓，使用钆后 MRI 可检测出来，与血-脑屏障破坏有关[173,181,182]。

对 SCD 最有效的治疗方法是术前识别存在高风险的 B_{12} 缺乏症患者，提前预防[183]。如果可能患了该疾病，关键是早期识别，因为治疗非常简单：注射维生素 B_{12} 或氰钴维生素阻止疾病的进展。只要治疗及时，就能彻底缓解症状[173]。因此，氧化亚氮引起的 SCD 是本章中独特的神经系统疾病，因为它是由一种麻醉药物诱发，可以治愈的疾病。

（曾敏　梅弘勋 译，周建新 校）

参考文献

1. Ross CA, Tabirizi SJ. Huntington's disease: from molecular pathogenesis to clinical treatment. *Lancet Neurol.* 2010;10:83–98.
2. Bjorkqvist M, Wild EJ, Thiele J, et al. A novel pathogenic pathway of immune activation detectable before clinical onset in Huntington's disease. *J Exp Med.* 2008;205:1869–1877.
3. van der Burg JM, Björkqvist M, Brundin P. Beyond the brain: Widespread pathology in Huntington's disease. *Lancet Neurol.* 2009;8:765–774.
4. Zielonka D, Piotrowska I, Marcinkowski JT, Mielcarek M. Skeletal muscle pathology in Huntington's disease. *Front Physiol.* 2014;5:380.
5. Walker FO. Huntington's disease. *Lancet.* 2007;369:218–228.
6. Kivela JE, Sprung J, Southorn PA, Watson JC, Weingarten TN. Anesthetic management of patients with Huntington disease. *Anesth Analg.* 2010;110:515–523.
7. Rodrigo MRC. Huntington's chorea: Midazolam, a suitable induction agent? *Br J Anaesth.* 1987;59:388–389.
8. MacPherson P, Harper I, MacDonald I. Propofol and remifentanil total intravenous anesthesia for a patient with Huntington disease. *J Clin Anesth.* 2004;16:537–538.
9. Esen A, Karaaslan P, Can Akgun R, Arslan G. Successful spinal anesthesia in a patient with Huntington's chorea. *Anesth Analg.* 2006;103:512–513.
10. Whittaker M. Plasma cholinesterase variants and the anaesthetist. *Anaesthesia.* 1980;35:174–197.
11. Gualandi W, Bonfanti G. A case of prolonged apnea in Huntington's chorea. *Acta Anaesthesiol.* 1968;19(Suppl 6):235–238.
12. Costarino A, Gross JB. Patients with Huntington's chorea may respond normally to succinylcholine. *Anesthesiology.* 1985;63:570.
13. Nagele P, Hammerle AF. Sevoflurane and mivacurium in a patient with Huntington's chorea. *Br J Anaesth.* 2000;85:320–321.
14. Kulemeka G, Mendonca C. Huntington's chorea: Use of rocuronium. *Anaesthesia.* 2001;56:1019.
15. Farina J, Rauscher LA. Anaesthesia and Huntington's chorea. A report of two cases. *Br J Anaesth.* 1977;49:1167–1168.
16. Kaufman MA, Erb T. Propofol for patients with Huntington's chorea? *Anaesthesia.* 1990;45:889–890.
17. Sriganesh K, Saini J. Exacerbation of involuntary movements after propofol anesthesia in a patient with Huntington disease. *J Neurosurg Anesthesiol.* 2013;25:212–214.
18. Fernandez IG, Sanchez MP, Ugalde AJ, Hernandez CM. Spinal anaesthesia in a patient with Huntington's chorea. *Anaesthesia.* 1997;52:391.
19. Wijesekera LC, Leigh PN. Amyotrophic lateral sclerosis. *Orphanet J Rare Dis.* 2009;4:3.
20. Haverkamp LJ, Appel V, Appel SH. Natural history of amyotrophic lateral sclerosis in a database population: Validation of a scoring system and a model for survival prediction. *Brain.* 1995;118:707–719.
21. Mitchell JD, Borasio GD. Amyotrophic lateral sclerosis. *Lancet.* 2007;369:2031–2041.
22. Radunović A, Mitsumoto H, Leigh PN. Clinical care of patients with amyotrophic lateral sclerosis. *Lancet Neurol.* 2007;6:913–925.
23. Bensimon G, Lacomblez L, Meininger V. A controlled trial of riluzole in amyotrophic lateral sclerosis. ALS/Riluzole Study Group. *N Engl J Med.* 1994;330:585–591.
24. Turner MR, Parton MJ, Leigh PN. Clinical trials in ALS: An overview. *Semin Neurol.* 2001;21:167–175.
25. Prabhakar A, Owen CP, Kaye AD. Anesthetic management of the patient with amyotrophic lateral sclerosis. *J Anesth.* 2013;27:909–918.
26. Cooperman LH. Succinylcholine-induced hyperkalemia in neuromuscular disease. *JAMA.* 1970;213:1867–1871.
27. Azar I. The response of patients with neuromuscular disorders to muscle relaxants: A review. *Anesthesiology.* 1984;61:173–187.
28. Kelsaka E, Karakaya D, Zengin EC. Use of sugammadex in a patient with amyotrophic lateral sclerosis. *Med Princ Pract.* 2013;22:304–306.
29. Jackson CE, Bryan WW. Amyotrophic lateral sclerosis. *Semin Neurol.* 1998;18:27–39.
30. Moser B, Lirk P, Lechner M, Gottardis M. General anaesthesia in a patient with motor neuron disease. *Eur J Anaesthesiol.* 2004;21:921–923.
31. Boitano LJ, Jordan T, Benditt JO. Noninvasive ventilation allows gastrostomy tube placement in patients with advanced ALS. *Neurology.* 2001;56:413–414.
32. Hara K, Sakura S, Saito Y, Maeda M, Kosaka Y. Epidural anesthesia and pulmonary function in a patient with amyotrophic lateral sclerosis. *Anesth Analg.* 1996;83:878–879.
33. Kochi T, Oka T, Mizuguchi T. Epidural anesthesia for patients with amyotrophic lateral sclerosis. *Anesth Analg.* 1989;68:410–412.
34. Jacka MJ, Sanderson F. Amyotrophic lateral sclerosis presenting during pregnancy. *Anesth Analg.* 1998;86:542–543.
35. Hebl JR, Horlocker TT, Schroeder DR. Neuraxial anesthesia and analgesia in patients with preexisting central nervous system disorders. *Anesth Analg.* 2006;103:223–228.
36. Sertöz N, Karaman S. Peripheral nerve block in a patient with amyotrophic lateral sclerosis. *J Anesth.* 2011;26:314–315.
37. Marras C, Lang A. Invited article: Changing concepts in Parkinson disease: Moving beyond the decade of the brain. *Neurology.* 2008;70:1996–2003.
38. Peretz C, Alexander BH, Nagahama SI, Domino KB, Checkoway H. Parkinson's disease mortality among male anesthesiologists and internists. *Mov Disord.* 2005;20:1614–1617.
39. Zorzon M, Capus L, Pellegrino A, Cazzato G, Zivadinov R. Familial and environmental risk factors in Parkinson's disease: A case-control study in north-east Italy. *Acta Neurol Scand.* 2002;105:77–82.
40. Thacker EL, Ascherio A. Familial aggregation of Parkinson's disease: A meta-analysis. *Mov Disord.* 2008;23:1174–1183.
41. Galvan A, Wichmann T. Pathophysiology of Parkinsonism. *Clin Neurophysiol.* 2008;119:1459–1474.
42. Jellinger KA. Formation and development of Lewy pathology: A critical update. *J Neurol.* 2009;256:270–279.
43. Nutt JG, Wooten GF. Clinical practice. Diagnosis and initial management of Parkinson's disease. *N Engl J Med.* 2005;353:1021–1027.
44. Olanow CW, Stern MB, Sethi K. The scientific and clinical basis for the treatment of Parkinson disease (2009). *Neurology.* 2009;72:S1–S136.
45. Buter TC, van den Hout A, Matthews FE, et al. Dementia and survival in Parkinson disease: A 12-year population study. *Neurology.* 2008;70:1017–1022.
46. Olanow CW, Myllylä VV, Sotaniemi KA, et al. Effect of selegiline on mortality in patients with Parkinson's disease: A meta-analysis. *Neurology.* 1998;51:825–830.
47. Goetz CG, Pal G. Initial management of Parkinson's disease. *BMJ.* 2014;349:g6258.
48. Bronstein JM, Tagliati M, Alterman RL, et al. Deep brain stimulation for Parkinson disease. *Arch Neurol.* 2011;68:165.
49. Benabid AL, Chabardes S, Mitrofanis J, Pollak P. Deep brain stimulation of the subthalamic nucleus for the treatment of Parkinson's disease. *Lancet Neurol.* 2009;8:67–81.
50. Rodriguez-Oroz MC. Bilateral deep brain stimulation in Parkinson's disease: A multicentre study with 4 years follow-up. *Brain.* 2005; 128:2240–2249.
51. McKay R, Kittappa R. Will stem cell biology generate new therapies for Parkinson's disease? *Neuron.* 2008;58:659–661.
52. Mendez I, Viñuela A, Astradsson A, et al. Dopamine neurons implanted into people with Parkinson's disease survive without pathology for 14 years. *Nat Med.* 2008;14:507–509.
53. Stotz M. Fulminant neuroleptic malignant syndrome after perioperative withdrawal of antiParkinsonian medication. *Br J Anaesth.* 2004;93:868–871.
54. Young CC, Kaufman BS. Neuroleptic malignant syndrome postoperative onset due to levodopa withdrawal. *J Clin Anesth.* 1995;7:652–656.
55. Stagg P, Grice T. Nasogastric medication for perioperative Parkinson's rigidity during anaesthesia emergence. *Anaesth Intensive Care.* 2011;39:1128–1130.
56. Nyholm D, Lewander T, Johansson A, et al. Enteral levodopa/carbidopa infusion in advanced Parkinson disease: Long-term exposure. *Clin Neuropharmacol.* 2008;31:63–73.
57. Nyholm D, Lennernas H. Irregular gastrointestinal drug absorption in Parkinson's disease. *Expert Opin Drug Metab Toxicol.* 2008;4:193–203.
58. Raz A, Lev N, Orbach-Zinger S, Djaldetti R. Safety of perioperative treatment with intravenous amantadine in patients with Parkinson disease. *Clin Neuropharmacol.* 2013;36:166–169.
59. Pal PK, Sathyaprabha TN, Tuhina P, Thennarasu K. Pattern of subclin-

ical pulmonary dysfunctions in Parkinson's disease and the effect of levodopa. *Mov Disord*. 2007;22:420–424.
60. Vincken WG, et al. Involvement of upper-airway muscles in extrapyramidal disorders. A cause of airflow limitation. *N Engl J Med*. 1984;311:438–442.
61. De Letter M, Santens P, De Bodt M, et al. The effect of levodopa on respiration and word intelligibility in people with advanced Parkinson's disease. *Clin Neurol Neurosurg*. 2007;109:495–500.
62. Vincken WG, Darauay CM, Cosio MG. Reversibility of upper airway obstruction after levodopa therapy in Parkinson's disease. *Chest*. 1989;96:210–212.
63. Easdown LJ, Tessler MJ, Minuk J. Upper airway involvement in Parkinson's disease resulting in postoperative respiratory failure. *Can J Anaesth*. 1995;42:344–347.
64. Gdynia H-J, Kassubek J, Sperfeld A-D. Laryngospasm in neurological diseases. *Neurocrit Care*. 2006;4:163–167.
65. Backus WW, Ward RR, Vitkun SA, Fitzgerald D, Askanazi J. Postextubation laryngeal spasm in an unanesthetized patient with Parkinson's disease. *J Clin Anesth*. 1991;3:314–316.
66. Liu EH, Choy J, Dhara SS. Persistent perioperative laryngospasm in a patient with Parkinson's disease. *Can J Anaesth*. 1998;45:495.
67. Sapir S, Ramig L, Fox C. Speech and swallowing disorders in Parkinson disease. *Curr Opin Otolaryngol Head Neck Surg*. 2008;16:205–210.
68. Miller N, Noble E, Jones D, Burn D. Hard to swallow: Dysphagia in Parkinson's disease. *Age Ageing*. 2006;35:614–618.
69. Jost WH. Gastrointestinal motility problems in patients with Parkinson's disease. Effects of antiparkinsonian treatment and guidelines for management. *Drugs Aging*. 1997;10:249–258.
70. Walter BL. Cardiovascular autonomic dysfunction in patients with movement disorders. *Cleve Clin J Med*. 2008;75(Suppl 2):S54–S58.
71. Fereshtehnejad S-M, Lökk J. Orthostatic hypotension in patients with Parkinson's disease and atypical parkinsonism. *Parkinson's Disease*. 2014;2014:1–10.
72. Senard JM, et al. Adrenergic supersensitivity in parkinsonians with orthostatic hypotension. *Eur J Clin Invest*. 1990;20:613–619.
73. Rudolph JL, Marcantonio ER. Postoperative delirium. *Anesth Analg*. 2011;112:1202–1211.
74. Inouye SK. Delirium in older persons. *N Engl J Med*. 2006;354:1157–1165.
75. Poewe W, Gauthier S, Aarsland D, et al. Diagnosis and management of Parkinson's disease dementia. *Int J Clin Pract*. 2008;62:1581–1587.
76. Salord F, Keita H, Lecharny JB, et al. Halothane and isoflurane differentially affect the regulation of dopamine and gamma-aminobutyric acid release mediated by presynaptic acetylcholine receptors in the rat striatum. *Anesthesiology*. 1997;86:632–641.
77. Mantz J, Varlet C, Lecharny JB, et al. Effects of volatile anesthetics, thiopental, and ketamine on spontaneous and depolarization-evoked dopamine release from striatal synaptosomes in the rat. *Anesthesiology*. 1994;80:352–363.
78. Lefaucheur J-P, Gurruchaga JM, Pollin B, et al. Outcome of bilateral subthalamic nucleus stimulation in the treatment of Parkinson's disease: Correlation with intra-operative multi-unit recordings but not with the type of anaesthesia. *Eur Neurol*. 2008;60:186–199.
79. Deogaonkar A, Deogaonkar M, Lee JYK, Ebrahim Z, Schubert A. Propofol-induced dyskinesias controlled with dexmedetomidine during deep brain stimulation surgery. *Anesthesiology*. 2006;104:1337–1339.
80. Khatib R, Ebrahim Z, Rezai A, et al. Perioperative events during deep brain stimulation: the experience at Cleveland Clinic. *J Neurosurg Anesthesiol*. 2008;20:36–40.
81. Rozet I, Muangman S, Vavilala MS, et al. Clinical experience with dexmedetomidine for implantation of deep brain stimulators in Parkinson's disease. *Anesth Analg*. 2006;103:1224–1228.
82. Hetherington A, Rosenblatt RM. Ketamine and paralysis agitans. *Anesthesiology*. 1980;52:527.
83. Wiklund RA, Ngai SH. Rigidity and pulmonary edema after Innovar in a patient on levodopa therapy: Report of a case. *Anesthesiology*. 1971;35:545–547.
84. Rivera VM, Keichian AH, Oliver RE. Persistent parkinsonism following neuroleptanalgesia. *Anesthesiology*. 1975;42:635–637.
85. Zoldan J, Friedberg G, Livneh M, Melamed E. Psychosis in advanced Parkinson's disease: Treatment with ondansetron, a 5-HT3 receptor antagonist. *Neurology*. 1995;45:1305–1308.
86. Mets B. Acute dystonia after alfentanil in untreated Parkinson's disease. *Anesth Analg*. 1991;72:557–558.
87. Samadi P, Bedard PJ, Rouillard C. Opioids and motor complications in Parkinson's disease. *Trends Pharmacol Sci*. 2006;27:512–517.
88. Zornberg GL, Bodkin JA, Cohen BM. Severe adverse interaction between pethidine and selegiline. *Lancet*. 1991;337:246.
89. Gravlee GP. Succinylcholine-induced hyperkalemia in a patient with Parkinson's disease. *Anesth Analg*. 1980;59:444–446.
90. Black S, Muzzi DA, Nishimura RA, Cucchiara RF. Preoperative and intraoperative echocardiography to detect right-to-left shunt in patients undergoing neurosurgical procedures in the sitting position. *Anesthesiology*. 1990;72:436–438.
91. Muzzi DA, Black S, Cucchiara RF. The lack of effect of succinylcholine on serum potassium in patients with Parkinson's disease. *Anesthesiology*. 1989;71:322.
92. Davies RG. Deep brain stimulators and anaesthesia. *Br J Anaesth*. 2005;95:424.
93. Minville V, Chassery C, Benhaoua A, et al. Nerve stimulator-guided brachial plexus block in a patient with severe Parkinson's disease and bilateral deep brain stimulators. *Anesth Analg*. 2006;102:1296.
94. Hebert LE, Weuve J, Scherr PA, Evans DA. Alzheimer disease in the United States (2010-2050) estimated using the 2010 census. *Neurology*. 2013;80:1778–1783.
95. Huang Y, Mucke L. Alzheimer mechanisms and therapeutic strategies. *Cell*. 2012;148:1204–1222.
96. Mayeux R. Clinical practice. Early Alzheimer's disease. *N Engl J Med*. 2010;362:2194–2201.
97. McKhann GM, Knopman DS, Chertkow H, et al. The diagnosis of dementia due to Alzheimer's disease: Recommendations from the National Institute on Aging-Alzheimer's Association workgroups on diagnostic guidelines for Alzheimer's disease. *Alzheimers Dement*. 2011;7:263–269.
98. Albert MS, et al. The diagnosis of mild cognitive impairment due to Alzheimer's disease: Recommendations from the National Institute on Aging-Alzheimer's Association workgroups on diagnostic guidelines for Alzheimer's disease. *Alzheimers Dement*. 2011;7:270–279.
99. Petersen RC, Caracciolo B, Brayne C, et al. Mild cognitive impairment: A concept in evolution. *J Intern Med*. 2014;275:214–228.
100. Knopman DS, Petersen RC. Mild cognitive impairment and mild dementia: A clinical perspective. *Mayo Clin Proc*. 2014;89:1452–1459.
101. McKhann GM, Knopman DS, Chertkow H, et al. The diagnosis of dementia due to Alzheimer's disease: Recommendations from the National Institute on Aging-Alzheimer's Association workgroups on diagnostic guidelines for Alzheimer's disease. *Alzheimers Dement*. 2011;7:263–269.
102. Bertram L, Tanzi RE. Thirty years of Alzheimer's disease genetics: The implications of systematic meta-analyses. *Nat Rev Neurosci*. 2008;9:768–778.
103. Bohnen NI, Warner MA, Kokmen E, Beard CM, Kurland LT. Alzheimer's disease and cumulative exposure to anesthesia: A case-control study. *J Am Geriatr Soc*. 1994;42:198–201.
104. Mucke L, Selkoe DJ. Neurotoxicity of amyloid-protein: Synaptic and network dysfunction. *Cold Spring Harbor Perspectives in Medicine*. 2012;2:a006338.
105. Pithadia AS, Lim MH. Metal-associated amyloid-beta species in Alzheimer's disease. *Curr Opin Chem Biol*. 2012;16:67–73.
106. Cummings JL. Alzheimer's disease. *N Engl J Med*. 2004;351:56–67.
107. Mangialasche F, Solomon A, Winblad B, Mecocci P, Kivipelto M. Alzheimer's disease: Clinical trials and drug development. *Lancet Neurol*. 2010;9:702–716.
108a. Howard R, McShane R, Lindesay J, et al. Donepezil and memantine for moderate-to-severe Alzheimer's disease. *N Engl J Med*. 2012;366:893–903.
108b. Swiger KJ, Manalac RJ, Blumenthal RS, Blaha MJ, Martin SS. Statins and cognition: A systematic review and meta-analysis of short- and long-term cognitive effects. *Mayo Clin Proc*. 2013;88:1213–1221.
109a. Dysken MW, et al. Effect of vitamin E and memantine on functional decline in Alzheimer disease: The TEAM-AD VA cooperative randomized trial. *JAMA*. 2014;311:33–44.
109b. Vlad SC, Miller DR, Kowall NW, Felson DT. Protective effects of NSAIDs on the development of Alzheimer disease. *Neurology*. 2008;70:1672–1677.
110. ADAPT Research Group, Martin BK, Szekely C, Brandt J, et al. Cognitive function over time in the Alzheimer's Disease Anti-inflammatory Prevention Trial (ADAPT): Results of a randomized, controlled trial of naproxen and celecoxib. *Arch Neurol*. 2008;65:896–905.
111. Scharf JM, Daffner KR. NSAIDs in the prevention of dementia: A Cache-22? *Neurology*. 2007;69:235–236.
112. Doody RS, Raman R, Farlow M, et al. A Phase 3 trial of semagacestat for treatment of Alzheimer's disease. *N Engl J Med*. 2013;369:341–350.
113. Doody RS, Thomas RG, Farlow M, et al. Phase 3 trials of solanezumab for mild-to-moderate Alzheimer's disease. *N Engl J Med*. 2014;370:311–321.
114. Salloway S, Sperling R, Fox NC, et al. Two phase 3 trials of bapineuzumab in mild-to-moderate Alzheimer's disease. *N Engl J Med*. 2014;370:322–333.
115. Ferrer I, Boada Rovira M, Sanchez Guerra ML, Rey MJ, Costa-Jussa F. Neuropathology and pathogenesis of encephalitis following amyloid-beta immunization in Alzheimer's disease. *Brain Pathol*. 2004;14:11–20.
116. Lemere CA, Masliah E. Can Alzheimer disease be prevented by amyloid-β immunotherapy? *Nature Publishing Group*. 2010;6:108–119.
117. Karran E, Hardy J. Antiamyloid therapy for Alzheimer's disease--are we on the right road? *N Engl J Med*. 2014;370:377–378.
118. Sperling RA, et al. The A4 study: Stopping AD before symptoms begin? *Sci Transl Med*. 2014;6:228fs13.
119. Crowe S, Collins L. Suxamethonium and donepezil: A cause of prolonged paralysis. *Anesthesiology*. 2003;98:574–575.
120. Rudolph JL, Jones RN, Rasmussen LS, et al. Independent vascular and cognitive risk factors for postoperative delirium. *Am J Med*. 2007;120:807–813.
121. Rudolph JL, Marcantonio ER, Culley DJ, et al. Delirium is associated with early postoperative cognitive dysfunction. *Anaesthesia*.

2008;63:941–947.
122. Seitz DP, Gill SS, Bell CM, et al. Postoperative medical complications associated with anesthesia in older adults with dementia. *J Am Geriatr Soc*. 2014;62:2102–2109.
123. Perez-Protto S, Geube M, Ontaneda D, et al. Sensibilité aux anesthésiques volatils chez des patients atteints de démence: Une analyse cas-témoin. *Can J Anaesth*. 2014;61:611–618.
124. Mashour GA, Avidan MS. Dementia and sensitivity to anesthetics. *Can J Anaesth*. 2014;61:599–604.
125. Chan MTV, Cheng BCP, Lee TMC, Gin T. BIS-guided anesthesia decreases postoperative delirium and cognitive decline. *J Neurosurg Anesthesiol*. 2013;25:33–42.
126. Radtke FM, Franck M, Lendner J, et al. Monitoring depth of anaesthesia in a randomized trial decreases the rate of postoperative delirium but not postoperative cognitive dysfunction. *Br J Anaesth*. 2013;110:i98–i105.
127. Monk TG, Weldon BC, Garvan CW, et al. Predictors of cognitive dysfunction after major noncardiac surgery. *Anesthesiology*. 2008;108:18–30.
128. Moller JT, Cluitmans P, Rasmussen LS, et al. Long-term postoperative cognitive dysfunction in the elderly ISPOCD1 study. ISPOCD investigators. International Study of Post-Operative Cognitive Dysfunction. *Lancet*. 1998;351:857–861.
129. Silverstein JH, Steinmetz J, Reichenberg A, Harvey PD, Rasmussen LS. Postoperative cognitive dysfunction in patients with preoperative cognitive impairment: Which domains are most vulnerable? *Anesthesiology*. 2007;106:431–435.
130. Kuehn BM. Anesthesia-Alzheimer disease link probed. *JAMA*. 2007;297:1760.
131. Xie Z, Moir RD, Romano DM, et al. Hypocapnia induces caspase-3 activation and increases Abeta production. *Neurodegener Dis*. 2004;1:29–37.
132. Xie Z, Dong Y, Maeda U, et al. The common inhalation anesthetic isoflurane induces apoptosis and increases amyloid beta protein levels. *Anesthesiology*. 2006;104:988–994.
133. Planel E, Richter KE, Nolan CE, et al. Anesthesia leads to tau hyperphosphorylation through inhibition of phosphatase activity by hypothermia. *J Neurosci*. 2007;27:3090–3097.
134. Culley DJ, Xie Z, Crosby G. General anesthetic-induced neurotoxicity: An emerging problem for the young and old? *Curr Opin Anaesthesiol*. 2007;20:408–413.
135. Gasparini M, Vanacore N, Schiaffini C, et al. A case-control study on Alzheimer's disease and exposure to anesthesia. *Neurol Sci*. 2002;23:11–14.
136. Lee TA, Wolozin B, Weiss KB, Bednar MM. Assessment of the emergence of Alzheimer's disease following coronary artery bypass graft surgery or percutaneous transluminal coronary angioplasty. *J Alzheimers Dis*. 2005;7:319–324.
137. Chen P-L, Yang CW, Tseng YK, et al. Risk of dementia after anaesthesia and surgery. *Br J Psychiatry*. 2014;204:188–193.
138. van den Berg B, Walgaard C, Drenthen J, et al. Guillain-Barre syndrome: Pathogenesis, diagnosis, treatment and prognosis. *Nat Rev Neurol*. 2014;10:469–482.
139. Vucic S, Kiernan MC, Cornblath DR. Guillain-Barré syndrome: An update. *J Clin Neurosci*. 2009;16:733–741.
140. Stojkovic T, Verdin M, Hurtevent JF, et al. Guillain-Barre syndrome resembling brainstem death in a patient with brain injury. *J Neurol*. 2001;248:430–432.
141. Coad NR, Byrne AJ. Guillain-Barre syndrome mimicking brainstem death. *Anaesthesia*. 1990;45:456–457.
142. Hughes RAC, Swan AV, van Doorn PA. Intravenous immunoglobulin for Guillain-Barre syndrome. *Cochrane Database Syst Rev*. 2014;9.
143. Hughes RAC, Wijdicks EF, Benson E, et al. Supportive care for patients with Guillain-Barre syndrome. *Arch Neurol*. 2005;62:1194–1198.
144. Ruts L, van Koningsveld R, Jacobs BC, van Doorn PA. Determination of pain and response to methylprednisolone in Guillain-Barre syndrome. *J Neurol*. 2007;254:1318–1322.
145. Pandey CK, Raza M, Tripathi M, et al. The comparative evaluation of gabapentin and carbamazepine for pain management in Guillain-Barre syndrome patients in the intensive care unit. *Anesth Analg*. 2005;101:220–225. table of contents.
146. Reilly M, Hutchinson M. Suxamethonium is contraindicated in the Guillain-Barre syndrome. *J Neurol Neurosurg Psychiatry*. 1991;54:1018–1019.
147. Feldman JM. Cardiac arrest after succinylcholine administration in a pregnant patient recovered from Guillain-Barre syndrome. *Anesthesiology*. 1990;72:942–944.
148. Fiacchino F, Gemma M, Bricchi M, Giudici D, Ciano C. Hypo- and hypersensitivity to vecuronium in a patient with Guillain-Barre syndrome. *Anesth Analg*. 1994;78:187–189.
149. Flachenecker P. Autonomic dysfunction in Guillain-Barre syndrome and multiple sclerosis. *J Neurol*. 2007;254(Suppl 2):II96–II101.
150. Frohman EM, Racke MK, Raine CS. Multiple sclerosis--the plaque and its pathogenesis. *N Engl J Med*. 2006;354:942–955.
151. Olsson T, Hillert J. The genetics of multiple sclerosis and its experimental models. *Curr Opin Neurol*. 2008;21:255–260.
152. Alonso A, Hernan MA. Temporal trends in the incidence of multiple sclerosis: A systematic review. *Neurology*. 2008;71:129–135.
153. Myhr K-M. Diagnosis and treatment of multiple sclerosis. *Acta Neurol Scand Suppl*. 2008;188:12–21.
154. Hirst C, Swingler R, Compston DAS, Ben-Shlomo Y, Robertson NP. Survival and cause of death in multiple sclerosis: A prospective population-based study. *J Neurol Neurosurg Psychiatry*. 2008;79:1016–1021.
155. Kim W, Zandona ME, Kim S-H, Kim HJ. Oral disease-modifying therapies for multiple sclerosis. *J Clin Neurol*. 2015;11:9–19.
156. Labuz-Roszak B, Pierzchala K. Difficulties in the diagnosis of autonomic dysfunction in multiple sclerosis. *Clin Auton Res*. 2007;17: 375–377.
157. Smeltzer SC, Skurnick JH, Troiano R, et al. Respiratory function in multiple sclerosis. Utility of clinical assessment of respiratory muscle function. *Chest*. 1992;101:479–484.
158. Guthrie TC, Nelson DA. Influence of temperature changes on multiple sclerosis: Critical review of mechanisms and research potential. *J Neurol Sci*. 1995;129:1–8.
159. Noseworthy JH, Lucchinetti C, Rodriguez M, Weinshenker BG. Multiple sclerosis. *N Engl J Med*. 2000;343:938–952.
160. Watt JW. Anaesthesia for chronic spinal cord lesions and multiple sclerosis. *Anaesthesia*. 1998;53:825–826.
161. Perlas A, Chan VWS. Neuraxial anesthesia and multiple sclerosis. *Can J Anaesth*. 2005;52:454–458.
162. Vercauteren M, Heytens L. Anaesthetic considerations for patients with a pre-existing neurological deficit: Are neuraxial techniques safe? *Acta Anaesthesiol Scand*. 2007;51:831–838.
163. McFarland HF. The lesion in multiple sclerosis: Clinical, pathological, and magnetic resonance imaging considerations. *J Neurol Neurosurg Psychiatry*. 1998;64(Suppl 1):S26–S30.
164. Bader AM, Hunt CO, Datta S, Naulty JS, Ostheimer GW. Anesthesia for the obstetric patient with multiple sclerosis. *J Clin Anesth*. 1988;1:21–24.
165. Bamford C, Sibley W, Laguna J. Anesthesia in multiple sclerosis. *Can J Neurol Sci*. 1978;5:41–44.
166. Crawford JS. Epidural analgesia for patients with chronic neurological disease. *Anesth Analg*. 1983;62:621–622.
167. Koff MD, Cohen JA, McIntyre JJ, Carr CF, Sites BD. Severe brachial plexopathy after an ultrasound-guided single-injection nerve block for total shoulder arthroplasty in a patient with multiple sclerosis. *Anesthesiology*. 2008;108:325–328.
168. Brett RS, Schmidt JH, Gage JS, Schartel SA, Poppers PJ. Measurement of acetylcholine receptor concentration in skeletal muscle from a patient with multiple sclerosis and resistance to atracurium. *Anesthesiology*. 1987;66:837–839.
169. Somer H, Muller K, Kinnunen E. Myasthenia gravis associated with multiple sclerosis. Epidemiological survey and immunological findings. *J Neurol Sci*. 1989;89:37–48.
170. Drummond JT, Matthews RG. Nitrous oxide degradation by cobalamin-dependent methionine synthase: Characterization of the reactants and products in the inactivation reaction. *Biochemistry*. 1994;33:3732–3741.
171. Nunn JF. Clinical aspects of the interaction between nitrous oxide and vitamin B12. *Br J Anaesth*. 1987;59:3–13.
172. Chanarin I. The effects of nitrous oxide on cobalamins, folates, and on related events. *Crit Rev Toxicol*. 1982;10:179–213.
173. Singer MA, Lazaridis C, Nations SP, Wolfe GI. Reversible nitrous oxide-induced myeloneuropathy with pernicious anemia: Case report and literature review. *Muscle Nerve*. 2008;37:125–129.
174. Cheng HM, Park JH, Hernstadt D. Subacute combined degeneration of the spinal cord following recreational nitrous oxide use. *BMJ Case Rep*. 2013;2013.
175. Gursoy AE, Kolukisa M, Babacan-Yildiz G, Celebi A. Subacute combined degeneration of the spinal cord due to different etiologies and improvement of MRI findings. *Case Rep Neurol Med*. 2013;2013(159649).
176. Kinsella LJ, Green R. 'Anesthesia paresthetica': Nitrous oxide-induced cobalamin deficiency. *Neurology*. 1995;45:1608–1610.
177. Nilsson-Ehle H. Age-related changes in cobalamin (vitamin B12) handling. Implications for therapy. *Drugs Aging*. 1998;12:277–292.
178. Culley DJ, Raghavan SV, Waly M, et al. Nitrous oxide decreases cortical methionine synthase transiently but produces lasting memory impairment in aged rats. *Anesth Analg*. 2007;105:83–88.
179. Heyer EJ, Simpson DM, Bodis-Wollner I, Diamond SP. Nitrous oxide: Clinical and electrophysiologic investigation of neurologic complications. *Neurology*. 1986;36:1618–1622.
180. Lin C-Y, Guo WY, Chen SP, et al. Neurotoxicity of nitrous oxide: Multimodal evoked potentials in an abuser. *Clin Toxicol (Phila)*. 2007;45:67–71.
181. Ilniczky S, Jelencsik I, Kenez J, Szirmai I. MR findings in subacute combined degeneration of the spinal cord caused by nitrous oxide anaesthesia--two cases. *Eur J Neurol*. 2002;9:101–104.
182. Beltramello A, Puppini G, Cerini R, et al. Subacute combined degeneration of the spinal cord after nitrous oxide anaesthesia: Role of magnetic resonance imaging. *J Neurol Neurosurg Psychiatry*. 1998;64: 563–564.
183. Holloway KL, Alberico AM. Postoperative myeloneuropathy: A preventable complication in patients with B12 deficiency. *J Neurosurg*. 1990;72:732–736.

颅脑外伤及多系统后遗症的术后和重症监护治疗

23

S.H. Worah • A. Minokadeh

神经重症监护，包括术后监护，在常规重症治疗基础上需要格外关注继发脑损伤的预防和治疗。全身及神经系统的监测是最基本的，急症的处理和及时的干预治疗也是必不可少的。原发性或继发性损伤均可能引起包括创伤性脑损伤(traumatic brain injuries，TBI)在内的神经系统损伤，引起相关的并发症或者后遗症。撞击时引起的损伤被称为原发性损伤，是颅骨内脑组织剧烈地加速或者减速伤损伤导致的结果。脑血流量(cerebral blood flow，CBF)改变、感染、高代谢、组织坏死引起的一系列复杂的过程被称为继发性脑损伤。脑损伤的后遗症常与脑损伤的严重程度相关。格拉斯哥昏迷量表(Glasgow coma scale，GCS)是量化脑损伤严重程度的常用工具，分值从3~15分。GCS评分9~15分提示轻中度脑损伤，8分或者低于8分提示重度脑损伤。严重脑损伤的多系统后遗症包括气道梗阻、呼吸功能障碍、心血管系统的功能障碍、脂肪栓塞综合征、血液系统功能障碍、神经肌肉功能障碍、代谢异常、电解质失衡、胃肠道异常、免疫异常、内分泌异常、感染、继发性脑损伤和脑高灌注综合征(cerebral hyperperfusion syndrome，CHS)。低血压、低氧血症、低血糖、体温升高、低碳酸血症和颅内压升高是预后不良的独立预测因素。

呼吸系统并发症

呼吸调节的改变

自主呼吸是由在脑桥[脑桥呼吸组(pontinerespiratorygroup，PRG)]、延髓[背侧呼吸组(dorsal respiratory group，DRG)和腹侧呼吸组(ventral respiratory group，VRG)]的呼吸中枢调控。这些神经中枢沿着脊髓将神经冲动传至呼吸肌肉的运动神经元。传出神经冲动从DRG传导至吸气肌，从VRG传至呼气肌、部分吸气肌、舌肌和咽喉部肌肉。延髓单侧的疑核和网状核之间存在一组突触偶联的神经元，形成一个复合体，被称为前包钦格复合体(pre-Botzinger complex，pre-BOTC)。pre-BOTC与呼吸节律相关，因此被称为呼吸的追踪剂。延髓的化学感受器可以感受 pCO_2 的变化，也可轻微感知pH和 pO_2 的变化。脑损伤时，会出现低氧、高碳酸血症或者两者均有，从而引起呼气模式的改变以代偿这种失衡的状态[1]。轻到中度脑损伤时过度通气和二氧化碳下降是最主要的代偿反应，脑血流降低可以引起ICP相对下降。相反，重度脑损伤患者会出现明显的呼吸减少甚至窒息，引起 PCO_2 水平突然急剧升高。高碳酸血症可以引起脑血管扩张，导致ICP升高。

以下是脑损伤患者常见的呼吸模式：

潮式呼吸(Cheyne-Strokes pattern)：潮式呼吸是神经系统损伤导致的一种常见周期性呼吸模式，其特点是周期性呼吸逐渐增强增快，再逐渐减弱减慢，并且在每个呼吸周期末出现呼吸暂停。意识水平的变化与该模式有关，在呼吸增强期，意识水平逐渐增强接近于清醒状态，在高峰期可能会发出声音。呼吸逐渐减慢的过程伴随着意识水平下降，直至患者完全停止呼吸，无法唤醒。呼吸模式与大脑半球深部损伤(卒中，TBI，脑肿瘤)、严重的代谢紊乱以及大脑对 CO_2 和 O_2 的敏感性有关。高 pCO_2 可以导致代偿性的过度通气，造成 pCO_2 下降，引起窒息，重复以上的循环。

共济失调式呼吸[Boot's(ataxic) pattern]：共济失调式呼吸是指呼吸节律和频率不规则的呼吸。常见于延髓背内侧病变，多伴有对呼吸抑制剂高度敏感，通常被认为是临终前状态。

长吸气呼吸(apneustic pattern)：长吸气呼吸是指叹气样长吸气而呼吸不足，常见于脑桥损伤。

丛集样呼吸(cluster pattern)：丛集样呼吸是指呼吸频率和幅度不规则，伴发作性呼吸暂停，暂停时间不等。常见于延髓上段和脑桥下部病变、缺氧性脑病、Shy-Drager综合征，也可见于蛛网膜、小脑和脑干出血。

中枢性过度通气：患者在脑疝初期可能出现呼吸频率和深度增加，引起呼吸性碱中毒，该种呼吸模式需要与下面介绍的酸中毒深大呼吸进行区别。

酸中毒深大呼吸（Kussmaul's pattern）：最初，酸中毒会引起快速的浅呼吸。随着酸中毒加重出现 Kussmaul 呼吸，表现为深大而费劲的呼吸。呼吸过度代偿会导致二氧化碳下降，脑血流减少（图 23-1）。

解剖方面

呼吸系统并发症可以分为上呼吸道和下呼吸道并发症。

上呼吸道（气道）并发症是引起脑损伤死亡的原因之一。此外，创伤性损伤会引起明显的骨损伤如骨折等，骨折碎片可能移位至气道的软组织导致气道并发症。TBI 患者常出现气道功能障碍和水肿。气道的感觉运动功能下降会增加吸入性肺炎的发生。脑神经受损更容易引起肺吸入综合征[2-4]。重度脑损伤患者可进行气管插管以保护气道。颈髓损伤和（或）面骨骨折的患者可能需要进行环甲膜切开或者气管切开[5]。继发于直接创伤或者术后操作的气道水肿应该通过“漏气试验”进行判断。如果松开患者气管套囊，未听见喉部发出声音则代表有气道水肿。小儿呼吸道管径狭窄更容易引起气道水肿。如果怀疑或者出现气道水肿，一定要谨慎保障气道安全直到水肿消失。治疗包括激素，吸入消旋肾上腺素和保持直立位。在拔管后因气道水肿出现呼吸困难时，可以给予氦 / 氧混合物[6]。与空气相比，这种混合气体通过狭窄气道时阻力较小，患者很容易吸入呼出（图 23-2）。

下呼吸道并发症可能由于肺水肿、肺炎、急性肺损伤或者急性呼吸衰竭综合征或者创伤引起。继发于神经系统受损的肺水肿和肺栓塞会引起呼吸功能障碍和心血管并发症。

肺炎

TBI 患者进行机械通气发展成机械通气相关性肺炎（ventilator-associatedpneumonia，VAP）可达 24%[7]。对于 TBI 患者，机械通气时间每延长 1 天可增加 7% 发生肺炎的几率[8]。机械通气的患者发生医院获得性肺炎会增加住 ICU 以及住院时间、机械通气时间、病残率和死亡率[9]。治疗上，首先应给予经验性抗生素治疗，覆盖包括甲氧西林耐药性金黄色葡萄球菌的革兰氏阳性菌和铜绿

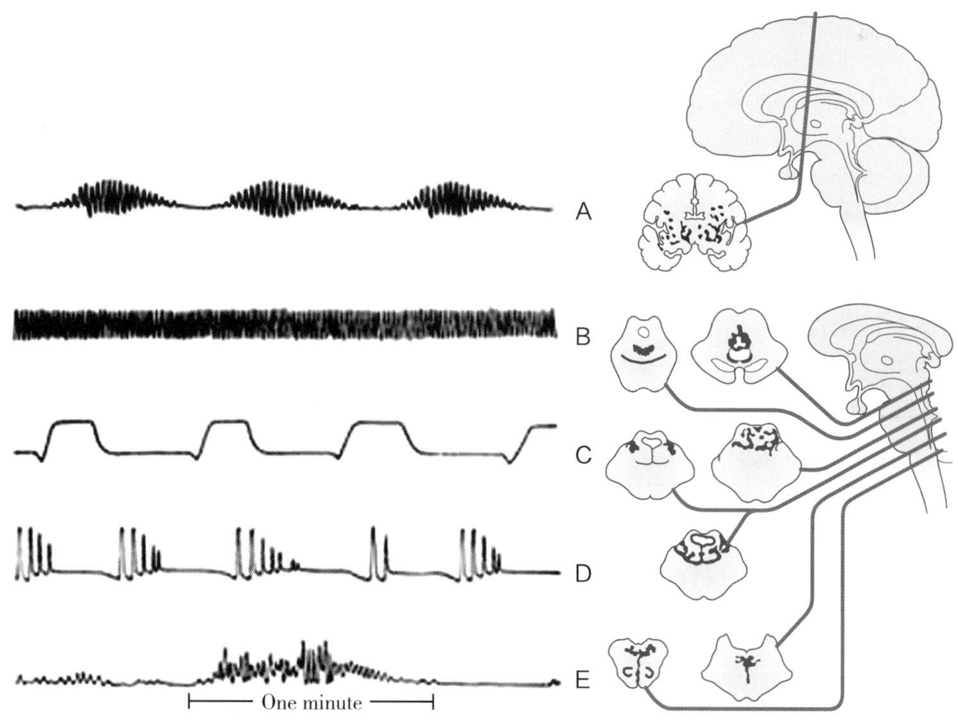

图 23-1　头颅损伤时常见的异常呼吸模式。A. 潮式呼吸；B. 中枢性过度通气；C. 长吸气呼吸；D. 丛集样呼吸；E. 共济失调式呼吸。（图片来自 Plum F，Posner JB：Diagnosis of Stupor and coma，3rd ed. New York，Oxford University Press，1980.）

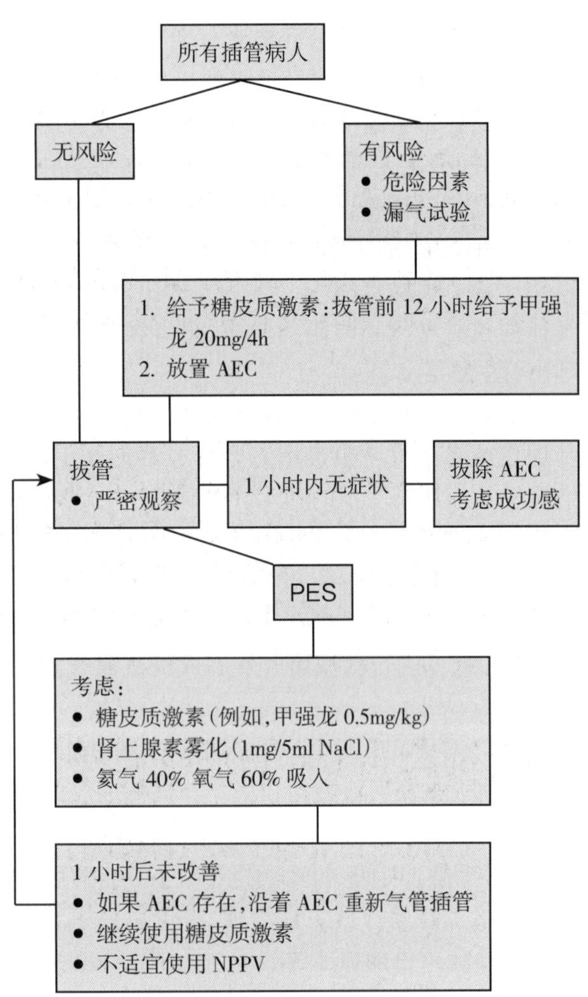

图 23-2 术后拔管喉头水肿治疗流程。AEC，气道交换导管；Nacl，0.9% 生理盐水；NPPV，无创正压通气；PES，拔管后喘鸣。(摘自 Post-extubation laryngeal edema and extubation failure in critically ill adult patients；Bastiaan HJ Wittekamp，Walther NKA van Mook，Dave HT Tjan，Jan Harm Zwaveling，Dennis CJJ Bergmans：Critical Care 2009，13：233)

假单胞菌的革兰氏阴性菌。若能获得培养结果，可以适当调整抗生素的治疗方案。VAP 的治疗还应该包括危险因素的处理，如每日唤醒治疗、床头抬高 30°、深吸痰、早日拔管、早日开始肠内营养和限制抑酸药使用。抗感染治疗应持续至感染吸收，可能需 8~21 天。影响学检查恢复正常可能需要数周甚至数月，因此 X 线检查不能作为治疗疗程的唯一依据[10]。

急性肺损伤或者急性呼吸衰竭综合征

急性肺损伤(acute lung injury，ALI)或者急性呼吸衰竭综合征(ARDS)可能由于继发性脑损伤、直接创伤、感染或者血制品传播引起[11-13]。这两种疾病的病理生理学是相似的，事实上，可能是由 ALI 发展成 ARDS。ALI/ARDS 都是非心源性肺水肿导致的呼吸衰竭和低氧血症。脑干的呼吸控制中枢的损伤可能会进一步影响气体交换。重度 TBI 合并肺部异常，呼吸驱动的异常可能导致严重低氧血症和高碳酸血症。机械通气可以保证维持正常的气体交换，从而减少肺组织的进一步损伤[14]。

常见的通气模式主要是为患者提供通气和氧气，包括容量辅助控制通气(volume-cycled assist control ventilation，ACV)或者机械控制通气(continuous mandatory ventilation，CMV)，该模式在每个呼吸周期提供相似的潮气量[15]。对于大多数接受机械通气的患者其通气模式可能是错误的。对于肺顺应性较差的患者如 ARDS 可以选择压力控制模式(pressure control ventilation，PCV)，该情况下容量控制模式即使在很高的气道峰压时仍然提供较低的潮气量。通过调节通气参数，以便获得良好的氧合和二氧化碳的清除[16]。同步间歇指令通气(synchronized intermittent mandatory ventilation，SIMV)同时包括人和机器触发呼吸，能够保证人机协调。压力辅助模式(pressure support ventilation，PSV)通常联合 SIMV 为患者自主触发呼吸提供更好的支持。这些模式通常被联合使用以辅助患者脱机。

如果条件允许，高级的通气模式可以更好的辅助机械通气的患者，包括气道压力释放通气(airway pressure release ventilation，APRV)、压力调节容量控制通气(pressure regulatedvolumecontrol，PRVC)、容量保障压力支持(volume assured pressure support，VAPS)、神经调节辅助通气(neutrally adjusted ventilator assist，NAVA)、成比例辅助通气(proportional assist ventilation，PAV)、调节支持通气、容量支持通气、高频振荡通气(high frequency oscillatory ventilation，HFOV)和高频喷射通气(high frequency jet ventilation，HFJV)。所有通气模式最主要的目的都是确保充分的氧合和通气、预防进一步的肺损伤、减少人机协调和尽可能早日脱机。

呼气末正压(positive end expiratory pressure，PEEP)是被动呼气末的气道压，在以上提及的通气模式经常被使用，属于治疗性措施。PEEP 通过复张和保证参与气体交换的肺组织开放可以改善氧合。关于脑损伤患者是否使用 PEEP 目前仍存在争议。目前提出 PEEP 的应用会增加静脉压力和减少大脑静脉的回流，增加颅内压，从而导致颅内灌注压下降[17]。然而颈静脉是Starling阻力阀，当头部抬高时，胸腔压和颅内压的关系被限制[18]。由于PEEP改善氧合的作用比潜在的风险更为重要，应该使用低至中度的PEEP。

胸部创伤

胸部的直接创伤可能导致肋骨骨折引起连枷胸、肺挫伤、气胸、血胸、乳糜胸或者合并其他症状。此外，还可能引起心血管损伤，具有较高的死亡率。治疗包括手术修复、气管切开、胸腔穿刺术、吸氧、必要时进行机械通气。

神经源性肺水肿

神经源性肺水肿(neurogenic pulmonary edema, NPE)继发于中枢神经系统的损伤，如创伤、出血、感染、炎症、占位性病变、缺血或者颅内手术等危及生命的急性并发症。NPE可能导致神经系统的自身免疫，例如多发性神经坏死和格林巴利综合征。神经源性肺水肿在脑损伤的患者发生率高达20%[19]。

病理生理学

颅内压快速、突然的显著升高会激活交感神经系统，导致下丘脑和延髓释放大量的儿茶酚胺，被称为神经源性肺水肿触发区[20]。儿茶酚胺会使全身血管收缩和血管阻力(systemic vascular resistance, SVR)增加以及静脉收缩从而增加心脏的前负荷和心输出量。肺循环血量增加和肺静脉的收缩会导致肺毛细血管压的增加、血管扩张，继而损伤毛细血管壁及肺泡，引起液体和细胞渗漏肺泡内和肺泡外间隙(图23-3)[21]。

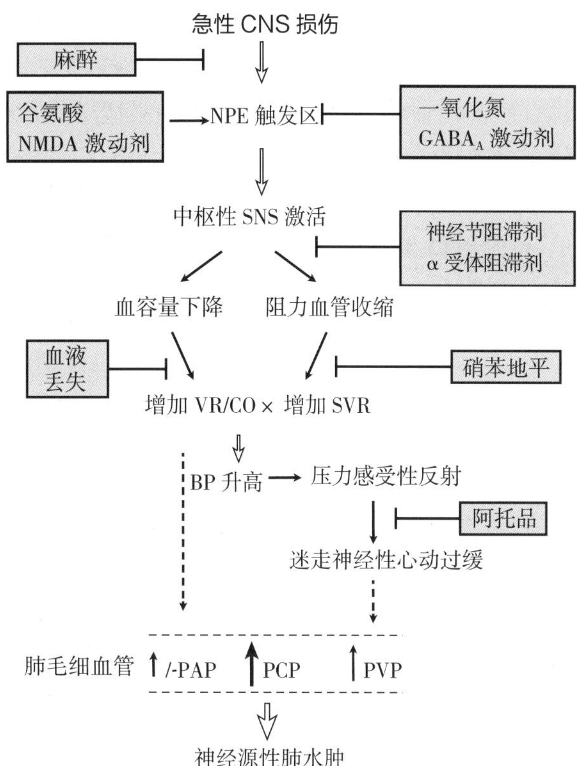

图23-3 血流动力学变化导致神经源性肺水肿。文本框和水平线：可导致神经源性肺水肿的干预措施。CNS，中枢神经系统损伤；NMDA，N-甲基-D-天冬氨酸受体天冬氨酸；GABA，γ-氨基丁酸；NPE，神经源性肺水肿；SNS，交感神经系统；VR，静脉回流；CO，心输出量；SVR，全身血管阻力；BP，血压；PAP，肺动脉压；PCP，肺毛细血管压；PVP，肺静脉压。(摘自Sedy J, KunesJ, ZichaJ. Pathogenetic Mechanisms of Neurogenic Pulmonary Edema. J Neurotrauma.2015 Aug;32(15):1135-1145)

诊断和治疗

急性和重度中枢神经系统的损伤患者常常会出现呼吸窘迫或呼吸衰竭。NPE的诊断需要排除其他原因引起非心源性肺水肿，尤其是吸入性肺炎和容量负荷增加。肺水肿分为两种类型，第一种也是最常见类型为早期型，症状在神经系统损伤后数分钟或者数小时出现。第二种类型为迟发型，在神经系统损伤后12~24小时内出现，并不是很常见[22]。临床表现为数分钟内发生急性呼吸困难和低氧血症以及肺水肿的症状，如粉红色泡沫痰和双肺湿啰音。影像学出现双肺浸润性病变进一步支持肺水肿的诊断。

NPE的治疗需考虑原发性神经系统疾病的治疗从而减少交感神经失控引起的肺损伤[23]。Davsion等人[24]对于使用交感神经阻滞剂获益的患者提出了以下诊断标准：①双侧浸润性病变；②氧合指数小于200；③没有明显左侧动脉高压的证据；④存在重度中枢神经系统的损伤，可引起颅内高压；⑤无其他引起呼吸窘迫或者急性呼吸衰竭综合征的原因(例如误吸、大量输血、败血症)。NPE患者建议使用机械通气和中度水平的PEEP(可达15cmH$_2$O)去改善氧合[25,26]。

深静脉血栓和肺栓塞

颅脑损伤和脊髓损伤，尤其是多发性创伤和骨折的患者发生肺栓塞和深静脉血栓的风险明显增加。制动的治疗措施也会增加肺栓塞和深静脉血栓的风险。因此高度推荐使用序贯充气加压装置(sequential compression devices,SCD),尤其是针对有颅内出血的高风险患者,SCD比抗凝药物更适于深静脉血栓的预防。

心血管并发症

大部分神经系统损伤的患者可能存在自主神经系统功能障碍。神经系统损伤在早期可以引起心率、血压和心输出量增加作为代偿反应。然而,如果损伤持续存在或者出现严重的继发损伤,代偿机制失调可能导致全身的血流动力学发生明显的改变,儿茶酚胺释放增多。研究显示,儿茶酚胺水平的升高与脑损伤的严重程度成正比,且与预后相关[27]。重度创伤性脑损伤患者的尸检显示有心肌损害的征象,这可能主要与下丘脑释放大量的儿茶酚胺有关[28]。然而,目前仍有争论血液循环中的儿茶酚胺可能没有去甲肾上腺素神经元兴奋引起心肌破坏和坏死重要。肌钙蛋白Ⅰ的水平与左室舒张功能障碍和神经系统的损伤程度有关[29-33]。

传导异常

神经系统损伤的患者常存在心律失常,其发生的危险因素包括自主神经系统功能障碍(自主神经功能失调)、电解质异常、低氧血症。自主神经功能失调导致心率和交感神经调节的正常关系发生改变,该作用在损伤后会持续3个月且直接影响神经系统损伤的严重程度[34,35]。TBI患者很容易出现心律失常尤其是心动过速,高达95%的脑损伤患者(创伤和非创伤性出血)在前48小时内会发生心电图的改变,窦性心动过速、室上性心动过速、qTc间期延长(>440毫秒)、P波高尖、P-R间期缩短、ST-T改变和T波倒置最为常见[36,37],心电图的改变与死亡率明显相关,尤其是对于心电图发生长时间改变的患者。脑损伤类型与心电图改变无明显关系[38]。TBI的儿童患者,更加容易出现电解质异常,尤其是低钾血症,与心脏传导异常有明显关系[39-42],可引起qTc间期延长和离散度增加,但并无明显证据显示该现象会增加儿童死亡率[43]。

高血压

高血压是脑损伤常见的并发症,可导致死亡率的增加[44]。同时高血压可以引起颅内高灌注从而继发颅内高压,是TBI患者预后差的危险因素[45-48]。尤其是涉及脑干的TBI患者,可以引起儿茶酚胺的释放使血压升高。同时TBI引起脑的自动调节功能和毛细血管内皮受损,加重高血压。高血压时,受损的动脉不能收缩,导致脑血流量(cerebral blood flow,CBF)、脑容量(cerebral blood volume,CBV)和压力增高(cerebral blood pressure,CPP),导致发生脑水肿的危险性增加;同样,低血压时,受损的动脉不能舒张,导致CBF和CPP的减少。慢性高血压的患者自动调节曲线右移,发生低灌注的风险增加。

创伤性颅脑损伤基金会建议CPP维持在50~70mmHg[49]。一般来说,TBI患者收缩压超过200mmHg即应给予治疗。β受体阻滞剂常作为一线用药,其不仅可以降低血压,还可以治疗儿茶酚胺释放过量引起的心动过速、心肌缺血和免疫抑制等并发症[50,51]。艾司洛尔和拉贝洛尔不会引起颅内压明显升高常应用于临床。对于伴有心肌缺血或急性心肌梗死患者,美托洛尔能够提高生存率。最近一篇系统综述建议重度TBI患者应尽早使用β受体阻滞剂,可以降低65%的住院死亡率[52]。美国心脏学会指南建议使用拉贝洛尔或尼卡地平处理ICH或缺血性脑卒中患者的高血压[53]。氯维地平是一种新型短效的钙离子通道阻滞剂,临床试验证明对于颅内出血的患者,氯维地平可安全有效的快速降低血压[54]。如肼苯哒嗪、硝酸甘油、硝普纳等血管舒张药可能会引脑血管的舒张从而导致CBF、ICP和脑水肿的增加,不推荐使用[55]。

低血压

低血压是影响重度TBI患者结局的重要因素。研究显示低血压(收缩压小于90mmHg)会导致重度脑损伤患者死亡率成倍增加。[56]脑损伤常因低血容量或者低血容休克导致低血压,这类患者应使用等张性晶体液进行治疗。近期的ICU临床试验显示,两组低血容量休克的患者分别使用晶体液和胶体液治疗后,28天的死亡率无明显差异,但是胶体组的90天死亡率低于晶体[57]。在生理盐水与白蛋白液体评价(SAFE)的研究却发现,TBI患者使用4%白蛋白复苏时,相比使用晶体复苏的患者的死亡率增高[58]。如果容量充足而低血压持续存在时,则应使用升压药或联合正性肌力药,使CPP超过

50mmHg。去氧肾上腺素[0.5~2μg/(kg·min)]和加压素(0.04U/min)是α肾上腺素受体激动剂,仅有升压作用。去甲肾上腺素[0.1~1μg(kg·min)]主要是α肾上腺素受体激动剂,以升压为主,同时具有一定正性肌力作用。肾上腺素[0.1~1μg/(kg·min)]同时具有α和β受体激动作用,但正性肌力作用强于升压作用。尽管多巴胺在2~3μg/(kg·min)主要发挥多巴胺能作用(内脏血管舒张),5~10μg/(kg·min)]时主要发挥β肾上腺素能作用(正性肌力)作用,10~15μg/(kg·min)]时主要发挥α肾上腺素能(升压)作用,但存在明显的重叠作用和个体差异。

脂肪栓塞综合征

脂肪栓塞综合征(fat embolism syndrome,FES)主要表现为髓质骨损伤时出现的脑功能障碍、发热和低氧血症。骨损伤时髓内压高于静脉压,脂肪微球进入静脉并随血流到达心肺,引起肺血管栓塞。脂肪、血小板和纤维蛋白的聚集,导致缺血和末端出血。肝、肾、心和肺也存在类似损害[59]。此外还可以引起肺炎、肺水肿和弥散性血管内凝血(disseminated intravascular coagulation,DIC)。脂肪栓塞综合征发生于创伤后24~48小时,意识状态的改变最常见,从焦虑到谵妄,然后出现昏迷。意识状态改变后常可出现呼吸功能衰竭。胸片表现与ARDS相似的弥散性双肺浸润。另外还可以出现颈部、胸部和腋部瘀斑。如果患者在围术期发生FES,在全麻后可能难以恢复意识。治疗包括给氧、机械通气和升压药等呼吸和循环功能的支持性治疗。

血液系统并发症

贫血

TBI患者由于颅内或颅外出血以及既往疾病可能出现贫血。血液中90%以上的氧气由血红蛋白(hemoglobin,Hb)携带,所以贫血时携氧能力下降。血氧含量(blood oxygen content,CaO_2)公式可以清楚显示以上情况,公式如下:

$$CaO_2=1.34\times Hb\times SaO_2+0.0031\times PaO_2 \quad (公式23\text{-}1)$$

因为氧供(oxygen delivery,DO_2)相对于血氧含量(CaO_2)和心排出量的乘积,所以CaO_2下降会引起氧供减少。脑和心脏等需氧量高的器官,对贫血非常敏感。心脏具有以下两个特点:一是需氧量较高[心肌耗氧(myocardial O_2consumption,MVO_2)超过7.6ml/(min·100g),而全身平均耗氧量为3.5ml/(min·100g)],二是心脏的氧摄取率高(oxygen extraction ratio,OER,为65%),明显高于全身平均氧摄取率(25%),使心脏更容易受到贫血的影响。

治疗急性贫血应输注红细胞(red blood cells,RBCs),同时给予静脉补液、升压药、吸氧、机械通气和镇静等支持治疗。目前临床上尚未确定输注红细胞的指征和目标。重症患者输血研究(transfusion requirements in critical care,TRICC)提出限制性输血策略,(Hb<7g/dl时,输血以保持Hb在7~9g/dl)可能与常规输血策略(Hb<10g/dl时,输血以保持Hb在10~12g/dl)作用相同,甚至更优于后者[60]。此外,如果血容量和其他支持治疗同时进行,Hb水平在5g/dl时患者仍可以很好耐受。最近几项研究对于重度TBI患者急性贫血的治疗提出不同的结论,一项研究显示如果患者平均7天Hb持续低于9g/dl可能会增加死亡率[61],然而另一项表明以Hb低于10g/dl为输血指征,会增加副作用[62]。监测$SjvO_2$或者$PbtO_2$有助于判断脑的氧供是否满足脑组织代谢需要[63]。输注RBCs可能引起多种并发症,如溶血反应、过敏反应、输血相关的急性肺损伤、输血后紫癜、输血相关的移植-宿主疾病、输血相关的免疫调节(抑制)、发热、感染和高胆红素血症。进一步前瞻性临床试验需要明确TBI和神经系统损伤的患者输血的合理指征。

弥散性血管内凝血

许多脑损伤患者存在凝血功能异常,包括弥散性血管内凝血(DIC)。8.4%原发性ICH患者可发生轻度的DIC,且与病残率和病死率有关[64]。脑内富含丰富的促凝血酶原激酶,是引起DIC的主要物质。引起DIC的高凝状态可以通过不同途径触发,如内皮细胞损伤,激活内源性途径;或者组织损伤,激活外源性途径;或者红细胞和血小板损伤引起促凝血磷脂释放[65]。在高凝状态下,抗凝系统和纤溶系统受损,导致微血管弥散性血栓形成,引起不同器官的血供减少。血栓形成过程中消耗凝血因子和血小板,导致患者出血风险增加。

DIC的诊断主要根据DIC相关的临床表现和凝血功能异常结果,包括血小板计数降低、纤维蛋白相关标志物(如纤维蛋白降解产物、FDPs)增加、凝血酶时间延长(prothrombintime,PT)和纤维蛋白原降低。[66]治疗包括基础疾病的治疗,纠正凝血障碍和贫血。通过输注新鲜的冰冻血浆(fresh frozen plasma,FFP)、血小板和冷沉淀物可以补充被消耗的凝血物质,使纤维蛋白原水平高于100mg/dl、血小板计数高于50 000/mm^3、活化部分凝血活酶时间接近正常值。

输注压缩RBCs可以治疗贫血。治疗DIC时是否使用肝素尚有争议,支持使用肝素的证据是有限的。一般临床上发现大量血栓形成时,可以使用肝素,但是使用剂量要低于治疗血栓形成的剂量[5~10U/(kg·h),用或者不使用负荷剂量]。抗纤维蛋白溶解药如氨甲环酸(tranexamicacid,TXA)、氨基己酸(ε-aminocaproic,EACA)和抑肽酶已经被应用治疗出现出血的DIC患者,TXA治疗效果最为理想[67]。近期,重组人凝血因子等新的合成物如重组凝血因子Ⅶ(rFⅦa)、凝血酶原复合物(prothrombincomplexconcentrate,PCC)已经被使用,其中有一项研究已经证明与rFⅦa相比,PCC明显降低TBI的患者死亡率,次要终点发现使用PCC患者的住院费用降低5倍。[68]

神经肌肉功能障碍

虽然膈神经麻痹多见于卒中患者,但也有报道脑损伤后发生膈神经麻痹。CNS损伤可能导致pre-BOTC受损,从而引起膈神经麻痹。上段颈髓损伤、脑干缺血和出血、脑炎和神经外科并发症都可以引起膈神经麻痹。大约40%的完全性瘫痪患者需要终生进行机械通气[69]。膈神经麻痹患者因吸气无力和咳嗽反射减弱而导致脱机困难。神经肌肉电生理检查可以预测呼吸功能的恢复情况。对四肢瘫痪的患者进行重症医疗支持,其1年生存率为90%,5年生存率变化为33%[70]。

电解质平衡紊乱

水电解质失衡是TBI最常见的并发症,发生机制包括脑损伤、利尿剂(甘露醇)、低血容量、肌球蛋白尿和肾衰竭。

低钠血症

低钠血症很常见,主要见于抗利尿激素分泌失调综合征(syndrome of inappropriate antidiuretic hormone secretion,SIADH)或者脑耗盐综合征(cerebral salt-wasting syndrome,CSWS)。正常情况下,下丘脑通过释放抗利尿激素(antidiuretic hormone,ADH)调节体内的水平衡和渗透压。下丘脑的压力感受器对血浆渗透压很敏感,渗透压轻微升高(1%)即可引起下丘脑释放ADH增加。当血浆渗透压超过280mOsm/L时,ADH的分泌与渗透压的增高呈线性关系[71]。当血钠降低,血容量增高,ADH仍然持续释放时就会出现SIADH。实验室检查表现为血浆渗透压低于280mOsm/L、血钠低于135mEq/L、尿渗透压增高、尿钠低于25mEq/L。

CSWS是指由于心房钠尿肽(atrial natriuretic factor,ANP)、脑利尿钠肽(brain natriuretic peptides,BNP)、C-型尿钠肽(C-type natriuretic peptide,CNP)分泌增加引起的尿量明显增加。这些肽类抑制醛固酮合成,引起排钠、利尿和血管扩张。CSWS时肾排钠增多[150~200mEq/(L·d)],然后排水增加,引起低钠血症和低血容量。低钠血症和低渗透压会增加脑水肿的风险,当颅内容量增加超过10%,可能会引起危及生命的高颅压[72]。

高钠血症

TBI患者发生高钠血症的原因包括水摄入不足、高热量肠内营养导致的腹泻、尿崩症(diabetes insipidus,DI)、应用甘露醇和苯妥英、高糖血症的纠正以及长期容量丢失引起醛固酮释放引起钠潴留。慢性高钠血症比急性高钠血症更易耐受。急性高钠血症可以引起脑组织内水分转移和细胞脱水,出现昏睡、肌肉震颤、强直、反射亢进、癫痫和昏迷。

尿崩症分为神经源性(垂体分泌ADH减少)或肾源性(肾集合小管对ADH的敏感性降低)。神经源性尿崩症常见于颅底骨折和ICP增加的患者,提示即将发生脑死亡。尿崩症的临床症状包括尿量增加(200~300ml/h)、尿比重下降(<1.005)、尿渗透压低于血浆渗透压、高钠血症和脱水。

低镁血症,低钾血症和低钙血症

严重脑损伤患者很容易发生低镁血症,低钾

血症和低钙血症。电解质异常可以引起QT间期延长相关的心律失常。治疗包括病因治疗和补充电解质。低钾血症常见于自主或者机械通气过度引起碱中毒,使细胞外的钾离子转移至细胞内。此外,应用皮质类固醇或利尿剂也可以引起钾的丢失。

胃肠道异常和营养

应激性溃疡

TBI患者容易发生应激性胃炎和溃疡,危险因素包括TBI本身、重症疾病、机械通气、凝血异常和激素的应用。质子泵抑制剂(proton pump inhibitors,PPI)如埃索美拉唑(40mg每日静点),或者H_2受体拮抗剂,如法莫替丁(40mg每日静点),可用于预防应激性溃疡和胃炎的发生,是TBI的重症患者的推荐用药。

营养

营养是TBI重症患者治疗的重要环节。TBI患者处于高代谢、高分解、高血糖症和氮物质消耗的状态。如果没有满足TBI患者的营养,尤其是蛋白质需求,容易导致患者营养不良、免疫功能抑制和伤口愈合不良。TBI患者的急性病变得到控制后应该及时提供营养支持。合理的营养支持可以改善患者预后[73]。Ⅱ级证据显示患者损伤7天后应该给予充分的卡路里[74]。

肠内营养(enteral nutrition,EN)与胃肠外营养(total parenteral nutrition,TPN)相比引起高血糖和感染并发症的风险小,是更好的营养途径[75]。TBI患者可能存在胃排空延迟和胃内反流增加[76]。ICP升高和低的GCS评分可能更容易发生胃瘫、肠梗阻和应急性胃炎。早期(TBI<36小时)肠内营养与晚期(TBI>36小时)肠内营养相比,可以减少ICU停留时间和感染相关的并发症[77]。严格控制血糖水平但是不减少营养支持时会改善TBI患者预后。TBI患者肠内营养发生误吸可达45%,放置肠管并没有减少误吸比例。停止喂养后4小时检查胃内残余物、至少抬高床头至30°和减少腹部膨胀可以预防误吸。胃复安(10mg每8小时静脉输注)可以改善胃动力和减少反流。空肠管的放置可以解决胃瘫和肠梗阻的问题,但是不能降低误吸的风险[75]。

如果不能耐受或不宜进行EN,可以进行TPN。TPN的优势在于改善负氮平衡的状态,避免蛋白质营养不良和免疫抑制从而提高患者生存率。TPN的并发症主要是液体负荷过重、脑水肿、高血糖、电解质失衡和导管相关性感染如败血症。总能量的75%应该是葡萄糖或者右旋糖的形式,避免使用氨基酸作为能量的主要来源。

摄入的总能量应该分配为9kcal/g脂肪和4kcal/g的糖和蛋白质。蛋白质主要为患者提供充足的氮,而不是主要的能量来源。由于TBI患者的蛋白质分解代谢增加,在TBI损伤后的几天内很难到达正氮平衡的状态,在给予常规能量时[0.8g/(kg·d)],需要给予两次蛋白质[2g/(kg·d)]。研究显示,早期使用胰岛素样生长因子1(insulin-like growth factor-1,IGF-1)和生长激素可以获得正氮平衡[71]。中至重度TBI患者在受伤72小时内应该输注IGF-1和皮下注射生长激素。在治疗后24小时内可达到正氮平衡[71]。前白蛋白,是半衰期在2到3天的血清蛋白,可以通过测量尿素氮(urine urea nitrogen,UUN)水平评估氮平衡,指导蛋白质的供给。

内分泌异常

高血糖和低血糖

TBI和神经外科术后维持血糖水平是十分重要的。高血糖和低血糖都能加重神经功能损伤。神经元损伤如脑缺血、脑出血或者脑创伤时,高糖血症都会增加病残率和病死率[78,79]。在重度TBI,高糖血症(血糖超过170mg/dl或者9.4mmol/L)会降低生存率[80]。由于脑缺血和脑卒中时脑组织局部缺血,使葡萄糖转化为乳酸,加重继发性神经元损伤,所以高糖血症或者输注含糖液可能会加重这些患者的神经功能损伤[81-83]。TBI和非神经系统疾病的重症患者进行胰岛素治疗,可以降低危重症神经疾病以及癫痫的发生率、缩短机械通气时间、降低ICP和改善远期预后[84]。此外,胰岛素与神经生长因子(nerve growth factor,NGF)具有高度同源性,能够促进神经修复,所以严格控制血糖,给予胰岛素治疗具有神经保护作用。

另一方面,SAH、ICH、TBI和脑梗死期间,低血糖与预后不良有关。当脑内葡萄糖水平低于12.6mg/dl(0.7mmol/L)或者乳酸/丙酮酸比值小于40，大脑容易发生“能量危机”。有研究显示，即使ICP和GCS评分改善，机体血糖每降低1mmol/L，大脑能量危机的风险增加10%。患者在神经重症治疗期间，脑内葡萄糖降低和代谢标志物水平的升高，提示预后不良和死亡率增加。TBI患者合理的血糖水平应控制在100~150mg/dl之间(5.5~8.25mmol/L)。

抗利尿激素分泌不称综合征

如上所述，TBI患者ADH分泌增加，可以导致SIADH，出现水潴留，钠持续排除，导致低钠血症。[85]低钠血症的症状包括恶心、呕吐、头痛、易激惹、意识混乱、癫痫和昏迷。SIADH也见于SAH、脑肿瘤、脑脓肿、脑膜炎和脑炎患者。治疗包括限制水的摄入量，以获得容量的负平衡、使用袢利尿剂和输注高张盐水。病情较轻者，只要限制水的入量即可。但是，高渗尿不能确保水分充分排出，由于袢利尿剂可以影响肾浓缩功能，对于中等程度的患者，可以使用袢利尿剂降低尿渗透压。病情较重者(血钠低于120mEq/L)，可以缓慢输注高张性生理盐水(25~100ml/h)，补充利尿引起的尿钠增多。定期监测(4~6小时)血钠，尿渗透压和尿比重指导治疗。

SIADH和CSWS两者治疗是不同的，因此区分两者是很重要的。与治疗SIADH相反，CSWS治疗需要补充钠和容量。限制液体和利尿剂可能引起低血容量和脑梗死，对于CSWS患者可能是致死的。使用高张性(3%)NaCl治疗低钠血症的指征包括血钠低于120mEq/L、癫痫和脑水肿。缓慢输注高张性(3%)NaCl(25~100ml/h)，定期监测血钠水平，避免速率超过0.5mEq/(L·h)或者超过12mEq/d。快速纠正低钠血症可能引起脑桥脱髓鞘(central pontine myelinolysis，CPM)。慢性低钠血症(超过48小时)，CPM风险增加。

垂体功能减退

继发于TBI的垂体功能减退分为部分性减退或完全性减退以及立即发生或者延迟发生[86]。TBI后1~2年内，28%~57%的患者会出现一种或多种垂体前叶激素缺乏。单纯生长激素缺乏最常见(20%)[87]，促肾上腺皮质激素(adrenocorticotropic，ACTH)缺乏次之(10%)[88]。创伤后ICP增加、低氧血症或者颅骨骨折可以导致局部梗死，从而导致TBI出现垂体功能减退。TBI早期，ACTH释放增加导致糖皮质激素增多，且程度与损伤的严重程度有一定相关性[89,90]。损伤1~2周后，中重度TBI患者可发生肾上腺功能衰竭，使糖皮质激素水平明显下降[91]。

ACTH下降引起继发性肾上腺功能低下的患者，在化验结果显示垂体-肾上腺轴正常之前，均应给予皮质类固醇治疗。急性应激状态下，患者可以突然出现ACTH和糖皮质激素的显著缺乏以及低钠血症和低血容量休克的临床表现。ACTH和糖皮质激素的亚急性缺乏，表现为轻中度低血压、疲乏、昏睡、体重下降、腹痛、低血糖、易饥饿和头痛等。TBI急性期，50%的患者会出现低三碘甲状腺原氨酸(triiodothyronine，T_3)综合征[甲状腺病态综合征(euthyroid sick syndrome，ESS)]，表现为游离T_3水平下降，而游离甲状腺素(T4)和促甲状腺激素(TSH)正常。受伤12个月后，仍有6%的患者发生TSH缺乏[92,93]。低T_3综合征由于应激或者疾病抑制I型脱碘酶，导致T_4不能转化为T_3，因此低T_3综合征不需要给予甲状腺素替代治疗。

如前所述，垂体分泌ADH减少会引起尿崩症和高钠血症。治疗包括病因治疗(创伤和ICP增加)、纠正低血容量、高钠血症和激素缺乏。低血容量可以通过静脉输注液体进行纠正，使入量与出量达到1:1。高钠血症可以经胃管和肠管补充水(或者D_5W)纠正。为避免输注D_5W导致高血糖从而加重缺血性脑损伤，可以通过以下公式计算水的缺失量。

水缺失量=(血钠-140)/[140×0.6×体重(kg)]
(公式23-2)

补自由水的目的是纠正血钠，使血钠低于160mEq/L和血浆渗透压低于320mEq/L，但是要保证血钠降低速率不能超过0.5mEq/(L·h)或者12mEq/(L·24h)。

需要每4~6小时监测一次电解质水平，直至纠正高钠血症。血糖也应该被持续监测，并且通过静脉输注胰岛素治疗高糖血症，避免高糖血症引起额外的渗透性利尿。

对于严重的尿崩症或者为了避免补充大量的液体，可以使用激素替代治疗。醋酸去氨加压素是合成的抗利尿激素(ADH)类似物，可以增加肾脏远端小管和集合系统吸收水分，但无升压作用。可通过静脉或者皮下注射，总剂量为0.3μg/(kg·d)，每日2次。首次剂量为0.05~1.2mg/d，每日 2 或 3 次。经鼻腔喷雾时剂量为 10~49μg,每日 1~2 次。该药效可持续 8~20 小时。当尿量再次增至 200ml/h,可再次给予醋酸去氨加压素。但大量的使用会引起少尿、低钠血症和水中毒。

血管加压素是垂体激素,具有收缩血管和抗利尿作用。临床常用于收缩血管(0.04U/min,静脉注射),也能用于治疗伴有低血压的尿崩症患者。垂体功能减退会引起心血管系统、呼吸系统或者脑血管疾病,使患者死亡率增加 2 倍[94]。所以,建议内分泌科医生参与治疗同时定期评估患者心血管疾病的危险因素。

感染并发症

脓毒血症是 TBI 患者晚期最常见的死亡原因。危险因素包括长时间机械通气、大量输血和营养不良。尿路感染(urinary tract infections,UTIs)是最常见的院内感染,其次是肺炎。尿路感染的高危因素包括留置导尿管、长期使用抗生素、尿潴留、引流管未封闭和血肌酐浓度升高。治疗包括抗生素选择性使用和感染性导管的去除。

呼吸道感染通常分为早期感染和晚期感染。早期发生的感染常为抗生素敏感的微生物,而晚期发生的感染常为耐药性微生物。耐药菌的产生可源于既往的抗感染治疗或是院内获得性。院内感染与死亡率增加有关[95]。

在 ICU 中,因为静脉导管留置引起的感染不到 1%[96]。TBI 患者的脑膜炎发生率大约为 13%。危险因素包括硬膜撕裂引起的脑脊液漏、脑脊液鼻漏或者耳漏、ICP 监测超过 72 小时、ICP 导管置入和抗生素冲洗 ICP 导管。预防性抗生素的应用和抗感染的脑室引流管有助于减少脑室切开引起的相关感染[97]。穿透性颅脑损伤会增加脑脓肿和脓胸的危险性,尤其是硬膜下脓肿。硬膜下脓肿最常见的是额叶和压迫性颅骨骨折(死亡率高达 66%)。

发热是 TBI 患者预后不良的独立预测因素[98]。体温高于 38.5℃,应给予降温治疗,但 ICP 增高的患者体温轻度升高就应该治疗。

继发性脑损伤

术后应预防继发性脑损伤。研究显示,继发性颅脑损伤时间较长的患者预后较差[99,100]。低血压、低氧、体温升高、高血糖、低血糖、ICP 增高以及诱发因素,如疼痛、恶心、呕吐、癫痫、高血压、高碳酸血症和影响脑静脉回流的因素,都需要预防和治疗。清醒的机械通气患者,可以使用短效药物如丙泊酚或者右旋美托咪啶镇静,以便允许间断进行神经系统评估。阿片类或者非麻醉性镇痛药可用于缓解手术操作或者损伤引起的疼痛。胃管负压吸引和恩丹西酮等药物可用于治疗无颅底骨折患者的恶心呕吐。脑损伤后癫痫预防的风险和利益目前仍存在争议。如果脑损伤后有癫痫发作,可以使用苯妥英钠或者抗癫痫药物治疗(antiepileptic,AED)两周或更长时间。

镇静和镇痛

TBI 和术后患者的镇静镇痛是一个难题。由于疼痛和躁动都会引起 ICP 升高,所以必须给予镇静镇痛。此外,不充分的镇痛会引起躁动、高血压和呕吐,增加颅内出血和其他神经系统并发症的风险。另一方面,镇痛药可以引起呼吸抑制和高碳酸血症,导致脑血管扩张和 ICP 增高。同样,过度镇静可以掩盖神经系统功能缺损,干扰正常的神经系统检查。有证据显示,神经外科手术的疼痛远比预想的严重,可能会被围术期的治疗团队低估[101]。开颅术后的疼痛可能来自体表、头发、头颅周围的肌肉、软组织以及对硬膜的操作[102]。尽管疼痛经常被当成次要的关注点,但未治疗的疼痛可能引全身系统的症状,直接影响患者的预后(表 23-1)。

一般来说,为了方便神经系统检查,宜选用短效药物。同时持续输注以避免药物浓度的波动。常用药物包括丙泊酚、咪达唑仑、芬太尼、瑞芬太尼和右旋美托咪啶。右旋美托咪啶是一种高选择性的 α_2- 肾上腺素能受体激动剂,患者处于镇静时,仍易于被唤醒进行神经系统检查。该药也可用于清醒开颅术和动脉瘤 SAH 的术前镇静。住院患者在手术操作结束后使用右旋美托咪啶,可以减少阿片类药物用量,吗啡需要量减少可达 60%[103]。

阿片类药物常用于术后镇痛。开颅术后患者,患者自控镇痛(patient-controlled analgesia,PCA)可以有效控制疼痛。吗啡是最常用的阿片类药物,其副作用包括恶心、呕吐、胃肠蠕动减少、便秘、瘙痒和呼吸抑制。这些不良反应可能会延长患者恢复时间,导致住院天数延长。

表 23-1 各系统的疼痛反应

系统	反应
吸系统	骨骼肌张力增加 肺顺应性下降
内分泌系统	促肾上腺皮质激素、皮质醇、胰高血糖素、肾上腺素、醛固酮、抗利尿激素、儿茶酚胺和血管紧张素Ⅱ增加 胰岛素和睾酮下降
心血管系统	心脏做功增加(儿茶酚胺和血管紧张素Ⅱ介导)
免疫系统	淋巴细胞减少 网状内皮系统抑制 白细胞增多 杀伤性 T 细胞细胞毒性降低
血液系统	血小板黏滞性增加 纤溶系统活性降低 凝血酶链反应激活
胃肠道	括约肌肌张力增加 平滑肌肌张力降低
泌尿生殖系统	括约肌肌张力增加 平滑肌肌张力降低

摘自:Ortiz-Cardona J,Bendo AA:Perioperative pain management in the neurosurgical patient. AnesthesiolClin 2007;25:655-674.

非甾体类抗炎药物(NSAIDS)可以替代阿片类药物,为大多数术后患者提供镇痛效果,但可能引起血小板功能障碍,延长出血时间,增加术后出血风险,尤其是血肿清除术后,动脉瘤修复和动静脉畸形(arterial venous malformations,AVM)切除术。人体和动物研究显示,氯胺酮等 N- 甲基 -D- 天冬氨酸受体拮抗剂可以增高 ICP,故应避免用于开颅术后的患者[104,105]。氯胺酮还可引起 CBF 和脑代谢率增加。在瑞芬太尼麻醉的基础上,术后立即进行头皮阻滞可以获得与静脉输注吗啡一样过渡期的麻醉[106]。头皮阻滞可以减轻疼痛,减少镇痛药的需求量,延迟术后首次需要镇痛药的时间[107]。虽然常用这种方法镇痛,但切口部位浸润麻醉,似乎不能改善开颅术后的疼痛评分。

控制体温

脑损伤患者出现发热会增加病残率和死亡率。Greer 和他的同事发表的一篇综述,其中纳入了超过 14 000 例患者,显示发热是预测疾病如缺血性卒中、出血性卒中和 TBI 的死亡率和病残率的一个独立指标[108]。血管内降温可以有效降低体温,同时有证据显示血管内降温可以减轻颅内高压的负担从而减少继发性脑损伤[109]。表面降温可能比传统方法更有效地控制发热[110]。

控制颅内压

颅内的脑组织、血液、脑脊液构成几乎不能压缩的空间,仅血管和椎间隙可以在一定范围内发生变化。一旦颅内容积增加到最大,颅内容物轻度增加就可以引起 ICP 急剧升高。ICP 的正常值≤10mmHg,在 CPP 为 50~150mmHg 时,ICP 的变化常可耐受。但随着 CPP 降低,血管扩张和 ICP 增加呈对数关系[111]。ICP 增加会导致 MAP 代偿性增加以及脑血管阻力代偿性下降,从而使 CBF 下降,CPP 在 50mmHg 时,上述变化达到最大程度。尽管脑血管扩张是增加 CBF 的代偿机制,但同时会引起 CBV 减少,进一步增加 ICP,形成 ICP 增高和脑灌注减少的恶性循环。因此,一旦代偿机制达到最大,必须要治疗 ICP 增高从而打破这个循环。

TBI 时,血液、脑组织、脑脊液等颅内任何一种成分的增加都可以引起 ICP 增高。此外,压缩性骨折和异物均可以进一步增加 ICP。静脉回流减少可以引起 CPP 降低,脑灌注减少产生无氧代谢,乳酸生成增多,导致脑水肿,进一步增高 ICP。TBI 时监测 ICP 并指导重症患者的治疗目前仍受到质疑[112]。研究显示,ICP 监测可能会延长机械通气时间,增加并发症同时通过药物治疗,过度通气以保持 CPP 高于 70mmHg 的获益是有限的。

ICP 监测应按照颅脑外伤委员会和其他专业组织出版的外科和神经重症治疗指南进行。指南建议重度和某些中度 TBI 患者,根据合并的疾病情况可以进行 ICP 监测。ICP 大于 20mmHg 是降低 ICP 治疗的指征同时维持 MAP 在 80~100mmHg。一般来说,脑实质内和脑室内 ICP 监测装置更为准确,尤其是硬膜下腔、蛛网膜下腔或硬膜外的监测。ICP 增高时,影像学表现为脑水肿(尤其是进展性)、中线移位和脑室受压。出现以上征象不需要 ICP 监测即可诊断 ICP 增高。影像学显示 ICP 增高的患者,应在 ICP 监测下进行积极治疗直到神经系统症状和影像学异常表现消失。

由于 CPP=MAP–ICP,所以治疗 ICP 增高目的是确保满足充分的 CPP。根本治疗是减少或去除引起 ICP 增高的病因治疗。此外,应该采取措施减少任一脑内容物（血液、CSF、细胞内水分）的容量。降低 CBV 或改善静脉回流，可以降低颅内血容量。过度通气可以降低 $PaCO_2$ 引起血管收缩，可以使 CBF 和 CBV 急剧下降。但这种全身性血管收缩可以增加脑和心肌缺血的风险。进行过度通气的 12~24 小时内，其降低 ICP 的效果最为显著[113]。

降低脑代谢率是同时降低 CBF 和 CBV 的一种相对比较安全的方法，可以通过生理学和药理学的方法降低脑代谢率。药物方法包括巴比妥类、苯二氮䓬类、依托咪酯、丙泊酚、阿片类药物和利多卡因。动物实验显示，大剂量的阿片类药物可以导致癫痫，并加重局部缺血和 TBI，但人体试验没有发现类似情况[114,115]。相反，有证据显示，阿片类药物的镇痛作用可以减轻疼痛和减少儿茶酚胺释放导致的 ICP 增高，因此可用于 TBI 患者的镇痛和加强镇静。甘露醇等渗透性利尿剂降低 ICP 的机制是使细胞内和组织间隙的水分转移至血管内，再经肾脏排出。细胞内水分的渗透性转移依赖其接触的血管膜的半透性，即血 - 脑屏障（blood-brain barrier，BBB）。BBB 受损后，高渗性物质可使血管内水分转移至细胞和组织间隙，引起 ICP 增高。由于内源性渗透物质在脑内蓄积，一旦停用甘露醇，可以出现脑水肿和 ICP 的反弹性增高。内源性渗透物质主要是大脑在长期高渗状态下生成的牛磺酸和其他氨基酸。这些物质一旦生成，其清除速率低于细胞外渗透压正常化的速率，使水分子向细胞内转移。为避免该并发症发生，维持血管内渗透压正常甚至处于高渗状态是至关重要的。

高张性生理盐水（hypertonic saline，HS）同甘露醇一样，可以将水分转移至血管内，但是无利尿作用。同样，HS 转移水分的作用需要半透膜的存在。BBB 完整时，HS 可以快速(20 分钟达最大效应)明显的降低 ICP（40%）[116]。HS 降低 ICP 也用于缺血性卒中、ICH、SAH 和术后脑水肿[117]。在 BBB 完整时，氯化钠反应系数为(1.0)，其作用效果优于甘露醇（反映系数为 0.9）。由于 HS 无利尿作用，HS 可以增加 CBF 同时降低 ICP，所以更适用于合并低血压或者 CBF 减少的患者[118]。在 BBB 完整时，HS 控制 ICP 效果优于甘露醇[119,120]，还可以用于其他药物无效的高颅压患者[121,122]。

CSF 引流通过减少 CSF 容量而降低 ICP。通常可以放置脑室引流管，监测 ICP 同时引流 CSF。但是需要控制 CSF 引流速度和引流量，避免因引流过快过多而引起出血、脑室塌陷和脑疝。手术清除血凝块或者其他占位性病变，是降低 ICP 最有效的方法。神经系统或者意识水平发生急剧变化时，除了采取其他措施降低 ICP 和改善 CPP 外，手术干预非常重要。急性硬膜外或者颅内血肿清除术，可以改善伴有 ICP 增高的 TBI 患者的预后，但不能改善 ICH 或硬膜下血肿患者的预后[123]。

药物治疗无效的 ICP 增高且无占位性病变的患者，去骨瓣减压术可以防止小脑幕切迹疝，打破 ICH 和脑水肿的恶性循环，改善全脑 CPP。单侧局限性脑损伤病变可以进行单侧去骨瓣，而额叶或者弥漫性脑损伤时应进行双额去骨瓣术。去骨瓣减压术可以降低死亡率，改善恶性大脑中动脉脑梗死（梗死范围大于 50%）患者的神经功能恢复同时改善意识水平[124-128]。但目前仍无前瞻性，随机试验支持 TBI 时，使用骨瓣减压术优于药物治疗[129]。

脑生理监测

新的监测技术可以提供大脑生理学和代谢情况的信息。脑生理监测已经被使用 ICP，MAP 和 FiO_2 的管理。全身性低氧（PaO_2<50~60mmHg）可以引起包括脑血管在内的全身血管收缩，这是增加包括脑组织在内的机体组织氧供（DO_2）的代偿性机制。但另一方面，高 FiO_2（>0.6）可能导致自由基的生成，引起细胞和线粒体的损伤，不利于神经元的恢复[130]。监测工具包括脑氧监测、脑内微透析和持续的脑电图。第 5 章会进行详细介绍。

相比全身性指标，大脑的生理性监测有希望为复苏的神经重症患者提供特异性的终点。但是在以上的监测工具中，并没有发现一个有效的手段成为治疗的标准，暂时仍使用多种模式的监测以指导神经重症患者的治疗。今后，需要更大型的前瞻性试验验证这些监测工具指导神经系统损伤患者的治疗的应用。

（孙秀梅　菅敏钰 译，周建新 校）

参考文献

1. Barrett KE, Boitano S, Barman SM, Brooks HL. Chapter 36. Regulation of respiration. In: Barrett KE, Boitano S, Barman SM, Brooks HL, eds. *Ganong's Review of Medical Physiology*. New York, NY: McGraw-Hill; 2012:24e.
2. Harrison-Felix C, Kreider SE, Arango-Lasprilla JC, et al. Life expectancy following rehabilitation: A NIDRR Traumatic Brain Injury Model Systems study. *J Head Trauma Rehabil.* 2012;27:E69–E80.

3. Greenwald Brian D, Hammond Flora M, Cynthia Harrison-Felix, Risa Nakase-Richardson, Howe Laura LS, Scott Kreider. Mortality following traumatic brain injury among individuals unable to follow commands at the time of rehabilitation admission: A National Institute on Disability and Rehabilitation Research traumatic brain injury model systems study. *J Neurotrauma*. 2015;32:1883–1892.
4. Harrison-Felix Cynthia C, Pretz Christopher, Hammond Flora M, et al. Life expectancy after inpatient rehabilitation for traumatic brain injury in the United States. *J Neurotrauma*. 2015;32:1893–1901.
5. American College of Surgeons Committee on Trauma. *Advanced Trauma Life Support Program for Doctors*. 8th ed. Chicago: American College of Surgeons; 2008.
6. Wittekamp Bastiaan HJ, Walther NKA van Mook, Tjan Dave HT, Zwaveling Jan Harm, Bergmans Dennis CJJ. Clinical review: Post-extubation laryngeal edema and extubation failure in critically ill adult patients. *Crit Care*. 2009;13:233.
7. Straube B, Blum JD. The policy on paying for treating hospital-acquired conditions: CMS officials respond. *Health Aff (Project Hope)*. 2009;28:1494.
8. Spicer RS, Miller TR, Hendrie D, Blincoe LJ. Quality-adjusted life years lost to road crash injury: Updating the injury impairment index. *Ann Adv Automot Med*. 2011;55:365.
9. Hui Xuan, Haider Adil H, Hashmi Zain G, et al. Increased risk of pneumonia among ventilated patients with traumatic brain injury: Every day counts! *J Surg Res*. September 2013;Volume 184(Issue 1):438–443.
10. Guidelines for the management of adults with hospital-acquired, ventilator-associated, and healthcare-associated pneumonia. *Am J Respir Crit Care Med*. 2005;Vol. 171(No. 4):388–416. http://dx.doi.org/10.1164/rccm.200405-644ST.
11. Khan H, Belsher J, Yilmaz M, et al. Fresh-frozen plasma and platelet transfusions are associated with development of acute lung injury in critically ill medical patients. *Chest*. 2007;131(5):1308–1314.
12. Gajic O, Rana R, Winters JL, et al. Transfusion-related acute lung injury in the critically ill: Prospective nested case-control study. *Am J Respir Crit Care Med*. 2007;176(9):886–891.
13. Gong MN, Thompson BT, Williams P, et al. Clinical predictors of and mortality in acute respiratory distress syndrome: Potential role of red cell transfusion. *Crit Care Med*. 2005;33(6):1191–1198.
14. Xiaoming J, Malhotra A, Saeed M, Mark RG, Talmor D. Risk factors for acute respiratory distress syndrome in patients mechanically ventilated for greater than 48 hours. *Chest*. 2008;133(4):853–861.
15. Hickling KG, Henderson SJ, Jackson R. Low mortality associated with low volume pressure limited ventilation with permissive hypercapnia in severe adult respiratory distress syndrome. *Intensive Care Med*. 1990;16(6):372–377.
16. The Acute Respiratory Distress Syndrome Network. Ventilation with lower tidal volumes as compared with traditional tidal volumes for acute lung injury and the acute respiratory distress syndrome. *N Engl J Med*. 2000;342:1301–1308.
17. Shapiro HM, Marshall LF. Intracranial pressure responses to PEEP in head injured patients. *J Trauma*. 1978;18:254–256.
18. Huynh T, Messer M, Sing RF, Miles W, Jacobs DG, Thomason MH. Positive end-expiratory pressure alters intracranial and cerebral perfusion pressure in severe traumatic brain injury. *J Trauma*. 2002 Sep;53(3):488–492.
19. Bratton SL, Davis RL. Acute lung injury in isolated traumatic brain injury. *Neurosurgery*. 1997;40:707–712.
20. Simon RP. Neurogenic pulmonary edema. *Neurol Clin*. 1993;11:309–323.
21. Šedý J, Kuneš J, Zicha J. Pathogenetic mechanisms of neurogenic pulmonary edema. *J Neurotrauma*. 2015;32:1135–1145.
22. Colice GL. Neurogenic pulmonary edema. *Clin Chest Med*. 1985;6(3):473–489. PubMed PMID: 3907948.
23. Davison DL, Terek M, Chawla LS. Neurogenic pulmonary edema. *Crit Care*. 2012;16(2):212. http://dx.doi.org/10.1186/cc11226. PubMed PMID:22429697;PubMed Central PMCID:PMC3681357.
24. Fontes RB, Aguiar PH, Zanetti MV, Andrade F, Mandel M, Teixeira MJ. Acute neurogenic pulmonary edema: Case reports and literature review. *J Neurosurg Anesthesiol*. 2003;15(2):144–150. PubMed PMID:12658001.
25. McGuire G, Crossley D, Richards J, Wong D. Effects of varying levels of positive end-expiratory pressure on intracranial pressure and cerebral perfusion pressure. *Crit Care Med*. 1997;25(6):1059–1062. PubMed PMID:9201061.
26. Coles JP, Fryer TD, Coleman MR, et al. Hyperventilation following head injury: Effect on ischemic burden and cerebral oxidative metabolism. *Crit Care Med*. 2007;35(2):568–578. http://dx.doi.org/10.1097/01.CCM.0000254066.37187.88. PubMed PMID:17205016.
27. Rios-Romenets S, Castano-Monsalve B, Bernabeu-Guitart M. Pharmacotherapy of the cognitive sequelae secondary to traumatic brain injury. *Rev Neurol*. 2007;45(9):563–570. PubMed PMID:17979087.
28. Neil-Dwyer G, Cruickshank JM, Doshi R. The stress response in subarachnoid haemorrhage and head injury. *Acta Neurochir Suppl (Wien)*. 1990;47:102–110. PubMed PMID:2407054.
29. Bybee KA, Prasad A. Stress-related cardiomyopathy syndromes. *Circulation*. 2008;118(4):397–409. http://dx.doi.org/10.1161/CIRCULATIONAHA.106.677625. PubMed PMID:18645066.
30. Nguyen H, Zaroff JG. Neurogenic stunned myocardium. *Curr Neurol Neurosci Rep*. 2009;9(6):486–491. PubMed PMID:19818236.
31. Gregory T, Smith M. Cardiovascular complications of brain injury. *Contin Educ Anaesth Crit Care Pain*; December 22, 2011.http://dx.doi.org/10.1093/bjaceaccp/mkr058.
32. Neil-Dwyer G, Walter P, Cruickshank JM, Doshi B, O'Gorman P. Effect of propranolol and phentolamine on myocardial necrosis after subarachnoid haemorrhage. *Br Med J*. 1978;2(6143):990–992. PubMed PMID:361155;PubMed Central PMCID:PMC1607890.
33. McMahon CG, Kenny R, Bennett K, Kirkman E. Modification of acute cardiovascular homeostatic responses to hemorrhage following mild to moderate traumatic brain injury. *Crit Care Med*. 2008;36(1):216–224. http://dx.doi.org/10.1097/01.CCM.0000295425.41831.85. PubMed PMID:18090349.
34. Baguley IJ, Heriseanu RE, Felmingham KL, Cameron ID. Dysautonomia and heart rate variability following severe traumatic brain injury. *Brain Inj*. 2006;20(4):437–444. http://dx.doi.org/10.1080/02699050600664715. PubMed PMID:16716989.
35. Keren O, Yupatov S, Radai MM, et al. Heart rate variability (HRV) of patients with traumatic brain injury (TBI) during the post-insult sub-acute period. *Brain Inj*. 2005;19(8):605–611. PubMed PMID:16175814.
36. McLeod AA, Neil-Dwyer G, Meyer CH, Richardson PL, Cruickshank J, Bartlett J. Cardiac sequelae of acute head injury. *Br Heart J*. 1982;47(3):221–226. PubMed PMID:7059399;PubMed Central PMCID:PMC481125.
37. Oppenheimer SM, Cechetto DF, Hachinski VC. Cerebrogenic cardiac arrhythmias. Cerebral electrocardiographic influences and their role in sudden death. *Arch Neurol*. 1990;47(5):513–519. PubMed PMID:2185720.
38. Singla SL. Jagdish, Garg P, Mehta RK. Electrocardiographic changes in craniocerebral trauma--could they serve as prognostic indicators? *J Indian Med Assoc*. 2002;100(3):188–190. PubMed PMID:12408282.
39. Polderman KH, Bloemers FW, Peerdeman SM, Girbes AR. Hypomagnesemia and hypophosphatemia at admission in patients with severe head injury. *Crit Care Med*. 2000;28(6):2022–2025. PubMed PMID:10890658.
40. Lazar L, Erez I, Gutermacher M, Katz S. Brain concussion produces transient hypokalemia in children. *J Pediatr Surg*. 1997;32(1):88–90. PubMed PMID:9021578.
41. Pomeranz S, Constantini S, Rappaport ZH. Hypokalaemia in severe head trauma. *Acta Neurochir (Wien)*. 1989;97(1-2):62–66. PubMed PMID:2718795.
42. Trouwborst A, Kooijman J. The alterations of plasma potassium in patients with severe acute head injury. *Injury*. 1984;15(5):293–295. PubMed PMID:6706386.
43. Ozdemir D, Ozdemir N, Unal N, Tektas S. QTc dispersion in children with severe head trauma. *Pediatr Emerg Care*. 2005;21(10):658–661. PubMed PMID:16215468.
44. Butcher I, Maas AI, Lu J, et al. Prognostic value of admission blood pressure in traumatic brain injury: Results from the IMPACT study. *J Neurotrauma*. 2007;24(2):294–302. http://dx.doi.org/10.1089/neu.2006.0032. PubMed PMID:17375994.
45. Chesnut RM, Marshall LF, Klauber MR, et al. The role of secondary brain injury in determining outcome from severe head injury. *J Trauma*. 1993;34(2):216–222. PubMed PMID:8459458.
46. Cortbus F, Jones PA, Miller JD, Piper IR, Tocher JL. Cause, distribution and significance of episodes of reduced cerebral perfusion pressure following head injury. *Acta Neurochir (Wien)*. 1994;130(1-4):117–124. PubMed PMID:7725934.
47. Miller JD, Butterworth JF, Gudeman SK, et al. Further experience in the management of severe head injury. *J Neurosurg*. 1981;54(3):289–299. http://dx.doi.org/10.3171/jns.1981.54.3.0289. PubMed PMID:7463128.
48. Narayan RK, Greenberg RP, Miller JD, et al. Improved confidence of outcome prediction in severe head injury. A comparative analysis of the clinical examination, multimodality evoked potentials, CT scanning, and intracranial pressure. *J Neurosurg*. 1981;54(6):751–762. http://dx.doi.org/10.3171/jns.1981.54.6.0751. PubMed PMID:7241184.
49. Brain Trauma F, American Association of Neurological S, Congress of Neurological S, et al. Guidelines for the management of severe traumatic brain injury. IX. Cerebral perfusion thresholds. *J Neurotrauma*. 2007;24(Suppl 1):S59–64. http://dx.doi.org/10.1089/neu.2007.9987. PubMed PMID: 17511547.
50. Schroeppel TJ, Fischer PE, Zarzaur BL, et al. Beta-adrenergic blockade and traumatic brain injury: protective? *J Trauma*. 2010;69(4):776–782. http://dx.doi.org/10.1097/TA.0b013e3181e981b8. PubMed PMID:20938265.
51. Arbabi S, Campion EM, Hemmila MR, et al. Beta-blocker use is associated with improved outcomes in adult trauma patients. *J Trauma*. 2007;62(1):56–61. http://dx.doi.org/10.1097/TA.0b013e31802d972b discussion -2. PubMed PMID: 17215733.
52. Alali AS, McCredie VA, Golan E, Shah PS, Nathens AB. Beta blockers for acute traumatic brain injury: A systematic review and meta-analysis. *Neurocrit Care*. 2014;20(3):514–523. http://dx.doi.org/10.1007/s12028-013-9903-5. PubMed PMID:24062229.
53. Broderick J, Connolly S, Feldmann E, et al. Guidelines for the management of spontaneous intracerebral hemorrhage in adults: 2007 update: A guideline from the American Heart Association/American Stroke

Association Stroke Council, High Blood Pressure Research Council, and the Quality of Care and Outcomes in Research Interdisciplinary Working Group. *Stroke*. 2007;38(6):2001–2023. http://dx.doi.org/10.1161/STROKEAHA.107.183689. PubMed PMID:17478736.
54. Graffagnino C, Bergese S, Love J, et al. Clevidipine rapidly and safely reduces blood pressure in acute intracerebral hemorrhage: The ACCELERATE trial. *Cerebrovasc Dis*. 2013;36(3):173–180. http://dx.doi.org/10.1159/000351149. PubMed PMID:24135526.
55. Mayer SA, Kurtz P, Wyman A, et al. Clinical practices, complications, and mortality in neurological patients with acute severe hypertension: The Studying the Treatment of Acute hyperTension registry. *Crit Care Med*. 2011;39(10):2330–2336. http://dx.doi.org/10.1097/CCM.0b013e3182227238. PubMed PMID:21666448.
56. Chesnut RM, Marshall LF, Klauber MR, et al. The role of secondary brain injury in determining outcome from severe head injury. *J Trauma*. 1993;34:216–222.
57. Annane D, Siami S, Jaber S, et al. Effects of fluid resuscitation with colloids vs crystalloids on mortality in critically ill patients presenting with hypovolemic shock: The CRISTAL randomized trial. *JAMA*. 2013;310(17):1809–1817. http://dx.doi.org/10.1001/jama.2013.280502.
58. The SAFE Study Investigators. A comparison of albumin and saline for fluid resuscitation in the intensive care unit. *N Engl J Med*. 2004;350:2247–2256.
59. Kao SJ, Yeh DY, Chen HI. Clinical and pathological features of fat embolism with acute respiratory distress syndrome. *Clin Sci (Lond)*. 2007;113(6):279–285. http://dx.doi.org/10.1042/CS20070011. PubMed PMID:17428199.
60. Hebert PC, Wells G, Blajchman MA, et al. A multicenter, randomized, controlled clinical trial of transfusion requirements in critical care. Transfusion Requirements in Critical Care Investigators, Canadian Critical Care Trials Group. *N Engl J Med*. 1999;340(6):409–417. http://dx.doi.org/10.1056/NEJM199902113400601. PubMed PMID:9971864.
61. Sekhon MS, McLean N, Henderson WR, Chittock DR, Griesdale DE. Association of hemoglobin concentration and mortality in critically ill patients with severe traumatic brain injury. *Crit Care*. 2012;16(4):R128. http://dx.doi.org/10.1186/cc11431. PubMed PMID:22817913;PubMed Central PMCID:PMC3580711.
62. Robertson CS, Hannay HJ, Yamal JM, et al. Effect of erythropoietin and transfusion threshold on neurological recovery after traumatic brain injury: A randomized clinical trial. *JAMA*. 2014;312(1):36–47. http://dx.doi.org/10.1001/jama.2014.6490. PubMed PMID:25058216;PubMed Central PMCID:PMC4113910.
63. Oddo M, Bosel J. Participants in the International Multidisciplinary Consensus Conference on Multimodality Monitoring. Monitoring of brain and systemic oxygenation in neurocritical care patients. *Neurocrit Care*. 2014;21(Suppl 2):S103–S120. http://dx.doi.org/10.1007/s12028-014-0024-6. PubMed PMID: 25208670.
64. Rajajee V, Brown DM, Tuhrim S. Coagulation abnormalities following primary intracerebral hemorrhage. *J Stroke Cerebrovasc Dis*. 2004;13(2):47–51. http://dx.doi.org/10.1016/j.jstrokecerebrovasdis.2004.01.002. PubMed PMID:17903949.
65. Levi M. Disseminated intravascular coagulation. *Crit Care Med*. 2007;35(9):2191–2195. PubMed PMID:17855836.
66. Gando S, Iba T, Eguchi Y, et al. A multicenter, prospective validation of disseminated intravascular coagulation diagnostic criteria for critically ill patients: Comparing current criteria. *Crit Care Med*. 2006;34(3):625–631. PubMed PMID:16521260.
67. Ker K, Roberts I, Shakur H, Coats TJ. Antifibrinolytic drugs for acute traumatic injury. *Cochrane Database Syst Rev*. 2015;5:CD004896http://dx.doi.org/10.1002/14651858.CD004896.pub4. PubMed PMID: 25956410.
68. Joseph B, Hadjizacharia P, Aziz H, et al. Prothrombin complex concentrate: An effective therapy in reversing the coagulopathy of traumatic brain injury. *J Trauma Acute Care Surg*. 2013;74(1):248–253. http://dx.doi.org/10.1097/TA.0b013e3182788a40. PubMed PMID:23271101.
69. DeVivo MJ, Go BK, Jackson AB. Overview of the national spinal cord injury statistical center database. *J Spinal Cord Med*. 2002;25(4):335–338. PubMed PMID:12482178.
70. Wicks AB, Menter RR. Long-term outlook in quadriplegic patients with initial ventilator dependency. *Chest*. 1986;90(3):406–410. PubMed PMID:3743155.
71. Robertson GL, Shelton RL, Athar S. The osmoregulation of vasopressin. *Kidney Int*. 1976;10:25–37.
72. Laureno R, Illowsky K. Myelinolysis after correction of hyponatremia. *Ann Int Med*. 1997;126(1):57–62.
73. Hatton J, Kryscio R, Ryan M, et al. Systemic metabolic effects of combined insulin-like growth factor-I and growth hormone therapy in patients who have sustained acute traumatic brain injury. *J Neurosurg*. 2006;6:843–852.
74. Brain Trauma Foundation, American Association of Neurological Surgeons, Congress of Neurological Surgeons et al. Guidelines for the management of severe traumatic brain injury: XII: Nutrition. *J Neurotrauma*. 2007;24(Suppl 1):S77–S82.
75. Heyland DK, Dhaliwal R, et al. Canadian Critical Care Clinical Practice Guidelines Committee: Canadian clinical practice guidelines for nutrition support in mechanically ventilated, critically ill adult patients. *JPEN J Parenter Enteral Nutr*. 2003;27:355–373.
76. Jackson MD, Davidoff G. Gastroparesis following traumatic brain injury and response to metoclopramide therapy. *Arch Phys Med Rehabil*. 1989;70:535–553.
77. Grahm TW, Zadrozny DB, Harrington T. The benefits of early jejunal hyperalimentation in the head-injured patient. *Neurosurgery*. 1989;25:729–735.
78. Bhalla A, Tilling K, Kolominsky-Rabas P, et al. Variation in the management of acute physiological parameters after ischaemic stroke: A European perspective. *Eur J Neurol*. 2003;10:25–33.
79. Walia S, Sutcliffe AJ. The relationship between blood glucose, mean arterial pressure and outcome after severe head injury: An observational study. *Injury*. 2002;33:339–344.
80. Jeremitsky E, Omert LA, Dunham CM, et al. The impact of hyperglycemia on patients with severe brain injury. *J Trauma*. 2005;58:47–50.
81. Baird TA, Parsons MW, Phanh T, et al. Persistent poststroke hyperglycemia is independently associated with infarct expansion and worse clinical outcome. *Stroke*. 2003;34:2208–2214.
82. Bruno A, Levine SR, Frankel MR, et al. NINDS rt-PA Stroke Study Group: Admission glucose level and clinical outcomes in the NINDS rt-PA Stroke Trial. *Neurology*. 2002;59:669–674.
83. Rovlias A, Kotsou S. The influence of hyperglycemia on neurological outcome in patients with severe head injury. *Neurosurgery*. 2000;46:335–342.
84. Van den Berghe G, Wilmer A, Hermans G, et al. Intensive insulin therapy in the medical ICU. *N Engl J Med*. 2006;354:449–461.
85. Mattson DL. Importance of the renal medullary circulation in the control of sodium excretion and blood pressure. *J Physiol Regul Integr Comp Physiol*. 2003;284:R13–R27.
86. Leal-Cerro A, Flores JM, Rincon M, et al. Prevalence of hypopituitarism and growth hormone defciency in adults long-term after severe traumatic brain injury. *Clin Endocrinol (Oxf)*. 2005;62:525–532.
87. Tanriverdi F, Senyurek H, Unluhizarci K, et al. High risk of hypopituitarism after traumatic brain injury: A prospective investigation of anterior pituitary function in the acute phase and 12 months after trauma. *J Clin Endocrinol Metab*. 2006;91:2105–2111.
88. Agha A, Rogers B, Sherlock M, et al. Anterior pituitary dysfunction in survivors of traumatic brain injury. *J Clin Endocrinol Metab*. 2004;89:4929–4936.
89. Barton RN, Stoner HB, Watson SM. Relationships among plasma cortisol, adrenocorticotrophin, and severity of injury in recently injured patients. *J Trauma*. 1987;27:384–892.
90. Feibel J, Kelly M, Lee L, Woolf P. Loss of adrenocortical suppression after acute brain injury: Role of increased intracranial pressure and brain stem function. *J Clin Endocrinol Metab*. 1983;57:1245–1250.
91. Dimopoulou I, Tsagarakis S, Douka E, et al. The low-dose corticotropin stimulation test in acute traumatic and non-traumatic brain injury: Incidence of hypo-responsiveness and relationship to outcome. *Intensive Care Med*. 2004;30:1216–1219.
92. Tsagarakis S, Tzanela M, Dimopoulou I. Diabetes insipidus, secondary hypoadrenalism and hypothyroidism after traumatic brain injury: Clinical implications. *Pituitary*. 2005;8:251–254.
93. Novitzky D, Matthews N, Shawley D. Triiodothyronine replacement on the recovery of stunned myocardium in dogs. *Ann Thorac Surg*. 1991;51:10–17.
94. Toogood AA, Stewart PM. Hypopituitarism: Clinical features, diagnosis, and management. *Endocrinol Metab Clin N Am*. 2008;37:235–261.
95. Girou E, Brun-Buisson C, Taillé S, et al. Secular trends in nosocomial infections and mortality associated with noninvasive ventilation in patients with exacerbation of COPD and pulmonary edema. *JAMA*. 2003;290:2985–2991.
96. Hugonnet S, Sax H, Eggimann P, Chevrolet JC, Pittet D. Nosocomial bloodstream infection and clinical sepsis. *Emerg Infect Dis*. 2004 Jan;10(1):76–81.
97. Sonabend AM, Korenfeld Y, Crisman C. Prevention of ventriculostomy-related infections with prophylactic antibiotics and antibiotic-coated ventricular drains: A systematic review. *Neurosurgery*. 2011;68(4):996–1005.
98. Jones PA, Andrews PJ, Midgley S, et al. Measuring the burden of secondary insults in head-injured patients during intensive care. *J Neurosurg Anesthesiol*. 1994;6:4–14.
99. Pietropaoli JA, Rogers FB, Shackford SR, et al. The deleterious effects of intraoperative hypotension on outcome in patients with severe head injuries. *J Trauma*. 1992;33:403–407.
100. Sarrafzadeh AS, Peltonen EE, Kaisers U, et al. Secondary insults in severe head injury—do multiply injured patients do worse? *Crit Care Med*. 2001;29:1116–1123.
101. Rahimi SY, Vender JR, Macomson SD, et al. Postoperative pain management after craniotomy: Evaluation and cost analysis. *Neurosurgery*. 2006;59:852–857.
102. De Benedittis G, Lorenzetti A, Migliore M, et al. Postoperative pain in neurosurgery: A pilot study in brain surgery. *Neurosurgery*. 1996;38:466–469.
103. Arain SR, Ruehlow RM, Uhrich TD, Ebert TJ. The efficacy of dexmede-

tomidine versus morphine for postoperative analgesia after major inpatient surgery. *Anesth Analg.* 2004;98:153–158.
104. Belopavlovic M, Buchthal A. Modification of ketamine-induced intracranial hypertension in neurosurgical patients by pretreatment with midazolam. *Acta Anaesthesiol Scand.* 1982;26:458–462.
105. Crosby G, Crane AM, Sokoloff L. Local changes in cerebral glucose utilization during ketamine anesthesia. *Anesthesiology.* 1982;56:437–443.
106. Ayoub C, Girard F, Boudreault D, et al. A comparison between scalp nerve block and morphine for transitional analgesia after remifent-anil-based anesthesia in neurosurgery. *Anesth Analg.* 2006;103:1237–1240.
107. Bala I, Gupta B, Bhardwaj N, et al. Effect of scalp block on postoperative pain relief in craniotomy patients. *Anaesth Intensive Care.* 2006;34:224–227.
108. Greer DM, Funk SE, Reaven NL, et al. Impact of fever on outcome in patients with stroke and neurologic injury: A comprehensive meta-analysis. *Stroke.* 2008;39:3029–3035.
109. Puccio AM, Fischer MR, Jankowitz BT, et al. Induced normothermia attenuates intracranial hypertension and reduces fever burden after severe traumatic brain injury. *Neurocrit Care.* 2009;11(1):82–87.
110. Mayer SA, Kowalski RG, Presciutti M, et al. Clinical trial of a novel surface cooling system for fever control in neurocritical care patients. *Crit Care Med.* 2004;32(12):2508–2515.
111. Kofke WA, Stiefel M. Monitoring and intraoperative management of elevated intracranial pressure and decompressive craniectomy. *Anesthesiol Clin.* 2007;25:579–603.
112. Cremer OL, van Dijk GW, van Wensen E, et al. Effect of intracranial pressure monitoring and targeted intensive care on functional outcome after severe head injury. *Crit Care Med.* 2005;33(10):2207–2213 Oct.
113. Muizelaar JP, Marmarou A, Ward JD, et al. Adverse effects of prolonged hyperventilation in patients with severe head injury: A randomized clinical trial. *J Neurosurg.* 1991;75:731–739.
114. Kofke WA, Attaallah AF, Kuwabara H, et al. The neuropathologic effects in rats and neurometabolic effects in humans of large-dose remifentanil. *Anesth Analg.* 2002;94:1229–1236.
115. Kofke WA, Garman RH, Garman R, Rose ME. Opioid neurotoxicity: Fentanyl-induced exacerbation of cerebral ischemia in rats. *Brain Res.* 1999;818:326–334.
116. Lescot T, Degos V, Zouaoui A, et al. Opposed effects of hypertonic saline on contusions and noncontused brain tissue in patients with severe traumatic brain injury. *Crit Care Med.* 2006;34:3029–3033.
117. Qureshi AI, Suarez JI, Bhardwaj A, et al. Use of hypertonic (3%) saline/ acetate infusion in the treatment of cerebral edema: Effect on intra-cranial pressure and lateral displacement of the brain. *Crit Care Med.* 1998;26:440–446.
118. Tseng MY, Al-Rawi PG, Pickard JD, et al. Effect of hypertonic saline on cerebral blood flow in poor-grade patients with subarachnoid hemorrhage. *Stroke.* 2003;34:1389–1396.
119. Schwarz S, Schwab S, Bertram M, et al. Effects of hypertonic saline hydroxyethyl starch solution and mannitol in patients with increased intracranial pressure after stroke. *Stroke.* 1998;29:1550–1555.
120. Vialet R, Albanèse J, Thomachot L, et al. Isovolume hypertonic solutes (sodium chloride or mannitol) in the treatment of refractory posttraumatic intracranial hypertension: 2 mL/kg 7.5% saline is more effective than 2 mL/kg 20% mannitol. *Crit Care Med.* 2003;31:1683–1687.
121. Horn P, Münch E, Vajkoczy P, et al. Hypertonic saline solution for control of elevated intracranial pressure in patients with exhausted response to mannitol and barbiturates. *Neurol Res.* 1999;21:758–764.
122. Suarez JI, Qureshi AI, Bhardwaj A, et al. Treatment of refractory intracranial hypertension with 23.4% saline. *Crit Care Med.* 1998;26:1118–1122.
123. Manno EM, Atkinson JL, Fulgham JR, Wijdicks EF. Emerging medical and surgical management strategies in the evaluation and treatment of intracerebral hemorrhage. *Mayo Clin Proc.* 2005;80:420–433.
124. Vahedi K, Hofmeijer J, Juettler E, et al. Early decompressive surgery in malignant infarction of the middle cerebral artery: A pooled analysis of three randomised controlled trials. *Lancet Neurol.* 2007;6:215.
125. Vahedi K, Vicaut E, Mateo J, et al. Sequential-design, multicenter, randomized, controlled trial of early decompressive craniectomy in malignant middle cerebral artery infarction (DECIMAL Trial). *Stroke.* 2007;38:2506.
126. Jüttler E, Schwab S, Schmiedek P, et al. Decompressive surgery for the treatment of malignant infarction of the middle cerebral artery (DESTINY): A randomized, controlled trial. *Stroke.* 2007;38:2518.
127. Hofmeijer J, Kappelle LJ, Algra A, et al. Surgical decompression for space-occupying cerebral infarction (the Hemicraniectomy After Middle Cerebral Artery infarction with Life-threatening Edema Trial [HAMLET]): A multicentre, open, randomised trial. *Lancet Neurol.* 2009;8:326.
128. Jüttler E, Unterberg A, Woitzik J, et al. Hemicraniectomy in older patients with extensive middle-cerebral-artery stroke. *NEJM.* 2014;370:1091.
129. Cooper DJ, Rosenfeld JV, Murray L, et al. Decompressive craniectomy in diffuse traumatic brain injury. *NEJM.* 2011;364:1493–1502.
130. Fiskum G, Rosenthal RE, Vereczki V, et al. Protection against ischemic brain injury by inhibition of mitochondrial oxidative stress. *J Bioenerg Biomembr.* 2004;36:347–352.

慢性疼痛管理

24

J.E.Pope • T.R. Deer

引言

各类手术都应在术前充分治疗患者的疼痛，对神经外科和脊柱手术而言尤为重要。重视术后即刻疼痛相关的血流动力学变化，并给予适当的处理，能够促进患者术后迅速平稳的恢复[1-4]。急性疼痛会引起交感兴奋，造成血压升高、心率加快和颅内压（intracranial pressure，ICP）升高。

在一项关于术后疼痛的回顾性研究中，颅内手术组的术后疼痛轻于颅外手术组（$P<0.05$）[5]。对颅内手术的患者进行亚组分析，发现额部手术的术后疼痛程度较其他入路手术严重，心率、血压和ICP更高，阿片类药物用量也更大。这些关于开颅手术的分析并没有得出确定结论。虽然一些研究表明开颅前在头皮应用局部麻醉药可能降低术后阿片类药物的总需求量[6]，但这一点并未在前瞻性研究中得到证实。目前已经明确的是，脊柱神经外科手术比开颅手术后更疼。

很多内在因素影响神经外科手术的疼痛管理，例如术后需要迅速准确地进行神经系统查体以指导治疗，因而限制了术后镇静的使用；替代性的神经功能监测方法只是辅助手段，存在很多缺陷。如果患者处于镇静或迟钝的状态，则不利于准确评估神经系统功能。可以应用半衰期短的药物进行镇静，待需要查体时能够让患者快速清醒。然而这种方法的缺点在于持续输注会造成蓄积效应[7]。由于治疗目标中存在矛盾之处，限制了镇痛药物和疼痛管理技术的使用，这也会造成患者预后不良。在某些情况下，一些医师选择应用混合激动/拮抗剂或部分激动的阿片类药物，认为这样比较安全，殊不知这完全是错误的概念。此外，这些药物造成的呼吸抑制难以被阿片拮抗剂所逆转，还会降低阿片类药物的镇痛效应。由于阿片类药物一些已知的副作用，包括咳嗽、恶心、呕吐和呼吸抑制，使用不当会增加患者合并症的发生率和死亡率，这可能是上述症状引起颅内压升高所致[7-10]。

尽管术中应用感觉和运动功能监测（SSEPS，MEPS），但仍经常需要在手术室中唤醒患者以检查运动或认知功能的保留或改善情况。术中应用快速起效的静脉或吸入麻醉药存在患者清醒后镇痛不足的风险。需要指出的是：①需要根据患者情况制定清晰的麻醉计划及设定预期目标；②需要唤醒患者并不意味着不能给予镇痛药。麻醉计划中应确保术中和术后充足的镇痛，这与可靠的神经功能评价并非不可兼得。

术后疼痛关怀需要以疼痛治疗为主要目标。虽然疼痛引起的心率和血压等血流动力学变化可以用交感神经阻滞药（β受体阻滞剂等）控制，但这显然会导致镇痛不足。研究表明，术后疼痛对患者预后的不良影响并不依赖于血流动力学或颅内操作结束[10-14]。适当的疼痛控制可以稳定血流动力学，降低血压、脑氧代谢量（cerebral metabolic oxygen consumption，$CMRO_2$）以及ICP。除了疼痛之外，颅内手术患者的围术期处理非常复杂，需要系统地考虑，例如颅内顺应性降低了多少？手术应激反应导致身体耗氧量和血清儿茶酚胺浓度增加。系统性高血压是神经外科常见的术后并发症，可能与颅内出血有关。术后出血会增加死亡率、并发症和住院率。恢复期的脑不良事件会导致大脑充血和ICP升高。预防或治疗疼痛是减少全身不良反应的主要途径之一。

过去十多年间，静脉阿片类药物、新的区域阻滞技术和局部麻醉药的发展大大改善了这类患者的疼痛管理。超前镇痛可能有利于患者平稳度过手术期。因此，外科医生和麻醉医生必须互相配合，优化围术期治疗，减少患者的疼痛、应激反应和血流动力学变化。

理论上，有许多方法能够用来干预疼痛的发生和机体对疼痛的反应。可以通过以下四个环节阻断痛觉通路：传导、传输、调节和感知。传导是将一种形式的能量（温度、机械）通过离子电离（即动作电位）转换为电能。传输是疼痛信号沿着C

和 Aδ 纤维,经过神经系统的一、二、三级神经元,通过脊髓丘脑束至丘脑和皮层。疼痛调节是在疼痛信号传递过程中发生变化(增强或减弱)。感知是主观和情感化的疼痛,发生在躯体感觉皮层和边缘系统,受到患者遗传和社会文化背景的影响。本章接下来主要探讨改善预后、患者满意度和安全性的几个重要因素。

急性疼痛管理评估

麻醉管理从制定合理的术前计划开始。需要评估几个因素:减少焦虑的重要性,疼痛治疗史,以及是否存在可能影响疼痛管理计划或治疗反应的合并症。

对于长期应用阿片类药物的慢性疼痛患者,很难确定基线治疗剂量。这些患者可能存在耐药性和依赖性,对阿片类药物耐受可影响术中麻醉和术后镇痛过程中的给药剂量。值得注意的是,长期用药主要用于稳定的疼痛症状,一般还需要在基线剂量的基础上增加药量。长期使用阿片类药物的患者对一部分阿片样作用比较耐受,包括恶心、呕吐、镇静、欣快和呼吸抑制,但瞳孔收缩和便秘的效应无明显变化。区域麻醉非常有助于减少大剂量阿片类药物的使用,例如颅内区域阻滞能够减少术后阿片类药物用量。

患者自控镇痛方案也很有帮助,缩短了请求和获得镇痛药物之间的滞后时间。研究表明,当使用患者自控静脉镇痛(patient controlled intravenous analgesia,PCIA)、患者自控硬膜外镇痛(patient controlled epidural analgesia,PCEA)或患者自控区域镇痛(patient controlled regional analgesia,PCRA)时,镇痛药物总量较低且效果更优。借助于超声引导,区域镇痛已成为恢复期急性、亚急性疼痛管理的主要方法,在提供全面镇痛的同时还能降低出血和感染的风险。最新版美国区域镇痛协会在区域镇痛抗凝治疗的推荐中强调,采用区域麻醉镇痛,需要了解和考虑出血的风险。

制定麻醉方案时还应考虑某些器官疾病的影响。肾脏疾病患者在应用经肾脏代谢清除的药物时容易出现并发症,例如,哌替啶分解成去甲哌替啶,可以降低癫痫发作的阈值。一些阿片类药物分解后生成活性代谢产物,如吗啡和氢化吗啡分别代谢为 M3G/M6G 和 H3G/M6G,通过肾脏排泄。6- 葡萄糖苷酸代谢产物具有作用于 μ 受体的药理学活性,而 3G 代谢产物可能会降低癫痫发作阈值和减少副作用。

阿片类药物可以通过 μ 受体介导的机制减慢胃肠活动。区域或局部镇痛可以引起蠕动增加,而手术神经阻滞可以加重肠梗阻。在这些情况下,当静脉内、口服或硬膜外应用阿片类药物时,需要将胃肠道支持方案作为标准程序的一部分。此外,有尿潴留病史的患者在行神经阻滞时需要注意,应用阿片类药物和局麻药可以引起尿潴留。

用于急性疼痛的全身性药物

仅在极少数情况下,需要使用吸入麻醉药控制术后或急性疼痛。有时大脑在受到损伤或手术以后可以通过静脉给予麻醉药得以镇静休息;然而在某些情况下,升高血流动力学和脑氧耗的差值可能是有利的,但是禁止将全麻药物用于控制应激反应,因为药物浓度更高时会影响脑血流、脑血容量和颅内压。

依托咪酯

静脉给予依托咪酯可能抑制肾上腺皮质系统对应激的反应,组织损伤时使用依托咪酯也能观察到这种皮质醇水平被抑制的效应,可能是通过阻断皮质醇合成途径中的酶来实现的。尚无前瞻性随机研究证实该药物的临床获益,较长的恢复时间也限制了该药在神经外科麻醉药中的使用。长期使用可出现艾迪生症状,应予以避免。

氯胺酮

麻醉剂量的氯胺酮可以增加脑氧耗,但对于难治性疼痛的患者,低剂量氯胺酮作为辅助用药似乎有效。在神经外科患者的疼痛管理方案中应慎用此药。

阿片类药物

近年来,高效价短效阿片类药物的应用显著增加。将阿片类药物用于患者的术后管理需要考虑药物的半衰期、分布特性和副作用,还取决于患者是否要行神经检查、有无合并症以及预期输注时长。

丙泊酚

丙泊酚被用于减少全麻苏醒时间和钝化初

始的应激与疼痛反应。长期使用需谨慎,因为4~5mg/(kg·h)输注48小时即有发生丙泊酚输注综合征的可能,起初表现为代谢性酸中毒、横纹肌溶解、急性肾衰竭和心力衰竭。主要是支持性治疗,包括停止丙泊酚。

α2-肾上腺素能受体激动剂

右旋美托咪定是一种高选择性α2受体激动剂,其α2与α1受体亲和力之比为1620∶1,而可乐定为220∶1。可乐定和右旋美托咪定均能减弱放置喉镜的刺激反应以及降低MAC,但两者都可引起低血压,在脑血流顺应性降低、依赖血压时要慎用。右旋美托咪定能在提供镇静、抗焦虑、镇痛的同时维持自主呼吸。可乐定已用来减轻脑创伤和神经外科大手术的术后应激反应,该药物还可减轻血管源性水肿。鞘内或硬膜外应用α-肾上腺素能受体阻滞剂也能抑制应激反应,目前还不清楚鞘内或硬膜外给予可乐定减少肾上腺素能反应是通过直接阻断α-受体作用,还是由于可乐定的镇痛作用。全身性应用β-肾上腺素能和α-肾上腺素能药物可以稳定血流动力学反应和脑循环。

非甾体类抗炎药

围术期使用非甾体类抗炎药(NSAIDs)可以增强其他技术(如区域镇痛和麻醉)阻断应激反应的能力,这与NSAIDs在组织创伤级联过程中的外周受体作用以及中枢机制(包括前列腺素减少)有关。但用于已知有肾、心血管或胃肠道合并症的患者时需谨慎。NSAIDs可以干扰血小板聚集,此外,NSAIDs可能影响骨愈合,导致腰椎融合失败,但在回顾性研究中并未发现有统计学意义。长期使用环氧合酶-2(cyclooxygenase-2,COX-2)抑制剂可能增加心脏发病率,然而目前仍缺少围术期急性用药的数据。

神经病理性疼痛药物

抗癫痫药通常在颅内手术后用以预防癫痫发作,此外还可用于神经病理性疼痛综合征并减少阿片类药物的用量。用于神经病理性疼痛的经典抗癫痫药物包括加巴喷丁、普瑞巴林、卡马西平、奥卡西平、拉莫三嗪和托吡酯。巴氯芬(一种GABA-B激动剂)已经用于治疗脊髓源性的痉挛,并且已经有报道显示在一些患者中能够改善神经源性的疼痛。治疗神经病理性疼痛的抗抑郁药包括度洛西汀、阿米替林、去甲替林、文拉法辛等,这些不作为离子通道阻滞剂,主要作为神经递质再摄取抑制剂。由于它们可以干扰血小板聚集导致出血,应谨慎使用。

区域镇痛的选择

硬膜外输注治疗

近年来,硬膜外输注治疗作为外周神经手术患者控制急性疼痛的首选方法,应用逐渐增加。需要了解皮肤区域解剖、药物代谢动力学、药物协同作用和术后随访等相关知识,以正确应用这一镇痛方法。以下几个因素能够提高成功率:导管位置需与患者的疼痛部位一致。硬膜外给药较静脉内给药效能更大。药物再分布会产生不必要的副作用。药剂的生化性质会影响药物的分布,亲脂性药物(例如芬太尼)需要将导管放置在手术部位附近的神经节段;而对于脂溶性小得多的吗啡,导管位置并不严格,因为药物可以在被吸收之前覆盖几个间隙;氢吗啡酮则介于两者之前。此外,十多年来,数据已经证明在不影响运动功能的剂量范围内,鞘内应用吗啡和局部麻醉药物对于内脏和躯体伤害感受的效应具有协同作用。局麻药物和阿片类药物的协同效应使得联合用药比单一药物具有更好的镇痛作用。局麻药物输注治疗是减轻组织创伤所致应激反应的最有效方法,添加阿片类药物有助于解决局麻药单独应用时的快速耐受问题。

外周神经阻滞

外周神经输注局部麻醉药对治疗术中及术后疼痛均有效果。常见的阻滞部位包括臂丛和股神经。神经刺激器或超声有助于正确放置导管。一般来说,钝头针优于锋利的斜角针,可以减少神经损伤的风险。

神经外科麻醉疼痛管理的并发症

精神状态变化

神经外科术后常常需要连续的神经系统检查,如果疼痛治疗干扰神经功能的评估,可能得不偿失。外科团队和护理团队须建立合作机制以平衡疼痛治疗的风险和益处。

动脉二氧化碳分压的升高

ICP 在各种神经外科手术中的重要性不同。对于一部分患者而言 ICP 非常关键，监测术后二氧化碳至关重要。尽管改善血流动力学有利于高颅压患者的稳定，但可能增加过度镇静和高碳酸血症的风险，必须密切观察患者。动脉 CO_2 和 pH 可作为一些并发症的早期指标，预测病情变化。

动脉氧分压降低

在神经组织创伤的患者中，低氧血症可能引发多种问题。氧供不足导致神经元启动无氧代谢，进而导致三磷酸腺苷的减少和随后的细胞死亡。口服或静脉使用阿片类药物的患者有必要吸氧、监测氧饱和度及动脉血气。

低血压

对于可能有脊髓创伤的患者，使用区域麻醉有助于控制应激反应和随后的系统性变化。但同时带来的平均动脉压降低会减少神经组织灌注并造成缺血，因此在术后使用局部麻醉药物时，需要特别监护血压。

脑脊液漏

当放置硬膜外导管时，需要考虑穿破硬膜的风险，权衡利弊。患者存在颅内病变时，需要与外科医生讨论脑疝的风险。在特定情况下，术中放置导管可能有益。

神经损伤

当患者合并神经系统疾病时，若计划行区域阻滞的位置感觉功能异常，可能有发生神经损伤的风险。当患者处于全身麻醉或重度镇静状态时，由于无法对不当的神经内注射作出反应，因而也存在神经损伤的风险。

感染

对镇静的患者需要预防误吸，可通过反复的神经系统检查实现。如果存在误吸风险，应慎用镇静药物。当然，在操作区域或全身存在感染时，应避免区域麻醉。需要警惕导管相关感染，减少其成为感染灶的机会。

建立特定手术的疼痛管理计划

颅内手术

颅内手术的疼痛管理存在一些非常棘手的问题。区域麻醉不能用于这类手术。过度镇静可能导致患者出现高碳酸血症和低氧血症，降低颅内顺应性；涉及功能区的手术可能会损害认知功能。尽管有这些限制，由于疼痛、手术所引起的血流动力学波动会增加并发症和死亡率，疼痛治疗是至关重要的。这类手术的疼痛管理必须考虑多种因素。

四肢手术

行四肢手术的患者可考虑多种镇痛方法。应就患者的术后神经功能和是否需要术后功能检查进行讨论。当感觉缺失轻微时，使用区域麻醉是最佳选择，因其可抑制疼痛和应激反应。其他方法也可以考虑。当使用局部麻醉时必须小心，需警惕筋膜间隙综合征的早期表现。

椎管内手术

椎管内手术时，区域麻醉可以明显改善术后疼痛、减少术后失血。这些手术对认知功能没有影响，可以使用 PCA。

慢性疼痛的管理

疼痛治疗在过去 10 年迅速发展[15-18]。单独应用阿片类药物治疗慢性疼痛的想法已经过时，越来越多的证据表明单独阿片类药物治疗是不利的、不可持续的，并且在美国助长了处方药物滥用[19-22]。新颖的治疗方式和植入技术现已应用在早期的疼痛管理中，而非传统的挽救疗法[23-25]。此外，尽管 Melzak 和 Wall 阐述了门控理论，Norman Shealy 开展了脊髓电刺激，神经调节机制仍然不明确[26,27]。随着创新疗法逐渐进入市场，今后会涌现越来越多的革新。我们需基于循证医学的理念，研究慢性疼痛和伤害性感受的传导途径，探索安全可持续的治疗策略。

疼痛的定义和分类

疼痛定义为与实际或潜在的组织损伤相关

的不愉快的感觉或情感体验[28]。重要的是,这意味着疼痛是一种与刺激无关的、可能有或没有客观证据的经历。慢性疼痛可以分为感受性、神经病理性或混合性。神经性疼痛是中枢或周围神经系统功能障碍导致的疼痛。伤害性疼痛是通过激活伤害性感受器传递疼痛信号产生的。混合性疼痛是上述两者的组合。当持续时间超过6个月后疼痛变为慢性,通过研究背根神经节(dorsal root ganglion,DRG)可以发现在慢性疼痛状态下疼痛信号的发射阈值较小。这种加强疼痛传播的概念可归因于中枢敏化,产生的"上升"现象是由于膜通道的异常导致。此外,还可将疼痛分为内脏或体细胞介导,因为这两种疼痛的传导途径存在明显区别。

脊髓的结构是按板层排列的。不同的束带接受和传递来自外周的不同感知。最常见的是伤害感受通路,包括脊髓丘脑束(spinothalamic tract,STT)和突触后背柱(postsynaptic dorsal column,PSDC)。有髓Aδ与无髓C纤维参与伤害感受的传导,其中一级神经元位于DRG中并终止于背角,二级神经元投射到丘脑,三级神经元从丘脑投射至大脑皮质。脊髓背角在组织学和形态学上表现为Rexed薄层特征。终止于脊髓背角的神经可以在同侧上升或下降几个层面,向上依次越过中线经白质前连合、脊髓丘脑束、丘脑前(腹后外侧核)到达为躯体提供具体定位的皮层体感区。C纤维终止于Rexed板层Ⅰ和Ⅱ,皮肤A-δ伤害感受器终止于同侧背角的Rexed板层Ⅰ和Ⅴ。

可以想象,内脏伤害感受器同样具有位于背根神经节中的一级神经元;然而,它们可以在终止于同侧背角之前延伸到相邻的椎体水平。内脏伤害性感受随后在同侧脊髓突触后背柱(PSDC)途径和STT双侧行进。内脏伤害感受器大部分分布在同侧Rexed板层Ⅰ、Ⅱ、Ⅴ、Ⅹ和对侧板层Ⅲ和Ⅹ。

尽管如此,面部的神经支配比较特殊。三叉神经的感觉核,即三叉神经核尾核传递面部的痛觉。三叉神经感觉核很大,延伸到颈髓的上部,到C2或C3水平[30]。初级伤害性传入神经细胞体在三叉神经节内,突触位于同侧三叉神经核尾侧,然后跨越并在STT上升在丘脑的腹后核(ventral posteromedial nucleus,VPM)终止。

可以理解,通过延髓通路调节向上传导的伤害性感受是我们与生俱来的一种重要的能力。这些通路以中脑导水管周围灰质(periaqueductal gray,PAG),中缝大核(nucleus raphe magnus,NRM),腹侧延髓(rostroventral medulla,RVM)和顶盖前区前核为特点[31]。

调节上述通路对于提供持续的疼痛治疗至关重要。目前已有科学和证据证明,具有不同的靶标和作用机制的脊髓刺激、DRG脊髓刺激、HF10(高频刺激10)和爆发刺激等疼痛治疗方法,都是通过上述机制实现的。

疼痛管理策略的发展

疼痛管理的理念已经发生改变,通过无限制地增加阿片类药物来控制疼痛的想法已经过时。已经明确了长期使用阿片类药物会导致免疫、内分泌和睡眠的障碍[32]。数据表明,娱乐和滥用的处方阿片药物导致每年近160 00人死亡(图24-1)[21]。研究表明,如果患者每天应用超过120当量的吗啡,其药物过量或死亡的风险增加9倍[19]。且长期使用会出现可预见的阿片类药物依赖和耐受,美国一些州的医生对此是有责任的,特别是西弗吉尼亚州[33]。

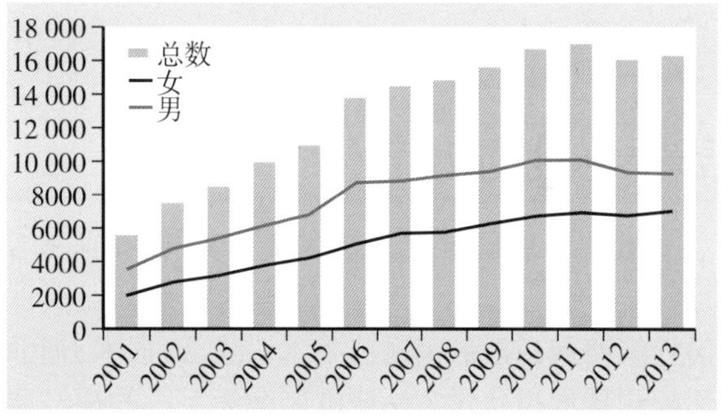

图24-1 处方阿片类药物导致的死亡人数[34,35]

同样的,在既往保守的治疗失败之后再开始进一步干预的阶梯化疼痛治疗方案已经产生了一些变化,如疼痛管理疗法正在进入一个大大降低需要治疗的人数(number needed to treat,NNT)的时代。安全原则往往有助于指导适当的安全性[24]、合理性、花费和有效性。目前单用阿片类药物治疗慢性疼痛的方法已逐渐被多模式镇痛取代。这种以患者为中心的模式侧重于采用科学和证据相结合的疗法,有利于为患者提供持续的疼痛管理。我们提出了一个以患者的安全和疗效为核心的疼痛管理原则(图24-2)。

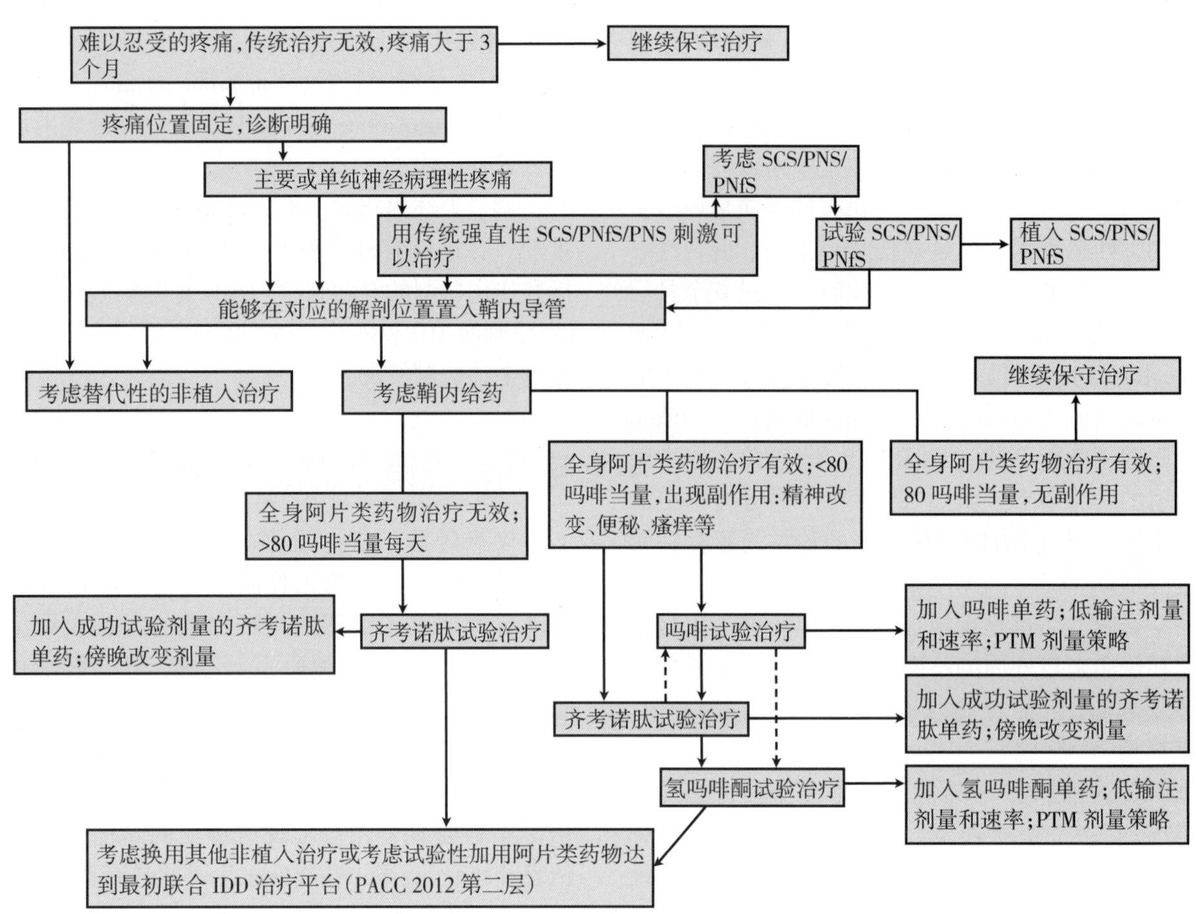

图 24-2 植入治疗管理路径[36]。SCS,脊髓刺激;PNS,外周神经刺激;PNfS,外周神经区域刺激

毁损与辅助治疗

慢性疼痛的治疗方法主要是毁损和辅助治疗,用于在需要时延长局部注射的疗效。毁损性治疗策略包括射频消融或手术切除、毁损术;辅助治疗包括通过化学方法或电刺激为手段的神经调控。我们将依次讨论这些方法。

神经毁损技术适用于脊柱和外周关节病变。目前对于面神经内侧支神经切断术有良好的前瞻性和随机对照研究数据[37]。外周神经毁损技术理念已延伸至膝状神经射频治疗膝关节疼痛、肩胛上神经射频治疗肩关节痛、三叉神经射频治疗面部疼痛、枕神经射频治疗头痛、跖神经射频治疗足部疼痛[38-40]。重要的是,毁损技术只能用于感觉神经。治疗靶目标为混合神经时可选用脉冲射频,与射频消融相比脉冲射频不产生组织损伤,因此被更多的认为是一种神经调控策略。

辅助治疗侧重于对外周或中枢神经系统的调控作用。中枢系统治疗方法包括脊髓刺激、背根刺激、高频刺激 10 000 Hz(HF10)、爆发刺激等。在进行永久性植入之前需要试验明确这些疗法对疼痛有缓解和改善神经功能的作用。上述疗法可通过硬膜外穿刺针引导或通过椎板切除、椎板切开术放置治疗装置。两个导线系统都需要安装内部脉冲发生器(IPG)以控制该系统,可使用 7~10 年。IPG 可以装电池也可以充电,各具优缺点。

对周围神经的治疗随着中枢神经系统治疗之后而开展,在对传统装置进行改进后可供外周神经系统治疗时使用。新的治疗装置目前已经研制成功,导线系统与永久电源绑定在一起植入。这解决了与前一种方法相关的许多问题,因为导线可以被置于远端而不是位于外周关节的周围或旁边。

可供选择的介入治疗方法

当使用设备来治疗疼痛时,让患者心理能够

承受并有循证医学支持是必要的。疼痛协会现有一级证据的治疗方式为：脊髓电刺激、周围神经电刺激和鞘内治疗。更多的研究正在进行，以建立一个循证疼痛管理的新时代。

鞘内治疗

鞘内治疗（intrathecal therapy，IT）是将调控药物缓慢输注至脊髓区域的方法。虽然看起来很简单，其实非常复杂。确定导管的位置、选择药物、评估药代动力学概况，同时重视药效学，全方面考虑问题才能达到理想的疗效。

目前不认为 IT 为挽救性疗法[29]。将药物输送至鞘内可增强效力、减轻全身性副作用、并提高辅助药物的作用，这些优势决定了鞘内给药是一种必不可少的重要途径。当考虑选择 IT 治疗的药物时，需要考虑许多因素[41]。尽管没有明确定义哪个方法优于其他方法，但文章作者认为实验性治疗是鞘内治疗必不可少的组成部分[42,43]。实验性治疗包括：未试验、尝试硬膜外给药、鞘内给药、单次给药、置入导管的短期输注给药[42,43]。药物动力学模型表明将导管置于患者疼痛解剖平面效果最佳。

作者在设备置入之前通常进行双重诊断 X 线引导下的试验：以既定的药物，分别单剂量和 23h 持续给药，直接观察疼痛的缓解和神经功能的改善情况。2012 年的多方面镇痛会议共识描述了基于疼痛类型的药物选择的算法，无论是神经病理性的还是伤害感受性[44]均可应用。

一旦植入装置，对其进行持续的管理十分重要[45]。多数报道证实 IT 治疗相关发病率和死亡率都是因医源性事件导致[45]。

植入装置通过编程模式输送药物，再填充间隔取决于所选择的药物的剂量和浓度。提高浓度和剂量可能导致导管周围细胞非感染性聚集，形成肉芽肿，导致治疗失败或产生压迫症状。新型植入泵 Prometra Ⅱ，具有抗肉芽肿形成的作用，可能与其阀门输送机制有关[46]。

脊髓刺激

脊髓刺激法于 1967 年发明，近期又有了新的进展。这些进展包括从鞘内置管到硬膜外置管，从硬导管和电极到软导管和波形的进步，再到新的靶点。接下来我们将探讨这些疗法，关注每种方法的独特性。

强制性脊髓电刺激

强制性脊髓电刺激依赖于放置电极产生感觉异常并覆盖疼痛区域。Barolat 将其定义为控制硬膜外腔内导线和电极的位置[47]。适应证包括躯干和肢体的神经病理性疼痛，最常见的是背部手术失败综合征、难治性神经根病或复杂性区域疼痛综合征[15]。

一旦满足适应证且患者符合标准，则患者进入试验性治疗；在美国这通常持续 4~7 天。数据表明大于 4.9 天的试验性治疗不会增加转变为永久治疗的几率。该试验通常在局部麻醉或浅清醒镇静下进行，在整个手术过程中保留患者意识。一旦穿刺针放置在硬膜外腔内（最常见的是在透视引导下植入 T12~L1 间隙同侧和左旁正中），电极在后硬膜外腔内前进到目标位置。在患者描述异常感觉区域覆盖其典型疼痛区域后，试验性治疗程序结束并且患者出院回家一周，在术后第 1、3 或 4 天及 6 或 7 天进行参数检查和优化，术后抗生素通常在试验性治疗期间给予，同时需停止使用抗凝剂（经处方提供者授权）。可以通过调整编程和界限值优化提高试验性治疗体验。最近，新的无线技术如蓝牙技术可进一步减少试验中应用治疗相关的硬件，使患者更多地关注治疗本身[48]。

一旦认为试验性治疗成功就去除电极。抗凝剂可以在电极去除后 24 小时 重新使用。在永久治疗之前建议进行实验室检查及降低手术部位感染的其他策略[49]。植入的过程一般在局部麻醉或清醒镇静下进行，或者如果需要"外科电极"及进行监测[50]，也可以采用全身麻醉。电极类型（透皮的或桨状的）的选择基于许多因素，然而，复杂的疼痛模式往往并非单一原因。通常将 IPG 放置在患者左腹或臀部，避开骨性标志物，需要开启或重新编程。

现在已经创建了新的波形模式和靶向目标，需要重新对各种技术命名。前面描述的脊髓刺激方式现在称为"强直刺激"。新的波形模式包括高频刺激 10 000（HF10）和爆发刺激。

高频刺激 10 000Hz

高频刺激是高于传统刺激频率（>40~100Hz）的任何刺激频率模式，因此，是动态可调的。

HF10,正如其名,采用100 00Hz的频率模式,相比传统强直刺激可能具有不同的作用机制[51]。虽然其确切机制未知,但宽动力范围的神经元发挥核心作用。其特点是导线的布局避免了治疗时出现感觉异常。在解剖学上,导线放置不需要术中测试。最重要的是,这种模式创造了一种不需要感觉异常的治疗策略。目前治疗数据已长达18个月,表明能够有效改善背部和腿部疼痛(无论是否经历脊柱手术)[52]。基于目前的电池技术,为了减少使用一次性电池作为能量来源,需要每天充电(图24-3)。

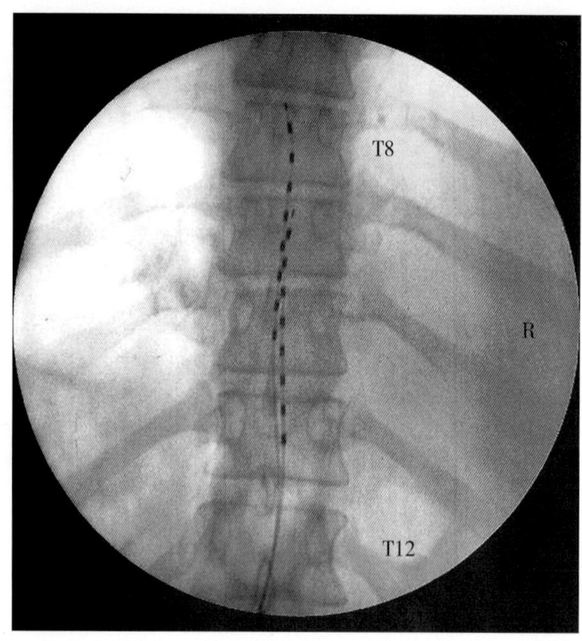

图24-3 高频10脊髓刺激电极放置

爆发刺激

爆发刺激作为一种神经调控通路,模仿自然条件下并超越自然条件下的神经传导。由DeRidder博士提出,爆发刺激器发出频率为40 Hz的爆发式脉冲,每个脉冲波由5个500Hz的波峰组成,此波形可提供一种额外的独特的作用机制。与强直脊髓刺激类似,爆发刺激的电极按照Barolat设计放置,但作用机制却不同。它还可刺激内侧通路,独特地影响疼痛的情感成分,减少全身对疼痛的感知[53]。这种独特的波型目前还在研究中,目前仅限于科研使用,需要研究器械免除审查(identified device exemption,IDE)的手续。爆发刺激的另一特色是它不会影响感觉,但由于传统的治疗部位为硬膜外腔,因此患者可以感知是强制刺激亦或是爆发刺激。爆发刺激器的动力装置与脊髓刺激的强直刺激器相似,需每隔一周充电一次。图24-4明确显示了两者之间的波形差异。

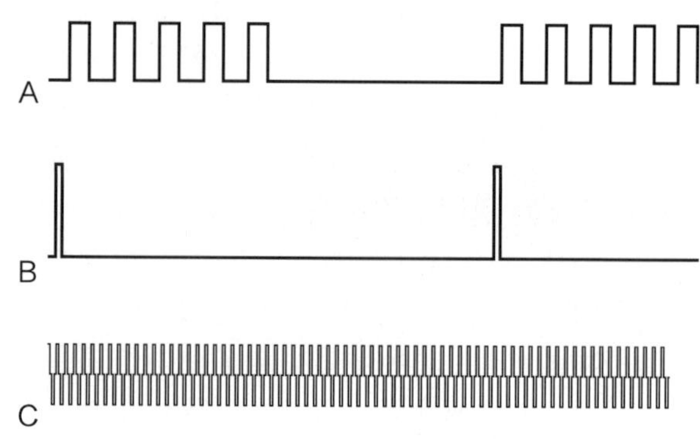

图24-4 A.爆发刺激;B.对应的强直;C.高频刺激

脊髓背根神经节刺激

背根神经节作为初级感觉神经元胞体的所在部位,多年来一直是疼痛管理的治疗靶点。背根神经节成对位于椎弓根下方,流经此处的脑脊液量极少。有大量证据表明背根神经节与神经病理性疼痛密切相关。一种以背根神经节为刺激靶点而设计的配备了电极装置的新型设备通过刺激背根神经节发挥神经调控的作用(图24-5)。一项大型前瞻性随机研究得出的数据表明:背根神经节刺激相对于传统的脊髓刺激对于下肢CRPS的治疗方面优势显著。

周围神经刺激

外周神经刺激策略传统上被认为是中枢神经系统刺激装置改进后用于外周神经系统。外周神经刺激的挑战包括移位、侵蚀、成本和为了离外周神经末梢更近需要在大关节周围建立隧道。目前研发了一种新颖的外周神经刺激技术,包括可埋入皮下的电极和一个与之相关联的外部脉冲发生器(external pulsed generator,EPG)(图24-6)[55,56]。如果需要植入EPG就取出并固定在皮瓣下。这种方式在一个多中心、前瞻性随机研究中经过了严格测试,为治疗单一神经炎提供了一级证据。

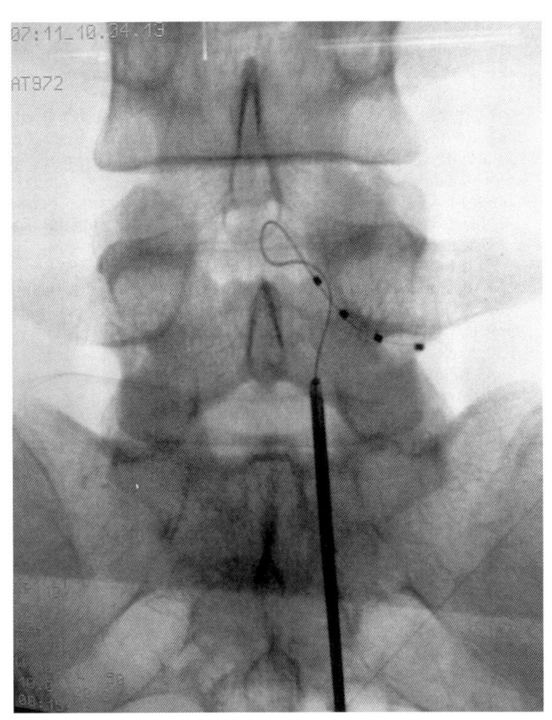

图 24-5 背根神经节刺激位置，刺激电极位于 L5

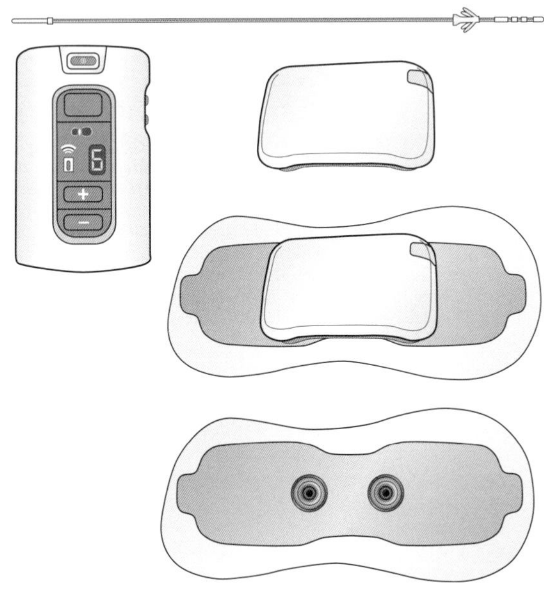

图 24-6 新的 StimRouter 电极系统

未来趋势

慢性疼痛的管理正在发生改变，依赖主观数据的时代已经远去。某些疾病的具体特征和治疗策略相关的特异性指标的一级证据正在生成。如果进行永久性植入，DRG 刺激的需治数将近 1。HF10 治疗后背和腰部疼痛后，18 个月内显著改善疼痛，数据令人信服。强直脊髓刺激是一种治疗多种难治性疾病的重要手段。微创技术和疾病特异性治疗是今后的发展趋势，同时需提供以患者为中心的硬件平台，支持多种治疗方案。疼痛管理是奢侈的观点也变得过时。数据表明不活动反而导致发病率和死亡率增加。在疼痛管理中最重要的是寻找治疗方向，从而确定患者治疗的最佳机会。

（任浩　张凯颖　罗芳 译，韩如泉 校）

参考文献

1. Beilin B, Shavit Y, Trabekin E, et al. The effects of postoperative pain management on immune response to surgery. *Anesth Analg*. 2003;97(3):822–827.
2. Bellieni CV, Burroni A, Perrone S, et al. Intracranial pressure during procedural pain. *Biol Neonat*. 2003;84:202–205.
3. Bruder N, Ravussin P. Cerebral and systemic haemodynamic changes during neurosurgical recovery. *Ann Fr Anesth Reanim*. 2004;23:410–416.
4. Chiaretti A, Genovese O, Antonelli A, et al. Patient-controlled analgesia with fentanyl and midazolam in children with post-operative neurosurgical pain. *Childs Nerv Syst*. 2008 Jan;24(1):119–124.
5. Dunbar PJ, Visco E, Lam AM. Craniotomy procedures are associated with less analgesic requirements than other surgical procedures. *Anesth Analg*. 1999;88:335–340.
6. Grossman R, Ram Z, Perel A, Yusim Y, Saslansky R, Berkenstadt H. Control of posoperative pain after awake craniotomy with local intradermal analgesia and metamizol. *IMAJ*. 2007;9:380–382.
7. Fodale V, La Monaca E. Propofol infusion syndrome: An overview of a perplexing disease. *Drug Saf*. 2008;31(4):293–303.
8. Leith B. Pharmacological management of pain after intracranial surgery. *J Neurosci Nurs*. 1998;30:220–224.
9. Leslie K, Troedel S, Irwin K, et al. Quality of recovery from anesthesia in neurosurgical patients. *Anesthesiology*. 2003;99:1158–1165.
10. Leslie K, Williamns DL. Post-operative pain, nausea, and vomiting in neurosurgical patients. *Curr Opin Anesthesiol*. 2005;18:461–465.
11. Klimek M, Ubben JF, Ammann J, Borner U, Klein J, Verbrugge SJ. Pain in neurosurgically treated oatients: A prospective observational study. *J Neurosurg*. 2006;104:350–359.
12. Maxy R, Glassman S. The effect of nonsteroidal antiinflamatory drugs on osteogenesis and spinal fusion. *Regional Anesthesia Pain Med*. 2001;26:156–158.
13. Mordhorst C, Latz B, Kerz T, et al. Prospective assessment of postoperative pain after craniotomy. *J Neurosurg Anesthesiol*. 2010;22(3):202–206.
14. Oritz-Cardona J, Bendo A. Perioperative pain management in the neurosurgical patient. *Anesthesiol Clin*. 2007;25(3):655–674.
15. Pope JE, Falowski S, Deer TR. Advanced waveforms and frequency with spinal cord stimulation: Burst and high frequency energy delivery. *Expert Rev Med Devices*. 2015;12:431–437.
16. De Ridder D, Vanneste S, Plaizer M, van der Loo E, Menovsky T. Burst spinal cord stimulation: Toward paresthesia-free pain suppression. *Neurosurgery*. 2010; May;66(5):986–990.
17. Van Buyten JP, Al-Kaisy A, Smet I, Palmisani S, Smith T. High frequency spinal cord stimulation fo the treatment of chronic back pain patients: Results of a prospective multicenter European Clinical Study. *Neuromodulation*. 2013 Jan-Feb;16(1):59–65.
18. Liem L, Russo M, Huygen FJ, et al. A multicenter, prospective trial to assess the safety and performance of the spinal modulation dorsal root gangion neurostimulator system in the treatment of chronic pain. *Neuromodulation*. 2013;16:471–482.
19. Dunn KM, Saunders KW, Rutter CM. Overdose and prescribed opioids. Associations among chronic noncancer pain patients. *Ann Intern Med*. 2010;152(2):85–92.
20. Fitzgibbon DR, Rathmell JP, Michna E, et al. Malpractice claims associated with medication management for chronic pain. *Anesthesiology*. 2010;112:948–956.
21. Centers for Disease Control and Prevention. National Vital Statistics System mortality data. http://www.cdc.gov/nchs/deaths.htm. Accessed 30.04.15.
22. Chou R, Turner JA, Devine EB. The effectiveness and risks of long-term opioid therapy for chronic pain: A systemic review for a National Institutes of Health Pathways to Prevention workshop. *Ann Intern Med*. 2015;162:276–286.
23. Deer T, Caraway D, Wallace M. A definition of refractory pain to help determine suitability for device implantation. *Neuromodulation*. 2014 Dec;17(8):711–715. http://dx.doi.org/10.1111/ner.12263. No abstract available. PMID:25521165.

24. Porree L, Krames E, Pope J, et al. Spinal cord stimulation as treatment for complex regional pain syndrome should be considered earlier than last resort therapy. *Neuromodulation*. 2013;16:125–141.
25. Pope JE, Deer TR, McRoberts WP. Intrathecal therapy: The burden of being positioned as a salvage therapy. *Pain Med*. 2015;16:2036–2038.
26. Melzack R, Wall PD. Pain mechanisms: A new theory. *Science*. 1965;150:971–979.
27. Shealy CN, Mortimer JT, Reswick JB. Electrical inhibition of pain by stimulaton of the dorsal columns: Preliminary clinical report. *Anesth Analg*. 1967;46(4):489–491.
28. "Part III: Pain Terms, A Current List with Definitions and Notes on Usage" (pp 209-214) Classification of Chronic Pain, Second Edition, IASP Task Force on Taxonomy, edited by H. Merskey and N. Bogduk, IASP Press, Seattle, ©1994.
29. Pope JE, Deer TR, Kramer J. A systematic review: Current and future directions of dorsal root ganglion therapeutics to treat chronic pain. *Pain Medicine*. 2013;14:30–1496.
30. Goadsby PJ, Hoskin KL. The distribution of trigeminovascular afferents in the nonhuman primate brain Macaca nemestrina: A c-fos immunocytochemical study. *J Anat*. 1997 Apr;190(Pt 3):367–375.
31. Boonpirak N, Apinhasmit W. Length and caudal level of termination of the spinal cord in Thai adults. *Acta Anatominca*. 1994;149:74–78.
32. Boscarino JA, Rukstalis M, Hoffman SN, et al. Risk factors for drug dependence among outpatients on opioid therapy in a large US health-care system. *Addiction*. 2010;105:1776–1782. http://dx.doi.org/10.1111/j.1360-0443.2010.03052.x. PMID:20712819.
33. https://www.pharmacist.com/west-virginia-supreme-court-rules-addicts-can-sue-pharmacies-doctors.
34. Centers for Disease Control and Prevention. National Vital Statistics System mortality data. *Available from URL*. http://www.cdc.gov/nchs/deaths.htm; 2015.
35. http://www.drugabuse.gov/related-topics/trends-statistics/overdose-death-rates.
36. Pope JE, Deer TR. Intrathecal drug delivery for pain: A clinical guide and future directions. *Pain Manag*. 2015;5(3):175–183. http://dx.doi.org/10.2217/pmt.15.12.
37. Cohen SP, Huang JHY, Brummet C. Facet joint pain-advances in patient selection and treatment. *Nature Reviews Rheumatology*. 2013;9:38–116.
38. Choi WJ, Hwang SJ, Song JG, et al. Radiofrequency treatment relieves chronic knee osteoarthritis pain: A double-blind randomized controlled trial. *Pain*. 2011;152(3):481–487. http://dx.doi.org/10.1016/j.pain.2010.09.029. Epub 2010 Nov 4.
39. Anthony M. Headache and the greater occiptial nerve. *Clin Neurol Neurosurg*. 1992;94(4):297–301.
40. Goske S1, Erdemir A, Petre M. Reduction of plantar heel pressures: Insole design using finite element analysis. *J Biomech*. 2006;39(13):2363–2370. Epub 2005 Sep 28.
41. Deer TR, Pope JE. Factors to consider in the choice of intrathecal drug in the treatment of neuropathic pain. *Expert Rev Clin Pharmacol*. 2015 Sep;8(5):507–510.
42. Pope JE, Deer TR. Intrathecal pharmacology update: Novel dosing strategy for intrathecal therapy and monotherapy ziconotide. *Neuromodulation*. 2015 Jul;18(5):414–420. http://dx.doi.org/10.1111/ner.12274. Epub 2015 Feb 24.
43. Deer TR, Prager J, Levy R, et al. Polyanalgesic Consensus Conference 2012: Recommendations on trialing for intrathecal (intraspinal) drug delivery: Report of an interdisciplinary expert panel. *Neuromodulation*. 2012;15:420–435.
44. Deer TR, Prager J, Levy R, et al. Polyanalgesic Consensus Conference 2012: Recommendations for the management of pain by intrathecal (intraspinal) drug delivery: Report of an interdisciplinary expert panel. *Neuromodulation*. 2012;15:436–466.
45. Coffey RJ, Owens ML, Broste SK, et al. Medical practice perspective: Identification and mitigation of risk factors for mortality associated with intrathecal opioids for non-cancer pain. *Pain Med*. 2010 Jul;11(7):1001–1009.
46. Pope JE. *Intrathecal Drug Delivery*. Montreal, Canada: International Neuromodulatoin Society Proceedings; June 13, 2015.
47. Barolat G, Oakley J, Law J. Epidural spinal cord stimulation with multiple electrode paddle lead is effective in treating low back pain. *Neuromodulation*. 2001;2:59–66.
48. http://investors.sjm.com/investors/financial-news/news-release-details/2015/St-Jude-Medical-Receives-FDA-Approval-for-the-Industrys-First-Spinal-Cord-Stimulation-Trial-System-to-Incorporate-Bluetooth-Wireless-Technology-and-Apple-Digital-Devices/default.aspx.
49. Deer TR, Provenzano DA. Recommendations for reducing infection in the practice of implanting spinal cord stimulation and intrathecal drug delivery devices: A physician's playbook. *Pain Physician*. 2013 May-Jun;16(3):E125–E128.
50. Falowski SM, Celii A, Sestokas AK. Awake vs. asleep placement of spinal cord stimulators: A cohort analysis of complications associated with placement. *Neuromodulation*. 2011 Mar-Apr;14(2):130–134. http://dx.doi.org/10.1111/j.1525-1403.2010.00319.x. discussion 134–5. Epub 2010 Dec 13.
51. Pope JE, Deer TR, Amirdelfan K, Kapural L, Verrills P. New concepts for waveform and current delivery for spinal cord stimulation: Burst and high frequency. Minimally Invasive Surgery for Pain. 2015.
52. Kapural L, Yu C, Doust MW, et al. 188 Randomized controlled clinical trial evaluating the safety and effectiveness of 10 kHz high-frequency and traditional low-frequency stimulation for the treatment of chronic back and leg pain: 18-Month results. *Neurosurgery*. 2015 Aug;62(Suppl 1):228–229. http://dx.doi.org/10.1227/01.neu.0000467152.83171.84.
53. Courtney P, Espinet A, Mitchell B. Improved pain relief with burst spinal cord stimulation for two weeks in patients using tonic stimulation: Results from a small clinical study. *Neuromodulation*. 2015 Jul;18(5):361–366. http://dx.doi.org/10.1111/ner.12294. Epub 2015 Apr 16.
54. Koopmeiners AS, Mueller S, Kramer J. Effect of electrical field stimulation on dorsal root ganglion neuronal function. *Neuromodulation*. 2013 Jul-Aug;16(4):304–311. http://dx.doi.org/10.1111/ner.12028. discussion 310–1. Epub 2013 Feb 19.
55. Deer TR, Levy RM, Rosenfeld EL. Prospective clinical study of a new implantable peripheral nerve stimulation device to treat chronic pain. *Clin J Pain*. 2010 Jun;26(5):359–372.
56. Deer TR, Pope JE, Kaplan M. A novel method of neurostimulation of the peripheral nervous system: The StimRouter implantable device. *Pain Management*. April 2012;16(2):113–117.

妊娠期神经外科手术的麻醉 25

D.J. Wlody • D.R. Gambling • T.L. Griffiths

引言

妊娠合并神经系统疾病需要手术治疗的病例并不少见,很多麻醉医生在职业生涯中会遇到这种情况。妊娠期的一系列生理变化使麻醉管理变得棘手,可能与非妊娠期神经外科手术的麻醉方法不同。

麻醉管理首要考虑母亲的安全,需注意有些措施虽然对母亲有益,但可能会对胎儿造成不良影响。因此,这类手术的麻醉管理需要权衡利弊,尽量保证母亲和胎儿的安全[1]。

妊娠期的生理改变

妊娠期妇女会发生一系列的生理改变,孕早期主要是激素水平的变化所致,后期则与增大的子宫对腹腔其他脏器的物理性压迫作用、胎儿生长发育引起代谢增加以及胎盘循环的低阻力状态等因素有关。

神经系统

吸入麻醉

孕妇对吸入麻醉药的需求减少,最低肺泡浓度(minimum alveolar concentration,MAC)较非孕期降低 30%[2,3]。可能是由于孕期内啡肽[4]和孕酮[5]水平升高所致,使得适合一般患者的吸入麻醉深度对于孕妇来说过深。然而,妊娠与 MAC 之间的关系很复杂,一项研究发现麻醉状态下妊娠和非妊娠患者的脑电图改变并无差异[6]。作者指出孕妇 MAC 值降低并非意味着七氟烷对脑的镇静作用加深,因此孕妇的吸入麻醉药用量应当与非孕期患者相同,以预防术中知晓的发生,且需重新考虑 MAC 值是否能够反映吸入麻醉药的药效。

区域阻滞麻醉

妊娠期椎管内麻醉时,局麻药用量减少 30%~40%。这是因为硬膜外腔静脉丛充血使椎管内脑脊液容量减少[7],然而研究显示在静脉丛充血出现之前,孕妇对局麻药的需要量即较非孕期减少。取妊娠期兔的迷走神经进行体外试验,发现其对局麻药的神经阻滞作用的敏感性增加[8],而将未孕兔的神经浸入含孕激素的溶液当中却未出现这一现象[9]。这提示在孕激素的长期作用下神经细胞膜的钠离子通透性改变,从而对局麻药的敏感性增加,而短期孕激素无此效应。

综上所述,临产妇应适当减少局麻药的用量。尽管孕产妇的 MAC 值降低 30%,但是研究结果显示为防止术中知晓,谨慎起见可以使用和非孕妇同等剂量的吸入麻醉药。

呼吸系统

上呼吸道黏膜水肿

在妊娠期,细胞外液潴留造成软组织水肿,尤其是上呼吸道的黏膜脆性增加,应尽量避免经鼻气管插管或放置鼻咽通气道,以防发生严重的鼻出血。喉部水肿可能使声门口径变小造成插管困难。临产时 Mallampati 评分增加,进一步加大插管困难,子痫前期的产妇尤为如此。略小(6.0-7.0mm)的气管导管适用于对于大部分孕期患者。

肺功能残气量

妊娠晚期肺功能残气量(functional residual capacity,FRC)降低约 20%,而闭合容积(closing capacity,CC)并无改变[10]。通常仰卧位时 CC 大于 FRC,但由于 FRC 进一步下降,导致小气道关闭,肺内分流增加,动脉血氧饱和度下降。FRC 代表氧储备能力,FRC 降低意味着麻醉诱导暂停呼吸期间更易发生缺氧,加之妊娠期机体的氧耗量增加了 60%[11],所以即便麻醉诱导后快速插管,氧饱和度也可能显著降低。这一现象已由计算机模拟证实:妊娠期去氮率达 99% 之后暂停呼吸,氧饱和度降至 90% 用时约 5 分钟,而非妊娠期是

7.5 分钟[12]。因此,妊娠期患者全麻诱导时,紧闭面罩吸氧去氮的时间至少应达 2 分钟[13]。

肺通气功能

从孕前期末开始,孕妇的分钟通气量显著增加,到足月时较孕前增加 45%,主要是潮气量增加,而呼吸频率并无变化。可能的机制是孕激素增加了机体对 CO_2 的敏感性,或者是妊娠引起的失眠造成[14]。由于通气量的增加超过 CO_2 的产生,动脉血 CO_2 分压($PaCO_2$)降至 32mmHg。同时肾小管代偿性地增加了碳酸氢盐的排泄,最终 pH 约为 7.42~7.44。

心血管系统

血容量

整个孕期的血容量增加 45%,主要发生在孕中期末之前。由于血浆的增加超过了红细胞,易发生稀释性贫血。足月时红细胞比容为 30%~35%,若铁摄入不足这一指标将会更低。

心输出量

在孕早期时心输出量(cardiac output,CO)即有显著增加,孕 8 周时 CO 增加 22%,占孕 24 周时增加总量的 57%[15]。整个孕中期 CO 稳步增加,28 至 32 周是 CO 增加的高峰,足月时,CO 较基础值增加 50%[16]。

在分娩过程中,CO 还会额外增加 60%[17]。一是由于宫缩引起的疼痛和恐惧所致,可以充分镇痛促进缓解;二是由于每次宫缩有 300~500ml 血液由子宫进入循环,导致 CO 增加。此外,产后即刻 CO 迅速增加 80%,这是由于子宫复位后血液转移到循环内,并解除了对以腹主动脉和下腔静脉的压迫,造成前负荷增加。

腹主动脉和下腔静脉受压

孕 20 周以后,平卧位时增大的子宫压迫下腔静脉,此时硬膜外腔静脉丛和椎旁血管的侧支循环可以部分弥补腔静脉血流的减少,但是总的回心血量显著降低,导致心输出量减少。这会减少子宫血流(uterine blood flow,UBF),从而影响胎盘的氧供。平卧位还会造成腹主动脉受压,此时上肢血压可能正常,但远端的主动脉压和子宫动脉灌注压会降低。麻醉状态下孕妇的交感神经被阻滞,会进一步减少静脉回流,加重压迫效应。一项研究评估了剖宫产手术时,最大程度减轻腹主动脉和腔静脉受压的手术床倾斜度,发现床左倾 15° 时 CO 和动脉压最高,与左侧卧位的效果相当[18]。

消化系统

胃酸的产生

胎盘会异位分泌胃泌素,但是妊娠期血浆的胃泌素水平并无变化,而且胃液的分泌量和酸度都没有显著改变[19]。

胃排空

与通常的看法相反,孕期胃排空没有显著变化[20]。但是宫缩会减慢胃排空,且分娩过程中应用阿片类药物会进一步延长胃排空时间。

胃贲门括约肌

增大的子宫使胃抬高和旋转,削弱胃贲门括约肌的作用,增加胃食管反流风险,病态肥胖的孕妇尤为如此。

妊娠与吸入性肺炎

上述孕期变化改变使孕产妇容易发生反流和误吸,没有明确的时间窗,但是多数麻醉医生会对孕 16~18 周的患者采取“饱胃”预防措施,因为这一时期子宫已明显增大,胃食管的结构和功能也发生变化。应用非颗粒抗酸药,或联合使用 H_2 受体阻滞剂与胃复安。然而这些预防措施可能不太适合颅内病变的患者。

肝肾系统

妊娠期醛固酮水平升高,并伴有全身的水钠潴留[21]。同时会增加颅内肿瘤的水肿,从而加重原有的症状和体征或者出现新的症状。孕足月时,随着 CO 的升高,肾血流量和肾小球滤过率增加约 60%,血尿素氮(blood urea nitrogen,BUN)和肌酐是非妊娠期的 1/2~2/3,因此如果产妇的 BUN 和肌酐为非孕期的正常或轻度升高水平,应谨慎对待。

谷丙转氨酶(ALT)、谷草转氨酶(AST)和乳酸脱氢酶(LDH)轻度增高可见于正常孕期。此外,孕期的血浆胆碱酯酶水平降低[22],但是产妇应用琥珀胆碱不会延长神经肌肉阻滞的时间[23]。

硬膜外血管的改变

硬膜外静脉压

广泛的腹内压增高和直接压迫下腔静脉引起硬膜外静脉压增高，同时，从下肢和盆腔回流到下腔静脉的血液一部分分流到椎静脉，导致硬膜外腔静脉丛怒张。由于硬膜外静脉压升高和孕期的血流动力学改变是已有病变血管破裂的风险因素，加之硬膜外静脉没有静脉瓣，因此，突然的压力改变，如咳嗽、打喷嚏或者第二产程用力屏气可以直接传递到硬膜外静脉，引发血管破裂[24]。

硬膜外动脉

妊娠期雌激素和孕激素水平升高造成硬膜外动脉发生退行性变[25]。妊娠期动脉的组织学改变包括网状纤维断裂、黏多糖酸减少、平滑肌细胞肥大增生[24]。这些结构和孕期血流动力学改变容易引起硬膜外动脉破裂和继发性血肿形成。

麻醉对子宫血流量的影响

孕足月时，正常 UBF 增至 700~900ml/min，占母体总血流量的 10%[26]，非妊娠期 UBF 约为 70ml/min。根据公式：

$$UBF=(UAP-UVP)/UVR \quad (公式 25\text{-}1)$$

UAP 为子宫动脉压，UVP 为子宫静脉压，UVR 为子宫血管阻力，任何一项发生变化，都会影响 UBF，进而影响胎儿氧供和营养输送。

降低子宫动脉压的因素包括：血容量不足，椎管内麻醉引起交感神经组滞，腹腔动脉和下腔静脉受压，麻醉药物过量，血管扩张药物和过度正压通气。升高子宫静脉压的因素包括：腔静脉受压，子宫收缩，子宫高张力，缩宫素过度刺激，以及 α-肾上腺素能作用增加子宫张力。增加子宫血管阻力的因素包括：内源性儿茶酚胺，疼痛，伤害性刺激（置入喉镜或气管插管，切皮），先兆子痫，慢性高血压和外源性缩血管药。

麻黄素可用于治疗母体低血压，动物实验表明，即使用高剂量的 α-受体激动剂升高血压，UBF 是减少的，这是由于使用这类药物时，子宫血管阻力升高的程度超过了血压的升高。然而又有研究显示，应用低剂量的去氧肾上腺素（50~100μg）对胎儿没有不利影响，且有证据表明，应用去氧肾上腺素治疗母亲低血压对胎儿是有益的[27,28]。原因还不清楚，与去氧肾上腺素相比，麻黄碱能够通过胎盘加快胎儿代谢，从而引起胎儿发生代谢性酸中毒，尽管这种酸中毒无显著临床意义。

药物经胎盘转运与致畸作用

本章不具体讨论各种物质透过胎盘的转运方式（主动转运、易化扩散和胞饮作用）[29]。在此仅着重阐述大部分麻醉药物由母体转运到胎儿的**被动扩散**机制，这种机制不消耗能量，可直接通过脂膜或横跨脂质双分子层的蛋白质通道完成。

被动扩散的决定因素

药物的浓度梯度是决定药物通过胎盘转运速度的首要因素。例如，吸入麻醉药起初的转运速率是非常快的，随着胎儿体内药物分压升高，转运速率降低。低分子量药物的转运速度比高分子量药物快，脂溶性高的药物易于转运，离子化阻碍转运。膜增厚见于一些病理情况，如高血压和糖尿病，这种状态影响氧气和营养物质的转运，会引起宫内发育迟缓，严重时会致使胎儿死亡。

特殊药物

吸入麻醉药由于低分子量和高脂溶性可通过胎盘自由转运。胎儿暴露于药物的时间越长（从麻醉诱导到娩出的时间），出现新生儿抑制的风险越大。

诱导药如硫喷妥钠、依托咪酯和丙泊酚均为高脂溶性，并且在生理 pH 中保持非离子化，因此经胎盘转运迅速。由于母体血液经脐静脉流入胎儿体内时大部分经过胎儿肝脏，首过效应明显，因而诱导后很少发生新生儿抑制。去极化和非去极化肌松药在生理 pH 高度离子化，极少能通过胎盘。

阿片类药物具有高脂溶性和低分子量的特点，能过自由通过胎盘。

肌松拮抗药新斯的明和依酚氯铵都是高度离子化，很少经胎盘转运。

抗胆碱药物阿托品和东莨菪碱可以自由通过胎盘，而胃长宁高度离子化，胎盘转运率低。

常用的抗凝药肝素和华法林显著不同。肝素是高度电离的多糖分子，很少通过胎盘。华法林不带电荷，分子量只有330，易于通过胎盘。由于华法林会引起胎儿先天畸形，在器官形成阶段禁忌使用（见下文）。

在抗高血压药中，所有的β阻滞剂都可以通过胎盘。拉贝洛尔既对母体有效，又对胎儿安全，是治疗孕妇高血压的良好选择[30]。大剂量输注艾司洛尔可以引起长时间的胎儿心动过缓，持续至停药后30分钟[31]。单次给药的作用尚不明确，但是已经有多个病例报道艾司洛尔可以安全应用于产妇麻醉诱导期。硝普钠可以自由通过胎盘，对胎儿有毒性（见下文）。

妊娠期麻醉与胎儿先天畸形

畸形学原则

这一原则是指在胎儿发育的重要时期大剂量长时间应用任何物质，均会对胎儿造成伤害，包括发育迟缓和结构畸形，甚至死亡。因此，麻醉医生应尽可能在保证孕妇安全的同时，最大限度减少胎儿接触各种潜在毒性物质。尽管如此，考虑到以下因素，无需过度担心麻醉药物的危害：

- 大部分麻醉药物只在短时间内应用，毒害胎儿的可能性较小。
- 没有任何确切的证据表明常规应用麻醉药物对人类的胎儿有害。
- 母体低血压和低氧血症对胎儿的危害大于任何一种麻醉药。
- 首先要考虑母体的安全，如果为避免使用致畸药物而损伤母亲甚至造成死亡，那么胎儿的安全也就无从谈起。
- 麻醉药物对大脑发育的神经毒性作用备受关注，也是目前研究的重点[32]。

致畸风险的评估

由于伦理学方面的原因，麻醉药物对人类的致畸作用难以进行大样本的前瞻性研究。因此，我们只能依靠间接的证据来评估这些药物的致畸作用。主要的研究途径包括小型动物实验，回顾性调查孕期接受过麻醉的妇女的后代，还可以通过调查孕期暴露于低浓度麻醉废气的手术室工作人员来评估吸入性麻醉药的影响。下面根据相关文献具体介绍以下几种药物的致畸作用。

特定药物的致畸作用

关于吸入麻醉药致畸作用的动物实验研究存在不同的结果[33,34]。吸入麻醉药对生殖系统的作用呈剂量相关性，主要与麻醉状态下的生理功能紊乱（低体温、通气不足和进食不良）相关，而并非麻醉药本身的作用。当动物暴露于吸入麻醉药但不影响摄食行为和意识状况时，对生殖系统的影响很小[35]。

大鼠的实验研究已证实，氧化亚氮会增加胎儿的致畸率和死亡率，其严重程度取决于暴露的时机[36]。起初认为是由于氧化亚氮抑制了蛋氨酸合成酶，降低了蛋氨酸和四氢叶酸酯的水平[37]。现在这一机制受到质疑，因为当蛋氨酸合成酶活性被最大程度的抑制时，该吸入麻醉药浓度无明显致畸作用。最近更多的证据表明氧化亚氮对胎儿的作用是通过激动α受体从而降低UBF[38]，同时使用强效吸入麻醉药可逆转这种作用。在手术室中暴露于微量氧化亚氮的工作人员和接受过氧化亚氮麻醉的妇女，并未出现致畸效应。详细内容请参考Burm[39]和Weimann[40]关于氧化亚氮的生殖毒理学研究。

临床剂量的肌松药无致畸作用。阿片类药物在人体和动物实验中均未表现出致畸作用。

多项人群回顾性研究表明，妊娠期长期应用苯二氮䓬类药物增加了唇腭裂的发生率，但这些研究并未对其他潜在致畸因素的暴露进行控制。无证据表明单次应用此类药物对胎儿不利[41-43]。

没有临床证据表明局部麻醉药有致畸作用。长期滥用可卡因与先天畸形有关，这可能与其影响子宫胎盘的灌注有关。

在胎儿器官发育阶段使用华法林可引起微量出血，导致眼睛、骨骼和神经系统发育异常。由于肝素不通过胎盘，可用于妊娠期的抗凝治疗。

综上所述，尚无证据证明麻醉药物（包括氧化亚氮和苯二氮䓬类）对人的致畸作用。但麻醉药物对发育大脑的神经毒性作用引起广泛关注，也是现今研究的热点。

颅内疾病

蛛网膜下腔出血：颅内动脉瘤和动静脉畸形

妊娠期蛛网膜下腔出血（subarachnoid hemorrhage,SAH)的常见原因是动脉瘤或动静脉畸形(arteriovenous malformation,AVM)破裂出血。此外,高血压脑出血、血管炎和细菌性心内膜炎也可引起SAH。妊娠期SAH的发生率与非孕期人群类似,约为万分之一[44]。根据2011年《英国孕产妇死亡保密调查报告》[45],有11位孕产妇死于颅内出血(0.48/100 000),其中6位为SAH,5位为脑内出血。SAH占孕产妇间接死亡原因的7%,出血均与分娩无关,仅2位在分娩前死亡,6位表现为猝死或严重头痛迅速恶化后死亡。4位产妇没有前期症状提示颅内出血风险。在美国,脑血管病占孕期相关死亡总数的5.4%[46]。

1990年,Dias和Sekhar[47]对154例妊娠期SAH进行回顾分析,发现动脉瘤和AVM的比例为3∶1。而近期日本的报道中提出AVM和动脉瘤破裂导致孕期颅内出血的比例为2∶1[48]。AVM和动脉瘤导致颅内出血的发生率与孕妇年龄呈正相关,这可能与CO增加和激素影响血管的完整性有关。很少有孕妇颅内出血发生在分娩过程中,一项研究指出90%以上的非妊娠患者在休息时发生颅内出血。在分娩时发生颅内出血的患者当中,34%存在高血压和(或)蛋白尿,说明在临床上较难鉴别SAH和子痫前期[47,49]。

SAH的预后差,及时诊断和适当处理至关重要,尽早治疗可改善预后。对于主诉突发头痛持续一小时以上的患者需尽快排除SAH的可能。入院时意识差、高龄产妇、CT示颅内出血量大是死亡和致残的三个主要预测因子。SAH的主要并发症是再出血、脑血管痉挛导致即刻或迟发的脑缺血、脑水肿、心肺功能异常和电解质紊乱。脑血管痉挛的预防和治疗措施包括维持合适的脑灌注压(cerebral perfusion pressure,CPP),纠正血容量,静脉注射尼莫地平,适当提高血压,球囊血管成形术,以及动脉内应用尼莫地平和罂粟碱。SAH的治疗方法包括外科手术(动脉瘤夹闭)或血管内治疗(动脉瘤栓塞)。需要维持足够的CPP(预防脑缺血和脑血管痉挛),并同时保持较低的动脉瘤跨壁压(预防动脉瘤破裂)。整个麻醉过程中,应降低颅内压、预防和减轻脑水肿及脑血管痉挛,以改善预后。

颅内肿瘤

孕妇与非孕妇的颅内肿瘤发生率没有显著差异,但有些肿瘤在孕期增长更快或开始出现症状,这是由于孕期水钠潴留和血容量增加会加重肿瘤(如脑膜瘤)周围的水肿。

很多证据表明激素水平影响肿瘤的生长,尤其是脑膜瘤。脑膜瘤是颅内常见的原发肿瘤,在妊娠期生长加速。早在1958年即证实了月经周期、妊娠和脑膜瘤的症状之间的关系[56]。女性的脑膜瘤发病率高于男性,绝经后其发病率显著下降,卵巢切除术后患者的降低尤为显著[50]。在脑膜瘤中检出了孕激素受体[51],体外培养的人星形细胞瘤的细胞系在孕激素作用下生长加速[52]。因此,妊娠期肿瘤生长加速部分源于激素的刺激。

胶质瘤较少发生于孕妇,然而一旦发生则危及孕妇和胎儿。妊娠合并胶质瘤的患者常在孕34周后全麻下依次行剖宫产与开颅联合手术,术后行放化疗,但应根据患者的情况进行个体化的治疗[53]。

意外怀孕的患者在孕期诊断出颅内肿瘤是围产期预后差和孕妇死亡的危险因素[54]。治疗延误往往引起孕妇病情恶化,需要紧急处理。妊娠不是推迟神经外科手术的主要禁忌证,大多数患者需要尽早手术治疗[55]。成功的妊娠期神经外科手术的术前管理需要多学科合作和个体化治疗[56]。

妊娠期开颅手术的麻醉管理

手术时机的选择

概述

妊娠期神经外科手术的时机取决于患者的神经外科情况,而非孕周[57]。考虑因素包括病变部位、病理特点和神经功能评估。若患者有手术指征,但神经功能状态稳定,则可推迟手术等待胎儿发育成熟,此时须严密监测孕妇和胎儿状态。择期手术可推迟至产后。

如果计划在孕期行开颅手术,产科医生应考虑患者是否能够继续妊娠至足月抑或需要同时行剖宫产手术。通常以32周为界决定是否终止妊娠,32周之前,可以继续妊娠;32周以后,可以剖宫产继而行开颅手术。主要原因不是32周后胎儿存活率高,而是由于控制性降压、渗透性利尿和过度通气等治疗措施对胎儿影响较大,相对而言早产的危害较小。

动脉瘤夹闭术

Dias 和 Sekhar[47]认为,SAH 后动脉瘤夹闭术与保守治疗相比,前者母亲和胎儿的存活率更高[47]。因此,对于临床分级较轻的 SAH 孕妇,应尽早行动脉瘤夹闭术以预防再出血。未破裂的对侧动脉瘤可推迟至产后再手术。

AVM 切除术

如果患者因出血就诊,AVM 破裂的风险会显著增加[58,59]。未破裂的 AVM 可推迟至产后手术,不会增加孕妇的死亡率,自发破裂风险较低的患者更为如此[60]。相反,孕期是否应切除已破裂的 AVM 仍然存在争议,目前尚无定论。孕妇早期手术的预后有所改善,但并无统计学意义[47]。AVM 破裂的风险取决于病变本身,而非妊娠状态。需权衡孕妇的手术风险与 AVM 破裂的风险,决定最佳手术时机。

肿瘤切除术

对于良性肿瘤如脑膜瘤,如果能够定期随访和密切监测神经功能变化,手术可以延迟至产后[61]。

对于恶性肿瘤或引起神经功能恶化的肿瘤,如垂体瘤伴严重的视野缺损,则无论孕周大小都应立即手术。妊娠合并胶质瘤虽然罕见,但会危及孕妇和胎儿的生命,此前已有 34 周孕妇成功实施剖宫产 - 开颅联合手术治疗胶质瘤的案例。

麻醉管理

过度紧张的患者可给予镇静药,但存在通气不足、高碳酸血症和继发颅内压升高的风险,需予以重视和严密监测,最好在术前等待室内完善的监护下给药。由于孕妇反流误吸胃内容物的风险更高,术前应给予抗酸药降低胃液酸度和体积,包括非颗粒抗酸药,如静脉注射双枸橼酸 30ml、胃复安 10mg 或 H_2 受体阻滞剂(法莫替丁)20mg。

对于妊娠期合并颅内病变的患者,麻醉**诱导**需权衡各方利弊。快速序贯诱导旨在防止误吸,但不能预防插管引起的血流动力学波动,而后者对于动脉瘤或颅高压患者有致命影响。而慢诱导应用丙泊酚、阿片类镇痛药、非去极化肌松药和面罩通气无法降低误吸的风险,联合剖宫产时还会造成新生儿抑制。若采用改良的快速序贯诱导,需权衡孕妇误吸的风险,以及颅内压升高的程度和对高碳酸血症的耐受性。

框 25-1 列出了一种合适的麻醉诱导方法,也可以采用其他方法达到同样目的[62]。如前所述,预防误吸、避免主动脉和腔静脉受压十分必要。患者意识消失到插管完成期间,应持续压迫环状软骨,插管后根据呼末二氧化碳波形确认导管位置。如果行剖宫产 - 开颅联合手术,应警惕新生儿抑制的发生,准备好呼吸支持设备。

框 25-1 妊娠期开颅手术的麻醉诱导

使用非颗粒抗酸药预防误吸
　胃复安 10mg 和法莫替丁 20mg 静脉注射
子宫左移防止主动脉和下腔静脉受压
预充氧 3~4 分钟
丙泊酚 1~2.5mg/kg
芬太尼 3~5μg/kg
利多卡因 75mg
罗库溴铵 0.9~1.2mg/kg
面罩通气,压迫环状软骨,吸入纯氧

在非产科手术中使用胎心监测(fetal heart rate,FHR)还存在争议。2011 年,美国产科医生协会(American College of Obstetricians and Gynecologists,ACOG)委员会意见提出,可在以下情况下使用术中胎儿监测:①胎儿出生后可存活;②监测具有可行性;③有可行剖宫产手术的医生在场;④产妇同意紧急剖宫产手术;⑤可以中断非产科手术以行紧急剖宫产手术[63]。此外也可以对小于 32 周的胎儿进行监测以指导治疗改善胎儿氧供,应根据患者的个体情况,考虑孕周、手术类型和设施条件等因素决定术中是否进行胎儿监测。

即便胎儿健康、状态良好的孕妇在全身麻醉时也常常会出现短期和长期的 FHR 变异率下降以及 FHR 基线水平下降,这使得监测变得更加复杂。术中胎儿监测的指征如前所述[64],应根据患者的个体情况酌情考虑 FHR。开颅手术中因为 FHR 值的改变而紧急行剖宫产手术不太可行;FHR 的主要意义在于,当其发生显著变化时,需要迅速寻找导致子宫胎盘灌注降低的潜在可逆原因,比如低血压和低氧血症。

妊娠和非妊娠患者开颅手术的麻醉**维持**没有显著差异(框 25-2)。同麻醉诱导期一样,应尽量维持血流动力学平稳,避免脑血量增加进而影响手术视野的暴露。

框 25-2　妊娠期开颅手术的麻醉维持
芬太尼 1~2μg/(kg·h)
异氟醚 0.5~1%+/– 氧化亚氮
非去极化肌松药
脑肿胀时给予丙泊酚 40~200μg/(kg·h)

其他辅助措施

开颅手术中常用甘露醇进行渗透性利尿以减轻脑肿胀、改善术野暴露。由于甘露醇在动物和人体中均证实会造成胎儿脱水，不建议在孕期使用。然而，这些均为早期研究，所用的剂量高于目前的临床用量，尚无证据表明 0.25~0.5g/kg 甘露醇会影响胎儿体液平衡[65]。呋塞米可作为甘露醇的替代用药[66]。

孕妇过度通气可降低脑血量从而改善术野暴露，但严重低碳酸血症会使孕妇的氧离曲线左移，影响对胎儿的氧供。过度通气还会增加胸内压进而降低心排出量。适当的过度通气维持 $PaCO_2$ 在 25~30mmHg，可以提供良好的手术条件且对胎儿无明显影响[66]。

动脉瘤夹闭术的麻醉管理有几个特殊问题。目前很少使用控制性降压，已经被临时阻断近端血管的方法取代，主要因为控制性降压可能会增加早期和迟发性神经功能缺陷的风险。但在有些情况下，仍然需要进行控制性降压。UBF 直接依赖于灌注压，所以严重低血压会造成胎儿宫内窘迫。因此，血压下降水平需维持在母亲生理需求的范围内，且降压时间应尽可能短。当胎儿发生缺氧时，FHR 监测可及时提醒麻醉医生，如果此时控制性降压并非必需，应将血压恢复至正常水平。

使用硝普钠降压存在额外的风险，因为胎儿肝脏代谢氰化物的能力有限，很可能在孕妇出现任何症状之前胎儿即已经中毒[67]。虽然目前已有孕期安全使用硝普钠的病例[68,69]，但应仅在十分必要的时候才考虑给予。可以联合使用 β 受体阻滞剂和吸入麻醉药，以尽量减少硝普钠的用量。

虽然尚未证实 33℃的亚低温可以改善 SAH 开颅手术的神经功能预后[70]，目前轻度的允许性低温(35℃)仍然应用于临床。这一水平的低温对胎儿没有显著影响，但更低的温度会引起胎儿心律失常。

避免术中高血糖(130mg/dl)可降低动脉瘤夹闭期间短暂局部脑缺血引起神经损伤的风险。尽管尝试了将许多药物用于动脉瘤手术的脑保护，但均无显著效果。临床上还有一些控制动脉瘤出血的措施，包括临时动脉瘤夹闭联合控制性升压、深低温停循环、体外循环以及使用腺苷诱发短暂的心脏停搏，详见其他章节的相关介绍。

麻醉苏醒

等待患者完全清醒且气道反射恢复之后再拔除气管导管，将误吸的风险降到最低。患者清醒也便于早期评估神经功能，还可避免由于术后持续意识障碍紧急行影像学检查。拔管时还要尽量避免患者呛咳诱发脑内出血，可以在手术结束时静脉注射利多卡因 75~100mg，芬太尼 25~50μg 予以预防。另一种方法是在拔管前静脉输注右旋美托咪定，使患者清醒合作、耐受气管导管且血流动力学稳定。由于包扎头部敷料时搬动头部会刺激气道造成呛咳，应在固定好敷料之后再拮抗肌松作用。上述处理原则不适用于术前意识不清，或者术中发生大出血、脑肿胀或脑缺血的患者，这些患者应保留气管插管直至能够评估神经系统功能。

颅内病变产妇的椎管内麻醉

颅内病变的产妇常常合并颅内压增高，即便没有明显的症状和影像学表现。因此，椎管内麻醉时如果操作不当可能会引发脑疝。为评估这些患者是否适合椎管内麻醉或镇痛，需要了解造成脑疝的主要因素，包括 ICP 升高、脑水肿和脑积水[71]。若产妇仅患有颅内占位病变(space-occupying lesions，SOL)，没有合并椎管内麻醉的其他禁忌证，也没有肿瘤占位效应、ICP 升高的临床症状和影像学表现以及脑积水，则其脑疝的风险不会增加。相反，如果患者的颅内病变压迫了正常脑组织导致中线移位或下移，伴或不伴脑脊液循环梗阻，则穿破硬膜时发生脑疝的风险很高(图 25-1)。椎管内麻醉可避免全麻插管时的屏气和高血压，减少胎儿对麻醉药物的暴露，且产妇清醒可以参与整个生产过程。对于 SOL 但脑疝风险低的产妇，若需增加硬膜外药物的剂量，最佳方式是每 5 分钟注入不超过 5ml 的药液，以防 ICP 突然升高。

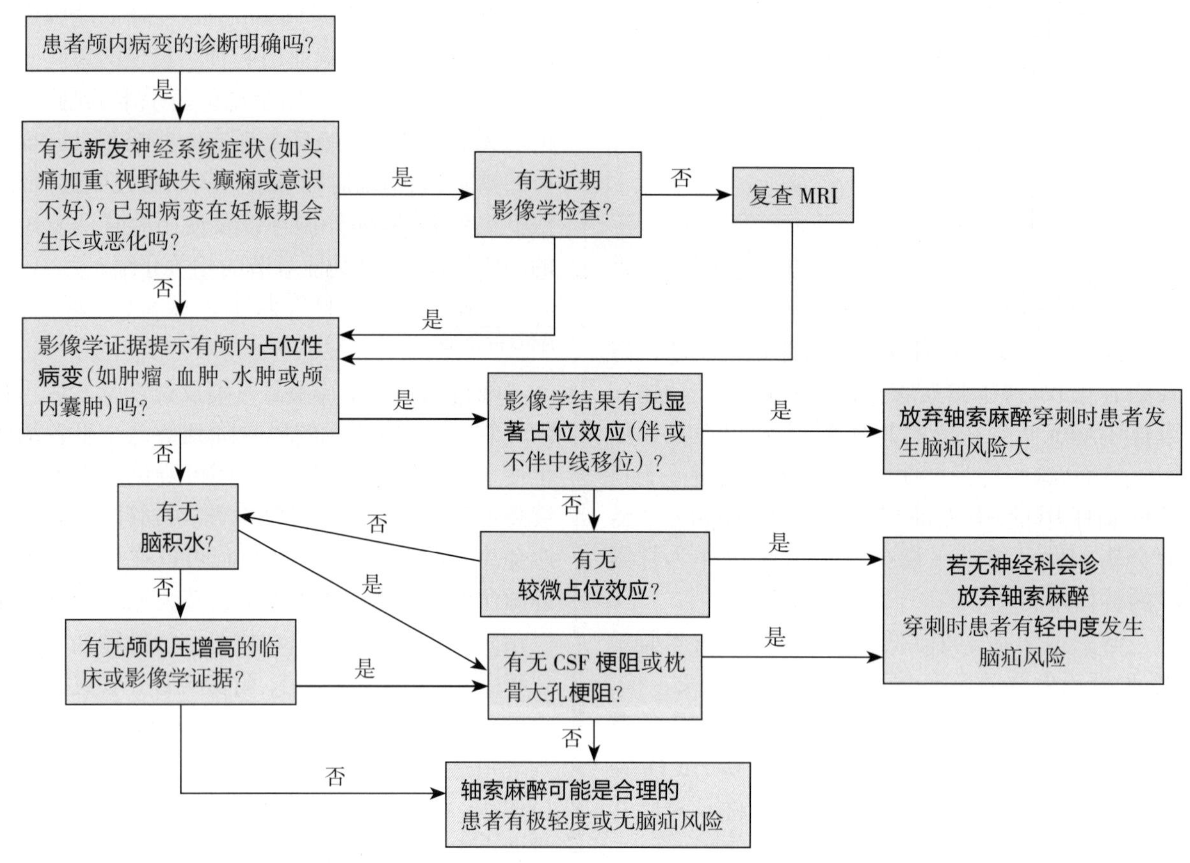

图 25-1　妊娠患者开颅手术麻醉管理

自发性脊髓硬膜外血肿

自发性脊髓硬膜外血肿(spontaneous spinal epidural hematoma,SSEH)是造成脊髓压迫的一种罕见病因,常与先天或获得性出血性疾病、肿瘤出血、脊髓 AVM、或胸内压增高有关。2003 年,Kreppel[72]等发表的综述中总结了自 1682 年以来的文献报道中的 613 例 SSEH 病例。2005 年,有 6 例 SSEH 发生在妊娠期患者[73],这 6 个病例都存在明显的神经功能缺损,均接受了手术治疗,术后症状改善显著。其中有 3 例患者妊娠至足月,另外 3 例在清除硬膜外血肿之前实施了紧急剖宫产。

血肿发生在胸腰段时,最初的症状是下肢神经根痛以及膀胱和肠道功能异常,此后几小时内逐渐出现运动和感觉异常。根据影像学表现确诊,MRI 在孕期是首选的方法。对于神经系统症状严重并逐渐恶化的患者,应立即行血肿清除术。Lowton 等[74]总结得出,在症状出现 12 小时内行减压手术的患者,其神经功能预后显著改善。虽然 Duffil 等[75]报道过保守治疗 SSEH 成功的病例,但其中并无妊娠期患者。

Cywinski[24]等提出妊娠期患者保守治疗 SSEH 的可能性,认为经阴道分娩时血流动力学改变会加速血肿范围扩大,且保守治疗时行剖宫产是不恰当的,因为无法对产妇的神经功能状态进行监测[24]。

分娩与手术时机的判断取决于孕周。当诊断 SSEH 时胎儿剖出后能存活,可在血肿清除术之前先行剖宫产。不推荐经阴道分娩,因产程时间不可预测,且产程中(尤其是第二产程)患者的血流动力学变化很大[24]。

SSEH 血肿清除术的麻醉管理

实施 SSEH 血肿清除术时,无论是否同时行剖宫产,都应遵循颅内肿瘤手术的麻醉管理原则,包括术前镇静,麻醉诱导和维持,FHR 监测和麻醉苏醒。

麻醉维持与颅内手术大同小异,但平均动脉压应维持在正常范围的高限(血压正常的患者术中 MAP 维持在 70~85mmHg),以确保足够的脊髓灌注压。

对于行胸腰段椎板切除和血肿清除术的孕妇而言,术中体位十分重要。若患者未先行剖宫产术,应避免主动脉和下腔静脉受压,以防止母体心输出量下降、血压降低和子宫胎盘灌注减少。生理学研究表明,俯卧位相比坐位或侧卧位能更好的解除子宫对大血管的压迫,而侧卧位时主动脉和腔静脉受压的风险更高[76,77]。

Jea[73]等介绍了用于SSEH手术的四点式Wilson支架,该支架的两点放置在胸前两侧锁骨下方,另两点置于髂前上嵴支撑骨盆[73]。孕妇处于这种体位时,腹部在四个支点之间悬空,防止腹主动脉和下腔静脉受压。类似的,Jackson手术床也可减轻孕妇腹腔大血管压迫。

苏醒期按妊娠期颅内手术麻醉的苏醒期原则处理。此外,长时间俯卧位手术后可能出现呼吸道水肿,因此需评估患者的拔管条件。待患者完全清醒,行漏气试验之后方可拔管。

综上所述,妊娠期母体和胎儿均能较好的耐受颅内与脊髓手术。对于足月或接近足月的胎儿,推荐在神外手术前行剖宫产手术。单纯的保守治疗可能会导致临床症状恶化,需要紧急手术干预[78]。

妊娠期神经介入治疗

神经介入放射治疗室是近年来逐渐增加的"手术室外"地点之一,常常有病情危重患者需要接受麻醉。随着技术和设备的改善,破裂或未破裂的动脉瘤可以通过神经介入进行栓塞,越来越多地成为了开颅夹闭术的替代治疗[79]。相比动脉瘤夹闭术,介入栓塞术可降低脑血管痉挛和手术操作相关并发症的发生率,其梗阻性脑积水的发生率与夹闭术相似,尽管闭塞动脉瘤腔的成功率略低[80]。尽管动脉瘤栓塞属于微创手术,但可能出现严重的并发症,麻醉管理千万不可大意。

孕妇往往顾虑神经介入手术中胎儿对放射线的暴露。在与患者讨论胎儿暴露于放射线的风险之前,需考虑放射线剂量、胎儿孕周等因素。胎儿暴露于放射线的风险取决于治疗类型(如头部CT vs 腹部盆腔检查)、孕周大小和放射线剂量。尽管许多放射科医生认为孕期进行头部CT检查,胎儿暴露于放射线的风险很小,但大多数情况还是会使用铅衣,且尽可能选用最小放射剂量。放射暴露可用放射线吸收量来量化,单位是rad。Gray是另一种常用的放射线暴露单位,1Gy=100rad。放射剂量低于5rad(0.05Gy)很少对胎儿产生不利影响。如果权衡利弊后认为患者需使用CT,则放射科医生不应推迟或拒绝CT检查,但需尽量减少放射线暴露[81]。孕期各个阶段增加放射线暴露的风险见表25-1[82]。麻醉医生应充分了解放射线对母体和胎儿的影响,以及减少放射线暴露的措施,并能够为焦虑的孕妇解答相关疑惑。

头部CT检查传递给胎儿的放射线剂量很小[81]。透视检查对胎儿辐射较大,恰当的防护措施可显著降低放射线暴露剂量。

铅裙和甲状腺铅围脖是常规使用的防护设备,能减少透视时全身对放射线的暴露,因而也能减轻宫内胎儿的放射暴露[83]。最好由专门的有经验的医生常规评估放射剂量,以便与患者讨论治疗的风险与收益,更好的权衡利弊。

即便是在介入手术室工作的医务人员也会担心放射暴露的风险,因此为产妇详细解答相关问题后,有些患者可能尚存顾虑,需进一步耐心安慰[84]。

除放射线暴露外,在介入手术室内工作还存在许多技术上的难题。大多数介入手术床都不能调节体位来满足孕期气道的管理;手术过程中,C臂靠近头部,导致气道管理很困难;术中C臂和手术床均由介入医生操控,增加了气管导管意外脱出的风险;在介入手术室无法按常规将麻醉机

表25-1 胎儿放射暴露的健康效应(国际放射保护协会的资料)

	胚芽时期(0~2周)	器官形成期(2~8周)	胎儿生长期(8~15周)	胎儿生长期(16~25周)	胎儿生长期(26~38周)
<0.05Gy	无不良影响				
0.05~0.5Gy	着床失败率增加,对成功着床的胚胎无影响	可能发育迟缓 重大畸形发生率轻度增加	发育迟缓,IQ降低(下降高达15),20%发生严重学习障碍	无不良影响	
>0.5Gy	进一步增加着床失败率(1Gy可杀死50%的胚胎)	增加流产几率,发育迟缓,运动和神经系统重大畸形风险大	流产几率增加,IQ降低>15,学习障碍发生率>20%	流产几率增加,IQ降低>15,学习障碍发生率>20%	增加流产几率,新生儿死亡增加

摆放在麻醉医生的右侧。当患者术中出现紧急气道问题或血流动力学不稳定时，上述因素会给麻醉管理造成很大的困难。对结案的麻醉索赔案例进行分析，显示手术室外发生的气道事件是手术室内的2倍，这一结果也很好理解[85]。

许多在神经介入手术室工作的人员对麻醉准备并不熟悉，更对该环境中的孕妇麻醉管理知之甚少，往往不理解继而忽视主动脉和下腔静脉受压等问题。

虽然有些动脉瘤栓塞可以在中度镇静状态下由放射医师自行给药实施手术，但是孕期患者的麻醉管理很复杂，需要麻醉医生在场。

破裂动脉瘤开颅手术的麻醉原则也适用于血管内治疗患者。不同医院对麻醉方式的选择不同，常用的方法是清醒镇静和全身麻醉。尚无研究比较这两种麻醉方式的利弊。麻醉的主要目标是制动以保证图像清晰便于血管内操作，因此更倾向于使用插管全麻[86]。

动脉瘤破裂是介入手术的主要风险。一旦发生破裂，ICP增高会导致血压的急骤升高（伴或不伴心动过缓），应采用过度通气和渗透性利尿来控制颅高压。过于积极处理恶性高血压可能会导致脑缺血，因此降压治疗需十分谨慎。

在栓塞动脉瘤的过程中常使用肝素抗凝，若动脉瘤破裂则需快速使用鱼精蛋白进行中和。随着血管内支架应用的增加，抗血小板药物（阿司匹林、氯吡格雷和Ⅱb/Ⅲa受体拮抗剂）的使用也越来越多，若这种情况下发生动脉瘤破裂，则可输注血小板来快速逆转抗血小板药物的作用。

最后，由于神经介入室距中心手术室较远，无法在FHR发生变化时行紧急剖宫产，但是FHR监测仍然能够反映子宫胎盘灌注和氧供，对血压调控具有指导意义。

以加州大学圣地亚哥分校（UCSD）的现行做法为例：动脉瘤栓塞术的产妇在全麻诱导前均行动脉穿刺置管，由于一旦出现并发症，患者的意识水平会迅速恶化，因此常规行全麻气管插管。FHR监测也应常规使用，可以指导血压调控，以防止血压过低造成子宫胎盘低灌注。尽管未破裂的动脉瘤和AVM并不一定引起颅高压，常使用丙泊酚全凭静脉麻醉以改善脑代谢氧供需平衡。此外，丙泊酚还具有止吐作用及苏醒期平稳的优点，使其成为常用药物。

（吴蓓　张凯颖　梅弘勋 译，韩如泉 校）

参考文献

1. Subramanian R, Sardar A, Mohanaselvi S, Khanna P, Baidya DK. Neurosurgery and pregnancy. *J Neuroanaesth Crit Care*. 2014;1:166–172.
2. Chan MT, Mainland P, Gin T. Minimum alveolar concentration of halothane and enflurane are decreased in early pregnancy. *Anesthesiology*. 1996;85:782–786.
3. Gin T, Chan MT. Decreased minimum alveolar concentration of isoflurane in pregnant humans. *Anesthesiology*. 1994;81:829–832.
4. Gintzler AR, Liu NJ. The maternal spinal cord: Biochemical and physiological correlates of steroid-activated antinociceptive processes. *Prog Brain Res*. 2001;133:83–97.
5. Lee J, Lee J, Ko S. The relationship between serum progesterone concentration and anesthetic and analgesic requirements: A prospective observational study of parturients undergoing cesarean delivery. *Anesth Analg*. 2014;119:901–905.
6. Ueyama H, Hagihira S, Takashina M, et al. Pregnancy does not enhance volatile anesthetic sensitivity on the brain: An electroencephalographic analysis study. *Anesthesiology*. 2010;113:577–584.
7. Igarashi T, Hirabayashi Y, Shimuzu R, et al. The fiberscopic findings of the epidural space in pregnant women. *Anesthesiology*. 2000;92:1631–1636.
8. Flanagan HL, Datta S, Lambert DH, et al. Effect of pregnancy on bupivacaine-induced conduction blockade in the isolated rabbit vagus nerve. *Anesth Analg*. 1987;66:123–126.
9. Bader AM, Datta S, Moller RA, Covino BG. Acute progesterone treatment has no effect on bupivacaine-induced conduction blockade in the isolated rabbit vagus nerve. *Anesth Analg*. 1990;71:545–548.
10. McAuliffe F, Kametas N, Costello J, et al. Respiratory function in singleton and twin pregnancy. *BJOG*. 2002;109:765–769.
11. Spätling L, Fallenstein F, Huch A, et al. The variability of cardiopulmonary adaptation to pregnancy at rest and during exercise. *Br J Obstet Gynaecol*. 1992;99(Suppl 8):1–40.
12. McClelland SH, Bogod DG, Hardman JG. Apnoea in pregnancy: An investigation using physiological modeling. *Anaesthesia*. 2008;63:264–269.
13. McClelland SH, Bogod DG, Hardman JG. Pre-oxygenation in pregnancy: An investigation using physiological modeling. *Anaesthesia*. 2008;63:259–263.
14. Jensen D, Duffn J. Lam Y- M: Physiological mechanisms of hyperventilation during pregnancy. *Respir Physiol Neurobiol*. 2008;161:76–86.
15. Capeless EL, Clapp JF. Cardiovascular changes in early phase of pregnancy. *Am J Obstet Gynecol*. 1989;161:1449–1453.
16. Clark SL, Cotton DB, Lee W, et al. Central hemodynamic assessment of normal term pregnancy. *Am J Obstet Gynecol*. 1989;161:1439–1442.
17. Robson SC, Dunlop W, Boys RJ, Hunter S. Cardiac output during labor. *Br Med J*. 1987;295:1169–1172 [Clin Res Ed].
18. Lee SW, Khaw KS, Ngan Kee WD, et al. Haemodynamic effects from aortocaval compression at different angles of lateral tilt in non-labouring term pregnant women. *Br J Anaesth*. 2012;109:950–956.
19. O'Sullivan GM, Bullingham RE. The assessment of gastric acidity and antacid effect in pregnant women by a non-invasive radiotelemetry technique. *Br J Obstet Gynaecol*. 1984;91:973–978.
20. Wong CA, McCarthy RJ, Fitzgerald PC, et al. Gastric emptying of water in obese pregnant women at term. *Anesth Analg*. 2007;105:751–755.
21. Escher G, Mohaupt M. Role of aldosterone availability in preeclampsia. *Mol Aspects Med*. 2007;28:245–254.
22. Bacq Y, Zarka O, Bréchot JF, et al. Liver function tests in normal pregnancy: A prospective study of 103 pregnant women and 103 matched controls. *Hepatology*. 1996;23:1030–1034.
23. Leighton BL, Cheek TG, Gross JB, et al. Succinylcholine pharmacodynamics in peripartum patients. *Anesthesiology*. 1986;64:202–205.
24. Cywinski JB, Parker BM, Lozada LJ. Spontaneous spinal epidural hematoma in a pregnant patient. *J Clin Anesth*. 2003;16:371–375.
25. Nolte JE, Rutherford RB, Nawaz S, et al. Arterial dissections associated with pregnancy. *J Vasc Surg*. 1995;21:515–520.
26. Ngan Kee WD. Uteroplacental blood flow. In: Chestnut DH, ed. *Obstetric Anesthesia, Principles and Practice*. 5th ed. Philadelphia: Elsevier Saunders; 2014:39–54.
27. Ngan Kee WD, Khaw KS. Vasopressors in obstetrics: What should we be using? *Curr Opin Anaesthesiol*. 2006;19:238–243.
28. Lee A, Ngan Kee WD, Gin T. A quantitative, systematic review of randomized controlled trials of ephedrine versus phenylephrine for the management of hypotension during spinal anesthesia for cesarean delivery. *Anesth Analg*. 2002;94:920–926.
29. Zakowski MI, Geller A. The placenta: Anatomy, physiology, and transfer of drugs. In: Chestnut DH, ed. *Obstetric Anesthesia, Principles and Practice*. 5th ed. Philadelphia: Elsevier Saunders; 2014:55–74.
30. Ghanem FA, Movahed A. Use of antihypertensive drugs during pregnancy and lactation. *Cardiovasc Ther*. 2008;26:38–49.
31. Eisenach JC, Castro MI. Maternally administered esmolol produces fetal beta-adrenergic blockade and hypoxemia in sheep. *Anesthesiology*. 1989;71:718–722.

32. Jevtovic-Todorovic V, Absalom AR, Blomgren K, et al. Anaesthetic neurotoxicity and neuroplasticity: An expert group report and statement based on the BJA Salzburg Seminar. *Br J Anaesth*. 2013;111:143–151.
33. Mazze RI. Fertility, reproduction, and postnatal survival in mice chronically exposed to isoflurane. *Anesthesiology*. 1985;63:663–667.
34. Mazze RI, Wilson AI, Rice SA, et al. Fetal development in mice exposed to isoflurane. *Teratology*. 1985;32:339–345.
35. Mazze RI, Fujinaga M, Rice SA, et al. Reproductive and teratogenic effects of nitrous oxide, halothane, isoflurane, and enflurane in Sprague-Dawley rats. *Anesthesiology*. 1986;64:339–344.
36. Mazze RI, Wilson AI, Rice SA, Baden JM. Reproduction and fetal development in rats exposed to nitrous oxide. *Teratology*. 1984;30:259–265.
37. Fujinaga M, Baden JM. Methionine prevents nitrous oxide-induced teratogenicity in rat embryos grown in culture. *Anesthesiology*. 1994;81:184–189.
38. Fujinaga M. Teratogenicity of nitrous oxide. *Best Pract Res Clin Anaesthesiol*. 2001;15:363–375.
39. Burm AG. Occupational hazards of inhalational anesthetics. *Best Pract Res Clin Anaesthesiol*. 2003;17:147–161.
40. Weimann J. Toxicity of nitrous oxide. *Best Pract Res Clin Anaesthesiol*. 2003;17:47–61.
41. McElhatton PR. The effects of benzodiazepine use during pregnancy and lactation. *Reprod Toxicol*. 1994;8:461–475.
42. Rosenberg L, Mitchell AA, Parsells JL, et al. Lack of relation of oral clefts to diazepam use during pregnancy. *N Engl J Med*. 1983;309:1282–1285.
43. Ornoy A, Arnon J, Shectman S, et al. Is benzodiazepine use during pregnancy really teratogenic? *Reprod Toxicol*. 1998;12:511–515.
44. Selo-Ojeme DO, Marshman LAG, Ikomi A. Aneurysmal subarachnoid hemorrhage in pregnancy. *Eur J Obstet Gynecol Reprod Biol*. 2004;116:131–143.
45. Centre for Maternal and Child Enquiries (CMACE). Saving Mothers' Lives: Reviewing maternal deaths to make motherhood safer: 2006–08. The Eighth Report on Confidential Enquiries into Maternal Deaths in the United Kingdom. *Br J Obstet Gynaecol*. 2011;118(Suppl 1):1–203.
46. Creanga AA, Berg CJ, Syverson C, et al. Pregnancy-related mortality in the United States, 2006-2010. *Obstet Gynecol*. 2015;125:5–12.
47. Dias MS, Sekhar LN. Intracranial hemorrhage from aneurysms and arteriovenous malformations during pregnancy and the puerperium. *Neurosurgery*. 1990;27:855–865.
48. Takahashi JC, Iihara K, Ishii A, et al. Pregnancy-associated intracranial hemorrhage: Results of a survey of neurosurgical units across Japan. *J Stroke Cerebrovasc Dis*. 2014;23:e65–e71.
49. Connolly Jr. ES, Rabinstein AA, Carhuapoma JR, et al., on behalf of the American Heart Association Stroke Council, Council on Cardiovascular Radiology and Intervention, Council on Cardiovascular Nursing, Council on Cardiovascular Surgery and Anesthesia, and Council on Clinical Cardiology. Guidelines for the management of aneurysmal subarachnoid hemorrhage: A guideline for healthcare professionals from the American Heart Association/American Stroke Association. *Stroke*. 2012;43:1711–1737.
50. Schlehofer B, Blettner M, Becker N, et al. Association between brain tumors and menopausal status. *J Natl Cancer Inst*. 1992;84:1346–1349.
51. Cahill DW, Bashirelahi N, Solomon LW, et al. Estrogen and progesterone receptors in meningiomas. *J Neurosurg*. 1984;60:983–985.
52. Gonzalez-Aguero G, Gutierrez AA, Gonzalez-Espinosa D, et al. Progesterone effects on cell growth of U373 and D54 human astrocytoma cell lines. *Endocrine*. 2007;32:129–135.
53. Wu J, Ma YH, Wang TL. Glioma in the third trimester of pregnancy: Two cases and a review of the literature. *Oncol Lett*. 2013;5:943–946.
54. Girault A, Dommergues M, Nizard J. Impact of maternal brain tumours on perinatal and maternal management and outcome: A single referal center retrospective study. *Eur J Obstet Gynecol Reprod Biol*. 2014;183:132–136.
55. Nossek E, Ekstein M, Rimon E, et al. Neurosurgery and pregnancy. *Acta Neurochir (Wien)*. 2011;153:1727–1735.
56. Chowdhury T, Chowdhury M, Schaller B, et al. Perioperative considerations for neurosurgical procedures in the gravid patient: Continuing Professional Development. *Can J Anaesth*. 2013;60:1139–1155.
57. Khan M, Wasay M. Hemorrhagic strokes in pregnancy and puerperium. *Int J Stroke*. 2013;8:265–272.
58. Kim H, Sidney S, McCulloch CE, et al. Racial/ethnic differences in longitudinal risk of intracranial hemorrhage in brain arteriovenous malformation patients. *Stroke*. 2007;38:2430–2437.
59. Mast H, Young WL, Koennecke H-C, et al. Risk of spontaneous haemorrhage after diagnosis of cerebral arteriovenous malformation. *Lancet*. 1997;350:1065–1068.
60. Stapf C, Mast H, Sciacca RR, et al. Predictors of hemorrhage in patients with untreated brain arteriovenous malformations. *Neurology*. 2006;66:1350–1355.
61. Elwatidy S, Jamjoom Z, Elgamai E, Abdelwahab A. Management strategies for acute brain lesions presenting during pregnancy: A case series. *Br J Neurosurg*. 2011;25:478–487.
62. Ravussin P, Tempelhoff R, Modica PA, Bayer-Berger MM. Propofol vs. thiopental-isoflurane for neurosurgical anesthesia: Comparison of hemodynamics, CSF pressure, and recovery. *J Neurosurg Anesthesiol*. 1991;3:85–95.
63. ACOG Committee on Obstetric Practice. ACOG Committee Opinion Number 474, February 2011: Nonobstetric surgery in pregnancy. *Obstet Gynecol*. 2011;117:420–421.
64. Macarthur A. Craniotomy for suprasellar meningioma during pregnancy: Role of fetal monitoring. *Can J Anesth*. 2004;51:535–538.
65. Bharti N, Kashyap L, Mohan VK. Anesthetic management of a parturient with cerebellopontine-angle meningioma. *Int J Obstet Anesth*. 2002;11:219–221.
66. Wang LP, Paech MJ. Neuroanesthesia for the pregnant woman. *Anesth Analg*. 2008;107:193–200.
67. Naulty J, Cefalo RC, Lewis PE. Fetal toxicity of nitroprusside in the pregnant ewe. *Am J Obstet Gynecol*. 1981;139:708–711.
68. Willoughby JS. Sodium nitroprusside, pregnancy, and multiple intra-cranial aneurysms. *Anaesth Intensive Care*. 1984;12:351–357.
69. Conklin KA, Herr G, Fung D. Anaesthesia for caesarean section and cerebral aneurysm clipping. *Can Anaesth Soc J*. 1984;31:451–454.
70. Todd MM, Hindman BJ, Clarke WR, Torner JC. Mild intraoperative hypothermia during surgery for intracranial aneurysm. *N Engl J Med*. 2005;352:135–145.
71. Leffert LR, Schwamm LH. Neuraxial anesthesia in parturients with intracranial pathology: A comprehensive review and reassessment of risk. *Anesthesiology*. 2013;119:703–718.
72. Kreppel D, Antoniadis G, Seeling W. Spinal hematoma: A literature survey with meta-analysis of 613 patients. *Neurosurg Rev*. 2003;26:1–49.
73. Jea A, Moza K, Levi AD, Vanni S. Spontaneous spinal epidural hematoma during pregnancy: Case report and literature review. *Neurosurgery*. 2005;56.
74. Lawton MT, Porter RW, Heiserman JE, et al. Surgical management of spinal epidural hematoma: Relationship between surgical timing and neurological outcome. *J Neurosurg*. 1996;83:1–7.
75. Duffill J, Sparrow OC, Millar J, et al. Can spontaneous spinal epidural hematoma be managed safely without operation: A report of four cases. *J Neurol Neurosurg Psychiatry*. 2000;69:816–819.
76. Andrews PJ, Ackermann WE, Juneja MM. Aortocaval compression in the sitting and lateral decubitus positions during extradural catheter placement in the parturient. *Can J Anaesth*. 1993;40:320–324.
77. Nakai Y, Mine M, Nishio J, et al. Effects of maternal prone position on the umbilical arterial flow. *Acta Obstet Gynecol Scand*. 1998;77:967–969.
78. Cohen-Gadol AA, Friedman JA, Friedman JD, et al. Neurosurgical management of intracranial lesions in the pregnant patient: A 36-year institutional experience and review of the literature. *J Neurosurg*. 2009;111:1150–1157.
79. Meyers PM, Halback VV, Malek AM, et al. Endovascular treatment of cerebral artery aneurysms during pregnancy: Report of three cases. *Am J Neuroradiol*. 2000;21:1306–1311.
80. Taha MM, Nakahara I, Higashi T, et al. Endovascular embolization vs. surgical clipping in treatment of cerebral aneurysms: Morbidity and mortality with short-term outcome. *Surg Neurol*. 2006;66:277–284.
81. Goldberg-Stein SA, Liu B, Hahn PF, Lee SI. Radiation dose management: Part 2, estimating fetal radiation risk from CT during pregnancy. *AJR Am J Roentgenol*. 2012;198:W352–W356.
82. International Commission on Radiological Protection, editors. Annals of the ICRP, Publication 90: Biological Effects After Prenatal Irradiation (embryo and Fetus) 33 (1-2). Tarrytown, New York: Pergamon, Elsevier Science, Inc.; 2003.
83. Mohapatra A, Greeberg RK, Mastracci TM, et al. Radiation exposure to operating room personnel and patients during endovascular procedures. *J Vasc Surg*. 2013;58:702–709.
84. Krueger KJ, Hoffman BJ. Radiation exposure during gastroenterologic fluoroscopy: Risk assessment for pregnant workers. *Am J Gastroenterol*. 1992;87:429–431.
85. Metzner J, Posner KL, Lam MS, Domino KB. Closed claims analysis. *Best Pract Res Clin Anaesthesiol*. 2011;25:263–276.
86. Guercio JR, Nimjee SM, James ML, McDonagh DL. Anesthesia for interventional neuroradiology. *Int Anesthesiol Clin*. 2015;53:87–106.

推荐阅读

Akins PT, Axelrod Y, Silverthorn JW, et al. Management and outcomes of malignant posterior reversible encephalopathy syndrome. *Clin Neurol Neurosurg*. 2014;125:52–57.

Liakos AM, Bradley NK, Magram G, Muszynski C. Hydrocephalus and the reproductive health of women: The medical implications of maternal shunt dependency in 70 women and 138 pregnancies. *Neurol Res*. 2000;22:69–88.

St Louis EK, Jinnur P, McCarter SJ, et al. Chiari 1 malformation presenting as central sleep apnea during pregnancy: A case report, treatment considerations, and review of the literature. *Front Neurol*. 2014;5:195.

Tandon A, Alzate J, LaSala P, Fried MP. Endoscopic endonasal transsphenoidal resection for pituitary apoplexy during the third trimester of pregnancy. *Surg Res Pract*. 2014;397131. Epub 2014 Jan 2.

神经外科患者的伦理问题 26

J. D. Moreno • S. T. Dekosky

科学研究发展及临床能力提升显著降低了神经外科患者的病残率和死亡率。然而,对于每项新技术的研发及应用,都会对研究者产生新的问题。例如:①如何招募适当的患者进行临床试验及应用新技术;②如何平衡患者及家属在参与过程中出现的风险及获益;③如何为不能参与决策过程的患者制定治疗方案。

这些问题要求临床医生在处理伦理问题时,除了需要具备本专业知识外,还要认识到伦理也是临床决策的重要组成部分。即便对于最优秀的临床医生,评价是否道德也是十分困难的。由于这些道德问题充斥在临床实践中,并且通常需要深思熟虑才能解决,故临床医生应当熟悉近 35 年来不断完善的"临床伦理学"及"试验伦理学"。这将帮助临床医生对临床实践过程中遇到的问题进行哲学推理和伦理分析,更有效地处理遇到的难题。

当前,临床中医生对伦理问题的关注度越来越高,同时伴随法律制度在临床实践中的应用亦越来越多。随着医学及手术技术越来越精细,相关法律条文越来越完善,使得患者能够在医疗提供者 - 患者的关系中维护自己的权益不受侵犯,医生也对患者的法律权益更加敏感。临床伦理纳入法律观点以评估某一医疗行为是否适当,可能超出了适用于特定情况的狭义法律定义。虽然临床医生有义务知晓临床实践的法律背景,但许多伦理问题不仅仅局限于法律的技术性层面,有时不可避免的需要临床医生在医患关系中评估利益冲突、权利和义务。在本章中,我们将讨论针对神经外科患者的医疗实施者所面临的伦理问题。

医学伦理学的历史及理论

我们首先概述医学伦理的历史发展过程,本章将主要阐述从希波克拉底追随者们的西方世俗传统理论开始,并日渐成为临床伦理框架中的基本形式。然后,我们将描述当前临床伦理框架的基本特征。

当代医学伦理学的起源

据悉,西方医学伦理学起源于希波克拉底派(约公元前 150 至 300 年),是一批被认为深受 Pythagorean 思想影响的医生。与其将疾病仅仅归因于超自然或神学范畴,这些人努力为医学研究及实践提供自然主义观点。除了他们在数学方面的成就,Pythagorean 发展了一种强调尊重生命的道德哲学。这种观点使得堕胎和安乐死的发生率明显下降,其属于希波克拉底誓言的显著特征。出于不同的原因,希波克拉底誓言要求禁止手术,认为其并非是医疗活动的恰当组成部分,但是希波克拉底所持有的态度显然并没有被其他医生教派广泛认同[1]。

希波克拉底提出医疗"不伤害"的观点,医生应当运用他们的技能为患者带来福利。多年来,这些原则被认为在家长教义角度上是合理的,因为它们提倡对患者身体的伤害最小化,利于患者的身体健康。鉴于拥有对人体结构及生理过程的专业知识,医生被认为是最有资格确定患者的健康目标和实现目标的人。在希波克拉底的基础上,患者不被认为有资格可自行改变其健康状况,因为患者一般缺乏对自己的身体状况基本知识。

在过去的 40 年里,人们对认为患者健康受其体质本身限制的观点进行了激烈的批评。因为患者的最大利益必须根据其价值观和生活目标来确定,患者对身体健康的价值取决于如何适应这价值观和目标。有一定能力及对医疗非常了解的患者,被认为是最佳的医疗保健目标。很少有人会否认医学的准确性或希波克拉底的观点,也不会质疑医生会使他们患者得到最佳利益。然而,事实上一个患者是否具备专业医疗知识,通常被认为是不重要的,患者知晓自身的身体健康状况则是更重要的目标。因此,患者能够自我决定,以及其在知情同意原则中的主导地位,被认为是当代临床伦理学的基石。

随着医学科学的发展，医生已经能够通过一系列医疗技术改变疾病的发展进程，患者越来越关注于他们的生活方式[2]。患者的自主决策及知情同意原则，早在19世纪下半期便开始发展。在这个时期以及20世纪初期，有许多没有获得患者同意便进行组织切除的法律案件[3]。根据法律理论，这些行动最初被认为是侵权行为，例如殴打或"未经同意的触碰"[4]。随着医疗和司法系统的发展，他们逐渐提出疏忽理论[4]。这种变化使得医生需要告知患者手术的原因，并获得患者同意，成为医患关系的重要组成部分[5]。至少在理论上，获得患者的知情同意是推进医疗发展的重要方面。然而，在临床实践中，在20世纪60年代末才对伦理问题有了越来越多的关注。

虽然我们关注临床伦理，但没有一项关于医学伦理史的调查可以忽略纳粹德国集中营的医生和科学家对社会造成的影响。Nuremberg的揭露使Helsinki和Geneva颁布了保护科学研究的国际标准[6]。不幸的是，这些努力并未阻止被美国调查人员发现的不道德行为[7]。因此，需要建立严格的法律保护制度，以确保研究参与者的知情同意权利，包括机构委员会的方案审查[8,9]。公众对滥用医学研究的认识，导致医患关系需要进一步维护，并且知情同意的观念得到大力支持。

科学技术的进步再次深刻影响着医学伦理的发展方向，随着20世纪60年代后期人工呼吸设备的到来，20世纪70年代初医学材料的进步，使得输液及营养得到长足发展。这些社会和政治的进步，包括民权运动——1976年Karen Ann Quinlan的著名法律案件[10]。在Quinlan的决定中，经新泽西最高法院确认，拒绝医疗的权利是患者的基本权利，并且可以由知道患者价值观及生活方式的知情代理人代表无能力的患者[10]，亲属是最佳的代理人[10]。

总之，西方医学伦理史的特点是从前体医学的"获益"(对于患者获益)过渡到患者在知情同意后由自己最终进行决策。在道德和法律上，患者自我决策已成为现代生物医学伦理的金标准。

现代哲学理论与原则

在当代社会中使用的医学伦理术语有些含糊，其可以提及在正式机构制定的医疗专业行为规则，例如禁止对患者进行性剥削，或者可能医生面临的新伦理困境，并且在传统价值观及伦理规范方面没有明确的解决方案，例如对不可逆的昏迷患者移除生命支持系统。

两种哲学思想主导着文学。追溯其根源是德国哲学家Immanuel Kant(1724—1804)。Kant认为自己决定生命的结束方式是基本权利，该观点的基础是每个人都有能力承担责任并为自己的生活规划。这种权利必须在每个人得到尊重，因为所有其他事物的价值都源于行使这种权利。因此，自我决策和知情同意是Kant临床伦理学的重要价值观，若非如此，我们就不能为自己所赋予的事物创造道德价值，其代表了患者决定自己生命的必要条件。

功利主义的根源可追溯到英国哲学家Jeremy Bentham(1748—1832)和John Stuart Mill(1806—1873)[11]。功利主义是一种结果主义，认为正确的行为或政策可促进健康和幸福。Kantian称医生对患者有特殊义务，这是由于需要达到尊重患者自我决策的目的，功利主义者认为，医生对患者的任何义务都源于履行这些义务可使患者生活感到幸福。

虽然自主原则通常被认为是当代医学伦理的首要原则，但功利主义倾向的人认为，它在概念上通过获益原则来平衡，使患者能够获益[12]。受益与传统的希波克拉底的不伤害原则或非恶性原则密切相关[12]。建立善行和非恶性的道德基础论证可应用于Kant理论和功利主义理论。因此，这些理论之间的主要区别不在于它们秉承的原则，而在于这些理论的应用方式以及各个理论之间的相互关联。

临床决策问题

医患关系

自主原则

严格来说，自主指个人自我决定的能力。在这种思维方式下，自我决策被认为是一件好事，也是一种结束的手段，是个性的表达。自我决策被认为是确定个人最大利益的最佳手段，这种决定涉及将个人的价值观纳入决策。这个概念表明，每个人在他或她自己的价值体系的背景下评估出最佳的决策。在临床环境中，通过知情同意过程来实施自我决策，允许患者最终基于自己的价值观念确定最适合自己的健康选择[13]。

自主权被认为是一项获益原则，个人有义务培养自己的决定能力。例如，父母有机会帮助他们的孩子意识到自己的个性，帮助孩子做出自己的选择。如果不经过深思熟虑的话，该选择不会被认为是真正自主决定的结果，也就意味这些决定是对个人的个性和价值观的最真实、最可靠的体现。

培养患者的自主权是一个重大进步，但临床实践中许多情况可能导致其无法实现[14]，包括伴随着疾病而来的痛苦。医生和医疗机构应帮助患者处理这种痛苦，让患者感受到他们可以控制情势。确保患者自主掌控在促进患者的自主权中是重要的第一步，第二个重要的步骤是帮助患者确定诊断或治疗中可供选择的属于自己的最优选择。

保密原则

隐私保密是希波克拉底原则的基石之一[15]，是构成医患关系的重要基本概念。虽然有其强大的理论基础，但是在临床实践中被不断质疑。电脑数据库里包含的敏感信息覆盖了患者信息各个方面，以及第三方保险人的需求，这些都威胁着医患关系中保密原则。

保密原则的核心是在患者接受治疗期间，对患者提供给医生的所有信息均要保密，不应告知任何与治疗无关的人员。这种互信关系使患者在向医生放心提供自己的个人信息，这些信息有助于了解患者病情并且做出正确的诊断，同时医生应该对这些信息做出恰当的反应。而作为一种鼓励患者敞开心扉的手段，医生应确保没有人知道非常私人甚至是令人尴尬的个人信息。目前，在这种医患关系中"深入挖掘"是允许的。类似的例子有很多，医生了解患者所处的状况进行急诊处理，保险公司了解状况以确定是否给予相应的赔偿。尽管如此，应避免不应当知道这些患者私人信息的人知晓仍然是医患关系纽带中重要的因素。

无法保证，或保证后又违背了保密原则的代价，对于个人和社会来讲都是十分巨大的。患者如果不相信他们的医生，在告知医生时有所隐瞒的话，医生就可能无法完整的得出结论，甚至可能做出错误的诊断，使患者失去治疗机会[17]。同时，若医生违背了保密原则，则无法为患者保密，将会对患者造成伤害[17]，此外，当患者的治疗需求被抑制或他们不愿寻求帮助时，对于作为一个整体的社会亦会有不良影响。

美国的法律制度已经发现医生和患者之间这种保密关系的根本需求[4]。在大多数情况下，医患之间传递的信息在治疗过程中是享有"特权"的，也就是说，法院也难以接近，法官或陪审团也无权得知[4]。这种特殊的规定可确保患者在与医生交流时不感到压抑。尽管我们法律系统的驱动力是提供所有可能的与案件相关的个人信息，但大家都认识到，当医生和患者都知道他们之间的谈话是保密的时候，就会认为社会大众作为一个整体为他们的利益提供了很好的服务。

在一个有高端技术的时代，为进一步维护和保障个人的健康信息，美国国会于 2003 年通过了健康保险流通及责任法案(HIPAA)[18]。HIPAA 的隐私规则限制了健康计划、医院、医生以及其他使用和分享患者个人信息的单位的权利，这些信息通过口头或书面，电脑传输还有其他通信方式传播。很多人批评 HIPAA 的负担和执行成本，并关注它对研究和临床治疗所产生的影响[19]，虽然在现行的医疗环境下，很少有人质疑隐私权和保密性给我们带来的挑战。

然而，在某些特定情况下，其他社会利益被认为超过了被保护的利益。例如，当面对一些特殊的流行病时，保护社会大众的职责可能与保护患者个人的信息相违背，大众在道义上和法律上的共识是，一些特殊情况下可以破坏这种保密原则[4]。例如法律要求将一些疾病汇报给相关的卫生部门[4]，可能还包括查找暴露在疾病中与患者相接触的人，保护公众远离伤害。根据美国警察权"(宪法的概念)，医生有责任报告某些医疗事件，如枪伤。另外，国家有义务保护最弱势的群体，医生可以违反保密原则报告已知的或怀疑的虐待儿童问题[4]。尽管允许违反保密原则的情况十分有限，且可能对个别患者造成伤害，但为了大众的利益违背保密原则，有时是可取的，甚至必需的。

知情同意的原则

如前所述，知情同意是临床中患者自主权的表达形式。从法律的角度来说，这意味着医生有义务向患者提供所有他们做出决定所需要的相关信息，包括患者的诊断措施和预后，建议给予的处方及它的利弊，以及其他可选的治疗方式及其利弊[21]。在一些法律中，医生需要给予所有相关的信息[21-24]。这些可能迫使医生告知在常规条件下不会对患者说明的细节。总而言之，医生必须向患者提供必要的信息，这样患者进行评估时就可以根据自己的利益考虑，从而最后作出决定。

哲学上来说，自主权加强了知情同意的法律依据，也比这些学说本身发挥着更大的作用。事实上，知情同意所表现出来的哲学意义，比我们在下面的表 26-1 所看到的内容要多很多[12]。

表 26-1　知情同意的要素

Ⅰ. 行为能力（基本要求）	Ⅱ. 知情同意需求
1. 信息需求	1. 同意
2. 信息	2. 授权
3. 理解	

From Beauchamp T, Childress JF: Principles of Biomedical Ethics, 3rd ed. New York, Oxford University Press, 1989.

行为能力

在知情同意的过程中，拥有足够行为能力同意或拒绝某个建议是一个患者的"最基本"需求，也就是说，只有那些有能力根据个人利益做出医疗决策的人才能被告知知情同意，并且被认为可以自己做决定。那些做决定的能力受损或缺失的患者，通常被认为无法对他们所知的信息进行整合，因此他们做决定的过程需要他人帮助，以防止他们做出对自己有害的选择。这些患者可以通过寻求代理人的帮助或其他方法做出医疗选择[13]。因此，判断一个人"做出决定的能力"在临床上是至关重要的。

严格来说，行为能力这个词是一个法律概念[21]，意思是只有法院可决定是否终止一个人法律行为能力，一般来说 18 岁以上的成人都拥有这样的能力。法律所指的行为能力可以使任何一个成年人权利参与各项公民的基本活动，包括投票权、订立合同的权力、立遗嘱权和结婚权。这是一个授权的概念，涵盖了个人有能力参与的所有活动的范围。法庭宣布一个人丧失行为能力适用于全世界范围内，也就是说，需要干预其生活的大部分方面，即使不是所有方面。

在临床实践中对一个人行为能力的评估与司法系统的评估结果的关联不大。相反，临床中的行为能力常常通过一个人是否可以接受或拒绝所提供的特定的治疗方案来判断[25]，这种判断通常由主治医生做出，有时需要来自其他领域的专家的协助，如精神科医生[4]。

对医学的治疗方案做出决定的行为能力需要多方面技能，取决于目前的工作需要[25,26]。在做出决定的过程中需要一些通用的能力，包括理解力，在各种方法之间做取舍及了解他们各自后果的能力，还有做出最佳选择的能力[27]。为了做出对个体来说最佳的选择，还必须有推理和思考的能力，因为这是一个根据个人价值观作出决定的过程[13]。因此，个人价值观必须随时间的推移稳定才能做出正确决定，这些价值观是自己的。

信息

有决定权的患者（或合理代理决策者）有资格得知所有关于自己病情和治疗方案的信息。这些信息不仅包括各种治疗方案或潜在的利弊，还包括不进行治疗的后果[28]。无论需要多么准确的传达，告知患者所有信息在知情同意的过程中都是必不可少的。同样，在向患者提供治疗建议的过程中，必须鼓励患者与医生自由的沟通。

获知所有的信息是知情同意的法律支柱之一，另一个是自由不受胁迫的同意本身[13]。这样的例外确实存在，比如"治疗特权"，它允许医生向患者隐瞒信息或从合适的代理人那里寻求同意，如果直接将这些信息告知患者可能对患者造成伤害甚至影响治疗结果[21]。对于那些时常诊治绝症的医生，他们总担心这样会对患者造成伤害，告诉他们事实是"不人道的"[29]。但是，那些不受欢迎的坏消息和那些可能引起患者负面的身体反应的消息之间是有区别的。大多数患者还是希望获得相关资料，即使它预示着他们的未来命运[30]。事实上，如果为了表达真正的用意而不是医生为了避免一场复杂的谈话，需要"治疗特权"的情况是十分罕见的。因此，即使这些信息应该以一种敏感的方式告知，那也应该被告知。

在这种时候，率先提出观点是很有诱惑力的，比如在与老年患者沟通前，先获得他成年儿女的支持。出于一些原因，我们应该避免这些诱惑力。首先，某些类型的患者，例如老年人，被认为无法处理强烈的情绪，即使他们在其他领域十分成功并且没有相关精神病的病史。其次，这些信息毕竟是保密的，患者有权知晓其内容不会被泄露。再次，企图争取成年子女的帮助在以下几个方面可能会适得其反:这些孩子们可能还没有准备好与亲人离别;可能无法分享患者的信心,甚至可能有自己的意图;与患者本人的利益有冲突。医生可以询问患者是否可以将他的病情告知家属,无论是私下交流或与患者一起,这样三者就可以一起为患者规划未来。然而在最后的讨论中,患者的保密性必须得到尊重。

理解

一种略为不同的反对知情同意的说法是,一些医疗决定太复杂了以致非专业的患者无法理解其真正含义,因此质疑知情同意这个概念。显然,是否患者接受过医学教育在知情同意过程中是非必需的。一些患者将从技巧性谈话中获益,但这种介绍不一定是同意程序所必需的。信息应传达给患者,让他们清楚了解可供选择的建议将如何影响他们的生活,患者应能明白这些选择的利弊,因为会影响到他们的生活方式及偏好。当医生更加深入的了解患者和他的价值观对患者生命的影响时,这种告知的过程对医患双方都会更舒适[13]。这是一种很难达到的关系,尤其是医生只在特定的紧急情况下简单了解患者时。尽管如此,与患者有一定程度的亲近,也可以保证告知过程的顺利进行,并帮助确保患者真正了解并做出决定的关键信息[21]。

临床上,一些因素在患者所处的情况下和治疗时可能削弱甚至阻止患者理解到正确信息的能力,无论信息被多么灵敏准确地传达。例如,医生无法确定一位在重症监护室被给予止痛镇静药物的患者能否充分地进行知情同意。此外,被破坏的环境或分散的时间表有可能影响患者的理解能力。医生的职责是尽一切可能减少或消除阻止患者参与知情同意过程的障碍。这些行为可能包括将患者暂时转移到更私人或安静的地点进行交谈,或者减少镇痛药物,虽然这样不舒服,但患者可以更好地理解和考虑摆在他面前的选择。另外,医生应当确信没有任何药物机体反应(比如一个新的药物毒性反应),可以削弱患者的理解能力。

同意

同意是指患者自愿和不受胁迫的协议,同意是一种比单纯的许可或不许可更积极的过程。理论上说,它意味着深思熟虑,可能也反映了个人的价值观。在医院同意的真正障碍,包括与目前治疗的急性疾病相关的医学状况和客观的医院常规,以及协议所导致的困惑。比如,出于合法或非法的用途可能使用机械束缚,但它可能损害一个人做出深思熟虑的选择的控制性和自愿性。

其他各种限制对患者可能造成更微妙的后果,但同样也会造成破坏。比如对一个家庭的财政状况所产生的压力,在极端的情况下,医生可以有理由怀疑患者的决定是否是他自己想要的,还是在特定的压力下做出的反应。

授权

当一个有适当权限的人给予批准时的行为授权。与前面的讨论相同,这个人可以是患者本人或患者任命的代表。在某些情况下,当无行为能力的患者需要急诊处理时,人们常常怀疑授权的必要性,因为此时最关键的是患者的紧急生命支持而不是去寻求授权[4]。在真正急诊的情况下,当无法了解患者的基本情况(如医生不能事先得知患者所希望的治疗方式)又必须马上对患者进行处理时,为了避免对患者造成无法挽回的伤害,这时通常都不需要授权[4]。在类似的情况下,法律推定是:①合理的人会同意这种必要的处理;②没有理由相信这个患者会拒绝所提出的处理;③需要时间找到合适的代理人,否则可能会危及患者的病情。这种授权的中止是暂时的,因为如果患者随后恢复了决定能力或找到了合适的代理人,再进行任何处理就必须得到授权。

在这样一个强调文书及记录的系统下,签署同意书给予授权大抵倾向于代替知情同意这个过程本身[21]。当然,一个形式声称代表一个实际的事件(即通知患者),既不道德也不合法有效。同样,如果只是患者口头同意而没有签署文件,知情同意书可能是有效的,但我们建议最好签署文件或其他的文书(虽然有时并不可能)。重要的是支持该文件的对话,及反应在同意书上的内容。

没有行为能力的患者的决策

提前讨论的重要性

关于在现代世界医学界的普遍说法是,一些医生的传统的"艺术"屈从于应用科学。由于患者病情的需要,他们常进行过多检查和治疗,还面临着医疗危机恶化所带来的痛苦。不论这些批评是否真实,如果在患者丧失决定能力之前医患双方就讨论过患者的愿望，那许多困难的治疗所造成的混乱情况就能得到改善。

在目前的医疗保险体系中，许多人在生病之前并不与医生定时沟通，这种提前进行的讨论并不是对每个人来说都是可行的[33]。此外，很少有医生接受过私人谈话的专门训练，而且这种谈话还需要大量的（不付费的）时间，现在医院的治疗条件也不适合开展这类谈话[33]。

不过，与患者交流无论是初级保健医生还是与患者有长期合作关系的专家，都会提供非常好的实践场合，即所谓的“预防伦理学”。如果正确的执行并记载的话，即使他们没有就一个不具备行为能力的患者治疗方案达成一致，这样的谈话可以提供重要的指导。这种信息收集不仅是为了减轻法律责任，而且，当提前讨论好时，大部分患者都欣赏这种互相尊重的行为方式。这种讨论允许患者保持控制和做出自我决定，以免将来患者丧失了行为能力而造成伤害[34]。

预先指示和授权代理人

由于患者未来的治疗方案可能涉及到代缴费或拔除生命维持系统，并且由于做这样的决定时可能牵涉到的法律问题，提前讨论时应尝试着签署一些文件。当不确定或发生一些误会时，这些文件就可以提供清晰地法律依据，暂停或停止生命维持系统时，这些文件在必要时还可以提供证据[32,35]。

确保医疗记录可以准确反应医患之间谈话细节的做法是明智的，大多数社区有具体的机制来强调事先规划讨论的性质。根据不同的法律管辖范围，患者和医生有机会通过多种方法来记录这些文件（读者应当在自己的管辖范围内咨询当地的医疗机构以获得精确地资料）。

最普遍的两种记录提前讨论文件的方法是“活遗嘱”[36]和授予律师医疗保健的权利，也就是医疗保健代理[32]。这两种方法只会在患者失去行为能力后参与决策时使用。“活遗嘱”是患者在失去决定能力之前执行的文件。这个文件旨在告诉医生及患者关于患者自己未来治疗方案的选择，可能是接受治疗，也可能是暂停或终止治疗[28]。它给了医患双方充足的机会来指定特定的意愿和喜好，虽然每种方法的利益不同。根据患者的情况，一种方法可能比其他要好。通常，这类文件详细的记录了患者希望避免的自己生命的终结方式。许多州已规定这些文件的具体形式和内容，这样他们才具有法律约束力，其他州则更加关注这些文件的明确性和他们包含的内容[28]。

一般来说，当执行“活遗嘱”时，患者应使用尽可能明确的语言，使他们不容易受到误解。比如，“尽力”和“全力”这两个词对不同的人来说可能有不同的意义。如果患者特别关注有创的治疗措施如机械通气或人工营养，患者应该明确的表示这些决定[28]。患者应当明确的指出在实际情况下，是否愿意暂停或停止这些治疗措施[28]。比如，他们应该清楚表示治疗暂停或停止前他们是否愿意永久丧失意识或感觉不到疼痛。每个医生都应向患者解释他们未来面临的选择及这些选择的利弊。

即使是最精确、最具体的“活遗嘱”也无法涵盖所有患者丧失行为能力后可能遇到的问题。此外，某些决定可能无法明确从文件中显示[36]。书面文件只能在他们可以被利用时产生作用（而不是被锁在抽屉里）并且被真正执行。因此许多人选择授予律师医疗保健的权利或医疗保险代理来监督或替代“活遗嘱”[31]。一旦患者丧失行为能力，这种机制允许患者（已知主要的）合法授权另一人为他自己做出任何有关治疗的决定[33]。这种机制可以确保医生将在法律上可以为患者做决定，也可以确保在患者事先没有预料到的情况下，决定的灵活性和可解释性。

代理决策：谁做决定？依据是什么？

代理人或提前由患者指定的代表通常有道德上和法律上的权力，当患者丧失行为能力时就代替他[33]。根据不同的管辖范围，在丧失行为能力之前，可以使用具有法律约束力的机制。在某些情况下，法院可能有必要指定一个代理人[4]。在一些地区，在没有指定的文件或缺少法院的介入时，血缘关系或配偶关系可以被指定为道德上和法律上的代理人[4]。一旦确定了一个明确的代理人，这个人就有责任为没有行为能力的患者做出最佳的选择。就像对患者一样，代理人也应该经历“知情同意”的过程，医生应向其提供所有的信息保证他了解患者目前的状况[21]。然而，这样的决定显然超越了医学的范畴，通常涉及与患者的价值观有关的判断。

当代理人代替患者时，最理想的为患者做决定的方法是，假设患者依然有能力做决定时他自己的价值观,做出患者可能做出的选择,决定他自己的生活方式[33]。理想的要求是代理人依据患者的行为做出"代理性的决定",若患者仍有行为能力,代理者的决定应与患者的决定类似[33]。这不是一项容易的工作,虽然事先已有指导性的文件向代理人提供做出决定所需要的信息。在某些情况下,代理人可能需要推测患者想要的决定,基于代理人对患者本人的了解和对他生活方式的了解[33]。在一些地区,这种代理人的"解释"在法律上可能不被接受,这取决于该代理人的委任性质和患者先前表达的愿望[33]。

如果这种替代决定无法达成,可能是由于代理人对患者不够了解,或者是所做的了解不够做出明确的判断,代理人在道义上有义务做出决定以达到患者的"最大利益"[12]。这种决定意味着整合更加"客观"的现实,如患者的预后,相对于以前的生活体验患者现在和以后的生活质量,患者目前所遭受的痛苦[37]。而不是患者的相对于其他社会成员的个人价值[28]。在大多数情况下,特别是那些涉及暂停或停止生命维持系统的情况下,基于目前的情况和患者潜在的风险,代理人与医生一起决定何种选择对患者最好[27]。然而,在一些地区,这样的决定的合法性可能会被质疑,当讨论到"生活质量"时常存在许多偏差[12]。

当讨论"无用的"治疗方案时,以达到患者的最大利益为标准,可能对患者并无益处。因为"无用的"概念本身,其确切含义可能会发生变化,有时还可能产生明显不协调,这取决于具体的决策方向[38]。比如,如果临床干预无助于解决患者目前的情况,医生可能认为某种疗法是"无用的"[39]。而别人则认为如果某种治疗方式无法对患者造成明显的改善就是"无用的"。

治疗方案的决定需要特殊关注

"不施行心肺复苏术"协议(Do Not Resuscitate,DNR)

当患者遭遇呼吸和循环骤停时,理论上来说,是否对患者实行心肺复苏术和其他的治疗方式是没有什么区别的。但在理想情况下,医生应该提前与患者讨论他们可能的选择及这些选择的利弊。这样,在紧急情况下医生决定是否实行心肺复苏术(cardiopulmonary resuscitation,CPR)才能真正地反映患者的愿望。然而,急诊治疗中是否使用心肺复苏术的现实意义和神学意义将这种特殊的治疗方式引入新的领域。首先,为了恢复通气和循环而进行的 CPR 是十分有效的,无论根据标准化条款(美国国家研究委员会于 1966 年制定)还是市民的接受程度。到 1977 年,已有 1200 多万人接受了 CPR 培训[40]。其次,由于 CPR 常常在紧急情况下使用,有可能事先并不知道患者的选择倾向,或者根本对患者一无所知。第三,决定不复苏就意味着对患者不予临床干预,这与通常情况下的治疗方式相悖。DNR 协议需要在灾难性事件发生之前,患者在神志清楚的情况下与家属共同做出决定。做出预先选择时,患者必须处于不影响死亡的讨论情形下,因为可能带来的益处而倡导患者使用复杂的急救措施,而不仅仅是因为这些技术的存在[51]。

在一些州(如纽约州),有规定 DNR 协议的法律标准[42],但在大多数地区,使用这些协议对那些经常处理呼吸循环骤停患者的医生来说必须是一个更加熟悉的过程。像其他决定治疗的方式一样,做出 DNR 的决定之前,必须与患者经历一个充分的知情同意过程,如果患者失去行为能力的话,就告知他的代理人。在这样一个讨论的过程中,医生的职责是告知患者在这样特殊的情况下,成功的可能性和"成功"的定义,当然还需要讨论可能用到的所有抢救措施,包括呼吸机的使用和有创抢救的实施[37]。虽然许多患者突然呼吸循环骤停,其他一些患者可能是"可疑"骤停,他们的临床表现将决定 DNR 协议的讨论结果,与其他的治疗方式相比,应尽快强制其住院治疗[36],目的是在患者失去参与决策的能力之前征求患者意见,促使其做出决定[41]。

理想情况下,DNR 协议的讨论可能推动关于该患者进一步治疗方案的讨论。有时,虽然患者或其代理人坚持可以使用其他有创的抢救措施,患者的病例中仍有可能出现 DNR 协议,这二者似乎有些不一致。这种不一致是因为大家缺乏对治疗方式的一致意见或理解,也可能是因为患者或其代理人认为一些治疗方式值得为之冒险而,另一些则不然[37]。

例如,一些患者可能愿意接受某些有创操作、实验性化疗所导致的毒副作用或手术后复苏可能导致的瘀伤,而不愿意尝试复苏后可能使用呼吸机维持生命。从患者或代理人的角度来看,这种选择可能是一致的,尽管医生已经让患者或代理人畅所欲言地表达做出这样选择的原因，并确保双方在这个问题上已经达到了充分的理解和共识。

需要特殊关注并存在困难的，是在手术前就有DNR协议的候选人。这些患者一般都患有慢性或终末期疾病，所以他们才做出DNR的决定。尽管如此，一些特殊情况下这些患者还是成为了外科手术的候选人，可能是为了缓解症状，也可能与他们目前的状况无关。在这样的情况下，如果有可能，手术中是否依然执行DNR协议就需要患者、代理人（必要的话）、外科医生及麻醉医师共同讨论。对患者或其代理人来说，充分了解在围手术期发生心跳骤停的表现及特征是十分重要的，特别是，在这个时期发生的心跳骤停往往直接影响到外科医生与麻醉医师的处理，患者应该明白此时如果实施心肺复苏往往有很高的成功率。对许多医生来说，手术过程中DNR协议似乎与他们职业上和道德上的义务不符。医生的行为与患者的心跳骤停之间的联系往往造成医生在这个过程中有不可推卸的责任。

一旦有DNR协议的患者成为了手术的候选人，解决这种困境的方法就是“需要重新考虑”的协议[43,44]。这种办法要求患者在手术前认真的重新考虑DNR协议。这种讨论必须由患者和代理人（如果合适的话）参加，应该讨论围手术期复苏的成功率，以及患者接受该手术的目的。在大多数情况下，可能同意暂时终止DNR协议，在一些特定的条件下它可以重新生效，可能是由于围手术期骤停的原因，或者是由于患者手术后恢复的状况。这种重新考虑的协议必须尽可能的反映患者的价值观。如果没有一致的意见，患者的医生可以选择继续手术，同时执行DNR，或者选择拒绝手术，同时有义务协助患者联系其他的医生，他们愿意在DNR协议下实行手术。

最后，当考虑到DNR协议对一个特定患者的可行性时，我们必须谨记不予心肺复苏的决定可能还伴随有其他减少有创抢救的选择，但并不一定要这样。患者可以在逻辑上，伦理上，法律上需要重症监护的干预，虽然一旦发生呼吸心跳骤停他们不愿意实行心肺复苏。每种类型的干预应以自己独特的角度来考虑，我们必须判断各种干预措施的效果，一个合适的代理人的决定必须来源于患者的行为，来源于推测什么决定才能使患者得到最大的利益[13]。

“拒绝”的能力

对那些从未拥有过行为能力的患者来说，为他们做决定的过程与为那些先天智力发育迟缓、智力严重受损或由于其他原因而没有形成价值观或偏好的患者是一样的，由于行为能力的缺乏，他们无法自己确定合适的治疗方案。因为他们没有自己的原始判断，所以不能根据他们的行为来进行“代理判断”[13]。相反，他们的需要和治疗方案必须来源于对他们所处的状况的客观判断，来源于确定患者的诊断和预后的那些检查，来源于可选的治疗本身的利弊。这些利弊包括治疗的疼痛，病情的缓解，寿命的延长以及其他可确定的措施。在所有情况下，对特定的患者来说这些利弊的考虑是有限的。在某种程度上，这涉及对患者的“生活质量”的评估，这一评估是有限的，以决定目前的治疗方案给患者的益处是否能够超过对患者造成的负担，并不涉及与其他方案相比对患者生活质量的影响。

作为代理人，家长不能决定他们孩子的生活背景或生活方式以形成“代理判断”。代理人做出决定的过程应该取决于对孩子的最大利益的评估，在这样的决定中，家长一般都会清楚地了解孩子的治疗特性和过程[32]。当父母的决定显然与促进孩子的健康和身体状况相背离，其他人可能有权挑战家长的选择[4]。因此，一旦家长表现出对孩子需求的疏忽甚至是滥用，周围的人就可以剥夺家长的监护权，允许其他人为孩子做决定。家长可以为自己作辩解，比如关于死亡的危险有不同的宗教信仰，所以对他们的孩子来说是不可接受的[4]。因此，如果父母信仰耶稣的话，他们可能拒绝为自己输血，但不拒绝为孩子输。父母的权利不包括在孩子还没有足够的能力为自己做决定时使他们面临死亡的威胁。

孩子中最有能力的那一部分（如年龄已经很接近青少年与成年人的分界线）在一些特殊的情况下可以参与决策制定的过程[4]。虽然从技术上来说他们的许可并不是必需的，从道德的角度上来看，他们的需求也应当被保证，在决定的过程中起重要的而不是决定性的作用。

重症监护和终结生命决策：特别关注

关于重症监护和终结生命的决策的讨论对医生和家长来说都是富有争议且充满很多问题的，

因为他们都不确定这些决定或行为在道德上和法律上是否可行，尤其是当可能发生死亡或者将死亡作为一种考虑时。此外，会有一些哲学上的概念插入到这样的讨论中，它们的意义也不是很明确。就像普通相对于特殊，暂停相对于终止，在患者的治疗中，关于什么该做什么不该做常常产生误解[45]。这些没有必要的混乱的结论常常掩盖了做出选择的真正的原因和依据。

对于那些拥有决策能力的患者来说，决定是否开始、暂停或终止治疗，取决于他们个人价值观的独立判断结果，即使患者的选择可能对自己造成伤害或是死亡[45]。尽管许多医生会为这样的决定感到不安，但这是患者自主权的道德和法律框架之一[46]。因此，患者可以决定实施延长生命的手术，可以要求如果出现呼吸衰竭的话停止机械通气，甚至可以要求停止以下这些延长生命的措施：如透析、人工营养、或输液（在大多数地区），只要患者拥有决策能力并且清楚这些选择的利弊[38,46]。然而，在一些地区，这种选择可能仍然需要法律过程的介入[4]。这一步可能是因为对这种决定注入更多的保障和关心，而不希望他们脱离了道德基础和法律支持。此外，在大多数地区，即使是通过实现订立"活遗嘱"来执行或由代理人执行，一旦患者丧失了决定能力，这样的要求依然会得到尊重。

关于暂停或终止治疗之间是否有任何道德上或法律上的差别这个问题一直存在，无论该治疗是"普通的"还是"特殊的"，无论这种治疗不是有意的但仍可能导致患者死亡。其中许多内容，虽然也许在早些时候会指出一些有用的分歧或引起额外的关注，但并不能保证所提供选择的道德性和合法性[37]。例如，一个医生所提供的"特殊的"治疗可能被暂停或终止，而"普通的"治疗却被开始或继续，这些都不能告诉我们目前治疗的性质或是它对患者的影响。

虽然简单的以时代区分什么是一般而什么不是一般，在现代重症监护治疗的环境中，机器的使用可能导致某种治疗方法对某患者合适，而对另一位类似的患者却并不合适，甚至不会为他带来益处。在这样的决定中，重要的不是这个治疗方案被标示，而是它如何影响患者，如何能够为患者带来益处而不是负担[37]。一个患者可能认为通过胃管吸收人工营养是可以接受的，其他人可能认为它是额外的负担，不符合他们的最大利益。这种不同患者间的不同意见，只能代表医生与患者看待选择的方式不同。医生不应该根据自己的想法来决定患者对该治疗方式的想法如何。

同样，试图在道德上或法律上对暂停治疗的可允许性或停止治疗的不可允许性进行解释，只会混淆和扭曲做或不做这样选择的原因。如果临床结局是可预见的，仅仅由于一个医生未进行某项治疗，并不能解除该医生的责任[28]。尤其是在医患关系中，医生所做的任何决定对患者都是有影响的。比如，决定停止患者的人工营养，无论有没有可能造成患者的死亡，不见得比一开始就选择停止它还不能接受。有一些人可能认为某个可以引起患者死亡的行为与已死亡的患者身上看到希望的行为之间是有区别的，但从道德和法律的观点来看，决定暂停还是停止治疗的依据应该都是公平的[38]。解决这一问题的司法判决认为这种不合乎逻辑的区别是存在的。

决定不进行某项治疗可以被看作是作为患者停止治疗的"原因"，如果这种决定可以被预见，并且做了不同的选择的话可能避免这种决定，那么，在这种情况下，重点不是他选择的是做，还是不做，是暂停还是停止，而是为什么他这样选择，代理人是否根据患者的喜好和最大利益做出了这样的决定[32]。此外，很多人解释说他们选择不治疗是因为害怕一旦开始就不能停下来了，可能对患者造成一定的损害[28]。一些患者可能从试验性治疗中获益，即使这些治疗不能满足患者的利益，应该以慈善、不伤害、患者自主权的名义停止。不进行试验是害怕它无法停止的想法是缺乏逻辑的，违背了医学治疗的宗旨，这往往意味着一定的风险与利益共存。我们必须始终牢记医生的职责是为患者减轻痛苦，而不是对患者造成伤害[28]。

然而，患者的需求以及其他的社会利益可能优先于医生的需求。例如，社会关于生命尊严的关心和对于自杀行为的预防，一般用于否定为协助患者自杀请求支持[38,47]，或者提供服务包括有针对性的药物或其他干预措施造成患者的死亡（这是有时被称作"积极安乐死"）。虽然人们都很同情那些患有绝症的患者，希望他们在终末时期寻找解脱，陪审团在调查此类事件时常常不予起诉[28]，大多数国家在这种情况下对医生有严格的理论依据和法律禁令。

在这两项决定中，美国最高法院重申了美国传统对自杀的谴责，并且打击了两个下级法院认为找到了宪法赋予医生协助死亡的权利的观点。虽然法院裁定，美国宪法并不能保障这种权利，但它允许各个州的法院拥有判定医生协助死亡的合法性的权利[47,48]。在1997年10月，俄勒冈州制定的死亡和尊严的法案，成为第一个合法化和规范化医生协助死亡的州。该州的第一例法律允许医生协助死亡发生在1998年3月24日。2006年，最高法院专门针对在冈萨雷斯和俄勒冈州发生的事件质疑了俄勒冈州的这个法律[49]。这个裁决认为美国司法部不可以执行受控物质法案反对俄勒冈州医生协助自杀，当患者身患绝症时，根据俄勒冈州法律依据，法院确认了一个州能够通过立法，允许在特定情况下医生协助死亡。

由于在俄勒冈州的这些活动，我们可以看到对一个社会问题的共识的转变，当遇到生命和死亡意义的基本问题时，如何进行优先考虑。这场辩论是关于医生的确切作用和在一些特殊的情况下医患之间的关系，以及有时很难辨别就整体而言，某项治疗措施对患者有利还是有弊。有人认为，支持在一个患者死亡的过程中有医生参与将破坏医生作为治疗提供者的重要作用，也将破坏医患之间的信任关系[27]。另外一些人则认为现代医生的重要作用是减轻痛苦，以及这种医生的介入，可能会鼓励那些绝望的患者尝试别的治疗或干预，因为如果失败也不会导致不断痛或难以忍受的痛苦[27]。随着俄勒冈州死亡和尊严的法案变得清晰，随着更多的州走向死亡立法的影响，围绕这些问题的辩论将会更为激烈。

虽然最高法院裁定没有发现支持医生协助死亡的宪法权利，法院似乎认识到了终末期患者的个人需要和社会的更大利益之间合法冲突的存在。事实上，有些人认为，虽然患者没有要求医生协助死亡以结束他们的痛苦的宪法权利，但患者很可能有姑息治疗的宪法权利[50]。

然而，所有的司法内容已经准确的区分了暂停或终止治疗的行为与积极安乐死或其他形式的自杀行为之间的区别[28]。没有任何一个参与了暂停或终止治疗的决策的医生被认为对患者的死亡负有任何刑事责任或要对他们的死亡负责[28]。有关协助自杀和安乐死案件已对患者的预后和临床情况的性质加以区别。如果患者拒绝治疗或要求停止治疗，之后死于他们自身的病情恶化的话，这样的行为不认为是自杀，尊重这样决定的医生也不被认为是协助自杀或杀人[48]。

最后一个值得研究的区别是：医学指导下的减轻疼痛，虽然也许不是有意的，但这种药物可能最终缩短患者的生命，甚至导致患者死亡。由于这种“可能的效果”，这种行动主要作用和意图通常被解释为可以减轻疼痛，即使有其他方面副作用的可能性，如缩短患者的生命或导致他们死亡[12]。允许这种行为是因为他的目的是减轻痛苦，而不是导致死亡。

从理论上说，在现行法律的条件下，仍有一个结果是可能的，但不一定是有意的，可能导致医生负有一部分责任[45]。然而，我们知道没有一个针对医生为需要的患者提供缓解疼痛治疗的起诉是成功的，即使这种缓解治疗也意味着患者的早期死亡。在现行的法律中，这种判决的理由是患者愿意冒死亡的危险而进行缓解疼痛的治疗（或者代理人做出该决定），或已被广泛认可的医生提供额外的作用，以减轻疼痛。其实这些医生的行动在法律上一般是“积极安乐死”的常见的例子[36]。事实上，许多人认为，这将是异常残酷和有害的，如果尊重患者的愿望暂停或停止治疗，而同时又没有提供止痛药来减轻死亡过程中的痛苦[37]。

人工营养与输液

人工手段的使用意味着对无法自行摄入食物的患者给予营养和水分，这就造成了“医学治疗”和“人文治疗”在定义上的争论[36]。对很多医生来说，真正的问题在于在医患关系中，患者的自主权与医生的治疗义务之间有没有限制。许多人认为根据患者的自主权暂停或停止“医学治疗”是允许的，而人工营养与水分则代表着“关爱”的性质，因此它们作为体现人性和同情心的基础必须给予患者[51]。

所有的法庭法律都已经解决了这个问题，包括美国最高法院，都将人工营养与水分的使用等同于其他医疗技术的使用，作为“高科技”的后代，如机械通气和透析。他们也允许根据患者的自主权将其暂停或停止。在政治舞台上，一些立法机构也允许针对这种区别的“活遗嘱”或是医疗保健代理的例外[4]，在某些情况下，拒绝给予患者或代理人这样的权限[4]。鉴于这样分歧的性质和我们社会的多元化，关于承认个人有权决定他们的关怀方式的协议已经达成，尤其是当医生觉得很多情况下无法达成患者的要求时。这种决定通常呼吁任何个人或机构的医生从医疗保健提供者的角度披露患者和家属在发病前的关系[32]。

团队决策的难题：麻醉医生的作用

临床工作中，不仅与患者和家属交流时可能出现问题，在患者的治疗需要团队合作时也会出现问题。对神经外科的患者来说，他们的问题可能跨越神经内科、外科、麻醉科和其他科的医生，为了满足个别患者的需求可能会产生各个学科间的纠纷、竞争，甚至对抗，这可以或多或少影响患者的治疗。

希波克拉底理论强调各科会诊的重要性，在患者面前医生们永远不可能否认这一点[15]。在我们自己的时间里，医学比其他专业更需要"统一战线"的概念，所以即使医生之间关于合适的治疗方式有重大的分歧，在患者面前他们也很少表现这种分歧。

然而，现代法律分析和案例支持麻醉医生有单独的权利和责任，独立于其他的卫生保健团队的成员。虽然麻醉医生可能很少或没有在最初决定手术时参与决策，但他也有独立的责任来审查患者的病情，并获得患者或其代理人的关于麻醉剂的单独的知情同意。实际上，麻醉医生必须审查特定患者耐受麻醉的可能性，并且在这个基础上单独的决定手术是否应当进行。麻醉医生对患者有单独的责任，独立于外科医生或卫生保健团队的其他成员之外。这种责任存在于整个围术期，直至麻醉医师解除对患者的治疗那一刻。

创新神经外科学的伦理问题：麻醉医师的作用

对手术患者来说，麻醉医生的具体职责正如前面讨论的一样，也扩展到了对患者的试验性或创新性的程序的领域，我们在此解释的这种创新可能发生在正式临床研究中或之外。可能比在标准的手术操作中更紧迫，麻醉医生对神经外科医生来说可以充当一个重要的顾问（有时候还可能促进患者），帮助他们适当地确定这些程序，实际上是要保证足够的额外审议和审查。试验性手术所需要的额外审查和对患者的保护对神经外科医生来说可能不是必须的，因为他们并不是传统意义上的普通外科医生。以前的研究表明，外科医生通常不容易确定那些创新实际上都是实验性的或与人体构成的研究，他们并不经常提交他们的创新程序，以严谨的（控制）临床试验的形式，也不将他们的创新手术方法提交给机构审查委员会（institutional review boards，IRBs）提前审查和监控[52,53]。

美国的外科医生会改进现有的手术方式，试图提高他们的技术和成果。有时，这些修改发生在个别患者的基础上，有时有一组患者尝试一种新的手术方式。有时一组患者作为前瞻的或过去的病例。在专业期刊或会议上，创新性的手术通常以病例报告、病例系列或病例对照研究的形式出现，只有一小部分以前瞻性临床试验的形式出现。他们中的很多或者是绝大部分都有一个共同点，就是：他们有理论依据为指导，而不是实验依据。无论他们是否是因为特殊患者的情况而进行自发的技术性修改，还是在有或没有草案的情况下而进行的非正式研究，大部分试验进行之前没有经过 IRB 的审查，也没有得到患者对该试验的许可[54]。在某些情况下，这样的审查和许可是合适的且必需的，但外科医生之间关于哪些手术技术的常规变化需要提前的许可存在不确定与争议，还有什么样的创新性的手术技术需要 IRB 的审查及患者关于某个实验性技术或研究的许可也有争议[53,55]。在这个领域神经外科麻醉学家正可以成为患者和科学的重要盟友，通过帮助外科医生正确地识别那些能更好地根据项目进行的研究创新。因此，麻醉医生熟悉人体医学研究的定义和规则是十分重要的，还要熟悉当地 IRB 的工作流程。

美国联邦机构和专业协会的文件资料里都可以找到决定有关研究和创新实践所需要的知识。研究、创新和标准医学治疗的监管需要许多的部门如独立的州府，涉及调节、基金和补偿的联邦机构、专业学会和健康维护组织（在州或联邦的规则下独立运营）的通力合作，法院可以越来越多的发挥重要的作用。

在联邦一级，有卫生与人类服务部（Department of Health and Human Services，DHHS）和它下属的人体医学研究保护办公室（Office of Human Research Protections，OHRP；前身是实验危险保护办公室（Office for Protection of Research Risks，OPRR）的规则。DHHS 已发出"保护人体研究对象"的联邦法规法典标题 45 第 46 部分[9]，或所谓的共同规则，因为它已被 17 个国家的所有机构接受，提供研究和人体研究课题的正式定义。联邦人体医学研究保护法，设定了以人体做实验研究的定义和基本规则。实验的定义是用于发展或贡献知识的系统性调查。人体实验的定义是调查者想要获得:①通过干预(如手术)得出数据;②可识别的个人信息的个人。该文件的其他部分制订了涉及弱势群体时的额外的准则。

共同规则适用于所有涉及人类的试验,联邦的部门或机构将他们用于指导、支持或调节这些实验。换言之,任何接收属于联邦的资金的机构,必须遵守共同规则。这使得 DHHS 对所有涉及人体的直接或间接由联邦资金支持的实验负责。DHHS 从技术角度来说对所有外科手术的临床实验有管辖的权利,只要该实验在医疗保健机构接受联邦资金。DHHS 关于实验和人体研究的定义也适用于外科手术,就像他们适用于非侵入性专业一样。然而,问题在于并不是所有的外科手术都接受这样的定义,他们没有接受 IRB 和人类研究保护办公室以及 DHHS 的审查。这样做的一部分原因是外科医生并没有把他们改进手术技术的尝试当成是一种实验(有时是合适的,有时又不是),另外的原因是外科医生并没有意识到 DHHS 的定义有时适用于他们的创新性行为,这种意识的缺乏可能是由于对共同规则及它的定义和规则的不熟悉[52,53]。

美国食品和药物管理局(Food and Drug Administration,FDA)的权力是确保新的医疗设备和药物的安全性和有效性。法律规定 1976 年以后所发明的所有医疗器械都必须经过批准,其对患者的风险水平必须受到监管。但是,除非一个创新的手术方法涉及一个研究性的实验设备或药物,FDA 对手术研究没有责任或司法管辖权[56]。

根据 DHHS 的共同规则,有正式管辖权的地方代理机构就是审查委员会。IRB 也被称为研究伦理委员会,从 20 世纪后半叶以来一直是人类研究对象的地方保护机构。当涉及到人体研究时,IRB 有权利和责任批准或不批准这些研究的提案。

类似美国外科医生协会(American College of Surgeons,ACS)这样的外科社团颁布了自愿条例。ACS 的急诊外科医学委员会(Committee on Emerging Surgical Technologies,CESTE)特别指出了新的外科手术技术和创新的伦理学和依据和责任的补充条款[57]。

急诊外科医学的自我改进条例和治疗患者的准则颁布于 1994 年和 1995 年。他们中的一部分如下:

1. 一项新技术的发展必须有一个关于其安全性、有效性和必要性的评估……

2. 渗透到临床的试验需要对外科医生适当培训和对他们所使用的新技术的适当评价……

3. 广泛应用的新技术必须不断评估,并与替代疗法相比较,通过现有的研究确保它的适宜性和效应。

对外科医生和公众所引进的新技术必须在伦理上符合美国外科医师协会的原则声明。这些原则要求 IRB(或同等机构)对试验的草案进行提前和连续地审查,包括试验步骤的详细描述以及患者的知情同意。然而,目前的指导方案对于侵入性的操作仍然持肯定态度,并没有额外的约束。与其训诫或开除一个无法控制的外科医生,ACS 并没有责任或权利开除他们中的医生,更别提并不是 ACS 成员的其他的美国外科医生了。因此,对急诊外科协会也没有法律约束力。其他的外科医生协会,如大学外科医生协会(Society of University Surgeons,SUS),也试图对手术创新的挑战提供指导[58]。

直到关于创新和实验手术的明确的指引或法律规范得到建立,目前为止依然由外科医生及其团队包括神经外科麻醉医师,来确定哪些程序应被视为创新的实践,哪些应该更为正式的提交给 IRB 及其他监督机构审查。

脑死亡的伦理问题

古人经常把心脏视为生命的中心,几千年来,死亡后确实是心跳消失(或停止)。在严重脑损伤,创伤性或脑血管性的情况下,呼吸停止并通过心跳骤停从而死亡。

在 20 世纪中叶,正压通气技术的发展使缺乏大部分甚至全部脑功能的患者维持呼吸。呼吸机的进一步发展和更广泛应用,以及重症监护病房诊疗技术的提高,使得脑功能受损的患者数量增加。在这种情况下,死亡的概念开始发生转变。确定死亡受到多种伦理、法律及药物的影响。

鉴于这些不确定性,在随后的几十年中死亡的定义转变为脑死亡,而不是心脏功能停止。最初在 50 年代和 60 年代的法国,开始对脑死亡("不可逆昏迷")作为死亡进行重新定义,美国的"不可逆昏迷"的初始正式定义来源于哈佛的特设委员会制定的哈佛标准(1968 年)。对于脑死亡内容的研究持续多年，以确保“脑死亡”定义具有临床不可逆性。芬兰是第一个通过法律将死亡定义为脑死亡的国家。

神经病理学研究者已在昏迷的受试者中发现，脑干中呼吸反射及其他脑干反射，是脑损伤(不可逆)导致脑死亡的主要因素。因此，确定死亡的正式标准随着特定的程序和检查要求而演变，以确保没有其他原因导致机体无反应而不是脑组织损伤。必须排除潜在可逆状态的存在，例如低体温、残留麻醉或药物过量。在两个时间点相隔24小时进行仔细的神经学检查，由具有用于测定脑死亡的检查专业知识的两名临床医生确定，成为确定死亡的标准。规定用于评估脑干反射缺失，标准化例如呼吸反射，角膜反射和热量反应等过程[59]。大多数医院和医院系统审查并批准了脑死亡标准，无论何种临床状况出现。

当然，并非所有持久昏迷或无意识情况都符合脑死亡标准。持续性植物状态已被用于描述脑功能损伤无法恢复意识状态，但是保持脑干功能足以维持呼吸的情况。公众对大脑死亡，特别是脑干死亡和人们不能恢复意识的慢性植物状态之间的差异的理解常常被新闻界或不熟悉两个术语的区分的普通发言人所助长，其中“植物”这个术语带有明显的负面以及不尊重的内涵。宗教信仰以及多个法律问题也抑制了大众对该术语的理解。即使术语“脑死亡”以某种方式区别于“死亡”(当我们认为它们是不可分的)是解释起来有难度的术语。像Terri Schiavo[60]这类法律案例也导致了误解和信念，只要给予足够的时间、希望和祈祷，神经损伤的患者会在某种程度上被唤醒。联邦政府、州政府和医院关于脑死亡的定义和法规以及确定这些规则和标准有助于个人案例中的审判，当亲属和朋友突然地面对这些问题，并处于情绪不振的状态。许多宗教组织已经制定了处理脑死亡的规定，与牧师或家庭的宗教领袖协商可能有助于接受案件的事实。

神经外科医生和神经科医师(可能与麻醉医师一起，是医院脑死亡咨询小组的一部分)熟悉持续植物状态和无意识患者的评估，并确定预后的情况持续植物状态。如果无意识的原因是创伤，将某人定义为持续的植物生长状态需要长达6个月的无意识阶段，如果原因是血管性的(广泛缺血伴有或不伴有出血)，3个月的时间导致持续植物状态诊断。在确定脑死亡诊断的情况下，法律允许将一个人从生命支持设备移除，但需要仔细记录、严格遵守脑死亡方案。

麻醉医师在诊断和护理脑部死亡无意识的患者中，诊断和治疗起着不同的但重要的作用，包括如果患者处于麻醉状态下确定麻醉药物是否清除，参与确定患者的机体状态，如果患者不属于他们的管辖，脑死亡协议执行需要有经验的非直接管理患者的医生，并帮助向亲属和朋友解释患者的状态。后者是十分重要的，尤其在不切实际的宗教观点或反对停止生命支持的情况下。在这种情况下，对患者及家属的伦理、人道主义帮助是医生、牧师或神职人员的职责，也是伦理委员会及卫生保健团队成员的责任。

总结

神经外科患者充分和全面的治疗需要在治疗方案的决策过程中对伦理学原则的全面了解。医生必须充分了解患者的自主权和在决策过程中尽可能参与治疗的可能性。虽然丧失行为能力可能导致患者无法参与决策，但代理人及一些预先的指导仍然可能存在，以确保治疗方案与患者的愿望和价值观相吻合，即使患者已无法参与决策。积极通过事先规划机制可以帮助丧失行为能力的患者参与决策。

需要神经外科干预时可能出现一些特殊的问题，如DNR协议或其他生命维持装置的使用。临床医师必须意识到患者的自主权，并且告知患者及其代理人神经外科干预手段的特殊性，这可能会引起暂停或停止生命维持装置理由的重新审查。医生有义务与患者就此类问题进行沟通。麻醉医师对患者负有独立的责任，包括与患者直接交流的义务、检查患者对麻醉的耐受性、监测和监督整个与麻醉手术过程中相关的患者病情。除了本章的参考文献，我们鼓励读者探索后面列出的推荐阅读。

(崔倩宇　彭宇明 译，周建新 校)

参考文献

1. Carrick P. *Medical Ethics in Antiquity*. Dordrecht: D Reidel; 1985.
2. Starr P. *The Social Transformation of American Medicine*. New York: Basic Books; 1982.
3. Schloendorff v Society of New York Hospital, 211 NY 125,105 NE 92 (1914).
4. MacDonald M, Meyer K, Essig B. *Health Care Law*. New York: Matthew Bender; 1991.

5. Salgo v Leland Stanford Jr, University Board of Trustees, 154 Cal App 2d 560,317 P2d 170 (1st Dist.) (1957).
6. Declaration of Geneva. World Med Assoc Bull1:109-110, 1949.
7. Beecher HK. Ethics and clinical research. *N Engl J Med.* 1966;274:1354–1360.
8. The National Commission for the Protection of Human Subjects of Biomedical and Behavioral Research: The Belmont Report: Ethical Principles and Guidelines for the Protection of Human Subjects of Research (DREW Publication No {OS] 78-0012, Appendix I, DREW Publication No [OS] 78-0013, Appendix 11, DREW Publication No [OS] 78-0014), Washington, DC, 1978, US Government Printing Office.
9. United States Department of Health and Human Services: Protection of Human Subjects. Title 45, Code of Federal Regulations §46 (revised as of March 8, 1983).
10. In re Quinlan, 70 NJ 10, 355 A.2d 647, rev'd 137 NJ Super. 227, 348 A.2d 801 (1975), cert. denied, 429 US 922(1976).
11. Mill JS. *On Liberty*. London: JW Parker; 1863.
12. Beauchamp T, Childress J. *Principles of Biomedical Ethics*. ed 4. New York: Oxford University Press; 1994.
13. *President's commission for the study of ethical problems in medicine and biomedical and behavioral research: making health care decisions*. Washington: US Government Printing Office; 1982. vol. 1.
14. Katz J. Informed consent: a fairy tale? Law's vision. *U Pitt Law Rev.* 1977;39:137–174.
15. Hippocrates: *Oeuvres Completes d'Hippocrate*. Littre, trans, Paris, 1939-1961, Javal et Bourdeaux.
16. Siegler M. Confidentiality in medicine: a decrepit concept. *N Engl J Med.* 1982;307:1518–1521.
17. US Dept of Health and Human Services: Health Information Privacy. Available at www.hhs.gov/ocr/hipaa.
18. Wilson JF. Health insurance portability and accountability act privacy rule causes ongoing concerns among clinicians and researchers. *Ann Intern Med.* 2006;145:313–316.
19. Brody BA, Englehardt HT. *Bioethics: Readings and Cases*. Englewood Cliffs, NJ: Prentice-Hall; 1987.
20. Whalen v Roe, 429 US 589 (1977).
21. Appelbaum P, Lidz C, Meisel A. *Informed Consent, Legal Theory and Clinical Practice*. New York: Oxford University Press; 1987.
22. Canterbury v Spence, 464 F2d 772 (DC Cir 1972), cert denied, 409 US 1064 (1972).
23. Cobbs v Grant, 8 Cal 3d 229,502 P2d 1, 104 Cal Rptr 505 (1972).
24. Wilkinson v Vesey, I 10 Rl606, 295 A2d 676 (1972).
25. Buchanan A, Brock DW. *Deciding for Others, the Ethics of Surrogate Decision Making*. New York: Cambridge University Press; 1989.
26. Drane J. The many faces of competency. *Hastings Cent Rep.* 1985;15:17–21.
27. Pelligrino E. Doctors must not kill. *J Clin Ethics*. 1992;3:98.
28. Meisel A. *The Right to Die*. New York: John Wiley & Sons; 1989.
29. Novack DH, Plumer R, Smith RL. Changes in physicians' attitudes toward telling the cancer patient. *JAMA*. 1979;241:897.
30. Harris L. Associates: Views of informed consent and decision-making: Parallel surveys of physicians and the public. Vol 2, *President's Commission for the Study of Ethical Problems in Medicine and Biomedical and Behavioral Research*. Washington, DC: US Government Printing Office; 1982. Appendices (Empirical Studies of Informed Consent).
31. Annas G. *The Rights of Patients*. ed 2. Totowa, NJ: Humana Press; 1992.
32. The New York State Task Force on Life and the Law: When Others Must Choose, Deciding for Patients without Capacity, Albany, NY, 1992, The New York State Task Force on Life and the Law.
33. New York State Task Force on Life and the Law: Life-Sustaining Treatment, Making Decisions and Appointing a Health Care Agent, Albany, NY, 1987, The New York State Task Force on Life and the Law.
34. Brody H. The physician/patient relationship. In: Veatch R, ed. *Medical Ethics*. Boston: Jones & Bartlett; 1989:65–91.
35. Cantor N. *Advance Directives and the Pursuit of Death with Dignity*. Bloomington, IN: Indiana University Press; 1993.
36. Dubler NN, Nimmons D. *Ethics on Call*. New York: Harmony Books; 1992.
37. President's Commission for the Study of Ethical Problems in Medicine and Biomedical and Behavioral Research: Deciding to Forgo Life Sustaining Treatment, Washington, DC US, 1983, Government Printing Office.
38. *The Hastings Center: Guidelines on the Termination of Life-Sustaining Treatment and the Care of the Dying*. Bloomington, IN: Indiana University Press; 1987.
39. Schneiderman LJ, Jecker NS, Jonsen AR. Medical futility: Its meaning and ethical implications. *Ann Intern Med*. 1990;2:949–954.
40. Donegan JH. New concepts in cardiopulmonary resuscitation. *Anesth Analg*. 1981;60:100.
41. Lynn J, Childress JF. Must patients always be given food and water? *Hastings Cent Rep*. 1983;13:17–21.
42. New York State Public Health Law, Article 29-B (McKinney Suppl 1992).
43. Sulmasy D, Geller G, Faden R, et al. The quality of mercy: Caring for patients with "do not resuscitate" orders. *JAMA*. 1992;267:682–686.
44. Cohen CB, Cohen PJ. Do-not-resuscitate orders in the operating room. *N Engl J Med*. 1991;325:1879–1882.
45. Truog RD, Rockoff MA. DNR in the OR: Further questions. *J Clin Anesth*. 1992;4:177–180.
46. Orentlicher D. Health care reform and the patient-physician relationship. *Health Matrix: J Law-Med*. 1995;5:141–180.
47. Beauchamp TL, Veatch RM. *Ethical Issues in Death and Dying*. ed 2. Upper Saddle River, NJ: Prentice-Hall; 1996.
48. Vacco v Quill, I 17S.Ct. 2293 (1997).
49. Washington v Glucksberg, 117 SCt 2258 (1997).
50. Gonzales v Oregon, 546 US 243 (2006).
51. Burt RA. The supreme court speaks: not assisted suicide but a constitutional right to palliative care. *N Engl J Med*. 1997;337:1234–1235.
52. Reitsma AM, Moreno JD. Ethical regulations for innovative surgery: The last frontier? *J Am Coll Surg*. 2002;194:792–801.
53. Reitsma AM, Moreno JD. Ethics of innovative surgery: US surgeons' definitions, knowledge, and attitudes. *J Am Coll Surg*. 2005;40:103–110.
54. Margo CE. When is surgery research? Towards an operational definition of human research. *J Med Ethics*. 2001;27:40–43.
55. Angelos P, Lafreniere R, Murphy T, Rose W. Ethical issues in surgical treatment and research. *Curr Probl Surg*. 2003;40:345–448.
56. US Food and Drug Administration. CFR 21, Parts 50 and 56, additional FDA regulations: parts 312 (Investigational New Drug Application), 812 (Investigational Device Exemptions) and 860 (Medical Device Class Procedures). Available at www.fda.gov.
57. American College of Surgeons. Statements on issues to be considered before new surgical technology is applied to the care of patients. *Bull Am Coll Surg*. 1995;80:46–47.
58. American College of Surgeons: Statements on Principles. Available at www.facs.org/fellows-info/statements/stonprin.html.
59. Wijdicks EFM, Varelas PN, Gronseth GS, Greer DM. Evidence-based guideline update: determining brain death in adults. Report of the quality standards subcommittee of the American Academy of Neurology. *Neurology*. June 8, 2010;74:1911–1918.
60. Haberman Clyde. From private ordeal to national fight: The case of Terri Schiavo. *New York Times*. April 30, 2014.

推荐阅读

Angell M. The case of Helga Wanglie: A new kind of right to die case. *N Engl J Med*. 1991;325:511.

Cruzan v Director, 110 US 2841 (1990).

Gostin L. Life and death choices after Cruzan. *Law Med Health Care*. 1991;19:9–12.

Gostin L, Weir RF. Life and death choices after Cruzan: Case law and standards of professional conduct. *Milbank Q*. 1991;69:143–173.

In re Helga Wanglie, No. PX-91-283, 4th Judicial District Ct, Hennepin County, Minn (July l, 1991).

Jonsen A. Watching the doctor. *N Engl J Med*. 1983;308:1531–1535.

Kant E. *Foundations of the Metaphysics of Morals*. Beck LW, ed. Indianapolis, IN: Bobbs-Merrill; 1959.

垂体和相关病理改变

27

S. C. Daly • H. S. U • J. C. Drummond

垂体常常被称为所有内分泌腺体的“主管”，因为它在维持生理稳态的平衡中起着至关重要的作用。垂体位于接近大脑底的一个骨性凹陷 - 蝶鞍内。Pituita，拉丁语“痰”，是垂体名称的来源，可能暗示对其功能的早期认识。直到 1912 年 Harvey Cushing 在“垂体及相关疾病”的文章中将肢端肥大症与垂体联系起来，其真正功能才逐渐揭开神秘面纱。

垂体的解剖及生理

神经发育

垂体由三个亚结构组成，即前叶、中叶和后叶。中叶形态上与前叶和后叶不同，其功能目前尚不清楚。前叶和后叶分别来自两个不同的胚胎结构——颅颊囊和漏斗小泡。颅颊囊是外胚层原始口腔顶部向上突起结构，后发育成为咽。漏斗小泡是第三脑室底部间脑向下发展的突起，最终构成下丘脑。这两个结构，拉克囊和漏斗小泡，在大约妊娠的第 4 周开始汇聚在一起。随着胚胎发育，拉克囊与漏斗小泡在颅腔合并，形成成熟的垂体。成熟垂体在解剖学上不同于大脑，并通过漏斗柄（垂体柄）与其相连。成熟垂体前后叶的组织学反映了它们的胚胎起源。垂体前叶（腺垂体）由腺组织组成，垂体后叶（神经垂体）为神经特征。垂体前叶中的细胞是最终制造和分泌负责调节生长、发育以及维持体内平衡激素的细胞。因此，它们在妊娠早期活跃。在 14 周胎儿中检测到生物活性促卵泡激素（FSH）和黄体生成激素（LH），在 17 周时检测到生物活性促甲状腺激素（TSH）。

成人垂体解剖学

垂体重约 0.5~1g，在正常成人中水平直径约为 1cm。垂体的垂直尺寸随年龄和生理状态而变化，但通常小于 8mm。在 10~29 岁之间垂体趋于最大，在女性 50 岁左右时直径可能还会增加。在青少年和怀孕期间，其直径可能超过 10mm，为正常的生理性增大。

垂体前叶占腺体的 75%，是垂体腺瘤最常见的起源部位。其中有一个小中叶，其功能尚不清楚。然而，它却是拉克囊肿和颅咽管瘤好发部位。垂体后叶，包括垂体柄，是下丘脑的延伸。垂体后叶的病变较罕见。

垂体位于蝶骨上部的鞍状结构，即蝶鞍。它位于蝶窦顶部，所以适于通过鼻窦的术式。由于蝶鞍是颅骨的一个组成部分，它同样被硬脑膜被覆。不同的是硬脑膜的反折形成鞍隔，有效地形成了硬膜囊包裹腺体。鞍隔有一小口容纳垂体柄，连接下丘脑和垂体后叶。蝶鞍邻近海绵窦，这是完全被硬脑膜包裹的静脉窦。窦中走行颈动脉和脑神经Ⅲ、Ⅳ、Ⅵ、V_1 和 V_2（图 27-1）。在前壁及鞍底可见海绵窦之间的沟通。穿过垂体前表面的硬脑膜沟通，有时使得经蝶进入腺体复杂化。肿瘤超出蝶鞍范围是产生垂体瘤主要症状的原因。在垂体疾病的外科治疗中必须考虑这些结构。蛛网膜下腔直接位于鞍隔上，其内走行视神经和视交叉，当垂体肿瘤向上延伸到颅内腔中，则可能压迫视神经和视交叉。在这种情况下，暴力切除垂体腺瘤可导致撕裂很薄的蛛网膜导致脑脊液漏到鼻腔（CSF 鼻漏）。鞍尾由基底窦及脚间池 / 前 / 后池组成，其中走行基底动脉和脑干。颅底的静脉系统围绕垂体腺，这对外科术式选择十分重要。

垂体前叶及后叶由垂体上动脉提供血供，垂体上动脉为海绵窦内颈内动脉一分支。此外，门静脉循环系统实现下丘脑和垂体前叶之间的体液连通（图 27-2）。该门静脉系统对下丘脑和垂体前叶之间的多个反馈回路的形成十分必要。位于下丘脑的感受器感知外周靶器官激素水平的变化（例如甲状腺激素、皮质醇）。根据靶器官激素是高于还是低于生理水平，下丘脑中的特定细胞释放促因子或抑制因子。然后这些因子进入下丘脑门静脉循环，到达垂体前叶。这些因子反过来作用于垂体前叶各自的促激素产生细胞，以刺激或

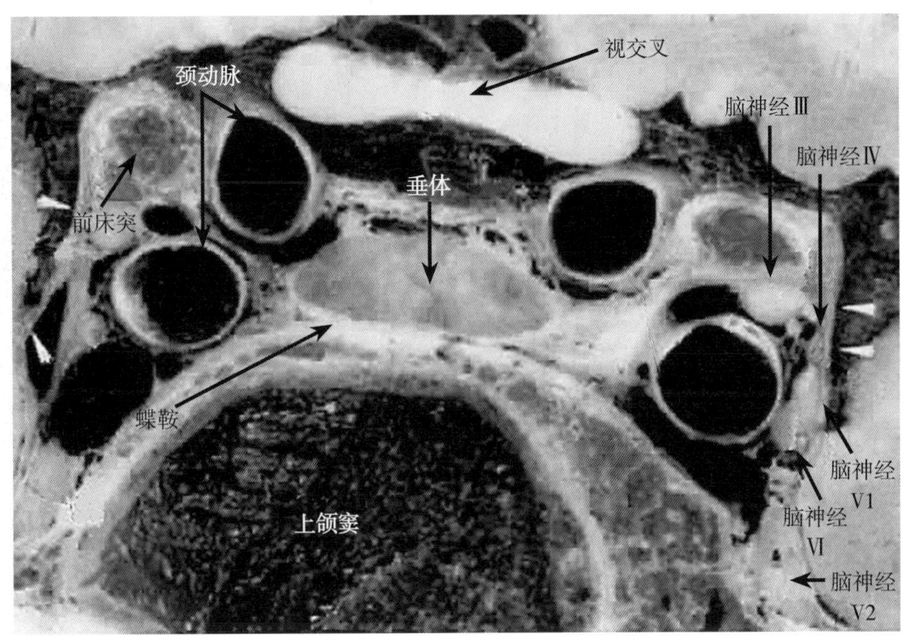

图 27-1　垂体冠状面及相邻解剖结构。垂体位于蝶窦上方，蝶鞍内。视交叉位于垂体上方。由于蝶鞍的骨下界，增大的垂体病变往往会向上压迫视交叉。颈动脉匐行于垂体侧面。(*From Anaesthesia for Patients with Endocrine Disease edited by James*(*2010*)*Fig. 2.1, p.16, by permission of Oxford University Press. http://www.oup.com/.*)脑神经Ⅲ、Ⅳ、V1、Ⅵ和V2 位于海绵状窦内，横向围绕垂体

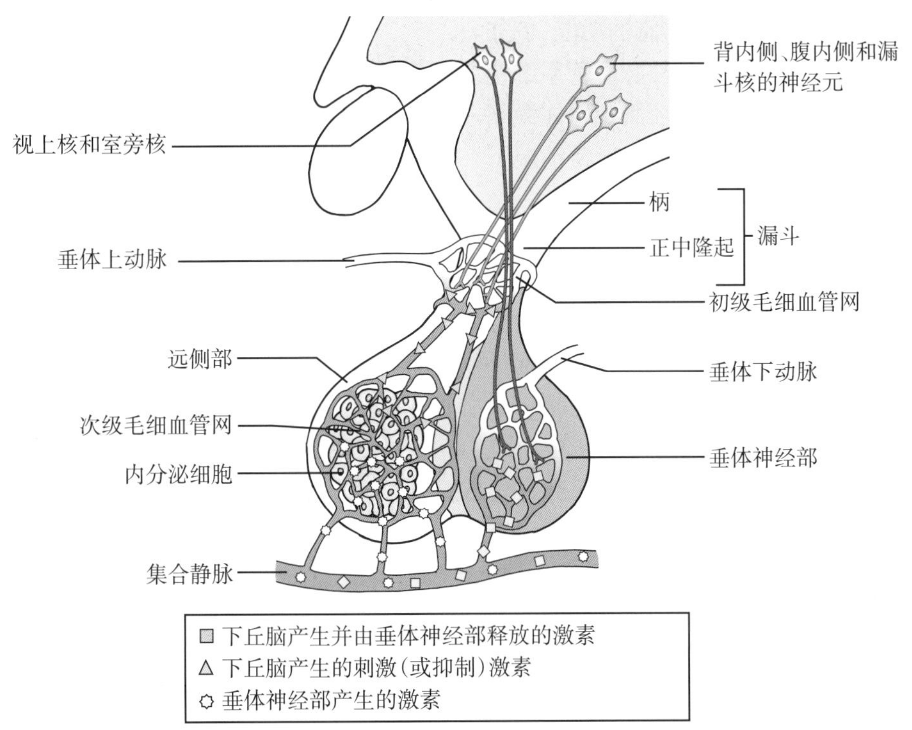

图 27-2　垂体激素和介质的释放。垂体上动脉从结节部上端进入神经垂体的漏斗，在该处形成袢状的窦状毛细血管网。下丘脑中产生的释放因子被这些毛细血管吸收，并通过下丘脑 - 垂体门静脉运输到垂体前叶(称为“远端部分”)，在那里它们从次级毛细血管网中释放。次级毛细血管网降输送激素及垂体前叶产生的刺激 / 抑制因子至静脉系统和体循环中。下丘脑视上核和室旁核神经元的轴突穿过漏斗部直接释放激素进入垂体后叶(称为“神经部”)。源自垂体动脉下的毛细血管网收集并携带这些激素(主要是 ADH 和催产素)，进入静脉并进入体循环。(*From Anaesthesia for Patients with Endocrine Disease edited by James*(*2010*)*Fig. 2.2, p. 17 by permission of Oxford University Press. http://www.oup.com/.*)

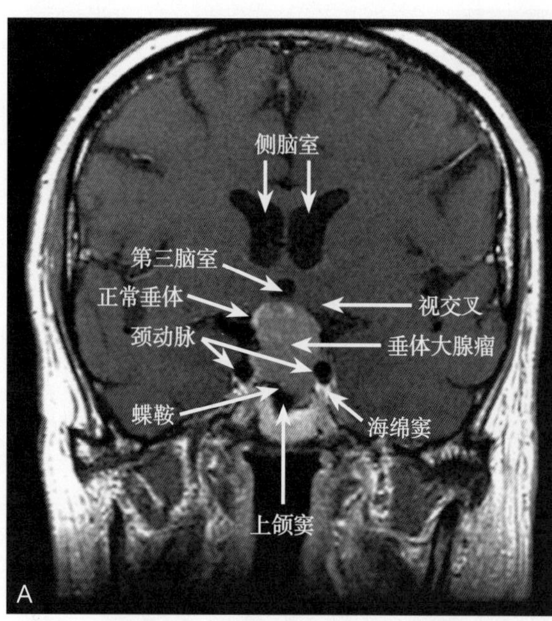

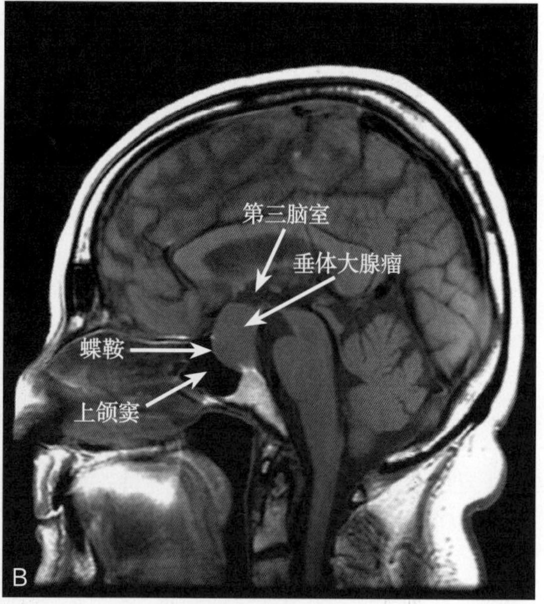

图 27-3 磁共振图像显示垂体大腺瘤及相邻解剖结构解剖。A. 冠状面。正常垂体组织被增大的肿瘤挤向一侧。肿瘤向上压迫视交叉，视交叉仅可见一小部分。肿瘤下缘可见蝶鞍边缘，其下方可见一部分蝶窦。由于骨下缘限制，肿瘤向上生长压迫视交叉。B. 矢状面。大腺瘤挤压第三脑室，桥 / 脚间池位于其后方。脚间池内包含 Willis 环及其分支。压迫脚间池可导致血管和神经损伤。肿瘤通过鼻腔和蝶窦的路径在该图像上通过箭头指示

抑制促激素（例如 TSH、ACTH）的释放。这些促激素然后进入体循环，以影响靶器官的功能，例如甲状腺和肾上腺。错综复杂的门静脉血管系统使下丘脑分泌的微量因子实现精确控制靶腺体激素的分泌。垂体有着强大的储备功能。通常情况下 10% 的腺体足以维持体内内分泌平衡。

影像学检查

磁共振成像（MRI）或钆增强磁成像可清晰显示垂体。垂体前叶在 T1 加权像是等信号而垂体后叶是高信号。在增强扫描中，前叶信号明显增强，这可能是由于其缺乏“血 - 脑屏障”所致。垂体腺瘤的评估应包括增强扫描。微腺瘤是存在于垂体实质内的小肿瘤。这些肿瘤在增强扫描中表现为“穿孔损伤”，其中正常腺体明显增强，而肿瘤显著显示为“未愈合”低信号。中等大小的肿瘤局限于蝶鞍内，增强扫描肿瘤信号增强。正常垂体通常包绕在肿瘤的外围呈新月状（图 27-3B）。随着肿瘤增大延伸到颅内腔，增强扫描肿瘤信号增强，但增强不均匀。

蝶鞍及蝶鞍旁疾病

蝶鞍内出现的相关疾病包括各种垂体肿瘤、颅咽管瘤和拉克囊肿。

垂体肿瘤

垂体肿瘤在功能上分为两类——无功能性肿瘤和功能性肿瘤。大多数肿瘤是无功能的（非分泌性）腺瘤。过度分泌特定的促激素的肿瘤为功能性肿瘤，并且它们导致不同的激素综合征。垂体肿瘤也根据大小不同分为大腺瘤（>1cm）或微腺瘤（<1cm）。绝大多数垂体瘤是良性的。垂体恶性肿瘤十分罕见。

无功能性垂体肿瘤

无功能性垂体肿瘤来源于垂体前叶的转化细胞的增生。这些肿瘤不过量分泌任何促激素。因此，此类肿瘤的症状是解剖学上的改变引起的。随着肿瘤体积增大，周围正常结构被压迫。蝶鞍内正常腺体被肿瘤挤压移位。垂体对于这种压迫有一定的耐受性，但当挤压超过 90%，腺体失去功能，出现垂体功能低下。女性早期可出现月经异常，男性出现性欲减低。

生长通常遵循最低结构阻力的路径。由于鞍隔孔相对较宽（即大于垂体柄的直径），因此肿瘤常常由此处扩展生长。当肿瘤向上延伸到鞍隔上方时，它首先占据将隔膜与视神经 / 交叉隔开的

蛛网膜下腔。随着肿瘤增长，向上伸展，压迫视交叉，导致视野缺陷。双颞侧偏盲最常见，这是因为大多数视交叉位于蝶鞍正上方。由于视神经结构存在个体差异，因此视神经或视神经管受压可出现单眼或同侧偏盲。

垂体肿瘤向海绵窦横向延伸，但通常很少引起临床症状。肿瘤紧靠颈动脉，但很少侵袭血管。这可能是由于其生长缓慢，且是非恶性肿瘤。肿瘤可侵蚀蝶窦骨板进一步延伸至蝶窦，但很少出现症状，因为在肿瘤填充蝶窦侵蚀到咽部之前就已被发现。

高分泌垂体腺瘤

大多数垂体腺瘤是无功能的。但一些垂体瘤可以过量的分泌某种激素导致特定的临床综合征。这类肿瘤称为高分泌垂体腺瘤。

库欣综合征

库欣综合征是由垂体前叶肿瘤过度分泌促肾上腺皮质激素（ACTH）引起的糖皮质激素过量/高皮质醇的疾病，引起肾上腺皮质弥漫性增生。由于高皮质醇水平，非腺瘤细胞内源性 ACTH 分泌被抑制。ACTH 分泌腺瘤约占所有垂体腺瘤 1%~2%，并且主要见于女性（女性：男性为 8：1）。30~40 岁女性高发。临床特征包括：向心性肥胖，满月脸，水牛背，悬垂腹，锁骨上窝脂肪垫，紫纹，皮肤脆弱，多毛症，容易瘀伤，痤疮，近端肌病，高血压，葡萄糖耐量降低，骨质减少，闭经，性欲降低，性功能障碍，嗜睡抑郁症、偏执等精神异常，以及复发性浅表真菌皮肤感染。另有研究发现，约 10%~15% 的患者出现低钾血症性碱中毒，高脂血症和眼内压升高或眼球突出。使用一种或多种以下测试来证实临床诊断：夜间唾液皮质醇水平，低剂量和高剂量地塞米松抑制测试，尿游离皮质醇，血清 ACTH 水平。如果必要的话，可岩下窦取样以验证 ACTH 的分泌位置。随着高皮质醇状态时间持续增加可增加患者的死亡风险，因此应积极采取治疗措施。手术切除为首选方法，成功率在 69% 至 98% 之间。虽然引起库欣病的大多数腺瘤是非侵袭性的，但相对罕见的克罗克氏病细胞瘤更具侵袭性且通常难以切除。

肢端肥大症

肢端肥大症的发病率为每年 3~4 例/1 000 000 人。是由垂体前叶腺瘤生长激素（GH）分泌过多所致。GH 进入循环后可刺激肝脏合成胰岛素样生长因子 1（IGF-1、生长介素），引起肢端肥大、骨关节增生、心肌肥厚、内脏肥大增生等。临床症状包括高血压、糖尿病、阻塞性睡眠呼吸暂停、下颌肥厚、面部骨肥厚和皮肤增厚等。肢端肥大症的诊断基于临床症状以及实验室检查，其中包括血清 GH 测定、葡萄糖耐量试验、血清 ILGF-1 和 MRI 结果。提示疾病处于活跃期的实验室检查有：随机 GH≥1ng/ml；口服葡萄糖耐量试验测量 GH 最低值≥0.4ng/ml；以及随年龄增加 ILGF-1 升高。肢端肥大症与死亡率增加相关，所以积极治疗是十分必要的。主要治疗方法为肿瘤手术切除。

泌乳素瘤

垂体泌乳素细胞分泌及释放泌乳素通常受下丘脑分泌的多巴胺抑制。泌乳素瘤发病率为 10~50 例/100 000 人，泌乳素瘤占所有垂体肿瘤的 40%。女性患者泌乳素水平高于 3~20ng/ml、男性高于 5~15ng/ml。疾病早期女性会出现乳溢，闭经和不育，所以女性诊断早于男性。女性患者还常出现骨质疏松。治疗方面通常首选多巴胺激动剂，例如溴麦角环肽、卡贝角林、特格列奈、罗匹尼罗、普拉克索和喹诺酮治疗。当药物无效或发生不耐受以及出现明显的占位症状时，可行手术切除。需要明确指出的是药物治疗是不能杀死肿瘤的。因此，停药后肿瘤会继续生长。此外，药物治疗会导致肿瘤变韧，增加手术治疗的难度，降低手术成功率。治疗选择时必须综合考虑这些因素，患者必须充分了解每种治疗的利弊。

促甲状腺激素瘤

释放促甲状腺素分泌激素（TSH）的垂体肿瘤是甲状腺功能亢进的罕见病因。促甲状腺激素瘤约占垂体肿瘤不到 2%。肿瘤细胞除 TSH 外还可分泌生长激素和（或）催乳素。大多数诊断是大腺瘤。此外，肿瘤往往呈侵袭性生长且难以切除。单纯手术的治愈率为 30%~40%，手术后垂体功能减退的发生率高。这些患者可能有 TSH 升高及游离甲状腺激素升高，有甲状腺功能亢进的典型特征，包括弥漫性甲状腺肿。主要治疗方法是手术切除。

垂体肿瘤相关其他疾病

垂体卒中

垂体卒中是指垂体或垂体瘤的出血或梗塞引起的急性疾病。临床症状为突然发作的严重头痛，这可能与视力损害，眼肌麻痹和呕吐有关。症状与蛛网膜下腔出血十分相似，故而需要完善影像学检查加以鉴别。确定垂体肿瘤逐渐扩大后，需紧急显微镜下手术减压。患者有可能由于正常腺体的破坏而出现急性肾上腺功能不全。需要静脉给予高剂量的类固醇药物治疗以预防心血管系统崩溃。许多患者有激素低分泌或过度分泌病史，提示有垂体肿瘤。

垂体柄效应

“垂体柄效应”是指垂体柄功能受抑制导致的高泌乳素血症。主要由于垂体柄的占位效应或破坏，导致多巴胺介导的抑制垂体前叶泌乳素分泌。实际上病因可能更复杂，有研究表明并非所有高泌乳素血症的病例都是缺乏多巴胺抑制所致，也可能是由肿瘤或垂体前叶分泌其他因子引起。所以临床上出现高泌乳素血症不一定代表泌乳素分泌肿瘤的存在。

其他蝶鞍和鞍旁病变

颅咽管瘤

颅咽管瘤是胚胎组织来源发生在蝶鞍及鞍旁的肿瘤。好发于儿童及青少年，发病率约为每年每百万人 0.5~2.0 例。诊断时肿瘤通常已经较大，且许多患者存在激素缺乏和视野缺陷，后者是因为肿瘤向鞍上延伸压迫视交叉所致。由于阻塞性脑积水，可能发生颅内压增高。通常与垂体柄相关，且同时存在尿崩症。治疗是通过经蝶窦，经额颞或联合入路进行手术切除。

拉克囊肿

拉克囊肿是在拉克囊腭裂不完全消退时出现在蝶鞍或鞍上的良性病变。这些囊肿含有黏液或胶冻样物质，可以产生占位效应，引起头痛或内分泌紊乱。但很少增大到足以引起视觉症状。大多数拉克囊肿可采用经蝶窦入路进行手术切除。囊肿易复发，可能需要多次干预治疗。

垂体瘤手术的麻醉管理

垂体手术的麻醉注意事项

术前评估

询问病史及体格检查。神经系统检查发现异常，特别是视野缺陷和眼外运动异常，应该进行核实和记录。虽然少见，但如果有脑室梗阻的脑积水，则可能存在颅内压增加的症状和体征。颅内压升高应与神经外科团队一起处理。应回顾影像学检查评估肿瘤大小和位置，以及是否压迫视交叉，延伸到海绵状窦中，是否存在脑积水。

评估内分泌功能。对于择期手术的患者，麻醉医生术前应重点关注甲状腺功能。多数情况下，甲状腺功能低下或甲状腺功能亢进的患者应推迟择期手术。评估血清电解质检查结果。严重的低钠血症通常与蝶鞍蛛网膜囊肿，拉克囊肿或垂体卒中有关。

库欣病患者的围术期管理并不简单。垂体肿瘤异常分泌 ACTH 导致皮质醇水平升高。正常腺体 ACTH 分泌受到抑制。肿瘤切除后 ACTH 突然降低，患者易出现严重的肾上腺功能不全以及相关心血管损害，因此必须在术后对此类患者进行密切监护。尽管保留正常垂体前叶组织，但由于长期抑制正常腺体不能立即产生足够量的 ACTH 以维持体内平衡。因此，在肿瘤切除手术中和手术后应补充类固醇激素。如果围术期给予类固醇激素治疗，在手术后要根据腺体功能恢复的情况逐渐减量。尽管有皮质醇减少的可能性，但一些医生为避免干扰术后检查结果，会减少类固醇激素的使用，以明确病理性 ACTH 分泌是否被纠正。观察这些患者是否出现肾上腺功能不全时应更加谨慎。

由于肢端肥大症患者在疾病晚期可能发生困难气道或阻塞性睡眠呼吸暂停(现在罕见)，所以对这类患者的气道管理应做好相应的评估。

术中管理

开颅或经蝶入路切除蝶鞍及鞍旁病变。特别是当实质性病变已延伸到蝶鞍上时，应选择开颅方式手术。然而，除了内分泌的考虑，开颅手术方式需要注意的问题同样适用于其他肿瘤如额叶和额颞叶开颅手术。因此，下面的将着重讨论经蝶入路术式的注意事项。

手术方式

一般来说，经蝶脑垂体手术有两种入路：经唇下和经鼻。手术方式的选择主要由主刀医生的经验和偏好决定。经唇下方法是通过上唇下方和牙齿上方的切口进入鼻窦。头部放置在泡沫头枕上。使用手术显微镜在放大和照明下进行操作。可以使用C形臂X线透视引导。经鼻入路通过一个鼻孔进入。常需要将头部固定，神经导航引导进入。

对于这两种手术方式，我们采用RAE型气管插管，导管放置在外科医生惯用手对面的嘴角。例如，右利手外科医生通常站在患者的右侧，因此气管内导管放置在患者口腔的左角。

防止呛咳和呕吐是麻醉管理的重要组成部分。两者都有可能升高静脉和动脉压力，从而影响止血效果。术中如发生蛛网膜破损修补的情况，呛咳和呕吐可导致脑脊液鼻漏，因此预防咳嗽和呕吐尤为重要。我们在咽部放置填塞物（用水润滑），以确保血液不会进入胃部，也不会进入气管插管套囊的上方。手术结束从口腔中吸引血液，防止血液进入胃部导致的呕吐，咽部填塞需与气管导管一起在口腔外固定。咽部填塞可能的不良影响有：咽痛，咽丛神经损伤，术后口腔炎，舌头肿胀和咽部填塞物移位。虽然在远期的临床观察中并没有发生这些不良事件，但仍应引起我们的重视。

在放置咽部填塞之前需要插入胃管。在手术结束时，慢慢地抽取胃管，以便抽吸咽部分泌物和血，这样相较于常规的Yankauer型吸引更不易引起咳嗽/堵塞。我们的做法是用黏性边缘的塑料盖布覆盖所有的麻醉用具（气管导管、温度探头和G管）。唇下入路的手术将盖布的黏合剂边缘刚好放置于下唇下方，经鼻入路将盖布的黏合剂边缘放置在上唇的上方。这样使麻醉医生可接触到气管导管而不污染手术无菌区域。

所有的手术方法需要使用局部麻醉剂和血管收缩剂（通常是肾上腺素）的组合，以减少黏膜出血和降低手术操作引起的血流动力学变化。术中可能发生血压大幅升高，麻醉医生应与外科医生不断沟通。必要时暂停手术，麻醉医生应准备短效抗高血压药，以处理血压波动。实时监测血压变化十分重要，因此术中建议行动脉穿刺实时监测血压变化。

上面已经提到过使用荧光透视引导手术。一些外科医生由于个人偏好或熟练程度更愿意使用神经导航系统，例如，Brainlab（Brainlab AG，Germany）。

无论什么麻醉方案最终的目的都是保证血流动力学的平稳。在作者所在机构中，平衡麻醉剂最常选用阿片类物质，吸入麻醉药，有时选择输注静脉麻醉药如丙泊酚或右旋美托咪啶。

在手术过程中，应用神经肌肉阻滞剂以确保手术视野绝对不动。体动引起的手术风险包括动脉破裂/出血，视神经损伤以及脑神经损伤。海绵窦，位于蝶鞍的侧面，颈动脉及几支脑神经穿行其中（见图27-1），颈动脉与垂体的距离约在0~9mm之间。一旦进入蝶窦内，外科器械几乎可以直接接触横向通过的颈动脉。

曾有报道在剥离肿瘤过程中发生心搏停止或心动过缓，特别是在海绵状窦探查时。这是由于出现三叉神经心脏反射。回顾性分析发现其发生率约在0.003%~10%之间。该现象通常是自限性的，停止手术操作可缓解。

如果在剥离肿瘤时损伤蛛网膜则可能会发生术中脑脊液（CSF）渗漏。外科医生通常采取措施密堵漏口，以防止出现术后脑脊液鼻漏。可以采用组织密堵材料和蝶窦填塞（大腿的筋膜和肌肉、鼻甲膜黏膜组织或腹部脂肪）。我们可通过在手术结束时放置的腰大池引流分流脑脊液以防止术后CSF渗漏，这可能需要麻醉医生的帮助。

为保证上述操作平稳进行，我们在手术结束前15~20分钟使用笑气（停用吸入麻醉药和静脉麻醉药），并在停止吸入麻醉药时使用利多卡因。在手术结束前半小时静脉给予对乙酰氨基酚加上体内残余镇痛药的作用，通常足以在PACU中提供良好的镇痛效果。

一些垂体瘤患者存在阻塞性睡眠呼吸暂停，术中对这些患者采用持续气道正压通气（CPAP）可维持良好通气效果。然而，已有CPAP导致肺炎的报道，且手术造成鼻腔和颅内相通，本身已存在发生脑膜炎的风险。所以对于此类患者一般应避免使用CPAP。对于有阻塞性睡眠呼吸暂停病史患者，可以由外科医生在一侧鼻孔放入鼻咽通气道来代替原有标准设备，以确保这些患者气道通畅。

特定疾病的麻醉注意事项

库欣综合征

前面已经介绍了库欣病的特征和合并症。此外,也提及了对于类固醇激素使用的争议。术前是否给予类固醇激素应与外科团队协商决定。需要注意的是,由于患者处于高皮质醇状态,而皮质醇的半衰期为50~75分钟,所以术前不给予类固醇,在术后约20小时后血清皮质醇也不会出现严重不足。术后需连续密切观察患者是否出现严重的肾上腺功能低下。

泌乳素瘤

泌乳素瘤的病理生理学本身并不影响麻醉管理,我们在麻醉管理时除了需考虑肿瘤对邻近结构产生占位效应造成的影响,还应考虑其治疗药物对麻醉的影响。麦角衍生多巴胺激动剂可引起心脏瓣膜纤维化病变。然而,用于治疗高泌乳素血症的低剂量卡麦角林是否存在这种副作用目前尚不清楚。所以高催乳素血症的患者以及使用麦角衍生多巴胺激动剂并发现具心脏杂音的患者需要进行超声心动图检查。

多巴胺激动剂还可影响中枢和外周机制,降低交感神经张力,减少去甲肾上腺素释放降低血压。此外,多巴胺激动剂还可引起心律失常,包括心房颤动。在帕金森病患者中还观察到心力衰竭的出现。同样,尚不清楚用于治疗高泌乳素血症时低剂量的应用是否会引起上述副作用。

表27-1 库欣病和肢端肥大症麻醉注意事项

	库欣病	麻醉注意事项	肢端肥大症	麻醉注意事项
神经系统	视野或CN缺损,精神障碍,焦虑,抑郁,精神病增加ICP(少见)	记录已经出现的神经症状	视野或CN缺损 ICP增加(少见)	记录已经出现的神经症状;改进技术以避免ICP增加(少见)
肺/气道	进行性感染,颈部脂肪垫	排除并发 肺部感染	OSA,插管困难的发生率更高(巨舌症,肥大的扁桃体、喉、会厌、下颌颚)	使用较小的气管导管。准备困难气道。术后注意OSA
心血管系统	高血压,心肌肥厚,CHF,CAD	评估终末期高血压的影响	高血压,心肌病、瓣膜疾病,心律失常,CAD	评价晚期高血压和缺血性症状的影响
血液系统	增加血栓形成 风险	预防DVT(SCDs,早期下床活动)		
内分泌系统	围术期肾上腺皮质功能不全,高血糖,多毛症、闭经	考虑围术期类固醇替代*;血糖控制	血糖升高,脂肪分解,血脂异常;可能出现垂体功能减退	血糖控制,明确甲状腺功能,考虑围术期激素替代
	蛋白质的消耗,向心性肥胖,自发性腱断裂,骨质疏松	病理性骨折危险损伤定位	软组织、骨增生、腰椎骨折、关节病	仔细定位以避免周围神经损伤;记录已存在的骨骼或神经病变
皮肤	表皮萎缩,容易挫伤	静脉置管困难,皮肤损伤的风险	皮肤增厚	静脉置管困难
免疫学	免疫力下降;黏膜皮肤 感染	预防感染		
肾功能	肾结石,电解质异常(低钾血症,碱中毒)	评估/纠正电解质状态;评估 肾损伤程度	术后多尿	评估术后尿量及电解质;鉴别DI与医源性利尿
小儿注意事项	生长迟缓或停滞		由于生长激素过量的巨人症	

*讨论库欣病围术期类固醇替代治疗。CN,脑神经;ICP,颅内压;OSA,阻塞性睡眠呼吸暂停;CHF,充血性心力衰竭;CAD,冠状动脉疾病;DVT,深静脉血栓形成;SCD,连续压迫装置

促甲状腺激素瘤

由于促甲状腺激素瘤的病理生理学特征，患者术前应控制甲亢状态。联合应用生长抑素类似物与甲巯咪唑、丙基硫氧嘧啶、普萘洛尔，将术前使患者甲状腺功能控制在正常范围。在约40%的患者中，使用生长抑素类似物，例如奥曲肽可缩小甲状腺肿和垂体肿瘤大小。由于患者可能存在甲状腺肿，所以更应注意气道的管理。除此以外，还应考虑甲状腺功能亢进对全身的影响，包括心力衰竭和心房纤颤，尽管甲状腺激素亢进引起的心脏改变没有生长激素亢进引起的多见，也应引起足够的重视。应根据术前内分泌检查评估是否存在垂体功能减退症以及决定围术期是否给予类固醇药物替代治疗。

术后管理

疼痛及恶心呕吐是垂体瘤手术最常见的术后并发症。在手术结束前30分钟给予1g对乙酰氨基酚，缓解疼痛。术后恶心呕吐并不是严重的并发症，但却可增加CSF渗漏的风险，很容易用药物缓解。

这类疾病的手术并发症和死亡率较低。死亡率约为0.5%。8%~10%的患者出现手术并发症。包括脑脊液漏(4.7%)、脑膜炎(2%)、卒中(1%)、血管损伤(包括颈动脉-海绵窦瘘)(0.4%)、视力丧失(1.8%)和永久性垂体功能减退。视力丧失和脑神经病变在术后即刻即可发现，需要立即行影像学检查寻找出血或肿块的影响，如脂肪填充物，并尽早进行二次手术探查。

患者术后出现一直流“清涕”且味道是咸的，身体前倾后流“清涕”更为严重，应怀疑患者出现脑脊液鼻漏。采用联合入路且术中蛛网膜受损患者更可能出现脑脊液鼻漏。鼻腔流出液B 2转铁蛋白实验呈阳性，则证实出现CSF渗漏。CSF渗漏的治疗方法因医疗机构不同，可选择早期手术修复，也可行腰大池引流和卧床休息。

水盐代谢异常

垂体肿瘤术后患者有时会出现水、电解质平衡紊乱。研究发现，术后出现水、电解质平衡紊乱比率高达25%。有一些研究报告水、电解质平衡紊乱发生率高达75%。这大大超过了我们以往的经验。抗利尿激素(ADH)分泌紊乱可有三种类型的水、电解质平衡紊乱：尿崩症(DI)、抗利尿激素分泌异常综合征(SIADH)和DI-SIADH同时存在。

尿崩症

术后早期最常见出现的是尿崩症(DI)。尿崩症是ADH分泌不足引起的。大腺瘤、颅咽管瘤和拉克囊肿术后较常出现DI。患者烦渴饮入大量冷水，排出大量稀释尿。在液体摄入不足的情况下，患者血容量不足，出现高钠血症，血清渗透压升高。诊断标准：低渗尿(<300mOsm/kg或尿比重≤1.005)、血清钠升高≥145mmol/L和血浆渗透压>300mOsm/kg。绝大多数情况下，尿崩症持续时间较短。尿崩症通常发生在术后第24~48小时，大多数患者出院时已治愈。有一些患者三相性尿崩症，术后第1天开始为急性期，在术后约1周抗利尿治疗后，进入中间期和持续期。区分生理性多尿，医源性液体负荷及尿崩症是很重要的。配合补液治疗生理性多尿时是存在危险的。如果补液不当可能导致液体负荷超出临界状态。应注意肢端肥大症患者术后多尿，多是因为肿瘤切除术后患者第三间隙液体的排出造成的生理性多尿，需要诊断性治疗来与尿崩症进行鉴别。

尿崩症的管理必须个体化。密切监测患者相关指标变化，每天记录体重，严格监测出入量，频繁检测血清钠，血清渗透压，尿渗透压，并进行主观口渴评级。如果患者口渴反馈调节机制完好则可采用口服补液方式治疗，这些患者大多数能够自我调节。在患者口服补液不能完全补充出量时，血清钠超过145mmol/L，可以考虑使用去氨加压素(1-脱氨-8D-精氨酸加压素；DDAVP)。DDAVP可以每天皮下注射1μg或口服0.1mg。使用DDAVP后有可能出现矫枉过正，伴随有高血容量和低钠血症，故而应该继续密切监测患者各项指标变化。

垂体手术后偶尔会出现抗利尿激素分泌异常综合征(SIADH)以及伴随低钠血症的发生。低钠血症病因的鉴别诊断应包括肾上腺功能不全，甲状腺功能减退，高血糖和脑性耗盐综合征(CSW)。SIADH的临床标志是高血容量状态下血钠低于≤135mmol/L。目前认为ADH分泌过多导致SIADH。术后发生SIADH通常比DI要晚，术后第7-9天血清钠水平最低。根据低钠血症的严重程度，患者可无症状或者出现头痛，厌食，恶心呕吐，癫痫或昏睡等不同症状。患者血容量正常或轻度升高，血清尿素氮（BUN）和肌酐正常，血液呈低渗性，尿液相对高渗。治疗方法通常为限制入量，每天 1000ml 或 700ml，使用咸的食物，必要时静脉补充钠。如果需要静脉补充钠，治疗应旨在纠正低钠血症，输注速度应≤1mmol/（L·h）；如果是慢性低钠血症，则输注速度应≤0.5mmol/（L·h）。补钠速度不宜过快，避免出现罕见的中枢桥脑髓鞘溶解症。治疗期间应密切监测患者的血清电解质。严重者需要住院治疗和每日进行多次血液化验。轻者可在家治疗，但仍需每日进行血液化验监测电解质变化。这种症状通常具有自限性，大多数患者于术后第 28 天左右恢复。术中大量出血或者蛛网膜下腔出血，尤其是在动脉瘤破裂伴有蛛网膜下出血后常发生脑性耗盐综合征，是低钠血症的常见病因之一。脑性耗盐综合征常出现低血容量、血尿素氮、肌酐增高、红细胞压积增高提示血液浓缩。

总结

垂体的疾病导致多种病理状态。为了更好的治疗患者，麻醉医生应该掌握疾病引起的内分泌变化以及占位效应所造成的潜在后果。术前评估应包括：①评估患者的内分泌状态以及其造成的病理状态；②分析影像学检查以确定病变的占位效应及邻近结构；③仔细评估术前神经功能。关于围术期是否补充类固醇，应该与外科团队依据下丘脑 - 垂体轴机制进行讨论。尽管手术并发症的总发生率和死亡率均较低，然而一旦出现并发症，很有可能危及生命。由于垂体瘤引起内分泌紊乱、蝶鞍及其邻近血管神经结构解剖的复杂性，麻醉医生在对该类患者进行围术期麻醉管理时应与外科医生持续密切的合作。

（邢菲　菅敏钰　李艳 译，韩如泉 校）

参考文献

1. Cushing HW. *The Pituitary Body and its Disorders*. Philadelphia and London: Lippincott; 1912.
2. Pope C, McNeilly JR, Coutts S, Millar M, Anderson RA, McNeilly AS. Gonadotrope and thyrotrope development in the human and mouse anterior pituitary gland. *Dev Biol*. 2006;297:172–181.
3. Guyton AC. *Textbook of Medical Physiology*. Philadelphia: W.B. Saunders Company; 1991:819.
4. Tsunoda A, Okuda O, Sato K. MR height of the pituitary gland as a function of age and sex: Especially physiological hypertrophy in adolescence and in climacterium. *Am J Neuroradiol*. 1997;18:551–554.
5. Elster AD, Chen MY, Williams 3rd DW, et al. Pituitary gland: MR imaging of physiologic hypertrophy in adolescence. *Radiology*. 1990;174:681–685.
6. Rhoton AL. Anatomy of the pituitary gland and sellar region. In: Thapkar K, Kovacs K, Sheithauer B, Lloyd RV, eds. *Diagnosis and Management of Pituitary Tumors*. Totowa: Humana Press; 2001:13–40.
7. Mescher JL. *Junqueira's Basic Histology Text and Atlas*. New York: Mcgraw-Hill Press; 2010.
8. Forbes K, Karis J, White WL. Imaging of the pituitary gland. *Barrow Quarterly*. 2002;18(2).
9. Saeger W, Lüdecke DK, Buchfelder M, Fahlbusch R, Quabbe HJ, Petersenn S. Pathohistological classification of pituitary tumors: 10 years of experience with the German Pituitary Tumor Registry. *Eur J Endocrinol*. 2007;156:203–216.
10. Fernandez A, Karavitaki N, Wass JA. Prevalence of pituitary adenomas: A community-based, cross-sectional study in Banbury (Oxfordshire, UK). *Clin Endocrinol*. 2010;72(3):377–382.
11. AbdelMannan D, Selman WR, Arafah BM. Peri-operative management of Cushing's disease. *Rev Endocr Metab Disord*. 2010;11:127–134.
12. Lo JC, Tyrrell JB, Wilson CB. Corticotroph Adenomas. In: Thapar K, Kovacs K, Scheithauer BW, Lloyd RV, eds. *Diagnosis and Management of Pituitary Tumors*. Totowa, New Jersey: Humana Press; 2001:317–319.
13. Stewart PM. Adrenal cortex. In: Larsen PR, Kronenberg HM, Melmed S, Polonsky KS, eds. *Williams Textbook of Endocrinology*. 10th ed. Philadelphia: WB Saunders; 2003:516–519.
14. Lambert JK, Goldberg L, Fayngold S, Kostadinov J, Post KD, Geer EB. Predictors of mortality and long-term outcomes in treated Cushing's disease: A study of 346 patients. *J Clin Endocrinol Metab*. 2013;1022–1030.
15. Kelly DF. Transsphenoidal surgery for Cushing's disease: A review of success rates, remission predictors, management of failed surgery, and Nelson's syndrome. *Neurosurg Forcus*. 2007;23(3):E5.
16. Di leva A, Davidson JM, Syro LV, et al. Crooke's cell tumors of the pituitary. *Neurosurgery*. 2015;76:616–622.
17. Tjörnstrand A, Gunnarsson K, Evert M, et al. The incidence rate of pituitary adenomas in western Sweden for the period 2001-2011. *Eur J Endocrinol*. 2014;171:519–526.
18. Melmed S, Casanueva FF, Klibanski A, et al. A consensus on the diagnosis and treatment of acromegaly complications. *Pituitary*. 2013;16:294–302.
19. Daly AF, Rixhon M, Adam C, Dempegioti A, Tichomirowa MA, Beckers A. High prevalence of pituitary adenomas: A cross-sectional study in the province of Liege, Belgium. *J Clin Endocrinol Metab*. 2006;91:4769–4775.
20. Fernandez A, Karavitaki N, Wass JA. Prevalence of pituitary adenomas: A community-based, cross-sectional study in Banbury. *Clin Endocrinol*. 2010;72:377–382.
21. Pasternack JJ. The pituitary gland. In: James MFM, ed. *Anaesthesia for Patient with Endocrine Disease*. New York: Oxford University Press; 2010:26–27.
22. Gatto F, Grasso LF, Nazzari E, et al. Clinical outcome and evidence of high rate post-surgical anterior hypopituitarism in a cohort of TSH-secreting adenoma patients: Might somatostatin analogs have a role as first-line therapy? *Pituitary*. 2015;18:583–591.
23. Russell JS, Miller KK. Pituitary apoplexy. In: Davies TF, ed. *A Case-Based Guide to Clinical Endocrinology*. Totowa, New Jersey: Humana Press; 2008:9–17.
24. Kinoshita Y, Hama S, Tominaga A, et al. Masked hyperprolactinemia: Tumor-derived factors inhibiting prolactin secretion caused by pituitary-stalk damage. *J Clin Neurosci*. 2011;18(12):1651–1655.
25. Skinner DC. Rethinking the Stalk Effect: A new hypothesis explaining suprasellar tumor-induced hyperprolactinemia. *Med Hypotheses*. 2009;72:309–310.
26. Bunin GR, Surawicz TS, Witman PA, et al. The descriptive epidemiology of craniopharyngioma. *J Neurosurg*. 1998;89:547–551.
27. Müller HL. Childhood craniopharyngiomas: Treatment strategies and outcomes. *Expert Rev Neurother*. 2014;14:187–197.
28. Oyesiku NM, Post KD. Rathke cleft cysts. *Neurosurg Focus*. 2011;31(Introduction).
29. Bordo G, Kelly K, McLaughlin N, et al. Sellar masses that present with severe hyponatremia. *Endocr Pract*. 2014;20:1178–1186.
30. Mermer RW, Zwillenberg D, Maron A, et al. Unilateral pharyngeal plexus injury following use of an oropharyngeal pack during third- molar surgery. *J Oral Maxillofac Surg*. 1990;48:1102–1104.
31. Erkalp K, Korkut YA, Meric A, et al. Pharyngeal packing is a predisposing factor for postoperative aphthous stomatitis in nasal surgery. *Otolaryngol Head Neck Surg*. 2010;142:672–676.
32. Kawaguchi M, Sakamoto T, Ohnishi H, et al. Pharyngeal packs can cause massive swelling of the tongue after neurosurgical procedures. *Anesthesiology*. 1995;83:434–435.
33. To EW, Tsang WM, Yiu F, et al. A missing throat pack. *Anaesthesia*. 2001;56:383–384.
34. Chlliah RY, Mannien PH. Hazards of epinephrine in transsphenoidal pituitary surgery. *J Neurosurg Anesthesiol*. 2002;14:43–46.
35. Keegan MT, Atkinson JL, Kasperbauer JL, et al. Exaggerated hemodynamic responses to nasal injection and awakening from anesthesia in a Cushingoind patient having transsphenoidal hypophysectomy. *J Neurosurg Anesthesiol*. 2000;12:225–229.
36. Oskouian RJ, Kelly DF, Laws ER. Vascular injury and transsphenoidal surgery. *Front Horm Res*. 2006;34:256–278.
37. Jufii K, Chambers SM, Rhoton AL. Neurovascular relationships of the

sphenoid sinus. *J Neurosurg*. 1979;50:31–39.
38. Chowdry T, Mendelowith D, Golanov E, et al. Trigeminocardiac reflex: The current clinical and physiological knowledge. *J Neurosurg Anesthesiol*. 2015;27:136–147.
39. Cho JM, Min KT, Kim EH, Oh MC, Kim SH. Suden asystole due to trigeminocardiac reflex during transsphenoidal surgery for pituitary tumor. *World Neurosurg*. 2011;477:11–15.
40. Koerbel A, Gharabaghi A, Samii A, et al. Trigeinocardiac reflex during skull base surgery: Mechanism and management. *Acta Neurochir*. 2005;147:727–732.
41. Schaller B. Trigemino-cardiac reflex during transsphenoidal surgery for pituitary adenomas. *Clin Neurol Neurosurg*. 2005;107:468–474.
42. Zlotnik D, Taylor G, Simmoneau A, Viot-Blanc V, Devys JM. Two cases of pneumocephalus following noninvasive continuous positive airway ventilation after transsphenoidal neurosurgery. *Ann Fr Anesth Reanim*. 2014;33:275–278.
43. Davi MV, Dalle Carbonare L, Giustina A, et al. Sleep apnoea syndrome is highly prevalent in acromegaly and only partially reversible after biochemical control of the disease. *Eur J Endocrinol*. 2008;159:533–540.
44. Nemergut EC, Zuo Z. Airway management in patients with pituitary disease: A review of 746 patients. *J Neurosurg Anesthesiol*. 2006;18:73–77.
45. Friedel ME, Johnston DR, Singhal S, et al. Airway management and perioperative concerns in acromegaly patients undergoing endoscopic transsphenoidal surgery for pituitary tumors. *Otolaryngology-Head and Neck Surgery*. 2013;149:840–844.
46. Colao A, Marzullo P, Disomma C, Lombardi G. Growth hormone and heart. *Clin Endocrinol*. 2001;54:137–154.
47. Pereira AM, van Theil SW, Lindner JR, et al. Increased prevalence of regurgitant valvular heart disease in acromegaly. *J Clin Endocrinol Metab*. 2004;89:71–75.
48. Lie JT, Grossman SJ. Pathology of the heart in acromegaly: Anatomic findings in 27 autopsied patients. *Am Heart J*. 1980;100:41–52.
49. Jenkins PJ, Sohaib SA, Akker S, et al. The pathology of median neuropathy in acromegaly. *Ann Intern Med*. 2000;133:197–201.
50. De Vecchis R, Esposito C, Ariano C. Cabergoline use and the risk of fibrosis and insufficiency of cardiac valves. Meta-analysis of observational studies. *Herz*. 2013;38:868–880.
51. Samson SL, Ezzat S. AACE/ACE disease state clinical review: Dopamine agonists for hyperprolactinemia and the risk of cardiac valve disease. *Endocr Pract*. 2014;20:608–616.
52. Perez-LLoret S, Rey MV, Crispo J, et al. Risk of heart failure following treatment with dopamine agonists in Parkinson's disease patients. *Expert Opin Drug Saf*. 2014;13:351–360.
53. Socin HV, Chanson P, Delemer B, et al. The changing spectrum of TSH-secreting pituitary adenomas: Diagnosis and management in 43 patients. *Eur J Endocrinol*. 2003;148:433–442.
54. Beck-Peccoz P, Persani L, Mannavola D, Campi I. Pituitary tumours: TSH-secreting adenomas. *Best Pract Res Clin Endocrinol Metab*. 2009;23:596–606.
55. Dunn CJ, Alaani A, Johnson AP. Study on spontaneous cerebrospinal fluid rhinorrhoea: Its aetiology and management. *J Laryngol Otol*. 2005;119:12–15.
56. Snyderman CH, Kassam AB, Carrau R, et al. Endoscopic reconstruction of cranial base defects following endonasal skull base surgery. *Skull Base*. 2007;17:73–78.
57. Kring JG, Kallogjeri D, Wineland A, Nepple KG, Piccirillo JF, Getz AE. Complications following primary and revision transsphenoidal surgeries for pituitary tumors. *Laryngoscope*. 2014; Sep 27; http://dx.doi.org/10.1002/lary.24892.
58. Halvorsen H, Ramm-Peterson J, Josefsen R, et al. Surgical complications after transsphenoidal microscopic and endoscopic surgery for pituitary adenoma: A consecutive series of 506 procedures. *Acta Neurochir*. 2014;156:441–449.
59. Ian ME, Iorgulescu JB, El-Sayed I, et al. Risk factors for postoperative cerebrospinal fluid leak and meningitis after expanded endoscopic endonasal surgery. *J Clin Neurosci*. 2015;22:48–54.
60. Kristof RA, Rother M, Neuloh G, Klingmüller D. Incidence, clinical manifestations and course of water and electrolyte metabolism disturbances following transsphenoidal pituitary adenoma surgery: A prospective observational study. *J Neurosurg*. 2009;111:555–562.
61. Olson BR, Gumowski J, Rubino D, Oldfield EH. Pathophysiology of hyponatremia after transsphenoidal pituitary surgery. *J Neurosurg*. 1997;87:499–507.
62. Schreckinger M, Walker B, Knepper J, et al. Post-operative diabetes insipidus after transsphenoidal surgery. *Pituitary*. 2013;16:445–451.
63. Fisher C, Ingram WR. The effect of interruption of the supraoptico-hypophyseal tracts on the antidiuretic, pressor and oxytocic activity of the posterior lobe of the hypophysis. *Endocrinology*. 1936;20:762–768.
64. Zada G, Sivakumar W, Fishback D, Singer PA, Weiss MH. Significance of postoperative fluid diuresis in patients undergoing transsphenoidal surgery for growth hormone-secreting pituitary adenomas. *J Neurosurg*. 2010;112:744–749.
65. Dumont AS, Nemergut EC, Jane JA, Laws ER. Postoperative care following pituitary surgery. *J Intensive Care Med*. 2005;20:127–140.
66. Newell-Price J, Bertagna X, Grossman AB, Niemann LK. Cushings Syndrome. *Lancet*. 2006;367:1605–1617.

信息管理和技术 28

P. J. St. Jacques • J. M. Ehrenfeld

引言

美国神经外科医生 Harvey Cushing 认为需要对围术期环境进行详细的数据采集。在 19 世纪 90 年代，他和同事一起将麻醉记录进行了广泛推广[1]。这个早期用纸和笔记录手术信息的先例已经在手术室延续了 100 多年，并且也成为了麻醉医生记录麻醉管理过程的主要方法。而近十年来，信息技术不断进步，政府也对患者的安全以及成本效益逐渐重视，需要更加完善的麻醉系统的管理、监控和记录。我们意识到，麻醉管理不仅仅是单纯的用纸和笔进行记录，而对于数据流的管理是至关重要的。

制造业、交通运输业以及公共事业等其他领域推动了信息技术的发展，以更加完善地收集和管理数据，从而为客户提供更为优质的服务，也增加了自身在同行中的竞争力。但是在医药卫生领域，信息技术还是最近才开始发展起来的，并逐渐走向成熟。医学是比较广泛的学科。其中，围术期环境被看做是复杂的、神秘的，俗话说"没有正式的着装不允许进入"。和医疗卫生的其他领域如计费系统、实验室以及医嘱录入系统等相比，围术期环境并没有获得足够的关注。电子麻醉系统最早在 1991 年被启用[2]。然而即使是在 25 年后，电子麻醉系统的使用率仍然处于较低水平[3]。随着信息技术的不断发展，使用率在逐渐增高[4]。

立法机构对于健康信息系统(health information technology，HIT)的发展具有重大影响。2009 年发布的美国复苏与再投资法案中包含了对 HIT 进一步实施的激励措施。这些激励措施旨在开发和实施与健康相关的信息技术以及推动护理质量和成本效益的良性发展[5-6]。经济和临床健康信息技术法案(The Health Information Technology for Economic and Clinical Health Act，HITECH)为推动和实施 HIT 提供了 260 亿美元的财政支持。HITECH 为由于符合有意义的使用(meaningful use，MU)标准而使用或未能使用 HIT 系统的医师提供有力的奖惩措施[7]。如果能够提高 HIT 的效率并提高其安全性，我们终将可以实现高效率高质量的管理[8-10]。

健康信息技术涉及的范围

多重 HIT 系统在临床上受到了广泛应用(表 28-1)，这些组件可以集成为一个企业范围的系统由一个供应商提供。企业系统将其所涵盖必要的 HIT 集中到一个装置中，但其不能提供所需

表 28-1　医疗信息技术组件

电子病历(EMR)	传统纸质图表电子版本的代表。包括医生、护士和辅助人员指南、实验室检查结果、放射科检查结果、医嘱等。也可能包含其他模式的集成组件
计算机化医嘱录入系统(CPOE)	用于记录医嘱以及将医嘱传达给执行科室(如药房、放射科、护理、物理疗法)。可能还会包含检验错误医疗的方法，如药物间相互作用、过敏情况、基于体重的计算方法；也可能包括其他功能，如将电子处方传输到门诊药房
图片存档通讯系统(PACS)	提供来自放射学、超声以及其他相关成像模式图像的存储和访问。可以取代传统化学电影成像和数字化放射学影像捕获
麻醉学信息系统(AIMS)	应用于记录术中管理的具体过程，包括生命体征、药物管理、气道和患者管理、手术时间的记录存档、同行的评议以及麻醉管理
围术期信息管理系统(PIMS)	一系列的应用程序均是用来记录围术期整个过程各个学科的护理文档(如护理、麻醉、体外循环、呼吸治疗等)。包括术前、术中以及术后由护理团队记录的文档、AIMS 系统、OR 组件的管理、供应和设备捕获、患者病情分级以及其他程序
专业应用	涵盖一个或两个主要领域的特定功能，如追踪患者在急诊部的就诊情况、对胎儿的活动进行远程观测，用于对手术和 ICU 环境信息进行整合以及远程传送

要的特定工具的最高技术或低容量服务。相比之下,最佳的应用程序常被用来发展特定领域,并且往往在企业系统不能为某一特定学科提供足够功能时和企业系统一起捆绑安装。

HIT 程序取得成功的关键是此程序应整合到临床医生日常的工作流程中去。这个实施过程中,也存在一些障碍,包括财务、技术、组织以及心理因素等[11]。最佳的系统应该将建立文件所需时间以及重新录入之前数据的需要最小化。为了更快地实现这个目标,当我们选择或开展任何 HIT 相关产品时应当充分考虑用户体验以及人为因素(如系统接口、用户界面的设计、数据输入界面的外观以及具体过程)。

临床决策支持

临床决策支持(clinical decision support,CDS)是临床信息系统的一大关键,其中包括围术期信息管理系统(perioperative information management systems,PIMS)。CDS 可以采取多种形式,涉及的内容从简单数据字段查询到背景中更为复杂的计算方式——这些设计都是为了帮助临床医生进行更恰当更及时的决策。大多数商业电子系统均可以帮助终端用户和(或)系统管理员制定警报和通知,这都是 CDS 的一部分[12]。

麻醉学专业中的 CDS 着重于在循证医学方面[13-14]提供更好的帮助。其中包括由国家、质量控制机构(如外科管理促进项目)以及政府和商家颁布质控措施[15]。CDS 的常见实现措施包括预防性抗生素管理(包括剂量、服用时间、重新服用和适当停药)的决策支持、心脏病患者服用 β 受体阻滞剂的管理、糖尿病患者血糖的管理以及深静脉血栓形成的预防措施[16]。神经外科麻醉中,一些 CDS 系统着重于服用抗生素、颅内压以及通气的管理。

多个研究已经证明 CDS 可以帮助供应商提供更佳的性能;而一些研究也表明 CDS 的实施可以改善患者的预后,如减少手术部位感染、减少术后恶心呕吐[17-18]。大量研究证明 CDS 可以提高诊疗过程的可靠性,但实际上 CDS 改善手术或麻醉预后的效果微乎其微。其他系统一般都是通过适当的测

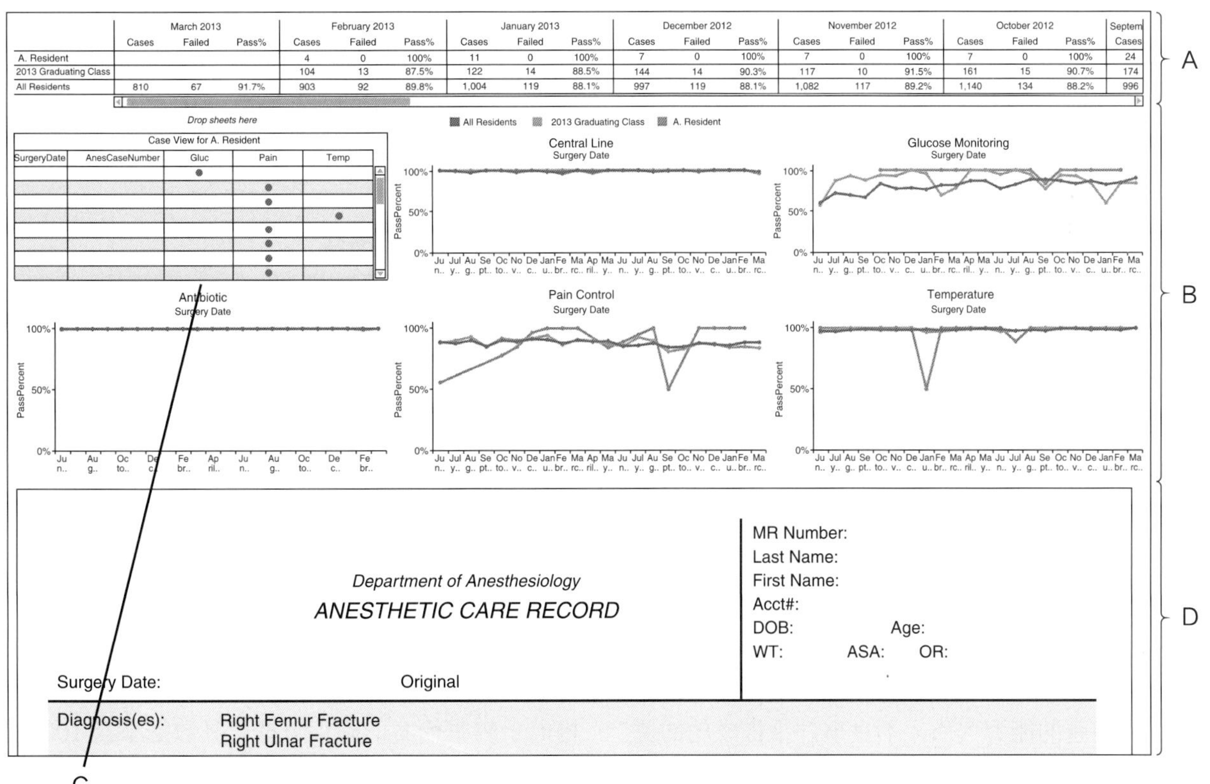

	March 2013			February 2013			January 2013			December 2012			November 2012			October 2012			Septem
	Cases	Failed	Pass%	Cases	Failed	Pass%	Cases	Failed	Pass%	Cases	Failed	Pass%	Cases	Failed	Pass%	Cases	Failed	Pass%	Cases
A. Resident				4	0	100%	11	0	100%	7	0	100%	7	0	100%	7	0	100%	24
2013 Graduating Class				104	13	87.5%	122	14	88.5%	144	14	90.3%	117	10	91.5%	161	15	90.7%	174
All Residents	810	67	91.7%	903	92	89.8%	1,004	119	88.1%	997	119	88.1%	1,082	117	89.2%	1,140	134	88.2%	996

图 28-1 此图是为学员设计的质量仪操作流程。面板显示:A,表格中按月份呈现了一位患者在全组中的 CA 水平。5 项评价指标均采用"通过 / 失败"二进制评价系统。B,此图按月份呈现了一位患者在全组中所有指标的 CA 水平。C,此案例显示出性能故障的发生情况;D,病例记录的 PDF 形式。[Vanderbilt Anesthesia and Perioperative Informatics Research (VAPIR) Division, Vanderbilt University Medical Center, Nashville, TN]

试以及患者优化方案重点关注患者术前管理[19]。

为了提高系统的有效性，临床决策支持系统应在其最有帮助时传达至终端用户[20]。如果信息没有及时地传达，而是有所延迟或已经过期，这将大大削弱此系统的效果。这时就需要采用恰当的方式将信息传达到终端用户，包括在专用工作站上为终端用户发出警报以及通过字母数字文本页面、SMS 消息、电子邮件或其他方式[21-23]。

管理功能

跟踪系统

除了提供 CDS，大多数围术期信息管理系统还具有计费追踪功能。通过应用一系列建立在数据基础上的逻辑业务规则，系统可以通过检查以确保计费时间不会重叠，并且确保记录病例数量的正确性[24]。这些检查采取账单报表，而程序员可以参考账单报表来调整付款方式，或者在某些情况下可以为临床医生提供实时提醒以便即时调整[25]。这些系统通常还可以在图表中数据缺失时提供计费元件或其他关键信息(如患者药物过敏情况)[26]。在一家医院，麻醉记录可以提醒麻醉医生评估文件中的错误从而将麻醉中出现的错误率由 1.31% 降低到 0.04%。此系统每年可为部门带来 40 万美元的创收[24]。

质量控制

对于质控人员来说，收集数据进行评估是非常有帮助的。此外，PIMS 的报告功能可以帮助科室来主动进行质量控制，参与激励计划以及识别其中存在的问题。至少有一个中心可以利用他们的 PIMS 进行下游事件扫描，在围术期提醒临床医生不良事件的发生。这可能是通过对术后医嘱、药物使用以及实验室结果进行分析的结果，所有数据可以以电子形式呈现，提供连续分析。

许多系统已经将不良事件的发生并入了报告中。此类系统通过数据捕获、报告和分析具备显著识别问题的能力[27-28]。不良事件报告成功的关键已经整合到了终端用户的工作流程中，他们应保证数据受到同行的审查保护。尽管两者都可能发生，我们应注意一些细节。例如，许多人都建议同行评审时间的结果应建立在单独的数据库中，以受到足够的法律保护。

实时的专业评估

2008 年以来，联合委员会要求将专业评估(OPPE)作为资质认证的一部分。其中包括周期性的图表审查、直接观察、监测诊断、治疗技术或对患者的管理和病例讨论。数家机构已经可以通过从自动信息系统中提取数据实现 OPPE。如麻省总院开发了一个 OPPE 系统，此系统可以提供自动化报告给医生，报告中列出了一系列衡量合格病例以及不合格病例的数据，并与评价标准进行比较。此外，报告还可以通过启动医生的个人病例针对某一位医生的工作表现是否能达到部门所有医生的 95% 水平进行简要评估，并将不合格病例按医疗记录编号和病例日期列出[29]。

投资回报

大多数围术期信息管理系统很难将投资回报进行量化。虽然有些报道已经对此信息系统对于计费操作的影响情况进行了评估[24]，但临床效益、安全改善情况、医患沟通情况以及总体效率是很难进行量化评估的[30-31]。总而言之，围术期信息管理系统的使用率正在上升。截止到 2014 年底，75% 的学术中心指出他们正在使用围术期信息管理系统[4]。

临床和操作研究

信息系统打开了临床和操作研究的大门，这些研究在以前都是不可能实现的[32]。病例分析[33]、自动收集数据[34]以及提供患者即时随机化信息[35]的能力已经引导临床研究的数量呈爆炸性增长，这些研究都是利用围术期信息管理系统进行的数据捕获。

许多中心已经开发了大型数据库用来采集他们临床系统的数据。在范德比尔特，围术期数据库(PDW)开发的系统可以汇集医院围术期信息管理、实验室、质量控制、计费系统以及来自该机构电子健康档案的附加数据。其数据来自 100 万余名患者，包含 3500 多个不同的病例信息以及超过 80 亿自动记录的生命体征指标。

此外，一些多机构国际数据库也对此进行了开发，其中包括密歇根州的多中心围术期预后数据库(MPOG)[36]和麻醉质量管理机构开发的国家麻醉临床结果注册表(NACOR)[37-38]。

挑战和未来发展

围术期环境信息采集最有前景的一方面为共享、处理和重新利用以及管理信息的能力。而其面临的最大挑战为系统互操作性的缺乏以及将新系统整合到现有的临床工作流程中时许多中心遇到的各种困难。由于缺乏系统集成功能,许多初始系统的实现均是基于重复输入数据这种冗长的工作流程,但临床医师往往不太能接受这种复杂的流程。

将来,我们希望此类系统可以为临床医生、管理人员以及患者传递更多有用的信息,这就要利用多种来源来收集相关数据。这种模式可以促进临床医生从经验中学习,促进管理者提高管理、促进患者更好地了解自身疾病以及管理自身健康。

信息系统硬件

选择和安装信息系统需要大家共同协作对产品进行评估、识别可利用资源、创建管理层角色、创建实施计划以及对结果进行评估,由此看来,这是一项极其复杂的工作[39]。大多数的信息工作站是微型计算机设备,有的设备装有放射学专用显示器或白板。这些组件通常装配在床旁或护理站此类便于进行操作程序的位置。工作站必须安置在临床医生便于操作的所有地方。工作站的安装密度应足够大,这样临床医生不用去互相争夺一个工作站,从而方便临床工作。工作站的人体工程学也是至关重要的,但在安装前人们往往意识不到这个问题[40]。临床医生在对患者进行诊疗的整个过程中这些设备都应该是对其开放的,这样可以避免很多工作上的困难。对此,人们已经开发了各种连接在患者所在房间墙壁上的工作站或诸如麻醉机这样先进的设备。人们将在轮子上安置可移动的台式计算机这种设备称为"滚轮上的工作站"或"WOW"。这种设备都可以贴身为患者提供医疗服务。现在,智能手机以及具备计算机功能的平板电脑的出现促使轻量级应用程序的信息检索、数据输入以及远程监控功能形成了一股热潮。

服务器通过存储数据、处理算法以便通过现有数据来调整、贮存以及合成信息。根据其使用和功能,服务器可被扩展为放置在医院的单个 PC 大小的设备或大量高功率计算机。数据中心还可以提供复制服务器功能的方法,这样就可以在一台服务器硬件出现故障的情况下,仍然有另一台服务器保存了完整的数据,并且无缝衔接地继续进行后续的工作。通常服务器会安置在两个或以上的位置,以防突发事件如火灾或洪水破坏现有数据或正在进行的程序。EMRs 云计算机系统的出现推动了这些技术的发展[41]。在云系统中,数据由第三方保存在一个大型、安全、多功能系统中[42]。每个系统或用户只能利用云计算机资源存储功能。此种体系结构体具有安装、维护和扩展的优势,对于正在发展中的较小规模的医院很有帮助[43]。

数据安全和保密

随着患者数据量的增加以及违反相关安全事件越来越普遍,数据安全已经变得愈加重要。零售业和金融业中数以百万计的数据有暴露的危险,公众对此类行业数据的丢失已经越来越熟悉。同样,医疗系统也具有相关的漏洞,并且对于违反安全、数据丢失或盗窃等行为都建立了严格的处理措施指南。1996 年颁布的健康保险流通和责任法案(HIPAA)对于数据归档、传输及数据窃取或丢失等违规行为制定了严格的规则[44]。对于医疗数据的保护近年来已经有了显著的改进。2013 年,一篇议论文对于数据安全、隐私策略和最佳对策 49 篇研究进行了相关分析[45]。然而,尽管安全协议和加密技术取得了很大发展,数据丢失的现象仍在不断增加[46]。

与传统的纸质医疗记录相比,电子记录方法在促进信息保密的同时也增加了信息泄露的风险。电子记录的使用带来了极大的方便。现在我们不再需要从记录部门再去查找纸质记录,需要任何记录或数据都可以从工作站检索出来。访问便捷是 HIT 系统的显著优点之一。医生可以便捷地访问自己患者数据的同时,也可以地搜索其他患者的数据,这一点使保密性降低。曾经有过采用不正当手段获得医疗记录的报道,同时,一些研究也指出,患者对于他人访问和控制其医疗记录中的信息表示担忧[47,48]。通过对系统访问跟踪和审核的设计,可以降低相关风险。同时,未来我们也可以通过创建智能审计算法,检查是否出现非法访问,从而进一步降低风险[49]。

专业性

数据的安全性和保密性与专业性问题紧密相关。专业人员务必时刻警惕一些受保护的患者手术传输到不受保护的数据系统。固定工作站的扩散和整合、移动设备的广泛应用、电子邮件、不恰当使用 HIT 系统、媒体和公众的非专业行为促使了这些不道德行为的发生[50-51]。在两项外科患者申请的研究中,12%[50]或 16%[51]的申请人坦言在他们的个人社交媒体文件中发布过非专业性的材料,如提及过暴饮暴食、有关性的不恰当的内容或违反 HIPAA 的行为。在社交网站上张贴患者照片或对患者擅加评论等行为引起了新闻媒体的关注。针对这些事件,我们必须制定准则和政策以作为指导和标准[52]。

教育和研究工具的信息资源

信息资源现在得到了广泛的应用,甚至在某些情况下可以取代传统的教科书、图书馆以及课堂资源。信息时代促进了新信息和新知识的飞速发展。幸运的是,医疗专业人士也都会连接互联网、万维网以及其他复杂的搜索引擎。这些工具通过利用最新的信息,简化了寻找某些广泛主题和特定问题答案的过程。同时,临床医生必须认真对待这些问题,并仔细审查检索信息的来源。网络上可以同时搜索到同行评议和非同行评议。此外,在搜索信息时各搜索引擎都会对此产生排名,一些错误的旧信息可能没有被移除,并且在搜索时可能还优先于驳斥此信息的新信息。

电子教科书

几个世纪以来,教科书一直是人们接触信息的主要来源,虽然现在可能依然是这样,但在过去的 15 年间,教科书的形式出现了翻天覆地的变化。我们不再需要买一本用纸张装订起来的书或者去图书馆借阅书。大多数教科书都有最新修订的电子版形式。以这种形式,用户可以在指定的时间通过付费或订阅来以一定的格式如 PDF 将书下载下来,抑或是通过某些设备(如计算机、平板电脑、手机)在指定位置在线阅读教科书。许多机构都能为各种各样的出版商提供订购。

科学期刊 / 医学文献

通过万维网我们可以检索到几乎所有已经见刊的文献。如今,书本式的索引如医学索引已被各种电子索引取代,如 Google 学术搜索、Pubmed 等。通过这些索引,我们可以快速查到近几十年发表的文献。用户输入关键词,索引可以利用条件以及布尔逻辑通过复杂的算法查找到相关性最好的结果[53]。由于信息量的限制,用户最好能够有效地制定输入查询的关键词以提高搜索的准确性,减少搜索引擎反馈回的结果条目[54]。此外,为了获得完整的文本、相关的图片文件或能够导出参考管理软件的列表,许多搜索引擎都设计得很复杂[55]。

指南

基于对已发表文献总结归纳,指南向临床医生提供了回顾性总结,提出原则性的指导意见。临床医生对某些临床问题寻求实用的指导性建议时,这些指南对于他们恰恰是很好的参考资料。这些指南可以是具有确切证据的,也可以是一些专家共识或者两者的结合。有的指南是由一些专业学会建立的,如美国麻醉医师学会(ASA)、神经外科麻醉与重症监护学会(SNACC)以及危重症医师学会(SCCM)等。某些商业和政府组织也会出版一些临床实践指南,最新的机构如国立指南信息中心(美国人事服务卫生部)、国家卫生和护理卓越研究所(英国国立服务中心)、柯克兰图书馆等。

社交媒体

近几年来,科技呈爆炸式地发展,这直接促进了互联网技术和个人用户的结合。所谓的"社交媒体"可以使任何人都能参加讨论,或对潜在受众分享个人知识和观点。我们可以通过各种媒介检索各种主题的内容,这些媒介包括播客(可在互联网上获得录音)、YouTube(视频录制),博客("网络日志"记录,通过文本信息进行分类和检索)和 Wikis(对内容主体进行组编辑的应用程序)[56]。但是,在某些情况下,这些资料可能是存在问题、存在错误甚至具有某种危险,因此我们要对这些资源的准确性、安全性和专业性采取谨慎对待的态度。一般来说,资料的来源和同行评审更为重要。

这些信息工具可以帮助我们学习到广泛全面的医学知识，其效率和复杂性难以想象。随着搜索引擎和数据库变得越来越丰富，未来这种趋势会不断延续下去。

结论

尽管在一开始，医疗系统的信息化与其他专业相比可能处于劣势，但在过去的20年间，HIT已经取得了显著的进步。政府对此加大了奖励和监管力度，再加上电子医疗系统可以通过采集和处理大量医疗信息使大家受益，人们也对其安全性和经济效益有了更好的理解。另外，HIT系统不仅可以存储数据，还可以对传入的数据进行分析，并实时向临床医生提供信息和警报，也进一步提高了医疗管理水平和安全性。收集数据并提炼数据到数据储存库和注册表中，对于研究人员不断学习新知识和不断提升医疗管理系统也具有重要的科学价值。未来，医学的发展会高度依赖医学信息系统。

（贾怡童　李艳 译，韩如泉 校）

参考文献

1. Hirsch NP, Smith GB. Harvey Cushing: His contribution to anesthesia. *Anesth Analg*. 1986 Mar;65(3):288–293. PubMed PMID: 3513665.
2. DeVos CB, Abel MD, Abenstein JP. An evaluation of an automated anesthesia record keeping system. *Biomed Sci Instrum*. 1991;27:219–225. PubMed PMID: 2065158. Epub 1991/01/01. eng.
3. Egger Halbeis CB, Epstein RH, Macario A, Pearl RG, Grunwald Z. Adoption of anesthesia information management systems by academic departments in the United States. *Anesth Analg*. 2008 Oct;107(4):1323–1329. PubMed PMID: 18806048. Epub 2008/09/23. eng.
4. Stol IS, Ehrenfeld JM, Epstein RH. Technology diffusion of anesthesia information management systems into academic anesthesia departments in the United States. *Anesth Analg*. 2014 Mar;118(3):644–650. PubMed PMID: 24557109. Epub 2014/02/22. eng.
5. O'Day B, Kieffer T, Forrestal S, Esposito D. American Recovery and Reinvestment Act investments in data infrastructure. *J Comp Eff Res*. 2014 Nov;3(6):591–600. PubMed PMID: 25494565. Epub 2014/12/17. eng.
6. Selby J, Slutsky J. How a unique provision in the American Recovery and Reinvestment Act set a foundation for the patient-centered outcomes research institute. *J Comp Eff Res*. 2014 Nov;3(6):565–566. PubMed PMID: 25494560. Epub 2014/12/17. eng.
7. Lai M, Kheterpal S. Creating a real return-on-investment for information system implementation: life after HITECH. *Anesthesiol Clin*. 2011 Sep;29(3):413–438. PubMed PMID: 21871403. Epub 2011/08/30. eng.
8. Furukawa MF, Poon E. Meaningful use of health information technology: Evidence suggests benefits and challenges lie ahead. *Am J Manag Care*. 2011 Dec;17. (12 Spec No.):SP76a-SP. PubMed PMID: 22216771. Epub 2012/06/27. eng.
9. Kadry B, Feaster WW, Macario A, Ehrenfeld JM. Anesthesia information management systems: Past, present, and future of anesthesia records. *J Mt Sinai Hosp N Y*. 2012 Jan-Feb;79(1):154–165. PubMed PMID: 22238048. Epub 2012/01/13. eng.
10. Stabile M, Cooper L. Review article: The evolving role of information technology in perioperative patient safety. *Can J Anaesth*. 2013 Feb;60(2):119–126. PubMed PMID: 23224715. Epub 2012/12/12. eng.
11. Boonstra A, Broekhuis M. Barriers to the acceptance of electronic medical records by physicians from systematic review to taxonomy and interventions. *BMC Health Serv Res*. 2010;10:231. PubMed PMID: 20691097. Pubmed Central PMCID: PMC2924334. Epub 2010/08/10. eng.
12. Ehrenfeld JM, Rehman MA. Anesthesia information management systems: A review of functionality and installation considerations. *J Clin Monit Comput*. 2011 Feb;25(1):71–79. PubMed PMID: 20734117. Pubmed Central PMCID: 3387486. Epub 2010/08/25. eng.
13. O'Reilly M, Talsma A, VanRiper S, Kheterpal S, Burney R. An anesthesia information system designed to provide physician-specific feedback improves timely administration of prophylactic antibiotics. *Anesth Analg*. 2006 Oct;103(4):908–912. PubMed PMID: 17000802. Epub 2006/09/27. eng.
14. Ehrenfeld JM, Epstein RH, Bader S, Kheterpal S, Sandberg WS. Automatic notifications mediated by anesthesia information management systems reduce the frequency of prolonged gaps in blood pressure documentation. *Anesth Analg*. 2011 Aug;113(2):356–363. PubMed PMID: 21415437. Pubmed Central PMCID: 3121913. Epub 2011/03/19. eng.
15. Nair BG, Newman SF, Peterson GN, Schwid HA. Smart Anesthesia Manager (SAM)--a real-time decision support system for anesthesia care during surgery. *IEEE Trans Biomed Eng*. 2013 Jan;60(1):207–210. PubMed PMID: 22736635. Epub 2012/06/28. eng.
16. Nair BG, Peterson GN, Newman SF, Wu WY, Kolios-Morris V, Schwid HA. Improving documentation of a beta-blocker quality measure through an anesthesia information management system and real-time notification of documentation errors. *Jt Comm J Qual Patient Saf*. 2012 Jun;38(6):283–288. PubMed PMID: 22737780. Epub 2012/06/29. eng.
17. Nair BG, Horibe M, Newman SF, Wu WY, Peterson GN, Schwid HA. Anesthesia information management system-based near real-time decision support to manage intraoperative hypotension and hypertension. *Anesth Analg*. 2014 Jan;118(1):206–214. PubMed PMID: 24247227. Epub 2013/11/20. eng.
18. Kappen TH, Moons KG, van Wolfswinkel L, Kalkman CJ, Vergouwe Y, van Klei WA. Impact of risk assessments on prophylactic antiemetic prescription and the incidence of postoperative nausea and vomiting: A cluster-randomized trial. *Anesthesiology*. 2014 Feb;120(2):343–354. PubMed PMID: 24105403. Epub 2013/10/10. eng.
19. Hand WR, Bridges KH, Stiegler MP, et al. Effect of a cognitive aid on adherence to perioperative assessment and management guidelines for the cardiac evaluation of noncardiac surgical patients. *Anesthesiology*. 2014 Jun;120(6):1339–1349. PubMed PMID: 24705442. Pubmed Central PMCID: 4108481. Epub 2014/04/08. eng.
20. Epstein RH, Dexter F, Ehrenfeld JM, Sandberg WS. Implications of event entry latency on anesthesia information management decision support systems. *Anesth Analg*. 2009 Mar;108(3):941–947. PubMed PMID: 19224807. Epub 2009/02/20. eng.
21. Rothman BS, Dexter F, Epstein RH. Communication latencies of Apple push notification messages relevant for delivery of time-critical information to anesthesia providers. *Anesth Analg*. 2013 Aug;117(2):398–404. PubMed PMID: 23757478. Epub 2013/06/13. eng.
22. Epstein RH, Dexter F, Rothman B. Communication latencies of wireless devices suitable for time-critical messaging to anesthesia providers. *Anesth Analg*. 2013 Apr;116(4):911–918. PubMed PMID: 23385056. Epub 2013/02/07. eng.
23. Tappan JM, Daniels J, Slavin B, Lim J, Brant R, Ansermino JM. Visual cueing with context relevant information for reducing change blindness. *J Clin Monit Comput*. 2009 Aug;23(4):223–232. PubMed PMID: 19544053. Epub 2009/06/23. eng.
24. Spring SF, Sandberg WS, Anupama S, Walsh JL, Driscoll WD, Raines DE. Automated documentation error detection and notification improves anesthesia billing performance. *Anesthesiology*. 2007 Jan;106(1):157–163. PubMed PMID: 17197858. Epub 2007/01/02. eng:.
25. Freundlich RE, Barnet CS, Mathis MR, Shanks AM, Tremper KK, Kheterpal S. A randomized trial of automated electronic alerts demonstrating improved reimbursable anesthesia time documentation. *J Clin Anesth*. 2013 Mar;25(2):110–114. PubMed PMID: 23333782. Epub 2013/01/22. eng.
26. Sandberg WS, Sandberg EH, Seim AR, et al. Real-time checking of electronic anesthesia records for documentation errors and automatically text messaging clinicians improves quality of documentation. *Anesth Analg*. 2008 Jan;106(1):192–201. table of contents. PubMed PMID: 18165578. Epub 2008/01/01. eng.
27. Vigoda MM, Gencorelli F, Lubarsky DA. Changing medical group behaviors: Increasing the rate of documentation of quality assurance events using an anesthesia information system. *Anesth Analg*. 2006 Aug;103(2):390–395. table of contents. PubMed PMID: 16861422. Epub 2006/07/25. eng.
28. Peterfreund RA, Driscoll WD, Walsh JL, et al. Evaluation of a mandatory quality assurance data capture in anesthesia: A secure electronic system to capture quality assurance information linked to an automated anesthesia record. *Anesth Analg*. 2011 May;112(5):1218–1225. PubMed PMID: 21415434. Epub 2011/03/19. eng.
29. Ehrenfeld JM, Henneman JP, Peterfreund RA, et al. Ongoing professional performance evaluation (OPPE) using automatically captured electronic anesthesia data. *Jt Comm J Qual Patient Saf*. 2012 Feb;38(2):73–80. PubMed PMID: 22372254. Epub 2012/03/01. eng.
30. St Jacques P, Rothman B. Enhancing point of care vigilance using computers. *Anesthesiol Clin*. 2011 Sep;29(3):505–519. PubMed PMID:

21871407. Epub 2011/08/30. eng.

31. Muravchick S, Caldwell JE, Epstein RH, et al. Anesthesia information management system implementation: A practical guide. *Anesth Analg*. 2008 Nov;107(5):1598–1608. PubMed PMID: 18931218. Epub 2008/10/22. eng.
32. Weiskopf NG, Weng C. Methods and dimensions of electronic health record data quality assessment: Enabling reuse for clinical research. *J Am Med Inform Assoc*. 2013 Jan 1;20(1):144–151. PubMed PMID: 22733976. Pubmed Central PMCID: 3555312. Epub 2012/06/27. eng.
33. Epstein RH, St Jacques P, Stockin M, Rothman B, Ehrenfeld JM, Denny JC. Automated identification of drug and food allergies entered using non-standard terminology. *J Am Med Inform Assoc*. 2013 Sep-Oct;20(5):962–968. PubMed PMID: 23748627. Pubmed Central PMCID: 3756276. Epub 2013/06/12. eng.
34. Mraovic B, Schwenk ES, Epstein RH. Intraoperative accuracy of a point-of-care glucose meter compared with simultaneous central laboratory measurements. *J Diabetes Sci Technol*. 2012 May;6(3):541–546. PubMed PMID: 22768884. Pubmed Central PMCID: 3440046. Epub 2012/07/10. eng.
35. Blum JM, Stentz MJ, Maile MD, et al. Automated alerting and recommendations for the management of patients with preexisting hypoxia and potential acute lung injury: A pilot study. *Anesthesiology*. 2013 Aug;119(2):295–302. PubMed PMID: 23681144. Pubmed Central PMCID: 3813292. Epub 2013/05/18. eng.
36. Bateman BT, Mhyre JM, Ehrenfeld J, et al. The risk and outcomes of epidural hematomas after perioperative and obstetric epidural catheterization: A report from the Multicenter Perioperative Outcomes Group Research Consortium. *Anesth Analg*. 2013 Jun;116(6):1380–1385. PubMed PMID: 22504213. Epub 2012/04/17. eng.
37. Dutton RP. Registries of the anesthesia quality institute. *Int Anesthesiol Clin*. 2014 Winter;52(1):1–14. PubMed PMID: 24370717. Epub 2013/12/29. eng.
38. Dutton RP, Dukatz A. Quality improvement using automated data sources: The Anesthesia Quality Institute. *Anesthesiol Clin*. 2011 Sep;29(3):439–454. PubMed PMID: 21871404. Epub 2011/08/30. eng.
39. Muravchick S, Caldwell JE, Epstein RH, et al. Anesthesia information management system implementation: A practical guide. *Anesth Analg*. 2008 Nov;107(5):1598–1608. PubMed PMID: 18931218. Epub 2008/10/22. eng.
40. Berner K, Jacobs K. The gap between exposure and implementation of computer workstation ergonomics in the workplace. Work: A Journal of Prevention. *Assessment and Rehabilitation*. 2002;19(2):193–199. 01/01/.
41. Zangara G, Corso PP, Cangemi F, Millonzi F, Collova F, Scarlatella A. A cloud based architecture to support Electronic Health Record. *Stud Health Technol Inform*. 2014;207:380–389. PubMed PMID: 25488244. Epub 2014/12/10. eng.
42. Armbrust M, Fox A, Griffith R, et al. A view of cloud computing. *Commun ACM*. 2010;53(4):50–58.
43. Yao Q, Han X, Ma XK, Xue YF, Chen YJ, Li JS. Cloud-based hospital information system as a service for grassroots healthcare institutions. *J Med Syst*. 2014 Sep;38(9):104. PubMed PMID: 25015761. Epub 2014/07/13. eng.
44. Clark LW, Bilimoria NM. How HIPAA final rules affect health information technology vendors. *J Med Pract Manage*. 2013 Jul-Aug;29(1):56–58. PubMed PMID: 24044202. Epub 2013/09/21. eng.
45. Fernandez-Aleman JL, Senor IC, Lozoya PA, Toval A. Security and privacy in electronic health records: A systematic literature review. *J Biomed Inform*. 2013 Jun;46(3):541–562. PubMed PMID: 23305810. Epub 2013/01/12. eng.
46. Miller AR, Tucker CE. Encryption and the loss of patient data. *J Policy Anal Manage*. 2011;30(3):534–556.
47. Caine K, Hanania R. Patients want granular privacy control over health information in electronic medical records. *J Am Med Inform Assoc*. 2013 Jan 1;20(1):7–15. PubMed PMID: 23184192. Pubmed Central PMCID: PMC3555326. Epub 2012/11/28. eng.
48. Dhopeshwarkar RV, Kern LM, O'Donnell HC, Edwards AM, Kaushal R. Health care consumers' preferences around health information exchange. *Ann Fam Med*. 2012 Sep-Oct;10(5):428–434. PubMed PMID: 22966106. Pubmed Central PMCID: PMC3438210. Epub 2012/09/12. eng.
49. Menon AK, Jiang X, Kim J, Vaidya J, Ohno-Machado L. Detecting inappropriate access to electronic health records using collaborative filtering. *Machine Learning*. 2014 Apr 1;95(1):87–101. PubMed PMID: 24683293. Pubmed Central PMCID: PMC3967851. Epub 2014/04/01. Eng.
50. Langenfeld SJ, Cook G, Sudbeck C, Luers T, Schenarts PJ. An assessment of unprofessional behavior among surgical residents on Facebook: A warning of the dangers of social media. *J Surg Educ*. 2014 Nov-Dec; 71(6):e28–e32. PubMed PMID: 24981657. Epub 2014/07/02. eng.
51. Ponce BA, Determann JR, Boohaker HA, Sheppard E, McGwin Jr G, Theiss S. Social networking profiles and professionalism issues in residency applicants: An original study-cohort study. *J Surg Educ*. 2013 Jul-Aug;70(4):502–507. PubMed PMID: 23725938. Epub 2013/06/04. eng.
52. Farnan JM, Snyder Sulmasy L, Worster BK, Chaudhry HJ, Rhyne JA, Arora VM. Online medical professionalism: Patient and public relationships: Policy statement from the American College of Physicians and the Federation of State Medical Boards. *Ann Intern Med*. 2013 Apr 16;158(8):620–627. PubMed PMID: 23579867. Epub 2013/04/13. eng.
53. Cheng S, Hristidis V, Weiner M. Leveraging user query sessions to improve searching of medical literature. *AMIA Annu Symp Proc*. 2013;2013:214–223. PubMed PMID: 24551332. Pubmed Central PMCID: 3900173.
54. Webster AC, Cross NB, Mitchell R, Craig JC. How to get the most from the medical literature: Searching the medical literature effectively. *Nephrology*. 2010 Feb;15(1):12–19. PubMed PMID: 20377765.
55. Ebbert JO, Dupras DM, Erwin PJ. Searching the medical literature using PubMed: A tutorial. *Mayo Clin Proc*. 2003 Jan;78(1):87–91. PubMed PMID: 12528881.
56. Boulos MN, Maramba I, Wheeler S. Wikis, blogs and podcasts: A new generation of Web-based tools for virtual collaborative clinical practice and education. *BMC Med Educ*. 2006;6:41. PubMed PMID: 16911779. Pubmed Central PMCID: 1564136.

神经外科麻醉的未来发展 29

W. A. Kofke • J. Hensley

迄今仍有很多临床问题困扰着为患者谋求最优预后的麻醉医生和重症医学医生。目前，一些初成气候的研究工作或许能为问题的解决提供一个窗口。本章节将对一些领域的新近研究进行综述，包括基因组、干细胞、神经保护策略、颅内压管理、新技术和药物等，探讨这些进展是否能最终转化为手术室和重症监护室里可行的治疗方案，指导神经外科手术患者的临床治疗。

基因组学

细胞根据自身功能需要产生蛋白质。特异的蛋白质结构由机体 DNA 碱基对排列及转录后修饰共同决定。目前认为约有 35 000~40 000 种基因，可持续不断地编码 6000 余种蛋白质，而另一些蛋白质是根据当前需要和所受调控信号“按需合成”的，从而使得细胞总共可转录多达 100 000 种蛋白质[1]。因此，不同个体的基因结构对疾病发展和治疗十分重要。

基因组学是一个非常复杂的领域[2]。“基因”这个概念有很多种定义[3]，从不同侧面反映了该领域的丰富研究方法。该领域包括单核苷酸多态性（single nucleotidepolymorphisms，SNPs）、转录 mRNA 研究（transcript mRNA studids）、siRNA 表观遗传学和复制数变异等方面。SNP 变异可自然发生于编码特定蛋白质的特定 DNA 核苷酸中，导致蛋白质变异的自然发生，进而引起功能改变。当一段基因序列转录至 mRNA 后，可通过进一步调节，赋予其发生变异的潜能，并在基因序列不变的情况下引起基因表达、翻译等遗传改变，成为表观遗传学[2]。这一概念在小干扰 RNA（short interfere RNA，siRNA）研究中使用频繁，这些研究使用 siRNA 结合互补的转录 mRNA，干扰或调节相应 DNA 碱基序列翻译成蛋白质的过程。一个研究 RNA 干扰技术作为未来科研或治疗工具的可能性的领域也由此衍生[4]。

目前 SNP 常用于研究常见疾病和复杂性状的相关性研究[5]。很多病例对照和相关性研究，就年龄相关黄斑变性、糖尿病、肥胖、心血管疾病、前列腺癌和乳腺癌等疾病提供了有价值的信息[5]。然而 SNP 并非人类基因组的唯一一种多态性。另一种蕴藏巨大可能的多态性——复制数变异，包括了基因序列的删除、插入、复制和复杂重排。这种多态性可引起一些情况下特定基因序列的删除，如 Rh 血型，或引起基因复制数增加，如 α 血红蛋白。实际上，人类基因组变异种约有 10% 为复制数变异（也称作复制数多态性）[5]。变异排列组合的方式似乎是无穷多的。因此，样本量、重复测量、样本独立性、是相关还是因果关系等生物统计学问题是实验设计时需要考虑的重点，也是结果解读时面临的难题。SNP 等研究存在的诸多限制使我们只能研究发生频率足够高的变异，才可能从中推断出可靠的结论。

这些研究基因组变异的研究进展，使未来常规检测基因序列成为可能。患者的基因组将成为他或她病史和体格检查的一部分。对于麻醉医生，这些信息可用于麻醉方案和效果的优化或个体化，如特定脑区充血或神经兴奋，判断患者麻醉药物耐受程度和剂量选择，预测对缺血和其他脑损伤的敏感度，使通用临床治疗适应个人的基因组特征。更进一步，这些信息最终可以帮助我们在以下方面做出努力：改变与手术室中麻醉医生看到的疾病相关，或与麻醉药物反应有关的基因型、基因组调节或表现型。一系列综述强调了这些问题[7-9]。

遗传因素对麻醉的影响

血流与代谢

Kofke 等人在单核苷酸多态性基础上探讨麻醉药物影响神经生理的研究，或许是该领域最初的研究[10]。研究观察志愿者脑血流（gerebral blood flow，CBF）对瑞芬太尼剂量增加的反应，并发现该过程中出现了边缘系统的激活。而具有

ApoE4 基因型的受试者,边缘系统反应与不具有这种多态性的受试者不同。如果能够发现其他对麻醉药物效果存在影响的 SNP,基于 SNP 的用药选择和神经保护策略便指日可待了。

早期非神经系统相关的啮齿类动物实验表明,染色体结构的改变可影响心血管系统对丙泊酚的反应[11]。通过研究患者基因组,多种机体对麻醉药物的生理反应也将被证明确与遗传因素有关,通过这些研究,或许可以预测基因组与机体对包括麻醉药物和其他围术期用药的反应之间的关系。

MAC、镇痛和其他麻醉药物副作用

红头发的人相较其他人群麻醉药物用量较大[12]。这或许是人们观察到的遗传特性影响 MAC 的第一个例子,尽管引起红发表型的某种特定 SNP 或某几种 SNP 的组合或其他遗传多态性在其中发挥的作用尚不得而知。早期对线虫的研究发现了一些特定基因和麻醉药物敏感性的关系[13,14]。随后有研究进一步指出,小鼠特定遗传改变与对戊巴比妥、氯胺酮和笑气等麻醉药物敏感性有关[15]。在 Mullholland 等的研究中,可以看到这些观察结果与临床的相关性。该研究报道了多种 SNP 对地氟烷麻醉患者 EEG 的影响,然而研究的重要性也遭到质疑,因为未来的管理模式要求麻醉药物的应用必须是个体化的。这类研究也与疼痛的耐受[17]和预测术后镇痛方式有关,或许也与药物成瘾易感性有关。已有研究报道了特定 SNP 对患者疼痛耐受度和术后镇痛需求的影响[18-26]。此外,一些评价 siRNA 疼痛治疗效果的基础研究指出,该方法可用于神经性疼痛和一些局部疼痛的治疗[27-29]。SNP 在患者术后恶心呕吐[30,31]、恶性高热[32]和认知功能障碍[33]的基因易感性中的作用也均有报道。

药代动力学

研究表明少部分抗高血压药物(如肼屈嗪)及围术期药物的代谢与遗传有关[34],遗传因素对药代动力学的影响也因此受到关注[35-37]。的确,遗传因素确实在假性胆碱酯酶缺乏[38]硫喷妥钠与卟啉病的相互作用[39]或恶性高热基因[32,40]中发挥作用。细胞色素 P450 对包括麻醉药物在内的多种药物的代谢非常重要。其基因变异会影响咪达唑仑[41]和阿片类[35,36]药物的代谢,与芬太尼的临床相关性亦在一篇报道中指出,细胞色素基因差异导致非医疗目的芬太尼摄取所致的死亡[42]。以往研究也指出了很多其他基因变异对麻醉药物代谢和副作用的影响[43]。很显然,未来将会有越来越多研究就 SNP、SNP 阵列和其他遗传变异的原因,及其对麻醉药物的影响提供有价值的信息[40]。

缺血耐受度

研究人员发现,近 10% 乃至更多基因在脑缺血后的表达发生改变[44,45]。对于人类,卒中发生后,可观察到相似的基因表达改变引起的炎症反应[46,47],亦有研究指出不断增加的卒中风险与不同基因型有关。因此,遗传基因对卒中及卒中后遗症易感性的影响是非常有价值的信息。然而,这类临床研究中绝大多数针对的是遗传因素对卒中风险的影响,并非遗传因素对脑缺血耐受度或易损性的直接作用,而后者恰恰是神外手术麻醉医生最关心的。

尽管如此,风险导向研究依然非常重要。但这些研究受到临床卒中本身存在的异质性的干扰,不能确切说明究竟哪种遗传因素导致对缺血耐受度或易损性的先天差异。缺血耐受的基因学基础可能成为治疗靶点。基于基因的缺血耐受度,这一概念包括三个内容:第一,动物脑缺血后基因组成改变,可影响动物对缺血的耐受度[48-51]。第二,造成严重缺血损伤的环境因素可诱导某些基因表达,产生蛋白质,提高对继发缺血的耐受度。例如,缺血或其他损伤可诱导热休克蛋白表达增高,可促进机体耐受继发的更严重的缺血应激[52]。一些其他基因也被认为与缺血预适应有关[53,54]。一些研究者认为,诱导缺血耐受的产生,是缺血半暗带恢复灌注的基础[55]。第三,Kofke 等人发现,在心脏手术中,基因因素导致脑损伤的生物标记物大量释放[56]。

显然,脑缺血对重要基因的转录和翻译有巨大影响,可能与生物体生存和进化有关[44,45,57,58]。多年前人们就发现了缺血耐受这一现象。尽管研究尚不充分,基因调节改变的理论仍然具有最大的吸引力,因为这些研究结果或许能用于未来的基因治疗[57,58]。Gidday 等[59]发现,缺氧预处理可逆转新生大鼠脑梗死。随后的研究通过其他缺血动物模型进一步证实和补充了这个结果。近期的研究表明,热休克蛋白在缺血耐受过程中起到确切而重要的作用[52]。研究也提到了一些其他可能相关的基因。缺氧诱导因子 1（hypoxia inducible factor-1，HIF-1）是一种仅在低氧时诱导产生的保护性蛋白[53]。此外还有促红细胞生成素[54]，胶质源性神经营养因子[60]和 TGF β-1[61]。确切的证据表明，HIF 组分可上调促红细胞生成素表达[62]。

预缺血应激对于机体不一定就是低氧或缺血应激，如发烧和酸中毒[63]，依然可以通过诱导保护性蛋白的产生，引起继发的缺血耐受。相似地，缺血耐受也可以通过药物诱导产生，如雌激素（Bcl-2）[64]、二氯化钴（HIF-1）[53]、去铁胺（HIF-1）[53]和异氟烷[65]等。然而，缺血除了可以诱导一系列保护性基因表达，也可以诱导 BRCA-1 相关蛋白 BARD-1，后者可引起细胞凋亡[66]，对机体有害。通过对小鼠进行基因操控，研究者发现遗传因素可以改变机体对缺血损伤的内源易损性[49-51,57,67,68]。Bernaudin 等发现多种基因受低氧调控，因此他们认为这些基因与个体对缺氧损伤的易感性有关[69]。显然，遗传组成和基因表达可以影响个体对脑缺血损伤的易感性。

缺血预适应的概念受到越来越多关注。这一现象非常复杂，近期的研究说明了这一点——虽然相关研究数量众多，但仅阐明了为数不多的几个因素，可能在缺血预适应中发挥作用[70-79]。从实际角度出发，如果希望将研究结果应用于临床，就必须明确一个问题：给予患者预适应治疗是否确实能够诱导缺血耐受度增加。为解决这一问题，研究者正在努力寻找可以在缺血发生前提示耐受度升高的生物标记物[80]。

人们正在研究成千上万核苷酸多态性对卒中和其他脑血管疾病的影响。基因在卒中发生风险中的作用是临床研究的主要问题。在动物实验基础上，人们发现很多基因都对缺血耐受度十分重要。虽然具有潜在价值的基因不计其数，仅有很少一部分得到研究。根据脑缺血的病理生理学知识，我们也能猜测，对于寻找具有潜在治疗价值的 SNP 或其他遗传变异因素，针对具有遗传病理学意义的基因重点进行研究是合理的做法。我们可以给出一个“缺血轴”，包含基因、基因数量、转录、翻译的调控及其相应的变异结构，如图 29-1 所示。这些信息可以用于研究新的神经保护治疗，如能具体到某个患者，则可用于优化患者的神经保护治疗策略。对于某个或某类患者，寻找遗传变异因素的临床相关性，有助于最终转录产物蛋白质的检测。通过这些信息，可以合理筛选基因，模仿有益蛋白或抑制有害蛋白的作用，进行基因传递或研发治疗药物。越来越多的例子证明了这种方法的有效性。

研究者们多年的工作证明了 ApoE 多态性与神经系统预后的关系。因此需要明确的是，与大多数根据患者基因测序，预测患病风险的基因相关研究不同，与缺血耐受度有关的 SNP 研究或许可以引领基于基因组的基因、蛋白组学、或其他新类型的神经保护治疗。这只是基因相关研究用于临床的一个案例。在 ApoE 的例子中，拟载脂蛋白肽的神经保护潜能正在进一步研究，对低氧-缺血[83]、蛛网膜下腔出血[84]、周围神经损伤[85]、创伤性脑损伤[86]、颅内出血[87]、自身免疫性脑炎和脊髓损伤[88]等情况下的神经保护作用已被基础研究证实。寻找可以影响急性脑损伤的耐受性或易感性的遗传因素，对基于基因组学的治疗策略，同时也对基于蛋白质组学的治疗策略非常重要。

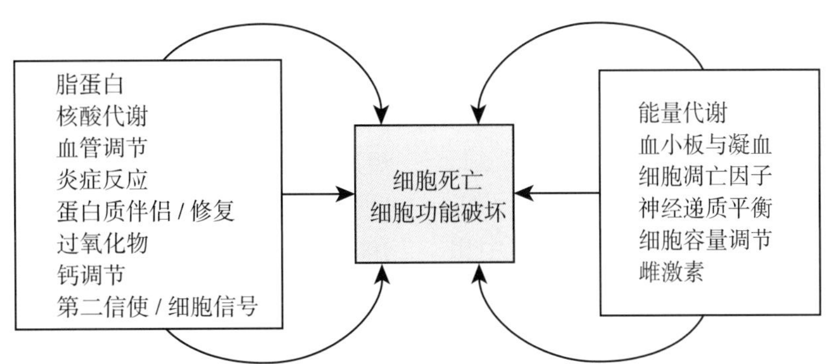

图 29-1 脑缺血的病理生理轴线图，可作为研究单核苷酸多态性的基础[81]

并存疾病的风险

关于卒中的基因研究只是遗传因素用于预测疾病风险的一个例子。这一领域发展迅速，研究涉及很多临床问题。一些研究发现了特定SNP和术后并发症之间的统计学联系[89]。例如肾衰竭[90,91]、肾移植后感染[92]、全髋关节置换术失败[93,94]、移植物功能减退[95]、疼痛评分和镇痛需求[96-102]、需要应用血管加压素[103]、心肌梗死[104]、炎症反应[105]、血栓栓塞[106,107]、卒中[108]、人工血管通畅率[109,110]等。这些研究无疑有助于个体化的风险评估和避免围术期并发症的新治疗策略的产生。

针对特异基因组签名的治疗

撰写本书时，人类基因组测序已经完成[111]。结合上文所述，在未来某一天，手术患者的完整基因测序将呈现在病历中。健康人群也可以提供个人基因组测序，以备将来可能需要进行的神经外科手术。其他"组学"分析资料也应包括在内。将组学分析应用于特定人口，包括神经外科手术患者，可能需要研究数以亿计个体的基因组、表观基因组、转录组、蛋白质组、细胞因子组、代谢组、自身抗体组和微生物组(来自内脏、尿液、鼻、舌、皮肤)。我们将获得大量的、极其巨大的数据库(例如来自数以百万甚至上亿人口的一百万基因和其他组学信息)。希望借助这种方式预测和控制疾病，达到通过大数据分析来实施个体化治疗的目的，提高每一位患者对各种脑损伤的耐受度。此外，组学信息可以帮助麻醉医生制定个体化麻醉方案，预测麻醉和手术结果。例如通过质子磁共振波谱进行代谢组学分析后，研究者发现，七氟烷相较于丙泊酚可引起儿童脑内较高的乳酸和葡萄糖水平[112]。而研究表明乳酸和葡萄糖水平与躁动和谵妄有关。

干细胞

干细胞无疑是未来重要的治疗工具[113,114]。目前的研究表明，间叶干细胞移植对于卒中患者不仅是安全的，更有助于提高生存率和功能预后[115]。此外，盘源性背痛患者椎间盘注射间叶干细胞可缓解疼痛和改善功能，效果可持续2年左右[116]。对于这项治疗措施的应用前景，更大的临床试验正在进行。神经外科麻醉医生如果遇到患者术中同时行神经干细胞移植，或术前已行移植而面临植入后分化，则应引起重视。由于近期的研究指出一些麻醉药物对发育中的大脑存在特异性神经毒性[117]，干细胞移植期间应用麻醉药物确有可能阻碍移植成功。进一步说，移植的生理环境也非常重要。低氧对未成熟视网膜细胞的影响就是一个众所周知的例子[118]。血压、CO_2分压、温度等麻醉实施中可能影响的方方面面均可能对干细胞移植造成影响，这些问题需要未来进一步研究。

神经保护

神经保护是神经外科麻醉和神经重症监护领域中，一直备受关注的内容，也是未来研究的核心。本书撰写之际，尽管针对这一问题已有大量有前景的基础研究，具有临床指导意义的神经保护策略却远远不够，因此是临床研究持续关注的重点。很多神经外科麻醉实践的基本原理得自优秀的基础研究工作。大部分研究支持这个观点——如果临床资料尚不充分，则需要根据基础研究的结果来进行麻醉决策[119]。这一现状终将被改变。人们正在评估一些极具前景的研究方法。对于未来使用循证方法探索术中神经保护策略来说，这或许仅代表其中一小部分。

低温

低温适用的亚型

目前，循证医学证据支持将低温用于全脑缺血后的患者[120,121]。Clifton等[122]关于TBI的多中心研究表明，不应对低体温TBI患者进行复温，尽管重新诱导低温的保护性尚未被证实[123]。作者假设早期诱导低温可能对预后有利，然而一项二次研究表明，这种做法并未带来收益[124]。与此同时，其他研究发现，诱导长期轻度低温(5天)与短期(2天)相比，复温时颅内高压反跳的发生率降低，且更有利于功能预后[125]。IHAST研究[126]对1000名行颅内动脉瘤手术的患者进行研究，发现将中度低温治疗广泛用于所有患者并不能带来益处。然而对于术中暂时出现严重活动性局灶脑缺血的患者，低温治疗的潜在价值不能因此定论，因为该研究将可能不需要进行低温治疗的患者也纳入了统计。动物实验和临床试验提示我们，需要更多关注临床研究，寻找适合进行深低温停循环的患者人群，从中验证这种治疗策略的有效性[127-130]。在针对动物实验和深低温停循环的人群研究表明，需要更加关注临床研究才能确定临床措施的有效性。

诱导低温的新方法

和其他神经保护治疗一样，治疗效率和效果对诱导低温非常重要。研究表明，我们已在诱导和维持低温的方法上取得了重要进展。

冰晶

长期以来，我们使用低温液体降温[131]。这种做法的问题在于，所需液体容量可能影响目标温度。而静脉给予冰浆[132]则是一种更先进的做法，可以快速、安全、可控的诱导低温。需要进一步改善工艺，确保注射冰浆的颗粒没有棱角，不会造成内皮损伤。

热交换技术

表面降温[133]和血管内降温设备[134]是目前较新的设备。在将来，这些设备将具有伺服控制系统，使医生可以设定程序，规定目标的中心温度，并通过软件确保温度的维持。温度诱导治疗目前面临的难题是寒战，寒战可引起全身反应，妨碍机体达到目标的正常或低体温[135,136]。更充分地认识这一过程，有助于研发可靠、安全的药物，以防治寒战。

冬眠

冬眠动物可以耐受对非冬眠动物来说有害的生理损伤。它们的体温下降、免疫功能调整、抗氧化防御增强，正常情况下能够将代谢率降至正常的 2%[137]。这使我们想到一个问题，是否有可能将冬眠动物的神经保护方式应用至人类[138]。人们在冬眠动物身上发现了丰富的由神经控制的生化过程[137]。神经调节机制中包括冬眠蛋白复合体、多种多样的神经递质系统、硫化氢[137,139,140]和神经环路[137,140]。这种情况下，机体耐受性产生的分子机制包括向以脂类为能源的代谢方式的转换、丙酮酸脱氢酶失活、甲状腺激素结构和含量改变、神经元形态学改变[140]、δ 阿片[141,142]和 pH 调节改变[143-145]。由于冬眠温度下往往会发生致死性心律失常，需要一系列基因调控过程以保证心肌收缩[140]。人们正在研究冬眠动物的基因组，寻找与人类的相似性，希望对治疗有所启发：这些相似基因或其他潜伏基因的激活，或许可以帮助人类耐受缺血或低氧，减少神经系统或其他器官的损伤[140]。“假死”治疗的概念基础便来源于此，模仿冬眠的生化和生理过程[138,139,146,147]，以解决人类神经保护方面的问题。

红外光

一些研究表明红外光可以穿透颅骨，即使在无氧代谢时也能增加组织能量。目前数据尚不充分，但实验室研究的结果是较为乐观的。神经元培养时，特定波长的低剂量红外光可以促进 ATP 产生[148]，改善卒中动物模型的神经功能预后[149-151]。然而进一步的研究却未能发现红外光的益处（NEST-2、NEST-3）[152]。尽管如此，激光治疗在神经外科手术中或许仍有一席之地。

脊髓损伤的神经保护

人们正在从多方面探索脊髓损伤的保护，急性损伤的控制和慢性损伤的修复都十分重要。目前的研究表明，下文介绍的方法最终有望应用于临床治疗。

急性期保护

在这一领域前景较好的治疗方案包括药物治疗[153]、手术减压[153,154]和低温。Albin 等早期的实验室研究表明，对脊髓损伤进行应急处理时，若术中采用数小时的低温可以显著减少截瘫的发生[155-157]。2007 年，一位美国橄榄球联盟运动员遭遇完全性颈髓损伤，随即现场静脉注射冰生理盐水，进行中度低温治疗。这名运动员的神经功能预后好于预期，低温对完全性颈髓损伤的治疗价值也再度体现。

对于脊髓损伤的应急处理，维持脊髓血流非常重要。Mesquita 等近期研发了一种近红外光谱（near-infrared spectroscopy，NIRS）设备，可以置入类似硬膜外导管的装置中，持续实时获取血流信息。脊髓缺血模型的基础研究亦蒸蒸日上。这些研究将对脊髓损伤或脊髓缺血患者的管理产生重要影响。

干细胞治疗

干细胞治疗的基础是通过骨髓等其他来源的

胚胎干细胞或组细胞，促进细胞再生和髓鞘再生[159-162]。动物实验证明了这一措施的可行性。胚胎干细胞具有分化为胶质细胞和神经元，并建立突触连接的能力[159]。此外，神经系统本身也是内源性干细胞的来源之一[159]。

基因治疗

基础研究证明了 siRNA 在脊髓损伤后修复中的治疗价值[163]。脊髓损伤后，星形胶质细胞激活，促进胶质瘢痕形成。端粒酶反转录酶(telomerase reverse transcriptase，TERT)是端粒酶复合物的组成部分，通过保护端粒以延长细胞寿命，也参与多种非端粒相关过程，包括细胞激活、增值和凋亡。研究表明 TERT 参与性形胶质细胞激活并引起胶质瘢痕形成。然而，星形胶质细胞 TERT mRNA 的反义核苷酸却不能抑制脊髓损伤大鼠的胶质瘢痕形成。星形胶质细胞激活和胶质瘢痕形成是一个尚未研究透彻的过程，同时针对其他可能的分子靶点的研究也在继续。

神经营养因子治疗[153]

包括细胞因子阻断[164]、营养因子分泌细胞移植[162,165]、病毒基因转染[166]和干细胞移植[167]在内的多种治疗方法正在研究当中。

活性恢复治疗

Brus-Ramer 等[168]和其他研究者[153,169]提出，通过活性依赖过程(activity-depending processed)强化自上而下(“top-down”)通路和自下而上(“bottom-up”)通路之间的连接，修复运动功能。这种方法的可行性已被动物实验证明。早期通过纳米技术产生聚焦电刺激，同时检测随之产生的神经化学反应，进一步评估了该方法[170]。虽然它的临床应用尚在初期阶段，通过功能电刺激(functional electrical stimulation，FES)实施这一方法的前景比较乐观[159,171]，肯定了它的可行性，如能与干细胞治疗结合，也许可进一步促进损伤部位神经再生[159]。需要注意的是，巴氯芬可能对这种神经再生有抑制作用[159]。FES 脚踏车(FES bicycle)是这种方法的具体应用形式，多年来被用于促进功能恢复[159]。演员克里斯法·里夫就是通过这种方法恢复功能的最好例子，伤后 5~8 年内将 ASIA 等级提升了两级[159]。

多模式神经保护

在神经重症监护和卒中领域创造新的神经保护治疗，目前似乎是徒劳无功的[172]。国际卒中试验注册网站上已有超过 2000 例复杂的临床试验[173]，而可重复性较好的结果却少之又少。目前该领域已有一定动物实验基础，在此基础上投入了时间和大量经费的临床试验，其阴性结果却与实验室研究得出的结论不符。回顾起来，我们认为这样的结果是可以预料的，并提出一个模型，以说明在这一复杂生物系统中，不能得到可重复结果的原因。这里讨论的很多观点在 Grotta 的文章中得到了支持[172]。我们期待这些问题最终可以将常规进行多模式神经保护成为可能。Donnan[174]在 2007 西北大学(Feinberg)演讲中说，“我们已经达到这一领域的瓶颈阶段，研究应全部停止，而采用全新的方法。”新方法包括对前瞻性随机对照研究的改革和重新评估，这是获得新知识的唯一途径。Kofke[81]等也支持这一论点。

想象一个生产小零件的工厂。每一个过程对于最终产品的质量都非常重要：传送带速度(x_1)、原材料(x_2)、螺丝钉质量(x_3)、钢铁的质量(x_4)以及这一环路所用的金属(x_5)。

每个变量有各自的权重，记作 w_i。可以写出如下等式来描述产品零件质量：

$$Q=w_1x_1+w_2x_2+w_3x_3+w_4x_4 \quad (公式 29-1)$$

可以确定每个变量 x 的变异很小，因此任何参数改变，都可以引起零件质量 Q 发生可重复、可预测的变化。

在生物系统，若将复杂的病理生理学损伤的严重性表示为 S，可也得出相似等式，x_i 表示重要的病理生理学因素，w_i 表示权重：

$$S=w_1x_1+w_2x_2+w_3x_3+w_4x_4 \quad (公式 29-2)$$

与零件质量不同，这一等式中有大量差别迥异、而又可能相互影响的因素，我们只知道这些因素又可以影响另一些因素，其数量和内容都不明确，其权重亦未可知，且存在着巨大变异，图 29-1 在一定程度上说明了这一点。进一步说，每个病理生理学因素 x_i 的描述均建立在生物学差异较大的人群之上，因此每个因素有相应的集中趋势，而其均数具有很大的正态或非正态分布。另外，损伤发生后的不同时间点，权重因素和病理生理学因素也同样存在巨大变异。因此，人们虽然认识到早期恢复脑血流的重要性，但在疾病发展后期却成为对最终结果影响不大的一个因素。举例来说，如能及时迅速溶栓很有帮助，但若在发病一天后，梗死完全形成时，溶栓则意义不大。

此外，临床治疗中的系统因素 H_i，如护理比例、护理经验、可用药物和技术水平、迅速反应团队的工作效率等等，同样对损伤严重性有重要影响，因此等式可以采用如下表述：

$$S=\sum w_i x_i+\sum w_i H_i \quad \text{(公式 29-3)}$$

上述多种高度变异的生物因素和系统因素的特点均要纳入结果当中，因此我们应该毫不意外，进行临床研究时，面对不胜枚举的复杂因素，仅改善其中一个，很难得出阳性结果，特别是多中心的研究设计，H 因素的变异度大大增加。除非一个真正具有突破意义的现象，w 值极大，如缺血性卒中的早期溶栓治疗，或该治疗具有多层面效果，如低温治疗。因此，对于复杂问题，目前用于指导临床工作、更新临床知识的研究方法虽然得到广泛认同，实际上却并不能帮助我们获得真理，且进一步造成医疗机构、第三方投资、医生、制药公司、科研人员等多个层面的革新麻痹（innovation paralysis）。我们需要基于多模式的方法改革。Rogalewski 等[175]最近对这一理念进行了综述和肯定，但未能提出一个合理的解决方案以建立多模式方法。我们需要合理的方法。Kofke 等提议进行 QI 方法和标准研究方法的杂合，增加额外的治疗方案同时不断评估结果，以此创造研究的新模式[81]。

颅内压管理

传统的颅内高压管理是以解决表象问题为主的。也就是说，颅内压（intracranial pressure，ICP）如若升高，则通过治疗措施使其下降。如果情况允许，人们会采取措施探究 ICP 升高的病因（如脑积水或颅内占位）。然而血管因素造成的颅内高压却并未引起足够关注。这些因素包括全身性高血压、脑静脉高压和充血。Grande 和同事[176]强调，全身性高血压加剧静压性脑水肿，引起静脉流出道梗阻，并形成正反馈循环，进一步加剧静压性水肿。Piechnik 等[177]提出了一种数学模型，表明这个问题尽管由全身性高血压引起，但却是脑静脉高压介导了恶性循环。Hayreh[178]和 Nemoto[179]为这一理论提供了实验室证据的支持。

另一个被忽视的因素是静压性水肿产生时的正常血压性充血。研究表明，动静脉畸形切除术和颈动脉内膜剥脱术术中充血与正常灌注压突破综合征有关。通过对多名肝衰竭肝性脑病患者病程中不同时间点的观察发现，充血较脑水肿和颅内高压更早发生[180,181]。

一旦能够通过恰当方式监测脑静脉压 / 容量和脑血流，控制这些生理变量就可以成为颅内高压常规治疗中的一部分。

技术方面

监测技术

神经监测长期以来一直是研究的重点，也是临床麻醉关注的重要因素，未来也将如此。这个领域一直充满挑战，技术不断革新，可以更准确地反映目标参数，甚至监测本身可在一定程度上影响治疗预后。正如 Pickering 在 Crosby 和 Todd 关于 ICP 监测一文的编辑评论中所说[182]：“不是所有重要的东西都能计算清楚，也不是所有能算清的东西都重要。”

我们最终应该意识到，持续局部血流和代谢率监测是神经监测领域长期以来的“圣杯”，最终需要应用于临床实践。目前极具吸引力的无创方法，倾向于以 NIRS 为基础合并其他有创手段，或许是有帮助的。

近红外光谱技术

自从 Jobsis[183]在 1977 年首次定义，并被赞为“未来的监测”[184]，NIRS 便一直是脑内发色基团、氧合血红蛋白、脱氧血红蛋白和细胞色素 aa3 的重要无创监测方法。相较于可见光，红外线可以穿透更深层组织的特点是这一技术的基础[185,186]。近期研究报道了 NIRS 持续床旁 rCBF 监测的应用。NIRS 基础的弥散相关光谱（diffuse correlation spectroscopy，DCS）、弥散反射光谱（diffuse reflectance spectroscopy，DRS）和 NIRS 基础的 ICG 血流指数（blood flow index，BFI）以及绝对 CBF，对于床旁监测 rCBF 和代谢率（$CMRO_2$）意义重大。DCS 与 ICG 结合，使真正的 rCBF 和 $CMRO_2$ 持续监测成为了可能。

弥散相关光谱和弥散反射光谱

近期报道的 DCS 用于持续监测 rCBF[187]

和 DRS 持续监测 $CMRO_2$ 及氧摄取分数(oxygen extraction fraction,OEF),都是通过红外线实时持续获取 rCBF 和 $rCMRO_2$ 变化并定量监测 OEF,在动物模型和初期临床试验中都得到了肯定[188]。

弥散相关光谱

近红外光子可弥散通过很厚的生物组织[189]。弥散的光子遇到流动的血细胞而散射开来并发生相移,引起组织表面探测光强度的实时波动,且足够灵敏,可以迅速捕捉血细胞的移动。因此,我们可以通过给予入射光,实时检测出射光的一过性波动,获取表皮深部的组织血流的信息。详细原理可进一步查阅文献[187,196-198]。Kim[194]等监测蛛网膜下腔出血(subarachnoid hemorrhage,SAH)患者的 DCS CBF 变化,同时也采用 Xe-CT-CBF 评估感兴趣的区域,并发现二者相关性良好(图 29-2)。

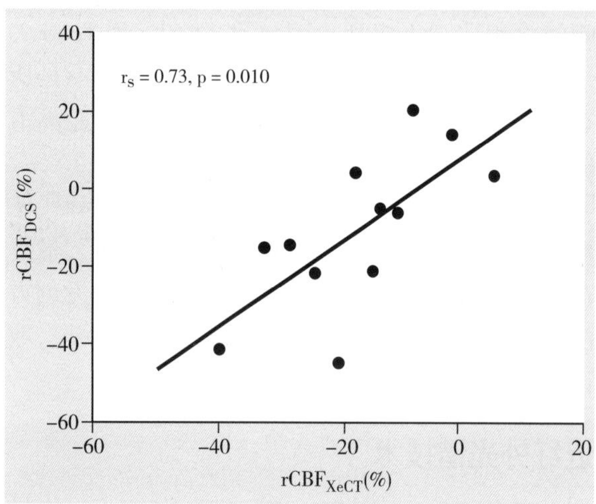

图 29-2 通过光学探针得到 ROIs,计算 $rCBF_{DCS}$ 和 $rCBF_{XeCT}$,散点图所示为 $rCBF_{DCS}$ 和 $rCBF_{XeCT}$ 之间的关系。拟合线斜率为 1.1,偏移 9.3%[194]

弥散反射光谱

我们都知道近红外光在高散射介质(如组织)中的辐射能流率遵守漫反射定律。在 DRS 光测量中使用强度调幅光源(如频率域技术)。射入光振幅采用正弦调幅,光子进入组织后发生多次散射,方向改变并发生碰撞,每次碰撞伴有吸收和散射,在介质中产生一种弥散反射波。这种干扰称作**弥散光子密度波**,或简单称为**弥散反射波**。光的吸收和散射同时存在,弥散反射光的强度决定于组织对光的吸收,以及组织不同物理状态引起的散射。在一种或几种波长下,可以通过估测吸收和散射的作用,分别推断不同组织发色团的性质。对于 NIR,氧合血红蛋白、脱氧血红蛋白以及水是所有组织中对光的吸收最强的。通过测得氧合、脱氧血红蛋白浓度值,相加可以获得总血红蛋白含量,以反映血容量、血氧饱和度或 S_tO_2,都是重要的生理学参数。检测 CBF 时结合 DCS 计算技术,可以实现床旁实时检测 $CMRO_2$ 和 OEF[188,195,196]。对于这一概念,详细的理论处理可参见 http:www. lrsm.upenn. edu/pmi/nonflash-ver/publicationNF.html。

在早期试验中,宾夕法尼亚大学的研究人员比较了 DCS 测量流量变化与其他标准方法的区别,包括直接与超声多普勒[197,198]、激光多普勒血流计[199]、动脉自旋标记磁共振成像[200-202]及文献中一些方法[187,199,203-207]进行比较。这些有效性研究表明 DCS 测量血流量变化的结果与理论预期相符,也与其他传统测量方法有较好的一致性。在啮齿类动物实验中,这些方法用于高碳酸血症[187,206]导致的充血和大脑中动脉闭塞[205]及心搏骤停[206]导致的缺血,检测到了 $CMRO_2$ 和 OEF 的合理变化。

基于近红外光谱的吲哚菁绿,血流指数和脑血流

NIRS 同样可以探测其他 IR 发色团,例如吲哚菁绿(indocyanine green,ICG)。ICG 的红外线吸收峰为 805nm[209],静注后仅在血管内腔出现[210]。这些特性使 ICG 可以作为组织血流的标记物。ICG 无毒性[211],且罕有严重不良反应[211-214]。可以迅速通过肝脏的胆汁排泄从循环中清除[215],半衰期仅 3.3 分钟[210,216]。具有这些动力学特性,ICG 适合用于重复测量,即使两组研究之间的间隔很短,也不会有染料蓄积[216]。每日最大剂量 5mg/kg[217],而研究所需剂量仅 0.1mg/kg,那么每天可以进行最多 50 次 rCBF 测量。因此,尽管这一方法并非实时监测,但 ICG 作为 rCBF 的可靠指示剂,能够至少 30 分钟床旁评估一次 BFI,并以此判断生理或病理状况,仍是非常具有吸引力的。

BFI 是利用活体荧光显微镜通过荧光流量计测量相对血流变化所得[218]。这种方法需要计算最大荧光强度和荧光曲线上升时间的比值。Keubler 等[219]将这一荧光流量计的数学方法用于脑内给予预充量后,ICG 在循环通路中的计算(图 29-3)。

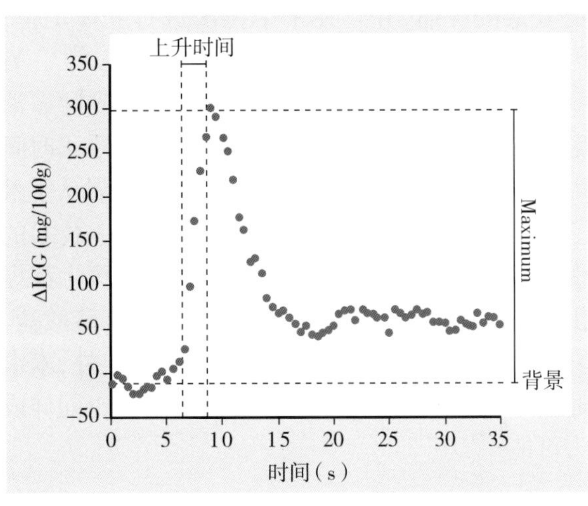

图 29-3 应用近红外光谱技术,对一个完整的猪脑通过吲哚菁绿动力学监测计算血流指数[219]

文献也报道了一些其他通过 ICG NIRS 测量或评估 rCBF 的方法。Robert 等[220]、Gora 等[221]和 Kuebler 等[219]均在早期研究中通过 ICG 对 CBF 的相对变化进行了评估。随后又有一些针对动物[219,222,223]和人类[224,225]的有效性研究发表。Diop 等报道了很有价值的基础研究结果,ICG 与 DCS 结合,或许可以对 CBF、CMRO2 和 OEF 的绝对值进行持续监测[226,227]。

其他近红外光谱脑血流监测方法

Smith[228]等最近报道了一些其他可供选择的方式,同样采用 NIRS 床旁测量 OEF。Edwards 和 Elwell,以 Fick 原则为依据,提出通过测定氧合血红蛋白在 FiO_2 改变后的变化,以监测 CBF[229,230]。这种技术与新生儿 133-Xe rCBF 测量有关[231,232]。然而,后来的动物实验和临床研究却发现该方法的变异系数较高,且与其他现有方法对结果测量的一致性较差[233,234]。此外,人们也考虑到改变 FiO_2 可能对脑损伤患者有害[230]。声光技术也可用于测量 CBF 的相对变化。目前相关技术的有效性研究正在进行之中,且该技术也获得了 FDA 批准[235]。

麻醉深度和镇痛程度的可靠测量方法,自动闭环麻醉实施的可行性

BIS 和患者状态指数(patient state index)监测作为麻醉深度的监测方法,已得到大量的评估,其在神经外科手术中的应用价值也获得肯定[236]。然而,这种麻醉深度监测方法对镇痛情况则不能给出评判。近期该领域的研究提出,麻醉深度监测最终也会得到进一步发展和检验[237]。面部 EMG、手掌传导[238,239]和瞳孔测量法[240]的相关研究取得了一定成果,指出了这些监测方法未来临床上的应用前景。疼痛评分(analgoscore)是一种通过量表计算血压和心率数据,进行术中疼痛监测方法[241]。该评分与瑞芬太尼闭环给药相结合,控制术中镇痛,并与 BIS 和神经肌肉阻断监测组成麻醉机器人的原型[242,243],这一点将在后文中详述。

静脉麻醉药血药浓度持续监测

目前并无麻醉药物血浆浓度的直接监测方法。药效动力学方法,例如通过 BIS 获得起效药物的血药水平,即使准确数值并不清楚,也可以通过滴定得出药物浓度,而不仅仅是得到一个血药水平。药代动力学模型与靶控输注技术结合,同样可以用于预测并达到目标麻醉药物水平。

而近期的研究则表明,敏感度较高的呼出气体监测可以提供呼气末丙泊酚浓度。这种监测方法可以提供血药浓度的准确数值[244]。对于其他静脉麻醉药物,目前尚无类似监测。我们也可以推测,未来设计的镇静、肌松或镇痛药物,结构中可能会带有便于检测的发色集团,可以通过经皮光谱技术进行持续监测。

多模式脑监测

脑组织 pO_2(pbO_2)、微量透析和脑血流方法是近期关注的热点。大量回顾性证据表明 pbO_2、低 CBF[242,243,245-247]和升高的乳酸丙酮酸比值与预后不佳密切相关[248-251],显然,这一现象可以从生理学角度给出合理解释。因此不难理解,这些监测最终将应用于评估造成脑损的生理因素。人们对多模式监测的重要性已达成共识[252]。

呼出气体监测

如今,借助非便携气象色谱质谱类设备、更先进的传感器和计算技术,我们可以在患者呼气管路中放置高敏感阵列的化学传感器,以获得有意义的生理学信息[253]。目前发表的研究报道了通过上述方法检测细菌性肺炎[254]、鼻窦炎[255]、哮喘[256]、上消化道肿瘤细胞[257]、肺癌[258]和结核[259]的例子。这项技术还可以检测食物中的脂质过氧化[260]。通过检测脂质过氧化[261-264],或检测其他缺血时可能出现的挥发性有机化合物,或

许可以将这项技术用于神经外科手术麻醉或神经重症监护，筛查正在发生的脑（或其他器官）缺血，迅速、及时地获得证据。

反馈环路

麻醉机器人

很多生理学参数可通过数字输出来测量，用于反馈环路。这些参数包括神经肌肉阻滞、麻醉深度监测、面部 EMG（镇痛）和血压。目前已有，或一些开发中的技术正在验证这一概念的可行性。麻醉实施中，需要进行恰当的镇静、镇痛、制动和交感神经反射控制，因此对于麻醉医生，考虑麻醉管理的主要目标时，药效远比药量更重要。进一步说，若在神经外科手术麻醉中应用该方法，与脑相关的数据如脑 PO_2、组织乳酸或葡萄糖、CBF 等数据也应该进入反馈环路。此外，造成[265,266]和监测遗忘也是一个很有吸引力的想法，尽管遗忘监测目前仍然研究甚少。

这些内容总结起来，就是麻醉机器人的概念。麦基尔大学的研究人员提出了一种名为“McSleepy”的新系统[242,243]，既是药理机器人，也是麻醉信息管理系统。自动闭环系统控制着全身麻醉的三个变量：镇静、镇痛和神经肌肉阻滞。将双频指数作为控制镇静深度的变量，疼痛评分作为镇痛变量，肌音描记作为肌松变量。计算机通过这些数据确定药物剂量（丙泊酚、瑞芬太尼、罗库溴铵），通过三个输注泵给药。该系统可用于控制全麻诱导、维持和苏醒过程，也可以提醒麻醉医生各项操作的时机，例如面罩通气、气管插管及唤醒病人。一些安全指标也被录入软件。比如，若 BIS 不降低至 60 以下，系统不会给予罗库溴铵，给药量的最大和最小值也可以进行设定。此外，McSleepy 可以通过任意一台 PC、智能手机或平板电脑远程控制。研究人员已通过该设备进行了第一例横贯大陆的麻醉：从加拿大的蒙特利尔，到意大利比萨[267]。声音控制和液体治疗等其他模块正在开发当中。比较新设备与传统人工控制麻醉的大型临床试验也在起步。这组人员也在研究一种机器人气管插管设备，叫做 Kepler 插管系统[268,269]。

手术室内磁共振成像

人们正在评估 MRI 在神经外科手术中的应用价值。研究 MRI 最初的动力是帮助医生切除更复杂的肿瘤，并且在术中再次进行立体定位，因为脑的解剖结构可能在术中发生改变[270]。另一项新近发展的应用是 MRI 引导下激光肿瘤消融[271]。这一应用带来了很多挑战，例如手术时间可能因此延长[272]，或面临术中将麻醉患者从手术室转运至核磁室的问题。尽管如此，这一技术的引入，可以为神经外科手术医生和麻醉医生都提供有价值的信息，包括生化信息，如高能磷酸盐、乳酸、N- 乙酰磷酸及相关化学成分。此外，术中通过 MRI 方法获得 rCBF 和代谢率信息也同样成为可能[273]。

药理学

快通道麻醉

多少年来，人们一直致力于阐明麻醉的机制，并且发现麻醉的诱导和苏醒是相同且顺序相反的生物学过程。然而，Kelz 等指出，麻醉诱导和苏醒的神经底物是不同的，并提出了意识层面转换过程中神经惯性的概念[274,275]。他们在研究中描述了内源性食欲肽系统（orexin system）在麻醉苏醒，而非进入麻醉状态中发挥的作用[275]。未来在该领域的药理学研究或许可以提供麻醉苏醒的新方法，使我们不再只是等待麻醉药物作用消退，或用其他药物进行拮抗，才能使病人苏醒。对神经底物的特异性调控可以使神经外科手术麻醉后的苏醒更加迅速可靠。

另一项进展是超短效作用麻醉药物的诞生。瑞芬太尼是最好的例子。相似的短效苯二氮䓬类药物瑞米唑仑正在研发当中[277,278]。短效肌松药的发展也指日可待。

无神经毒性的麻醉药

术后认知功能障碍受到的关注日益增多，其发生率不可忽视，进行非心脏手术的老年人中可达 10%~15%[279-281]。尽管这一现象背后的机制尚未完全明确，研究表明麻醉药物的神经毒性可能是认知障碍的重要危险因素。Eckenhoff 等[282]报道了氟烷和异氟烷致淀粉样病变的特性，Bianchi 等[283]报道了异氟烷（而非七氟烷）所致行为改变。此外，Wei 等[284]指出细胞内钙离子稳态可能是一个重要因素。这些研究表明，七氟烷并不增加细胞内钙且不引起细胞凋亡，而异氟烷则引起细胞内储存的钙离子释放,并与细胞凋亡有关。对于未成熟大脑,一些麻醉药物可能导致神经细胞发育计划外的凋亡和延迟发生的认知损伤[117]。一氧化二氮同时具有神经保护作用和神经毒性这两种矛盾的特性,取决于其使用剂量[285]。最后要说的是,中至大剂量的阿片类药物可引起代谢亢进,以及在组织结构上得到证实的脑损伤[286-290]。上述所有研究,还有一些并未提及的研究均证明,至少从一定程度上,麻醉药物参与了 POCD 的发生发展。此外,Bohnen 等[291,292]进行的一系列研究表明,一生中麻醉药物(以及外科手术)的积累量与阿尔兹海默症的发病有关,且该结果不乏相关研究支持,Kofke 等[10]提出了使用瑞芬太尼后引起的脑血流模式差异,与个体 ApoE4 的功能状态有关。ApoE4 等位基因的 ApoE 单核苷酸多态性与阿尔兹海默症的发病有关[293,294]。一些其他基因也别认为可能与 POCD 的易患性有关。

人们正在不断增加对麻醉药物神经毒性,以及对 POCD 的了解。随着未来麻醉方案的发展进步,我们期待麻醉对于身体的潜在不良影响能够尽可能地减少。

总结

本章节对神经外科手术麻醉和神经重症监护相关领域的文献进行了综述。一些临床领域值得深入研究并且目前已有一些研究进展,不难预测,这些研究在实际临床工作中的应用前景十分宽广。如果这些推测均得到验证,未来的神经外科手术麻醉将呈现明显优于现在的景象。

(任艺　彭宇明 译,韩如泉 校)

参考文献

1. NIAAA. *Concepts and terms in genetic research—a primer*. Bethesda: NIH; 2005. [cited 2008 May 6, 2008]. Available from: http://pubs.niaaa.nih.gov/publications/arh26-3/165-171.htm.
2. NIGMS. *The new genetics*. Bethesda: NIGMS; 2007. [updated June 27, 2007; cited 2008 May 6, 2008]. Available from: http://publications.nigms.nih.gov/thenewgenetics/glossary.html.
3. Chitty M. *Gene definitions & taxonomy for pharmaceuticals*. 2008. [updated March 28, 2008; cited 2008 May 6, 2008]. Available from: http://www.genomicglossaries.com/content/gene_def.asp.
4. Reynolds A, Leake D, Boese Q, et al. Rational siRNA design for RNA interference. *Nat Biotechnol*. 2004;22(3):326–330.
5. Beckmann JS, Estivill X, Antonarakis SE. Copy number variants and genetic traits: Closer to the resolution of phenotypic to genotypic variability. *Nat Rev Genet*. 2007;8(8):639–646.
6. Allen PD. Anesthesia and the human genome project: The quest for accurate prediction of drug responses. *Anesthesiology*. 2005;102(3):494–495.
7. Hegele RA, Dichgans M. Update on the genetics of stroke and cerebrovascular disease 2007. *Stroke*. 2008;39(2):252–254.
8. Dichgans M, Hegele RA. Update on the genetics of stroke and cerebrovascular disease 2006. *Stroke*. 2007;38(2):216–218.
9. Alberts MJ, Tournier-Lasserve E. Update on the genetics of stroke and cerebrovascular disease 2004. *Stroke*. 2005;36(2):179–181.
10. Kofke WA, Blissitt PA, Rao H, Wang J, Addya K, Detre J. Remifentanil-induced cerebral blood flow effects in normal humans: Dose and ApoE genotype. *Anesth Analg*. 2007;105(1):167–175.
11. Stekiel TA, Weber CA, Contney SJ, Bosnjak ZJ. Differences in cardiovascular sensitivity to propofol in a chromosome substitution rat model. *Croat Med J*. 2007;48(3):312–318.
12. Liem EB, Lin CM, Suleman MI, et al. Anesthetic requirement is increased in redheads. *Anesthesiology*. 2004;101(2):279–283.
13. Rajaram S, Sedensky MM, Morgan PG. Unc-1: A stomatin homologue controls sensitivity to volatile anesthetics in Caenorhabditis elegans. *Proc Natl Acad Sci U S A*. 1998;95(15):8761–8766.
14. Kayser EB, Morgan PG, Sedensky MM. GAS-1: A mitochondrial protein controls sensitivity to volatile anesthetics in the nematode Caenorhabditis elegans. *Anesthesiology*. 1999;90(2):545–554.
15. Sato Y, Seo N, Kobayashi E. Genetic background differences between FVB and C57BL/6 mice affect hypnotic susceptibility to pentobarbital, ketamine and nitrous oxide, but not isoflurane. *Acta Anaesthesiol Scand*. 2006;50(5):553–556.
16. Mulholland CV, Somogyi AA, Barratt DT, et al. Association of innate immune single-nucleotide polymorphisms with the electroencephalogram during desflurane general anaesthesia. *J Mol Neurosci*. 2014;52(4):497–506.
17. Liem EB, Joiner TV, Tsueda K, Sessler DI. Increased sensitivity to thermal pain and reduced subcutaneous lidocaine efficacy in redheads. *Anesthesiology*. 2005;102(3):509–514.
18. Boules ML, Botros SKA, Shaheen IA, Hamed MA. Association of u-opioid receptor gene polymorphism (A118G) with variations in fentanyl analgesia consumption after total abdominal hysterectomy in female Egyptian patients. *Comp Clin Pathol*. 2014;1–6.
19. Kambur O, Kaunisto MA, Tikkanen E, Leal SM, Ripatti S, Kalso EA. Effect of catechol-o-methyltransferase-gene (COMT) variants on experimental and acute postoperative pain in 1,000 women undergoing surgery for breast cancer. *Anesthesiology*. 2013;119(6):1422–1433.
20. Sia AT, Lim Y, Lim ECP, et al. Influence of mu-opioid receptor variant on morphine use and self-rated pain following abdominal hysterectomy. *J Pain*. 2013;14(10):1045–1052.
21. Liao Q, Chen DJ, Zhang F, et al. Effect of CYP3A4*18B polymorphisms and interactions with OPRM1 A118G on postoperative fentanyl requirements in patients undergoing radical gastrectomy. *Mol Med Rep*. 2013;7(3):901–908.
22. Duan G, Xiang G, Zhang X, Yuan R, Zhan H, Qi D. A single-nucleotide polymorphism in SCN9A may decrease postoperative pain sensitivity in the general population. *Anesthesiology*. 2013;118(2):436–442.
23. Storm H, Støen R, Klepstad P, Skorpen F, Qvigstad E, Raeder J. Nociceptive stimuli responses at different levels of general anaesthesia and genetic variability. *Acta Anaesthesiol Scand*. 2013;57(1):89–99.
24. Ochroch EA, Vachani A, Gottschalk A, Kanetsky PA. Natural variation in the mu-opioid gene OPRM1 predicts increased pain on third day after thoracotomy. *Clin J Pain*. 2012;28(9):747–754.
25. Camorcia M, Capogna G, Stirparo S, Berritta C, Blouin JL, Landau R. Effect of u-opioid receptor A118G polymorphism on the ED50 of epidural sufentanil for labor analgesia. *Int J Obstet Anesth*. 2012;21(1):40–44.
26. Zhang W, Yuan JJ, Kan QC, et al. Influence of CYP3A5*3 polymorphism and interaction between CYP3A5*3 and CYP3A4*1G polymorphisms on post-operative fentanyl analgesia in Chinese patients undergoing gynaecological surgery. *Eur J Anaesthesiol*. 2011;28(4):245–250.
27. Hackel D, Krug SM, Sauer RS, et al. Transient opening of the perineurial barrier for analgesic drug delivery. *Proc Natl Acad Sci U S A*. 2012;109(29):E2018–E2027.
28. Yang CH, Huang HW, Chen KH, Chen YS, Sheen-Chen SM, Lin CR. Antinociceptive potentiation and attenuation of tolerance by intrathecal Î²-arrestin 2 small interfering RNA in rats. *Br J Anaesth*. 2011;107(5):774–781.
29. Dray A. Neuropathic pain: Emerging treatments. *Br J Anaesth*. 2008;101(1):48–58.
30. Sugino S, Hayase T, Higuchi M, et al. Association of u-opioid receptor gene (OPRM1) haplotypes with postoperative nausea and vomiting. *Exp Brain Res*. 2014.
31. Ma XX, Chen QX, Wu SJ, Hu Y, Fang XM. Polymorphisms of the HTR3B gene are associated with post-surgery emesis in a Chinese Han population. *J Clin Pharm Ther*. 2013;38(2):150–155.
32. Brandom BW, Bina S, Wong CA, et al. Ryanodine receptor type 1 gene variants in the malignant hyperthermia-susceptible population of the United States. *Anesth Analg*. 2013;116(5):1078–1086.
33. Cai Y, Hu H, Liu P, et al. Association between the apolipoprotein E4 and postoperative cognitive dysfunction in elderly patients undergoing intravenous anesthesia and inhalation anesthesia. *Anesthesiology*. 2012;116(1):84–93.
34. Ludden TM, McNay Jr JL, Shepherd AM, et al. Variability of plasma hydralazine concentrations in male hypertensive patients. *Arthritis &*

Rheum. 1981;24(8):987–993.
35. Lambert DG. Pharmacogenomics. *Anaesth Intens Care Med*. 2013;14(4):166–168.
36. Cohen M, Sadhasivam S, Vinks AA. Pharmacogenetics in perioperative medicine. *Curr Opin Anaesthesiol*. 2012;25(4):419–427.
37. Fernandez Robles CR, Degnan M, Candiotti KA. Pain and genetics. *Curr Opin Anaesthesiol*. 2012;25(4):444–449.
38. Hanel HK, Viby-Mogensen J, de Muckadell OB. Serum cholinesterase variants in the Danish population. *Acta Anaesthesiol Scand*. 1978;22(5):505–507.
39. Dundee JW, McCleery WN, McLoughlin G. The hazard of thiopental anaesthesia in porphyria. *Anesth Analg*. 1962;41:567–574.
40. Galley HF, Mahdy A, Lowes DA. Pharmacogenetics and anesthesiologists. *Pharmacogenomics*. 2005;6(8):849–856.
41. He P, Court MH, Greenblatt DJ, von Moltke LL. Factors influencing midazolam hydroxylation activity in human liver microsomes. *Drug Metab Dispos*. 2006;34(7):1198–1207.
42. Jin M, Gock SB, Jannetto PJ, Jentzen JM, Wong SH. Pharmacogenomics as molecular autopsy for forensic toxicology: Genotyping cytochrome P450 3A4*1B and 3A5*3 for 25 fentanyl cases. *J Anal Toxicol*. 2005;29(7):590–598.
43. Palmer SN, Giesecke NM, Body SC, Shernan SK, Fox AA, Collard CD. Pharmacogenetics of anesthetic and analgesic agents. *Anesthesiology*. 2005;102(3):663–671.
44. Tang Y, Lu A, Aronow B, Wagner K, Sharp F. Genomic responses of the brain to ischemic stroke, intracerebral hemorrhage, kainate seizures, hypoglycemia, and hypoxia. *Eur J Neurosci*. 2002;15(12):1937–1952.
45. Schwarz D, Barry G, Mackay K, et al. Identification of differentially expressed genes induced by transient ischemic stroke. *Mol Brain Res*. 2002;101(1-2):12–22.
46. Tang Y, Xu H, Du X, et al. Gene expression in blood changes rapidly in neutrophils and monocytes after ischemic stroke in humans: A microarray study. *J Cereb Blood Flow Metab*. 2006;26(8):1089–1102.
47. Sharp FR, Xu H, Lit L, et al. Genomic profiles of stroke in blood. *Stroke*. 2007;38(2 Suppl):691–693.
48. Kitagawa K, Matsumoto M, Kuwabara K, Ohtsuki T, Hori M. Delayed, but marked, expression of apolipoprotein E is involved in tissue clearance after cerebral infarction. *J Cereb Blood Flow Metab*. 2001;21(10):1199–1207.
49. Panahian N, Yoshiura M, Maines M. Overexpression of heme oxygenase-1 is neuroprotective in a model of permanent middle cerebral artery occlusion in transgenic mice. *J Neurochem*. 1999;72(3):1187–1203.
50. Lukkarinen J, Kauppinen R, Grohn O, et al. Neuroprotective role of ornithine decarboxylase activation in transient focal cerebral ischaemia: A study using ornithine decarboxylase-overexpressing transgenic rats. *Eur J Neurosci*. 1998;10(6):2046–2055.
51. Weisbrot-Lefkowitz M, Reuhl K, Perry B, Chan P, Inouye M, Mirochnitchenko O. Overexpression of human glutathione peroxidase protects transgenic mice against focal cerebral ischemia/reperfusion damage. *Mol Brain Res* 53(1-2);333–338.
52. Rajdev S, Hara K, Kokubo Y, et al. Mice overexpressing rat heat shock protein 70 are protected against cerebral infarction. *Ann Neurol*. 2000;47(6):782–791.
53. Sharp F, Bergeron M, Bernaudin M. Hypoxia-inducible factor in brain. *Adv Exp Med Biol*. 2001;502:273–291.
54. Siren A, Ehrenreich H. Erythropoietin—a novel concept for neuroprotection. *Eur Arch Psychiatry Clin Neurosci*. 2001;251(4):179–184.
55. Schaller B, Bahr M, Buchfelder M. Pathophysiology of brain ischemia: Penumbra, gene expression, and future therapeutic options. *Eur Neurol*. 2005;54(4):179–180.
56. Kofke W, Konitzer P, Meng Q, Guo J, Cheung A. Effect of Apolipoprotein E genotype on NSE and S-100 levels after cardiac and vascular surgery. *Anesth Analg*. 2004;99:1323–1325.
57. Yenari M, Dumas T, Sapolsky R, Steinberg G. Gene therapy for treatment of cerebral ischemia using defective herpes simplex viral vectors. *Neuro Res*. 2001;23(5):543–552.
58. Koistinaho JTH. Altered gene expression in brain ischemia. *Neuroreport*. 1997;8(2):i–viii.
59. Gidday J, Fitzgibbons J, Shah A, Park T. Neuroprotection from ischemic brain injury by hypoxic preconditioning in the neonatal rat. *Neurosci Lett*. 1994;168(1-2):221–224.
60. Arvidsson A, Kokaia Z, Airaksinen M, Saarma M, Lindvall O. Stroke induces widespread changes of gene expression for glial cell line-derived neurotrophic factor family receptors in the adult rat brain. *Neuroscience*. 2001;106(1):27–41.
61. Krupinski J, Kumar P, Kumar S, Kaluza J. Increased expression of TGF-beta 1 in brain tissue after ischemic stroke in humans. *Stroke*. 1996;27(5):852–857.
62. Konstantin P, Scharff A, Ruscher K, et al. Hypoxia-induced stroke tolerance in the mouse is mediated by erythropoietin. *Stroke*. 2003;34:1981–1986.
63. Narasimhan P, Swanson R, Sagar S, Sharp F. Astrocyte survival and HSP70 heat shock protein induction following heat shock and acidosis. *Glia*. 1996;17(2):147–159.
64. Alkayed N, Goto S, Sugo N, et al. Estrogen and Bcl-2: Gene induction and effect of transgene in experimental stroke. *J Neurosci*. 2001;21(19):7543–7550.
65. Blanck T, Haile M, Xu F, et al. Isoflurane pretreatment ameliorates postischemic neurologic dysfunction and preserves hippocampal Ca2+/calmodulin-dependent protein kinase in a canine cardiac arrest model. *Anesthesiology*. 2000;93(5):1285–1293.
66. Irminger-Finger I, Leung W, Li J, et al. Identification of BARD1 as mediator between proapoptotic stress and p53-dependent apoptosis. *Mol Cell*. 2001;8(6):1255–1266.
67. Siushansian R, Bechberger J, Cechetto D, Hachinski V, Naus C. Connexin43 null mutation increases infarct size after stroke. *J Comp Neurol*. 2001;440(4):387–394.
68. Bruce A, Boling W, Kindy M, et al. Altered neuronal and microglial responses to excitotoxic and ischemic brain injury in mice lacking TNF receptors. *Nat Med*. 1996;2(7):788–794.
69. Bernaudin M, Tang Y, Reilly M, et al. Brain genomic response following hypoxia and re-oxygenation in the neonatal rat. Identification of genes that might contribute to hypoxia-induced ischemic tolerance. *J Biol Chem*. 2002;277(42):39728–39738.
70. Tong L, Wu Z, Ran M, et al. The role of sumo-conjugating enzyme Ubc9 in the neuroprotection of isoflurane preconditioning against ischemic neuronal injury. *Mol Neurobiol*. 2015;51:1221–1231.
71. Pinto MC, Simão F, da Costa F, et al. Sarcosine preconditioning induces ischemic tolerance against global cerebral ischemia. *Neuroscience*. 2014;271:160–169.
72. Jiang T, Yu JT, Zhu XC, et al. Ischemic preconditioning provides neuroprotection by induction of AMP-activated protein kinase-dependent autophagy in a rat model of ischemic stroke. *Mol Neurobiol*. 2015;51:220–229.
73. Shah NH, Aizenman E. Voltage-gated potassium channels at the crossroads of neuronal function, ischemic tolerance, and neurodegeneration. *Transl Stroke Res*. 2014;5(1):38–58.
74. Garcia-Bonilla L, Benakis C, Moore J, Iadecola C, Anrather J. Immune mechanisms in cerebral ischemic tolerance. *Front Neurosci*. 2014;8:44.
75. Gong J, Gong S, Zhang M, et al. Cerebral ischemic preconditioning reduces glutamate excitotoxicity by up-regulating the uptake activity of GLT-1 in rats. *Amino Acids*. 2014;46(6):1537–1545.
76. Lu WC, Li GY, Xie H, Qiu B, Yang RM, Guo ZZ. Erythromycin pretreatment induces tolerance against focal cerebral ischemia through upregulation of nNOS but not down-regulation of HIF-1Î±in rats. *Neurol Sci*. 2014;35(5):687–693.
77. Li H, Jin M, Lv T, Guan J. Mechanism of focal cerebral ischemic tolerance in rats with ischemic preconditioning involves MyD88- and TRIF-dependent pathways. *Exp Ther Med*. 2014;6(6):1375–1379.
78. Lee YJ, Hallenbeck JM. SUMO and ischemic tolerance. *Neuromolecular Med*. 2013;15(4):771–781.
79. Stetler RA, Leak RK, Gan Y, et al. Preconditioning provides neuroprotection in models of CNS disease: Paradigms and clinical significance. *Prog Neurobiol*. 2014;114:58–83.
80. Koch S, Della-Morte D, Dave KR, Sacco RL, Perez-Pinzon MA. Biomarkers for ischemic preconditioning: Finding the responders. *J Cereb Blood Flow Metab*. 2014;34(6):933–941.
81. Kofke WA. Incrementally applied multifaceted therapeutic bundles in neuroprotection clinical trials…time for change. *Neurocrit Care*. 2010;12(3):438–444.
82. McAdoo JD, Warner DS, Goldberg RN, Vitek MP, Pearlstein R, Laskowitz DT. Intrathecal administration of a novel apoE-derived therapeutic peptide improves outcome following perinatal hypoxic-ischemic injury. *Neurosci Lett*. 2005;381(3):305–308.
83. Gao J, Wang H, Sheng H, et al. A novel apoE-derived therapeutic reduces vasospasm and improves outcome in a murine model of subarachnoid hemorrhage. *Neurocrit Care*. 2006;4(1):25–31.
84. Li FQ, Fowler KA, Neil JE, Colton CA, Vitek MP. An apolipoprotein E-mimetic stimulates axonal regeneration and remyelination after peripheral nerve injury. *J Pharmacol Exp Ther*. 2010;334(1):106–115.
85. Laskowitz DT, Song P, Wang H, et al. Traumatic brain injury exacerbates neurodegenerative pathology: Improvement with an apolipoprotein E-based therapeutic. *J Neurotrauma*. 2010;27(11):1983–1995.
86. Laskowitz DT, Lei B, Dawson HN, et al. The apoE-mimetic peptide, COG1410, improves functional recovery in a murine model of intracerebral hemorrhage. *Neurocrit Care*. 2012;16(2):316–326.
87. Wei J, Zheng M, Liang P, et al. Apolipoprotein E and its mimetic peptide suppress Th1 and Th17 responses in experimental autoimmune encephalomyelitis. *Neurobiol Dis*. 2013;56:59–65.
88. Wang R, Hong J, Lu M, et al. ApoE mimetic ameliorates motor deficit and tissue damage in rat spinal cord injury. *J Neurosci Res*. 2014;92(7):884–892.
89. Ausman JI. Perioperative genomics. *Surg Neurol*. 2006;65(4):422.
90. Isbir SC, Tekeli A, Ergen A, et al. Genetic polymorphisms contribute to acute kidney injury after coronary artery bypass grafting. *Heart Surg Forum*. 2007;10(6):E439–E444.
91. Grigoryev DN, Liu M, Cheadle C, et al. Genomic profiling of kidney ischemia-reperfusion reveals expression of specific alloimmunity-associated genes: Linking “immune” and “nonimmune” injury events. *Transplant Proc*. 2006;38(10):3333–3336.

92. Rodrigo E, Sanchez-Velasco P, Ruiz JC, et al. Cytokine polymorphisms and risk of infection after kidney transplantation. *Transplant Proc*. 2007;39(7):2219-2221.
93. Malik MH, Jury F, Bayat A, et al. Genetic susceptibility to total hip arthroplasty failure: A preliminary study on the influence of matrix metalloproteinase 1, interleukin 6 polymorphisms and vitamin D receptor. *Ann Rheum Dis*. 2007;66(8):1116-1120.
94. Kolundzic R, Orlic D, Trkulja V, et al. Single nucleotide polymorphisms in the interleukin-6 gene promoter, tumor necrosis factor-alpha gene promoter, and transforming growth factor-beta1 gene signal sequence as predictors of time to onset of aseptic loosening after total hip arthroplasty: Preliminary study. *J Orthop Sci*. 2006;11(6):592-600.
95. de Alvarenga MP, Pavarino-Bertelli EC, Abbud-Filho M, et al. Combination of angiotensin-converting enzyme and methylenetetrahydrofolate reductase gene polymorphisms as determinant risk factors for chronic allograft dysfunction. *Transplant Proc*. 2007;39(1):78-80.
96. Sery O, Hrazdilova O, Didden W, et al. The association of monoamine oxidase B functional polymorphism with postoperative pain intensity. *Neuroendocrinol Lett*. 2006;27(3):333-337.
97. Janicki PK, Schuler G, Francis D, et al. A genetic association study of the functional A118G polymorphism of the human mu-opioid receptor gene in patients with acute and chronic pain. *Anesth Analg*. 2006;103(4):1011-1017.
98. Kim H, Lee H, Rowan J, et al. Genetic polymorphisms in monoamine neurotransmitter systems show only weak association with acute post-surgical pain in humans. *Mol Pain*. 2006;2:24.
99. Chou WY, Yang LC, Lu HF, et al. Association of mu-opioid receptor gene polymorphism (A118G) with variations in morphine consumption for analgesia after total knee arthroplasty. *Acta Anaesthesiol Scand*. 2006;50(7):787-792.
100. Chou WY, Wang CH, Liu PH, et al. Human opioid receptor A118G polymorphism affects intravenous patient-controlled analgesia morphine consumption after total abdominal hysterectomy.[see comment]. *Anesthesiology*. 2006;105(2):334-337.
101. Bessler H, Shavit Y, Mayburd E, et al. Postoperative pain, morphine consumption, and genetic polymorphism of IL-1beta and IL-1 receptor antagonist. *Neurosci Lett*. 2006;404(1-2):154-158.
102. Lee YS, Kim H, Wu TX, et al. Genetically mediated interindividual variation in analgesic responses to cyclooxygenase inhibitory drugs.[see comment]. *Clin Pharmacol Ther*. 2006;79(5):407-418.
103. Ryan R, Thornton J, Duggan E, et al. Gene polymorphism and requirement for vasopressor infusion after cardiac surgery. *Ann Thorac Surg*. 2006;82(3):895-901.
104. Podgoreanu MV, White WD, Morris RW, et al. Inflammatory gene polymorphisms and risk of postoperative myocardial infarction after cardiac surgery. *Circulation*. 2006;114(1 Suppl):I275-I281.
105. Bittar MN, Carey JA, Barnard JB, et al. Tumor necrosis factor alpha influences the inflammatory response after coronary surgery.[see comment]. *Ann Thorac Surg*. 2006;81(1):132-137.
106. Miriuka SG, Langman LJ, Evrovski J, et al. Thromboembolism in heart transplantation: Role of prothrombin G20210A and factor V Leiden. *Transplantation*. 2005;80(5):590-594.
107. Ozbek N, Atac FB, Yildirim SV, et al. Analysis of prothrombotic mutations and polymorphisms in children who developed thrombosis in the perioperative period of congenital cardiac surgery. *Cardiol Young*. 2005;15(1):19-25.
108. Grocott HP, White WD, Morris RW, et al. Genetic polymorphisms and the risk of stroke after cardiac surgery. *Stroke*. 2005;36(9):1854-1858.
109. Unno N, Nakamura T, Mitsuoka H, et al. Single nucleotide polymorphism (G994→T) in the plasma platelet-activating factor-acetylhydrolase gene is associated with graft patency of femoropopliteal bypass. *Surgery*. 2002;132(1):66-71.
110. Walter DH, Schachinger V, Elsner M, et al. Statin therapy is associated with reduced restenosis rates after coronary stent implantation in carriers of the Pl(A2)allele of the platelet glycoprotein IIIa gene.[see comment]. *Eur Heart J*. 2001;22(7):587-595.
111. Chi KR. The year of sequencing. *Nat Methods*. 2008;5(1):11-14.
112. Jacob Z, Li H, Makaryus R, et al. Metabolomic profiling of children's brains undergoing general anesthesia with sevoflurane and propofol. *Anesthesiology*. 2012;117(5):1062-1071.
113. Csete M. Cellular transplantation. *Anesthesiol Clin North America*. 2004;22(4):887-901.
114. Rosser AE, Zietlow R, Dunnett SB. Stem cell transplantation for neurodegenerative diseases. *Curr Opin Neurol*. 2007;20(6):688-692.
115. Lee JS, Hong JM, Moon GJ, et al. A long-term follow-up study of intravenous autologous mesenchymal stem cell transplantation in patients with ischemic stroke. *Stem Cells*. 2010;28(6):1099-1106.
116. Pang X, Yang H, Peng B. Human umbilical cord mesenchymal stem cell transplantation for the treatment of chronic discogenic low back pain. *Pain Phys*. 2014;17(4):E525-E530.
117. Jevtovic-Todorovic V, Hartman R, Izumi Y, et al. Early exposure to common anesthetic agents causes widespread neurodegeneration in the developing rat brain and persistent learning deficits. *J Neurosci*. 2003;23:876-882.
118. Cunningham S, Fleck BW, Elton RA, et al. Transcutaneous oxygen levels in retinopathy of prematurity. *Lancet*. 1995;346(8988):1464-1465.
119. Kofke WA. Making clinical decisions based on animal research data: Pro. *J Neurosurg Anesthesiol*. 1996;8(1):68-72.
120. Hypothermia After Cardiac Arrest Study Group. Mild therapeutic hypothermia to improve the neurologic outcome after cardiac arrest. *N Engl J Med*. 2002;346(8):549-556.
121. Bernard S, Gray T, Buist M, et al. Treatment of comatose survivors of out-of-hospital cardiac arrest with induced hypothermia. *N Engl J Med*. 2002;346(8):557-563.
122. Clifton G, Allen S, Barrodale P, et al. A phase II study of moderate hypothermia in severe brain injury. *J Neurotrauma*. 1993;10(3):263-271.
123. Clifton G, Choi S, Miller E, et al. Intercenter variance in clinical trials of head trauma—experience of the National Acute Brain Injury Study: Hypothermia. *J Neurosurg*. 2001;95(5):751-755.
124. Clifton GL, Valadka A, Zygun D, et al. Very early hypothermia induction in patients with severe brain injury (the National Acute Brain Injury Study: Hypothermia II): A randomised trial. *Lancet Neurol*. 2011;10(2):131-139.
125. Jiang JY, Xu W, Li WP, et al. Effect of long-term mild hypothermia or short-term mild hypothermia on outcome of patients with severe traumatic brain injury. *J Cereb Blood Flow Metab*. 2006;26(6):771-776.
126. Todd M, Hindman B, Clarke W, Torner J. Intraoperative Hypothermia for Aneurysm Surgery Trial (IHAST) Investigators. Mild intraoperative hypothermia during surgery for intracranial aneurysm. *N Engl J Med*. 2005;352(2):135-145.
127. Marion D. Moderate hypothermia in severe head injuries: The present and the future. *Curr Opin Crit Care*. 2002;8(2):111-114.
128. Wypij D, Newburger J, Rappaport L, et al. The effect of duration of deep hypothermic circulatory arrest in infant heart surgery on late neurodevelopment: The Boston Circulatory Arrest Trial. *J Thorac Cardiovasc Surg*. 2003;126(5):1397-1403.
129. Augoustides JG, Floyd TF, McGarvey ML, et al. Major clinical outcomes in adults undergoing thoracic aortic surgery requiring deep hypothermic circulatory arrest: Quantification of organ-based perioperative outcome and detection of opportunities for perioperative intervention. *J Cardiothorac Vasc Anesth*. 2005;19(4):446-452.
130. Appoo JJ, Augoustides JG, Pochettino A, et al. Perioperative outcome in adults undergoing elective deep hypothermic circulatory arrest with retrograde cerebral perfusion in proximal aortic arch repair: Evaluation of protocol-based care. *J Cardiothorac Vasc Anesth*. 2006;20(1):3-7.
131. Baumgardner JE, Baranov D, Smith DS, et al. The effectiveness of rapidly infused intravenous fluids for inducing moderate hypothermia in neurosurgical patients. *Anesth Analg*. 1999;89(1):163-169.
132. Vanden Hoek TL, Kasza KE, Beiser DG, et al. Induced hypothermia by central venous infusion: Saline ice slurry versus chilled saline. *Crit Care Med*. 2004;32(9 Suppl):S425-S431.
133. Mayer SA, Kowalski RG, Presciutti M, et al. Clinical trial of a novel surface cooling system for fever control in neurocritical care patients.[see comment]. *Crit Care Med*. 2004;32(12):2508-2515.
134. Diringer MN, Neurocritical Care Fever Reduction Trial G. Treatment of fever in the neurologic intensive care unit with a catheter-based heat exchange system. *Crit Care Med*. 2004;32(2):559-564.
135. De Witte J, Sessler DI. Perioperative shivering: Physiology and pharmacology. *Anesthesiology*. 2002;96(2):467-484.
136. Mahmood MA, Zweifler RM. Progress in shivering control. *J Neurol Sci*. 2007;261(1-2):47-54.
137. Drew KL, Buck CL, Barnes BM, et al. Central nervous system regulation of mammalian hibernation: Implications for metabolic suppression and ischemia tolerance. *J Neurochem*. 2007;102(6):1713-1726.
138. Bellamy R, Safar P, Tisherman SA, et al. Suspended animation for delayed resuscitation. *Crit Care Med*. 1996;24(2 Suppl):S24-S47.
139. Volpato GP, Searles R, Yu B, et al. Inhaled hydrogen sulfide: A rapidly reversible inhibitor of cardiac and metabolic function in the mouse. *Anesthesiology*. 2008;108(4):659-668.
140. Andrews MT. Advances in molecular biology of hibernation in mammals. *Bioessays*. 2007;29(5):431-440.
141. Borlongan CV, Wang Y, Su T-P. Delta opioid peptide (D-Ala 2, D-Leu 5) enkephalin: Linking hibernation and neuroprotection. *Front Biosci*. 2004;9:3392-3398.
142. Su TP. Delta opioid peptide[D- Ala(2), D-Leu(5)]enkephalin promotes cell survival. *J Biomed Sci*. 2000;7(3):195-199.
143. Swain JA. Hypothermia and blood pH. A review. *AMA Arch Intern Med*. 1988;148(7):1643-1646.
144. Rahn H. Why are pH of 7.4 and PCO2 of 40 normal values for man? *Bull Eur Physiopathol Respir*. 1976;12(1):5-13.
145. Rahn H, Garey WF. Arterial CO2, O2, pH, and HCO3- values of ectotherms living in the Amazon. *Am J Physiol*. 1973;225(3):735-738.
146. Wu X, Drabek T, Kochanek PM, et al. Induction of profound hypothermia for emergency preservation and resuscitation allows intact survival after cardiac arrest resulting from prolonged lethal hemorrhage and trauma in dogs. *Circulation*. 2006;113(16):1974-1982.
147. Tisherman SA. Hypothermia and injury. *Curr Opin Crit Care*. 2004;10(6):512-519.
148. Oron U, Ilic S, De Taboada L, et al. Ga-As (808 nm) laser irradiation enhances ATP production in human neuronal cells in culture. *Photomed*

Laser Surg. 2007;25(3):180–182.
149. Oron A, Oron U, Chen J, et al. Low-level laser therapy applied transcranially to rats after induction of stroke significantly reduces long-term neurological deficits. *Stroke.* 2006;37(10):2620–2624.
150. Detaboada L, Ilic S, Leichliter-Martha S, et al. Transcranial application of low-energy laser irradiation improves neurological deficits in rats following acute stroke. *Lasers Surg Med.* 2006;38(1):70–73.
151. Lapchak PA, Wei J, Zivin JA. Transcranial infrared laser therapy improves clinical rating scores after embolic strokes in rabbits. *Stroke.* 2004;35(8):1985–1988.
152. Lampl Y, Zivin JA, Fisher M, et al. Infrared laser therapy for ischemic stroke: a new treatment strategy: Results of the NeuroThera Effectiveness and Safety Trial-1 (NEST-1). *Stroke.* 2007;38(6):1843–1849.
153. Rossignol S, Schwab M, Schwartz M, et al. Spinal cord injury: Time to move? *J Neurosci.* 2007;27(44):11782–11792.
154. Baptiste DC, Fehlings MG. Update on the treatment of spinal cord injury. *Prog Brain Res.* 2007;161:217–233.
155. Albin MS, White RJ, Acosta-Rua G, et al. Study of functional recovery produced by delayed localized cooling after spinal cord injury in primates. *J Neurosurg.* 1968;29(2):113–120.
156. Albin MS, White RJ, Locke GS, et al. Localized spinal cord hypthermia—anesthetic effects and application to spinal cord injury. *Anesth Analg.* 1967;46(1):8–16.
157. Albin MS, White RJ, Locke GE, et al. Spinal cord hypothermia by localized perfusion cooling. *Nature.* 1966;210(5040):1059–1060.
158. Mesquita RC, D'Souza A, Bilfinger TV, et al. Optical monitoring and detection of spinal cord ischemia. *PLoS One.* 2013;8(12):e83370 [Electronic Resource].
159. McDonald JW, McDonald JW. Repairing the damaged spinal cord: From stem cells to activity-based restoration therapies. *Clin Neurosurg.* 2004;51:207–227.
160. McDonald JW, Howard MJ. Repairing the damaged spinal cord: A summary of our early success with embryonic stem cell transplantation and remyelination. *Prog Brain Res.* 2002;137:299–309.
161. Coutts M, Keirstead HS. Stem cells for the treatment of spinal cord injury. *Exp Neurol.* 2008;209(2):368–377.
162. Yoshihara T, Ohta M, Itokazu Y, et al. Neuroprotective effect of bone marrow-derived mononuclear cells promoting functional recovery from spinal cord injury. *J Neurotrauma.* 2007;24(6):1026–1036.
163. Tao X, Ming-Kun Y, Wei-Bin S, Hai-Long G, Rui K, Lai-Yong T. Role of telomerase reverse transcriptase in glial scar formation after spinal cord injury in rats. *Neurochem Res.* 2013;38(9):1914–1920.
164. Genovese T, Mazzon E, Crisafulli C, et al. TNF-alpha blockage in a mouse model of SCI: Evidence for improved outcome. *Shock.* 2008;29(1):32–41.
165. Zhang X, Zeng Y, Zhang W, et al. Co-transplantation of neural stem cells and NT-3-overexpressing Schwann cells in transected spinal cord. *J Neurotrauma.* 2007;24(12):1863–1877.
166. Koda M, Kamada T, Hashimoto M, et al. Adenovirus vector-mediated ex vivo gene transfer of brain-derived neurotrophic factor to bone marrow stromal cells promotes axonal regeneration after transplantation in completely transected adult rat spinal cord. *Eur Spine J.* 2007;16(12):2206–2214.
167. Biernaskie J, Sparling JS, Liu J, et al. Skin-derived precursors generate myelinating Schwann cells that promote remyelination and functional recovery after contusion spinal cord injury. *J Neurosci.* 2007;27(36):9545–9559.
168. Brus-Ramer M, Carmel JB, Chakrabarty S, et al. Electrical stimulation of spared corticospinal axons augments connections with ipsilateral spinal motor circuits after injury. *J Neurosci.* 2007;27(50):13793–13801.
169. Frigon A, Yakovenko S, Gritsenko V, et al. Strengthening corticospinal connections with chronic electrical stimulation after injury.[comment]. *J Neurosci.* 2008;28(13):3262–3263.
170. Andrews RJ. Neuroprotection at the nanolevel—part II: nanodevices for neuromodulation—deep brain stimulation and spinal cord injury. *Ann N Y Acad Sci.* 2007;1122:185–196.
171. McDonald JW, Becker D, Holekamp TF, et al. Repair of the injured spinal cord and the potential of embryonic stem cell transplantation. *J Neurotrauma.* 2004;21(4):383–393.
172. Grotta J. Neuroprotection is unlikely to be effective in humans using current trial designs.[see comment]. *Stroke.* 2002;33(1):306–307.
173. Medicine WUSo, NINDS, Association AS. *Stroke Trials Registry St Louis*; 2008. [updated January 4, 2008January 7, 2008]. Available from: http://www.strokecenter.org/trials/index.aspx.
174. Donnan GA. The 2007 Feinberg lecture: A new road map for neuroprotection. *Stroke.* 2008;39(1):242.
175. Rogalewski A, Schneider A, Ringelstein EB, Schabitz WR. Toward a multimodal neuroprotective treatment of stroke. *Stroke.* 2006;37(4):1129–1136.
176. Grande P, Asgeirsson B, Nordstrom C. Volume-targeted therapy of increased intracranial pressure: The Lund concept unifies surgical and non-surgical treatments. *Acta Anaesth Scand.* 2002;46(8):929–941.
177. Piechnik SK, Czosnyka M, Richards HK, et al. Cerebral venous blood outflow: A theoretical model based on laboratory simulation. *Neurosurgery.* 2001;49(5):1214–1222. discussion 22–3.
178. Hayreh SS, Edwards J. Ophthalmic arterial and venous pressures. Effects of acute intracranial hypertension. *Br J Ophthalmol.* 1971;55(10):649–663.
179. Nemoto EM. Dynamics of cerebral venous and intracranial pressures. [see comment]. *Acta Neurochir Suppl.* 2006;96:435–437.
180. Aggarwal S, Kramer D, Yonas H, et al. Cerebral hemodynamic and metabolic changes in fulminant hepatic failure: A retrospective study. *Hepatology.* 1994;19:80.
181. Aggarwal S, Obrist W, Yonas H, et al. Cerebral hemodynamic and metabolic profiles in fulminant hepatic failure: Relationship to outcome. *Liver Transpl.* 2005;11(11):1353–1360.
182. Crosby G, Todd MM. On neuroanesthesia, intracranial pressure, and a dead horse. *J Neurosurg Anesthesiol.* 1990;2(2):143–144.
183. Jobsis FF. Noninvasive, infrared monitoring of cerebral and myocardial oxygen sufficiency and circulatory parameters. *Science.* 1977;198(4323):1264–1267.
184. Fox EJ. The monitor of the future? *Anaesthesia.* 1983;38(5):433.
185. Hongo K, Kobayashi S, Okudera H, Hokama M, Nakagawa F. Noninvasive cerebral optical spectroscopy: Depth-resolved measurements of cerebral haemodynamics using indocyanine green. *Neurol Res.* 1995;17(2):89–93.
186. Experimental study of migration depth for the photons measured at sample surface. In: Cui W, Kumar C, Chance B, eds. *Proceedings of Time-Resolved Spectroscopy and Imaging of Tissues.* Los Angeles, California: The International Society for Optical Engineering; 1991. 1991 January 23-24.
187. Cheung C, Culver JP, Takahashi K, Greenberg JH, Yodh AG. In vivo cerebrovascular measurement combining diffuse near-infrared absorption and correlation spectroscopies. *Phys Med Biol.* 2001;46(8):2053–2065.
188. Chandra M, Balu R, Yodh A, Frangos S, Park S, Kofke W. Continuous non-invasive measurement of cerebral blood flow, metabolic rate for oxygen and oxygen extraction fraction in critically ill brain injured patients. *Neurocrit Care.* 2014;12.
189. Yodh A, Chance B. Spectroscopy and imaging with diffusing light. *Phys Today.* 1995;48(3):34–40.
190. Boas D, Yodh A. Spatially varying dynamical properties of turbid media probed with diffusing temporal light correlation. *J Opt Soc Am.* 1997;14(1):192–215.
191. Boas DA, Campbell LE, Yodh AG. Scattering and imaging with diffusing temporal field correlations. *Phys Rev Lett.* 1995;75(9):1855–1858.
192. Maret G, Wolf P. Multiple light scattering from disordered media, the effect of Brownian motion of scatterers. *Z Phys B: Condens Matter.* 1987;65(1):409–413.
193. Pine DJ, Weitz DA, Chaikin PM, Herbolzheimer E. Diffusing wave spectroscopy. *Phys Rev Lett.* 1988;60(12):1134–1137.
194. Kim MN, Durduran T, Frangos S, et al. Noninvasive measurement of cerebral blood flow and blood oxygenation using near-infrared and diffuse correlation spectroscopies in critically brain-injured adults. *Neurocrit Care.* 2010;12(2):173–180.
195. Corlu A, Durduran T, Choe R, et al. Uniqueness and wavelength optimization in continuous-wave multispectral diffuse optical tomography. *Opt Lett.* 2003;28(23):2339–2341.
196. Corlu A, Choe R, Durduran T, et al. Diffuse optical tomography with spectral constraints and wavelength optimization. *Appl Opt.* 2005;44(11):2082–2093.
197. Yu G, Durduran T, Zhou C, et al. Noninvasive monitoring of murine tumor blood flow during and after photodynamic therapy provides early assessment of therapeutic efficacy. *Clin Cancer Res.* 2005;11(9):3543–3552.
198. Menon C, Polin GM, Prabakaran I, et al. An integrated approach to measuring tumor oxygen status using human melanoma xenografts as a model. *Cancer Res.* 2003;63(21):7232–7240.
199. Durduran T. *Non-invasive Measurements of Tissue Hemodynamics with Hybrid Diffuse Optical Methods.* Philadelphia: University of Pennsylvania; 2004.
200. Durduran T, Yu G, Burnett MG, et al. Diffuse optical measurement of blood flow, blood oxygenation, and metabolism in a human brain during sensorimotor cortex activation. *Opt Lett.* 2004;29(15):1766–1768.
201. *Preoperative Measurement of co2 Reactivity and Cerebral Autoregulation in Neonates with Severe Congenital Heart Defects.* In: Durduran T, Zhou C, Yu G, et al., eds. San Jose, CA: SPIE Photonics West; 2007.
202. Yu G, Floyd T, Durduran T, et al. Validation of diffuse correlation spectroscopy for muscle blood flow with concurrent arterial spin labeled perfusion MRI. *Opt Express.* 2007;15(3):1064–1075.
203. Li J, Dietsche G, Iftime D, et al. Noninvasive detection of functional brain activity with near-infrared diffusing-wave spectroscopy. *J Biomed Opt.* 2005;10(4):44002.
204. Durduran T, Choe R, Yu G, et al. Diffuse optical measurement of blood flow in breast tumors. *Opt Lett.* 2005;30(21):2915–2917.
205. Culver JP, Durduran T, Furuya D, Cheung C, Greenberg JH, Yodh AG. Diffuse optical tomography of cerebral blood flow, oxygenation, and metabolism in rat during focal ischemia. *J Cereb Blood Flow Metab.* 2003;23(8):911–924.
206. Culver JP, Durduran T, Cheung C, Furuya D, Greenberg JH, Yodh AG. Diffuse optical measurement of hemoglobin and cerebral blood flow in rat brain during hypercapnia, hypoxia and cardiac arrest. *Adv Exp Med Biol.* 2003;510:293–297.
207. Jaillon F, Li J, Dietsche G, Elbert T, Gisler T. Activity of the human visual cortex measured noninvasively by diffusing-wave spectroscopy. *Opt Express.* 2007;15(11):6643–6650.

208. Boas D. *Diffuse photon probes of structural and dynamical properties of turbid media: theory and biomedical applications.* Philadelphia: University of Pennsylvania; 1996.
209. Landsman ML, Kwant G, Mook GA, Zijlstra WG. Light-absorbing properties, stability, and spectral stabilization of indocyanine green. *J Appl Physiol.* 1976;40(4):575–583.
210. Cherrick GR, Stein SW, Leevy CM, Davidson CS. Indocyanine green: Observations on its physical properties, plasma decay, and hepatic extraction. *J Clin Invest.* 1960;39:592–600.
211. Fox IJ, Wood EH. Indocyanine green: Physical and physiologic properties. *Mayo Clin Proc.* 1960;35:732–744.
212. Garski TR, Staller BJ, Hepner G, Banka VS, Finney Jr RA. Adverse reactions after administration of indocyanine green. *JAMA.* 1978;240(7):635.
213. Speich R, Saesseli B, Hoffmann U, Neftel KA, Reichen J. Anaphylactoid reactions after indocyanine-green administration. *Ann Intern Med.* 1988;109(4):345–346.
214. Benya R, Quintana J, Brundage B. Adverse reactions to indocyanine green: A case report and a review of the literature. *Cathet Cardiovasc Diagn.* 1989;17(4):231–233.
215. Wheeler HO, Cranston WI, Meltzer JI. Hepatic uptake and biliary excretion of indocyanine green in the dog. *Proc Soc Exp Biol Med.* 1958;99(1):11–14.
216. Haller M, Akbulut C, Brechtelsbauer H, et al. Determination of plasma volume with indocyanine green in man. *Life Sci.* 1993;53(21):1597–1604.
217. Pulsion Medical Systems. *Product training ICG-PULSION: Pulsion Medical Systems.* 2007. cited 2007 May 1, http://www.pulsion.com/index.php?id=736.
218. Perbeck L, Lund F, Svensson L, Thulin L. Fluorescein flowmetry: A method for measuring relative capillary blood flow in the intestine. *Clin Physiol.* 1985;5(3):281–292.
219. Kuebler WM, Sckell A, Habler O, et al. Noninvasive measurement of regional cerebral blood flow by near-infrared spectroscopy and indocyanine green. *J Cereb Blood Flow Metab.* 1998;18(4):445–456.
220. Roberts I, Fallon P, Kirkham FJ, et al. Estimation of cerebral blood flow with near infrared spectroscopy and indocyanine green. *Lancet.* 1993;342(8884):1425.
221. Gora F, Shinde S, Elwell CE, et al. Noninvasive measurement of cerebral blood flow in adults using near-infrared spectroscopy and indocyanine green: A pilot study. *J Neurosurg Anesthesiol.* 2002;14(3):218–222.
222. De Visscher G, Leunens V, Borgers M, Reneman RS, Flameng W, van Rossem K. Nirs mediated CBF assessment: Validating the indocyanine green bolus transit detection by comparison with coloured microsphere flowmetry. *Adv Exp Med Biol.* 2003;540:37–45.
223. Springett R, Sakata Y, Delpy DT. Precise measurement of cerebral blood flow in newborn piglets from the bolus passage of indocyanine green. *Phys Med Biol.* 2001;46(8):2209–2225.
224. Keller E, Nadler A, Alkadhi H, Kollias SS, Yonekawa Y, Niederer P. Noninvasive measurement of regional cerebral blood flow and regional cerebral blood volume by near-infrared spectroscopy and indocyanine green dye dilution. *Neuroimage.* 2003;20(2):828–839.
225. Terborg C, Bramer S, Harscher S, Simon M, Witte OW. Bedside assessment of cerebral perfusion reductions in patients with acute ischaemic stroke by near-infrared spectroscopy and indocyanine green. *J Neurol Neurosurg Psychiatry.* 2004;75(1):38–42.
226. Diop M, Elliott JT, Tichauer KM, Lee TY, St. Lawrence K. A broadband continuous-wave multichannel near-infrared system for measuring regional cerebral blood flow and oxygen consumption in newborn piglets. *Rev Sci Instrum.* 2009;80(5).
227. Diop M, Verdecchia K, Lee TY, St Lawrence K. Calibration of diffuse correlation spectroscopy with a time-resolved near-infrared technique to yield absolute cerebral blood flow measurements. *Biomed Opt Express.* 2011;2(7):2068–2082.
228. Smith M, Leung T, Tisdall M, Tachtsidis I, Elwell C. Measurement of cerebral oxygen extraction fraction using near infrared spectroscopy in healthy adult volunteers. *J Neurosurg Anesthesiol.* 2007;19(4):324.
229. Edwards AD, Wyatt JS, Richardson C, Delpy DT, Cope M, Reynolds EO. Cotside measurement of cerebral blood flow in ill newborn infants by near infrared spectroscopy. *Lancet.* 1988;2(8614):770–771.
230. Elwell CE, Cope M, Edwards AD, Wyatt JS, Delpy DT, Reynolds EO. Quantification of adult cerebral hemodynamics by near-infrared spectroscopy. *J Appl Physiol.* 1994;77(6):2753–2760.
231. Bucher HU, Edwards AD, Lipp AE, Duc G. Comparison between near infrared spectroscopy and 133Xenon clearance for estimation of cerebral blood flow in critically ill preterm infants. *Pediatr Res.* 1993;33(1):56–60.
232. Skov L, Pryds O, Greisen G. Estimating cerebral blood flow in newborn infants: Comparison of near infrared spectroscopy and 133Xe clearance. *Pediatr Res.* 1991;30(6):570–573.
233. Elwell CE, Cope M, Edwards AD, Wyatt JS, Reynolds EO, Delpy DT. Measurement of cerebral blood flow in adult humans using near infrared spectroscopy—methodology and possible errors. *Adv Exp Med Biol.* 1992;317:235–245.
234. Newton CR, Wilson DA, Gunnoe E, Wagner B, Cope M, Traystman RJ. Measurement of cerebral blood flow in dogs with near infrared spectroscopy in the reflectance mode is invalid. *J Cereb Blood Flow Metab.* 1997;17(6):695–703.
235. Schytz HW, Guo S, Jensen LT, et al. A new technology for detecting cerebral blood flow: A comparative study of ultrasound tagged NIRS and 133Xe-SPECT. *Neurocrit Care.* 2012;17(1):139–145.
236. Punjasawadwong Y, Boonjeungmonkol N, Phongchiewboon A. Bispectral index for improving anaesthetic delivery and postoperative recovery. *Cochrane Database Syst Rev.* 2007;4:CD003843.
237. Bennett HL, Patel L, Farida N, Beddell S, Bobbin M. Separation of the hypnotic component of anesthesia and facial EMG responses to surgical stimulation. *Anesthesiology.* 2007;107:A730.
238. Gjerstad AC, Storm H, Hagen R, et al. Comparison of skin conductance with entropy during intubation, tetanic stimulation and emergence from general anaesthesia. *Acta Anaesthesiol Scand.* 2007;51(1):8–15.
239. Storm H, Shafiei M, Myre K, et al. Palmar skin conductance compared to a developed stress score and to noxious and awakening stimuli on patients in anaesthesia. *Acta Anaesthesiol Scand.* 2005;49(6):798–803.
240. Larson MD, Kurz A, Sessler DI, et al. Alfentanil blocks reflex pupillary dilation in response to noxious stimulation but does not diminish the light reflex. *Anesthesiology.* 1997;87(4):849–855.
241. *The 'Analgoscore': A novel score to monitor intraoperative pain and its use for remifentanil closed-loop application.* In: Hemmerling TM, Salhab E, Aoun G, Charabati S, Mathieu PA, eds. 2007 IEEE International Conference on Systems, Man, and Cybernetics, SMC 2007; 2007 Montreal, QC.
242. Hemmerling TM, Arbeid E, Wehbe M, et al. Evaluation of a novel closed-loop total intravenous anaesthesia drug delivery system: A randomized controlled trial. *Br J Anaesth.* 2013;110(6):1031–1039.
243. Wehbe M, Arbeid E, Cyr S, et al. A technical description of a novel pharmacological anesthesia robot. *J Clin Monit Comput.* 2014;28(1):27–34.
244. Takita A, Masui K, Kazama T. On-line monitoring of end-tidal propofol concentration in anesthetized patients. [see comment]. *Anesthesiology.* 2007;106(4):659–664.
245. Firlik KS, Fukui MB, Yonas H. Quantitative cerebral blood flow determinations in acute ischemic stroke: Relationship to computed tomography and angiography. *Stroke.* 1997;28(11):2208–2213.
246. Firlik AD, Rubin G, Yonas H, Wechsler LR. Relation between cerebral blood flow and neurologic deficit resolution in acute ischemic stroke. *Neurology.* 1998;51(1):177–182.
247. Rubin G, Firlik AD, Levy EI, Pindzola RR, Yonas H. Relationship between cerebral blood flow and clinical outcome in acute stroke. *Cerebrovasc Dis.* 2000;10(4):298–306.
248. Stiefel M, Spiotta A, Gracias V, et al. Reduced mortality rate in patients with severe traumatic brain injury treated with brain tissue oxygen monitoring. *J Neurosurg.* 2005;103(5):805–811.
249. Bellander B-M, Cantais E, Enblad P, et al. Consensus meeting on microdialysis in neurointensive care. *Intensive Care Med.* 2004;30(12):2166–2169.
250. Sarrafzadeh A, Haux D, Sakowitz O, et al. Acute focal neurological deficits in aneurysmal subarachnoid hemorrhage: Relation of clinical course, CT findings, and metabolite abnormalities monitored with bedside microdialysis. *Stroke.* 2003;34(6):1382–1388.
251. Sarrafzadeh AS, Haux D, Ludemann L, et al. Cerebral ischemia in aneurysmal subarachnoid hemorrhage: A correlative microdialysis-PET study. *Stroke.* 2004;35(3):638–643.
252. Le Roux P, Menon DK, Citerio G, et al. Consensus summary statement of the International Multidisciplinary Consensus Conference on Multimodality Monitoring in Neurocritical Care: A statement for healthcare professionals from the Neurocritical Care Society and the European Society of Intensive Care Medicine. *Intensive Care Med.* 2014;40(9):1189–1209.
253. Thaler ER, Hanson CW. Medical applications of electronic nose technology. *Expert Rev Med Devices.* 2005;2(5):559–566.
254. Hockstein NG, Thaler ER, Lin Y, et al. Correlation of pneumonia score with electronic nose signature: A prospective study. *Ann Otol Rhinol Laryngol.* 2005;114(7):504–508.
255. Thaler ER, Hanson CW. Use of an electronic nose to diagnose bacterial sinusitis. *Am J Rhinol.* 2006;20(2):170–172.
256. Dragonieri S, Schot R, Mertens BJ, et al. An electronic nose in the discrimination of patients with asthma and controls. *J Allergy Clin Immunol.* 2007;120(4):856–862.
257. Gendron KB, Hockstein NG, Thaler ER, et al. In vitro discrimination of tumor cell lines with an electronic nose. *Otolaryngol Head Neck Surg.* 2007;137(2):269–273.
258. Anonymous. Electronic nose shows promise for detecting early-stage lung cancer. *Disease Management Advisor* 11(6):71–72.
259. Fend R, Kolk AH, Bessant C, et al. Prospects for clinical application of electronic-nose technology to early detection of Mycobacterium tuberculosis in culture and sputum. *J Clin Microbiol.* 2006;44(6):2039–2045.
260. Olsen E, Vogt G, Ekeberg D, et al. Analysis of the early stages of lipid oxidation in freeze-stored pork back fat and mechanically recovered poultry meat. *J Agric Food Chem.* 2005;53(2):338–348.
261. Behn C, Araneda OF, Llanos AJ, et al. Hypoxia-related lipid peroxidation: Evidences, implications and approaches. *Respir Physiol Neurobiol.* 2007;158(2-3):143–150.

262. Muralikrishna Adibhatla R, Hatcher JF. Phospholipase A2, reactive oxygen species, and lipid peroxidation in cerebral ischemia. *Free Radic Biol Med*. 2006;40(3):376–387.
263. Warner DS, Sheng H, Batinic-Haberle I. Oxidants, antioxidants and the ischemic brain. *J Exp Biol*. 2004;207(Pt 18):3221–3231.
264. Salvemini D, Cuzzocrea S. Superoxide, superoxide dismutase and ischemic injury. *Curr Opin Investig Drugs*. 2002;3(6):886–895.
265. Sonner JM, Li J, Eger 2nd, EI. Desflurane and the nonimmobilizer 1,2-dichlorohexafluorocyclobutane suppress learning by a mechanism independent of the level of unconditioned stimulation. *Anesth Analg*. 1998;87(1):200–205.
266. Pastalkova E, Serrano P, Pinkhasova D, Wallace E, Fenton AA, Sacktor TC. Storage of spatial information by the maintenance mechanism of LTP. *Science*. 2006;313(5790):1141–1144.
267. Hemmerling TM, Arbeid E, Wehbe M, Cyr S, Giunta F, Zaouter C. Transcontinental anaesthesia: A pilot study. *Br J Anaesth*. 2013;110(5):758–763.
268. Hemmerling TM, Taddei R, Wehbe M, Zaouter C, Cyr S, Morse J. First robotic tracheal intubations in humans using the Kepler intubation system. *Br J Anaesth*. 2012;108(6):1011–1016.
269. Hemmerling TM, Wehbe M, Zaouter C, Taddei R, Morse J. The Kepler intubation system. *Anesth Analg*. 2012;114(3):590–594.
270. Yrjana SK, Tuominen J, Koivukangas J. Intraoperative magnetic resonance imaging in neurosurgery. *Acta Radiol*. 2007;48(5):540–549.
271. Rahmathulla G, Recinos PF, Kamian K, Mohammadi AM, Ahluwalia MS, Barnett GH. MRI-guided laser interstitial thermal therapy in neuro-oncology: A review of its current clinical applications. *Oncology*. 2014;87(2):67–82.
272. Archer DP, McTaggart Cowan RA, Falkenstein RJ, et al. Intraoperative mobile magnetic resonance imaging for craniotomy lengthens the procedure but does not increase morbidity. *Can J Anaesth*. 2002;49(4):420–426.
273. Detre JA, Zhang W, Roberts DA, et al. Tissue specific perfusion imaging using arterial spin labeling. *NMR Biomed*. 1994;7:75–82.
274. Friedman EB, Sun Y, Moore JT, et al. A conserved behavioral state barrier impedes transitions between anesthetic-induced unconsciousness and wakefulness: Evidence for neural inertia. *PLoS One*. 2010;5(7).
275. Joiner WJ, Friedman EB, Hung HT, et al. Genetic and anatomical basis of the barrier separating wakefulness and anesthetic-induced unresponsiveness. *PLoS Genet*. 2013;9(9).
276. Kelz MB, Sun Y, Chen J, et al. An essential role for orexins in emergence from general anesthesia. *Proc Natl Acad Sci U S A*. 2008;105(4):1309–1314.
277. Antonik LJ, Goldwater DR, Kilpatrick GJ, Tilbrook GS, Borkett KM. A placebo-and midazolam-controlled phase I single ascending-dose study evaluating the safety, pharmacokinetics, and pharmacodynamics of remimazolam (CNS 7056): Part I. Safety, efficacy, and basic pharmacokinetics. *Anesth Analg*. 2012;115(2):274–283.
278. Worthington MT, Antonik LJ, Goldwater DR, et al. A phase Ib, dose-finding study of multiple doses of remimazolam (CNS 7056) in volunteers undergoing colonoscopy. *Anesth Analg*. 2013;117(5):1093–1100.
279. Johnson T, Monk T, Rasmussen L, et al. ISPOCD2 Investigators. Postoperative cognitive dysfunction in middle-aged patients. *Anesthesiology*. 2002;96(6):1351–1357.
280. Moller J, Cluitmans P, Radmussen L, et al. Long-term postoperative cognitive dysfunction in the elderly: I SPOCD1 study. ISPOCD investigators. International Study of Post-Operative Cognitive Dysfunction. *Lancet*. 1998;351:857–861.
281. Abildstrom H, Christiansen M, Siersma V, Rasmussen L. Investigators. I. Apolipoprotein E genotype and cognitive dysfunction after noncardiac surgery. *Anesthesiology*. 2004;101(4):855–861.
282. Eckenhoff R, Johansson J, Wei H, et al. Inhaled anesthetic enhancement of amyloid-beta oligomerization and cytotoxicity. *Anesthesiology*. 2004;101:703–709.
283. Bianchi SL, Tran T, Liu C, et al. Brain and behavior changes in 12-month-old Tg2576 and nontransgenic mice exposed to anesthetics. *Neurobiol Aging*. 2007.
284. Wei H, Kang B, Wei W, et al. Isoflurane and sevoflurane affect cell survival and BCL-2/BAX ratio differently. *Brain Res*. 2005;1037(1-2):139–147.
285. Jevtovic-Todorovic V, Todorovic S, Mennerick S, et al. Nitrous oxide (laughing gas) is an NMDA antagonist, neuroprotectant and neurotoxin. *Nat Med*. 1998;4(4):460–463.
286. Kofke W, Attaallah A, Kuwabara H, et al. Neuropathologic effects in rats and neurometabolic effects in humans of high-dose remifentanil. *Anesth Analg*. 2002;94:1229–1236.
287. Kofke W, Garman R, Janosky J, Rose M. Opioid neurotoxicity: Neuropathologic effects of different fentanyl congeners and effects of hexamethonium-induced normotension. *Anesth Analg*. 1996;83:141–146.
288. Kofke WA, Garman RH, Stiller RL, Rose ME, Garman R. Opioid neurotoxicity: Fentanyl dose response effects in rats. *Anesth Analg*. 1996;83:1298–1306.
289. Kofke W, Garman R, Tom W, Rose M, Hawkins R. Alfentanil-induced hypermetabolism, seizure, and neuropathology in rats. *Anesth Analg*. 1992;75:953–964.
290. Sinz E, Kofke W, Garman R. Phenytoin, midazolam, and naloxone protect against fentanyl-induced brain damage in rats. *Anesth Analg*. 2000;91:1443–1449.
291. Bohnen N, Warner M, Kokmen E, Beard C, Kurland L. Alzheimer's disease and cumulative exposure to anesthesia: A case-control study. *J Am Geriatr Soc*. 1994;42(2):198–201.
292. Bohnen N, Warner M, Kokmen E, Kurland L. Early and midlife exposure to anesthesia and age of onset of Alzheimer's disease. *Int J Neurosci*. 1994;77(3-4):181–185.
293. Corder E, Saunders A, Strittmatter W, et al. Gene dose of apolipoprotein E type 4 allele and the risk of Alzheimer's disease in late onset families. *Science*. 1993;261(5123):921–923.
294. Roses A, Saunders A. ApoE, Alzheimer's disease, and recovery from brain stress. *Ann NY Acad Sci*. 1997;826:200–212.